CARDIOLOGIA
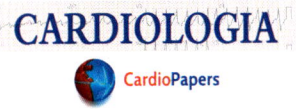
CardioPapers

2ª edição

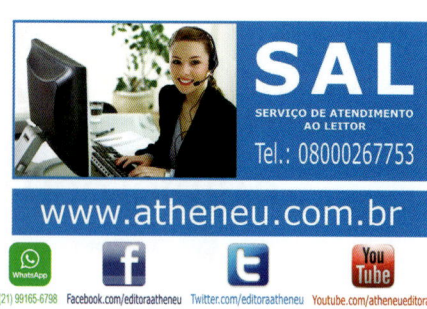

CARDIOLOGIA

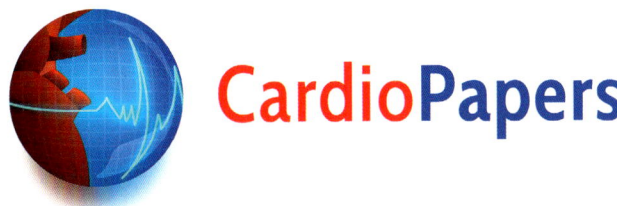

2ª edição

Editores

Eduardo Cavalcanti Lapa Santos

Fabio Mastrocola

Editores Associados

Fernando Côrtes Remisio Figuinha

André Gustavo Santos Lima

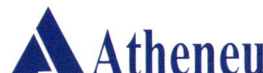

EDITORA ATHENEU

São Paulo — Rua Avanhandava, 126 - 8º andar
Tel.: (11)2858-8750
E-mail: atheneu@atheneu.com.br

Rio de Janeiro — Rua Bambina, 74
Tel.: (21)3094-1295
E-mail: atheneu@atheneu.com.br

CAPA: Equipe Atheneu

PRODUÇÃO/DIAGRAMAÇÃO: Fernando Palermo

CIP-BRASIL. CATALOGAÇÃO NA PUBLICAÇÃO
SINDICATO NACIONAL DOS EDITORES DE LIVROS, RJ

C258
2. ed.

Cardiologia : cardiopapers / editores Eduardo Calvacanti Lapa Santos ... [et al.]. - 2. ed. - Rio de Janeiro : Atheneu, 2019.
928 p. ; 28 cm.

Inclui bibliografia e índice
ISBN 978-85-388-1037-7

1. Cardiologia. I. Santos, Eduardo Calvacanti Lapa.

19-58928 CDD: 616.12
          CDU: 616.12

Meri Gleice Rodrigues de Souza - Bibliotecária CRB-7/6439

02/08/2019   12/08/2019

SANTOS, E. C. L.; MASTROCOLA, F.; FIGUINHA, F. C. R; LIMA, A. G. S.
Cardiologia CardioPapers – 2ª edição

© *Direitos reservados à EDITORA ATHENEU – São Paulo, Rio de Janeiro, 2019*

Editores

Eduardo Cavalcanti Lapa Santos
Editor-Chefe do site Cardiopapers. Doutor e Mestre pela Universidade Federal de Pernambuco (UFPE). Coordenador da Residência em Cardiologia do Hospital das Clínicas da UFPE. Residência em Cardiologia pelo Instituto do Coração (InCor) do Hospital das Clínicas da Faculdade de Medicina da Universidade de São Paulo (HC-FMUSP). Especialista em Cardiologia e Ecocardiografia pela Sociedade Brasileira de Cardiologia (SBC). Residência em Clínica Médica pela Universidade Federal de São Paulo (Unifesp). Especialista em Clínica Médica pela Sociedade Brasileira de Clínica Médica (SBCM).

Fabio Mastrocola
Residência em Cardiologia pelo Instituto do Coração (InCor) do Hospital das Clínicas da Faculdade de Medicina da Universidade de São Paulo (HC-FMUSP). Especialista em Cardiologia pela Sociedade Brasileira de Cardiologia (SBC). Residência em Clínica Médica pelo HC-FMUSP. Especialista em Clínica Médica pela Sociedade Brasileira de Clínica Médica (SBCM). Especialista em Terapia Intensiva pela Associação de Medicina Intensiva Brasileira (AMIB). Chefe do serviço de Cardiologia do Hospital Universitário Onofre Lopes da Universidade Federal do Rio Grande do Norte (HUOL-UFRN-EBSERH). Coordenador da Residência Médica em Cardiologia e preceptor da Residência em Clínica Médica do HUOL-UFRN.

Editores Associados

Fernando Côrtes Remisio Figuinha
Cardiologista pelo Instituto do Coração (InCor) do Hospital das Clínicas da Faculdade de Medicina da Universidade de SãoPaulo (HC-FMUSP) e pela Sociedade Brasileira de Cardiologia (SBC). Médico Cardiologista do Hospital Dr. Miguel Soeiro – Sorocaba.

André Gustavo Santos Lima
Editor do site Cardiopapers. Residência em Cardiologia pelo Instituto do Coração do Hospital das Clínicas da Faculdade de Medicina da Universidade de São Paulo (Incor-HC-FMUSP). Título de Especialista em Cardiologia pela Sociedade Brasileira de Cardiologia (SBC). Especialista em Ecocardiografia pelo InCor/FMUSP e SBC. Título de Especialista em Terapia Intensiva pela Associação de Medicina Intensiva Brasileira (AMIB). Preceptor da Residência de Clínica Médica do Hospital Otávio de Freitas. Médico URCT (UTI de Pós-operatório de Cirurgia Cardíaca) do Real Hospital Português de Pernambuco.

Colaboradores

Adriana Castro de Carvalho
Residência em Pneumologia pela Faculdade de Medicina da Universidade de São Paulo (FMUSP). Doutorado em Medicina pela FMUSP. Docente da Faculdade de Medicina da Universidade Federal de Uberlândia (UFU).

Alexandre de Matos Soeiro
Médico Assistente e Supervisor da Unidade de Emergência do Instituto do Coração (InCor) do Hospital das Clínicas da Faculdade de Medicina da Universidade de São Paulo (HCFMUSP).

Alexandre Jorge Gomes de Lucena
Coordenador da Cardiologia do Hospital São Marcos. Cardiologista da Maternidade de Alto Risco do Hospital Agamenon Magalhães. Diretor Administrativo do Departamento de Cardiologia da Mulher – Sociedade Brasileira de Cardiologia (SBC).

Alexandre Volney Villa
Residência em Clínica Médica pelo Hospital das Clínicas da Faculdade de Medicina de São Paulo (HCFMUSP). Residência em Cardiologia pelo Instituto do Coração (InCor) – HCFMUSP. Especialização em Tomografia e Ressonância Cardiovascular – InCor-FMUSP. Especialista em Ecocardiografia pela Sociedade Brasileira de Cardiologia (SBC).

Aline Borges Maciel
Residência em Cardiologia Pediátrica pelo Instituto de Medicina Integral Professor Fernando Figueira (IMIP). Médica Diarista da Enfermaria do Coração (IMIP). Médica do Ambulatório de Cardiopatia Congênita e Cardiopatia Congênita do Adulto (IMIP).

Anderson Silveira Duque
Especialista em Cardiologia e Ecocardiografia pela Sociedade Brasileira de Cardiologia/Departamento de Imagem Cardiovascular (SBC/DIC). Doutor em Cardiologia pelo Instituto do Coração (InCor) do Hospital das Clínicas da Faculdade de Medicina da Universidade de São Paulo (HCFMUSP). Professor Adjunto na Universidade Federal de Uberlândia (UFU) e Instituto Master de Ensino Presidente Antônio Carlos.

Antonio Correia dos Santos Júnior
Residência Médica em Clínica Médica e Cardiologia pelo Hospital Universitário Onofre Lopes – Universidade Federal do Rio Grande do Norte (HUOL-UFRN). Residência Médica em Ecocardiografia pelo Pronto-Socorro Cardiológico de Pernambuco (PROCAPE-UPE). Título de Especialista em Cardiologia pela Sociedade Brasileira de Cardiologia (SBC).

Bruna Bernardes Henares
Médica Clínica e Cardiologista do Centro de Acompanhamento da Saúde e Check-Up do Hospital Sírio-Libanês. Residência de Clínica Médica na Irmandade da Santa Casa de Misericórdia de São Paulo (ISCMSP). Residência de Cardiologia no Instituto do Coração (InCor) do Hospital das Clínicas da Universidade de São Paulo (HCFMUSP). Especialista em Cardiologia pela Sociedade Brasileira de Cardiologia (SBC).

Carlos Frederico Costa Lopes
Título de Especialista em Cardiologia pela Sociedade Brasileira de Cardiologia (SBC). Preceptor de Clínica Médica do Instituto de Medicina Integrada de Pernambuco Professor Fernando Figueira (IMIP). Cardiologista do Pronto-Socorro Cardiológico de o/Universidade de Pernambuco (PROCAPE/UPE). Coordenador da Cardiologia do Hospital Santa Joana – Recife.

Cleusa Cavalcanti Lapa Santos
Formação em Cardiologia no Instituto Dante Pazzanese de Cardiologia (IDPC). Mestre pela Universidade Federal de Pernambuco (UFPE). Coordenadora do Setor de Cardiopediatria do Instituto de Medicina Integrada de Pernambuco Professor Fernando Figueira (IMIP).

Conrado Lelis Ceccon
Doutor em Ciências pela Faculdade de Medicina da Universidade de São Paulo (FMUSP). Especialista em Cardiologia pelo Instituto do Coração (InCor) do Hospital das Clínicas da FMUSP e pela Sociedade Brasileira de Cardiologia (SBC). Especialista em Ecocardiografia pelo InCor-HCFMUSP e pela SBC.

Cristiano Guedes Bezerra
Doutorado em Cardiologia pela Faculdade de Medicina da Universidade de São Paulo (FMUSP). Sócio Titular da Sociedade Brasileira de Hemodinâmica e Cardiologia Intervencionista (SBHCI). Especialista em Hemodinâmica e Cardiologia Intervencionista pelo Instituto do Coração (InCor) do Hospital das Clínicas da da Faculdade de Medicina da Universidade de São Paulo (HCFMUSP) e pela SBHCI. Residência Médica em Cardiologia pelo InCor-FMUSP e em Clínica Médica pela Escola Paulista de Medicina da Universidade Federal de São Paulo (EPM-Unifesp). Cardiologista Intervencionista do Hospital São Rafael e do Hospital Cárdio Pulmonar, Salvador-BA.

Daniel Castanho Genta Pereira
Residência em Clínica Médica pela Irmandade da Santa Casa de Misericórdia de São Paulo (ISCMSP). Residência em Cardiologia e Ecocardiografia pelo Instituto do Coração (InCor) do Hospital das Clínicas da Faculdade de Medicina da Universidade de São Paulo (HCFMUSP). Título de Especialista em Cardiologia e Ecocardiografia pela Sociedade Brasileira de Cardiologia (SBC). Médico-Assistente da Unidade de Emergência Clínica (PSC) da ISCMSP. Cardiologista da Equipe de Retaguarda do Hospital Alemão Oswaldo Cruz. Doutorado em Cardiologia pela Faculdade de Medicina da USP (InCor-HCFMUSP).

Daniella Motta Costa
Cardiologista pelo Hospital Evangélico de Vila Velha/ES. Título de Especialista em Cardiologia pela Sociedade Brasileira de Cardiologia (SBC) e Associação Médica Brasileira (AMB). Especialista em Insuficiência Cardíaca e Transplante Cardíaco pelo Instituto do Coração (InCor) do Hospital das Clínicas da Faculdade de Medicina da Universidade de São Paulo (HCFMUSP).

Denise Tessariol Hachul
Doutora em Cardiologia pela Faculdade de Medicina da Universidade de São Paulo (FMUSP). Médica Assistente da Unidade de Arritmias e Marca-Passo do Instituto do Coração (InCor) do Hospital das Clínicas da FMUSP

Diana Lamprea Sepulveda
Mestre em Cardiologia pela Universidade de Pernambuco (UPE). Chefe do Setor de Doenças Valvares do Pronto-Socorro Cardiológico de Pernambuco (PROCAPE/UPE). Supervisora da Residência Médica em Cardiologia PROCAPE/UPE. Especialista em Cardiologia pela Sociedade Brasileira de Cardiologia (SBC). Cardiologista do Instituto do Coração de Pernambuco (InCor).

Dirceu Thiago Pessoa de Melo
Doutor em Cardiologia pela Universidade de São Paulo (USP).

Edmilson Cardoso Filho
Cirurgião Cardiovascular do Hospital das Clínicas da Universidade de Federal de Pernambuco (HC-UFPE) e do Instituto do Coração de Pernambuco (InCor). Mestre em Cirurgia pela UFPE. Chefe do Serviço de Cirurgia Torácica do Hospital Otávio de Freitas, SES-PE. Coordenador do Serviço de Cirurgia Cardíaca do HC-UFPE.

Edmundo Arteaga-Fernandez
Professor Livre-Docente pela Faculdade de Medicina da Universidade de São Paulo e Assistente da Unidade Clínica de Miocardiopatias e Doenças da Aorta do Instituto do Coração (InCor) do Hospital das Clínicas da Faculdade de Medicina da Universidade de São Paulo (HCFMUSP).

Eduardo Atsushi Osawa
Graduado em Medicina pela Universidade Estadual de Londrina (UEL). Residência Médica em Cardiologia do Instituto do Coração (InCor) do Hospital das Clínicas da Faculdade de Medicina da Universidade de São Paulo (HCFMUSP). Doutor em Ciências pela FMUSP.

Eduardo França Pessoa de Melo
Sócio Titular da Sociedade Brasileira de Hemodinâmica e Cardiologia Intervencionista (SBHCI). Residência Médica em Clínica Médica pela Santa Casa de Misericórdia de São Paulo. Residência Médica em Cardiologia pelo Instituto do Coração (InCor) do Hospital das Clínicas da Faculdade de Medicina da Universidade de São Paulo (HCFMUSP). Especialização em Cardiologia Intervencionista pelo InCor-HCFMUSP.

Eduardo Sansolo
Residência em Cirurgia Vascular pela Irmandade da Santa Casa de Misericórdia de São Paulo. Residência em Angiorradiologia e Cirurgia Endovascular pela Irmandade da Santa Casa de Misericórdia de São Paulo. Especialista em Cirurgia Vascular pela Sociedade Brasileira de Angiologia e de Cirurgia Vascular (SBACV). Especialista em Angiorradiologia e Cirurgia Endovascular pelo Colégio Brasileiro de Radiologia e Diagnóstico por Imagem (CBR) e pela SBACV. Doutorando em Cirurgia Cardiovascular pelo Instituto do Coração (InCor) do Hospital das Clínicas da Faculdade de Medicina da Universidade de São Paulo (HCFMUSP).

Eduardo Sousa de Melo
Mestre em Neuropsiquiatria e Ciências do Comportamento pela Universidade Federal de Pernambuco (UFPE). Residência Médica em Neurologia e Clínica Médica pelo Hospital das Clínicas da Faculdade de Medicina da Universidade de São Paulo (HCFMUSP). Preceptor das Residências de Neurologia do Hospital das Clínicas da UFPE e Hospital Universitário Oswaldo Cruz (HUOC-UFPE).

Eugenio S. de Albuquerque
Formação em Cardiologia e Ecocardiografia pela Escola Paulista de Medicina da Universidade Federal de São Paulo (EPM-Unifesp). Preceptor da Residência em Ecocardiografia do Pronto-Socorro Cardiológico de Pernambuco/Universidade de Pernambuco (PROCAPE/UPE). Professor de Ecocardiografia da Escola de Ecografia de Pernambuco (ECOPE).

Fábio Augusto Pinton
Especialista em Cardiologia pelo Instituto do Coração (InCor) do Hospital das Clínicas da Faculdade de Medicina da Universidade de São Paulo (HCFMUSP) e pela Sociedade Brasileira de Cardiologia (SBC). Especialista em Hemodinâmica e Cardiologia Intervencionista pelo InCor/HCFMUSP e pela Sociedade Brasileira de Hemodinâmica e Cardiologia Intervencionista (SBHCI). Cardiologista Intervencionista do Hospital Sírio-Libanês, da Santa Casa de São Paulo e do Hospital Samaritano de Campinas.

Fábio Figueiredo Costa
Especialista em Clínica Médica pela Escola Paulista de Medicina da Universidade Federal de São Paulo (EPM-Unifesp). Especialista em Cardiologia pelo Instituto do Coração (InCor) do Hospital das Clínicas da Faculdade de Medicina da Universidade de São Paulo (HCFMUSP). Especialista em Fisiologia do Exercício e Reabilitação Cardiovascular pelo InCor/HCFMUSP. Cardiologista do Hospital Universitário Professor Edgard Santos, Universidade Federal da Bahia (UFBA) e do Hospital da Bahia.

Fabrício Sanchez Bergamin
Médico Especialista em Cardiologista pela Sociedade Brasileira de Cardiologia (SBC). Médico Especialista em Medicina Intensiva pela Associação de Medicina Intensiva Brasileira (AMIB). Diretor Clínico do Hospital e Maternidade São Lucas, Extrema-MG. Doutor em Medicina pela Faculdade de Medicina da Universidade de São Paulo (FMUSP).

Fabrício Martins Valois
Pneumologista, Doutor em Ciências Aplicadas à Pneumologia. Professor Adjunto da Faculdade de Medicina da Universidade Federal do Maranhão (UFMA).

Ferdinand Saraiva Maia
Residência em Clínica Médica e Cardiologia pelo Hospital Universitário Onofre Lopes – Universidade Federal do Rio Grande do Norte (UFRN). Título de Especialista em Cardiologia para Sociedade Brasileira de Cardiologia (SBC). Professor da Disciplina de Doenças do Sistema Cardiovascular da UFRN. Plantonista da UTI do Hospital Promater. Cardiologista do Hospital Rio Grande.

Fernanda Lima de Vasconcellos.
Residência em Clínica Médica pelo Hospital Barão de Lucena da Secretaria Estadual de Saúde de Pernambuco. Residente de Endocrinologia e Metabologia do Hospital das Clínicas da Universidade Federal de Pernambuco (UFPE).

Fernando Augusto Marinho dos Santos Figueira
Chefe do Serviço de Cirurgia Cardiovascular Adulto do Instituto de Medicina Integral Professor Fernando Figueira (IMIP) – Hospitalar. Coordenador Cirúrgico do Serviço de Transplante Cardíaco e Assistência Circulatória Mecânica do IMIP. MBA em Gestão Executiva em Saúde INSPER/Eistein.

Fernando Moraes Neto
Professor Livre-Docente em Cirurgia Cardiovascular pela Escola Paulista de Medicina da Universidade Federal de São Paulo (EPM-Unifesp). Chefe da Disciplina de Cirurgia Cardiotorácica da Universidade Federal de Pernambuco (UFPE). Cirurgia Cardiovascular do Instituto do Coração (InCor) – PE.

Fernando Ramos de Mattos
Residência em Clínica Médica pelo Hospital das Clínicas da Faculdade de Medicina da Universidade de São Paulo (HCFMUSP). Residência em Cardiologia pelo Instituto do Coração (InCor) do HCFMUSP. Especialista em Cardiologia pela Sociedade Brasileira de Cardiologia (SBC). Médico Pesquisador da Unidade de Aterosclerose do InCor do HC-FMUSP. Médico Referência da Unidade de Pronto-Atendimento do Hospital Israelita Albert Einstein (HIAE). Médico Instrutor em Cardiologia do Centro de Simulação Realística do HIAE.

Fernando Teiichi Costa Oikawa
Doutor em Cardiologia pela Universidade de São Paulo (USP). Médico Pesquisador do Grupo MASS do Instituto do Coração (InCor) do Hospital das Clínicas da Faculdade de Medicina da Universidade de São Paulo (HC-FMUSP). Médico Assistente do Grupo de Coronariopatia Crônica – Prevent Senior. Médico Preceptor da Residência em Cardiologia – Prevent Senior. Médico Assistente da Unidade de Terapia Intensiva Cardiológica do Hospital São Luís – Rede D'Or. Cardiologista pelo InCor-HC-FMUSP.

Francisca Yane Bulcão de Macedo Nagashima
Residência em Clínica Médica pela Universidade Estadual de Campinas Campina (Unicamp). Residência em Cardiologia e Ecocardiografia pela Faculdade de Medicina da Universidade de São Paulo (FMUSP).

Frederick Lapa Santos
Cardiologista pelo Instituto do Coração (InCor) do Hospital das Clínicas da Faculdade de Medicina da Universidade de São Paulo (HC-FMUSP). Mestre pela Universidade Federal de Pernambuco (UFPE).

Gabriel Assis Lopes do Carmo
Cardiologista pelo Instituto do Coração (InCor) do Hospital das Clínicas da Faculdade de Medicina da Universidade de São Paulo (HC-FMUSP) e pela Sociedade Brasileira de Cardiologia (SBC). Residência em Clínica Médica pela Universidade Federal de São Paulo (Unifesp). Professor Adjunto da Faculdade de Medicina da Universidade Federal de Minas Gerais (UFMG). Serviço de Cardiologia e Cirurgia Cardiovascular do Hospital das Clínicas da UFMG.

Giordano Bruno de Oliveira Parente
Graduação, Residência e Mestrado pela Universidade Federal de Pernambuco (UFPE). Supervisor da Residência Médica em Cardiologia HAM/SES-PE. Cardiologista, Ecocardiografista e Responsável pelos Protocolos da Cardiologia do Real Hospital Português de Pernambuco.

Guy Fernando de Almeida Prado Junior
Especialista em Clínica Médica pela Pontifícia Universidade Católica de São Paulo (PUC-SP). Especialista em Cardiologia Clínica pela Universidade Estadual Paulista/Faculdade de Medicina de Botucatu (UNESP-FMB) e pela Sociedade Brasileira de Cardiologia (SBC). Especialista em Hemodinâmica e Cardiologia Intervencionista pelo Instituto do Coração (InCor) do Hospital das Clínicas da Faculdade de Medicina da Universidade de São Paulo (HC-FMUSP) e pela Sociedade Brasileira de Hemodinâmica e Cardiologia Intervencionista (SBHCI). Membro Titular do SBHCI.

Humberto Graner Moreira
Residência de Cardiologia pelo Instituto Dante Pazzanese de Cardiologia (IDPC). Especialista em Cardiologia (SBC) e em Medicina Intensiva (AMIB). Fellow em Coronariopatias Agudas pelo Instituto do Coração (InCor) do Hospital das Clínicas da Faculdade de Medicina da Universidade de São Paulo (HCFMUSP). Doutor em Cardiologia pela Universidade de São Paulo (FMUSP). Professor Adjunto da Faculdade de Medicina da Universidade Federal de Goiás (UFG). Professor Associado do Centro Universitário Anápolis (GO). Membro do Comitê de Classificação de Eventos Clínicos (CEC) do BCRI. Coordenador da UTI Cardiológica do Hospital do Coração Anis Rassi (GO).

Illana Mary Silveira Carvalho
Residência em Clínica Médica pelo Hospital Universitário da Universidade Federal do Piauí (HU-UFPI). Residente em Endocrinologia e Metabologia no Hospital das Clínicas da Universidade Federal do Pernambuco (HC-UFPE).

Isabela Cardoso
Residência em Endocrinologia no Hospital das Clínicas da Universidade Federal de Pernambuco (HC-UFPE). Especialista em Endocrinologia pela Sociedade Brasileira de Endocrinologia e Metabologia (SBEM).

Ivson Cartaxo Braga
Graduação em Medicina pela Universidade Federal da Paraíba (UFPB). Residência em Cardiologia pelo Pronto-Socorro Cardiológico de Pernambuco/Universidade de Pernambuco (PROCAPE/UPE). Especialização em Ecocardiografia pelo PROCAPE/UPE. Especialista em Cardiologia pela Sociedade Brasileira de Cardiologia (SBC). Médico Cardiologista do Hospital Agamenon Magalhães (HAM – Recife-PE). Médico Preceptor do Internado e Professor de Cardiologia da Faculdade de Medicina Nova Esperança (FAMENE – João Pessoa-PB).

Jaqueline Ribeiro Scholz
Doutora em Cardiologia da Faculdade de Medicina da Universidade de São Paulo (FMUSP). Diretora do Programa de Tratamento do Tabagismo do Instituto do Coração (InCor) do Hospital das Clínicas da FMUSP.

Jefferson Luís Vieira
Cardiologista pelo Instituto de Cardiologia do Rio Grande do Sul (ICFUC/RS). Especialista em Insuficiência Cardíaca pelo Instituto do Coração (InCor) do Hospital das Clínicas da Faculdade de Medicina da Universidade de São Paulo (HCFMUSP). Doutor em Cardiologia pela Universidade de São Paulo (USP). Posdoctoral Fellow pelo Brigham and Women's Hospital/Harvard Medical School. Médico Assistente da Unidade de Insuficiência Cardíaca Avançada e Transplante Cardíaco do Hospital do Coração de Messejana/CE.

Juliana Corrêa de Oliveira
Residência em Cardiologia pelo Hospital Sírio-Libanês. Especialista em Cardiologia pela Sociedade Brasileira de Cardiologia (SBC). Especialista em Insuficiência Cardíaca e Transplante pelo Instituto do Coração (InCor) do Hospital das Clínicas da Faculdade de Medicina da Universidade de São Paulo (HCFMUSP).

Juliana Pereira Gropp Brito
Nutricionista da Clínica Alira. Formada pela Universidade de São Paulo (USP). Especializada em Nutrição nas Doenças Crônicodegenerativas pelo Hospital Israelita Albert Einstein (HIAE). Aprimorada em Nutrição Clínica pelo Hospital Sírio-Libanês. Especialista em Terapia Nutricional pela Sociedade Brasileira de Nutrição Parenteral e Enteral (SBNPE).

Julio Cesar Vieira de Sousa
Cardiologia e Eletrofisiologia Invasiva pelo Instituto do Coração (InCor) do Hospital das Clínicas da Faculdade de Medicina da Universidade de São Paulo (HC-FMUSP). Professor da Disciplina de Doenças do Sistema Cardiovascular da Universidade Federal do Rio Grande do Norte (UFRN). Mestre em Ensino na Saúde pela UFRN.

Luciano Moreira Baracioli
Doutor em Medicina pela Faculdade de Medicina da Universidade de São Paulo (FMUSP). Médico Assistente da Unidade Clínica de Coronariopatia Aguda do Instituto do Coração (InCor) do Hospital das Clínicas da Faculdade de Medicina da Universidade de São Paulo (HC-FMUSP). Professor Médico Colaborador do Departamento de Cardiopneumologia da FMUSP. Coordenador do Pronto Atendimento Cardiovascular do Hospital Sírio-Libanês.

Luis Henrique Bezerra Cavalcanti Sette
Medicina pela Universidade Federal de Pernambuco (UFPE). Residência em Clínica Médica pela Universidade Federal de São Paulo (UNIFESP). Residência em Nefrologia pela Universidade de São Paulo (USP). Título de Especialista em Nefrologia pela Sociedade Brasileira de Nefrologia. Mestre em Ciências da Saúde pela UFPE. Professor da Disciplina de Nefrologia da UFPE.

Luís Henrique Wolff Gowdak
Médico-Assistente do Laboratório de Genética e Cardiologia Molecular e da Unidade Clínica de Coronariopatia Crônica e Coordenador Clínico do Núcleo de Estudos e Pesquisa em Angina Refratária do Instituto do Coração (InCor) do Hospital das Clínicas da Faculdade de Medicina da Universidade de São Paulo (HC-FMUSP). Doutor em Cardiologia pela FMUSP. Professor Colaborador da FMUSP. Fellow da Sociedade Europeia de Cardiologia.

Luiz Aparecido Bortolotto
Diretor da Unidade de Hipertensão do Instituto do Coração (InCor) do Hospital das Clínicas da Faculdade de Medicina da Universidade de São Paulo (HC-FMUSP). Professor Livre-Docente do Departamento de Cardiopneumologia da FMUSP.

Luiz Eduardo Mastrocola
Coordenador do Serviço de Medicina Nuclear do Hospital do Coração, SP. Doutor em Ciências, Área de Concentração Cardiologia, pela Universidade da São Paulo (USP). Coordenador da Residência de Cardiologia Clínica do Hospital do Coração, SP.

Marco Túlio Hercos Juliano
Residência em Clínica Médica pelo Instituto de Assistência Médica do Servidor Público Estadual (IAMSPE-HSPE). Residência em Cardiologia pelo Instituto Dante Pazzanese de Cardiologia (IDPC). Especialista em Estimulação Cardíaca Artificial e Arritmias Cardíacas pelo Instituto do Coração (InCor) do Hospital das Clínicas da Faculdade de Medicina na Universidade de São Paulo (HC-FMUSP). Médico Assistente do Serviço de Cardiologia do Hospital Universitário Presidente Dutra (HUPD) da Universidade Federal do Maranhão (UFMA). Coordenador do Serviço de Cardiologia do UDI Hospital - Rede D`Or São Luiz (São Luís – MA).

Maria Carolina Romeiro Figueirôa Benício Coelho
Residência em Clínica Médica pelo Hospital Barão de Lucena. Residência em Nefrologia pelo Hospital das Clínicas da Universidade Federal de Pernambuco (HC-UFPE).

Mário Luciano de Mélo Silva Júnior
Residência em Neurologia pelo Hospital das Clínicas da Universidade Federal de Pernambuco (UFPE). Mestre em Neurociências pela Posneuro/UFPE e em curso de Doutorado em Neurologia. Neurologista da Emergência do Hospital da Restauração. Professor de Neurologia da Uninassau.

Martina Battistini Pinheiro
Médica Especialista em Cardiologia pela Sociedade Brasileira de Cardiologia (SBC). Especialista em Arritmia pela Sociedade Brasileira de Arritmias Cardíacas (SOBRAC).

Mônica Samuel Avila Grinberg
Doutora em Ciências pela Faculdade de Medicina da Universidade de São Paulo (FMUSP). Médica Assistente do Núcleo de Transplantes do Instituto do Coração (InCor) do Hospital das Clínicas da FMUSP.

Murillo de Oliveira Antunes
Doutor em Cardiologia pela Universidade de São Paulo (USP). Médico Pesquisador da Unidade de Miocardiopatias do Instituto do Coração (InCor) do Hospital das Clínicas da Faculdade de Medicina da Universidade de São Paulo (HCFMUSP). Médico da Unidade de Emergências Clínicas do InCor-HCFMUSP. Professor da Faculdade de Medicina de Bragança Paulista-SP.

Nestor Rodrigues de Oliveira Neto
Residência em Clínica Médica e Cardiologia no Hospital Universitário Oswaldo Cruz da Universidade de Pernambuco (UPE). Especialização em Estimulação Cardíaca Artificial pelo Instituto do Coração (InCor) do Hospital das Clínicas da Faculdade de Medicina da Universidade de São Paulo (HCFMUSP). Título de Especialista em Cardiologia pela Sociedade Brasileira de Cardiologia (SBC). Mestre em Ensino em Saúde pela Universidade Federal do Rio Grande do Norte (UFRN). Cardiologista do Hospital Universitário Onofre Lopes da Universidade Federal do Rio Grande do Norte (HUOL-UFRN). Preceptor da Residência Médica em Cardiologia HUOL-UFRN.

Olívia Meira Dias
Especialista em Clínica Médica e Pneumologia pela Universidade de São Paulo (USP). Médica Plantonista da Unidade de Emergências Cardiopulmonares do Instituto do Coração (InCor). Médica do Laboratório de Função Pulmonar do Hospital Sírio-Libanês. Professora do Módulo de Pneumologia do Curso de Pós-Graduação em Medicina de Urgência e Emergência do Hospital Israelita Albert Einstein (HIAE). Doutorado em Doenças Intersticiais Pulmonares pela Divisão de Pneumologia pelo Instituto do Coração (InCor) do Hospital das Clínicas da Faculdade de Medicina da Universidade de São Paulo (HCFMUSP).

Patrícia Alves de Oliveira
Cardiologista pela Sociedade Brasileira de Cardiologia (SBC). Assistente da Unidade de Reabilitação Cardiovascular e Fisiologia do Exercício do Instituto do Coração (InCor) do Hospital das Clínicas da Faculdade de Medicina da Universidade de São Paulo (HCFMUSP) e da Unidade de Cardiologia do Exercício do Hospital Sírio-Libanês.

Patrícia Sampaio Gadelha
Especialista em Endocrinologia e Metabologia pela Faculdade de Medicina da Universidade de São Paulo (FMUSP). Mestre pela Universidade Federal de Pernambuco (UFPE). Doutorado em curso pela UFPE. Coordenadora da Residência em Endocrinologia do Hospital das Clínicas da UFPE.

Pedro Gabriel Melo de Barros e Silva
Residência Médica em Clínica Médica pela Escola Paulista de Medicina da Universidade Federal de São Paulo (EPM-Unifesp). Residência Médica em Cardiologia e em Ecocardiografia pelo Instituto do Coração (InCor) do Hospital das Clínicas da Faculdade de Medicina da Universidade de São Paulo (HCFMUSP). Mestrado em Ciências da Saúde pela Duke University. Doutor em Cardiologia pela Unifesp. Coordenador Médico da Rede de Dor Torácica e Telecardiologia Américas. Coordenador do Curso de Medicina do Centro Universitário São Camilo. Médico Pesquisador do Instituto Brasileiro de Pesquisa Clínica (BCRI).

Pedro Veronese
Doutor pelo Instituto do Coração (InCor) do Hospital das Clínicas da Faculdade de Medicina da Universidade de São Paulo (HCFMUSP). Médico do Centro de Arritmias Cardíacas do Hospital Alemão Oswaldo Cruz. Médico Assistente do Serviço de Emergência da Irmandade da Santa Casa de Misericordia de São Paulo (IMSCSP). Professor da Faculdade de Ciências Médicas da Santa Casa de São Paulo. Professor da Faculdade de Medicina UNINOVE.

Rafaella Marques Mendes
Cardiologista pelo Instituto do Coração (InCor) do Hospital das Clínicas da Faculdade de Medicina da Universidade de São Paulo (HCFMUSP). Título de Especialista em Cardiologia pela Sociedade Brasileira de Cardiologia (SBC) e Associação Médica Brasileira (AMB). Especialista em Insuficiência Cardíaca e Transplante Cardíaco pelo InCor-HCFMUSP.

Renata Ávila
Título de Especialista em Cardiologia pela Sociedade Brasileira de Cardiologia (SBC). Especialista em Tomografia e Ressonância Cardiovascular pelo Instituto do Coração (InCor) do Hospital das Clínicas da Faculdade de Medicina da Universidade de São Paulo (HCFMUSP).

Renato Delascio Lopes
Full Professor of Medicine – Division of Cardiology – Duke University Medical Center – North Carolina – EUA. Professor Livre-Docente de Cardiologia da Escola Paulista de Medicina da Universidade Federal de São Paulo (EPM-Unifesp). Diretor e Fundador do Brazilian Clinical Research Institute (BCRI) – São Paulo – Brasil.

Ricardo Rocha
Residência em Cardiologia pela Universidade de São Paulo (USP) – Ribeirão Preto. Título de Especialista em Cardiologia pela Sociedade Brasileira de Cardiologia (SBC). Especialista em Tomografia e Ressonância Cardiovascular pelo Instituto do Coração (InCor) do Hospital das Clínicas da Faculdade de Medicina da Universidade de São Paulo (HCFMUSP). Médico do Setor de Imagem Cardiovascular das Clinicas Boghos Boyadjian e Mário Marcio – Fortaleza-CE. Médico do Setor de Cardiologia e Imagem Cardiovascular do Hospital Monte Klinikum – Fortaleza-CE.

Roberto Nery Dantas Júnior
Médico Especialista em Clínica Médica pela Universidade de Pernambuco (UPE). Especialista em Cardiologia pelo Instituto do Coração (InCor) do Hospital das Clínicas da Universidade de São Paulo (HCFMUSP) e pela Sociedade Brasileira de Cardiologia (SBC). Especialização e Doutorado em Imagem Cardiovascular (Tomografia Computadorizada e Ressonância Magnética) pelo Instituto de Radiologia (InRad) do HCFMUSP. Assistente das Equipes de Imagem Cardiovascular dos Hospitais TotalCor, Sírio-Libanês e LeForte (São Paulo) e da Equipe de Pesquisa em Imagem Cardiovascular do InCor-HCFMUSP.

Rodrigo Flamini
Residência de Medicina Nuclear – Instituto Nacional do Câncer (INCa). Pós-Graduação em PET/CT – Hospital Israelita Albert Einstein (HIAE). Residência Médica em Radiologia e Diagnóstico por Imagem – Hospital das Clínicas da Universidade Federal de Pernambuco (HC-UFPE).

Rodrigo Moreno Dias Carneiro
Coordenador Clínico do Serviço de Transplante Cardíaco do Instituto de Medicina Integral Professor Fernando Figueira (IMIP).

Rodrigo Pinto Pedrosa
Doutor em Ciências pelo Instituto do Coração (InCor) do Hospital das Clínicas da Faculdade de Medicina da Universidade de São Paulo (HCFMUSP). Especialista em Medicina do Sono – Associação Brasileira de Sono (ABS) e em Cardiologia – Sociedade Brasileira de Cardiologia (SBC). Coordenador do Laboratório do Sono e Coração do Pronto-Socorro Cardiológico de Pernambuco – PROCAPE – Universidade de Pernambuco (UPE).

Sasha Barbosa da Costa Pimenta Duarte
Médica Cardiologista pelo Instituto do Coração (InCor) do Hospital das Clínicas da Faculdade de Medicina da Universidade de São Paulo (HCFMUSP), com Título de Especialista pela Sociedade Brasileira de Cardiologia (SBC) e Associação Médica Brasileira (AMB). Subespecialista em Insuficiência Cardíaca e Transplante Cardíaco pelo InCor-HCFMUSP. Médica Assistente dos Serviços de Medicina Interna e Cardiologia do Hospital Renascentista, Pouso Alegre – MG.

Tania Marie Ogawa Abe
Doutora pelo Instituto do Coração (InCor) do Hospital das Clínicas da Faculdade de Medicina da Universidade de São Paulo (HCFMUSP). Médica Assistente do Grupo de Tabagismo do InCor-HCFMUSP.

Tarcya Leiane Guerra de Couto Patriota
Mestre em Ciências da Saúde pela Universidade de Pernambuco (UPE). Especialista em Terapia Intensiva Adulto pela Associação Brasileira de Fisioterapia Cardiorrespiratória e Fisioterapia em Terapia Intensiva (ASSOBRAFIR). Fisioterapeuta no Hospital Dom Hélder Câmara (HDH). Pesquisadora Clínica no Laboratório do Sono e Coração do Pronto-Socorro Cardiológico de Pernambuco (PROCAPE/UPE).

Thiago Midlej Brito
Residência de Clínica Médica na Santa Casa de Misericórdia de Itabuna-BA. Especialista em Cardiologia pelo Instituto do Coração (InCor) do Hospital das Clínicas da Faculdade de Medicina da Universidade de São Paulo (HCFMUSP) e pela Sociedade Brasileira de Cardiologia (SBC). Médico Plantonista da Unidade Clínica de Emergência do InCor. Cardiologista do Hospital Alemão Oswaldo Cruz.

Thulio Marquez Cunha
Professor de Pneumologia da Faculdade de Medicina da Universidade Federal de Uberlândia (UFU). Doutor em Pneumologia pela Escola Paulista de Medicina da Universidade Federal de São Paulo (EPM-Unifesp). Especialista em Pneumologia pela Sociedade Brasileira de Pneumologia e Tisiologia (SBPT) e em Medicina Intensiva pela Associação de Medicina Intensiva (AMIB). Coordenador da UTI do Uberlândia Medical Center – UMC.

Veronica Soares Monteiro
Doutora em Ciências pela Universidade Federal de São Paulo (Unifesp). Coordenadora do Departamento de Cardiologia de Adultos e da UTI de Transplantes do Instituto de Medicina Integral Professor Fernando Figueira (IMIP). Coordenadora da Unidade de Terapia Intensiva do Real Hospital Português.

Dedicatórias

À minha esposa, Patrícia, e às minhas filhas,
Luiza e Beatriz, meus grandes amores.
Aos meus pais, Fred e Cleusa, meus maiores professores na vida e na Medicina.
A todos os colaboradores do nosso livro, por dedicarem tempo e energia para
tornar realidade o livro de Cardiologia que sempre sonhei em fazer.
A Fábio, pela parceria de anos, discutindo os mínimos detalhes de cada
capítulo, revisando o material madrugadas a dentro.

Eduardo Lapa

Aos meus amados filhos, Luiz Eduardo e Letícia, e à minha querida esposa,
Lilian, principais razões do meu viver. Tenham certeza que os momentos de
ausência durante a longa trajetória do livro serão recompensados.
Ao meu pai, fonte contínua de inspiração,
exemplo de médico e professor, com toda sua disposição,
carisma, humildade e seu amor em transmitir seus intermináveis conhecimentos.
À minha mãe, Haydée, médica fantástica, pelo grande carinho e apoio.
Ao meu grande amigo, Lapa, companheiro de inúmeros momentos, com seu
empreendedorismo, organização e sua didática incrível.
Aos colaboradores, pela dedicação e excelência na confecção dos capítulos.
Aos meus professores da Graduação na gloriosa
FCM-Unicamp e da Residência Médica na FMUSP, pelos
grandes ensinamentos e estímulo à produção científica.
Aos amigos da Cardio-HUOL e da UFRN, especialmente
ao nosso querido e eterno chefe, Dr. Cesimar Nascimento, pela confiança e
estímulo ao desenvolvimento do ensino da cardiologia no RN.
Aos alunos, residentes de Clínica Médica e
Cardiologia do HUOL-UFRN, por servirem de
estímulo e inspiração para o ensino da Medicina.

Fabio Mastrocola

Ao meu pai, Fernando, que foi e será sempre meu mestre na Medicina, que me
levou a trilhar esses caminhos.
À minha mãe, Suely, que é o motivo de estar aqui hoje, responsável por quem
eu sou como pessoa, pelo meu caráter.
Ao meu irmão, Marcelo, companheiro, consultor e melhor amigo de sempre.
E às minhas filhas, Clara e Amanda, os grandes amores da minha vida.

Fernando Figuinha

Agradecimento

Agradecemos à Servier Medical Art, por disponibilizar milhares de ilustrações médicas gratuitas através do *site* https://smart.servier.com/. Utilizamos várias dessas imagens em nosso livro para torná-lo mais didático para o leitor.

Prefácio

No final do século passado, dois projetos de enciclopédia digital foram lançados. Um primeiro, patrocinado pela Microsoft, que contratou os melhores profissionais e criou um grande departamento para desenvolvimento da Encarta. Um segundo projeto não contratou ninguém, não criou nenhuma empresa, apenas deu oportunidade para pessoas contribuírem livremente com seus conhecimentos, de maneira informal, sem nenhuma remuneração. O primeiro projeto não vingou, hoje a Encarta não mais existe. O segundo projeto se tornou a principal enciclopédia da atualidade a Wikipédia.

O que a Wikipédia tinha que a Encarta não tinha? A Wikipédia tinha exatamente o que o grupo *CardioPapers* possui: motivação intrínseca por um projeto, movido por autonomia e maestria. Enquanto as pessoas envolvidas na Encarta, por melhor que fossem, trabalhavam com a motivação extrínseca do seu emprego, suas obrigações e seus altos salários, os voluntários da Wikipédia escreviam porque queriam demonstrar seu conhecimento, sua maestria e faziam de forma autônoma.

Escrever neste Prefácio apenas sobre este livro é pouco, pois o *CardioPapers* é um projeto muito além de um livro. Tudo começa com alguns residentes de cardiologia, que por iniciativa própria resolvem fazer um *blog* para compartilhar o conhecimento que adquiriam na formação cardiológica em São Paulo. Aquilo não fazia parte do programa de residência, nem era uma obrigação desses jovens cardiologistas. Eles eram movidos apenas por motivação intrínseca, autonomia e maestria.

O trabalho do *CardioPapers* traz uma forma inovadora de discutir cardiologia, saindo da formalidade de tratados cardiológicos, partindo de temas práticos, dúvidas cotidianas, artigos recentemente publicados, proporcionando informações na medida certa, de forma acurada, objetiva e embasada em evidências. Hoje, o *Cardiopapers* representa uma referência para cardiologistas no Brasil.

O *CardioPapers* é um exemplo da tendência contemporânea de descentralização do conhecimento. Jovens de diferentes lugares do país assumem a função de protagonistas em um ambiente antes marcado pela formalidade de acadêmicos engravatados, detentores do título de formadores de opinião, restritos a poucos centros, concentrados no sul do país. O mundo mudou e o *CardioPapers* contribui com a nova onda na transição dos séculos.

Do *blog*, criaram um *site* elaborado, adicionaram *podcasts*, cursos online e livros de cardiologia. Este livro se diferencia por ter a marca *CardioPapers*, escrito por autores alinhados com uma missão acadêmica moderna, diferentemente das colchas de retalho dos tradicionais tratados médicos.

O *CardioPapers* apresenta um padrão de qualidade científico que substitui a medicina baseada em autoridade pela medicina baseada em evidências. Tem sido um imenso prazer interagir com esse grupo nos últimos anos, construindo uma amizade intelectual e pessoal.

Parabéns à equipe do *Cardiopapers*. Continuem inovando.

Luis Cláudio Correia

Professor Livre-Docente em Cardiologia. Diretor do Centro de Medicina Baseada em Evidências da Escola Bahiana de Medicina e Saúde Pública. Editor do Journal of Evidence-Based Health Care. Criador do site Medicina Baseada em Evidências.

Introdução

Em setembro de 2018, lançamos o livro *Cardiologia Cardiopapers* no Congresso Brasileiro de Cardiologia. Esperávamos um bom desempenho, mas o sucesso nos surpreendeu. Em menos de dois dias, as centenas de exemplares levados pela Editora Atheneu ao evento acabaram, e já não havia mais livros a serem vendidos no momento da sessão de autógrafos. Nos meses que se seguiram, o *Cardiologia Cardiopapers* assumiu papel de destaque na atualização de médicos e estudantes por todo o país.

Por que, então, lançar a segunda edição do livro exatamente um ano após? Os motivos são vários:
- A grande quantidade de trabalhos novos e relevantes publicados nos últimos meses;
- A inclusão de dezenas de mapas mentais elaborados pela nossa equipe para facilitar ainda mais o aprendizado;
- Inclusão de 11 capítulos novos sobre temas fundamentais na prática do cardiologista (ex.: manejo do diabetes tipo 2, definição universal de infarto agudo do miocárdio, cardio-oncologia).

A agilidade em revisar um livro na área da cardiologia é crucial atualmente para mantê-lo útil ao leitor. Em uma realidade em que *guidelines* e artigos relevantes são publicados semanalmente faz pouco sentido estudar por fontes que referenciam conhecimento de três ou quatro anos atrás.

Agradecemos aos nossos milhares de leitores e seguidores não só no Brasil, mas no exterior, que tornam possível o nosso sonho de propagar conhecimento em cardiologia de forma prática e direta, sempre almejando a melhoria na assistência aos pacientes.

Eduardo Cavalcanti Lapa Santos
Fabio Mastrocola
Fernando Côrtes Remisio Figuinha
André Gustavo Santos Lima

Sumário

Seção 1 – Arritmia

1. **Fibrilação Atrial e *Flutter* Atrial, 3**
   Pedro Veronese
   Fabio Mastrocola
   Renato Delascio Lopes
   Eduardo Cavalcanti Lapa Santos

2. **Taquicardias Paroxísticas Supraventriculares, 19**
   Pedro Veronese
   Martina Battistini Pinheiro

3. **Arritmias Ventriculares, 27**
   Pedro Veronese
   Martina Battistini Pinheiro

4. **Bradiarritmias, 35**
   Nestor Rodrigues de Oliveira Neto
   Pedro Veronese
   Martina Battistini Pinheiro

5. **Marca-passo Definitivo, 41**
   Marco Túlio Hercos Juliano

6. **Síncope, 55**
   Pedro Veronese
   Martina Battistini Pinheiro
   Denise Tessariol Hachul

7. **Pré-excitação Ventricular e Arritmias Geneticamente Determinadas, 61**
   Ferdinand Saraiva Maia
   Fabio Mastrocola
   Pedro Veronese

8. **Investigação de Morte Súbita Cardíaca Recuperada e Prevenção de Morte Súbita Cardíaca, 71**
   Pedro Veronese
   Martina Battistini Pinheiro

9. **Parada Cardiorrespiratória, 75**
   Fábio Augusto Pinton
   Pedro Gabriel Melo de Barros e Silva

Seção 2 – Aorta

10. **Aneurismas de Aorta, 83**
    Edmilson Cardoso Filho
    Fernando Moraes Neto
    Eduardo Sansolo

11. **Síndromes Aórticas Agudas, 89**
    Edmilson Cardoso Filho
    Fernando Moraes Neto

Seção 3 – Aterosclerose

12. **Formação da Placa Aterosclerótica, 97**
    Humberto Graner Moreira
    Eduardo Cavalcanti Lapa Santos

13. **Doença Arterial Coronariana Estável, 105**
    Eduardo Cavalcanti Lapa Santos
    Humberto Graner Moreira
    Antonio Correia dos Santos Júnior
    Fernando Teiichi Costa Oikawa

14. **Angina Refratária, 123**
    Anderson Silveira Duque
    Luís Henrique Wolff Gowdak

15. **Ressonância Magnética na Cardiopatia Isquêmica, 127**
    Renata Ávila
    Alexandre Volney Villa
    Ricardo Rocha

16. **Definição Universal de Infarto, 133**
    Humberto Graner Moreira
    Eduardo Cavalcanti Lapa Santos

17. **Investigação de Dor Torácica na Emergência, 139**
    Ivson Cartaxo Braga
    Alexandre de Matos Soeiro

18. **Síndrome Coronariana Aguda sem Supradesnivelamento do Segmento ST, 147**
    Fábio Augusto Pinton
    Eduardo França Pessoa de Melo
    Cristiano Guedes Bezerra
    André Gustavo Santos Lima
    Eduardo Cavalcanti Lapa Santos

19 Síndrome Coronariana Aguda com Supradesnivelamento do Segmento ST, **157**
Eduardo França Pessoa de Melo
Cristiano Guedes Bezerra
Fábio Augusto Pinton

20 Complicações Mecânicas do Infarto Agudo do Miocárdio, **169**
Ivson Cartaxo Braga
Fernando Côrtes Remisio Figuinha

21 Angina Causada por Doença Arterial Coronariana Não Obstrutiva, **175**
Daniel Castanho Genta Pereira
Luciano Moreira Baracioli

22 Intervenção Coronária Percutânea, **183**
Fábio Augusto Pinton
Eduardo França Pessoa de Mello
Cristiano Guedes Bezerra

23 Doença Arterial Obstrutiva Periférica Crônica, **201**
Eduardo Sansolo

24 Acidente Vascular Cerebral, **207**
Mário Luciano de Mélo Silva Júnior
Fabio Mastrocola
Eduardo Sousa de Melo

Seção 4 – Fatores de risco para aterosclerose

25 Abordagem Inicial da Hipertensão Arterial Sistêmica, **219**
Thiago Midlej Brito
Luiz Aparecido Bortolotto
André Gustavo Santos Lima

26 Tratamento da Hipertensão Arterial Sistêmica, **223**
Thiago Midlej Brito
Juliana Pereira Gropp Brito
Luiz Aparecido Bortolotto

27 Hipertensão Secundária, **229**
Thiago Midlej Brito
Luiz Aparecido Bortolotto
Eduardo Cavalcanti Lapa Santos
Patrícia Sampaio Gadelha

28 Emergências Hipertensivas, **237**
Thiago Midlej Brito
Francisca Yane Bulcão de Macedo Nagashima

29 Dislipidemia, **243**
Humberto Graner Moreira
Ivson Cartaxo Braga
Eduardo Cavalcanti Lapa Santos

30 Hipercolesterolemia Familiar, **259**
Fabio Mastrocola

31 Tabagismo, **269**
Jaqueline Ribeiro Scholz
Tania Marie Ogawa Abe

32 *Diabetes Mellitus* Tipo 2 O que o cardiologista precisa saber para tratar, **273**
Fernanda Lima de Vasconcellos
Patrícia Sampaio Gadelha

33 Obesidade O que o cardiologista precisa saber?, **281**
Illana Mary Silveira Carvalho
Patrícia Sampaio Gadelha

34 Apneia Obstrutiva do Sono e Doenças Cardiovasculares, **287**
Tarcya Leiane Guerra de Couto Patriota
Rodrigo Pinto Pedrosa

Seção 5 – Exame físico

35 Propedêutica Cardiovascular, **293**
Eduardo Cavalcanti Lapa Santos
Alexandre de Matos Soeiro
Frederick Lapa Santos

Seção 6 – Insuficiência cardíaca

36 Avaliação Inicial da Insuficiência Cardíaca, **321**
Jefferson Luís Vieira

37 Tratamento da Insuficiência Cardíaca com Fração de Ejeção Reduzida, **331**
Jefferson Luís Vieira

38 Tratamento da Insuficiência Cardíaca com Fração de Ejeção Preservada, **341**
Jefferson Luís Vieira
Fernando Côrtes Remisio Figuinha

39 Tratamento Cirúrgico da Insuficiência Cardíaca, **345**
Veronica Soares Monteiro
Rodrigo Moreno Dias Carneiro
Fernando Augusto Marinho dos Santos Figueira

40 Tratamento da Insuficiência Cardíaca Descompensada, **351**
Jefferson Luís Vieira
Fernando Côrtes Remisio Figuinha

41 Choque Cardiogênico, **357**
Jefferson Luís Vieira
Eduardo Cavalcanti Lapa Santos
André Gustavo Santos Lima
Fabio Mastrocola

Seção 7 – Cardioncologia

42 Cardiomiopatia Secundária à Quimioterapia, **367**
Juliana Corrêa de Oliveira
Mônica Samuel Avila Grinberg

43 Outras Complicações Cardiovasculares Relacionadas ao Tratamento de Câncer, **377**
Daniella Motta Costa
Rafaella Marques Mendes
Sasha Barbosa da Costa Pimenta Duarte
Mônica Samuel Avila Grinberg

Seção 8 – Métodos complementares

44 Eletrocardiograma, **391**
Fernando Côrtes Remisio Figuinha
Eduardo Cavalcanti Lapa Santos
Fabio Mastrocola

45 Radiografia de Tórax nas Cardiopatias, **405**
Ivson Cartaxo Braga
Rodrigo Flamini
Bruna Bernardes Henares

46 Teste Ergométrico, **421**
Luiz Eduardo Mastrocola
Fabio Mastrocola
Fernando Côrtes Remisio Figuinha

47 Ecocardiografia, **439**
Giordano Bruno de Oliveira Parente
Ivson Cartaxo Braga
Eduardo Cavalcanti Lapa Santos

48 Cintilografia do Miocárdio, **463**
Luiz Eduardo Mastrocola
Fabio Mastrocola
Rodrigo Flamini

49 Escore de Cálcio e Angiotomografia de Coronárias, **483**
Roberto Nery Dantas Júnior
Alexandre Volney Villa
Renata Ávila

50 Ressonância Magnética nas Cardiomiopatias Não Isquêmicas, **495**
Ricardo Rocha
Renata Ávila
Alexandre Volney Villa

51 Cateterismo Cardíaco, **505**
Fábio Augusto Pinton
Eduardo França Pessoa de Melo
Cristiano Guedes Bezerra
Conrado Lelis Ceccon

52 Métodos Complementares Invasivos para Avaliação da Doença Arterial Coronária, **521**
Eduardo França Pessoa de Melo
Cristiano Guedes Bezerra
Fábio Augusto Pinton

53 Holter, **529**
Júlio Cesar Vieira de Sousa

54 Monitoração Ambulatorial da Pressão Arterial, **547**
Thiago Midlej Brito

55 *Tilt Test*, **555**
Júlio Cesar Viera de Sousa
Fernando Côrtes Remisio Figuinha
Martina Battistini Pinheiro

56 Estudo Eletrofisiológico, **561**
Julio Cesar Vieira de Sousa

57 Ergoespirometria, **567**
Fábio Figueiredo Costa
Patrícia Alves de Oliveira

Seção 9 – Miocardiopatias

58 Doença de Chagas, **579**
Jefferson Luís Vieira
Francisca Yane Bulcão de Macedo Nagashima

59 Cardiomiopatia Periparto, **585**
Fabio Mastrocola

60 Miocárdio Não Compactado, **593**
Fabio Mastrocola

61 Cardiomiopatia Alcoólica, **599**
Fabio Mastrocola

62 Cardiomiopatias Restritivas, **601**
Fabio Mastrocola

63 Miocardite, **619**
Dirceu Thiago Pessoa de Melo

64 Cardiomiopatia Hipertrófica, **625**
Fabrício Sanchez Bergamin
Murillo de Oliveira Antunes
Edmundo Arteaga-Fernandez

Seção 10 – Miscelânea

65 Avaliação Pré-participação Esportiva e Orientações para Realização de Atividade Física no Indivíduo Saudável, **635**
Fábio Figueiredo Costa
Patrícia Alves de Oliveira

66 Reabilitação Cardiovascular e Esporte para o Cardiopata, **647**
Fábio Figueiredo Costa
Patrícia Alves de Oliveira

67 *Check-up* Cardiovascular, **661**
Bruna Bernardes Henares
Eduardo Cavalcanti Lapa Santos

68 Cardiopatia na Gestação, **669**
Alexandre Jorge Gomes de Lucena
Bruna Bernardes Henares
Fernando Ramos de Mattos

69 Novos Anticoagulantes Orais, **675**
Carlos Frederico Costa Lopes
Renato Delascio Lopes

70 Cardiopatias Congênitas em Adultos, **685**
Cleusa Cavalcanti Lapa Santos
Aline Borges Maciel

71 Endocrinologia: Dez Dicas que Todo Médico Deveria Saber, **707**
Isabela Cardoso
Patrícia Sampaio Gadelha

72 Dicas Práticas em Nefrologia para Cardiologistas, **713**
Luis Henrique Bezerra Cavalcanti Sette
Maria Carolina Romeiro Figueirôa Benício Coelho

73 Dicas de Pneumologia que Todo Cardiologista Deve Saber, **719**
Thulio Marquez Cunha
Adriana Castro de Carvalho

74 Acometimento Cardiovascular nas Doenças Reumatológicas, **727**
Ferdinand Saraiva Maia
Fabio Mastrocola

75 Tromboembolia Pulmonar Aguda, **739**
Fabrício Martins Valois

76 Hipertensão Pulmonar, **745**
Fabrício Valois
Olívia Meira Dias

Seção 11 – Pericardiopatias

77 Pericardite Aguda, **753**
Dirceu Thiago Pessoa de Melo
Fabio Mastrocola

78 Derrame Pericárdico e Tamponamento Cardíaco, **759**
Dirceu Thiago Pessoa de Melo

79 Pericardite Constritiva, **767**
Dirceu Thiago Pessoa de Melo

Seção 12 – Pré-operatório

80 Avaliação Perioperatória em Cirurgia Cardíaca, **773**
Ivson Cartaxo Braga

81 Perioperatório de Cirurgia Não Cardíaca, **779**
Eduardo Cavalcanti Lapa Santos
Gabriel Assis Lopes do Carmo
Fernando Côrtes Remisio Figuinha

Seção 13 – Terapia Intensiva

82 Pós-operatório de Cirurgia Cardíaca, **793**
Fábio Figueiredo Costa
Dirceu Thiago Pessoa de Melo
Eduardo Atsushi Osawa

83 Balão Intra-aórtico, **807**
Cristiano Guedes Bezerra
Eduardo França Pessoa de Melo
Fábio Augusto Pinton

84 Marca-passo Provisório, **815**
Marco Túlio Hercos Juliano

Seção 14 – Valvopatias

85 Estenose Aórtica, **825**
Eduardo Cavalcanti Lapa Santos
Fernando Côrtes Remisio Figuinha
Guy Fernando de Almeida Prado Junior
Fabio Mastrocola

86 **Insuficiência Aórtica, 837**
Eduardo Cavalcanti Lapa Santos
Fernando Côrtes Remisio Figuinha
Fabio Mastrocola

87 **Estenose Mitral, 845**
Eduardo Cavalcanti Lapa Santos
Fernando Côrtes Remisio Figuinha
Fabio Mastrocola

88 **Insuficiência Mitral, 853**
Eduardo Cavalcanti Lapa Santos
Fernando Côrtes Remisio Figuinha
Fabio Mastrocola
Cristiano Guedes Bezerra

89 **Endocardite Infecciosa, 867**
Diana Lamprea Sepulveda
Eugenio S. de Albuquerque
Eduardo Cavalcanti Lapa Santos
Fernando Côrtes Remisio Figuinha

90 **Febre Reumática, 893**
Cleusa Cavalcanti Lapa Santos
Fernando Côrtes Remisio Figuinha

Seção 15 – Apêndice

91 **Guia de Administração Intravenosa de Medicamentos Cardioativos, 901**
André Gustavo Santos Lima
Fernando Côrtes Remisio Figuinha

Índice Remissivo, **909**

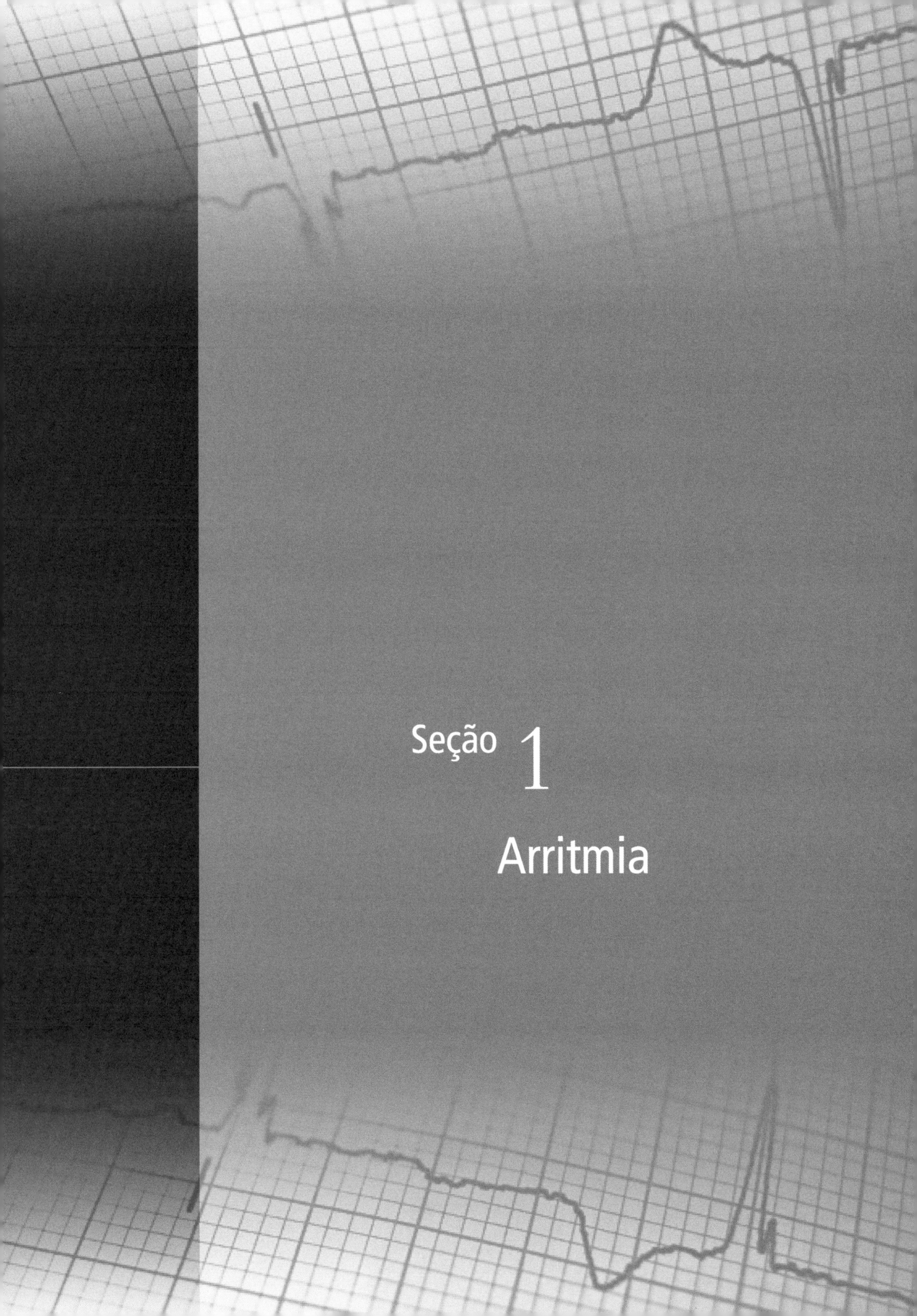

Seção 1

Arritmia

capítulo 1

Fibrilação Atrial e *Flutter* Atrial

• Pedro Veronese • Fabio Mastrocola • Renato Delascio Lopes • Eduardo Cavalcanti Lapa Santos

■ Introdução

- A **fibrilação atrial** (FA) ocorre em 1 a 2% da população e **é a arritmia sustentada mais comum na prática clínica**.
- A FA e o *flutter* atrial aumentam em cinco vezes o risco de acidente vascular cerebral (AVC), que pode causar grande morbidade, sendo muitas vezes incapacitante. O AVC relacionado à FA costuma ser mais grave que o de outras etiologias. Embora se analise de forma conjunta o risco de eventos embólicos de FA e *flutter*, há indícios, ainda não definitivos na literatura, que sugerem que o risco no *flutter* seja menor em relação à FA (Figura 1.1).

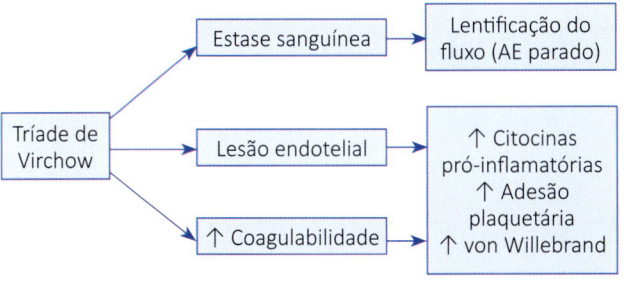

Figura 1.1 – **Motivos pelos quais a FA está associada ao aumento de eventos tromboembólicos.**

- Aproximadamente 20% dos acidentes vasculares cerebrais são relacionados à FA (cardioembólicos).
- Aproximadamente 1/3 dos pacientes com FA são assintomáticos.
- A prevalência aumenta com a idade – ocorre em 5 a 15% dos pacientes acima dos 80 anos.
- A FA aumenta a mortalidade, as hospitalizações e os eventos tromboembólicos. Reduz a qualidade de vida, a capacidade de exercício e pode diminuir a fração de ejeção do ventrículo esquerdo (FEVE).

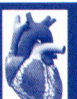 **Existe diferença entre acidente vascular cerebral (AVC) e acidente vascular encefálico (AVE)?**

Apesar de serem usados como sinônimos, não são exatamente a mesma coisa. Lembrar que o encéfalo é constituído pelo cérebro, cerebelo e tronco encefálico (mesencéfalo, ponte e bulbo) e, portanto, todo AVC é um AVE, mas nem todo AVE é um AVC (como por exemplo o acidente vascular no cerebelo). A grande maioria dos eventos cardioembólicos relacionados a FA é de acidentes vasculares cerebrais, mas como pode ocorrer o envolvimento de outras regiões do encéfalo o termo mais apropriado seria AVE. Entretanto, como AVC já é um termo consagrado e conhecido pela população, muitos autores e sociedades de especialidades sugerem manter o termo AVC para todos os tipos de acidentes vasculares, inclusive de tronco e cerebelo.

■ Mecanismos

- Qualquer doença cardíaca pode levar ao remodelamento dos átrios e, consequentemente, à proliferação e diferenciação de fibroblastos, aumentando a fibrose atrial.
- Esse remodelamento leva à condução elétrica heterogênea, o que facilita e perpetua a FA e o *flutter*.
- Ambos requerem um gatilho (geralmente uma extrassístole supraventricular) e um substrato (veias pulmonares, aumento da massa atrial, fibrose e istmo cavotricuspídeo).
- O *flutter* pode ocorrer no sentido anti-horário (desce pela crista *terminalis*, passa pelo istmo cavotricuspídeo e sobe pelo septo interatrial) ou horário.

■ Diagnóstico

- Eletrocardiograma:
  - FA: ritmo irregular sem a presença da onda P, somente ondas f que se apresentam ao ECG como irregularidades na linha de base. Estas muitas vezes são tão pequenas que podem não ser visualizadas. Costumam ter frequência entre 350-600 bpm (Figuras 1.2 e 1.3).

Fibrilação Atrial e *Flutter* Atrial

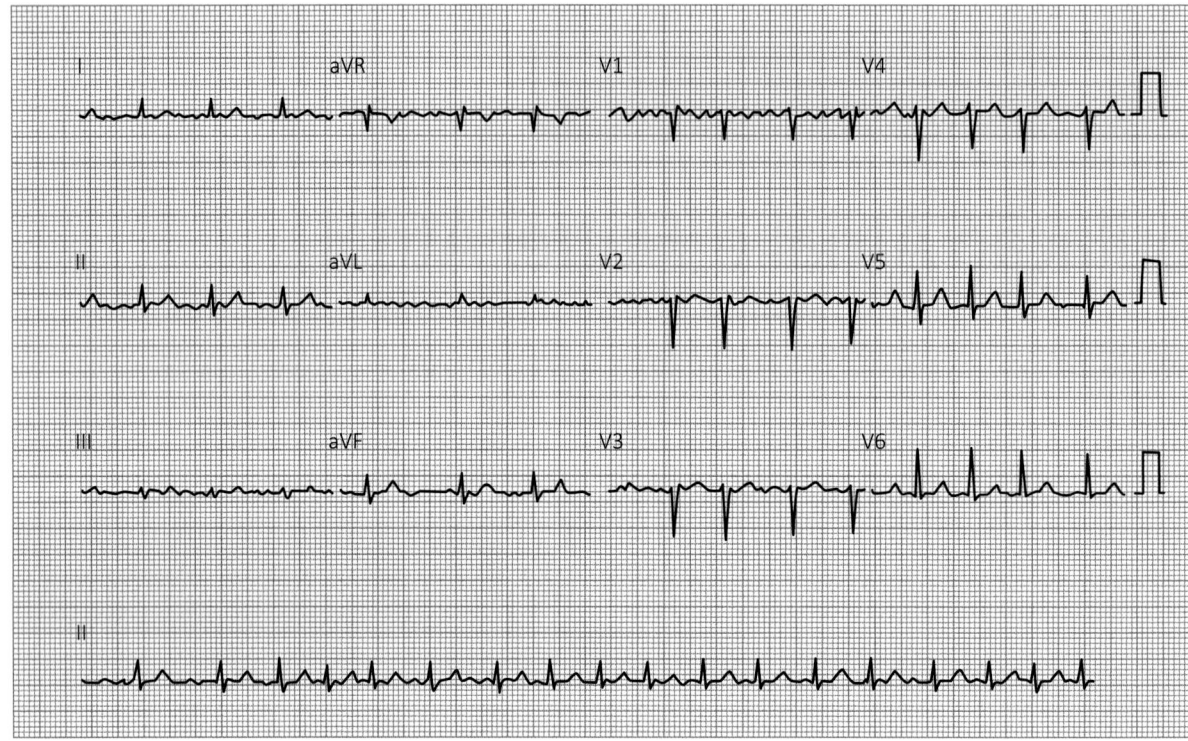

Figura 1.2 – **FA com presença de ondas f visíveis (particularmente em V1).**

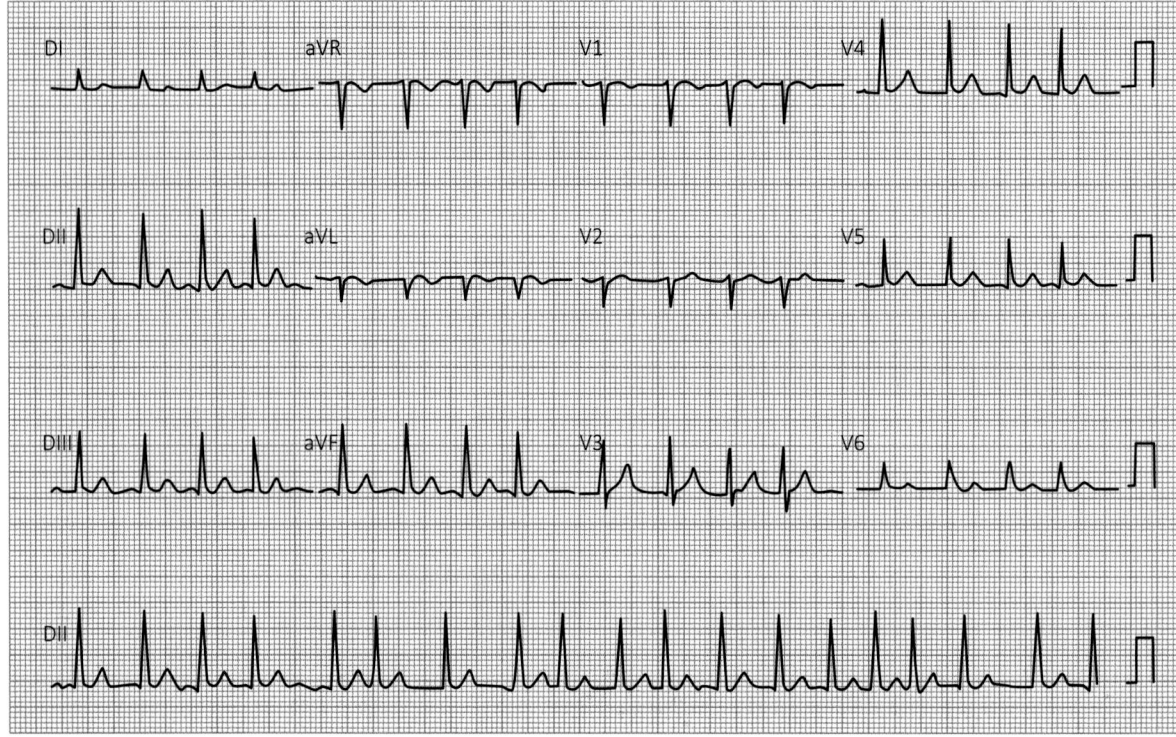

Figura 1.3 – **FA: frequência cardíaca superior a 100 bpm, ausência de ondas P, QRS estreito, ritmo irregular. Neste caso não são observadas as ondas f.**

Dica

- Em algumas situações a FA, por ter uma frequência ventricular muito elevada, pode dar a impressão de ser um ritmo regular. Neste caso, é interessante observar todas as derivações cuidadosamente para identificar se há ou não irregularidade, evitando assim um diagnóstico errôneo (Figura 1.4).

Dica – quer dizer que um ritmo de FA nunca pode ser regular? Pode sim!

Em paciente sabidamente com história de FA permanente que apresentar pulso regular e bradicardia, deve-se considerar a presença de FA com BAVT. No ECG haverá RR regular com ondas f na linha de base. Para mais detalhes, consultar capítulo de bradiarritmias.

- *Flutter* atrial: caracteriza-se por ondas F em serrilhado de serrote, podendo ter RR regular (mais frequente) ou irregular, devido ao bloqueio atrioventricular (BAV) variável. O *flutter* clássico ou comum tem ondas F negativas em D2, D3 e aVF e o incomum, ondas F positivas nessas derivações. Em geral, a frequência atrial é em torno de 300 bpm e a ventricular depende do bloqueio do nó atrioventricular (BAV).

- Para diferenciar *flutter* de taquicardia atrial, deve-se levar em conta a frequência atrial que, no *flutter*, está entre 250 e 350 bpm, enquanto na taquicardia atrial raramente ultrapassa 250 bpm. Além disso, no *flutter* não é possível ver linha isoelétrica entre as ondas F, diferentemente da taquicardia atrial.
- Ambos podem ter:
  - duração menor de 48 horas, o que permite a reversão, na maioria dos casos, sem anticoagulação;
  - duração maior de 48 horas, o que vai exigir anticoagulação ou a realização de ecocardiograma transesofágico para reversão. São considerados persistentes se a duração for maior de 7 dias.
- A FA pode ser classificada em (Figura 1.5):
  - FA episódio único: um único episódio registrado;
  - FA paroxística: episódio de FA com término espontâneo geralmente em até 48 horas (obrigatoriamente com até 7 dias de duração);
  - FA persistente: dura mais que 7 dias e requer, na maioria das vezes, cardioversão elétrica (CVE) para sua reversão. Pode ser de curta (menos de 1 ano) ou de longa duração (mais de 1 ano);
  - FA permanente: quando não há mais a proposta de reversão para ritmo sinusal.

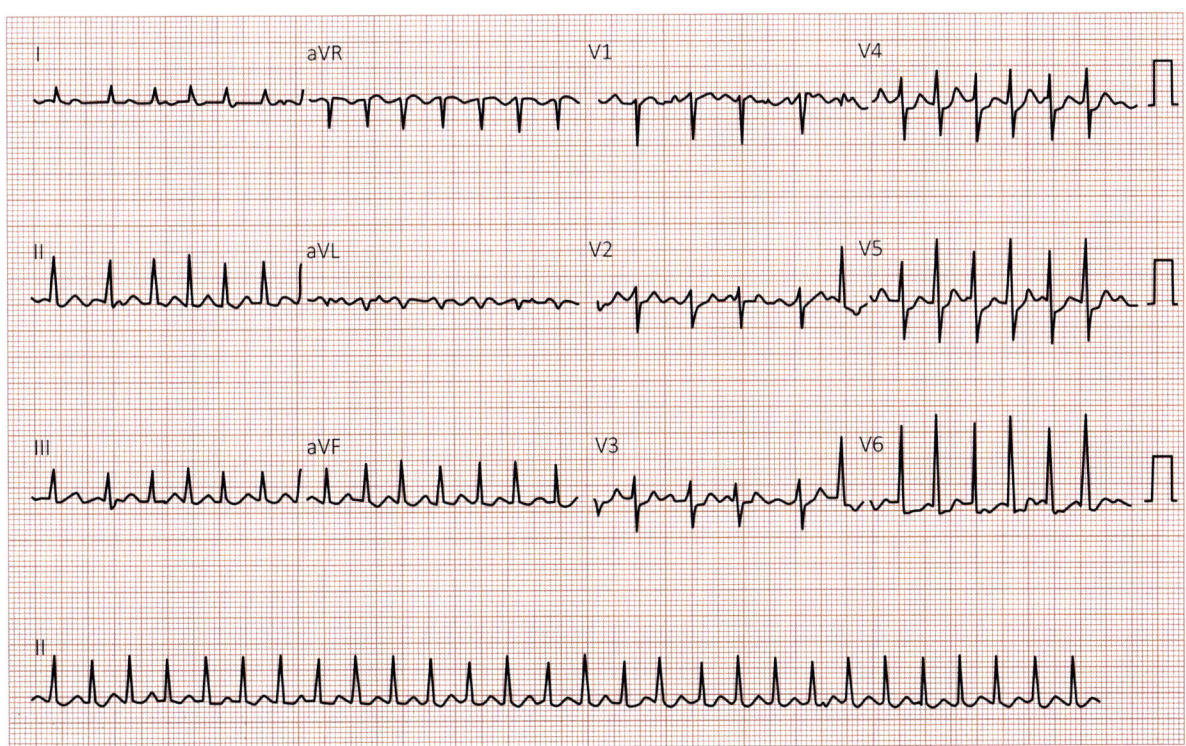

Figura 1.4 – FA com frequência ventricular bastante elevada (cerca de 170 bpm). Notar que há momentos no D2 longo em que o ritmo parece ser regular. Contudo, é possível observar claramente em outras derivações (exemplo: D1) a irregularidade entre os batimentos.

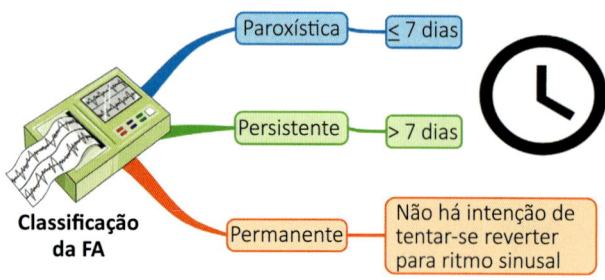

Figura 1.5 – Classificação da FA de acordo com sua duração.

QUADRO 1.1
Escore EHRA modificado (*European Heart Rhythm Association*)
EHRA 1: sem sintomas
EHRA 2a: poucos sintomas que não afetam as atividades diárias
EHRA 2b: atividades normais da vida diária não são afetadas pelos sintomas, mas sintomas incomodam de maneira significativa
EHRA 3: sintomas frequentes que afetam, mas não impedem as atividades diárias
EHRA 4: sintomas limitantes

Avaliação inicial

- Anamnese: questionar sobre sintomas de palpitações, início da arritmia, sintomas concomitantes como os da síndrome da apneia obstrutiva do sono, antecedentes pessoais, histórico de sangramentos, uso de medicações e tratamentos já realizados.
- Na FA há uma classificação relacionada à sintomatologia, chamada escore EHRA (Quadro 1.1).
- Exame físico: avaliar sinais de cardiopatia estrutural e de descompensação clínica. É importante avaliar a frequência cardíaca (FC) e a PA.

Dica importante para não deixar de diagnosticar um *flutter* atrial:
Sempre que estiver perante uma taquicardia com complexo QRS estreito e frequência cardíaca próxima a 150 bpm, deve-se considerar a hipótese de *flutter* atrial. Isto porque a frequência dos batimentos atriais nesta arritmia costuma ser de 300 bpm e, normalmente, apenas metade desses estímulos passa para os ventrículos (condução 2:1). Muitas vezes não é fácil visualizar as ondas F, já que parte delas pode se localizar exatamente após o complexo QRS. Sempre procurar com atenção, principalmente em derivações inferiores (Figura 1.6).

Exames complementares
• Eletrocardiograma (ECG): avaliar sinais de cardiopatia estrutural. • Exames laboratoriais: avaliar perfil tireoidiano, presença de anemia, diabetes *mellitus*, função renal e eletrólitos. • Ecocardiograma: avaliar tamanho do átrio esquerdo, presença de trombos, doenças cardíacas estruturais e FEVE. • Holter de 24 horas: avaliar controle de frequência cardíaca (casos de FA persistente ou permanente) ou resposta terapêutica (densidade de extrassístoles atriais, taquicardias atriais não sustentadas, etc.).

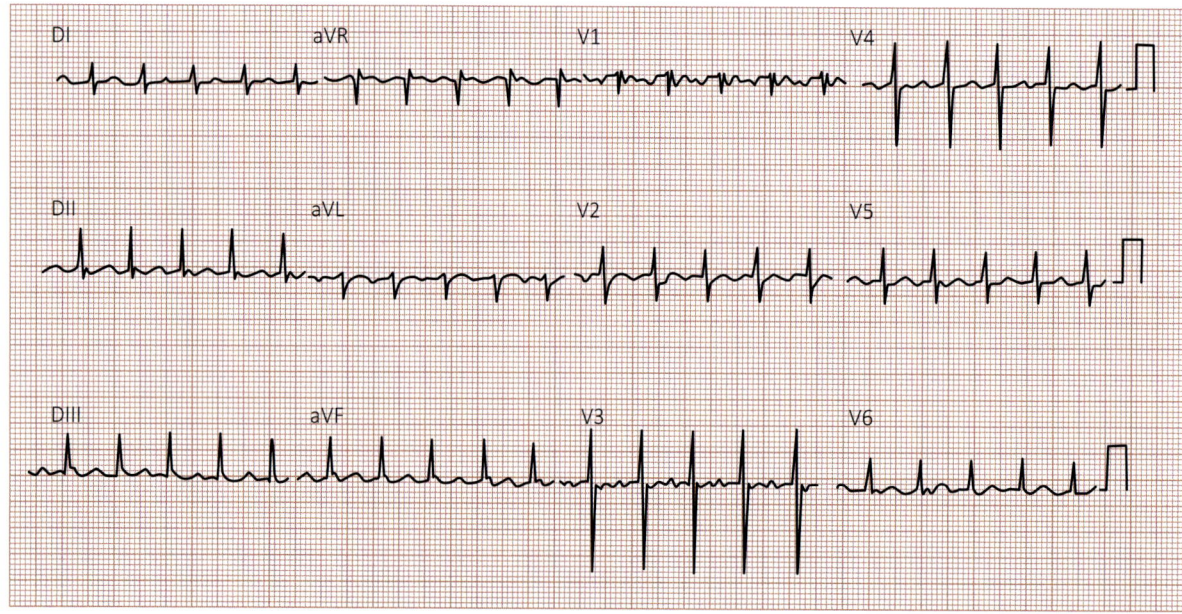

Figura 1.6 – Taquicardia com QRS estreito e frequência cardíaca próxima a 150 bpm. Em grande parte das derivações pode ser difícil para o examinador pouco experiente ver as ondas F que caracterizam o *flutter*. Contudo, se verificarmos atentamente a derivação D2, podemos observá-las.

- Polissonografia: a apneia-hipopneia obstrutiva do sono muitas vezes é um fator importante que pode contribuir para o aparecimento e/ou a recorrência da FA. Considerar a realização do exame, principalmente em pacientes obesos, com hipersonolência diurna, roncos e episódios de FA durante o sono.

■ Tratamento ambulatorial

- Os alvos do tratamento são a redução dos sintomas e a prevenção de complicações (principalmente redução de fenômenos tromboembólicos).

Manejo antitrombótico

- Conforme as diretrizes, todos os pacientes com FA, independentemente da forma de apresentação (paroxística, persistente ou permanente), devem ser avaliados para anticoagulação. Para isso foram criados os escores de CHADS2 e CHA2DS2VASc, para indicação de anticoagulação, e o HAS-BLED, para se avaliar risco de hemorragias (Quadros 1.2 a 1.4).
- Lembrar que os escores de CHADS2 e CHA2DS2VASc não servem para pacientes com doença valvar (prótese biológica ou mecânica e estenose mitral de moderada a importante) ou com algumas miocardiopatias (p. ex., miocárdio não compactado e miocardiopatia hipertrófica), pois esses pacientes apresentam alto risco de eventos tromboembólicos e devem ser anticoagulados.
- Quando se utiliza o escore CHA2DS2VASc, poucos pacientes não pontuam (escore 0), o que aumenta o número de indivíduos anticoagulados. Por outro lado, esse escore exclui pacientes de muito baixo risco, que não se beneficiariam com a anticoagulação.
- Pacientes com 0 ponto no escore CHA2DS2VASc não devem receber terapia antitrombótica.
- Pacientes do sexo masculino com 2 ou mais pontos no escore CHA2DS2VASc devem receber anticoagulação oral, de preferência, com os novos anticoagulantes orais (NOACs), segundo a diretriz europeia (classe I, nível de evidência A).
- Pacientes do sexo feminino com 3 ou mais pontos no escore CHA2DS2VASc devem receber anticoagulação oral, de preferência, com os novos anticoagulantes orais (NOACs) segundo a diretriz europeia (classe I, nível de evidência A).
- Em pacientes do sexo masculino com um ponto ou do sexo feminino com 2 pontos no escore de CHA2DSc2VASc, a anticoagulação deve ser considerada e de preferência com utilização dos NOACs (classe IIa, nível de evidência B), levando em consideração o risco de sangramento e as preferências do paciente. O antiagregante plaquetário não deve ser utilizado neste cenário.
- Em casos de dúvida sobre o início da anticoagulação, alguns escores novos com acréscimo de biomarcadores (NT pró-BNP e troponina I ultrassensível), como o ABC escore, podem melhorar a estratificação do risco de

QUADRO 1.2
Escore CHADS2

C	Insuficiência cardíaca	1 ponto
H	Hipertensão arterial sistêmica	1 ponto
A	Idade ≥ 75 anos	1 ponto
D	Diabetes *mellitus*	1 ponto
S	AVC	2 pontos

Nos casos de CHADS2 = 0 ou 1, devemos utilizar o CHA2DS2VASc, pois mesmo um CHADS = 0 pode ser um CHA2DSVASc 3 e merecer anticoagulação. A tendência atual é utilizar diretamente o escore de CHA2DS2VASc para todos os casos.

QUADRO 1.3
Escore CHA2DS2VASc

C	Insuficiência cardíaca	1 ponto
H	Hipertensão arterial sistêmica	1 ponto
A	Idade ≥ 75 anos	2 pontos
D	Diabetes *mellitus*	1 ponto
S	AVC	2 pontos
V	Doença vascular (IAM prévio, doença arterial periférica e placa na aorta)	1 ponto
A	Idade entre 65 e 74 anos	1 ponto
Sc	Sexo feminino	1 ponto

QUADRO 1.4
Escore HAS-BLED

H	Hipertensão arterial sistêmica descontrolada	1 ponto
A	Alteração hepática ou renal	1 ponto cada
S	AVC	1 ponto
B	Sangramento prévio ou predisposição a sangramentos	1 ponto
L	Labilidade na razão normalizada internacional (INR)	1 ponto
E	Idade ≥ 65 anos	1 ponto
D	Drogas que interfiram na varfarina ou uso de álcool	1 ponto cada

Considera-se hipertensão arterial descontrolada se PAS ≥ 160 mmHg; alteração renal se insuficiência renal crônica (IRC) dialítica, transplante renal ou Cr ≥ 2,3 mg/dL; alteração hepática se doença hepática crônica como cirrose, elevação de bilirrubinas acima de duas vezes o normal, transaminase glutâmica oxalacética (TGO) ou transaminase glutâmica pirúvica (TGP) acima de três vezes o normal; labilidade de INR se valor instável, alto ou com pouco tempo em níveis terapêuticos (< 60%); exemplos de drogas que interferem na varfarina: antiplaquetários, anti-inflamatórios não esteroides (AINE).

AVC e sangramento, especialmente nos com CHADS2 0 e CHA2DS2VASc 1.

- O escore HAS-BLED deve ser utilizado para estimativa da probabilidade de sangramento (aumento considerável quando ≥ 3), mas principalmente para se lembrar dos fatores de risco modificáveis antes do início da anticoagulação. Por exemplo: se o paciente apresenta hipertensão arterial mal controlada, ela deve ser corrigida antes de se iniciar a anticoagulação. Se faz uso de aspirina, ela deve ser interrompida, quando possível, antes da introdução do anticoagulante, etc. **Esse escore não deve ser utilizado de forma isolada para contraindicar a anticoagulação, pois apresenta modesta capacidade de predizer eventos hemorrágicos, além dos pacientes que mais se beneficiam da anticoagulação serem também os que possuem, muitas vezes, maior risco de sangramento.** Existem outros escores menos utilizados, como o HEMORR2HAGES, ATRIA, ORBIT e ABC sangramento.
- Varfarina:
    - dose de acordo com INR (manter entre 2-3);
    - iniciar com doses menores em idosos e pacientes em uso de amiodarona;
    - contraindicações: gravidez (primeiro trimestre e após 36 semanas), pacientes com tendências hemorrágicas ou discrasias sanguíneas, úlceras gastrointestinais ou sangramento gastrointestinal, respiratório, genitourinário ou hemorragia cerebrovascular. Aneurisma cerebral, dissecção da aorta, pericardite e efusões pericárdicas, cirurgia recente ou programada do sistema nervoso central (SNC), ocular ou qualquer cirurgia traumática que requer grandes superfícies abertas.

Anticoagulantes orais não antagonistas da vitamina K ou de ação direta

- Os novos anticoagulantes orais não dependentes da vitamina K (NOAC pela abreviatura na língua inglesa), também chamados de anticoagulantes de ação direta (DOAC), têm inúmeras vantagens em relação à varfarina. Além da maior praticidade, sem a necessidade de realização de controle laboratorial frequente (INR), eles se mostraram superiores à varfarina (exceto a rivaroxabana e a dabigatrana na sua menor dosagem, que foram não inferiores) na redução de desfechos como acidente vascular cerebral isquêmico, sangramento intracraniano, além de terem risco de sangramento igual ou inferior ao da varfarina e inclusive redução de mortalidade com alguns medicamentos (os benefícios e riscos não foram iguais para todos os DOACs e variaram dependendo da dose e do estudo realizado). Maiores detalhes em capítulo específico sobre estes medicamentos.
- Dabigatrana:
    - inibidor direto de trombina avaliado no estudo RE-LY;
    - não necessita de controle laboratorial e pode ser ingerido com ou sem alimentos como os outros NOACs;
    - dose de 150 mg duas vezes ao dia. A dose de 110 mg duas vezes ao dia deve ser utilizada em idosos ≥ 80 anos ou em pacientes com risco aumentado de sangramento com um ou mais dos fatores de risco, principalmente naqueles com comprometimento renal moderado (ClCr 30-50 mL/min), tratamento concomitante com inibidores potentes da glicoproteína P, antiplaquetários ou com sangramento gastrointestinal prévio;
    - contraindicações: valvopatia (excluiu pacientes com estenose mitral moderada a grave, próteses valvares

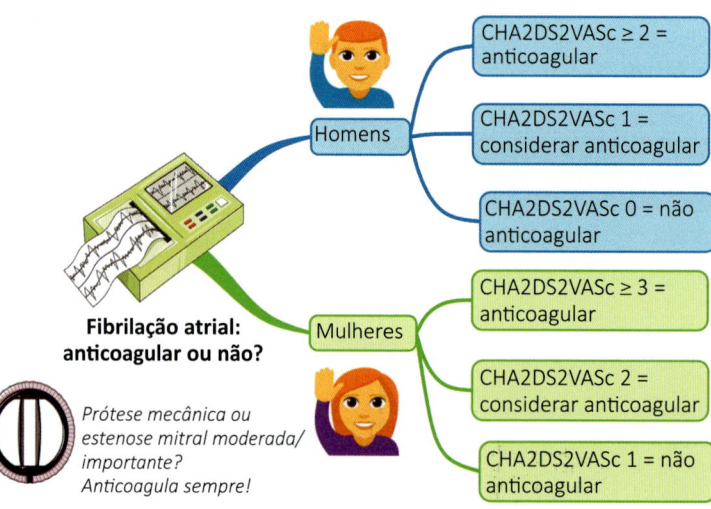

Figura 1.7 – Fluxograma para decidir sobre a necessidade de anticoagulação no paciente com fibrilação atrial.

metálicas – para próteses biológicas já há recomendação para uso na diretriz europeia – ou valvopatia com previsão de intervenção cirúrgica), insuficiência renal grave (ClCr < 30 mL/min), hemorragia ativa, lesões orgânicas com risco de hemorragia, alteração espontânea ou farmacológica da hemostasia, doença em tratamento concomitante com cetoconazol sistêmico, ciclosporina, itraconazol e tacrolimus.

- Rivaroxabana:
  - inibidor do fator Xa avaliado no estudo ROCKET-AF;
  - não necessita de controle laboratorial;
  - dose de 20 mg uma vez ao dia. A dose de 15 mg uma vez ao dia deve ser utilizada em paciente com *clearance* de creatinina entre 50 e 30 mL/min. O *clearance* de creatinina, na maioria dos trabalhos, foi calculado utilizando a fórmula de Cockcroft-Gault;
  - contraindicações: valvopatia (estenose mitral moderada a importante e prótese mecânica principalmente – para próteses biológicas já há recomendação para uso na diretriz europeia). Mostrou-se benéfica em pacientes com EAo moderada numa subanálise *post hoc* do ROCKET-AF. Estudos com prótese biológica estão em andamento, um dos mais aguardados é o RIVER), insuficiência renal grave (ClCr < 30 mL/min), hemorragia ativa, lesões orgânicas com risco de hemorragia, alteração espontânea ou farmacológica da hemostasia, doenças hepáticas associadas à coagulopatia e a risco de hemorragia.
- Apixabana:
  - inibidor do fator Xa avaliado no estudo ARISTOTLE;
  - não necessita de controle laboratorial;
  - dose de 5 mg duas vezes ao dia. A dose de 2,5 mg duas vezes ao dia deve ser utilizada em paciente com dois dos três fatores a seguir: idade > 80 anos, creatinina > 1,5 mg/dL e peso < 60 kg.
  - contraindicações: valvopatia (exclui estenose moderada a importante e prótese mecânica, o ARISTOTLE inclui pacientes com outras doenças valvares, inclusive com próteses biológicas. Análise *post hoc* mostrou que 26,4% dos pacientes do estudo tinham lesão valvar pelo menos moderada e que o benefício e a segurança se mantiveram neste grupo), insuficiência renal grave (contraindicado se ClCr < 15 mL/min, usar com cautela quando entre 15 a 29), hemorragia ativa, lesões orgânicas com risco de hemorragia, alteração espontânea ou farmacológica da hemostasia, doenças hepáticas associadas à coagulopatia e a risco de hemorragia.
- Edoxabana:
  - inibidor do fator Xa avaliado no estudo ENGAGE-AF;
  - não necessita de controle laboratorial;

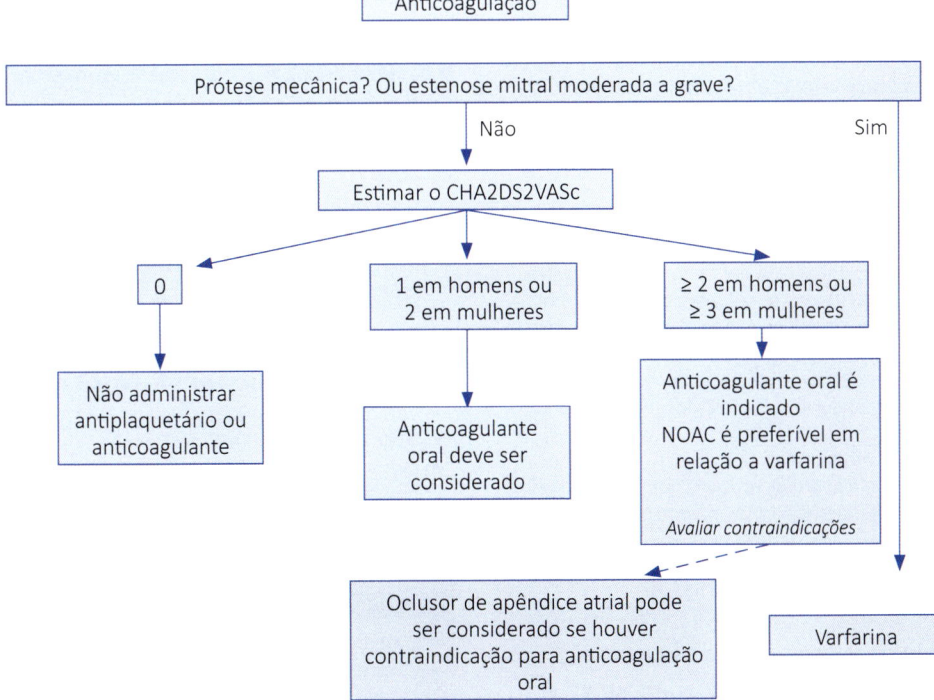

Figura 1.8 – Fluxograma para decidir sobre a necessidade de anticoagulação no paciente com fibrilação atrial.

- dose de 60 mg uma vez ao dia. Dose de 30 mg uma vez se um ou mais dos seguintes fatores: comprometimento renal moderado ou grave (ClCr 15-50 mL/min), baixo peso corporal ≤ 60 kg ou utilização concomitante dos seguintes inibidores da glicoproteína P (ciclosporina, dronedarona, eritromicina ou cetoconazol);
- contraindicações: valvopatia (excluiu estenose moderada a importante, prótese mecânica e mixoma atrial), insuficiência renal grave (ClCr < 15 mL/min), hemorragia ativa, lesões orgânicas com risco de hemorragia, alteração espontânea ou farmacológica da hemostasia, doenças hepáticas associadas à coagulopatia e a risco de hemorragia.

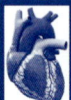

O que é considerada FA não valvar?

A diretriz europeia considera FA não valvar como a ausência de: prótese mecânica e estenose mitral moderada a grave (usualmente de etiologia reumática). Já a diretriz americana é um pouco diferente: além da estenose mitral e da prótese mecânica estão incluídas também as próteses biológicas.

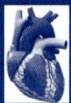

Posso usar os novos anticoagulantes em pacientes com valvopatias?

Como vimos anteriormente, é consenso que os NOAC são contraindicados nos portadores de próteses valvares mecânicas e na estenose mitral moderada a grave.

A avaliação *post hoc* dos quatro grandes estudos de fase III com os anticoagulantes de ação direta mostrou que muitos pacientes incluídos tinham doença valvar pelo menos moderada (mais de 26% no ARISTOTLE) e que os benefícios dos anticoagulantes foram mantidos. Uma metanálise dos quatro estudos publicada em 2017 no JACC, com mais de 70 mil pacientes (destes mais de 13 mil com doença valvar), corroborou a eficácia e segurança dos novos anticoagulantes nesses portadores de doença valvar. Portanto, já há evidência para o uso dos NOAC em pacientes com insuficiência mitral, insuficiência e estenose aórtica, entre outras valvopatias. Entretanto, os pacientes com prótese biológica foram pouco representados, sendo este um contexto que merece ser mais bem estudado, principalmente na prótese mitral. Esperamos que os novos estudos como o RIVER (Rivaroxabana × Varfarina na prótese biológica mitral) venham elucidar esta questão.

Devido aos dados apresentados, alguns autores sugerem trocar o termo FA não valvar, que é confuso, uma vez que os anticoagulantes de ação direta são eficazes na maioria dos pacientes com valvopatia para MARM-AF (*Mechanical and Rheumatic Mitral Valvular Atrial Fibrilation*).

Oclusão percutânea do apêndice atrial esquerdo

Conforme as II Diretrizes Brasileiras de Fibrilação Atrial (2016) e o *Guideline* de fibrilação atrial do *American College of Cardiology/American Heart Association/Heart Rhythm Society* (2014 com *update* em 2019), o fechamento percutâneo do apêndice atrial esquerdo pode ser considerado em pacientes com alto risco de fenômenos tromboembólicos e contraindicação ao uso prolongado dos anticoagulantes orais, com recomendação classe IIb, nível de evidência B. Essa recomendação é baseada nos estudos PROTECT AF (*WATCHMAN Left Atrial Appendage System for Embolic Protection in Patients With Atrial Fibrillation*) e PREVAIL (*Evaluation of the WATCHMAN LAA Closure Device in Patients With Atrial Fibrillation Versus Long Term Warfarin Therapy*). Metanálise envolvendo esses dois estudos mostrou que os pacientes que receberam o dispositivo oclusor apresentaram em relação ao grupo que usou anticoagulante oral (varfarina) significativamente menos sangramento e taxas semelhantes de AVC, quando excluídos os eventos periprocedimentos, os quais foram mais frequentes em pacientes submetidos ao fechamento percutâneo do apêndice atrial esquerdo quando comparados aos que usaram a varfarina.

Controle da frequência

- Na FA os estudos não mostraram benefício em termos de morbimortalidade entre controle de ritmo e controle da FC.
- **No controle da frequência a FC de repouso sugerida é menor que 110 bpm.** Em pacientes muito sintomáticos, considerar controle mais estrito.
- As medicações que podem ser usadas são descritas a seguir.

Betabloqueadores

- Propranolol 80 a 240 mg/dia; ou
- Atenolol 25 a 100 mg/dia; ou
- Metoprolol 25 a 200 mg/dia.
- Contraindicações: BAV de segundo ou terceiro grau, hipotensão, bradicardia, bloqueio sinoatrial, insuficiência ventricular esquerda (exceto carvedilol, metoprolol e bisoprolol), asma brônquica e doença pulmonar obstrutiva crônica.

Bloqueadores do canal de cálcio

- Verapamil 160 a 480 mg/dia; ou
- Diltiazem 90 a 360 mg/dia.
- Contraindicações: BAV de segundo ou terceiro grau, hipotensão, bradicardia, bloqueio sinoatrial e insuficiência ventricular esquerda.

Digoxina

- Dose de 0,125 a 0,25 mg ao dia.
- Contraindicações: bloqueio atrioventricular total ou bloqueio atrioventricular de segundo grau. Essa medicação deve ser suspensa na suspeita de intoxicação;
- Veja o tópico específico sobre digital e FA.

Amiodarona
- Somente em casos refratários ou em pacientes com cardiopatia estrutural.
- Amiodarona 200 a 600 mg/dia.
- Contraindicações: BAV de segundo ou terceiro grau, bradicardia, bloqueio sinoatrial, gravidez e lactação.

Ablação
- Em casos refratários, pode-se optar por ablação do nó atrioventricular e implante de marca-passo definitivo.

- Fibrilação atrial e digital:
  - A digoxina é um fármaco utilizado há mais de 200 anos pelos médicos, por possuir propriedades específicas. Ao mesmo tempo que apresenta ação inotrópica positiva, melhorando os sintomas de insuficiência cardíaca (IC), tem efeito cronotrópico negativo bloqueando o nó atrioventricular e, portanto, reduz a frequência ventricular nas arritmias atriais, como: fibrilação atrial (FA), *flutter* atrial e taquicardia atrial.
  - Apesar do uso consagrado da digoxina na FA, poucos são os dados disponíveis na literatura até o momento. É neste contexto, que o brasileiro Renato Lopes, renomado professor da *Duke University*, apresentou o maior trabalho já feito sobre digoxina e FA no *American College of Cardiology*, 2017.
  - O banco de dados do estudo ARISTOTLE, com mais de 18 mil pacientes com FA, foi utilizado para esta análise. Nesta população havia em torno de 6 mil pacientes recebendo digoxina. Foram realizadas duas análises: uma de prevalência, em que se consideraram os pacientes que já entraram no estudo tomando digoxina, e outra de incidência, que avaliou os pacientes que começaram a tomar digoxina durante o estudo. A dosagem sérica da digoxina foi determinada nestes pacientes. Apesar de não ter sido um estudo randomizado, cada paciente tomando digoxina foi pareado com três pacientes controles sem uso da medicação. Técnicas de *propensity score* foram utilizadas para se afastar possíveis efeitos confundidores.
  - Na análise de prevalência, ou seja, dos pacientes que já vinham tomando digoxina, não se encontrou qualquer associação entre digoxina e mortalidade. Na análise de incidência, ou seja, dos pacientes que começaram a tomar digoxina durante o estudo, portanto sem o viés de sobrevivência presente na análise anterior, o uso da digoxina aumentou em 78% a mortalidade, comparados aos pacientes que não a usavam. O achado foi similar em pacientes com e sem IC, a morte súbita foi a principal causa de morte, que aconteceu nos primeiros 6 meses do início da medicação.
  - Por não ter sido um estudo randomizado, não se pode falar de forma definitiva em relação causa-efeito. O pesquisador Renato Lopes conclui: na ausência de estudos randomizados, a digoxina deve ser evitada no cenário da FA, principalmente quando os sintomas conseguem ser manuseados com outras medicações como betabloqueadores e bloqueadores de canais de cálcio. Nos pacientes que já estão tomando digoxina, quando o médico assistente julgar necessária a manutenção do fármaco, a monitoração sérica deve ser feita, pois este estudo demonstrou um aumento de 19% na mortalidade para cada incremento de 0,5 ng/mL na digoxinemia acima de 1,2 ng/mL.
  - Concluímos que, assim como os betabloqueadores e os bloqueadores de canais de cálcio, a digoxina é medicação classe I para o controle de frequência cardíaca na diretriz europeia de FA. Apesar de o estudo citado acima ser observacional, provavelmente esta recomendação será alterada nas próximas diretrizes, sendo a digoxina rebaixada em grau de recomendação.
  - Frente a este novo estudo, a combinação de betabloqueadores e bloqueadores de canais de cálcio parece ser mais segura até que estudos randomizados confirmem os achados descritos.
  - Quando for optado pelo uso da digoxina no paciente com FA, o ideal é que seja feita a dosagem da digoxinemia periodicamente, evitando-se níveis acima de 1,2 ng/mL.

Controle do ritmo

- Devem ser usados antiarrítmicos para manutenção do ritmo.
- Melhores resultados em pacientes sem cardiopatia estrutural, com átrio esquerdo menor que 50 mm e com FA de início mais recente, principalmente se paroxística.
- O *flutter* é mais refratário que a FA aos antiarrítmicos, portanto a CVE é o tratamento de escolha.

Betabloqueadores
- Efeito modesto no controle do ritmo.
- Propranolol 80 a 240 mg/dia; ou
- Atenolol 25 a 100 mg/dia; ou
- Metoprolol 25 a 200 mg/dia.
- Contraindicações: BAV de segundo ou terceiro grau, hipotensão, bradicardia, bloqueio sinoatrial, insuficiência ventricular esquerda (exceto metoprolol, carvedilol e bisoprolol), asma e doença pulmonar obstrutiva crônica.

Propafenona
- É a droga de escolha para FA paroxística em pacientes sem cardiopatia estrutural, hipertrofia ventricular esquerda (HVE) ou DAC.
- Dose: 300 a 900 mg/dia, fracionada em duas ou três vezes. A dose inicial mais utilizada é 150 mg três vezes ao dia.
- Contraindicações: insuficiência cardíaca sistólica, choque cardiogênico, bradicardia acentuada, doença do nó sinusal ou bloqueio sinoatrial, bloqueio atrioventricular, doença arterial coronariana, doença pulmonar obstrutiva grave e miastenia grave.

Amiodarona

- Amiodarona 200 a 600 mg/dia.
- Contraindicações: BAV de segundo ou terceiro grau, bradicardia, bloqueio sinoatrial, gravidez e lactação.

Cardioversão elétrica (CVE)

- Monitoração de PA, ECG e oximetria.
- Oferta de O_2.
- Heparina não fracionada, EV, 60 a 70 U/kg, máximo de 4.000 U.
- Sedação com propofol 0,5 mg/kg em pacientes sem cardiopatia estrutural (pelo risco de hipotensão e dromotropismo negativo) ou etomidato 0,2 a 0,3 mg/kg em pacientes com cardiopatia.
- Realizar CVE sincronizada com choque inicial de 50 J para *flutter* e 100 J bifásico ou 200 J monofásico para FA.
- Caso não ocorra reversão para ritmo sinusal, choques com cargas maiores, até 360 J monofásico ou 200 J bifásico, devem ser tentados.
- Em casos refratários também pode ser usada amiodarona, IV, para ajudar no resultado final.
- Dose de ataque de 150 a 300 mg, podendo-se repetir mais 150 mg após 15 minutos.
- Dose de manutenção de 1 mg/min por 6 horas, seguida de 0,5 mg/min por 18 horas.
- Dose máxima de 2,2 g em 24 horas.
- Manter anticoagulação após reversão.

Ablação de FA

As indicações classe I para ablação de FA ainda são restritas e o procedimento NÃO cura esta arritmia. Sendo assim, até o momento é uma ferramenta importante para controle de sintomas em pacientes refratários ao tratamento clínico. Segundo Francis Alenghat, MD, cardiologista da universidade de Chicago: "FA é que nem cabelo branco, não tem como eliminar, você pode esconder por algum tempo, mas eles acabam voltando." Assim, não se deve retirar de forma rotineira a anticoagulação de pacientes que têm, previamente ao procedimento, indicação de utilizar tal fármaco, independentemente do sucesso da ablação.

Dica prática

Apesar de os *guidelines* sempre abordarem FA e *flutter* de forma conjunta, o sucesso na ablação de FA é inferior em relação à ablação do *flutter* atrial típico, que utiliza o istmo cavotricuspídeo no seu circuito. Desta forma, se for confirmado que o paciente apresenta apenas *flutter*, existe uma maior liberalidade na interrupção dos anticoagulantes orais nesta população após o procedimento invasivo por cateter.

Ablação

- Considerar em pacientes que persistem sintomáticos apesar do tratamento medicamentoso otimizado, principalmente se a FA for paroxística.
- Há 60% de recorrência da FA em 3 anos após o primeiro procedimento.

- Resultados bem melhores no *flutter*.
- Deve ser feita anticoagulação por pelo menos 3 meses após o procedimento – avaliar risco de tromboembolismo após este período, pelo escore de CHA2DS2VASc para decidir sobre a manutenção ou não da anticoagulação.
- Dois importantes estudos sobre ablação de FA saíram recentemente:
  – Estudo Castle-AF publicado em 2018, avaliou ablação em pacientes com disfunção ventricular importante. Os critérios de inclusão foram: fibrilação atrial paroxística ou persistente em pacientes sintomáticos; intolerância ou falência de pelo menos uma droga antiarrítmica (AA) ou a recusa do paciente em tomar um AA; FEVE ≤ 35%; insuficiência cardíaca CF ≥ II (NYHA); portador de um dispositivo eletrônico implantável (CDI ou ressincronizador) com monitoramento à distância. Após um seguimento médio de 5 anos os resultados encontrados foram: no desfecho primário composto por mortalidade por todas as causas ou internação por piora da IC, uma redução de 38% no grupo ablação em comparação ao grupo tratamento convencional (p = 0,007);
- Estudo CABANA, publicado em 2019, avaliou ablação em pacientes sem disfunção ventricular. Ao todo, 2.204 pacientes com FA de início recente ou FA paroxística ou persistente foram randomizados para ablação (1.108) ou tratamento medicamentoso com antiarrítmicos (1.096). O desfecho principal do estudo foi mortalidade por todas as causas, acidente vascular cerebral com sequelas, sangramento grave ou parada cardíaca. Os desfechos secundários foram mortalidade por todas as causas e morte por todas as causas ou hospitalização cardiovascular. Após um seguimento médio de 4 anos não houve diferença entre os grupos em relação ao desfecho principal combinado do estudo (p = 0,303). Também não houve diferença na mortalidade por todas as causas (p = 0,377), um desfecho secundário do estudo. Apenas o desfecho secundário combinado de mortalidade por todas as causas ou hospitalização cardiovascular mostrou benefício para o grupo intervenção (p = 0,001). Houve também superioridade da ablação quando se avaliou o tempo da primeira recorrência de FA (p < 0,0001).

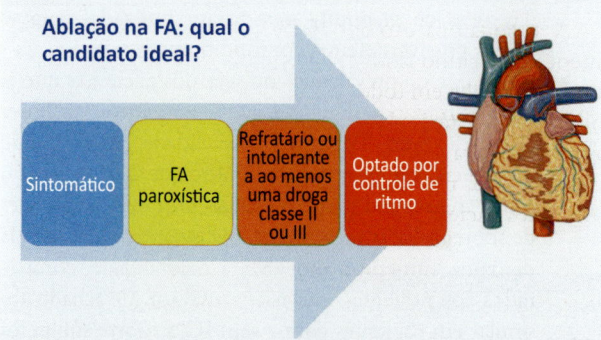

Figura 1.9 – Perfil dos pacientes que mais se beneficiam de ablação de FA para melhora dos sintomas.

A escolha do antiarrítmico (Figura 1.10):

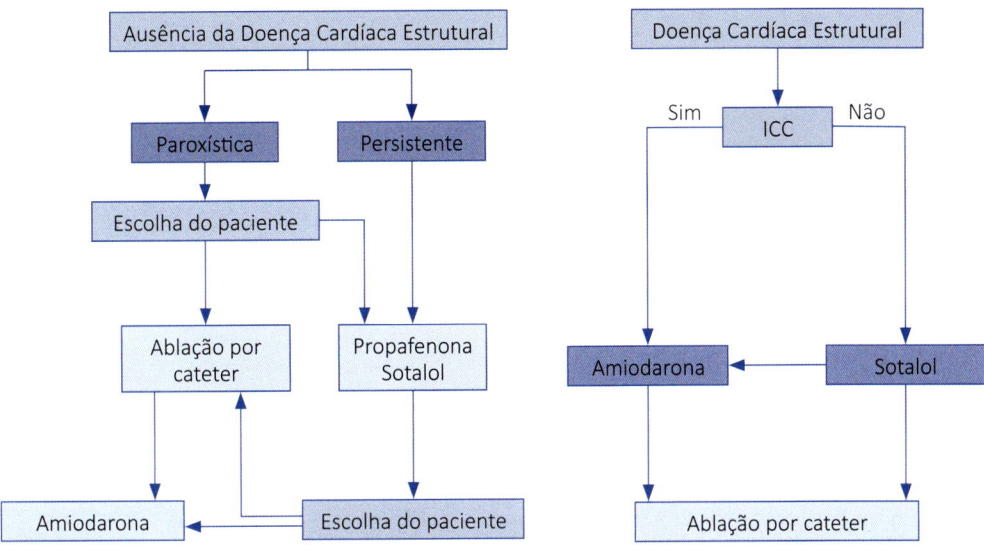

Figura 1.10 – Fluxograma adaptado das II Diretrizes Brasileiras de Fibrilação Atrial. Arq bras Cardiol. 2016;106(4 Supl. 2):1-22.

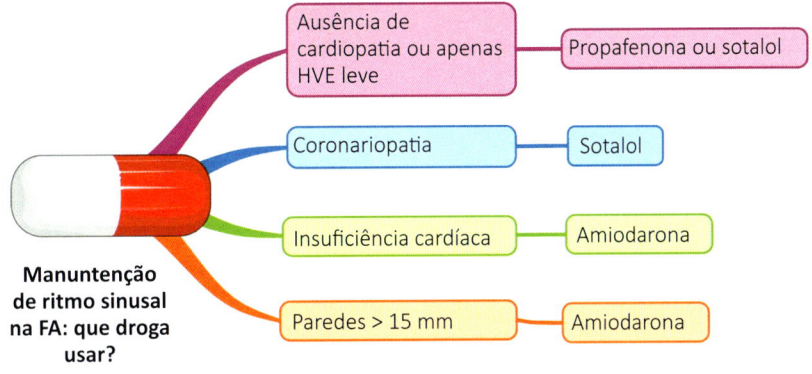

Figura 1.11 – Outra forma de escolher o antiarrítmico adequado para o seu paciente.

A amiodarona é o antiarrítmico mais efetivo para manutenção do ritmo sinusal. Apesar disso, não é o fármaco de primeira escolha em todos os cenários devido aos seus efeitos colaterais. O critério de segurança, e não efetividade, é o mais importante para se definir a primeira linha de antiarrítmicos. A Figura 1.12 mostra como o médico deve fazer o seguimento dos pacientes em uso crônico de amiodarona.

> **Dica: não esquecer do tratamento não farmacológico da FA**
>
> Várias medidas são fundamentais para prevenção e sucesso no tratamento da FA como: evitar ou reduzir o uso de bebidas alcoólicas, controle da obesidade, tratamento rigoroso da HAS e da SAHOS, alimentação adequada (o baixo consumo de Mg foi associado ao aumento do risco de FA) e programa de exercícios regulares.

Tratamento na emergência

Pacientes instáveis

- Em pacientes com *flutter* ou FA instáveis, deve ser feita a cardioversão elétrica sincronizada.
- Instabilidade hemodinâmica é indicada por dispneia, dor torácica, hipotensão, rebaixamento do nível de consciência e síncope causados pela arritmia.

Pacientes estáveis

- Em pacientes estáveis pode ser tentado o controle da FC ou a reversão para ritmo sinusal.
- Oitenta por cento dos pacientes com FA paroxística, somente com controle da frequência, revertem espontaneamente para ritmo sinusal em até 48 horas.

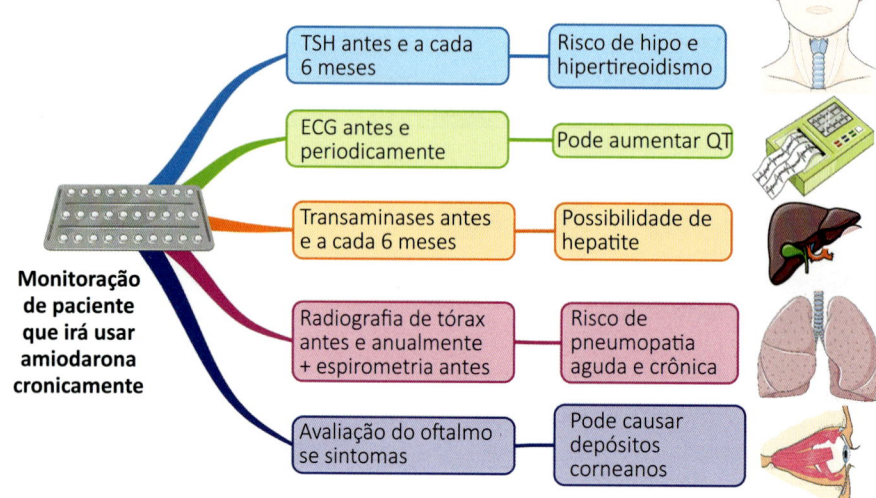

Figura 1.12 – **Seguimento dos pacientes em uso crônico de amiodarona.**

- Se paciente em FA ou *flutter* por mais de 48 horas, deve-se realizar ecocardiograma transesofágico para avaliar a presença de trombos ou iniciar anticoagulação por 3 semanas previamente à cardioversão com NOAC ou varfarina com INR dentro da faixa terapêutica (entre 2,0 e 3,0). Veja Figura 1.13.
- Em caso de opção por controle da frequência, pode-se usar os seguintes medicamentos.

Diltiazem

- Dose inicial de 15 a 20 mg (0,25 mg/kg), IV, em 2 minutos;
- Pode-se repetir 20 a 25 mg após 15 minutos da primeira dose;
- Dose de manutenção 5 a 10 mg/h por até 24 horas;
- Contraindicações: BAV de segundo ou terceiro grau, hipotensão, bradicardia, bloqueio sinoatrial, FA com Wolff-Parkinson-White, e insuficiência ventricular esquerda.

Verapamil

- Dose inicial de 5 mg IV em 2 minutos.
- Dose de repetição: 10 mg (0,15 mg/kg de peso), IV, por 30 minutos após a dose inicial, caso a resposta não tenha sido satisfatória.
- Contraindicações: BAV de segundo ou terceiro grau, hipotensão, bradicardia, bloqueio sinoatrial, FA com Wolff-Parkinson-White e insuficiência ventricular esquerda.

Metoprolol

- Dose inicial de 5 mg IV em 2 a 5 minutos.
- Podem ser repetidas mais duas doses de 5 mg cada uma (dose máxima: 15 mg).
- Contraindicações: BAV de segundo ou terceiro grau, hipotensão, bradicardia, bloqueio sinoatrial, FA com Wolff-Parkinson-White, insuficiência ventricular esquerda, asma e doença pulmonar obstrutiva crônica.

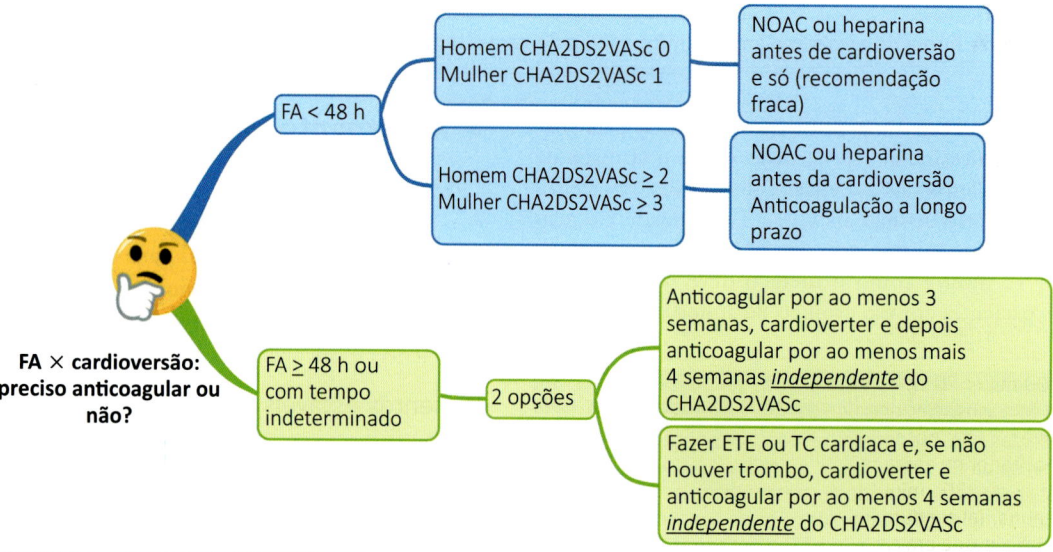

Figura 1.13 – **Decisão sobre necessidade de anticoagular ou não paciente antes e após cardioversão.**

Fibrilação Atrial e *Flutter* Atrial

Deslanosídeo (Cedilanide, Deslanol)

- Dose inicial 1 a 4 ampolas (0,4 a 1,6 mg) ao dia, IV, em *bolus*;
- Contraindicações: bloqueio AV completo e bloqueio AV de segundo grau, parada sinusal e bradicardia sinusal;
- Ver tópico específico entre digital e FA.

Amiodarona

- Dose de ataque de 150 a 300 mg, podendo-se repetir mais 150 mg após 15 minutos.
- Dose de manutenção de 1 mg/min por 6 horas, seguida de 0,5 mg/min por 18 horas.
- Dose máxima de 2,2 g em 24 horas.
- Pode acabar por reverter para ritmo sinusal, portanto não deve ser a primeira opção em pacientes com FA > 48 h de duração.
- Contraindicações: BAV de segundo ou terceiro grau, bradicardia, bloqueio sinoatrial, gravidez e lactação.

- Caso seja optado por controle de ritmo, podem-se usar os seguintes medicamentos para reversão química, conforme mostrado na Figura 1.14.

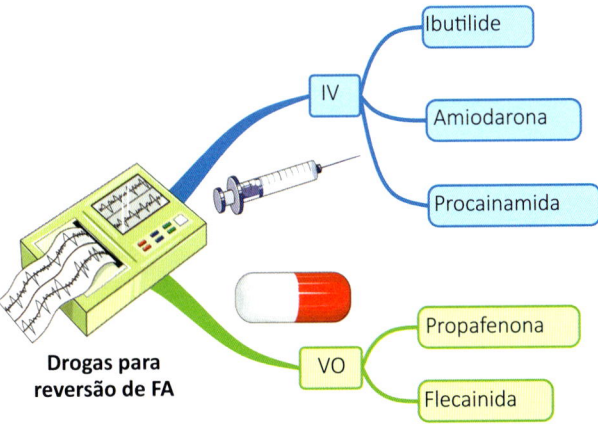

Figura 1.14 – Medicações que podem ser usadas para reversão de FA para ritmo sinusal. No Brasil, atualmente, estão à disposição apenas amiodarona e propafenona por via oral.

Propafenona

- Dose: 450 mg (< 70 kg) a 600 mg, VO (*pill in the pocket* após sucesso em casos selecionados).
- Geralmente é recomendada a administração de betabloqueador ou antagonista de canais de cálcio (verapamil ou diltiazem) 30 minutos antes da administração da propafenona. Tal conduta tem o objetivo de prevenir resposta ventricular elevada em caso de aparecimento de *flutter*, além de melhor controle dos sintomas até a reversão da arritmia.

- Deve ser a opção preferencial em pacientes sem cardiopatia estrutural pela facilidade de administração VO em dose única (a amiodarona precisa de acesso IV e bomba de infusão preferencialmente), reversão mais rápida e não apresentar um efeito colateral muito comum com a amiodarona, que é a flebite.
- Eficácia limitada no *flutter*.
- Contraindicações: insuficiência cardíaca, choque cardiogênico, bradicardia, bloqueio sinoatrial, bloqueio atrioventricular, doença do nó sinusal, doença arterial coronariana, doença pulmonar obstrutiva grave e miastenia *gravis*.
- Pelo risco de a propafenona induzir *flutter* atrial 1:1, recomenda-se que a estratégia *pill in the pocket* (que consiste no uso de 450 a 600 mg, VO, nas crises de FA) seja testada previamente no ambiente hospitalar.

Amiodarona

- Dose de ataque de 5 a 7 mg/kg, máximo de 300 mg que devem ser diluídos em 250 mL de SG a 5% (soluções muito concentradas aumentam o risco de flebite) correndo em aproximadamente 30 minutos. Em caso selecionados, uma dose adicional de 150 mg pode ser feita após o término da infusão inicial.
- Dose de manutenção de 1 mg/min por 6 horas, seguida de 0,5 mg/min por 18 horas.
- Dose máxima de 2,2 g em 24 horas (usualmente de 1,2 a 1,8 g).
- Contraindicações: BAV de segundo ou terceiro grau, bradicardia, bloqueio sinoatrial, gravidez e lactação.

Cardioversão elétrica

- Ver instruções contidas no quadro de cardioversão elétrica mostrado previamente neste capítulo.

 Você sabe o que significa a estratégia *pill in the pocket*?

Pacientes com FA paroxística sintomática, com episódios ocasionais e que tiveram sucesso na reversão para o ritmo sinusal em ambiente hospitalar, levam o medicamento (propafenona) no bolso e caso apresentem os sintomas podem ingerir os comprimidos sem a necessidade de procura do serviço de emergência. A dose habitual é de 600 mg nos pacientes com mais de 70 kg e 450 mg nos demais.

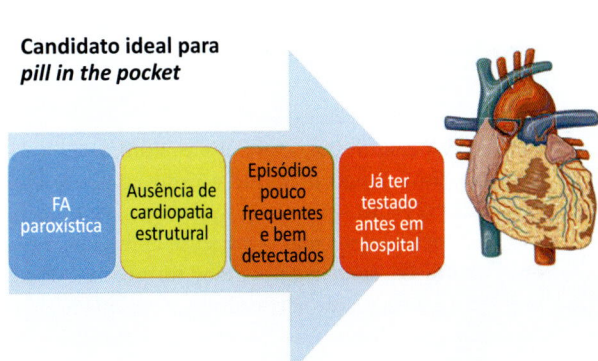

Figura 1.15 – Candidato ideal para usar a estratégia *pill in the pocket*.

capítulo 1   15

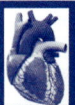

Quais os medicamentos disponíveis para cardioversão química da fibrilação atrial?

No Brasil temos basicamente a propafenona e a amiodarona, sendo a amiodarona a droga de escolha nos pacientes com cardiopatia estrutural e a propafenona a preferida nos sem cardiopatia.

Existem outros medicamentos mais eficazes não disponíveis no Brasil até o momento, como a flecainida e o vernakalant, que é um medicamento promissor e já é utilizado em muitos países da Europa com mínimo efeito nos ventrículos (baixo potencial de efeito pró-arrítmico), maior taxa de sucesso e rápido efeito na reversão para ritmo sinusal (mediana de 8 a 14 minutos em 75 a 82% dos pacientes na primeira dose). A dose é de 3 mg/kg infundida em 10 minutos; uma dose adicional de 2 mg/kg pode ser repetida após 15 minutos caso o paciente persista em FA.

- Sempre que o paciente apresentar FA ou *flutter* por mais de 48 horas, a anticoagulação com varfarina ou NOAC deve ser mantida por mais 4 semanas após a cardioversão ou para toda a vida em pacientes com fatores de risco para tromboembolismo (*vide* escores CHA2DS2VASc e HAS-BLED).

FA no pós-operatório

- É a complicação mais comum no pós-operatório de cirurgia cardíaca.
- Ocorre em 30% das revascularizações miocárdicas, em 40% das cirurgias valvares e em 50% na cirurgia combinada.
- O pico de incidência ocorre entre o segundo e o quarto dia.
- Prevenção:
  - betabloqueador é droga mais efetiva e deve ser iniciado antes da cirurgia. Caso haja contraindicação, amiodarona é a droga de escolha;
  - hipomagnesemia é fator de risco;
  - estatinas têm mostrado redução da incidência;
  - o uso de corticoide não tem indicação formal até o momento.
- Tratamento:
  - se estável: corrigir fatores desencadeantes e baixar a FC. A maioria dos pacientes retorna ao ritmo sinusal em 24 horas;
  - se instável: cardioversão elétrica;
  - Se a FA persistir por > 48 horas, considerar anticoagulação a longo prazo de acordo com o escore CHA2DS2VASc.
  - se a FA desaparecer mas o paciente apresentar muitos fatores de risco para eventos tromboembólicos, iniciar anticoagulação e reavaliar a necessidade de se manter a anticoagulação indefinidamente após 1-3 meses da alta hospitalar, com base em investigação mais agressiva de FA;
  - a medicação de escolha para reversão química é a amiodarona.

Exemplo de prescrição

Paciente do sexo masculino, 66 anos, aproximadamente 80 kg, hipertenso, diabético, sem outras comorbidades, dá entrada no pronto-socorro com queixa de palpitações taquicárdicas arrítmicas, com início há aproximadamente 10 horas. Fez *check-up* recentemente e não apresentava nenhuma cardiopatia. Ao exame físico, pressão arterial de 140 x 80 mmHg, FC de 131 bpm, pulso irregular e sem sopros cardíacos. ECG: fibrilação atrial, FC: 135 bpm e QRS estreito.

Como havia fibrilação atrial inicial sem fatores desencadeantes, optou-se por tentativa de controle de ritmo e anticoagulação crônica (Quadro 1.5).

QUADRO 1.5
Exemplo de prescrição – Fibrilação atrial aguda na emergência

1. Jejum
2. Monitoração eletrocardiográfica e da pressão arterial não invasiva
3. Propranolol 40 mg, VO
4. Propafenona 600 mg, VO, 30 minutos após item 3
5. Dabigatrana 150 mg 12/12 h ou rivaroxabana 20 mg 1 x ao dia ou apixabana 5 mg 12/12 h
ou
6. Enoxaparina 80 mg SC 12/12 h seguida pela varfarina 5 mg via oral 1 x ao dia com ajuste do INR em 5-7 dias (com alvo terapêutico do INR entre 2 e 3) ou pelos DOAC, quando estes não estiverem disponíveis no PS para serem usados desde o início pois CHADS2 = 2 / CHA2DS2VASc = 3

OBS: Já há evidência para o uso dos DOAC na emergência devido ao rápido início de ação, inclusive quando está programada a reversão da FA

Leitura sugerida

- Camm A, Kirchhof P, Lip G, et al. Guidelines for the management of atrial fibrillation: The Task Force for the Management of Atrial Fibrillation of the European Society of Cardiology (ESC). Eur Heart J. 2010;31(19):2369-429.
- Guimarães OP, Lopes RD. Escores de risco de tromboembolismo e sangramento em pacientes com fibrilação atrial. Revista da SOCESP. jul./set. 2017;186-194.
- Heidbuchel H, Verhamme P, Alings M, et al. Updated European Heart Rhythm Association Practical Guide on the use of non-vitamin K antagonist anticoagulants in patients with non-valvular atrial fibrillation. Europace. 2015;17:1467-1507.
- January CT, Wann SL, Alpert JS, et al. 2014 AHA/ACC/HRS Guideline for the Management of Patients with Atrial Fibrillation. A Report of the American College of Cardiology/American Heart Association Task Force on Practice Guidelines and the Heart Rhythm Society. Circulation. 2014;130:e199-e267.
- Kirchhof P, Benussi S, Kotecha D, et al. ESC Guidelines for the management of atrial fibrillation developed in collaboration with EACTS The Task Force for the management of atrial fibrillation of the European Society of Cardiology (ESC). European Heart Journal. 2016;37:2893-2962.

- Magalhães LP, Figueiredo MJO, Cintra FD, Saad EB, Kuniyishi RR, Teixeira RA, et al. II Diretrizes Brasileiras de Fibrilação Atrial. Arq Bras Cardiol 2016;106(4 Supl. 2):1-22.
- Renda G, Ricci F, Giugliano RP, De Caterina R. Non-Vitamin K Antagonist Oral Anticoagulants in Patients with Atrial Fibrillation and Vavular Heart Disease. JACC. 2017;69(11):1363-71.
- Stefanini E, Timerman A, Serrano C. Tratado de Cardiologia Socesp. 2ª ed. São Paulo: Manole; 2009.
- Van Gelder IC, Groenveld HF, Crijns HJ, et al. Lenient versus Strict Rate Control in Patients with Atrial Fibrillation. N Engl J Med. 2010;362:1363-1373.
- Zimerman LI, Fenelon G, Martinelli Filho M, et al. Sociedade Brasileira de Cardiologia. Diretrizes Brasileiras de Fibrilação Atrial. Arq Bras Cardiol. 2009;92(6 suppl. 1):1-39.
- Lin YS, Chen YL, Chen TH, et al. Comparison of Clinical Outcomes Among Patients With Atrial Fibrillation or Atrial Flutter Stratified by CHA2DS2-VASc Score. JAMA Network Open. 2018;1(4):e180941.
- Gualandro DM, Yu PC, Caramelli B, Marques AC, Calderaro D, Fornari LS, et al. 3ª Diretriz de Avaliação Cardiovascular Perioperatória da Sociedade Brasileira de Cardiologia. Arq Bras Cardiol. 2017; 109(3Supl.1):1-104.
- Marrouche NF, Brachmann J, Andresen D,, et al. Catheter Ablation for Atrial Fibrillation with Heart Failure. N Engl J Med. 2018 Feb 1;378(5):417-427.
- Packer DL, Mark DB, Robb RA, et al. Effect of Catheter Ablation vs Antiarrhythmic Drug Therapy on Mortality, Stroke, Bleeding, and Cardiac Arrest Among Patients With Atrial Fibrillation: The CABANA Randomized Clinical Trial. JAMA. 2019 Mar 15. doi: 10.1001/jama.2019.0693.

capítulo 2

Taquicardias Paroxísticas Supraventriculares

• Pedro Veronese • Martina Battistini Pinheiro

■ Introdução

- São taquiarritmias originadas em estruturas localizadas acima da bifurcação do feixe de His.
- As taquicardias paroxísticas supraventriculares (TPSV) compreendem: a taquicardia por reentrada nodal (TRN), a taquicardia por reentrada atrioventricular (TAV) e a taquicardia atrial (TA).
- **A TRN é a mais comum** (56%), seguida da TAV e da TA.
- Noventa por cento delas apresentam QRS estreito, enquanto 10% ocorrem com aberrância de condução, ou seja, QRS largo.
- Na sala de emergência é importante diferenciar a taquiarritmia supraventricular com aberrância de condução da taquicardia ventricular por causa do tratamento e da sua implicação prognóstica.
- As taquicardias supraventriculares podem ser divididas de acordo com os intervalos P'R e RP'. O intervalo P'R vai do início da onda P até o início do QRS e o intervalo RP' vai do início do QRS ao início da onda P, conforme demonstrado nas Figuras 2.1 e 2.2. Exemplos de taquicardias cujo intervalo P'R < RP': taquicardia sinusal, taquicardia atrial, taquicardia de Coumel, TRN incomum, etc. Exemplos de taquicardias cujo intervalo P'R > RP': TRN comum, TAV ortodrômica, etc.
- A fibrilação atrial (FA) e o *flutter* atrial foram abordados no Capítulo 1.

■ Diagnóstico

Eletrocardiograma (ECG)

- É o exame inicial mais importante e, na maioria das vezes, diagnóstico. O algoritmo da Figura 2.3 ajuda na identificação das taquiarritmias de QRS estreito.

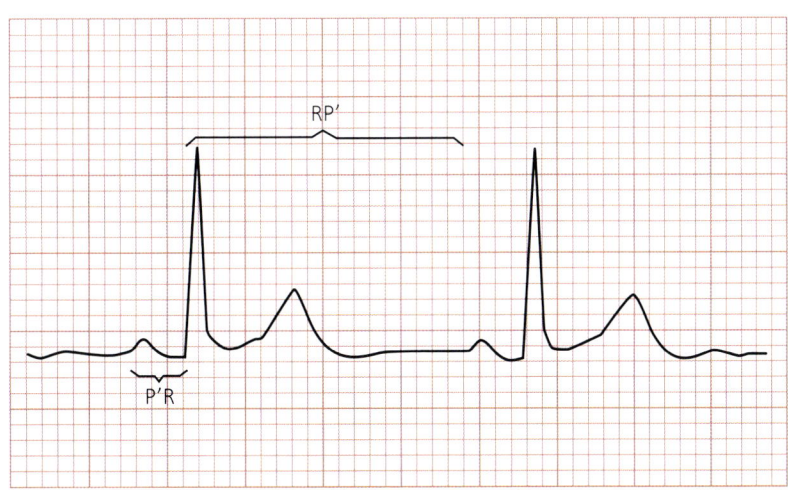

Figura 2.1. Intervalos P'R e RP'. Trata-se de ECG em ritmo sinusal. Assim, o P'R é inferior ao RP'. Isto ocorrerá em alguns tipos de arritmia de QRS estreito, incluindo a taquicardia sinusal.

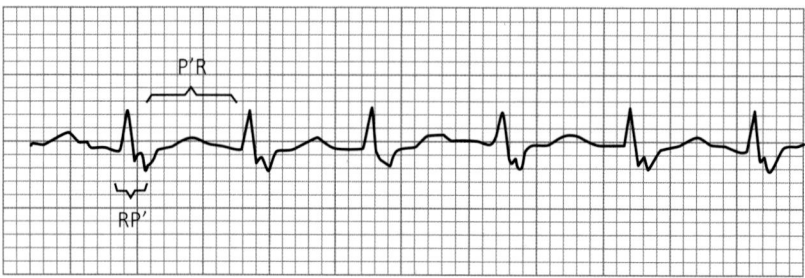

Figura 2.2. **Exemplo de taquicardia com RP' menor que o P'R. Trata-se de paciente com taquicardia por reentrada nodal. Neste caso, a onda P' situa-se logo após o complexo QRS, sendo, portanto, uma onda P retrógrada.**

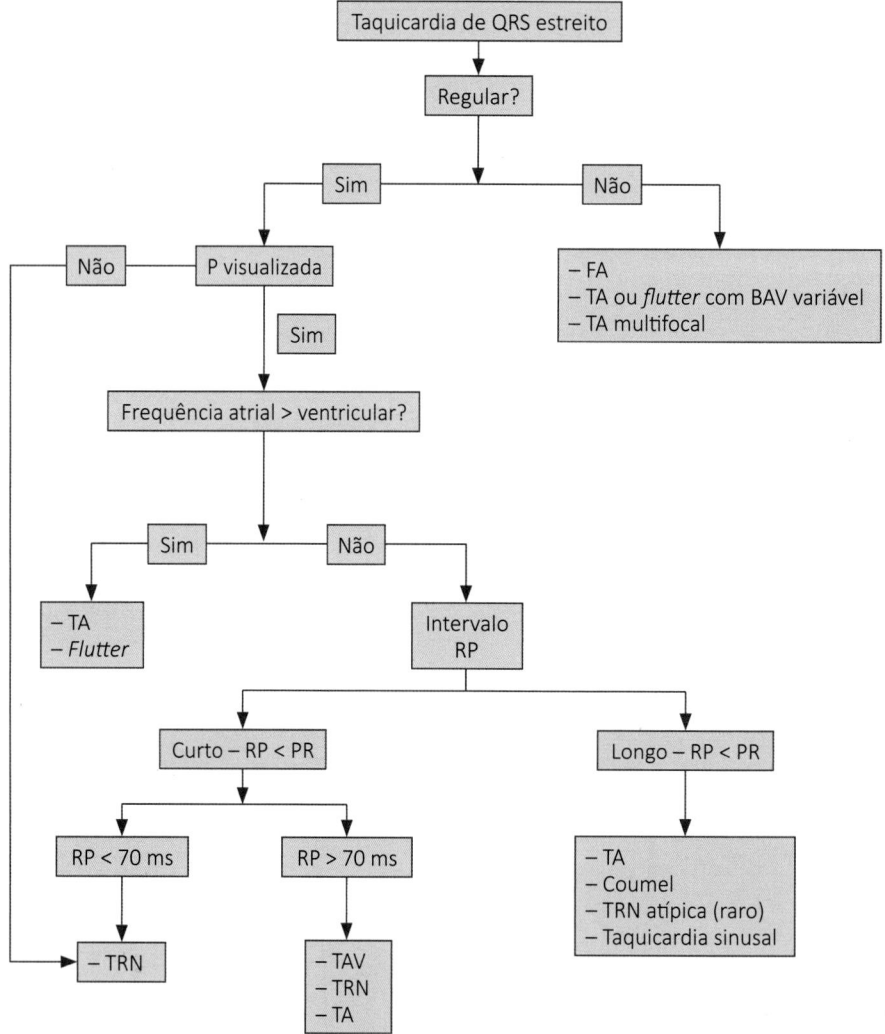

Figura 2.3. **Algoritmo para a identificação das taquiarritmias de QRS estreito.** Adaptado de: Blomstro-Lundqvist et al., 2003.

- Na taquicardia por reentrada nodal comum, o paciente nasce com uma dupla via nodal (Figura 2.4).
- **A TRN apresenta pseudo-onda s em D2, D3 e aVF e r' em V1.** Como existe uma onda P retrógrada que sobe aos átrios pela via rápida, a onda P, quando visível, aparece negativa na parede inferior, bem colada ao QRS, simulando uma pseudo-onda S. Em V1 ela aparece como um r' (Figuras 2.5 e 2.6).

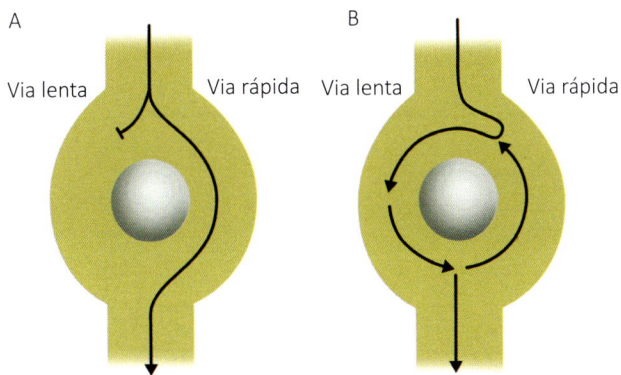

Figura 2.4. Uma via rápida (B) com período refratário longo e uma via lenta (A) com período refratário curto. Quando um estímulo precoce chega ao nó atrioventricular, ele pode pegar a via rápida no seu período refratário e, portanto, descer aos ventrículos pela via lenta. Ao chegar na porção inferior do nó atrioventricular, o estímulo elétrico pode encontrar a via rápida já fora do seu período refratário, conseguindo subir aos átrios. Dessa forma, completa-se um circuito de reentrada com o estímulo descendo aos ventrículos pela via lenta e subindo aos átrios pela via rápida.

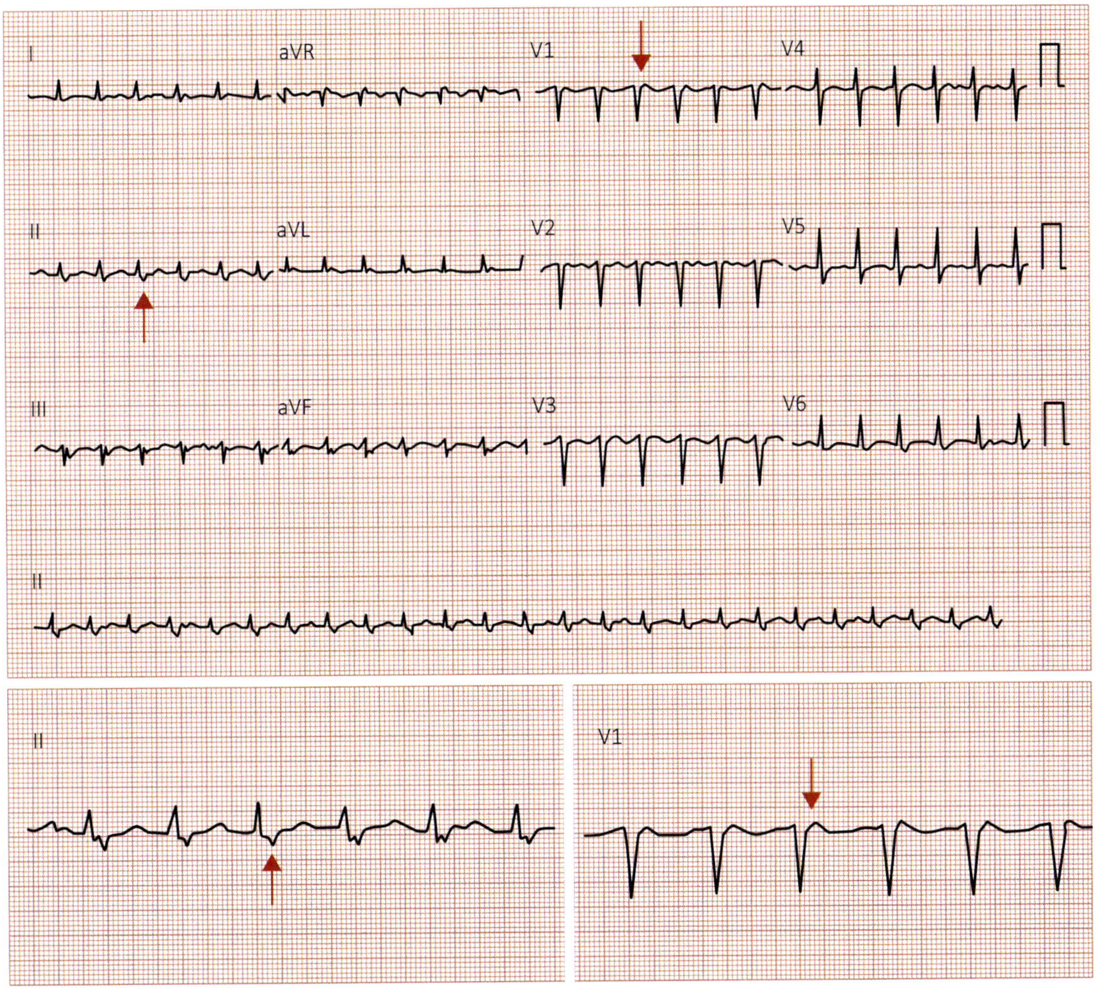

Figura 2.5. Exemplo de taquicardia por reentrada nodal. Observe o pseudo-s em DII e DIII e o pseudo-r em V1, o que na verdade representa a onda P retrógrada caindo logo após o QRS.

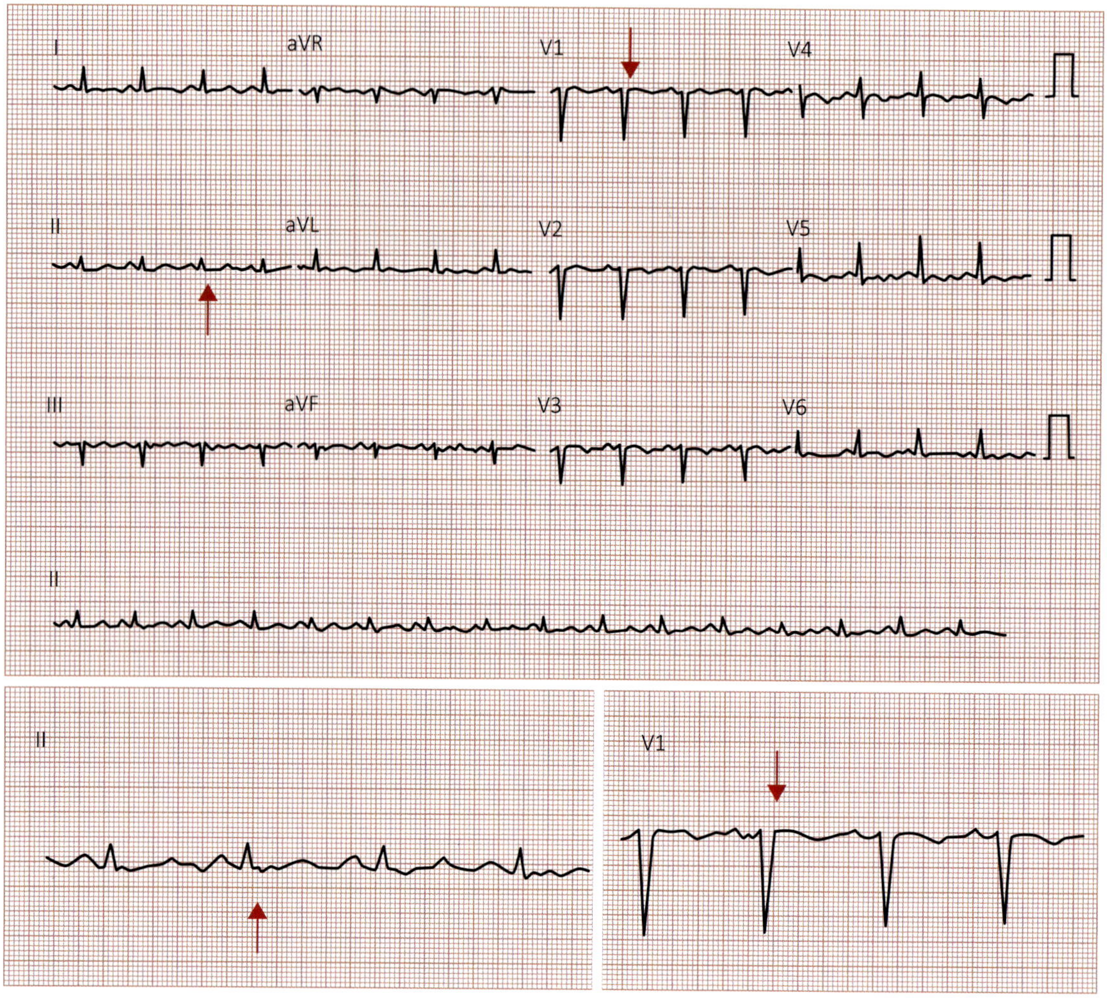

Taquicardias Paroxísticas Supraventriculares

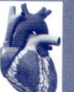

Figura 2.6. ECG após reversão de TRN. Notar ausência de s' e r'.

- A TAV pode apresentar infradesnivelamento do segmento ST (na parede inferior ou lateral) e tem RP' mais longo em relação a TRN, porém ainda é uma taquiarritmia cujo intervalo RP' < PR. Pode apresentar infradesnível do segmento ST em DI devido à presença da onda P retrógrada no seu interior (sinal de Puech) (Figura 2.7).
- Em geral, na TA o intervalo RP' > PR.
- Na taquicardia atrial a onda P costuma ter um eixo elétrico diferente do sinusal. Isso ocorre pois, apesar de o ritmo nascer no átrio, ele não é originado no nó sinusal (Figura 2.9).

História clínica

a. Pacientes com TRN frequentemente têm sinal de *frog* positivo, ou seja, sensação de pulsação no pescoço. Isso ocorre pois a contração atrial ocorre de forma quase simultânea à contração ventricular. Além disso, a TRN é

> **Como o término da arritmia pode ajudar no seu diagnóstico?**
>
> A saída da taquicardia ajuda no diagnóstico diferencial das TPSV de QRS estreito.
> A TRN e a TAV sempre vão terminar em P retrógrada, pois a taquicardia se encerra pelo bloqueio do nó AV. O estímulo despolariza os ventrículos e sobe retrogradamente para o átrio, porém, ao encontrar o nó AV em período refratário, a taquicardia é encerrada. Já a taquicardia atrial, na maioria das vezes, termina em QRS, pois o estímulo se inicia no átrio e desce para os ventrículos e não há uma via de ativação retrógrada do átrio; portanto, ao cessar o foco da TA, a última despolarização será do ventrículo e não do átrio.
> - Resumindo – taquicardias de QRS estreito paroxísticas:
>   – se ocorrer interrupção com onda P – pensar em TRN ou em TAV (Figura 2.8);
>   – se ocorrer interrupção com complexo QRS – pensar em TA.

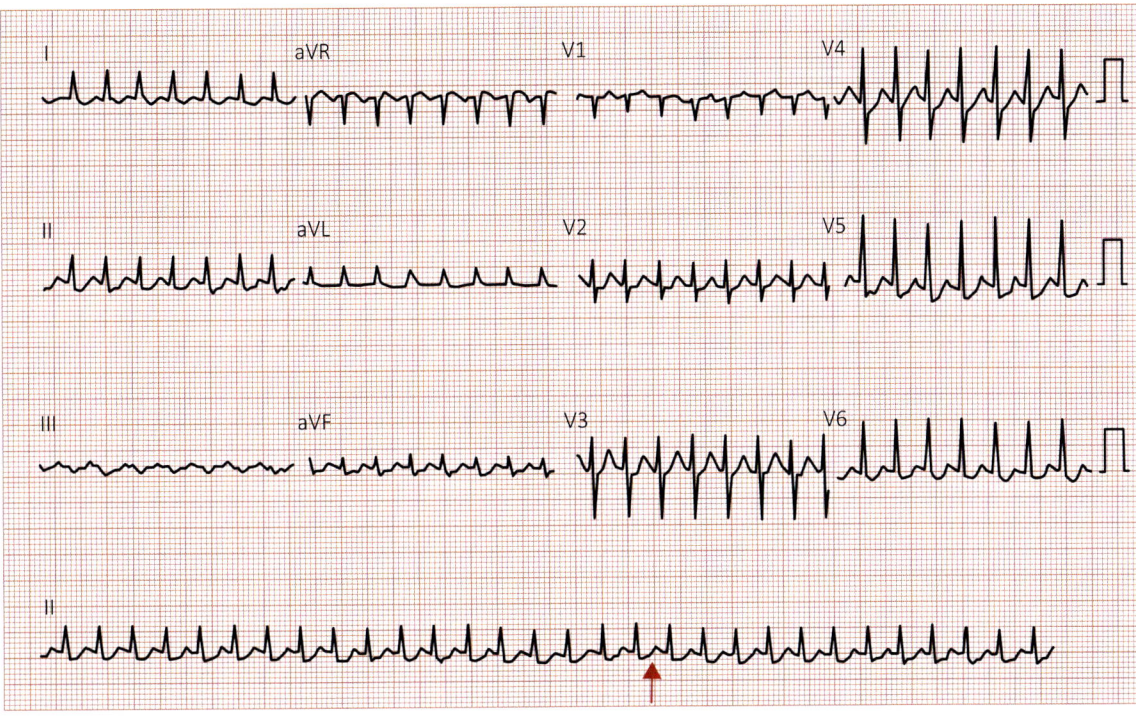

Figura 2.7. Taquicardia por reentrada atrioventricular. Notar infradesnivelamento do ST em DI, DII, aVF, V5 e V6 causado pela P retrógrada negativa (seta). O infradesnivelamento em DI é uma alteração característica da TAV e chama-se sinal de Puech.

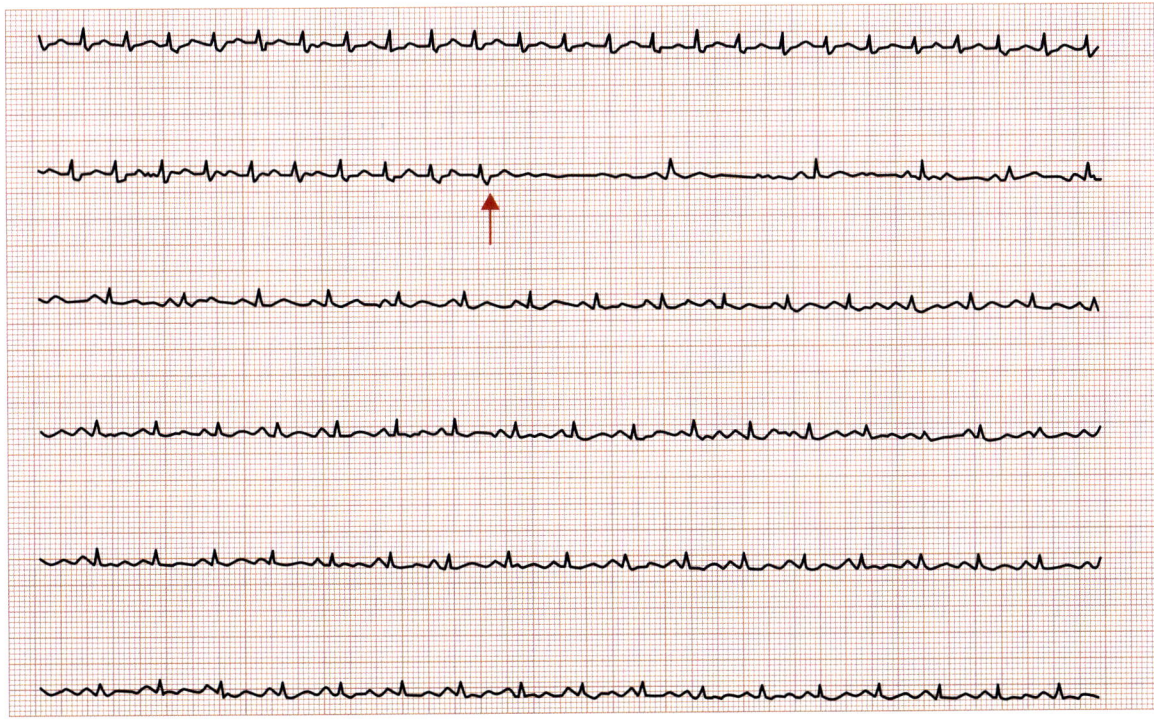

Figura 2.8. Reversão de TRN. Notar que o último batimento da taquicardia termina com P retrógrada.

capítulo 2

Taquicardias Paroxísticas Supraventriculares

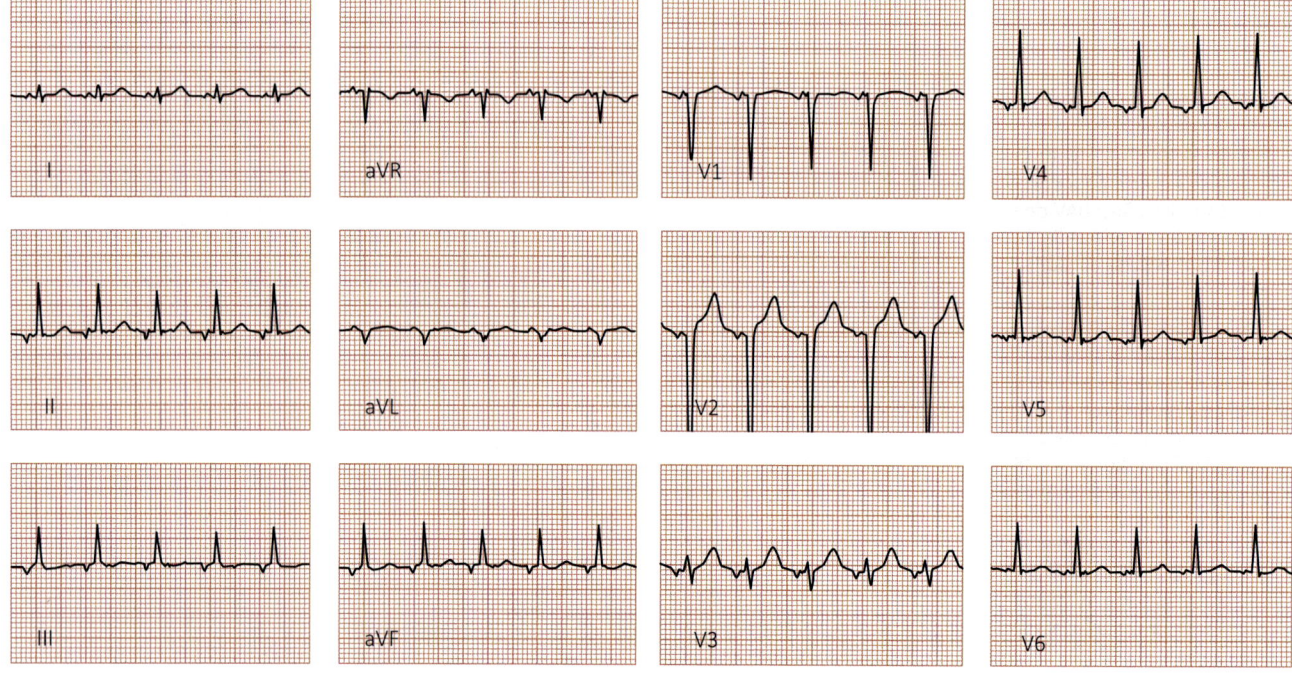

Figura 2.9. Taquicardia atrial. Note que a onda P é negativa em DII e aVF. Portanto, uma onda P não sinusal.

mais comum em pacientes do sexo feminino, ao redor da quarta e quinta décadas de vida.
b. TRN raramente leva à instabilidade hemodinâmica e síncope.
c. Na TAV é comum a queixa de dor precordial durante a taquiarritmia. Esta arritmia é mais frequente em jovens do sexo masculino. A taquicardia atrial (TA) é mais frequente em idosos, com doença pulmonar ou doença cardíaca estrutural.

■ Diferenciação de taquicardia com QRS largo

- A diferenciação de taquicardia supraventricular com aberrância de condução de taquicardia ventricular deve ser feita utilizando-se os critérios de Brugada ou os critérios de Vereckei (vide Capítulo 3 – Arritmias ventriculares).

■ Tratamento na emergência

Suporte geral

Medidas gerais
• Monitoração eletrocardiográfica contínua. • Eletrocardiograma (ECG) da crise e durante manobra vagal ou adenosina. • Acesso venoso periférico. • Prover O_2 suplementar no caso de saturação < 90%. • Em casos com instabilidade hemodinâmica, proceder à **cardioversão elétrica (CVE)** utilizando **50-100 J**. Sempre utilizar sedação antes da CVE.

Tratamento não medicamentoso

Manobras vagais
• **Compressão do seio carotídeo**: por 5 a 10 segundos. Contraindicada em pacientes com infarto agudo do miocárdio (IAM), acidente vascular cerebral isquêmico (AVCI) ou acidente isquêmico transitório (AIT) nos últimos 3 meses ou em pacientes com sopro carotídeo. Sempre realizar sob monitoração e com o paciente deitado. Somente pode ser realizada pelo médico. • **Manobra de Valsalva**: solicitar ao paciente que encha o peito de ar e sopre contra o braço sem deixar escapar o ar. • **Manobra de Valsalva modificada**: o paciente em posição semirreclinada deve produzir uma pressão de 40 mmHg por 15 segundos (manobra de Valsalva clássica) soprando uma pequena mangueira ligada ao esfigmomanômetro ou uma seringa de 10 mL. Dessa forma existe um aumento da pressão intra-abdominal e o desencadeamento do reflexo vagal. Porém, ao final dos 15 segundos, o paciente deve ser rapidamente colocado em posição supina com elevação das pernas. • Indução do vômito. • Beber um copo de água gelada rapidamente.

Tratamento medicamentoso

Adenosina
• Dose inicial de 6 mg, intravenosa (IV), em *bolus*, seguida por *flush* de 20 mL de água destilada e elevação do membro. • Podem ser repetidas mais duas doses de 12 mg (dose máxima: 30 mg). • Raramente reverte TA e *flutter* atrial, porém pode bloquear o nó atrioventricular (AV) e tornar o diagnóstico mais fácil.

- **Contraindicações:** bloqueio atrioventricular (BAV) de segundo ou terceiro grau, **histórico de broncoespasmo**. Pode ser utilizada em gestantes.

Verapamil

- Dose inicial 2,5-5 mg, IV, em 2-3 minutos.
- Pode-se repetir até a dose máxima de 15 mg.
- Contraindicações: BAV de segundo ou terceiro grau, hipotensão, bradicardia, bloqueio sinoatrial, FA com Wolff-Parkinson-White e insuficiência cardíaca.

Diltiazem

- Dose inicial de 15 a 20 mg, IV, em 2-3 minutos.
- Pode-se repetir 20 a 25 mg após 15 minutos da primeira dose.
- Contraindicações: BAV de segundo ou terceiro grau, hipotensão, bradicardia, bloqueio sinoatrial, FA com Wolff-Parkinson-White e insuficiência cardíaca.

Metoprolol

- Dose inicial 5 mg, IV, lento (2 a 5 minutos).
- Podem ser repetidas mais duas doses de 5 mg (dose máxima: 15 mg).
- Contraindicações: BAV de segundo ou terceiro grau, hipotensão, bradicardia, bloqueio sinoatrial, FA com Wolff-Parkinson-White, insuficiência cardíaca, asma e doença pulmonar obstrutiva crônica.

Amiodarona

- Dose de ataque de 150 a 300 mg, IV, podendo-se repetir mais 150 mg após 15 minutos.
- Dose de manutenção de 1 mg/min por 6 horas, seguida de 0,5 mg/min por 18 horas.
- Dose máxima de 2,2 g em 24 horas.
- Geralmente pouco usada na TRN e TAV, mais usada em TA e em paciente com disfunção ventricular.
- Contraindicações: BAV de segundo ou terceiro grau, hipotensão, bradicardia e bloqueio sinoatrial.

Tratamento de manutenção

TRN

Betabloqueadores

- Propranolol 80 a 240 mg/dia; ou
- Atenolol 25 a 100 mg/dia; ou
- Metoprolol 25 a 200 mg/dia.
- Contraindicações: as mesmas citadas para o metoprolol.

Bloqueadores do canal de cálcio

- Verapamil 360 a 480 mg/dia; ou
- Diltiazem 120 a 360 mg/dia.
- Contraindicações: as mesmas citadas para o diltiazem.

Outros

- Somente em caso de refratariedade.
- Propafenona 300 a 900 mg/dia (contraindicada em pacientes com doença cardíaca estrutural); ou
- Sotalol 160 a 320 mg/dia (cuidado com prolongamento do intervalo QT – solicitar ECG uma semana após início da droga); ou
- Amiodarona 200 a 600 mg/dia.
- Considerar ablação em pacientes com taquicardia refratária ao tratamento medicamentoso ou naqueles que preferirem ficar sem medicamentos.

TAV

- Não se deve usar medicações que bloqueiem o nó atrioventricular (AV) por facilitarem a condução pela via anômala, principalmente com pré-excitação manifesta no ECG de base.
- Propafenona 300 a 900 mg/dia (contraindicada em pacientes com doença cardíaca estrutural); ou
- Sotalol 160 a 320 mg/dia (cuidado com prolongamento do intervalo QT – solicitar ECG 1 semana após início da droga).
- Considerar ablação em pacientes que já tenham apresentado taquicardia documentada ou com profissão de risco (piloto de avião, motorista).

TA

- Tratar sempre a doença de base.
- Para os demais casos: bloqueadores de canal de cálcio, betabloqueadores ou ablação com radiofrequência.

Betabloqueadores

- Propranolol 80 a 240 mg/dia; ou
- Atenolol 25 a 100 mg/dia; ou
- Metoprolol 25 a 200 mg/dia.
- Contraindicações: BAV de segundo ou terceiro grau, hipotensão, bradicardia, bloqueio sinoatrial, insuficiência cardíaca, asma e doença pulmonar obstrutiva crônica.

Bloqueadores do canal de cálcio

- Verapamil 360 a 480 mg/dia; ou
- Diltiazem 120 a 360 mg/dia.
- Contraindicações: BAV de segundo ou terceiro grau, hipotensão, bradicardia, bloqueio sinoatrial e insuficiência cardíaca

Outros

- Somente em caso de refratariedade.
- Propafenona 300 a 900 mg/dia (contraindicada em pacientes com doença cardíaca estrutural); ou
- Sotalol 160 a 320 mg/dia (cuidado com prolongamento do intervalo QT – solicitar ECG 1 semana após início da droga); ou
- Amiodarona 200 a 600 mg/dia.
- Considerar ablação nos casos refratários ou por decisão do paciente. Resultados menos bem-sucedidos que na TRN e TAV.

Leitura sugerida

- Appelboam A, Reuben A, Mann C, et al. Postural modification to the standard Valsalva manoeuvre for emergency treatment of supraventricular tachycardias (REVERT): a randomised controlled trial. Lancet. 2015;386:1747-53.
- Olgin JE, Zipes DP. Specific arrhythmias: diagnosis and treatment. In: Bonow RO, Mann DL, Zipes DP, et al. Braunwald's heart disease. 10th ed. Philadelphia: Elsevier Saunders; 2015. p. 662-720.
- Page RL, Joglar JA, Caldwell MA, et al. 2015 ACC/AHA/HRS Guideline for the Management of Adult Patients with Supraventricular Tachycardia. Circulation. 2015;132:e000--e000.

capítulo 3

Arritmias Ventriculares

• Pedro Veronese • Martina Battistini Pinheiro

■ Introdução

- Compõem esse grupo de arritmias as extrassístoles ventriculares (EV), o ritmo idioventricular acelerado (RIVA), as taquicardias ventriculares não sustentadas (TVNS) e sustentadas (TVS).
- As manifestações clínicas mais comuns são: palpitações, síncope, parada cardiorrespiratória (PCR) recuperada e morte súbita (MS).

■ Extrassístoles ventriculares

Eletrocardiograma (ECG)

- É um batimento precoce, com período de acoplamento fixo, com QRS largo, com morfologia diferente do QRS habitual e com onda T, em geral, oposta ao QRS. Não é precedida de onda P.
- Podem ser isoladas, em pares, bigeminadas, trigeminadas ou TVNS.

Clínica (Quadro 3.1)

- Podem ou não estar associadas a sintomas de palpitação ou de "falha" no coração.
- A prevalência aumenta com a idade.
- **Geralmente desaparecem ao esforço quando ocorrem em coração estruturalmente normal (idiopáticas). Se houver piora no esforço físico, pensar em cardiopatia estrutural, isquemia e TV catecolaminérgica (se polimórfica).**
- Em pacientes com doença cardíaca estrutural estão associadas a um risco aumentado de morte cardíaca e morte súbita (MS), principalmente na presença de disfunção do ventrículo esquerdo (FE reduzida) e em classes funcionais III e IV da NYHA (*New York Heart Association*).

Avaliação

- ECG para avaliar a localização da EV (se for monomórfica).

QUADRO 3.1
Quais as causas das extrassístoles?

Cardíacas

- Hipertensão arterial sistêmica
- Miocardiopatias
- Pericardiopatias
- Cardiopatias congênitas
- Miocardites
- Doença cardíaca reumática

Não cardíacas

- Transtornos de ansiedade e estresse emocional
- Tabagismo
- Síndrome apneia-hipopneia obstrutiva do sono (SAHOS)
- Gestação
- Pneumopatias
- Uso de drogas lícitas ou ilícitas (p. ex., álcool e cocaína)
- Medicamentos (p. ex., broncodilatadores, descongestionantes nasais)
- Hipertireoidismo
- Infecções sistêmicas
- Distúrbios metabólicos (p. ex., hipomagnesemia, hipocalemia)
- Intoxicação digitálica

Adaptado de: Dr. Dalmo Moreira, 1995.

Dica

Ao detectar a presença de extrassístoles sintomáticas, não esquecer de investigar e tratar os possíveis fatores desencadeantes (p. ex., tratamento adequado da hipertensão arterial; corrigir os distúrbios metabólicos; suspender medicamentos, orientar abandono do tabagismo, diagnosticar e tratar a apneia do sono e não somente prescrever o antiarrítmico.)

- Teste ergométrico para avaliar o comportamento da EV no esforço e isquemia miocárdica.
- Holter de 24 h para avaliar a densidade de EV e a sua relação com os sintomas.

Arritmias Ventriculares

- Cintilografia miocárdica se suspeita de isquemia.
- Ecocardiograma para avaliar a função ventricular.
- Ressonância magnética não deve ser solicitada de rotina para todos os pacientes, somente naqueles em que houver suspeita de miocardiopatias, como: displasia arritmogênica do ventrículo direito (DAVD), miocardiopatia hipertrófica ou outras miocardiopatias para avaliar-se fibrose.

Quando tratar?

- Quando o paciente apresentar sintomas relacionados às EV ou, mesmo em assintomáticos, quando houver alta densidade, pelo risco de taquicardiomiopatia.
- A abordagem nos pacientes assintomáticos deve levar em consideração os seguintes pontos:
  - Pacientes assintomáticos com EV frequentes (> 500/24 h) devem ser encaminhados a um especialista para avaliação, com objetivo de se descartar alterações estruturais, elétricas ou isquêmicas.
  - EV muito frequentes (densidade > 20%) são um marcador de mortalidade por todas as causas e cardiovascular. Um seguimento mais próximo pode ser necessário.
  - EV devem ser tratadas quando se suspeita que sejam secundárias às cardiomiopatias.
  - A abordagem do paciente assintomático com EV deve focar no tratamento da doença subjacente, com objetivo de se melhorar o seu prognóstico.

Tratamento

- Podem ser usados os seguintes medicamentos:

Betabloqueadores

- Propranolol 80 a 240 mg/dia VO; ou
- Atenolol 25 a 100 mg/dia VO; ou
- Metoprolol 25 a 200 mg/dia VO.
- Contraindicações: bloqueio atrioventricular (BAV) de segundo ou terceiro grau, hipotensão, bradicardia, bloqueio sinoatrial, insuficiência cardíaca (exceto o metoprolol, carvedilol ou bisoprolol), asma e doença pulmonar obstrutiva crônica.

Sotalol

- Sotalol 120 a 320 mg/dia VO. Especialmente nas EV monomórficas de via de saída de ventrículo direito (VSVD).
- Contraindicações: asma brônquica ou doença obstrutiva crônica das vias aéreas, choque cardiogênico, bradicardia sinusal sintomática, doença do nó sinusal, BAV de segundo e terceiro graus, insuficiência cardíaca congestiva, insuficiência renal, síndrome do QT longo congênita ou adquirida.

Amiodarona

- Somente em casos refratários.
- Amiodarona 200 a 600 mg/dia VO.
- Contraindicações: BAV de segundo ou terceiro grau, bradicardia, bloqueio sinoatrial, gravidez e lactação.

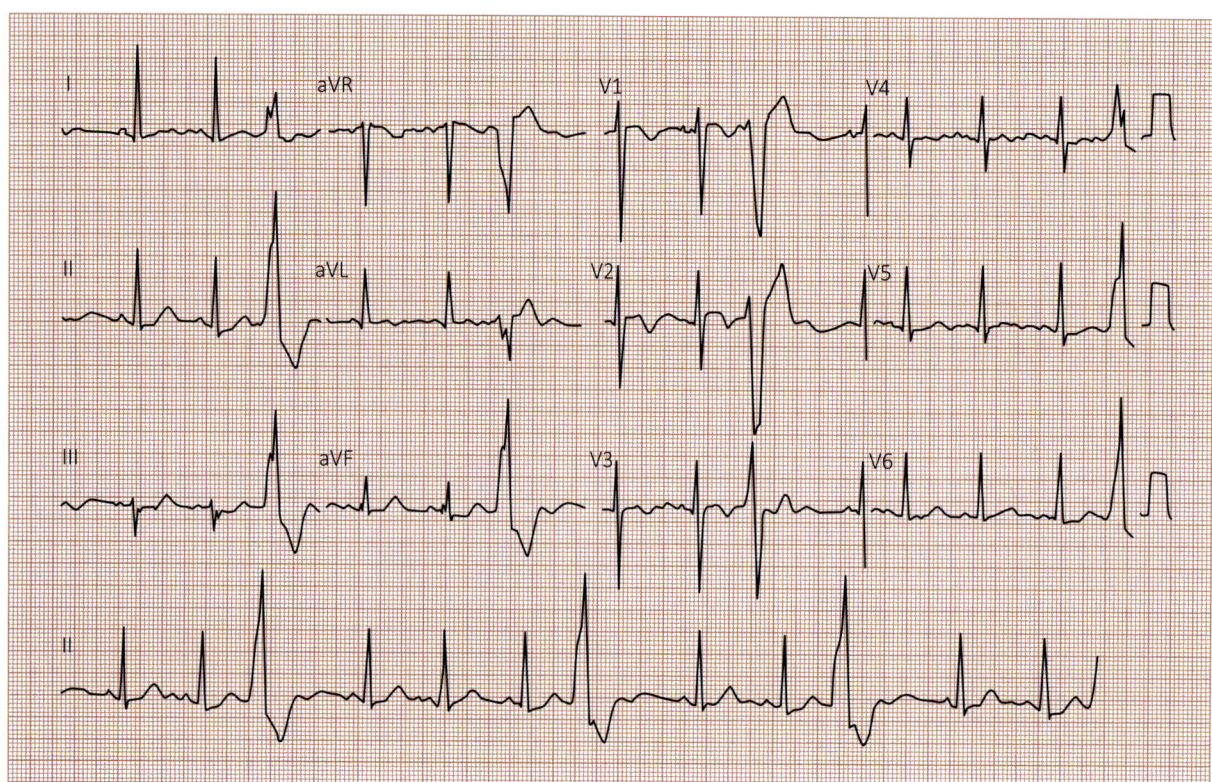

Figura 3.1. Exemplo de EV de VSVD.

Ablação

- Quando as EV monomórficas são refratárias às drogas ou quando os efeitos colaterais das medicações são importantes.
- Nas extrassístoles polimórficas, tratar a doença de base.

EV de VSVD

- Caracterizada por ter um QRS positivo na parede inferior e com morfologia de bloqueio de ramo esquerdo (BRE) nas derivações precordiais (Figura 3.1).
- Quando pertinente, excluir DAVD com a realização de ressonância magnética (RM) cardíaca e ECG de alta resolução (ECG AR). Aplicar os critérios diagnósticos (vide Capítulo 7- Pré-excitação ventricular e arritmias geneticamente determinadas).
- Tratamento semelhante aos citados anteriormente, exceto quando confirmada a DAVD (vide Capítulo 7- Pré-excitação ventricular e arritmias geneticamente determinadas).

■ Ritmo idioventricular acelerado

ECG

- QRS alargado, não precedido de onda P, com RR regular, com frequência cardíaca (FC) entre 60 e 110 bpm (Figura 3.2).
- Batimentos de fusão são comuns no início e no fim da arritmia. Início e término graduais.

Causas

- Após reperfusão miocárdica no infarto agudo do miocárdio (IAM).
- Doença de Chagas.
- Vagotonia.
- Idiopática.

Tratamento

- Tratar a causa de base.
- Quando idiopática ou por vagotonia, o aumento da frequência cardíaca suprime a arritmia. Geralmente se faz apenas o seguimento clínico.
- **Quando secundária à reperfusão miocárdica, não é necessário tratar, pois não tem implicação prognóstica.**

■ Taquicardia ventricular

ECG

- São três ou mais batimentos consecutivos com QRS alargado (duração menor de 30 segundos – TVNS), RR regular ou não (nas taquicardias ventriculares polimórficas).
- Pode ser monomórfica ou polimórfica.
- Pode ter dissociação atrioventricular ou onda P retrógrada.
- Pode ser sustentada (caso dure mais que 30 segundos ou cause sintomas de instabilidade) ou não sustentada.
- Batimentos de captura ou fusão são diagnósticos de TV.

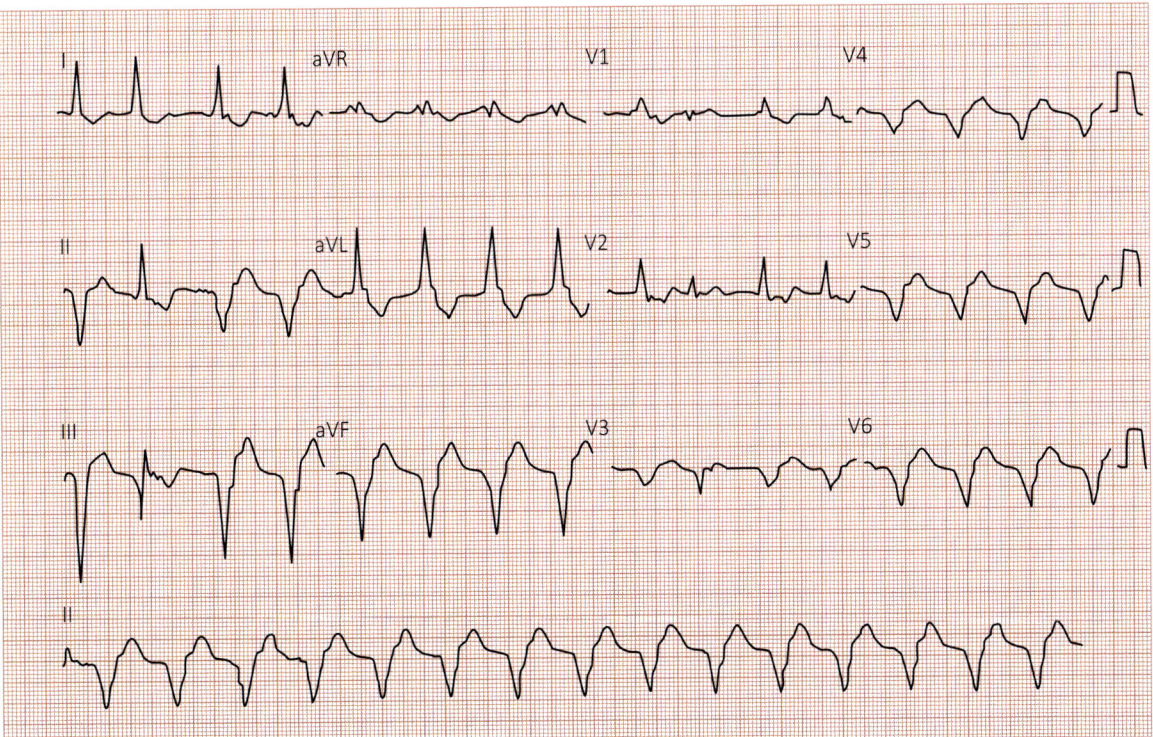

Figura 3.2. Ritmo idioventricular acelerado (RIVA), observar o QRS largo com ondas p dissociadas (como no antepenúltimo batimento do DII longo no qual deforma a onda T) com FC de aproximadamente 100 bpm.

capítulo 3

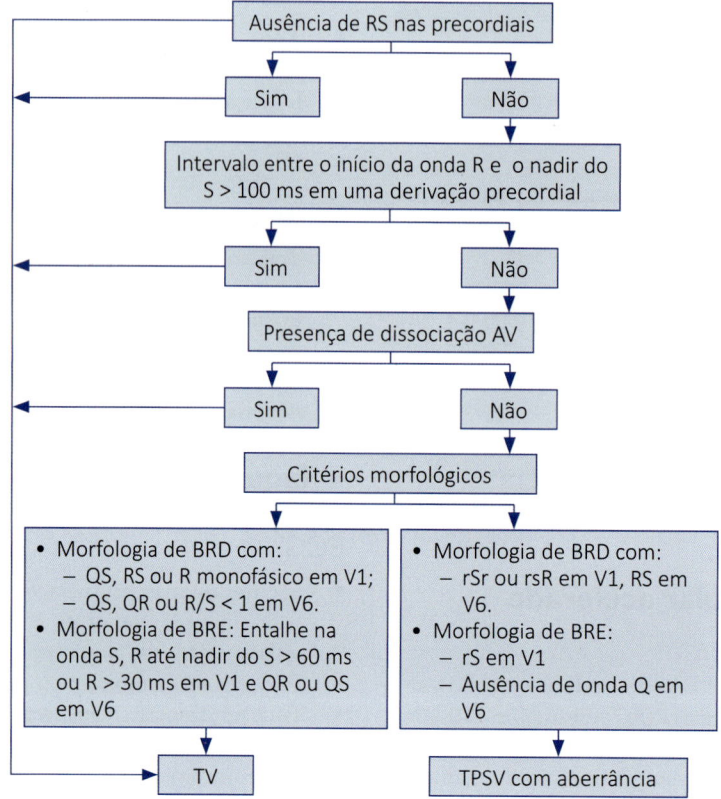

Figura 3.3. Algoritmo de Brugada. Adaptado de: Brugada et al., 1991.

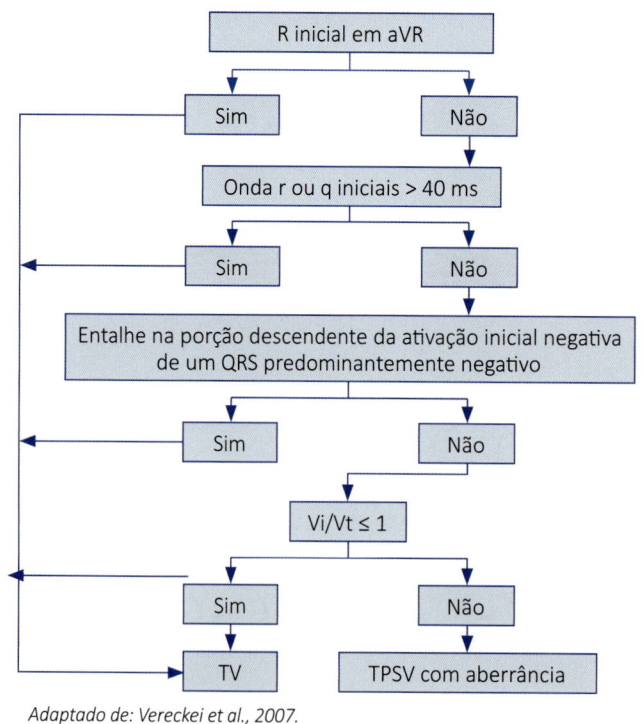

Adaptado de: Vereckei et al., 2007.

Figura 3.4. Algoritmo de Vereckei – só utiliza a derivação aVR.

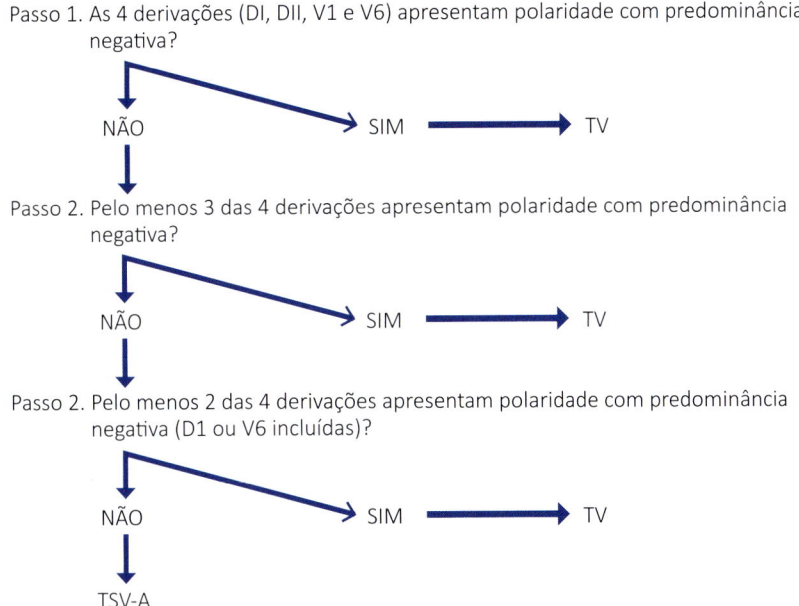

Figura 3.5. **Algoritmo de Santos – só utiliza a polaridade dos QRS avaliada em DI, DII, V1 e V6.**

Diagnóstico diferencial de TV e taquicardia supraventricular com aberrância de condução

- Podem ser usados inúmeros algoritmos, porém destacaremos três, nas Figuras 3.3 a 3.5 (ver Figuras 3.6 e 3.7):

Tipos

- É fundamental saber se o coração é estruturalmente normal ou não para se diferenciar as taquicardias ventriculares idiopáticas das causadas por doenças cardíacas, pois conferem prognóstico e tratamento diferentes.

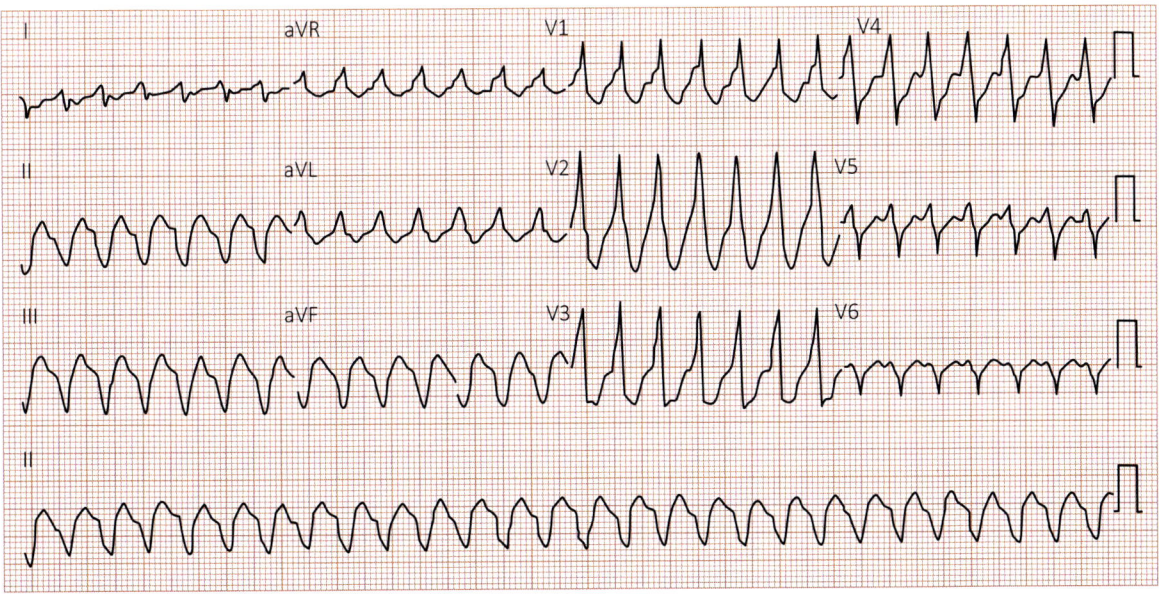

Figura 3.6. **Exemplo de TV pelos critérios de Brugada e de Vereckei.**

capítulo 3

Arritmias Ventriculares

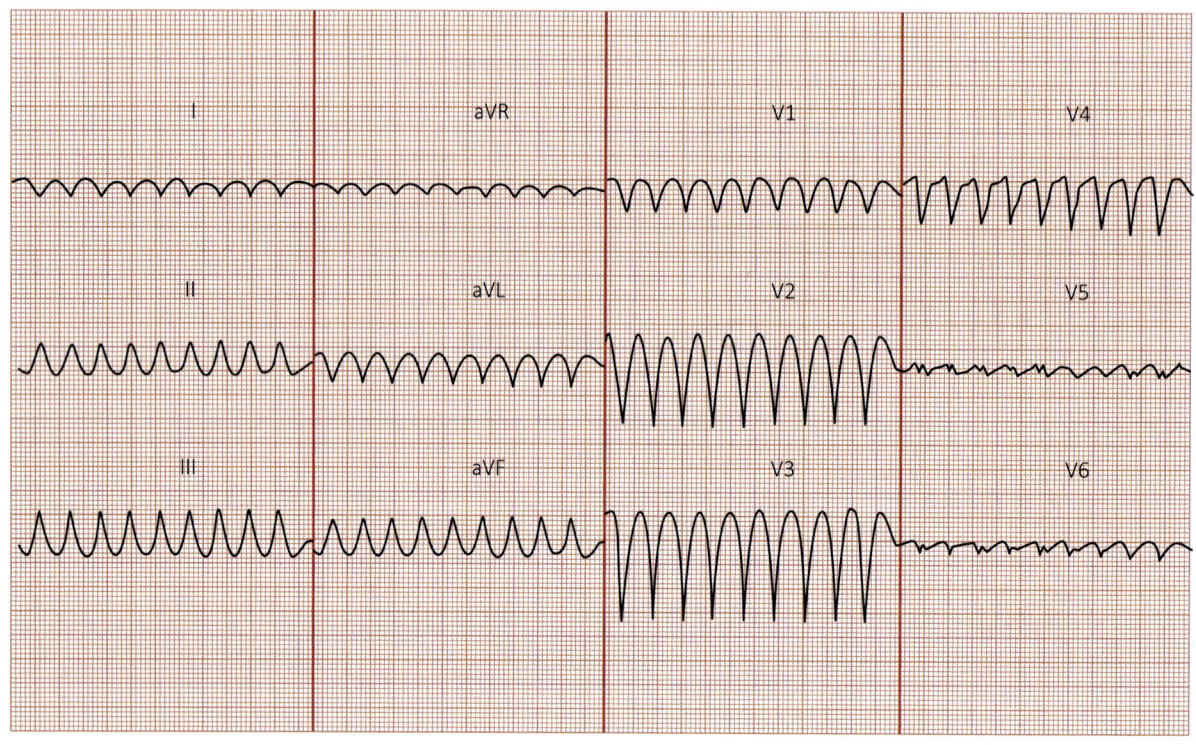

Figura 3.7. Exemplo de TV pelo algoritmo de Santos. Note que os QRS em DI, V1 e V6 têm polaridade negativa, o que faz, pelo algoritmo de Santos, o diagnóstico de TV.

▪ Taquicardias ventriculares idiopáticas

- São três: taquicardia ventricular sensível à adenosina, taquicardia fascicular e taquicardia ventricular sensível ao propranolol.

TV sensível à adenosina

- Forma mais comum de TV idiopática. Ocorre por atividade deflagrada.
- Sessenta a 80% se manifestam com TV de VSVD (padrão de BRE e com QRS positivo em parede inferior), principalmente em pacientes entre 30 e 50 anos.
- ECG de repouso normal, assim como o ecocardiograma. ECG AR não apresenta potenciais tardios.
- Drogas de escolha para tratamento são os betabloqueadores tanto na fase aguda quanto na manutenção.
- Também se pode tentar reversão com manobra vagal, adenosina, bloqueadores do canal de cálcio e amiodarona. Notem que o uso dessas medicações, exceto amiodarona, não deve ser rotineiro para o tratamento de taquicardias ventriculares em geral.
- Pode ser tentada ablação, com sucesso em 90% dos casos.

TV fascicular

- Forma mais comum de TV idiopática do ventrículo esquerdo. Ocorre principalmente por reentrada no fascículo posteroinferior (90% dos casos).

- O padrão eletrocardiográfico mais comum é de BDAS com BRD (90% casos), e o QRS geralmente não é tão alargado (próximo de 120 ms de duração) (Figura 3.8).
- É mais comum nos homens (60 a 80%) entre 15 e 40 anos.
- Pode ocorrer no repouso, mas é mais frequente após estímulo adrenérgico.
- ECG de repouso normal, assim como o ecocardiograma. ECG AR com potencial tardio ausente.
- O tratamento na fase aguda, como de manutenção é o verapamil.
- Pode ser tratada também com betabloqueadores.
- Também pode ser feita ablação, com sucesso em aproximadamente 95% dos casos.

Verapamil

- Dose inicial: 2,5-5 mg, IV, em 2-3 minutos.
- Pode-se repetir até a dose máxima de 15 mg.
- Dose VO, 240 a 480 mg/dia.
- Contraindicações: BAV de segundo ou terceiro grau, hipotensão, bradicardia, bloqueio sinoatrial, FA com Wolff-Parkinson-White e insuficiência cardíaca.

TV sensível ao propranolol

- Mais rara.
- Geralmente induzida por exercício e catecolaminas. Pode ser incessante.

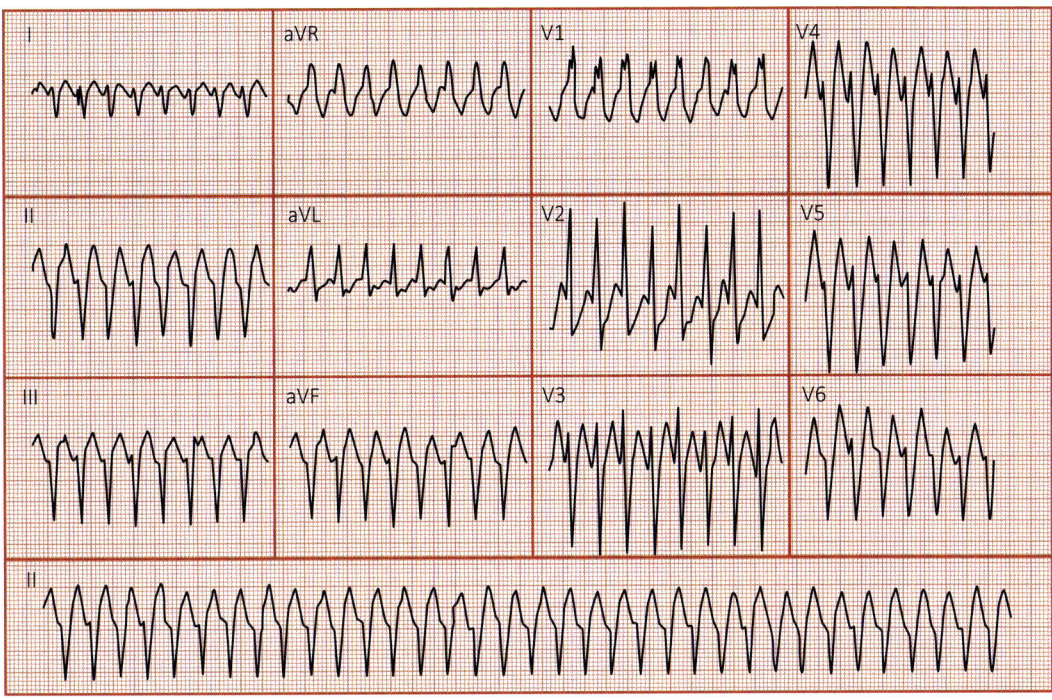

Figura 3.8. **Exemplo de TV fascicular. Note o padrão eletrocardiográfico de BRD mais BDAS.**

- Pode ter morfologia de BRD ou BRE ou ser polimórfica.
- Ocasionada por automatismo.
- Propranolol é o tratamento de escolha. Adenosina pode suprimir temporariamente a arritmia.

Taquicardia ventricular em coração normal de mau prognóstico

- *Vide* Capítulo 7- Pré-excitação ventricular e arritmias geneticamente determinadas (item referente às canalopatias).

TV em coração estruturalmente alterado

Miocardiopatia dilatada idiopática

- O principal mecanismo da taquicardia é a reentrada. A taquicardia ramo a ramo é prevalente nesta população e é passível de cura por ablação com cateter.
- Preditores de MS: fração de ejeção reduzida, sódio baixo, síncope, BRE, BAV de primeiro ou segundo graus.
- Tratamento da insuficiência cardíaca reduz mortalidade global e MS.

Miocardiopatia chagásica

- O principal mecanismo da taquicardia é a reentrada.
- **Preditores de mortalidade: classes funcionais III/IV da NYHA, cardiomegalia à radiografia de tórax, disfunção ventricular, TVNS, baixa voltagem do QRS e sexo masculino (escore de Rassi).**
- Tratamento da insuficiência cardíaca reduz mortalidade global e MS.
- Amiodarona é a droga mais eficaz para controle das arritmias ventriculares.

Miocardiopatia hipertrófica

- Autossômica dominante.
- Causa mais comum de MS em atletas < 35 anos.
- Preditores de MS: antecedente de PCR recuperada ou síncope, antecedente familiar de MS, TVNS, resposta pressórica anormal ao teste ergométrico e septo > 30 mm de espessura e novos marcadores de risco como mutações de alto risco e alta carga de fibrose na ressonância cardíaca.
- Indicações de cardiodesfibrilador implantável (CDI): pacientes com TV/FV sustentada de causa não reversível ou que apresentem um ou mais fatores de risco maiores para MS. Uma sugestão é utilizar a calculadora de risco da sociedade europeia para estratificação do risco de MS.

Cardiopatia isquêmica

- Reentrada é a causa mais comum de taquicardia nessa população (Figuras 3.9 e 3.10).
- Tratamento da isquemia e da insuficiência cardíaca reduz mortalidade global e MS.
- Observação: as indicações de CDI são detalhadas no Capítulo 8.

Arritmias Ventriculares

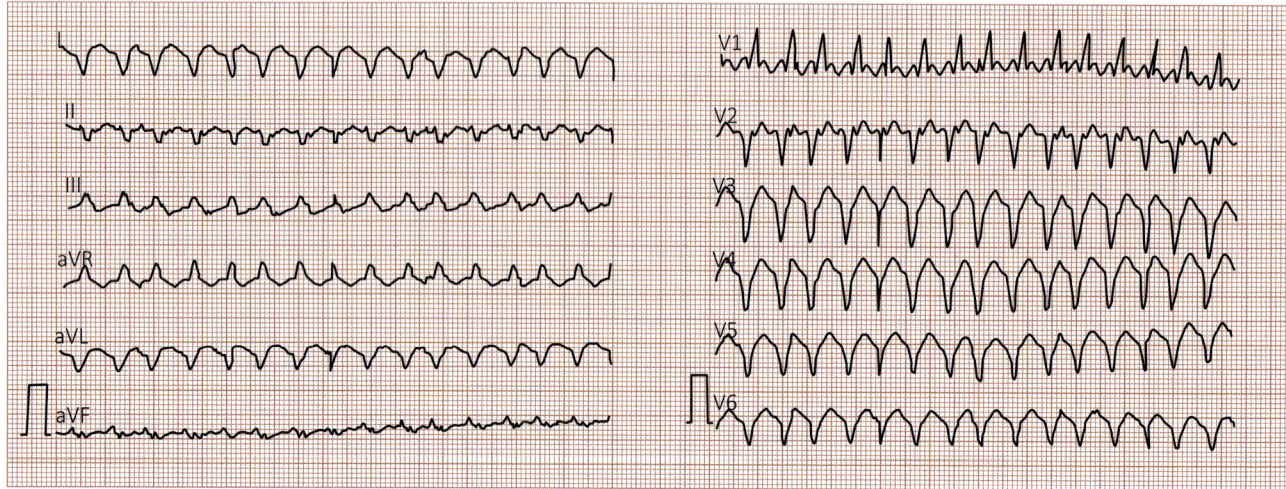

Figura 3.9. **Exemplo de TV secundária à cardiopatia isquêmica. Nota-se que o diagnóstico da arritmia ventricular pode ser rapidamente firmado pelo aspecto de onda R em aVR.**

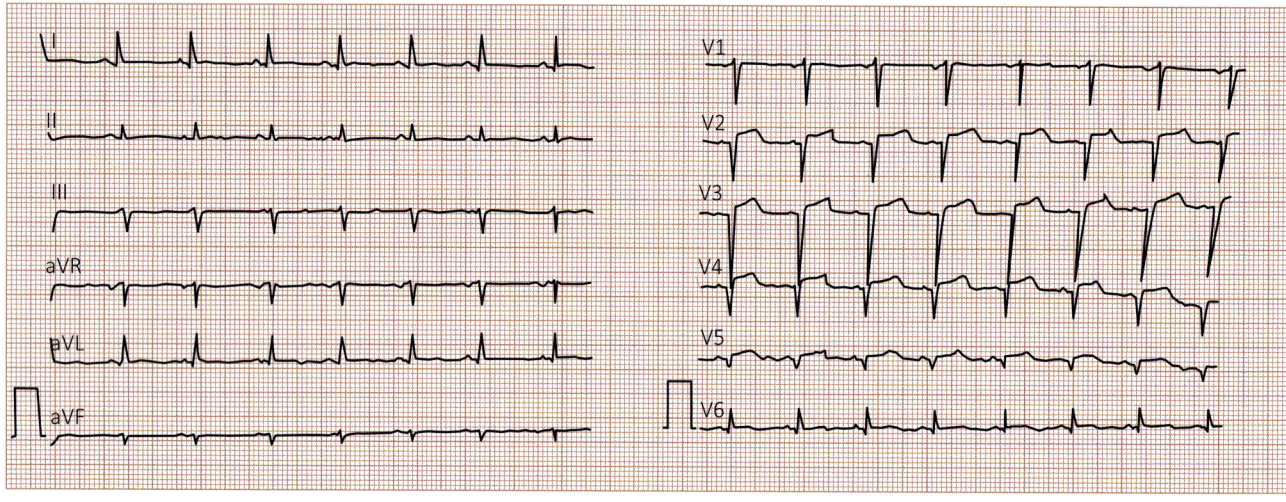

Figura 3.10. **O ECG basal do paciente acima mostra presença de grande área eletricamente inativa anterior.**

■ Leitura sugerida

- Brugada P, Brugada J, Mont L, Smeets J, Andries EW. A new approach to the differential diagnosis of a regular tachycardia with a wide QRS complex. Circulation. 1991;83:1649-59.
- Magalhães CC, Serrano Jr CV. Tratado de Cardiologia Socesp. 3ª ed. São Paulo: Manole; 2015.
- Olgin JE, Zipes DP. Specific arrhythmias: diagnosis and treatment. In: Bonow RO, Mann DL, Zipes DP, et al. Braunwald's heart disease. 10th ed. Philadelphia: Elsevier Saunders; 2015. p. 662-720.
- Rassi A Jr, Rassi A, Little WC, et al. Development and validation of a risk score for predicting death in Chagas' heart disease. N Engl J Med. 2006 Aug 24;355(8):799-808.
- Santos Neto FR. Análise de um novo critério de interpretação no diagnóstico diferencial das taquicardias de complexo QRS largo [tese]. São Paulo: Faculdade de Medicina, Universidade de São Paulo; 2015.
- Vereckei A, Duray G, Szenasi G, Altemose GT, Miller JM. Application of a new algorithm in the differential diagnosis of wide QRS complex tachycardia. Eur Heart J. 2007;28:589-600.
- Arnar DO, Mairesse GH, Boriani G, et al. Management of asymptomatic arrhythmias: a European Heart Rhythm Association (EHRA) consensus document, endorsed by the Heart Failure Association (HFA), Heart Rhythm Society (HRS), Asia Pacific Heart Rhythm Society (APHRS), Cardiac Arrhythmia Society of Southern Africa (CASSA), and Latin America Heart Rhythm Society (LAHRS) Europace. 2019 Mar 18. pii: euz046. doi: 10.1093/europace/euz046.

capítulo 4

Bradiarritmias

• Nestor Rodrigues de Oliveira Neto • Pedro Veronese • Martina Battistini Pinheiro

■ Introdução

- São arritmias que cursam com **frequência cardíaca (FC) menor que 50 bpm**.
- A causa mais comum é a esclerodegenerativa (**doença de Lev-Lenegré**), porém no nosso meio é importante descartar a doença de Chagas.
- Como diagnósticos diferenciais devem ser lembradas as bradiarritmias funcionais e as induzidas por medicamentos.

■ Disfunção do nó sinusal

- Pode cursar com bradicardia sinusal, pausa sinusal, taquicardias supraventriculares alternadas com bradicardia sinusal, escape juncional ou pausas (síndrome bradi-taqui).
- A presença dessas alterações associadas à tontura, pré-síncope ou síncope define a doença do nó sinusal.
- Mais frequente em mulheres entre 60 e 69 anos.

Indicações de marca-passo

- As bradiarritmias sinusais raramente são causas de morte por si. O sintoma de maior repercussão é a síncope, causada pela frequência cardíaca baixa.
- Nas bradiarritmias sinusais, o marca-passo objetiva a melhora dos sintomas. Portanto, deve ser indicado no caso de disfunção elétrica associada a sintomas (doença do nó sinusal).
- O implante de marca-passo provisório geralmente não é indicado nas bradiarritmias sinusais, se a perfusão é adequada. Em muitos casos pode-se manter uma conduta expectante até o implante do marca-passo definitivo, quando este é indicado.
- Nas bradiarritmias sinusais com sintomas de baixo débito (perfusão reduzida), quando este é causado pela frequência cardíaca baixa, e que não respondem à droga, o emprego do marca-passo provisório pode ser necessário. O marca-passo transcutâneo pode ser usado inicialmente, bem como drogas IV (atropina em *bolus*, ou infusão de dopamina ou adrenalina).

■ Hipersensibilidade do seio carotídeo

- Presença de síncope ou pré-síncope consequente à resposta reflexa exacerbada à estimulação do seio carotídeo.
- Costuma se manifestar quando ocorrem movimentos bruscos da cabeça ou ao se barbear ou ao colocar gravata.
- A resposta pode ser cardioinibitória, vasodepressora ou mista (*vide* Capítulo de *Tilt Test*).

Indicações de marca-passo

- Ver Capítulo 5 (Marca-passo definitivo).

■ Bloqueio atrioventricular de primeiro grau

- Intervalo PR > 0,2 segundo; toda P é seguida de QRS.
- Na maioria dos casos o bloqueio é nodal (75%).

Indicações de marca-passo

- Ver Capítulo 5 (Marca-passo definitivo).

■ Bloqueio AV de segundo grau

- Presença de ondas P bloqueadas.
- Tipo I ou Mobitz I ou Wenckebach: aumento progressivo do intervalo PR, com PR cada vez mais longo até ocorrer P bloqueada. Na maioria das vezes o bloqueio é nodal.
- Tipo II ou Mobitz II: bloqueios súbitos da onda P, sem aumento gradativo do intervalo PR. Localizado geralmente no feixe de His ou infra-hissiano e, portanto, mais grave.
- O bloqueio 2:1 é um bloqueio de segundo grau no qual, para cada duas ondas P, uma conduz e a outra é bloqueada.

- O bloqueio avançado caracteriza-se por duas ou mais ondas P bloqueadas de forma consecutiva (ver Tabela 4.1).

Indicações de marca-passo
- Ver Capítulo 5 (Marca-passo definitivo).

Bloqueio AV de terceiro grau
- Dissociação entre a onda P e o QRS.
- Pode ser agudo ou crônico, contínuo ou intermitente, supra, intra ou infra-His.
- A frequência da onda P tem que ser maior do que a frequência do QRS.
- O local de origem do escape encontra-se abaixo do nível do bloqueio. O escape pode ser alto (nodal ou intra-His) ou baixo (infra-His ou ventricular). O escape ventricular apresenta QRS largo e baixa frequência cardíaca.
- No BAV completo o escape tipicamente apresenta RR regular. Assim, quando o ritmo é irregular é improvável o diagnóstico de BAV completo: avaliar se não se trata de bloqueio AV de 2º grau, por exemplo.
- BAV completo na fase aguda do infarto é mais frequente no IAM inferior do que no infarto anterior: cerca de 80% dos casos de BAV no IAM com supra de ST ocorrem na localização inferior (ver Figura 4.1 e Tabela 4.1). **O BAV completo na vigência do infarto agudo é considerado um preditor independente de maior mortalidade hospitalar.** A incidência de BAV avançado associado a infarto diminuiu na era da terapia de reperfusão.

Indicações de marca-passo
- Ver Capítulo 5 (Marca-passo definitivo).

Bloqueios fasciculares
- Condução anormal do impulso cardíaco abaixo do nó AV pelo ramo direito e/ou em um ou ambos os fascículos do ramo esquerdo.
- Prognóstico pior na presença de cardiopatia com sintoma de baixo fluxo cerebral.

Indicações de marca-passo
- Ver Capítulo 5 (Marca-passo definitivo).

Observações
- Sempre excluir causas reversíveis antes de indicar marca-passo definitivo, como drogas (betabloqueador, digoxina, bloqueador de canal de cálcio), nos primeiros 7 dias após cirurgia cardíaca, síndrome coronariana aguda, doença de Lyme em pacientes com epidemiologia e, principalmente, distúrbio hidroeletrolítico (p. ex., hipo e hipercalemia).

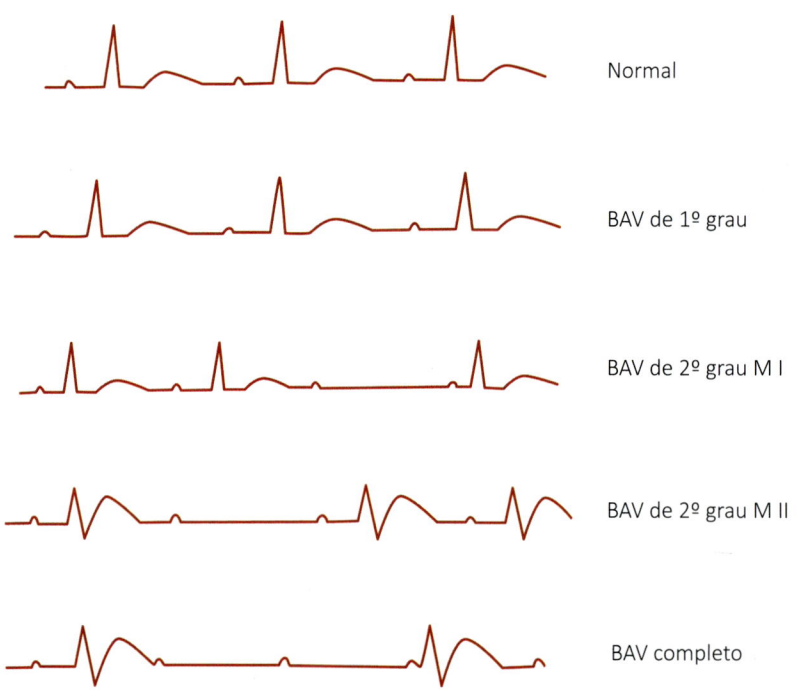

Figura 4.1. Representação da relação entre a onda P e o QRS normal nos bloqueios atrioventriculares.

Tabela 4.1. Aspectos clínicos dos bloqueios atrioventriculares (2º/3º graus)

BAV congênito	• Pode ser isolado ou associado a cardiopatia congênita • A forma isolada é mais comum, deve-se à passagem de anticorpos (anti-Ro e anti-La) da mãe, geralmente assintomática, que apresenta lúpus eritematoso sistêmico ou doença de Sjögren
Esclerose degenerativa idiopática e calcificação do sistema de condução e valvas (doença de Lev-Lenegre)	• Mais comum nos idosos • Geralmente de causa irreversível • Esclerose idiopática do sistema de condução: principal causa de implante de marca-passo definitivo • Estenose aórtica calcificada e calcificação mitral: associação com BAV
Cardiopatia chagásica crônica	• Epidemiologia positiva para Chagas • BAV de 2º grau ou BAV completo com QRS largo
Associado a IAM inferior	• Infarto inferior: lesão proximal da coronária direita (CD) na maioria dos casos • Associação com infarto do ventrículo direito • Escape com QRS estreito pela localização nodal • Tende a reverter em horas ou dias
Associado a IAM anterior	• Associado a infarto anterior extenso, evolução com IVE e choque • Apresenta alta mortalidade • Pode ser precedido por bloqueios de ramos e fasciculares
Efeitos de Drogas	• Exemplos: betabloqueadores, verapamil e diltiazem, antiarrítmicos (amiodarona, sotalol, propafenona), digital • Outras drogas (causa rara): clonidina, cloroquina, antidepressivos, inibidores de *checkpoint* (medicamentos usados no tratamento de neoplasias), etc. • O risco de BAV 2º/3º graus é maior no paciente com comprometimento do sistema de condução e quando se associam drogas (p. ex., digoxina e amiodarona)
No curso de miocardite, endocardite infecciosa	• Miocardite diftérica e de outras etiologias (geralmente nas formas graves) • Doença reumática (cardite) • Endocardite infecciosa da valva aórtica, pela proximidade com o sistema de condução: sugere extensão perivalvar e abscesso do anel valvar
Vagotonia	• Mais comum nos atletas, durante o sono ou estímulos vagais

(continua)

(continuação)

Pós-cirurgia cardíaca	• Causado por edema, processo inflamatório ou lesão do sistema de condução • Pode ser reversível (mais comum) ou permanente
Após outros procedimentos	• Ablação por radiofrequência (incomum) e alcoolização do septo • Pós-implante transcateter da valva aórtica (TAVI)
Outras	• Hipercalemia, hipotireoidismo, cardiomiopatias infiltrativas e neoplasias, (amiloidose, sarcoidose, tumor, linfoma, mieloma múltiplo), doenças sistêmicas (artrite reumatoide, espondilite anquilosante, doença de Reiter, esclerodermia), distrofia muscular de Becker e miotônica de Steinert, etc.

O bloqueio AV avançado não tratado pode ser uma causa de morte cardíaca, seja a morte súbita causada por assistolia prolongada, taquiarritmias ventriculares deflagradas pela bradicardia ou secundária ao baixo débito e insuficiência cardíaca (Figura 4.2).

Tratamento na emergência

Bradiarritmias estáveis

- Não há necessidade de tratamento imediato para elevação da FC.
- Manter o paciente monitorado e avaliar eletrocardiograma (ECG).
- Em caso de BAV avançado, considerar passagem de marca-passo transvenoso.

Bradiarritmias instáveis

Medidas gerais

- Monitoração eletrocardiográfica contínua.
- Acesso venoso periférico.
- Prover O_2 suplementar se saturação < 90%.

Atropina

- Dose inicial de 0,5 a 1 mg, IV, a cada 3 a 5 minutos.
- Dose máxima de 0,03 a 0,04 mg/kg.
- Meia-vida curta.
- BAV avançados podem não responder. BAV com QRS largo (escape ventricular) geralmente não responde à atropina.
- Permite ganhar tempo enquanto outras medidas são preparadas.

Marca-passo provisório transcutâneo

- *Vide* Capítulo de Marca-passo provisório.

Bradiarritmias

Dopamina
• Dose inicial sugerida de 5 a 20 μg/kg/min em infusão contínua (algumas referências como o *Up to Date* colocam 2 μg/kg/min como dose inicial). Entretanto, esta dose normalmente interfere pouco na frequência cardíaca, uma vez que o efeito beta se torna mais evidente apenas com doses a partir de 5 μg/kg/min. • Contraindicações: feocromocitoma e taquiarritmias. Não deve ser infundida com substâncias alcalinas. • Dica: A ampola de dopamina tem 50 mg/10 mL, diluir 5 ampolas em 200 mL de SG a 5% ou SF a 0,9%. A concentração ficará 1 mg/mL.

Marca-passo provisório transvenoso
• *Vide* Capítulo de Marca-passo provisório.

- Nas bradiarritmias com sintomas causados pela frequência cardíaca baixa (hipotensão, hipoperfusão, angina, congestão pulmonar), o emprego do marca-passo provisório pode ser necessário. O marca-passo transcutâneo pode ser usado inicialmente, pela possibilidade de estimular o coração sem retardo.
- As seguintes drogas podem ser usadas em casos selecionados, ou quando não for possível o emprego do marca-passo provisório: atropina (0,5 mg IV, repetir 3 a 5 min até máximo de 3 mg), dopamina IV (5 a 20 μg/kg/min) ou adrenalina (2 a 10 μg/min).
- O implante do marca-passo provisório ou temporário está geralmente indicado nas bradiarritmias sintomáticas, com repercussão hemodinâmica e/ou com risco de evoluir para ritmos instáveis ou assistolia. As complicações do marca-passo transvenoso são relativamente comuns e em algumas vezes sérias. Assim, a relação risco-benefício do procedimento deve ser bem avaliada em cada caso, sobretudo se não se dispõe de condições adequadas e experiência.
- Após essas medidas iniciais, procurar a causa da bradiarritmia e avaliar indicação de marca-passo definitivo (Tabela 4.2).

Tabela 4.2. Indicações principais do marca-passo definitivo

- Doença do nó sinusal: disfunção do nó sinusal (bradicardia sinusal, bloqueio sinoatrial, pausas), irreversível, espontânea ou induzida por fármacos de uso essencial, associada a sintomas (tonturas, pré-síncope, síncope), devida à bradicardia.
- Síncope recorrente associada a hipersensibilidade do seio carotídeo.
- O bloqueio atrioventricular (BAV) de 2º grau sintomático, com sintomas relacionados a frequência cardíaca baixa.
- BAV adquirido e de causa não reversível, de 3º grau ou de 2º grau tipo II, independente de sintomas, ou seja, sintomáticos ou não.
- BAV de 3º grau congênito, quando apresenta sintomas (dispneia, síncope), dilatação cardíaca, QT longo e arritmias ventriculares, ou com escape com QRS largo ou com frequência cardíaca inadequada.
- Síncope associada a bloqueio bifascicular e EEF alterado: intervalo HV ≥ 70 ms ou BAV de 2º ou 3º grau durante estimulação atrial ou teste farmacológico.
- Bloqueio de ramo alternante.
- BAV de alto grau ou completo que persiste por 7 dias ou mais após cirurgia cardíaca ou TAVI. Em caso de BAV completo persistente por mais de 48 h, com escape de baixa frequência e resolução improvável, o implante de marca-passo definitivo pode ser considerado em menos de 7 dias.

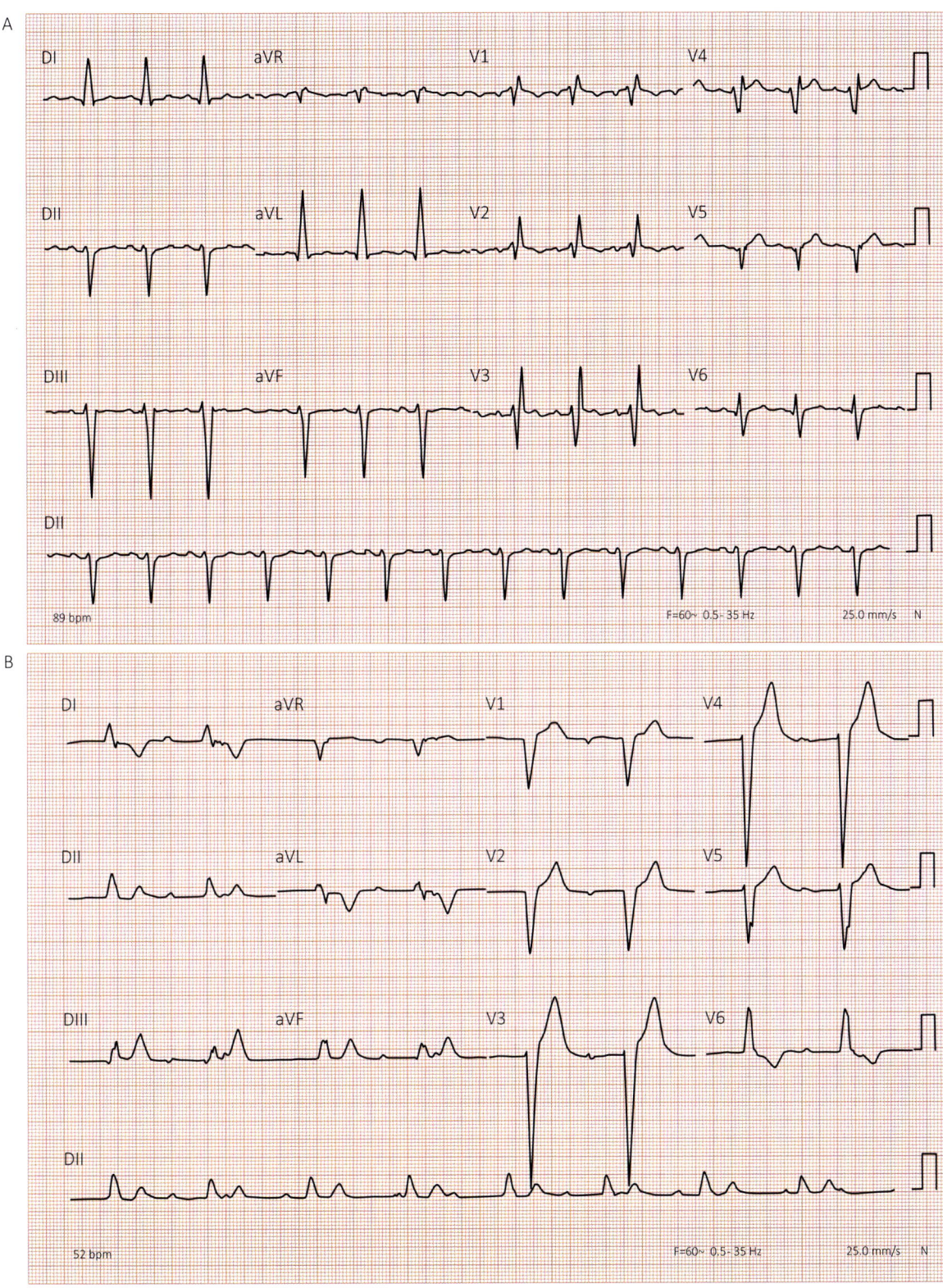

Figura 4.2. ECG de homem de 35 anos que persistiu com BAV completo intermitente após cirurgia de Bentall-De Bono. No período pós-operatório apresentava alternância entre ritmo sinusal com bloqueio de ramo direito associado a bloqueio divisional anterossuperior esquerdo (A) e bloqueio atrioventricular completo com QRS largo (B), sendo mantido sob estimulação provisória por meio dos eletrodos epimiocárdicos implantados durante a cirurgia até o implante do marca-passo definitivo.

capítulo 4

Leitura sugerida

- Aguiar Rosa S, Timóteo AT, Ferreira L, Carvalho R, Oliveira M, Cunha P, et al. Complete atrioventricular block in acute coronary syndrome: prevalence, characterisation and implication on outcome. Eur Heart J Acute Cardiovasc Care. 2018 Apr;7(3):218-223.
- Alnsasra H, Ben-Avraham B, Gottlieb S, Ben-Avraham M, Kronowski R, Iakobishvili Z, et al. High-grade atrioventricular block in patients with acute myocardial infarction. Insights from a contemporary multi-center survey. J Electrocardiol. 2018 Mar 7. pii: S0022-0736(18)30158-4.
- Brignole M, Auricchio A, Baron-Esquivias G, et al.; European Society of Cardiology (ESC); European Heart Rhythm Association (EHRA). 2013 ESC Guidelines on cardiac pacing and cardiac resynchronization therapy. Europace. 2013;15(8):1070-118.
- Epstein AE, DiMarco JP, Ellenbogen KA, et al. AAC/ Focused Update Incorporated Into the ACCF/AHA/HRS 2008 Guidelines for Device-Based Therapy of Cardiac Rhythm Abnormalities; A Report of the American College of Cardiology Foundation/American Heart Association Task Force on Practice Guidelines and the Heart Rhythm Society. JACC. 2013;61:e6-75.
- Martinelli Filho M, Zimerman LI, Lorga AM, et al. Guidelines for implantable electronic cardiac devices of the Brazilian Society of Cardiology. Arq Bras Cardiol. 2007;89 (6):e210-e238.
- Oliveira Neto NR. Bradiarritmias. In: Manual de Eletrocardiografia Cardiopapers. Santos ECL, Figuinha FCR, Mastrocola F, eds. 1ª ed. Rio de Janeiro: Atheneu; 2017. p. 325-37.

capítulo 5

Marca-passo Definitivo

• Marco Túlio Hercos Juliano

■ Introdução

- Milhares de dispositivos cardíacos eletrônicos implantáveis, incluindo marca-passos, ressincronizadores e desfibriladores são implantados em todo o mundo. Melhoram a qualidade de vida, diminuem a mortalidade em situações especiais e oferecem suporte ao tratamento de várias cardiopatias.
- Marca-passos são geradores de pulsos acoplados a um sofisticado contador de tempos, que se comunicam com o coração através de eletrodos (Figura 5.1).
- São usados no tratamento de bradiarritmias, na prevenção de algumas formas especiais de taquiarritmia e no tratamento da insuficiência cardíaca.
- Podem ser unicamerais, quando somente um eletrodo comunica o gerador de pulsos com o coração (marca-passo atrial ou ventricular); bicamerais, quando dois eletrodos são utilizados para sentir e estimular geralmente átrio direito e ventrículo direito, sincronizando-os; e finalmente multicamerais ou multissítios, quando três eletrodos são utilizados (um atrial, um ventricular direito e outro ventricular esquerdo). Estes últimos são conhecidos como ressincronizadores e são usados no tratamento da insuficiência cardíaca com fração de ejeção reduzida.
- Atualmente existem marca-passos sem eletrodos, em que o gerador de pulsos miniaturizado é inserido no ventrículo direito por via percutânea.
- Usando uma simples radiografia de tórax podemos saber qual dispositivo o paciente tem (marca-passo, ressincronizador ou cardiodesfibrilador – ver Figura 5.2).
- As indicações para o implante de cardiodesfibriladores serão abordadas no Capítulo 8.

■ Princípios da avaliação clínica pré-implante

- Para indicar o implante de um marca-passo, levar em consideração três fatores:
  - associação entre os sintomas relatados pelo paciente, se presentes, e a bradiarritmia em questão;
  - localização do distúrbio de condução;
  - presença ou ausência de causas reversíveis para o distúrbio do ritmo.
- Nos pacientes sintomáticos, estabelecer correlação entre os sintomas relatados e as arritmias apresentadas é imprescindível. História clínica detalhada e documentação da arritmia são pontos cruciais.

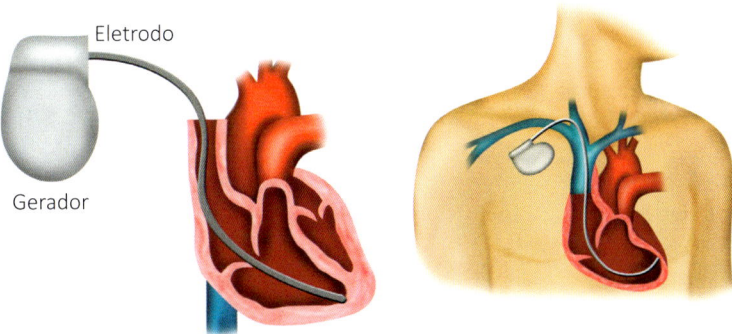

Figura 5.1. O marca-passo e seus componentes: gerador de pulsos e eletrodo.

Marca-passo Definitivo

MARCA-PASSO	CARDIODESFIBRILADOR	RESSINCRONIZADOR
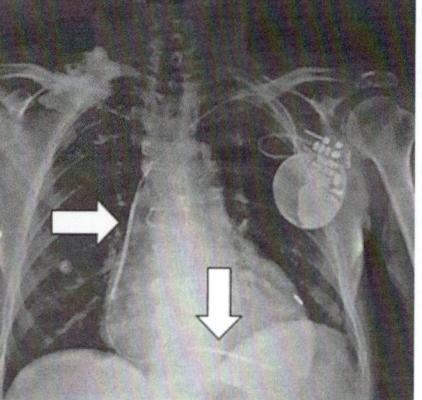	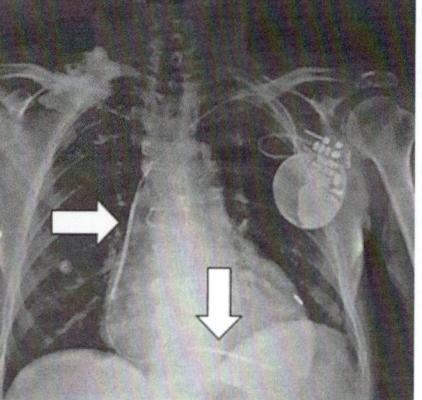	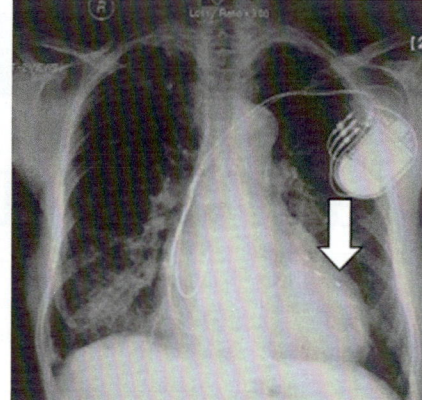
Note que os eletrodos têm a mesma opacidade em toda sua extensão	O eletrodo de choque do CDI (do ventrículo direito) tem um ou dois trechos com opacidade diferente, conhecidos como molas ou *coils* (setas brancas), de onde chegam ou partem os choques disparados pelo aparelho.	O ressincronizador pode ser um marca-passo ou cardiodesfibrilador com capacidade adicional de estimular o ventrículo esquerdo (VE). Note o eletrodo adicional do VE, nesse caso inserido pelo selo coronário.

Figura 5.2. Reconhecendo os dispositivos cardíacos eletrônicos implantáveis pela radiografia de tórax.

- Os sintomas mais comuns das bradiarritmias são tontura, dispneia, síncope e intolerância aos esforços.
- Determinar a localização do distúrbio de condução é importante para avaliar o risco que a arritmia oferece ao paciente. A determinação da localização do distúrbio pode ser invasiva pelo estudo eletrofisiológico invasivo (EEF) ou por probabilidade clínica/eletrocardiográfica (Tabela 5.1).
- **Anormalidades de condução dentro ou acima do nó atrioventricular (AV) são mais estáveis e em geral oferecem menor risco. Doenças do sistema His-Purkinje costumam ter pior prognóstico, pois produzem bradicardias e bloqueios mais graves, com maior probabilidade de síncope e morte súbita.**
- Presença de cardiopatia estrutural e idade avançada aumentam probabilidade de doença do His-Purkinje.
- Buscar causas reversíveis das arritmias, como distúrbios hidroeletrolíticos, uso de medicações depressoras do ritmo cardíaco, isquemia miocárdica, hipóxia, vagotonia induzida pelo treinamento físico, inflamação ou infecção miocárdica.

Tabela 5.1. Localizando o distúrbio de condução pelo eletrocardiograma

Dentro do nó AV	• BAV de primeiro grau com aumento significativo do PR • BAV de segundo grau tipo I (Wenckebach) • QRS estreito
Abaixo do nó AV (sistema His-Purkinje)	• Intervalo PR normal ou pouco aumentado • BAV de segundo grau tipo II (Mobitz II) • BAV de terceiro grau, principalmente se QRS largo

- Nas bradiarritmias secundárias ao uso de medicação depressora do ritmo, deve-se reavaliar a indicação do fármaco e a possibilidade de troca ou suspensão do mesmo.
- Quando o paciente tiver uma bradicardia sintomática secundária à medicação depressora do ritmo e essa for imprescindível, deve-se indicar o implante do marca-passo definitivo. Do mesmo modo, quando o paciente tiver uma bradiarritmia assintomática, mas com expectativa de piora após introdução de medicação antiarrítmica necessária, deve-se avaliar o implante de marca-passo definitivo. Chamamos isso de marca-passo para suporte terapêutico. Recomenda-se sempre que possível a avaliação de especialista para garantir que não há alternativa razoável à medicação em questão e ao implante do dispositivo. Exemplo: Paciente com bradicardia sinusal de 40 bpm, sem sinais de tontura ou dispneia, mas com muita palpitação relacionada a extrassístoles. Pode-se implantar um marca-passo para tratá-lo com antiarrítmico ou fazer tratamento não medicamentoso das extrassístoles – ablação por radiofrequência – e poupá-lo do marca-passo.
- O sucesso do implante do marca-passo requer:
    - seleção adequada do paciente (indicação precisa);
    - procedimento cirúrgico feito em ambiente preparado para tal e por profissional habilitado, minimizando complicações periprocedimento (implante seguro e bem executado);
    - acompanhamento adequado por especialista (*follow-up* e programação do dispositivo).
- Entre os cuidados periprocedimento mais importantes destaca-se a profilaxia antibiótica. **A infusão de antibiótico cerca de 1 h antes da incisão da pele diminui**

a incidência de infecção relacionada aos dispositivos cardíacos eletrônicos implantáveis. O antibiótico escolhido deve ter espectro de ação contra germes habitualmente causadores desse tipo de infecção, principalmente *Staphyloccocus*. Em nosso meio, os antibióticos mais utilizados são as cefalosporinas de primeira geração. Protocolos institucionais devem ser construídos com apoio das Comissões de Controle de Infecção Hospitalar. Sugestão: cefazolina 1 a 2 g endovenoso 1 h antes da incisão de pele.

Indicações

Doença do nó sinusal (DNS)

- Principal indicação de implante de marca-passo definitivo nos Estados Unidos (Tabela 5.2).
- Pode ser primária ou secundária. **No Brasil, a principal causa secundária é a doença de Chagas.**
- Disfunção do nó sinusal compreende uma gama de manifestações eletrocardiográficas: bradicardia sinusal, bloqueios sinoatriais, pausas sinusais, parada sinusal, ritmos de suplência variados, incompetência cronotrópica, alternância de ritmos bradicárdicos com episódios de taquiarritmias supraventriculares (síndrome bradi-taqui). Quando essas manifestações se acompanham de sintomas relacionados às mesmas, configura-se a doença do nó sinusal (DNS).
- É essencial lançar mão de toda ferramenta diagnóstica disponível (teste ergométrico, Holter, monitor de eventos) para tentar estabelecer correlação entre os sintomas e as manifestações eletrocardiográficas apresentadas.
- Quando não há causa removível, o único tratamento para a DNS é o implante de marca-passo.
- O implante de marca-passo melhora a qualidade de vida, mas não diminui a mortalidade na DNS.
- Os modos de estimulação atrial (AAI) ou atrioventricular sequencial (DDD), com ou sem sensores de variação de frequência cardíaca (FC) diminuem a incidência de fibrilação atrial (FA) e acidente vascular cerebral (AVC) (Figura 5.3).

Tabela 5.2. Indicações de marca-passo definitivo na DNS e seus graus de recomendação

Classe I	• Manifestações documentadas de síncopes, pré-síncopes ou tonturas, espontâneas, irreversíveis ou relacionadas a fármacos necessários e insubstituíveis. • Sintomas de IC relacionados à bradicardia. • Incompetência cronotrópica sintomática
Classe IIa	• Manifestações não documentadas de síncopes, pré-síncopes ou tonturas, espontâneas, irreversíveis ou relacionadas a fármacos necessários e insubstituíveis. • Síncope sem causa aparente associada a DNS documentada ao estudo eletrofisiológico (EEF)
Classe IIb	• IC, angina ou taquiarritmia desencadeadas ou agravadas por bradicardia sinusal. • FC crônica < 40 bpm em pacientes oligossintomáticos
Classe III	• Disfunção do nó sinusal (pacientes assintomáticos). • DNS secundária à medicação não necessária ou substituível

Adaptado de Martinelli et al., 2007.

Bloqueios atrioventriculares (BAV)

- Podem ser classificados pelo ECG como de *primeiro, segundo e terceiro graus*; etiologicamente como *congênitos* ou *adquiridos*; eletrofisiologicamente em *supra-hissianos, hissianos* ou *infra-hissianos*; ou anatomicamente em *nodais* ou *infranodais*, conforme o nível do bloqueio.
- A indicação de implante de marca-passo definitivo nos BAV baseia-se nos mesmos princípios anteriormente citados para as bradiarritmias em geral; ausência de causas removíveis, presença de sintomas e/ou de preditores de mau prognóstico (cardiopatia estrutural, QRS largo, nível do bloqueio intra ou infra-hissiano, arritmia ventricular expressiva, QT longo) (Tabela 5.3).
- **O comportamento do bloqueio (se permanente ou intermitente) não muda a indicação do dispositivo.**
- **O nível do BAV e do respectivo ritmo de suplência representa informação prognóstica mais importante que o valor absoluto da frequência de escape.**
- Os BAV induzidos pelo esforço, quando não associados à isquemia miocárdica, têm mau prognóstico. Geralmente denotam doença do sistema His-Purkinje e merecem ponderação especial quanto ao implante de marca-passo definitivo.

BAV de primeiro grau

– Em geral é nodal, apresentando comportamento benigno na maioria das vezes. Porém, quando o prolongamento do PR é expressivo (> 300 ms) pode produzir sintomas pela perda de sincronia entre as contrações atrial e ventricular, semelhantemente ao que ocorre na síndrome do marca-passo.

Bloqueio AV de segundo grau

– *Tipo I (Mobitz I ou Wenckebach)*. Quase sempre é nodal.
– *Tipo II (Mobitz II)*. Frequentemente é infranodal, principalmente se o QRS for largo. Sintomas são comuns, assim como a progressão do grau de bloqueio.
– *Avançado*. Geralmente é infranodal e tem pior prognóstico que os demais bloqueios de segundo grau. BAV avançado ocorre quando há mais de uma onda P bloqueada por QRS; o QRS sempre é precedido por ondas P.

Marca-passo Definitivo

Bloqueio AV de terceiro grau

- Pode ser *congênito* ou *adquirido*.
- Caso produza sintomas e seja irreversível, intermitente ou permanente, tem indicação de marca-passo definitivo, não importando a etiologia.

Tabela 5.3. Indicações de marca-passo definitivo nos BAV e seus graus de recomendação

	BAV de primeiro grau
Classe IIa	• Irreversível, na presença de síncopes, pré-síncopes ou tonturas, de localização intra ou infra-His e com agravamento por estimulação atrial ou teste farmacológico
Classe IIb	• Sintomas produzidos pelo acoplamento AV anormal
Classe III	• Assintomático
	BAV de segundo grau
Classe I	• Irreversível ou associado à medicação necessária e insubstituível, com sintomas de IC ou baixo fluxo cerebral secundários à bradicardia • Tipo II, com QRS largo ou bloqueio infra-hissiano, assintomático, irreversível • *Flutter* atrial ou FA com períodos de baixa resposta ventricular associados a sintomas de baixo fluxo cerebral ou IC secundários à bradicardia
Classe IIa	• Avançado, assintomático, irreversível ou persistente após 15 dias de cirurgia cardíaca ou infarto agudo do miocárdio (IAM) • Tipo II, com QRS estreito, assintomático e irreversível • *Flutter* atrial ou FA, assintomático, com FC média < 40 bpm em vigília, irreversível ou associado ao uso de medicação necessária e insubstituível
Classe IIb	• Avançado, assintomático, irreversível e não relacionado à cirurgia cardíaca ou IAM. • Tipo 2:1, assintomático, associado a arritmias ventriculares que necessitem de tratamento com medicações depressoras do ritmo
Classe III	• Tipo I, assintomático, com normalização da condução AV com exercício ou atropina
	BAV de terceiro grau
	Congênito
Classe I	• Assintomático, com QRS largo, cardiomegalia progressiva ou com FC inadequada à idade
Classe IIa	• Assintomático, com QRS estreito, sem cardiomegalia, com incompetência cronotrópica, arritmia ventricular expressiva ou QT longo
Classe IIb	• Assintomático, QRS estreito, boa resposta cronotrópica, sem cardiomegalia, porém com arritmia ventricular expressiva ou QT longo

(continua)

(continuação)

Classe III	• Assintomático, com QRS estreito, boa resposta cronotrópica, sem cardiomegalia, arritmia ventricular ou QT longo
	Adquirido
Classe I	• Com sintomas de baixo fluxo cerebral ou IC relacionados à bradicardia, irreversível, não importando nível de bloqueio ou etiologia • Assintomático, secundário a IAM e persistente após 15 dias do evento • Assintomático, com QRS largo e após cirurgia cardíaca, persistente após 15 dias do procedimento • Diretrizes mais recentes sugerem esperar apenas 7 dias para decisão sobre o implante do marca-passo definitivo. • Assintomático, permanente e irreversível, com QRS largo ou localização intra/infra-His ou ritmo de escape infra-His • Assintomático, irreversível, com FC média em vigília < 40 bpm, com pausas > 3 segundos e sem resposta adequada ao exercício • Assintomático, irreversível, com assistolia > 3 segundos em vigília • Assintomático, irreversível, com cardiomegalia progressiva • Assintomático, de etiologia chagásica ou degenerativa • Irreversível, permanente ou não, após ablação da junção AV
Classe IIa	• Assintomático, após cirurgia cardíaca, persistente após 15 dias, com QRS estreito ou ritmo de escape nodal e boa resposta cronotrópica • Após cirurgia cardíaca, sem perspectiva de resolução antes de 15 dias • Diretrizes mais recentes sugerem esperar apenas 7 dias para decisão sobre o implante do marca-passo definitivo
Classe III	• Secundário a medicação desnecessária ou substituível, processo inflamatório agudo, cirurgia cardíaca ou outra causa transitória

Adaptado de: Martinelli et al., 2007.

Bloqueios intraventriculares (BIV)

- Os bloqueios intraventriculares (dentro do sistema His-Purkinje) se manifestam como bloqueios de ramo ou fascículo.
- Bloqueios de ramo isolados ou em associação apresentam incidência aumentada com a idade. Prevalência pode chegar a 17% na população acima dos 80 anos de idade.
- São importantes marcadores de doença cardíaca estrutural, principalmente doença isquêmica. A progressão para bloqueio atrioventricular total (BAVT) costuma ser lenta (0,6 a 0,8% ao ano).
- Síncope pode aumentar a taxa de progressão para BAVT para 5 a 11% ao ano.
- Pacientes com BIV e síncope em geral devem ser estratificados com EEF ou monitor de eventos; têm substrato

para desenvolvimento tanto de bradiarritmias como taquiarritmias; a escolha do dispositivo eletrônico muda conforme a causa da síncope (Tabela 5.4).

Tabela 5.4. Indicações de marca-passo definitivo no BIV e seus graus de recomendação

Classe I	Bloqueio de ramo bilateral alternante documentado com síncopes, pré-síncopes ou tonturas de repetição
Classe IIa	Em pacientes sintomáticos com achado de intervalo HV > 70 ms espontâneo ou bloqueio intra ou infra-hissiano induzido por estimulação atrial ou teste farmacológico durante EEF Intervalo HV > 100 ms espontâneo em pacientes assintomáticos Bloqueios de ramo ou bifasciculares, com BAV de primeiro grau ou não em pacientes com síncopes sem documentação de BAVT após serem descartadas outras causas
Classe IIb	Bloqueio de ramo bilateral assintomático
Classe III	Pacientes assintomáticos com bloqueios de ramo ou bifasciculares associados a BAV de primeiro grau, de qualquer etiologia

Adaptado de Martinelli et al., 2007.

Síndromes neuromediadas (SNM)

SNM = Conjunto de sinais e sintomas desencadeados por gatilhos variados (ortostase prolongada, dor, medo, jejum, micção, evacuação), mas com fisiologia semelhante, com resposta autonômica reflexa de hiperativação parassimpática e inibição simpática em proporções variadas.

- As formas mais comuns de SNM são a *síncope neurocardiogênica (vasovagal)*, a *síndrome do seio carotídeo (SCC)* e as *síncopes situacionais*.
- O *tilt-table test*, ou teste de inclinação, que pode incluir a manobra de massagem do seio carotídeo (MSC), pode reproduzir sintomas e classificar as respostas reflexas em *cardioinibitórias* (aumento do tônus parassimpático com queda expressiva da resposta sinusal, prolongamento da condução AV, BAV avançado ou assistolia), *vasodepressoras* (inibição do tônus simpático com hipotensão sem alteração significativa da FC) ou *mistas* (associação dos dois componentes).
- A *síndrome do seio carotídeo* caracteriza-se por sintomas (síncope ou pré-síncope) produzidos por resposta reflexa exacerbada à compressão do seio carotídeo. Quando a **manobra de compressão do seio é positiva (pausas > 3 s ou queda da PA > 50 mmHg)**, mas os sintomas não são reproduzidos, trata-se de *hipersensibilidade do seio carotídeo* (HSC).
- Marca-passo pode diminuir a recorrência de síncope em determinados pacientes com SSC forma cardioinibitória e síncope vasovagal forma cardioinibitória.

- Os pilares do tratamento da *síncope neurocardiogênica* ou *vasovagal* são as medidas gerais de aconselhamento sobre os fatores predisponentes, orientações dietéticas (ingerir mais líquidos, evitar jejum prolongado) e manobras de contrapressão física. Medicações (fludrocortisona, betabloqueador, midodrina, inibidores de recaptação de serotonina) são reservadas para as formas recorrentes não responsivas às medidas anteriormente citadas.
- Os pacientes com síncope vasovagal cardioinibitória que mais se beneficiam do implante de marca-passo são aqueles com mais de 40 anos de idade com síncopes recorrentes, com pouco ou nenhum pródromo com pausa documentada ≥ 3 segundos durante a síncope ou com pausas assintomáticas ≥ 6 segundos (Tabela 5.5).

Tabela 5.5. Indicações de marca-passo definitivo nas síndromes neuromediadas e na síndrome do seio carotídeo e seus graus de recomendação

Síndromes neuromediadas	
Classe IIa	Síncope associada a importante componente cardioinibitório, de preferência espontânea, refratária a tratamento com medidas gerais e farmacológicas
Síndrome do seio carotídeo	
Classe I	Síncope recorrente em situações cotidianas envolvendo a estimulação do seio carotídeo com assistolia documentada > 3 s na ausência de medicações depressoras do ritmo cardíaco
Classe IIa	Síncope recorrente em situações cotidianas envolvendo a estimulação do seio carotídeo com assistolia > 3 s não documentada Síncope recorrente reproduzida por MSC
Classe IIb	Síncope recorrente de etiologia indefinida na presença de resposta cardioinibitória à MSC sem reprodução de sintomas
Classe III	Resposta cardioinibitória à MSC em pacientes sem sintomas de baixo fluxo cerebral Resposta vasodepressora exclusiva à MSC

Adaptado de Martinelli et al., 2007.

Situações especiais (cardiomiopatia hipertrófica obstrutiva e síndrome do QT longo congênito)

Cardiomiopatia hipertrófica obstrutiva (CMHO)

– Doença geneticamente transmitida, caracterizada por hipertrofia ventricular e desarranjo miofibrilar. Hipertrofia septal assimétrica pode provocar gradiente de pressão no trato de saída do ventrículo esquerdo (VE), o que guarda relação com piora dos sintomas e é preditor de mortalidade.
– Estimulação atrioventricular sequencial com eletrodo de ventrículo direito (VD) posicionado em ponta modifica a sequência de ativação e contração ventri-

cular, causando, em última instância, diminuição do gradiente na via de saída do VE.
- Pacientes sintomáticos, refratários ao tratamento medicamentoso e não candidatos à miectomia septal cirúrgica ou ablação alcoólica percutânea do septo podem se beneficiar do implante de marca-passo definitivo quando não forem candidatos a implante de cardiodesfibrilador implantável (CDI) – classe IIb nas diretrizes brasileiras.
- Essa modalidade de estimulação apical na CMHO nos dias de hoje é praticamente reservada aos pacientes que têm indicação de CDI. Aproveita-se o aparelho para estimular o VD no paciente que o recebeu para prevenção de morte súbita cardíaca.

Síndrome do QT longo congênito

- Doença hereditária de caráter autossômico dominante (síndrome de Romano-Ward) ou recessivo (síndrome de Jervell e Lange-Nielsen – associada à surdez neural congênita).
- Considerada uma canalopatia, ou seja, doença dos canais iônicos, em que o prolongamento da repolarização ventricular predispõe a arritmia ventricular polimórfica (*torsades de pointes*) e morte súbita cardíaca.
- O marca-passo definitivo tem indicação quando o paciente apresentar bradiarritmia sintomática concomitante (DNS ou BAV), primária ou secundária ao uso de betabloqueadores (pedra angular do tratamento medicamentoso) ou taquicardia ventricular pausa-dependente quando não for candidato a implante de cardiodesfibrilador.

■ Insuficiência cardíaca congestiva e terapia de ressincronização cardíaca (TRC)

- Pacientes com IC e disfunção sistólica grave frequentemente apresentam bloqueios de ramo.
- Os bloqueios de ramo, principalmente o esquerdo nessa condição, produzem dissincronia mecânica intraventricular esquerda e interventricular que perpetuam e pioram a evolução da IC.
- A TRC ou estimulação atriobiventricular sequencial corrige ou atenua essas alterações, induzindo a melhora do remodelamento ventricular e diminuição da regurgitação mitral funcional. Pode ainda reduzir a cavidade ventricular esquerda e aumentar a fração de ejeção.
- A TRC aliada à terapia medicamentosa otimizada pode melhorar a qualidade de vida e diminuir a mortalidade em casos selecionados de IC com disfunção sistólica grave que apresentem prolongamento da condução intraventricular, principalmente BRE. Em geral, 70% dos pacientes submetidos à TRC melhoram clinicamente da ICC. A seleção criteriosa dos candidatos à TRC pode elevar a taxa de pacientes respondedores.
- Coronariopatia ou valvopatia passível de tratamento intervencionista (percutâneo ou cirúrgico) deve ser corrigida antes de se pensar em TRC.
- QRS ≥ 150 ms, principalmente se morfologia de BRE, é um forte marcador de dissincronia.
- Pacientes em ritmo sinusal respondem melhor à TRC do que pacientes em ritmo de fibrilação atrial.
- As classes funcionais que mais se beneficiam da TRC são a II, III e IV ambulatorial. Quanto menos sintomático for o paciente, mais dissincronia ele deve ter para se beneficiar da TRC.
- A maioria dos pacientes com indicação de TRC necessita também de prevenção de morte súbita com cardiodesfibrilador implantável.
- A Tabela 5.6 lista as principais indicações de TRC de acordo com as diretrizes americana e europeia, mais recentes que as da Sociedade Brasileira de Cardiologia.
- A partir de 2016 a Sociedade Europeia de Cardiologia passou a contraindicar a TRC se o QRS for < 130 ms.

Tabela 5.6. **Indicações de implante de ressincronizador e seus graus de recomendação pelas diretrizes americana e europeia**

	ACCF/AHA/HRS 2012	ESC 2016
Classe I	• IC com CF II, III ou IV ambulatorial, FE ≤ 35%, tratamento medicamentoso otimizado, em ritmo sinusal e QRS ≥ 150 ms com morfologia de BRE	• IC sintomática (CF II, III ou IV) com FE ≤ 35%, tratamento medicamentoso otimizado, em ritmo sinusal e QRS ≥ 150 ms com morfologia de BRE
		• IC sintomática com FE ≤ 35%, tratamento medicamentoso otimizado, em ritmo sinusal e QRS entre 130 e 149 ms, com morfologia de BRE
		• IC com FE < 50%, independente da CF, que necessite de marca-passo por bloqueio AV de alto grau. Inclui pacientes com FA

(continua)

(continuação)

Classe IIa	• IC com CF II, III ou IV ambulatorial, FE ≤ 35%, tratamento medicamentoso otimizado, em ritmo sinusal e QRS entre 120 e 149 ms, com morfologia de BRE	• IC sintomática com FE ≤ 35%, tratamento medicamentoso otimizado, em ritmo sinusal e QRS ≥ 150 ms sem morfologia de BRE
	• IC com CF III ou IV ambulatorial, FE ≤ 35%, tratamento medicamentoso otimizado, em ritmo sinusal, QRS ≥ 150 ms, sem morfologia de BRE	
	• IC com FE ≤ 35%, tratamento medicamentoso otimizado, em ritmo de FA permanente se: • a) necessita estimulação ventricular ou tem critério para TRC e • b) ablação do nó AV ou controle da resposta ventricular permitir 100% de estimulação ventricular	• IC CF III ou IV, FE ≤ 35%, tratamento medicamentoso otimizado, em ritmo de FA e QRS ≥ 130 ms ou se o paciente tem expectativa de reversão da FA para ritmo sinusal
	• FE ≤ 35%, mesmo sem IC, mas que necessita de marca-passo e estimativa de estimulação ventricular frequente (> 40% do tempo)	
Classe IIb	• IC com CF I, etiologia isquêmica, FE ≤ 30%, tratamento medicamentoso otimizado, em ritmo sinusal e QRS ≥ 150 ms com morfologia de BRE	• IC sintomática com FE ≤ 35%, tratamento medicamentoso otimizado, em ritmo sinusal e QRS entre 130 e 149 ms sem morfologia de BRE
	• IC com CF III ou IV ambulatorial, FE ≤ 35%, tratamento medicamentoso otimizado, em ritmo sinusal e QRS entre 120 e 149 ms, sem morfologia de BRE	• IC com FE < 50% que receberam marca-passo ou CDI e na sequência desenvolveram piora da IC e têm alta porcentagem de estimulação ventricular
	• IC com CF II, FE ≤ 35%, tratamento medicamentoso otimizado, em ritmo sinusal e QRS ≥ 150 ms, sem morfologia de BRE	
Classe III	• IC com CF I ou II e morfologia diferente de BRE e QRS < 150 ms • Pacientes com expectativa de vida < 1 ano	• Pacientes com QRS < 130 ms

Adaptado de Epstein et al., 2013 e Ponikowski P et al., 2016.

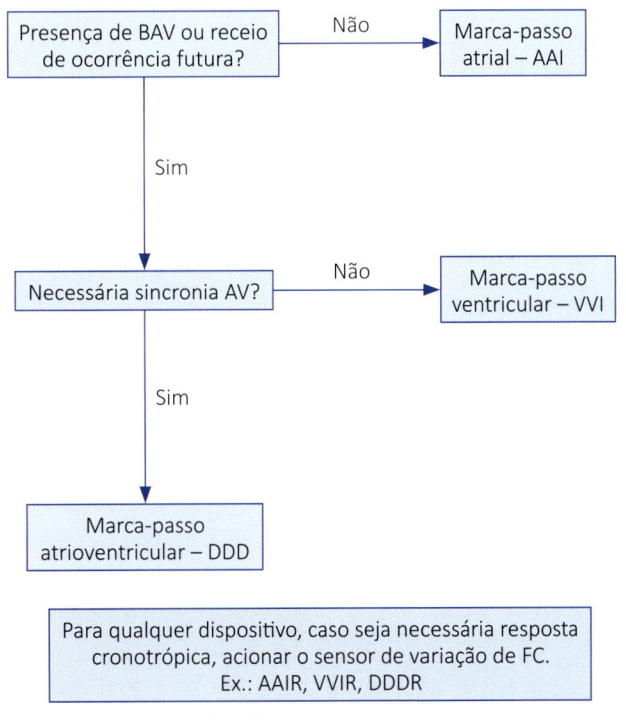

Adaptado de Epstein et al., 2008.

Figura 5.3. Escolha do dispositivo na DNS.

Marca-passo Definitivo

■ Escolha do dispositivo cardíaco eletrônico implantável

- Os diagramas apresentados servem como guia nas situações mais prevalentes em estimulação cardíaca artificial; a DNS e os bloqueios AV. Entretanto, eles não substituem a consulta a um especialista na área (Figuras 5.3 e 5.4).
- Em linhas gerais, pacientes muito idosos e/ou limitados fisicamente necessitam menos de resposta cronotrópica. Podem se beneficiar de sistemas de câmara única, prescindindo até do sensor de variação de FC.
- Pacientes com fibrilação ou *flutter* atrial permanentes não necessitam do eletrodo atrial.
- A presença de cardiopatia estrutural sugere a necessidade de manter a sincronia atrioventricular (melhor usar o aparelho dupla câmara).
- Em pacientes com disfunção ventricular esquerda devemos evitar ao máximo a estimulação ventricular direita convencional. A estimulação artificial do VD cria um padrão eletrocardiográfico de bloqueio de ramo esquerdo. O VE é ativado tardiamente a partir da estimulação proveniente do VD. Esse atraso eletromecânico ou dissincronia entre os ventrículos direito e esquerdo e entre as paredes lateral e septal do VE pode aumentar o gradiente de pressão entre as duas câmaras, causar dilatação ventricular e queda da fração de ejeção (síndrome do QRS largo). Portanto, em pacientes com disfunção ventricular esquerda e indicação de marca-passo, quando a estimulação do VD for antecipadamente elevada (p. ex., bloqueios atrioventriculares avançados) indicar um ressincronizador para proteger dos efeitos deletérios da estimulação convencional, mesmo que o paciente não tenha outros critérios clássicos para a ressincronização.

■ Nomenclatura para descrição do modo de estimulação

- Os modos de estimulação são descritos por uma série de três a cinco letras em sequência, com significados para cada uma delas.
- A quarta letra refere-se à presença do sensor de variação ou modulação de frequência. Ele transforma informações do paciente (movimentação, aceleração, respiração,

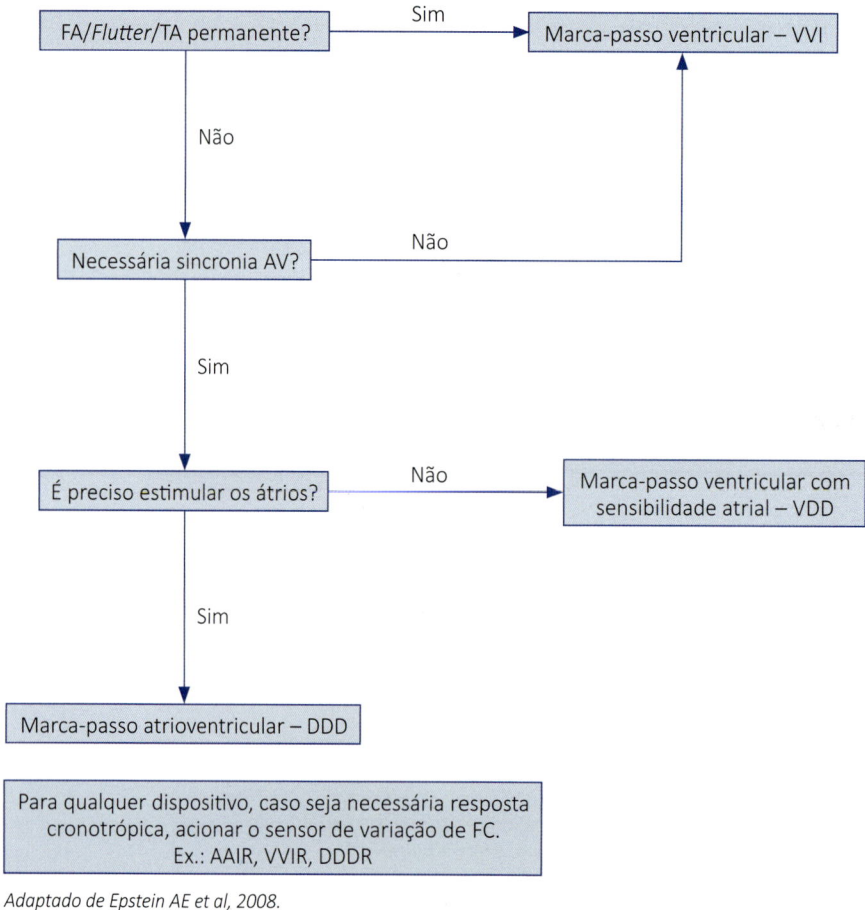

Adaptado de Epstein AE et al, 2008.

Figura 5.4. Escolha do dispositivo nos bloqueios atrioventriculares.

Marca-passo Definitivo

Tabela 5.7. Código internacional para descrição dos dispositivos antibradicardia

1ª letra	2ª letra	3ª letra	4ª letra	5ª letra
Câmara estimulada	Câmara sentida	Resposta à sensibilidade	Sensor de variação de FC	Estimulação multissítio
0 = Nenhuma	0 = Nenhuma	0 = Nenhuma	0 = Nenhuma	0 = Nenhuma
A = Átrio	A = Átrio	T = Sincronizada	R = Sensor ligado	A = Átrio
V = Ventrículo	V = Ventrículo	I = Inibida		V = Ventrículo
D = A + V	D = A + V	D = Dupla (T ou I)		D = A + V

0 = Nenhuma – indica que a função está desativada; A = Átrio – indica que a função está ativada para a câmara atrial; V = Ventrículo – indica que a função está ativada para a câmara ventricular; D = Duplo – pode indicar que a função está ativada para as duas câmaras (A e V) ou que as duas formas de resposta à sensibilidade (T e I) estão ativadas; T = Sincronizado ou Trigado – quando a função de resposta à sensibilidade estiver ativada no modo sincronizado, o gerador emitirá um pulso elétrico ao reconhecer uma atividade espontânea (ao sentir o átrio do paciente irá estimular o ventrículo de maneira sincronizada); I = Inibido – indica que o MP inibirá a emissão do pulso elétrico ao reconhecer uma atividade espontânea; R = Responsivo – indica que o gerador dispõe de biossensor capaz de proporcionar ajuste automático de frequência de estimulação.

Adaptado de Berstein et al., 2002.

temperatura, impedância intracardíaca) em ganho de FC, adaptando-se à necessidade metabólica. É importante em pacientes com DNS e em sistemas de câmara única.

- Na Figura 5.5 vemos o eletrocardiograma de um paciente portador de marca-passo bicameral. Notamos duas espículas (atrial e ventricular); então a primeira letra do modo de estimulação é D (dual ou duplo). Vemos no primeiro trecho do ECG em DI, DII e DIII que o marca-passo sente a onda p e deflagra estímulo sequencial no ventrículo. Presumimos que tenha capacidade de sentir o ventrículo também; a segunda letra então será D (sente as duas câmaras). A terceira letra se refere à resposta do marca-passo a eventos sentidos; quando sente o átrio ele deflagra estimulação ventricular (T) e ao sentir evento ventricular presumimos que irá se inibir (I). Se a resposta pode ser dupla, a terceira letra também é D. Conclusão: ECG com ritmo de marca-passo bicameral operando em DDD com frequência básica de 60 bpm. Não há acionamento de sensor de FC nesse trecho do ECG.

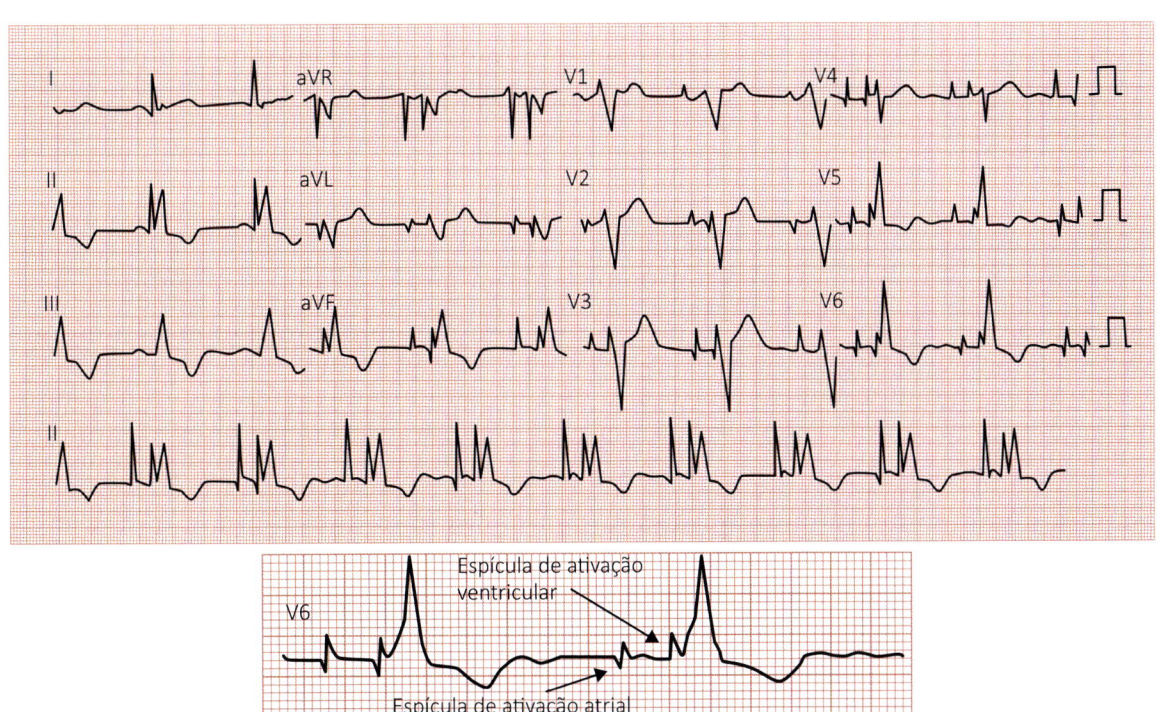

Figura 5.5. Eletrocardiograma de portador de marca-passo bicameral.

capítulo 5

■ Acompanhamento pós-implante

- Recomenda-se a reavaliação do paciente e do marca-passo cerca de 30 dias após o implante e a partir daí de 3 a 6 meses, conforme o dispositivo e a condição clínica do paciente. É possível fazer avaliação eletrônica do dispositivo à distância mas, ainda assim, avaliação presencial é recomendada em prazo não maior que 1 ano.
- **Após implante de marca-passo, o paciente deve aguardar 2 semanas para dirigir.** Se for troca de gerador apenas, o paciente poderá dirigir após 1 semana. Em caso de direção veicular profissional, dobram-se esses prazos. Após implante de ressincronizador esse prazo é de 3 meses e se for motorista profissional deverá ser afastado permanentemente da função.
- Nas avaliações presenciais, o especialista deve checar:
    - a programação do marca-passo, adequando-a ao ritmo de base e às características do paciente;
    - o *status* e a longevidade estimada da bateria;
    - impedância dos eletrodos (resistência à passagem de corrente elétrica);
    - limiares de sensibilidade e captura;
    - registros de arritmias pelo dispositivo;
    - as principais disfunções dos marca-passos são as perdas de captura e as alterações de sensibilidade (sensibilidade aumentada ou *oversensing*; sensibilidade diminuída ou *undersensing*).
- A longevidade da bateria depende de inúmeros fatores, entre os quais destacamos a porcentagem de estimulação e a energia programada nos diversos canais (essa energia depende do limiar de comando). Apresentam duração média de 6 anos. Quando a bateria está próxima da exaustão, programa-se a troca apenas do gerador, sem necessidade de trocar os eletrodos que estiverem normofuncionantes.
- **Portadores de marca-passo devem evitar contato com algumas fontes de interferência eletromagnética potencialmente danosas;** eletrodomésticos em mau estado de funcionamento, detectores de metal (portas de banco, aeroportos), aparelho de ressonância nuclear magnética sem programação adequada do aparelho e preparo do ambiente. Telefones celulares devem ser usados no ouvido contralateral ao gerador e nunca deixados em bolso próximo do dispositivo.
- Portadores de marca-passos com sensores de movimento acionados devem evitar contato com fontes que produzem trepidação, visto que podem causar aceleração indevida da frequência cardíaca (p. ex., furadeiras elétricas, barbeadores elétricos, escovas dentais elétricas, cortadores de grama).
- A prática de esportes pode ser realizada pelo portador de marca-passo, evitando-se sempre que possível atividades que exijam movimento intenso dos músculos peitorais.
- **No portador de marca-passo por doença do nó sinusal há situações clínicas em que a frequência básica do dispositivo** (frequência cardíaca determinada pelo aparelho) deverá ser temporariamente ajustada para se adequar às necessidades metabólicas e hemodinâmicas. Exemplo clássico é do paciente com choque séptico com marca-passo dupla câmara operando em DDD 60. Nessa situação, 60 bpm é uma frequência inadequada para um choque hiperdinâmico. É preciso aumentar a frequência cardíaca (p. ex., 90 bpm) para garantir aumento do débito cardíaco o suficiente para equilibrar a oferta tecidual de oxigênio.

■ Quando o portador de marca-passo necessita de cirurgia não cardíaca

- Idealmente, aguardar 60 dias do implante para proceder a cirurgias não cardíacas. O risco de complicações relacionadas ao dispositivo é menor a partir dessa fase.
- Ter sempre à disposição marca-passo provisório e desfibrilador externo para uso emergencial no ambiente cirúrgico.
- Monitoração eletrocardiográfica e oximetria de pulso em todos os casos.
- Marca-passos com bateria próxima de exaustão devem ter seus geradores trocados antes de cirurgias não cardíacas. Próximo ao fim de vida da bateria os marca-passos podem ter comportamento inesperado.
- Avaliar se há risco de interferência eletromagnética durante o procedimento, se há necessidade de uso de bisturi elétrico, que pode inibir o marca-passo durante sua aplicação.
- Se possível, obter avaliação e relatório do especialista que acompanha o marca-passo.
- Quando há tempo hábil para a referida avaliação, o especialista reprograma o marca-passo em modo assíncrono (sem sensibilidade aos estímulos externos) naqueles pacientes dependentes da estimulação para que não sofram interferência do uso do bisturi. Fazer essa reprogramação em pacientes não dependentes da estimulação pode provocar competição de ritmo entre paciente e marca-passo e, consequentemente, arritmias atriais e ventriculares.
- Quando não for possível a avaliação especializada do marca-passo e reprogramação do mesmo, recomendam-se algumas medidas:
    - pacientes não dependentes da estimulação (geralmente com eletrocardiograma em ritmo próprio, sem espículas) podem ser operados com relativa segurança sem medidas adicionais;
    - nos dependentes da estimulação artificial, utilizar bisturi bipolar ou ultrassônico, que causam menos interferência;
    - na impossibilidade de utilizar o bisturi bipolar, usar o unipolar com eletrodo dispersivo (placa do bisturi) longe do marca-passo e o mais próximo possível do sítio cirúrgico, para que o campo elétrico gerado seja o menor possível;
    - usar acionamento curto e intermitente do bisturi;

- durante aplicação do bisturi elétrico, se ocorrer inibição do marca-passo e consequente bradicardia, colocar um ímã sobre o gerador no momento da aplicação e observar se o dispositivo entra em modo assíncrono. O ímã em geral desliga o circuito de sensibilidade dos marca-passos e os deixa cegos a estímulos externos, entrando na chamada frequência magnética (frequência automática e fixa, com valor diferente e característico de cada marca de aparelho). Alguns aparelhos podem estar programados para assim funcionarem por poucos segundos;
- em último caso, se a bradicardia provocada pelo acionamento intermitente do bisturi for importante e não resolvida pela aplicação do ímã, abortar o procedimento ou instalar um marca-passo provisório.

- Após o procedimento, manter o paciente monitorado durante a recuperação anestésica e assim que possível reprogramar o dispositivo com os parâmetros anteriores ao procedimento cirúrgico.

■ Arritmias no portador de marca-passo

- As arritmias nos portadores de MP podem ter relação direta com o aparelho (arritmias conduzidas, mediadas ou induzidas pelo MP) ou acontecer independentemente dele, situação na qual o aparelho será mero espectador do distúrbio do ritmo.

Taquicardia conduzida pelo marca-passo

- Nessa situação, o MP bicameral sente a frequência cardíaca elevada nos átrios (fibrilação atrial, *flutter* atrial, taquicardia atrial, taquicardia sinusal) e tenta sincronizar os eventos atriais com os ventrículos. É como se ele despejasse nos ventrículos a sobrecarga de estímulos que está sentindo nos átrios. Entretanto, os aparelhos são dotados de algoritmos que percebem uma taquirritmia atrial e mudam o modo de estimulação para preservar os ventrículos dessa estimulação excessiva (mudança automática de modo ou *auto mode switch*). Geralmente, os MP programados em DDD mudam o modo para VVI ou DDI (Quadro 5.2).

QUADRO 5.1
O ECG nas disfunções do marca-passo: perdas de captura e alterações de sensibilidade

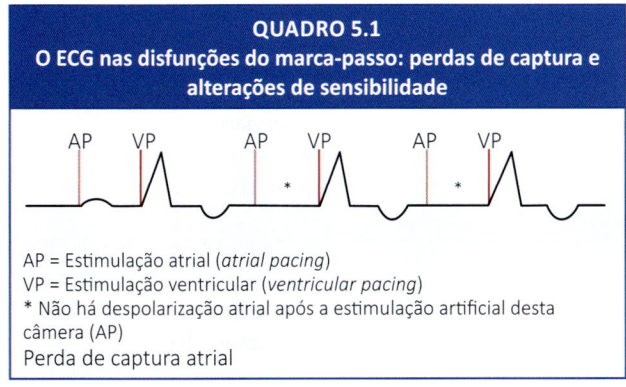

AP = Estimulação atrial (*atrial pacing*)
VP = Estimulação ventricular (*ventricular pacing*)
* Não há despolarização atrial após a estimulação artificial desta câmera (AP)
Perda de captura atrial

(continua)

(continuação)

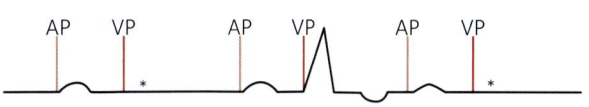

AP = Estimulação atrial (*atrial pacing*)
VP = Estimulação ventricular (*ventricular pacing*)
* Não há despolarização ventricular após a estimulação artificial desta câmera (AP)
Perda de captura ventricular

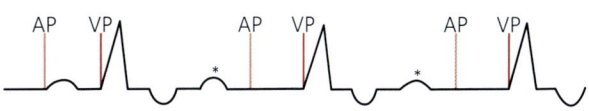

AP = Estimulação atrial (*atrial pacing*)
VP = Estimulação ventricular (*ventricular pacing*)
* Onda P não sentida pelo marca-passo (*undersensing* atrial). Após esse *undersensing* a estimulação atrial (AP) não causa despolarização, pois encontra o átrio em período refratário.
Undersensing atrial

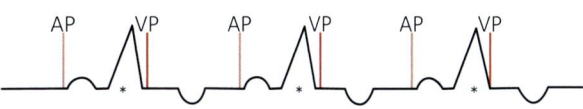

AP = Estimulação atrial (*atrial pacing*)
VP = Estimulação ventricular (*ventricular pacing*)
* QRS não sentido pelo marca-passo (*undersensing ventricular*)
Undersensing ventricular

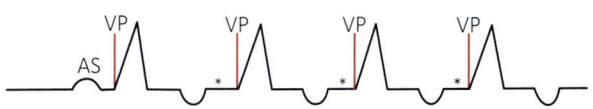

AS – Evento atrial sentido
VP – Estimulação ventricular (*ventricular pacing*)
Após a primeira atividade atrial sentida (AS), ocorre estimulação ventricular (VP) de modo sequencial. Nos eventos seguintes, o MP sente atividade atrial que não existe (*oversensing*) e estimula inadvertidamente o ventrículo (VP).
* O MP sentido pela atividade atrial que na verdade não existe.
Oversensing atrial em marca-passo dupla câmara

QUADRO 5.2
Taquicardia conduzida pelo marca-passo

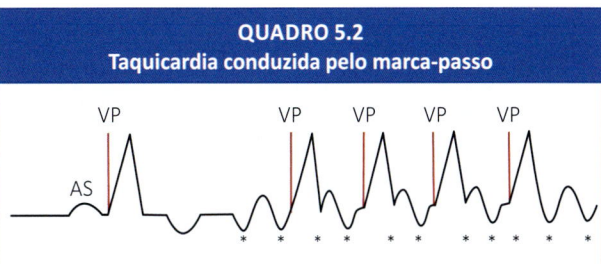

Após início do *flutter* atrial, o marca-passo sente o aumento da frequência atrial e estimula o ventrículo (VP) em FC elevada

AS – Evento atrial sentido (AS) em ritmo sinusal
VP – Estimulação ventricular (*ventricular pacing*)
Após início do *flutter* atrial, o marca-passo sente o aumento da frequência atrial e estimula o ventrículo (VP) em FC elevada.
* Ondas f do *flutter* sentidas pelo marca-passo
Taquicardia conduzida pelo MP

Taquicardia mediada pelo marca-passo

- Também conhecida como taquicardia por reentrada eletrônica, a arritmia usa como alças da reentrada o eletrodo do MP e o sistema de condução do paciente. Se por motivo qualquer (extrassístole ventricular, perda de captura atrial) ocorrer estimulação retrógrada dos átrios pelo sistema de condução, esse eco atrial poderá cair dentro do período refratário do átrio ou após este. Na primeira situação não haverá estimulação ventricular, já que está em período refratário. Na segunda, porém, o ventrículo será estimulado. Se este produzir nova ativação atrial retrógrada que caia fora do período refratário atrial, o MP irá sincronizar essa atividade sentida como nova estimulação ventricular, perpetuando um ciclo de estimulação. (Quadro 5.3).

Taquicardia induzida pelo marca-passo

- O exemplo clássico é quando há *undersensing* ventricular e o aparelho não reconhece o QRS próprio do paciente, emitindo espículas que podem cair em período vulnerável da repolarização ventricular (fenômeno R sobre T). Nesse caso, há risco de deflagração de arritmias malignas, como a fibrilação ventricular.

Wenckebach eletrônico

- Durante uma taquicardia sinusal, o MP mantém a sincronia atrioventricular até uma frequência máxima de sincronia atrioventricular (FMSAV), que depende do canal limitador de frequência e é programável. Com o aumento progressivo da FC atrial, o MP retarda em alguns milissegundos a estimulação ventricular para que não se ultrapasse essa FMSAV. Esse retardo é visto pelo prolongamento do intervalo entre a onda P e a espícula ventricular. Se a FC atrial aumentar a ponto de a onda P ficar muito próxima do QRS estimulado precedente, ela termina por cair dentro do período refratário atrial e não mais determina estimulação do ventrículo. No ECG, veremos então ondas P progressivamente mais afastadas das espículas ventriculares, até um momento em que ocorre uma onda P não seguida de estimulação ventricular (Wenckebach eletrônico ou pseudo-Wenckebach). Se a FC atrial permanecer aumentando, haverá um momento em que a cada duas ondas P, somente uma deflagrará estimulação ventricular (bloqueio 2:1). Esses bloqueios não representam disfunção do marca-passo. Podem ser resolvidos com ajustes de programação (Tabela 5.8).

Tabela 5.8. Arritmias e marca-passo – exemplos

Arritmia conduzida	• *Flutter*, fibrilação e taquicardias atriais
Arritmia mediada	• Taquicardia por reentrada eletrônica • Neste caso, a colocação de um ímã sobre o MP reverte a arritmia
Arritmia induzida	• Fenômeno R sobre T levando a FV/TV

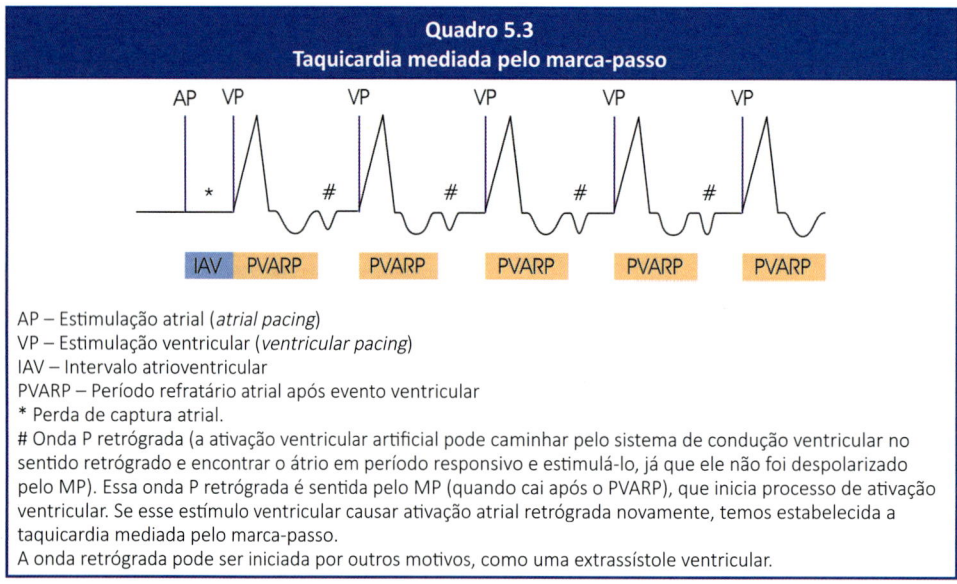

Quadro 5.3 – Taquicardia mediada pelo marca-passo

AP – Estimulação atrial (*atrial pacing*)
VP – Estimulação ventricular (*ventricular pacing*)
IAV – Intervalo atrioventricular
PVARP – Período refratário atrial após evento ventricular
* Perda de captura atrial.
\# Onda P retrógrada (a ativação ventricular artificial pode caminhar pelo sistema de condução ventricular no sentido retrógrado e encontrar o átrio em período responsivo e estimulá-lo, já que ele não foi despolarizado pelo MP). Essa onda P retrógrada é sentida pelo MP (quando cai após o PVARP), que inicia processo de ativação ventricular. Se esse estímulo ventricular causar ativação atrial retrógrada novamente, temos estabelecida a taquicardia mediada pelo marca-passo.
A onda retrógrada pode ser iniciada por outros motivos, como uma extrassístole ventricular.

Leitura sugerida

- Berstein AD, Daubert JC, Fletcher RD, et al. The revised NASPE/BPEG generic code for antibradycardia, adaptive-rate, and multisite pacing. North American Society of Pacing and Eletrophysiology/British Pacing and Eletrophysiology Group. Pacing Clin Eletrophysiol. 2002;25(2):260-4.
- Bertaglia E, Zerbo F, Zardo S, Barzan D, Zoppo F, Pascorro P. Antibiotic Prophylaxis with a single dose of cefazolin during pacemaker implantation: incidence of long-term infective complications. Pacing Clin Electrophysiol. 2006;29(1):29.
- Brignole M, Auricchio A, Baron-Esquivias G, et al. ESC 2013 Guidelines on cardiac pacing and cardiac resynchronization therapy. Eur Heart J. 2013;34:2281-329.
- Epstein AE, Di Marco JP, Ellenbogen KA, et al. ACC/AHA/HRS 2008 Guidelines for device-based therapy of cardiac rhythm abnormalities: a Report of the American College of Cardiology/American Heart Association Task Force on Practice Guidelines (Writing Committee to Revise the ACC/AHA/NASPE 2002 Guideline update for implantation of cardiac pacemakers and antiarrhythmia devices) developed in collaboration with the American Association for Thoracic Surgery and Society of Thoracic Surgeons. J Am Coll Cardiol. 2008;51;e1-62.
- Epstein AE, DiMarco JP, Ellenbogen KA, et al. ACCF/ AHA/ HRS 2012 Focused update incorporated into the ACCF/ AHA/ HRS 2008 guidelines for device-based therapy of cardiac rhythm abnormalities. J Am Coll Cardiol. 2013;61:e6-75.
- Fenelon G, Nishioka SAD, Lorga Filho A, Teno LAC, Pachon EI, Adura FE, et al. Sociedade Brasileira de Cardiologia e Associação Brasileira de Medicina de Trafego. Recomendações Brasileiras para direção veicular em portadores de dispositivos cardíacos eletrônicos implantáveis (DCEI) e arritmias cardíacas. Arq Bras Cardiol. 2012;99(4 supl. 1):1-10.
- Gualandro DM, Yu PC, Caramelli B, Marques AC, Calderaro D, Fornari LS, et al. 3ª Diretriz de Avaliação Cardiovascular Perioperatória da Sociedade Brasileira de Cardiologia. Arq Bras Cardiol. 2017;109(3 Supl.1):1-104.
- Hayes DL, Link MS, Downey BC. Permanent cardiac pacing: Overview of devices and indications. Disponível em: <http://www.uptodate.com>. Acessado em: 17 jul. 2017.
- Katritsis DG, Gersh BJ, Camm AJ. Clinical Cardiology: Current Practice Guidelines. Oxford: OUP Oxford; 2016.
- Martinelli Filho M, Zimmerman Li, Lorga AM, et al. Guidelines for implantable electronic cardiac devices of the Brazilian Society of Cardiology. Arq Bras Cardiol. 2007;89(6):e210-38.
- Oliveira JC, Martinelli M, Nishioka as, et al. Efficacy of antibiotic prophylaxis prior to implantation of pacemakers and cardioverter-defibrillators: Results of a large, prospective, randomized, double-blinded, placebo controlled trial. Circ Arrhythm Electrophysiol. 2009;2:29-34.
- Ponikowski P, Voors AA, Anker SD, et al. 2016 ESC Guidelines for the diagnosis and treatment of acute and chronic heart failure. European Heart Journal. 2016;37:2129-2200.
- Sheldon RS, Grubb II BP, Olshanky B, et al. 2015 Heart Rhythm Society Expert Consensus Statement on the Diagnosis and Treatment of Postural Tachycardia Syndrome, Inappropriate Sinus Tachycardia, and Vasovagal Syncope. Heart Rhythm. 2015;12:6.
- Wilkoff BL, Auricchio A, Brugada J, et al. HRS/EHRA expert consensus on the monitoring of cardiovascular implantable electronic devices (CIEDs): description of techniques, indications, personnel, frequency and ethical considerations. Heart Rhythm. 2008;5:907.

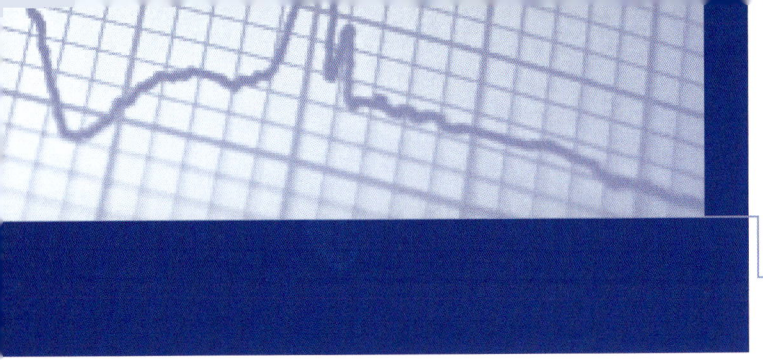

capítulo 6

Síncope

• Pedro Veronese • Martina Battistini Pinheiro • Denise Tessariol Hachul

■ Introdução

- Incidência de 6,2 casos a cada 1.000 pacientes por ano.
- É uma manifestação clínica comum a diversas condições e, portanto, tem prognóstico variável.
- O primeiro episódio em geral ocorre entre 10 e 30 anos, sua **causa mais comum é a síncope vasovagal** e há outro pico de incidência ao redor dos 65 anos, geralmente ocasionado por hipotensão postural ou doença cardíaca.

■ Definição

- É uma perda súbita da consciência causada por hipoperfusão cerebral global, transitória, caracterizada por perda do tônus postural, com início rápido, curta duração, recuperação completa e espontânea.

■ Condições incorretamente diagnosticadas como síncope

- Epilepsia, hipoglicemia, hipóxia, hiperventilação com hipercapnia, intoxicação exógena e acidente isquêmico transitório de origem vertebrobasilar. Em nenhuma dessas situações há hipoperfusão cerebral global.
- Cataplexia (perda abrupta do tônus muscular), *drop attacks* (quedas súbitas com causas variadas), quedas, pseudossíncope psicogênica e acidente isquêmico transitório de origem carotídea. Em nenhuma dessas situações há perda de consciência.

> **Atenção: perda de consciência e síncope não são sinônimos!**
> Pelas definições citadas previamente, nota-se que toda síncope requer perda de consciência, porém nem toda perda de consciência é síncope. Esta distinção é fundamental para guiar as condutas que serão tomadas tanto na investigação quanto no tratamento do paciente.

■ Classificação e fisiopatologia

Síncope reflexa ou neuromediada

- É ocasionada por um reflexo cardiovascular (Bezold-Jarish) que se torna inapropriado em resposta a um determinado *trigger*.
- Pode ser:
  - vasovagal: quando ocorre após estresse ortostático, sendo geralmente precedida de sintomas prodrômicos;
  - situacional: quando ocorre após algumas situações específicas, como urinar ou tossir ou após se alimentar;
  - hipersensibilidade do seio carotídeo: ocorre após manipulação mecânica do seio carotídeo;
  - atípica: quando ocorre sem *triggers* aparentes.

Hipotensão ou intolerância ortostática

- Ocorre quando a atividade do sistema nervoso autonômico está cronicamente deteriorada.
- Pode se manifestar como:
  - **hipotensão postural**: queda da pressão arterial sistólica (PAS) ≥ 20 mmHg e/ou da pressão arterial diastólica (PAD) ≥ 10 mmHg após se levantar;
  - disautonomia: perda do tônus vascular, geralmente ocasionada por doença de base, como *diabetes mellitus* e Parkinson;
  - síndrome postural ortostática taquicardizante: caracterizada por aumento da frequência cardíaca (FC) acima de 30 batimentos por minuto (bpm) na posição ortostática em relação à posição supina, sendo a FC maior que 100 bpm.

Síncope cardíaca

- As arritmias são as principais causas de síncope cardíaca, podendo ser taqui ou bradiarritmias.

- Também não se pode esquecer das arritmias causadas por doenças genéticas arritmogênicas, como síndrome do QT longo congênito, síndrome de Brugada, síndrome do QT curto e extrassístole com intervalo de acoplamento ultracurto.
- Cardiopatias estruturais também são causa relevante de síncope, principalmente em pacientes com disfunção ventricular, estenose aórtica importante, miocardiopatia chagásica, miocardiopatia hipertrófica e displasia arritmogênica do ventrículo direito.

■ Prognóstico

- Vários estudos prospectivos populacionais avaliaram o prognóstico da síncope relacionado a fatores clínicos. A seguir estão os mais utilizados:

Escore OESIL		
Fatores de risco	Desfecho	Resultados
Eletrocardiograma (ECG) alterado	• Mortalidade total em 1 ano	• 0% se escore 0 • 0,6% se escore 1 • 14% se escore 2 • 29% se escore 3 • 53% se escore 4
História de doença cardiovascular		
Ausência de pródromos		
Idade > 65 anos		

Adaptado de Colivicchi et al., 2003.

Escore EGSYS		
Fatores de risco	Desfecho	Resultados
Palpitações precedendo síncope (+4)	• Mortalidade total em 2 anos • Probabilidade de síncope cardíaca	• 2% se escore < 3 • 21% se escore ≥ 3 • 2% se escore < 3 • 13% se escore 3 • 33% se escore 4 • 77% se escore > 4
ECG alterado e/ou história de doença cardiovascular (+3)		
Síncope no esforço (+3)		
Síncope em posição supina (+2)		
Pródromo autonômico (−1)		
Fatores predisponentes ou precipitantes (−1)		

Adaptado de Del Rosso et al., 2008.

- Um escore de OESIL maior ou igual a 2 ou um escore de EGSYS maior ou igual a 3 são indicativos de internação para investigação da síncope.

■ Avaliação inicial

História clínica

- Avaliar as circunstâncias da síncope:
  - posição;
  - atividade no momento da síncope;
  - fatores precipitantes.
- Avaliar o início dos sintomas:
  - náusea, vômito, sudorese;
  - palpitações.
- Avaliar o momento da síncope (testemunhas) e o momento após recuperação da consciência:
  - durante a síncope: cor da pele, duração, movimentos convulsivos, momento do início dos movimentos convulsivos;
  - recuperação: confusão mental, náuseas, vômitos, lesões.
- Antecedentes pessoais e familiares:
  - história familiar de morte súbita, doença cardíaca prévia, medicações, informações sobre recorrência da síncope.

> **Dica - a história clínica é o ponto mais importante no diagnóstico diferencial de síncope!**

Uma avaliação inicial para síncope exige uma história clínica detalhada, caracterizando o contexto em que o evento ocorreu, um exame físico cardiovascular bem feito com a mensuração obrigatória da PA com o paciente sentado, deitado e em pé, além da realização de um ECG de repouso. Evidências científicas corroboram que essa avaliação inicial pode elucidar a causa da síncope em até 50% dos casos, sem que seja necessário nenhum outro exame complementar.

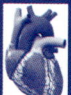

> **Por que a síncope que ocorre com o paciente sentado ou deitado sugere problema mais grave?**

Porque as síncopes neuromediadas (reflexas) e as causadas por hipotensão postural, que são geralmente mais benignas quando comparadas às de causa cardíaca, raramente ocorrem na posição sentada ou com o paciente deitado. Síncopes nestas posições sugerem causa cardíaca.

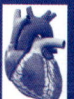

> **O que é síncope desliga-liga?**

É aquela sem pródromos, ou seja, o paciente não percebe que vai ter a síncope. É frequentemente acompanhada de trauma e tem pior prognóstico.

Exame físico

- Avaliar:
  - a pressão arterial (PA) em posições supina e ortostática – descartar hipotensão postural;

- existência de estigmas de doença cardíaca;
- presença de sintomas neurológicos de doenças que causam disautonomia.

Exames complementares – Conforme necessidade

- Eletrocardiograma: deve ser realizado em todo paciente com síncope. Pode definir o diagnóstico em até 10% dos pacientes.
- Teste de esforço: indicado a pacientes com suspeita de isquemia, insuficiência cronotrópica ou com síncope no esforço ou logo após esforço.
- Holter: só é diagnóstico em 5% dos casos e em pacientes com sintomas frequentes.
- LOOP (monitor de eventos externos): monitoração por 15 a 30 dias. Pode fazer diagnóstico em até 25% dos casos.
- Ecocardiograma: quando há suspeita de doença cardíaca estrutural.
- Cintilografia miocárdica: na avaliação de isquemia miocárdica.
- Cineangiocoronariografia: indicada nos casos de suspeita de doença arterial coronária (DAC) como causa da síncope.
- Angiotomografia de coronárias: indicada nos casos de suspeita de DAC ou de coronária anômala.
- Ressonância magnética: avaliação de fibrose miocárdica e disfunção ventricular.
- Massagem do seio carotídeo: recomendada a pacientes acima de 40 anos. Deve ser feita sob monitoração eletrocardiográfica e de PA.
- *Tilt Test:* para diagnóstico de síncope neuromediada, hipotensão postural e disautonomia. **As principais indicações desse exame são: episódio sincopal único inexplicado em situações de alto risco (piloto, trabalhador em andaime) ou recorrentes episódios na ausência de doença cardíaca ou na sua presença, após afastar causas cardíacas. Ou para acalmar o paciente.**
- Estudo eletrofisiológico: indicado no caso de forte suspeita de síncope arrítmica – paciente com cardiopatia isquêmica e suspeita de síncope arrítmica ou com bloqueio de ramo ou síncope inexplicada ou precedida de palpitação de início súbito e curta duração.
- Monitor de eventos implantáveis – para síncopes esporádicas ou inexplicadas.
- **Tomografia de crânio e USG Doppler de vasos cervicais não devem ser solicitados de rotina durante a investigação de síncope.**

Por que não pedir TC de crânio e USG de vasos cervicais de rotina em casos de síncope?

Como destacado no início do capítulo, síncope ocorre devido a um hipofluxo cerebral global. Os exames citados acima não avaliam causas de hipofluxo global, portanto só devem ser solicitados de rotina quando uma causa não sincopal de perda da consciência é suspeitada. Se, por exemplo, encontrarmos uma estenose grave de carótida à direita, este achado não justifica uma redução global do fluxo sanguíneo para o SNC, mas apenas para uma determinada região cerebral e, portanto, não elucida a causa da síncope.

Como diferenciar uma síncope de uma crise convulsiva?

- Síncope: pode ser precedida de náusea, vômitos, escurecimento visual ou desconforto abdominal; pode haver movimentos tônicos de curta duração que se iniciam após a perda de consciência; palidez cutânea; refratariedade ao tratamento com anticonvulsivantes.
- Crise convulsiva: pode ser precedida de aura; movimentos tônico-clônicos prolongados e seu início coincide com a perda de consciência; mordedura de língua; confusão mental prolongada após o evento; liberação esfincteriana.

Tratamento

Na emergência

- Solicitar ECG.
- Avaliar risco conforme escores anteriores. Se risco baixo, avaliar ambulatorialmente; se alto, internação para investigação.

Síncope reflexa e intolerância ortostática

Medidas comportamentais

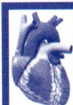

O que dizer ao seu paciente com síncope neuromediada?

1. Tome pelo menos 2 litros de líquidos por dia e aumente o sal da sua alimentação, exceto se houver contraindicação (p. ex., hipertensão arterial ou insuficiência cardíaca).
2. Alimente-se a cada 3 horas e durma adequadamente.
3. Use meias elásticas de média compressão (tamanho 3/4).
4. Evite, desde que possível, as seguintes situações: tempo prolongado em pé, calor excessivo, desidratação, levantar-se rapidamente, estresse exagerado.
5. Em caso de sintomas, realize as manobras de contração muscular e evite respirar rápida e amplamente: acalme-se e respire lentamente;
6. Caso os sintomas persistam, deite-se e coloque as pernas em posição mais alta que o tronco;
7. Não se levante antes de 10 a 15 minutos desta posição, caso contrário os sintomas poderão se repetir; se possível, beba um copo de água fria (natural).

Síncope

Instrução para Manobras Musculares (Ambulatório de Síncope Incor-FMUSP) - Guia prático para orientar o seu paciente

Utilize estas manobras como prevenção ou se sentir qualquer sintoma que possa levar a um desmaio. Pratique-as regularmente, mesmo quando não estiver sentindo nenhum sintoma (Figuras 6.1 a 6.3).

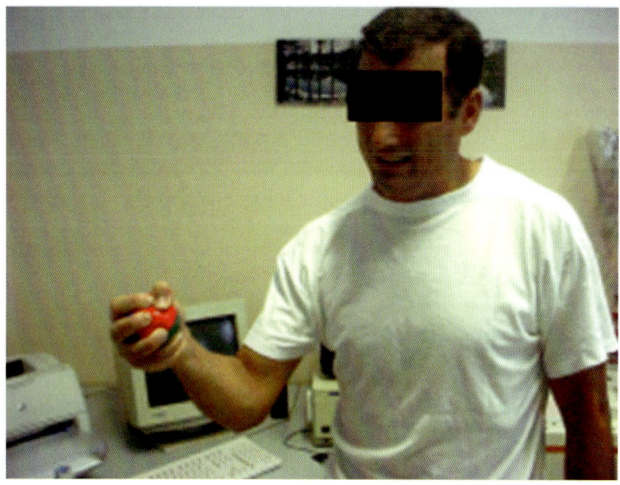

Figura 6.1. Contratura da mão consiste da contração máxima voluntária de uma bolinha de borracha (de aproximadamente 5-6 cm de diâmetro), com a mão dominante pelo tempo máximo tolerado, ou até os sintomas desaparecerem.

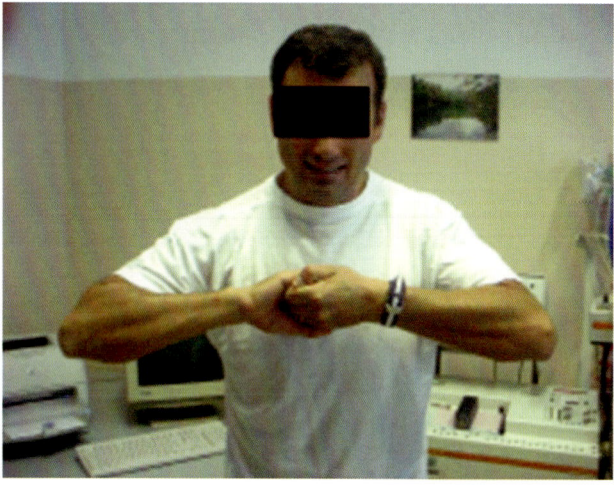

Figura 6.2. Tensionamento dos braços consiste na contração isométrica máxima tolerada dos dois braços, ao se segurar uma mão com a outra e puxando-se os braços em direção contrária (abdução) pelo tempo máximo tolerado, ou até desaparecerem os sintomas.

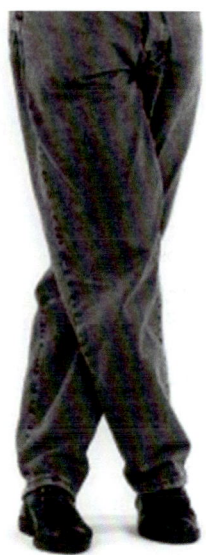

Figura 6.3. Cruzamento das pernas consiste em cruzar uma das pernas sobre a outra, tensionando-se esta perna e os músculos do abdome e glúteos pelo tempo máximo tolerado, ou até que os sintomas desapareçam por completo.

- Se houver falha terapêutica com medidas gerais, iniciar tratamento farmacológico:

Fludrocortisona
- Dose inicial: 0,05 a 0,1 mg.
- Dose máxima: 0,2 mg.
- Usar em casos refratários ao tratamento com medidas gerais.
- Contraindicação: hipertensão arterial sistêmica.
- Monitorar o sódio e o potássio.

Midodrina
- Dose inicial de 2,5 a 10 mg até de 4 em 4 horas; não tomar a dose antes de se deitar.
- Contraindicações: doença cardíaca grave, feocromocitoma, tireotoxicose e retenção urinária.

Betabloqueador
- Em doses baixas e em situações específicas. Não deve ser prescrito de rotina.
- Geralmente se usa propranolol 10 a 20 mg de 8 em 8 horas.

Inibidores da recaptação da serotonina
- Podem ser usados como adjuvantes.
- Fluoxetina 20 a 40 mg ao dia.
- Sertralina 50 a 100 mg ao dia.

Síncope cardíaca

- Tratada conforme causa subjacente. Explicada em cada capítulo específico.

Casos clínicos

Caso 1

Paciente de 17 anos, sexo feminino, sem antecedentes mórbidos conhecidos, é trazida ao consultório médico pela mãe, com relatos de que a filha apresenta desmaios desde os 12 anos de idade. Já foram seis episódios, sendo que nos últimos 3 meses os quadros estão mais frequentes. Os episódios de síncope são sempre em ortostase e desencadeados por ambientes quentes e cheios de gente. Situações de estresse também desencadeiam o quadro, como doar sangue. Os desmaios são sempre precedidos de escurecimento visual e palidez cutânea. Ela fica poucos segundos desacordada, voltando rapidamente ao normal. Não há história de morte súbita na família, o exame físico da paciente é normal, assim como seu ECG de repouso.

Comentário: trata-se de um caso típico de síncope vasovagal. Nenhum outro exame é necessário para o diagnóstico. O *tilt test* neste contexto pode ser solicitado apenas para tranquilizar a família e ratificar o diagnóstico. Medidas comportamentais devem ser orientadas.

Caso 2

Paciente de 62 anos, sexo masculino, com antecedentes de HPB e HAS dá entrada no serviço de emergência com quadro de perda da consciência após se levantar rapidamente da cadeira. Relata que seu urologista iniciou recentemente doxazosina pela dificuldade de urinar. Já vinha em uso de hidroclorotiazida e enalapril para controle pressórico. Exame físico sem alterações, a não ser pela presença de PA 130 x 70 mmHg deitado e 90 x 60 mmHg em pé. ECG de repouso compatível com a normalidade.

Comentário: quadro típico de hipotensão postural desencadeada por polifarmácia. O ajuste das medicações, sem a necessidade de novos exames, seria suficiente na condução deste paciente.

Caso 3

Paciente de 71 anos, sexo masculino, com antecedente de IAM, dá entrada no serviço de emergência devido a quadro de síncope desliga-liga com traumatismo craniano. No momento encontra-se lúcido e orientado, negando qualquer queixa. Por este motivo pressiona o médico para dar alta visto ter se tratado apenas de uma queda da PA. ECG apresenta bloqueio de ramo esquerdo e TC de crânio sem sangramentos. Exame físico normal.

Comentário: este paciente apresenta 4 pontos no escore de OESIL e, portanto, uma mortalidade de 53% em 1 ano. Desta forma, sua internação para investigação é obrigatória. Exames como ecocardiograma e Holter de 24 h devem ser solicitados, assim como avaliação de isquemia. Se esses exames não elucidarem a causa da síncope, a investigação deve prosseguir inclusive com estudo eletrofisiológico.

Leitura sugerida

- Colivicchi F, Ammirati F, Melina D, et al. Development and prospective validation of a risk stratification system for patients with syncope in the emergency department: the OESIL risk score. Eur Heart J. 2003;24:811-9.
- Del Rosso A, Ungar A, Maggi R, et al. Clinical predictors of cardiac syncope at initial evaluation in patients referred urgently to a general hospital: the EGSYS score. Heart. 2008;94:1620-6.
- Moya A, Sutton R, Ammirati F, et al. ESC guideline on diagnosis and management of syncope. EHJ. 2009;30:2631-71. doi:10.1093/eurheartj/ehp298.
- Shen WK, Sheldon RS, Benditt DG, et al. 2017 ACC/AHA/HRS Guideline for the Evaluation and Management of Patients with Syncope: A Report of the American College of Cardiology/American Heart Association Task Force on Clinical Practice Guidelines, and the Heart Rhythm Society. Heart Rhythm. 2017 Mar 9. pii: S1547-5271(17)30297-7.

capítulo 7

Pré-excitação Ventricular e Arritmias Geneticamente Determinadas

- Ferdinand Saraiva Maia • Fabio Mastrocola • Pedro Veronese

■ Causadas por vias anômalas

Pré-excitação ventricular e Wolff-Parkinson-White (WPW)

- O substrato para a pré-excitação ventricular é a presença de bandas musculares (vias acessórias) que atravessam o anel atrioventricular, permitindo a ligação e a condução elétrica diretamente entre os átrios e os ventrículos. Eletrocardiograficamente, a pré-excitação é evidenciada pelo intervalo PR curto, a onda delta (um retardo na porção inicial do complexo QRS), o alargamento do QRS e alteração da repolarização ventricular.

Diagnóstico

- O termo síndrome de Wolff-Parkinson-White deve ser empregado quando há padrão eletrocardiográfico de pré-excitação associado a sintomas envolvendo a via acessória (palpitações, taquicardias ou síncope).
- Na WPW manifesta, o estímulo atrial chega aos ventrículos tanto pelo sistema de condução como pela via acessória (Figura 7.1). Como na via acessória não há o retardo fisiológico do estímulo elétrico, como ocorre durante a passagem pelo nó AV, a despolarização inicial de parte do miocárdio ventricular é mais rápida, mas a condução, a partir deste momento, é mais lenta (fibra a fibra e não pelo sistema especializado de condução), ocasionado o aparecimento de PR curto, onda delta e o alargamento do QRS. A WPW pode, ainda, ser intermitente (em que a condução é realizada preferencialmente pelo sistema de condução e a via acessória se torna evidente só em períodos de maior alentecimento da condução atrioventricular) ou oculta (a condução pela via acessória se dá exclusivamente de forma retrógrada e se

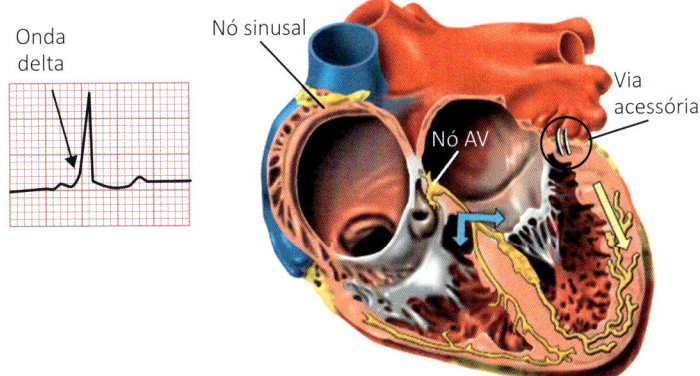

Figura 7.1. Pré-excitação ventricular (síndrome de Wolff-Parkinson-White se sintomas associados) – observe a ativação pela via acessória (seta amarela), gerando PR curto e a onda delta, e pela via nodal normal (azul).

evidencia nas taquicardias por reentrada atrioventricular e no estudo eletrofisiológico).
- O diagnóstico pode ser feito pelo eletrocardiograma (ECG) da crise, que evidencia taquicardia por reentrada atrioventricular (TAV), ou pelo ECG de repouso, que pode apresentar quatro características: intervalo PR curto, onda delta, QRS alargado e alteração da repolarização ventricular (Figura 7.2).
- É importante lembrar que o PR curto (< 0.12 s) pode ser uma variante do normal (condução atrioventricular acelerada). Uma síndrome de PR curto associada a arritmias (síndrome de Lown-Ganong-Levine) foi descrita no passado, mas atualmente há discordância quanto à real relação do PR curto com as arritmias encontradas.
- Uma forma específica de pré-excitação é a tipo Mahaim, em que se observam fibras conectando o átrio ou o nó AV a fascículos do ramo direito ou mesmo à parede livre do ventrículo direito. Nesses casos, observam-se taquicardias de QRS largo (morfologia de BRE < 0.15 s) com ECG de base normal ou com pré-excitação mínima (p. ex., ausência de q em V5 e V6).

Localização

- A localização da via acessória é importante, sobretudo para orientar a ablação e prever o risco de bloqueio atrioventricular total complicando o procedimento.
- Diversos algoritmos foram propostos, todos com capacidade discriminatória limitada. Além disso, uma parte dos pacientes possui mais de uma via acessória (Figura 7.3).

Prognóstico

- O prognóstico é pior em: pacientes do sexo masculino; com TAV ou fibrilação atrial durante o estudo eletrofisiológico; com múltiplas vias acessórias; com período refratário curto; com intervalo RR pré-excitado curto durante fibrilação atrial (Figura 7.4); e com anomalia de Ebstein. **O período refratário curto (< 240 ms) e a indução de fibrilação atrial são os parâmetros mais fortemente associados com o surgimento de fibrilação ventricular.**
- Pacientes com padrão de pré-excitação sem sintomas representam um desafio clínico, posto que uma porção significativa permanecerá livre de eventos arrítmicos. O estudo eletrofisiológico (EEF) pode ser indicado para estratificação de risco adicional. Para a maior parte dos pacientes com pré-excitação assintomática, principalmente após os 35 anos, a observação pode ser suficiente. Em pacientes mais jovens, principalmente crianças, ou naqueles em que se percebe um risco maior de arritmias ou morte súbita, deve-se discutir com um eletrofisiologista a possibilidade de EEF e ablação e expor ao paciente e à família os riscos e os benefícios da intervenção.

Tratamento

- O estudo eletrofisiológico com ablação da via acessória está indicado como primeira linha de tratamento nos pacientes com taquiarritmias sintomáticas. A taxa de sucesso é alta, entre 85 e 95%. Múltiplas vias acessórias ou

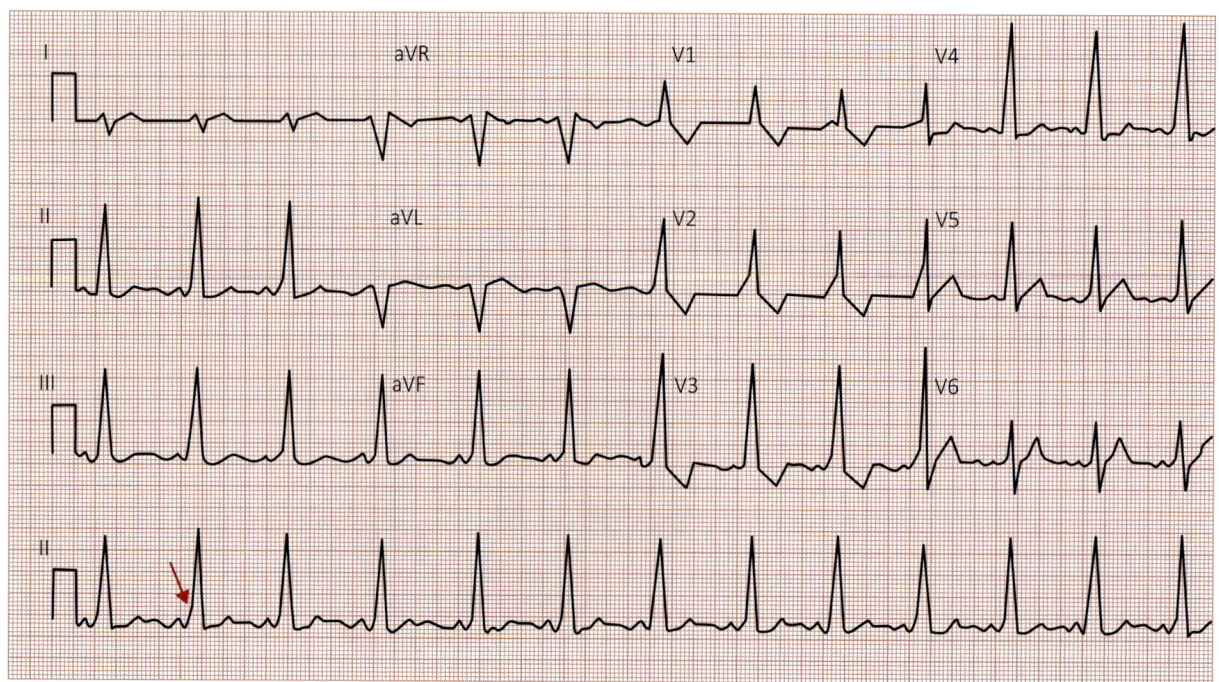

Figura 7.2. Pré-excitação ventricular: PR curto, onda delta (seta), QRS alargado e alteração da repolarização ventricular.

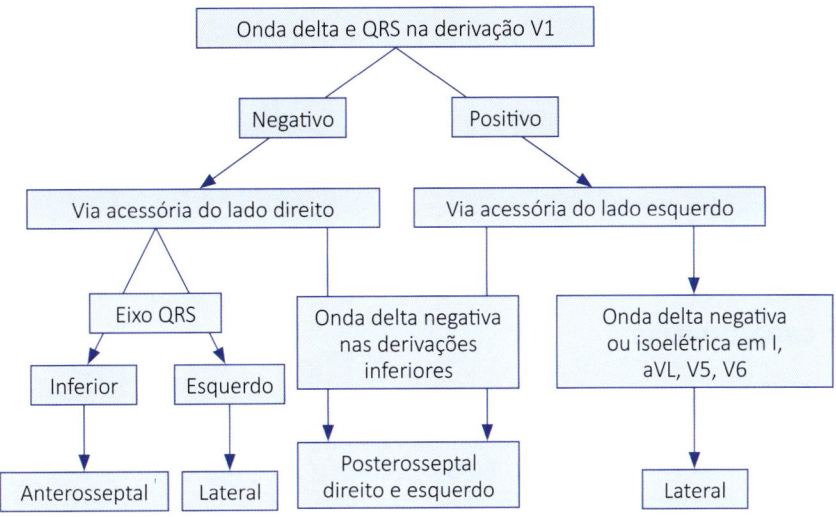

Figura 7.3. Um dos algoritmos propostos para localização da via acessória (algoritmo de Arruda simplificado).

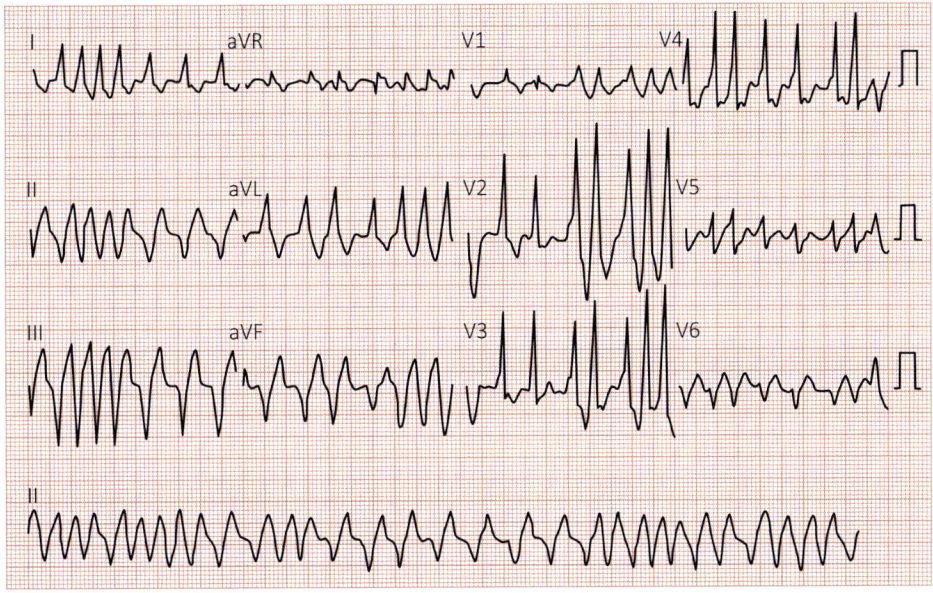

Figura 7.4. Fibrilação atrial pré-excitada. Observe uma taquiarritmia de QRS largo (FC bem elevada), RR irregular, com variação na morfologia do QRS e intervalos RR extremamente curtos em alguns momentos, indicando período refratário bem curto da via acessória. Esta é uma arritmia que pode degenerar para FV e deve ser revertida com rapidez, preferencialmente através de cardioversão elétrica, podendo em casos selecionados, sem instabilidade hemodinâmica, utilizar ibutilide ou procainamida IV conforme a diretriz americana (drogas não disponíveis no Brasil) ou mesmo a amiodarona IV. Não utilizar digoxina, BCC, betabloqueador ou adenosina.

vias acessórias epicárdicas podem limitar a eficácia do procedimento.
- O tratamento farmacológico está indicado para os pacientes que não são candidatos, recusam ou esperam a ablação.
- **Os antiarrítmicos de classe IC possuem o melhor perfil de risco-benefício nos pacientes com TAV recorrente e devem ser as drogas de escolha,** exceto nos pacientes com doença coronariana, em que há elevação do risco de pró-arritmia. **Utiliza-se, com maior frequência, propafenona,** em dose de 300 a 900 mg, dividida em duas a três tomadas diárias.
- Os betabloqueadores podem ser usados como terapia de segunda linha em pacientes com vias acessórias de "baixo risco", isto é, condução intermitente ou período refratário longo conhecido), mas não devem ser usados

em pacientes com WPW manifesta ou naqueles que desenvolveram ou estão sob risco de taquicardia ventricular antidrômica ou fibrilação atrial pré-excitada (podem facilitar a condução pela via acessória ao prolongarem o período refratário do sistema de condução normal). O uso de digoxina e verapamil deve ser evitado.
- Amiodarona tem múltiplos efeitos antiarrítmicos e pode ser utilizada nos casos refratários, mas não deve ser a primeira escolha pelo perfil de efeitos colaterais, incluindo toxicidade pulmonar, hepática e tireoidiana.

Causadas por canalopatias

Síndrome de Brugada (SBr)

- É uma doença genética autossômica dominante, com expressão variável, caracterizada por alterações no ECG ("padrão de Brugada") e manifestações arrítmicas (taquicardia ventricular ou morte súbita cardíaca).
- Está associada a mutações de canais de sódio, sobretudo os genes SNC5A e SNC10A. Os canais defeituosos levam à redução do influxo de sódio de forma heterogênea no miocárdio (acometendo menos as células endocárdicas), sobretudo na região de via de saída do VD (VSVD), e resultam em um gradiente transmural que se manifesta no ECG de superfície com supradesnivelamento do segmento ST. O atraso de ativação, a condução lenta e dispersão de repolarização entre a VSVD e o restante do miocárdio formam um substrato arritmogênico que predispõe a reentrada local e arritmias ventriculares. Outras mutações também foram descritas, com fenótipos semelhantes.

Diagnóstico

- O padrão eletrocardiográfico de Brugada consiste em um pseudobloqueio de ramo direito (não se observa o atraso final de condução, com ondas S em D1, aVL e V5-V6) com supradesnivelamento de ST em V1-V2.
- No Brugada tipo 1 a elevação de segmento ST ≥ 2 mm decai, com uma convexidade para cima, para uma onda T invertida (padrão em "barbatana").
- No Brugada tipo 2 (combinando as designações anteriores de tipos 2 e 3), a elevação de segmento ST retorna à linha de base e se eleva novamente para uma onda T positiva ou bifásica (padrão de "sela") como pode ser observado na Figura 7.5.
- As alterações eletrocardiográficas podem ser induzidas pela administração de bloqueadores de canais de sódio ("teste da ajmalina" ou propafenona e procainamida) e registradas em posições mais altas (posicionando os eletrodos de V1 e V2 no segundo ou terceiro espaço intercostal) para se aumentar a sensibilidade.
- Mais recentemente, tem sido descrito o fenômeno de "fenocópias de Brugada", isto é, padrões eletrocardiográficos semelhantes ao padrão de Brugada, adquiridos em diversas situações (hipercalemia, isquemia miocárdica, embolia pulmonar, etc.).

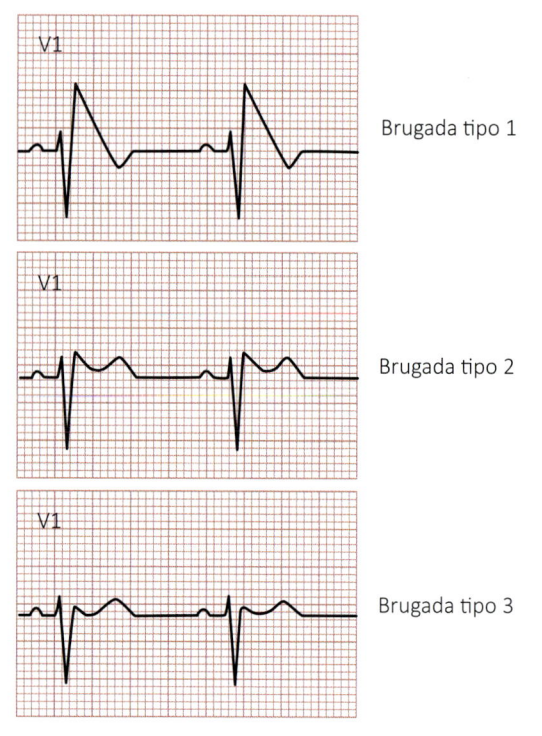

Figura 7.5. Os três padrões eletrocardiográficos clássicos de Brugada. Entretanto, devido a diferenças muito sutis e ausência de implicação clínica na distinção entre os tipos 2 e 3, ambos devem ser classificados atualmente como tipo 2.

Prognóstico

- O prognóstico é pior em pacientes com síncope ou parada cardiorrespiratória prévia. Padrão tipo 1, fibrilação atrial, sexo masculino e história familiar de morte súbita também indicam maior risco.
- A avaliação dos pacientes assintomáticos ("padrão de Brugada", principalmente quando induzido por drogas) é controversa, uma vez que a taxa de eventos arrítmicos graves nesses pacientes é baixa. O estudo eletrofisiológico (EEF) pode ter papel na estratificação adicional mas, atualmente, não existe evidência suficiente para indicá-lo de rotina.

Tratamento

- Os pacientes com síndrome de Brugada devem evitar fármacos que precipitem o padrão eletrocardiográfico (como propafenona, antidepressivos tricíclicos, lítios, etc.). Uma lista completa está disponível em www.brugadadrugs.org.
- O consumo de grandes refeições, bebidas alcoólicas e drogas, como cocaína e maconha, pode precipitar arritmias, e deve ser evitado. Da mesma forma, a febre deve ser prontamente tratada com antipiréticos.

- O cardiodesfibrilador implantável (CDI) está indicado para prevenção secundária de morte súbita e em pacientes com taquicardia ventricular sustentada documentada. Também pode ser indicado em pacientes com padrão tipo 1 e síncope ou em pacientes que desenvolvem fibrilação ventricular no EEF durante programação ventricular estimulada após dois ou três extraestímulos em dois sítios.
- Tratamento com *quinidina* (200 mg, 12/12 horas) ou, ainda, *cilostazol* (50-100 mg, 12/12 horas) pode ser indicado em pacientes com contraindicação ou recusa ao CDI, ou em pacientes com CDI e múltiplas terapias apropriadas. A presença de um substrato arritmogênico nesta canalopatia, assim como o papel da ablação estão em investigação atualmente, podendo ser considerada a ablação em pacientes com choques repetidos ou tempestade elétrica.

Síndrome do QT longo congênito (SQTL)

- É uma doença genética de penetrância variável em que os pacientes afetados apresentam atraso na repolarização ventricular, manifestado no ECG como prolongamento do intervalo QT, e se associa à síncope, taquicardia ventricular polimórfica (*torsades de pointes*) e morte súbita.
- Diversas mutações já foram descritas em associação com a síndrome. A maior parte dos pacientes apresenta mutações de canais de potássio lentos (I_{Ks}, KCNQ1, síndrome do QT longo tipo 1), rápidos (I_{Kr}, KCNH2, síndrome do QT longo tipo 2) ou por mutação de canal de sódio (I_{Na}, SCN5A, síndrome do QT longo tipo 3).

Diagnóstico

- É baseado no eletrocardiograma e nos achados de história clínica. Quando o prolongamento do QT é muito importante, o diagnóstico é mais fácil. Nos prolongamentos mais discretos, recomenda-se o uso do escore de Schwartz (Tabela 7.1).
- O diagnóstico, na ausência de causas secundárias para o prolongamento do QT, pode ser firmado em caso de:
1. QT corrigido (QTc) ≥ 480 em ECG repetidos com um escore > 3;
2. na presença de uma mutação patogênica confirmada, independentemente da duração do intervalo QT;
3. é sugerido na presença de QTc ≥ 460 ms em ECG repetidos nos pacientes com síncope inexplicada.

Tipos

- Diversos fenótipos foram descritos em associação à síndrome do QT longo e a várias condições (surdez congênita, anormalidades esqueléticas, sindactilia, etc.). Mas pelo menos 75% dos pacientes apresentam uma das três síndromes "clássicas".
- Tipo 1: mutação do gene KCNQ1, que codifica canais lentos de potássio. Caracteriza-se por um intervalo QTc prolongado e onda T com base alargada. **Esforço físico ou natação são "gatilhos" frequentes para o desenvolvimento de arritmia ventricular.**
- Tipo 2: mutação do gene KCNH2, que codifica canais rápidos de potássio. O ECG se caracteriza por apresentar uma onda T bífida, entalhada. **A arritmia ventricular pode ser desencadeada por barulhos elevados.**
- Tipo 3: mutação do gene SCN5A, que codifica canais rápidos de sódio. No ECG se observa prolongamento do intervalo QT à custa do segmento ST prolongado. **A arritmia ventricular é mais comum durante o sono.**
- Os padrões eletrocardiográficos dos três principais tipos da SQTL estão representados na Figura 7.6.

Prognóstico

- A estratificação de risco individual é baseada em fatores clínicos, eletrocardiográficos e genéticos. Os indicadores prognósticos são idade-específicos e dependentes do tempo.
- Pacientes sobreviventes de parada cardíaca apresentam muito alto risco de recorrência. Os pacientes com eventos sincopais também apresentam alto risco de eventos graves, assim como pacientes com QTc > 500 ms.
- É importante realizar ECG durante todo o seguimento da doença, pois registros de QTc maiores podem definir o diagnóstico ou indicar um prognóstico mais reservado.

Tabela 7.1. Escore de Schwartz para Síndrome do QT Longo

Eletrocardiograma	A- Intervalo QT corrigido (calculado por Bazett) ≥ 480 ms	3
	A- Intervalo QT corrigido 460-479 ms	2
	A- Intervalo QT corrigido 450-459 ms (homens)	1
	B- QTc no 4° minuto da fase de recuperação do teste ergométrico ≥ 480 ms	1
	C- *Torsades de pointes*	2
	D- Alternância de onda T	1
	E- Entalhe na onda T em 3 derivações	1
	F- Frequência cardíaca baixa para a idade	0,5
História clínica	A- Síncope com estresse	2
	A- Síncope sem estresse	1
	B- Surdez congênita	0,5
História familiar (considerar apenas A ou B)	A- Síndrome de QT longo em familiares	1
	B- Morte súbita cardíaca em familiares imediatos com menos de 30 anos	0,5

Um escore de 4 ou mais pontos indica uma alta probabilidade de SQTL (positividade do teste genético > 80%); escores de 2 ou 3 indicam probabilidade intermediária; e um escore de 0-1 ponto indica baixa probabilidade.

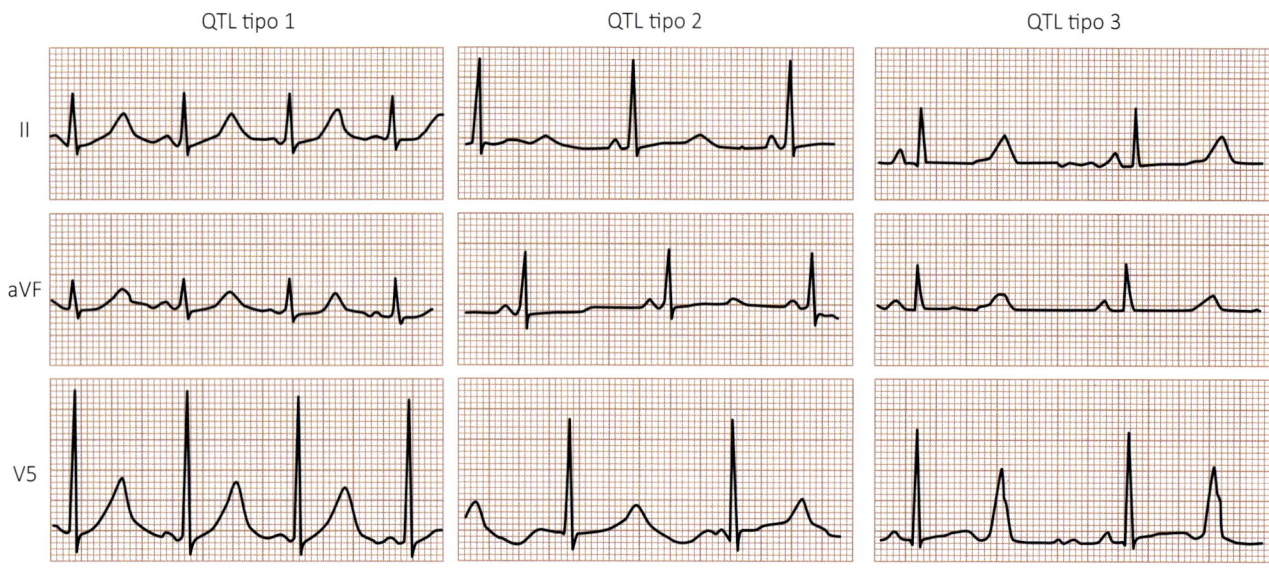

Figura 7.6. Padrões eletrocardiográficos dos três principais tipos da síndrome do QT longo congênito.

Tratamento

- Deve-se evitar drogas que prolonguem o intervalo QT (uma ampla lista está disponível para consulta em www.crediblemeds.org). Condições clínicas que predisponham a distúrbios eletrolíticos e metabólicos (diarreia, vômitos, etc.), hipocalemia, hipomagnesemia e hipocalcemia devem ser pesquisadas e prontamente corrigidas.
- Além disso, os gatilhos genético-específicos para arritmias devem ser ativamente evitados (exercícios vigorosos e natação no tipo 1 e sons altos no tipo 2).
- **Betabloqueadores são a base do tratamento:** diminuem o risco de morte súbita e síncope. Alguns estudos sugerem que nadolol (1-2 mg/kg/dia) e propranolol (2-5 mg/kg/dia) podem ser mais efetivos que metoprolol e atenolol. Deve-se empregar a dose máxima tolerada e, se necessário, inclusive considerar o uso de marca-passo para suporte terapêutico. Os betabloqueadores podem ser indicados mesmo em pacientes com intervalo QT normal, se houver diagnóstico genético.
- O cardiodesfibrilador implantável (CDI) está indicado para prevenção secundária de morte súbita e em pacientes com síncope ou taquicardia ventricular em vigência de betabloqueador.
- A simpatectomia cervicotorácica, um dos primeiros tratamentos a serem postulados, ainda tem espaço, podendo ser considerada: em pacientes nos quais os betabloqueadores são ineficazes, não tolerados ou contraindicados; quando o CDI está contraindicado ou não é aceito pelo paciente; e em pacientes com múltiplos disparos apropriados do CDI na vigência de betabloqueador.

Taquicardia ventricular polimórfica catecolaminérgica (TVPC)

- É uma síndrome hereditária caracterizada por eventos arrítmicos graves (síncope, taquicardia ventricular polimórfica, fibrilação ventricular e morte súbita) induzidos por estresse adrenérgico, na ausência de cardiopatia estrutural e com ECG de base normal.
- Tipicamente, acomete crianças e adolescentes, com apresentação na primeira década de vida (entre 6 e 10 anos). Sintomas discretos, como palpitações e tontura, podem surgir com atividades menores. Em situações de estresse emocional ou físico mais importantes observam-se arritmias ventriculares graves.
- É causada por alterações de canais de cálcio, sendo descritas formas autossômicas dominantes por mutação do gene receptor de rianodina (RyR2) e formas autossômicas recessivas por mutação do gene da calsequestrina 2 (CASQ2). O aumento da disponibilidade de cálcio no retículo endoplasmático leva a sobrecarga de cálcio, atraso da despolarização e atividade deflagrada, induzindo arritmias ventriculares.

Diagnóstico

- Pode ser muito difícil, uma vez que não há alterações estruturais ou eletrocardiográficas (eventualmente, uma discreta bradicardia sinusal nas crianças), e exige alto grau de suspeição.
- O teste ergométrico demonstra o surgimento de arritmias ventriculares. Dois tipos de taquicardias polimórfi-

cas foram descritos: uma TV polimórfica típica (Figura 7.7), com variação contínua da morfologia do QRS, similar ao que é visto, por exemplo, nas isquemias agudas; e uma TV bidirecional, com alternância dos complexos QRS.
- O diagnóstico pode ser firmado com base em dados clínicos e eletrocardiográficos (TV bidirecional ou polimórfica induzida por exercício ou estresse emocional, com ECG normal e ausência de cardiopatia estrutural) ou genéticos (identificação das mutações RyR2 ou CASQ2).

Prognóstico

- Eventos arrítmicos graves são frequentes, acometendo mais de 50% dos pacientes sem uso de betabloqueador. Morte súbita é o evento inicial em até 30% dos pacientes e ocorre em quase metade dos pacientes até os 30 anos de idade.
- História de parada cardíaca prévia e o não uso de betabloqueadores são fatores prognósticos independentes.
- O estudo eletrofisiológico não ajuda a identificar pacientes de maior risco.
- Os parentes de primeiro grau devem ser avaliados com Holter e teste ergométrico, uma vez que a apresentação inicial pode ser morte súbita.

Tratamento

- Todos os pacientes com TVPC devem evitar participação em esportes competitivos, esforços físicos vigorosos e ambientes estressores.
- **Os betabloqueadores estão recomendados em todos os pacientes com diagnóstico clínico** e devem ser considerados para os pacientes com diagnóstico genético confirmado e mesmo para os familiares de primeiro grau com teste ergométrico normal. A preferência é para betabloqueadores sem atividade simpática intrínseca (p. ex., nadolol). A eficácia do betabloqueio deve ser avaliada por teste ergométrico.
- A flecainida também pode ser considerada em adição aos betabloqueadores em pacientes com sintomas persistentes, assim como o verapamil. Simpatectomia também pode ser considerada em pacientes que persistem sintomáticos após terapia máxima ou que não são aderentes.
- O cardiodesfibrilador implantável (CDI) está indicado para prevenção secundária de morte súbita e em pacientes com síncope ou taquicardia ventricular em vigência de betabloqueador. No entanto, na TVPC o resultado é mais limitado, com taxas elevadas de falha na terapia ou disparos inapropriados nas crianças. Por vezes, o choque do CDI pode resultar em tempestade elétrica e perpetuação da arritmia, uma vez que o disparo leva a liberação cate-

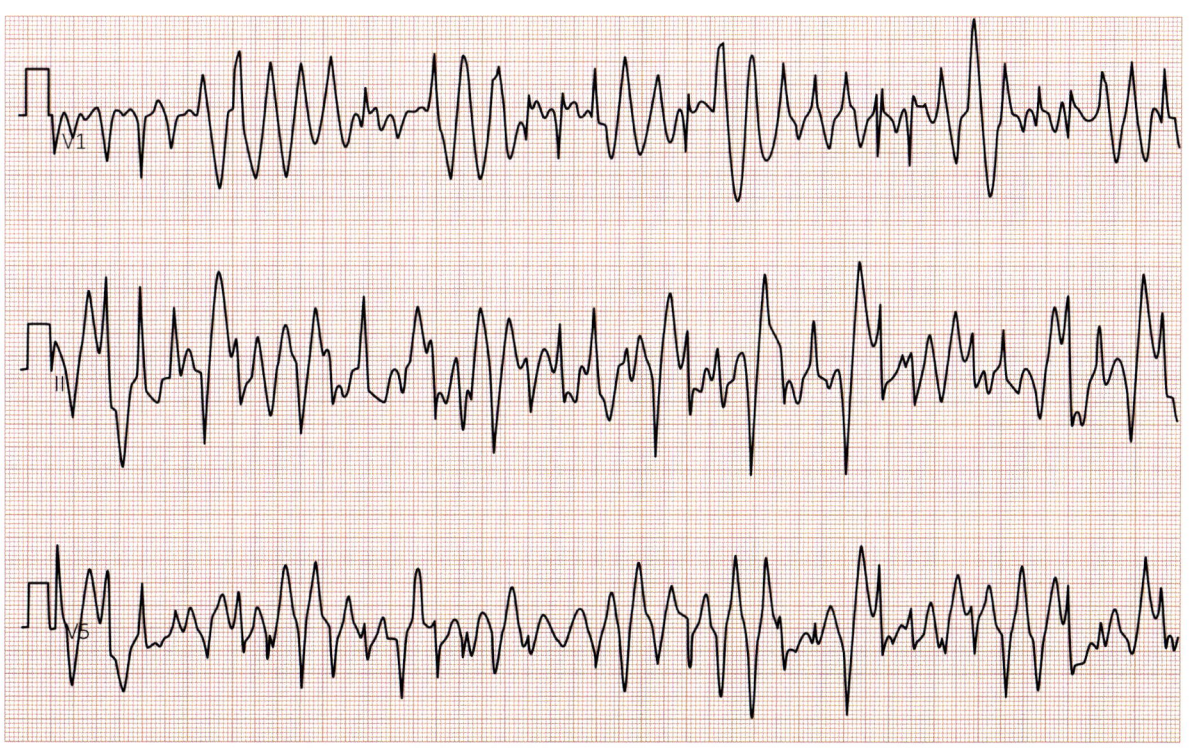

Figura 7.7. Taquicardia ventricular polimórfica durante teste ergométrico.

colaminérgica. O implante de CDI não deve ser realizado antes de muita discussão com o paciente e os familiares.

■ Causada por cardiopatia estrutural

Cardiopatia arritmogênica do ventrículo direito (CAVD)

- Também conhecida como "displasia arritmogênica do ventrículo direito", a CAVD é uma doença genética caracterizada por substituição do miocárdio por tecido fibrogorduroso, com caráter progressivo e envolvendo predominantemente o ventrículo direito (embora, em algumas variantes, possa haver acometimento equivalente ou mesmo predominante do ventrículo esquerdo).
- A progressão da doença geralmente se dá do epicárdio para o endocárdio e a partir da parede livre do ventrículo direito, resultando em afilamento da parede e dilatação aneurismática, tipicamente localizada entre a via de entrada (região subtricuspídea), via de saída (região infundibular) e o ápice do VD (triângulo da displasia).
- É decorrente de mutações de proteínas que codificam proteínas dos desmossomos, importantes moléculas para a adesão intercelular. Foram descritas mutações dos genes da desmoplaquina (DSP), placofilina (PKP2), desmogleína (DSG2) e desmocolina (DSC2). Os desmossomos anormais contribuem para a perda de adesão celular, principalmente em condições de estresse mecânico (como atividade esportiva), e estimulam a transcrição de genes que levam a adipogênese e fibrogênese.

Diagnóstico

- Leva em consideração achados de história clínica e familiar, ECG, exames de imagem e caracterização tissular (Tabela 7.2).

Tabela 7.2. Critérios da Força-Tarefa Internacional para Diagnóstico da CAVD

Categoria	Critérios Maiores	Critérios Menores
Alterações estruturais e disfunção global ou regional • No ecocardiograma • Na ressonância • Na ventriculografia direita	• Acinesia regional, discinesia ou aneurisma do VD (diástole) E via de saída do VD ≥ 32 mm (paraesternal longitudinal) ou ≥ 36 mm (paraesternal eixo curto) OU FAC ≤ 33% • Acinesia regional ou discinesia ou contração dissincrônica do VD E relação volume diastólico final do VD/superfície corporal ≥ 110 mL/m² (homem) ou ≥ 100 mL/m² (mulher) OU fração de ejeção do VD ≤ 40% (Figura 7.8) • Acinesia regional, discinesia ou aneurisma	• Acinesia regional, discinesia do VD E via de saída do VD de 29 a 31 mm (paraesternal longitudinal) ou 32-35 (paraesternal eixo curto) OU FAC 34-40% • Acinesia regional ou discinesia ou contração dissincrônica do VD E relação volume diastólico final do VD/superfície de volume corporal de 100-110 mL/m² (homem) ou 90-100 mL/m² (mulher) OU fração de ejeção do VD 41-45%
Caracterização tissular	< 60% de miócitos residuais na análise morfométrica (ou < 50% em estimativa) e substituição fibrosa da parede livre do VD, com ou sem deposição gordurosa, em pelo menos uma amostra de biópsia endomiocárdica	60-75% de miócitos residuais na análise morfométrica (ou 50-65% em estimativa) e substituição fibrosa da parede livre do VD, com ou sem deposição gordurosa em pelo menos uma amostra de biópsia endomiocárdica
Alterações de repolarização	Ondas T invertidas nas derivações precordiais direitas (V1-V3) ou além em pacientes com mais de 14 anos (na ausência de BRD completo)	Ondas T invertidas em V1-V2 em pacientes com mais de 14 anos (na ausência de BRD) ou em V4-V6; ondas T invertidas de V1-V4 em pacientes com mais de 14 anos na presença de BRD
Alterações de condução e despolarização	Onda épsilon (sinal de baixa amplitude entre o fim do QRS e o início da onda T) nas derivações precordiais direitas V1, V2 e V3 (Figura 7.9)	Potenciais tardios em ≥ 1 de 3 parâmetros, na ausência de QRS ≥ 110 ms no ECG padrão; duração do QRS filtrado ≥ 114 ms; duração da porção terminal do QRS < 40 μV, ≥ 38 ms; média da raiz quadrada da voltagem dos últimos 40 ms do QRS ≤ 20 μV; duração da ativação terminal do QRS ≥ 55 ms (na ausência de BRD)
Arritmias	TV sustentada ou não com padrão de BRE e eixo para cima (negativo ou indeterminado nas derivações inferiores e positivo em aVL)	TV sustentada ou não com padrão de VSVD (QRS positivo nas derivações inferiores e negativo em aVL) ou de eixo indeterminado ou > 500 extrassístoles ventriculares em 24 horas
História familiar	CAVD confirmada em parente de primeiro grau pelo critério da Força-Tarefa, CAVD em parente de primeiro grau confirmada por anatomopatológico OU identificação de mutação associada ou provavelmente associada a CAVD no paciente em questão	História de CAVD em parente de primeiro grau quando não é possível ou prático confirmar os critérios da Força-Tarefa; morte súbita cardíaca precoce (< 35 anos) em parentes de primeiro grau com suspeita de CAVD ou CAVD confirmada em anatomopatológico ou por critérios clínicos em parente de segundo grau

FAC: fractional area chance (diferença em proporção entre as áreas do VD no final da diástole e no final da sístole); VSVD: via de saída do ventrículo direito.

- O diagnóstico é: 1) definido, na presença de dois critérios maiores OU um critério maior e dois menores OU quatro critérios menores; 2) limítrofe, na presença de um critério maior e um menor OU três critérios menores de diferentes categorias; 3) possível, na presença de um critério maior OU dois menores de diferentes categorias.

Prognóstico

- A CAVD geralmente se manifesta entre a segunda e a quarta década de vida, e tem caráter progressivo.
- Pacientes com eventos arrítmicos maiores (parada cardíaca e taquicardia ventricular sustentada) estão sob alto risco (> 10% ao ano de novo evento). Entre os pacientes de risco intermediário, são fatores de risco maiores: síncope inexplicada, taquicardia ventricular não sustentada (TVNS) e disfunção ventricular direita (ou esquerda); e menores: extrassístoles ventriculares frequentes (> 1.000 em 24 horas), indução de arritmias no estudo eletrofisiológico; extensão das ondas T negativas; quantidade de cicatriz fibrogordurosa no VD e presença de múltiplas mutações. A presença de onda épsilon também determina maior risco.

Tratamento

- Todos os pacientes com CAVD devem evitar participação em esportes competitivos.
- Os betabloqueadores, com preferência para o sotalol (160-320 mg/dia), devem ser utilizados na dose máxima tolerada para redução de sintomas em pacientes com extrassístoles ventriculares e TVNS.
- Nos pacientes que são intolerantes ou têm contraindicações aos betabloqueadores, a amiodarona é uma opção.
- O cardiodesfibrilador implantável (CDI) está indicado para prevenção secundária de morte súbita e em pacientes com TV mal tolerada. Deve ser considerado também em pacientes com TV sustentada bem tolerada e fatores de pior prognóstico. Ao longo da evolução da doença, pode ocorrer aumento dos limiares de desfibrilação e perda de *sensing*.
- O estudo eletrofisiológico com ablação por cateter deve ser considerado em pacientes com TV sem resposta adequada a tratamento clínico e em extrassístoles ventriculares frequentes e sintomáticas. A taxa de sucesso é extremamente variável, dependendo do grau de comprometimento ventricular e do número de TV induzidas. Pelo caráter progressivo da doença, vários procedimentos de ablação podem ser necessários ao longo da vida.

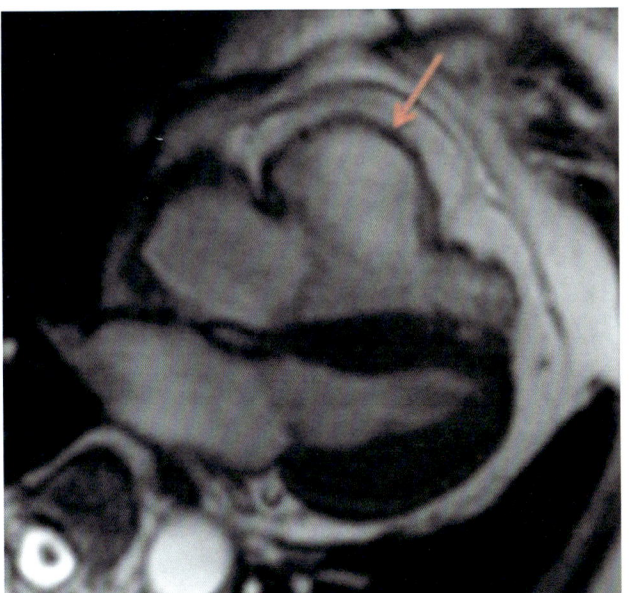 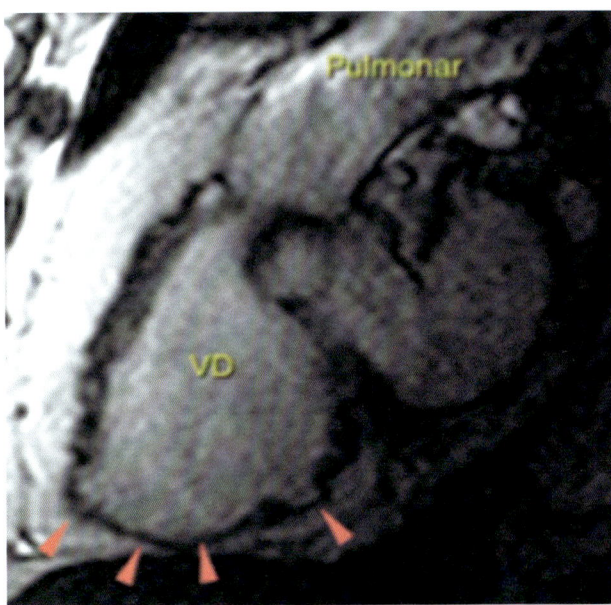

Figura 7.8. A. Sequência de cinerressonância com corte em quatro câmaras. Observa-se área de aneurisma no ventrículo direito (seta). **B.** Sequência de realce tardio com corte em via de saída do VD com presença de microaneurismas (pontas de seta). A presença de discinesia (aneurisma) associada a FE do VD < 40% neste caso, preencheu um critério maior para o diagnóstico da cardiomiopatia arritmogênica do ventrículo direito. Imagem gentilmente cedida pelo Dr. Ricardo Rocha.

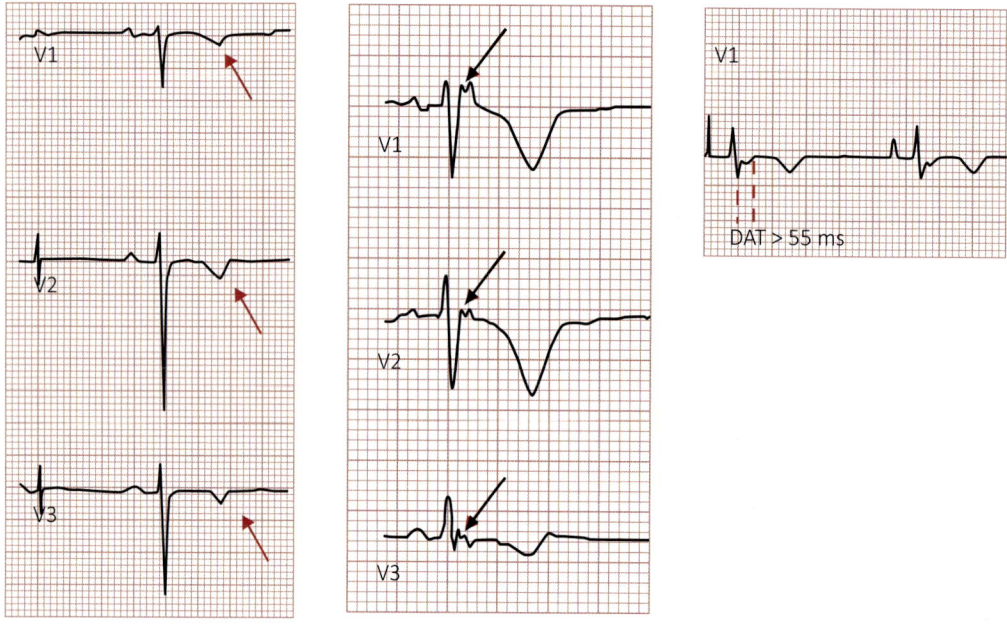

Figura 7.9. Observa-se inversão de onda T V1-V3 (setas vermelhas), onda épsilon (setas pretas) e aumento da duração de ativação terminal (DAT).

Leitura sugerida

- Brugada P, Brugada J. Right bundle branch block, persistent ST segment elevation and sudden cardiac death: a distinct clinical and electrocardiographic syndrome. A multicenter report. J Am Coll Cardiol. 1992;20:1391.
- Capulzini L, Brugada P, Brugada J, Brugada R. Arrhythmia and Right Heart Disease: From Genetic Basis to Clinical Practice. Rev Esp Cardiol. 2010;63(8):963-83.
- Chugh SS, Kelly KL, Titus JL. Sudden cardiac death with apparently normal heart. Circulation. 2000;102:649.
- El-Sherif N, Turitto G, Boutjdir M. Congenital Long QT syndrome and torsade de pointes. Ann Noninvasive Electrocardiol. 2017 Jul 2.
- Gemayel C, Pelliccia A, Thompson PD. Arrhythmogenic right ventricular cardiomyopathy. J Am Coll Cardiol. 2001;38:1773.
- Goldenberg I, Moss AJ. Long QT Syndrome. JACC. 2008;51:2291-300.
- Jarcho JA. Arrhythmogenic Righ Ventricular Cardiomyopathy. New England Journal of Medicine. 2017;376:61-72.
- Marcus FI, McKenna WI, Sherrill D, et al. Diagnosis of Arrhythmogenic Right Ventricular Cardiomyopathy/Dysplasia Proposed Modification of the Task Force Criteria. Circulation. 2010;121:1533-1541.
- Oliveira Neto NR. ECG: Ciência e Aplicação Clínica. São Paulo: Editora Sarvier; 2016.
- Priori SG, Blomstrom-Lundqvist C, Mazzanti A, Blom N, Borggrefe M, Camm J, et al. 2015 ESC Guidelines for the management of patients with ventricular arrhytmias and the prevention of sudden cardiac death. European Heart Journal. 2015;36:2793-2867.
- Roston TM, Cunningham TC, Sanatani S. Advances in diagnosis and treatment of catecholaminergic polymorphic ventricular tachycardia. Cardiology in the Young. 2017;27:S49-S56.
- Sen-Chowdhry S, Lowe MD, Sporton SC, et al. Arrhythmogenic right ventricular cardiomyopathy: clinical presentation, diagnosis, and management. Am J Med. 2004;117:685.
- Wolff L, Parkinson J, White PD. Bundle-branch block with short P-R interval in healthy young people prone to paroxysmal tachycardia. Am Heart J. 1930;5:685.

capítulo 8

Investigação de Morte Súbita Cardíaca Recuperada e Prevenção de Morte Súbita Cardíaca

• Pedro Veronese • Martina Battistini Pinheiro

■ Introdução

- Morte súbita cardíaca (MSC) é a morte natural de causa cardíaca no período de até 1 hora desde o início dos sintomas.
- Fibrilação ventricular (FV) precedida de taquicardia ventricular sustentada (TVS) é o principal mecanismo, correspondendo a 50% das mortes cardiovasculares e a 80% das mortes em pacientes com doença arterial coronariana (DAC).
- Sessenta por cento das mortes ocorrem fora do ambiente hospitalar.

■ Etiopatogenia

- O mecanismo da MSC, independentemente da causa, envolve uma complexa interação entre substrato anatômico anormal, disfunção eletrofisiológica, modulação funcional e gatilho que, geralmente, consiste em uma extrassístole ventricular (EV).

Coração aparentemente normal

- Corresponde de 5 a 10% dos pacientes recuperados de parada cardiorrespiratória (PCR).
- Em estudos com autópsia, apenas 10% das vítimas realmente apresentam coração estruturalmente normal; 65%, aterosclerose; 14%, cardiopatia congênita e 11%, miocardite.

DAC

- Doença mais frequentemente implicada em MSC.
- De 75 a 86% dos pacientes com MSC recuperada têm DAC.
- Dez por cento dos pacientes com infarto agudo do miocárdio (IAM) com supradesnivelamento do segmento ST apresentam taquicardia ventricular (TV) ou fibrilação ventricular (FV), 85% das quais ocorrem na primeira hora.

Miocardiopatias

- Segundo maior grupo propenso à MSC.
- Principais etiologias são: miocardiopatia hipertrófica, dilatada idiopática, chagásica e displasia arritmogênica do ventrículo direito (DAVD).
- Ocorrência de taquicardia ventricular não sustentada (TVNS) e síncope indica pacientes de alto risco.
- Na miocardiopatia dilatada idiopática, a presença de insuficiência cardíaca aumenta em cinco vezes o risco de MSC.
- Na miocardiopatia chagásica, a estratificação de risco pode ser feita utilizando os critérios de Rassi publicados em 2006. Os fatores de risco para morte são: aumento de área cardíaca à radiografia de tórax, TVNS, sexo masculino, classe funcional (CF) III ou IV NYHA (*New York Heart Association*), disfunção segmentar no ecocardiograma (ECO) e baixa voltagem do QRS no ECG. Os pacientes que somam até 6 pontos têm baixo risco de morte em 10 anos – 10%. Entre 7 a 11 pontos há um risco intermediário de 44% em 10 anos. E acima de 11 pontos os pacientes são classificados como alto risco, pois apresentam uma mortalidade de 84% no mesmo período. A crítica a esses critérios é o baixo uso de be-

tabloqueadores nesta população. Na coorte de validação dos critérios, apenas 12,4% dos pacientes utilizavam esta medicação. Veja Tabela 8.1.

Tabela 8.1. Escore de Rassi

Fator de risco	Pontos
NYHA classe III ou IV	5
Cardiomegalia (radiografia de tórax)	5
Anormalidade de motilidade global ou segmentar (ecocardiograma 2D)	3
TV não sustentada (Holter 24 h)	3
Baixa voltagem do QRS (ECG)	2
Sexo masculino	2

Total de pontos	Mortalidade total		Risco
	5 anos	10 anos	
0-6	2%	10%	Baixo
7-11	18%	44%	Intermediário
12-20	63%	84%	Alto

Doença valvar

- A estenose aórtica pode ser causa de morte súbita, principalmente secundária à isquemia subendocárdica.

Cardiopatia congênita

- As cardiopatias com maior risco de MSC são transposição das grandes artérias, estenose aórtica, estenose pulmonar, estenose da artéria pulmonar e tetralogia de Fallot.

Miocardites

- Responsáveis por 11 a 22% das MSC, que podem ocorrer tanto em pacientes com disfunção ventricular esquerda quanto em pacientes sem disfunção, na fase aguda da inflamação.

Alterações eletrocardiográficas primárias

- Causadas por defeitos genéticos – síndrome do QT longo congênita, síndrome do QT curto, síndrome de Brugada, TV polimórfica catecolaminérgica.
- Causadas por alterações não genéticas – FV idiopática, bloqueio atrioventricular total (BAVT) congênito e Wolff-Parkinson-White (WPW).

Miscelânea

- QT longo induzido por drogas, alterações metabólicas, dissecção de aorta, tamponamento cardíaco, tromboembolismo pulmonar (TEP) maciço, entre outros.

■ Estratificação de risco

- MSC pode ser a primeira manifestação clínica de uma cardiopatia.
- DAC é a doença mais frequente, portanto, em pacientes com fatores de risco esta etiologia deve sempre ser pesquisada.
- A Tabela 8.2 mostra os principais exames para investigação etiológica, estratificação de risco e suas indicações:

Tabela 8.2. Principais exames para investigação etiológica, estratificação de risco e suas indicações

Exames para estratificação de risco	Indicação
Eletrocardiograma	Avaliar sinais de isquemia recente ou antiga, arritmias cardíacas, bloqueios de ramo, prolongamento do intervalo QTc, onda épsilon, padrão de Brugada, pré-excitação ventricular, entre outras alterações
Sorologia de Chagas	Quando há epidemiologia positiva
ECGar (eletrocardiograma de alta resolução)	Avaliar presença de potenciais tardios, que são substratos para arritmias por reentrada
Teste de esforço	Quando há sintomas no exercício
Holter de 24 h	Avaliar taquiarritmias e bradiarritmias
Ecocardiograma	Avaliar cardiopatia estrutural, valvopatias e cardiopatias congênitas
Cintilografia miocárdica	Avaliar isquemia
Cineangiocoronariografia	Quando há suspeita de DAC
Angiotomografia de coronárias	Quando há suspeita de DAC ou coronárias anômalas
Ressonância magnética	Avaliar cardiopatia estrutural, fibrose e infiltração fibrogordurosa
Estudo eletrofisiológico	Avaliar taquiarritmias e bradiarritmias

■ Prevenção primária de MSC

- O tratamento adequado da doença de base é fundamental – revascularização miocárdica na DAC, medicamentos que melhoram a sobrevida na insuficiência cardíaca (IC), entre outros.
- O betabloqueador apresenta importante redução de MSC e mortalidade total em diversas doenças cardíacas.
- A amiodarona reduz mortalidade arrítmica em pacientes com miocardiopatia chagásica, embora novas evidências precisem corroborar os achados do estudo GESICA.
- **O uso de cardiodesfibrilador implantável (CDI) para prevenção primária em pacientes com miocardiopatia**

não isquêmica é controverso na literatura e estudos clássicos, como o SCD-HeFT, publicado em 2005, e mais recentemente o estudo DANISH, publicado em 2016, não mostraram benefícios nesta população.

- Diversos são os estudos que demonstraram benefício de CDI na prevenção primária, principalmente em pacientes com cardiopatia isquêmica. A seguir, as principais indicações de CDI:

Indicações de CDI – Classe I

- IAM há mais de 40 dias ou cardiopatia isquêmica sem isquemia residual com FE ≤ 35% e CF II e III da NYHA ou FE ≤ 30% em CF I, II e III da NYHA ou FE NYHA ≤ 40% com TVNS espontânea e TV sustentada indutível no estudo eletrofisiológico (EEF).

Indicações de CDI – Classe IIa

- Miocardiopatia dilatada não isquêmica em CF II e III da NYHA com FE ≤ 35% ou CF III ou IV da NYHA com FE ≤ 35% e QRS ≥ 120 ms com indicação de ressincronização.
- O paciente deve ter expectativa de vida superior a 1 ano para ser candidato ao implante de CDI.

- As indicações de CDI na profilaxia primária em pacientes com arritmias geneticamente determinadas encontram-se no Capítulo 7.
- Veja na Figura 8.1, o algoritmo sugerido pelo Cardiopapers para implante de CDI no cenário de prevenção primária:

Prevenção secundária de MSC

- Corresponde à profilaxia da MSC em pacientes que já tiveram um evento arrítmico grave.
- Amiodarona e betabloqueador demonstraram benefício também na profilaxia secundária, porém CDI sempre se mostrou melhor.
- Diversos estudos mostraram benefício nos seguintes casos de prevenção secundária de MSC:

Indicações de CDI – Classe I

- PCR por TV/FV de causa não reversível em pacientes com FE ≤ 35% ou TVS espontânea com instabilidade hemodinâmica de causa não reversível em pacientes com FE ≤ 35%.

Indicações de CDI – Classe IIa

- PCR ou TV/FV de causa não reversível em pacientes com FE ≥ 35% ou TVS espontânea de causa não reversível em pacientes com FE ≥ 35% refratária a outras terapêuticas ou síncope de origem indeterminada com indução de TVS hemodinamicamente instável no EEF.
- O paciente deve ter expectativa de vida superior a 1 ano para ser candidato ao implante de CDI.

- É contraindicado o implante de CDI em pacientes com TV incessante.
- Veja na Figura 8.2, o algoritmo sugerido pelo Cardiopapers para implante de CDI no cenário de prevenção secundária.

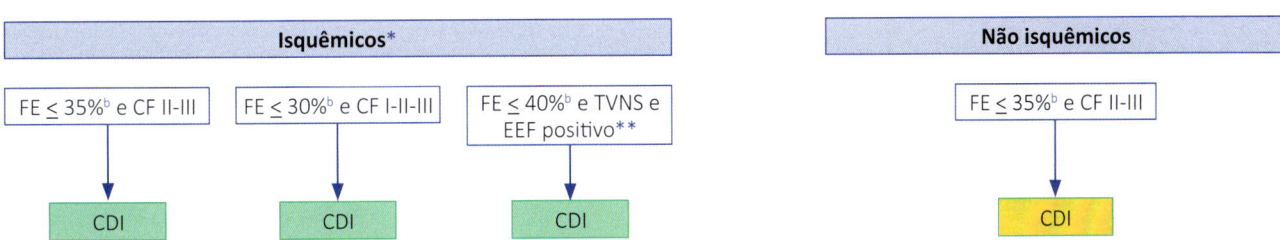

FE: fração de ejeção do ventrículo esquerdo; CF: classe funcional da NYHA; TVNS: taquicardia ventricular não sustentada; EEF: estudo eletrofisiológico; CDI: cardiodesfibrilador implantável.
*Sobrevivente de infarto > 40 dias ou com miocardiopatia isquêmica, com tratamento farmacológico otimizado, sem isquemia passível de tratamento e expectativa de vida > 1 ano.
** Indução de TVS (taquicardia ventricular sustentada) no EEF.

A cor verde denota maior chance de terapia apropriada em relação a cor amarela.
[b]A FE deve ser mensurada após 3 meses de terapia farmacológica otimizada.

Figura 8.1 – **Cardiodesfibrilador implantável – prevenção primária.**

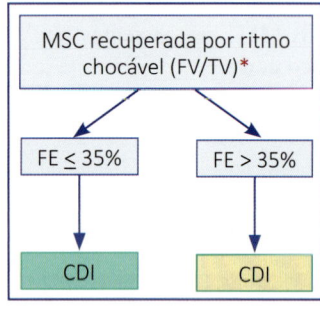 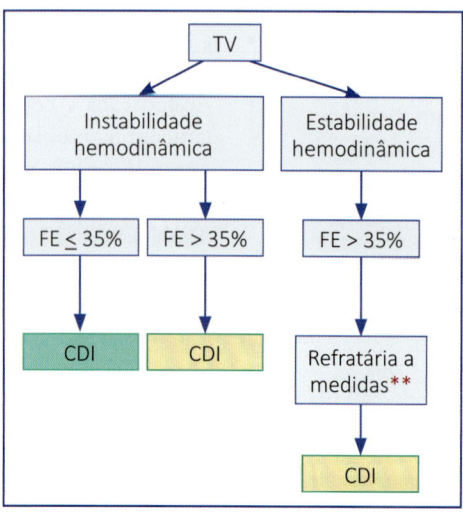 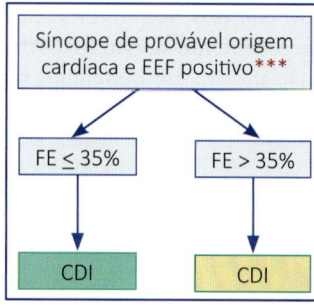

MSC: morte súbita cardíaca; FV: fibrilação ventricular; TV: taquicardia ventricular; FE: fração de ejeção do ventrículo esquerdo; CDI: cardiodesfibrilador implantável; EEF: estudo eletrofiológico.
*Sem causa reversível identificada, bom prognóstico neurológico e expectativa de vida > 1 ano.
**Drogas antiarrítmicas e/ou ablação.
***Indução de FV ou TV com instabilidade hemodinâmica no EEF.

A cor verde denota maior chance de terapia apropriada em relação a cor amarela.

Figura 8.2 – **Cardiodesfibrilador implantável – prevenção secundária.**

■ Caso clínico

Paciente de 54 anos com antecedente de IAM há 3 meses. No momento encontra-se bem, em CF II da NYHA, mas com FE do ventrículo esquerdo de 25%. Realizou ressonância magnética que demonstrou acentuada fibrose na parede anterior. Está em uso de medicação otimizada (enalapril, carvedilol, espironolactona, ácido acetilsalicílico, clopidogrel e atorvastatina) e não apresenta isquemia passível de tratamento. Procurou médico cardiologista para discutir outras estratégias para redução de morte súbita cardíaca.

Conforme o que foi discutido neste capítulo, quando se trata de prevenção primária, o paciente acima é o que apresenta o maior benefício no implante de CDI. Desta forma, esta estratégia terapêutica deve ser discutida com o paciente.

■ Leitura sugerida

- Al-Khatib SM, Stevenson WG, Ackerman MJ, et al. 2017 AHA/ACC/HRS Guideline for Management of Patients With Ventricular Arrhythmias and the Prevention of Sudden Cardiac Death. A Report of the American College of Cardiology/American Heart Association Task Force on Clinical Practice Guidelines and the Heart Rhythm Society. Circulation. 2018;138:e272-e391.
- Bardy GH, Lee KL, Mark DB, et al. Amiodarone or an Implantable Cardioverter–Defibrillator for Congestive Heart Failure. N Engl J Med. 2005;352:225-37.
- Chugh SS, Kelly KL, Titus JL. Sudden cardiac death with apparently normal heart. Circulation. 2000;102:649.
- Doval HC, Nul DR, Grancelli HO, et al. Randomised trial of low-dose amiodarone in severe congestive heart failure. Grupo de Estudio de la Sobrevida en la Insuficiencia Cardiaca en Argentina (GESICA). Lancet. 1994 Aug 20;344(8921):493-8.
- Køber L, Thune JJ, Nielsen JC, et al. Defibrillator Implantation in Patients with Nonischemic Systolic Heart Failure. N Engl J Med. 2016;375:1221-30.
- Maron BJ, Shirani J, Poliac LC, et al. Sudden death in young competitive athletes. Clinical, demographic, and pathological profiles. JAMA. 1996;276:199.
- Martinelli Filho M, Zimerman LI, Lorga AM, et al. Guidelines for implantable electronic cardiac devices of the Brazilian Society of Cardiology. Arq Bras Cardiol. 2007;89(6):e210-e238.
- Priori SG, Blomström-Lundqvist C, Mazzanti A, et al. 2015 ESC Guidelines for the management of patients with ventricular arrhythmias and the prevention of sudden cardiac death: The Task Force for the Management of Patients with Ventricular Arrhythmias and the Prevention of Sudden Cardiac Death of the European Society of Cardiology (ESC). Endorsed by: Association for European Paediatric and Congenital Cardiology (AEPC). European Heart Journal. 2015;36:2793-2867.
- Rassi A Jr, Rassi A, Little WC, et al. Development and validation of a risk score for predicting death in Chagas' heart disease. N Engl J Med. 2006 Aug 24;355(8):799-808.

capítulo 9

Parada Cardiorrespiratória

• Fábio Augusto Pinton • Pedro Gabriel Melo de Barros e Silva

■ Introdução

- A morte súbita é a principal causa de óbito extra-hospitalar nos Estados Unidos e no Canadá.
- **A principal etiologia da parada cardiorrespiratória (PCR) extra-hospitalar em adultos é a síndrome coronariana aguda.**
- A maioria dos pacientes em PCR apresenta fibrilação ventricular (FV) em algum momento.
- Apesar dos avanços da medicina, o prognóstico de pacientes vítimas de PCR ainda permanece ruim.
- A melhor forma de tratar uma PCR é evitando-a.
- Muitas situações clínicas podem colocar o paciente sob risco de uma PCR, e tais condições devem ser identificadas e tratadas precocemente (p. ex., síndrome coronariana aguda, bradi ou taquiarritmias graves).
- No caso de uma PCR, os dois fatores mais importantes para retorno da circulação espontânea (RCE) são: reanimação cardiopulmonar (RCP) efetiva e desfibrilação em ritmos chocáveis (ambas de forma precoce).

■ Suporte básico de vida (SBV)

Na inspeção, o paciente em PCR se apresenta como um paciente inconsciente e o primeiro passo na avaliação seria checar se o paciente manifesta alguma resposta ao estímulo externo, seguido de checagem de pulso e respiração nos pacientes não responsivos (confirmação de PCR).

Confirmação de PCR

- Chamar o paciente, tocando-o pelos ombros com firmeza.
- Se não há resposta, deve-se solicitar ajuda com desfibrilador.
- Convulsões breves podem ser a primeira manifestação de PCR.
- Checar pulso carotídeo ou femoral por 5 a 10 segundos (checar respiração simultaneamente).
- Caso o pulso esteja ausente ou se há dúvida após esse período, iniciar sequência C-A-B-D com ciclos de 30 compressões para duas ventilações e avaliar desfibrilação assim que possível.

Checagem de pulso

- Checar pulso carotídeo ou femoral por 5 a 10 segundos (checar respiração simultaneamente).
- Caso o pulso esteja ausente ou se há dúvida após esse período, iniciar **sequência C-A-B-D** com **ciclos de 30 compressões para duas ventilações** e avaliar desfibrilação assim que possível.

Compressões torácicas (C)

- Colocar o "calcanhar" de uma mão sobre a metade inferior do esterno e o calcanhar da outra mão sobre a primeira, mantendo os braços estendidos e alinhados perpendicularmente ao paciente.
- Certificar-se de que o dorso do paciente se encontra sobre uma superfície rígida.
- **Deve-se comprimir a uma frequência de 100 a 120 por minuto e a uma profundidade de 5 a 6 cm**, permitindo o retorno total do tórax entre uma compressão e outra (lembre-se de que a perfusão miocárdica se dá na diástole).
- Minimizar ao máximo as interrupções nas compressões (máximo 10 segundos), preferencialmente apenas para checagem de pulso, desfibrilação e ventilação sem via aérea definitiva.
- Trocar o socorrista que realiza as compressões a cada 2 minutos ou quando houver prejuízo à qualidade das compressões por causa da fadiga do socorrista.
- O número total de compressões eficazes é um importante fator determinante na sobrevida em PCR. Portanto, quanto maior o percentual de tempo de compressões eficazes e menor a interrupção (ou tempo sem compressões), maior a chance de sobrevida do paciente.
- Após realização de 30 compressões, passar para vias aéreas.

Abertura de vias aéreas (A)

- Realizar a manobra de inclinação da cabeça e elevação do mento.
- Se houver suspeita de trauma, realizar a manobra de anteriorização da mandíbula (mas na ausência de abertura da via aérea com essa manobra, proceder inclinação da cabeça e elevação do mento, pois a via aérea é prioridade).
- Avaliar a presença de corpo estranho e realizar aspiração de vias aéreas (se disponível).

Ventilação (B *Breathe*)

- Fornecer duas ventilações de 1 segundo cada uma e cerca de 600 mL de volume.
- **As ventilações geralmente devem ser sincronizadas com as compressões em uma relação de 30 compressões para duas ventilações, até que uma via aérea avançada seja obtida (quando as ventilações devem ser feitas a cada 6 segundos sem sincronizar com a compressão, que deverá ser contínua). A atualização da diretriz em 2017 já considera a possibilidade de ventilação não sincronizada com compressões também em paciente com via aérea não invasiva, ou seja, ambas as possibilidades são aceitas no paciente sem via aérea avançada quando feitas por equipe treinada (embora a ventilação sincronizada - 30:2 -seja o método mais aceito na ausência de via aérea invasiva).** No caso da ventilação não sincronizada em paciente sem via aérea avançada, a ventilação poderia ser uma a cada 6 segundos ou duas a cada 30 compressões (sem interromper as compressões).
- A cada cinco ciclos de 30 compressões e duas ventilações (ou 2 minutos se o tempo estiver sendo registrado), deve-se checar o pulso.

Desfibrilação/identificação do ritmo (D)

- Assim que o desfibrilador estiver disponível e pronto para o uso, deve-se colocar as pás sobre o tórax e, só então, interromper as compressões para identificação do ritmo.
- Caso haja fibrilação ventricular (FV) ou taquicardia ventricular (TV) sem pulso, a imediata desfibrilação está indicada. Nos pacientes em atividade elétrica sem pulso (AESP) ou assistolia não se indica desfibrilação.
- O soco precordial poderá ser considerado para pacientes com TV sem pulso presenciada e monitorada, se não houver desfibrilador para uso imediato (não deve retardar a RCP, nem a aplicação de choque).
- **Para desfibriladores monofásicos, utilizar a carga de 360 J e, para bifásicos, a carga recomendada pelo fabricante (120-200 J).** Se não conhecida, utilizar a carga máxima (procure sempre conhecer o desfibrilador do local de trabalho antes de utilizá-lo em uma situação de emergência).
- **Em pacientes com marca-passo ou cardiodesfibrilador implantável (CDI), evitar a colocação das pás diretamente sobre os dispositivos** (idealmente colocar numa distância de pelo menos 8 cm).
- A assistolia só é confirmada após a checagem da conexão correta das pás, do aumento do ganho e da mudança na derivação (para não deixar de diagnosticar um possível ritmo "chocável", como uma FV fina).
- Logo após a administração do choque ou análise do ritmo, iniciar imediatamente os ciclos de compressões-ventilações, sempre pelas compressões (só após cinco ciclos ou 2 minutos haverá nova checagem de ritmo).

> No cenário de suporte básico à vida realizado por um leigo, a orientação deve ser *Chest only* cpr, ou seja, compressão contínua sem ventilações num paciente adulto com provável parada cardiorrespiratória em ambiente extra-hospitalar.

■ Suporte avançado de vida (SAV)

- Didaticamente, é dividido em A-B-C-D, embora na prática as condutas são realizadas de maneira simultânea no suporte avançado à vida.

Vias aéreas e ventilações (A-B; *Airway and Breathe*)

- Caso as ventilações com bolsa-máscara não estejam efetivas ou a causa da PCR seja por hipóxia, deve-se garantir uma via aérea avançada.
- Se as ventilações com bolsa-máscara estiverem efetivas, a decisão do momento de se garantir uma via aérea avançada fica a critério do líder que coordena o atendimento. Recomenda-se que seja realizado assim que possível, porém não deverá atrasar outros procedimentos mais importantes (como a desfibrilação).
- A realização de intubação orotraqueal não deve exceder 30s e, preferencialmente, não interromper as compressões torácicas por mais de 10 segundos. Para profissionais menos experientes ou vias aéreas mais difíceis, dispositivos como máscara laríngea, tubo laríngeo ou *combitube* devem ser utilizados (estes dispositivos têm a vantagem de não necessitar interromper a compressão torácica).
- **O uso da pressão cricoide de forma rotineira para evitar broncoaspiração não é recomendado.**
- Após a obtenção de uma via aérea avançada, as ventilações passam a ser não sincronizadas com as compressões, e os ciclos de RCP passam a ser de 2 min. Devem-se realizar de 100 a 120 compressões por minuto e ventilações de 1 segundo cada uma, com uma frequência de 10/min (uma a cada 6 s). Ao final de cada ciclo de RCP deve-se checar o ritmo.

Parada Cardiorrespiratória

- A hiperventilação deve ser evitada, pois o aumento da pressão intratorácica diminui o retorno venoso e, consequentemente, o débito cardíaco e a perfusão coronariana.
- A capnografia quantitativa com formato de onda é recomendada a pacientes intubados durante o período em PCR para confirmação da posição do tubo, monitoração da qualidade da RCP e detecção do retorno à circulação espontânea (RCE), baseado nos valores de CO_2 no final da expiração. Caso não disponível, o detector de CO_2, sem formato de onda, ou o detector esofágico podem ser utilizados (embora estes não apresentem evidências de vantagens em relação à avaliação clínica).

■ Circulação (C)

- Após a verificação do ritmo com as pás e/ou administração do primeiro choque, deve-se monitorar o paciente com eletrodos para facilitar as próximas análises do ritmo e minimizar o tempo sem compressões (lembrar-se de mudar a derivação no desfibrilador).
- Deve-se também obter uma via para administração das medicações (Quadro 9.1).
- A droga utilizada rotineiramente no manejo de qualquer PCR é a adrenalina (Quadro 9.2).
- Nos casos de PCR em ritmo chocável, além da adrenalina, um antiarrítmico deve ser feito de rotina na persistência de FV/TV sem pulso após três choques. As opções de antiarrítimico são: amiodarona e lidocaína.
- **A atropina, de forma rotineira, não é mais recomendada no tratamento de AESP e assistolia.**
- O bicarbonato de sódio só deve ser utilizado em situações específicas (Quadro 9.3). **Seu uso de rotina na PCR é contraindicado.**

■ Diagnósticos diferenciais (D)

- Enquanto os ciclos de RCP se repetem a cada 2 min, a causa da PCR deve ser buscada ativamente e tratada assim que possível (especialmente nos casos de AESP e assistolia).
- A principal causa de PCR em FV/TV é a SCA.
- **As principais causas de AESP/assistolia são hipóxia, hipovolemia, tromboembolismo pulmonar (TEP) e pneumotórax hipertensivo.**
- As causas reversíveis mais comuns de PCR, os dados de suspeição e os respectivos tratamentos estão representados na Tabela 9.1.
- O traçado do ECG peri-PCR além de ajudar no diagnóstico diferencial da causa da PCR, também é útil para definir o prognóstico: QRS largo e com baixa frequência tem pior sobrevida que os casos com QRS estreito e frequência cardíaca normal/alta.

QUADRO 9.1
Vias de acesso para administração de medicações

Acesso venoso periférico
- **É a via de escolha,** preferencialmente na fossa antecubital
- Após administração das drogas, fazer um *bolus* de 20 mL de solução fisiológica (SF) e elevar o membro

Acesso intraósseo
- É seguro e efetivo para administração de drogas, ressuscitação volêmica e coleta de sangue se a via intravenosa (IV) não estiver disponível
- As doses e o *bolus* de soro fisiológico são os mesmos que os administradas via IV

Acesso venoso central
- Permite a chegada da medicação em menor tempo, comparado ao acesso periférico, porém pode haver interrupções nas compressões para realização do procedimento
- Deve ser considerado apenas por médicos experientes em situações de impossibilidade de acesso periférico e intraósseo, caso não atrapalhe medidas como RCP e desfibrilação

Via endotraqueal
- **Apenas vasopressina, atropina, naloxona, epinefrina e lidocaína (VANEL) podem ser administradas por essa via** e suas concentrações sanguíneas são menores quando comparadas à administração pelas vias IV/intraóssea (IO)
- **A dose a ser administrada é 2 a 2,5 vezes a dose indicada na via IV,** diluída preferencialmente em 5 a 10 mL de água destilada

---

QUADRO 9.2
Medicações utilizadas no atendimento à PCR

Adrenalina (indicação IIb; nível de evidência A):
- Estimula receptores alfa-adrenérgicos (vasoconstritor)
- Indicação: para toda PCR
- Dose: 1 mg, IV/IO, a cada 3 a 5 min (não há dose máxima)

Amiodarona (indicação IIb; nível de evidência B):
- Age nos canais de sódio, potássio e cálcio e tem propriedades alfa e betabloqueadoras
- Indicação: FV ou TV refratárias ao choque e ao vasopressor
- Dose: 300 mg, IV/IO, em *bolus*, na primeira dose, e 150 mg, em *bolus*, na segunda dose

Lidocaína (indicação IIb; nível de evidência B):
- Indicação: na FV ou TV se amiodarona não disponível
- Dose: 1 a 1,5 mg/kg, IV/IO, em *bolus*, na primeira dose, e doses de 0,5 a 0,75 mg/kg a cada 5 a 10 min (dose máxima de 3 mg/kg)

QUADRO 9.3
Principais indicações de uso de bicarbonato de sódio na PCR

- Acidose metabólica preexistente
- Hipercalemia
- Intoxicação por antidepressivos tricíclicos (ADT)

Tabela 9.1. Principais causas de PCR (5 Hs e 5 Ts)

Causas	Quando suspeitar?	Tratamento
Hipovolemia	Hemorragia, trauma, instabilidade hemodinâmica antes da PCR, AESP em ritmo de taquicardia com QRS estreito (sinusal)* no início da PCR (posteriormente pode evoluir com bradicardia e assistolia)	Reposição volêmica com cristaloides
Hipóxia	Afogamento, PCR em criança, broncoaspiração, AESP em ritmo de bradicardia	Ventilação com via aérea definitiva com O_2 a 100%
Hidrogênio (acidose)	Choque hemodinâmico e/ou acidose pré-PCR, QRS de baixa amplitude ao ECG	Bic Na a 8,4% 1 mL/kg
Hipo ou hipercalemia	Insuficiência renal, diarreia/uso de diuréticos, alterações de ECG típicas de hipo ou hipercalemia: • Hipocalemia: QRS largo com onda T plana, onda U proeminente e QT longo • Hipercalemia: QRS largo com onda T apiculada, P pequena e padrão sinusoidal	Corrigir*
Hipotermia	PCR exra-hospitalar em ambientes frios, onda J de Osborne no ECG	Aquecimento
Trombose coronária (SCA)	História de doença coronária, dor torácica ou sintomas equivalentes pré-PCR, ritmo inicial de PCR em FV ou TV sem pulso, alterações isquêmicas de ST e T em ECG	Trombólise pode ser considerada se infarto agudo do miocárdio (IAM) com supra prévio à PCR Como o estudo TROIKA que testou essa intervenção foi negativo, geralmente a terapia de recanalização é feita após o retorno da circulação espontânea
TEP	História de cirurgia ou internação recente, dispneia súbita pré-PCR, taquicardia com QRS estreito (sinusal) especialmente se sinais de sobrecarga direita como S1Q3T3	Trombólise pode ser considerada, reposição volêmica e suporte ventilatório*
Tensão no tórax por pneumotórax	Trauma torácico, dor torácica e insuficiência respiratória antes da PCR, AESP, pode haver taquicardia com QRS estreito (sinusal) ou bradicardia, a depender do que predomine em cada caso (redução de pré-carga ou hipóxia, respectivamente)	Descompressão por punção
Tóxicos	História de uso de drogas, alteração em ECG é variável de acordo com intoxicação, mas comumente há QT longo	Reposição volêmica e antídotos*
Tamponamento cardíaco	Trauma torácico, cirurgia cardíaca recente, AESP em taquicardia com QRS estreito (sinusal)* + alternância elétrica se derrame volumoso (posteriormente pode evoluir com bradicardia e assistolia)	Pericardiocentese (punção de Marfan)

Ver situações especiais (Quadro 9.4).

QUADRO 9.4
Situações especiais

Gestantes
- Realizar compressões torácicas um pouco acima do habitual e deslocar o útero para a esquerda, com auxílio de outro socorrista
- **Não há contraindicação à desfibrilação**

TEP
- Em pacientes com PCR causada por TEP presumido ou conhecido, é razoável administrar fibrinolíticos

Intoxicação por antidepressivos tricíclicos
- O uso de bicarbonato de sódio pode ser considerado

Hipomagnesemia associada a *torsades de pointes*
- Recomenda-se o uso de sulfato de magnésio 1 a 2 g, IV, em *bolus*

Hipercalemia
- Gluconato de cálcio a 10% 15 a 30 mL, IV, 2 a 5 min
- Bicarbonato de sódio a 8,4% 1 mL/kg, IV, em 5 min
- Glicose a 50% 50 mL + insulina R 10 UI, IV, em 15 a 30 min

Algoritmo circular de SAV
Cuidados pós-ressuscitação

- Esta fase, que compreende o período após o RCE, é de extrema importância para o prognóstico do paciente.
- Pode-se usar novamente o mnemônico A-B-C-D-E:

A (Airway; Vias aéreas) e B (Breathe; Ventilação)

Garantir via aérea pérvia e evitar hiperventilação e hiperóxia: inicialmente manter cerca de dez ventilações/min ($PETCO_2$ entre 35 e 40 mmHg) e titular a fração inspirada de oxigênio (FiO_2) para manter Sat ≥ 94%.

C (Circulação)

Otimizar a função cardiopulmonar e a perfusão de órgãos vitais, tratando a hipotensão (PA sistólica < 90 mmHg) com cristaloides e/ou drogas vasoativas.

Considerar fortemente o uso de antiarrítmicos de manutenção caso RCE após FV/TV: amiodarona 360 mg, IV, nas primeiras 6 horas, e 540 mg, IV, nas próximas 18 horas ou, caso tenha sido utilizada durante a PCR, lidocaína 1 a 4 mg/min.

D (Disability; Défice neurológico)

Controlar a temperatura para otimizar a recuperação neurológica: evitar e tratar hipertermia e, em pacientes comatosos, após RCE, iniciar controle direcionado de temperatura (Quadro 9.5).

Controle glicêmico: evitar hipoglicemia e glicemia > 180 mg dL.

E (Exames para diagnóstico diferencial e encaminhar para a UTI)

Identificar e tratar SCA (encaminhar a instituições que tenham laboratório de hemodinâmica disponível) e outras causas reversíveis.

- Realizar exame físico, com aferição de sinais vitais, coleta de exames laboratoriais gerais e realização de eletrocardiograma (ECG) de urgência, buscando identificação da causa da PCR (supra de ST, distúrbios hidroeletrolíticos, etc.). Prever, tratar e prevenir a disfunção múltipla de órgãos.
- Identificar e tratar SCA (encaminhar a instituições que tenham laboratório de hemodinâmica disponível) e outras causas reversíveis. Não há benefício do envio rotineiro para hemodinâmica de pacientes pós-PCR, portanto, deve-se avaliar inicialmente o diagnóstico de evento coronário agudo antes de encaminhar para o cateterismo.
- Encaminhar o paciente à unidade de terapia intensiva (UTI) ou direto para sala de hemodinâmica na suspeita de síndrome coronária aguda.

Algoritmo de cuidados pós-ressuscitação

Considerações importantes

- As etapas do algoritmo de SBV e SAV são apresentadas como uma sequência para facilitar o socorrista que atua sozinho a priorizar as ações. Mas grande parte dos aten-

QUADRO 9.5 Controle direcionado de temperatura
Monitoração e sedação   • ECG contínuo, PA invasiva (manter PAM > 80 mmHg), balanço hídrico (passar SVD), temperatura central (termômetro esofágico, timpânico ou cateter de artéria pulmonar)   • Hemograma, plaquetas, coagulograma, gasometria arterial, potássio, magnésio, cálcio e fósforo no início e a cada 6 horas (realizar dextro de sangue coletado de acesso venoso)   • Sedação e analgesia adequadas (p. ex., fentanil 1-2 µg/kg [dose de ataque] e 1-4 µg/kg/h [dose de manutenção] e midazolan 2 a 6 mg [dose de ataque] e 1-2 mg/h [dose de manutenção])   • Bloqueio neuromuscular se houver tremores refratários
Indução   • A temperatura-alvo a ser atingida é 32 a 36°C   • Métodos não invasivos disponíveis: pacotes de gelo, mantas térmicas, equipamentos comerciais de resfriamento de superfície e infusão de soluções geladas   • Infusão rápida de solução salina a 4°C na dose de 30 a 40 mL/kg   • Pacotes de gelo nas superfícies do pescoço, das axilas e das virilhas (cuidado com lesões de pele induzidas pelo frio – trocar a cada 10 min)
Manutenção   • Manter temperatura entre 32 e 36°C durante 12 a 24 horas   • Não alimentar o paciente   • Monitorar presença de arritmias graves, sangramentos, sedação e bloqueio neuromuscular
Reaquecimento   • Pode ser ativo (utilização de dispositivos) ou passivo   • Velocidade de 0,2 a 0,4°C/hora, durante 12 horas, até que se atinja temperatura entre 35 e 37°C   • Suspender reposição de eletrólitos antes de iniciar reaquecimento e sedação ao atingir 35°C   • Pode ocorrer febre pós-reaquecimento, devendo ser tratada agressivamente

dimentos de PCR é realizada em equipe, cujos membros executam várias ações simultaneamente.
- Durante o manejo da PCR, deve-se priorizar RCP de qualidade e desfibrilação precoce, se indicada, pois elas têm impacto na taxa de alta hospitalar. Medicações e via aérea definitiva, apesar de melhorarem a taxa de RCE, não têm influência na taxa de alta hospitalar.
- Este capítulo foi realizado de acordo com as diretrizes da *American Heart Association* (AHA) 2015 (mais recente até o momento) e as atualizações publicadas até o primeiro semestre de 2019.

Observação

Apesar das diretrizes da AHA sobre o ACLS recomendarem como classe I de indicação o controle direcionado de temperatura (Quadro 9.5) nos pacientes que persistam comatosos após PCR em FV/TV, os trabalhos inicias apresentaram vários vieses como randomização inadequada e viés de desempenho (muitos pacientes do grupo controle ficaram com temperatura acima de 37°C). Portanto, com base nos estudos mais recentes (TTM Trial NEJM 2013) e de boa qualidade, a comparação de hipotermia induzida (33°C) com normotermia (36°C) não mostrou benefício. Sugerimos que a hipotermia não seja realizada de maneira rotineira neste contexto, devendo-se manter a temperatura próxima dos 36°C.

Leitura sugerida

- Kleinman ME, Goldberger ZD, Rea T, et al. 2017 American Heart Association Focused Update on Adult Basic Life Support and Cardiopulmonary Resuscitation Quality: An Update to the American Heart Association Guidelines for Cardio pulmonary Resuscitation and Emergency Cardiovascular Care. Circulation. 2018 Jan 2;137(1):e7-e13. doi: 10.1161/CIR.0000000000000539. Epub 2017 Nov 6.
- Link MS, Berkow LC, Kudenchuk PJ, et al. Adult Advanced Cardiovascular Life Support: 2015 American Heart Association Guidelines Update for Cardiopulmonary Resuscitation and Emergency Cardiovascular Care. Circulation. 2015 Nov 3;132(18 Suppl 2):S444-64.
- Neumar RW, Shuster M, Callaway CW, et al. Executive Summary: 2015 American Heart Association Guidelines Update for Cardiopulmonary Resuscitation and Emergency Cardiovascular Care. Circulation. 2015 Nov 3;132(18 Suppl 2):S315-67.
- Panchal AR, Berg KM, Kudenchuk PJ, et al. 2018 American Heart Association Focused Update on Advanced Cardiovascular Life Support Use of Antiarrhythmic Drugs During and Immediately After Cardiac Arrest: An Update to the American Heart Association Guidelines for Cardiopulmonary Resuscitation and Emergency Cardiovascular Care. Circulation. 2018 Dec 4;138(23):e740-e749.

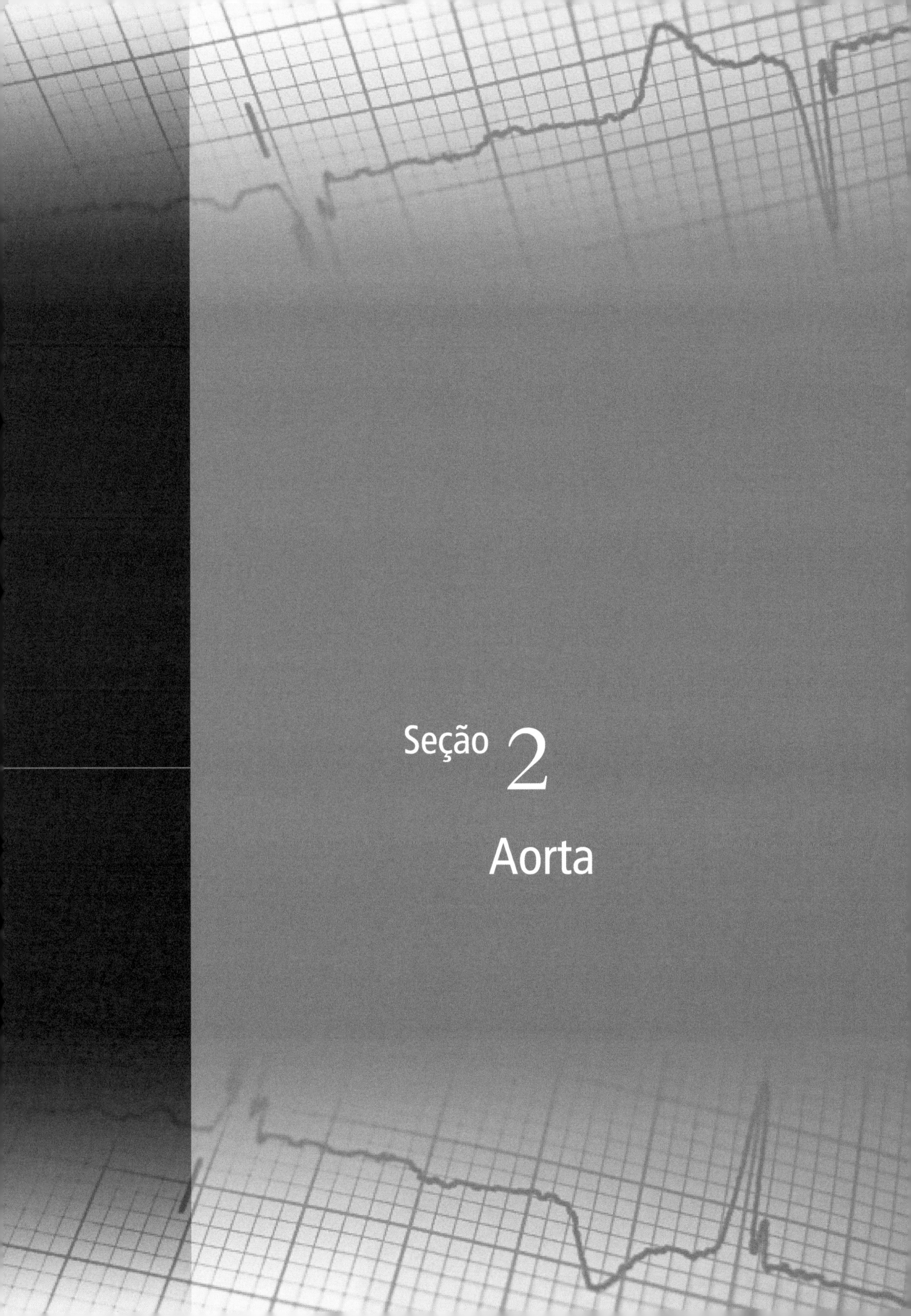

capítulo 10

Aneurismas de Aorta

• Edmilson Cardoso Filho • Fernando Moraes Neto • Eduardo Sansolo

▪ Introdução

- Aneurismas são definidos como o aumento, em caráter permanente, de pelo menos 50% do diâmetro normal esperado para determinado segmento da aorta (Figura 10.1).

- São a segunda doença mais frequente da aorta, atrás apenas da doença aterosclerótica.
- Cerca de 5% dos homens acima de 65 anos são portadores de aneurismas da aorta abdominal (dados de triagem com USG abdominal).

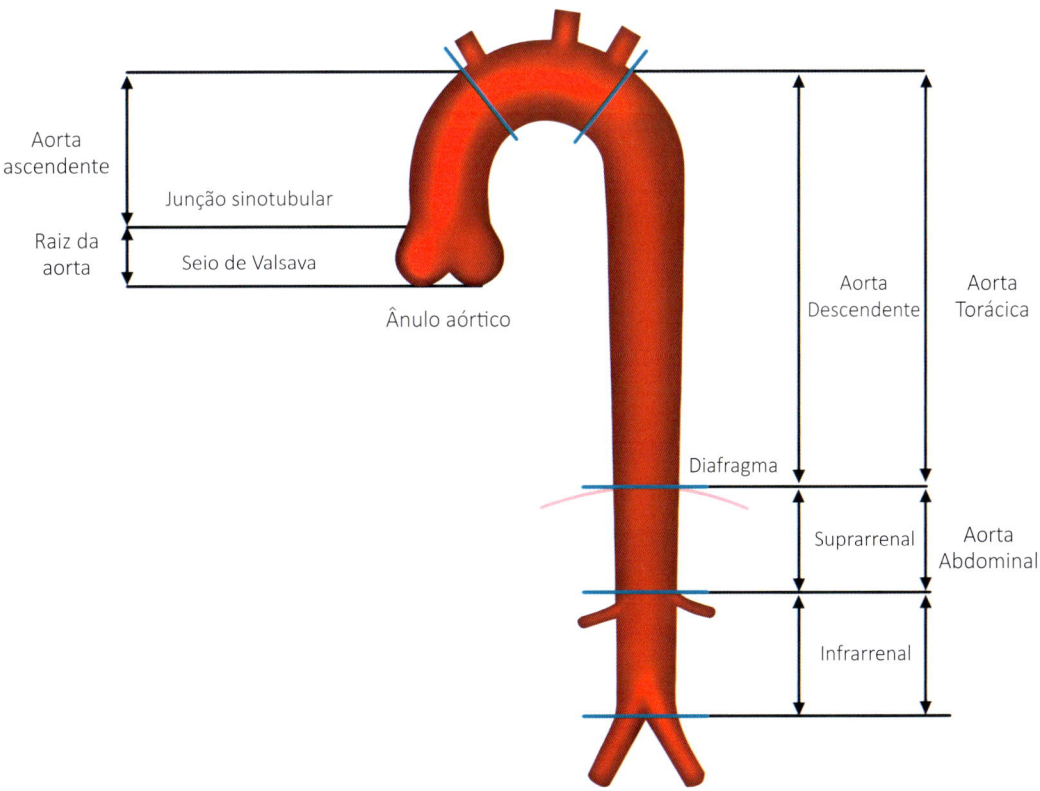

Figura 10.1. Os diâmetros médios dos diversos segmentos da aorta, com relação aos respectivos segmentos, são: ânulo aórtico – 2,8-3,2 cm; seio de Valsalva – 2,7-3,7 cm; junção sinotubular – 2,4-3,0 cm; aorta ascendente – 2,6-3,4 cm; arco aórtico – 2,4-3,1 cm; aorta abdominal – 2,0-2,3 cm; aorta infrarrenal – 1,5-1,9 cm.

Aneurismas de Aorta

Por que devo realizar exame de imagem de toda a aorta ao diagnosticar aneurisma de qualquer região desta artéria?

Sempre que for detectado aneurisma de uma determinada porção da aorta, é indicado o estudo de todo o vaso através de exame de imagem (p. ex., tomografia computadorizada ou ressonância magnética), uma vez que não é infrequente que mais de uma porção seja acometida.

- Pacientes portadores de aneurismas da aorta possuem risco cardiovascular elevado, sendo importante recomendar os princípios gerais de prevenção cardiovascular.
- Os aneurismas de aorta podem ser categorizados de algumas formas.
- Quanto a sua localização, dividem-se em:
  - Torácicos: → ascendente
    → arco aórtico
    → descendente
  - Abdominais: → Suprarrenal
    → Justarrenal
    → Infrarrenal
- Toracoabdominais: comprometem as aortas torácica e abdominal.
- Dos aneurismas da aorta torácica 50 a 60% comprometem a aorta ascendente; 30 a 40%, a descendente; 10%, o arco aórtico.
- Cerca de 10 a 20% dos pacientes portadores de aneurismas da aorta torácica possuem aneurismas abdominais associados.
- Com relação a sua forma, podem ser classificados como:
  Fusiformes → acometem todo o contorno da artéria;
  Saculares → apenas um lado do vaso é comprometido;
  Pseudoaneurisma → possui uma parede externa constituída de adventícia, trombo organizado e tecidos circunvizinhos (rotura contida).

Fisiopatologia

- A formação do aneurisma aórtico está relacionada à perda da elasticidade e força tênsil da camada média da aorta, que normalmente é composta de elastina, colágeno, células musculares lisas e matriz extracelular.

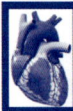
A etiologia dos aneurismas de aorta torácica e abdominal é similar?

Não. Os aneurismas da aorta ascendente geralmente estão associados à degeneração cística da média, levando à perda da elasticidade e consequente dilatação do vaso. Já os AAA são frequentemente consequência da doença aterosclerótica da aorta.

- A taxa de crescimento dos AAT na porção ascendente é de cerca de 1 mm/ano, enquanto na porção descendente é de cerca de 3 mm/ano. Os AAA crescem cerca de 2-3 mm/ano.

Fatores de risco (Quadros 10.1 e 10.2)

QUADRO 10.1
Fatores de risco para aneurismas da aorta torácica

- Hipertensão
- Distúrbios do tecido conectivo:
  - Síndrome de Ehlers-Danlos
  - Síndrome de Marfan
  - Síndrome de Turner
  - Síndrome de Loeys-Dietz
- Síndrome do aneurisma da aorta torácica familiar
- Degeneração cística da média
- Aterosclerose-> causa mais frequente na aorta descendente
- Arterite de Takayasu-> geralmente envolve o arco aórtico
- Valva aórtica bicúspide-> maior degeneração da média-> risco de formação de aneurisma e dissecção da aorta (10× maior que a média da população)
- Sífilis-> acomete mais a aorta ascendente
- Infecções bacterianas:
  - *Staphylococcus aureus*
  - *Staphylococcus epidermidis*
  - *Salmonella*
  - *Streptococcus*
- Trauma

QUADRO 10.2
Fatores de risco para aneurismas da aorta abdominal

- Tabagismo → fator de risco independente mais associado ao aneurisma
- Sexo → o sexo masculino tem 10 x mais chance que o feminino de ter um aneurisma abdominal de 4,0 cm ou mais
- Hipertensão
- Dislipidemia
- Idade
- Aterosclerose
- História familiar de AAA-> especialmente em parentes de 1° grau

Quadro clínico

AAA

- A maioria é assintomática e são achados incidentais de exames de imagem realizados por outras indicações clínicas.
- Quando há o surgimento de sintomas, a dor em região hipogástrica, insidiosa é a queixa mais típica, podendo durar horas e até mesmo dias.
- O surgimento súbito de dor intensa ou a piora aguda de dor preexistente pode ser um sinal de rotura iminente.
- Pode ser encontrado durante o exame físico uma massa palpável, pulsátil em mesogástrio.

AAT

- Geralmente são assintomáticos. Cerca de 40% são achados incidentais durante a investigação de outras doenças.

- Os sintomas variam de acordo com o tamanho e a localização dos aneurismas.
- Os aneurismas da raiz da aorta podem levar à insuficiência valvar aórtica produzindo sintomas de insuficiência cardíaca congestiva.
- Grandes aneurismas podem levar a sintomas compressivos de traqueia ou brônquios (causando tosse, dispneia, sibilos ou pneumonias de repetição), de esôfago (levando a disfagia) ou do nervo laríngeo recorrente (causando rouquidão).
- A dor é pouco frequente e pode indicar a presença de uma síndrome aórtica aguda.

Diagnóstico

O objetivo principal dos exames de imagem é estabelecer o tamanho dos aneurismas e acompanhar o seu crescimento, definir a anatomia e avaliar comorbidades (Tabelas 10.1 e 10.2).

Tabela 10.1. Diagnóstico dos aneurismas da aorta abdominal

Ultrassonografia de abdome	• Método padrão para triagem e acompanhamento • Tem uma sensibilidade próxima a 100% e uma especificidade ao redor de 96% • Capaz de detectar sangue livre intraperitoneal • Limitada para avaliar ramos viscerais suprarrenais
Angiotomografia computadorizada de aorta abdominal	• Sensibilidade de 100% e especificidade de 98% • Permite definir o tamanho e a extensão do aneurisma, envolvimento de ramos viscerais, avaliação do retroperitônio e presença de sangramentos e trombos • Fundamental para o planejamento cirúrgico, em especial na viabilidade da abordagem endovascular • Desvantagem por usar radiação ionizante e contraste
Angiorressonância magnética de aorta abdominal	• Sensibilidade de 100% e especificidade de 98% • Permite definir o diâmetro e a extensão do aneurisma, envolvimento de ramos viscerais, avaliação do retroperitônio e presença de sangramentos e trombos • Limitada em pacientes com contraindicação à RM, como os portadores de marca-passos (modelos não compatíveis com a RM), implantes cocleares e extensores mamários

(continua)

(continuação)

Angiografia	• Utilizada no passado para avaliação dos AAA • Limitada para a avaliação do diâmetro do aneurisma na presença de trombos murais • Outras desvantagens: método invasivo com potencial de complicações (embolização, sangramentos, perfuração)

Tabela 10.2. Diagnóstico dos aneurismas de aorta torácica

Radiografia de tórax	• Alargamento de mediastino, borramento do botão aórtico e desvio de traqueia
Angiotomografia computadorizada de aorta torácica	• Possui sensibilidade entre 96-100% e especificidade de 99% • Útil para avaliar o tamanho do aneurisma, extensão proximal e distal, presença ou não de dissecção e afastar outras patologias torácicas • Importantes dados anatômicos para planejamento de abordagem cirúrgica/endovascular
Angiorressonância magnética de aorta torácica	• Possui especificidade e sensibilidade de 100% • Não necessita da infusão de contraste iodado • Permite uma avaliação anatômica semelhante à da angiotomografia • Imagens dinâmicas permitem a avaliação da valva aórtica e da função ventricular • É contraindicada em pacientes instáveis
Angiografia	• Sensibilidade de 85% e especificidade de 95% • Uso cauteloso em pacientes com alergia ao meio de contraste e/ou com insuficiência renal
Ecocardiograma transesofágico	• Uso crescente na avaliação da anatomia da aorta, das valvas e da presença de dissecção • Sensibilidade de 98% e especificidade de 99% na detecção de aneurismas • Pode ser realizada à beira do leito • É exame operador-dependente

Tratamento

- O objetivo da terapia medicamentosa é reduzir o crescimento dos aneurismas e diminuir o risco de dissecção ou rotura.
- Todo esforço deve ser direcionado para a interrupção do tabagismo.
- Controle rígido da hipertensão arterial e da hipercolesterolemia.
- A indicação de abordagem cirúrgica é baseada no diâmetro aórtico e deriva do conhecimento da história natural da doença, em relação ao risco de complicações (ruptura, dissecção, morte) comparado ao risco da cirurgia eletiva.

- O risco anual de rotura, dissecção ou morte nos AAT é de 5-6% para aneurismas de 5,0-5,9 cm, e de 10-15% para aneurismas maiores que 6 cm.
- Nos AAA o risco anual de rotura é de 1-5% nos aneurismas de 4,0-4,9 cm, de 5-10% em aneurismas de 5,0-5,9 cm, de 10-20% nos aneurismas de 6,0-6,9 cm chegando a 30-50% naqueles maiores que 8 cm.
- Todos os pacientes com indicação de abordagem de AAA devem realizar uma avaliação cardiológica rigorosa, e se houver indicação de revascularização miocárdica, esta deve ser realizada antes da abordagem do aneurisma.
- As baixas taxas de complicações e os bons resultados de exclusão dos aneurismas vêm consolidando a abordagem endovascular como preferencial, desde que existam condições anatômicas adequadas.

Tratamento dos aneurismas de aorta abdominal

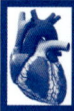

Quando indicar tratamento invasivo para o paciente com AAA?

- Todos os sintomáticos.
- Homens com diâmetro > 5,5 cm.
- Mulheres com diâmetro > 5,0 cm.*
- Aumento no diâmetro > 0,5 cm por ano.

* Com relação ao sexo, a paciente do sexo feminino tem quase quatro vezes mais chances de ruptura em relação aos homens com aneurismas de diâmetros semelhantes, devendo a oportunidade cirúrgica ser discutida com diâmetros em torno de 5 cm. (Grootenboer N, vanSambeek MR, Arends LR, et al. Systematic review and meta-analysis of sex differences in outcome after intervention for abdominal aortic aneurysm. Br J Surg 2010;97:1169-1179. Referência citada no Guideline de 2014 da Sociedade Europeia de Cardiologia.)

Tratamento dos aneurismas de aorta torácica

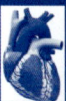

Quando indicar tratamento invasivo para o paciente com AAT?

- Todos os sintomáticos.
- Assintomáticos com:
  - aorta ascendente ou arco aórtico ≥ 5,5 cm;
  - aorta ascendente < 5,5 cm de diâmetro, mas com crescimento anual > 3 mm;
  - aorta descendente ≥ 5,5 cm de diâmetro, se possuir anatomia favorável para tratamento endovascular;
  - aorta descendente ≥ 6,0 cm de diâmetro, se não for possível abordagem endovascular.
- Pacientes com indicação de cirurgia valvar aórtica e aneurisma de aorta com ≥ 4,5 cm de diâmetro.
- Síndrome de Marfan: ≥ 5,0 cm. Quando houver rápida expansão (> 3 mm/ano) ou insuficiência aórtica associada e em paciente que pretende engravidar, considerar operar quando ≥ 4,5 cm.
- Aorta bicúspide: ≥ 5,0 cm diâmetro.
- Síndromes genéticas familiares ≥ 5,0 cm de diâmetro.

2014 ESC Guidelines on the diagnosis and treatment of aortic diseases. European Heart Journal. 2014;35:2873-2926.

- Com relação à indicação do tratamento endovascular nos aneurismas torácicos, ele está indicado em todos os pacientes com aneurismas que comprometam a aorta descendente, desde que não haja nenhuma contraindicação anatômica, tendo em vista que a morbimortalidade do tratamento endovascular nestes casos é muito menor que a cirurgia aberta. Nos aneurismas da aorta abdominal o tratamento endovascular é uma alternativa válida para aqueles pacientes que possuem anatomia favorável e está associada a uma redução de 66% na mortalidade operatória, porém este benefício se perde durante o seguimento tardio (> 3 anos), além de estar associado a um maior número de reintervenções.
- O péssimo prognóstico da ruptura do aneurisma da aorta abdominal (mortalidade > 60-70%) contrasta com a excelente taxa de sobrevida (> 95%) nas correções eletivas. Este dado, associado à evolução silenciosa dos AAA e à facilidade de detecção com a ultrassonografia, encoraja a realização de *screening* na população de maior risco: homens e mulheres > 65 anos, fumantes e aqueles com história familiar de AAA.

■ Seguimento

- Os pacientes portadores de aneurisma da aorta abdominal devem manter um acompanhamento regular, com a realização de ultrassonografias abdominais a cada ano até um diâmetro de 4,5 cm; a cada 6 meses até um diâmetro de 5 cm; e a cada 3 meses quando > 5 cm.
- A angiotomografia é o exame de escolha para seguimento de pacientes submetidos a tratamento endovascular dos AAT e AAA. Devendo ser realizado um controle com imagem no primeiro mês, com 6 meses, com 1 ano e depois de forma anual.
- Para seguimento de pacientes jovens, a angiorressonância deve ser preferida em relação à angiotomografia, pelos riscos da exposição crônica a radiação ionizante, desde que a endoprótese utilizada seja compatível com o método.

Último *guideline* de aneurisma de aorta abdominal

- A Sociedade de Cirurgia Vascular (SVS) publicou a primeira atualização em 9 anos das diretrizes para o manejo de pacientes com aneurisma da aorta abdominal (AAA).
- O documento faz 111 recomendações que passam pela avaliação do paciente portador de AAA desde seu risco de ruptura até a avaliação de suas comorbidades. Além disso, também faz recomendações quanto aos *guidelines* para intervenção, estratégia intraoperatória, manejo perioperatório, acompanhamento em longo prazo e tratamento das complicações. O processo de decisão em relação ao manejo dos pacientes com AAA é complexo. Os aneurismas possuem chances variadas de ruptura e fatores relacionados ao paciente, como expectativa de vida e risco operatório, devem ser levadas em conta na decisão de quando intervir. Adicionalmente, o acompa-

nhamento pós-operatório e a intervenção em tempo apropriado caso haja complicações tardias, reduzem a taxa de mortalidade relacionada à doença. Todas essas decisões clínicas devem ser ponderadas pesando o custo-benefício ao tentar oferecer o melhor tratamento para o maior número de pacientes possível.

Sobre essas recomendações:

1. em caso de ectasia da aorta abdominal (diâmetro entre 2,5-3 cm), novo ultrassom após 10 anos;
2. acompanhamento a cada 3 anos com ultrassom de abdome para pacientes com aneurismas de 3-3,9 cm;
3. tomografia de abdome com contraste para pacientes com aneurismas de 4-4,9 cm;
4. tomografia de abdome com contraste para pacientes com aneurismas de 5-5,4 cm;
5. indicação de correção para homens com aneurismas fusiformes > 5,4 cm e mulheres > 5 cm ou que evoluam com crescimento > 5 mm em 6 meses;
6. a medição do diâmetro correto do AAA deve ser realizada em plano perpendicular ao eixo longitudinal da aorta, medindo da parede externa à parede externa do aneurisma;
7. cessação do tabagismo para prevenção de crescimento e/ou ruptura do AAA;
8. não é recomendada a prescrição de estatinas, doxiciclina, IECA, bloqueadores do receptor de angiotensina ou betabloqueadores com o único propósito de prevenção de crescimento e/ou ruptura do AAA;
9. correção de todos aneurismas com morfologia sacular, devido à imprevisibilidade de ruptura;
10. em pacientes submetidos à angioplastia coronária com implante de *stent* com droga e que necessitem de correção aberta do AAA, o inibidor do receptor plaquetário P2Y12 deve ser suspenso 10 dias antes do procedimento, mantendo apenas a aspirina, sendo reiniciado assim que possível;
11. em pacientes submetidos a EVAR, suspensão da metformina na manhã do procedimento se a taxa de filtração glomerular (TFG) < 60 mL/min ou por 48 horas se a TFG < 45 mL/min e seu reinício após 48 horas da administração do contraste iodado;
12. angioplastia + *stent* das artérias renais ou mesentérica superior concomitantemente à EVAR apenas em pacientes que apresentem sintomas decorrentes destas lesões;
13. EVAR eletiva deve ser realizada em hospitais com taxa de mortalidade ≤ 2% e que realizem pelo menos dez casos de EVAR por ano. A correção aberta deve ser realizada em hospitais, com taxa de mortalidade < 5% e que realizem pelo menos dez cirurgias por ano;
14. EVAR é preferível em vez da cirurgia convencional aberta para o tratamento de aneurismas rotos, caso seja anatomicamente viável;
15. período < 90 minutos da chegada ao hospital até a realização da intervenção em casos de reparos de emergência;
16. em pacientes com AAA rotos, implementar a hipotensão permissiva com restrição na reposição volêmica e evitando sedação do paciente;
17. recuperação pós-operatória em ambiente de UTI para pacientes com significativas comorbidades cardíacas, pulmonares ou renais, assim como para pacientes em ventilação mecânica ou que tenham desenvolvido instabilidade hemodinâmica no intraoperatório;
18. exame de ultrassonografia do AAA em homens e mulheres com idades entre 65 e 75 anos com histórico de tabagismo;
19. recomendações para o tratamento de *endoleaks* tipos I e III, assim como os tipos II que cursem com expansão do saco aneurismático;
20. uso apropriado de profilaxia antibiótica em pacientes com prótese aórtica submetidos a procedimentos dentários. Já para procedimentos nos tratos respiratório, gastrointestinal ou genitourinário, não há esta necessidade, a menos que o paciente esteja imunodeprimido;
21. acompanhamento pós-operatório com uma tomografia de abdome com contraste e ultrassom Doppler de abdome com 1 mês de pós-operatório. Caso não haja *endoleak*, acompanhar com qualquer dos dois exames anualmente.

■ Leitura sugerida

- Chaikof EL, Dalman RL, Eskandari MK et al. The Society for Vascular Surgery practice guidelines on the care of patients with an abdominal aortic aneurysm. Journal of Vascular Surgery. 2018;67(1):2-77.e2. Disponível em: <https://doi.org/10.1016/j.jvs.2017.10.044> Acessado em :
- Erbel R, Aboyan V, Boileau C. 2014 ESC Guidelines on the diagnosis and treatment of aortic diseases: Document covering acute and chronic aortic diseases of the thoracic and abdominal aorta of the adult. The task force for the diagnosis and treatment of aortic diseases of the European Society of cardiology (ESC). Eur Heart J. 2014;35:2873-2926.
- Moll FL, Powell JT, Fraedrich G, et al. Management of abdominal aortic aneurysms clinical practice guidelines of the European society for vascular surgery. Eur J Vasc Endovasc Surg. 2011;41:S1-S58.

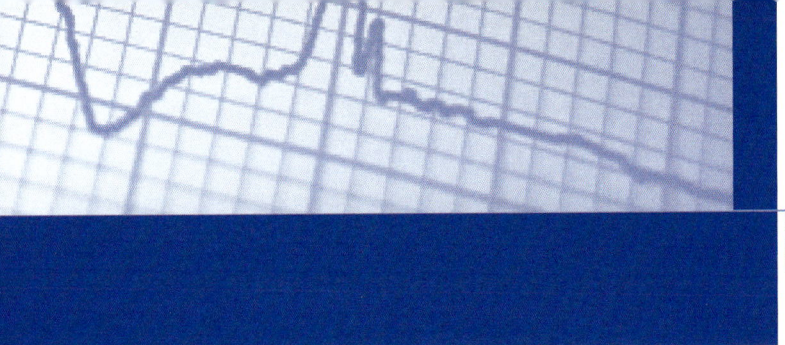

capítulo 11

Síndromes Aórticas Agudas

• Edmilson Cardoso Filho • Fernando Moraes Neto

■ Introdução

- Síndromes aórticas agudas (SAA) são definidas como emergências médicas com características clínicas similares envolvendo a aorta.
- Ocorrem quando há uma laceração ou úlcera na camada íntima, permitindo a passagem do sangue para a camada média, ou quando ocorre a rotura dos vasa vasorum causando sangramento na camada média (Figura 11.1).
- Fazem parte as dissecções aórticas (DA) os hematomas intramurais (HIM), as úlceras ateroscleróticas penetrantes (UAP) e as lesões traumáticas da aorta (LTA).
- A reação inflamatória ao sangue na camada média pode levar à dilatação e ruptura da aorta.
- **As principais classificações anatômicas são as de DeBakey e de Stanford,** que ajudam a orientar o tratamento (cirurgia de emergência está indicada nas dissecções tipo A de Stanford e tipos I e II de DeBakey) (Figura 11.2).
- Com relação temporal, classificam-se em: aguda (< 14 dias), subaguda (14-90 dias) e crônica (> 90 dias).

Dissecção aórtica

- Definida como a ruptura da camada íntima, provocada por um sangramento intramural, resultando na separação das camadas da parede da aorta e consequente formação de uma falsa luz que pode ou não se comunicar com a luz verdadeira.
- Em muitos casos uma lesão na camada íntima é a condição inicial, resultando no desvio do sangue em um plano dissecado na camada média e só contido pela adventícia.
- Pode ocorrer tanto de forma anterógrada quanto retrógrada.
- Ocorrência estimada em 2-3,5/100.000 habitantes/ano.
- Mais frequente em homens que em mulheres, elas porém têm um prognóstico pior pela apresentação atípica dos sintomas e consequente demora no diagnóstico.
- Mortalidade elevada, cerca de 30% morrem no momento da dissecção e cerca de 50%, em 48 h.

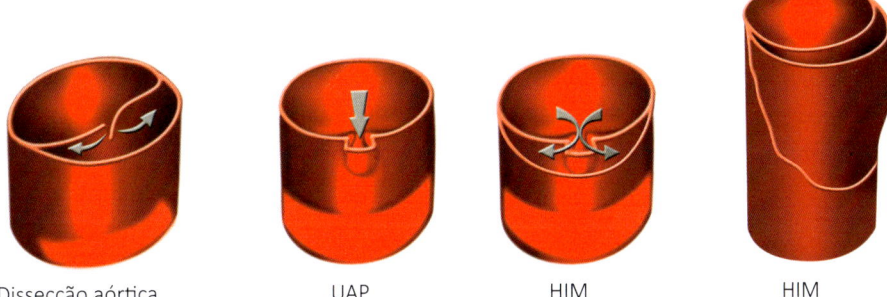

Figura 11.1 – Representação das diferentes síndromes aórticas agudas, dissecção aórtica (esquerda – mostrando a propagação da separação das camadas da aorta por uma maior extensão), úlcera aterosclerótica penetrante (UAP) e hematoma intramural (HIM) ao centro e à direita o caráter limitado em extensão do hematoma intramural (Adaptado de Nienaber CA, Powell JT. Management of Acute Aortic Syndromes. Eur Heart J 2011.)

Síndromes Aórticas Agudas

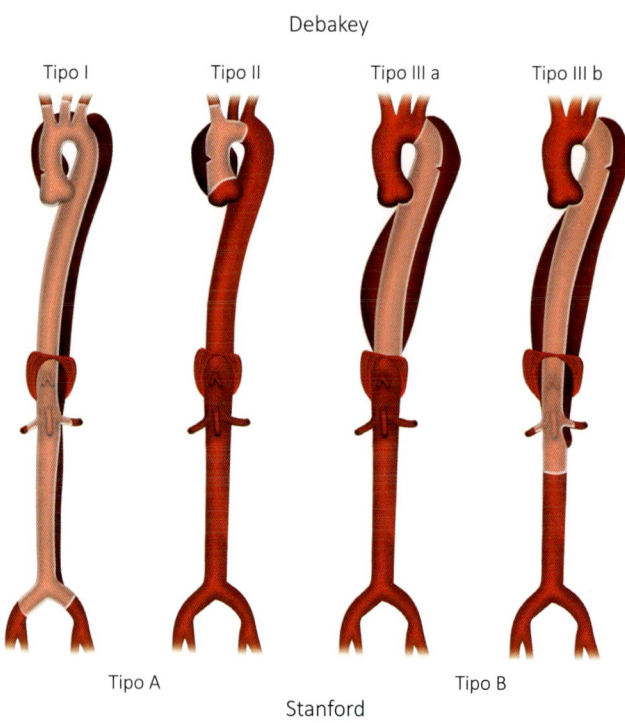

Figura 11.2 Classificações anatômicas da dissecção aórtica: DeBakey tipo I – a dissecção tem início na aorta ascendente e estende-se por toda a aorta; DeBakey tipo II – a dissecção fica limitada à aorta ascendente; DeBakey tipo III, a origem da dissecção é distal à subclávia esquerda, esta se subdivide em tipo IIIa, quando se limita à aorta torácica, e tipo IIIb, quando compromete a aorta abdominal.

Fatores de risco associados à dissecção aórtica

Hipertensão:
- **fator de risco mais comum → 75% têm história de HAS;**
- tabagismo;
- uso de cocaína, crack, anfetaminas;
- feocromocitoma;
- doença renal policística.

Alterações no tecido conectivo:
- doenças hereditárias:
  - síndrome de Marfan;
  - síndrome de Ehlers-Danlos;
  - síndrome de Turner;
  - síndrome de Loeys-Dietz;
- doenças congênitas:
  - válvula aórtica bicúspide;
  - coarctação da aorta.

Inflamação vascular:
- doenças autoimunes:
  - arterite de Takayasu;
  - arterite de células gigantes;
  - doença de Behçet;
  - doença de Ormand;
- infecciosas:
  - sífilis;
  - tuberculose.

Trauma por desaceleração:
- acidente automobilístico;
- queda de altura.

Fatores iatrogênicos:
- intervenção com cateteres;
- cirurgia aórtica/valvular;
- clampeamento aórtico;
- aortoplastia;
- anastomose de enxertos vasculares.

■ Quadro clínico

Dissecção tipo A (acomete a aorta ascendente)

- Dor torácica severa e aguda em 80-90% dos casos, descrita como lacerante ou cortante, com irradiação para o dorso e às vezes para o pescoço e braços.
- Síncope ocorre em cerca de 15% dos casos, está associada a um aumento na mortalidade hospitalar.
- Sinais de baixo débito cardíaco.
- Assimetria de pulso em 30-50% dos pacientes.
- Sopro diastólico em foco aórtico (insuficiência aórtica).
- Isquemia/infarto miocárdico podem estar presentes em 10-15%.
- Isquemia de órgãos abdominais e membros.

Dissecção tipo B (não acomete a aorta ascendente)

- Dor de caráter lancinante com início em região precordial ou dorsal e que migra em sentido caudal à medida que a dissecção progride.
- Assimetria de pulsos, especialmente entre membros superiores e inferiores.
- Claudicação.
- Má perfusão de membros inferiores.
- Insuficiência renal aguda.
- Paraplegia pode ocorrer em 2-5% dos casos, como consequência do comprometimento da irrigação medular.

Hematoma intramural

- Considerado um precursor da dissecção aórtica.
- Origina-se da ruptura de um vasa vasorum na camada média.
- Pode progredir, dissecar, regredir ou ser reabsorvido.
- Dois terços são localizados na aorta descendente e estão tipicamente associados a hipertensão arterial.
- Diagnóstico geralmente é dado através da tomografia.

Úlcera aterosclerótica penetrante

- A ulceração profunda de placas ateroscleróticas na aorta pode levar ao hematoma intramural e apresentar-se como dor aguda (precordial ou em dorso, de acordo com sua localização na aorta).

- As úlceras sintomáticas e com sinais de erosão profunda são mais suscetíveis a dissecção ou ruptura.
- O diagnóstico também é dado por achados tomográficos.

Diagnóstico

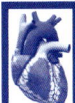 **Há algum exame laboratorial que ajude no diagnóstico de dissecção aórtica aguda?**

Nas dissecções (tanto A como B) ocorre uma elevação súbita e acentuada do dímero-D (> 500 ng/mL). Portanto, se o aortic dissection detection risk score (escore que a avalia a probabilidade pré teste de dissecção) for 0 ou 1 e o dímero-D < 500 ng/mL, a dissecção aguda de aorta está praticamente descartada (valor preditivo negativo acima de 99%).

- O principal objetivo dos métodos complementares de diagnóstico é determinar a classificação da dissecção; se tipo A (indicação de cirurgia de emergência) ou tipo B.
- Como objetivos secundários estão a avaliação da localização das fendas na íntima, a extensão da dissecção e o comprometimento ou não de ramos da aorta, a presença de insuficiência valvar aórtica, a relação com estruturas adjacentes e a presença de trombos murais.
- A radiografia de tórax é inespecífica, podendo mostrar um alargamento do mediastino e/ou a presença de derrame pleural (mais frequente à esquerda).
- Os achados eletrocardiográficos também não são característicos. Setenta e cinco por cento dos ECG são normais ou apresentam alterações inespecíficas do segmento ST ou da onda T, e 25% têm sinais de hipertrofia ventricular esquerda (Tabela 11.1).

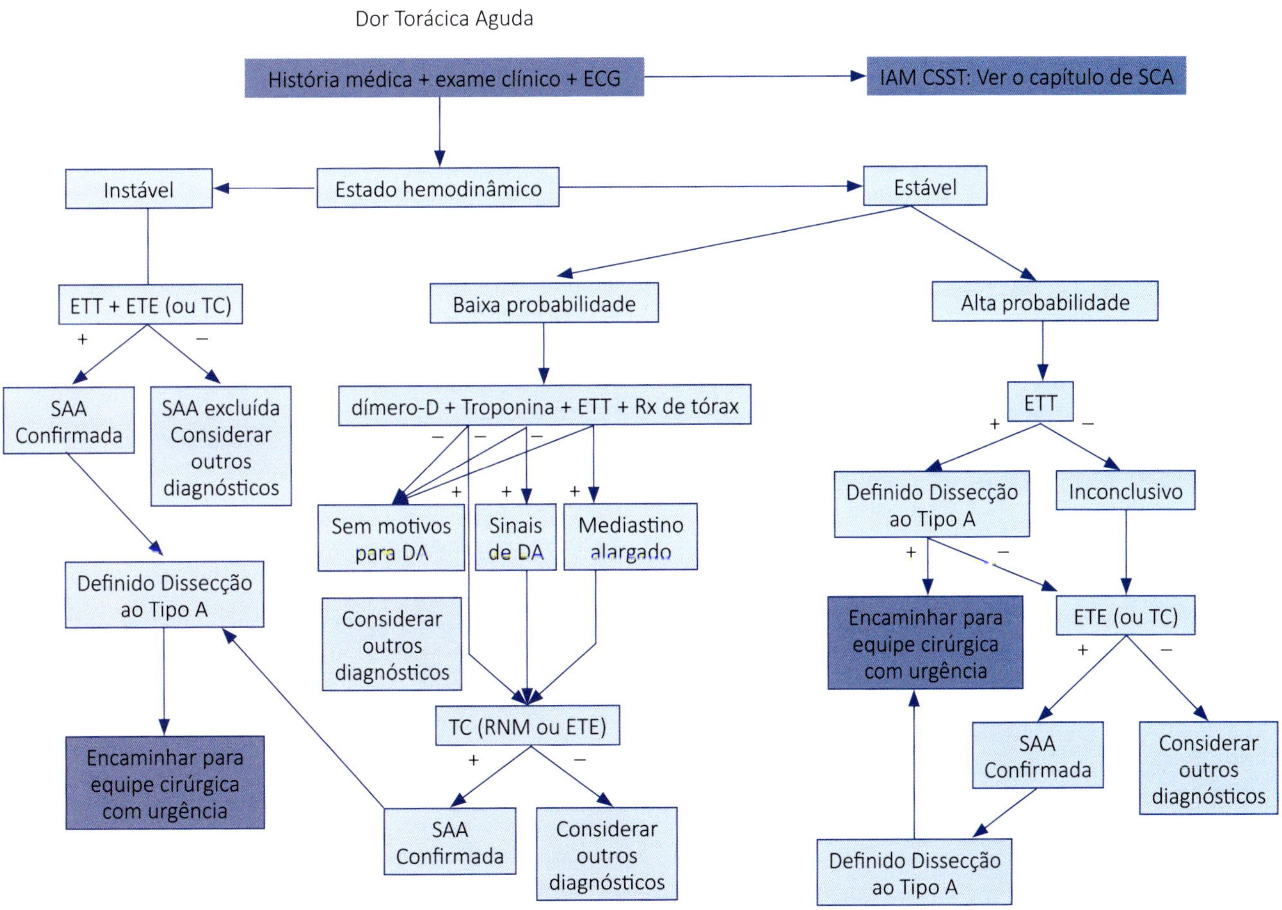

Figura 11.3. Fluxograma para diagnóstico das síndromes aórticas agudas (SAA). ETT = ecocardiograma transtorácico; ETE = ecocardiograma transesofágico; TC = tomografia computadorizada; DA = dissecção aórtica; RNM = ressonância nuclear magnética; Ao = aorta. Algoritmo baseado na Diretriz Europeia de Diagnóstico e Tratamento, de 2014, modificamos para ressaltar o acionamento da equipe cirúrgica quando do diagnóstico de dissecção tipo A.

Tabela 11.1. Sensibilidade e especificidade dos métodos complementares de diagnóstico

Método	Sensibilidade	Especificidade	Comentários
Ecocardiograma transesofágico (ETE)	96-100%	86-100%	Amplamente disponível, imagens dinâmicas. Avalia função ventricular, insuficiência aórtica, óstio de coronária, derrame pleural e/ou pericárdico
Angiotomografia computadorizada	90-100%	90-100%	Rápida, prontamente disponível, imagens familiares, avalia os espaços pleural e pericárdico, mostra os ramos aórticos. O uso de contraste pode comprometer a função renal
Angiorressonância	98-100%	98-100%	Imagens dinâmicas detalhadas da aorta, do pericárdio, pleura, ventrículo esquerdo, valva aórtica, fluxo nos ramos vasculares e na falsa luz. É contraindicada em pacientes com instabilidade hemodinâmica, portadores de marcapasso, cardiodesfibriladores e implantes cocleares
Aortografia	80-90%	88-95%	Acesso arterial, por vezes difícil, pode precipitar a ruptura. Mostra o fluxo na verdadeira luz e na falsa, identifica a presença de *flap*, avalia a função ventricular e a insuficiência aórtica, avalia anatomia coronariana

- O diagnóstico das síndromes aórticas agudas baseia-se na presença de condições predisponentes de alto risco, nas características da dor e no exame clínico (Figura 11.3).

Tratamento

- O principal objetivo da terapia médica nesta condição é o de reduzir a propagação da dissecção das camadas da aorta através da redução da pressão arterial e da contratilidade cardíaca.
- As SAA que envolvem o segmento ascendente da aorta são emergências médicas e devem ser encaminhadas à cirurgia imediatamente.
- Por outro lado, **as patologias agudas da aorta confinadas ao segmento descendente devem ser tratadas de forma conservadora (medicamentosa), a não ser que apresentem comprometimento de órgãos-alvo ou membros e/ou risco de ruptura iminente (dor persistente)**. (Quadro 11.1 e Tabela 11.2).

Seguimento

- Todos os pacientes com doença aórtica conhecida devem se submeter a um acompanhamento cuidadoso. A sobrevida em 10 anos neste grupo de pacientes varia entre 30 e 60%.
- Controle da hipertensão arterial é fundamental e a avaliação regular da aorta deve ser realizada com 1, 3, 6, 9 e 12 meses, a partir daí a cada 6 ou 12 meses, dependendo do diâmetro da aorta.

Exemplo de prescrição

Paciente de 75 anos, 86 kg, sexo feminino, hipertensa e obesa, é admitida na emergência com história de ter apresentado dor retroesternal de início súbito, em pontada de forte intensidade, que se iniciou há aproximadamente 45 minutos e que se irradia para o dorso. Nega episódios anteriores. Em

---

QUADRO 11.1
Tratamento das dissecções de aorta: medidas gerais e tratamento farmacológico

Medidas gerais
- Monitoração cardíaca e hemodinâmica
- Considerar medida invasiva da pressão arterial

Analgesia
- Sulfato de morfina é o agente de escolha
- Ajuda a diminuir a liberação de catecolaminas em resposta à dor
- Dose: 2 mg, IV, a cada 10 minutos até melhora da dor ou aparecimento de efeitos colaterais

Betabloqueadores
- Na ausência de contraindicações, estão indicados a todos os pacientes
- Iniciar betabloqueador antes dos vasodilatadores para evitar taquicardia reflexa, o que pode aumentar a dissecção
- Usar com cuidado nos pacientes com regurgitação aórtica aguda, pois podem bloquear a taquicardia compensatória
- Não há dose máxima de betabloqueador nos quadros de dissecção. O importante é atingir a frequência cardíaca (FC) de 60 batimentos por minuto (bpm)
- Dose: metoprolol 5 mg, IV, a cada 5 minutos
- Propranolol 1 mg, IV, a cada 3 a 5 minutos

Anti-hipertensivos
- O controle da hipertensão deve ser iniciado após atingir a FC-alvo e o controle da dor
- A pressão arterial sistólica (PAS) deve ficar entre 100 e 120 mmHg para se manter uma adequada perfusão cerebral, coronária e renal
- Caso não haja controle de pressão arterial (PA) com o uso de betabloqueadores, associar nitroprussiato de sódio. O início de anti-hipertensivos antes do controle adequado da FC com betabloqueadores pode levar à taquicardia e à piora do quadro clínico
- Dose: nitroprussiato de sódio, 50 mg diluídos em 250 mL de SG a 5% – iniciar 0,5 a 1 µg/kg/min e ajustar para PA-alvo

Tabela 11.2. Indicações de tratamento invasivo	
Dissecção aórtica tipo A	• Indicada a abordagem cirúrgica de emergência em todos os casos • O objetivo principal é prevenir as complicações fatais como ruptura da aorta, tamponamento cardíaco, isquemia visceral, AVC, etc.
Dissecção aórtica tipo B	• Está indicada a abordagem endovascular (preferencial) ou cirúrgica nos casos em que há evolução "complicada": dor recorrente ou persistente, hipertensão não controlada apesar de terapia otimizada, má perfusão e sinais de ruptura (hemotórax, aumento de hematoma periaórtico e mediastinal) • A abordagem cirúrgica está indicada nos casos em que existam contraindicações anatômicas para a abordagem endovascular
Hematoma intramural/ úlcera aterosclerótica penetrante	• Indicação de abordagem cirúrgica se localizado em aorta ascendente • Se localizado em aorta descendente há indicação de abordagem (preferencialmente endovascular) se houver dor recorrente ou refratária ou aumento do diâmetro do hematoma

uso habitual de losartana 100 mg, uma vez ao dia, e sinvastatina 40 mg, uma vez ao dia. Ao exame: apresentava palidez cutânea, sudorese, PA: 170/50, FC: 100 bpm, sopro diastólico em foco aórtico. ECG em ritmo sinusal, com sinais de hipertrofia ventricular esquerda. Bioquímica normal, dímero-D de 850 µg/L, marcadores de isquemia miocárdica negativos. Radiografia de tórax com área cardíaca no limite da normalidade e velamento em seio costofrênico esquerdo. Realizado ecocardiograma transtorácico que sugeriu a presença de lâmina de dissecção em aorta ascendente com insuficiência aórtica associada; a dissecção da aorta ascendente foi confirmada após a realização de angiotomografia.

Exemplo de prescrição: dissecção de aorta

- Dieta oral zero.
- Metoprolol 5 mg – uma ampola IV agora e a critério médico.
- Nitroprussiato de sódio 50 mg – uma ampola diluída em 250 mL de SG a 5%. Iniciar infusão a 10 mL/h.
- Morfina 2 mg, IV, agora e a critério médico.
- Glicemia capilar de 4/4 h.
- Monitor cardíaco.
- Oxímetro de pulso.
- Repouso absoluto no leito.
- Solicitação de reserva sanguínea.
- Preparo pré-operatório.

Leitura sugerida

- Erbel R, Aboyan V, Boileau C. 2014 ESC Guidelines on the diagnosis and treatment of aortic diseases: Document covering acute and chronic aortic diseases of the thoracic and abdominal aorta of the adult. The task force for the diagnosis and treatment of aortic diseases of the European Society of cardiology (ESC). Eur Heart J. 2014;35:2873-2926.
- Nienaber CA, Powel JT. Management of acute aortic syndrome. Eur Heart J. 2012;33:26-35.
- Sheikh AS, Ali K, Mazhar S. Acute aortic syndrome. Circulation. 2013;1281:122-1127.

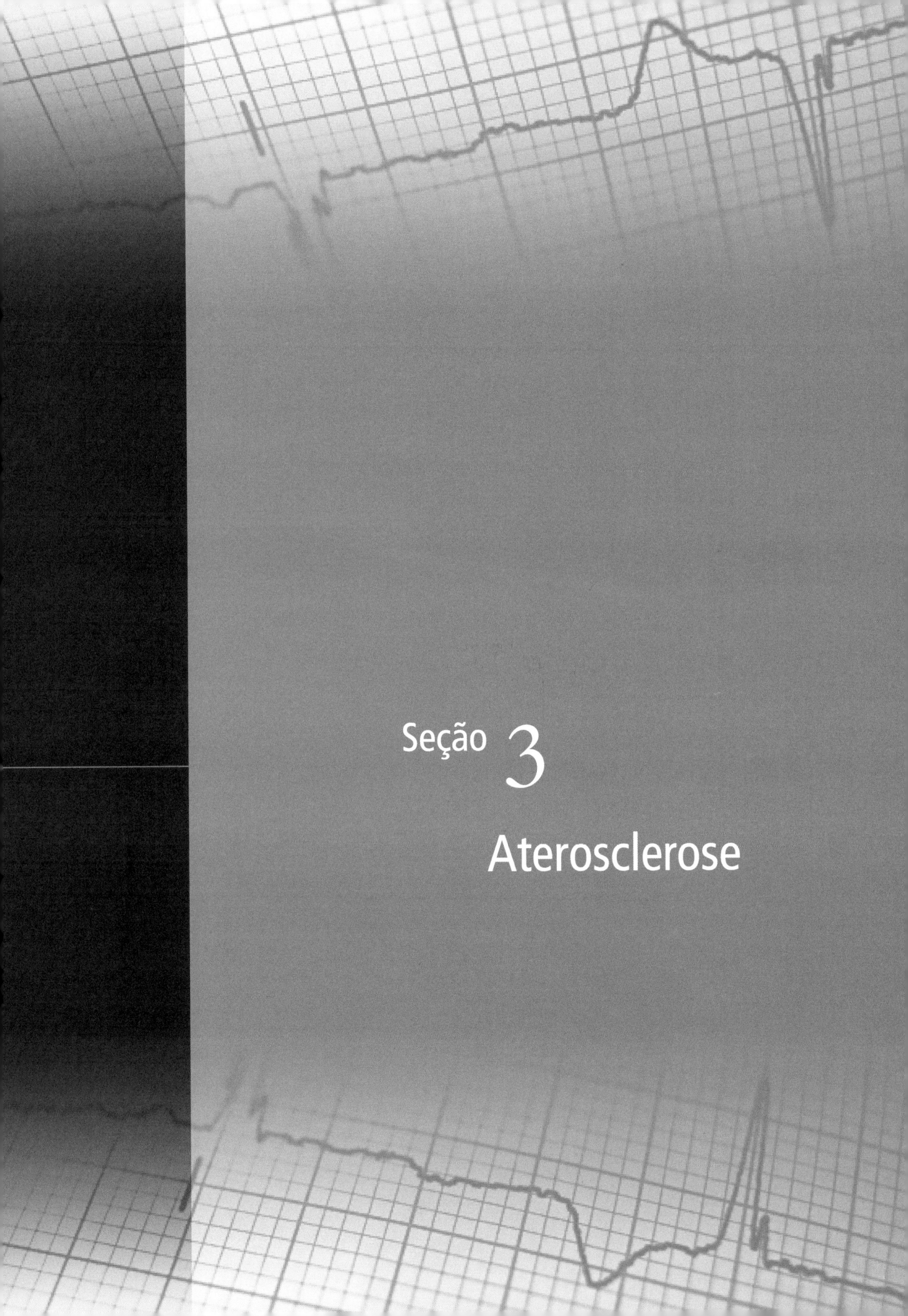

12

capítulo

Formação da Placa Aterosclerótica

• Humberto Graner Moreira • Eduardo Cavalcanti Lapa Santos

- A aterosclerose e suas manifestações subsequentes são as principais causas de morte no mundo.
- Durante muito tempo a aterosclerose foi considerada uma doença induzida predominantemente por lipídios.
- Gradualmente, nas últimas três décadas, esse ponto de vista foi ampliado como sendo uma doença inflamatória crônica da parede arterial, ainda com papel crucial dos lipídios.
- Nesse período, muitos foram os avanços acerca dos processos dinâmicos que influenciam a composição e a estabilidade do ateroma, assim como os mecanismos de sua instabilidade e ruptura.

■ Artéria normal

- Artérias normais têm uma estrutura trilaminar bem desenvolvida (Figuras 12.1 e 12.2).
- A camada mais interna, a **íntima**, é bastante delgada ao nascer, mas se torna mais complexa com o envelhecimento (espessamento intimal). É sobre esta camada que residem as células endoteliais.
- O processo de espessamento intimal difuso não necessariamente é dependente do acúmulo de lipídios, e pode ocorrer em pessoas sem carga aterosclerótica importante.
- A membrana elástica interna separa a íntima da **camada média** subjacente. Esta possui camadas concêntricas bem desenvolvidas de células musculares lisas (CMLs) intercaladas por matriz extracelular rica em elastina. As CMLs nas artérias normais raramente proliferam.
- A adventícia é a camada mais externa, e usualmente recebe pouca atenção, apesar do seu papel na homeostase arterial. Caracteriza-se por uma extensa matriz de colágeno, assim como pela presença de *vasa vasorum* e terminações nervosas.

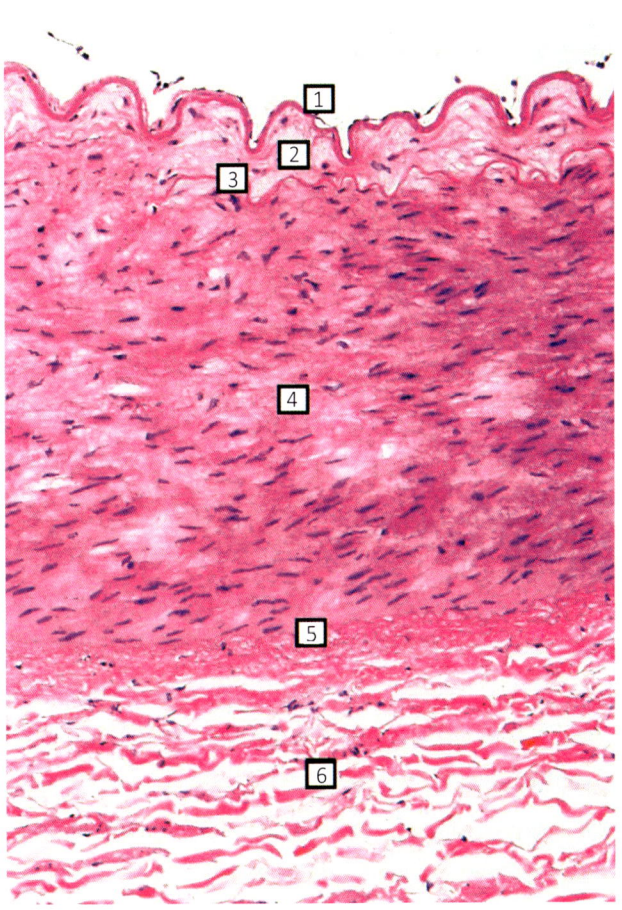

Figura 12.1 – Histologia da artéria. (1) endotélio; (2) camada íntima; (3) membrana elástica interna; (4) camada média (músculo liso); (5) membrana elástica externa; (6) adventícia. (Adaptado de: Hill MA 2019, May 27. Embryology Artery histology 11.jpg. Disponível em: <https://embryology.med.unsw.edu.au/embriology/>.)

Formação da Placa Aterosclerótica

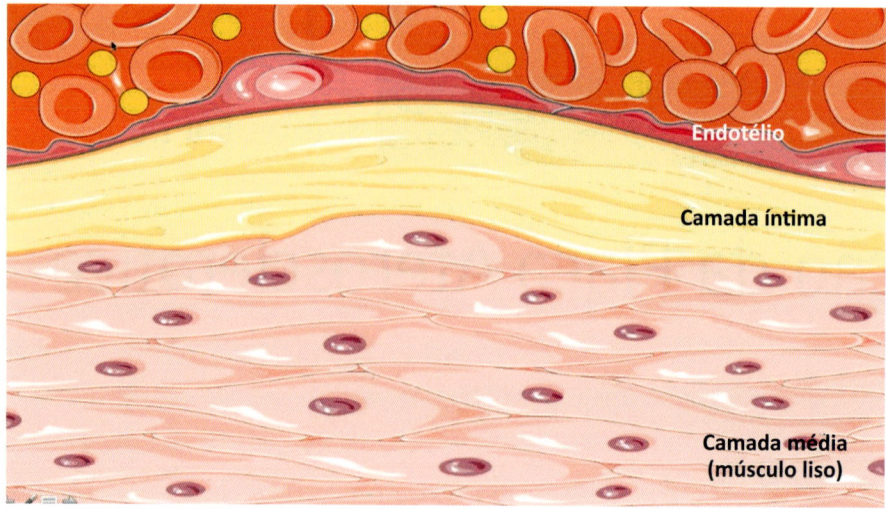

Figura 12.2 – **Representação esquemática das partes da parede arterial envolvidas no processo de aterosclerose.**

■ Aterosclerose e formação de placa

- Os mecanismos que conduzem ao desenvolvimento da placa aterosclerótica são complexos, e envolvem a retenção de lipoproteínas, recrutamento de células inflamatórias, formação de células espumosas, apoptose e necrose, proliferação de células musculares lisas (CMLs) e síntese de matriz de colágeno, calcificação e remodelamento arterial.
- O nome tem origem na combinação do núcleo lipídico e necrótico "mole" (do grego *atheré*, mingau) com os componentes duros da fibrose e calcificação (do grego *scleros*, duro).
- A aterosclerose é uma doença progressiva que se inicia nos primeiros anos de vida, mas a velocidade de progressão é altamente dependente da localização e de fatores individuais.
- A aorta abdominal, as artérias coronárias, as artérias ilíacas e femorais, e as bifurcações carotídeas são tipicamente as mais afetadas.
- O principal ator nesse mecanismo é a LDL. Quando há **disfunção endotelial**, geralmente causada pela presença de fatores de risco cardiovasculares clássicos, a LDL é retida na íntima arterial e fica sujeita a oxidação e modificação molecular.
- A imunidade adaptativa reage à LDL oxidada e desencadeia uma resposta imune multifacetada.
- O movimento quase contínuo desta lipoproteína entre o plasma e a íntima propicia um estado pró-inflamatório crônico, e sem resolução, na parede vascular.
- As células endoteliais e CMLs reagem à LDL oxidada e expressam moléculas de adesão (molécula de adesão intercelular [ICAM-1], E-selectina, molécula de adesão vascular [VCAM-10]), e citocinas (interleucinas 6 e 8), que interagem com receptores em monócitos circulantes e estimulam sua migração e diferenciação em macrófagos (Figura 12.3).
- Na íntima, as células recrutadas fagocitam a LDL oxidada, levando à formação de células espumosas, com acúmulo maciço de colesterol no seu interior (Figura 12.4).
- A função inicial dos monócitos/macrófagos seria protetora, removendo a LDL modificada da íntima e minimizando os efeitos dessa partícula sobre as células endoteliais.
- Porém as células espumosas que se formam, na verdade, reforçam o estado pró-inflamatório. Mais citocinas e outras moléculas de adesão (como a P-selectina) são expressas e reforçam a migração de monócitos, e também linfócitos T, para a íntima arterial.

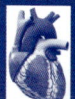 **Qual o papel da HDL nesse processo?**

A HDL é considerada uma lipoproteína protetora por possuir, entre outras funções, ação anti-inflamatória e antitrombótica, além de proteger contra a oxidação de LDL na camada íntima. Além disso, um importante mecanismo antiaterogênico da HDL está relacionado ao transporte reverso de colesterol, removendo colesterol dos tecidos periféricos (entre eles os macrófagos da parede arterial) e transportando-o de volta para o fígado.

- Ao mesmo tempo, CMLs migram da camada média para a íntima. Elas passam a se comportar como células do tecido conectivo, multiplicando-se e elaborando matriz extracelular, rica em colágeno e proteoglicanos. Dessa maneira, a placa gordurosa evolui para uma lesão fibrogênica.
- O resultado é o espessamento da camada íntima, com a formação de uma **capa fibrosa** que tende a isolar o conteúdo lipídico (Figura 12.5).

Formação da Placa Aterosclerótica

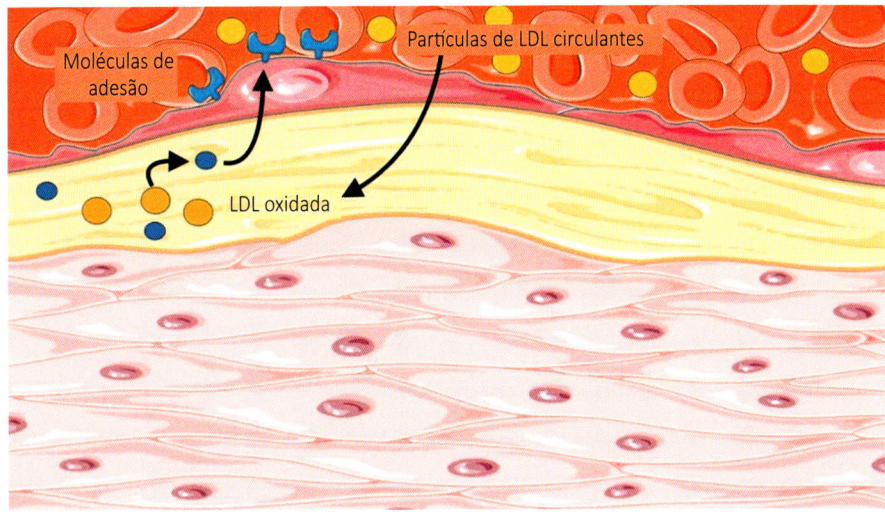

Figura 12.3 – **Mobilização de LDL circulante para a íntima, oxidação da LDL e expressão de moléculas de adesão.**

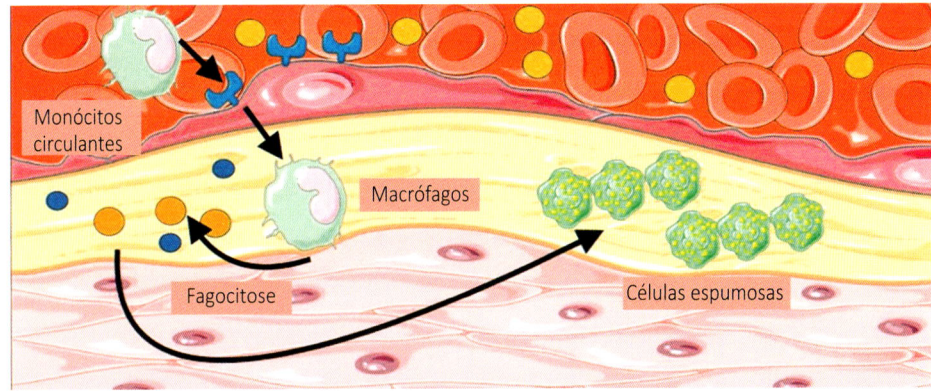

Figura 12.4 – **Migração de monócitos para a íntima, diferenciação em macrófagos, fagocitose da LDL modificada e formação de células espumosas.**

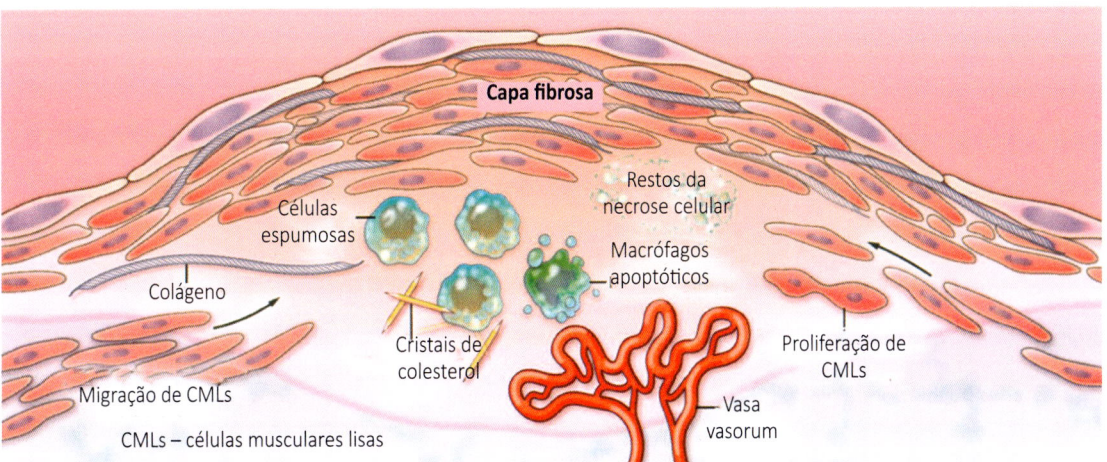

Figura 12.5 – **Formação da capa fibrosa e progressão do núcleo lipídico com necrose celular.** (Adaptado de: Nabel & Braunwald. A Tale of Coronary Artery Disease and Myocardial Infarction. 2012;366:54-63.)

capítulo 12

- Por outro lado, tanto as CMLs presentes na íntima, quanto macrófagos e células espumosas sofrem apoptose e morte celular. Este é o principal mecanismo responsável pela formação de núcleos lipídico-necróticos na placa aterosclerótica.
- A **necrose** das lesões é uma parte crítica do desenvolvimento da placa, porque predispõe a eventos cardiovasculares. Na sua ausência a aterosclerose seria uma doença muito menos perigosa. Ainda não está bem compreendido por que essa necrose ocorre em algumas lesões, e não em todas.
- Outra característica das lesões ateroscleróticas progressivas é a calcificação, que aumenta progressivamente com a idade.

 Por que a angiotomografia de coronárias enxerga cálcio como sendo aterosclerose?

Placas ateroscleróticas geralmente desenvolvem áreas de calcificação à medida que evoluem. Alguns subgrupos de células musculares lisas podem promover a calcificação por meio da secreção aumentada de algumas citocinas, como proteínas morfogenéticas ósseas.
O resultado é a mineralização da placa aterosclerótica, que compartilha alguns mecanismos com a formação óssea. A calcificação da placa representa um processo dinâmico e intimamente relacionado ao grau de atividade inflamatória.
Por isso, a carga aterosclerótica estimada por meio do escore de cálcio coronário tem implicações prognósticas e está relacionada a risco aumentado de eventos cardiovasculares.

- Antes observável apenas por meio de peças histológicas, a placa aterosclerótica e seus componentes podem ser avaliados *in vivo* utilizando técnicas avançadas de imagem intravascular.

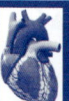 **Por que o cateterismo é um exame limitado para avaliar a lesão aterosclerótica?**

Durante a formação da placa aterosclerótica o segmento local do vaso pode se expandir e, assim, preservar ou até aumentar o lúmen (remodelamento expansivo). Essa é a regra geral e explica por que tão poucas placas causam estenose grave. Por conta disso, a angiografia não é útil para diagnosticar a presença de placa ou quantificar a carga aterosclerótica.
A redução do diâmetro arterial, diminuindo o lúmen (remodelamento constritivo) é menos frequente e está relacionada a calcificação e contração cicatricial de CMLs.

Vulnerabilidade da placa e aterotrombose

- A definição contemporânea de placa vulnerável é aquela mais propensa a complicações trombóticas que levem a eventos cardiovasculares (placa "culpada").
- As formas mais comuns de desestabilização são a ruptura e a erosão da placa (Figura 12.6).
- A **ruptura (ou rotura) da placa** é a forma mais comum de complicação aterosclerótica, responsável por 2/3 dos casos de infarto agudo do miocárdio e morte súbita. Um defeito estrutural na capa fibrosa de um fibroateroma provoca uma fissura e expõe o núcleo

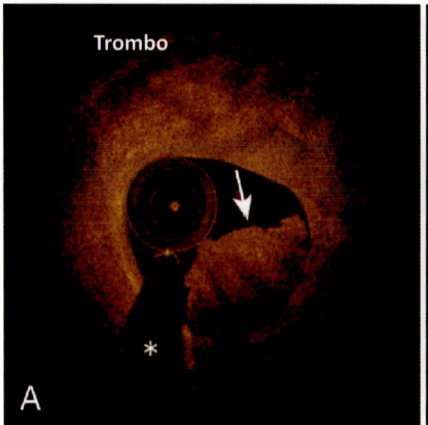
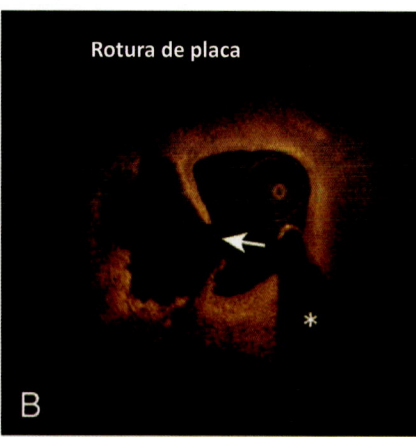
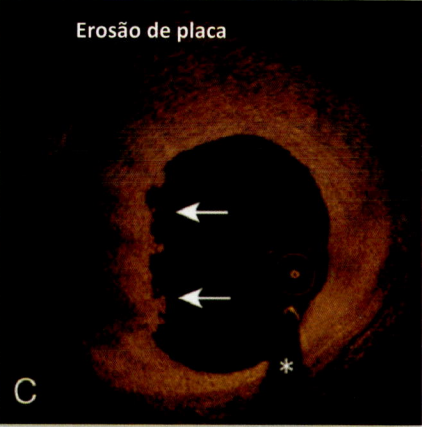

Figura 12.6. Observação *in vivo* das complicações da placa aterosclerótica por meio da tomografia de coerência óptica (OCT). (A) Grande trombo (seta) é identificado junto à parede arterial. (B) A ruptura é identificada com a descontinuidade da capa fibrosa (seta) e formação de cavidades no interior da placa. (C) Erosão da placa com presença de trombos aderidos (setas) sobrepostos a uma placa intacta. (Adaptado de: Jia, et al. In vivo diagnosis of plaque erosion and calcified nodule in patients with acute coronary syndrome by intravascular optical coherence tomography. J Am Coll Cardiol. 2013;62:1748-1758.)

Formação da Placa Aterosclerótica

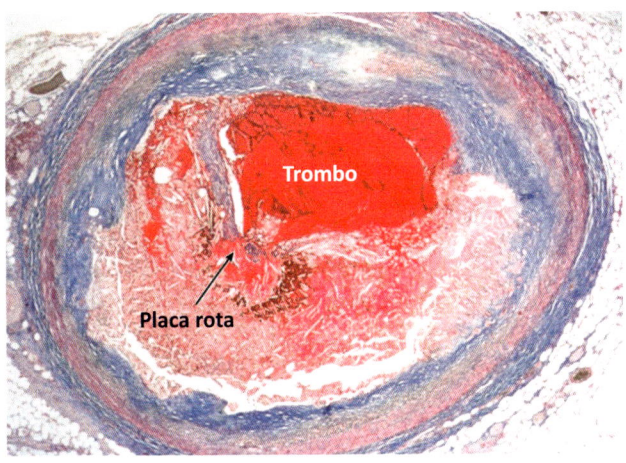

Figura 12.7. Placa rota revelando a fissura na capa fibrosa com conteúdo do núcleo necrótico entremeado junto ao trombo (seta). (Adaptado de: Bentzon & Falk in Acute Coronary Syndromes. 2nd Ed, Elsevier, 2011.)

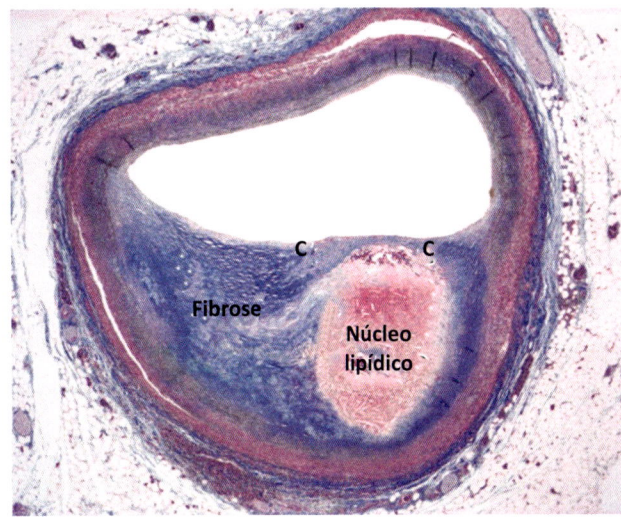

Figura 12.8. Placa vulnerável revelando a espessura fina da capa fibrosa (C) sobre um núcleo lipídico que ocupa quase metade da placa. (Adaptado de: Bentzon & Falk in Acute Coronary Syndromes. 2nd Ed, Elsevier, 2011.)..

necrótico em contato com o sangue (Figura 12.7 e Quadro 12.1).
- Fatores que diminuem a síntese de colágeno ou estimulam a sua degradação podem comprometer a resistência mecânica da capa fibrosa contra fatores internos (núcleo necrótico) e externos (circulação).
- O núcleo necrótico exposto ao lúmen é altamente trombogênico, rico em fator tecidual e partículas apoptóticas pró-trombóticas. O fluxo rápido e forças de cisalhamento promovem a trombose arterial via agregação plaquetária (ao contrário da trombose venosa) e, subsequentemente, formação de fibrina e estabilização do trombo.
- A ruptura ocorre quando a capa é mais fina e mais infiltrada por macrófagos e células espumosas. Em placas excêntricas, o ponto mais fraco é frequentemente a margem da placa ou "região do ombro" (Figura 12.8).
- Por outro lado, a erosão da placa é caracterizada pela formação de um trombo sobre o endotélio desnudo, mas sem rotura da capa fibrosa e do núcleo necrótico subjacente. Seu mecanismo ainda é incerto, e razões pelas quais o endotélio se perde e precipita trombose permanecem obscuras

▪ A cura da placa instável e progressão da lesão

- Causar trombose luminal não é o mesmo que causar evento isquêmico agudo. Muitas rupturas e erosões são assintomáticas, embora induzam à estenose gradual do lúmen arterial.
- Ciclos repetidos e periódicos de ruptura/erosão, trombose e cura causam uma crise de proliferação e migração de CMLs, e síntese de matriz extracelular (Figura 12.9).
- A Figura 12.10 resume a história natural da lesão aterosclerótica no contexto da doença arterial coronária.

Quadro 12.1
Características de placas rotas

- Presença de trombo
- Grande núcleo necrótico (> 30% da placa)
- Capa fibrosa sobre o núcleo necrótico:
  - Fina (espessura geralmente < 65 μm)
  - Alta densidade macrofágica
  - Poucas células musculares lisas
- Remodelamento vascular preservando lúmen
- Neovascularização do *vasa vasorum*
- Hemorragia da placa
- Calcificação irregular

 A placa aterosclerótica pode regredir?

Há evidências de que a redução acentuada de LDL com o tratamento hipolipemiante pode reduzir o volume de placa. Mas as alterações no tamanho da placa são lentas e modestas em comparação à magnitude da redução de risco cardiovascular nesses pacientes. Estudos mostram que a redução eficiente da LDL leva à resolução da inflamação, perda de neovasos e reduções nos lipídios extracelulares e no núcleo necrótico, enquanto a quantidade de calcificação tanto em animais quanto em humanos pode aumentar. Portanto, mais que reduzir o volume de placa, o importante é que o tratamento reduz o risco de ruptura desta.

Formação da Placa Aterosclerótica

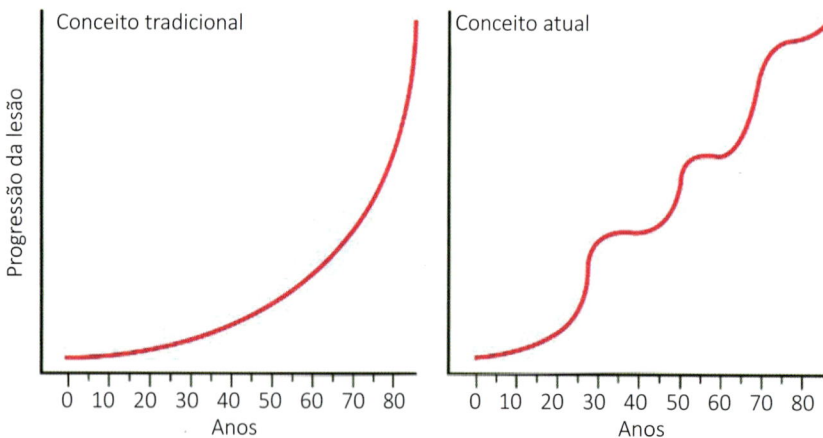

Figura 12.9. O curso temporal da aterosclerose. À esquerda, a visão tradicional sustentava que a formação do ateroma seguia um curso inexoravelmente progressivo com a idade, conforme representado pela curva ascendente. Atualmente, o conceito sugere uma evolução progressiva, mas em etapas (à direita). Segundo este modelo, ao longo do tempo podem ocorrer episódios críticos provocados por uma ruptura da placa, seguidos de trombose mural e cicatrização, nas quais se observa a proliferação de músculo liso e deposição de matriz extracelular. Esses episódios são limitados, clinicamente imperceptíveis e seguidos por períodos de relativa inatividade da lesão ao longo do tempo. O modelo episódico de progressão da placa se ajusta melhor aos dados angiográficos humanos do que o modelo tradicional de função contínua. (Adaptado de: Libby in Braunwald's Heart Disease, 2018.)

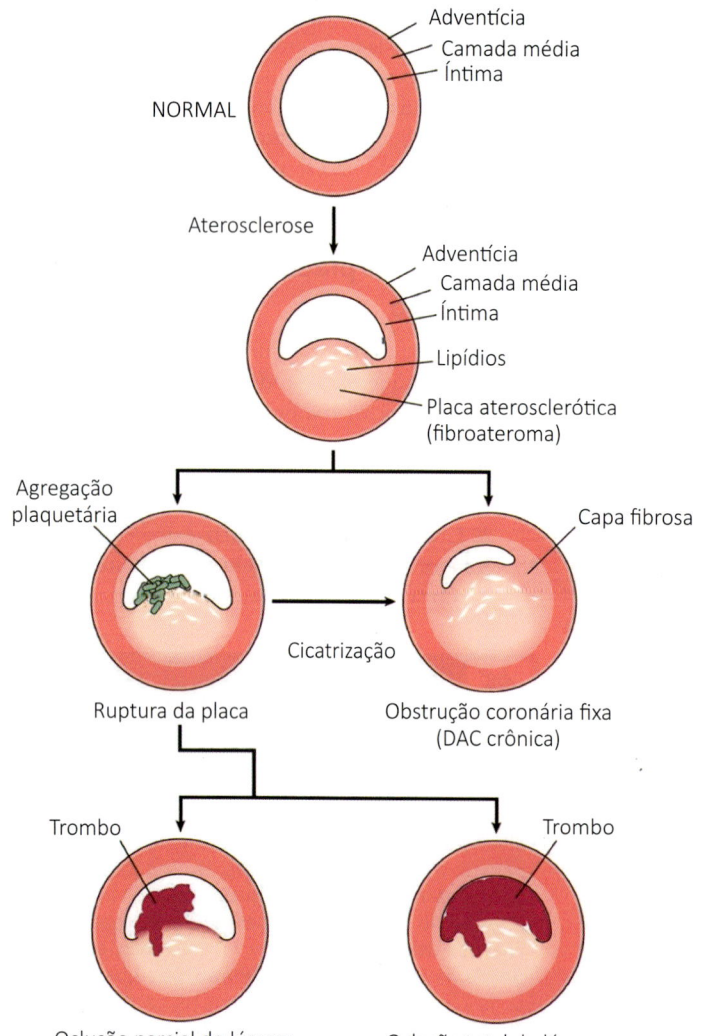

Figura 12.10. Curso da aterosclerose no contexto da doença arterial coronária. O desenvolvimento inicial da aterosclerose leva à formação de fibroateromas, podendo a lesão progredir de maneira crônica ou instabilizar, causando ruptura ou erosão. Essas complicações podem ser clinicamente silenciosas, com cicatrização e subsequente aumento da matriz extracelular e da espessura da placa fibrosa; ou manifestar-se como síndromes coronárias agudas (sem supra de ST, à esquerda, ou com supra de ST, à direita). (Adaptado de: Kumar, Abbas & Aster. Robbins Basic Pathology. Philadelphia: Elsevier, 2013.)

Leitura sugerida

- Gonzalo N, Serruys PW, Barlis P, et al: Multi-modality intra-coronary plaque characterization: a pilot study. Int J Cardiol. 2010;138:32-39.
- Libby P, Ridker PM, Hansson GK. Progress and challenges in translating the biology of atherosclerosis. Nature. 2011;473:317-325.
- Libby P. Mechanisms of acute coronary syndromes and their implications for therapy. N Engl J Med. 2013;368:2004-2013.
- Nabel EG, Braunwald E. A Tale of Coronary Artery Disease and Myocardial Infarction. 2012;366:54-63.

capítulo 13

Doença Arterial Coronariana Estável

- Eduardo Cavalcanti Lapa Santos • Humberto Graner Moreira
- Antonio Correia dos Santos Júnior • Fernando Teiichi Costa Oikawa

▪ Introdução

- As doenças isquêmicas do coração são as principais causas de morte nos países desenvolvidos e em desenvolvimento.
- De acordo com o *Framingham Heart Study*, o risco de desenvolvimento de doença arterial coronariana sintomática após 40 anos é de 49% para homens e 32% para mulheres. Além da alta mortalidade e morbidade, a doença gera grandes custos diretos e indiretos ao sistema de saúde.
- O espectro da doença arterial coronária crônica (DAC) é extenso e inclui pacientes com angina estável, portadores de isquemia assintomática e aqueles com infarto do miocárdio ou revascularização miocárdica prévios.

▪ Fisiopatologia

- A DAC estável geralmente é causada por obstrução de uma ou mais artérias epicárdicas por placas ateromatosas. Muitos outros fatores podem contribuir, tais como vasoespasmo, disfunção endotelial e doença microvascular. Além disso, a angina também pode ser causada por etiologias não ateroscleróticas, tais como anomalia congênita das coronárias, ponte miocárdica, vasculite ou pós-radioterapia.
- A angina é o resultado final da isquemia miocárdica, que decorre de um desbalanço entre a oferta e o consumo miocárdico de oxigênio. A autorregulação coronariana permite manter uma oferta de oxigênio constante ao miocárdio, mesmo com uma grande variação da pressão de perfusão coronariana. O fluxo coronariano de repouso pode ser aumentado em até cinco vezes através de vasodilatação, fenômeno conhecido como reserva de fluxo coronariano. Quando a pressão de perfusão ultrapassa o limite inferior da autorregulação, a circulação coronariana já se encontra em vasodilatação máxima e ocorre isquemia miocárdica.
- A resposta à isquemia é classicamente representada por uma cascata que se inicia com alterações metabólicas como resultado da hipoperfusão (Figuras 13.1 e 13.2 e Tabela 13.1), evoluindo posteriormente com disfunção diastólica, disfunção sistólica, alterações eletrocardiográficas (alterações do segmento ST) e, finalmente, sintoma (angina).

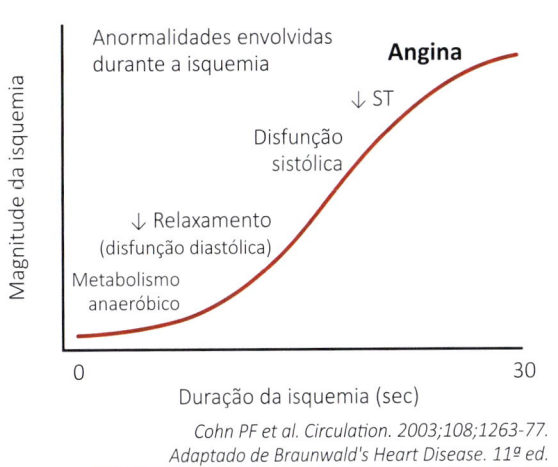

Cohn PF et al. Circulation. 2003;108;1263-77.
Adaptado de Braunwald's Heart Disease. 11ª ed.

Figura 13.1. Cascata isquêmica.

Tabela 13.1. Causas de isquemia miocárdica

Causas do desbalanço entre oferta e demanda de O_2	Exemplos
Diminuição da oferta	• Fluxo sanguíneo reduzido (obstruções coronarianas fixas; vasoespasmo, hiperviscosidade sanguínea, alterações microvasculares, etc.) • Anemia • Hipóxia
Aumento do consumo	• Taquiarritmias • Estenose aórtica importante • Hipertrofia ventricular esquerda • Hipertensão arterial sistêmica grave • Crise tireotóxica • Sepse

Doença Arterial Coronariana Estável

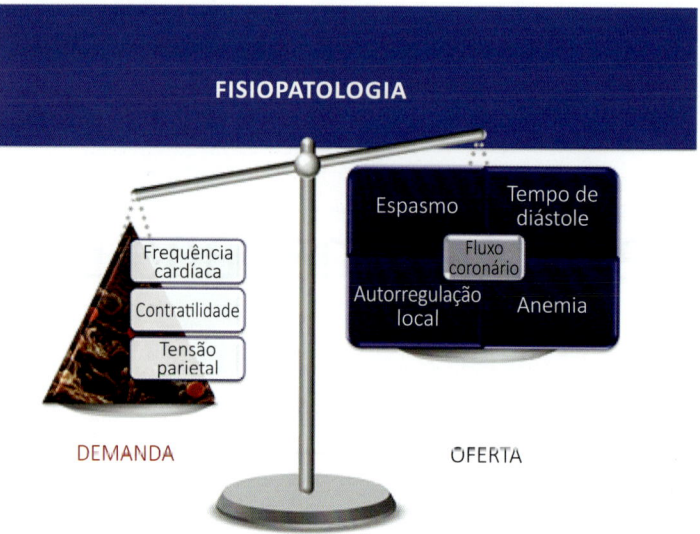

Figura 13.2. **Fatores relacionados a oferta e consumo de O_2 miocárdico.**

Dica!
• A angina não é causada apenas por coronariopatia. • Outras doenças que podem cursar com angina incluem estenose aórtica grave, cardiomiopatia hipertrófica e doença hipertensiva cardíaca com hipertrofia de VE.

■ Quadro clínico

- A apresentação clínica é variável, desde pacientes com dor torácica, pacientes assintomáticos, ou com sintomas atípicos (equivalentes isquêmicos).
- A **angina** é descrita como desconforto torácico, que pode irradiar para região epigástrica, cervical, mandíbula, dorso ou membros superiores. **Dor acima da mandíbula, abaixo do epigástrio ou localizada em uma região pontual do tórax raramente é anginosa.** O desconforto geralmente é descrito como aperto, peso ou constrição, com duração menor que 10 minutos (Tabela 13.2). Frequentemente há relação com exercício ou estresse emocional, havendo rápido alívio com uso de nitrato sublingual ou repouso (normalmente a melhora ocorre em menos de 5 minutos).
- Alguns pacientes manifestam-se com sintomas atípicos, mais frequentemente, mulheres, idosos, diabéticos, portadores de doença renal crônica, demência, ou transplantados cardíacos. Dispneia, síncope, fadiga ou palpitações podem representar equivalentes isquêmicos.
- Não são sugestivos de angina a dor do tipo pleurítica, em pontada ou "agulhada", ou reproduzida por movimento ou palpação da parede torácica. Dor constante por várias horas, ou, por outro lado, episódios fugazes que duram alguns segundos também são menos prováveis de serem angina.

Pacientes que com frequência se apresentam com sintomas atípicos
• Mulheres • Idosos • Diabéticos • Doença renal crônica • Demência • Transplantados cardíacos

Tabela 13.2. **Classificação clínica da dor torácica**

Angina típica	• Preenche as três características: • Desconforto ou dor retroesternal • Desencadeado pelo exercício ou estresse emocional • Aliviado com o repouso ou nitratos
Angina atípica	• Preenche duas das características acima
Dor torácica não anginosa	• Preenche apenas uma ou nenhuma das características acima

- Podemos classificar a dor em angina típica, angina atípica ou não anginosa, além de classificar a severidade da angina, conforme a *Canadian Cardiovascular Society* (CCS) (Tabelas 13.3 e 13.4).
- A maioria dos pacientes com DAC estável apresenta exame físico normal. Eventualmente, podem apresentar sinais clínicos de insuficiência cardíaca. É importante investigar, também, a presença de fatores de risco para doença coronariana, tais como hipertensão arterial, diabetes e doença arterial periférica.

Tabela 13.3. **Diagnóstico diferencial de dor torácica**

Cardiovascular (não isquêmica)	Pulmonar	Gastrointestinal	Parede torácica	Psiquiátrica
• Dissecção aórtica • Pericardite	• Embolia pulmonar • Pneumotórax • Pneumonia • Pleurite	• Esofagite • DRGE • Espasmo esofágico • Colecistite/colelitíase • Úlcera péptica • Pancreatite	• Costocondrite • Fratura de costela • Herpes zoster	• Transtorno de ansiedade • Transtorno de pânico • Transtornos afetivos

Tabela 13.4. **Classificação da *Canadian Cardiovascular Society* (CCS) para graduar a angina estável**

Classe	Nível de sintomas
CCS I	• Atividades habituais, como caminhar ou subir escadas, não causam angina. Angina com exercícios prolongados
CCS II	• Limitação leve das atividades habituais. Angina ao caminhar ou subir escadas rapidamente, ou após refeições, no frio ou sob estresse emocional. Angina ao caminhar mais que duas quadras ou subir mais que um andar de escadas
CCS III	• Limitação importante das atividades habituais. Angina ao caminhar uma ou duas quadras ou subir um andar de escadas
CCS IV	• Incapaz de realizar qualquer atividade física sem desconforto, podendo apresentar angina em repouso

■ Abordagem diagnóstica

- Em pacientes com DAC, anormalidades metabólicas consideradas fatores de risco cardiovascular são frequentemente detectadas. Todos os pacientes com suspeita de DAC devem realizar avaliação do perfil lipídico, glicemia de jejum e função renal com estimativa da taxa de filtração glomerular (TFG). **Lipoproteína (a) está indicada em casos selecionados de pacientes com DAC precoce, história familiar de eventos cardiovasculares precoces e eventos recorrentes apesar do tratamento.**
- Troponina ultrassensível e NT-proBNP podem ser detectados, mesmo em baixos níveis, em pacientes com DAC e têm valor prognóstico (associam-se a maior risco de eventos).
- Um eletrocardiograma (**ECG**) de repouso é indicado em todos os pacientes, porém é **normal em até metade destes**. Os achados mais característicos são as alterações do segmento ST, onda T e ondas Q patológicas. ECG de repouso normal, mesmo em pacientes com coronariopatia diagnosticada, correlaciona-se em geral com fração de ejeção preservada na DAC estável.

Troponina ultrassensível × coronariopatia crônica

- Em uma análise do **PROMISE**, a troponina ultrassensível foi obtida em 4.021 pacientes estáveis com dor torácica. Mesmo a maioria apresentando resultados "normais" (menor que o percentil 99), quanto maiores os níveis de troponina, maior a chance de eventos cardiovasculares adversos. Os resultados foram consistentes mesmo naqueles pacientes que ainda não possuíam o diagnóstico de DAC confirmado.
- Como integrar esse conhecimento na identificação de pacientes de alto risco e auxiliar na tomada de decisão diagnóstica e terapêutica ainda são questionamentos para o futuro.

- O ecocardiograma transtorácico é recomendado para avaliação da função do ventrículo esquerdo (VE), identificação de alterações de contratilidade segmentares ou exclusão de causas alternativas de angina (tais como estenose aórtica e cardiomiopatia hipertrófica).
- A radiografia de tórax tem pouco valor na avaliação de pacientes com DAC, pois é normal na maioria dos pacientes sem eventos cardiovasculares prévios. No entanto, pode auxiliar no diagnóstico diferencial do paciente com dor torácica.

■ Testes não invasivos para diagnóstico e estratificação do risco

- A utilização apropriada de testes não invasivos requer a consideração de princípios bayesianos, que afirmam que os valores preditivos negativos e positivos de qualquer teste são definidos não apenas por sua sensibilidade e especificidade, mas também pela prevalência da doença e as características da população em questão.
- Os testes não invasivos devem ser realizados somente se as informações obtidas possam alterar a estratégia terapêutica daquele paciente.
- Assim, sempre deve ser estimada a probabilidade pré-teste (PPT) antes de decidir por determinado exame diagnóstico.
- A classificação de Diamond-Forrester é clássica, e estima a PPT conforme idade, gênero e característica da dor (Tabela 13.5). No entanto, nas populações contemporâneas ela superestima o risco de DAC.

Tabela 13.5. Método usado por Diamond-Forrester para avaliar probabilidade de DAC baseado em características clínicas do paciente

Idade (anos)	Dor não anginosa		Angina atípica		Angina típica	
	Mulher	Homem	Mulher	Homem	Mulher	Homem
30-39	2%	4%	12%	34%	26%	76%
40-49	3%	13%	22%	51%	55%	87%
50-59	7%	20%	31%	65%	73%	93%
60-69	14%	27%	51%	72%	86%	94%

- Recentemente, os escores propostos pelo *CAD Consortium* demonstraram acurácia superior, e devem ser preferencialmente utilizados. Há um modelo básico (Tabela 13.6), de consulta rápida similar à classificação de Diamond-Forrester, e outro escore mais completo que leva em consideração a presença de fatores de risco para DAC (calculadora disponível em https://bit.ly/2UmM9Z3).
- Pacientes com baixa PPT (< 10%) devem ter outras causas de dor torácica excluídas, devendo-se considerar a necessidade de realização de testes não invasivos para isquemia.
- Em pacientes com PPT alta (> 90%), o diagnóstico é quase certo, o tratamento clínico deve ser iniciado, e o exame complementar terá por objetivo estratificar o risco e prognóstico.
- São nos pacientes com PPT intermediária (10-90%) que os testes não invasivos têm seu maior valor, pois seus resultados verdadeiramente auxiliam na melhor tomada de decisão (Figura 13.3).

Tabela 13.6. Probabilidade pré-teste de doença arterial coronária em pacientes sintomáticos proposto pelo CAD *Consortium*

Idade	Dor não anginosa		Angina atípica		Angina típica	
	Mulher	Homem	Mulher	Homem	Mulher	Homem
30-39	5%	18%	10%	29%	28%	59%
40-49	8%	25%	14%	38%	37%	69%
50-59	12%	34%	20%	49%	47%	77%
60-69	17%	44%	28%	59%	58%	84%
70-79	24%	54%	37%	69%	68%	89%
≥ 80	32%	65%	47%	78%	76%	93%

Modificado de: Genders TS, et al. A clinical prediction rule for the diagnosis of coronary artery disease: validation, updating, and extension. Eur Heart J. 2011;32(11):1316-30.

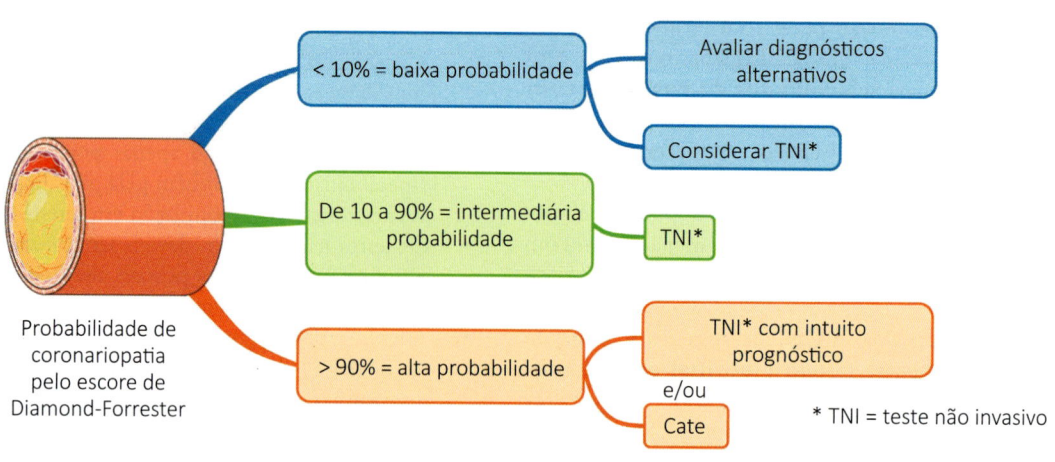

Figura 13.3. Escolha racional do método diagnóstico na suspeita de coronariopatia de acordo com a probabilidade pré-teste.

Qual teste escolher?

Ainda há controvérsia na literatura sobre a melhor abordagem inicial, a despeito das características de cada teste (Tabela 13.7):
- as diretrizes europeias recomendam teste de imagem para todo paciente sintomático em investigação de DAC;
- no Brasil e EUA, por questões de custo-efetividade, o teste de esforço costuma ser a primeira opção se o paciente é capaz de se exercitar e tem ECG interpretável;
- mesmo quando optado por método de imagem, sempre que possível optar por estresse físico.

Peculiaridades serão abordadas a seguir.

Tabela 13.7.

Método	Sensibilidade	Especificidade
Teste ergométrico	45-50%	85-90%
Cintilografia de perfusão miocárdica		
• Estresse físico	73-92%	63-87%
• Estresse farmacológico	90-91%	75-84%
Ecocardiograma com estresse farmacológico	79%-83%	82-86%
Angiotomografia de coronárias	95-99%	64-93%
Ressonância magnética cardíaca		
• com dobutamina	79-88%	82-86%
• com vasodilatador	67-99%	64-93%

Adaptado de: Montalescot, et al. Eur Heart J. 2013;34:2949-3003.

Teste ergométrico

- Para a avaliação de DAC crônica, este exame está indicado nos seguintes cenários:
    - capacidade para realizar exercício físico, com ECG interpretável e PPT intermediária;
    - avaliação de prognóstico de DAC conhecida (capacidade funcional, sintomas);
    - suspeita de angina vasoespástica;
    - homens acima de 40 anos e mulheres acima de 50 anos que vão iniciar atividade física;
    - avaliação de pacientes com DAC em programas de reabilitação cardiovascular;
    - história familiar de doença cardiovascular precoce ou morte súbita.
- **Geralmente, em paciente assintomático não há necessidade de solicitar prova isquêmica.** Exceções incluem pacientes que vão iniciar atividade física intensa e vigorosa, profissões de alto risco (p. ex., piloto de avião), evidências de aterosclerose em exames não invasivos, e naqueles com escore de risco cardiovascular alto ou mais de dois fatores de risco clássicos.
- Não se deve solicitar teste ergométrico para avaliar isquemia na presença de BRE, marca-passo, infradesnivelamento de ST ≥ 1 mm no ECG de repouso, para quantificação do território isquêmico na presença de DAC conhecida ou outra contraindicação formal (Figura 13.5).

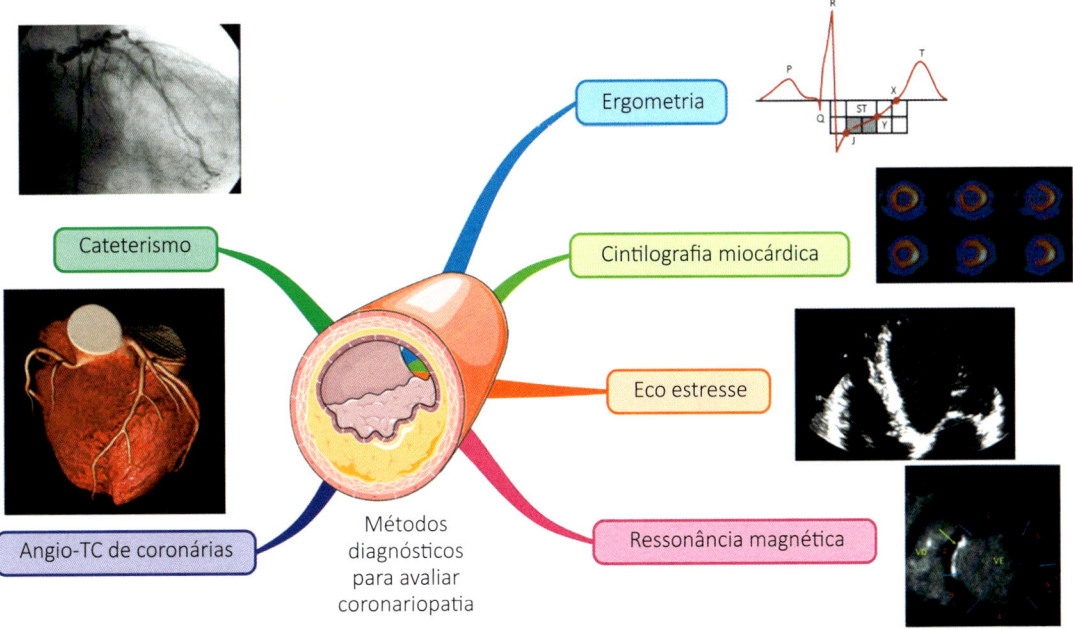

Figura 13.4. Testes não invasivos para diagnóstico e avaliação de doença arterial coronária.

Doença Arterial Coronariana Estável

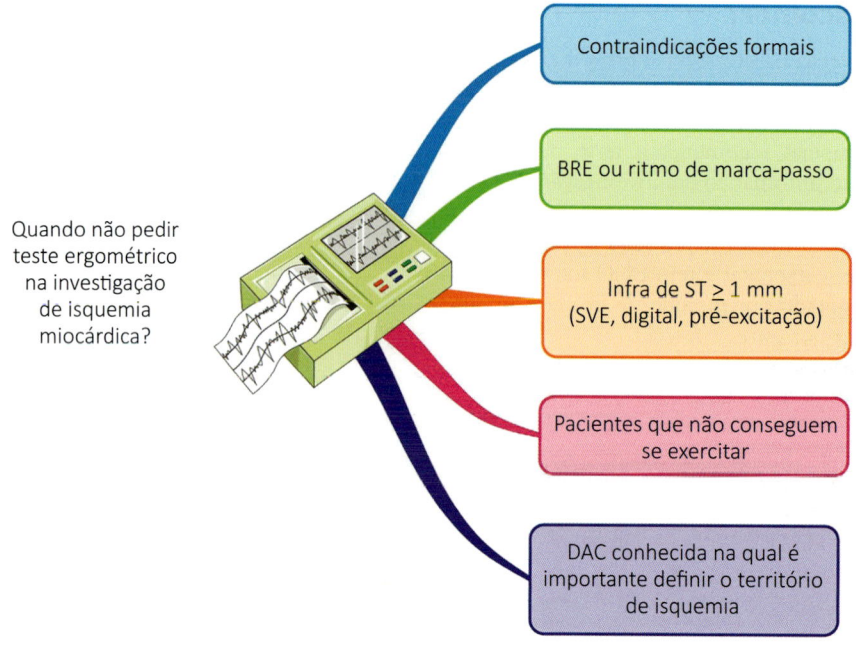

Figura 13.5. **Quando não pedir teste ergométrico na investigação de isquemia miocárdica.**

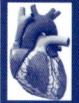 **Deve-se suspender antianginosos para realizar um teste de esforço ou estresse farmacológico? (Figura 13.6)**

- Se o objetivo é diagnóstico de DAC, o ideal é suspender as medicações com ação antianginosa.
- Se, do contrário, o intuito é avaliação terapêutica e prognóstica, deve-se manter antianginosos.

- Mais detalhes sobre o método estão disponíveis no capítulo específico.

■ Cintilografia miocárdica

- A cintilografia de perfusão miocárdica é um método de avaliação indireta da reserva de fluxo miocárdico. Ao induzir aumento do fluxo coronário (por meio de estresse físico ou farmacológico), lesões obstrutivas graves irão limitar a captação do radiofármaco pelo miocárdio correspondente, acusando isquemia.
- Está indicada para avaliar coronariopatia em:
  – pacientes sintomáticos com PPT moderada a alta e ECG não interpretável ou que não conseguem se

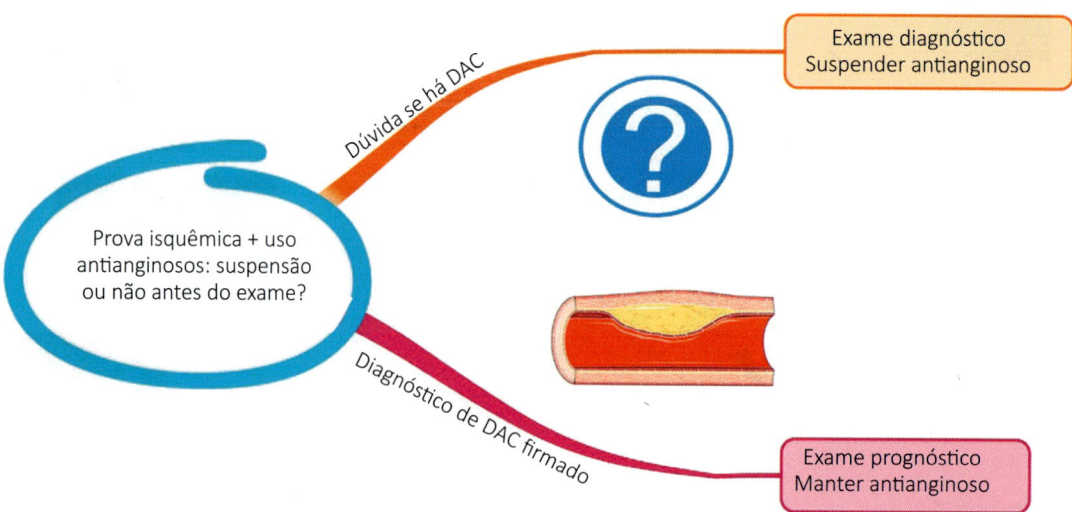

Figura 13.6. **Como tomar a melhor decisão sobre a suspensão do uso de antianginosos antes de uma prova isquêmica.**

exercitar. Mesmo para aqueles com ECG interpretável e aptos ao esforço físico, pode ser solicitada como avaliação inicial;
- avaliação de indivíduos assintomáticos com teste ergométrico positivo ou duvidoso;
- determinação de viabilidade miocárdica;
- avaliação funcional em pacientes com lesões coronarianas conhecidas.

Dicas!

- Se o paciente for capaz de se exercitar, o estresse físico é preferível ao estresse farmacológico (exceção feita na presença de BRE ou marca-passo).
- Na prática, se o paciente consegue subir dois lances de escada sem interrupção, é capaz de fazer teste ergométrico.

- O exame é considerado isquêmico quando houver captação alterada do radiofármaco no estresse, e normal no repouso. Captações alteradas no estresse que não melhoram no repouso podem indicar infarto prévio (fibrose), miocárdio hibernado ou artefato.
- A cintilografia miocárdica também permite quantificar a isquemia quanto à intensidade da hipocaptação do radiofármaco (leve, moderada, importante), e quanto à massa do VE acometida (≥ 10% é sinal de alto risco).

Achados de alto risco na cintilografia miocárdica

- Alteração perfusional em repouso ou isquemia ≥ 10%
- FE < 35% durante o estresse
- Queda da FE ≥ 10% (valor absoluto) com estresse
- Dilatação do ventrículo esquerdo no estresse
- Aumento da captação pulmonar do traçador
- Múltiplos defeitos perfusionais em territórios de diferentes coronárias
- SSS (*Summed stress score*) > 12

- Para maiores detalhes, referir ao capítulo específico.

Ecocardiografia de estresse

- O princípio do ecocardiograma de estresse é identificar alterações de contratilidade induzida por isquemia miocárdica. É um teste seguro, porém, operador-dependente e limitado em pacientes com janela ecográfica prejudicada.
- As principais indicações do ecocardiograma de estresse na coronariopatia são:
    - avaliação de dor torácica em pacientes que não conseguem fazer esforço físico;
    - avaliação de dor torácica em pacientes com BRE ou infra de ST ≥ 1 mm;
    - avaliação de indivíduos assintomáticos com teste ergométrico positivo ou duvidoso;
    - determinação de viabilidade miocárdica;
    - avaliação funcional em pacientes com lesões coronarianas conhecidas;
    - pré-operatório de cirurgia não cardíaca em pacientes de alto risco cardiovascular (> três fatores de risco) e incapacidade de se exercitar.
- Pode ser feito com estresse físico (bicicleta ergométrica) ou, mais comumente, farmacológico (dobutamina é a droga mais utilizada).
- O teste é considerado isquêmico quando há hipocinesia ou acinesia em segmentos com contratilidade normal em repouso, ou quando há piora da contratilidade em segmentos previamente hipocinéticos. Nestes segmentos, quando houver melhora da contratilidade com baixas doses de dobutamina, seguida de piora da hipocinesia com a infusão de doses mais elevadas, esses segmentos são considerados viáveis. Quando existir fibrose (ausência de viabilidade), não haverá modificação da contratilidade, mesmo na infusão de dose máxima de dobutamina.

Achados de alto risco no eco estresse

- FE < 35% (em repouso ou induzida por estresse).
- Queda da FE ≥ 10% (valor absoluto) com estresse.
- Dilatação do ventrículo esquerdo no estresse.
- Alterações contráteis em três ou mais segmentos, ou dois ou mais territórios vasculares.
- Alteração com baixa dose de dobutamina (< 10 μg/kg/min) ou FC < 120 bpm.

- Mais detalhes sobre o método estão disponíveis no capítulo específico.

Angiotomografia de coronárias

- Tradicionalmente, a angiotomografia de coronárias fornece informações anatômicas e, apesar de métodos recentes permitirem avaliação de perfusão miocárdica pelo método, esta ainda não é amplamente disponível. A angiotomografia é útil na estratificação de pacientes com lesões obstrutivas coronárias, sobretudo para descartar coronariopatia.

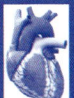 **A avaliação inicial do paciente de risco intermediário deve ser feita com teste anatômico ou funcional?**

- O estudo **PROMISE** procurou responder essa pergunta ao comparar a avaliação anatômica (angiotomografia de coronárias) à funcional (cintilografia foi usada em 67% dos casos) em 10.003 pacientes com dor torácica estável e suspeita de DAC. Ao final do seguimento de 25 meses, não houve diferenças de desfechos cardiovasculares entre os grupos.

- A angiotomografia de coronárias está indicada na suspeita de DAC nas seguintes situações:
    - paciente sintomático com probabilidade intermediária de DAC;

- paciente sintomático com testes não invasivos duvidosos ou conflitantes;
- sintomas persistentes a despeito de testes de isquemia normais ou inconclusivos;
- avaliação de enxertos de revascularização miocárdica em pacientes sintomáticos;
- suspeita de SCA em pacientes de risco baixo e troponina normal.
- **Não** solicitar este exame para:
  - avaliação de pacientes sintomáticos com alta PPT;
  - avaliação de pacientes assintomáticos e capazes de realizar um teste de esforço;
  - seguimento de lesões coronárias em pacientes assintomáticos.
- FC elevada, calcificação vascular importante (p. ex., muito idosos) e presença de *stent* coronário (com diâmetro < 3 mm) são fatores que limitam a acurácia do exame.

Dicas

- Apesar dos laudos de angiotomografia de coronárias incluírem a quantificação do Escore de Cálcio Coronário (ECC), este pode ser solicitado independentemente da angio-TC.
- A quantificação do ECC por tomografia não necessita de contraste venoso, não avalia anatomia coronária, mas tem alto valor preditivo negativo.
- Está indicada em pacientes assintomáticos com risco CV intermediário, ou naqueles diabéticos ou com história familiar de coronariopatia precoce e risco CV baixo.

- Maiores detalhes do método estão descritos no capítulo específico.

Ressonância magnética cardíaca

- Classicamente associada à avaliação de viabilidade miocárdica (padrão ouro), a ressonância magnética cardíaca também é útil em estimar isquemia, com acurácia comparável à da cintilografia.
- Vantagens incluem o fato de não necessitar de controle estrito da FC, não utilizar radiação, e o contraste (gadolínio) não é nefrotóxico (embora deva ser utilizado com cautela em pacientes com *clearance* de creatinina < 30 mL/min).
- Pode ser feito com estresse farmacológico com dobutamina ou vasodilatador (dipiridamol/adenosina), em protocolos similares aos do ecocardiograma e cintilografia, respectivamente.
- De modo resumido, os achados de alto risco nos métodos não invasivos em pacientes com DAC crônica estão sumarizados na Figura 13.7.

Estratificação invasiva – angiografia coronária

- A angiografia coronária tem como objetivos: estratificar o risco de morte e eventos cardiovasculares, e avaliar se a anatomia é favorável para revascularização percutânea ou cirúrgica. Gravidade e localização da lesão são importantes fatores prognósticos. Pacientes com doença

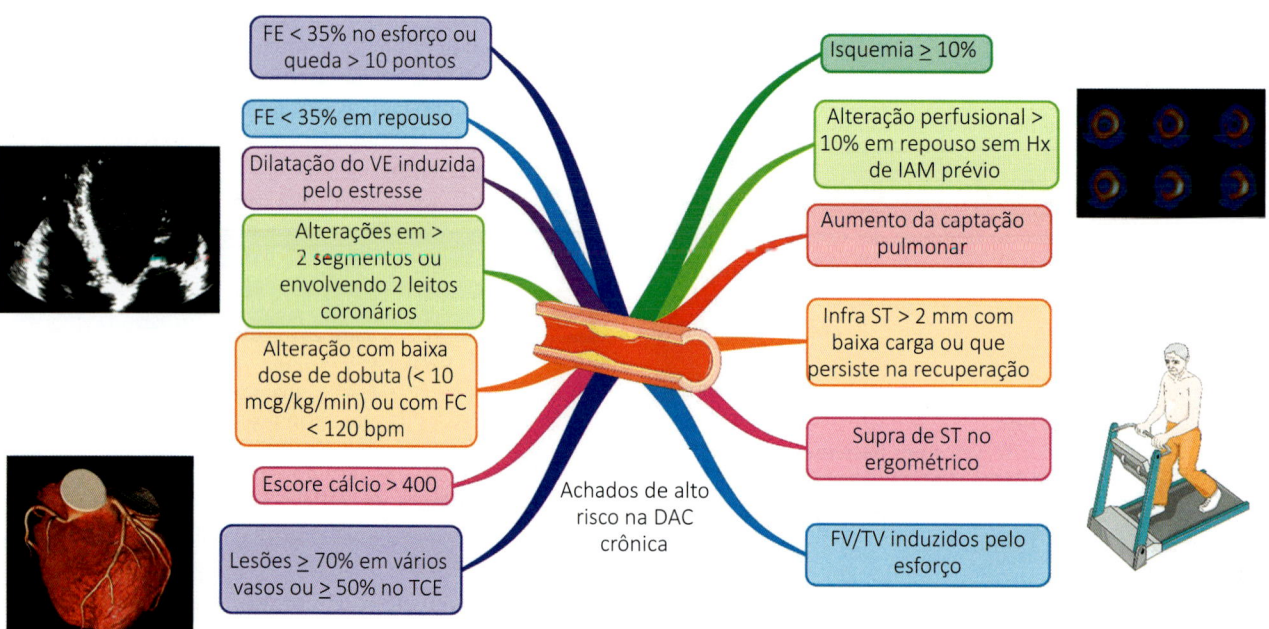

Figura 13.7. Achados de alto risco nos métodos diagnósticos não invasivos em pacientes com DAC crônica.

triarterial, lesão em tronco de coronária esquerda e em porção proximal da artéria descendente anterior têm pior prognóstico.
- As principais indicações para o cateterismo diagnóstico na suspeita de DAC estão descritas no Quadro 13.1.

QUADRO 13.1
Recomendações para angiocoronariografia

- Pacientes com angina (CCS ≥ 3) refratária ao tratamento clínico
- Achados de alto risco nos testes não invasivos (Figura 13.4)
- História de morte súbita abortada (PCR revertida)
- Presença de arritmias ventriculares significativas
- Pacientes com angina e evidências de insuficiência cardíaca

- Outras indicações menos robustas incluem pacientes com diagnóstico incerto após a realização de testes não invasivos, e incapacidade do paciente de ser submetido a estes.
- Em geral não há contraindicações absolutas ao exame, e mesmo pacientes com TFG diminuída ou história de alergia a iodo podem ser submetidos ao procedimento após preparo prévio.
- Quanto maior o número de vasos acometidos, pior o prognóstico.
- São consideradas importantes lesões > 50% no tronco da coronária esquerda, ou > 70% nos demais ramos coronários. A despeito das limitações de uma angiografia, sua acurácia pode ser aumentada com associação de:
  - métodos de imagem intravascular: ultrassom intravascular (IVUS) ou tomografia de coerência óptica (OCT); ou de avaliação de fluxo;
  - métodos de avaliação de isquemia: reserva de fluxo fracionada (FFR) ou período livre de ondas (iFR).

FFR (*Fractional Flow Reserve*)

- O FFR permite uma avaliação do significado hemodinâmico de uma estenose coronariana durante o cateterismo, através de uma relação entre a pressão coronariana distal à lesão e a pressão aórtica. Razões > 0,80 não necessitam de intervenção.
- Permite definir se lesões intermediárias apresentam repercussão na perfusão miocárdica.

▪ Integrando tudo...

- A Figura 13.8 resume o raciocínio clínico na investigação de coronariopatia crônica em pacientes sintomáticos.

▪ Tratamento

- O tratamento da DAC crônica envolve cinco pilares, conforme esquematizado na Figura 13.9.

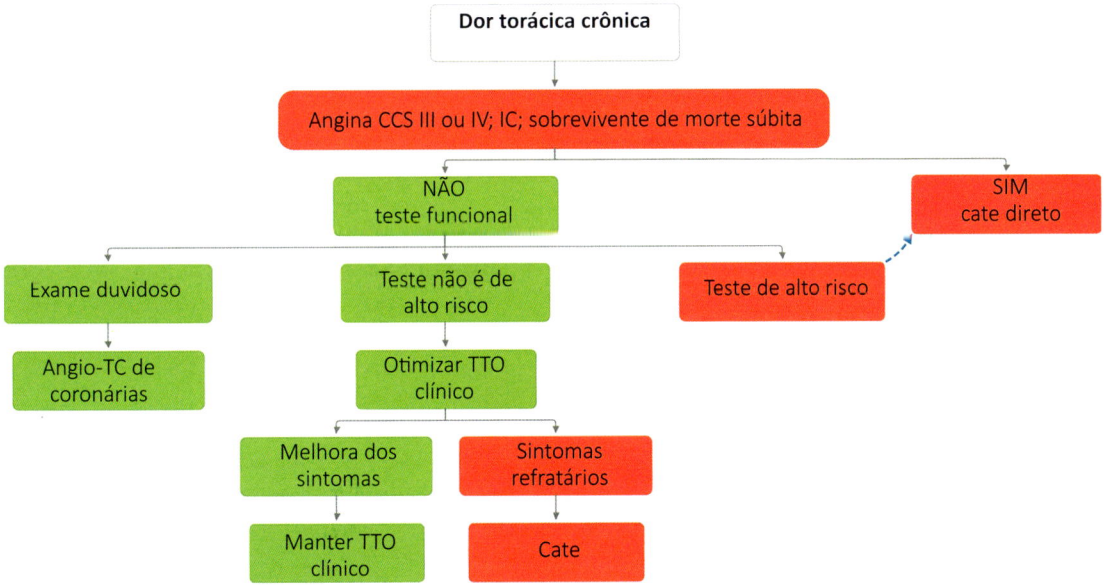

Figura 13.8. Roteiro prático na condução diagnóstica do paciente com coronariopatia (modificado da Diretriz de Doença Coronária Estável da SBC).

Doença Arterial Coronariana Estável

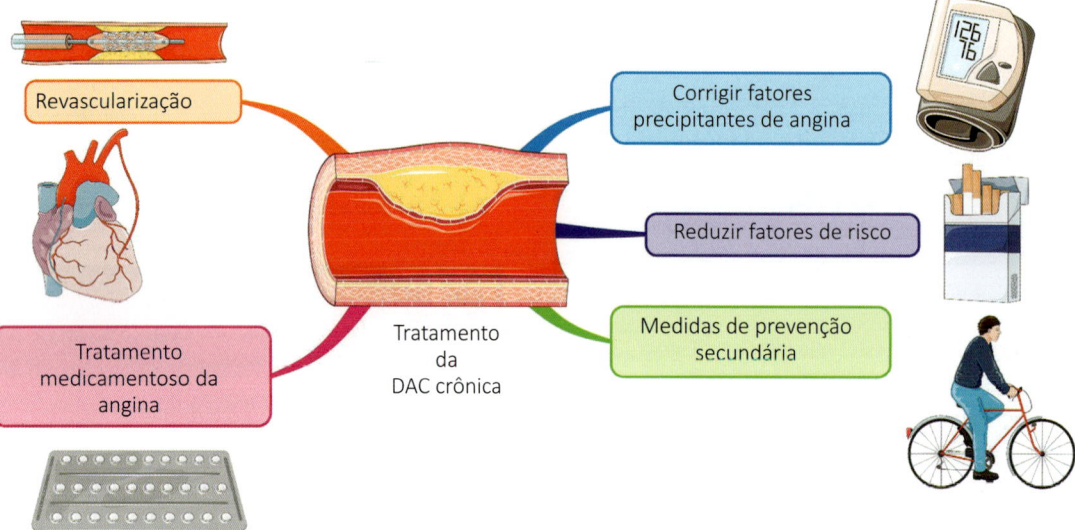

Figura 13.9. Pilares do tratamento da DAC crônica.

▪ Terapia antianginosa

- **Betabloqueadores (BB) são drogas antianginosas de primeira linha**, eficazes na redução da angina induzida por esforço, melhorando a capacidade de exercício e reduzindo os episódios anginosos. Agentes seletivos são preferíveis devido à melhor tolerância (atenolol, bisoprolol, metoprolol, nebivolol). As doses podem ser progressivamente aumentadas até que haja controle da angina, FC entre 50-60 bpm e ausência ou mínimos efeitos colaterais.
- **Bloqueadores de canais de cálcio** (BCC) têm eficácia semelhante à dos betabloqueadores no controle da angina. Os não di-hidropiridínicos (verapamil e diltiazem) levam à redução da frequência cardíaca, não sendo recomendada a associação a betabloqueadores. Já os di-hidropiridínicos (anlodipino, nifedipino, felodipino, etc.) são vasodilatadores arteriais, e podem ser combinados com betabloqueadores no caso de angina refratária. São úteis também no tratamento da angina vasoespástica.
- **Nitrato de ação rápida** (como o dinitrato de isossorbida sublingual) deve ser prescrito para reverter episódios agudos de angina ou prevenir dor anginosa em atividades específicas.
- **Nitratos de ação longa** (dinitrato de isossorbida oral, mononitrato de isossorbida, propatilnitrato) atuam induzindo vasodilatação coronariana e venodilatação periférica, mas em longo prazo suspeita-se que possam levar a disfunção endotelial, ativação simpática e do sistema renina-angiotensina. Por isso, atualmente **são considerados terapia de terceira linha**. Além disso, é frequente o desenvolvimento de tolerância. Sempre orientar pacientes do sexo masculino sobre o risco de hipotensão grave com o uso de inibidores da fosfodiesterase.

Outras medicações antianginosas

- **Trimetazidina** é um modulador metabólico que não exerce efeitos hemodinâmicos (não altera PA ou FC), mas melhora a eficiência metabólica do miocárdio isquêmico, levando a redução dos episódios anginosos e maior tolerância ao esforço. Sua principal indicação é na angina refratária ao tratamento medicamentoso de primeira e segunda linhas.
  - A dose é de 35 mg VO duas vezes ao dia.
  - Não é recomendada para pacientes com parkinsonismo ou doença renal crônica (*clearance* de creatinina < 30 mL/min).
- **Ivabradina** age no nó sinusal inibindo as correntes *If* e leva a redução da frequência cardíaca. Por isso, não pode ser utilizada em outros ritmos cardíacos que não o sinusal. É indicada em pacientes com DAC que não toleram betabloqueadores ou não controlam a FC a despeito destes.
  - A dose é de 5 mg VO duas vezes ao dia.
- **Ranolazina:** o mecanismo de ação na redução dos episódios anginosos não é totalmente conhecido, mas postula-se que seja pela inibição da corrente tardia de sódio nas células cardíacas. É indicada para pacientes com angina persistente ou intolerante às terapêuticas antianginosas de primeira linha.
  - A dose habitual é de 500 mg VO duas vezes ao dia.

- **Angina vasoespástica** geralmente é suspeitada quando há episódios de angina em repouso, com alterações isquêmicas dinâmicas no ECG, que melhoram rapidamente com nitrato. Testes não invasivos são frequentemente negativos, na ausência de DAC obstrutiva concomitante. Os agentes de escolha são os BCC e nitratos. O uso de betabloqueadores pode piorar os sintomas, assim como a aspirina.

- **Ponte miocárdica** é uma anomalia congênita na qual um segmento coronário epicárdico percorre um trajeto intramiocárdico, sendo comumente observado na DA. Estima-se que esteja presente em 20-25% da população. Muitos pacientes são assintomáticos (podendo apresentar isquemia silenciosa), mas episódios de angina estável podem ocorrer. Deve-se tratar e controlar os fatores de risco clássicos em todos os pacientes, independentemente de sintomas. Betabloqueadores são as medicações de escolha, seguidos pelos BCC. Nitratos devem ser evitados, pois não melhoram sintomas e podem piorar a isquemia distal ao ramo.

- Mais informações no Capítulo 21.

- **Angina microvascular** é suspeitada em pacientes com quadro de angina, com provas isquêmicas positivas (alteração do segmento ST no teste ergométrico, alteração de perfusão na cintilografia) e angiografia sem obstruções significativas. Frequentemente apresentam fatores de risco cardiovascular (diabetes, hipertensão). O tratamento envolve drogas antianginosas, controle dos fatores de risco, AAS e estatina.

Prevenção de eventos cardiovasculares

- Deve-se dar preferência às medicações que reduzem mortalidade na DAC crônica: inibidores da enzima conversora de angiotensina (IECA), estatina, betabloqueador e aspirina.
- Os **IECA** parecem ter um efeito benéfico em reduzir eventos cardiovasculares em pacientes com doença coronariana estável. As evidências são consistentes com o ramipril (estudo HOPE) e perindopril (estudo EUROPA), que levaram à redução de eventos cardiovasculares maiores em pacientes com doença aterosclerótica. Em pacientes com DAC e insuficiência cardíaca, hipertensão, diabetes ou doença renal crônica, os benefícios do uso de IECA são indiscutíveis.
- **Estatinas** são capazes de modificar a história natural da aterosclerose, reduzindo inflamação, o tamanho da placa aterosclerótica e o risco de ruptura desta. São recomendadas em altas doses (rosuvastatina 20-40 mg ou atorvastatina 40-80 mg), com objetivo de reduzir LDL para < 50 mg/dL. Se este alvo não for atingido, recomenda-se associar um inibidor da PCSK9 ou ezetimibe.
- Além de serem os antianginosos de escolha em pacientes sintomáticos, os **betabloqueadores** possuem efeitos variáveis na redução de desfechos, dependendo da população que os utiliza:
  - há evidências sólidas de redução de morte e eventos cardiovasculares naqueles com FE reduzida;

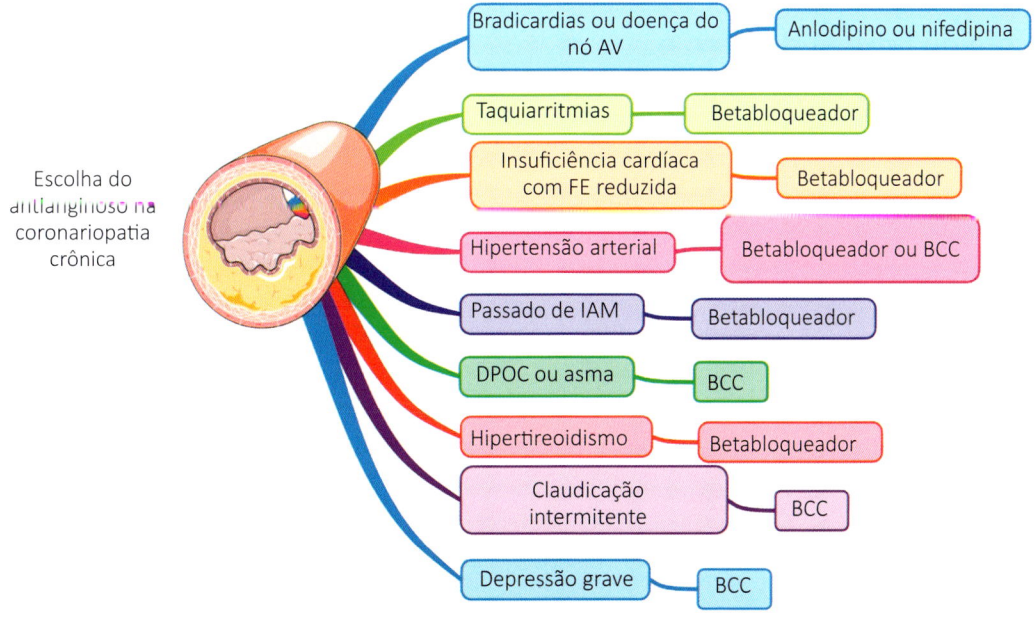

Figura 13.10. Escolha do antianginoso para DAC estável na presença de algumas comorbidades.

- pacientes com infarto prévio, o BB também reduz esses desfechos, com evidências razoáveis;
- NÃO há demonstrações de redução de morte ou eventos com BB em pacientes com DAC e FE normal ou sem história de IAM prévio.
- A **aspirina** é um elemento fundamental na redução de eventos cardiovasculares, e deve ser utilizada por todos os pacientes com DAC estável, na ausência de contraindicação. A dose recomendada é de 75-162 mg/dia. Em pacientes com hipersensibilidade ou intolerância à aspirina deve ser utilizado o clopidogrel. A dupla antiagregação plaquetária de rotina não apresentou benefícios em pacientes com DAC estável. Também não existem evidências de ticagrelor ou prasugrel nesse contexto.

Anticoagulante oral em pacientes com DAC estável

- Em 2017, o estudo COMPASS mostrou que, em pacientes com doença aterosclerótica (coronariana ou arterial periférica), a associação de rivaroxabana 2,5 mg duas vezes ao dia à aspirina 100 mg levou a redução de eventos cardiovasculares e de mortalidade, à custa de aumento de sangramento maior (porém, sem aumento de hemorragia intracraniana e hemorragia fatal).
- Em 2019, o estudo AUGUSTUS também revelou que em pacientes com fibrilação atrial e uma síndrome coronária aguda ou angioplastia coronária eletiva, a combinação de apixabana e um inibidor P2Y12 (clopidogrel em 92% dos casos) reduziu sangramentos e hospitalizações, sem diferenças significativas nos eventos isquêmicos, quando comparada terapia tripla com aspirina ou antagonista da vitamina K em vez do NOAC.

Controle de fatores de risco e mudanças do estilo de vida

Cessação do tabagismo

- A cessação do tabagismo é a medida isolada mais efetiva na redução do risco de eventos cardiovasculares. Devem ser oferecidos suporte de psicoterapia e tratamento farmacológico, incluindo terapia de reposição de nicotina, bupropiona ou vareniclina.

Tratamento da hipertensão

- Em pacientes hipertensos com DAC estável recomenda-se um alvo pressórico < 130/80 mmHg.

Controle do diabetes *mellitus*

- Recomenda-se, em geral, um nível de hemoglobina glicosilada < 7%, porém o controle glicêmico deve ser individualizado, a depender de características, como idade, presença de complicações e duração do diabetes.

Novas drogas no tratamento do DM2: foco no risco cardiovascular

- Nos últimos anos, duas novas drogas têm se destacado no tratamento do DM2 visando à redução do risco de eventos cardiovasculares: os inibidores da SGLT2 e os análogos do GLP 1. No estudo EMPA-REG, pacientes com DM2 e doença cardiovascular (75% com coronariopatia) tratados com empagliflozina apresentaram redução de mortalidade geral, mortalidade cardiovascular e hospitalização por insuficiência cardíaca. Na mesma linha dos inibidores da SGLT2, o estudo DECLARE-TIMI 58 mostrou redução do risco de um novo IAM de 22% em diabéticos com infarto prévio tratados com dapagliflozina. Já no estudo LEADER, o uso de liraglutida em uma população semelhante levou à redução de mortalidade e eventos cardiovasculares.

Atividade física e reabilitação cardíaca

- Pacientes com DAC estável devem ser estimulados à prática de atividade física aeróbica de moderada intensidade por pelo menos 30 minutos, três vezes por semana.
- Quando disponível, o paciente deve ser inserido em um programa de reabilitação cardíaca. Metanálise recente mostrou redução de mortalidade cardiovascular, admissões hospitalares e melhora de qualidade de vida em pacientes com doença coronariana após reabilitação cardíaca.
- Controle de peso e hábitos alimentares saudáveis.
- Vacinação pneumocócica e contra influenza (anual).

Revascularização (percutânea ou cirúrgica)

- A decisão de submeter o paciente à estratégia de revascularização deverá ser baseada na presença e gravidade de sintomas, presença de DAC obstrutiva significativa, extensão da isquemia miocárdica, disfunção ventricular esquerda, e presença de outras comorbidades.
- Os objetivos devem ser a redução de eventos e o aumento da sobrevida e/ou controle de sintomas refratários. Nesse último caso, não há dúvidas da indicação de revascularização quando o paciente permanece com sintomas recorrentes, a despeito do tratamento medicamentoso otimizado.
- A maior vantagem é poder oferecer ao paciente a redução do risco de morte. As situações em que a revascularização miocárdica pode aumentar a sobrevida na DAC crônica com isquemia comprovada estão resumidas na Figura 13.11.

Doença Arterial Coronariana Estável

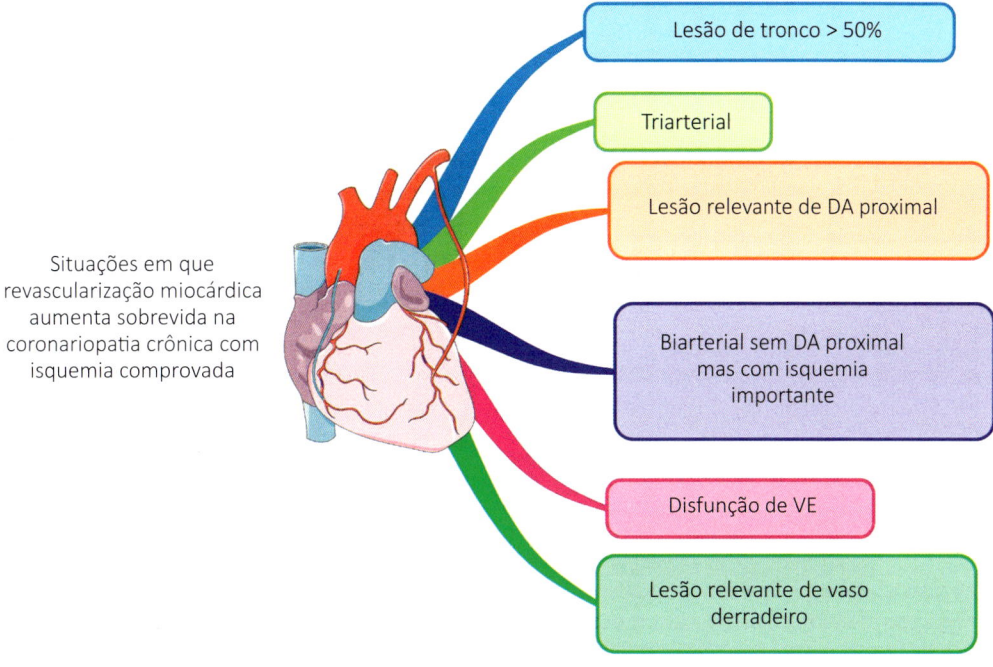

Figura 13.11. Situações em que a revascularização miocárdica aumenta sobrevida da DAC estável com isquemia comprovada.

▪ Intervenção coronária percutânea (ICP)

- Inicialmente desenvolvida com o uso do balão insuflado sobre a placa aterosclerótica, evoluiu para o uso de *stents* metálicos e, posteriormente, os *stents* farmacológicos.
- Atualmente, a ICP realizada com *stents* farmacológicos de segunda geração constitui o tratamento percutâneo de escolha.

 Angioplastia reduz morte ou infarto no paciente com DAC crônica?

NÃO! Ver os detalhes dos estudos comentados a seguir.

- Em pacientes com DAC estável e angina refratária ao tratamento clínico otimizado, ICP é recomendada para alívio dos sintomas. No estudo COURAGE, 2.287 pacientes com angina CCS II-III ou com isquemia silenciosa em prova funcional e estenose > 70% (documentada por coronariografia) foram randomizados para ICP associada ao tratamento clínico ou apenas tratamento clínico otimizado. Não houve diferença de mortalidade ou eventos cardiovasculares entre os grupos no seguimento inicial de 4,6 anos ou no seguimento estendido de até 15 anos.
- No estudo FAME-2, 888 pacientes com estenoses hemodinamicamente significativas estratificadas por FFR foram randomizados para ICP + tratamento clínico otimizado ou tratamento clínico isoladamente. Após 5 anos de seguimento, a incidência de morte e infarto agudo do miocárdio foi similar entre os grupos, com redução de necessidade de revascularização de urgência no grupo submetido à ICP.
- Os achados do COURAGE e do FAME mostram que a ICP reduz sintomas isquêmicos e necessidade de revascularização, sem benefício de mortalidade ou infarto. Dessa forma, em pacientes com DAC estável sem achados de alto risco, a estratégia inicial de manter apenas o tratamento clínico otimizado é segura e deve ser a abordagem de escolha.

 Angioplastia reduz morte ou infarto no paciente com DAC crônica?

- O ISCHEMIA *Trial*, com previsão de resultados em 2019, randomizou cerca de 5.000 pacientes com DAC estável e testes não invasivos de moderado a alto risco para uma estratégia inicial invasiva (angiografia e revascularização) ou apenas tratamento clínico otimizado. O objetivo será realmente dimensionar a importância do tratamento medicamentoso, mesmo sem avaliação anatômica inicial.

- Na DAC crônica, sempre utilizar dupla antiagregação plaquetária (aspirina e clopidogrel) após a ICP por um período de:

- Um mês, no caso de *stent* não farmacológico.
- Seis a 12 meses, no caso de *stent* farmacológico, podendo reduzir o tempo a 3 meses se houver alto risco de sangramento.

■ Revascularização cirúrgica (CRM)

- É o mais antigo e, por muitas décadas, foi o único método de revascularização miocárdica disponível.
- Muitas das indicações clássicas de CRM derivam de estudos ainda das décadas de 1970 e 1980.

> **Dicas**
> - Sempre optar por enxerto de artéria mamária interna para a DA.
> - A utilização rotineira de duplo enxerto mamário é controversa, pois pode aumentar o risco de infecção de ferida operatória em alguns pacientes.
> - Aspirina precoce no pós-operatório e estatinas diminuem o risco de perda do enxerto venoso. O uso de aspirina no pré-operatório ainda é controverso.
> - A opção por cirurgia com ou sem circulação extracorpórea deve ser individualizada, pois não há superioridade absoluta de uma técnica sobre a outra.

- As principais complicações da CRM são AVC, IAM pericirurgia, fibrilação atrial e insuficiência renal aguda.

■ Qual método de revascularização escolher?

- A decisão de realizar revascularização com ICP ou CRM é determinada basicamente pela anatomia coronariana, função ventricular, comorbidades e preferência do paciente. O *heart team* tem importante papel na decisão sobre a indicação e escolha da melhor forma de revascularização, principalmente em pacientes com doença multiarterial ou de tronco de coronária esquerda (Figuras 13.12 e 13.13).

> A principal vantagem da CRM é a possibilidade de revascularização completa nos pacientes multiarteriais, e a redução de morte e eventos cardiovasculares em populações específicas.

- No estudo Syntax, 1.800 pacientes com DAC triarterial ou doença de tronco de coronária esquerda foram randomizados para CRM ou ICP. Após o seguimento de 5 anos, a incidência do desfecho primário composto (morte, infarto, AVC e nova revascularização) foi significativamente maior no grupo ICP, principalmente à custa de maiores taxas de IAM e novas revascularizações. Em uma análise de subgrupos, esse benefício a favor da CRM foi restrito ao subgrupo com Syntax *Score* intermediário ou alto (≥ 23 pontos).
- No estudo FREEDOM, 1.900 pacientes diabéticos com DAC multiarterial foram randomizados para CRM ou ICP e seguidos por uma mediana de 3,8 anos. Houve redução significativa na mortalidade geral e no desfecho composto de morte ou infarto no grupo submetido à cirurgia, embora estes tenham apresentado maiores taxas de AVC.
- O STICH comparou CRM ao tratamento clínico otimizado em 1.212 pacientes com DAC e disfunção grave de VE (FE < 35%), na ausência de lesão de tronco. Na análise inicial de 5 anos, não houve redução de mortalidade geral, porém o desfecho composto de morte cardiovascular e hospitalização foi significativamente menor no grupo CRM. Após um seguimento de 10

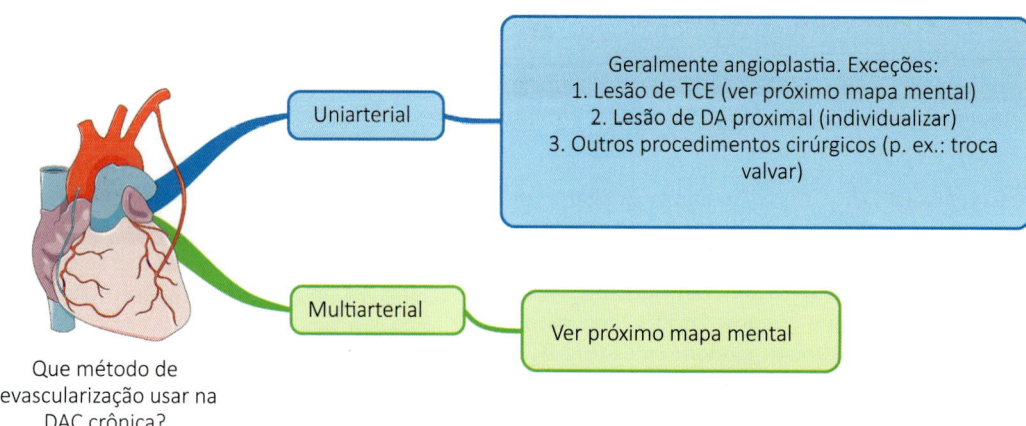

Figura 13.12. Fluxograma orientando a escolha da estratégia de revascularização. Legenda: DA: descendente anterior; TCE: tronco de coronária esquerda.

Doença Arterial Coronariana Estável

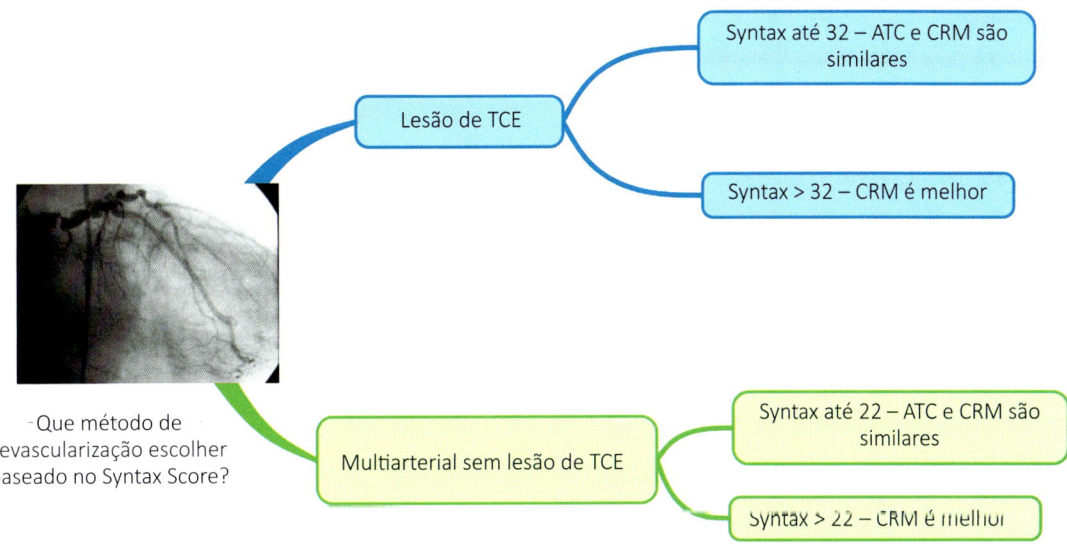

Figura 13.13. Fluxograma orientando a escolha da estratégia de revascularização. Legenda: ATC: angioplastia transluminal coronária; **CRM:** cirurgia de revascularização miocárdica; **TCE:** tronco de coronária esquerda.

anos houve redução do desfecho primário de morte por qualquer causa no grupo submetido a CRM.

- De acordo com as principais evidências sumarizadas anteriormente, a CRM continua sendo a primeira opção para a maioria dos pacientes com doença de tronco de coronária esquerda e triarterial com acometimento de DA proximal, sobretudo naqueles com disfunção de VE.

Pacientes com doença biarterial com lesão em DA proximal e disfunção de VE ou achados de alto risco na avaliação não invasiva também devem ser considerados para CRM. Para pacientes com doença uniarterial, o objetivo principal da revascularização é o alívio dos sintomas, sendo, na maioria desses casos, a ICP a modalidade de escolha (Tabela 13.8).

Tabela 13.8. **Comparação entre estratégias de revascularização**

Intervenção Coronária Percutânea	
Vantagens	**Desvantagens**
• Menos invasiva • Menor tempo de internação hospitalar • Menor custo inicial • Facilmente repetida, se necessário • Eficaz em aliviar sintomas	• Reestenose da lesão • Alta incidência de revascularização incompleta • Benefício não comprovado na disfunção de VE importante • Resultados menos favoráveis em diabéticos • Limitação em algumas situações de anatomia coronariana desfavorável
Cirurgia de Revascularização Miocárdica	
• Eficaz em aliviar sintomas • Melhora de sobrevida em determinadas situações • Capacidade de atingir revascularização completa	• Maior custo • Morbidade • Maior risco de AVC inicialmente

Caso clínico

- Homem de 58 anos em consulta ambulatorial refere dor torácica em episódios recorrentes há 2 meses. A dor é epigástrica, descrita como uma "azia", sem irradiações, que ocorre sempre que sobe aclives ou dois lances de escadas, e melhora após 3 a 5 minutos de repouso. É hipertenso em tratamento regular com hidroclorotiazida 25 mg/dia, e tabagista.
- O exame físico é normal, exceto pela pressão arterial de 144/92 mmHg (três medidas) e IMC 29.
- Eletrocardiograma de repouso normal.
- Traz exames laboratoriais: glicemia de jejum 107; colesterol total 224; HDL 35; LDL 152; triglicerídeos 185; funções renal e tireoidiana normais.

Comentários

- Apesar da descrição da dor poder gerar dúvidas, as outras características permitem classificá-la pelo menos como angina atípica (desencadeada pelo esforço e melhora com repouso). A probabilidade pré-teste é estimada em 65% pelo Diamond-Foster, ou 49% pelo *CAD Consortium* x risco intermediário. Estes são os pacientes cuja indicação de testes não invasivos é inequívoca.
- Como paciente de meia-idade, com sintomas aos esforços, sem limitações físicas e ECG em repouso normal, o ideal é indicar teste com estresse físico (teste ergométrico isoladamente ou associado a cintilografia).
- Já posso iniciar o betabloqueador? Apesar de ser o antianginoso de escolha, deve-se aguardar a realização do teste não invasivo, pois o objetivo é diagnóstico de DAC.
- Para a investigação da dor torácica foi solicitado um teste ergométrico. Além disso, foi prescrita estatina de alta potência (rosuvastatina 20 mg/dia).
- No quarto minuto do protocolo de Bruce, o paciente apresentou angina limitante, com infradesnivelamento descendente do segmento ST de 2,5 mm em D2, D3, aVF, e de 4,0 mm em MC5, que persistiram por 5 minutos na fase de recuperação.

Comentários

- Estatinas estão indicadas num contexto de paciente com alto risco cardiovascular, estimado pelos escores de risco global.
- As alterações isquêmicas com baixa carga de esforço, associadas a angina e queda da PA são achados de alto risco no teste ergométrico (Figura 13.6). Nesse caso, não haveria necessidade de complementar o teste com exame de imagem, podendo ser indicado o cateterismo diretamente.
- Foram iniciados aspirina 100 mg/dia e bisoprolol 5 mg/dia. Além disso, orientado a usar dinitrato de isossorbida SL nas crises de angina.
- O cateterismo revelou lesão focal de 95% em terço proximal da artéria coronária direita, dominante. Em território de coronária esquerda foram observadas apenas placas ateroscleróticas não obstrutivas.

Comentários

- A aspirina está indicada para todos os pacientes com coronariopatia crônica, cuja principal etiologia é a aterosclerose.
- Em pacientes sintomáticos, com lesão grave uniarterial e achados isquêmicos de alto risco, a angioplastia coronária com implante de *stent* (preferencialmente farmacológico) tem indicação incontestável.

Leitura sugerida

- Anderson L, Oldridge N, Thompson DR, et al. Exercise-Based Cardiac Rehabilitation for Coronary Heart Disease: Cochrane Systematic Review and Meta-Analysis. J Am Coll Cardiol. 2016;67(1):1-12.
- Boden WE, O'Rourke RA, Teo KK, et al. Optimal medical therapy with or without PCI for stable coronary disease. N Engl J Med. 2007;356(15):1503-1516.
- Bonow RO, Braunwald EH. Braunwald's heart disease: a textbook of cardiovascular medicine. 9th ed. Bonow RO, et al., ed. Philadelphia, PA: Elsevier Saunders; 2012.
- Buse JB, the LEADER Steering Committee. Liraglutide and Cardiovascular Outcomes in Type 2 Diabetes. N Engl J Med. 2016;375(18):1798-1799.
- Campeau L. Letter: Grading of angina pectoris. Circulation. 1976;54(3):522-523.
- Connolly SJ, Eikelboom JW, Bosch J, et al. Rivaroxaban with or without aspirin in patients with stable coronary artery disease: an international, randomised, double-blind, placebo-controlled trial. Lancet. 2017 Nov 10. pii: S0140-6736(17)32458-3. doi: 10.1016/S0140-6736(17)32458-3.
- Douglas PS, Hoffmann U, Patel MR, et al. Outcomes of anatomical versus functional testing for coronary artery disease. N Engl J Med. 2015;372(14):1291-1300.
- Farkouh ME, Domanski M, Sleeper LA, et al. Strategies for multivessel revascularization in patients with diabetes. N Engl J Med. 2012;367(25):2375-2384.
- Fox K, Ford I, Steg PG, et al. Ivabradine in stable coronary artery disease without clinical heart failure. N Engl J Med. 2014;371(12):1091-1099.
- Furtado RH, Bonaca MP, Raz I, et al. Dapagliflozin and Cardiovascular Outcomes in Patients With Type 2 Diabetes and Prior Myocardial Infarction: A Sub-analysis From DECLARE TIMI-58 Trial. Circulation. 2019;Mar 18:[Epub ahead of print].
- Genders TS, Steyerberg EW, Alkadhi H, et al. A clinical prediction rule for the diagnosis of coronary artery disease: validation, updating, and extension. Eur Heart J. 2011;32(11):1316-1330.
- Januzzi JL Jr, Suchindran S, Hoffmann U, et al. Single-molecule hsTnI and short-term risk in stable patients with chest pain. J Am Coll Cardiol. 2019 Jan 29; 73:251.
- Lopes RD, Heizer G, Aronson R, et al., on behalf of the AUGUSTUS Investigators. Antithrombotic Therapy After Acute Coronary Syndrome or PCI in Atrial Fibrillation. N Engl J Med. 2019;Mar 17:[Epub ahead of print].
- Mann DL, Zipes DP, Libby P, Bonow RO, Braunwald E. Braunwald's heart disease: a textbook of cardiovascular medicine. 10th ed. Philadelphia, PA: Elsevier/Saunders; 2015.
- Mohr FW, Morice MC, Kappetein AP, et al. Coronary artery bypass graft surgery versus percutaneous coronary interven-

- tion in patients with three-vessel disease and left main coronary disease: 5-year follow-up of the randomised, clinical SYNTAX trial. Lancet. 2013;381(9867):629-638.
- Pryor DB, Shaw L, McCants CB, et al. Value of the history and physical in identifying patients at increased risk for coronary artery disease. Ann Intern Med. 1993;118(2):81-90.
- Renker M, Baumann S, Rier J, et al. Imaging coronary artery disease and the myocardial ischemic cascade: clinical principles and scope. Radiol Clin North Am. 2015;53(2):261-269.
- Sedlis SP, Hartigan PM, Teo KK, et al. Effect of PCI on Long--Term Survival in Patients with Stable Ischemic Heart Disease. N Engl J Med. 2015;373(20):1937-1946.
- Serruys PW, Morice MC, Kappetein AP, et al. Percutaneous coronary intervention versus coronary-artery bypass grafting for severe coronary artery disease. N Engl J Med. 2009;360(10):961-972.
- Velazquez EJ, Lee KL, Deja MA, et al. Coronary-artery bypass surgery in patients with left ventricular dysfunction. N Engl J Med. 2011;364(17):1607-1616.
- Velazquez EJ, Lee KL, Jones RH, et al. Coronary-Artery Bypass Surgery in Patients with Ischemic Cardiomyopathy. N Engl J Med. 2016;374(16):1511-1520.
- Whelton PK, Carey RM, Aronow WS, et al. 2017 ACC/AHA/AAPA/ABC/ACPM/AGS/APhA/ASH/ASPC/NMA/PCNA Guideline for the Prevention, Detection, Evaluation, and Management of High Blood Pressure in Adults: A Report of the American College of Cardiology/American Heart Association Task Force on Clinical Practice Guidelines. J Am Coll Cardiol. 2018;71(19):e127-e248.
- Wiviott SD, Raz I, Bonaca MP, et al., on behalf of the DECLARE–TIMI 58 Investigators. Dapagliflozin and Cardiovascular Outcomes in Type 2 Diabetes. N Engl J Med. 2019;380:347-57.
- Xaplanteris P, Fournier S, Pijls NHJ, et al. Five-Year Outcomes with PCI Guided by Fractional Flow Reserve. N Engl J Med. 2018;379:250-259.
- Zinman B, Wanner C, Lachin JM, et al. Empagliflozin, Cardiovascular Outcomes, and Mortality in Type 2 Diabetes. N Engl J Med. 2015;373(22):2117-2128.

14
capítulo

Angina Refratária

• Anderson Silveira Duque • Luís Henrique Wolff Gowdak

■ Introdução

- Define-se angina refratária como uma condição crônica (com pelo menos 3 meses de duração) caracterizada pela presença de sintomas debilitantes e isquemia miocárdica objetivamente documentada, secundária à insuficiência coronariana, não passível de controle mediante tratamento clínico-medicamentoso otimizado e na qual não seja possível a revascularização do miocárdio por meio de técnica percutânea (angioplastia) ou cirúrgica.
- Extrapolando-se os dados epidemiológicos obtidos nos Estados Unidos para a população brasileira, estimam-se cerca de 900 mil brasileiros com angina do peito e pelo menos 18 mil novos casos de angina por ano, baseados numa relação de 30 casos de angina estável para cada caso de infarto agudo hospitalizado.
- Calcula-se que 10 a 15% de todos os pacientes encaminhados para coronariografia diagnóstica têm anatomia desfavorável para procedimentos de revascularização.
- Pacientes portadores de angina refratária apresentam incontestável comprometimento da qualidade de vida e representam considerável ônus ao sistema de saúde devido ao custo das medicações de uso ambulatorial, às admissões frequentes em unidades de emergência e à realização de exames diagnósticos de alta complexidade.
- Levantamento realizado no Instituto do Coração (Incor/HC-FMUSP) mostrou que, em 9 anos de seguimento, pacientes com angina refratária consumiram 50% a mais de recursos do Sistema Único de Saúde para o mesmo período de acompanhamento, comparados a pacientes com angina estável. Por essas razões, grandes centros de assistência em cardiologia começam a se organizar na tentativa de adequar o manuseio de pacientes portadores de angina refratária, ao mesmo tempo que novas estratégias terapêuticas são exploradas.

■ Tratamento medicamentoso

- O tratamento medicamentoso deve visar inicialmente a modificações do estilo de vida e ao controle rigoroso dos fatores de risco; a seguir, deve ser proposto esquema antianginoso amplo para alívio dos sintomas e melhora da qualidade de vida e, se possível, aumento da sobrevida (ver Capítulo 12 – Doença arterial coronariana estável).
- A terapia antianginosa deve ser empregada em todos os pacientes. Existem fármacos com ação hemodinâmica e outros com efeito metabólico.
- As drogas antianginosas habitualmente usadas na angina estável são descritas a seguir.

Terapia antianginosa

- Nitratos.
- Betabloqueadores.
- Antagonistas de canal de cálcio.
- Trimetazidina.
- Ivabradina.
- Ranolazina.

Trimetazidina

- Trimetazidina é um modulador metabólico que otimiza o ganho energético do cardiomiócito, em parte por inibir a oxidação dos ácidos graxos. Em resposta à isquemia, esse fármaco aumenta a utilização da glicose e previne a diminuição do ATP e dos níveis de fosfocreatina. Além disso, preserva as bombas iônicas da membrana celular, minimiza a produção de radicais livres e protege contra acidose e sobrecarga intracelular de cálcio.
- O efeito clínico dessa medicação se traduz na melhora do tempo de infradesnivelamento do segmento ST durante o teste de esforço e aumento da tolerância ao exercício, diminuição do uso de nitrato de ação rápida e da frequência dos episódios anginosos, sem causar mudanças na frequência cardíaca e pressão arterial.
- A dose habitualmente prescrita é de 35 mg, via oral, duas vezes ao dia.
- Deve ter sua dose ajustada para um comprimido ao dia em pacientes com TFG entre 30 e 60 mL/min e não deve ser usada naqueles com TFG abaixo de 30 mL/min.
- Nome comercial: Vastarel.

Angina Refratária

Ivabradina

- É membro de uma nova classe de agentes bradicardizantes que age especificamente no nó sinoatrial, por meio do bloqueio dos canais I(f), reduzindo, dessa forma, a frequência cardíaca no repouso e no exercício.
- Devido ao seu mecanismo de ação, deve ser usada exclusivamente em pacientes em ritmo sinusal.
- No estudo BEAUTIFUL, a ivabradina associada à terapia padronizada reduziu o número de admissões hospitalares por infarto do miocárdio e revascularização coronariana nos pacientes com angina estável e disfunção ventricular que apresentavam frequência cardíaca basal maior que 70 batidas por minuto (bpm).
- Não deve ser usada associada a antagonistas de canais de cálcio não di-hidropiridínicos (diltiazem ou verapamil).
- A dose habitual preconizada inicial é de 5 mg, via oral, duas vezes ao dia, progredindo conforme a tolerância para 7,5 mg, duas vezes ao dia.
- Nome comercial: Procoralan.

Ranolazina

- Derivado da piperazina com ação antianginosa e anti-isquêmica. A ranalozina inibe seletivamente a corrente sustentada de sódio tardia, resultando na redução da sobrecarga de sódio e cálcio intracelular. A redução do cálcio intracelular melhora o relaxamento miocárdico, a tensão da parede e a função diastólica, atenuando os efeitos deletérios da isquemia miocárdica.
- Não altera significativamente a frequência cardíaca nem a pressão arterial e é uma alternativa interessante àqueles pacientes que permanecem sintomáticos, apesar de doses máximas dos outros agentes antianginosos tradicionais.
- O efeito colateral mais significativo é o prolongamento dose-dependente do intervalo QT.
- Contraindicada a pacientes com QT prolongado, hepatopatias e àqueles em uso de medicamentos inibidores fortes do CYP3A. Evitar o uso em pacientes que utilizem verapamil, diltiazem (são inibidores moderados do CYP3A). Nestes casos e em usuários de digoxina ou sinvastatina a dose máxima sugerida é de 500 mg duas vezes ao dia.
- Dose inicial de 500 mg duas vezes ao ao dia e dose máxima de 1.000 mg em duas vezes.
- Nome comercial: Riscard.

■ Tratamento não medicamentoso

Revascularização transmiocárdica a *laser*

- A técnica consiste na criação de canais intramiocárdicos mediante a aplicação de *laser* de CO_2 na área isquêmica. Acredita-se que a formação desses canais favoreça a perfusão do músculo e induza à neoangiogênese.
- Ensaios clínicos demonstraram que essa técnica aumenta a tolerância ao exercício e melhora a classe funcional de angina e a qualidade de vida dos pacientes com angina refratária.
- Essa técnica tem sido utilizada no Instituto do Coração do Hospital das Clínicas da Faculdade de Medicina da Universidade de São Paulo (InCor/HC-FMUSP) em caráter experimental associada à injeção intramiocárdica de células-tronco (veja a seguir).

Técnicas de neuroestimulação

- A estimulação elétrica neural transcutânea consiste na aplicação de cargas de baixa voltagem por meio de "pás" colocadas sobre a pele, no local da dor. Mediante mecanismos que afetam o "portal da dor" na medula, as descargas inibem os estímulos dolorosos, reduzindo, assim, os sintomas de angina. Além disso, ativam as vias opioides endógenas e aumentam a concentração sérica de endorfinas.
- Outro modo é a estimulação da medula espinal por descargas aplicadas no nível de T_1 e T_2 por meio de eletrodos epidurais implantados cirurgicamente. Geralmente o eletrodo fica conectado a um estimulador implantado no abdome.
- Apesar de invasivo, o método é seguro e tem efeito anti-isquêmico, melhora a classe funcional, reduz internações e aumenta a qualidade de vida.

Terapia com células-tronco

- Recentemente, a terapia celular tem emergido como uma nova estratégia terapêutica para o tratamento de doenças cardiovasculares. Estudos iniciais sugerem que o transplante de células progenitoras pode favorecer a perfusão tecidual e a contratilidade do miocárdio isquêmico, provavelmente por induzir a neoangiogênese.
- Em pacientes com doença coronária avançada, pode ser aplicada por vias intramiocárdica, transendocárdica ou intracoronária. No InCor/HC-FMUSP, o implante de células-tronco retiradas da medula óssea é realizado por toracotomia concomitante à cirurgia de revascularização miocárdica incompleta ou à revascularização transmiocárdica a *laser* em áreas isquêmicas do coração. Demonstrou-se melhora significativa dos sintomas de angina e dos índices de isquemia miocárdica estresse-induzida nos pacientes submetidos ao procedimento. Ensaios clínicos randomizados, duplo-cegos e controlados por placebo estão atualmente em andamento.

Terapia com ondas de choque

- Representa outra técnica recente destinada à melhora dos sintomas dos pacientes com angina refratária. Consiste na aplicação guiada por ecocardiograma de ondas de choque nas áreas isquêmicas do coração. Estudos experimentais mostraram que essa técnica resulta em trombose microvascular, seguida da liberação de fatores teciduais e do endotélio responsáveis pela indução de neoangiogênese, melhorando a perfusão miocárdica.
- Os impactos clínicos dessa nova terapia ainda estão sendo testados e até agora carecem de evidências fortes que validem seu uso disseminado.

Terapia de contrapulsão externa (TCE)

- Essa técnica é estudada há quase meio século e consiste na colocação de manguitos nas pernas dos pacientes, e usando ar comprimido, pressões sequenciais (300 mmHg) são aplicadas na parte distal da perna em direção à porção superior das coxas. Isso ocorre na fase precoce da diástole, causando aumento do retorno sanguíneo ao coração, favorecendo, assim, o enchimento coronariano.
- Esse mecanismo é semelhante ao do balão intra-aórtico (BIA); no entanto, diferentemente do BIA, a TCE também aumenta o retorno venoso.
- A TCE é considerada uma medida não invasiva segura, bastante eficaz e de baixo custo. Ela pode ser usada em todos os pacientes com angina refratária, com ou sem disfunção ventricular, desde que compensados e sem doença arterial periférica significativa.
- Os benefícios consistem na redução da angina e do uso de nitratos, no aumento da tolerância ao exercício e melhora da qualidade de vida.

Estreitamento do seio coronário

- Técnica baseada na cardiologia intervencionista em que um dispositivo em forma de ampulheta e em aço inoxidável cria um estreitamento focal e aumenta a pressão no seio coronário, redistribuindo o sangue para o miocárdio isquêmico.
- Em estudo pioneiro conduzido em 104 pacientes com angina estável limitante CCS III ou IV em terapia médica otimizada, o estreitamento do seio coronário promoveu melhora de pelo menos duas classes funcionais em 35% dos pacientes tratados contra 15% do grupo-controle no seguimento de 6 meses, com consequente melhora na qualidade de vida.
- Não houve eventos adversos sérios relacionados ao implante do dispositivo.

▪ Conclusões

- Com o aumento da expectativa de vida, a diminuição da mortalidade nas síndromes coronarianas agudas, o aumento da prevalência de diabetes tipo II, entre outros fatores, antecipa-se o crescimento de uma população especial de pacientes com doença coronariana crônica avançada (difusa), em que os sintomas não podem ser facilmente controlados. Para esses pacientes, em que todos os recursos de otimização do tratamento clínico (*vide* Capítulo 12 – Angina estável) devem ser utilizados (incluindo-se agentes metabólicos e novos fármacos), novas estratégias terapêuticas estão sendo pesquisadas e foram aqui apresentadas. A busca de alternativas terapêuticas para esse grupo de pacientes justifica-se ao se contemplar o enorme prejuízo na qualidade de vida dos afetados.

▪ Exemplo de prescrição-padrão

Paciente de 78 anos, hipertenso e diabético de longa data procurou o cardiologista com queixa de dor no peito a esforços menores que os habituais (angina CCS III). Segundo ele, o médico anterior havia prescrito AAS, sinvastatina, enalapril e atenolol, os quais tomava regularmente. O exame físico mostrou pressão arterial de 124/68 mmHg, frequência cardíaca de 72 bpm em repouso, sem outras alterações significativas. Foram solicitados exames laboratoriais que se mostraram dentro da normalidade, à exceção dos níveis de LDL-colesterol (112 mg/dL) e de HDL-colesterol (35 mg/dL). O eletrocardiograma mostrava ritmo sinusal com alterações difusas da repolarização ventricular. O médico, então, solicitou a coronariografia, que revelou padrão obstrutivo multiarterial, desfavorável para procedimentos de revascularização. Havia oclusão proximal do ramo circunflexo com enchimento colateral grau I a partir da artéria coronária direita. O ramo interventricular anterior apresentava múltiplas lesões, a mais grave de 90%, complexa, localizada no terço médio com oclusão distal; os ramos diagonais eram de fino calibre e com lesões difusas. A artéria coronária direita apresentava irregularidades com oclusão do ramo interventricular posterior e lesões difusas no ramo ventricular posterior. Diante do quadro descrito, em paciente sintomático e sem possibilidade de revascularização, a seguinte prescrição foi dispensada:

Exemplo de prescrição

1. AAS – 100 mg, um comprimido, via oral, após o almoço.
2. Atenolol – 25 mg, um comprimido, via oral, uma vez ao dia.
3. Atorvastatina – 80 mg, um comprimido, via oral, uma vez ao dia.
4. Dinitrato de isossorbida – 5 mg, um comprimido, sublingual, se houver dor no peito.
5. Mononitrato de isossorbida – 20 mg, um comprimido, via oral, duas vezes ao dia, às 8 h e 16 h.
6. Enalapril – 5 mg*, um comprimido, via oral, de 12/12 horas.
7. Trimetazidina – 35 mg, um comprimido, via oral, de 12/12 horas.
8. Ivabradina – 5 mg, um comprimido, via oral, de 12/12 horas.**

*Obs.: usar a classe do anti-hipertensivo conforme a indicação clínica para que os níveis se mantenham controlados.

**Se mantiver FC ≥ 70 bpm nas doses maximamente toleradas de atenolol.

▪ Leitura sugerida

- Bassetti B, Nigro P, Catto V, Cavallotti L, Righetti S, Achilli F, et al. Cell Therapy for Refractory Angina: A Reappraisal. Stem Cells Int. 2017;2017:5648690.
- Burneikaitė G, Shkolnik E, Čelutkienė J, Zuozienė G, Butkuvienė I, Petrauskienė B, et al. Cardiac shock-wave therapy in the treatment of coronary artery disease: systematic review and meta-analysis. Cardiovasc Ultrasound. 2017 Apr 12;15(1):11.
- Dourado LO, Poppi NT, Adam EL, Leite TN, Pereira Ada C, Krieger JE, et al. The effectiveness of intensive medical treat-

- ment in patients initially diagnosed with refractory angina. Int J Cardiol. 2015;186:29-31.
- Giannopoulos AA, Giannoglou GD, Chatzizisis YS. Pharmacological approaches of refractory angina. Pharmacol Ther. 2016 Jul;163:118-31.
- Henry TD, Satran D, Jolicoeur EM. Treatment of refractory angina in patients not suitable for revascularization. Nat Rev Cardiol. 2014 Feb;11(2):78-95.
- Ielasi A, Todaro MC, Grigis G, Tespili M. Coronary Sinus Reducer system™: A new therapeutic option in refractory angina patients unsuitable for revascularization. Int J Cardiol. 2016 Apr 15;209:122-30.
- Pan X, Bao H, Si Y, Xu C, Chen H, Gao X, et al. Spinal Cord Stimulation for Refractory Angina Pectoris: A Systematic Review and Meta-analysis. Clin J Pain. 2017 Jun;33(6):543-551.
- Park KE, Conti CR. Non-PCI/CABG therapies for refractory angina. Trends Cardiovasc Med. 2017 Oct 20.
- Singh M, Arora R. Newer Therapies for Management of Stable Ischemic Heart Disease with Focus on Refractory Angina. Am J Ther. 2016 Nov/Dec;23(6):e1842-e1856.
- Soran O. Alternative Therapy for Medically Refractory Angina: Enhanced External Counterpulsation and Transmyocardial Laser Revascularization. Heart Fail Clin. 2016 Jan;12(1):107-16.

capítulo 15

Ressonância Magnética na Cardiopatia Isquêmica

• Renata Ávila • Alexandre Volney Villa • Ricardo Rocha

■ Introdução

- A cardiopatia isquêmica é um dos principais problemas de saúde no mundo, representando significativa parcela da mortalidade nos dias atuais. É uma doença caracterizada pela presença de isquemia associada ou não a fibrose causada pelo infarto miocárdico.
- A ressonância magnética cardíaca (RMC) vem sendo cada vez mais empregada na abordagem diagnóstica e prognóstica da cardiopatia isquêmica. Permite a avaliação de diversos parâmetros associados (multimodalidade), tais como a análise da função ventricular regional e global, a identificação de isquemia miocárdica, a caracterização da área de necrose/fibrose resultante de infarto agudo/crônico do miocárdio e a determinação da viabilidade miocárdica, contribuindo para uma maior acurácia e melhor decisão terapêutica.
- Importante lembrar de algumas limitações ao uso dessa técnica, citadas no Quadro 15.1, antes de discutimos as indicações da RMC na DAC.
- A claustrofobia pode ser um problema para alguns dos pacientes, podendo ser contornada com orientações pré-procedimento ou medidas simples, como a utilização de ansiolíticos. Caso a claustrofobia seja realmente limitante, o exame pode ser realizado sob anestesia.
- Devem sempre ser avaliados os riscos/benefícios do exame em pacientes com insuficiência renal e que necessitem utilizar contraste no estudo. Utilizar contrastes macrocíclicos e na menor dose possível. Evitar contraste em pacientes com insuficiência renal aguda.

QUADRO 15.1
Contraindicações* à RMC

Portadores de marca-passos não compatíveis com RM
Portadores de cardiodesfibriladores implantáveis não compatíveis com RM
Pacientes com clipes cerebrais
Pacientes com implantes cocleares
Pacientes com fragmentos metálicos nos olhos

* Uma lista completa de contraindicações encontra-se no endereço: www.mrisafety.com.

■ Avaliação de viabilidade miocárdica

- A avaliação da função ventricular esquerda é de grande importância no acompanhamento de pacientes com insuficiência coronária crônica, e muitos consideram este um dos principais determinantes de prognóstico nesse grupo de pacientes. A disfunção ventricular sistólica esquerda nem sempre é um processo irreversível na doença arterial coronariana (DAC), podendo ser decorrente de miocárdio hibernado ou atordoado.
- Em 2011 foi publicada uma subanálise do STICH *trial*, com todas as limitações e falhas metodológicas já conhecidas dos subestudos, que questionou a utilidade da pesquisa de viabilidade miocárdica em pacientes que seriam submetidos a procedimentos de revascularização. Os resultados deste estudo são controversos e continuam a ser uma fonte de debate vigoroso. A pesquisa de viabilidade miocárdica prévia ao procedimento de revascu-

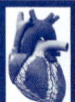
Qual a diferença entre miocárdio hibernado e atordoado?

Miocárdio atordoado é aquele que está transitoriamente disfuncionante por uma injúria isquêmica aguda e que se mantém alterado mesmo após a reperfusão (essa disfunção pode durar de horas a semanas). Traduz-se numa discordância entre a perfusão (normal) e a contratilidade (alterada). Como exemplo prático podemos citar o paciente com quadro de infarto agudo do miocárdio que deu entrada um pouco mais tardiamente ao centro de referência, mas ainda com músculo vivo, teve sua artéria culpada recanalizada e manteve um quadro de disfunção ventricular temporária, tendo o músculo cardíaco demorado mais tempo para recuperar sua contratilidade, isto é, paciente já com perfusão normal, mas que ainda manteve um período de contratilidade alterada. Já o miocárdio hibernado é aquele miocárdio disfuncional (porém viável) resultante de uma isquemia crônica e persistente em que, para se adaptar à situação de baixo fluxo o miocárdio diminui o consumo de oxigênio acarretando disfunção ventricular. Traduz-se numa concordância entre a perfusão e a contratilidade miocárdicas (ambas alteradas).

Resumindo:
Miocárdio atordoado = resultado de evento agudo, estando a artéria aberta. O músculo recupera a função contrátil geralmente em dias/semanas.
Miocárdio hibernado = resultado de processo crônico, estando a artéria semiocluída/ocluída. Após revascularização do miocárdio o músculo pode demorar vários meses para voltar a contrair normalmente.

Dito isso, conclui-se que a definição da viabilidade miocárdica é um passo fundamental na avaliação de pacientes coronariopatas crônicos, devido a sua capacidade de determinar o potencial de recuperação da função ventricular contrátil global ou regional, auxiliando a prever quais pacientes responderão melhor aos procedimentos de revascularização miocárdica.

larização não mostrou nenhum benefício em termos de prognóstico no seguimento médio de 5,1 anos (análise multivariada). Existem algumas limitações importantes que devem ser enfatizadas: o subestudo foi não randomizado e em < 50% dos pacientes incluídos no estudo foi testada a viabilidade; o teste de viabilidade foi limitado a SPECT ou ecocardiograma com dobutamina; houve viés inerente ao teste de viabilidade como, por exemplo, os protocolos de avaliação do SPECT que variaram entre os diversos serviços; a presença de viabilidade foi medida de uma forma binária, ao passo que atualmente o conceito de viabilidade abrange um espectro mais largo; os clínicos não foram cegos para os resultados dos testes de viabilidade, possuindo esse fato o potencial de criar um dilema ético com relação à inclusão ou não de pacientes no estudo.

- A RMC é um excelente método para avaliação da viabilidade miocárdica através da técnica do realce tardio (RT) e com ótima correlação histológica. É importante ressaltar que a definição histológica de viabilidade miocárdica corresponde à ausência de necrose, ou seja, músculo vivo. Nesse contexto o método do RT é acurado para diferenciar entre o vivo e o morto. Essa avaliação é realizada em repouso, sem indução de estresse e com utilização de contraste à base de gadolínio (Gd).

- O Gd é um contraste paramagnético, não nefrotóxico e bastante seguro. Por ser uma molécula grande, não penetra em células viáveis, sendo considerado, portanto, um contraste extracelular. Nas regiões de infarto, ocorre ruptura das membranas dos miócitos necróticos e posteriormente um aumento do espaço extracelular por morte celular, desse modo, o Gd pode se distribuir livremente. Além disso, a necrose dos miócitos também causa alteração da cinética de distribuição do contraste, de modo que a saída do Gd das áreas de infarto ocorre mais lentamente. Após, aproximadamente, 7 a 15 minutos da injeção do Gd ocorre um aumento de sinal (realce tardio) nas áreas onde houve perda da integridade das membranas celulares (necrose/fibrose).

Dica

Através da técnica do RT as regiões de infarto, áreas de maior deposição do Gd, aparecem na coloração branca (sinal intenso), o que determina a presença de fibrose, e as regiões de músculo normal na coloração preta (sinal baixo).

- A relação entre a extensão da área de fibrose e a extensão do segmento miocárdico que ocupa é fundamental para se determinar uma possível recuperação funcional, ou não, do miocárdio.
- Quando um segmento miocárdico não possui realce algum, a probabilidade de melhora contrátil é alta, em torno de 80% (Figura 15.1). A presença de qualquer realce com uma relação área de fibrose/segmento miocárdico que ocupa em menos de 25% (Figura 15.2) da espessura do músculo reduz o potencial de melhora para 60%, a relação entre 25 e 50% (Figura 15.3) apresenta 40% de probabilidade de melhora, enquanto o potencial de melhora será ínfimo se a área de realce ultrapassar 50% (Figura 15.4) da espessura do miocárdio.
- A avaliação de viabilidade miocárdica pela RMC vai além de um laudo dicotômico que sugira apenas presença ou ausência de viabilidade. A informação da ausência ou da extensão do realce tardio nos permite tomar uma decisão probabilística e individualizada do sucesso da revascularização de cada território coronariano com relação à melhora contrátil miocárdica.
- **A RMC, por ser um exame não invasivo, sem radiação ionizante, apresentar alta resolução espacial, possibilitando definição do dano miocárdico até o nível celular e pelo valor prognóstico demonstrado em inúmeros estudos clínicos, pode ser considerada hoje a melhor opção para determinação da viabilidade miocárdica e detecção de infarto na prática clínica, sendo considerada por muitos o melhor exame para essas avaliações.**

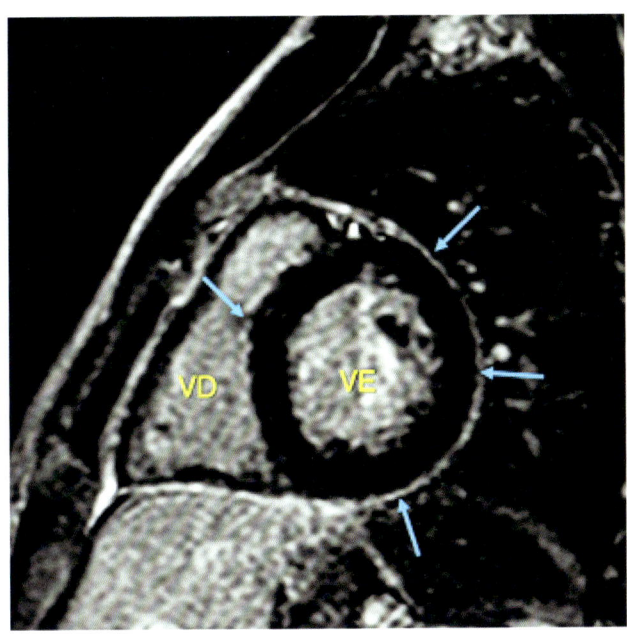

Figura 15.1 Imagem em eixo curto da região basal do ventrículo esquerdo (VE). Observa-se o músculo cardíaco (aparece na coloração preta: setas azuis) com ausência de fibrose miocárdica.

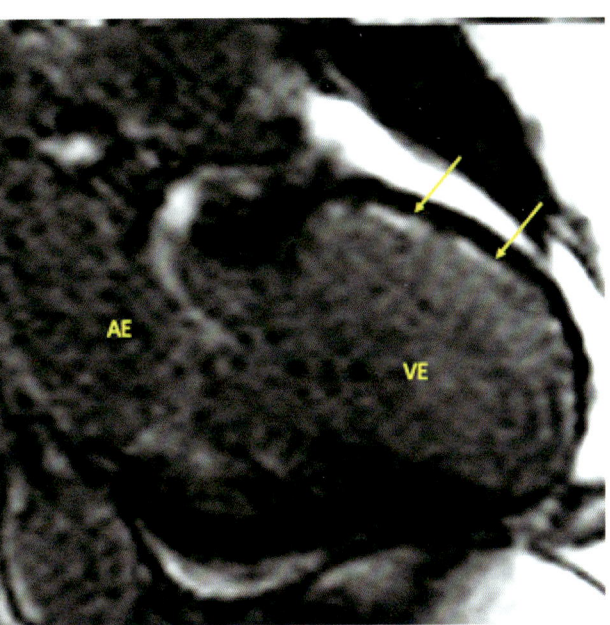

Figura 15.2. Imagem em eixo longo do VE, observa-se área de fibrose miocárdica (aparece na coloração branca: seta amarela) ocupando < 25% do segmento anterior das regiões basal e medial do VE. Ventrículo esquerdo (VE). Átrio esquerdo (AE).

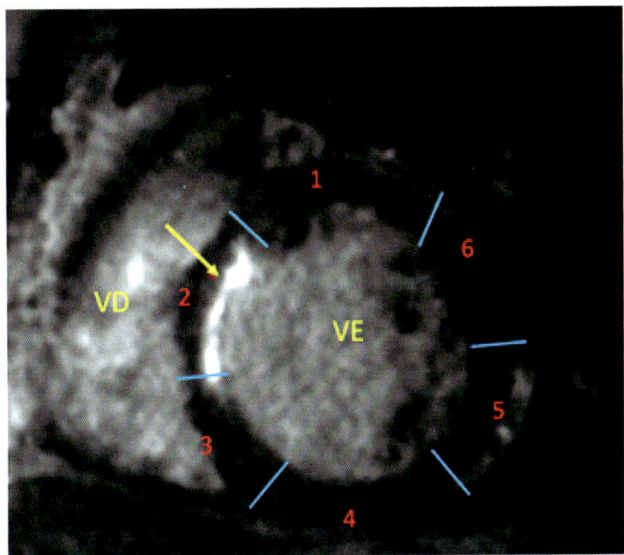

Figura 15.3. Imagem em eixo curto da região basal do ventrículo esquerdo (VE). Observa-se área de fibrose miocárdica (aparece na coloração branca: seta amarela) ocupando entre 25 e 50% do segmento anterosseptal da região basal do VE.

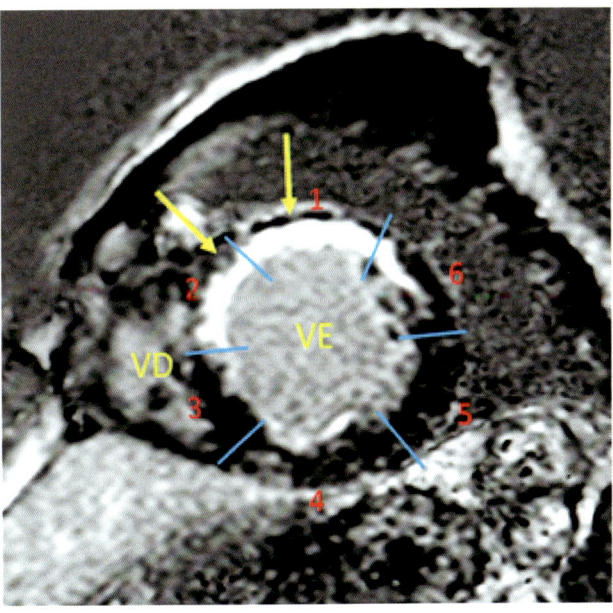

Figura 15.4. Imagem em eixo curto da região medial do VE, observa-se área de fibrose miocárdica (seta amarela) ocupando > 50% dos segmentos anterior (1), anterosseptal (2) e anterolateral (6) da região medial do VE. Segmentos das regiões basal e medial: 1- anterior; 2- anterosseptal; 3- inferosseptal; 4- inferior; 5- inferolateral; 6- anterolateral. Ventrículo direito (VD).

Avaliação de isquemia miocárdica

- A RMC para avaliação de isquemia vem sendo estudada há cerca de 20 anos, tornando-se confiável e segura com o avanço das técnicas de aquisição e dos equipamentos. O exame pode oferecer vantagens, como excelente resolução espacial, não usar radiação ionizante e não depender de boa janela acústica. Como desvantagem está a limitação na maioria dos centros de realizar o estresse com esforço físico em decorrência de empecilhos práticos e técnicos, importante ressaltar que essa opção de avaliação pela RMC é validada por estudo multicêntrico que relata excelente valor diagnóstico.

- O estudo de isquemia miocárdica pela RMC pode ser realizado com estresse farmacológico usando-se vasodilatadores agonistas dos receptores A2 da adenosina (adenosina ou dipiridamol ou regadenoson – ainda não disponível no Brasil para uso clínico) ou com inotrópicos (dobutamina). A maioria dos serviços no Brasil dá preferência ao estresse com vasodilatadores (adenosina ou dipiridamol). A dose utilizada é de 0,56 mg/kg para o dipiridamol durante 4 minutos (alguns serviços utilizam 0,84 mg/kg em 6 minutos para indução de défice contrátil) ou adenosina (140 µg/kg/min em 6 minutos). Depois da aquisição das imagens de estresse é feita a reversão do efeito do vasodilatador por meio de infusão intravenosa de aminofilina, após a qual é realizada a aquisição das imagens de repouso.

- Durante a infusão de fármacos vasodilatadores ocorre um aumento de quatro a cinco vezes na perfusão dos territórios coronários normais. O mesmo não acontece nas áreas irrigadas por artérias coronárias com estenoses significativas, pois o leito arteriolar já apresenta dilatação máxima compensatória. A diferença de perfusão desses territórios permite a detecção de anormalidades e auxilia na identificação de isquemia miocárdica.

> **Quando não usar adenosina/dipiridamol?**
> - história de broncoespasmo severo, asma em atividade;
> - estenose aórtica importante;
> - cardiomiopatia hipertrófica obstrutiva importante;
> - mulheres grávidas ou lactantes;
> - pacientes com bloqueio atrioventricular de segundo ou terceiro graus assim como pacientes com doença do nó sinusal;
> - hipotensão arterial (PAS < 90 mmHg);
> - história de alergia a esses fármacos.

- Em pacientes com contraindicação ao uso dos vasodilatadores, a dobutamina é uma opção. A infusão segue o mesmo protocolo utilizado nos exames de ecocardiografia sob estresse, através de bomba infusora em doses incrementais que se iniciam com 10 µg/kg/min de dobutamina, com aumento progressivo a cada 3 min até 40 µg/kg/min, objetivando-se atingir 85% da frequência cardíaca (FC) máxima prevista (220 – idade), podendo-se realizar ao final do protocolo injeção de 0,5-2,0 mg de atropina, se necessário. Deve-se suspender betabloqueadores se clinicamente possível. Contraindicações ao uso da dobutamina: taquiarritmia ventricular; hipertensão arterial não controlada; deve ser usado com cautela em pacientes com angina instável, IAM recente, cardiomiopatia hipertrófica ou obstrutiva.

- As imagens de perfusão são adquiridas em estresse e em repouso durante a primeira passagem do contraste à base de gadolínio (Gd). As áreas de hipoperfusão transitória (isquemia) apresentam-se com hipointensidade de sinal subendocárdico (mais escuras) no estresse, com reversão nas sequências de repouso (Figuras 15.5 e 15.6). A presença de defeito perfusional parcialmente reversível no repouso (Figuras 15.5 e 15.6) pode estar relacionada à área de isquemia grave ou isquemia peri-infarto e o defeito perfusional fixo, a fibrose miocárdica. A correlação com a técnica de RT nessas situações é bastante útil para a análise.

- Em 2011, foi publicado um *trial* prospectivo comparando a RMC e a cintilografia miocárdica no diagnóstico de estenose coronariana significativa detectada pela angiografia invasiva, o CE-MARC. Foram randomizados 752 pacientes, 39% tinham doença arterial coronariana significativa no CATE. Observou-se maior acurácia diagnóstica da RMC para detecção de estenose > 70%, com área sob a curva ROC (AUC) de 0,89 (IC 95% 0,86-0,91) *versus* 0,74 para o SPECT (IC 95% 0,70-0,78), p < 0,001. Para a detecção de estenose > 50%, a AUC foi de 0,84 (IC 95% 0,81-0,87) para a RMC *versus* 0,69 (IC 95% 0,65-0,73) para o SPECT, com p < 0,001. A RMC teve melhor sensibilidade (86,5% × 66,5%) e valor preditivo negativo (90,5% × 79,1%), com especificidade e valor preditivo positivo sem diferença estatística significante. No *follow-up* de 5 anos do CE-MARC, desfechos clínicos "duros", definidos como morte cardiovascular e infarto não fatal/síndrome coronariana aguda, ocorreram em taxas similares em pacientes com achados anormais de RMC e SPECT (7,9% × 7,4%). O mesmo aconteceu para a ocorrência de MACE, que também incluiu revascularização e hospitalização por causa cardiovascular (25,2% × 21,2%). Achados normais de RMC e SPECT foram associados a baixa ocorrência de MACE (10,0% × 14,1%) e desfechos "duros" (1,4% × 2,5%). Na análise multivariada, após ajuste de variáveis como tabagismo, hipertensão, sexo e diabetes, apenas a RMC foi preditora de MACE no tempo do seguimento (HR, 2,34 [IC 1,51-3.63]; P = 0,001). Em resumo, a RMC foi mais acurada que o SPECT para detecção de isquemia miocárdica e quando os resultados foram considerados alterados, ambos os métodos apresentaram a mesma eficácia na detecção de eventos clínicos.

É possível quantificar a isquemia através da RMC?

Sim. A quantificação da isquemia miocárdica (carga isquêmica) através da RMC tem sido o foco de estudos clínicos atuais. Recente publicação no JACC Imaging teve o objetivo de validar a utilidade prognóstica da carga isquêmica pela RMC. Foram estabelecidos como limiares de pior prognóstico a presença de ≥ dois segmentos acometidos (modelo de 16 segmentos da AHA – excluído o ápex) ou área isquêmica ≥ 10% da massa miocárdica. A análise quantitativa da perfusão pela RMC forneceu valor prognóstico incremental, representando potencialmente um importante avanço no cenário clínico.

- A RMC é um método seguro, não utiliza radiação ionizante, permite uma avaliação multimodal, apresenta alta resolução espacial, excelente acurácia e é preditora de eventos clínicos. Estas características colocam a RMC como uma alternativa aos métodos tradicionais de avaliação de isquemia (Tabela 15.1).

RMC é capaz de avaliar a presença de doença coronariana microvascular?

Sim. A capacidade da detecção da doença microvascular pela RMC de forma não invasiva tem sido avaliada em estudos recentes. Em pacientes com angina e doença arterial coronariana não obstrutiva, o diagnóstico de disfunção microvascular coronária permanece desafiador. A RMC avalia perfusão miocárdica com alta resolução espacial e é amplamente utilizada para o diagnóstico de DAC obstrutiva, conforme descrito nos tópicos anteriores. Avanços nos métodos de pós-processamento de imagens têm permitido, através da RMC, a análise quantitativa do índice de reserva de perfusão miocárdica e do fluxo sanguíneo miocárdico para a detecção da obstrução microvascular. Estes indicadores apresentam boa correlação com dados da fisiologia coronariana invasiva, tais como o índice de resistência microvascular (marcador de disfunção endotelial) e a reserva fracionada de fluxo coronário (FFR). Esta última avalia o fluxo em artérias coronárias epicárdicas, sendo utilizada nesses estudos para separar os pacientes com DAC funcionalmente obstrutiva e não obstrutiva. As implicações prognósticas dessas abordagens e seus papéis na orientação clínica ainda são assuntos de pesquisas em atividade.

Tabela 15.1. Comparação de diferentes métodos de imagem para avaliação de isquemia miocárdica

Técnica de estudo para detecção de DAC	Sensibilidade	Especificidade
Teste ergométrico	67%	71%
Cintilografia tecnécio-99m	86%	74%
ECO estresse com dobutamina	80%	84%
Ressonância magnética cardíaca	91%	81%

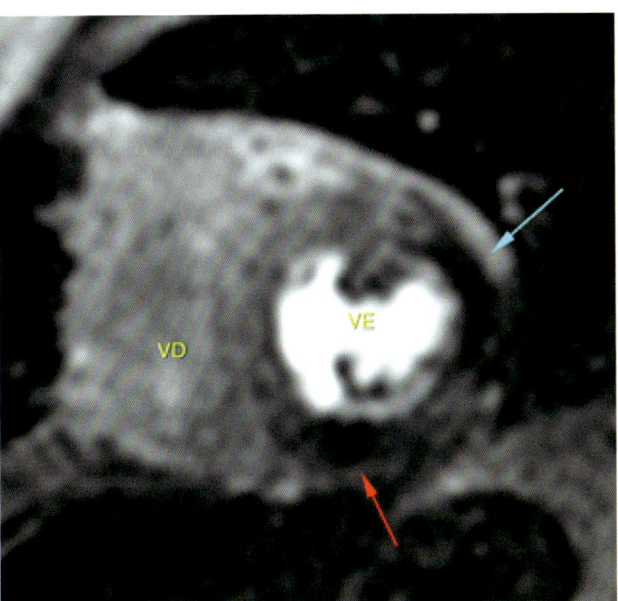
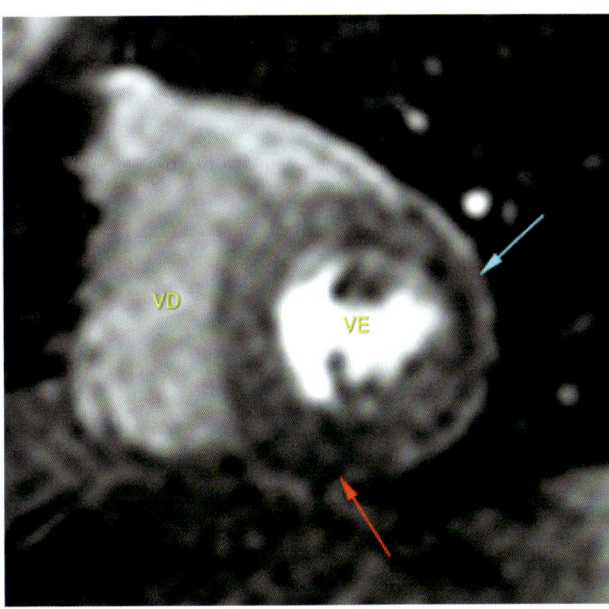

Figuras 15.5 (esquerda) e 15.6 (direita). Imagem em eixo curto da região basal do ventrículo esquerdo (VE). Observa-se área de isquemia miocárdica reversível (seta vermelha) no segmento inferior e isquemia miocárdica parcialmente reversível (seta azul) no segmento anterolateral. Ventrículo direito (VD).

Leitura sugerida

- ACR Manual on Contrast Media – Version 10.2, 2016.
- Anavekar NS, Chareonthaitawee P, Gersh BJ, et al. Revascularization in Patients with Severe Left Ventricular Dysfunction. J Am Coll Cardiol. 2016;24;2874-87.
- Bodi V, Husser O, Sanchis J, et al. Prognostic Implications of Dipyridamole Cardiac MR Imaging: A Prospective Multicenter Registry. Radiology. 2012;262:1, 91-100.
- Bonow RO, Maurer G, Lee KL, et al; for the Stich Trial Investigators. Myocardial viability and survival in ischemic left ventricular dysfunction. N Engl J Med. 2011;364:1617-25.
- Greenwood JP, Herzog BA, Brown JM, Everett CC, Nixon J, Bijsterveld P, et al. Prognostic Value of Cardiovascular Magnetic Resonance and Single-Photon Emission Computed Tomography in Suspected Coronary Heart Disease: Long-Term Follow-up of a Prospective, Diagnostic Accuracy Cohort Study. Ann Intern Med. [Epub ahead of print 10 May 2016] doi: 10.7326/M15-1801.
- Greenwood JP, Maredia N, Younger JF, Brown JM, Nixon J, Everett CC, et al. Cardiovascular magnetic resonance and single- photon emission computed tomography for diagnosis of coronary heart disease (CE-MARC): a prospective trial. Lancet. 2012;379:453-60.
- Kanal E, Barkovich AJ, Bell C, et al. ACR guidance document for safe MR practices: 2007. AJR Am J Roentgenol. 2007;188:1447-1474.
- Kim RJ, Shah DJ. Fundamental concepts in myocardial viability assessment revisited: when knowing how much is "alive" is not enough. Heart. 2004;90(2):137-40.
- Klein C, Nekolla SG, Haas F, et al. Assessment of myocardial viability with contrast-enhanced magnetic resonance imaging: comparison with positron emission tomography. Circulation. 2002;105(2):162-7.
- Kuo PH, Kanal E, Abu-Alfa AK, Cowper SE. Gadolinium-based MR contrast agents and nephrogenic systemic fibrosis. Radiology 2007;242:647-649.
- Lui A, Wijesurendra RS, Ferreira VM. Diagnosis of Microvascular Angina Using Cardiac Magnetic Resonance. JACC. 2018;71(9):969-79.
- Meneghelo RS, Araújo CGS, Stein R, Mastrocolla LE, Albuquerque PF, Serra SM, et al. III Diretrizes da Sociedade Brasileira de Cardiologia sobre teste ergométrico. Arq Bras Cardiol. 2010;95(5 supl.1) .
- Nandalur KR, Dwamena BA, Choudhri AF, et al. Diagnostic Performance of Stress Cardiac Magnetic Resonance Imaging in the Detection of Coronary Artery Disease: A Meta-Analysis. J Am Coll Cardiol. 2007;50;1343-1353.
- Ortiz-Pérez JT, Rodríguez J, Meyers SN, et al. Correspondence between the 17-segment model and coronary arterial anatomy using contrast-enhanced cardiac magnetic resonance imaging. JACC Cardiovasc Imaging. 2008;1;282-93.
- Parkka JP, Niemi P, Hartiala JJ, et al. Comparison of MRI and Positron Emission Tomography for Measuring Myocardial Perfusion Reserve in Healthy Humans. Magnetic Resonance in Medicine. 2006;55:772-779.
- Raman SV, Dickerson JA, Mazur W, et al. Diagnostic Performance of Treadmill Exercise Cardiac Magnetic Resonance: The Prospective, Multicenter Exercise CMR's Accuracy for Cardiovascular Stress Testing (EXACT) Trial. J Am Heart Assoc. 2016 Aug;5(8):e003811.
- Rizzello V, Poldermans D, Biagini E, et al. Prognosis of patients with ischaemic cardiomyopathy after coronary revascularization: relation to viability and improvement in left ventricular ejection fraction. Heart. 2009;95:1273-7.
- Rochitte CE. II Diretrizes SBC Ressonância e Tomografia Cardiovascular. Arq Bras Cardiol. 2014;103(6 Supl. 3):1-86.
- Sammut EC, Villa ADM, Chiribiri A. Prognostic Value of Quantitative Stress Perfusion Cardiac Magnetic Resonance. JACC: Cardiovascular Imaging. 2018;11(5):686-694.
- Schuijf JD, Shaw LJ, Wijns W, et al. Cardiac imaging in coronary artery disease: differing modalities. Heart. 2005;91:1110-7.
- Wagner A, Mahrholdt H, Parker M, et al. Contrast-enhanced MRI and routine single photon emission computed tomography (SPECT) perfusion imaging for detection of subendocardial myocardial infarcts: an imaging study. Lancet. 2003;361(9355):374-9.

capítulo 16

Definição Universal de Infarto

• Humberto Graner Moreira • Eduardo Cavalcanti Lapa Santos

Introdução

- Tendo em vista a importância do reconhecimento precoce de pacientes com infarto do miocárdio (IM), além da pressão cada vez maior por metas de qualidade no tratamento destes pacientes, uniformizar aspectos de definição e diagnóstico é fundamental. Estes são os objetivos da força-tarefa encarregada de redigir as definições universais de infarto do miocárdio, cuja revisão mais recente é sua quarta edição.
- A introdução dos testes de troponina cardíaca de alta sensibilidade ampliou o reconhecimento de condições clínicas associadas a níveis elevados deste marcador. Apesar de a injúria miocárdica ser um pré-requisito para o diagnóstico de IM, ela também pode ocorrer em contextos não relacionados à isquemia miocárdica.
- Discernir entre as variadas situações que levam ao aumento de troponina, injúria miocárdica e IM é o grande desafio na aplicação desses conceitos na prática clínica.

Biomarcadores de injúria e infarto do miocárdio

- Troponina (Tn) é uma proteína presente no músculo cardíaco. Quando este sofre algum tipo de injúria, os níveis do marcador se elevam no sangue.

Critério para Injúria Miocárdica

Elevação de troponina acima do percentil 99 do limite superior de referência (LSR).

- A injúria é considerada **aguda** se houver padrão de elevação e/ou decréscimo (curva) nos valores de Tn, e **crônica** se os valores seriados permanecerem estáveis (variação < 20%).
- Apesar de a elevação de Tn estar relacionada a diferentes situações clínicas, o que define IM é a injúria aguda causada por isquemia miocárdica.

- Isquemia miocárdica decorre de um desbalanço entre a oferta e o consumo miocárdico de oxigênio (Figura 16.1). A constatação de isquemia, dentro de algum desses mecanismos de oferta/demanda, é essencial para a diferenciação entre injúria e IM, na presença de troponina elevada.

Troponina sensível e ultrassensível

- Em pessoas saudáveis, sem lesão miocárdica:
  - Troponina sensível pode ser detectada (< percentil 99 LSR) em até 20 a 50%.
  - Troponina ultrassensível detecta algum nível sérico deste marcador em > 50% dos indivíduos.
- A principal vantagem da troponina ultrassensível é permitir o diagnóstico mais precoce de infarto agudo do miocárdio (em menos tempo).

- As principais causas de injúria miocárdica não isquêmicas estão descritas na Tabela 16.1.

Tabela 16.1. **Causas de injúria miocárdica de etiologia não isquêmica**

Condições Cardíacas	Condições Sistêmicas
• Insuficiência cardíaca	• Sepse e choque séptico
• Miocardite	• Doença renal crônica
• Crise hipertensiva	• Hipotireoidismo
• Cardiomiopatias	• AVC isquêmico/hemorragia subaracnoide
• Síndrome de Takotsubo	
• Choque de desfibrilação/cardioversão	• Embolia pulmonar
• Outros procedimentos cardíacos	• Doenças infiltrativas (p. ex., amiloidose)
	• Quimioterapia
• Ablação por cateter	• Doentes críticos
• Revascularização coronária	• Exercício extenuante
• Contusão cardíaca	

Definição Universal de Infarto

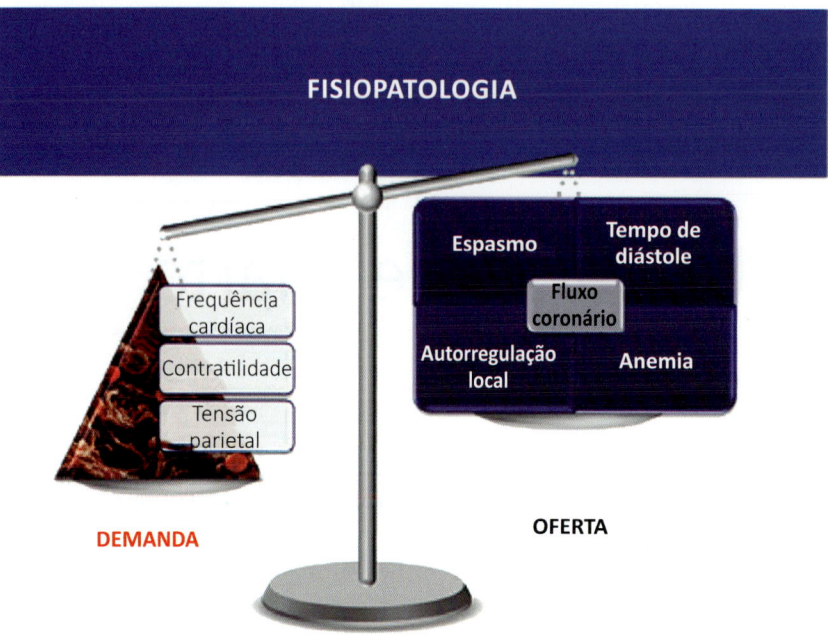

Figura 16.1. Fatores relacionados a oferta e consumo de O2 miocárdico.

Resumindo (Figura 16.2)
- Aumento de troponina = injúria miocárdica.
- Injúria miocárdica pode ser aguda ou crônica.
- Injúria miocárdica secundária a isquemia miocárdica = infarto do miocárdio.
- Todo infarto do miocárdio apresenta injúria, mas nem toda injúria é infarto.

Classificação de IM
- A definição clínica de IM requer a evidência de injúria miocárdica aguda detectada pela elevação de biomarcadores na presença de isquemia miocárdica.

- São cinco os diferentes tipos de IM (Figura 16.3).

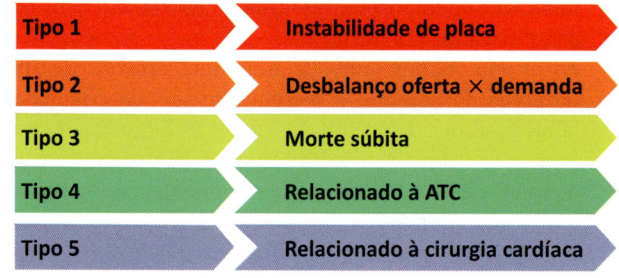

Quais os diferentes tipos de infarto?	
Tipo 1	Instabilidade de placa
Tipo 2	Desbalanço oferta × demanda
Tipo 3	Morte súbita
Tipo 4	Relacionado à ATC
Tipo 5	Relacionado à cirurgia cardíaca

Figura 16.3. Os diferentes tipos de infarto do miocárdio.

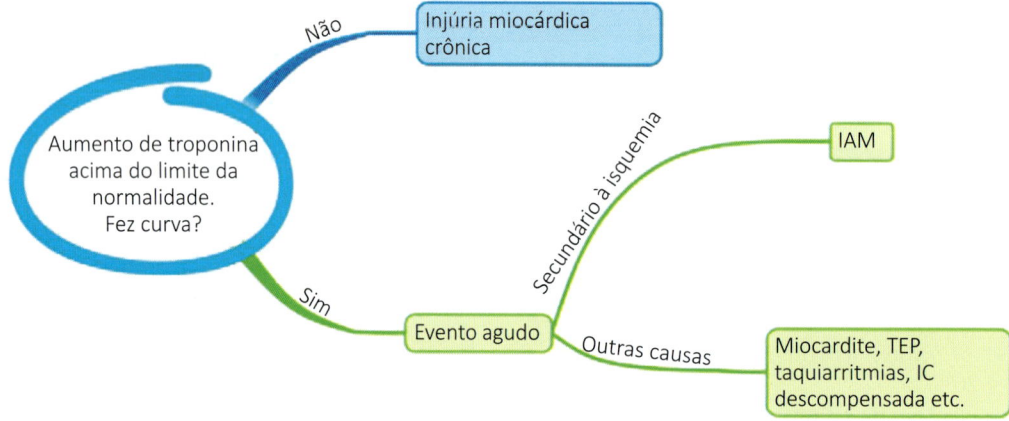

Figura 16.2. Interpretações para o aumento de troponina acima dos limites de normalidade.

Definição Universal de Infarto

Infarto do miocárdio tipo I

- Causado por doença coronária aterosclerótica, usualmente precipitada por instabilidade e ruptura de placa, com consequente aterotrombose.

Critérios para infarto do miocárdio Tipo 1

- Definido quando houver injúria miocárdica aguda na presença de (pelo menos um):
  - sintomas de isquemia miocárdica aguda;
  - novas alterações isquêmicas ao ECG (Quadro 16.1);
  - desenvolvimento de ondas Q patológicas;
  - evidência em imagem de perda de miocárdio viável ou nova anormalidade contrátil segmentar compatível com etiologia isquêmica;
  - identificação de um trombo coronário por angiografia ou autópsia.

- Os sintomas compatíveis com isquemia miocárdica aguda são discutidos nos capítulos específicos (Dor torácica e Síndrome Coronariana Aguda).

**QUADRO 16.1
Alterações eletrocardiográficas sugestivas de isquemia miocárdica**

- Supra de ST em 2 derivações contíguas ≥ 1 mm:
  - no caso de V2 e V3, o ponto de corte é ≥ 2,5 mm em homens < 40 anos; ≥ 2 mm em homens ≥ 40 anos, e ≥ 1,5 mm em mulheres (independentemente da idade)
- Infra de ST típico ≥ 0,5 mm em 2 derivações contíguas.
- Inversão de Onda T > 1 mm com razão R/S > 1
- Novo BRE ou BRD (não FC-dependente):
  - atentar para os critérios (Sgarbossa) que indicam isquemia na vigência de BRE.
- Registrar V7 e V8 em ECG considerados normais quando a clínica for muito sugestiva. Elevação isolada de aVR equivale ao supra de ST (IAM com supra)-

Infarto do miocárdio tipo 2

- Causado pelo desbalanço entre a oferta e a demanda de oxigênio para o miocárdio. Não há ruptura ou instabilização de placa aterosclerótica.
- Aqui também estão incluídas situações como vasoespasmo, embolia coronária, dissecção aórtica ou coronária.

Critérios para infarto do miocárdio Tipo 2

Definido quando houver injúria miocárdica aguda e evidência de desbalanço entre a oferta e a demanda miocárdica de oxigênio, não relacionados à aterotrombose coronária, além de pelo menos um dos seguintes:
- sintomas de isquemia miocárdica aguda;
- novas alterações isquêmicas ao ECG;
- desenvolvimento de novas ondas Q patológicas;
- evidência por imagem de perda de miocárdio viável ou nova anormalidade contrátil segmentar compatível com etiologia isquêmica.

- O tratamento de um IM tipo 2 não deve incluir terapia antitrombótica ou angiografia coronária de urgência. Em vez disso, deve-se concentrar no manejo das causas subjacentes do desequilíbrio oferta/demanda de oxigênio para o miocárdio. Assim, IM tipo 2 é um diagnóstico secundário, pois deriva de uma causa alternativa (primária).
- Atenção com taquiarritmias! Troponina elevada nesses pacientes é comum e não significa obrigatoriamente IM tipo 2 (mesmo que a FC elevada aumente a demanda de oxigênio pelo miocárdio). Vários estudos revelam que níveis elevados de troponina no contexto de taquiarritmias não foram associados à evidência de isquemia subjacente.
- Em geral, dados revelam que a mortalidade em curto e longo prazos é pior para o IM Tipo 2 em comparação com IM Tipo 1, embora sejam necessários estudos prospectivos para clarificar essa relação (Figura 16.4).

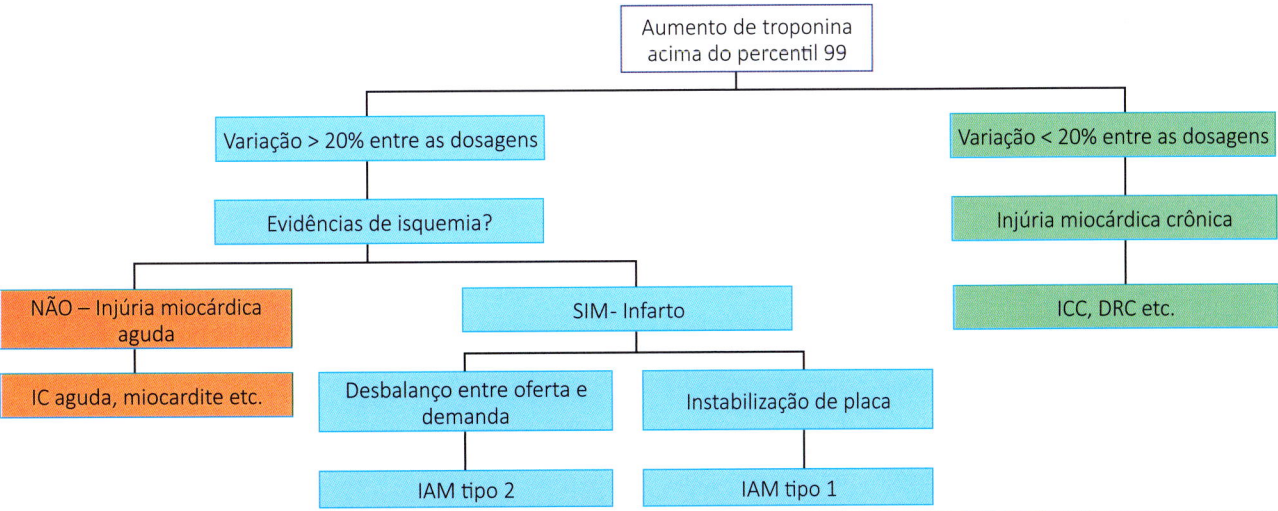

Figura 16.4. Modelo prático para interpretar elevação de troponina e diferenciar entre injúria miocárdica, IM tipo 1 e IM tipo 2.

capítulo 16

Infarto do miocárdio tipo 3

- Como já descrito, a definição de IM requer a evidência de injúria miocárdica aguda detectada pela elevação de biomarcadores.
- No entanto, podem ocorrer casos em que o paciente manifesta sintomas sugestivos de isquemia miocárdica, o ECG inicial aponta alterações isquêmicas agudas, mas o paciente morre no ambiente extra-hospitalar, ou logo que chega ao hospital, sem nenhuma informação acerca dos marcadores de necrose miocárdica. Essa é uma circunstância típica para o diagnóstico de IM Tipo 3.

> **Critérios para infarto do miocárdio Tipo 3**
>
> Pacientes vítimas de morte cardiovascular que apresentaram na véspera:
> - sintomas de isquemia miocárdica aguda;
> - novas alterações isquêmicas ao ECG ou fibrilação ventricular.
>
> Mas foram a óbito antes da coleta de marcadores de necrose miocárdica.

- O IM tipo 3 difere da morte súbita, cuja definição é mais ampla e inclui etiologias cardíacas não isquêmicas e também não cardíacas.
- **Importante!** Se a autópsia de um paciente com suposto IM tipo 3 identifica trombose coronária relacionada a IM, este deve ser reclassificado como IM tipo 1.

Infarto do miocárdio relacionado a procedimentos coronarianos (tipos 4 e 5)

- Injúria miocárdica periprocedimento é arbitrariamente definida como aumento da troponina acima do percentil 99 do limite superior de referência em pacientes com valores basais normais (< percentil 99), ou um aumento > 20% naqueles com valores basais acima do percentil 99, quando estáveis ou em queda.
- Geralmente, qualquer procedimento coronariano é capaz de causar infarto do miocárdio.

> **Infarto do miocárdio Tipo 4a (≤ 48 h do procedimento)**
>
> O IM relacionado a ICP é arbitrariamente definido pela elevação de troponina > 5x o percentil 99 LSR em pacientes com níveis basais normais, associada a:
> - novas alterações isquêmicas ao ECG;
> - desenvolvimento de novas ondas Q patológicas;
> - evidência por imagem de perda de miocárdio viável ou nova anormalidade contrátil segmentar compatível com etiologia isquêmica;
> - achados angiográficos de complicações periprocedimento resultando em alterações de fluxo coronariano (dissecção, oclusão de ramos ou de colaterais, embolização distal).

- Em pacientes com troponina pré-procedimento elevada e estável, ou em queda, deve haver uma variação acima de 20%, além dos valores absolutos aumentados em 5x o LSR.

> **Infarto do Miocárdio Tipo 4b**
>
> Segue os mesmos critérios do infarto tipo 1, mas com documentação angiográfica ou por autópsia de trombose *intrastent* como lesão culpada.

> **Infarto do Miocárdio Tipo 4c**
>
> Mesmos critérios para IM tipo 1, mas com documentação de reestenose *intrastent* como lesão culpada. Nesse caso, não pode haver evidência de trombo *intrastent* ou relacionado a placa instável.

> **Infarto do Miocárdio Tipo 5 (≤ 48 h do procedimento)**
>
> O IM relacionado a cirurgia de revascularização miocárdica é arbitrariamente definido como elevação de troponina > 10x o percentil 99 LSR em pacientes com níveis basais normais, associado a:
> - desenvolvimento de novas ondas Q patológicas;
> - evidência por imagem de perda de miocárdio viável ou nova anormalidade contrátil segmentar compatível com etiologia isquêmica;
> - documentação angiográfica de oclusão de enxerto ou oclusão de ramo coronário nativo.

- No caso de novas ondas Q patológicas, este critério é suficiente para definir IM tipo 5, mesmo que a elevação de troponina seja < 10 vezes o percentil 99 LSR.
- Note que o critério "novas alterações ao ECG" não se aplica aqui, pois desvios do segmento ST, assim como inversões na onda T são comuns após cirurgia (injúria epicárdica) e não significam isquemia miocárdica. No entanto, supra de ST com infra de ST em espelho deve ser valorizado.

■ Outras situações de infarto do miocárdio

> **Critérios para infarto do miocárdio prévio ou silencioso**
>
> Qualquer um dos seguintes critérios atende ao diagnóstico de IM prévio ou silencioso (não diagnosticado):
> - ondas Q patológicas com ou sem sintomas na ausência de causas não isquêmicas;
> - evidência de imagem de perda miocárdica viável com padrão compatível com etiologia isquêmica;
> - achados patológicos de infarto do miocárdio prévio.

> **Infarto do miocárdio recorrente e reinfarto**
>
> - IM recorrente é aquele que ocorre nos primeiros 28 dias após o primeiro evento. Não é contado como novo evento.
> - Por outro lado, aquele que ocorre após 28 dias de um outro IM é considerado reinfarto. Atenção deve ser dada para identificar novas alterações ao ECG na vigência de possíveis modificações eletrocardiográficas evolutivas de um infarto recente.
>
> Ao contrário do que se recomendava anteriormente, a análise da creatinoquinase MB (CKMB) não é imprescindível nem relevante no diagnóstico diferencial de reinfarto quando se tem troponina disponível.

Injúria miocárdica associada a outros procedimentos cardíacos

- Procedimentos como implante percutâneo de válvula aórtica ou ablação podem causar injúria miocárdica. Nesses casos, o diagnóstico de IM é considerado quando há critérios semelhantes ao Tipo 5.

Infarto perioperatório de cirurgias não cardíacas

- Injúria miocárdica é uma complicação temida de cirurgias não cardíacas e impacta em pior prognóstico.
- Aqui não há definições claras para IM, pois os mecanismos implicados são mistos: em cerca de 50% dos pacientes o infarto é causado por desbalanço na oferta/demanda de oxigênio ao miocárdio na presença de DAC (Tipo 2), e a outra metade apresenta evidências angiográficas de ruptura de placa (Tipo 1).
- Recomenda-se monitorar troponina pós-operatória em pacientes de alto risco. Por outro lado, ainda é difícil determinar o melhor momento para estratificação invasiva e tratamento antitrombótico em pacientes com IM perioperatório.

Síndrome de Takotsubo

- Deve-se suspeitar quando a elevação de troponina for modesta e desproporcional às manifestações clínicas e extensão das alterações ao ECG, e quando as alterações contráteis do VE não são explicadas por um único ramo coronário.
- Embora a ecocardiografia possa ser útil, a angiografia coronariana e a ventriculografia geralmente são necessárias para confirmar o diagnóstico.
- A distinção entre infarto agudo do miocárdio e Takotsubo pode ser desafiadora, principalmente quando DAC está presente (15% dos pacientes). O prolongamento do intervalo QTc > 500 ms durante a fase aguda e a recuperação da função do VE em 2-4 semanas são úteis no diagnóstico diferencial. Esta última é necessária para confirmar o definir de Takotsubo.

Infarto do miocárdio com coronárias sem lesões obstrutivas (MINOCA)

- É definido quando há IM na ausência de DAC obstrutiva (sem lesão ≥ 50%).
- Ocorre em 5-6% dos casos de infarto agudo do miocárdio, mais comum em mulheres e pacientes mais jovens.
- O diagnóstico de MINOCA deve excluir outras causas de troponina elevada (p. ex., embolia pulmonar, sepse, etc.) e DAC obstrutiva negligenciada (p. ex., estenose distal ou oclusão de pequenos ramos).
- A ruptura de placa é o mecanismo mais comum. Recomenda-se avaliação por meio de tomografia de coerência óptica (OCT) ou ultrassom intracoronário (IVUS) em pacientes com SCA e coronariopatia não obstrutiva.
- Outras causas incluem vasoespasmo, dissecção espontânea de coronária, dissecção de aorta com extensão para coronárias, trombose espontânea ou embolia para coronária.
- Não há ensaios clínicos randomizados especificamente desenhados para o manejo de MINOCA. O tratamento visa corrigir e controlar o mecanismo causador, quando adequadamente identificado.

Leitura sugerida

- Chapman AR, Shah ASV, Lee KK, et al. Long term outcomes in patients with type 2 myocardial infarction and myocardial injury. Circulation. 2018;137:1236-45.
- Falk E, Nakano M, Bentzon JF, Finn AV, Virmani R. Update on acute coronary syndromes: The pathologists'view. Eur Heart J. 2013;34:719-28.
- Lyon AR, Bossone E, Schneider B, et al. Current state of knowledge on Takotsubo syndrome: A Position Statement from the Taskforce on Takotsubo Syndrome of the Heart Failure Association of the European Society of Cardiology. Eur J Heart Fail. 2016;18:8-27.
- Ndrepepa G, Colleran R, Braun S, et al. High-sensitivity troponin T and mortality after elective percutaneous coronary intervention. J Am Coll Cardiol. 2016;68:2259-68.
- Puelacher C, Lurati Buse G, Seeberger D, et al. Perioperative myocardial injury after noncardiac surgery: Incidence, mortality, and characterization. Circulation. 2018;137:1221-32.
- Tamis-Holland JE, Jneid H, Reynolds HR, et al. Contemporary Diagnosis and Management of Patients With Myocardial Infarction in the Absence of Obstructive Coronary Artery Disease: A Scientific Statement From the American Heart Association. Circulation. 2019;Mar 27:[Epub ahead of print].
- Thielmann M, Sharma V, Al-Attar N, et al.; ESC Joint Working Groups on Cardiovascular Surgery and the Cellular Biology of the Heart Position Paper: Perioperative myocardial injury and infarction in patients undergoing coronary artery bypass graft surgery. Eur Heart J. 2017;38:2392-407.
- Thygesen K, Alpert JS, Jaffe AS, et al. Fourth Universal Definition of Myocardial Infarction 2018. Eur Heart J. 2018. Disponível em: https://doi.org/10.1093/eurheartj/ehy462.
- Thygesen K, Mair J, Giannitsis E, et al.; Study Group on Biomarkers in Cardiology of the ESC Working Group on Acute Cardiac Care. How to use high-sensitivity cardiac troponins in acute cardiac care. Eur Heart J. 2012;33:2252-7.

capítulo 17

Investigação de Dor Torácica na Emergência

• Ivson Cartaxo Braga • Alexandre de Matos Soeiro

Introdução

- No Brasil, estimam-se quatro milhões de pacientes atendidos em emergências anualmente com queixa de dor torácica.
- Segunda queixa mais comum nas salas de emergência.
- Há confirmação diagnóstica em apenas metade dos casos.
- Há onerosa investigação e internação excessiva.
- Cerca de 10% dos pacientes com infarto agudo do miocárdio (IAM) são liberados sem diagnóstico (Figura 17.1).
- Grande dificuldade na caracterização da dor é o fato de ser um sintoma subjetivo, tanto para o paciente que informa quanto na interpretação do médico que faz o atendimento. No caso das síndromes isquêmicas agudas, a dor torácica pode ocorrer de forma atípica (33%) ou ser substituída pelos equivalentes isquêmicos (dispneia, síncope, sudorese, palidez, arritmias).

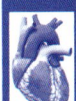 **Quais pacientes têm mais probabilidade de apresentar dor torácica atípica ou equivalentes isquêmicos como manifestação de síndrome coronariana aguda?**

- Mulheres.
- Idosos;
- Diabéticos;
- Pacientes com doença renal crônica;
- Pacientes com quadro demencial;

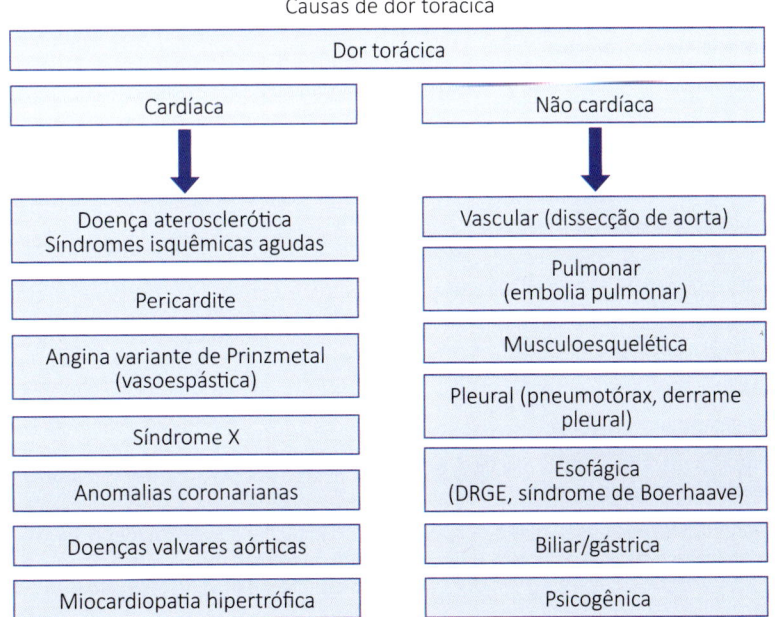

Figura 17.1. Principais causas de dor torácica cardíaca e não cardíaca na sala de emergência.

■ Diagnóstico diferencial

- O diagnóstico correto da dor torácica na emergência é um desafio imediato.
- São múltiplas as causas de dor torácica, desde condições benignas a outras potencialmente fatais.
- Apesar dos recentes avanços nos exames por imagem, a história permanece extremamente importante na avaliação inicial de pacientes com dor torácica. O diagnóstico correto através de uma boa história clínica e exame físico é capaz de definir cerca de 88% dos casos.
- **A definição de dor torácica anginosa é o dado clínico com maior valor preditivo positivo para o diagnóstico das síndromes isquêmicas agudas** (ou seja, é um dado bom para confirmar, pois é maior a probabilidade de ser verdadeiro).
- O diagnóstico de dor torácica de causa psicogênica é relativamente comum nas salas de emergência (2,5-9,5%). É um diagnóstico de exclusão, pois não existem exames complementares que a confirmem. Geralmente se apresentam em indivíduos ansiosos, depressivos, com síndrome do pânico. A dor pode ser opressiva, mas sem outras características tipicamente anginosas.
- As doenças do aparelho gastrointestinal (doença do refluxo gastroesofágico, úlcera péptica, pancreatite, colecistite aguda) e as síndromes isquêmicas agudas podem ser facilmente confundidas. Geralmente uma anamnese e um exame físico cuidadosos são suficientes para confirmar essas condições clínicas. A relação com jejum e alimentação, a melhora com antiácidos e a presença de alterações no exame físico do abdome são informações que sugerem doenças gastrointestinais.

> **DICA**
> O objetivo maior na sala de emergência é afastar, não somente o infarto agudo do miocárdio, como também todas as condições clínicas potencialmente fatais. São cinco os diagnósticos principais de dor torácica ameaçadores à vida: síndromes coronárias agudas, embolia pulmonar, dissecção de aorta, pneumotórax hipertensivo e ruptura de esôfago (Tabela 17.1 e Figura 17.2).

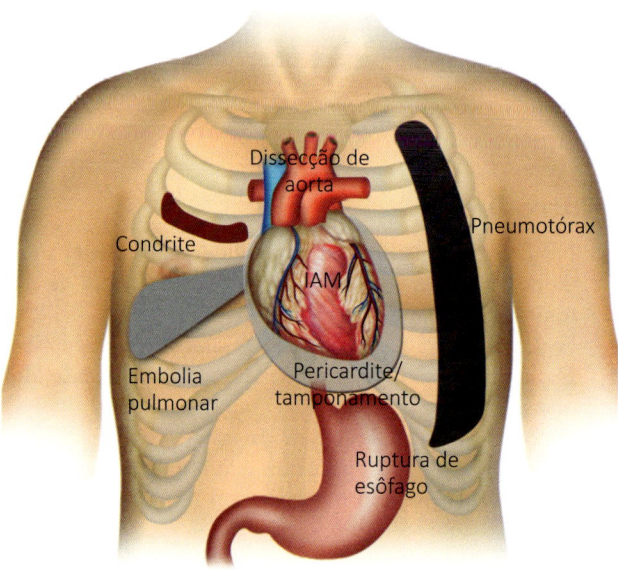

Figura 17.2. Algumas das principais causas de dor torácica.

Tabela 17.1. Diagnóstico diferencial de dor torácica

Doença	Característica da dor	Peculiaridade
Dissecção de aorta	Súbita, lancinante, irradiação para as costas e de grande intensidade	Pode haver assimetria de pulsos, presença de sopro de insuficiência aórtica, sintomas neurológicos
Pericardite	Aguda, melhora com inclinação do tronco e piora com decúbito dorsal	Eletrocardiograma (ECG) específico – supra ST difuso, infra de PR Pode haver atrito pericárdico
Tromboembolismo pulmonar	Início súbito, dor pleurítica, dispneia, hemoptise	Fatores de risco para tromboembolismo, sinais de trombose venosa profunda
Pneumotórax	Súbita, unilateral e dispneia	Percussão: hipertimpânico Ausência de murmúrios unilaterais
Refluxo gastroesofágico	Epigástrica, em queimação e prolongada	Piora após alimentação e melhora com antiácidos
Dor musculoesquelética	Em qualquer região do tórax, bem localizada em pontada	Pior com os movimentos, respiração e palpação
Psicogênicas	Opressão torácica, mas sem qualquer outra característica anginosa	Em indivíduos ansiosos/depressivos, sem qualquer evidência de afecção orgânica É um diagnóstico de exclusão

■ Caracterização da dor

Para a caracterização clínica adequada da dor, os seguintes dados da anamnese são fundamentais:
1. localização e tipo;
2. irradiação ou sintomas associados;
3. fatores desencadeantes, de melhora e de piora.

A dor sugestiva de isquemia miocárdica localiza-se geralmente em região precordial, retroesternal e/ou epigástrica, e o tipo é em aperto, queimação, constrição ou desconforto torácico não adequadamente caracterizado (Figura 17.3).

e ombro, associada aos esforços; presença de sinais autonômicos (náuseas, vômitos, sudorese). Por outro lado, diminuem a possibilidade a presença de dor tipo pleurítica, reproduzível com a movimentação e/ou palpação, em pontada, de localização inframamária e a não relacionada aos esforços. Dor de duração fugaz (menos de 1 minuto) e dores prolongadas sem isquemia presente nos exames complementares são características que também reduzem probabilidade de SCA (Tabelas 17.2 a 17.4).

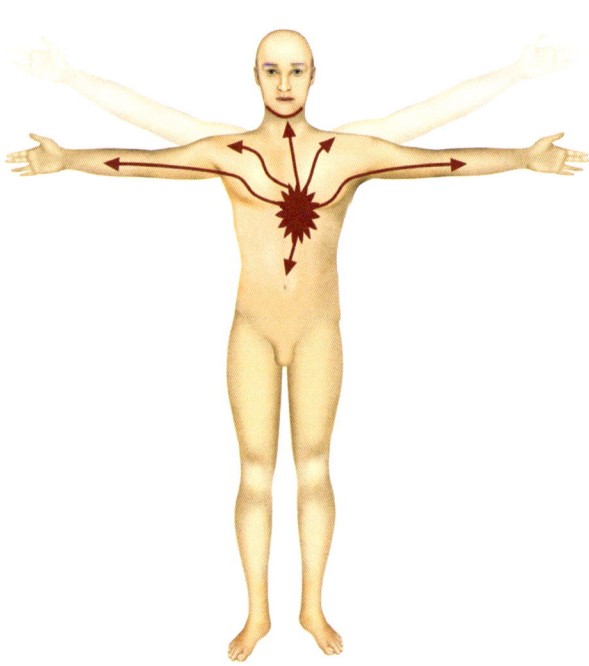

Figura 17.3. A dor torácica típica pode ocorrer em qualquer região do tórax, desde a região mandibular até a região do abdome superior. A irradiação pode ocorrer para os dois membros superiores, ombros e para a região cervical.

LOCALIZAÇÃO DA DOR TORÁCICA

Dor torácica isquêmica

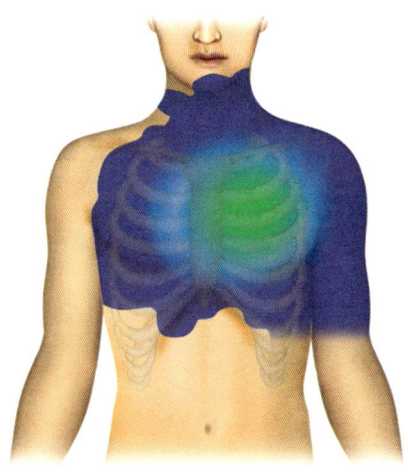

Dor torácica de outras etiologias

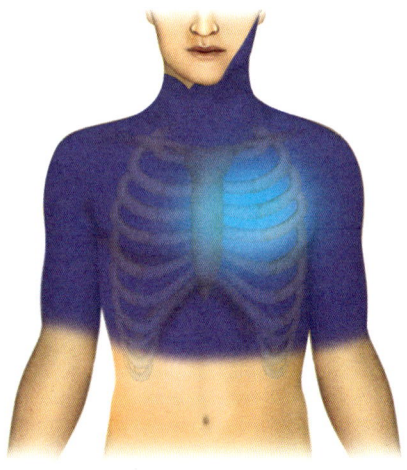

Fonte: Bösner et al. BMC Family Practice 2013;14:154.

Figura 17.4. Localização da dor torácica de etiologia isquêmica e de outras etiologias.

- Não se recomenda o uso isolado da localização para definição diagnóstica. Várias condições clínicas podem se manifestar com a dor na região torácica (Figura 17.4).
- A irradiação pode ocorrer para o ombro direito, esquerdo ou ambos, mandíbula, cervical, andar superior do abdome e interescapular.
- Do ponto de vista clínico as características que aumentam a possibilidade de síndrome isquêmica aguda são: irradiação para os membros superiores

Tabela 17.2. **Características da dor que aumentam a probabilidade de SCA**

Característica	Razão de chance (IC 95%)
Irradiação para braço direito ou ombros	4,7 (1,9-12)
Irradiação para ambos os braços ou ombros	4,1 (2,5-6,5)
Associada ao exercício	2,4 (1,5-3,8)
Irradiação para braço esquerdo	2,3 (1,7-3,1)
Associada à diaforese	2 (1,9-2,2)
Associada à náuseas / vômitos	1,9 (1,7-2,3)
Similar a IAM prévio	1,8 (1,6-2)
Dor em opressão	1,3 (1,2-1,5)

Tabela 17.3. **Características da dor que reduzem a probabilidade de SCA**

Característica	Razão de chance (IC 95%)
Dor tipo pleurítica	0,2 (0,1-0,3)
Dor que se altera com a movimentação	0,3 (0,2-0,5)
Dor em pontada	0,3 (0,2-0,5)
Dor reprodutível à palpação	0,3 (0,2-0,4)
Dor em região inframamária	0,8 (0,7-0,9)
Dor não relacionada aos esforços	0,8 (0,6-0,9)

Fonte: Adaptada de Swap et al. (JAMA. 2005;294:2623.)

- Os fatores desencadeantes geralmente são esforço, estresse, após refeições copiosas e/ou frio intenso. Repouso e uso de nitratos são considerados fatores de melhora. É essencial lembrar que a dor, muitas vezes, se inicia gradual e insidiosamente.

Tabela 17.4. **Classificação da dor torácica**

Dor torácica tipo A – Definitivamente anginosa	Dor/desconforto retroesternal ou precordial, geralmente precipitados pelo esforço físico, podendo irradiar para ombro, mandíbula ou face interna do braço, com duração de alguns minutos, e aliviada por repouso ou nitrato em menos de 10 minutos
Dor torácica tipo B – Provavelmente anginosa	Tem a maioria, mas não todas as características da dor definitivamente anginosa
Dor torácica tipo C – Provavelmente não anginosa	Tem poucas características da dor definitivamente anginosa
Dor torácica tipo D – Definitivamente não anginosa	Nenhuma característica da dor anginosa, mesmo se localizada na região precordial ou retroesternal

■ Probabilidade de síndrome coronariana aguda (SCA)

- Após a adequada caracterização da dor é necessário definir qual a probabilidade de se estar diante de uma SCA. Para isso são utilizados dados da anamnese e identificação dos fatores de risco para doença cardiovascular.
- São fatores de risco***: hipertensão arterial (HAS), diabetes *mellitus* (DM), dislipidemia (DLP), tabagismo, idade (homens: > 45 anos; mulheres: > 55 anos) e história familiar de DAC precoce (homens: < 55 anos; mulheres: < 65 anos).
    - baixa probabilidade: até um fator de risco (diferente de DM) e idade < 60 anos;
    - intermediária probabilidade: dois fatores de risco (diferentes de DM) e idade ≤ 60 anos;
    - alta probabilidade: mais de dois fatores de risco, DM, idade > 60 anos ou doença aterosclerótica conhecida **** (DAC, doença arterial obstrutiva periférica, doença carotídea).
- Os pacientes com exame físico alterado* e/ou presença de ECG isquêmico** e aqueles com dor torácica tipo A ou B com probabilidade de DAC alta/intermediária devem ser conduzidos como SCA. Nos pacientes com dor torácica tipo D ou C com baixa probabilidade de DAC nos quais se exclui SCA os diagnósticos diferenciais devem ser avaliados, sobretudo os potencialmente fatais. Os pacientes com dor torácica tipo A ou B com baixa probabilidade de DAC, e aqueles com dor torácica tipo C com probabilidade intermediária ou alta devem realizar o protocolo de dor torácica.

* Alterações do exame físico:
  - sinais de insuficiência cardíaca aguda;
  - hipotensão arterial;
  - B3;
  - insuficiência mitral nova;
  - congestão pulmonar.

** Alterações eletrocardiográficas:
  - supra ou infradesnivelamento do segmento ST;
  - bloqueio de ramo novo;
  - onda Q;
  - alteração dinâmica;
  - fibrilação ventricular e taquicardia ventricular.

*** Fatores de risco:
  - hipertensão arterial sistêmica (HAS);
  - idade avançada (> 60 anos);
  - dislipidemia;
  - tabagismo;
  - diabetes *mellitus* (DM).

**** Aterosclerose manifesta:
  - doença cerebrovascular;
  - doença aneurismática ou estenótica de aorta abdominal ou seus ramos;
  - doença arterial periférica, carotídea ou coronariana prévia;
  - hipertensão renovascular (aterosclerose).

■ Protocolo de dor torácica

- O protocolo de dor torácica foi desenvolvido como um mecanismo para a avaliação rápida para exclusão da SCA em pacientes de baixo risco de forma econômica, evitando a admissão de rotina e estadias prolongadas no hospital. Deve ser realizado em unidades de dor torácica utilizando uma abordagem integrada, orientada por protocolo, para estratificar ainda mais os pacientes de baixo risco por observação de curto período e avaliação em série de variáveis clínicas, achados de ECG e níveis de marcadores de necrose miocárdica (Figura 17.5).

Protocolo de dor torácica:
- observação por, no mínimo, 9 horas do início da dor (para tempo hábil de alteração dos marcadores cardíacos);
- exame físico de 3/3 horas ou se houver dor;
- ECG de 3/3 horas ou se houver dor;
- marcadores de necrose miocárdica de 3/3 horas (CK-MB e troponina I).
- caso a troponina ultrassensível esteja disponível, o protocolo poderá ser abreviado com realização de ECG e Tropo US na chegada e após 1 a 3 horas.

- Após a aplicação do protocolo de dor torácica, há duas possibilidades:

Protocolo negativo
- Evolui sem dor.
- Sem alteração do exame físico.
- ECG seriados sem alterações.
- Marcadores de necrose miocárdica negativos.

Protocolo positivo
- Pelo menos uma das seguintes alterações:
  – exame físico sugestivo de insuficiência cardíaca aguda;
  – novas alterações no ECG (bloqueio de ramo, alteração do segmento ST);
  – elevação de marcadores de necrose miocárdica.

Protocolo positivo
- É confirmada SCA e deve ser iniciado o tratamento adequado, que será abordado no Capítulo 16.

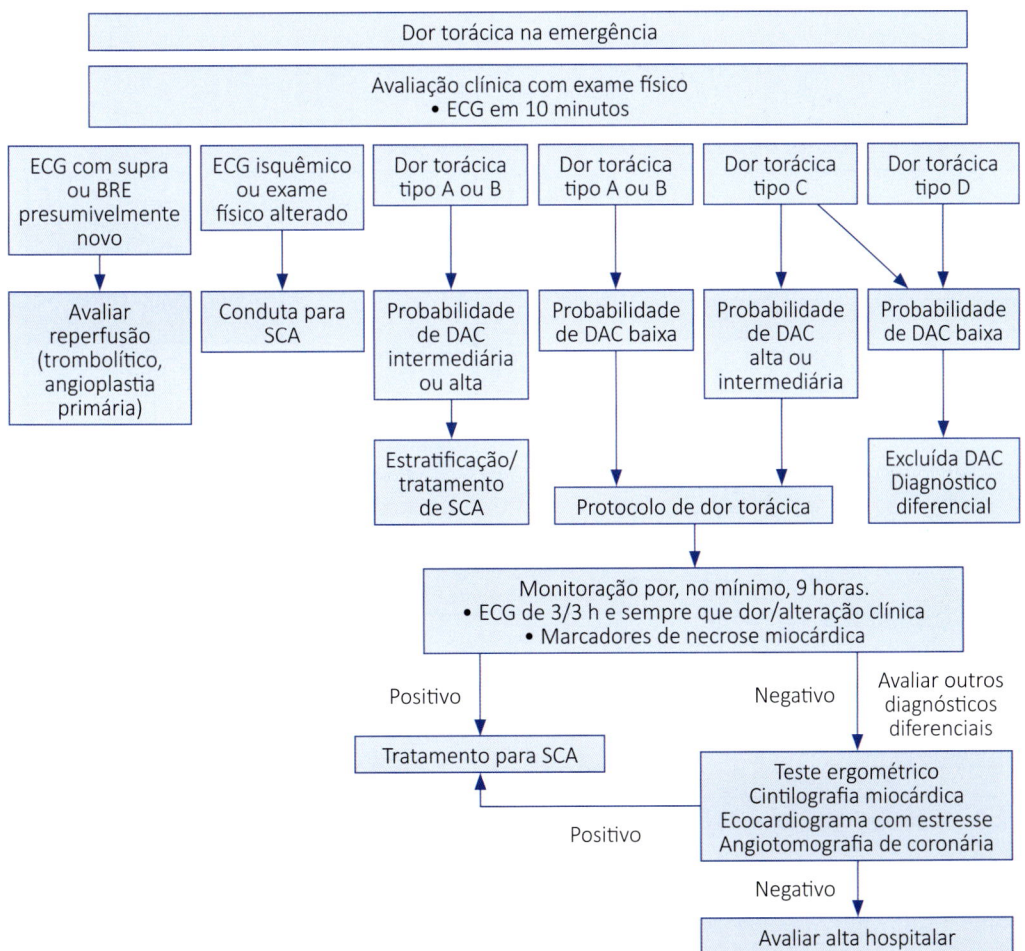

Figura 17.5. Protocolo de dor torácica sugerido (adaptado de SAVICO 2014).

Protocolo negativo

- Não descarta a possibilidade de SCA, porém a de IAM. Mesmo se for SCA, esta não apresenta alto risco de evoluir com IAM ou morte.
- Há duas possibilidades: alta hospitalar e orientação para consulta ambulatorial e programação de teste não invasivo para avaliar isquemia em 72 horas.
- Outra possibilidade é realizar teste não invasivo em ambiente hospitalar no final do protocolo. Esses métodos são úteis para avaliação prognóstica do paciente.
- Se os testes não invasivos forem positivos, os pacientes devem ser tratados como SCA.
- Pacientes com testes não invasivos normais podem receber alta.

Dor torácica aguda com ECG e troponina normais não descartam síndrome coronariana aguda

Cerca de 6% dos pacientes com SCA sem supra têm ECG completamente normal, isso ocorre principalmente quando há envolvimento da artéria circunflexa. Além do mais, os marcadores de necrose miocárdica são negativos nos casos da angina instável e quando coletados precocemente (lembrar que a troponina convencional costuma demorar pelo menos 1 a 3 horas para começar a ser detectada no sangue).

Como fica o protocolo quando a troponina ultrassensível for disponível?

- A troponina ultrassensível (TnUs) é capaz de detectar níveis dez a 100 vezes menores no sangue, aumentando de forma significativa a sensibilidade do método, possibilitando o diagnóstico mais precoce de infarto.
- Permite reduzir o tempo gasto "seriando marcadores", de forma que uma segunda amostra com intervalo de 3 horas consegue uma sensibilidade próxima a 100% para o diagnóstico de infarto do miocárdio (Figura 17.6).

Exames complementares

Eletrocardiograma

- Apesar da sua importância, o ECG tem uma série de limitações, incluindo uma sensibilidade diagnóstica relativamente baixa para SCA, sobretudo para angina instável. As alterações isquêmicas estão presentes, na admissão, em 20 a 30% dos pacientes com IM agudo.
- ECG realizado e interpretado imediatamente (até 10 min) em todo paciente com dor torácica na sala de emergência.
- Novo ECG obtido, no máximo, em 3 horas em suspeita de SCA, mesmo com ECG inicial normal.
- Aumento de sensibilidade de 95% com eletrocardiogramas seriados 3 a 4 horas após a admissão (12 h).
- ECG inicial normal não descarta o diagnóstico de síndrome coronariana aguda.

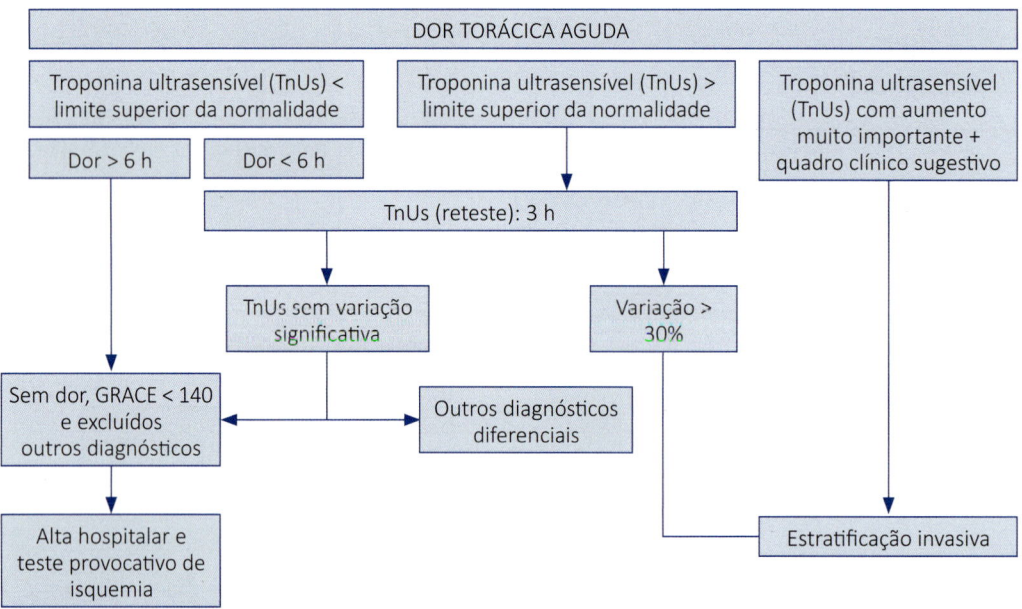

Figura 17.6. Protocolo de dor torácica utilizando a troponina ultrassensível (TnUs).

Ecocardiograma transtorácico

- Em pacientes com SCA, avalia as contratilidades miocárdicas global e segmentar e ajuda a excluir outras causas de dor torácica [dissecção da aorta, tromboembolismo pulmonar (TEP), tamponamento cardíaco].
- Em casos de dor torácica tipo C pode ser usado como parte da avaliação inicial. Se houver alteração segmentar, deve-se pensar em SCA; se houver aumento de pressão sistólica de artéria pulmonar (PSAP) com alteração de ventrículo direito, deve-se pensar em TEP; se houver derrame pericárdico, deve-se pensar em pericardite e avaliar tamponamento cardíaco; se houver insuficiência aórtica moderada a importante com aumento relevante de aorta ascendente ou lâmina de dissecção, deve-se pensar em dissecção da aorta.
- Embora o ecocardiograma não defina que a alteração na contratilidade segmentar seja recente ou preexistente, a sua identificação reforça a probabilidade de isquemia e infarto.
- O ecocardiograma na avaliação das síndromes coronarianas agudas tem uma alta sensibilidade, mas uma especificidade relativamente menor.
- Ausência de alteração na contratilidade segmentar tem valor preditivo negativo (VPN) para SCA com supra de ST de até 93%.
- Presença de hipocontratilidade ventricular tem sensibilidade de até 94% para SCA, porém com valor preditivo positivo (VPP) inferior (85%).

Teste ergométrico

- Recomendação I, nível de evidência B.
- Método de estresse de escolha para fins diagnóstico e/ou prognóstico em pacientes com dor torácica e com baixa/média probabilidade de doença coronária.
- Baixo custo, valor preditivo (VP) negativo de 98%.

Cintilografia de perfusão miocárdica em repouso

- Recomendação II e nível de evidência A – investigação de dor torácica em pacientes com suspeita de síndrome coronária aguda (SCA) de baixo risco com eletrocardiograma normal ou não diagnóstico.
- Deve ser realizada idealmente até 3 horas do início da dor.
- Não é útil para pacientes com IAM prévio (alteração segmentar prévia), pois não permite diferenciar área de fibrose de isquemia aguda.

Angiotomografia coronária

- Grau de recomendação I e nível de evidência A nos pacientes com suspeita de síndrome coronária aguda (SCA) de baixo/intermediário risco, eletrocardiograma normal ou não diagnóstico e marcadores de necrose miocárdica negativos.
- Grau de recomendação II, nível de evidência B na investigação de dor torácica aguda pela técnica do descarte triplo (*triple rule-out*), quando a avaliação clínica é incapaz de direcionar a etiologia da dor torácica.
- Limitações: pacientes com escore de cálcio alto.
- Caso positiva, confirma o diagnóstico de doença arterial coronariana (DAC), mas não de SCA.
- No entanto, existe a possibilidade de IAM com coronárias normais, porém isso será discutido no Capítulo 19.

- Há necessidade de infusão de contraste iodado endovenoso e exposição à radiação.
- Comparada ao protocolo de dor torácica, não altera mortalidade e/ou desfechos combinados [acidente vascular cerebral (AVC), IAM], porém permite alta precoce do paciente do serviço de emergência.
- Não recomendável em pacientes com suspeita de DAC assintomáticos com capacidade de realizar exercício físico e com eletrocardiograma interpretável (grau de recomendação III, nível de evidência B).

Outros exames complementares

- Radiografia de tórax – avaliação de alargamento mediastinal, presença de pneumotórax, derrame pleural.
- Tomografia de tórax com protocolo para TEP.

Casos clínicos

Caso clínico 1

- Paciente do sexo feminino, 60 anos, antecedentes de hipertensão arterial sistêmica (HAS), diabetes *mellitus* (DM), hipotireoidismo, é admitida na sala de emergência com queixas de três episódios de desconforto retroesternal em queimação, duração aproximada de 15 minutos, há cerca de 24 h. O desconforto se intensificava aos pequenos esforços, além de se apresentar com sudorese, cansaço e palidez. O exame físico cardiovascular e respiratório normais, ECG com ritmo sinusal sem alterações e troponina convencional normal após 6 horas do último episódio de desconforto torácico.
- Diagnóstico: SCA sem supra de ST (angina instável).
- Comentários: Paciente com dor torácica tipo A (classificação de dor torácica) e de alta probabilidade de DAC (paciente diabética) deve ser prontamente internada em unidade de dor torácica para tratamento e estratificação de doença aterosclerótica coronária.

Caso clínico 2

- Paciente do sexo feminino, 81 anos, antecedentes de hipertensão arterial sistêmica (HAS), dislipidemia (DLP), infarto do miocárdio há 3 anos e cirurgia ortopédica para tratamento de fratura de fêmur direito há 10 dias. É admitida na sala de emergência com quadro de dispneia súbita, dor torácica em pontada há cerca de 3 horas. Ao exame físico encontra-se taquidispneica 2+/4+, pressão arterial (PA) 150 × 90 mmHg, frequência cardíaca (FC): 120 bpm, ausculta pulmonar sem alterações e presença de edema doloroso em perna e coxa direita. ECG com taquicardia sinusal e alteração de despolarização ventricular T em precordiais direitas (inversão de onda T). Após atendimento inicial na sala de emergência, paciente conduzida para cuidados intensivos em UTI. Como paciente de alto risco para embolia pulmonar (escore de

Wells: 9 pontos – risco: 37,5%), foi submetida a angiotomografia com protocolo para TEP, que revelou presença de trombo em artéria pulmonar direita.
- Diagnóstico: Tromboembolia pulmonar (TEP).
- Comentários: Paciente com quadro de dor torácica associada a dispneia de início súbito, antecedente de cirurgia ortopédica recente e exame físico sugerindo trombose venosa profunda. Na avaliação inicial, além da necessidade de se afastar as síndromes coronárias agudas, devem ser investigadas as outras condições clínicas potencialmente fatais. No caso em questão, o diagnóstico de tromboembolismo pulmonar foi sugerido em decorrência da identificação de vários fatores de risco para TEP.

Leitura sugerida

- Bösner S, Bönisch K, Haasenritter J, et al. Chest pain in primary care: is the localization of pain diagnostically helpful in the critical evaluation of patients? - A cross sectional study. BMC Family Practice. 2013 Oct 18;14:154. doi: 10.1186/1471-2296-14-154.
- Gräni C, Senn O, Bischof M, et al. Diagnostic performance of reproducible chest wall tenderness to rule out acute coronary syndrome in acute chest pain: a prospective diagnostic study. BMJ Open. 2015;5:e007442.
- Kontos MC, Diercks DB, Kirk JD. Emergency Department and Office-Based Evaluation of Patients with Chest Pain. Mayo Clinic Proceedings. 2010;85(3):284-299.
- Lindsell CJ, Anantharaman V, Diercks D, et al. The Internet Tracking Registry of Acute Coronary Syndromes (i*trACS): a multicenter registry of patients with suspicion of acute coronary syndromes reported using the standardized reporting guidelines for emergency department chest pain studies. Ann Emerg Med. 2006;48:666.
- Pope JH, Aufderheide TP, Ruthazer R, et al. Missed diagnoses of acute cardiac ischemia in the emergency department. N Engl J Med. 2000;342:1163.
- Ringstrom E, Freedman J. Approach to undifferentiated chest pain in the emergency department: a review of recent medical literature and published practice guidelines. Mt Sinai J Med. 2006;73:499.
- Swap CJ, Nagurney JT. Value and limitations of chest pain history in the evaluation of patients with suspected acute coronary syndromes. JAMA. 2005;294:2623-2629.

Síndrome Coronariana Aguda sem Supradesnivelamento do Segmento ST

• Fábio Augusto Pinton • Eduardo França Pessoa de Melo • Cristiano Guedes Bezerra
• André Gustavo Santos Lima • Eduardo Cavalcanti Lapa Santos

Introdução

- As síndromes coronarianas agudas (SCA) são divididas em: SCA com supradesnivelamento do segmento ST – SCACSST (discutida no Capítulo 17) e SCA sem supradesnivelamento do segmento ST – SCASSST. Esta última se subdivide em angina instável e infarto agudo do miocárdio (IAM) sem supra de ST.

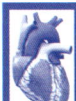

Qual a diferença entre angina instável e IAM sem supra de ST?

O que diferencia as SCA sem supra de ST é que no IAM sem supra ocorre necrose das células miocárdicas, enquanto na angina instável ocorre isquemia miocárdica, porém sem a necrose dos cardiomiócitos.

- Nos Estados Unidos, ocorreram 1.400.000 admissões hospitalares por SCA em 2010, sendo 78% de SCA sem supra ST.

Diagnóstico

Apresentação clínica e exame físico

- A dor anginosa nos pacientes com síndrome coronariana sem supra costuma manifestar-se das seguintes maneiras:
  - dor anginosa prolongada (> 20 min) em repouso;
  - angina CCS II ou III de início com menos de 2 meses;
  - piora de classe funcional da angina para CCS III ou IV;
  - angina pós-infarto.
- **Angina atípica é mais comum em idosos, mulheres, diabéticos, renais crônicos e pacientes com demência.**

- Idade avançada, sexo masculino, hipertensão arterial sistêmica (HAS), diabetes *mellitus* (DM), dislipidemia (DLP), história familiar de doença arterial coronariana (DAC), insuficiência renal crônica (IRC), história de DAC prévia, insuficiência arterial periférica (IAP) ou doença carotídea aumentam a probabilidade de SCA sem supra de ST em pacientes com dor torácica na sala de emergência.
- O exame físico de pacientes com SCA geralmente não apresenta alterações.
- Ele é particularmente útil para avaliar complicações isquêmicas (presença de sopro de regurgitação mitral, estertores pulmonares) ou no diagnóstico diferencial da dor torácica (sopro sistólico de estenose aórtica, diferença de pulso e pressão nos membros na dissecção de aorta, diminuição de murmúrio em pneumotórax, etc.).

Eletrocardiograma (ECG)

- **Realizar ECG até 10 minutos após a chegada ao hospital em todo paciente com suspeita de síndrome coronariana aguda.**

ECG inicial normal descarta SCA?

Não! O exame inicial é normal em mais de 1/3 dos pacientes com SCASST (síndrome coronariana aguda sem supra de ST). Por isso, é importante realizar exames seriados, principalmente se houver alteração do quadro clínico (retorno da dor, piora da dispneia, etc.).

- As principais alterações são infra de ST persistente ou transitório, alterações de onda T ou até mesmo ECG normal. Em algumas situações pode ocorrer supra transitório (raro).

- O infra de ST, bem como sua magnitude e número de derivações acometidas, tem correlação com pior prognóstico, ao passo que a inversão de onda T não está associada a pior prognóstico, quando comparados ao ECG sem alterações (Figura 18.1).
- Se o ECG de 12 derivações for inconclusivo e o paciente permanece com sintomas anginosos, realizar ECG com derivações V7-V9 e V3R e V4R para descartar oclusão de artéria circunflexa ou infarto de VD, respectivamente.

Marcadores de necrose miocárdica – O exame de escolha para diagnóstico de infarto agudo do miocárdio (IAM) é a troponina

- **Preferir a dosagem de enzima creatinoquinase MB (CK-MB) massa em relação a CK-MB atividade.** A primeira possui sensibilidade de 97% e especificidade de 90% para diagnóstico de IAM. Quando não estiverem disponíveis a troponina e a CK-MB massa, podemos utilizar a CK-MB atividade, mas para isto é necessário fazer uma relação com a CK total, CK-MB/CK < 4% sugere lesão muscular; entre 4 e 25%, faixa compatível com IAM; e acima de 25% seria macro-CK.
- Mioglobina – indicação: descartar infarto agudo do miocárdio em paciente que se apresenta no pronto-socorro nas primeiras 4 horas de sintomas. Tem alto valor preditivo negativo, mas se altera em várias situações (não serve para diagnosticar infarto); com a disponibilidade da troponina ultrassensível não deverá ser mais utilizada, pois esta tem melhor sensibilidade e especificidade.
- Não usar desidrogenase lática (DHL) nem aspartato aminotransferase (TGO) para diagnóstico de IAM.
- A troponina é um biomarcador de necrose miocárdica amplamente adotado na prática clínica, caracterizando-se como uma ferramenta fundamental de diagnóstico e estratificação de risco nas SCA sem supra de ST.
- **Desde 2007, com as Definições Universais de Infarto do Miocárdio, a troponina convencional tornou-se o biomarcador preconizado para o diagnóstico de IAM utilizando-se o ponto de corte do percentil 99.** Além disso, a troponina deverá apresentar ascensão e queda compatíveis com IAM.
- Dosar troponina e CK-MB na admissão. Se inicialmente o resultado for negativo e o paciente estiver com < 12 horas de dor, repetir os marcadores após 6 e 12 horas da admissão.

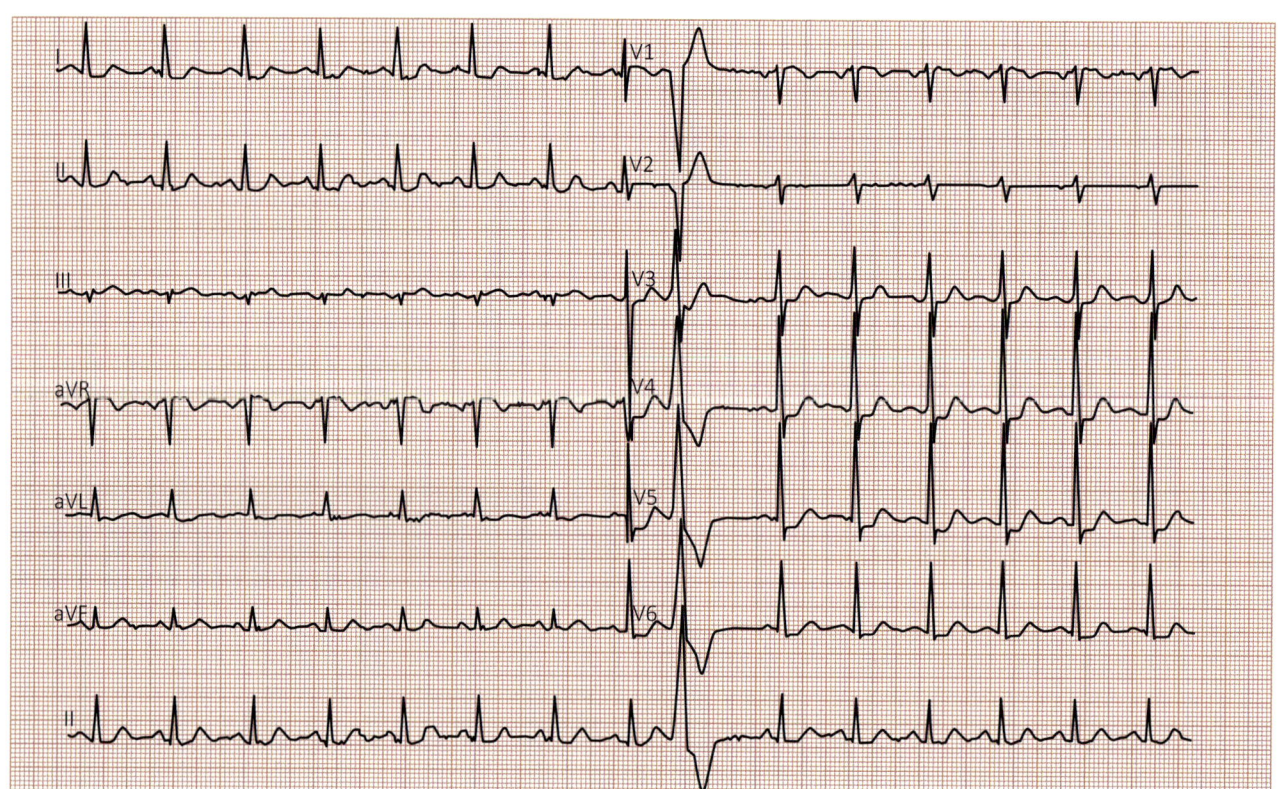

Figura 18.1. Paciente admitido com dor torácica típica. ECG mostra infra de ST de V3 a V6, DI e aVL associado a supra de ST em aVR. Cateterismo mostrou lesão grave de tronco de coronária esquerda em sua porção distal.

- Atualmente já estão disponíveis as dosagens de troponinas I e T com ensaios ultrassensíveis (TnUs), capazes de detectar quantidades dez a 100 vezes menores no sangue. Esta precisão analítica aumentou significativamente a sensibilidade do método, possibilitando o diagnóstico mais precoce, reduzindo a necessidade de "seriar marcadores" ou fazendo isto de uma forma bem mais rápida com protocolos de 0 e 1 h ou de 0 e 3 h. Uma dosagem isolada na admissão do paciente com dor torácica pode alcançar valor preditivo negativo de 95%, semelhante à estratégia de seriar troponina durante 6, 9 e 12 h. Caso o paciente chegue com início da dor muito precocemente, uma segunda amostra com intervalo de 3 horas consegue uma sensibilidade próxima a 100% para IAM.
- As principais vantagens das TnUs são a capacidade de se excluir precocemente o IAM e diagnosticar aqueles pacientes com história e ECG sugestivos e que não seriam detectados como IAM, mesmo com troponinas convencionais seriadas. As TnUs descartam IAM, mas o paciente ainda pode estar apresentando um quadro de angina instável (troponinas negativas). Lembrar que o mais importante na tropo-US não é o valor inicial isoladamente que pode vir alterado em muitos pacientes, mas sim uma variação significativa entre as dosagens.

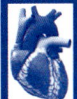

Como interpretar os níveis de troponina ultrassensível em pacientes com suspeita de síndrome coronariana aguda (Figura 18.2)?

Caso a primeira medida venha abaixo do limite superior da normalidade (LSN) e o paciente já tenha > 6 h do início dos sintomas, escore GRACE abaixo de 140 e outros diagnósticos diferenciais (p. ex., embolia pulmonar) excluídos ou considerados pouco prováveis, o paciente seria encaminhado para teste não invasivo para isquemia (idealmente teste não invasivo com o uso de imagem), o qual pode ser realizado ainda durante a internação ou de forma precoce ambulatorialmente.

Caso a primeira medida seja abaixo do LSN, mas o paciente tenha iniciado os sintomas há menos de 6 horas, o indicado é repetir nova medida de TnUs após 3 h da coleta da primeira amostra. Se na segunda dosagem a TnUs persistir abaixo do limite superior da normalidade, segue-se a mesma estratégia adotada acima. Caso a TnUs se eleve acima destes limites, seguir estratégia abaixo.

Se os valores estiverem aumentados mas abaixo de cinco a seis vezes o LSN, o indicado é repetir nova medida de TnUs após 3 h da coleta da primeira amostra. Se as medidas não apresentarem mudança expressiva entre si, avaliar outros diagnósticos diferenciais. Se aumento relevante (acima de uma vez o LSN ou aumento de 50% do valor inicial), considerar encaminhar o paciente para cinecoronariografia. Ex: paciente com quadro de dor torácica chega à emergência com ECG inespecífico e primeira TnUs colhida é de 0,8 (normal até 0,5). Segunda medida colhida após 3 h é 1,1 (aumento entre as duas dosagens de 0,3, portanto menor que 0,5), deve-se avaliar outros diagnósticos. Já se a segunda dosagem vier de 2,1 (diferença de 1,3 e assim bem acima de 0,5), considerar fortemente encaminhar para cinecoronariografia. Lembrar que a variação considerada significativa entre as duas dosagens vai depender do *kit* utilizado (o valor deverá ser informado pelo laboratório). Há ainda um novo protocolo também com boa acurácia e que permite, em muitos casos, liberar o paciente mais precocemente, que é a coleta da troponina Us na chegada e 1 hora depois, avaliando-se a variação entre essas duas dosagens. Os protocolos de 1 h são válidos com a troponina T Us Elecsys (Roche) e troponina I Us Architect (Abbott).

Caso o paciente com quadro clínico sugestivo de SCA apresente níveis iniciais de TnUs muito elevados (acima de cinco a seis vezes o limite superior da normalidade) o mesmo já poderia ter estratégia invasiva com cinecoronariografia indicada. Ressalta-se que para isto o quadro clínico tem que ser considerado sugestivo (p. ex., dor torácica típica). Um paciente que chega com um mal-estar inespecífico na emergência e que alguém solicita TnUs em meio a vários exames e a mesma vem com alteração tem que ser avaliado de forma criteriosa. Na dúvida, repete-se outra dosagem de TnUs após 3 h da primeira coleta para avaliar o comportamento da mesma. Caso persista inalterado, isso fala contra SCA, devendo ser consideradas outras hipóteses.

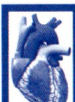

Toda elevação de marcador de necrose significa infarto do miocárdio?

Não! A definição universal do IAM tem como critérios elevação e queda do marcador de necrose miocárdica (preferencialmente troponina) com pelo menos um valor acima do percentil 99 do limite máximo de referência, associado a pelo menos um dos seguintes parâmetros:
- sintomas de isquemia;
- nova alteração de ST, onda T ou BRE novo;
- desenvolvimento de onda Q patológica;
- evidência de nova perda de miocárdio ou nova alteração segmentar em exames de imagem;
- presença de trombo intracoronário visto à angiografia ou necropsia.

Além disso, outras condições podem estar associadas à elevação de marcadores: taquiarritmias, insuficiência cardíaca, miocardite, emergência hipertensiva, sepse, estenose aórtica, síndrome de Tako-Tsubo, dissecção de aorta, TEP, hipertensão pulmonar, AVC/HSA, entre outras. Nesses casos chamamos de injúria miocárdica.

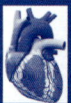

Como interpretar os níveis de troponina ultrassensível em pacientes com doença renal crônica?

Níveis de TnUs costumam ser mais aumentados nesta população, mesmo na ausência de injúria miocárdica aguda. A hipótese mais levantada hoje em dia é que, através de algum mecanismo cardiorrenal ainda não completamente definido, estes pacientes apresentam níveis de inflamação aumentados e isto termina afetando o coração.

Um estudo já observou que para manter a acurácia da troponina na população com ClCr < 60 mL/min seria necessário elevar o *cut-off* do LSN entre 1,9 e 3,4 vezes, a depender do *kit* usado. Ou seja, enquanto na população normal um valor de troponina US de até 0,03 seria considerado normal, em um paciente com ClCr reduzida isto poderia subir para 0,09, por exemplo.

Um valor inicial já muito alterado de TnUs (digamos dez ou vinte vezes o percentil 99) aumenta muito a chance de ser um evento agudo.

Além disso, um fator que não parece ser modificado nesta população é a variação absoluta entre dosagens em intervalos diferentes. Se os níveis de TnUs estiverem aumentados cronicamente pela DRC na ausência de evento agudo, a tendência é que dosagens distantes 1 h ou 3 h sejam bastante similares. Já se houver uma variação relevante entre as duas dosagens (p. ex., sair de três vezes o limite superior da normalidade para seis vezes), há chance maior de ser evento agudo (Figura 18.2).

A TnUs pode ser usada em pacientes com disfunção renal crônica, desde que lembremos que os valores basais nesta população podem ser maiores que na população normal, mesmo na ausência de lesão miocárdica aguda, e de que a variação absoluta entre duas dosagens parece ser um marcador mais confiável de lesão aguda.

Exames de imagem

- Ecocardiograma transtorácico – deve ser realizado precocemente em todos os pacientes com suspeita de síndrome coronariana aguda. Além de ajudar na detecção de diagnósticos diferenciais (p. ex., estenose aórtica, miocardiopatia hipertrófica), o exame ajuda na avaliação prognóstica de pacientes com coronariopatia. **Indivíduos com fração de ejeção (FE) < 40% são considerados de risco elevado para eventos cardiovasculares, apresentando benefício com a realização rotineira de cateterismo cardíaco.**
- Vários exames podem ser utilizados para a avaliação não invasiva de isquemia:
  - cintilografia miocárdica (consultar capítulo específico);
  - ecocardiograma sob estresse (consultar capítulo específico);
- Considerar o uso de angiotomografia de coronárias em pacientes com:
  - probabilidade pré-teste baixa ou moderada de doença arterial coronariana;
  - ECG não diagnóstico;
  - marcadores de necrose miocárdica negativos.
- A angiotomografia de coronárias possui um alto valor preditivo negativo, sendo mais indicada para descartar do que confirmar o diagnóstico de DAC.

Diagnósticos diferenciais

- Entre pacientes que chegam à sala de emergência com dor torácica aguda, a prevalência esperada de IAM com supra é de 5-10%; de IAM sem supra, 15-20%; de angina

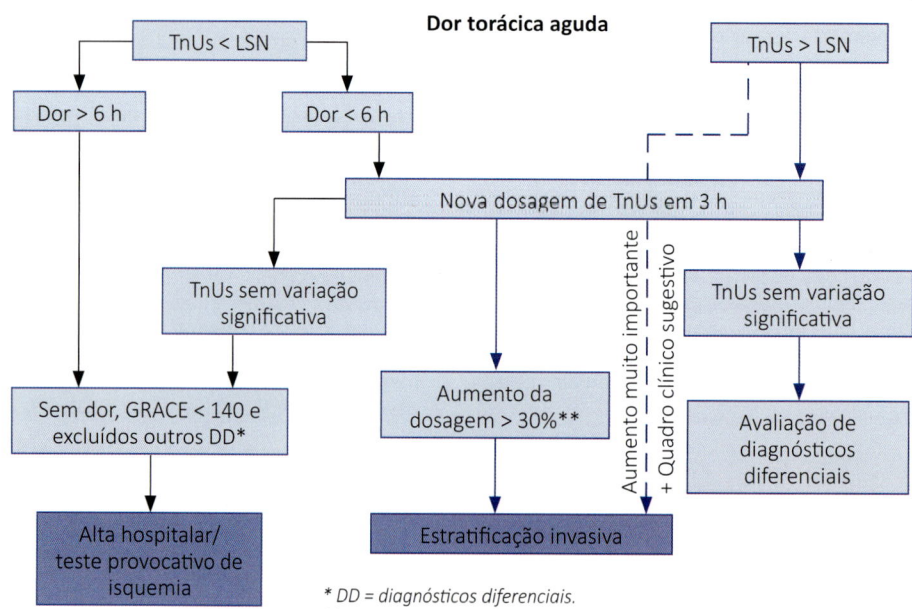

*DD = diagnósticos diferenciais.
** O aumento considerado significativo entre as duas dosagens, pode variar conforme o *kit* de troponina ultrassensível utilizado.

Figura 18.2. Interpretando a troponina ultrassensível (*Fast track rule-out*).

instável, 10%; de outras causas cardíacas, 15% e de doenças não cardíacas, 50%.
- Os principais diagnósticos diferenciais da SCA no contexto de dor torácica aguda são: miocardiopatias como a hipertrófica, taquiarritmias, miopericardite, emergência hipertensiva, sepse, estenose aórtica, síndrome de Tako-Tsubo, dissecção de aorta, TEP, pneumotórax, esofagite, pancreatite, colecistite, doença musculoesquelética e distúrbios de ansiedade.
- Sempre considerar entre os diagnósticos diferenciais dissecção de aorta, TEP e pneumotórax hipertensivo, pois são causas que potencialmente podem causar óbito se não diagnosticadas e tratadas adequadamente.
- Para maiores detalhes, ver Capítulo 15.

Estratificação de risco

- Uma vez dado o diagnóstico SCASST, deve-se estratificar o risco de o paciente evoluir de forma desfavorável. Há vários escores para tal fim. Os dois mais conhecidos são os de Braunwald (Escore Pontual – Tabela 18.1) e o TIMI *Risk* (Tabela 18.2). Contudo, **o escore com melhor acurácia e menor subjetividade nesse grupo de pacientes é o GRACE** (http://www.outcomes-umassmed.org/grace/acs_risk/acs_risk.html).

Tabela 18.2. Estratificação de risco – SCASSST – TIM Risk

Idade ≥ 65 anos

Três ou mais fatores de risco para DAC (HAS, DM, dislipidemia, tabagismo ativo, história familiar de DAC)

CATE prévio com estenose coronariana ≥ 50%

Elevação de marcadores de necrose miocárdica

Uso de AAS nos últimos 7 dias

Infra de ST ≥ 0,5 mm

Dois ou mais episódios de angina nas últimas 24 horas

Cada item vale 1 ponto
- 0-2 pontos: baixo risco
- 3 ou 4 pontos: risco intermediário
- 5 ou mais pontos: alto risco

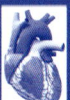

Fiz a estratificação de risco isquêmico pelos escores TIMI, GRACE e Braunwald e em dois deles o risco foi intermediário e em um deles o risco foi alto. Qual devo considerar?

Recomenda-se avaliar o risco por mais de um escore e sempre considerar o pior cenário (o maior risco) para a tomada de decisão. No caso acima, o paciente seria considerado de alto risco.

Tabela 18.1. Estratificação de risco de eventos adversos em pacientes com SCASSST – Escore Pontual

	Alto	Moderado	Baixo
Variável prognóstica	Pelo menos uma das características seguintes deve estar presente:	Nenhuma característica de alto risco, mas com alguma das seguintes:	Nenhuma característica de risco intermediário ou alto, mas com alguma das seguintes:
História	Agravamento dos sintomas nas últimas 48 horas. Idade > 75 anos	Idade 70-75 anos Infarto prévio, doença cerebrovascular ou periférica, diabetes *mellitus*, cirurgia de revascularização, uso prévio de AAS	
Dor precordial	Dor prolongada (> 20 min) em repouso	Angina de repouso > 20 min, resolvida, com probabilidade de DAC moderada a alta. Angina em repouso ≤ 20 min, com alívio espontâneo com nitrato. Novo episódio de angina classe III ou IV da CCS nas últimas 2 semanas sem dor prolongada em repouso, mas com moderada ou alta probabilidade de DAC	Angina provocada por menores esforços. Angina de início entre 2 semanas e 2 meses da atual avaliação
Exame físico	Edema pulmonar, piora ou surgimento de sopro de regurgitação mitral, B3, novos estertores, hipotensão, bradicardia ou taquicardia		
Eletrocardiograma	Infradesnível do segmento ST ≥ 0,5 mm (associado ou não a angina), alteração dinâmica do ST, bloqueio completo de ramo, novo ou presumidamente novo Taquicardia ventricular sustentada	Inversão da onda T; ondas Q patológicas	Norma ou inalterado durante o episódio de dor
Marcadores séricos de isquemia*	Acentuadamente elevados	Discretamente elevados	Normais

* Troponina I cardíaca (TnIc), troponina T cardíaca (TnTc) ou creatinoquinase MB (CK-MB) (preferencialmente massa) elevados = acima do percentil 99; elevação discreta = acima do nível de detecção e inferior ao percentil 99.

Fonte: Braunwald 11ª edição.

- Além do risco de eventos trombóticos, a ocorrência de sangramento também está associada a pior prognóstico nos pacientes com SCASST.
- As diretrizes atuais também preconizam a estimativa do risco de sangramentos em todos os pacientes com SCASST para auxiliar na estratégia de tratamento. O escore recomendado pela diretriz europeia de SCASST é o CRUSADE (http://www.crusadebleedingscore.org/).

▪ Estratégia invasiva vs. conservadora

- A cinecoronariografia tem um importante papel no manejo de pacientes com SCA sem supra de ST, pois permite:
  – confirmar ou excluir a presença de doença arterial coronariana obstrutiva, guiando o tratamento antitrombótico e evitando exposição desnecessária a estes medicamentos;
  – identificar a lesão culpada;
  – estabelecer a indicação de revascularização e qual a melhor estratégia de acordo com a anatomia coronariana (tratamento percutâneo ou cirúrgico);
  – estratificar o risco do paciente em curto e longo prazos;
- Com base nos estudos randomizados e em metanálises disponíveis até o momento, a estratégia invasiva reduz a ocorrência de óbito, infarto, angina e reospitalizações por angina, quando comparada à estratégia conservadora, principalmente em pacientes de alto risco.
- A decisão entre estratégia invasiva *versus* conservadora e o tempo ideal para sua realização deve se basear na estratificação do risco do paciente pelos escores citados anteriormente. Sugestão deste manual baseado na diretriz europeia de SCASST na Figura 18.3

- Mesmo que o paciente seja de alto risco, não se deve optar por estratégia invasiva se:
  – houver reduzida expectativa de vida por outras comorbidades (p. ex., câncer avançado com prognóstico reservado);
  – o paciente recusar a realização de métodos de revascularização (cirúrgica ou percutânea).

▪ Tratamento

Suporte geral

Medidas gerais
• Se houver baixo risco, manter em pronto-socorro ou unidade de dor torácica. Se houver risco intermediário ou alto, deve-se idealmente manter na unidade coronariana (UCO)/UTI.
• Monitoração eletrocardiográfica contínua.
• Acesso venoso periférico.
• Prover O_2 suplementar se saturação < 90%. Iniciar com cateter de O_2 2-4 L/min.
• Se dor torácica refratária ao uso de nitratos (*vide* a seguir), usar morfina, intravenosa (IV), 2 a 4 mg (dose diretriz brasileira). A medicação pode ser repetida a cada 5 a 10 minutos. Evitar em casos de náuseas/vômitos. Ter cuidado nos casos de hipotensão.

Nitratos
• Dinitrato de isossorbida: 5 mg sublingual – fazer até três doses, separadas por 5 minutos.
• Nitroglicerina: iniciar com 10 µg/min e ir aumentando até controle dos sintomas/PA.
• Indicações: hipertensão, congestão pulmonar, dor anginosa ativa.
• Contraindicações: pressão arterial sistólica (PAS) < 100 mm/Hg, uso de sildenafil nas últimas 24 horas ou tadalafil nas últimas 48 horas.

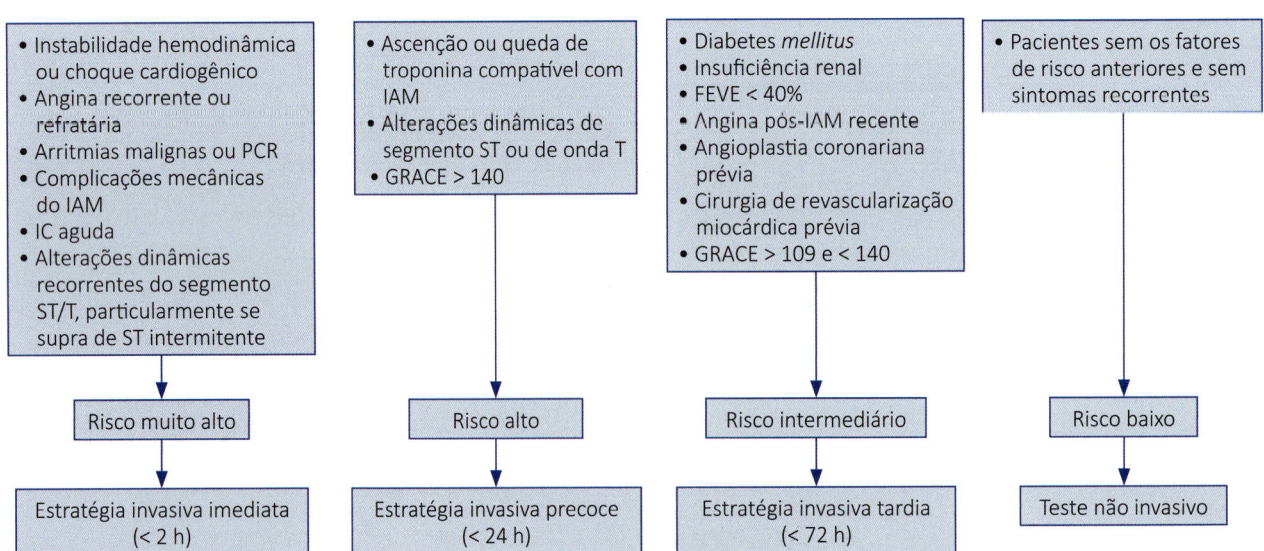

Figura 18.3. **Estratificação do risco do paciente com base na diretriz europeia de SCASST.**

Antiplaquetários

AAS

- Dose inicial ao chegar ao hospital: 200-300 mg, via oral (VO), macerados.
- Após dose inicial, manter em 100 mg/dia, VO.
- Usar em todos os casos suspeitos de SCASST, exceto se contraindicações.
- Contraindicações: alergia comprovada, sangramento digestivo ativo.

Clopidogrel

- Dose inicial ao chegar ao hospital – 300 a 600 mg, VO.
- Dose de manutenção: 75 mg/dia.
- A maioria dos serviços inicia essa medicação na sala de emergência. Alguns serviços com disponibilidade de cateterismo com < 24 horas optam por fazer a medicação apenas após ver a anatomia coronariana na cinecoronariografia, pois se porventura o caso for cirúrgico, não haverá necessidade de aguardar-se 5 dias da suspensão do clopidogrel para realizar a cirurgia.
- Associado ao AAS, o clopidogrel diminuiu em 20% a incidência de eventos combinados (reinfarto, AVCI e morte) quando comparado com AAS isolado (estudo CURE).
- Benefício observado independente do risco do paciente (baixo, intermediário ou alto).
- É melhor que a ticlopidina, já que tem duração superior e início de ação mais rápido e causa menos efeitos colaterais (p. ex., púrpura trombocitopênica trombótica, neutropenia, etc.).
- Caso seja necessária a revascularização cirúrgica, deve-se suspender a medicação pelo menos 5 dias antes. Em situações de emergência, considerar transfusão de plaquetas.
- Após SCASST, manter a medicação por 12 meses, exceto se risco excessivo de sangramento.

Prasugrel

- Dose inicial: 60 mg, VO.
- Dose de manutenção: 10 mg ao dia, VO.
- Avaliado no estudo TRITON-TIMI-38: em comparação ao clopidogrel, diminuiu eventos combinados (reinfarto, AVCI e morte), principalmente à custa de reinfarto, com maior benefício no subgrupo de diabéticos.
- Redução também de trombose de *stent*.
- **Evitar no caso de AVCI prévio, peso < 60 kg ou idade > 75 anos – por causa do risco aumentado de sangramento.**
- Nos pacientes do TRITON que possuíam SCASST, o prasugrel era iniciado apenas após conhecer a anatomia coronariana.
- Em caso de necessidade de revascularização cirúrgica, suspender a medicação pelo menos 7 dias antes da cirurgia.

Ticagrelor

- Dose inicial: 180 mg, VO.
- Dose de manutenção: 90 mg, duas vezes ao dia, VO.
- Avaliado no estudo PLATO: mostrou-se superior ao clopidogrel, diminuindo desfechos compostos (morte por causa cardiovascular, AVC e IAM) de 11,7% para 9,8%. Diminuiu mortalidade cardiovascular de 5,1% para 4% (redução de 21%).
- É um inibidor reversível do receptor P2Y12, podendo ser iniciado já na sala de emergência (*upstream*). Caso a cinecoronariografia mostre posteriormente que o caso é de indicação cirúrgica, suspender a medicação pelo menos 5 dias ou mais antes do procedimento.
- Contraindicações: alergia à medicação, passado de acidente vascular cerebral hemorrágico (AVCH), hemorragia ativa, plaquetopenia importante, hepatopatia moderada/grave, pacientes em diálise, pacientes em uso de inibidores potentes CPY3A4 (p. ex., claritromicina, cetoconazol).
- Usar com cautela em pneumopatas (um dos efeitos colaterais da medicação é a dispneia, a qual ocorre com mais frequência nesse grupo de pacientes) e em pacientes com risco aumentado de bradicardia (p. ex., doença do nó sinusal sem marca-passo implantado, bloqueio atrioventricular (BAV) de segundo ou terceiro grau) por causa da incidência aumentada de pausas ventriculares.

Antagonistas dos receptores glicoproteicos IIb/IIIa

- Cada vez mais o uso de antagonistas dos receptores glicoproteicos IIb/IIIa tem sido iniciado apenas na sala de hemodinâmica em casos específicos. Os pacientes que apresentam maior benefício com esse grupo de medicações são os que serão submetidos à angioplastia e que:
  – possuem troponina alterada; e/ou
  – possuem trombos evidenciados pela angiografia.
- Abciximab: dose inicial – 0,25 mg/kg/min, IV, em *bolus*. Manutenção – 0,125 μg/kg, IV, em 12 horas (indicado apenas na sala de hemodinâmica pelo hemodinamicista).
- Tirofiban: dose inicial – 0,4 μg/kg/min por 30 minutos. Manutenção – 0,1 μg/kg/min por 48-96 h. Se iniciado na sala de hemodinâmica – dose inicial – 10 μg/kg, IV, ao longo de 3 minutos. Manutenção – 0,15 μg/kg/min por 12-24 h.
- Eptifibatide: não disponível no Brasil.

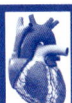 **Em quais pacientes com dupla antiagregação plaquetária devo usar o inibidor de bomba de prótons?**

Recomenda-se em pacientes com história de hemorragia ou úlcera gastrointestinal, em uso de anticoagulante, uso crônico de AINE ou corticoide ou com duas ou mais das seguintes características:
- idade ≥ 65 anos;
- dispepsia;
- DRGE;
- infecção por *H. pylori*;
- uso crônico de álcool.

Síndrome Coronariana Aguda sem Supradesnivelamento do Segmento ST

Antitrombóticos

Heparinas

- Heparina não fracionada (HNF): dose inicial de 60 UI/kg (máximo de 4.000 UI) e manutenção de 12 UI/kg (infusão inicial máxima de 1.000 UI/h). Após isso, fazer TTPA de 6/6 h objetivando manter TTPA entre 50 e 70 s.
- Enoxaparina: dose – 1 mg/kg, de 12/12 h. Se > 75 anos – 0,75 mg/kg, de 12/12 h. Se ClCr < 30 mL/min – 1 mg/kg, uma vez ao dia.
- Os antitrombóticos (heparinas ou fondaparinux) devem ser usados em todos os pacientes com diagnóstico de SCASST, salvo quando houver contraindicações.
- Contraindicações: sangramento ativo, plaquetopenia importante, história de plaquetopenia induzida por heparina, coagulopatia.
- De modo geral, a enoxaparina mostrou-se superior à HNF. Preferir a HNF se: pacientes com *clearance* de creatinina < 20 mL/min e em pacientes dialíticos [a *Food and Drug Administration* – FDA – não liberou o uso da enoxaparina nesses casos]; na possibilidade de cirurgia de emergência (tempo de meia-vida menor que a enoxaparina, além de ser inteiramente revertida pelo uso da protamina).
- Pacientes em uso de enoxaparina que vão realizar angioplastia: caso a última dose tenha sido administrada há menos de 8 horas, não é necessária dose adicional. Se entre 8 e 12 horas, dar 0,3 mg/kg, IV, em *bolus*. Se > 12 horas, repetir dose plena de Clexane®. Evitar uso combinado de enoxaparina e HNF (*crossover*).

Inibidores diretos de trombina

- Bivalirudina: não disponível no Brasil.

Inibidor seletivo do fator Xa

- Fondaparinux: dose – 2,5 mg, SC, uma vez ao dia.
- Medicação antitrombótica de escolha de acordo com a diretriz europeia de SCACSST.
- Vantagens em relação à heparina:
  - não precisa de ajuste de dose de acordo com o peso do paciente;
  - uma aplicação por dia, ao contrário da HBPM, que é usada duas vezes ao dia;
  - não precisa de correção em casos de insuficiência renal (evitar, contudo, em pacientes com ClCr < 20 mL/min).
- Caso o paciente seja submetido a ICP, fazer 50-60 UI/kg de HNF em *bolus* antes da angioplastia. No estudo OASIS-5, foi visto que pacientes que usavam fondaparinux e não recebiam *bolus* de HNF na sala de hemodinâmica apresentaram incidência maior de trombose de cateter.
- No estudo OASIS-5, a medicação mostrou-se tão eficaz quanto a enoxaparina em relação à diminuição de eventos (IAM, óbito, isquemia refratária), com a vantagem de causar menos sangramentos importantes (4% no grupo enoxaparina e 2,1% no grupo fondaparinux).

Anti-isquêmicos

Betabloqueadores

- Exemplos: propranolol – dose inicial – 10 mg, VO, de 12/12 h ou de 8/8 h ou Atenolol – dose inicial – 25 mg, VO, de 12/12 h ou Carvedilol – dose inicial – 3,125 a 6,25 mg, VO, de 12/12 h.
- Início precoce dos betabloqueadores é recomendado em pacientes com sintomas de isquemia em andamento ou pacientes com FE ≤ 40%, a não ser que haja contraindicações ou sinais de insuficiência cardíaca francamente descompensada.
- Contraindicações: PR > 0,24 s, BAV de segundo ou terceiro grau sem marca-passo implantado, frequência cardíaca (FC) < 50 batimentos por minuto (bpm), PAS < 90 mmHg, congestão pulmonar evidente, broncoespasmo ativo, doença arterial periférica com isquemia crítica de membros.
- **A história pregressa de broncoespasmo ou doença pulmonar obstrutiva crônica (DPOC) não é contraindicação absoluta ao betabloqueador.** Nesses casos, pode-se optar por um agente beta-1 seletivo em doses menores que as habituais e observar a reação do paciente com a medicação (p. ex., bisoprolol 1,25 mg uma vez ao dia).
- O uso do betabloqueador intravenoso deve ser desencorajado, pois no estudo COMMIT, que englobava basicamente pacientes com IAM com supra de ST, houve aumento na incidência de choque cardiogênico com o uso rotineiro de metoprolol IV. Nesse estudo, os principais fatores de risco para o desenvolvimento de choque cardiogênico após o início do betabloqueador foram: idade > 70 anos, PAS < 100 mmHg, FC > 110 bpm ou < 60 bpm, tempo prolongado entre o início dos sintomas e o atendimento hospitalar.
- Reservar o uso IV para situações de dor refratária às medidas iniciais (como utilização de nitratos), taquicardia mantida não compensatória e hipertensão arterial sistêmica.
- Nos casos de disfunção ventricular esquerda compensada, priorizar o uso de succinato de metoprolol, carvedilol ou bisoprolol.
- Independentemente da droga escolhida, deve-se sempre objetivar manter a FC ao redor de 60 bpm, a não ser que haja efeitos secundários limitantes (p. ex., hipotensão).

Antagonistas dos canais de cálcio

- Exemplos: diltiazem – dose inicial – 30 mg, VO, de 8/8 h ou Verapamil – dose inicial – 80 mg, VO, de 8/8 h.
- Usar nos casos em que haja contraindicação específica para o betabloqueador (broncoespasmo, isquemia crítica de membros, etc.).
- Contraindicações: PR > 0,24 s, BAV de segundo ou terceiro grau sem marca-passo implantado, FC < 50 bpm, PAS < 90 mmHg, sinais de disfunção de ventrículo esquerdo.

■ Inibição do sistema renina-angiotensina-aldosterona

Inibidores da enzima de conversão da angiotensina (IECA)

- Exemplos: captopril – dose inicial – 12,5 mg, VO, de 8/8 h ou Enalapril – dose inicial – 2,5 mg, VO, de 12/12 h.
- Iniciar o uso nas primeiras 24 horas, a não ser que haja contraindicações específicas.
- Contraindicações: hipercalemia, estenose de artéria renal bilateral ou unilateral de rim único, piora importante da função renal, história de alergia à medicação, PAS < 100 mmHg.
- O benefício da medicação é maior nos pacientes com disfunção ventricular esquerda (FE < 40%), diabetes ou hipertensão.

Bloqueadores dos receptores da angiotensina

- Exemplo: losartana – dose inicial – 25 mg, VO, uma vez ao dia.
- Usar nos casos em que houver intolerância ao IECA (p. ex., tosse seca, angioedema/urticária). Excetuando-se tais situações, as contraindicações são as mesmas dos IECA (hipercalemia, piora importante da função renal basal, etc.).

Antagonistas da aldosterona

- Exemplos: espironolactona – dose inicial – 25 a 50 mg VO, uma vez ao dia.
- Eplerenona – não disponível no Brasil.
- Deve ser usada se FE ≤ 40% e presença de diabetes ou sintomas de ICC, desde que não haja contraindicações.
- Contraindicações: Cr > 2,5 em homens ou > 2 em mulheres, ClCr < 30 mL/min, K > 5 mEq/L.
- O estudo que mostrou benefício dos antagonistas da aldosterona no período pós-IAM foi o EPHESUS, que utilizou a medicação eplerenona. Contudo, como ela não se encontra disponível no Brasil, termina-se utilizando a espironolactona nesse cenário. Ela já foi estudada na insuficiência cardíaca crônica (estudo RALES), tendo mostrado resultados similares em relação à diminuição de desfechos.

Hipolipemiantes

Estatinas

- Estatinas de alta intensidade (redução > 50% do valor de LDL): atorvastatina – 40 a 80 mg ao dia, rosuvastatina 20 a 40 mg ao dia ou sinvastatina 40 mg + ezetimibe 10 mg ao dia.
- As estatinas de alta intensidade devem ser prescritas a todos os pacientes com SCASST, a não ser que haja contraindicações ou intolerância.
- Contraindicações: hepatopatia descompensada, alergia à medicação, gestação, amamentação.
- A sugestão do alvo de LDL em paciente com evento coronariano agudo prévio é < 50 mg/dL. Sabe-se que 5 mg de rosuvastatina equivalem a 10 mg de atorvastatina e a 20 mg de sinvastatina. Essa dose é capaz de reduzir em 30 a 40% a LDL basal. Após isso, a cada vez que se dobrar a dose da medicação haverá um decréscimo adicional de 6% no valor de LDL. Se um paciente possuir LDL de 110 mg/dL, provavelmente uma estatina de alta intensidade já será suficiente para colocá-lo na meta. Já se a LDL inicial for de 170, provavelmente esse paciente necessitará de dose máxima da medicação, podendo, mesmo assim, não atingir o alvo esperado. Isto é apenas uma regra geral. Há pacientes que com 10 mg de atorvastatina apresentam queda da LDL de 180 mg/dL para 90 mg/dL, por exemplo.
- O estudo PROVE-IT TIMI-22 comparou atorvastatina 80 mg ao dia com pravastatina 40 mg ao dia no paciente agudo. Observou-se que com a dose máxima de atorvastatina houve redução de desfechos (IAM + morte + angina instável com necessidade de internação + revascularização) em 16%. Alguns serviços, baseados nessa evidência, utilizam atorvastatina 80 mg ao dia para todos os pacientes com síndrome coronariana aguda.

■ Exemplo de prescrição

- Paciente de 61 anos, 70 kg, hipertenso e tabagista, em uso de HCTZ 25 mg/d e enalapril 10 mg 2 × d, chega ao pronto-socorro com quadro de dor retroesternal em queimação, com irradiação para membro superior esquerdo há 1 hora, ainda presente na admissão. Pressão arterial de 150 × 90 mmHg, FC de 94 bpm. Exame físico e ECG sem alterações. Troponina US inicial de 4,8 (VR < 1). Hemograma, coagulograma e função renal sem alterações. LDL 122 mg/dL e triglicérides de 296 mg/dL. Optou-se por solicitar cateterismo cardíaco como estratégia de estratificação.

Exemplo de prescrição

1. dieta VO hipossódica. Jejum de 4 horas antes do cateterismo;
2. soro fisiológico a 0,9% – iniciar 70 mL/h durante 12 horas antes do cateterismo e manter por pelo menos 12 horas após o término do exame;
3. AAS 300 mg, VO, macerado agora (manutenção: AAS 100 mg VO após almoço);
4. dinitrato de isossorbida 5 mg sublingual agora e ACM;
5. ticagrelor 180 mg VO ou clopidogrel 600 mg VO agora;
6. manutenção: ticagrelor 90 mg VO de 12/12 h ou clopidogrel 75 mg VO uma vez ao dia;
7. fondaparinux 2,5 mg SC, uma vez ao dia ou enoxaparina 70 mg SC de 12/12 h;
8. enalapril 10 mg VO de 12/12 h;
9. atenolol 25 mg VO de 12/12 h;
10. atorvastatina 80 mg VO uma vez ao dia;
11. pantoprazol 20 mg VO uma vez ao dia em jejum;
12. morfina 2 mg, IV, ACM;
13. dextro de 6/6 h;
14. insulina R SC conforme dextro;
15. cateter de O_2 2-4 L/min se saturação de O_2 < 90%;
16. repouso absoluto no leito;
17. monitoração eletrocardiográfica contínua.

Leitura sugerida

- Mehta SR, Bassand JP, Chrolavicius S, et al., Current-Oasis 7 Investigators. Dose comparisons of clopidogrel and aspirin in acute coronary syndromes. N Engl J Med. 2010;363:930.
- Nicolau JC, Timerman A, Marin-Neto JA, Piegas LS, Barbosa CJDG, Franci A, Sociedade Brasileira de Cardiologia. Diretrizes da Sociedade Brasileira de Cardiologia sobre Angina Instável e Infarto Agudo do Miocárdio sem Supradesnível do Segmento ST. Arq Bras Cardiol. 2014;102(3 Supl. 1):1-61.
- Roffi M, Patrono C, Collet JP, et al. 2015 ESC Guidelines for the management of acute coronary syndromes in patients presenting without persistent ST-segment elevation. European Heart Journal. 2016;37:267-315.
- Wallentin L, Becker RC, Budaj A, et al. Ticagrelor versus clopidogrel in patients with acute coronary syndromes. N Engl J Med. 2009;361:1045.
- Wiviott SD, Braunwald E, McCabe CH, et al. Prasugrel versus clopidogrel in patients with acute coronary syndromes. N Engl J Med. 2007;357:2001.
- Amsterdam EA, Wenger NK, Brindis RG, et al. 2014 AHA/ACC Guideline for the Management of Patients With Non–ST-Elevation Acute Coronary Syndromes: Executive Summary. Circulation. 2014;130:2354-2394.

capítulo 19

Síndrome Coronariana Aguda com Supradesnivelamento do Segmento ST

• Eduardo França Pessoa de Melo • Cristiano Guedes Bezerra • Fábio Augusto Pinton

■ Introdução

- A maior parte dos infartos com supradesnivelamento do segmento ST é causada por oclusão de uma artéria epicárdica. Os mecanismos envolvidos incluem a rotura de uma placa aterosclerótica com formação de trombo oclusivo no local, vasoespasmo e microembolias (Figura 19.1).
- Há uma importante correlação entre inflamação e instabilidade da placa, estando os níveis de interleucina-6 e de proteína C-reativa relacionados ao quadro clínico e ao desfecho da síndrome coronariana aguda.
- Em até 30% dos pacientes submetidos à coronariografia durante o evento agudo pode-se encontrar uma artéria relacionada ao infarto recanalizada. Nesses casos, a recanalização espontânea ocorreu antes da intervenção percutânea. Além disso, 10 a 20% dos pacientes se apresentam com coronariografia normal, confirmando que nem todos os casos são relacionados à aterosclerose.
- **Nos últimos anos a incidência das síndromes coronárias com supradesnivelamento de ST tem diminuído.** Esse fenômeno provavelmente tem relação com a melhora do tratamento clínico e do controle dos fatores de risco da população.

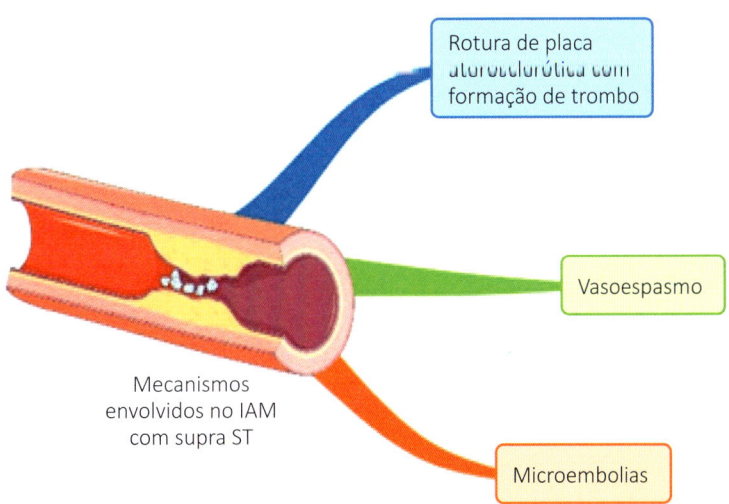

Figura 19.1. Mecanismos envolvidos no IAM com supra ST.

Síndrome Coronariana Aguda com Supradesnivelamento do Segmento ST

■ Diagnóstico

- História de dor torácica ou desconforto precordial ocorre em até 80% dos casos. Outras localizações como dor epigástrica e interescapular não são incomuns. **Apresentações atípicas são mais comuns em idosos, mulheres e diabéticos,** podendo apresentar-se como fadiga, dispneia ou síncope.
- Realizar eletrocardiograma (ECG) até 10 minutos após a chegada ao hospital em todo paciente com suspeita de síndrome coronariana aguda.
- Considerar registro de derivações adicionais como V7-V8 ou V3R-V4R na suspeita de infartos dorsais e de ventrículo direito, respectivamente.
- Para avaliação do eletrocardiograma, sugerimos os critérios utilizados pela quarta definição universal de infarto (Figura 19.2):
    - ponto J = ponto entre o fim do QRS e o início do segmento ST (na ausência de hipertrofia de VE ou bloqueio de ramo);
    - nova elevação do segmento ST, medida no ponto J, ≥ 1 mm em pelo menos duas derivações contíguas, com exceção de V2 e V3;
    - em V2 e V3, o critério depende do gênero e da idade do paciente:
        - se mulher: ≥ 1,5 mm;
        - se homem ≥ 40 anos: ≥ 2 mm;
        - se homem < 40 anos: ≥ 2,5 mm;
        - esta observação de V2 e V3 é bastante importante já que não é raro observarmos, nestas derivações, um supra de ST discreto em pacientes ambulatoriais assintomáticos;
    - em V3R, V4R, V7 e V8, considerar elevação do segmento ST, medida no ponto J ≥ 0,5 mm;
    - bloqueio de ramo esquerdo ou direito novo sugere probabilidade de infarto agudo do miocárdio (Figuras 19.3 e 19.4).
- Iniciar monitorização eletrocardiográfica pela possibilidade de arritmias ventriculares e colher exames de bioquímica e marcadores de necrose miocárdica. Não aguardar o resultado dos marcadores para iniciar a terapêutica.
- O ecocardiograma (ECO) pode ser útil nos casos em que há dúvida sobre a origem da dor. A presença de alterações segmentares diante de um quadro de dor torácica aguda sugere isquemia. O ECO também pode ajudar no

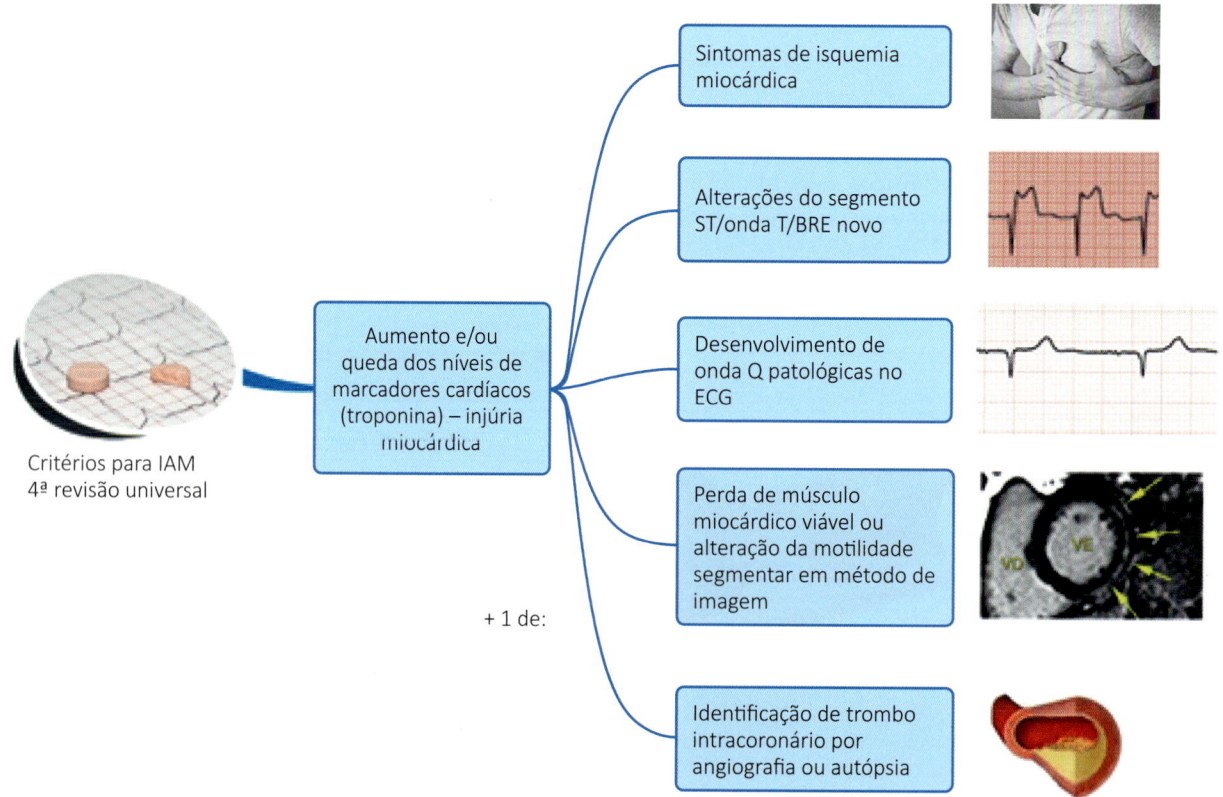

Figura 19.2. **Critérios para IAM – 4ª revisão universal.**

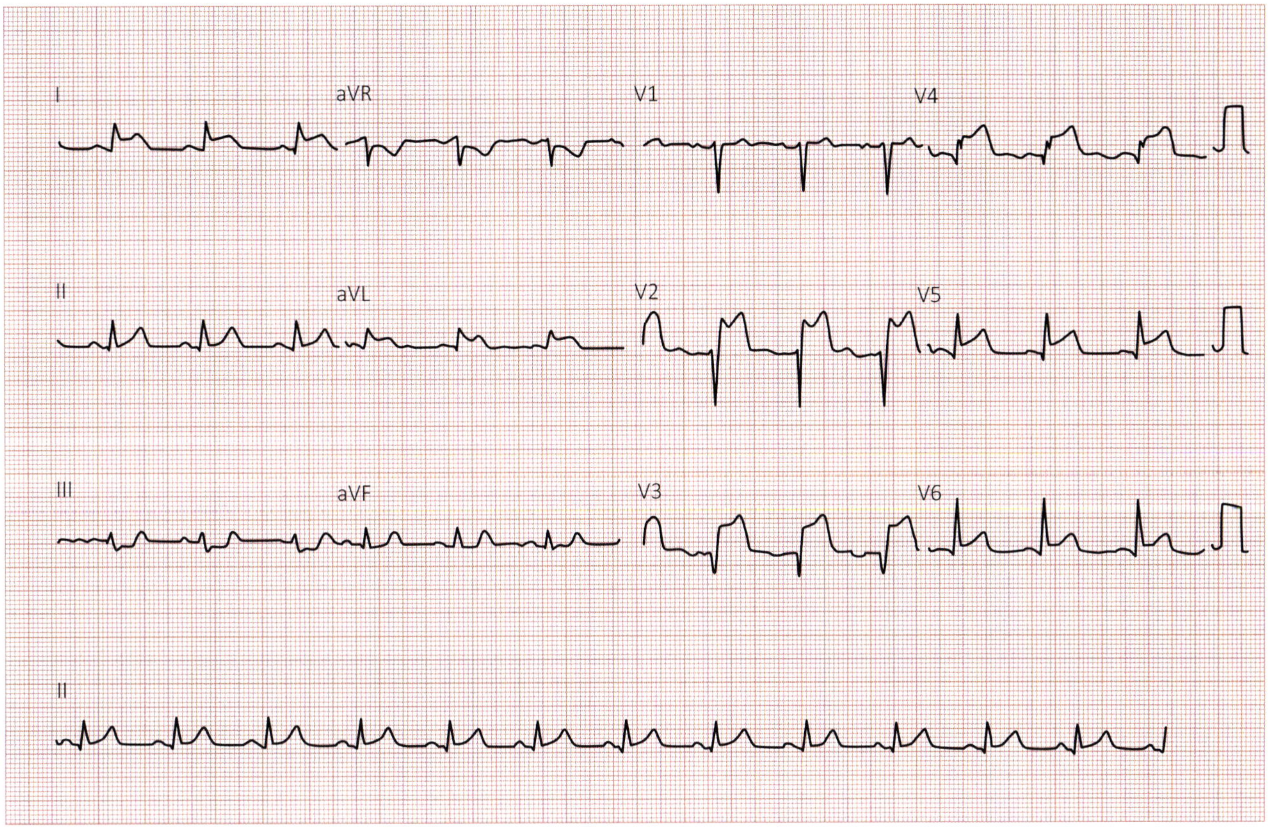

Síndrome Coronariana Aguda com Supradesnivelamento do Segmento ST

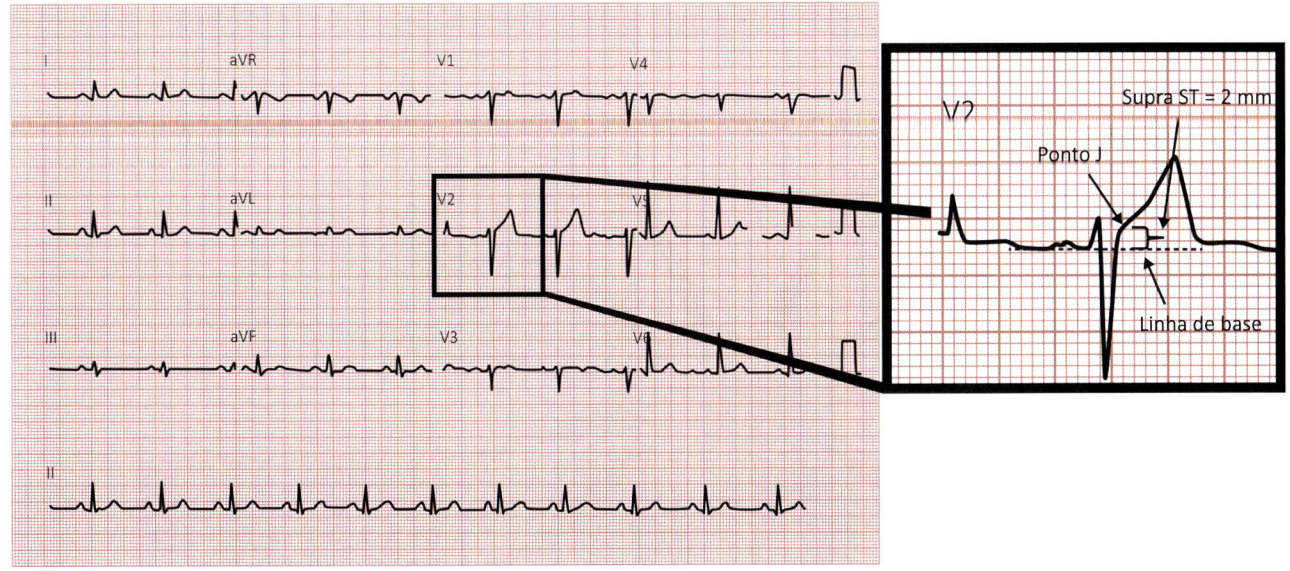

Figura 19.3. Exemplo de supra de ST que preenche critério para evento agudo.

Figura 19.4. Exemplo de supra de ST de 2 mm em paciente masculino de 30 anos que veio para consulta rotineira no ambulatório. Não preenche critério para supraisquêmico. Imagem retirada do nosso *Manual de Eletrocardiografia Cardiopapers*.

diagnóstico diferencial com dissecção de aorta, derrame pericárdico ou embolia pulmonar.
- Fatores de mau prognóstico são idade avançada, Killip II-IV, taquicardia, hipotensão, infartos de parede anterior, infarto prévio, diabetes, tabagismo e baixo peso (Figura 19.5).

■ Estratificação de risco

- Escore *Thrombolysis in Myocardial Infarction* (TIMI) tem maior validade nos pacientes que foram submetidos à terapia de reperfusão.
- Pacientes com síndrome coronariana aguda com supra de ST são considerados de alto risco para eventos, embora o grupo seja heterogêneo.

Estratificação de risco – Síndrome coronariana aguda com supra de ST – TIMI *Risk*

- Idade ≥ 75 anos (3 pontos).
- Idade de 65 a 74 anos (2 pontos).
- História de diabetes *mellitus* (DM), hipertensão arterial sistêmica (HAS) ou angina (1 ponto).
- Pressão arterial sistêmica (PAS) < 100 (3 pontos).
- Frequência cardíaca (FC) > 100 (2 pontos).
- Classes Killip II-IV (2 pontos).
- Peso < 67 kg (1 ponto).
- Supra de ST na parede anterior ou BRE (1 ponto).
- Tempo até terapia de reperfusão > 4 horas (1 ponto).
- Total de 14 pontos.
- 0-2 pontos – baixo risco (mortalidade hospitalar < 2%).
- 3-5 pontos – risco intermediário (mortalidade hospitalar de 10%).
- 8 ou mais pontos – alto risco (mortalidade hospitalar > 20%).

■ Terapia de reperfusão

- A terapia de reperfusão está indicada a todos os pacientes com história de dor torácica com até 12 horas do início dos sintomas na presença de supra de ST persistente ou bloqueio de ramo esquerdo novo.
- Pode-se considerar a terapia de reperfusão nos casos em que há evidência clínica ou eletrocardiográfica de isquemia, mesmo quando o início dos sintomas for maior que 12 horas, entre 12-48 horas.

■ Trombolíticos *versus* angioplastia

- Angioplastia primária é o tratamento de escolha, quando possível.
- Está indicada a pacientes com choque cardiogênico em até 36 horas após o início da dor e até 18 horas após o início do choque.
- O tempo porta-balão deve ser < 2 horas em qualquer paciente submetido à angioplastia primária. Nos pacientes que se apresentam em até 2 horas do início dos sintomas, esse tempo deve ser idealmente < 90 minutos.

 Há benefício comprovado de se usar a via radial como acesso vascular do cateterismo em pacientes com IAM com supra de ST?

Sim! No estudo Matrix o acesso radial diminuiu o risco relativo para mortalidade em 38%, sangramento maior, em 33%, e a incidência de insuficiência renal aguda, em 13%, quando comparado ao acesso femoral. Portanto, **a via radial, em centros com experiência, deve ser a primeira opção por reduzir sangramentos maiores, complicações vasculares e mortalidade,** quando comparada ao acesso femoral nos pacientes com síndrome coronariana aguda.

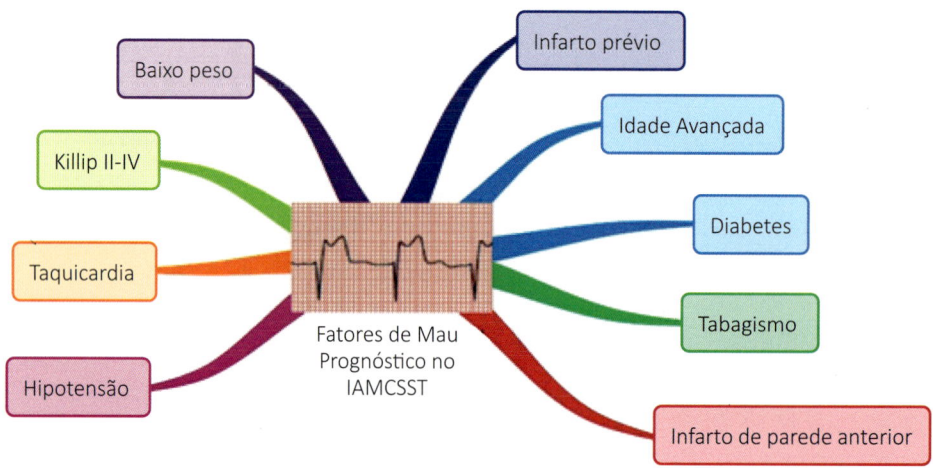

Figura 19.5. Fatores de mau prognóstico no IAM com supra de ST

Síndrome Coronariana Aguda com Supradesnivelamento do Segmento ST

Na fase aguda (cateterismo de emergência), devo tratar apenas a lesão culpada pelo IAM ou ser mais agressivo e intervir também sobre as outras lesões significantes?

Na fase aguda, a prioridade é tratar a lesão culpada. Porém, existem evidências que suportam a indicação de abordagem das lesões residuais não culpadas, mesmo em pacientes estáveis, no mesmo procedimento ou durante a internação (IIa). Assim, para tratar as lesões residuais existem três estratégias possíveis: tratar todas as lesões (culpadas e não culpadas) no mesmo procedimento (estudo Culprit); tratar a lesão culpada e na mesma internação, antes da alta, abordar as lesões residuais (estudos Prami e Danamy 3); tratar a lesão culpada e ambulatorialmente estratificar as demais lesões e abordá-las eletivamente.

No IAM com supra de ST associado a choque cardiogênico, devo abrir apenas a artéria culpada ou fazer revascularização completa?

São muitos os racionais teóricos que suportam a revascularização imediata de todas as lesões graves em um paciente infartado, principalmente quando em choque cardiogênico. O argumento mais plausível é que em tese melhoraríamos a perfusão miocárdica global e, consequentemente, a função cardíaca. Por outro lado, tratar todas as lesões implica alguns outros riscos: isquemia adicional (durante a manipulação), aumento do volume de contraste utilizado e maior risco de nefropatia, etc. Os resultados recentes do estudo Culprit-Shock mostraram que a composição de morte ou insuficiência renal aguda com necessidade de hemodiálise em 30 dias foi reduzida em 17% no grupo que tratou apenas a lesão culpada, quando comparado ao grupo que teve todas as lesões graves tratadas. Não houve, ainda, diferença no tempo até a estabilização hemodinâmica do paciente, necessidade de drogas vasoativas, nível de troponina e risco de AVC ou sangramento.

Qual *stent* usar em pacientes com IAM com supra de ST?

Stents farmacológicos, quando possível, devem ser a primeira opção. Quando comparados aos *stents* não farmacológicos nos pacientes com infarto com supra, os *stents* farmacológicos reduzem de forma significativa a incidência de reintervenções sem aumentar a taxa de complicações.

- A aspiração de trombo rotineira não é mais recomendada em casos de IAM com supra (classe III). Nos grandes estudos TASTE e TOTAL, não houve benefício significativo de desfechos clínicos com a aspiração de trombo rotineira, além de um risco aumentado de complicações neurológicas. É importante ressaltar que em casos selecionados, com alta carga trombótica, a tromboaspiração se associa à menor incidência de morte cardiovascular e pode ser recomendada a critério do hemodinamicista.
- O tratamento com fibrinolítico está indicado quando não há possibilidade de angioplastia primária em tempo adequado e na ausência de contraindicações.
- O tempo porta-agulha deve ser ≤ 10 minutos. Isto é, o tempo desde a entrada do paciente no serviço médico até o início da infusão do trombolítico deve ser ≤ 10 minutos.
- Preferir agentes fibrino-específicos. Considerar trombólise pré-hospitalar.

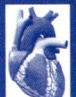
Ao receber um paciente com IAM com supra de ST em um hospital sem disponibilidade de cateterismo, o que fazer? Trombolisar ou transferir para um centro terciário?

Se o tempo entre o primeiro contato do paciente com a equipe de saúde e a insuflação do balão na hemodinâmica for estimado em menos de 2 horas, transferir o paciente. Caso contrário, optar por trombólise.

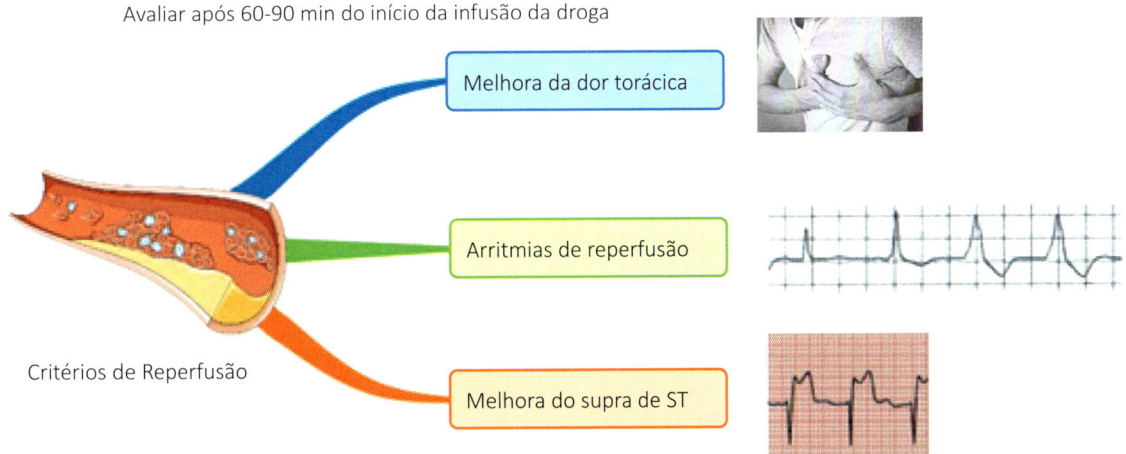

Figura 19.6. Como saber se o trombolítico reperfundiu a artéria? Persistência da dor e/ou do supra de ST são critérios que indicam a necessidade de transferência do paciente com urgência para angioplastia de resgate em um centro terciário.

- Mesmo que a trombólise tenha critérios de sucesso, é recomendada a transferência para coronariografia de rotina eletivamente nas primeiras horas após o atendimento. O estudo Transfer-AMI randomizou pacientes com IAM com supra de ST atendidos em hospitais sem disponibilidade para angioplastia primária, para duas estratégias: trombólise seguida por transferência imediata do paciente nas primeiras 6 horas para realização do cateterismo *versus* trombólise seguida por transferência do paciente conforme a rotina do hospital ou em caso de necessidade de angioplastia de resgate. Houve redução de 36% da composição de morte, reinfarto, isquemia recorrente, insuficiência cardíaca ou choque cardiogênico em 30 dias no grupo da transferência imediata. O estudo Stream-AMI demonstrou que, entre pacientes com IAM com supra de ST que se apresentam precocemente ao hospital (até 3 horas do início dos sintomas), não houve diferença de morte, reinfarto, insuficiência cardíaca ou choque cardiogênico em 30 dias entre tratar o paciente com angioplastia primária ou com trombólise seguida por transferência para o cateterismo entre 6 e 24 horas após fibrinólise (Tabela 19.1).

Observação

Há certas divergências entre as diretrizes sobre as contraindicações absolutas e relativas ao uso dos trombolíticos. Por exemplo, na diretriz brasileira o AVCi é contraindicação absoluta quando ocorreu há menos de 3 meses, já na europeia o tempo é de 6 meses. Punções em locais não compressíveis nas últimas 24 h é considerada contraindicação absoluta na europeia e relativa na brasileira e o sangramento gastrointestinal no último mês também é contraindicação absoluta na europeia e relativa na brasileira.

- A diretriz europeia de 2017 recomenda que o paciente seja encaminhado ao cateterismo após 2 a 24 horas da fibrinólise bem sucedida (com critérios de reperfusão).

 O que fazer com o paciente que chega com infarto com supra de ST já em fase subaguda (> 12 horas)?

Não há benefício do uso de trombolíticos após 12 horas do início dos sintomas (estudo LATE). O maior benefício em mortalidade do seu uso é até 3 horas, com um benefício mais discreto quando utilizado entre 3 e 6 horas (estudo GISSI). Se com mais de 12 horas do início dos sintomas, a "hipótese da artéria aberta" postulava que a recanalização mecânica tardia poderia prevenir a expansão do infarto, a instabilidade elétrica e aumentaria o fluxo de colaterais para outros territórios. Porém, isso não foi comprovado em estudos posteriores como o OAT *Trial* (pacientes com artéria ocluída relacionada ao infarto e apresentação entre 3 e 28 dias após o evento agudo), que avaliou pacientes assintomáticos com apresentação tardia do IAM. Assim, se o paciente se apresenta com evolução > 12 horas, com quadro clínico e elétrico estável, a avaliação com cateterismo pode ser realizada de forma eletiva, como no IAM sem supradesnivelamento de ST. Caso o paciente tenha evolução > 12 horas mas ainda esteja sintomático (dor anginosa, instabilidade hemodinâmica ou elétrica), deve ser considerada a indicação para cateterismo com angioplastia primária. Apesar dessas observações, a diretriz europeia de 2017 sugere considerar a angioplastia primária mesmo em pacientes estáveis, que se apresentam entre 12 e 48 horas após o IAM com supradesnivelamento do segmento ST (IIa-B).

Tratamento

Medidas gerais

- Internação em unidade coronariana.
- Monitoração eletrocardiográfica contínua.
- Acesso venoso periférico.
- Prover O_2 suplementar em pacientes com congestão pulmonar ou hipoxemia (saturação < 90% ou PaO_2 < 60 mmHg). Iniciar com cateter nasal de O_2 2 a 4 L/min.
- Se houver dor torácica refratária ao uso de nitratos (vide abaixo), usar morfina intravascular (IV) de 1 a 5 mg. A medicação pode ser repetida a cada 5 ou 10 minutos. Evitar em casos de náuseas e vômitos. Ter cuidado nos casos de hipotensão.
- Não administrar anti-inflamatórios não esteroides (AINE) e descontinuar nos casos de uso crônico.

Tabela 19.1. Contraindicações ao uso dos trombolíticos nas síndromes coronárias agudas

Absolutas	- Sangramento intracraniano prévio ou AVC de origem desconhecida - Neoplasia do sistema nervoso central - Sangramento ativo (exceto menstruação) - Acidente vascular cerebral isquêmico nos últimos 3 meses - Trauma importante em rosto ou cabeça ou cirurgia maior nos últimos 3 meses - Malformação arteriovenosa (MAV) cerebral conhecida - Dissecção aguda de aorta
Relativas	- Punções em locais não compressíveis nas últimas 24 horas (punção lombar, biópsia hepática ou renal, etc.) - Acidente vascular isquêmico há mais de 3 meses - Gestação ou primeira semana no pós-parto - Uso de anticoagulantes orais - Sangramento interno recente (< 4 semanas) - Ressuscitação prolongada - Hipertensão refratária (PAS > 180 mmHg e/ou PAD > 110 mmHg) - Úlcera péptica ativa - Ressuscitação cardiopulmonar traumática ou superior a 10 minutos - Cirurgia nas últimas 3 semanas - Endocardite infecciosa - Doença hepática avançada - Uso há mais de 5 dias ou alergia à estreptoquinase (contraindicação exclusiva para a estreptoquinase)

Adaptado de: 2017 ESC Guidelines for the management of acute myocardial infarction in patients presenting with ST-segment elevation e das diretrizes brasileiras de IAM com supra de ST de 2015.

Nitratos

- Indicações – hipertensão arterial, congestão pulmonar, isquemia persistente.
- Dinitrato de isossorbida – 5 mg sublingual – administrar até três doses separadas por 5 minutos.
- Nitroglicerina – iniciar com 10 µg/min e ir aumentando até o controle dos sintomas e da pressão arterial.
- Contraindicações – PAS < 100 mmHg, uso de sildenafil nas últimas 24 horas ou tadalafil nas últimas 48 horas, suspeita clínica ou eletrocardiográfica de comprometimento do ventrículo direito.

Antiplaquetários

Aspirina

- Indicada a todos os pacientes com infarto com supra independentemente do tratamento (angioplastia, fibrinólise ou ausência de terapia de reperfusão).
- Na admissão: 200 a 300 mg, via oral, macerados.
- Manutenção: 100 mg, via oral/dia.
- Contraindicações: alergia comprovada, sangramento digestivo ativo, doença hepática grave, coagulopatia.
- ISIS-2 *Trial* mostrou benefício da associação entre aspirina e estreptoquinase (SK).

- Um inibidor do P2Y12 (clopidogrel, prasugrel ou ticagrelor) deve ser associado ao AAS em todos os pacientes e mantido idealmente por 1 ano.

Clopidogrel

- Indicado a todos os pacientes com infarto com supra. Único dos inibidores P2Y12 estudado para uso durante a terapia fibrinolítica. Após aproximadamente 12 horas da fibrinólise, o uso do ticagrelor foi não inferior ao clopidogrel em relação aos sangramentos maiores (TREAT study).
- Angioplastia:
  - Ataque: 300 a 600 mg, via oral, na admissão.
  - Manutenção: 75 mg, via oral/dia.
- Fibrinólise:
  - Dose de ataque: 300 mg se < 75 anos; sem ataque se > 75 anos.
  - Manutenção: 75 mg, via oral/dia.
- CLARITY *Trial*: pacientes < 75 anos, início dos sintomas < 12 horas; 99,7% tratados com fibrinólise foram randomizados para clopidogrel ou placebo. Na análise de 30 dias no grupo clopidogrel houve redução de desfecho combinado de morte, infarto, isquemia e redução de 20% nas taxas de revascularização de emergência. Baixas taxas de sangramento em ambos os grupos.
- Sem terapia de reperfusão:
  - Dose de ataque: 300 mg.
  - Manutenção: 75 mg, via oral/dia.

Prasugrel

- Indicado para os pacientes com infarto com supra nos quais se planeja uma intervenção coronária percutânea (angioplastia primária). Após definição da anatomia coronária no cateterismo.
- Maior inibição plaquetária e início de ação mais rápido (30 minutos) quando comparado ao clopidogrel.
- Maior benefício nos pacientes diabéticos e no infarto agudo do miocárdio (IAM) com supra.
- Contraindicações: > 75 anos, < 60 kg (ajustar dose), passado de AVC/AIT.
- Angioplastia:
  - Ataque: 60 mg, via oral, na admissão.
  - Manutenção: 10 mg, via oral/dia; 5 mg/dia se < 60 kg.
- Sem terapia de reperfusão:
  - Dose de ataque: 60 mg se < 75 anos.
  - Manutenção: 10 mg, via oral/dia; 5 mg/dia se < 60 kg.

Ticagrelor

- Indicado a todos os pacientes com infarto com supra não submetidos à fibrinólise. Pode ser utilizado após a fibrinólise no lugar do clopidogrel, sem aumento significativo nos sangramentos maiores (TREAT study).
- Antiplaquetário de efeito reversível (diferente de clopidogrel e prasugrel).
- Mostrou redução de mortalidade e de reinfarto comparado ao clopidogrel no estudo PLATO.
- Contraindicações: hemorragia ativa, acidente vascular cerebral hemorrágico (AVCH) a qualquer tempo, hepatopatia, hemodiálise, uso de inibidores do CYP3A4 (ritonavir, atazanavir, claritromicina e cetoconazol).
- Precaução em pacientes com bradiarritmias ou tendência a bradicardia e com antecedente de DPOC/asma (o medicamento pode induzir broncoespasmo).
- Angioplastia:
  - Ataque: 180 mg, via oral, na admissão.
  - Manutenção: 90 mg, via oral, duas vezes ao dia.
- Sem terapia de reperfusão:
  - Dose de ataque: 180 mg, via oral, na admissão.
  - Manutenção: 90 mg, via oral, duas vezes ao dia.

Antagonistas dos receptores glicoproteicos IIb/IIIa

- Indicados a pacientes que serão submetidos à angioplastia primária.
- A indicação é para pacientes submetidos à angioplastia primária, guiado pelo aspecto angiográfico, com maior benefício nos pacientes com grande quantidade de trombos.
- Portanto, seu uso deve ser considerado (a critério do hemodinamicista) em pacientes com fluxo lentificado após a angioplastia (*slow* or no *reflow*), alta carga trombótica ou outras complicações trombóticas.
- As evidências são maiores com abciximab nos pacientes com infarto com supra.

Síndrome Coronariana Aguda com Supradesnivelamento do Segmento ST

Antagonistas dos receptores glicoproteicos IIb/IIIa (continuação)

- Abciximab – dose inicial – 0,25 mg/kg, via intravenosa, em *bolus*. Manutenção – 0,125 µg//kg/min (máximo de 10 µg/min), via intravenosa, por 12 horas.
- Estudo ADMIRAL: abciximab administrado imediatamente antes do implante de *stent* em pacientes com supra. Houve redução do desfecho composto (óbito, infarto e necessidade de revascularização) em 30 dias e 6 meses.
- Tirofiban – dose inicial – 25 µg/kg, via intravenosa, em *bolus*.
- Manutenção – 0,15 µg/kg/min, via intravenosa, nos estudos pós-ATC primária foram usados por até 18 horas (alguns serviços usam por 24 horas).
- A dose inicial (ataque) tanto do abciximab quanto do tirofiban pode ser administrada por via intracoronária. No entanto, não há diferença de eventos duros entre as vias endovenosa e intracoronária.

Fibrinolíticos

- Estreptoquinase:
  - Dose de 1.500.000 UI diluídas em 100 mL de SF a 0,9% ou SG a 5%, IV, em 30-60 minutos.
  - Infundir em acesso exclusivo. Obter outro acesso para infusão de soro ou outras medicações, se necessário.
  - Contraindicada nos casos de infusão prévia.
  - Podem ocorrer reações alérgicas importantes.
  - Hipotensão: lentificar a infusão, Trendelemburg, eventualmente expansão com soro fisiológico.
- Alteplase (t-PA):
  - 15 mg, IV, em *bolus*, 0,75 mg/kg, IV, em 30 minutos, após 0,5 mg/kg, IV, em 60 minutos (não exceder a dose total de 100 mg).
  - Reconstituição da solução: dissolver o conteúdo de um frasco de alteplase liofilizado (50 mg) com 50 mL de diluente em condições assépticas, para obter uma concentração final de 1 mg de alteplase por mL. Para se obter a concentração final de 1 mg de alteplase por mL após a reconstituição, todo o diluente deve ser injetado no frasco que contém alteplase liofilizada, utilizando a cânula de transferência que está incluída na embalagem do produto. A solução reconstituída deve, então, ser administrada por via intravenosa como descrito anteriormente. A solução reconstituída pode ser diluída ainda mais em solução salina fisiológica estéril (0,9%). Não usar soro glicosado ou água destilada. Não deve ser administrado concomitantemente com outras drogas, nem no mesmo frasco de infusão, nem através do mesmo acesso venoso (nem mesmo com heparina).
  - GUSTO *Trial* comparou t-PA + heparina não fracionada (HNF) *versus* SK, mostrando menor mortalidade com t-PA, mas à custa de maior número de AVC.
- Reteplase (r-PA):
  - 10 U + 10 U, EV, em *bolus*, com intervalo de 30 minutos.
  - Utilizar diluente próprio para reconstituir a solução. A seguir, aplicar EV, em *bolus*, em um acesso exclusivo.
  - Não apresenta nenhuma vantagem em relação ao t-PA, exceto pela administração.

- Tenecteplase (TNK-tPA):
  - Dose única: 30 mg < 60 kg; 35 mg 60-70 kg; 40 mg 70-80 kg; 45 mg 80-90 kg; 50 mg > 90 kg.
  - Apresentação em seringa pronta para aplicação e graduada.
  - Redução de mortalidade equivalente à da t-PA, porém com menos sangramento.
  - Facilidade de administração, permitindo o uso pré-hospitalar.
- Critérios de reperfusão:
  - Redução do supra > 50% após 60 ou 90 minutos do início da infusão.
  - Melhora da dor.
  - Arritmias de reperfusão.
  - Pico precoce de marcadores de necrose miocárdica.

Antitrombóticos

Heparinas

- Indicadas a todos os pacientes com infarto com supra.
- Angioplastia:
  - HNF: dose inicial de 100 U/kg (60 U/kg se associados a antagonistas dos receptores glicoproteicos IIb/IIIa), via intravenosa, em *bolus*, na sala de hemodinâmica. Ajustar dose para manter TCA de 250-350 s; 200-300 s nos casos associados com antagonistas dos receptores glicoproteicos IIb/IIIa.
- Fibrinólise – Enoxaparina:
- Pacientes < 75 anos: *bolus*, EV, 30 mg. Iniciar, após 15 minutos, 1 mg/kg, SC, de 12/12 h, até alta hospitalar (máximo de 8 dias). Não ultrapassar 100 mg para as duas primeiras doses.
- Pacientes > 75 anos: não fazer o *bolus*. Iniciar 0,75 mg/kg, SC, de 12/12 h (máximo de 75 mg para as duas doses iniciais).
- *Clearance* < 30 mL/min: não fazer *bolus*; 1 mg/kg, uma vez ao dia.
- ASSENT-3 *Trial*: HBPM associada a TNK por, no máximo, 7 dias, reduziu o risco de internação por reinfarto e a persistência de isquemia durante a internação, quando comparada à HNF.
- ExTRACT-TIMI: mais de 20 mil pacientes tratados com fibrinolítico foram randomizados para enoxaparina durante a internação *versus* HNF por 48 horas. Redução significativa de 17% no desfecho primário (óbito ou reinfarto em 30 dias) a favor da enoxaparina. Aumento significativo de sangramentos maiores, porém sem aumento de sangramento intracraniano. Não houve diferença quanto ao fibrinolítico utilizado.
- Indicada para uso com todos os fibrinolíticos, inclusive estreptoquinase.
  Heparina não fracionada: em *bolus* 60 U/kg, máximo de 4.000 U. Manutenção de 12 U/kg, máximo de 1.000 U/h durante 24 ou 48 horas. Manter TTPA 50-70 (dosar a cada 6 horas).
  Sem terapia de reperfusão.
  Doses semelhantes às de pacientes submetidos à fibrinólise.
- Inibidores diretos de trombina
- Bivalirudina: não disponível no Brasil.

Síndrome Coronariana Aguda com Supradesnivelamento do Segmento ST

Anti-isquêmicos

Betabloqueadores

- Indicados para todos os pacientes com infarto com supra que não apresentem contraindicações.
- Doses:
  - propranolol – dose inicial – 20 mg, via oral, de 8/8 h;
  - atenolol – dose inicial – 25 mg, via oral, a cada 24 h;
  - metoprolol – dose inicial – 25 mg, via oral, uma vez ao dia;
  - carvedilol – dose inicial – 3,125 a 6,25 mg, via oral, de 12/12 h;
  - bisoprolol – dose inicial 1,25 a 2,5 mg, uma vez ao dia.
- Contraindicações: FC < 60, PAS < 100, PR > 240 ms, bloqueio atrioventricular (BAV) de segundo ou terceiro grau, história de asma ou doença pulmonar obstrutiva crônica (relativas), disfunção ventricular grave e Killip II-IV (não utilizar na fase aguda < 24-48 horas, podendo considerar o seu início em baixas doses após estabilização clínica).
- Ajustar a dose até atingir FC de 50 a 60 batimentos por minuto (bpm).
- O uso de betabloqueadores é indicado a pacientes de baixo risco para choque cardiogênico e, nesse caso, deve ser iniciado nas primeiras 24 horas, por via oral.
- Reservar o uso intravenoso aos pacientes que apresentem hipertensão arterial ou taquiarritmias, na ausência de disfunção ventricular importante.
- Estudos TIMI IIB e GUSTO-I não mostraram benefício na utilização de betabloqueadores intravenosos na fase aguda do IAM.
- COMMIT/CCS-2: mais de 40 mil pacientes foram avaliados para metoprolol 15 mg EV + 200 mg, VO/dia versus placebo, iniciado com < 24 horas de evolução. Não houve diferença de desfecho composto (morte, reinfarto, PCR). Houve aumento de choque cardiogênico no grupo metoprolol. O resultado foi interpretado como falta de seleção dos pacientes que não deveriam receber betabloqueador na fase aguda, como os pacientes hipotensos e com sinais de disfunção ventricular.
- Mesmo que um paciente não seja candidato ao uso de betabloqueadores na fase precoce do infarto, reavaliar o uso na prevenção secundária.

Antagonistas dos canais de cálcio

- Indicação: pacientes que apresentem contraindicação específica para o betabloqueador (broncoespasmo, isquemia crítica de membros).
- Doses:
  - diltiazem – dose inicial – 30 mg, VO, de 8/8 h;
  - verapamil – dose inicial – 80 mg, VO, de 8/8 h.
- Contraindicações – PR > 0,24 s, BAV de segundo ou terceiro grau sem marca-passo implantado, FC < 50 bpm, PAS < 90 mmHg, sinais de disfunção de ventrículo esquerdo.
- São eficazes no controle dos sintomas anginosos. Não reduzem mortalidade nem reinfarto.

Inibição do sistema renina-angiotensina-aldosterona

Inibidores da enzima de conversão da angiotensina (IECA)

- Indicação: para todos os pacientes com infarto com supra que não apresentem contraindicações.
- Dose:
  - captopril – dose inicial – 12,5 mg, via oral, de 8/8 h;
  - enalapril – dose inicial – 2,5 mg, via oral, de 12/12 h;
  - ramipril – dose inicial – 2,5 mg, via oral, uma vez ao dia.
- Contraindicações: hipercalemia (> 5,5 mEq/L), estenose de artéria renal bilateral ou unilateral de rim único, gestação, antecedentes de angioedema com uso da medicação, hipotensão arterial sintomática.
- Iniciar uso nas primeiras 24 horas, assim que a pressão arterial estabilizar.
- Progredir doses até dose-alvo ou maior dose tolerada.
- O uso deve ser por tempo indeterminado nos pacientes diabéticos, renais crônicos e nos casos de disfunção ventricular. Nesses pacientes foi demonstrado maior benefício da medicação.

Bloqueadores dos receptores da angiotensina

- Indicação: pacientes com intolerância aos IECA (tosse seca, angioedema/urticária).
- Dose:
  - losartana – dose inicial – 25 mg, VO, uma vez ao dia;
  - valsartana – dose inicial – 40 mg, VO, uma vez ao dia;
  - candesartana – dose inicial – 4 mg, VO, uma vez ao dia. Pode-se iniciar com doses maiores em pacientes hipertensos.
- Contraindicações: são as mesmas dos IECA.

Antagonistas da aldosterona

- Indicação: FE < 40% e presença de diabetes ou sintomas de ICC, desde que não haja contraindicações.
- Dose: espironolactona – dose inicial – 12,5 a 25 mg, VO, uma vez ao dia.
- Contraindicações: creatinina > 2,5 em homens e > 2,0 em mulheres, K > 5,5.
- Estudo EPHESUS: randomizou mais de 6 mil pacientes com fração de ejeção do ventrículo esquerdo (FEVE) < 40%, do 3º ao 14º dia pós-infarto com supra, para uso de eplerenona versus placebo. Todos os pacientes usaram terapia medicamentosa otimizada. Houve redução de mortalidade no grupo eplerenona.

Hipolipemiantes

Estatinas

- Indicação: todos os pacientes com SCASST, a não ser que haja contraindicações.
- Doses sugeridas:
  - atorvastatina – 40 a 80 mg ao dia;
  - rosuvastatina – 20 a 40mg ao dia;
  - sinvastatina – 40 mg ao dia.
- As estatinas mais potentes (Atorva e Rosuvastatina) mostraram benefícios adicionais na redução de desfechos cardiovasculares e, portanto, devem ser as de uso preferencial.
- Contraindicações: hepatopatia descompensada, alergia à medicação.
- A meta terapêutica é LDL < 50 mg/dL (pacientes classificados como Muito Alto Risco de eventos cardiovasculares).
- Deve-se fazer a coleta do perfil lipídico na admissão do paciente, ou até as primeiras 24 horas do evento agudo. Após esse período ocorrem alterações do perfil lipídico, mais comumente aumento dos triglicérides e redução de LDL.
- O início dos hipolipemiantes na internação aumenta a aderência à medicação.
- O estudo PROVE-IT TIMI 22 mostrou que a redução lipídica intensiva reduz eventos cardiovasculares maiores.

Exemplos de prescrição

- Paciente de 60 anos, sexo masculino, 75 kg, com antecedente pessoal de dislipidemia e história familiar positiva para DAC precoce (irmão com IAM aos 40 anos), chegou ao pronto-socorro com quadro de dor precordial em aperto, irradiada para o membro superior esquerdo, iniciada em repouso há 45 minutos, sem melhora após uso de dinitrato de isossorbida. Exame físico mostrou palidez cutânea e diaforese, PA 130 × 90 mmHg, FC 84 bpm e auscultas pulmonar e cardíaca sem alterações. ECG com supra de ST de V1 a V4. O hospital dispõe de serviço de hemodinâmica 24 horas. Na admissão, recebeu AAS 300 mg macerado e ticagrelor 180 mg e foi encaminhado para a sala de hemodinâmica, onde recebeu HNF endovenosa. Foi realizada angioplastia de artéria descendente anterior com *stent*, com sucesso. Evoluiu estável hemodinamicamente e sem dor, com LDL = 140.

Exemplo de prescrição – SCASST pós-CATE

- Dieta oral livre.
- Enoxaparina 40 mg, SC, uma vez ao dia.
- AAS 100 mg, VO, após o almoço.
- Ticagrelor 90 mg, VO, de 12/12 h.
- Bisoprolol 2,5 mg VO uma vez ao dia.
- Enalapril 2,5 mg, VO, de 12/12 h.
- Atorvastatina 80 mg, VO, às 22 h.
- Ranitidina 150 mg, VO, de 12/12 h.
- Isordil 5 mg de 3L a critério médico.
- Cateter de O_2 2-4 L/min caso saturação < 90%.
- Repouso no leito:
  - após a chegada na UTI/UCO. Se IAM sem complicações e ausência de outras obstruções coronarianas graves, considerar a deambulação a partir do dia seguinte.
- Monitoração eletrocardiográfica contínua.
- Solicitar ecocardiograma. Caso exame sem alterações significativas e paciente com boa evolução clínica, avaliar alta precoce em 3 a 5 dias após o IAM.

- Paciente de 58 anos, sexo feminino, 62 kg, diabética, chega à Unidade de Emergência com quadro de dor epigástrica associada a sudorese, náuseas e vômitos, iniciado há 1 hora. Exame físico: PA 124 × 70 mmHg, FC 100 bpm, MV+ sem RA, RCR 2T, BNF sem sopro. ECG com supra de ST DII, DIII, aVF, V5 e V6. Foram realizados V3R e V4R, V7 e V8, que também evidenciaram supra (SCA com supradesnível do segmento ST inferolaterodorsal). O hospital do primeiro atendimento não dispõe de hemodinâmica e a transferência para um centro com disponibilidade para fazer a angioplastia demoraria > 2 horas. Não apresentava contraindicação à trombólise, tendo sido optado por essa terapia.

Síndrome Coronariana Aguda com Supradesnivelamento do Segmento ST

Exemplo de prescrição – SCASST – Trombólise

1. Dieta oral zero.
2. Tenecteplase 35 mg, EV, em 5-10 segundos.
3. AAS 200 mg, VO, macerado agora.
4. Clopidogrel 300 mg, VO, agora.
5. Enoxaparina 30 mg, EV, em *bolus*.
6. Enoxaparina 60 mg, SC, 12/12 h – iniciar após 15 minutos do *bolus*.
7. Ranitidina 150 mg, VO, de 12/12 h.
8. Dextro de 6/6 h.
9. Insulina R, SC, conforme glicemia capilar.
10. Cateter de O_2 2-4 L/min se saturação de O_2 < 90%.
11. Repouso absoluto no leito.
12. Monitoração eletrocardiográfica contínua.
13. Solicitado cateterismo e ecocardiograma.

- Sessenta minutos após o término da trombólise foi realizado ECG que mostrou redução completa do supradesnível, com melhora da dor. Programar realização do cateterismo (cineangiocoronariografia) em 2 a 24 horas. Como se mantinha estável, com exame físico normal e sem sinais ou sintomas de insuficiência cardíaca, iniciou estatina, IECA e betabloqueador por via oral nas primeiras 24 horas.

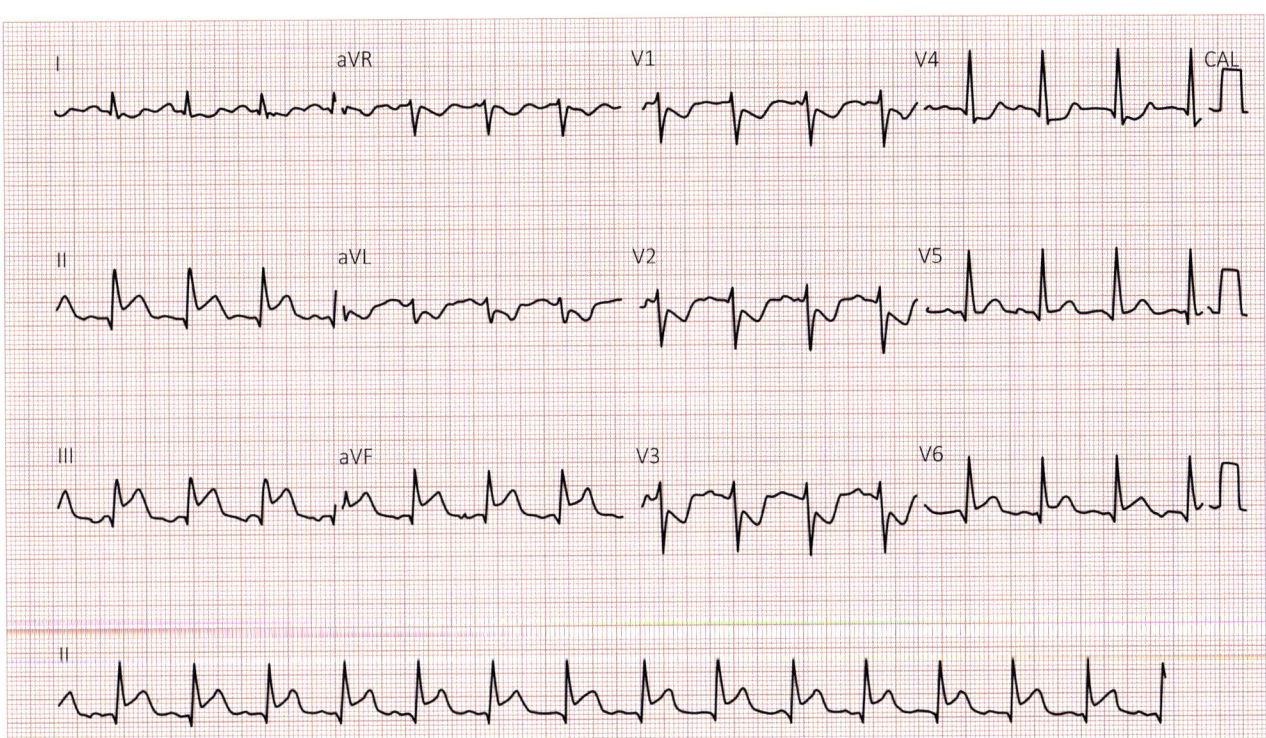

Figura 19.7. IAM com supra de ST inferolaterodorsal.

Leitura sugerida

- Feres F, Costa RA, Siqueira D, Costa Jr JR, Chamié D, Staico R, et al. Diretriz da Sociedade Brasileira de Cardiologia e da Sociedade Brasileira de Cardiologia Intervencionista sobre Intervenção Coronária Percutânea. Arq Bras Cardiol. 2017;109(1 Supl. 1):1-81.
- Ibanez B, James S, Agewall S, et al. 2017 ESC guidelines for the management of acute myocardial infarction in patients presenting with ST-segment elevation. Eur Heart J. 2017;Epub ahead of print.
- Kushner FG, Hand M, Smith SCJ, et al. 2009 focused updates: ACC/AHA guidelines for the management of patients with ST-elevation myocardial infarction (updating the 2004 guideline and 2007 focused update) and ACC/AHA/SCAI guidelines on percutaneous coronary intervention (updating the 2005 guideline and 2007 focused update): a report of the American College of Cardiology Foundation/American Heart Association Task Force on Practice Guidelines. J Am Coll Cardiol. 2009;54:2205-41.
- Pinto DS, Frederick P, Gibson CM, et al. Benefit of transferring ST-Segment-Elevation myocardial infarction patients for percutaneous coronary intervention compared with administration of onsite fibrinolytic declines as delays increase. Circulation. 2011;124:2512-2512.

capítulo 20

Complicações Mecânicas do Infarto Agudo do Miocárdio

• Ivson Cartaxo Braga • Fernando Côrtes Remisio Figuinha

■ Introdução

- O infarto agudo do miocárdio pode gerar complicações arrítmicas e mecânicas, sendo estas associadas a um pior prognóstico.
- As complicações mecânicas geralmente são de aparecimento precoce, usualmente nos primeiros 5 dias após o IAM, com vários casos ocorrendo nas primeiras 48 h após o início dos sintomas do infarto e, em geral, estão associadas à oclusão coronária aguda na ausência de colaterais. São complicações mecânicas secundárias ao infarto: ruptura de parede livre com formação ou não de pseudoaneurisma ventricular, ruptura de septo interventricular, insuficiência mitral aguda (por ruptura ou disfunção do músculo papilar).
- **Com o maior uso da intervenção precoce,** seja através de trombolíticos, seja através da intervenção percutânea, a incidência de complicações mecânicas tem diminuído nas últimas décadas.
- O diagnóstico correto e precoce é fundamental para definição do tratamento imediato, já que a maioria das complicações mecânicas tem indicação de intervenção cirúrgica. **Deve ser pensado em todos pacientes com infarto que evoluem rapidamente para formas graves de insuficiência cardíaca como o edema agudo pulmão e o choque cardiogênico, ou ainda surgimento de sopro novo.**
- O ecocardiograma transtorácico e o transesofágico, por sua rapidez na execução e pela facilidade de serem realizados na beira do leito, são ferramentas importantes no diagnóstico das complicações mecânicas. Além do diagnóstico do grau da disfunção ventricular, é possível a identificação de *shunts* interventriculares, quantificação da insuficiência mitral, identificação e localização da ruptura transmural e formação de pseudoaneurisma.

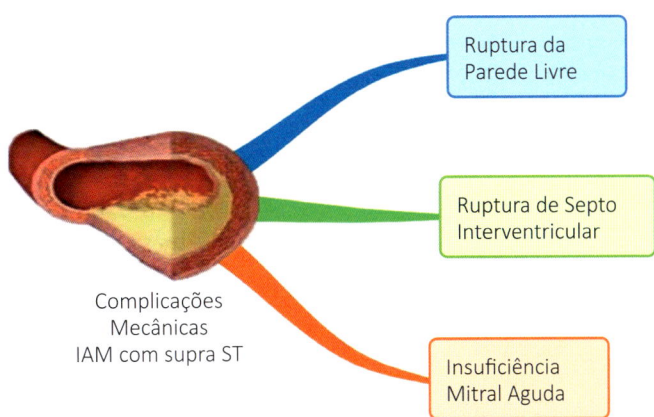

Figura 20.1. **Complicações mecânicas do IAM com supra ST.**

Ruptura da parede livre do ventrículo esquerdo

- É uma complicação grave, por muitas vezes letal.
- Incidência menor que 1% nas era pós-reperfusão. Em pacientes que falecem devido a IAM, a incidência é mais elevada, em cerca de 14 a 26%.
- Ocorre em até 5 dias após o IAM em 50% dos casos e em até 2 semanas em 90% dos casos.
- **Ocorre mais frequentemente em infartos anteriores ou laterais, e a ruptura costuma acontecer na junção da área lesada com a área normal.** Raramente acomete os átrios e o ventrículo direito.

Fatores de risco – Ruptura da parede livre do VE
• Ausência de circulação colateral ou pacientes sem história prévia ou sintomas de angina.
• Infarto transmural com doença uniarterial.
• Tamanho do infarto: pico de CK-MB acima de 150 UI/L.
• Elevação do segmento ST ou desenvolvimento de onda Q no eletrocardiograma (ECG) inicial.
• Localização anterior do IAM.
• Idade > 70 anos.
• Sexo feminino.
• Ausência de hipertrofia ventricular esquerda (HVE).
• Presença de hipertensão arterial na fase aguda.
• Uso de AINE ou corticoides na fase aguda.
• Uso de agentes fibrinolíticos: incidência parece ser maior quando comparados com pacientes submetidos à intervenção percutânea, principalmente se uso com mais de 14 horas do início dos sintomas. Incidência mais elevada também quando realizado em pacientes acima de 75 anos.

- A incidência é mais baixa naqueles pacientes tratados com angioplastia primária em relação àqueles que foram submetidos a terapia com trombolíticos, principalmente nos casos de reperfusão tardia e em pacientes mais idosos (> 75 anos). Naqueles pacientes que realizam a trombólise mais tardiamente pode acontecer uma aceleração no processo de ruptura, levando a sua ocorrência dentro das 24 h após a trombólise).
- São fatores de risco para ruptura de parede livre: idade avançada (> 70 anos), sexo feminino, primeiro evento coronariano, doença uniarterial com oclusão total, ausência de colaterais, ausência de hipertrofia do VE, grande IAM transmural anterior, reperfusão ineficaz, fibrinólise tardia, presença de hipertensão arterial na fase aguda e uso de AINE ou corticoide na fase aguda.
- A incidência de ruptura da parede livre do ventrículo esquerdo (VE) é de 0,7% em pacientes reperfundidos até 12 horas, de 0,9% em pacientes reperfundidos após 12 horas (no estudo em questão, tempo médio de 17 horas para o procedimento) e de 3,8% naqueles pacientes que não foram reperfundidos.
- A ruptura pode ocorrer de forma parcial ou completa. No caso de ser completa leva a hemopericárdio agudo com rápida evolução para parada cardiorrespiratória em atividade elétrica sem pulso (AESP) e consequentemente morte por tamponamento cardíaco. Em alguns casos a ruptura ocorre de forma parcial e é contida de maneira localizada pelo pericárdio ou pelo tecido fibrótico, evoluindo com a formação de trombo e pseudoaneurisma (Tabela 18.1).
- O ecocardiograma na beira do leito é uma ferramenta diagnóstica importante para identificação do local da ruptura na parede ventricular e no diagnóstico de hemopericárdio com tamponamento.

Tabela 18.1. Qual a diferença entre aneurisma e pseudoaneurisma?

Aneurisma ventricular verdadeiro	Pseudoaneurisma ventricular
• Localizado em áreas discinéticas de tecido miocárdico fino • Composto por todas as camadas da parede • Presença de colo largo • Ocasiona insuficiência cardíaca e arritmias cardíacas malignas • Baixo risco de ruptura	• Paredes constituídas por tecido fibroso e pericárdico • Ausência do endocárdio e do miocárdio • Presença de colo estreito • Presença de fluxo no seu interior • Pode conter trombos • Alto risco de ruptura, hemopericárdio e morte

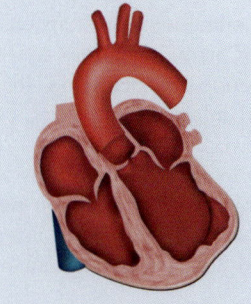 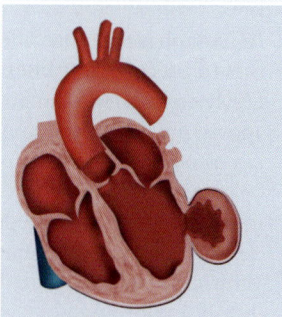

Quadro clínico – Ruptura da parede livre do VE
• Ruptura completa da parede livre do VE leva geralmente a hemopericárdio e morte por tamponamento cardíaco. Deve-se suspeitar em casos de insuficiência cardíaca súbita e choque, progredindo rapidamente para atividade elétrica sem pulso. Pericardiocentese de emergência pode confirmar o diagnóstico e aliviar temporariamente os sintomas. Ecocardiograma transtorácico pode auxiliar a confirmar o diagnóstico.
• Ruptura incompleta ou subaguda pode ocorrer quando um trombo organizado e o pericárdio contêm a saída de sangue da perfuração ventricular. Pode evoluir com ruptura completa ou com falso aneurisma envolvido pelo saco pericárdico, ou formando um divertículo ventricular. Isso pode se manifestar com dor torácica persistente e recorrente, náuseas, agitação, hipotensão transitória ou alterações eletrocardiográficas de pericardite regional. Pode ser confirmado com ecocardiograma transtorácico.

Complicações Mecânicas do Infarto Agudo do Miocárdio

Manejo – Ruptura da parede livre do VE

- A sobrevida depende primariamente do reconhecimento rápido e de terapia imediata.
- Iniciar imediatamente as manobras de ressuscitação cardiopulmonar quando na ausência de pulso, pois a maioria dos pacientes apresentará PCR em AESP.
- A pericardiocentese guiada por ecocardiograma pode ser realizada caso seja visualizado líquido pericárdico.
- Se o líquido puncionado for sangue, cirurgia de emergência deve ser realizada.
- Estabilização hemodinâmica inicial pode ser tentada com administração de fluidos, suporte inotrópico, vasopressores ou *bypass* cardiopulmonar percutâneo, se disponível.

Dica

Paciente que apresentou infarto com supradesnível com evolução satisfatória inicialmente e que apresenta rápida deterioração hemodinâmica, na ausência de TV ou FV e que evolui para PCR em AESP, considerar o diagnóstico de ruptura de parede livre do VE.

■ Ruptura do septo interventricular

- Incidência é cerca de metade da ruptura da parede livre do VE. Antes da reperfusão a incidência era de 1-2%. Após o início do uso de fibrinolíticos, a incidência caiu para 0,2%, conforme demonstrado no estudo GUSTO-I.
- Ocorre geralmente de 3 a 5 dias após o IAM (podendo ocorrer de 24 horas até 2 semanas). Naqueles tratados com fibrinolíticos há maior chance de ocorrer precocemente (nas primeiras 24 horas).
- São fatores de risco: idade avançada, sexo feminino, hipertensão arterial sistêmica, ausência de histórico de tabagismo, primeiro evento coronariano, doença uniarterial (principalmente a descendente anterior, pobre circulação colateral para o septo), IAM Killip III-IV, infarto de VD, taquicardia. Embora mais comum nos pacientes uniarteriais, a ruptura do septo interventricular também pode ser observada em pacientes com doença arterial coronária multiarterial (Figura 20.2).
- Ruptura de septo pode ser vista principalmente nos infartos anteriores. Nos infartos de parede anterior ocorrem mais comumente na região septal apical, enquanto nos infartos de parede inferior a base do septo é mais acometida (envolvimento do ramo descendente posterior). Geralmente ocorre ruptura na margem dos tecidos necrótico e não necrótico. A perfuração pode ser simples ou ter caráter mais complexo (múltiplos orifícios, bordas irregulares ou serpiginosa). Em relação aos infartos de parede anterior, a ruptura de septo interventricular é mais comum quando o supradesnivelamento do segmento ST envolve também a parede inferior (DA longa que dobra no ápice do VE).
- A principal apresentação clínica é a presença de instabilidade hemodinâmica por disfunção biventricular associada ao surgimento de sopro holossistólico em bordo esternal esquerdo. A presença de frêmito ocorre em cerca de 50% dos casos.

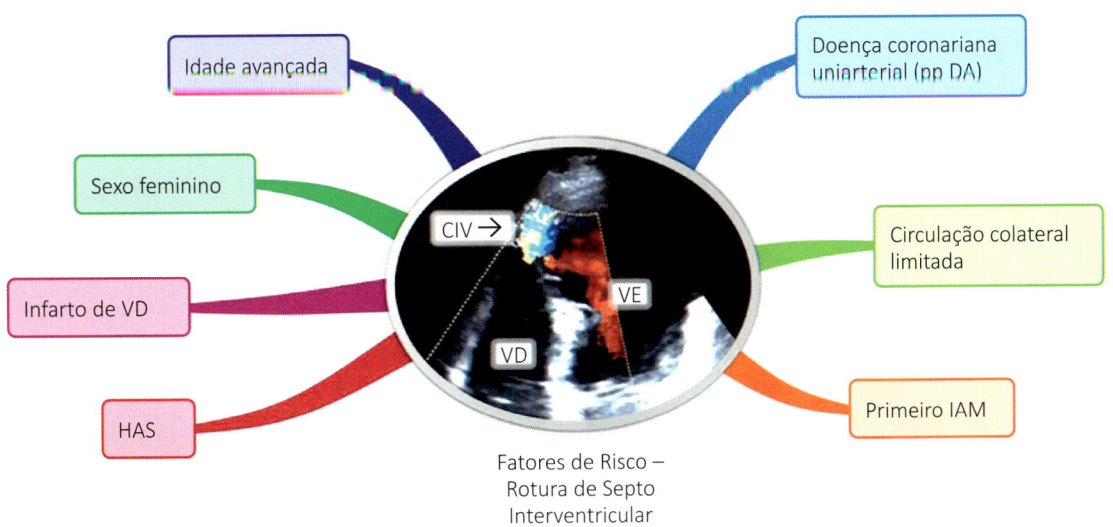

Figura 20.2. Fatores de risco – ruptura de septo interventricular.

Quadro clínico – Ruptura do septo interventricular
• Comprometimento hemodinâmico caracterizado por hipotensão, insuficiência cardíaca biventricular (predominantemente direita) e novo sopro. • O sopro é, em geral, holossistólico e audível em borda esternal esquerda baixa ou direita. • A ruptura de septo interventricular pode estar presente em casos de elevação de ST persistentes por mais de 72 horas. • A confirmação diagnóstica pode ocorrer por meio do ecocardiograma transtorácico ou com a inserção de um cateter de artéria pulmonar para documentar o *shunt* esquerdo-direito (Figuras 20.3 e 20.4). O salto oximétrico pode ser demonstrado mediante análise da saturação de oxigênio de amostras colhidas no átrio direito e na artéria pulmonar.

Manejo – Ruptura do septo interventricular
• O tempo para a correção cirúrgica da ruptura de septo interventricular é controverso. • Em casos de choque cardiogênico, a cirurgia deve ser indicada o mais precocemente possível. Tentar estabilização clínica com uso de vasodilatadores (diminui pós-carga, reduzindo a pressão ventricular esquerda e, assim, o *shunt* esquerdo e direito), agentes inotrópicos, diuréticos, uso de balão intra-aórtico ou uso de outros dispositivos de assistência ventricular que melhorem o estado hemodinâmico enquanto se aguarda o procedimento cirúrgico. Realizar cineangiocoronariografia para definir anatomia coronariana, se ainda não realizada. • A mortalidade hospitalar dos pacientes submetidos a tratamento cirúrgico é estimada entre 25 a 60%. No estudo GUSTO I, a mortalidade cirúrgica foi de 17% contra 94% dos pacientes submetidos a terapêutica clínica. • A indicação eletiva da correção do defeito de septo pode ocorrer em pacientes com insuficiência cardíaca sem choque. Deve-se saber que pacientes que se encontram nessa situação podem apresentar rápida deterioração do quadro a qualquer momento. • Alguns pacientes com ruptura do septo ventricular pós-infarto agudo do miocárdio têm sido tratados pela técnica percutânea de fechamento por dispositivos de oclusão. Apesar disso, em avaliações realizadas após algumas semanas, alguns desses pacientes têm apresentado defeito septal residual. Portanto, no momento o fechamento cirúrgico permanece como procedimento de escolha para correção de comunicação interventricular (CIV) pós-infarto. • A sobrevida desses pacientes é maior caso seja realizada revascularização miocárdica associada, quando comparados com aqueles que apenas corrigem o defeito de septo.

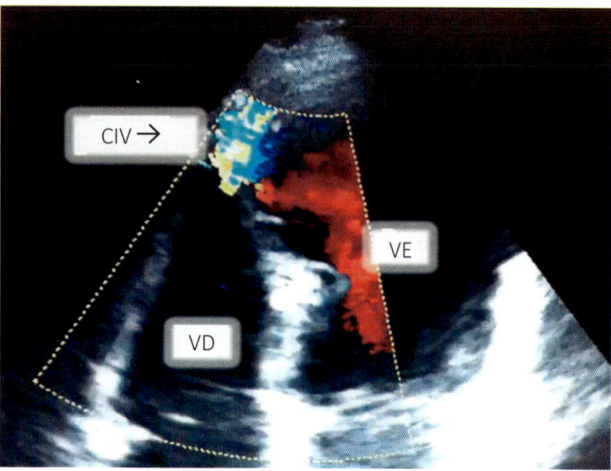

Figura 20.3. Ecocardiograma transtorácico, janela apical de quatro câmaras mostrando fluxo VE -> VD no nível do septo apical.

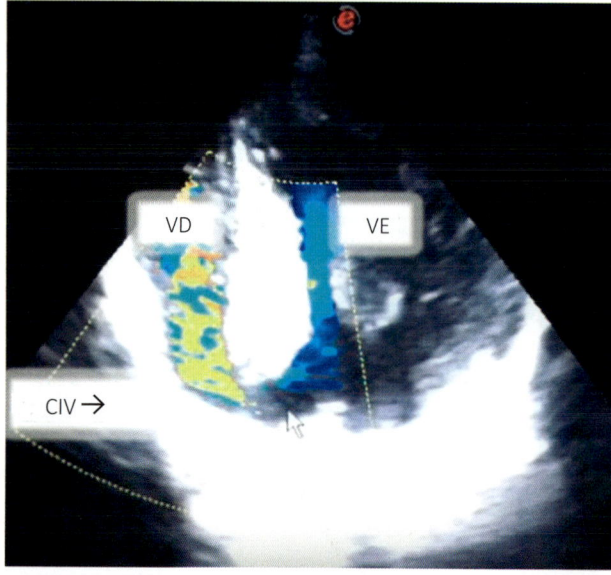

Figura 20.4. Ecocardiograma transtorácico, janela apical de quatro câmaras modificada mostrando fluxo VE -> VD no nível do septo basal.

■ Insuficiência mitral aguda

- As causas de insuficiência mitral (IMi) após um IAM são: isquemia do músculo papilar, dilatação de ventrículo esquerdo ou aneurisma verdadeiro, ruptura de cordas tendinosas ou de músculo papilar.

- São fatores de risco para insuficiência mitral aguda: idade avançada (> 65 anos), sexo feminino, IAM prévio, IAM extenso, DAC multiarterial, antecedentes de HAS e insuficiência cardíaca (Tabela 20.2).

- Cerca de 14% dos pacientes pós-IAM apresentam insuficiência mitral leve a moderada, que geralmente não está associada a um aumento de eventos adversos. Três por cento apresentam insuficiência mitral grave e têm uma mortalidade de 24% em 30 dias e de 52% em 1 ano.

- A ruptura do músculo papilar pode ser responsável por até 5% dos casos de morte em pacientes com IAM. Ocorre geralmente de 2 a 7 dias após o IAM. A ruptura pode ser parcial ou completa e pode ocorrer em IAM com e sem supradesnivelamento de ST. É considerada uma emergência cirúrgica. A maioria dos pacientes tem áreas relativamente pequenas de necrose com colaterais pobres.

Complicações Mecânicas do Infarto Agudo do Miocárdio

Tabela 20.2. Fatores de risco para insuficiência mitral aguda, ruptura de parede livre e ruptura do septo interventricular

Fatores de risco	Insuficiência mitral aguda por ruptura de músculo papilar	Ruptura de parede livre	Ruptura do septo interventricular
Incidência e início da apresentação clínica	5% das causas de óbito (2 a 7 dias após IAM)	14-26% das causas de óbito (nos primeiros 5 dias pós-IAM)	1-2% sem terapia de reperfusão (3 a 5 dias pós-IAM)
Idade		≥ 65 anos	
Gênero		Feminino	
IAM prévio	–	Não	Não
Parede acometida	Inferoposterior	Parede anterior	Parede anterior (principalmente) e inferior
Doença arterial coronária	Doença uniarterial	Doença uniarterial	Doença uniarterial (principalmente) Multiarterial
HAS	–	Sim	Sim
Outros	• Ausência de diabetes • SCACSST ou SCASSST • Áreas relativamente pequenas de necrose com colaterais pobres	• Ausência de HVE • Uso de AINE ou corticoides na fase aguda • Uso de fibrinolítico após 14 h do início dos sintomas	• Sem história de hábitos tabágicos • Taquicardia • Killip III-IV

Adaptado de: Bimbaum et al. (2002); Bursi et al. (2006); Wehrens et al. (2004); Wilansky et al. (2007).

IAM: infarto agudo do miocárdio; HAS: hipertensão arterial sistêmica; SCACSST: síndrome coronariana aguda com supradesnível do segmento ST; SCASSST: síndrome coronariana aguda sem supradesnível do segmento ST; AINE: anti-inflamatório não esteroide; HVE: hipertrofia ventricular esquerda.

- Em razão das diferenças no suprimento sanguíneo, a ruptura do músculo papilar posteromedial ocorre 6 a 12 vezes mais que a do músculo papilar anterolateral (o músculo papilar posteromedial é suprido pela artéria descendente posterior – geralmente da coronária direita, enquanto o anterolateral é suprido pela artéria descendente anterior e circunflexa). O diagnóstico é sugerido pela presença de sopro novo de insuficiência mitral com início súbito de edema agudo pulmonar e/ou choque cardiogênico (principalmente se IAM de parede inferior).

Fatores de risco – Insuficiência mitral aguda por ruptura de músculo papilar

- Idosos.
- Sexo feminino.
- Doença uniarterial, pequena área de necrose com poucas colaterais.
- Ausência de diabetes.
- Admissão tardia (> 24 horas após início dos sintomas).
- Angina recorrente antes ou durante a internação.
- Infarto agudo do miocárdio de parede inferior (inferoposterior).

Quadro clínico – Insuficiência mitral aguda

- A intensidade do sopro não necessariamente se correlaciona com a sua gravidade. Alguns pacientes com ruptura de músculo papilar podem apresentar rápida equalização de pressões de ventrículo e átrio esquerdos, resultando em um sopro de leve intensidade ou inaudível em até 50% dos casos.

- A ruptura do músculo papilar se caracteriza pelo início súbito de hipotensão e edema pulmonar, com precórdio hiperativo e um sopro meso, tele ou holossistólico (podendo não haver sopro em alguns casos).

- O diagnóstico de ruptura do músculo papilar ou disfunção valvar grave pode ser confirmado pelo ecocardiograma transtorácico. O ecocardiograma transesofágico pode ser realizado nos casos em que o transtorácico não é diagnóstico, como quando não há prolapso da ruptura para o átrio esquerdo (que ocorre em 35% dos casos). Cineangiocoronariografia deve ser realizada para definir a anatomia coronariana.

- O cateter de artéria pulmonar pode mostrar ondas V gigantes na pressão capilar pulmonar (achado que também pode ser encontrado em defeitos septais agudos ou na insuficiência cardíaca esquerda grave) e ausência de salto oximétrico (que sugere defeito de septo ventricular).

Manejo – Insuficiência mitral aguda
• Terapia medicamentosa inclui a administração de diuréticos e redução agressiva da pós-carga através do uso de nitratos (nitroprussiato de sódio), caso não haja hipotensão. O uso de balão intra-aórtico também deve ser considerado.
• Terapia cirúrgica de emergência continua sendo o tratamento de escolha para ruptura do músculo papilar. A mortalidade cirúrgica é de 20 a 25%, mas a sobrevida dos pacientes tratados clinicamente é muito baixa (mortalidade de 75% nas primeiras 24 horas).
• Quando for realizada a substituição valvar há relatos de benefícios com a preservação do músculo papilar. Se houver possibilidade de reparo valvar, o reforço do músculo papilar deve ser feito com tiras de Teflon ou pericárdio suturadas, visando à sua reconstrução. Geralmente nos casos de ruptura do músculo papilar com insuficiência mitral aguda o átrio esquerdo é pequeno e não há dilatação do anel mitral.
• Alguns pacientes com insuficiência mitral moderada a grave (sem ruptura de músculo papilar) são hemodinamicamente estáveis, e muitos melhoram com tratamento clínico associado à revascularização miocárdica (por fibrinólise ou angioplastia). Uma minoria precisa de cirurgia de reparo valvar. Casos com regurgitação mitral grave sem ruptura do músculo papilar em geral indicam infarto extenso com disfunção ventricular severa.

Leitura sugerida

- Antman EM, Anbe DT, Armstrong PW, et al. ACC/AHA guidelines for the management of patients with ST-elevation myocardial infarction. Disponível em: www.acc.org/qualityandscience/clinical/statements.htm. Acessado em: 24 ago. 2006.
- Bajaj A, Sethi A, Rathor P, Suppogu N, Sethi A. Acute Complications of Myocardial Infarction in the Current Era. J Investig Med. 2015 Oct;63(7):844-55.
- Laham RJ, Simons M, Suri RM. Mechanical complications of acute myocardial infarction. Up to date, versão 10.0, março de 2018.
- Moreno R, López SJ, García E, et al. Primary angioplasty reduces the risk of left ventricular free wall rupture compared with thrombolysis in patients with acute myocardial infarction. J Am Coll Cardiol. 2002;39:598.
- Piegas LS, Feitosa G, Mattos LA, et al. Sociedade Brasileira de Cardiologia. IV Diretriz da Sociedade Brasileira de Cardiologia sobre Tratamento do Infarto Agudo do Miocárdio com Supradesnível do Segmento ST. Arq Bras Cardiol. 2009;93(6 Suppl 2):e179-264.
- Reeder GS. Identification and treatment of complications of myocardial infarction. Mayo Clin Proc. 1995;70:880.
- Shapira OZ. Left ventricular aneurysm and pseudoaneurysm following acute myocardial infarction. Up to date, versão 10.0, março de 2018.
- Wilansky S, Moreno CA, Lester SJ. Complications of myocardial infarction. Crit Care Med. 2007 Aug;35(8 Suppl):S348-54.

capítulo 21

Angina Causada por Doença Arterial Coronariana Não Obstrutiva

• Daniel Castanho Genta Pereira • Luciano Moreira Baracioli

■ Introdução

- A doença arterial coronariana não obstrutiva é a condição clínica caracterizada pela presença de sintomas e/ou sinais de isquemia miocárdica em um indivíduo que não apresenta comprometimento aterosclerótico coronariano que ocasione limitação do fluxo sanguíneo nos vasos epicárdicos, mas outro processo que possa influenciar a relação entre a oferta e o consumo miocárdico de nutrientes.
- Frente à diversidade de conceitos e considerando a importância na padronização da nomenclatura, o *Veterans Administration CART Program* definiu a doença arterial coronariana (DAC) não obstrutiva como a marcada pela presença de alguma estenose ≥ 20%, mas < 70% de estreitamento em alguma artéria epicárdica. No caso de acometimento de tronco de coronária esquerda considera-se DAC não obstrutiva se lesão ≥ 20%, mas < 50%. Anatomia coronariana normal foi definida pela presença ou não de lesões < 20% em todas as artérias coronárias.
- **De 15 a 20% dos casos de dor torácica anginosa submetidos a cineangiocoronariografia apresentam coronárias normais ou com estenose inferior a 50%** (registro CASS – 3.136 exames normais de um total de 21.487 exames).

■ Terminologia

- Diferentes nomenclaturas são utilizadas para descrever este grupo de pacientes: doença arterial coronariana não obstrutiva, doença isquêmica do coração não obstrutiva, infarto agudo do miocárdio com doença arterial coronariana não obstrutiva (MINOCA), disfunção coronariana microvascular, angina microvascular e síndrome X.
- No entanto, considerando evidências de estudos baseados no uso de ultrassom intracoronário (IVUS) e angiotomografia de artérias coronárias, que mostraram a presença de placa de aterosclerose em praticamente todos os indivíduos em investigação de isquemia coronariana e aspecto normal das coronárias pela cineangiocoronariografia, o uso do termo doença arterial coronariana não obstrutiva parece ser mais apropriado na ausência de uma justificativa clara para os sintomas.

■ Fisiopatologia

- Diversos mecanismos podem ser atribuídos isoladamente ou em conjunto na fisiopatologia da isquemia miocárdica de causa não obstrutiva (Tabela 21.1).

Tabela 21.1. Mecanismos implicados na fisiopatologia da isquemia miocárdica de causa não obstrutiva

Vasculares	Não Vasculares
Disfunção endotelial	Transporte de oxigênio
Vasoespasmo	Proliferação de tecido conjuntivo
Trombótico (hipercoagulabilidade, aumento da ativação plaquetária, instabilização de placas e microplacas)	Liberação de citocinas e outras substâncias vasoativas
Embólico (FA, prótese valvar, trombo VE, endocardite infecciosa)	Ativação do sistema nervoso autônomo simpático
Inflamação (aterosclerose, transplante, LES, poliarterite nodosa, AR)	
Congênito (ponte miocárdica, origem anômala)	
Dissecção (gestação, trauma, Marfan)	

■ Estratificação de risco

- A presença de sinais de isquemia miocárdica pelos métodos tradicionais de estresse permite definir um maior risco de eventos cardiovasculares em indivíduos sem doença arterial coronariana obstrutiva. A magnitude (extensão e gravidade) da isquemia está intimamente relacionada com as taxas de evento cardiovascular.
- Devido à limitação dos métodos tradicionais de pesquisa de isquemia (necessidade de alteração de áreas significativas do miocárdio para que o defeito de perfusão seja evidenciado pelo exame), alternativas úteis nestas situações são os exames que avaliam a medida da reserva de fluxo coronário (Doppler, PET, RM com gadolínio) e/ou metabolismo miocárdico (PRM espectroscopia).

■ Apresentações clínicas e prognóstico

Angina estável

- Dentre os pacientes sintomáticos (angina estável) submetidos à cineangiocoronariografia, a prevalência de *DAC não obstrutiva* é de 40-70% no sexo feminino e de 14-30% no sexo masculino.
- Estudo de análise global do risco de eventos cardiovasculares maiores em ambos os sexos mostrou elevação do risco relacionado ao aumento do grau de DAC não obstrutiva com HR 1,52 (IC 95% 1,27-1,83) para pacientes com coronárias normais e 1,85 (IC 95% 1,51-2,28) para indivíduos com DAC não obstrutiva difusa.
- Em metanálise publicada em 2017, observaram-se as seguintes taxas anualizadas de eventos cardiovasculares (mortalidade e IAM) de acordo com o padrão de comprometimento coronariano:
    - *ausência de DAC* (lesões ≤ 20%): 0,3% (0,1-0,4%);
    - *DAC não obstrutiva* (lesões entre 20 e 50%): 0,7% (0,5-1,0%);
    - *DAC obstrutiva* (> 50% em pelo menos uma artéria coronária epicárdica maior): 2,7% (1,7-3,7%).
- O prognóstico associado à DAC não obstrutiva é pior entre as mulheres, com risco três vezes superior ao dos homens de eventos cardiovasculares maiores (MACE) no primeiro ano após o CATE.
- O estudo WISE avaliou o prognóstico cardiovascular (eventos cardiovasculares maiores – MACE) de mulheres sintomáticas com DAC não obstrutiva, em 5 e 10 anos, de acordo com o grau de redução luminal (≤ 20% de redução luminal OU > 20% E < 50% de redução luminal):
    - mulheres com DAC não obstrutiva, 5 anos (2,5%/ANO de eventos cardiovasculares maiores) – risco três vezes superior ao de indivíduos assintomáticos;
    - mulheres com DAC não obstrutiva, 10 anos (6,7% MORTE ou IAM) - ≤ 20% de redução luminal;
    - mulheres com DAC não obstrutiva, 10 anos (12,8% MORTE ou IAM) - > 20% de redução luminal E < 50% de redução luminal.

Ausência de DAC significativa nesses casos implica bom prognóstico?

Não necessariamente. A exclusão de DAC obstrutiva pode não significar necessariamente a garantia de um prognóstico favorável. É importante aproveitar a oportunidade para estratificar o risco do paciente e aproveitar o momento para a otimização das medidas de prevenção cardiovascular.

Síndromes coronarianas agudas (DAC não obstrutiva)

- SCA sem supra ST (SCASSST) – 17% DAC não obstrutiva (11% homens/28% mulheres).
- SCA com supra ST (SCACSST) – 7% DAC não obstrutiva (6% homens/10% mulheres).
    - Observação: terminologia – MINOCA (*Myocardial infarction with non-obstructive coronary arteries*).

SCA sem supra de ST

- Dados de metanálise envolvendo 68 estudos definiram em cerca de 10% a proporção de pacientes submetidos à cineangiocoronariografia por síndrome coronariana aguda com o achado de DAC não obstrutiva. Quando comparados aos indivíduos com DAC obstrutiva, os pacientes com DAC não obstrutiva são mais jovens (60 anos × 66 anos), apresentam maior proporção de mulheres e menor percentagem de pacientes diabéticos (15% × 26%), IAM prévio (15% × 32%) e angioplastia coronariana prévia (10% × 20%).
- **Assim como na angina estável, pacientes com síndrome coronariana aguda do sexo feminino têm maior probabilidade que os homens de apresentarem DAC não obstrutiva** – duas vezes mais chance de DAC não obstrutiva do que indivíduos do sexo masculino.
- Com relação ao prognóstico neste tipo de apresentação clínica, em relação aos pacientes com DAC obstrutiva observamos os seguintes achados com relação à mortalidade ou IAM intra-hospitalar e em 12 meses (Tabela 21.2)
- Entre os pacientes com DAC não obstrutiva, aqueles que apresentaram evento em 30 dias tiveram maior escore de Grace e marcadores cardíacos mais elevados na admissão do que os indivíduos sem eventos.
- Análise retrospectiva do *trial* ACUITY, que comparou a mortalidade de 1 ano de pacientes com IAM sem supra de ST com indivíduos com IAM com DAC não obstrutiva (MINOCA), mostrou que pacientes sem lesões obstrutivas apresentaram um maior risco de mortalidade em 1 ano (5,2% × 1,6%) com HR 3,44 (IC 95% 1,05-11,28).
- Em metanálise publicada em 2017 observaram-se as seguintes taxas anualizadas de eventos cardiovasculares (mortalidade e IAM), de acordo com o padrão de comprometimento coronariano:

Tabela 21.2. Risco de morte/IAM em pacientes com DAC obstrutiva × DAC não obstrutiva

	IAM DAC obstrutiva (%)	IAM DAC não obstrutiva (%)	OR (IC 95%)
Intra-hospitalar	3,2% (1,8-4,6%)	1,1% (0,1-2,2%)	0,37 (0,2-0,67)
12 meses	6,7% (4,3-9%)	3,5% (2,2-4,7%)	0,59 (0,41-0,82)

- Ausência de DAC (lesões ≤ 20%) 1,2% (0,02-2,3%);
- DAC não obstrutiva (lesões entre 20 e 50%) 4,1% (3,3-4,9%);
- DAC obstrutiva (>50 % em pelo menos uma artéria coronária epicárdica maior) 17% (8,4-25,7%).

SCA com supra de ST

- As mulheres, devido à idade média mais avançada na apresentação associada à atenuação de sintomas clássicos, questões sociais e culturais, são as maiores vítimas desta condição. A proporção de indivíduos sem dor torácica, em membros superiores, cervical ou na mandíbula na avaliação inicial é maior para mulheres (42%) do que para homens (30%), e esta diferença se torna ainda mais acentuada em indivíduos com menos de 45 anos de idade.
- Os principais fatores de risco para eventos cardiovasculares maiores em 3 anos, baseados em análise de imagem intravascular, foram: área luminal mínima ≤ 4,0 mm² em lesão não culpada, *plaque burden* ≥ 70% e fino espessamento intimal da capa de fibroateroma – TCFA (sexo masculino); e *plaque burden* ≥ 70% e TCFA (sexo feminino).

Observações

- O subgrupo de indivíduos do sexo feminino deve ser alvo de atenção, principalmente diante da constatação de doença arterial coronariana não obstrutiva, considerada um fator de impacto no prognóstico cardiovascular e até recentemente pouco valorizado. O achado de uma artéria coronária aparentemente normal não descarta a existência de uma placa vulnerável. Por essa e outras razões, esforços para a investigação de isquemia e avaliação através de imagens intracoronárias (US intracoronário e tomografia de coerência óptica), avaliação do risco cardiovascular e pesquisa de outras causas de dor torácica devem ser medidas prioritárias neste grupo de pacientes.

DAC não obstrutiva

- Prevalência em mulheres > homens.
- Predominantemente jovens e mulheres de meia-idade.
- FEVE preservada (geralmente).
- Frequentemente com múltiplos mecanismos de isquemia presentes.
- Prognóstico não tão favorável.

Causas de angina por doença arterial coronariana não obstrutiva

- Angina variante de Prinzmetal.
- Síndrome X.
- Cardiomiopatia de *takotsubo*.
- Ponte miocárdica.
- Anomalias congênitas das artérias coronárias.
- Embolia coronariana.
- Dissecção coronariana espontânea.
- Arterite coronariana.
- Radioterapia.
- Estenose aórtica.
- Cardiomiopatia hipertrófica.

Espasmo coronariano/angina variante/angina de Prinzmetal

- Ocorre em pacientes mais jovens, principalmente do sexo feminino, sem fatores de risco cardiovasculares tradicionais (exceção do tabagismo). Maior prevalência em asiáticos.
- Pacientes com angina variante isolada, sem lesão coronariana obstrutiva, apresentam bom prognóstico com sobrevida em 5 anos superior a 95%.

Quadro clínico

- Predomínio de eventos: 0 às 6 h.
- Tolerância ao esforço preservada.
- Pode haver associação com outros eventos vasoespásticos (fenômeno de Raynaud e migrânea).
- Fatores de risco: tabagismo, cocaína, maconha, anfetamina e álcool.
- Possíveis fatores precipitantes: atividade física e hiperventilação.
- Arritmias relacionadas ao vasoespasmo são comuns e ameaçadoras.

Diagnóstico

- Eletrocardiograma: alterações (supradesnível do segmento ST, infradesnível do segmento ST *ou* onda U negativa) transitórias em pelo menos duas derivações contíguas, mantidas durante o episódio de dor precordial.
- • Teste de esforço: (utilidade limitada) pacientes com angina de Prinzmetal apresentam frequentemente boa tolerância ao esforço.

- Cinecoronariografia: vasoespasmo é mais comum na artéria coronária direita (como consequência, alterações do eletrocardiograma (ECG) são mais frequentes na parede inferior).
- Teste provocativo utilizado em casos nos quais a dúvida com relação ao diagnóstico ainda persista, apesar da ampla investigação e persistência dos sintomas. Um teste positivo promove redução de pelo menos 90% do calibre do vaso associado a sinais e sintomas de isquemia miocárdica.
- Critérios diagnósticos para angina vasoespástica segundo o COVADIS (*Coronary Artery Vasospastic Disordes Summit*) 2017.

Critérios diagnósticos para angina vasoespástica – COVADIS

1. Angina responsiva a nitrato – durante episódio espontâneo, com pelo menos um dos seguintes:
   - angina em repouso – especialmente entre a noite e o início da manhã;
   - evidente variação diurna na tolerância ao esforço – reduzida durante a manhã;
   - hiperventilação pode precipitar um episódio;
   - bloqueador de canal de cálcio (mas não betabloqueador) pode suprimir episódios;
2. Modificações isquêmicas transitórias do ECG – durante episódios espontâneos, incluindo alguma das seguintes alterações em pelo menos duas derivações contíguas:
   - elevação do segmento ST ≥ 0,1 mV;
   - depressão do segmento ST ≥ 0,1 mV;
   - nova onda U negativa.
3. Espasmo da artéria coronária – definido como uma oclusão total ou subtotal (> 90% de constrição) com angina e modificações isquêmicas do ECG tanto espontâneas quanto em resposta a estímulo provocativo (p. ex., acetilcolina, ergot ou hiperventilação).

"Angina vasoespástica definida" é diagnosticada se a angina responsiva ao nitrato é evidente durante episódios espontâneos associados às alterações isquêmicas transitórias do ECG durante os episódios espontâneos *ou* os critérios de espasmo da artéria coronária são preenchidos.

"Suspeita de angina vasoespástica" é diagnosticada se a angina responsiva ao nitrato é evidente durante episódios espontâneos, *mas* as alterações isquêmicas transitórias do ECG são equívocas ou indisponíveis *e* se os critérios de espasmo da artéria coronária são equívocos.

Tratamento

- Modificação dos fatores de risco: cessação do tabagismo, correção de deficiência de magnésio (pelo possível papel do défice de magnésio no vasoespasmo).
- Bloqueador de canal de cálcio (BCC): baseado em estudos antigos que mostraram diminuição de sintomas, opta-se preferencialmente pela nifedipina de ação retardada. Pacientes que apresentem intolerância a essa medicação podem se beneficiar do uso de diltiazem ou verapamil.
- O uso de aspirina neste grupo de pacientes é controverso, já que há possibilidade de a inibição da prostaciclina induzir espasmo coronariano. Porém, nos pacientes que se apresentaram com síndrome coronariana aguda, a opinião dos autores é que a medicação deve ser usada uma vez que, em doses baixas, o risco de indução de espasmo parece ser menor. Além disso, espasmo coronariano prolongado pode interferir na cascata da coagulação, sendo a aspirina possivelmente benéfica nesse cenário.
- A intervenção coronariana percutânea é contraindicada em casos de espasmo focal associados à lesão aterosclerótica mínima. Pode ser considerada alternativa em pacientes com lesões ateroscleróticas significativas e com sintomas refratários ao tratamento clínico otimizado.

Tratamento medicamentoso

- BCC (p. ex., diltiazem em liberação prolongada 240 a 360 mg, uma vez ao dia ou nifedipina retard 20 mg 12/12 h).
- Nitrato: segunda opção dependendo da resposta ao BCC (p. ex., dinitrato de isossorbida 10 mg, três vezes ao dia – 8 h, 14 h, 20 h até 40 mg, três vezes ao dia). Utilizar dinitrato de isossorbida 5 mg sublingual durante o episódio de angina.
- Estatina age na disfunção endotelial.
- Intervenção coronariana percutânea (contraindicada em casos de vasoespasmo focal/lesão aterosclerótica mínima associada). Alternativa em casos de refratariedade ao tratamento medicamentoso otimizado e com lesões associadas.

Síndrome X

- Predomínio em mulheres, principalmente no período perimenopausa e pós-menopausa.
- Média de idade inferior à de pacientes com DAC aterosclerótica.
- A etiologia da síndrome é provavelmente multifatorial, vários mecanismos foram propostos, como: disfunção endotelial, resistência insulínica, disfunção do sistema nervoso autônomo, sensibilidade cardíaca exacerbada e deficiência estrogênica.

Quadro clínico

- Angina típica (50%), atípica (50%).
- Desconforto prolongado com duração maior que 10 minutos em mais de 50% dos casos.
- Não responsiva a nitrato sublingual.
- Forte associação com distúrbios psiquiátricos.

Diagnóstico

- Diagnóstico de exclusão.
- É caracterizada pela redução da reserva de fluxo coronariano na ausência de lesões obstrutivas nas artérias coronárias epicárdicas (angina microvascular).
- Sempre que possível, realizar pesquisa de isquemia. Segundo o consenso europeu de angina estável, a presença de isquemia miocárdica é considerada critério fundamental para a caracterização da síndrome. No

entanto, visto que a disfunção microvascular pode provocar angina sem isquemia detectada pelos métodos atualmente disponíveis, a não caracterização de isquemia miocárdica não exclui o diagnóstico.
- Eletrocardiograma (depressão do segmento ST ou ausência de alterações).
- Teste ergométrico (depressão do segmento ST horizontal/descendente no esforço).
- Testes para avaliar perfusão miocárdica, contratilidade segmentar, funções sistólica e diastólica durante o estresse e repouso podem ou não apresentar alteração.
- Existe correlação entre a avaliação de perfusão miocárdica por ressonância magnética (estresse com dobutamina) e resposta de fluxo coronário à adenosina (ADA).
- Prognóstico: considerado benigno, mas com variações em função da apresentação clínica. Pacientes com angina estável apresentam ótimo prognóstico, com sobrevida em 7 anos de 96% (estudo CASS). Casos de síndrome coronariana aguda apresentam melhor prognóstico [de 2 a 6% em 30 dias – mortalidade e infarto agudo do miocárdio (IAM) não fatal] em relação aos pacientes com lesão coronariana significativa (17% em 30 dias) (estudo PURSUIT).

Tratamento

- Atividade física programada (responsável pela melhora da tolerância ao esforço).
- Betabloqueadores: mais efetivos na redução da frequência e gravidade da angina, além de aumentarem a tolerância ao exercício.
- Inibidores da enzima de conversão da angiotensina (IECA) + estatinas: benefício relacionado à melhora da função endotelial, tolerância ao exercício e frequência de episódios anginosos.
- Imipramina: (50 mg ao dia) redução na frequência de angina. Atenção aos efeitos adversos que limitam a melhora na qualidade de vida.
- Nitrato: resultado variável com uso de nitrato sublingual.
- Bloqueador de canal de cálcio: eficácia duvidosa.
- Terapia hormonal: não indicada devido à elevação do risco cardiovascular associado ao seu uso.

■ Cardiomiopatia induzida pelo estresse (*takotsubo*/sd. do coração partido/sd. do balonamento apical)

- Caracterizada pela ocorrência de disfunção sistólica transitória dos segmentos médio e apical do ventrículo esquerdo, que simula um IAM, porém sem lesão coronária obstrutiva.
- A função contrátil dos segmentos médio e apical encontra-se deprimida e há hipercinesia compensatória do segmento basal na sístole, o que leva à conformação característica da patologia (*takotsubo* – armadilha para polvos).
- Formas atípicas (40% dos casos): "*takotsubo* reverso" (acinesia basal e hipercinesia apical), "tipo medioventricular" (balonamento medioventricular e hipercinesia basal e apical) e "tipo Localizado" (com balonamento de um número limitado de segmentos miocárdicos) (Shimizu).
- De 1,7 a 2,2% dos casos admitidos como síndrome coronariana aguda.
- Mortalidade hospitalar: 0-8%.
- Mortalidade 1 ano: 1-2%.

Quadro clínico

- Em 80% – sexo feminino.
- Idade média entre 61 e 76 anos (pós-menopausa).
- Após a recuperação do episódio agudo, habitualmente ocorre a normalização da função ventricular em um período variável de 1 a 4 semanas.
- O início do quadro está frequentemente relacionado a eventos agudos, principalmente o estresse físico ou emocional.
- Simula um IAM com todas as suas consequências (insuficiência cardíaca e choque cardiogênico, taquiarritmias, bradiarritmias e insuficiência mitral).
- Disfunção de ventrículo direito pode estar presente (26% dos casos).

Diagnóstico

Critérios da *Mayo Clinic*. Todos os quatro critérios devem estar presentes:

- Hipocinesia, acinesia ou discinesia transitória do VE (segmento médio) com ou sem envolvimento apical (tipicamente não se limita ao território de uma única artéria coronária).
- Ausência de lesão coronariana obstrutiva ou placa rota aguda (angiograficamente comprovada).
- Nova alteração eletrocardiográfica ou elevação moderada de troponina.
- Ausência de feocromocitoma ou miocardite.

Imagem

- RM cardíaca: ausência de realce tardio (diferentemente do IAM) (Figura 21.1).
- Ecocardiograma de urgência deve ser solicitado no caso de paciente com quadro de choque cardiogênico, para avaliar a presença de obstrução da via de saída do ventrículo esquerdo.

Tratamento

- Tratamento de suporte (de acordo com a apresentação clínica do paciente).
- Diante de reversão da disfunção ventricular e na ausência de contraindicação, considerar a manutenção do bloqueio adrenérgico (betabloqueador ou alfa + betabloqueador) como forma de profilaxia de novos eventos, uma vez que há possibilidade de recorrência (10%).

Angina Causada por Doença Arterial Coronariana Não Obstrutiva

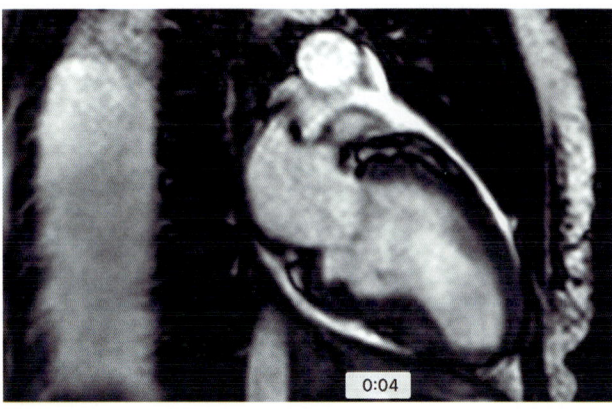
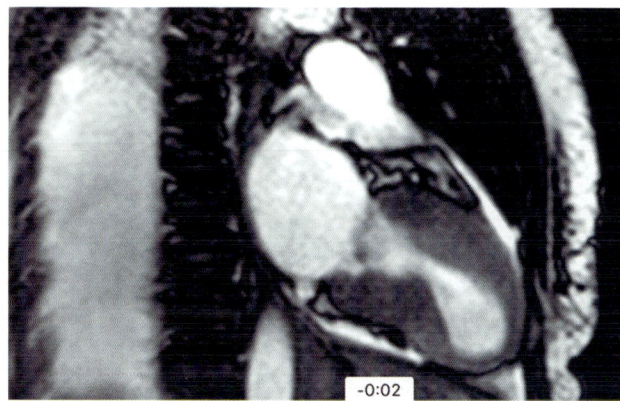

Figura 21.1. Imagens de RM cardíaca mostrando, à esquerda, o ventrículo esquerdo ao final da diástole e, à direita, no final da sístole. Perceba que nesta imagem há balonamento do ápice do VE, uma vez que apenas os segmentos mais basais desta câmara estão contraindo. Imagens gentilmente cedidas pela Dra. Renata Ávila.

■ Ponte miocárdica

- Segmentos variáveis da artéria coronariana que se situam dentro do miocárdio.
- A prevalência de ponte miocárdica documentada em estudos de necrópsia (média de 25%) é superior à de estudos angiográficos (0,5 a 16%).
- Normalmente confinada à artéria descendente anterior (Figura 21.2).
- Sem significado hemodinâmico na maioria dos casos.
- Associada a angina, arritmia, depressão da função ventricular e morte súbita.
- Tratamento: betabloqueadores e, possivelmente, bloqueadores dos canais de cálcio não di-hidropiridínicos (pela redução da frequência cardíaca e da contratilidade miocárdica). **Nitratos são contraindicados (pela redução da tensão na parede coronariana e pelo aumento do tônus simpático).**
- O tratamento invasivo (revascularização percutânea ou cirúrgica) é conduta de exceção. Considerá-lo apenas em caso de refratariedade ao tratamento clínico otimizado.

■ Anomalias congênitas das artérias coronárias

- Achados angiográficos nos quais o número, a origem, o curso e o término das artérias são raramente encontrados na população em geral (Tabelas 21.3 e 21.4).
- De 1 a 5% dos pacientes submetidos à arteriografia coronariana.

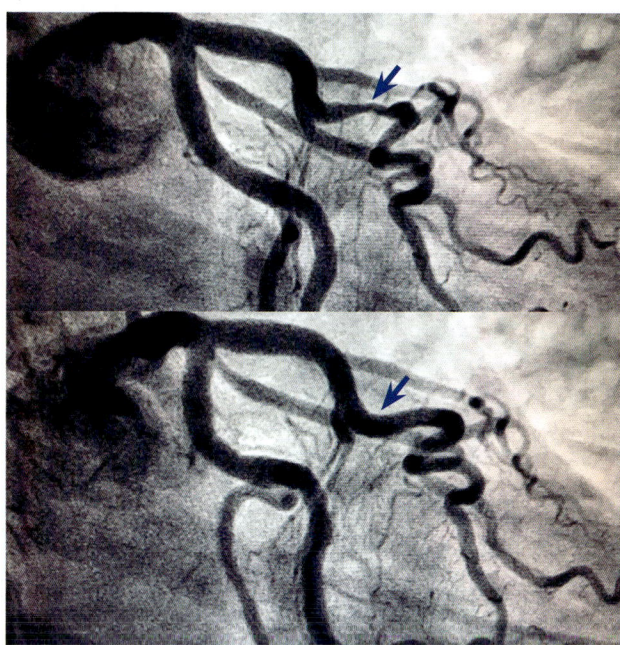

Figura 21.2. Ponte miocárdica em artéria descendente anterior. Primeira imagem na sístole demonstra o estreitamento característico desta condição (seta), com normalização do calibre da artéria durante a diástole (imagens gentilmente cedidas pelo Dr Eduardo Castro).

- Na América do Norte é a segunda maior causa de óbito em jovens atletas (20% dos casos), ficando atrás apenas da cardiomiopatia hipertrófica.

Tabela 21.3. **Anomalias congênitas das artérias coronárias**

Anomalia	Frequência (%)
CD dividida	1,23
CD ectópica (seio coronariano direito)	1,13
CD ectópica (seio coronariano esquerdo)	0,92
Fístulas	0,87
TCE ausente	0,67
CX com origem no seio coronariano direito	0,64
CE com origem no seio coronariano direito	0,15
Origem baixa da CD	0,10
Outras anomalias	0,15

CD: coronária direita; CX: coronária circunflexa; TCE: tronco de coronária esquerda; CD dividida: ramo descendente posterior duplicado

Fonte: Angelini. Coronary artery anomalies.

Tabela 21.4. **Classificação baseada na possibilidade de evento isquêmico**

Tipo de isquemia	Anomalia coronariana
Ausência de isquemia	maioria das anomalias (CD dividida, CD ectópica do seio coronariano direito, CD do seio coronariano esquerdo)
Isquemia espisódica	Origem anômala da artéria coronariana do seio oposto; fístulas da artéria coronariana; ponte miocárdica
Isquemia obrigatória	Artéria coronariana esquerda anômala da artéria pulmonar; óstio coronariano atrésico ou com estenose grave

Fonte: Angelini. Coronary artery anomalies.

- Sintomas cardiovasculares (18 a 30%).
- Dor torácica anginosa ou morte súbita.

Diagnóstico

- Ecocardiografia, angiorressonância magnética/angiotomografia de artérias coronárias e cineangiocoronariografia.
- A ressonância magnética permite a visualização espacial da artéria (correlação com estruturas adjacentes), enquanto a cineangiocoronariografia possibilita a visualização completa de seu trajeto/extensão.

Tratamento

- O tratamento cirúrgico está indicado nas alterações coronarianas associadas a risco de taquiarritmia ventricular ou isquemia miocárdica.

■ Embolia coronária

- A suspeita desta condição aumenta em pacientes com lesão miocárdica e uma das seguintes condições: prótese valvar, fibrilação atrial, miocardiopatia dilatada com trombo intracavitário, endocardite infecciosa, mixoma atrial e fibroelastoma.
- A embolia paradoxal é uma causa rara, que deve ser aventada diante de evidência de embolia arterial na ausência de fonte emboligênica em câmaras esquerdas, fonte emboligênica no sistema venoso e presença de comunicação entre a circulação venosa e arterial. Wohrle e cols. demonstraram a presença de sinais de IAM subclínico em 10,8% dos pacientes com FOP submetidos a RM cardíaca após um primeiro evento isquêmico cerebral criptogênico.
- Diagnóstico estabelecido através de identificação de amputação distal de ramificações coronárias.

■ Abordagem de paciente com DAC não obstrutiva (Figura 21.3)

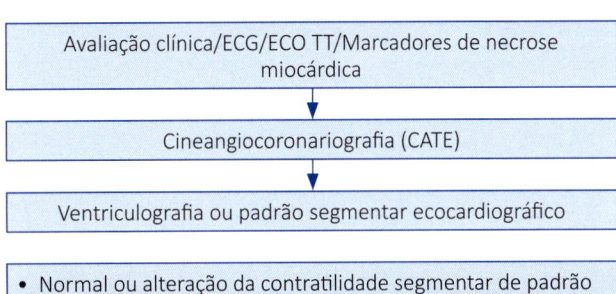

Figura 21.3. **Organograma da abordagem do paciente com DAC não obstrutiva.**

Leitura sugerida

- Alegria JR, Herrmann J, Holmes DRJ, et al. Myocardial bridging. Eur Heart J. 2005;26:1159.
- Beltrame JF, Crea F, Kaski JC, Ogawa H, Ong P, Sechtem U, et al. International standardization of diagnostic criteria for vasospastic angina. European heart journal. 2017;38:2565-2568.
- Bugiardini R, Bairey Merz CN. Angina with "normal" coronary arteries: a changing philosophy. JAMA. 2005;293:477.
- Johnson BD, Shaw LJ, Buchthal SD, et al. Prognosis in women with myocardial ischemia in the absence of obstructive coronary disease: results from the National Institutes of Health-National Heart, Lung, and Blood Institute-Sponsored Women's Ischemia Syndrome Evaluation (WISE). Circulation. 2004;109:2993.
- Kaski JC, Rosano GM, Collins P, et al. Cardiac syndrome X: clinical characteristics and left ventricular function. Long-term follow-up study. J Am Coll Cardiol. 1995;25:807.
- Niccoli, G, Scalone G, Crea F. Acute myocardial infarction with no obstructive coronary atherosclerosis: mechanisms and management. Eur Heart J. 2015;36(8):475-81.
- Panting JR, Gatehouse PD, Yang GZ, et al. Abnormal sub-endocardial perfusion in cardiac syndrome x detected by cardiovascular magnetic resonance imaging. N Engl J Med. 2002;346:1948.
- Pasupathy S, Air T, Dreyer RP, et al. Systematic review of patients presenting with suspected myocardial infarction and nonobstructive coronary arteries. Circulation, 2015;131(10): 861-70.
- Pepine CJ, Ferdinand KC, Shaw LJ, et al. Emergence of Nonobstructive Coronary Artery Disease: A Woman's Problem and Need for Change in Definition on Angiography. J Am Coll Cardiol, 2015;66(17):1918-33.
- Poku N, Noble S. Myocardial infarction with non obstructive coronary arteries (MINOCA): a whole new ball game. Expert Rev Cardiovasc Ther. 2017;15(1):7-14.
- Wang ZJ, Zhang LL, Elmariah S, et al. Prevalence and Prognosis of Nonobstructive Coronary Artery Disease in Patients Undergoing Coronary Angiography or Coronary Computed Tomography Angiography: A Meta-Analysis. Mayo Clin Proc. 2017;92(3):329-346.

capítulo 22

Intervenção Coronária Percutânea

• Fábio Augusto Pinton • Eduardo França Pessoa de Mello • Cristiano Guedes Bezerra

■ Introdução

- A cardiologia intervencionista evoluiu muito nos últimos anos. Desde o seu advento em 1977, data da primeira angioplastia coronariana realizada, até os dias atuais, os resultados têm sido cada vez melhores e com menores taxas de complicações.
- Com o surgimento de novos dispositivos, associado à evolução dos *stents*, a intervenção coronariana percutânea (ICP) tem contribuído com a redução de morbidade e melhora da qualidade de vida dos pacientes com doença coronariana estável, e na redução de mortalidade e morbidade nos pacientes com síndrome coronariana aguda.
- Neste capítulo abordaremos as indicações, os fatores que influenciam na escolha da decisão do tratamento e os dispositivos utilizados, que ajudaram a consolidar a cardiologia intervencionista no cenário das coronariopatias.

■ Indicações

Doença aterosclerótica coronariana estável

- A doença aterosclerótica coronariana (DAC) compreende um espectro de apresentações clínicas que varia desde pacientes assintomáticos até o quadro de morte súbita cardíaca. A terapia clínica medicamentosa é o pilar do tratamento destes pacientes. Porém, nos casos em que estes continuam a apresentar sintomas apesar da terapêutica clínica otimizada ou que apresentam intolerância às medicações, a revascularização percutânea ou cirúrgica torna-se uma opção a ser considerada.
- Os benefícios da angioplastia em pacientes com DAC são o alívio de sintomas, redução da carga isquêmica e melhora da qualidade de vida. Os estudos atuais não demonstraram redução de óbito ou infarto agudo do miocárdio (IAM).
- Pacientes com testes não invasivos positivos de alto risco para DAC ou que se apresentam com quadro clínico de alto risco (dor torácica associada à congestão pulmonar, dor torácica associada a síncope ou hipotensão e síncope ao esforço) devem ser considerados para revascularização coronária com o objetivo de melhorar o prognóstico.
- Nas Tabelas 22.1 a 22.4 encontram-se as recomendações de revascularização segundo as Diretrizes europeias e americanas.

Tabela 22.1. Indicações de revascularização na doença coronariana estável em pacientes em tratamento clínico otimizado

Recomendações	Prognóstico	Sintomas
Discussão com *heart team* em pacientes com lesão de TCE, bi ou triarteriais, diabetes ou outras comorbidades	I C	I C
Lesão de TCE > 50%ª	I A	I A
Lesão de DA proximal > 50%ª	I A	I A
Bi ou triarteriais com disfunção de VE (FE < 40%)ª	I A	IIa B
Alta carga isquêmica (> 10% do VE)	I B	I B
Vaso derradeiro com lesão > 50%ª	I C	I A
Uniarterial sem DA proximal e sem carga isquêmica > 10%	III A	-
Qualquer estenose > 50% com angina limitante ou equivalente anginoso não responsivo ao tratamento clínico otimizado	-	I A
Dispneia ou IC e > 10% do território com isquemia ou viabilidade, suprida por artéria com lesão > 50%	IIb B	IIa B
Sem sintomas limitantes, com tratamento clínico otimizado e que não se enquadre nas situações acima	III A	III C

ª: Com isquemia documentada ou reserva de fluxo fracionada (FFR) < 0,80 ou iFR < 0,90 para estenoses angiográficas entre 50-90%.
TCE: Tronco de coronária esquerda; DA: artéria descendente anterior; VE: ventrículo esquerdo; FE: fração de ejeção; IC: insuficiência cardíaca.
Adaptado de: Diretrizes Europeias de Angina Estável e Revascularização do Miocárdio.

Tabela 22.2. Indicações de revascularização cirúrgica × percutânea em pacientes com doença coronariana estável em tratamento clínico otimizado

Recomendações	Favorável Cirurgia	Favorável ICP
Uni ou biarterial, sem lesão proximal na DA	IIb C	I C
Uniarterial, com lesão proximal na DA	I A	I A
Biarterial, com lesão proximal na DA	I B	I C
Triarterial, com Syntax score ≤ 22, sem diabetes	I A	I A
Triarterial, com Syntax score ≤ 22, com diabetes	I A	IIb A
Triarterial, com Syntax score > 22, com ou sem diabetes	I A	III A
Lesão de TCE e Syntax score ≤ 22	I A	I A
Lesão de TCE e Syntax score entre 23-32	I A	IIa A
Lesão de TCE e Syntax score > 32	I A	III B

DA: Artéria descendente anterior; ICP: intervenção coronariana percutânea; TCE: tronco de coronária esquerda.
Adaptado de: Diretrizes Europeias de Angina Estável e Revascularização do Miocárdio.

Tabela 22.3. Indicações de revascularização para melhorar a sobrevida em comparação com o tratamento clínico otimizado em pacientes com doença coronariana estável

Recomendações	Cirurgia	ICP
Discussão com *heart team* em pacientes com lesão de TCE, diabéticos ou DAC complexa	I C	I C
Cálculo do escore STS e do escore Syntax	IIa B	IIa B
Lesão de TCE (óstio ou corpo), escore Syntax < 22 e alto risco cirúrgico (escore STS mortalidade ≥ 5%)	I B	IIa B
Lesão distal de TCE, escore Syntax < 33 e alto risco cirúrgico (DPOC grave, AVC prévio, cirurgia cardíaca prévia, escore STS mortalidade > 2%)	I B	IIb B
Anatomia desfavorável à ICP de TCE em paciente de baixo risco cirúrgico	I B	III B
Triarteriais com ou sem lesão proximal na DA	I B (a,b)	IIb B (benefício incerto)
Biarterial, com lesão proximal na DA	I B (b)	IIb B (benefício incerto)
Biarterial, sem lesão proximal na DA	IIa B (com isquemia extensa) / IIb B (sem isquemia extensa)	IIb B (benefício incerto)
Uniarterial, com lesão proximal na DA	IIa B (c)	IIb B (benefício incerto)
Uniarterial, sem lesão proximal na DA	III B	III B

a: É razoável escolher revascularização cirúrgica sobre ICP em pacientes com DAC triarterial complexa (escore Syntax > 22), que são bons candidatos à cirurgia (IIa B).
b: É recomendável escolher revascularização cirúrgica sobre ICP em pacientes diabéticos que são bons candidatos à cirurgia, principalmente se for possível utilizar enxerto da ATIE para a artéria descendente anterior (IB).
c: Com enxerto ATIE para benefício em longo prazo.
TCE: Tronco de coronária esquerda; DAC: doença aterosclerótica coronariana; DPOC: doença pulmonar obstrutiva crônica; AVC: acidente vascular cerebral; ICP: intervenção coronariana percutânea; DA: artéria descendente anterior; ATIE: artéria torácica interna esquerda.
Adaptado de: Diretrizes Americanas de Angina Estável.

Tabela 22.4. Indicações de revascularização para melhorar sintomas em pacientes com doença coronariana estável e estenose anatomicamente significativa (lesão de TCE ≥ 50% ou ≥ 70% nas demais artérias coronárias) ou estenose funcionalmente significativa (FFR ≤ 0,80)

Recomendações	Cirurgia
≥ 1 estenose significativa passível de revascularização e angina inaceitável apesar do tratamento clínico otimizado	I A
≥ 1 estenose significativa e angina inaceitável na qual o tratamento clínico otimizado não pode ser implementado por contraindicação às medicações, efeitos adversos ou preferência do paciente	IIa C
Cirurgia cardíaca prévia com ≥ 1 estenose significativa, associada à isquemia e angina inaceitável apesar do tratamento clínico otimizado	IIb C
Doença coronariana triarterial complexa (escore Syntax > 22) com ou sem lesão proximal na DA e bom candidato a revascularização cirúrgica	IIa B (Cirurgia preferível sobre ICP)

Adaptado de: Diretrizes Americanas de Angina Estável.

Síndrome coronariana aguda sem supradesnivelamento do segmento ST

- A revascularização coronária em pacientes com síndrome coronariana aguda (SCA) sem supradesnivelamento do segmento ST está associada a alívio dos sintomas, diminuição do tempo de internação e melhor prognóstico.
- A estratificação de risco desses pacientes é fundamental para a adequada investigação e definição do tratamento.

continua

Deve ser realizada o mais precocemente possível para identificar pacientes de alto risco de imediato e diminuir o atraso para estratégia invasiva precoce.

- Metanálises de estudos randomizados comparando estratégia invasiva precoce, isto é, realização de cineangiocoronariografia seguida de revascularização quando indicada *vs.* estratégia conservadora ou seletiva mostraram que a primeira apresenta menores taxas de óbito, IAM e reinternação por SCA em longo prazo, principalmente em pacientes de alto risco (troponina positiva).
- Nas Tabelas 22.5 e 22.6, encontram-se as recomendações para avaliação inicial invasiva *versus* conservadora segundo as Diretrizes europeias e americanas.

Síndrome coronariana aguda com supradesnivelamento do segmento ST

- A reperfusão coronariana é o principal objetivo do tratamento dos pacientes com IAM com supradesnivelamento do segmento ST e pode ser realizada através de fibrinolíticos ou da ICP primária.
- A ICP primária da artéria relacionada ao infarto é preferível à fibrinólise, pois relaciona-se com menores taxas de isquemia recorrente, reinfarto, revascularização repetida de urgência, sangramento intracraniano e óbito e maiores taxas de patência da artéria e de fluxo TIMI 3.
- A escolha entre o tratamento com fibrinolíticos ou angioplastia primária depende do local de atendimento. Em hospitais com serviço de hemodinâmica, a angio-

Tabela 22.5. **Recomendações para avaliação invasiva e revascularização em pacientes com SCA sem supradesnivelamento do segmento ST**

Recomendações	NE
Estratégia invasiva (em 72 h após início dos sintomas) é indicada em pacientes de alto risco ou sintomas recorrentes	IA
Cineangiocoronariografia urgente (< 2 h) é recomendada em pacientes de muito alto risco (angina refratária, com insuficiência cardíaca significativa associada, arritmias ventriculares ou instabilidade hemodinâmica)	IC
Estratégia invasiva precoce (< 24 h) é recomendada em pacientes com escore GRACE > 140 ou com elevação de troponina ou alteração dinâmica do segmento ST	IA
Teste de isquemia não invasivo é recomendado em pacientes de baixo risco sem sintomas recorrentes antes de se decidir por avaliação invasiva	IA
Avaliação invasiva de rotina em pacientes de baixo risco não é recomendada	IIIA

Adaptado de: Diretrizes Europeias de SCA sem Supra e de Revascularização do Miocárdio.

Tabela 22.6. **Recomendações para avaliação inicial invasiva *versus* conservadora em pacientes com SCA sem supradesnivelamento do segmento ST**

Recomendações	NE
Estratégia invasiva imediata é indicada em pacientes com angina refratária ou instabilidade elétrica ou hemodinâmica	IA
Estratégia invasiva precoce (dentro das primeiras 24 h da admissão) é indicada em pacientes estáveis de alto risco (GRACE escore > 140, troponina positiva ou infradesnivelamento de segmento ST)	IB
É razoável escolher estratégia invasiva precoce (dentro das primeiras 24 h da admissão) sobre estratégia invasiva tardia (25-72 h) para pacientes estáveis de alto risco. Para pacientes de não alto risco, uma estratégia invasiva tardia é razoável	IIa B
Em pacientes estáveis de alto risco, a estratégia invasiva seletiva pode ser considerada, a depender das considerações do médico e do paciente	IIb C
Estratégia invasiva precoce não é recomendada em: Pacientes com graves comorbidades (câncer, insuficiência hepática, etc.), nos quais os riscos da revascularização e das comorbidades superam os benefícios da revascularização Pacientes com dor torácica e baixa probabilidade de SCA, que tenham troponina negativa, especialmente mulheres Pacientes que não aceitam se submeter a revascularização apesar dos resultados da cineangiocoronariografia	IIIC

Adaptado de: Diretrizes Americanas de SCA sem Supra.

plastia primária é a primeira escolha e deve ser realizada em até 90 minutos, preferencialmente em menos de 60 minutos, contados a partir do primeiro contato do paciente com o serviço médico (tempo "porta-balão").

 Estou em um hospital sem serviço de hemodinâmica disponível e recebo um paciente com IAM com supra de ST: o que fazer? Trombolisar ou transferir?

Em hospitais onde a angioplastia primária não está disponível, a transferência para outro hospital capaz de realizar este procedimento deverá ser realizada caso o tempo "porta-balão" seja inferior a 120 minutos. Caso contrário, a fibrinólise deverá ser realizada em até 10 minutos da chegada do paciente ao serviço médico.

Exemplo: paciente chega ao primeiro serviço, sem hemodinâmica, com quadro de dor torácica há 2 horas. ECG mostra IAM com supra de ST anterior. O hospital mais próximo com disponibilidade de cateterismo cardíaco de urgência fica há 3 horas de distância. Assim, como não é possível que o paciente seja submetido à angioplastia com menos de 120 minutos após a chegada no primeiro serviço, deve-se proceder à fibrinólise desde que, obviamente, o paciente não possua contraindicações absolutas a esta terapêutica.

- A ICP primária está indicada em pacientes com IAM com supradesnivelamento do segmento ST e início dos sintomas com menos de 12 h. Considerar a angioplastia se apresentação entre 12 e 48 horas, principalmente se o paciente persistir sintomático (IIa-B, conforme a nova Diretriz Europeia de IAM com Supra, de 2017).

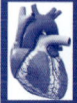

Trombolisei o meu paciente com IAM com supra de ST com sucesso. Ainda assim tenho que encaminhá-lo de forma rotineira ao cate?

Os pacientes trombolisados com sucesso devem realizar cineangiocoronariografia com o intuito de tratar a artéria culpada, preferencialmente entre 2 e 24 h após, pois a revascularização está associada a menores taxas de reinfarto e isquemia recorrente.

- Nos casos em que a cineangiocoronariografia é realizada após 24 horas do início dos sintomas e a artéria relacionada ao infarto apresente uma lesão grave patente, a angioplastia pode ser considerada. No entanto, se a artéria culpada se encontra totalmente ocluída em um paciente assintomático e com mais de 48 horas de evolução, estável hemodinâmica e eletricamente, a angioplastia não deve ser realizada.

Dispositivos utilizados em intervenção coronária percutânea

Balão

- A angioplastia coronariana por balão revolucionou o tratamento da doença coronariana no início da Cardiologia Intervencionista. No entanto, **devido a altas taxas de complicações agudas, como dissecção e oclusão abrupta do vaso, e a elevadas taxas de reestenose decorrentes da retração elástica e do remodelamento negativo, a angioplastia com balão encontra-se praticamente em desuso nos dias atuais.**
- Os balões podem ser classificados em semicomplacentes e não complacentes. Eles são conectados a insufladores com um manômetro e são preenchidos com uma mistura de soro fisiológico e contraste para permitir a visualização da expansão do balão à radiografia. Os balões possuem uma pressão nominal, na qual o balão atinge seu diâmetro especificado, e a pressão de ruptura, que é a pressão limite garantida pelo fabricante antes de se romper. Estas pressões variam de acordo com o fabricante, sendo especificadas na embalagem do material.
- Os balões semicomplacentes aumentam seu diâmetro para além do especificado de sua pressão nominal, conforme o aumento da pressão pelo insuflador. São geralmente utilizados para a realização de pré-dilatação.
- Os balões não complacentes são capazes de atingir pressões mais elevadas com menor risco de ruptura. Com o aumento da pressão do balão com o insuflador, há um aumento de sua força radial, com pequeno aumento de seu diâmetro. São geralmente utilizados em lesões "duras" ou calcificadas, onde é necessário o emprego de altas pressões para "abrir" a lesão. Além disso, a pós-dilatação com balão não complacente após o implante do *stent*, em casos selecionados, é fundamental para diminuir a incidência de trombose precoce e reestenose de *stents*. Os balões não complacentes melhoram a simetria e a aposição do *stent*, sem a alteração do seu diâmetro.
- Outro tipo de balão é o Cutting Balloon® (Boston Scientific, MA, USA), um balão com microlâminas (três ou quatro) dispostas longitudinalmente em sua superfície, capazes de cortar a placa aterosclerótica, criando assim um trauma controlado ao vaso. É utilizado principalmente em lesões reestenóticas, em lesões ostiais e em lesões calcificadas.

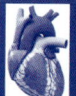

Mas ainda se usa angioplastia apenas com balão em alguma situação atual?

Sim. Devido a complicações agudas e altos índices de reestenose e após o advento dos *stents*, a angioplastia com balão ficou restrita para situações específicas tais como vasos finos, onde não é possível implante de *stent*, e em bifurcações, com a técnica de *stent* provisional.

Stent convencional e farmacológico

- O advento do *stent* no final da década de 1980 reduziu índices de reestenose e complicações agudas após a angioplastia com balão.
- Os *stents* são compostos por uma liga metálica, sendo a de aço inoxidável utilizada inicialmente. Com o desenvolvimento das ligas de cromo-cobalto e de platina-cromo foi possível produzir *stents* com hastes mais finas, maior navegabilidade, maior força radial e boa radiopacidade, tornando-se os mais utilizados atualmente.
- Os *stents* utilizados atualmente na cardiologia intervencionista são balão-expansíveis, ou seja, o *stent* é montado sobre um balão que, ao ser insuflado, expande o *stent* para ser implantado.
- Os *stents* reduziram as taxas de reestenose da angioplastia com balão, abolindo o mecanismo de retração elástica. No entanto, um novo mecanismo de reestenose ganhou importância: a hiperplasia neointimal.
- Com intuito de reduzir a reestenose *intrastent* causada pela hiperplasia intimal, surgiram no final da década de 1990 os *stents* farmacológicos, compostos por uma plataforma metálica de um *stent* convencional, por uma droga antiproliferativa e por um polímero.
- Os polímeros são aderidos à plataforma do *stent* e atuam como reservatórios, carreando a droga e controlando sua liberação. Eles podem ser duráveis ou bioabsorvíveis. Os polímeros desenvolvidos e utilizados na primeira gera-

ção dos *stents* farmacológicos geravam inflamação local excessiva na coronária, podendo levar a trombose e reestenose tardias.
- Com a evolução e surgimento de novos polímeros e com o recobrimento apenas da superfície externa (abluminal) do *stent*, houve uma redução da resposta inflamatória, aumentando a segurança desta nova geração. Com o intuito de reduzir uma resposta inflamatória local permanente, foram desenvolvidos sistemas com polímeros absorvíveis que, após transportarem e liberarem a droga antiproliferativa, seriam degradados e absorvidos pelo organismo.
- Os agentes antiproliferativos ideais devem ter a propriedade de inibir a hiperplasia neointimal, com baixo potencial inflamatório, e ser capazes de promover a reendotelização local. Os agentes mais utilizados são o paclitaxel, um agente antiproliferativo e os da família limus, que são imunossupressores (sirolimus, everolimus, zotarolimus e biolimus A9).

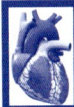
Há diferença entre os *stents* farmacológicos com paclitaxel e os da família limus?

Sim. Diversos estudos compararam *stents* eluídos em fármacos da família limus com os eluídos em paclitaxel, sendo observadas vantagens dos primeiros com relação à eficácia, reduzindo a proliferação neointimal, e à segurança, com menores taxas de trombose tardia e muito tardia.

- Os *stents* farmacológicos têm eficácia comprovada em reduzir reestenose nos mais diversos cenários, quando comparados aos *stents* convencionais. **Quanto maior o risco de reestenose, maior o benefício em se utilizar o *stent* farmacológico em relação ao *stent* não farmacológico.** Os *stents* farmacológicos de nova geração, quando comparados aos não farmacológicos, recebem indicação classe I (NE A) tanto na doença arterial coronariana crônica como na aguda, e nos mais diversos subgrupos de pacientes.

Aterectomia rotacional
- Consiste em um cateter que contém uma oliva niquelada em sua extremidade distal, cravejada com cerca de 2.000 a 3.000 cristais microscópicos de diamantes em sua borda distal.
- O cateter é conectado a um sistema que contém uma turbina impulsionada por ar comprimido e um dispositivo que controla o avanço da oliva na luz coronariana. Este sistema é conectado a um console, que controla a rotação da oliva (entre 150.000 a 180.000 rpm).
- As olivas são introduzidas na coronária através de um fio-guia específico.
- A ablação da lesão ocorre somente durante o avanço da oliva e baseia-se em dois princípios físicos: corte diferencial e deslocamento ortogonal do atrito.
- No corte diferencial o tecido vascular normal, por ter propriedades elásticas, é deslocado ou estirado, enquanto o tecido inelástico, como cálcio e tecido fibrótico, é ablacionado seletivamente pelos diamantes em micropartículas inferiores a 12 µm, que passam através da circulação coronariana, sendo removidas pelo sistema reticuloendotelial.
- No deslocamento ortogonal do atrito, a rotação em alta velocidade modifica o vetor de atrito da direção longitudinal entre o dispositivo e o fio-guia para a direção circunferencial. Isso faz com que o atrito seja virtualmente eliminado, permitindo que a oliva avance através de lesões estenóticas e vasos tortuosos.
- Atualmente, essa técnica é recomendada para o preparo de lesões com calcificação importante, as quais não podem ser cruzadas com balão ou adequadamente dilatadas antes do implante do *stent*. O seu uso recebe recomendação IIa NE B nas Diretrizes brasileiras de ICP.
- As principais complicações relacionadas à aterectomia rotacional são *slow-flow/no-reflow*, espasmo, dissecção e perfuração coronariana e dependem da complexidade anatômica e experiência do operador.

Trombectomia e dispositivos de proteção embólica
- Diversos dispositivos foram desenvolvidos para minimizar a embolização de trombos ou fragmentos e debris da placa aterosclerótica, dentre eles os dispositivos de proteção proximal ou distal e a trombectomia manual.
- Dispositivos de trombectomia manual ou cateteres de tromboaspiração removem o trombo intracoronário através de uma forte e ativa força de sucção gerada por uma seringa. O trombo é fragmentado em vários outros menores, que são aspirados durante o avanço e o recuo do cateter sobre a lesão coronariana. Existem diversos cateteres de aspiração manual disponíveis no mercado, cada qual com suas características, porém todos utilizam o mesmo mecanismo de ação.
- Alguns estudos randomizados e metanálises sugerem que o uso da trombectomia aspirativa durante angioplastia primária melhora a reperfusão microvascular e diminui os eventos adversos cardiovasculares maiores. No entanto, outros dois estudos não demonstraram benefício em redução do tamanho do infarto, trombose de *stent* ou mortalidade com o uso destes dispositivos.
- **No cenário de intervenção coronariana com supradesnivelamento do segmento ST a tromboaspiração manual de rotina não é recomenda (classe III NE A), podendo ser considerada em casos selecionados, onde há falha ou resultado subótimo na recanalização do vaso (IIa NE B).**
- Os dispositivos de proteção embólica são divididos em três categorias: dispositivos de oclusão distal, dispositivos de oclusão proximal e filtro de proteção distal.
- Nos dispositivos de oclusão, um balão é insuflado distal ou proximal à lesão, criando uma coluna de sangue

estagnado, retendo os debris liberados durante a angioplastia. Ao final do procedimento, os debris são aspirados antes da desinsuflação do balão e restauração do fluxo anterógrado.

- Nos filtros de proteção distal, um filtro é posicionado no leito distal do vaso, após a lesão, capturando os materiais embólicos durante a angioplastia. Ao término do procedimento eles são recolhidos após serem colapsados por uma bainha protetora.
- Nas angioplastias de enxertos venosos, o uso dos dispositivos de proteção embólica reduziu as taxas de óbito, infarto, revascularização da lesão alvo e de cirurgia de emergência ao final de 30 dias, quando comparados à não utilização.
- Seu uso recebe recomendação I B nas Diretrizes Brasileiras de ICP em angioplastia de enxertos venosos, desde que tecnicamente factível e IIaB pela diretriz européia de revascularização.

Balão farmacológico e stents bioabsorvíveis

- Os balões farmacológicos foram recentemente desenvolvidos e possuem um fármaco antiproliferativo em sua superfície. O fármaco mais utilizado nesses balões é o paclitaxel, devido a sua alta capacidade lipofílica, resultando em melhor retenção do fármaco na parede vascular do local tratado.
- Inicialmente realiza-se a dilatação da lesão com um balão convencional e posteriormente o balão farmacológico é posicionado no local a ser tratado e insuflado pelo tempo recomendado pelo fabricante, com a finalidade de liberar o fármaco no local.
- Os dados de estudos randomizados mostraram inferioridade deste dispositivo em lesões "de novo" e em reestenose de stent não farmacológico, quando comparado aos stents farmacológicos de segunda geração. Já no cenário de reestenose de stent farmacológico, o balão farmacológico foi não inferior ao stent farmacológico de primeira geração, porém não há dados para comparação com stents de segunda geração.
- Outro importante e recente avanço na cardiologia intervencionista são os stents bioabsorvíveis, também chamados de suportes vasculares bioabsorvíveis (SVB).
- As potenciais vantagens dos SVB seriam a redução da trombose tardia e muito tardia do stent, restauração da vasomotricidade da artéria, possibilidade de acompanhamento com exames de imagens não invasivos, como tomografia ou ressonância magnética e possibilidade de implante de enxertos no futuro, caso necessário.
- Diversos polímeros ou ligas metálicas têm sido utilizados na confecção dos SVB, cada qual com suas propriedades químicas, mecânicas e tempos de absorção diferentes. O que se tornou mais amplamente utilizado foi o dispositivo de ácido poli L-lático, o qual é totalmente absorvido em aproximadamente 2 anos.
- No entanto, **os estudos clínicos mostraram que estes dispositivos foram inferiores aos stents farmacológicos de segunda geração. Até que novos estudos com novas plataformas de SVB estejam disponíveis, estes dispositivos não são recomendados.**

■ Considerações paciente-específicas

- Antes de se indicar o tratamento percutâneo, alguns fatores devem ser levados em consideração, tais como as características clínicas do paciente e as características angiográficas das lesões coronarianas. Estes fatores podem aumentar o risco de complicações, diminuindo as taxas de sucesso do procedimento.

Diabetes mellitus

- Pacientes diabéticos geralmente apresentam doença coronariana mais grave e difusa. Além disso, têm risco aterotrombótico aumentado, relacionado ao estado pró-trombótico e pró-inflamatório, com maior agregação e adesividade plaquetária e responsividade reduzida aos antiplaquetários. **O diabetes é um preditor independente de trombose de stent.**
- Aproximadamente 1/4 dos procedimentos de revascularização do miocárdio é realizado em pacientes diabéticos, os quais apresentam maiores taxas de reestenose e menores taxas de sobrevida livre de eventos, quando comparados aos não diabéticos. O uso de stents farmacológicos está associado a menores taxas de revascularização do vaso-alvo.
- Diversos estudos compararam a ICP com a revascularização cirúrgica em pacientes diabéticos.
- No subgrupo de pacientes diabéticos do estudo Syntax, a taxa de eventos cardíacos e cerebrais adversos maiores foi mais elevada no grupo submetido ao tratamento percutâneo ao final de 5 anos. Não houve diferença estatisticamente significante no desfecho composto por óbito, IAM e AVC.
- No estudo FREEDOM, que comparou tratamento cirúrgico vs. ICP com stents farmacológicos de primeira geração em pacientes diabéticos multiarteriais, o desfecho composto de óbito, IAM e AVC e os desfechos isolados de mortalidade geral e de IAM foram maiores no grupo de ICP. No entanto, o AVC foi maior no grupo cirúrgico.
- Independentemente da escolha da estratégia de revascularização, o controle glicêmico é fundamental para melhorar os desfechos em longo prazo nos pacientes diabéticos. Pacientes diabéticos submetidos à angioplastia e que tinham Hb glicada menor ou igual a 7 tiveram revascularização do vaso-alvo semelhante aos pacientes não diabéticos, ao passo que os que apresentavam Hb glicada superior a 7 tiveram maiores taxas de revascularização do vaso-alvo.
- Com base nos dados atuais, em pacientes diabéticos com DAC multiarterial ou complexa, a revascularização cirúrgica do miocárdio é recomendada.

Insuficiência renal crônica

- A insuficiência renal crônica (IRC) é um dos principais preditores de mortalidade em pacientes com DAC submetidos a revascularização percutânea ou cirúrgica.
- A IRC é uma variável importante utilizada no cálculo de risco cirúrgico e está associada a doença coronariana difusa e maior presença de calcificação coronariana, que são variáveis utilizadas no cálculo de escores de risco para ICP.
- A presença de calcificação importante nas coronárias tem impacto no sucesso do procedimento.
- O uso de *stent* farmacológico deve ser considerado, embora os estudos comparando estes aos *stents* convencionais nessa população sejam escassos. **A IRC é um fator preditor para trombose de *stent*.**
- Em pacientes com ritmo de filtração glomerular (RFG) entre 30 e 90 mL/min/m², a revascularização cirúrgica é melhor que a ICP, principalmente quando a IRC é causada pelo diabetes *mellitus*. Já em pacientes com RFG < 30 mL/min/m² ou dialíticos, as diferenças a favor da revascularização cirúrgica são menos consistentes, principalmente pela maior mortalidade intra-hospitalar e complicações da cirurgia.
- Os pacientes com IRC apresentam maior risco de desenvolver nefropatia induzida pelo contraste. Portanto, devem receber medidas preventivas como hidratação pelo menos 12 h antes e após o procedimento, uso de contraste de baixa osmolaridade ou iso-osmolar, volume de contraste inferior a 350 mL ou a 4 mL/kg e altas doses de estatina antes do procedimento. A realização de angioplastia, concomitantemente ao cateterismo diagnóstico (*ad hoc*) deve ser evitada, pois acarreta em maior volume de contraste no mesmo procedimento. Sendo assim, recomenda-se aguardar pelo menos 72 h entre um procedimento e outro e estadiar o procedimento em casos complexos.

Função ventricular

- A presença de disfunção ventricular é um preditor de eventos durante as intervenções percutâneas. Está relacionada a um aumento das taxas de complicações e do risco de óbito relacionado à angioplastia.
- Além disso, a disfunção ventricular é fator de risco para nefropatia induzida pelo contraste, para trombose de *stent* e mortalidade precoce e tardia após ICP.

Morfologia da lesão

- As características angiográficas e morfológicas das lesões coronarianas estão diretamente relacionadas ao sucesso do procedimento e ao risco de complicações.
- Alguns modelos foram desenvolvidos para predizer o sucesso do procedimento, com base nas características anatômicas das lesões.
- A classificação modificada do *American College of Cardiology* e da *American Heart Association* (ACC/AHA) foi inicialmente determinada em lesões tratadas com balão (Tabela 22.7). Posteriormente, foi validada também para lesões tratadas tanto com *stent* convencional como *stent* farmacológico, mostrando relação com complexidade angiográfica e pior prognóstico.

Tabela 22.7. Classificação das lesões coronarianas segundo ACC/AHA

Tipo A (taxa sucesso > 85%)	Tipo B (taxa sucesso 60-85%)	Tipo C (taxa sucesso < 60%)
Lesão focal < 10 mm	Lesão entre 10 e 20 mm	Lesão maior que 20 mm
Concêntrica	Excêntrica	
Pouca tortuosidade proximal	Moderada tortuosidade proximal	Excessiva tortuosidade proximal
Segmento com ângulo < 45 graus	Segmento com ângulo 45 a 90 graus	Segmento com ângulo > 90 graus
Contorno liso	Contorno irregular	
Ausência ou pouca calcificação	Moderada a grave presença de cálcio	
Não oclusão total	Oclusão total < 3 meses	Oclusão total > 3 meses
Não ostial	Ostial	
Sem comprometimento de ramo lateral	Bifurcação que requer dupla corda-guia	Impossibilidade de proteger ramo lateral
Ausência de trombos	Trombo presente	PVS degenerada

PVS: ponte de veia safena.

As lesões tipo B são subdivididas em B1 quando apenas uma característica está presente e B2 quando duas ou mais características estão presentes.

- A classificação da *Society for Cardiovascular Angiography and Interventions* (SCAI) foi proposta com o objetivo de simplificar a classificação das lesões, levando-se em conta a patência do vaso e presença de características de lesão tipo C do ACC/AHA (Tabela 22.8). Em um estudo comparando as duas classificações, a classificação da SCAI proporcionou melhor discriminação de sucesso e complicações que a classificação ACC/AHA.
- Além disso, algumas características angiográficas e anatômicas apresentam algumas particularidades, que serão discutidas a seguir.

Lesões em bifurcação

- Lesões coronarianas envolvendo bifurcações ocorrem em aproximadamente 15-20% dos pacientes submetidos à intervenção coronariana percutânea. O comprometi-

Tabela 22.8. Classificação das lesões coronarianas segundo a SCAI

Tipo	Variáveis	Sucesso angiográfico	Complicações
1	Vaso pérvio e ausência de características tipo C	Alto	Muito baixas
2	Vaso pérvio e presença de características tipo C	Alto	Baixas
3	Vaso ocluído e ausência de características tipo C	Moderado	Baixas
4	Vaso ocluído e presença de características tipo C	Reduzido	Moderadas

mento ou a oclusão do ramo lateral (RL) pode ocorrer em 8-80% dos casos.
- Existem duas técnicas para o tratamento de lesões em bifurcação: *stent* provisional e técnica de dois *stents*.
- A técnica de *stent* provisional consiste no implante de *stent* no ramo principal (RP) e angioplastia com balão no RL e no caso de um resultado não satisfatório, implanta-se também um *stent* no RL.
- Já a técnica de dois *stents* consiste no implante de *stent* no RP e no RL. Diversas técnicas podem ser utilizadas para o implante de dois *stents* (Crush e Mini-Crush, Culotte, T-stenting e TAP, SKS, V-stenting), cada qual com suas vantagens e desvantagens e aplicação, a depender da anatomia e complexidade da bifurcação.
- A comparação entre as técnicas de *stent* provisional e dois *stents* não demonstrou benefícios a favor do *stent* duplo e em alguns estudos essa técnica esteve associada a maior incidência de IAM periprocedimento.
- A técnica de *stent* provisional no RL deve ser a abordagem inicial em pacientes nos quais o RL não é grande e tenha discreta ou moderada doença focal no óstio. O uso de dois *stents* deve ser considerado em pacientes com lesões complexas, nas quais o RL é calibroso (> 2,5 mm) e irriga uma grande área do miocárdio e o risco de oclusão é alto (doença severa, estendendo-se além de 10 a 20 mm do óstio) e a probabilidade de sucesso em reacessá-lo é baixa.
- A realização de *kissing balloon* (insuflação simultânea do balão do RL e do RP) é mandatória quando utilizada a técnica de dois *stents*, sendo controversa na estratégia de *stent* provisional. Recomenda-se sua realização na técnica provisional quando o diâmetro de estenose do RL é maior que 75% ou em fluxo TIMI menor que 3.
- Em lesões de bifurcação, o uso de *stents* farmacológicos é recomendado pois está associado a melhores desfechos, principalmente em relação à reestenose.

Calcificação coronariana

- A calcificação coronariana é um marcador de doença arterial coronária e está associada a maior mortalidade em longo prazo.

- A maioria dos estudos clínicos não contempla pacientes com lesões coronarianas que apresentam calcificação importante. Portanto, a maioria das recomendações para o tratamento dessas lesões é baseada em estudos retrospectivos ou registros.
- A presença do cálcio dificulta a passagem do fio-guia, dos balões e principalmente dos *stents*. Além disso, lesões calcificadas impedem uma completa expansão, aposição e simetria do *stent* na artéria, aumentando a chance de falência do *stent* (trombose ou reestenose). Sendo assim, a estratégia a ser utilizada nesse tipo de angioplastia deve ser previamente planejada.
- Os dispositivos mais utilizados para tratamento de lesões calcificadas são os balões não complacentes, que permitem a utilização de alta pressão para dilatação da lesão; o balão de corte (*Cutting Balloon*), um balão com microlâminas (três ou quatro) dispostas longitudinalmente na superfície do balão, que ajudam a "quebrar" a placa calcificada; e a aterectomia rotacional, que permite a ablação e modificação da placa calcificada, facilitando o implante do *stent* (Figura 22.1).

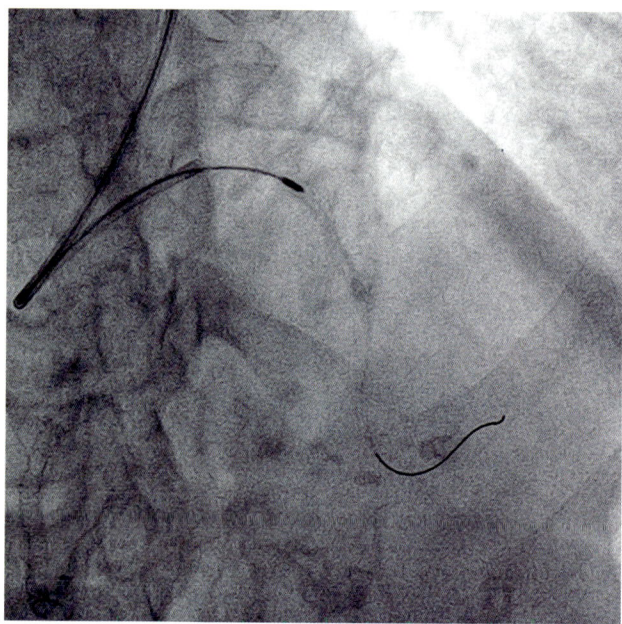

Figura 22.1. Intervenção coronária percutânea pela via radial para tratamento de lesão calcificada na artéria descendente anterior. Preparação da lesão calcificada através da aterectomia rotacional para facilitar e otimizar o implante do *stent*.

Lesões em óstio

- As lesões de óstio são definidas como lesões que se localizam nos primeiros 3 mm de um vaso coronariano. Elas podem ser divididas em aorto-ostiais (óstio do tronco da coronária esquerda e da coronária direita),

não aorto-ostiais (óstio de descendente anterior, circunflexa e diagonalis) e ramo-ostiais (diagonais, marginais, descendente posterior e ventricular posterior).
- **Lesões ostiais são tecnicamente mais complexas, devido à dificuldade em se posicionar e até mesmo em expandir o *stent*, pois frequentemente as lesões ostiais são rígidas e calcificadas.**
- Diante dessas dificuldades, o tratamento percutâneo dessas lesões tem sido associado a menores taxas de sucesso do procedimento, complicações intra-hospitalares mais frequentes e maior chance de reestenose quando comparadas com lesões não ostiais.

Oclusão crônica

- Oclusão coronária crônica é definida como fluxo TIMI 0 no segmento arterial ocluído por um período maior que 3 meses.
- Está presente em cerca de 15-30% dos pacientes submetidos ao cateterismo.
- É um preditor independente de indicação de revascularização cirúrgica do miocárdio. No entanto, com o avanço e desenvolvimento dos materiais, associado a novas técnicas e experiência dos operadores, as taxas de sucesso da angioplastia em oclusões crônicas têm aumentado para cerca de 90%, com baixo índice de complicações. Um dos principais fatores de sucesso do procedimento é a experiência do operador.
- A angioplastia de uma oclusão crônica é indicada em pacientes com sintomas limitantes de angina ou dispneia a despeito de tratamento clínico otimizado ou em pacientes oligossintomáticos, porém com evidência objetiva de isquemia > 10% no território relacionado à artéria ocluída e em pacientes com disfunção ventricular e viabilidade preservada na região suprida pela oclusão crônica.
- Para que a recanalização percutânea de uma oclusão crônica possa ser considerada, a presença de colaterais é imprescindível (Figura 22.2).
- Os preditores de sucesso são: experiência do operador, ausência de calcificação importante, pouca tortuosidade, tempo de oclusão < 6 meses, boa visibilidade do vaso distal, oclusão em "ponta de lápis", segmento curto de oclusão (< 15 mm), ausência de ramo lateral no local da oclusão, ausência de colaterais em ponte.
- O uso de *stents* farmacológicos neste cenário está relacionado a menores taxas de revascularização do vaso-alvo, quando comparados aos *stents* convencionais.
- Devido à complexidade técnica do seu tratamento, à necessidade de um arsenal de materiais específicos e à presença de operadores experientes, particularmente nesse tipo de intervenção, os casos devem ser individualizados, analisando-se potenciais riscos e benefícios do procedimento.

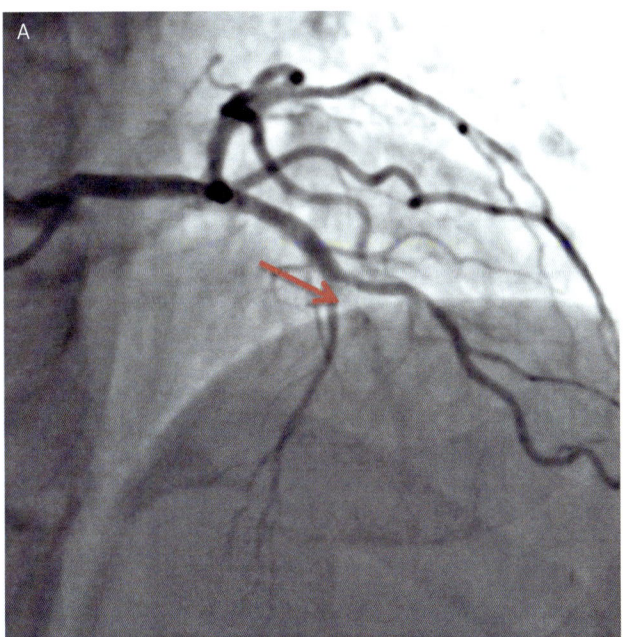
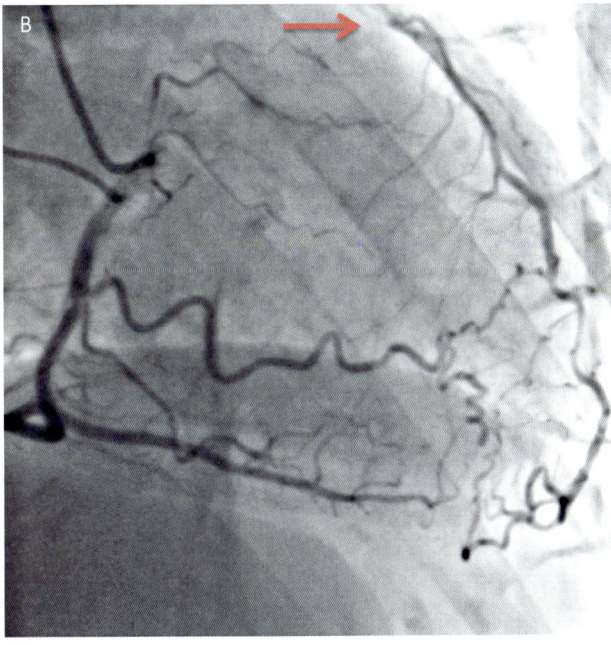

Figura 22.2. Em A, injeção seletiva de contraste na coronária esquerda evidenciando oclusão crônica da artéria descendente anterior no terço médio, junto à origem de ramos septal e diagonal. Em B, injeção seletiva de contraste na coronária direita evidenciando circulação colateral bem desenvolvida para território da artéria descendente anterior, via ramos septais. A seta vermelha indica o local de oclusão.

Enxertos venosos

- A angioplastia de enxertos venosos corresponde a aproximadamente 10-15% das angioplastias em um serviço de hemodinâmica. Apresenta maiores taxas de mortalidade, infarto do miocárdio periprocedimento e reestenose quando comparada à angioplastia do vaso nativo. Uma das principais causas de piores desfechos é a embolização de debris aterotrombóticos para o vaso nativo, resultando em IAM ou redução do fluxo anterógrado (*no-reflow*). Além disso, os pacientes são mais idosos e apresentam mais comorbidades.
- Os dispositivos de embolização distal apresentam redução de eventos cardiovasculares, principalmente às custas de IAM periprocedimento e de *no-reflow*.
- Os *stents* farmacológicos apresentam menores taxas de reestenose e de revascularização do vaso-alvo quando comparados aos *stents* convencionais, com taxas de mortalidade e trombose de *stent* semelhantes.
- Em enxertos ocluídos crônicos, a angioplastia apresenta baixas taxas de sucesso, altas taxas de complicações e de oclusão em longo prazo. Portanto, não é recomendada neste cenário.

Lesões em tronco de coronária esquerda

- A lesão de tronco de coronária esquerda (TCE) é definida como uma obstrução angiográfica maior que 50% em seu diâmetro. Outro termo frequentemente utilizado é TCE protegido e TCE não protegido. **O TCE é considerado protegido se recebe algum enxerto venoso ou arterial distal em pacientes já revascularizados e não protegido se os enxertos estiverem ocluídos ou se o paciente não foi revascularizado.**
- Está presente em cerca de 4 a 6% dos pacientes submetidos à cineangiocoronariografia e sua presença está associada à doença multiarterial em cerca de 70% dos pacientes.
- Até há alguns anos, a lesão de TCE era considerada indicação absoluta de tratamento cirúrgico, ficando a angioplastia reservada para pacientes de risco cirúrgico proibitivo. Com os avanços das técnicas e de materiais, diversos estudos têm demonstrado a segurança e eficácia da angioplastia de TCE não protegido.
- Diversos estudos demonstraram a segurança e eficácia dos *stents* farmacológicos de segunda geração no cenário da angioplastia de TCE. Sendo assim, seu uso nesse contexto é recomendado.
- Uma série de estudos observacionais, randomizados e de metanálises publicados na última década tem demonstrado segurança e eficácia da ICP em TCE não protegido em pacientes selecionados.
- O estudo Syntax comparou de forma prospectiva e randomizada a ICP com *stent* farmacológico de primeira geração *vs.* revascularização cirúrgica em pacientes multiarteriais com ou sem comprometimento do TCE. Na subanálise de 705 pacientes com lesão de TCE, ao final de 5 anos de seguimento a mortalidade total, mortalidade cardíaca e o desfecho composto de mortalidade total, infarto do miocárdio e AVC foram semelhantes entre os pacientes tratados por ICP e aqueles tratados por revascularização cirúrgica, porém este último grupo apresentou menor taxa de revascularização do vaso-alvo. Quando analisados de acordo com a complexidade anatômica, no subgrupo com escore Syntax baixo (< 23) e moderado (23-32), o desfecho composto de mortalidade total, IAM, AVC e nova revascularização foi semelhante, exceto no subgrupo com escore Syntax alto (> 32), onde a revascularização cirúrgica apresentou maior benefício, principalmente à custa de redução de revascularização do vaso-alvo.
- Recentemente, o estudo NOBLE, um estudo de não inferioridade, randomizou 1.201 pacientes em 36 centros participantes com lesão de TCE não protegido para angioplastia com *stent* farmacológico revestido de Biolimus *versus* revascularização cirúrgica. Os pacientes submetidos ao tratamento percutâneo apresentaram maiores taxas de evento composto por óbito, IAM, AVC e nova revascularização, quando comparados ao grupo cirúrgico. Já o estudo EXCEL, também de não inferioridade, comparou 1.905 pacientes em 131 centros participantes com lesão de TCE de baixa ou moderada complexidade (escore Syntax < 33) utilizando *stent* farmacológico revestido de everolimus *versus* tratamento cirúrgico. Neste estudo, o tratamento percutâneo foi não inferior ao tratamento cirúrgico no desfecho composto por morte, IAM e AVC (desfecho primário) e por morte, IAM, AVC ou nova revascularização guiada por isquemia (desfecho secundário) ao final de 3 anos de seguimento.
- Para a avaliação da estratégia de revascularização dos pacientes com lesão de TCE, recomenda-se a utilização de escores de risco cirúrgico e angiográfico, tais como o escore STS (http://riskcalc.sts.org) e o escore Syntax (http://www.syntaxscore.com).
- **Algumas características clínicas/angiográficas favorecem o tratamento percutâneo de lesões de TCE: pacientes com ≥ 80 anos, com alto risco cirúrgico, DPOC grave, aorta em porcelana, IAM com supra de ST ou choque cardiogênico, escore Syntax < 33, lesão em óstio e/ou corpo do TCE, leito distal desfavorável ao tratamento cirúrgico.**
- O *heart team*, composto por cardiologista clínico, cirurgião cardíaco, e cardiologista intervencionista, irá avaliar a condição clínica e a anatomia coronariana do paciente e determinar se a ICP e/ou revascularização cirúrgica são tecnicamente factíveis e apropriadas. E após discussão com o clínico e com o paciente sobre as opções de revascularização, indicar o tratamento apropriado.
- A angioplastia de TCE não protegido recebe recomendação I (NE A) em lesões de TCE com escore Syntax < 33, segundo a Diretriz Brasileira de ICP.

Trombo

- A presença de trombo coronariano aumenta o risco de *no-reflow*, de embolização distal ou para outros vasos e de oclusão abrupta do vaso. É também um fator de risco independente para falência do procedimento.
- O trombo nem sempre é visível à angiografia e quanto maior a carga trombótica, maior o risco de complicações.
- É mais frequente em pacientes com síndromes coronarianas agudas, especialmente no IAM com supradesnivelamento de segmento ST.

■ Acesso vascular

- As intervenções coronárias percutâneas podem ser realizadas pelas vias braquial, radial ou femoral, sendo esta última a mais utilizada no mundo. Apesar de a via femoral ainda ser a predominante nos Estados Unidos muitos centros na Europa e no Canadá já vêm utilizando a via radial como preferencial.
- A perda de pulso ocorre em aproximadamente 5% dos casos e a taxa de *crossover* para via femoral varia de 7 a 10%. As principais complicações são síndrome compartimental, pseudoaneurisma, abscesso estéril (com uso de introdutores hidrofílicos), espasmo e hematoma local.

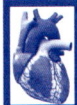

Quais as vantagens e desvantagens da via radial em relação à femoral?

Vantagens: apresenta menores taxas de sangramento e complicações vasculares. Além disso, oferece maior conforto ao paciente, pois permite a deambulação imediata após o procedimento, possibilitando a alta mais precoce, reduzindo os custos com internação, diferentemente da via femoral, que exige um repouso no leito por pelo menos 4 a 6 horas. Estudos demonstraram redução de óbito, IAM, AVC e sangramento em pacientes com IAM com supra tratados com angioplastia primária em centros com grande experiência com a via radial, em comparação ao grupo femoral.

Desvantagens: essa técnica limita o uso de cateteres mais calibrosos e de dispositivos de suporte hemodinâmico, como balão intra-aórtico e marca-passo, geralmente necessários em pacientes hemodinamicamente instáveis, sendo nesses casos, a via femoral mais indicada. Outra desvantagem da via radial comparada à femoral é uma maior dificuldade em cateterizar a artéria torácica interna esquerda pela radial direita, além do tempo de procedimento geralmente ser maior, bem como a exposição à radiação, embora isso não se aplique a centros com grande experiência na via radial. A via radial não pode ser usada em pacientes com insuficiência de colaterais para o arco palmar, arterites e possível necessidade de fístula para hemodiálise. A perda de pulso radial pode ocorrer em 3-9% dos casos.

- As principais complicações vasculares da via femoral são hematoma no local da punção, pseudoaneurisma, fístula arteriovenosa, hematoma retroperitoneal e dissecção da artéria femoral. A incidência varia de 2-6% e os principais fatores de risco são idade maior de 70 anos, superfície de área corpórea $< 1,6$ m^2, procedimentos de emergência, doença arterial periférica, sexo feminino, uso de inibidores da glicoproteína IIb-IIIa, RM prévia, IC, AVC, DM, DPOC, IRC, disfunção hepática e uso de BIA.
- É necessário que o cardiologista intervencionista saiba realizar o procedimento por ambos os acessos, com a mesma habilidade e segurança e assim, baseado nas evidências científicas atuais, nas vantagens e desvantagens de cada via de acesso e na sua experiência, individualize a escolha da via para cada caso, buscando sempre os melhores resultados, com menor risco para o paciente.

Dispositivos de oclusão femoral

- Tradicionalmente, a hemostasia após a retirada do introdutor é realizada através da compressão manual por aproximadamente 15 a 20 min, seguida de repouso no leito com imobilização do membro por cerca de 4 a 6 h. Apresenta taxas de complicações que variam de 2 a 6% após ICP.
- Com o intuito de diminuir as complicações vasculares, os dispositivos de oclusão vascular foram desenvolvidos como métodos alternativos ou adjuntos à compressão vascular.
- As principais complicações após o uso destes dispositivos são infecções do sítio de punção, embolização com isquemia do membro e falha de hemostasia que podem ocorrer em 3% dos casos.
- As evidências científicas variam significativamente entre os dispositivos, e apresentam resultados conflitantes. Os dispositivos de oclusão diminuem o tempo de hemostasia e o tempo de repouso no leito quando comparados à compressão manual, porém não diminuem complicações vasculares, sangramento ou necessidade de transfusão. Sendo assim, não devem ser usados rotineiramente com o objetivo de diminuir complicação vascular em ICP pela via femoral. O seu uso seria mais indicado em pacientes com alto risco de sangramento ou nos casos em que seja necessário manter a anticoagulação logo após término do procedimento.

■ Resultados pós-intervenção

Sucesso

- O sucesso de uma ICP é dividido em angiográfico, do procedimento e clínico.
- O sucesso angiográfico é definido como uma redução do diâmetro da estenose para menos que 50% quando realizada com balão e para menos de 10% (objetivando chegar mais próximo possível de 0%) quando utilizado stent, com fluxo TIMI 3, sem oclusão de ramo lateral, sem ocorrência de dissecção que limite o fluxo ou trombo angiográfico.

- O sucesso do procedimento é definido como sucesso angiográfico, sem complicações maiores intra-hospitalares como óbito, IAM, AVC ou revascularização de emergência.
- O sucesso clínico em curto prazo é definido como sucesso do procedimento associado ao alívio dos sintomas e de longo prazo, quando os resultados são mantidos por mais de 9 meses após o procedimento.
- Os principais fatores associados a maiores taxas de complicações após ICP são idade avançada, DM, IRC, SCA, insuficiência cardíaca e doença multiarterial.

Mortalidade

- A ocorrência de óbito após ICP é rara, com taxas inferiores a 1%. O registro nacional CENIC reportou taxa de mortalidade de 0,6%. O risco é maior em pacientes com idade avançada, DM, IRC, IAM, choque cardiogênico, disfunção ventricular, doença multiarterial, lesões de alto risco e estenose aórtica importante.

Infarto

- De acordo com a definição universal de infarto, o infarto relacionado à ICP é definido como tipo 4A e o relacionado a trombose de *stent* em tipo 4B.
- O infarto do miocárdio relacionado à ICP é caracterizado por uma elevação da troponina cinco vezes maior que o percentil 99 do valor do limite superior em pacientes com valores basais normais (< 99) ou aumento de troponina > 20% se os valores da troponina estão elevados e estáveis ou em queda, associado a:
  - sintomas sugestivos de isquemia miocárdica; ou
  - alterações isquêmicas novas ao ECG ou BRE novo; ou
  - perda de patência angiográfica de uma coronária ou ramo lateral ou slow-flow ou no-reflow persistente ou embolização; ou
  - exame de imagem demonstrando nova perda de miocárdio viável ou nova alteração segmentar.
- Quando o valor é menor ou igual a cinco vezes o percentil 99 ou maior, mas sem os achados clínicos, angiográficos ou de imagem, o termo injúria miocárdica deve ser utilizado.
- O infarto relacionado à trombose de *stent* é o infarto associado à trombose de *stent* detectado por cineangiocoronariografia ou necrópsia num quadro de isquemia miocárdica e com aumento e/ou queda de valores de marcadores cardíacos com pelo menos uma medida acima do percentil 99.
- As principais causas de IAM periprocedimento são oclusão arterial aguda, embolização, *no-reflow*, oclusão de ramo lateral e trombose aguda de *stent*.

Revascularização de urgência

- A cirurgia de revascularização de emergência, comumente necessária na era da angioplastia com balão devido ao alto índice de dissecção com redução do fluxo ou oclusão do vaso, passou a ser raramente necessária com o advento dos *stents*.
- Atualmente é utilizada apenas em situações extremas, como dissecções não resolvidas com *stent* ou perfurações coronarianas graves.
- Os principais preditores de necessidade de revascularização de emergência são choque cardiogênico, ICP de emergência, doença multiarterial e lesões tipo C.

AVC

- A ocorrência de AVC durante ICP é uma complicação rara, com taxas de 0,1 a 0,5%.
- Os principais fatores de risco são sexo feminino, doença renal, ICP primária, idade superior a 80 anos, tempo do procedimento, uso de balão intra-aórtico, intervenções em mamária, uso de fibrinolítico antes da ICP, doença cerebrovascular prévia, cateteres de maior diâmetro e cruzamento da valva aórtica.
- O tratamento deve ser prontamente instituído, com realização de exames de imagem (TC, RM ou angiografia cerebral) e avaliação de neurologista experiente para ponderar indicação de trombólise.

Complicações

Sangramento

- O sangramento relacionado à angioplastia está associado à mortalidade, tanto pelo sangramento em si como pela isquemia causada pela suspensão de antiplaquetários e anticoagulantes.

Principais fatores de risco associados a sangramento após angioplastia
- Idade avançada.
- Baixo índice de massa corpórea.
- Doença renal crônica.
- Anemia.
- Tipo do acesso vascular.
- Calibre do introdutor.
- Uso de antiplaquetários e anticoagulantes.

- As principais medidas para evitar sangramento são a avaliação do risco através de escores validados para esse fim, o ajuste da dose de medicamentos conforme peso e função renal, utilização de medicamentos com menor risco de sangramento e utilização do acesso radial.

Nefropatia induzida pelo contraste

- A nefropatia induzida pelo contraste (NIC), além de prolongar o tempo de internação, é um importante preditor de morbidade e mortalidade intra-hospitalar e tardia.

- Os principais fatores de risco são idade avançada, IRC, insuficiência cardíaca, hipotensão, uso de balão intra-aórtico, DM, volume de contraste e anemia.
- As principais medidas para prevenção da NIC são hidratação com solução salina isotônica 1-1,5 mL/kg/h 12 h antes e 12 h após o procedimento; minimizar o uso de contraste (a quantidade de contraste utilizada durante o cateterismo diagnóstico é um fator importante a ser considerado quando se planeja realizar uma angioplastia *ad hoc*); uso de contraste iso-osmolar ou de baixa osmolaridade, os quais apresentam menores taxas de NIC, comparados aos de alta osmolaridade.
- O uso de N-acetil-cisteína não foi efetivo em prevenir NIC e o uso de bicarbonato foi inferior quando comparado ao uso de solução salina.

Dissecção

- A dissecção coronariana pode ocorrer em qualquer etapa de uma intervenção percutânea: na manipulação do cateter-guia, no posicionamento do fio-guia na coronária, na pré-dilatação da lesão com balão, após o implante de *stent* ou na pós-dilatação.
- Os principais fatores de risco são lesões longas, calcificadas, tortuosas e excêntricas, SCA e síndrome de Marfan.
- A classificação das dissecções encontra-se na Tabela 22.9.
- As dissecções do tipo A e B geralmente são tratadas clinicamente, devido ao baixo risco de oclusão. Já as dissecções dos tipos C ao F devem ser tratadas com *stent* devido ao alto risco de oclusão do vaso (Figura 22.3).

Tabela 22.9. Classificação das dissecções coronarianas

Tipo	Risco de Oclusão
Tipo A: pequeno defeito de enchimento intraluminal, sem retenção de contraste	< 2%
Tipo B: dupla luz ou trajeto separado por uma lâmina, sem retenção de contraste	2-4%
Tipo C: persistência de contraste extraluminal	10%
Tipo D: defeito luminal em espiral	30%
Tipo E: novo defeito de enchimento	9%
Tipo F: dissecção com redução do fluxo ou oclusão do vaso	69%

Perfuração

- A perfuração coronária, embora infrequente (< 0,6%), pode levar a derrame pericárdico, tamponamento cardíaco e se não tratada adequadamente pode levar ao óbito.
- Ocorre com mais frequência em lesões complexas, com tortuosidade importante, calcificação intensa, oclusões crônicas, com uso de dispositivos de aterectomia rotacional e com a utilização de fios-guia hidrofílicos (Figura 22.4).
- A classificação e o risco de tamponamento estão descritos na Tabela 22.10.

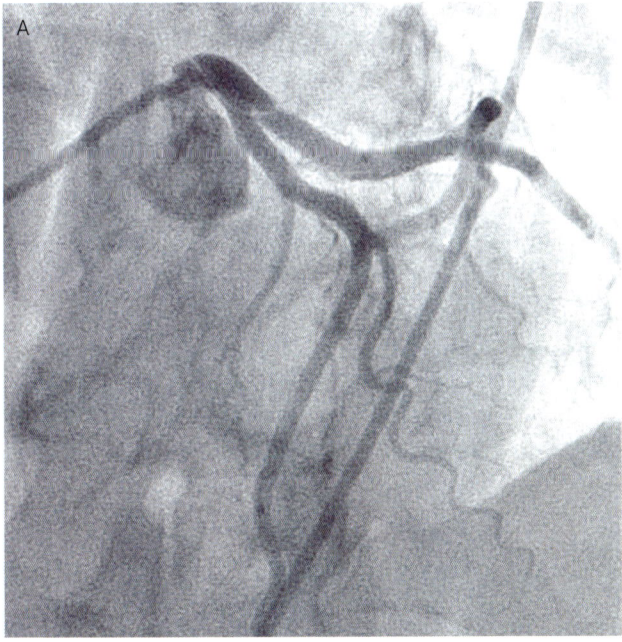 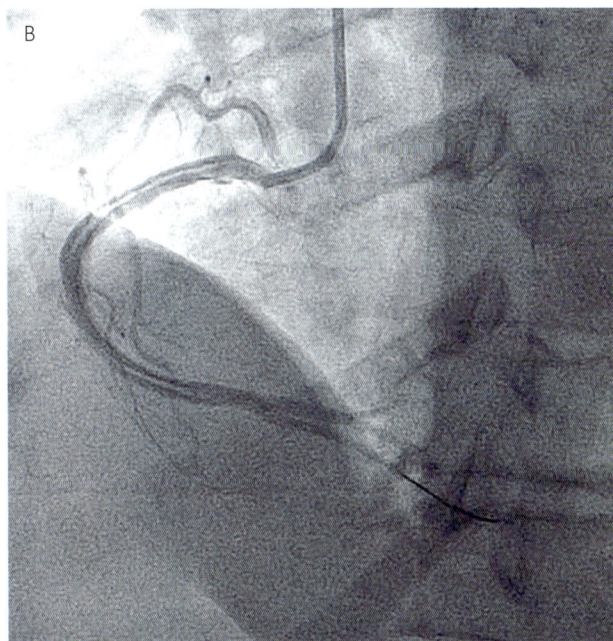

Figura 22.3. Em A, dissecção iatrogênica tipo C do tronco da coronária esquerda envolvendo óstios da artéria descendente anterior e circunflexa. Em B, dissecção iatrogênica tipo D envolvendo as porções proximal, média e distal da coronária direita.

Tabela 22.10. **Classificação de perfuração coronariana**

Tipo	Risco de tamponamento
Tipo I: Cratera extraluminal, sem extravasamento de contraste linear que sugira dissecção	8%
Tipo II: *Blush* pericárdico ou miocárdico, com orifício de saída < 1 mm	13%
Tipo III: Franco extravasamento de contraste para o pericárdio por meio de orifício ≥ 1 mm de diâmetro	63%
Tipo IV: Perfuração com derramamento de contraste diretamente para o ventrículo esquerdo, para o seio coronário ou para outra câmara vascular, excluindo o pericárdio	Baixo
Tipo V: Perfuração do segmento distal	Dados não disponíveis

- O tratamento depende do tipo de perfuração e compreende medidas como reversão da heparinização, insuflação prolongada do cateter-balão em baixa pressão no local da perfuração, descontinuação ou reversão dos inibidores da glicoproteína IIb/IIIa, realização de ecocardiografia de urgência e realização de pericardiocentese se houver sinais de tamponamento cardíaco. Caso a perfuração não tenha sido selada, a utilização de *stents* recobertos com PTFE ou de micro-*coils* para oclusão da perfuração pode ser necessária. A cirurgia de revascularização miocárdica fica restrita aos casos em que essas medidas não obtenham sucesso no controle da perfuração.

No-reflow

- É definido como uma perfusão anterógrada diminuída na presença de uma artéria coronária epicárdica patente.
- Ocorre principalmente no IAM com supra e em intervenções complexas como PVS e quando utilizada aterectomia rotacional.
- Sua fisiopatologia é multifatorial, como embolização distal de trombo, debris ateroscleróticos, isquemia prolongada, injúria de reperfusão, espasmo e edema microvascular.
- A ocorrência de *no-reflow* tem impacto prognóstico, com maiores taxas de eventos cardíacos adversos, principalmente IAM periprocedimento e mortalidade.
- Embora alguns vasodilatadores intracoronários (adenosina, verapamil, papaverina, nitroprussiato de sódio) sejam utilizados na prática clínica para o tratamento do *no-reflow*, os benefícios clínicos destas medicações não estão bem estabelecidos.

Trombose de *stent*

- É definida como uma obstrução súbita do *stent* devida à formação de trombo em seu interior.
- As taxas atuais de trombose com os *stents* de segunda geração variam entre 0,2 a 0,5% por ano.
- A trombose de *stent* pode ser classificada de acordo com o tempo de ocorrência ou grau de suspeita clínica (Tabela 22.11).

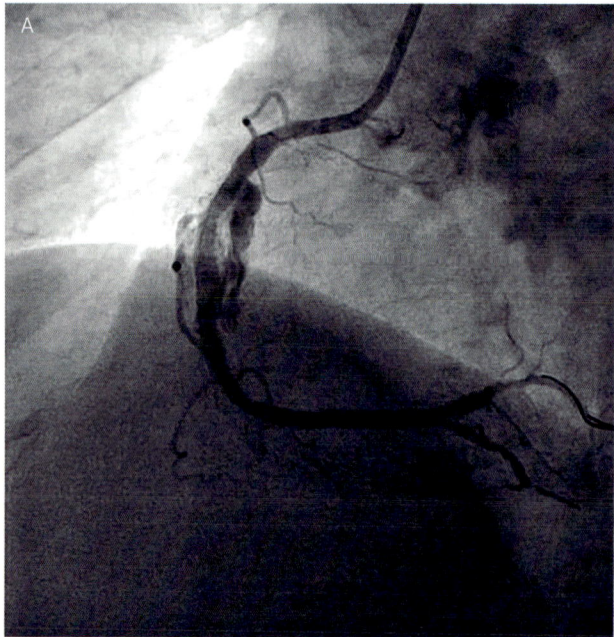
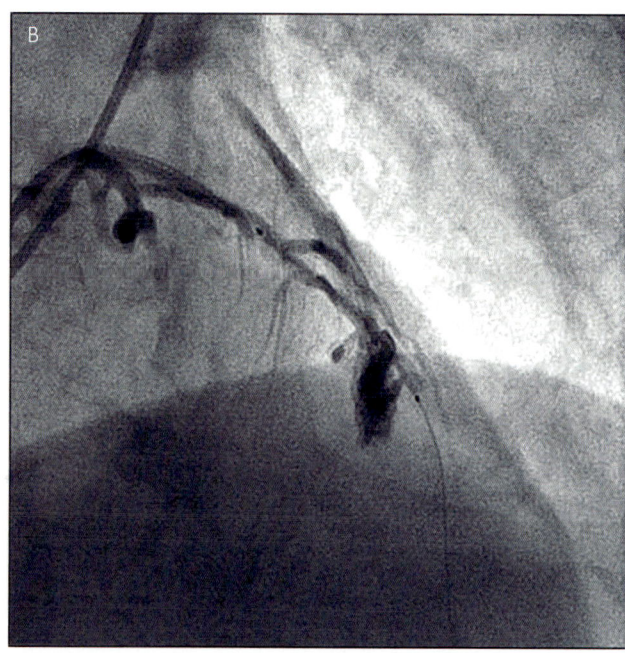

Figura 22.4. Em A, perfuração coronariana tipo II na coronária direita após dilatação do *stent*. Em B, perfuração coronariana tipo III após pré-dilatação de lesão calcificada.

Tabela 22.11. **Classificação de trombose de** *stent*

De acordo com o momento em que ocorre	• Precoce: < 30 dias (aguda < 24 h e subaguda 1-30 dias) • Tardia: 30 dias a 1 ano • Muito tardia: > 1 ano
De acordo com o grau de suspeita clínica	• Definitiva: SCA comprovada pelo CATE ou anatomia patológica • Provável: morte inexplicável nos primeiros 30 dias após implante do *stent* ou SCA envolvendo território no qual foi implantado o *stent* sem confirmação angiográfica, independentemente do tempo • Possível: morte inexplicável > 30 dias após o implante do *stent*

- A trombose de *stent* geralmente se apresenta com um quadro de infarto agudo do miocárdio com supradesnivelamento do segmento ST e tem mortalidade entre 20 a 45%.
- **A causa mais comum é a interrupção da dupla antiagregação plaquetária.**
- Os principais fatores de risco são: resistência ou descontinuação do clopidogrel, DM, IRC, SCA, disfunção ventricular, pacientes com câncer, expansão inadequada do *stent*, dissecção de bordas, *stents* múltiplos ou longos, vasos finos, bifurcação, tipo de *stent* e tipo de droga antiproliferativa.
- **A utilização de ultrassom intracoronário (USIC) pode auxiliar na identificação do mecanismo da trombose através da avaliação da expansão e aposição do stent e da presença de dissecção, muitas vezes não detectadas na angiografia.**
- O uso da terapia antiplaquetária adequada e a otimização do procedimento contribuem para a prevenção da trombose do *stent*.

Reestenose

- Define-se reestenose angiográfica pela presença de lesão maior que 50% no diâmetro do segmento tratado, dentro do *stent* ou até 5 mm de suas bordas (Figura 22.5).
- A reestenose clínica é definida pela reestenose angiográfica associada ao retorno dos sintomas de isquemia miocárdica, necessitando de nova revascularização da lesão-alvo, quer seja por intervenção percutânea ou cirúrgica.
- Pacientes com reestenose clínica evoluem com maior mortalidade e IAM em longo prazo. Já os com reestenose assintomática apresentam boa evolução. No entanto, pacientes com reestenose assintomática, mas com sinais de isquemia na cintilografia do miocárdio, têm o mesmo prognóstico que pacientes com reestenose clínica.
- Menos de 50% dos pacientes com reestenose angiográfica apresentam sintomas. **O quadro clínico mais comum é de angina estável, porém aproximadamente 25-35% dos pacientes se apresentam com síndromes coronarianas agudas.**

- Os mecanismos envolvidos na reestenose coronariana após o tratamento percutâneo com balão são deposição plaquetária, formação de trombo, retração elástica e remodelamento negativo. O *stent* impede ou reduz a retração elástica e o remodelamento negativo, diminuindo as taxas de reestenose por estes mecanismos.
- O mecanismo da reestenose dos *stents* convencionais é a hiperplasia neointimal, que foi reduzida drasticamente com o uso de *stents* eluídos em fármacos antiproliferativos.
- As taxas de reestenose após balão são de 32-42%, dos *stents* convencionais, 16-32%, e dos *stents* farmacológicos, inferiores a 10%.
- Os principais fatores de risco associados à ocorrência de reestenose são: DM, SCA, IAM com supra de ST, angioplastia prévia, sexo feminino, multiarteriais, enxertos venosos, oclusões crônicas, *stents* com diâmetros iguais ou inferiores a 2,5 mm e comprimento maior ou igual a 40 mm, calcificação, expansão inadequada do *stent* e perda geográfica.
- Embora os *stents* farmacológicos tenham reduzido de forma significativa as taxas de reestenose, esta ainda pode ocorrer devido principalmente aos seguintes fatores: hipersensibilidade ao polímero e/ou à plataforma metálica, resistência à droga antiproliferativa, subexpansão ou fratura do *stent* e perda geográfica da lesão.
- Métodos de imagem intravascular (IVUS ou OCT) podem contribuir de maneira fundamental na avaliação do mecanismo da reestenose e ajudar a guiar tratamento.
- A reestenose dos *stents* pode ser classificada em quatro tipos, conforme a Tabela 22.12.

Tabela 22.12. **Classificação da reestenose** *intrastent*

Tipo I ou focal (Figura 22.6)	Lesão menor que 10 mm de comprimento
Tipo II ou difusa *intrastent*	Lesão maior que 10 mm de comprimento, porém restrita ao *stent*
Tipo III ou proliferativa	Lesão maior que 10 mm de comprimento ultrapassando as margens do *stent*
Tipo IV ou oclusiva	Ausência de fluxo anterógrado

- O padrão mais comum de reestenose após implante de *stent* convencional é o difuso, ao passo que após *stent* farmacológico o mais comum é o focal.
- O prognóstico do tratamento da reestenose depende de sua classificação. As taxas de nova revascularização da lesão-alvo após tratamento da reestenose por balão ou *stent* convencional em 1 ano são de 19% para tipo I, 35% para a tipo II, 50% para a tipo III e 83% para a tipo IV. Quanto maior a proliferação neointimal, maior será a recorrência de reestenose.
- O tratamento de pacientes com reestenose clínica submetidos anteriormente ao procedimento com balão é

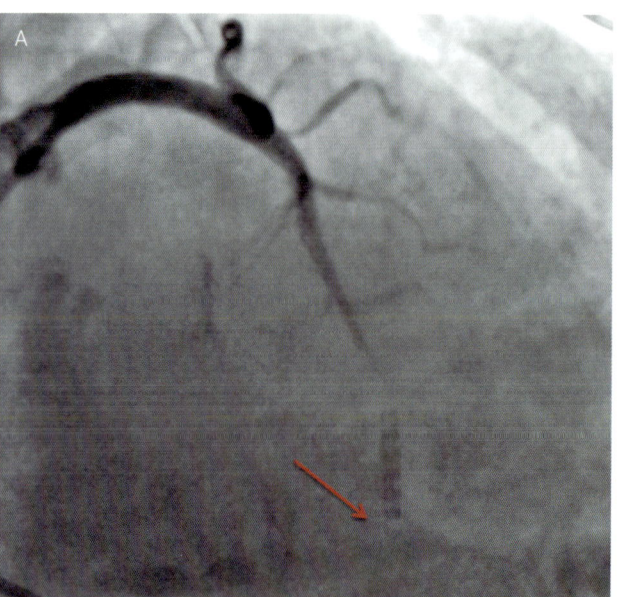
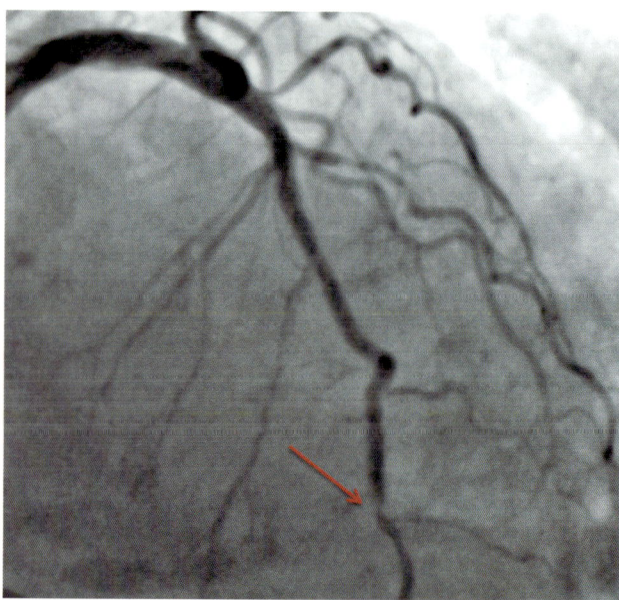

Figura 22.5. Em A, observa-se *stent* previamente implantado em topografia da artéria descendente anterior. Em B, observa-se lesão obstrutiva significativa próximo à borda distal do *stent*, caracterizando reestenose.

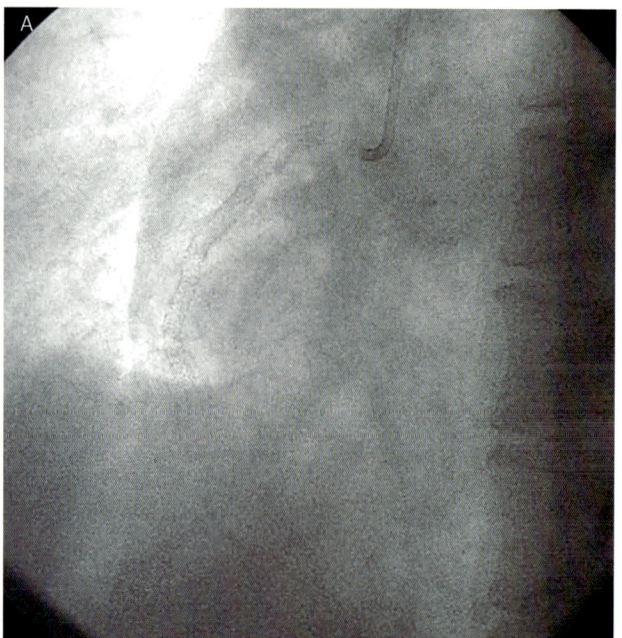
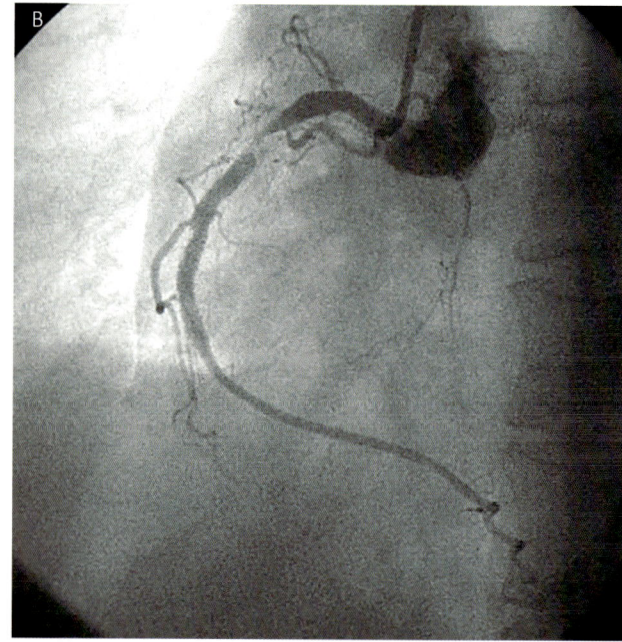

Figura 22.6. Em A, observa-se *stent* previamente implantado em topografia da artéria coronária direita. Em B, observa-se lesão obstrutiva significativa *intrastent*, caracterizando reestenose focal.

feito utilizando um *stent* convencional ou farmacológico. Pacientes com reestenose clínica tratados anteriormente com *stent* convencional devem ser tratados com *stent* farmacológico.

- O tratamento da reestenose de um *stent* farmacológico ainda é controverso e desanimador, pois a reestenose ocorre em 25-30% dos casos após o tratamento com um novo *stent* farmacológico com a mesma droga ou droga diferente. O balão farmacológico tem sido empregado nesses casos, mostrando benefícios quando comparado ao balão convencional.

Leitura sugerida

- Feres F, Costa RA, Siqueira D, et al. Diretriz da Sociedade Brasileira de Cardiologia e da Sociedade Brasileira de Cardiologia Intervencionista sobre Intervenção Coronária Percutânea. Arq Bras Cardiol. 2017;109(1 suppl. 1):1-81.
- Levine GN, Bates ER, Blankenship JC, et al. 2011 ACCF/AHA/SCAI. Guideline for Percutaneous Coronary Intervention. Circulation. 2011;124: e574-651.
- Montalescot G, Sechtem U, Achenbach S, et al. 2013 ESC guidelines on the management of stable coronary artery disease: the Task Force on the management of stable coronary artery disease of the European Society of Cardiology. European Heart Journal. 2013;34(38):2949-3003.
- Neumann FJ, Sousa-Uva M, Ahlsson A, et al. 2018 ESC/EACTS Guidelines on myocardial revascularization. European Heart Journal (2019) 40, 87–165.
- Zipes DP, Libby P, Bonow RO, et al. Percutaneous Coronary Intervention, Chapter 62, Braunwald's heart disease: a textbook of cardiovascular medicine. 11th ed. Philadelphia: Elsevier Saunders; 2019.

23

capítulo

Doença Arterial Obstrutiva Periférica Crônica

- Eduardo Sansolo

■ Introdução

- A doença arterial obstrutiva periférica (DAOP) é um processo patológico gradual de redução da luz e do fluxo sanguíneo das artérias, excluindo as circulações intracraniana, coronária e esplâncnica.
- A doença arterial obstrutiva periférica (DAOP) possui uma prevalência em torno de 15% na população acima de 65 anos, sendo 70 a 80% deles assintomáticos.
- Estima-se que 202 milhões de pessoas são portadoras de DAOP no mundo.
- A claudicação intermitente é o sintoma mais comum, estando presente em torno de 15% dos pacientes portadores de DAOP, evoluindo para isquemia crítica em 5% dos casos. A claudicação é caracterizada por dor ou desconforto na musculatura dos membros inferiores durante a caminhada e que melhora com o repouso (até 10 minutos).
- A amputação do membro, embora rara, é associada a péssimo prognóstico, sendo inclusive marcador de sobrevida. Pacientes submetidos a esse procedimento apresentam taxa de sobrevida em 2 anos de 65%.
- Assim como a doença arterial coronariana, a causa mais frequente de obstrução arterial periférica é a aterosclerose. As etiologias menos comuns, tais como vasculites, displasia fibromuscular, síndromes de encarceramento, entre outras, não serão abordadas neste capítulo.
- A DAOP se divide anatomicamente em territórios, quais sejam: aortoilíaco, femoropoplíteo e infrapatelar.

■ Diagnóstico

- A avaliação do paciente de alto risco para DAOP (Quadro 23.1) começa com a história clínica, revisão dos sintomas e exame físico.

QUADRO 23.1
Pacientes de alto risco para DAOP

- Idade > 65 anos
- Idade 50-64 anos com fatores de risco para aterosclerose (diabetes, tabagismo, dislipidemia, hipertensão) ou história familiar de DAOP
- Idade < 50 anos com diabetes e um fator de risco adicional para aterosclerose
- Pacientes com doença aterosclerótica em outro território vascular (coronária, carótida, mesentérica)

- O exame físico vascular inclui inspeção da coloração e integridade da pele dos pés e pernas, temperatura das extremidades, palpação dos pulsos e ausculta das artérias femorais.
- Os pulsos são classificados como: 0- ausentes, 1- diminuídos, 2- normais, 3- propulsivos.
- Alterações ao exame físico devem ser confirmadas com o índice tornozelo-braço (ITB). Este é calculado pela razão da pressão sistólica das artérias tibiais anterior ou posterior (a maior) pela pressão sistólica da artéria braquial direita ou esquerda (a maior). Os valores clínicos usados como parâmetros estão dispostos na Figura 23.1.
- Esse índice é calculado bilateralmente através da seguinte razão (Figura 23.1):
- O ITB apresenta limitação diagnóstica em portadores de diabetes e insuficiência renal em estágios avançados, uma vez que estes pacientes frequentemente possuem calcificação da camada média arterial. Esta, por sua vez, dificulta o colabamento da parede arterial pela pressão do manguito.
- Nesses pacientes com queixas clínicas compatíveis com DAOP e ITB incompressível > 1,4, faz-se necessário realizar o Índice Hálux-Braço (IHB), uma vez que a

Doença Arterial Obstrutiva Periférica Crônica

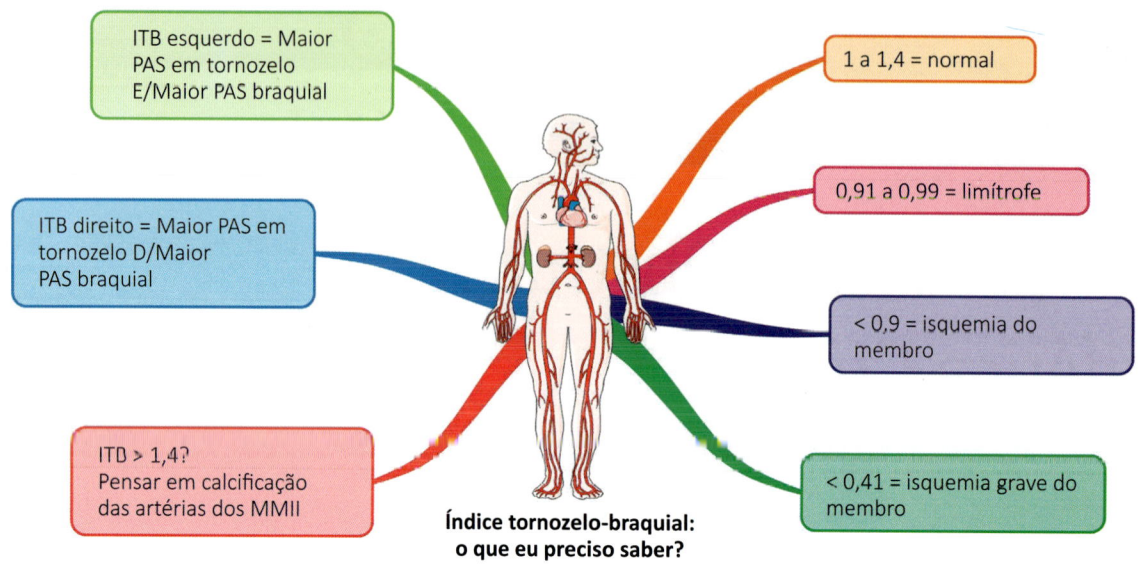

Figura 23.1.

pressão sistólica desse pododáctilo apresenta maior acurácia em portadores de calcificação da camada média arterial. IHB < 0,7 reforça o diagnóstico da DAOP.
- Os exames de imagem como ultrassom Doppler, angiotomografia (Figura 23.2), angiorressonância, angiografia (Figura 23.3) devem ser reservados para os pacientes sintomáticos, nos quais se planeja uma revascularização.

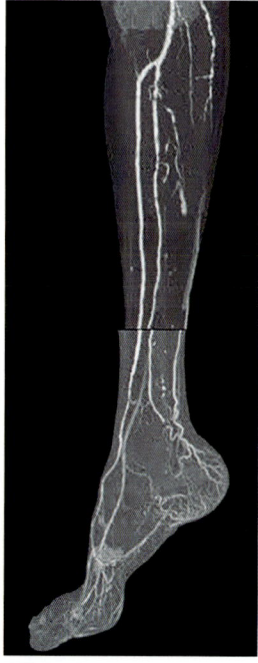

Figura 23.2.
Angiotomografia de membro inferior direito.

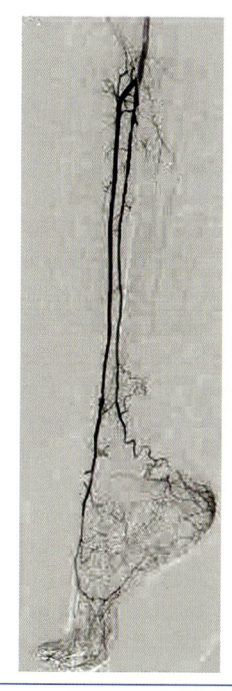

Figura 23.3.
Angiografia de membro inferior direito.

- A seguir, o algoritmo que deve ser adotado para avaliação diagnóstica de pacientes com DAOP, mas sem isquemia crítica (Figura 23.4).
- Já nos pacientes com dor em repouso ou com lesão trófica deve-se seguir o fluxograma da Figura 23.5.

Screening: em quem fazer?

- É conhecido que a DAOP age como fator de risco para desenvolvimento do aneurisma de aorta abdominal (AAA). Porém, não há dados que fundamentem o *screening* de AAA em pacientes portadores de DAOP assintomática.
- Apesar de a prevalência de aterosclerose coronariana, carotídea e esplâncnica ser maior em portadores de DAOP, o tratamento clínico otimizado com modificação dos fatores de risco já se justifica pela DAOP *per se*, não havendo benefício em realizar *screening* de aterosclerose em outros territórios.

Tratamento clínico otimizado

- Pacientes portadores de DAOP devem entrar num programa de tratamento clínico otimizado (BMT – *Best Medical Treatment*), a fim de reduzir eventos cardiovasculares. Vários estudos demonstram que pacientes com DAOP tendem a receber menos atenção e ser menos incluídos no BMT que outros com doença arterial coronariana.
- O manejo clínico deve incluir a cessação do tabagismo para fumantes, assim como a farmacoterapia com antiagregantes plaquetários, estatinas e tratamento da hipertensão e diabetes nos portadores dessas doenças.

Doença Arterial Obstrutiva Periférica Crônica

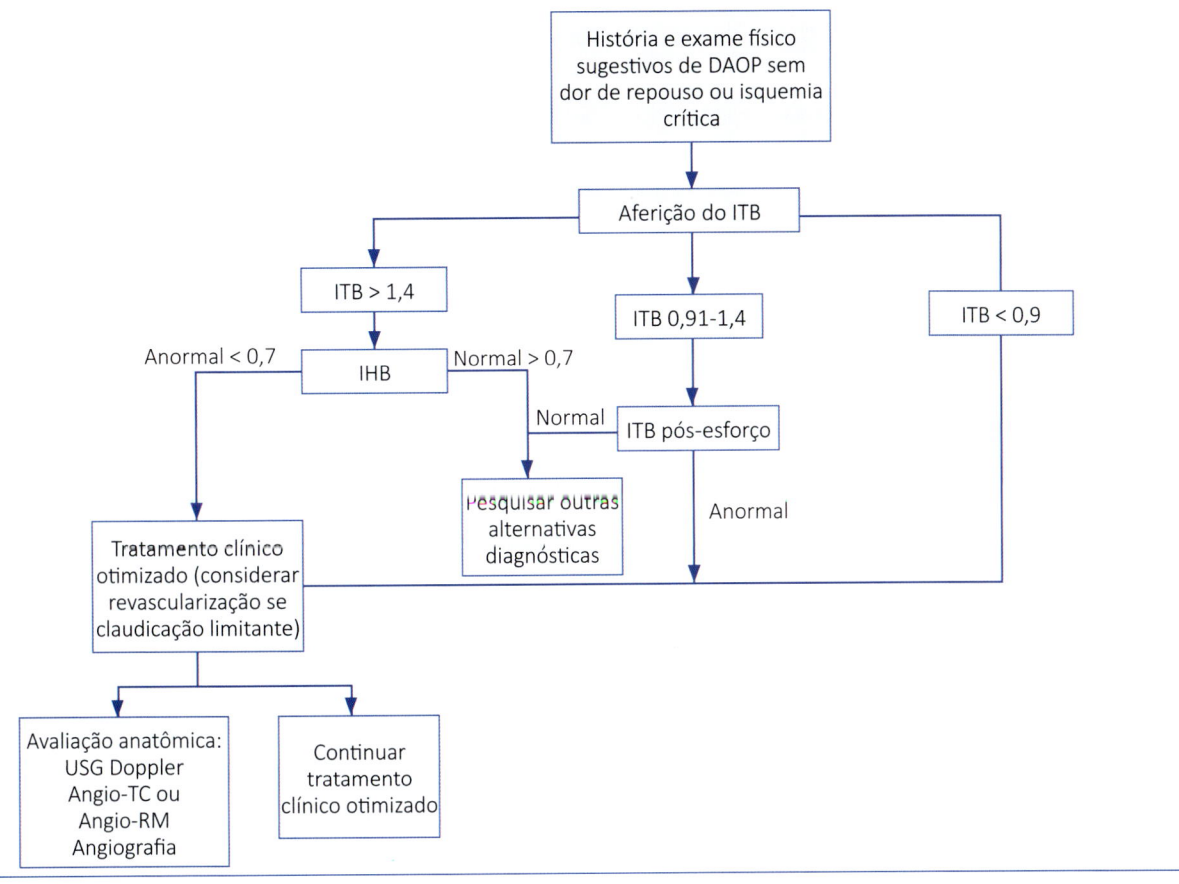

Figura 23.4.

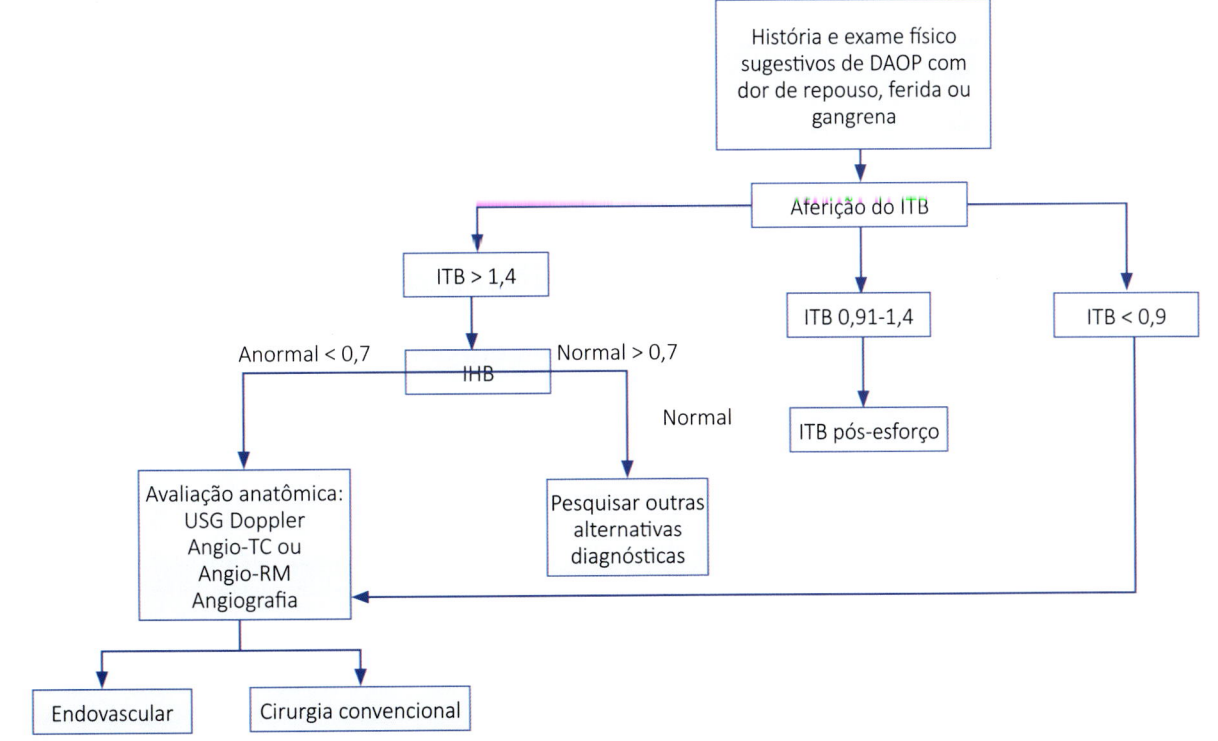

Figura 23.5.

- O cilostazol é a medicação de escolha para tratamento da claudicação intermitente. Entretanto, 20% dos pacientes param o uso em até 3 meses devido aos efeitos colaterais, tais como: cefaleia, tontura, diarreia e palpitações.
- A seguir, o Quadro 23.2 com recomendação de BMT para portadores de DAOP:

QUADRO 23.2

Antiagregantes plaquetários

- Antiagregação em monoterapia com AAS ou clopidogrel é recomendada em pacientes sintomáticos com DAOP (IA)
- Em pacientes assintomáticos (ITB < 0,9), o uso de antiagregantes é razoável para reduzir o risco de IAM/AVC (IIA)
- O benefício da dupla antiagregação com AAS e clopidogrel para redução de eventos cardiovasculares em pacientes com DAOP sintomáticos não está bem estabelecido (IIB)
- O uso da dupla antiagregação (AAS e clopidogrel) é razoável na prevenção de eventos adversos relacionados ao membro em portadores de DAOP sintomáticos após revascularização (IIB)
- O benefício do uso de anticoagulante associado ao antiagregante plaquetário em portadores de DAOP sintomático é incerto (IIB)

Estatinas

- O uso de estatina é indicado em todos os pacientes com DAOP (IA)

Anti-hipertensivos

- Medicações anti-hipertensivas devem ser administradas para pacientes com HAS e DAOP para reduzir o risco de IAM, AVC e morte cardiovascular

Anticoagulantes Orais

- A eficácia do uso de anticoagulantes para aumentar a perviedade após cirurgia de *bypass* com veia ou prótese é incerta (IIB)
- Anticoagulação não deve ser utilizada para reduzir eventos cardiovasculares em pacientes com DAOP (III)

Hemorreológicos

- O cilostazol é eficiente para melhorar os sintomas e aumentar a distância de deambulação em pacientes com claudicação (IA)
- Observação importante: Não usar cilostazol em pacientes com insuficiência cardíaca. É contraindicado
- Pentoxifilina não é eficiente para o tratamento da claudicação (III)

Terapia de exercícios supervisionados

- A Terapia com Exercícios Supervisionados (TES) é uma parte importante do tratamento dos pacientes claudicantes. Há robusta evidência de *trials* duplo-cegos e randomizados comprovando a eficácia da TES como tratamento inicial da claudicação, com acompanhamento de até 10 anos.

Lesão trófica: como prevenir e tratar?

- A prevenção de feridas através da educação do paciente, do exame cuidadoso dos pés e tratamento precoce de infecções ajuda a minimizar a perda tecidual em pacientes com DAOP.
- Os pacientes devem realizar inspeção diária nos pés, evitar andar descalços ou com sandálias, dando preferência a calçados confortáveis sempre com meias. Isto se faz mais importante em portadores de diabetes com neuropatia periférica.
- O risco de amputação e perda do membro em paciente portador de isquemia crítica é feito através do escore WIFI (*Wound, Ischemia e Foot Infection*). A cada subcategoria (ferida, grau de isquemia e infecção) é atribuída um grau de 0 a 3 segundo a gravidade e que, quando somados, proporcionam um sistema de predição de risco de amputação extremamente fidedigno.

Tratamento intervencionista: quando indicar?

- A minoria dos pacientes com claudicação intermitente (15% em 5 anos) evoluirá para isquemia crítica do membro. Logo, o papel da revascularização em claudicantes é a melhora dos sintomas, do status funcional e da qualidade de vida.
- As revascularizações em territórios proximais como os aortoilíaco e femoropoplíteo possuem taxas de perviedade altas (80-90% em 5 anos), de forma que seu emprego é bem aceito em pacientes claudicantes que estão em BMT por oferecerem benefício sustentado.

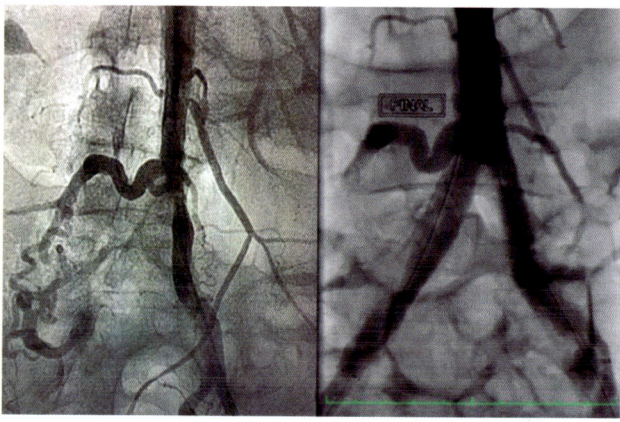

Figura 23.6 **Antes e depois de tratamento endovascular de oclusão arterial crônica.**

- Já as revascularizações para DAOP mais distal como a infrapatelar, com vasos de calibre reduzido e baixo fluxo tendem a ter perviedade menor (50% em 2 anos), não conferindo benefício sustentado e devendo ser reservada para doentes com isquemia crítica.
- Atualmente com o avanço das técnicas e materiais, a cirurgia endovascular já apresenta taxas de perviedade comparáveis às das cirurgias convencionais mesmo nos quadros mais desafiadores, devendo ser a terapia de esco-

lha. A cirurgia aberta (convencional) deve ser reservada como terapia de resgate devido à alta morbimortalidade (Figura 23.7).

Revascularização para tratamento da isquemia crítica

- O objetivo da revascularização no quadro de isquemia crítica do membro é promover fluxo arterial pulsátil por pelo menos uma artéria até o pé permitindo o alívio da dor e a cicatrização de feridas enquanto preserva a função do membro (Figura 23.8).
- Os dispositivos endovasculares persistem em constante evolução, sendo uma tendência tanto a eluição de droga (balões e stents impregnados com medicações que inibem a reestenose) quanto o preparo adequado do vaso com balões especiais e dispositivos de aterectomia. O cuidado e a atenção direcionados à preparação do vaso com angioplastias mais cuidadosas a fim de promover menor barotrauma e menos dissecção durante a ruptura da placa são fundamentais. Deve-se reservar o uso de stents metálicos para os casos estritamente necessários de aumento de suporte da lesão (scaffold), pois, invariavelmente, predispõem à reestenose apesar do resultado imediato satisfatório.

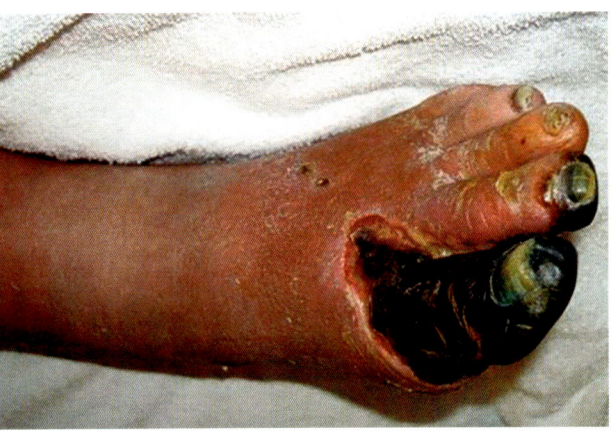

Figura 23.8 **Isquemia crítica com necrose seca do hálux e segundo pododáctilo.**

Leitura sugerida

- ACCF/AHA Task Force on Practice Guidelines. Methodology Manual and Policies From the ACCF/AHA Task Force on Practice Guidelines. American College of Cardiology and American Heart Association. 2010. Avail- able at: http://assets.cardiosource.com/Methodology_ Manual_for_ACC_AHA_Writing_Committees.pdf and http://my.americanheart.org/idc/groups/ahamah-public/ @wcm/@sop/documents/downloadable/ucm_319826. pdf. Accessed January 23, 2015.
- Anderson JL, Heidenreich PA, Barnett PG, et al. ACC/ AHA statement on cost/value methodology in clinical practice guidelines and performance measures: a report of the American College of Cardiology/American Heart Association Task Force on Performance Measures and Task Force on Practice Guidelines. J Am Coll Cardiol. 2014;63:2304–22.
- Arnett DK, Goodman RA, Halperin JL, et al. AHA/ ACC/ HHS strategies to enhance application of clinical practice guidelines in patients with cardiovascular disease and comorbid conditions: from the American Heart Association, American College of Cardiology, and U.S. Department of Health and Human Services. J Am Coll Cardiol. 2014;64:1851–6.
- Committee on Standards for Developing Trust- worthy Clinical Practice Guidelines, Institute of Medicine. Clinical Practice Guidelines We Can Trust. Washington, DC: The National Academies Press, 2011.
- Committee on Standards for Systematic Reviews of Comparative Effectiveness Research, Institute of Medicine (U.S.). In: Eden J, editor. Finding What Works in Health Care: Standards for Systematic Reviews. Washington, DC: National Academies Press, 2011.
- Creager MA, Belkin M, Bluth EI, et al. 2012 ACCF/ AHA/ ACR/SCAI/SIR/STS/SVM/SVN/SVS key data ele- ments and definitions for peripheral atherosclerotic vascular disease: a report of the American College of Cardiology Foundation/American Heart Association Task Force on Clinical Data Standards (Writing Com- mittee to develop Clinical Data Standards for Peripheral Atherosclerotic Vascular Disease). J Am Coll Cardiol. 2012;59:294–357.
- Fowkes FG, Rudan D, Rudan I, et al. Comparison of global estimates of prevalence and risk factors for peripheral artery

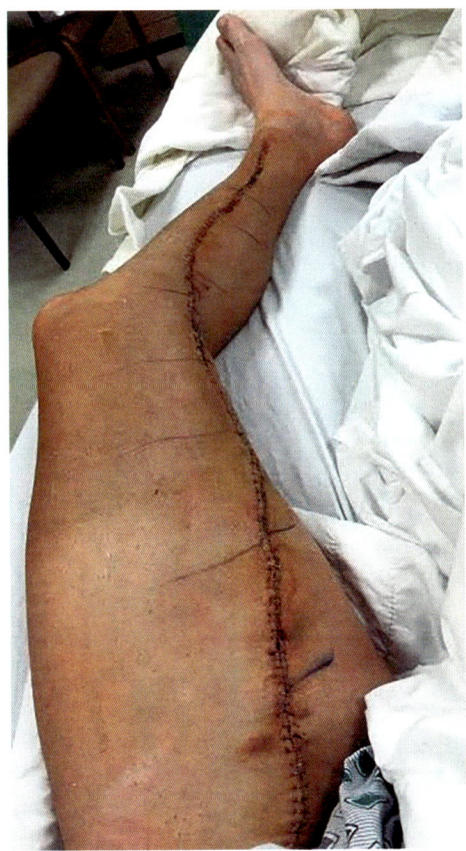

Figura 23.7 **Aspecto pós-operatório** *bypass* **femoropoplíteo com veia safena.**

- disease in 2000 and 2010: a systematic review and analysis. Lancet. 2013;382: 1329–40.
- Gerhard-Herman MD, Gornik HL, Barrett C. 2016 AHA/ACC Guideline on the Management of Patients With Lower Extremity Peripheral Artery Disease. J Am Coll Cardiol. IN PRESS: 2016.
- Halperin JL, Levine GN, Al-Khatib SM, et al. Further evolution of the ACC/AHA clinical practice guideline recommendation classification system: a report of the American College of Cardiology/American Heart Association Task Force on Clinical Practice Guidelines. J Am Coll Cardiol. 2016;67:1572–4.
- Hirsch AT, Haskal ZJ, Hertzer NR, et al. ACC/AHA 2005 guidelines for the management of patients with peripheral arterial disease (lower extremity, renal, mesenteric, and abdominal aortic): executive summary: a collaborative report from the American Association for Vascular Surgery/Society for Vascular Surgery, Society for Cardiovascular Angiography and Interventions, Society for Vascular Medicine and Biology, Society of Interventional Radiology, and the ACC/AHA Task Force on Practice Guidelines (Writing Committee to Develop Guidelines for the Management of Patients With Peripheral Arterial Disease). J Am Coll Cardiol. 2006;47:1239–312.
- Jacobs AK, Anderson JL, Halperin JL. The evolution and future of ACC/AHA clinical practice guidelines: a 30-year journey: a report of the American College of Cardiology/American Heart Association Task Force on Practice Guidelines. J Am Coll Cardiol. 2014;64: 1373–84.
- Jacobs AK, Kushner FG, Ettinger SM, et al. ACCF/AHA clinical practice guideline methodology summit report: a report of the American College of Cardiology Foundation/American Heart Association Task Force on Practice Guidelines. J Am Coll Cardiol. 2013;61: 213–65.
- Jones WS, Dolor RJ, Hasselblad V, et al. Comparative effectiveness of endovascular and surgical revascularization for patients with peripheral artery disease and critical limb ischemia: systematic review of revascularization in critical limb ischemia. Am Heart J. 2014; 167:489–98.e7.
- Jones WS, Schmit KM, Vemulapalli S, et al. Treatment Strategies for Patients With Peripheral Artery Disease. Comparative Effectiveness Review No. 118. The Duke Evidence-based Practice Center under Con- tract No 290-2007-10066-I. 2013;Available at: http:// www.effectivehealthcare.ahrq.gov/ehc/products/368/ 1415/Peripheral-Artery-Disease-Treatment-130301.pdf. Accessed September 25, 2016.
- Menard MT, Farber A, Assmann SF, et al. Design and rationale of the Best Endovascular Versus Best Surgical Therapy for Patients With Critical Limb Ischemia (BEST-CLI) Trial. J Am Heart Assoc. 2016;5: e003219.
- Menard MT, Farber A. The BEST-CLI trial: a multi- disciplinary effort to assess whether surgical or endo- vascular therapy is better for patients with critical limb ischemia. Semin Vasc Surg. 2014;27:82–4.
- Mozaffarian D, Benjamin EJ, Go AS, et al. Heart disease and stroke statistics—2016 update: a report from the American Heart Association [published correction appears in Circulation.2016;133:e599]. Circulation. 2016;133:e38–360.
- Popplewell MA, Davies H, Jarrett H, et al. Bypass versus angioplasty in severe ischaemia of the leg - 2 (BASIL-2) trial: study protocol for a randomised controlled trial. Trials. 2016;17:11.
- Rooke TW, Hirsch AT, Misra S, et al. 2011 ACCF/AHA focused update of the guideline for the management of patients with peripheral artery disease (updating the 2005 guideline): a report of the American College of Cardiology Foundation/American Heart Association Task Force on Practice Guidelines. J Am Coll Cardiol. 2011;58:2020–45.
- Rutherford RB, Baker JD, Ernst C, et al. Recommended standards for reports dealing with lower extremity ischemia: revised version. J Vasc Surg. 1997;26: 517–38.
- Schmit K, Dolor RJ, Jones WS, et al. Comparative effectiveness review of antiplatelet agents in periph- eral artery disease. J Am Heart Assoc. 2014;3:e001330.
- Vemulapalli S, Dolor RJ, Hasselblad V, et al. Comparative effectiveness of medical therapy, supervised exercise, and revascularization for patients with intermittent claudication: a network meta-analysis. Clin Cardiol. 2015;38:378–86.

capítulo 24

Acidente Vascular Cerebral

• Mário Luciano de Mélo Silva Júnior • Fabio Mastrocola • Eduardo Sousa de Melo

■ Introdução

- O acidente vascular cerebral (AVC) está entre as principais causas de morbimortalidade no mundo inteiro e, nos sobreviventes, trata-se de condição que tende a gerar dependência para a realização das atividades da vida diária e, consequentemente, altos custos à família e ao sistema de saúde. Como a maior parte dos casos é decorrente de fatores de risco modificáveis, a otimização do tratamento deles é essencial.

> Você sabia que o AVC é a segunda causa de óbito e a principal causa de incapacidade no Brasil?

■ Epidemiologia e fatores de risco

- Os avanços educacionais e em saúde têm reduzido a incidência de todos os tipos de AVC. No Brasil, temos dados de uma diminuição de 144 casos por 100.000 habitantes em 1995 para 91 casos/100.000 habitantes em 2013 (Cabral et al., 2016) e essa é uma tendência mundial.
- A ocorrência do AVC é tão mais frequente quando mais idosa é a população, de modo que a idade é o fator de risco não modificável mais importante (cerca de 80% dos casos ocorrem em idosos).
- A hipertensão arterial sistêmica (HAS) é o fator modificável mais frequente. Cerca de 50% dos casos de AVC podem ser atribuídos a HAS e a redução de cada 10 mmHg na pressão arterial sistólica pode diminuir o risco de AVC em 1/3. O controle medicamentoso e não medicamentoso da hipertensão, portanto, deve ser perseguido constantemente. Restrição de sal na dieta, atividades físicas regulares e diminuição do consumo de álcool, além da adesão ao tratamento medicamentoso devem ser estimulados.
- Hiperlipidemia é um problema frequente e deve ser avaliada em todos os pacientes com AVC, especialmente nos aterotrombóticos. A redução dos valores de LDL se correlaciona com menores taxas de recorrência de eventos cardiovasculares.
- O diabetes aumenta o risco de AVC em torno de 60%. Os mecanismos envolvidos são vários, mas podem ser resumidos a indução de inflamação sistêmica e disfunção endotelial, que levam a alterações micro e macrovasculares, bem como ocorrência de síndrome metabólica e as complicações dela. Todos os pacientes com AVC devem ser rastreados para diabetes (glicemia de jejum, hemoglobina glicada e teste oral de tolerância a glicose quando glicemia entre 100 e 125 mg/dL). Deve-se ter, geralmente, como alvo uma HbA1c menor que 7%. Entretanto, o alvo pode ser menos agressivo (ao redor de 8%), principalmente quando há maior risco de hipoglicemia, múltiplas comorbidades, doença de longa duração, presença de complicações micro e macrovasculares, má aderência e reduzida expectativa de vida.
- Tabagismo dobra o risco de AVC e deve ser desestimulado em todos os pacientes, oferecendo estratégias para lidar com os sintomas de abstinência. Obesidade, sedentarismo, síndrome da apneia/hipopneia obstrutiva do sono também devem ser rastreadas e tratadas.
- Estenose carotídea define doença vascular e um risco moderado de AVC e alto risco de infarto do miocárdio. Pacientes com estenose assintomática (que nunca tiveram AVC) devem ter tratamento medicamentoso otimizado, enquanto os que tiveram AVC relacionado a estenose devem ser avaliados individualmente sobre abordagem invasiva.
- O achado de microangiopatia (também chamada de leucoaraiose), lesão na substância branca caracterizada por hipodensidade na tomografia ou hipersinal T1 e T2 na ressonância, sobretudo em regiões periventriculares e nucleocapsulares, indica um risco aumentado de AVC e de declínio cognitivo.
- Fibrilação atrial (FA) é uma condição que se torna substancialmente mais frequente com a idade, e que faz com

que o mecanismo mais comum de AVC dentre os muito idosos (> 80 anos) seja o cardioembólico. Em pacientes com FA, o risco de AVC é amplamente variável na dependência de vários fatores como a idade, HAS, DM2, insuficiência cardíaca, AVC e IAM prévios. O risco deve ser estratificado pelo escore CHA2DS2VASc (é inferior a 1% ao ano nos pacientes com escore 0 ou 1 e superior a 5%, quando maior que 6) e escores ≥ 2 em homens e ≥ 3 em mulheres indicam anticoagulação, preferencialmente com os anticoagulantes de ação direta (chamados de DOACs ou NOACs) como a dabigatrana, apixabana, edoxabana e rivaroxabana.

■ Apresentação clínica

- De modo geral, a instalação súbita de qualquer déficit neurológico focal em um paciente conhecidamente portador de fatores de risco é a apresentação chefe do AVC na emergência. Por déficit neurológico focal entenda-se uma perda de função do sistema nervoso central capaz de gerar a clínica do paciente.
- Uma apresentação característica é a hemiparesia com assimetria facial e afasia/disartria – o Serviço de Atendimento Médico de Urgência utiliza seu acrônimo (SAMU) para lembrar a população sobre o AVC quando o indivíduo repentinamente não puder Sorrir, Abraçar ou cantar uma Música. Entretanto, qualquer condição neurológica de instalação súbita deve levantar a possibilidade de um AVC: incoordenação ou desequilíbrio, incapacidade de marcha, ver os objetos "dobrados" (diplopia) ou perder a visão, dificuldade para se comunicar (tanto sobre compreender o que é dito, como para se expressar), voz anasalada, perda de sensibilidade em uma parte do corpo ou mesmo cefaleia proeminente.
- Frequentemente se questiona AVC frente a um idoso com rebaixamento do nível de consciência. Apesar de estar dentro do espectro de manifestações, não é frequente a apresentação de AVC com rebaixamento do nível de consciência na ausência de outros achados focais (anisocoria, assimetria na localização de estímulo doloroso, etc.) e outras causas devem ser consideradas, como infecção, choque, disglicemia, intoxicação, etc.
- Na emergência, é importante excluir condições que possam mimetizar um AVC, especialmente hipo ou hiperglicemias, estado pós-ictal de evento convulsivo e *delirium*. A anamnese e o exame físico devem ser dirigidos – foco no modo de instalação da queixa, precisão do momento no qual o déficit ocorreu e presença de fatores de risco (fibrilação atrial, prótese valvar, AVC ou eventos cardiovasculares prévios, entre outros); exame físico que corrobore o déficit e buscar por dados de pressão arterial, sopro carotídeo, pulso irregular e ausência de pulsos periféricos. Deve-se obter invariavelmente glicemia capilar (HGT) e não se deve retardar o tratamento agudo (ou o transporte) do paciente aguardando por outros resultados de exames – exceto se história de trombocitopenia ou uso de varfarina.

■ Avaliação diagnóstica

- Os AVCs são divididos em dois grandes grupos, a saber:
  a) AVC hemorrágico, que corresponde a cerca de 20% dos casos. São subdivididos em hemorragia subaracnóidea (HSA), que está relacionada a aneurismas intracranianos, e hemorragia parenquimatosa, associada a regimes hipertensivos não controlados, levando ao rompimento de artérias profundas.
  b) AVC isquêmico, que são os demais 80%. São categorizados, segundo classificação TOAST, em cardioembólico, aterotrombótico, doença de pequenos vasos (lacunar), outras causas específicas e causa desconhecida (criptogênico).
- Há um outro grupo de eventos vasculares do sistema nervoso, que é o ataque isquêmico transitório. Nesse caso, o déficit que se instala apresenta melhora completa (na maioria das vezes dentro da primeira hora) sem deixar lesão anatômica (ausência de infarto cerebral). Trata-se de um grupo de pacientes que deve ser estratificado e avaliado preferencialmente em ambiente hospitalar, pois há um risco de até 20% de recorrência dos sintomas em 3 meses.

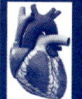

É possível diferenciar AVC isquêmico do hemorrágico pela clínica?

Não, para diferenciá-los é imprescindível a realização do exame de neuroimagem.
Entretanto, alguns achados como níveis pressóricos muito elevados na instalação, rebaixamento do nível de consciência, rigidez de nuca, cefaleia importante, vômitos e crises convulsivas são mais comuns nos eventos hemorrágicos.

- O método de neuroimagem pode ser tanto tomografia computadorizada (TC) ou RM, respeitadas as contraindicações, disponibilidade e duração do exame. No contexto da emergência, com proposta de trombólise venosa, a TC vai gerar os dados necessários ao seguimento do protocolo (não haver sangramento intracraniano).
- No caso de evento isquêmico independentemente de ter sido submetido a trombólise, deve ter sua anatomia vascular potencialmente culpada estudada, inicialmente por métodos não invasivos (angio-TC, angio-RM, USG Doppler de vasos cervicais e Doppler transcraniano). Nesse sentido, deve-se atentar que AVCs isquêmicos de circulação posterior são parcialmente avaliados por USG Doppler cervical e outros métodos devem ser preferidos.

> **Dica importante**
>
> Não dar alta para o paciente com suspeita de AVC isquêmico, com TC de crânio normal, pois muitas vezes o exame só terá alterações significativas após 24 horas. Ou seja, TC normal no paciente com menos de 24 horas do início dos sintomas não permite descartar AVC.
> Já a RM de crânio detecta as alterações de forma bem mais precoce. Entretanto é menos disponível, tem maior custo e tempo de realização do exame.

> **Fique atento à mudança de recomendação. Não esquecer de fazer angiotomografia cerebral!**
>
> Na suspeita de AVC isquêmico deve-se realizar, além da TC convencional, uma angiotomografia cerebral e cervical, pois obstruções em artérias de maior calibre como a carótida interna e o seguimento M1 da cerebral média, têm resposta inadequada ao trombolítico, com baixas taxas de recanalização. Portanto, devem ser encaminhados para o tratamento endovascular (na maioria dos casos administra-se o trombolítico intravenoso antes e depois o paciente será submetido à trombectomia). Também existem protocolos que utilizam RM e angio-RM

- Monitoração cardíaca, em busca de arritmias, deve ser realizada nas primeiras 24 horas do evento. Todos os pacientes devem realizar ao menos um eletrocardiograma e ecocardiograma (medição do átrio esquerdo, busca por trombos murais, aneurisma de ponta de VE, entre outros achados).
- No caso de AVCs hemorrágicos, a TC mostra hiperdensidade intracraniana intra-axial (AVCH parenquimatoso) ou nos espaços liquóricos (HSA). Apesar de sangramentos parenquimatosos poderem extravasar o LCR, essa distinção não costuma ser difícil pelos padrões de imagem e territórios envolvidos. AVCs hemorrágicos hipertensivos ocorrem principalmente em putâmen, tálamo, cerebelo, ponte e regiões lobares.

■ Tratamento

AVC isquêmico agudo

- Como todos pacientes críticos, os indivíduos com AVC agudo devem receber o protocolo ABCDE. Patência de vias aéreas, respiração confortável e parâmetros circulatórios adequados. A hipertensão arterial, que geralmente cursa com o AVCi, deve ser tolerada até cerca de 220 × 120 mmHg ou PAM de 130 mmHg, exceto se o paciente for candidato a trombólise/trombectomia ou apresentar outras condições, como IC descompensada, dissecção de aorta ou IAM. Pode tratar-se de mecanismo cerebral compensatório e é importante para manter a perfusão na zona de penumbra vascular (área adjacente ao infarto cerebral que está hipofuncionante, mas que pode ser recuperada).

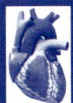 **Devo controlar a PA na fase aguda do AVC isquêmico?**

Na maioria dos casos não, pois os altos níveis pressóricos contribuem com a perfusão no território cerebral em sofrimento mas ainda viável (área de penumbra).
Reduzir 15% em 24 h se PAS > 220 e/ou PAD > 120 mmHg.
Utilizar betabloqueadores ou nitroprussiato de sódio intravenosos.
Se opção por trombólise, manter PA ≤ 180 × 105 mmHg.

- O tratamento do AVC tornou-se promissor com o advento da trombólise e posteriormente da trombectomia, atingindo taxas de funcionalidade muito interessantes nos pacientes tratados. Entretanto, apenas uma parcela dos pacientes recebe este tratamento, principalmente porque chegam tarde ao serviço especializado.
- A terapia específica consiste em remover o trombo que está causando a síndrome clínica. Ele pode ser abordado via sistêmica (trombólise venosa) e/ou local (trombectomia mecânica). A trombólise consiste no uso do alteplase, um ativador do plasminogênio tecidual recombinante (rt-PA), para degradar o trombo e tornar o vaso pérvio novamente. Devido ao seu caráter inespecífico e às alterações teciduais que ocorrem na adjacência da isquemia, existe uma série de contraindicações ao uso da alteplase e um tempo limite (chamado de janela terapêutica) para sua aplicação. A trombectomia mecânica lança mão de um dispositivo (há vários no mercado, sem superioridade clara entre eles) para chegar ao trombo e retirá-lo por via endovascular (procedimento radioguiado).
- Para ser candidato a trombólise é necessário que o horário do início dos sintomas/sinais seja bem caracterizado – não pode haver dúvidas nesse sentido. Por exemplo, indivíduos que acordam com os sintomas (*wake up stroke*) são encarados como início dos sintomas no momento em que foram dormir (último momento em que foram vistos sem sintomas). Como critérios de inclusão para receber a trombólise temos: maior de 18 anos, AVC isquêmico agudo com déficit neurológico significativo e estar na janela terapêutica (< 4,5 h do *ictus*). A mensuração do déficit neurológico é feita pela NIHSS (*National Institute of Health Stroke Scale* – escala NIH de AVC), que pode variar de 0 a 42, com maiores valores indicando piores déficits. "Déficit neurológico significativo" é entendido como NIH maior que 3 pontos, entretanto déficits com valores menores de NIH comprometendo linguagem e visão devem ser considerados.

> **Dica**
>
> Para calcular o NIH stroke scale (escala de pontos que estima a gravidade do AVC), na versão em português, é só acessar: www.nihstrokescale.org/Portuguese/2_NIHSS-português-site.pdf

- Atualmente, a trombólise venosa com alteplase (dose de 0,9 mg/kg, máximo de 90 mg/dose, para correr em 1 hora – 10% da dose calculada em *bolus* e o demais em bomba de infusão contínua) pode ser feita em até 4,5 h do *ictus*. Os resultados são tão melhores quanto mais rápido é iniciado o tratamento (número necessário para tratar [NNT] = 3,6 para tratamento nos primeiros 90 minutos, e NNT = 5,9 quando o tratamento ocorre entre 3 e 4,5 h). Tempo é cérebro.
- Entretanto, antes de indicar trombólise, uma série de critérios de exclusão deve ser checada (Quadro 24.1). Caso algum resultado laboratorial saia após o início da trombólise, contraindicando o procedimento, o tratamento deve ser imediatamente suspenso (p. ex., plaquetopenia).
- Há alguns pontos que devemos discutir sobre as contraindicações. Caso não haja contraindicações na história clínica, o tratamento não deverá ser postergado, aguardando o resultado dos exames. Se o paciente é candidato a trombólise, exceto por PA proibitiva, deve-se introduzir um anti-hipertensivo venoso de meia-vida curta, como metoprolol, esmolol ou nitroprussiato, para adequação e estabilidade da PA. Note, de modo geral, que os critérios de exclusão devem ser pesados com rigor (risco de sangramento *vs.* risco de sequelas definitivas): um idoso de 84 anos, atleta em atividade, que se apresenta com AVCi (NIH = 8) há 3,5 h do *ictus*, provavelmente irá receber trombólise.

QUADRO 24.1
Checklist de critérios de exclusão para trombólise venosa

- Sangramento na TC ou história sugestiva de HSA
- Sangramento ativo (exceto menstruação)
- Hipertensão não controlada (≥ 185 x 110 mmHg)
- AVCi há menos de 3 meses
- Trauma craniano grave há menos de 3 meses
- Cirurgia intracraniana/intraespinal há menos de 3 meses
- História de sangramento, malformação arteriovenosa ou aneurisma intracraniano
- Punção arterial recente em sítio não compressível
- Câncer de trato gastrointestinal presente ou hemorragia digestiva há menos de 3 semanas
- Distúrbio da coagulação – trombocitopenia, TTPa > 40 s, INR > 1,7, heparina plena há < 24 h, uso de NOACs há < 48 h
- Endocardite infecciosa
- Dissecção de arco aórtico
- Neoplasia intracraniana
- > 80 anos*
- AVC prévio*
- Diabetes*
- NIH > 25*
- Infarto > 1/3 do território da ACM*

*Contraindicações para trombólise em janela estendida (3-4,5 h).
NOACs = novos anticoagulantes orais.

Contraindicações relativas ao trombolítico

- NIHSS baixo (< 4).
- Crise convulsiva como sintoma inicial.
- Sintomas melhorando rapidamente.

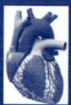

Trombólise no AVC isquêmico, quais passos devo seguir?

Primeiro passo é estabelecer o diagnóstico clínico de AVC.

Checar se o início dos sintomas ocorreu há menos de 4,5 h.

O déficit neurológico é "persistente" (não está melhorando de forma significativa).

Excluir outras possíveis causas para o déficit, como hipo e hiperglicemia.

TC de crânio sem evidência de sangramento.

Verificar se existem contraindicações ao trombolítico.

Controlar PA (se > 185 x 110 mmHg é contraindicado, após início do trombolítico manter ≤ 180 x 105 mmHg).

Pegar 2 acessos venosos periféricos calibrosos. Um é para uso exclusivo do trombolítico.

Calcular a dose de alteplase baseada no peso (0,9 mg/kg com dose máxima de 90 mg, sendo 10% em *bolus* e o restante em 60 minutos).

Cada frasco da solução reconstituída de alteplase (nome comercial Actilyse) terá 50 mg em 50 mL, ou seja 1 mg/mL.

Exemplo: paciente de 67 kg x 0,9 = 60,3 mg (aproximadamente 60 mL, infundir 6 mL em cerca de 60 segundos e 54 mL em 60 minutos, de preferência em bomba de infusão).

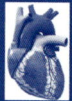

Posso usar o tenecteplase como trombolítico no AVCi?

A maioria dos trabalhos mostrando benefício do uso do trombolítico no AVCi foi com o alteplase. Entretanto, o tenecteplase teria algumas vantagens como maior meia-vida, ser mais fibrinoespecífico e poder ser administrado em *bolus* (maior facilidade e sem necessidade de acesso exclusivo). Após o resultado do estudo EXTEND IA-TNK, publicado no NEJM em 2018, os pacientes que foram submetidos a trombólise com tenecteplase antes da trombectomia tiveram resultados mais favoráveis (maior taxa de reperfusão) em comparação aos que usaram alteplase. Portanto, é muito provável que as novas diretrizes venham a incorporar o uso do tenecteplase como trombolítico no AVCi.

Dose 0,25 mg/kg em *bolus*, dose máxima de 25 mg.

- O candidato a trombectomia mecânica (NNT entre 3 e 7), por sua vez, tem uma janela terapêutica um pouco maior, de até 6 h do *ictus*. Indicações para o procedimento incluem boa funcionalidade pré-AVC, ter como causa do AVC oclusão da carótida interna ou segmento proximal da artéria cerebral média (entenda-se: oclusão de vasos proximais, acessíveis ao aparelho), idade maior que 18 anos, NIH > 5 e ASPECTS (*Alberta Stroke Program Early Computed Tomography Score*, uma escala que avalia alterações isquêmicas na TC de crânio, que varia de 0 a 10, com escores mais altos inferindo menores alterações isquêmicas na TC) > 5. Riscos do procedimento incluem hematoma no sítio de punção e dissecção arterial.

Quais a são as janelas terapêuticas para o tratamento do AVCi?

Até 4,5 h – trombolítico intravenoso.
Até 6 h – tratamento endovascular (trombectomia).
Até 9 h – trombólise em casos selecionados, utilizando protocolos específicos com RM ou TC com estudo da perfusão.
6 até 24 h – trombectomia em casos selecionados com avaliação de cérebro viável.

Obs: Os pacientes devem ser tratados, preferencialmente, em unidades especializadas no tratamento de AVC.

Novidades no tratamento do AVC isquêmico

Alguns estudos randomizados vêm sendo publicados recentemente, como o WAKE-UP *trial* (NEJM 2018) e o EXTEND (2019), mostrando que talvez o mais relevante não seja o tempo (isoladamente) do início dos sintomas, mas a presença de cérebro com isquemia, mas ainda viável, ou seja, com potencial de recuperação com a reperfusão.

A presença de área viável foi avaliada por protocolos específicos utilizando a RM no WAKE-UP e a TC com perfusão no EXTEND *trial*, mostrando o benefício do trombolítico em até 9 h do suposto início dos sintomas, naqueles pacientes com significativas áreas de cérebro viável (penumbra).

Já o tratamento endovascular (trombectomia) adicionado ao tratamento padrão foi superior ao tratamento padrão isoladamente, em pacientes com sintomas entre 6 e 24 h e oclusão da carótida ou segmento proximal da artéria cerebral média no DAWN *trial* (NEJM 2018), realizando a avaliação da área de penumbra através da RM (*diffusion-weighted* ou DWI) ou pela TC com estudo da perfusão utilizando um *software* específico (RAPID, iSchemaView).

Provavelmente o tempo para tratamento do AVCi, em casos selecionados, será estendido nas próximas diretrizes. Entretanto, no momento a quantificação da área de penumbra não está disponível na grande maioria dos hospitais.

- O paciente que recebeu trombólise venosa, mas que não apresentou melhora significativa, pode ser candidato a trombectomia mecânica. Em paralelo, se o paciente se apresenta em serviço que dispõe de trombectomia mecânica em janela para trombólise ainda assim deve receber esta, resguardadas as contraindicações. Os desfechos da combinação trombólise e trombectomia parecem ser melhores que qualquer um dos dois isolados.
- Apesar de não terem sido formalmente estudados em *trials* com esse objetivo, dados recentes apontam que a trombectomia em indivíduos muito idosos (> 80 anos) melhora o prognóstico. Entretanto, a proporção de indivíduos nesse grupo que atingem independência funcional é menor que nos mais jovens. Assim, a idade isoladamente não deve ser o fator que contraindica o procedimento.
- Infartos grandes (isquemia proximal de artéria cerebral média ou carótida interna, especialmente no hemisfério dominante), podem evoluir com edema substancial, causando efeito de massa e risco de herniação cerebral e morte por hipertensão intracraniana. Nesses casos, a craniectomia descompressiva é uma abordagem que aumenta a sobrevida e a funcionalidade, sobretudo quando realizada precocemente e em menores de 60 anos.
- Após terapia de reperfusão cerebral devemos manter vigilância rigorosa sobre o paciente, incluindo avaliação neurológica seriada e monitoração em unidade especializada. Piora neurológica indica nova TC com urgência, buscando por complicações do tratamento (sangramento intracraniano). Após trombólise, evitar punção venosa ou arterial em sítio não compressível, passagem de sondas (nasoenteral ou vesical) e administração de medicações anticoagulantes/antiagregantes por pelo menos 24 h.

Como deve ser a monitoração após a trombólise

- Fazer NIHSS resumida (itens 2, 5ab, 6ab, 9, 11):
  - 15 em 15 minutos durante a infusão;
  - 30 em 30 minutos nas primeiras 2 horas;
  - 60 em 60 minutos nas primeiras 6 horas;
  - 2 em 2 h até completar 24 horas.

Se piora na NIHSS, suspeitar de sangramento, parar infusão (se ainda em curso) e repetir TC. Se houver sangramento, considerar administração de crioprecipitado 10 U (deixar fibrinogênio acima de 150 mg/dL) e ácido épsilon-aminocaproico (Ipsilon) 4 g + 250 mL de SF correr em 1 hora e deixar 1 g/hora por pelo menos 8 horas ou ácido tranexâmico (Transamin) 10 a 15 mg/kg correr em 20 minutos.

- PA (manter PA ≤ 180 x 105 mmHg) nas primeiras 24 horas:
  - 15 em 15 minutos nas primeiras 2 horas;
  - 30 em 30 minutos nas primeiras 6 horas;
  - 60 em 60 minutos até completar 24 horas.
- Controle glicêmico: manter entre 140 e 180 mg/dL.
- Iniciar AAS após 24 horas.
- Realizar TC de crânio de controle após 24 horas.

- A possibilidade de dieta via oral deve ser avaliada caso a caso (a disfagia pode ser sutil), de preferência por um fonoterapeuta. Profilaxia de trombose venosa profunda deve ser instituída assim que possível. Estar atento a ocorrência de úlceras de pressão secundárias à imobilidade.

> **Tempos máximos recomendados no tratamento do AVC**
>
> - Porta à avaliação médica inicial ≤ 10 minutos.
> - Porta ao acionamento equipe/código de AVC ≤ 15 minutos.
> - Porta à realização da TC de crânio ≤ 25 minutos.
> - Porta à interpretação da imagem ≤ 45 minutos.
> - Porta ao início do trombolítico (se indicado) ≤ 60 minutos e ≤ 90 minutos se trombectomia.
> - Porta à admissão na unidade de AVC ≤ 3 horas.

AVC hemorrágico agudo

- A apresentação clínica do AVCH é variável, tendendo a ser mais grave que a do AVCi, com sinal focal que progride para vômitos, rebaixamento do nível de consciência, decorticação e descerebração. Assim, os cuidados com vias aéreas, respiração e circulação devem ser precoces. O manejo específico do AVCH precisa da definição, com base em parâmetros de história e imagem, do mecanismo do sangramento, se aneurismático ou parenquimatoso. No grupo de idosos, lembrar de tumores e metástases, que podem sangrar, bem como da angiopatia amiloide e do uso de anticoagulantes; ao passo que as malformações arteriovenosas (causa frequente de AVCH em jovens) são raras.

- As particularidades do tratamento do AVCH parenquimatoso são basicamente deter a expansão do hematoma, tratar/prevenir hidrocefalia obstrutiva e herniação cerebral. Portanto, o cuidado desses pacientes em serviços com neurocirurgia de urgência é importante. Em pacientes em uso de varfarina, deve ser induzida reversão dos efeitos dela com vitamina K e plasma fresco congelado ou concentrado do complexo protrombínico (este com ação mais rápida e eficaz); bem como protamina deve ser prescrita se uso de heparina em dose plena. No caso dos novos anticoagulantes orais (NOACs), até o momento o único "antídoto" disponível no Brasil é o Praxbind® (idarucizumabe), agente reversor do anticoagulante oral dabigatrana. Em breve teremos o Andexanet Alfa, agente reversor dos anticoagulantes inibidores do fator Xa (apixabana e rivaroxabana). Quando o reversor não estiver disponível, recomenda-se a transfusão de plasma fresco congelado. O uso de antiagregação plaquetária é comum nesses pacientes e também não há agente específico para reversão; a transfusão de plaquetas não parece melhorar os desfechos e inclusive pode ser maléfica.

- Outro pilar no tratamento para evitar expansão do hematoma é o controle pressórico. Altos níveis pressóricos são frequentemente vistos nos pacientes com AVCH, independentemente de haver diagnóstico prévio de HAS, tanto por mecanismos compensatórios, como por estresse. O nível ideal de pressão ainda não está claro, principalmente nas horas iniciais e em pacientes sem monitoração da pressão intracraniana. Entretanto, parece ser seguro obter pressão sistólica em torno de 140 mmHg naqueles pacientes que se apresentam com PA entre 150 e 220 mmHg. Como agentes hipotensores, preferir os de meia-vida curta e que não causam aumento da pressão intracraniana, portanto evitar nitroprussiato.

- Todos os pacientes devem ser avaliados também por equipe de neurocirurgia para indicação ou não de monitoração invasiva da pressão intracraniana e intervenção (drenagem do hematoma, craniectomia descompressiva e derivação ventricular).

- No caso de HSA, é importante abordar o aneurisma precocemente, evitar o ressangramento e a isquemia cerebral tardia. Em todos os pacientes neurocríticos evitar disglicemias, febre, infusão de soluções hipotônicas e hipotensão. Não há indicação de fármacos antiepilépticos profilaticamente.

Tratamento na fase subaguda e crônica

- O tratamento secundário consiste em reabilitação e busca do mecanismo que ocasionou o evento, junto com prevenção secundária.

- No AVC isquêmico é recomendada a introdução de antiagregantes plaquetários (AAS 160-325 mg/dia) nas primeiras 48 h, com manutenção até 2 semanas do evento. Após esse período, a manutenção com AAS 50-325 mg/dia é recomendada para todos os casos de AVCi não cardioembólico; costumamos utilizar 100 mg/dia. Estatinas também estão recomendadas.

- Pacientes com ataque isquêmico transitório de alto risco, i.e., escore ABCD2 > 3 (Tabela 24.1) e AVCi *minor* (NIH < 4), que não sejam candidatos a anticoagulação, parecem se beneficiar de dupla antiagregação por 3 semanas (AAS + clopidogrel). Porém, a manutenção por longo prazo de dupla antiagregação não diminui recorrência de AVC e aumenta a chance de sangramento. Ticagrelor e prasugrel também não devem ser utilizados para prevenção secundária de AVC.

- Pacientes nos quais se define uma fonte cardíaca de êmbolos (fibrilação atrial, trombo cardíaco) devem receber anticoagulação. O tempo para introdução desta depende sobretudo da extensão da isquemia – quanto maior a isquemia, maior o tempo para iniciar anticoagulação. De modo geral, lesões pequenas devem aguardar 3 dias para início da anticoagulação, enquanto AVCs extensos (maiores que 1/3 da artéria cerebral média), em pacientes com potencial de complicações (p. ex., hipertensão de difícil controle, transformação hemorrágica inicial) podem precisar de até 4 semanas para iniciar. O intervalo ideal ainda não está claro e o peso entre o risco de recorrência (novo êmbolo) *vs.* risco de sangramento intracraniano deve ser ponderado caso a caso.

- Pacientes com FA com AVCi já pontuam o suficiente na CHA2DS2VASc e devem receber anticoagulação. Nos casos de alto risco para transformação hemorrágica, os pacientes devem receber AAS durante o intervalo para anticoagulação. O risco de sangramentos maiores deve ser avaliado pelo HAS-BLED (escala que avalia hipertensão, disfunção hepática ou renal, história de AVC

Tabela 24.1. Escala ABCD2

Critério	Pontuação
Idade ≥ 60 anos	1
PAS ≥ 140 e/ou PAD ≥ 90 mmHg	1
Sintomas	
Distúrbio da fala	1
Hemiparesia	2
Duração dos sintomas	
10-60 min	1
> 60 min	2
Diabetes	1

Pontuação total > 3 indica AIT de alto risco. PA = pressão arterial, S = sistólica, D = diastólica.

ou de sangramento, INR lábil, idade > 65 anos, uso de outras drogas que aumentem sangramento e uso de álcool) e escores de 3 ou mais indicam alto risco de sangramento. O risco entre a ocorrência de sangramento, suporte social para socorro e outros fatores devem ser ponderados em função do risco de AVC. Em casos de risco proibitivo de anticoagulação, a associação de AAS + clopidogrel é superior que AAS isolado, mas também com maior risco de sangramento.

- Uma alternativa mais recente para pacientes com FA não valvar e de alto risco para anticoagulação prolongada é o fechamento radioguiado do apêndice atrial esquerdo. Trata-se de procedimento que oclui o apêndice atrial esquerdo, que é o lugar de maior estase sanguínea no coração esquerdo e, consequentemente, fonte da maioria dos trombos que serão embolizados. O paciente precisa utilizar cerca de 45 dias de anticoagulação e antiagregação plaquetária após o procedimento, então o candidato ao procedimento – que tem mostrado bons resultados nesse grupo – é o paciente que tem alto HAS-BLED (mas que tolera um curto período de anticoagulação), que precisa de antiagregação por outros motivos (p. ex., doença coronariana), pacientes de baixa adesão ao tratamento medicamentoso e frágeis, com risco de quedas. O *guideline* mais recente da AHA coloca o fechamento percutâneo do apêndice atrial como categoria IIb de evidência.
- Para FA não valvar, tanto a varfarina quanto os NOACs são terapias bem estudadas. A varfarina tem menor custo de aquisição e seu efeito é passível de reversão, mas necessita de frequente dosagem de INR e ajuste de medicação, tem interação com várias outras medicações e com a dieta. Os NOACs têm custo mais elevado, mas mantém o efeito terapêutico de forma mais uniforme, início de ação rápido, não necessitam de ajustes regulares, não têm interação com dieta nem com medicações. Uma crítica ao uso dos NOACs era a falta de antídotos em casos de sangramento, mas recentemente foram aprovados o idarucizumab (anticorpo contra dabigatrana – vale ressaltar que a dabigatrana também pode ser filtrada por hemodiálise) e o andexanet alfa (Xa recombinante, que foi aprovado para reversão dos efeitos da rivaroxabana e da apixabana), fato este que pode otimizar o tratamento de hemorragias.
- Vale salientar que os NOACs devem ser iniciados após 7 dias do AVC e que os *trials* de trombólise retiraram os pacientes em uso de NOACs. Os trabalhos com NOACs em idosos têm mostrado eficácia (evitar AVC) e segurança (ausência de hemorragias) superiores ou equivalentes à dos inibidores da vitamina K, inclusive no grupo maior de 80 anos. Para FA valvar (isto é, FA relacionada a estenose mitral moderada/grave ou a prótese valvar mecânica) apenas a varfarina está bem estudada.
- Pacientes com doença carotídea com estenose > 70% culpada pelo AVC devem ser abordados, de preferência, nas primeiras 2 semanas do evento. A indicação de endarterectomia ou angioplastia com *stent* deve levar em consideração a idade do paciente, a anatomia vascular (> 70 anos e anatomia irregular do vaso favorecem endarterectomia) e o risco do procedimento (risco maior que 6% favorece angioplastia). Pacientes com estenoses entre 50 e 69% devem ter a placa culpada mais bem avaliada (ulceração, hemorragia intraplaca e presença de embolia assintomática no Doppler transcraniano) e serem ponderados sobre risco do procedimento, idade, sexo e comorbidades (risco cirúrgico < 6%, idade > 70 anos, sexo masculino e poucas comorbidades favorecem abordagem).
- A presença de forame oval patente (FOP) ocorre em cerca de 25% da população geral, mas pode estar presente em até 50% dos pacientes jovens com AVC (Miranda et al., 2018). Recentemente, uma série de trabalhos tem apontado para menor recorrência de AVC/AIT com o fechamento do FOP nos casos de AVC criptogênico (cuja investigação extensa foi negativa) em jovens, especialmente nos FOPs de alto risco. Algumas ferramentas, como o escore RoPE (*Risk of Paradoxical Embolism*), que avalia a chance de o evento ser devido ao FOP ou não e características ecocardiográficas, como hipermobilidade, aneurisma do septo inter atrial e *shunt* significativo, podem ajudar na indicação de fechar ou não. Para os pacientes que não irão realizar o procedimento, o tratamento pode ser feito com AAS ou varfarina, havendo preferência pelo último (Kuijpers et al., 2018).
- Para os indivíduos que serão submetidos ao procedimento para fechamento do FOP, as técnicas disponíveis parecem ser seguras, apesar de causarem com frequência FA que costuma ser de curta duração. Contudo, parece haver mais benefício do AMPLATZER sobre os demais equipamentos (Ntaios et al., 2018). Vale notar que os pacientes submetidos ao procedimento manterão AAS por tempo indeterminado. Trata-se de um tema ainda recente, com publicação de muitos trabalhos e com pouca experiência no nosso meio, de modo que ponderar bem e individualizar a indicação parece ser a melhor estratégia.
- Pacientes com AVC devem ter seus fatores de risco modificáveis controlados rigorosamente, de preferência com equipe multidisciplinar, e implementar um estilo de vida

saudável, realizando atividades físicas, dieta com pouco sal e cessação de tabagismo.
- A Tabela 24.2 pontua os exames rotineiramente realizados nos pacientes com AVC. Dividimos a abordagem em níveis progressivamente complexos, note que ao identificar uma causa o seguimento da busca pode não ser necessário nos demais níveis. Por exemplo, um paciente idoso, tabagista e diabético, com história sugestiva de AVC aterotrombótico, que tem obstrução de 80% em carótida ipsilateral à lesão, não deverá realizar pesquisa de trombofilias.

Tabela 24.2. Investigação do AVCi/AIT de alto risco

Exame	Comentário
Primeiro atendimento	
TC crânio	AVCs prévios? Ateromatose de vasos IC?
ECG 12 derivações + Rx tórax	Ritmo sinusal? Acinesia de parede? Cardiomegalia?
Hemograma, função renal e hepática, perfil lipídico e avaliação de diabetes	Doença renal crônica? Plaquetopenia?
USG Doppler de vasos cervicais	Estenose culpada?
Segunda avaliação	
Ecocardiograma transtorácico	Trombo cavitário? Átrio aumentado?
RM	Padrão sugere etiologia?
Ângio-RM IC + cervical*	Estenose culpada? Alto risco? Dissecção arterial?
Holter 24 h	Arritmia emboligênica?
Terceira avaliação	
Angiografia com subtração digital	Diagnóstico e abordagem de lesão
Ecocardiograma transesofágico com pesquisa de shunt	Forame oval patente? Placa em arco aórtico?
Doppler transcraniano com teste de microbolhas	Estenose IC? Presença de microêmbolos? Shunt direita-esquerda?
Sorologias (sífilis, hepatites, HIV)	Vasculite infecciosa?
Atividade inflamatória (PCR, VHS)	Causas sistêmicas?
Autoimunidade (FAN, FR, ANCA, complemento)	Causas sistêmicas?
LCR	Vasculite?
Trombofilias (síndrome do anticorpo antifosfolípide, mutações e proteínas hepáticas, homocisteína)	Trombofilia?
Monitoração eletrocardiográfica prolongada	Forte suspeita de arritmia?

*Pode ser solicitado na primeira avaliação, principalmente se evento de circulação posterior.

Reabilitação

- A reabilitação naturalmente vai depender do quadro clínico. A prescrição de fisioterapia, fonoterapia e/ou terapia ocupacional deve levar em conta as necessidades de cada paciente e família.
- Orientações sobre cuidados nas transferências do paciente, modificações na casa para auxiliar a mobilidade podem facilitar muito a vida e a preservação da funcionalidade do paciente. Atentar para cuidados com a pele, no sentido de evitar úlceras de pressão.
- Em pacientes pós-AVC a ocorrência de depressão é frequente. A utilização de inibidores seletivos de recaptação da serotonina (fluoxetina, sertralina, citalopram) é benéfica nas medidas de qualidade de vida.
- A síndrome do ombro doloroso também é frequente e decorre de múltiplos fatores – subluxação deve ser sempre pesquisada. O uso de órteses e medicações (toxina botulínica ou relaxantes musculares centrais) para evitar contraturas e dor, bem como facilitar cuidados, deve ser considerado.

■ Considerações finais

- A boa condução dos pacientes acometidos por um AVC, tanto na fase aguda quanto na crônica, é fundamental para um melhor desfecho clínico. As particularidades de cada caso devem ser ressaltadas, no que diz respeito a mecanismos e abordagem terapêutica. Dessa forma, atingiremos melhor funcionalidade e retorno às atividades previamente exercidas pelo paciente, em uma maior parcela deles.

■ Leitura sugerida

- Alawieh A, Chatterjee A, Feng W, et al. Thrombectomy for acute ischemic stroke in the elderly: a 'real world' experience Journal of Neuro Interventional Surgery. 2018;10:1209-1217.
- Alerhand S, Lay C. Spontaneous Intracerebral Hemorrhage. Emergency Medicine Clinics of North America. 2017;35(4):825-845. doi: 10.1016/j.emc.2017.07.002.
- Block F, Dafotakis M. Cerebral amyloid angiopathy in stroke medicine. Dtsch Arztebl Int. 2017;114:37-42.
- Cabral NL, Cougo-Pinto PT, Magalhaes PSC, et al. Trends of Stroke Incidence from 1995 to 2013 in Joinville, Brazil. Neuroepidemiology, 2016;46(4):273-281. doi: 10.1159/000445060.
- Chen RL, Balami JS, Esiri MM, Chen LK, Buchan AM. Ischemic stroke in the elderly: an overview of evidence. Nat Rev Neurol. 2010;6:256-265.
- Etminan N, MacDonald RL. Management of aneurysmal subarachnoid hemorrhage. Handbook of Clinical Neurology. 2017;195-228. doi:10.1016/b978-0-444-63600-3.00012-x.
- Das S, Mitchell P, Ross N, Whitfield PC. Decompressive hemicraniectomy in the treatment of malignant middle cerebral artery infarction: a meta-analysis. World Neurosurg. 2019;123:8-16.
- Guzik A, Brushnell C. Stroke epidemiology and risk factor management. Continuum (Minneap Minn). 2017;23(1):15-39.
- Hilditch CA, Nicholson P, Murad MH, et al. Endovascular Management of Acute Stroke in the Elderly: A Systematic Re-

- view and Meta-Analysis. American Journal of Neuroradiology. 2018;39(5):887-891.
- Holmes DR, Doshi SK, Kar S, et al. Left atrial appendage closure as an alternative to warfarin for stroke prevention in atrial fibrillation. J Am Col Cardiology. 2015;65(24):2614-2623.
- January CT, Wann S, Calkins H, et al. 2019 AHA/ACC/HRS Focused Update of the 2014 AHA/ACC/HRS Guideline for the Management of Patients With Atrial Fibrillation - A Report of the American College of Cardiology/American Heart Association Task Force on Clinical Practice Guidelines and the Heart Rhythm Society. Circulation. 2019. doi:. org/10.1161/CIR.0000000000000665.
- Kosturakis R, Price MJ. Current state of left atrial appendage closure. Curr Cardiol Rep. 2018;20:42. doi: 10.1007/s11886-018-0981-z.
- Lindley RI. Stroke prevention in the very elderly. Stroke. 2018;49(3):796-802. doi: 10.1161/STROKEAHA.117.017952.
- O'Carroll CB, Barrett KM. Cardioembolic Stroke. Continuum (Minneap Minn). 2017;23(1):111-132.
- Rabinstein AA. Treatment of Acute Ischemic Stroke. Continuum (Minneap Minn). 2017;23(1):62-81.
- Smith EE. Leukoaraiosis and Stroke. Stroke. 2010;41(10, Suppl. 1):S139-S143. doi: 10.1161/strokeaha.110.596056.
- Spence JD, Song H, Cheng G. Appropriate management of asymptomatic carotid stenosis. Stroke and Vascular Neurology. 2016;1:e000016. doi: 10.1136/svn-2016- 000016.
- Streib CD, Hartman LM, Molyneaux BJ. Early decompressive craniectomy for malignant cerebral infarction. Neurology Clinical Practice. 2016;6(5):433-443.
- Thabet AM, Kottapally M, Hemphill JC. Management of intracerebral hemorrhage. Handbook of Clinical Neurology. 2017;177-194.
- Tsivgoulis G, Katsanos AH, Schellinger PD, et al. Successful Reperfusion With Intravenous Thrombolysis Preceding Mechanical Thrombectomy in Large-Vessel Occlusions. Stroke. 2018;49:232-235.
- Tun NN, Arunagirinathan G, Munshi SK, Pappachan JM. Diabetes mellitus and stroke: A clinical update. World J Diabetes. 2017;8(6):235-248.
- Wang E, Wang Y, Zhao X, et al. Clopidogrel with Aspirin in Acute Minor Stroke or Transient Ischemic Attack. NEJM, 2013;369:1.
- Winstein CJ, Stein J, Arena R, et al. Guidelines for Adult Stroke Rehabilitation and Recovery. Stroke. 2016;47:e98-e169.
- Yannoutsos A, Dreyfuss-Tubiana C, Safar ME, Blacher J. Optimal blood pressure target in stroke prevention. Current Opinion in Neurology, 2017;30(1):8-14. doi: 10.1097/wco.0000000000000407
- Protocolo Gerenciado de Acidente Vascular Cerebral. Hospital Sírio-Libanês Novembro de 2018.
- Nogueira RG, Jadhav AP, Haussen DC, et al. Thrombectomy 6 to 24 Hours after Stroke with a Mismatch between Deficit and Infarct. DAWN trial. N Engl J Med. 2018;378:11-21.
- 27- Thomalla G, Simonsen CZ, Boutitie F, et al. MRI-Guided Thrombolysis for Stroke with Unknown Time of Onset. WAKE trial. N Engl J Med. 2018;379:611-622.

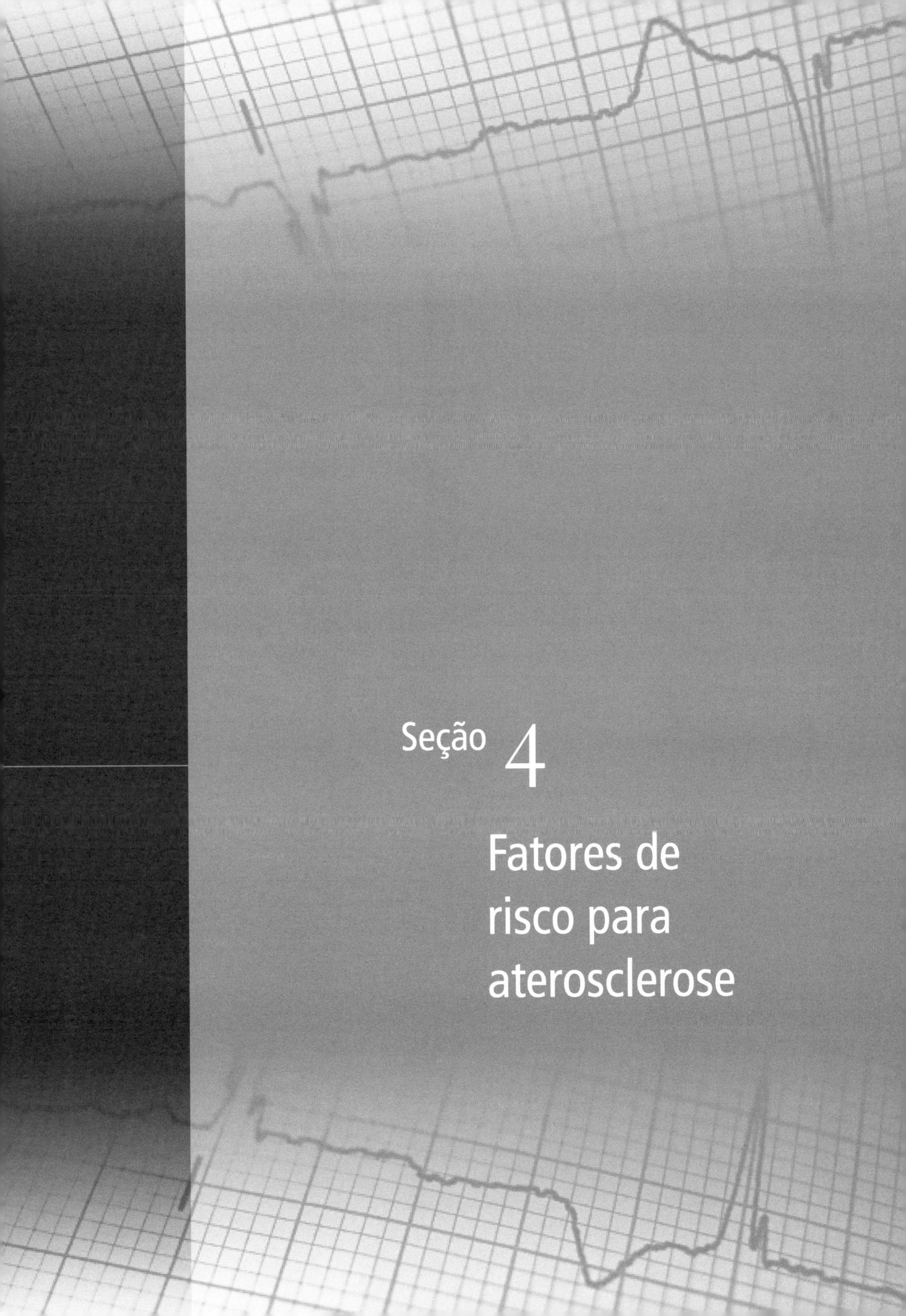

Seção 4

Fatores de risco para aterosclerose

capítulo 25

Abordagem Inicial da Hipertensão Arterial Sistêmica

• Thiago Midlej Brito • Luiz Aparecido Bortolotto • André Gustavo Santos Lima

■ Introdução

- A hipertensão arterial sistêmica (HAS) é uma condição clínica multifatorial caracterizada por níveis elevados e sustentados de pressão arterial (PA).
- Trata-se de uma doença altamente prevalente e um dos principais fatores de risco (FR) modificáveis, sendo o seu diagnóstico e tratamento um desafio não só para o cardiologista, mas também para o clínico, de forma geral.
- Cerca de 90 a 95% dos pacientes com HAS são considerados portadores de hipertensão primária ou essencial.
- A prevalência da HAS na população varia de 22 a 44%, com mais de 50% entre 60 e 69 anos e 75% acima de 70 anos.
- Os fatores de risco para HAS são idade, etnia (mais frequente em afrodescendentes), sexo (até 50 anos de idade, mais comum em homens), consumo de sal, fatores socioeconômicos (baixa classe social geralmente tem maior consumo de sal), obesidade (principalmente obesidade central), consumo de álcool, sedentarismo (risco 30% maior) e fatores genéticos.
- Apesar de a **mortalidade por doença cardiovascular (DCV) aumentar progressivamente com a elevação da PA a partir de 115 × 75 mmHg**, define-se um paciente como hipertenso quando a pressão arterial sistólica (PAS) ≥ 140 mmHg ou pressão arterial diastólica (PAD) ≥ 90 mmHg em duas ou mais consultas, ou se o paciente já está em uso de anti-hipertensivos. Em cada consulta deve-se aferir de duas a três vezes, utilizando a média das duas últimas pressões arteriais para definir a pressão arterial no momento.

■ Diagnóstico

- Antes de se iniciar a medida da PA, deve-se explicar o procedimento ao paciente e deixá-lo em repouso por 5 minutos, certificando-se de que ele não está com a bexiga cheia, não fez uso de bebida alcoólica, café ou alimentos, não fumou nos 30 minutos anteriores e não praticou exercício físico pelo menos 60 minutos antes.
- O paciente deve estar na posição sentada, com as pernas descruzadas, pés apoiados no chão, dorso recostado na cadeira e relaxado. O braço deve estar no nível do quarto espaço intercostal, livre de roupas, apoiado, com a palma da mão voltada para cima e o cotovelo ligeiramente fletido.
- A PA deve ser medida conforme a orientação a seguir:

Medida da PA

- Obter a circunferência aproximadamente no meio do braço, para selecionar o manguito de tamanho adequado.
- Colocar o manguito de 2 a 3 cm acima da fossa cubital.
- Centralizar o meio da parte compressiva do manguito sobre a artéria braquial.
- Estimar o nível da pressão sistólica pela palpação do pulso radial. O seu reaparecimento corresponderá à PA sistólica.
- Palpar a artéria braquial na fossa cubital e colocar a campânula ou o diafragma do estetoscópio sem compressão excessiva.
- Inflar rapidamente até ultrapassar em 20 a 30 mmHg o nível estimado da pressão sistólica obtido pela palpação.
- Proceder à deflação lentamente.
- Determinar a pressão sistólica pela ausculta do primeiro som (fase I de Korotkoff).
- Determinar a pressão diastólica no desaparecimento dos sons (fase V de Korotkoff).
- Auscultar cerca de 20 a 30 mmHg abaixo do último som para confirmar seu desaparecimento e, depois, proceder à deflação rápida e completa.
- Se os batimentos persistirem até o nível zero, determinar a pressão diastólica no abafamento dos sons (fase IV de Korotkoff) e anotar valores da sistólica/diastólica/zero.

Adaptado de: Sociedade Brasileira de Cardiologia, 7ª Diretriz Brasileira de Hipertensão Arterial, setembro de 2016.

- Observação: as medidas devem ser obtidas em ambos os braços e, em caso de diferença, utiliza-se como referência sempre o braço com o maior valor para as medidas subsequentes.
- A medida da PA em crianças é recomendada em toda avaliação clínica, após os 3 anos de idade, pelo menos anualmente, devendo-se levar em conta a idade, o sexo e a altura. HAS nessa população é definida como pressão igual a ou maior que percentil 95 em pelo menos 3 ocasiões distintas, conforme a Tabela 25.1.

Tabela 25.1. Classificação da HAS para crianças e adolescentes

Classificação	Percentil* para PAS e PAD
Normal	PA < percentil 90
Limítrofe	PA entre os percentis 90 a 95 ou se PA ≥ 120/80 mmHg e menor que o percentil 95 em adolescentes
Hipertensão estágio 1	Percentil 95 a 99 mais 5 mmHg
Hipertensão estágio 2	PA > percentil 99 mais 5 mmHg

* Para idade, sexo e percentil de estatura. PA: pressão arterial
Adaptado de: 7ª Diretriz Brasileira de Hipertensão Arterial.

Classificação

- A classificação de HAS, segundo a 7ª Diretriz Brasileira de Hipertensão Arterial, está apresentada na Tabela 25.2.

Tabela 25.2. Classificação da PA de acordo com medida casual ou no consultório

Classificação	PAS (mmHg)	PAD (mmHg)
Normal	≤ 120	≤ 80
Pré-hipertensão	121-139	81-89
Hipertensão grau 1	140-159	90-99
Hipertensão grau 2	160-179	100-109
Hipertensão grau 3	≥ 180	≥ 110

Obs.: considera-se hipertensão sistólica isolada se PAS ≥ 140 mmHg e PAD < 90 mmHg, devendo a mesma se classificada nos estágios 1, 2 ou 3.

- Não é incomum que o paciente se apresente no consultório com PA elevada e que nos demais períodos a PA esteja normal, assim como também, algumas vezes, a PA é normal no consultório, mas se mantém elevada durante suas atividades habituais.
- Para auxiliar nesses dados, podemos realizar outras medidas de PA fora do consultório pela monitoração ambulatorial da pressão arterial (MAPA) ou monitoração residencial da pressão arterial (MRPA), que complementem a investigação e a avaliação do paciente.
- Monitoração residencial de PA (MRPA): realizada obtendo-se três medidas pela manhã, antes do desjejum e da tomada de medicamento, e três à noite, antes do jantar, durante 5 dias, ou duas medidas em cada sessão, durante 7 dias. São consideradas anormais as medidas de PA ≥ 130/85 mmHg.
- MAPA: permite o registro indireto e intermitente da PA durante 24 horas. Ver capítulo de MAPA.
- Assim, temos:
  - hipertensão do avental branco: o paciente apresenta PA elevada no consultório, porém médias normais pelos exames de MAPA ou MRPA;
  - hipertensão mascarada: valores normais de PA no consultório, porém com PA elevada pela MRPA ou no período de vigília da MAPA;
  - normotensão: são considerados normotensos os pacientes que apresentam medidas de PA consideradas normais no consultório e também fora do consultório.

Obs.: efeito do jaleco branco é a diferença de pressão entre as medidas obtidas no consultório e fora dele, desde que essa diferença seja igual ou superior a 20 mmHg na PAS e/ou 10 mmHg na PAD. Essa situação não muda a classificação (Tabela 25.3).

Tabela 25.3. Classificação da PAS

	Consultório	MAPA (vigília) ou MRPA
Normotensão	< 140/90 mmHg	< 135/85 mmHg
Hipertensão	≥ 140/90 mmHg	≥ 135/85 mmHg
Hipertensão do avental branco	≥ 140/90 mmHg	< 135/85 mmHg
Hipertensão mascarada	< 140/90 mmHg	≥ 135/85 mmHg

Avaliações clínica e laboratorial

- A história clínica deve ser completa, com especial atenção aos dados relevantes referentes ao tempo e ao tratamento prévio de hipertensão, aos fatores de risco, aos indícios de hipertensão secundária e de lesões de órgãos-alvo, aos aspectos socioeconômicos, às características do estilo de vida do paciente e ao uso de medicamentos concomitantes.
- O exame físico deve ser minucioso, buscando sinais sugestivos de lesões de órgãos-alvo e de hipertensão secundária. O exame de fundo de olho deve ser sempre solicitado na primeira avaliação, em especial nos pacientes com HAS estágio 3, que apresentam diabetes ou lesão em órgãos-alvo.
- Exames de rotina devem ser solicitados conforme a orientação seguinte.

Exames iniciais de rotina para todos os pacientes hipertensos

- Creatinina e estimativa do TFG.
- Urina tipo 1.
- Potássio plasmático.
- Glicemia de jejum.
- Colesterol total e frações, triglicérides.
- Ácido úrico.
- Eletrocardiograma (ECG) (anual).

- A avaliação complementar está indicada na presença de elementos indicativos de DCV e doenças associadas, em pacientes com dois ou mais fatores de risco e em pacientes acima de 40 anos de idade com diabetes.

Exames complementares

- Radiografia de tórax: se suspeita de insuficiência cardíaca (IC), para avaliação pulmonar e/ou de aorta.
- Ecocardiograma: indícios de HVE ao ECG ou suspeita de IC.
- Albuminúria: hipertensos diabéticos ou com síndrome metabólica ou com dois ou mais fatores de risco.
- Ultrassom de carótida: pacientes com sopro em carótidas, sinais de doença cerebrovascular ou com doença aterosclerótica em outros territórios.
- Teste ergométrico: suspeita de doença coronariana estável, diabético ou antecedente familiar para doença coronariana em paciente com pressão arterial controlada.
- Hemoglobina glicada: história familiar de DM ou diagnóstico de diabéticos e obesidade.
- MAPA: suspeita de hipertensão do avental branco, hipertensão mascarada e para avaliação da terapêutica.
- VOP: hipertensos de médio e alto risco.
- RM cerebral: distúrbio cognitivo e demência.
- USG com Doppler renal: massa ou sopro abdominal.

Adaptado de: 7ª diretriz brasileira de hipertensão, 2016.

■ Estratificação

- A estratificação do risco cardiovascular relacionado à hipertensão leva em consideração os valores de PA, lesões de órgãos-alvo, presença de doenças cardiovasculares ou renais e fatores de risco associados.

Lesões de órgãos-alvo na avaliação do hipertenso

- Hipertrofia de ventrículo esquerdo.
- Espessura mediointimal de carótida > 0,9 mm ou presença de placa.
- Índice tornozelo-braquial < 0,9.
- Ritmo de filtração glomerular < 60 mL/min/1,72 m².
- Microalbuminúria 30-300 mg/24 h ou relação albumina/creatinina 30 a 300 mg/g.
- Velocidade de onda de pulso > 10 m/s.

DCV e renal estabelecida para avaliação do risco no hipertenso

- Angina ou infarto agudo do miocárdio; revascularização miocárdica; insuficiência cardíaca.
- Acidente vascular cerebral (isquêmico ou hemorrágico), ataque isquêmico cerebral transitório.
- Doença arterial periférica sintomática.
- ClCr < 30 mL/min/1,72 m² ou albuminúria > 300 mg/24h
- Retinopatia hipertensiva.

- Os fatores de risco cardiovasculares na avaliação do risco adicional no hipertenso são: sexo masculino, tabagismo, dislipidemia, idade (homem ≥ 55 anos e mulher ≥ 65 anos), antecedente familiar para DCV (mulher < 65 anos e homem < 55 anos), obesidade e resistência à insulina (Tabela 25.4).
- A decisão terapêutica deve ser baseada na classificação de risco do paciente.
- Para os pacientes sem risco cardiovascular adicional, orienta-se o tratamento não farmacológico com mudança de estilo de vida.
- Para os pacientes com HAS estágio 1 e risco baixo e moderado: tentar inicialmente a terapia não farmacológica por 3 (moderado risco) a 6 meses (baixo risco). Caso não haja controle da PA, iniciar tratamento medicamentoso.
- Estágios 2 e 3 e/ou alto risco (mesmo no estágio 1) – iniciar tratamento medicamentoso imediato associado à terapia não medicamentosa.
- Para os pacientes pré hipertensos, deve se iniciar tratamento não medicamentoso. O medicamentoso pode ser

Tabela 25.4. Estratificação do risco no paciente hipertenso, segundo as diretrizes HAS – 2016

Estágio	Pressão arterial			
	PAS 130-139 ou PAD 85-89	HAS estágio 1	HAS estágio 2	HAS estágio 3
Sem FR	Sem risco adicional	Baixo	Moderado	Alto
1 ou 2 FR	Baixo	Moderado	Alto	Alto
≥ 3 FR	Moderado	Alto	Alto	Alto
Presença de LOA, DCV, DRC ou DM	Alto	Alto	Alto	Alto

FR: fator de risco; DM: diabetes mellitus; SM: síndrome metabólica; LOA: lesão de órgão-alvo.
Fonte: 7ª Diretriz Brasileira de Hipertensão Arterial.

considerado naqueles com PA 130-139/85-89 mmHg e história prévia de DCV ou naqueles com risco cardiovascular alto, sem DCV.
- Em idosos, recomenda-se início da terapia farmacológica a partir de níveis de PA ≥ 140 mmHg. Nos pacientes ≥ 80 anos, o limite para início aumenta para ≥ 160 mmHg. Caso a meta não seja atingida, aumentar a dose da medicação, associar outro fármaco ou trocar a medicação.

Obs.: pacientes com HAS em estágio 3, embora de risco cardiovascular alto, têm meta pressórica < 140/90 mmHg (Tabela 25.5).

Tabela 25.5 **Metas do tratamento**

Categoria	Meta de PA
Hipertensos estágios 1 e 2 com riscos cardiovasculares baixo e moderado e HAS estágio 3	< 140 × 90 mmHg
Hipertensos estágios 1 e 2 com risco cardiovascular alto	< 130 × 80 mmHg

Adaptado de: 7ª diretriz brasileira de hipertensão, 2016.

■ Adendo

Recentemente foram publicadas as novas diretrizes americanas de hipertensão arterial, modificando completamente valores de PA, classificações e tratamento. Certamente essas alterações deverão influenciar, na prática, o diagnóstico e tratamento no Brasil, mesmo que as nossas diretrizes não tenham contemplado ainda algumas dessas mudanças.
- Classificação: Pela nova Diretriz americana, classifica-se como hipertenso o indivíduo com PA maior ou igual a 130 × 80 mmHg. Agora, é considerado como pressão normal o paciente com PAS < 120 mmHg e a PAD < 80 mmHg e elevada se PAS entre 120 e 129 mmHg e PAD < 80 mmHg. A partir desses valores, como citado, é considerado hipertenso, sendo estágio 1 quando PAS 130-139 mmHg ou PAS 80-89 mmHg e estágio 2 com PAS ≥ 140 mmHg e PAS ≥ 90 mmHg (Tabela 25.6).

Tabela 25.6. **Classificação da pressão arterial pela nova Diretriz americana**

PA	PAS		PAD
Normal	< 120 mmHg	e	< 80 mmHg
Elevada	120-129 mmHg	e	< 80 mmHg
Estágio 1	130-139 mmHg	ou	80-89 mmHg
Estágio 2	≥ 140 mmHg	ou	≥ 90 mmHg

■ Tratamento

Para a decisão terapêutica é necessário conhecer o escore de risco cardiovascular da ASCVD (*atherosclerotic cardiovascular disease risk calculator*), que mede o risco de doença cardíaca e AVC em 10 anos. Esse escore contempla a idade (acima de 40 anos), sexo, etnia, níveis de colesterol total, LDL e HDL colesterol, uso de estatina, valor de PAS, uso de medicação anti-hipertensiva, DM, tabagismo e uso de AAS.

Para pacientes com PA elevada (120-129/< 80 mmHg) indica-se apenas tratamento não farmacológico. Hipertensos com níveis de PA no estágio 1, se DCV, DM, IRC ou risco pela ASCVD ≥ 10%, iniciar mudança de estilo de vida (MEV) e um anti-hipertensivo. Caso contrário, MEV e reavaliação em 3 a 6 meses. Em pacientes hipertensos com níveis de PA no estágio 2, iniciar MEV e tratamento com dois anti-hipertensivos, de diferentes classes, com reavaliação em 1 mês.
- Meta: para adultos com HAS confirmada e DCV conhecida, ou risco de DCV em 10 anos ≥ 10% (pelo ASCVD), a meta de PA < 130/80 mmHg é recomendada. Para adultos com HAS confirmada e sem marcadores de risco para DCV elevados, PA < 130/80 mmHg é aceitável.
- Em resumo:
  - normal: estimular hábitos de vida saudável e reavaliação anual;
  - elevada (120-129/< 80 mmHg): tratamento não farmacológico e reavaliação em 3 a 6 meses;
  - estágio 1 (130-139/80-89 mmHg):
    - risco CV < 10%: tratamento não farmacológico e reavaliação em 3 a 6 meses;
    - risco ≥ 10% ou portador de DCV, DM ou IRC, tratamento não farmacológico e iniciar um anti-hipertensivo com reavaliação em 1 mês. Se meta atingida, reavaliação em 3 a 6 meses. Caso a meta não seja atingida, otimizar adesão terapêutica e considerar intensificar o tratamento;
  - estágio 2 (≥ 140/90 mmHg): tratamento não farmacológico e iniciar dois anti-hipertensivos de primeira linha e de classes diferentes, se PA 20/10 mmHg acima da meta. Reavaliação em 1 mês e verificar se meta atingida. Caso não seja atingida, otimizar adesão terapêutica e considerar intensificar tratamento. Caso meta atingida, reavaliação em 3 a 6 meses.

■ Leitura sugerida

- Basile J, Bloch MJ. Overview of hypertension in adults. Up-to-date. 2018.
- Malachias MVB, Souza WKSB, Plavnik FL, Rodrigues CIS, Brandão AA, Neves MFT, et al. 7ª Diretriz Brasileira de Hipertensão Arterial. Arq Bras Cardiol. 2016;107(3Supl.3):1-83.
- Staessen JA, Wang J, Bianchi G, et al. Essential hypertension. Lancet. 2003;361:1629.
- Whelton PK, Carey RM, Aronow WS, et al. 2017 ACC/AHA/AAPA/ABC/ACPM/AGS/APhA/ASH/ASPC/NMA/PCNA Guideline for the Prevention, Detection, Evaluation, and Management of High Blood Pressure in Adults. A Report of the American College of Cardiology/American Heart Association Task Force on Clinical Practice Guidelines.

capítulo 26

Tratamento da Hipertensão Arterial Sistêmica

• Thiago Midlej Brito • Juliana Pereira Gropp Brito • Luiz Aparecido Bortolotto

■ Introdução

- A hipertensão arterial sistêmica (HAS) é a doença líder em causas de morte e morbidade em todo o mundo. Um estudo nos Estados Unidos mostrou que mais de 50% das mortes por doença coronária e acidente vascular cerebral (AVC) ocorrem em hipertensos.
- **Mais de 60% dos pacientes hipertensos não obtêm controle adequado da pressão arterial (PA).**
- A falta de adesão contribui de forma significativa para esse número.
- O esquema anti-hipertensivo deve manter a qualidade de vida do paciente, de modo a estimular a adesão.
- O objetivo primordial do tratamento da hipertensão arterial é a redução da morbidade e da mortalidade cardiovasculares.

■ Tratamento não medicamentoso

Mudanças de estilo de vida (MEV)

- Controle do peso e da circunferência abdominal (CA). Manter IMC < 25 kg/m² até 65 anos e IMC < 27 kg/m² após 65 anos. Manter CA < 80 cm nas mulheres e CA < 94 cm nos homens. Redução de 20-30% na PA para 5% de perda ponderal.
- Manter um padrão alimentar que seja composto por frutas, hortaliças, laticínios com baixo teor de gordura, cereais integrais, frango, peixe e frutas oleaginosas. Deve ser reduzida a ingestão de carne vermelha, doces e bebidas com açúcar. Redução na pressão arterial sistólica (PAS)/pressão arterial diastólica (PAD) em 6,7/3,5 mmHg.
- Este padrão deve ser adaptado individualmente às necessidades energéticas, preferências alimentares pessoais e culturais, e à terapia nutricional para outras doenças (incluindo diabetes *mellitus*).
- Diminuir ingestão de sal. O consumo diário deve se limitar a 5 g/dia (2,0 g de sódio). Redução de 2 a 7 mmHg na PAS e de 1 a 3 mmHg na PAD.
- Diminuir ingestão de álcool a no máximo, duas doses diárias (30 g) para homens e uma dose diária (15 g) para mulheres. Redução na PAS/PAD de 3,31/2,04 mmHg com a redução de três a seis para uma a duas doses/dia.
- Atividade física: fazer, no mínimo, 30 min/dia de atividade física moderada, de forma contínua (1 × 30 min) ou acumulada (2 × 15 min ou 3 × 10 min) em 5 a 7 dias da semana. Redução aproximada da PAS/PAD em 2,1/1,7 em pré-hipertensos 8,3/5,2 mmHg em hipertensos.

■ Tratamento medicamentoso (Tabela 26.1)

Diuréticos

- Há três tipos de diuréticos utilizados no tratamento da hipertensão arterial sistêmica (HAS).
- Tiazídicos e similares: são os mais utilizados. Exemplos: hidroclorotiazida, clortalidona e indapamida. **A clortalidona é preferida pela meia-vida prolongada e maior número de trabalhos, mostrando redução de DCV.** Apresentam como efeitos colaterais aumento discreto do colesterol, dos triglicérides (se em altas doses), aumento do ácido úrico e da glicemia, diminuição do potássio e aumento do cálcio. **Não possuem efeito satisfatório em portadores de insuficiência renal estágios 4 e 5. Evitar o uso em portadores de gota,** a menos que estejam em uso concomitante de mediação para redução do ácido úrico e não haja outras opções adequadas.
- Diuréticos de alça: exemplos dessa medicação: furosemida, bumetamida. São natriuréticos mais potentes que os tiazídicos. Apresentam como efeitos colaterais hipocalemia, hipocalcemia, hipomagnesemia, ototoxicidade (se usado em doses elevadas) e nefrotoxicidade. Indicados a pacientes com HAS e situações de hipervolemia, como na insuficiência cardíaca ou insuficiência renal.

- Poupadores de potássio: são, também, uma medicação antagonista da aldosterona. Exemplos: espironolactona e amilorida. A espironolactona é o agente preferido para tratar hiperaldosteronismo primário e HAS resistente. Podem ser usados associados às outras medicações se houver hipocalemia presente ou indicação por outras causas, como insuficiência cardíaca. Efeitos colaterais são hipercalemia, ginecomastia (espironolactona tem efeito antiandrogênico). Cuidado com seu uso em pacientes com disfunção renal e hipercalemia.

Betabloqueadores

- Não são recomendados como medicações de primeira linha, a menos que o paciente apresente alguma condição em que haja benefício do betabloqueador, como insuficiência cardíaca, DAC, tremor essencial, na profilaxia das crises de migrânea (enxaqueca) e na hipertensão portal.
- O mecanismo de ação desta classe envolve redução do débito cardíaco (DC), redução da secreção de renina e diminuição de catecolaminas.
- Cardiosseletivos: bisoprolol, atenolol, tartarato de metoprolol e succinato de metoprolol. São os preferidos para pacientes com doenças de vias aéreas que necessitam do uso de betabloqueador. Bisoprolol e metoprolol são preferidos em pacientes com IC e FE reduzidas.
- Cardiosseletivos e vasodilatadores: nebivolol. Induz vasodilatação pelo óxido nítrico.
- Não cardiosseletivos: propranolol.
- Com atividade simpaticomimética intrínseca: pindolol. Geralmente pouco utilizado.
- Com efeito α e β receptores: carvedilol, labetalol. Carvedilol é preferido em portadores de IC com FE reduzida.
- Para insuficiência cardíaca (IC) com disfunção sistólica (FE < 40%) há evidência para uso de carvedilol, succinato de metoprolol (ação prolongada), bisoprolol e em menor grau o nebivolol.
- Efeitos colaterais do tratamento: broncoespasmo, bradicardia, distúrbios de condução atrioventricular, hipotensão postural, vasoconstrição periférica (piora da doença vascular periférica), insônia, pesadelos, depressão, astenia e disfunção sexual. São contraindicados a pacientes com asma grave, bloqueio atrioventricular (BAV) de segundo e terceiro graus ou de primeiro grau com intervalo PR > 0,24 s.
- Contraindicações relativas: depressão, doença vascular arterial periférica, IC descompensada e doença pulmonar obstrutiva crônica (DPOC).

Inibidores da enzima conversora de angiotensina (IECA)

- Agem inibindo a conversão da angiotensina I em angiotensina II, diminuindo a biodisponibilidade da angiotensina II, que tem ação vasoconstritora.
- São anti-hipertensivos de primeira linha. Têm efeitos benéficos em mortalidade nos pacientes com IC com disfunção sistólica, mesmo em assintomáticos. Em longo prazo retardam o declínio da função renal em pacientes com nefropatia diabética.
- Exemplos de IECA: captopril; enalapril, ramipril, lisinopril, perindopril. Efeitos colaterais dos IECA: tosse seca, hipersensibilidade com erupção cutânea, angioedema, piora da função renal e hipercalemia.
- São contraindicados a gestantes pois podem causar malformações fetais, principalmente em relação ao sistema urinário. Seu uso para pacientes com DRC estágios 4 e 5 deve ser cauteloso e seguir acompanhamento rigoroso da creatinina e do potássio séricos.
- São contraindicados se potássio sérico estiver maior que 5,5 e se houver estenose bilateral de artéria renal (ou unilateral no caso de rim único).
- Não usar em combinação com BRA ou inibidores diretos da renina.

Bloqueadores do receptor de angiotensina (BRA)

- Antagonizam o efeito da angiotensina II bloqueando o receptor específico AT1, que tem ação vasoconstritora, proliferativa e liberadora da aldosterona.
- Exemplos: losartan; candesartan, irbesartan; olmesartan; telmisartan, valsartan.
- Efeitos colaterais e contraindicações são os mesmos dos IECA, exceto tosse seca. Causam também menos angioedema.

Bloqueadores do canal de cálcio

- São divididos em dois grupos:
1. Di-hidropiridinas: atuam mais em vasos periféricos, com mínimo efeito na FC e na função sistólica. Exemplos: anlodipina, nifedipina, manidipino, lercadipino, levanloidipino, nimodipino. Evitar uso em portadores de IC de FE reduzida (anlodipina ou felodipina podem ser usados, se necessário). Efeito colateral mais comum é edema de membros inferiores, dose-dependente. Drogas de curta duração são contraindicadas a pacientes com ICo.
2. Não di-hidropiridínicos: têm mais efeitos inotrópicos e cronotrópicos negativos. Podem ser indicados a pacientes com ICo se houver contraindicação para betabloqueadores e se fração de ejeção > 40%. Exemplos: verapamil; diltiazem. Efeitos colaterais são bradicardia, descompensação da IC e constipação. São contraindicados se a frequência cardíaca (FC) for menor que 50 e se houver BAV de segundo e terceiro graus ou de primeiro grau com intervalo PR > 0,24 s e IC com FE reduzida.

Alfabloqueadores

- Agem como antagonistas competitivos dos α1-receptores pós-sinápticos, reduzindo a resistência vascular periférica.
- Exemplos: prazosina; doxazosina.
- Podem ser utilizados como agentes de segunda linha em portadores de hiperplasia prostática benigna.
- Efeitos colaterais mais comuns são hipotensão postural e palpitações.

Simpaticomiméticos de ação central

- Agem através do estímulo dos receptores α2 que estão envolvidos nos mecanismos simpáticos inibitórios, diminuindo a atividade simpática.
- Exemplos: clonidina e alfametildopa.
- Não são drogas de uso rotineiro devido aos efeitos adversos (principalmente a alfametildopa), como sonolência, boca seca, fadiga, disfunção sexual, piora da depressão e hipotensão postural. Contraindicada a pacientes com diagnóstico de depressão maior.
- A alfametildopa é muito usada na gestação como monoterapia. Pode levar a anemia hemolítica, hepatite, hipertensão rebote e hipotensão postural.

Vasodilatadores diretos

- Exemplos: hidralazina e minoxidil.
- Atuam relaxando a musculatura lisa arterial, reduzindo a resistência vascular periférica.
- Por causarem retenção de sódio e taquicardia reflexa, não devem ser usados como monoterapia, devendo ser associados a diuréticos ou betabloqueadores.
- Podem ser uma opção a pacientes com IC ou hipertensos que apresentem insuficiência renal crônica ou hipercalemia.
- Utiliza-se em geral a hidralazina, que tem efeito arteriodilatador. Os efeitos colaterais da hidralazina são: taquicardia reflexa e lúpus induzido por droga. Suas contraindicações são: pacientes com ICo sem uso de betabloqueador ou bloqueador de canal de cálcio não di-hidropiridínico.
- O minoxidil é um potente vasodilatador e seu uso deve ser feito com cautela. Um efeito colateral comum do minoxidil é o hirsutismo, que ocorre em 80% dos pacientes. Outros efeitos são hipotensão postural e cefaleia.

Inibidor direto da renina

- Promove inibição direta da renina, diminuindo a formação da angiotensina II.
- Não existem evidências de benefício sobre a mortalidade.
- Não devem ser associados aos IECA ou BRA em razão do elevado risco de hipercalemia.
- Seu exemplo é o alisquireno.
- Deve-se evitar seu uso na gravidez e estar atento ao desenvolvimento de hipercalemia. Efeitos colaterais são diarreia e *rash* cutâneo.
- Não é um medicamento recomendado atualmente devido à pobre relação de custo × benefício.

Tabela 26.1. Anti-hipertensivos mais usados, suas respectivas doses e a posologia diária

Medicamento	Dose mínima	Dose máxima	Posologia diária
Diuréticos tiazídicos e similares			
Clortalidona	12,5	25	1
Hidroclorotiazida	12,5	25	1
Indapamida SR	1,5	5	1
Diuréticos de alça			
Bumetamida	0,5	*	1-2
Furosemida	20	*	1-2
Diuréticos poupadores de potássio			
Amilorida	2,5	10	1
Espironolactona	25	100	1-2
Inibidores adrenérgicos de ação central			
Alfametildopa	500	1.500	2-3
Clonidina	0,2	0,6	2-3
Betabloqueadores			
Atenolol	25	100	1-2
Bisoprolol	2,5	10	1
Carvedilol	12,5	50	2
Metoprolol	50	200	1 (succinato) 2 (tartarato)
Nebivolol	5	10	1
Propranolol	40	240	2-3
Alfabloqueadores			
Doxazosina	1	16	1
Prazosina	1	20	2-3
Prazosina XL	4	8	1
Vasodilatadores diretos			
Hidralazina	50	300	2-3
Minoxidil	2,5	80	2-3
Bloqueadores dos canais de cálcio – não di-hidropiridinas			
Verapamil Retard	120	480	1-2
Diltiazem de liberação prolongada (SR, AP e CD)	180	480	1-2

Continua

Tabela 26.1. Anti-hipertensivos mais usados, suas respectivas doses e a posologia diária *(continuação)*

Medicamento	Dose mínima	Dose máxima	Posologia diária
Bloqueadores dos canais de cálcio – di-hidropiridinas			
Anlodipino	2,5	10	1
Felodipino	5	20	1-2
Manidipino	10	20	1
Nifedipino retard	20	60	2-3
Nifedipino Oros	30	60	1
Nitrendipino	10	40	2-3
Inibidores da ECA			
Captopril	25	150	2-3
Enalapril	5	40	1-2
Lisinopril	5	20	1
Perindopril	2,5	10	1
Ramipril	2,5	10	1
Benazepril	5	20	1
Bloqueadores do receptor AT1			
Candesartana	8	32	1
Irbesartana	150	300	1
Losartana	25	100	1
Olmesartana	20	40	1
Telmisartana	40	160	1
Valsartana	80	320	1
Inibidor direto da renina			
Alisquireno	150	300	1

* dose máxima variável de acordo com a indicação.

O tratamento medicamentoso com monoterapia está indicado para aqueles pacientes com PA estágio 1 e risco cardiovascular baixo e moderado, caso não haja controle dos níveis pressóricos com as medidas não farmacológicas após 3 meses de seguimento. O tratamento deve ser iniciado imediatamente, com combinações de fármacos, nos pacientes portadores de HAS estágios 2, 3 e estágio 1 com risco cardiovascular elevado (ou DCV estabelecida). Para os portadores de pré-hipertensão, o tratamento medicamentoso deve ser avaliado levando-se em conta o risco cardiovascular e a presença de DCV estabelecida.

Não se deve usar combinação de inibidores da enzima conversora da angiotensina (IECA), bloqueadores do receptor da angiotensina II (BRA) e/ou inibidores da renina. Tal conduta aumenta risco de efeitos colaterais como hipercalemia de forma significativa.

Como avaliar o risco cardiovascular no hipertenso? Segue a sugestão das Diretrizes Brasileiras de HAS (Figura 26.1)

- Primeira etapa: avaliar se o paciente já tem diagnóstico de lesão de órgão-alvo, doença aterosclerótica estabelecida, DRC ou DM. Se a resposta for positiva, já é considerado de alto risco. Caso não sejam identificadas essas alterações, passe para etapa seguinte.
- Segunda etapa: calcular o Escore de Risco Global (ERG).
  - São considerados alto risco homens com ERG > 20% ou mulheres com ERG > 10%.
  - Risco intermediário homens entre 5 e 20% e mulheres entre 5 e 10%.
  - **Baixo risco nos abaixo de 5%**, exceto se houver história familiar significativa de DAC precoce (neste caso seriam de risco intermediário).
- Terceira etapa: avaliar a presença de fatores agravantes que reclassificariam o paciente para uma faixa de risco acima, como história familiar de DAC precoce (parentes em 1° grau homem < 55 e mulher < 65 anos), microalbuminúria, escore de cálcio acima do percentil 75 ou > 100 Agatston, entre outros.

A maioria dos pacientes vai necessitar do uso de mais de um medicamento para conseguir atingir as metas pressóricas sugeridas. Ao escolher os anti-hipertensivos em associação, devemos optar por medicamentos que atuem em mecanismos fisiopatológicos diferentes envolvidos na gênese da HAS. As associações mais utilizadas são: IECA ou BRA + diurético tiazídico, IECA ou BRA + BCC, BCC + diurético (Figura 26.2).

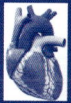

Você sabe quais as metas pressóricas?

Conforme a 7ª Diretriz Brasileira de Hipertensão Arterial, as metas são:
- Hipertensos estágios 1 e 2, com risco CV baixo e moderado e HA estágio 3 < 140/90 mmHg IA;
- Hipertensos estágios 1 e 2 com risco CV alto < 130/80 mmHg* IA**.

Considerações: *Para pacientes com DAC obstrutiva importante, a PA não deve ficar < 120/70 mmHg, particularmente com a diastólica abaixo de 60 mmHg pelo risco de hipoperfusão coronariana, lesão miocárdica e eventos cardiovasculares. **Para diabéticos, a classe de recomendação é IIB, nível de evidência B.

Tratamento da Hipertensão Arterial Sistêmica

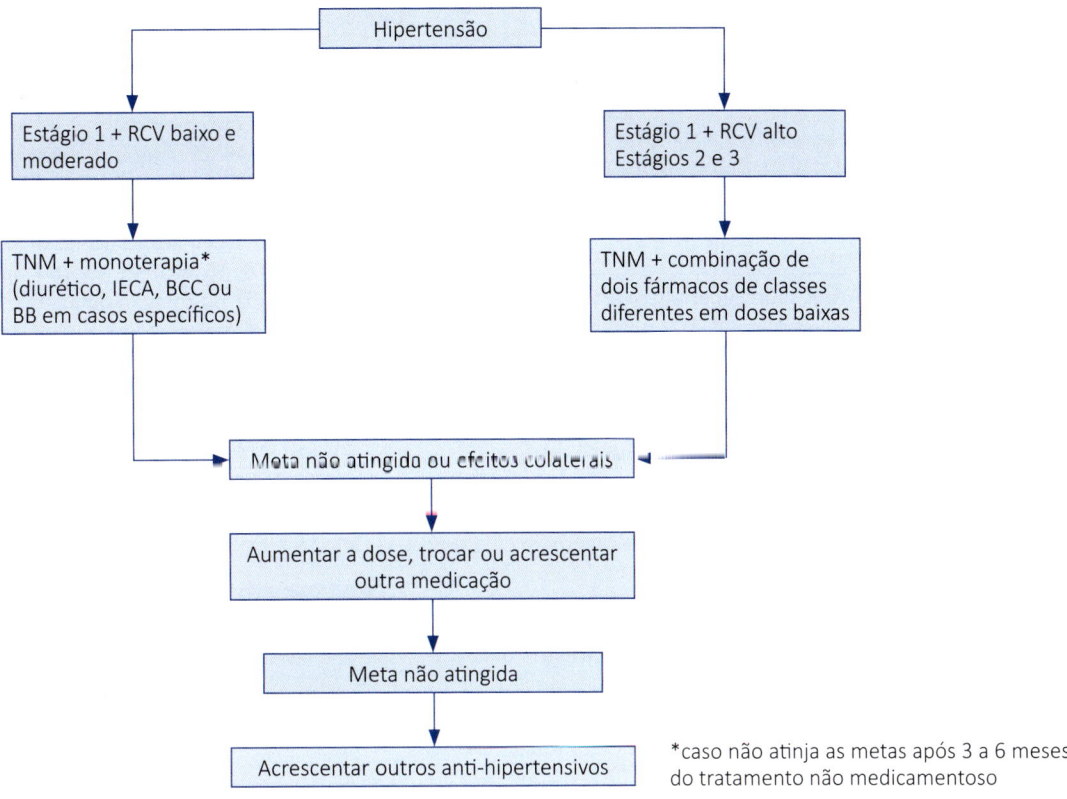

Figura 26.1. Fluxograma adaptado da 7ª Diretriz Brasileira de Hipertensão. RCV: risco cardiovascular; TNM: tratamento não medicamentoso.

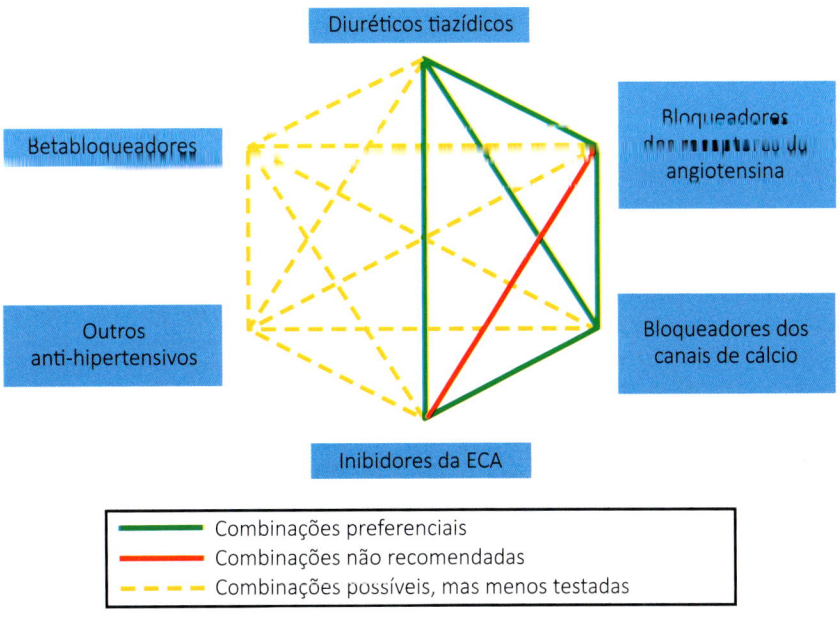

Figura 26.2. Fluxograma para escolha da combinação de anti-hipertensivos com base no sinergismo e na menor incidência de efeitos adversos. Adaptado da 7ª Diretriz Brasileira de Hipertensão Arterial/Journal of Hypertension. 2007.

capítulo 26

Considerações sobre a nova diretriz americana de hipertensão

Em novembro de 2017, foram publicadas pela *American Heart Association* (AHA), pelo *American College of Cardiology* (ACC) e outras sociedades médicas americanas as novas diretrizes sobre hipertensão arterial sistêmica, modificando completamente classificações, tratamento e metas terapêuticas. Segundo essa diretriz, a classificação está resumida na Tabela 26.2.

Tabela 26.2. Novas diretrizes sobre hipertensão arterial sistêmica

Classificação	PAS	PAD
PA normal	< 120 mmHg E	< 80 mmHg
PA elevada	120-129 mmHg E	< 80 mmHg
Hipertensão arterial		
Estágio 1	130-139 mmHg OU	80-89 mmHg
Estágio 2	≥ 140 mmHg OU	≥ 90 mmHg

Para a decisão terapêutica, é necessário conhecer o escore de risco cardiovascular da ASCVD (*Atherosclerotic Cardiovascular Disease Risk Calculator*), que mede o risco de doença cardíaca e AVC em 10 anos. Esse escore contempla a idade (acima de 40 anos), sexo, raça, níveis de colesterol total, LDL e HDL colesterol, uso de estatina, valor de PAS, uso de medicação anti-hipertensiva, diabetes, tabagismo e uso de AAS.

A maioria dos pacientes classificados como HAS estágio 1 pela nova diretriz teria recomendação de realizar apenas tratamento não farmacológico. O tratamento medicamentoso ficaria reservado aos pacientes considerados como de alto risco cardiovascular (> 10% de risco de eventos nos próximos 10 anos). Hipertensos com níveis de PA no estágio 1, se DCV, DM, IRC ou risco pela ASCVD ≥ 10%, iniciar mudança de estilo de vida (MEV) e um anti-hipertensivo. Caso contrário, MEV e reavaliação em 3 a 6 meses. Em pacientes hipertensos com níveis de PA no estágio 2, iniciar MEV e tratamento com dois anti-hipertensivos, de diferentes classes, com reavaliação em 1 mês.

A nova diretriz americana ressalta que a clortalidona é o diurético tiazídico de escolha para tratamento de HAS, pois possui mais evidência neste cenário do que a hidroclorotiazida, além de apresentar tempo de meia-vida mais longo.

São considerados anti-hipertensivos de primeira linha: diuréticos tiazídicos, BCC, IECA e BRA.

Os betabloqueadores são menos efetivos em prevenir AVC se comparados aos bloqueadores do canal de cálcio (BCC) e diuréticos tiazídicos. Assim, não são considerados medicações de primeira linha para tratamento de HAS. Podem ser usados em situações específicas, como citado acima. De toda forma, **as diretrizes recomendam formalmente que o uso de atenolol para o tratamento de HAS seja evitado.** A referência citada é de uma metanálise do Lancet, de 2004, que observou que esta droga não era superior ao placebo na redução de eventos cardiovasculares em pacientes hipertensos.

Exemplo de prescrição

- Paciente do sexo masculino, 42 anos, peso 76 kg, altura 167 cm (IMC 27,3 kg/m^2), procura serviço médico para realização de *check-up*. Assintomático, sem comorbidades e com exames laboratoriais sem alterações significativas. No exame físico realizado na primeira consulta, PA estava 154 × 96 mmHg, FC 80 bpm. A medida de PA foi realizada da forma adequada e repetida na consulta de retorno, mantendo-se elevada. Calculado ERG, que veio inferior a 5%, sendo considerado de baixo risco cardiovascular. Optado por orientar MEV com reavaliação em 3 meses. Como se manteve hipertenso, com PA 146 × 94 mmHg, foi iniciado enalapril 10 mg VO 12/12 h com programação de retorno em 1 mês para avaliar controle pressórico, além de reforçar as medidas não farmacológicas para o tratamento da HAS.

Exemplo de prescrição – Hipertensão arterial sistêmica

1. Orientação de dieta e atividade física (conforme Tabela 26.2).
2. Estímulo a perda de peso.
3. Enalapril de 10 mg, duas vezes ao dia, com o objetivo de PA < 140 × 90 mmHg. Associar medicações se necessário para atingir meta pressórica.
4. Solicitar: creatinina, urina tipo 1, potássio, glicemia, colesterol total e frações, triglicérides, ácido úrico. Eletrocardiograma e fundo de olho anual.

Leitura sugerida

- Eckel RH, Jakicic JM, Ard JD, et al. 2013 AHA/ACC Guideline on lifestyle management to reduce cardiovascular risk: A report of the American College of Cardiology/American Heart Association Task Force on Practice Guidelines. Circulation. 2014;63:2960-2984.
- Mancia G, Fagard R, Narkiewicz K, et al. 2013 Practice guidelines for the management of arterial hypertension of the European Society of Hypertension (ESH) and the European Society of Cardiology (ESC): ESH/ESC Task Force for the Management of Arterial Hypertension. J Hypertens. 2013;31:1925-1938.
- Mann JFE. Choice of therapy in essential hypertension: recommendations. Up-to-date. 2012.
- Rosendorff C, Black HR, Cannon CP, et al. Treatment of hypertension in the prevention and management of ischemic heart disease: a scientific statement from the American Heart Association Council for High Blood Pressure Research and the Councils on Clinical Cardiology and Epidemiology and Prevention. Circulation. 2007;115:2761.
- Sociedade Brasileira de Cardiologia, Sociedade Brasileira de Hipertensão Arterial, Sociedade Brasileira de Nefrologia. VII Diretrizes Brasileiras de Hipertensão Arterial. Arq Bras Cardiol. 2016;107(supl. 3):1-83.
- Whelton PK, Carey RM, Aronow WS, et al. 2017 ACC/AHA/AAPA/ABC/ACPM/AGS/APhA/ASH/ASPC/NMA/PCNA guideline for the prevention, detection, evaluation, and management of high blood pressure in adults: a report of the American College of Cardiology/ American Heart Association Task Force on Clinical Practice Guidelines. Hypertension 2017 November 13 (Epub ahead of print).

capítulo 27

Hipertensão Secundária

• Thiago Midlej Brito • Luiz Aparecido Bortolotto • Eduardo Cavalcanti Lapa Santos • Patrícia Sampaio Gadelha

Introdução

- Hipertensão secundária é aquela com causa justificável e potencialmente reversível para a elevação da pressão arterial (PA).
- Antes de suspeitar de hipertensão secundária e iniciar sua investigação, deve-se excluir medidas inadequadas da PA, hipertensão do avental branco, tratamento incorreto, não adesão ao tratamento, progressão das lesões nos órgãos-alvo da hipertensão, presença de comorbidades, interação medicamentosa.
- Dos pacientes hipertensos, 3 a 5% são considerados portadores de hipertensão secundária.
- Dados de história e exame físico são fundamentais na suspeita e tentativa de identificação de eventual causa da hipertensão.
- As principais causas são: doença parenquimatosa renal crônica, doença renovascular (estenose de artéria renal), hiperaldosteronismo, feocromocitoma, hiperparatireoidismo, hipo ou hipertireoidismo, apneia obstrutiva do sono, síndrome de Cushing, hiperparatireoidismo e coarctação da aorta.
- A hipertensão refratária (hipertensão mantida mesmo com o uso de três medicamentos de classes distintas, em doses máximas, sendo um deles diurético) e a hipertensão de início súbito ou em jovens (menos de 30 anos) sugerem causa secundária.

Qual a diferença entre hipertensão refratária e hipertensão resistente?

- HAS resistente – falência do controle pressórico apesar do uso de ≥ três agentes anti-hipertensivos de diferentes classes, incluindo um diurético ou hipertensão controlada com 4 ou mais medicamentos.
- HAS refratária – falência do controle pressórico em uso de ≥ 5 diferentes classes de anti-hipertensivos incluindo clortalidona e espironolactona.

Indícios de hipertensão arterial sistêmica (HAS) secundária

- HAS antes dos 30 ou após 50 anos.
- HAS resistente.
- Tríade: palpitação, sudorese e cefaleia.
- Uso de fármacos que podem aumentar a PA.
- Presença de sopros abdominais.
- Redução da amplitude dos pulsos femorais.
- Assimetria de pressão em membros superiores (> 10mmHg).
- Aumento da creatinina.
- Hipocalemia espontânea ou associada a diuréticos.
- Proteinúria ou hematúria.
- Fenótipo de síndrome de Cushing ou hipertireoidismo.

Tabela 27.1. Achados que sugerem hipertensão arterial secundária e exames complementares recomendados

Suspeita diagnóstica	Achados clínicos	Exames complementares
Apneia obstrutiva do sono	Ronco, sonolência diurna	Polissonografia, Questionário de Berlim
Hiperaldosteronismo primário	Hipertensão resistente, hipocalemia, nódulo adrenal	Relação aldosterona/atividade de renina plasmática > 30, com níveis de aldosterona altos (> 15 ng/dL). Teste confirmatório positivo. Exame de imagem evidenciando nódulo na suprarrenal
Doença renal parenquimatosa	Insuficiência renal, edema, ureia e creatinina elevadas, proteinúria/hematúria	Taxa de filtração glomerular, ultrassonografia renal, pesquisa de microalbuminúria ou proteinúria

Continua

Hipertensão Secundária

Tabela 27.1. **Achados que sugerem hipertensão arterial secundária e exames complementares recomendados** (continuação)

Suspeita diagnóstica	Achados clínicos	Exames complementares
Doença renovascular	Sopro abdominal, edema agudo de pulmão, piora da função renal por medicamentos que bloqueiam o sistema renina-angiotensina	Angiografia por ressonância magnética ou tomografia computadorizada, ultrassonografia com Doppler, renograma, arteriografia renal
Coarctação da aorta	Pulsos em artérias femorais reduzidos, pressão em membros inferiores reduzida, radiografia de tórax anormal	Ecocardiograma com Doppler, tomografia computadorizada de aorta ou angiografia
Síndrome de Cushing	Ganho de peso, fraqueza proximal, hirsutismo, amenorreia, face em "lua cheia", "giba" dorsal, estrias purpúricas > 1 cm, obesidade central, hipopotassemia	Dosagens de cortisol urinário de 24 horas, cortisol matinal 8 horas após administração de 1 mg de dexametasona às 24 h, ou cortisol salivar à meia-noite. RNM de hipófise
Feocromocitoma	Hipertensão persistente ou paroxística com crises de cefaleia, sudorese e palpitações, nódulos adrenais	Determinações de catecolaminas e seus metabólitos em sangue e/ou urina. TC e RNM de abdome
Hipotireoidismo	Fadiga, ganho de peso discreto, queda de cabelo, hipertensão diastólica, fraqueza muscular	Dosagens de T4 livre e TSH
Hipertireoidismo	Intolerância ao calor, perda de peso, palpitações, hipertensão sistólica, exoftalmia, tremores, taquicardia	Dosagens de T4 livre e TSH
Hiperparatireoidismo	Nefrolitíase, osteoporose, fraqueza, sede, poliúria, espasmos musculares	Cálcio total e ionizado, PTH

Adaptado de Sociedade Brasileira de Cardiologia/Sociedade Brasileira de Hipertensão/Sociedade Brasileira de Nefrologia. 7ª Diretriz Brasileira de Hipertensão, 2016.

■ Diagnóstico (Tabela 27.1)

Hiperaldosteronismo primário

- Condição clínica determinada pela produção excessiva e autônoma de aldosterona. Prevalência de 3 a 22% dos hipertensos.
- A aldosterona elevada provoca aumento da reabsorção de sódio e água e da excreção de potássio e íons hidrogênio, levando a uma sobrecarga hidrossalina, hipocalemia e alcalose metabólica.

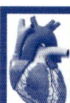

Quando pensar em hiperaldosteronismo primário?

- Pacientes hipertensos estágios 2 e 3 ou com HAS resistente a medicações.
- HAS + hipocalemia espontânea ou induzida por diuréticos.
- HAS com incidentaloma adrenal.

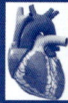

Qual exame pedir após a suspeita clínica de hiperaldosteronismo primário?

O exame laboratorial de *screening* é a relação aldosterona dividida por atividade plasmática de renina (APR). O *screening* é positivo quando essa relação é > 30 ng/mL/h. Alguns autores consideram como achado adicional que fortalece o diagnóstico a presença de aldosterona > 15 ng/dL.

Alguns cuidados são importantes ao se solicitar este *screening*:
- corrigir hipocalemia. A hipocalemia bloqueia a aldosterona levando a valores falsamente baixos de aldo/APR;
- na prática, recomenda-se que a espironolactona seja suspensa 4 a 6 semanas antes da realização dos exames citados. Os outros anti-hipertensivos podem ser mantidos e só devem ser suspensos (2 semanas antes dos exames) se os valores vierem inconclusivos em uso das medicações;
- como regra geral, a maioria dos anti-hipertensivos (IECA, bloqueadores AT1, diuréticos) leva à relação falsamente baixa de aldo/APR porque desbloqueia a renina. Betabloqueadores levam à relação falsamente alta porque bloqueiam renina.
- dentre os anti-hipertensivos, aqueles que interferem minimamente na realização dos exames de triagem são: verapamil, hidralazina, prazosina e doxazosina.

- Ao suspeitar de HAP, deve-se solicitar a dosagem sérica de aldosterona e atividade de renina plasmática e quantificar a relação A/R. Se a relação A/R for superior a 30 ng/mL/h, associada à aldosterona superior a 15 ng/dL, existe alta probabilidade de HAP, e todos que apresentarem esses valores devem realizar um dos testes confirmatórios. Atenção: nos casos típicos, ou seja, paciente jovem (< 45 anos), com hipocalemia espontânea, APR indetectável, relação A/R > 40 e aldosterona > 20, o emprego desses testes confirmatórios pode ser dispensado, passando-se diretamente para avaliação por imagem.
  - Teste de sobrecarga de salina: administra-se 2 L de soro fisiológico em 4 h e realiza-se a dosagem de aldosterona após. Se ≥ 10 ng/dL, teste confirma HAP.

- Teste do captopril: paciente permanece sentado ou em pé por 1 hora. Administra-se 50 mg de captopril e dosa-se renina e aldosterona nos tempos 0, 60 min e 120 min. Teste será positivo se não houver queda > 30% da aldosterona ou se permanecer > 12 ng/dL.
- Após confirmação de HAP, deve-se prosseguir com a realização de exames de imagem para a identificação de eventual adenoma de suprarrenal. Caso os exames sejam positivos, deve ser programada cirurgia para ressecção do tumor. Em caso de exames negativos, trata-se de hiperplasia da adrenal, e a ênfase deve ser no tratamento medicamentoso com a espironolactona.

Hipertensão renovascular

- É definida como HAS decorrente de isquemia renal, geralmente causada por lesão obstrutiva parcial ou completa de uma ou ambas as artérias renais.
- Pode ser causada por **aterosclerose, a causa mais comum,** com prevalência em torno de 90%, ou displasia fibromuscular, mais frequentemente encontrada em mulheres jovens de cor branca. Uma causa mais rara é a arterite de Takayasu.
- Nos pacientes com suspeita de hipertensão renovascular, deve-se fazer a investigação com algum dos seguintes exames: cintilografia renal com captopril (renograma), ultrassom com doppler de artérias renais, angiotomografia ou angiorressonância de artérias renais.
- A arteriografia renal é realizada nos pacientes com exame inconclusivo e elevada probabilidade pré-teste de doença renovascular. Pode ser indicado diretamente se houver alta probabilidade de doença renovascular, como hipertensão acelerada ou maligna, HAS refratária com insuficiência renal progressiva, elevação da creatinina com inibidores da enzima de conversão da angiotensina (IECA) ou bloqueadores do receptor da angiotensina (BRA), assimetria do tamanho ou função renal.
- Em pacientes sem complicações, em três estudos randomizados, o implante de *stent* comparado ao tratamento clínico otimizado não mostrou benefícios no controle da PA, na progressão da doença renal ou na ocorrência de eventos clínicos e mortalidade.
- Pacientes que têm indicação de investigação de doença renovascular e serão submetidos à cineangiocoronariografia também devem ser submetidos à arteriografia renal combinada.
- As indicações de abordagem são: HAS resistente, acelerada ou maligna e com intolerância à medicação, perda progressiva da função renal, dificuldade de controle pressórico com lesão de órgão-alvo ou edema agudo de pulmão de repetição.
- A abordagem de escolha deve ser o procedimento percutâneo de angioplastia por balão na lesão fibrodisplásica e com colocação de *stent* nas lesões ateroscleróticas.
- A abordagem cirúrgica está indicada quando houver obstrução total da artéria renal, grandes fístulas arteriovenosas, lesão de aorta englobando as artérias renais, insucesso no tratamento clínico ou endovascular.

Feocromocitoma

- São tumores secretores de catecolaminas que surgem das células cromafins da medula adrenal.
- Mas o feocromocitoma não pode ter localização extra-adrenal? Por definição, não. Estes tumores seriam chamados de paragangliomas secretores de catecolaminas. Na prática, contudo, o manejo dos mesmos é similar ao do feocromocitoma. Cerca de 90% dos tumores produtores de catecolaminas são feocromocitomas e 10%, paragangliomas. De todo modo, o raciocínio empregado para diagnóstico e tratamento de feocromocitomas e paragangliomas é bastante similar.

Qual a apresentação clínica clássica do feocromocitoma?

A tríade clássica de sintomas do feocromocitoma é: cefaleia + palpitações + sudorese. Contudo, a maioria dos pacientes não apresenta a tríade na manifestação clínica inicial.

- **O aumento dos níveis de pressão arterial sistêmica é o sinal mais comum do feocromocitoma.** A hipertensão arterial sistêmica pode ser paroxística mas muitas vezes é mantida, fazendo diagnóstico diferencial com HAS essencial ou primária. Cinco a 15% dos pacientes podem ter níveis normais de PA.
- Outra manifestação que pode ocorrer é o aumento dos níveis glicêmicos devido ao excesso de catecolaminas. Tal achado pode ser completamente revertido após a remoção do tumor.
- Cerca de 10% dos feocromocitomas são malignos (até 36% se incluídos os paragangliomas). Normalmente o que diferencia o tumor entre benigno e maligno não é a histologia, mas sim o fato de ter ou não invasão de órgãos adjacentes (p. ex., fígado, rim, etc.) ou de ter metástases à distância. Estas podem surgir até 20 anos após a apresentação inicial e assim todo paciente tratado por feocromocitoma no passado tem que seguir acompanhamento médico periódico.

Quais pacientes devem ser investigados para feocromocitoma?

1. Pacientes com sintomas sugestivos (p. ex., tríade de cefaleia + sudorese + palpitações).
2. HAS resistente ao tratamento usual ou que se apresenta com paroxismos (picos hipertensivos alternados com momentos de PA normal).

Hipertensão Secundária

3. Pacientes com nódulo adrenal identificado por algum exame de imagem (p. ex., paciente fez uma TC de abdome para avaliar o fígado e terminou sendo detectado um incidentaloma adrenal).
4. Pacientes com síndromes que aumentam o risco de feocromocitoma (p. ex., NEM 2a, Von Hippel-Lindau).
5. Pacientes com choque ou graves respostas pressóricas com: indução anestésica, cirurgia, trabalho de parto.

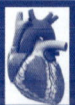
Qual exame pedir para o *screening* de feocromocitoma?

Os exames diagnósticos iniciais para a investigação de suspeita de feocromocitoma são: dosagem de catecolaminas e metanefrinas urinárias de 24 h associada à dosagem de metanefrinas livres plasmáticas, essa última por ter alta sensibilidade, vem sendo recomendada como método de rastreio ideal pelo seu alto valor preditivo negativo (Figura 27.1).

As catecolaminas avaliadas são norepinefrina, epinefrina e dopamina. As metanefrinas são a metanefrina e a normetanefrina. Caso estejam com valores aumentados, falam a favor de feocromocitoma.

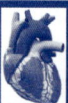
Que situações podem atrapalhar a interpretação da dosagem de metanefrinas/catecolaminas?

1. Uso de algumas substâncias (p. ex., tricíclicos, etanol, levodopa, anfetaminas, inibidores da MAO ou betabloqueadores) podem levar a valores falsamente elevados de metanefrinas urinárias.
2. Situações de estresse agudo (p. ex., IAM, IC descompensada, sepse) que podem causar elevação fisiológica de catecolaminas séricas.

- Uma vez feito algum dos testes bioquímicos acima e tendo sido demonstrado aumento de secreção de catecolaminas e/ou metanefrinas, passa-se para o próximo passo da investigação diagnóstica que é fazer um exame de imagem para procurar o tumor. Uma parcela significativa dos tumores que se localizam fora desta glândula fica no abdome ou na pelve. Assim, o exame de imagem inicial que se solicita é a tomografia ou a ressonância magnética de abdome e pelve. Para tumores nas adrenais a acurácia é similar. Para paragangliomas (extra-adrenais) a ressonância apresenta desempenho melhor.

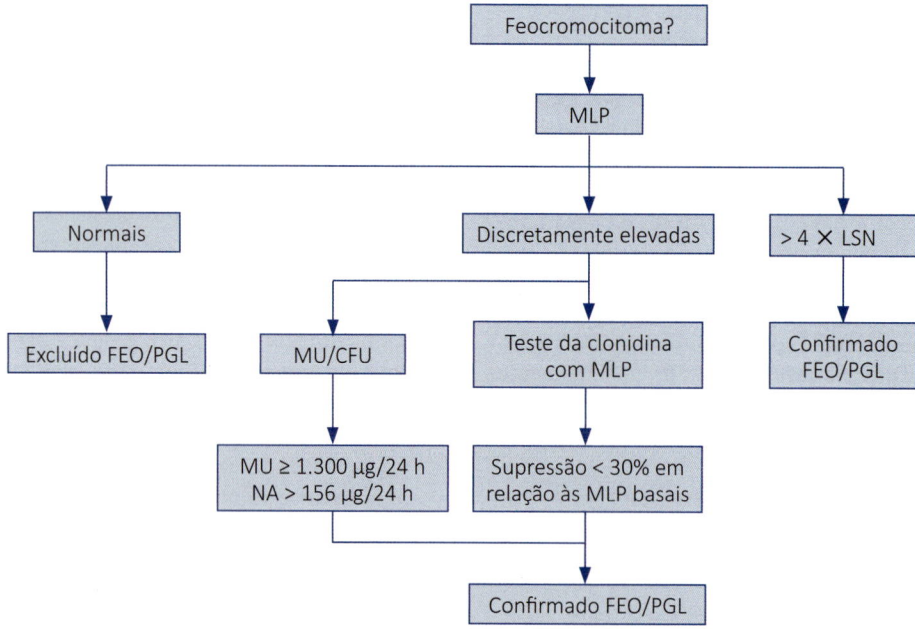

Figura 27.1. Fluxograma para investigação laboratorial de um possível feocromocitoma (FEO). MLP: metanefrinas livres plasmáticas; **PGL:** paraganglioma; **MU:** metanefrinas urinárias de 24 horas; **CFU:** catecolaminas fracionadas em urina de 24 horas; **NA:** noradrenalina; **LSN:** limite superior da normalidade. Adaptado de: Vilar, Endocrinologia Clínica, 2016.

Hipertensão Secundária

> **Dica**
>
> O feocromocitoma tem uma característica peculiar (apesar de não patognomônica) na RNM, que ajuda a diferenciá-lo de outros tumores adrenais – ele apresenta hipersinal em T2 (Figura 27.2).

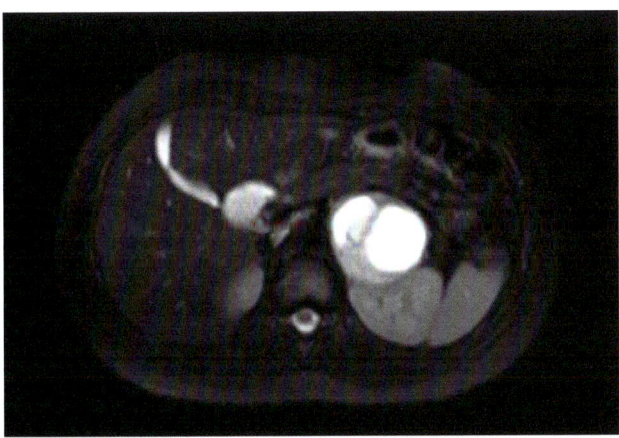

Figura 27.2. **Hipersinal em T2 em massa em adrenal esquerda.**

- O mapeamento com MIBG (cintilografia metaiodo-benzilguanidina iodo-131) é útil em tumores de localização extra-adrenal, bilaterais, metastáticos ou em casos de recidivas.
- Octreoscan, mapeamento ósseo e PET-TC podem ser indicados quando os exames de localização citados são negativos ou na investigação de malignidade.
- O tratamento ideal é a cirurgia para ressecção do tumor.
- O uso pré-operatório de alfabloqueadores é feito rotineiramente.
- Em caso de impossibilidade para cirurgia, deve-se fazer tratamento medicamentoso com uso de inibidores da síntese de catecolaminas, como a alfametiltirosina.
- O seguimento clínico, bioquímico e radiológico é essencial para a detecção de recorrências ou metástases na doença maligna.

Síndrome de Cushing

- A síndrome é devida ao excesso de cortisol, que aumenta a retenção de sódio e água, promovendo expansão de volume.
- O hipercortisolismo pode ser exógeno devido à administração de glicocorticoides ou endógeno, por excesso de produção de cortisol.
- Os principais sinais e sintomas são obesidade centrípeta, fácies em lua cheia, estrias > 1 cm, fraqueza muscular proximal e hirsutismo.
- O primeiro passo sempre é excluir o hipercortisolismo exógeno.
- Os exames de triagem para confirmação do hipercortisolismo são: teste de supressão com baixas doses de dexametasona (dosagem de cortisol sérico às 8 h da manhã, após administração de 1 mg de dexametasona às 23 h da noite anterior); dosagem de cortisol livre urinário e cortisol salivar noturno; idealmente duas medidas alteradas são necessárias para o diagnóstico.
- Em seguida, deve ser feita a dosagem do ACTH, a fim de determinar se se trata de hipercortisolismo dependente ou independente de ACTH.
- No caso de ACTH baixo/suprimido, as principais hipóteses são adenoma ou adenocarcinoma de suprarrenal, sendo necessária a realização de TC de abdome para confirmação.
- Em caso de ACTH normal ou aumentado, o próximo passo é a realização de RNM de hipófise para detectar um adenoma que seja responsável pela doença de Cushing. Caso não seja evidenciada lesão hipofisária, pode-se realizar o teste de supressão com altas doses de dexametasona (2 mg de dexametasona de 6/6 h por 48 h seguido da dosagem de cortisol matinal). Nesse teste, supressão do cortisol > 50%, fala a favor de doença de Cushing (adenoma hipofisário). Entretanto, se persistir a dúvida da etiologia da síndrome de Cushing ACTH-dependente, o exame padrão-ouro para diferenciar a doença de Cushing de secreção ectópica de ACTH é o cateterismo dos seios petrosos com a dosagem de ACTH.

Acromegalia

- Doença decorrente da secreção excessiva do hormônio de crescimento (GH) e do IGF-1, hormônio sintetizado no fígado sob influência do GH e que é o principal responsável pelo crescimento das extremidades e alterações metabólicas da doença.
- Na grande maioria das vezes é causada por um tumor hipofisário secretor de GH, em sua maioria, macroadenomas (> 1 cm).
- O rastreio se dá com a dosagem do IGF-1 sérico e não do GH, uma vez que esse último é secretado de forma pulsátil e um valor normal não exclui a presença da doença.
- Até ⅓ dos pacientes podem apresentar hipertensão causada por retenção de sódio, expansão do volume extracelular, resistência insulínica e hiperatividade do sistema nervoso simpático.

Apneia obstrutiva do sono

- A prevalência em pacientes com HA é de 30-56%, atingindo 64-83% em pacientes com hipertensão arterial resistente.
- A síndrome da apneia e hipopneia obstrutiva do sono (SAHOS) tem demonstrado grande importância por contribuir para o remodelamento vascular, aceleração

do processo de aterosclerose e surgimento de lesões de órgãos-alvo.
- O diagnóstico é confirmado pela polissonografia, quando cinco ou mais episódios de apneia e/ou hipopneia por hora – índice de apneia-hipopneia – estão presentes, embora o valor > 15 eventos/hora tenha mais impacto na HA.
- O tratamento deve incluir medidas para perda de peso, melhora da higiene do sono e o uso de CPAP noturno.
- Para maiores informações, ver capítulo específico deste livro.

Hipotireoidismo
- A HAS ocorre em 20% dos pacientes com hipotireoidismo.
- O diagnóstico precoce é feito pela dosagem de TSH aumentado e diminuição gradativa de T4 livre.
- Os achados são inespecíficos: ganho de peso discreto, adinamia, sonolência, queda de cabelo, irregularidade menstrual.
- O tratamento deve ser iniciado com a reposição de hormônio tireoidiano e, caso necessário, medicamentos anti-hipertensivos.

Hipertireoidismo
- Os sintomas incluem tremor, fadiga, intolerância ao calor, hiperatividade, perda de peso, exoftalmia e labilidade emocional.
- O diagnóstico é confirmado por nível baixo de TSH e elevado de T4 livre.
- O tratamento, geralmente, normaliza a PA. Betabloqueadores são a primeira escolha para controlar os sintomas adrenérgicos.

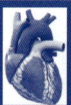

Resumão: quais endocrinopatias podem causar hipertensão secundária?

Entre as causas de hipertensão secundária, algumas das mais importantes são as endocrinopatias. Como fazer para relembrar rapidamente quais são as doenças endócrinas que podem causar aumento da pressão? Regra – são sete doenças:
- duas localizam-se na hipófise;
- três no pescoço;
- duas na adrenal.

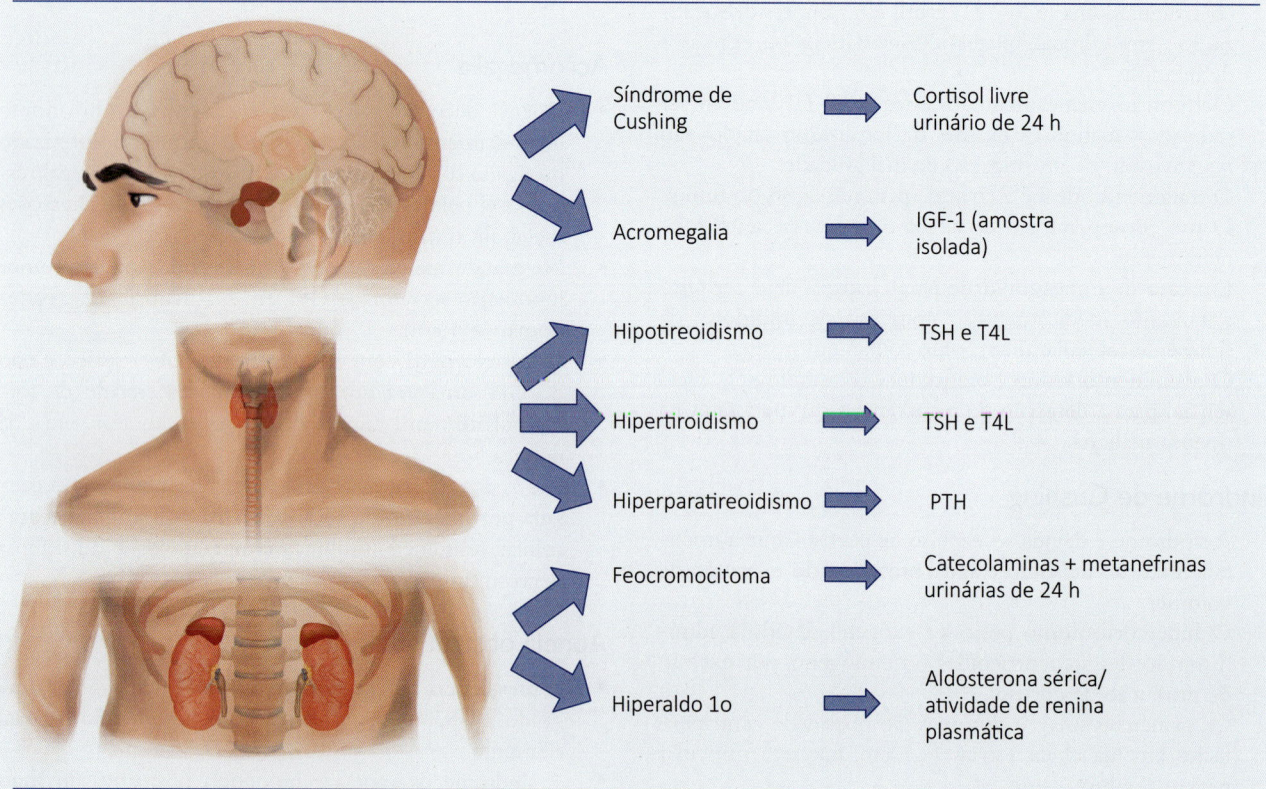

Coarctação da aorta

- Suspeita-se quando um paciente hipertenso se apresenta com epistaxes, cefaleia e fraqueza nas pernas aos esforços ou manifestações de IC, angina, dissecção de aorta ou hemorragia intracerebral.
- Ao exame físico os membros superiores apresentam PAS pelo menos 10 mmHg maior que os membros inferiores ou diminuição dos pulsos em membros inferiores; sopro sistólico interescapular e no tórax.
- A RNM é o melhor método para avaliação e seguimento. Angiografia invasiva é indicada quando as imagens de outros métodos não conseguem visualizar a coarctação, e em indivíduos mais velhos que podem ter DAC. Outros exames que podem ajudar no diagnóstico são a radiografia de tórax (aorta torácica com dilatações pré e pós-estenose, corrosão de costelas) e o ecocardiograma.
- Para maiores detalhes, ver capítulo de cardiopatias congênitas em adultos.

Hiperparatireoidismo

- Secreção excessiva de paratormônio (PTH) pelas glândulas paratireoides, com consequente hipercalcemia e hipofosfatemia.
- Os sintomas mais comuns são litíase renal, osteoporose, sede, poliúria, letargia, fraqueza muscular, espasmos musculares e redução da função renal.
- O diagnóstico é feito por dosagem sérica de cálcio e PTH.
- O tratamento é cirúrgico em casos sintomáticos, sendo recomendada a paratireoidectomia.

Doença renal crônica

- A Hipertensão arterial aumenta progressivamente com a piora da função renal e costuma tornar-se mais evidente quando o *clearance* de creatinina fica < 60 ml/min/1,73 m^2
- Para todo paciente com HA deve-se dosar a creatinina, calcular o ritmo de filtração glomerular e realizar análise de urina e US renal.

■ Medicamentos

Medicamentos relacionados com o desenvolvimento ou agravamento da HAS

- Ciclosporina, tacrolimus.
- Inibidores da ciclo-oxigenase.
- Anfepramona.
- Sibutramina.
- Tricíclicos.
- Inibidores da monoamina oxidase.
- Vasoconstritores.
- Eritropoetina.
- Anticoncepcionais orais.
- Terapia de reposição hormonal.
- Álcool, cocaína.
- Anfetamina.

 Mulher jovem com aumento dos níveis pressóricos: o que não posso deixar de questionar na história clínica?

Uso de anticoncepcionais! Mas obviamente a paciente já irá me falar isto quando eu perguntar sobre o uso de medicamentos, certo? Nem sempre. Muitas mulheres esquecem de referir sobre o uso de anticoncepcionais ao serem questionadas sobre o uso de algum medicamento cronicamente.

■ Leitura sugerida

- Chobanian AV, Bakris GL, Black HR, et al. The Seventh Report of the Joint National Committee on Prevention, Detection, Evaluation, and Treatment of High Blood Pressure: the JNC 7 report. JAMA. 2003;289(19):2560-72.
- Malachias MVB, Souza WKSB, Plavnik FL, Rodrigues CIS, Brandão AA, Neves MFT, et al. 7ª Diretriz Brasileira de Hipertensão Arterial. Arq Bras Cardiol. 2016;107(3 Supl. 3):1-83.
- Textor J. Who should be evaluated for renovascular or other causes of secondary hypertension? Up-To-Date. 2012.

28 Emergências Hipertensivas

• Thiago Midlej Brito • Francisca Yane Bulcão de Macedo Nagashima

■ Introdução

- A HAS e as complicações geradas pelo mau controle pressórico são motivos frequentes de procura de atendimento em unidades de emergência.
- Essas descompensações agudas da pressão arterial (PA) são chamadas de crises hipertensivas.
- Estima-se que 1 a 2% dos hipertensos apresentarão uma verdadeira crise hipertensiva ao longo da vida.
- As crises hipertensivas são situações clínicas sintomáticas nas quais há elevação acentuada da PA, podendo ou não estar relacionadas ao acometimento de órgãos-alvo. Se houver evidência de lesão aguda e/ou piora progressiva de lesão prévia em órgãos-alvo, estamos diante de uma emergência hipertensiva (EH), caso contrário, uma urgência hipertensiva (UH).
- Um importante conceito que o médico emergencista deve ter é que os níveis pressóricos na admissão não diferenciam emergências de urgências, mas sim o quadro clínico associado. Arbitrariamente, para ser considerada crise hipertensiva, a PAD deve estar ≥ 120 mmHg conforme a Diretriz brasileira e PAS > 180 mmHg e/ou PAD > 120 mmHg de acordo com a nova Diretriz americana. Entretanto, podem ocorrer lesões em órgãos-alvo com valores inferiores a esses níveis, especialmente em pacientes que não eram previamente hipertensos (a variação súbita da PA é, muitas vezes, mais importante que o valor isolado), como na eclâmpsia ou em jovem com glomerulonefrite aguda.

Obs.: Alguns pacientes hipertensos procuram o PS por elevação da PA estando assintomáticos ou com sintomas não ocasionados diretamente pelo aumento pressórico, como dor torácica atípica, cefaleia tensional, crise de pânico, pós-estresse emocional. Esses casos não são classificados em crise hipertensiva, mas como HAS crônica mal controlada ou pseudocrise hipertensiva. A conduta é tranquilizar o paciente, utilizar sintomáticos e em algumas vezes ansiolíticos e orientá-lo sobre a adesão adequada à dieta e ao tratamento medicamentoso, além de retorno precoce ao seu médico.

Tipos de emergências hipertensivas

- Encefalopatia hipertensiva.
- Hemorragia intraparenquimatosa ou subaracnoide.
- AVC isquêmico.
- Hipertensão associada a infarto agudo do miocárdio (IAM)/angina instável.
- Hipertensão associada a edema agudo de pulmão (EAP).
- Hipertensão associada a falência de VE (IC aguda).
- Dissecção aguda de aorta.
- Crise adrenérgica do feocromocitoma.
- Pré-eclâmpsia grave, eclâmpsia e síndrome HELLP (*hemolysis, elevated liver enzyme levels and low platelet levels*).
- Uso de drogas catecolaminérgicas.

Exemplos práticos:
- Gestante na 37ª semana, admitida com cefaleia e epigastralgia com PA 150/100 mmHg. Exames laboratoriais não evidenciaram alterações, exceto por proteinúria. A paciente foi admitida na UTI para ser medicada e monitorada devido ao quadro de pré-eclâmpsia.
- Paciente de 55 anos, tabagista, com dor torácica típica, ECG com supradesnivelamento do segmento ST em parede anterior e PA 190/110 mmHg. Foi encaminhado para sala de hemodinâmica na urgência já em uso de nitroglicerina intravenosa.
- Paciente do sexo feminino, 65 anos, hipertensa, obesa, procura PS por dispneia rapidamente progressiva iniciada após almoço. Ao exame observam-se taquipneia, estertores pulmonares bilaterais até o terço médio, SO_2 de 84% e PA 200/120 mmHg. Foi feito diagnóstico de edema agudo de pulmão hipertensivo e as medidas iniciais foram realizadas como VNI com pressão positiva (CPAP/BIPAP), diurético de alça e nitroprussiato de sódio.
- Marido leva a esposa ao PS após ter notado que ela estava confusa. Relata ainda que o quadro iniciou algumas horas após uma discussão no trânsito. Na sala de emergência notava-se confusão mental e PA 240/130 mmHg. Auscultas respiratória e cardíaca normais. TC de crânio não evidenciou alterações. A paciente foi admitida em UTI e posteriormente recebeu diagnóstico de encefalopatia hipertensiva.

Emergências Hipertensivas

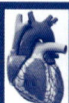
O que é emergência hipertensiva?

Definição da Diretriz brasileira: situações clínicas sintomáticas em que há elevação acentuada da PAD (≥ 120 mmHg) associada a lesão de órgão-alvo aguda e progressiva. Diretriz americana: elevação acentuada da PA (> 180 de sistólica e/ou > 120 de diastólica) associada a lesão aguda ou piora de lesão prévia em órgão-alvo.
Lembrar que, apesar dos valores estabelecidos nas definições, existem casos de emergências com valores inferiores a 180/120 mmHg, especialmente em pacientes jovens não previamente hipertensos, como na pré-eclâmpsia grave/eclâmpsia e na glomerulonefrite difusa aguda (GNDA) pós-estreptocócica.

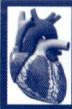
O que é urgência hipertensiva?

Definição da Diretriz brasileira: situações clínicas sintomáticas em que há elevação acentuada da PAD (≥ 120 mmHg) sem lesão de órgão-alvo aguda e progressiva. Podemos também considerar uma urgência hipertensiva pacientes com elevação sintomática aguda e acentuada da PA associada a lesão prévia de órgão-alvo, mas sem LOA aguda ou progressiva como, por exemplo, portadores de doença arterial coronariana crônica com PA muito elevada associada a sintomas. Diretriz americana: elevação acentuada da PA (> 180 de sistólica e/ou > 120 de diastólica) sem lesão aguda ou piora de lesão prévia em órgão-alvo.

■ Avaliação inicial (Tabela 28.1)

Tabela 28.1. Avaliação dos casos suspeitos de emergência ou urgência hipertensiva

História clínica	• Questionar sobre tratamento prévio para HAS. • Perguntar sobre o uso de drogas hipertensoras (cocaína, anfetamina, simpatomiméticas). • Avaliar sinais de disfunções cardíacas, cerebrais e/ou visuais (cefaleia, alteração do nível de consciência, angina, dispneia, ortopneia, edema pulmonar e défices focais)
Exame físico	• Verificar medidas da PA nos quatro membros; fundo de olho; estado neurológico (confuso, agitado, défices); estado cardiopulmonar; pulsos periféricos. Na avaliação do abdome, procurar presença de massa palpável e/ou sopro abdominal

Continua...

Tabela 28.1. Avaliação dos casos suspeitos de emergência ou urgência hipertensiva *(continuação)*

Exames complementares	• Hemograma, urina I, ureia, creatinina, glicemia, eletrólitos, eletrocardiograma (ECG) e radiografia de tórax para todos os pacientes em emergência hipertensiva • Exames para causas secundárias quando houver suspeita. Solicitar ecocardiograma transtorácico para avaliação de HVE e função ventricular e TC de crânio quando houver alteração do nível de consciência ou défices focais

■ Tratamento

Não há grandes estudos randomizados que mostrem as diferentes estratégias na redução da PA, exceto em portadores de AVCH; entretanto, a experiência clínica indica que redução excessiva da PA pode contribuir para o dano renal, cerebral e coronariano, devendo ser evitada (Tabela 28.2).

Tabela 28.2. Tratamento da PA no pronto-socorro

Emergência hipertensiva	• Devem ser internados para o uso de anti-hipertensivos IV (descritos abaixo)
	• Recomendações gerais conforme Diretriz SBC:
	  – redução imediata da PA ≤ 25% na primeira hora
	  – PA 160/100-110 mmHg em 2 a 6 horas
	  – PA 135/85 mmHg em 24 a 48 horas, impedindo a progressão da lesão de órgão-alvo
	• A Diretriz americana recomenda abaixar a PAS para < 140 mmHg na primeira hora nos casos de dissecção de aorta, pré-eclâmpsia severa ou eclâmpsia e crise hipertensiva de feocromocitoma. Nas demais situações, reduzir conforme a Diretriz brasileira.
	• Obs.: A intensidade e a velocidade da redução da PA dependerão do tipo de emergência

Urgência hipertensiva	• Objetivo: redução da PA em 24 a 48 horas com uso de anti-hipertensivos por via oral (VO). Reconhecer as causas desencadeantes. Acompanhamento ambulatorial precoce
Pseudocrise	• Objetivo: controle dos fatores desencadeantes (dor, ansiedade, etc.) com uso de analgésicos, ansiolíticos, entre outros

Emergências Hipertensivas

▪ Medicações parenterais

Nitroprussiato de sódio

- Vasodilatador direto arterial e venoso (libera íons cianeto e NO vascular). Reduz resistência vascular periférica sem aumentar retorno venoso. Reduz pré e pós-carga melhorando assim a função do VE em pacientes com ICC e baixo débito cardíaco.
- Deve ser usado com cautela em casos de AVC (pode diminuir PAM, reduzindo a perfusão cerebral e piorando a isquemia). Seu uso requer supervisão direta, em bomba de infusão contínua (Bic) e em unidade de terapia intensiva (UTI).
- Dose: de 0,25 a 10 µg/kg/min, IV (ampola de 50 mg + SG a 5%, 250 mL-> 200 µg/mL). De maneira prática: iniciar infusão com 5 mL/h, com supervisão efetiva da PA a cada 5 minutos, até PAD 100 a 110 mmHg. Tempo de meia-vida (t1/2): 2 a 3 minutos.
- Lembrar de utilizar equipo fotoprotegido.
- Efeitos colaterais: náuseas e vômitos, espasmo muscular e intoxicação por tiocianato (alterações neurológicas irreversíveis, inclusive morte).
- Antídoto: vitamina B_{12} (cianocobalamina). Para infusões em doses elevadas e por tempo prolongado, pode-se fazer uso do tiossulfato de sódio concomitantemente para prevenir a intoxicação.

Nitroglicerina

- Maior potência venodilatadora, não é tão potente em baixar a PA como o nitroprussiato.
- Início de ação em até 5 minutos.
- Dose: 5 a 100 mg/min, IV (uma ampola 50 mg em 10 mL + SF a 0,9% 250 mL, em infusão contínua).
- Efeitos colaterais: cefaleia, taquifilaxia.
- Indicações: insuficiência coronariana, EAP (se não for isquêmico o melhor é o nitroprussiato).

Hidralazina

- Vasodilatador arterial direto.
- Dose: 10 a 20 mg, IV, de 6/6 h.
- Início de ação em 10 a 30 minutos. Devido ao efeito não previsível e duração de ação prolongada, não é muito utilizada.
- Indicação: eclâmpsia.

Metoprolol

- Betabloqueador.
- Dose: 5 mg, IV (repetir de 5-5 min até 15 mg).
- Indicação: insuficiência coronariana, dissecção de aorta.
- Pode causar bradicardia, BAVT e broncoespasmo.

Esmolol

- Betabloqueador.
- Dose: 500 a 1.000 µg/kg em 1 min seguido de 50 µg/kg/min de manutenção. Aumentar 25 µg/kg/min a cada 10 a 20 min, sendo o máximo 300 µg/kg/min.
- Contraindicação: insuficiência cardíaca descompensada.
- Assim como o metoprolol, pode causar bradicardia, BAVT e broncoespasmo.

Furosemida

- Diurético de alça.
- Dose: 20 a 60 mg IV.
- Indicação: insuficiência ventricular esquerda; situações de hipervolemia, especialmente o EAP.
- Pode causar hipocalemia.

▪ Medicações orais (Tabela 28.3)

Tabela 28.3. **Medicações orais indicadas para controle da HAS**

Medicamento	Classe	Dose	Início de ação	Duração de ação	Efeitos adversos
Captopril	IECA	6,25-50 mg	15-30 min	6-12 h	Piora função renal
Clonidina	Alfa-agonista central	0,1-0,2 mg inicial 0,1 mg/h até 0,8 mg	30-60 min	2-4 h	Tontura, boca seca, sonolência, rebote com suspensão abrupta
Minoxidil	Vasodilatador direto	5-10 mg	30 min-2 h	8-24 h	Taquicardia, retenção hídrica OBS: pouco usado na prática

▪ Em resumo (Tabela 28.4)

Tabela 28.4. **Diferenças entre urgência hipertensiva e emergência hipertensiva**

Urgência	Emergência
• Nível pressórico com elevação acentuada (PAD ≥ 120 mmHg) • Sem lesão de órgão-alvo • Tratamento com medicação oral • Sem risco de morte iminente • Acompanhamento ambulatorial precoce	• Nível pressórico com elevação acentuada (PAD ≥ 120 mmHg) • Com lesão de órgão-alvo • Tratamento com medicação parenteral • Com risco de morte iminente • Internação em UTI

Tipos

Encefalopatia hipertensiva

- Caracterizada por falência da autorregulação do fluxo cerebral com hiperperfusão cerebral, disfunção endotelial, quebra da barreira hematoencefálica, edema cerebral (vasogênico) e micro-hemorragias; geralmente reversível com o tratamento.
- Tríade: elevação da PA + alteração do nível consciência + edema de papila (Tabela 28.5).

Tabela 28.5. **Fundoscopia (classificação de Keith-Wegener)**

Grau I	Estreitamento arteriolar (relação AV1:2)
Grau II	Estreitamento arteriolar (relação AV1:3); cruzamento AV patológico
Grau III	Hemorragias, exsudatos
Grau IV	Edema de papila

- **Quadro clínico**: alterações visuais e do nível de consciência: cefaleia, confusão mental, letargia, de início agudo ou subagudo, papiledema – fundo de olho (FO); náuseas, vômitos, adinamia, sinais focais, desorientação, convulsões; PA elevada.
- **Diagnóstico diferencial**: HSA, tumores, vasculites, encefalopatias.
- **Exames complementares**: TC de crânio (edema cerebral simétrico envolvendo a substância branca, principalmente nas regiões parietoccipitais), punção liquórica S/N (se há suspeita de HSA).
- FO: edema de papila, hemorragias e exsudatos.
- **Tratamento**:
  - MOV.
  - Nitroprussiato de sódio: 0,3 µg/kg/min. Cuidado com reduções rápidas e exageradas.
  - Anticonvulsivantes: diazepam durante crises; manutenção: fenitoína de 15 a 20 mg/kg, IV, em SF, máximo de 50 mg/min.

Acidente vascular cerebral

- **Quadro clínico**: caracterizado por défice neurológico focal de instalação súbita, alteração do nível de consciência, convulsões, cefaleia.
- TC de crânio (em até 45 minutos da chegada) ou a RM de crânio revela área hiperatenuante no AVC hemorrágico (AVCH) e hipoatenuante ou normal nos casos de AVC isquêmico (AVCI).

AVCI

- Se PAS ≥ 220 mmHg e/ou PAD ≥ 120 mmHg: reduzir de 10 a 15% na PAM nas primeiras 24 horas.
- Se sintomas de início há < 4 h e 30 minutos, avaliar indicações e contraindicações à trombólise com ativador de plasminogênio tecidual. **Em pacientes candidatos à trombólise, reduzir a PA se PAS ≥ 185 mmHg e/ou PAD ≥ 110 mmHg**. Pode ser feito o trombolítico intra-arterial em até 6 horas.
- Uso de ácido acetilsalicílico (AAS) após 24 horas do evento. Avaliar necessidade de estatina.
- Manter paciente euvolêmico, normotérmico e com controle glicêmico adequado. Estimular fisioterapia motora.

AVCH

- Controle pressórico com alvo PAS < 220 mmHg com agentes parenterais (escolha: nitroprussiato ou labetalol). Se PAS 150-220 mmHg, reduzir para < 140 mmHg.
- Avaliação neurocirúrgica.
- Anticonvulsivantes se necessário.

Dissecção de aorta

Vide Capítulo 11.

Síndrome coronariana aguda/IAM

Vide Capítulos 16 e 17.

Edema agudo de pulmão (EAP) hipertensivo

- Disfunção diastólica do VE é a principal causa de EAP hipertensivo, assim como na isquemia miocárdica.
- Ocorre inundação dos espaços alveolares, obedecendo a uma sequência previsível: congestão venocapilar > edema intersticial > edema alveolar.
- **Exames complementares**: marcadores de lesão miocárdica (podem vir positivos por consumo ou lesão associada), gasometria arterial, radiografia de tórax (alargamento do hilo pulmonar + edema peri-hilar; padrão intersticial difuso), ecocardiograma transtorácico (ECOTT).
- **Tratamento**: escolha: nitroprussiato de sódio ou nitroglicerina se insuficiência coronariana (ICo) associada.
  - Ventilação não invasiva com pressão positiva (CPAP ou BIPAP).
  - Diureticoterapia (1 mg/kg) e morfina, 2 a 4 mg a cada 5 a 30 min (efeito na ansiedade e venodilatador).

HAS maligna/acelerada

- Complicação grave de HAS não tratada, mais prevalente no sexo masculino (2H:1M), jovens, etnia negra (80% por HAS primária; se brancos, 80% HAS secundária) e com predisposição genética. Incide em 1% dos hipertensos. Ocorre por hiperatividade de SRAA e SNA, aumento de vasoconstritores e diminuição de vasodilatadores.
- Ocorrem necrose fibrinoide das arteríolas e proliferação miointimal das pequenas artérias, manifestadas por neu-

rorretinopatia e doença renal. Ocorre grave lesão endotelial, com consequente vasculopatia.
- Comprometimento rapidamente progressivo (em geral em meses) de órgãos-alvo por isquemia (coração, rins, cérebro).
- Caracterizada por elevação da PA + alteração de FO (se fundo de olho com grau III de Keith-Wagener, é hipertensão acelerada; se grau IV, é hipertensão maligna).
- Assintomática em 10% dos casos. Pode haver astenia, mal-estar, fadiga e perda de peso. Sintomas de uremia (oligúria), perda de peso, cefaleia (85%), náuseas, vômitos, borramento visual (55%), noctúria (38%). Sintomas de ICC e ICo.
- Envolvimento renal é comum. Pode haver proteinúria não nefrótica e perda de função renal (Cr > 2,3 em 31% dos pacientes). Anatomopatológico com necrose fibrinoide de arteríolas renais ou endarterite obliterante em biópsia renal.
- **Exames**: HMG, eletrólitos, função renal, glicemia, urina tipo 1, ECG, Rx de tórax.
- Anemia hemolítica microangiopática com marcadores de hemólise (intravascular) presentes: reticulócitos, haptoglobina, pesquisa de esquizócitos, bilirrubina, desidrogenase lática (DHL).
- Marcadores bioquímicos cardíacos. ECO; TC de crânio, LCR se necessário.
- Alta mortalidade sem tratamento (90%), sobrevida de 70% em 5 anos com tratamento. Diálise crônica.
- **Tratamento de escolha**: nitroprussiato de sódio 0,3 µg/kg/min e titular dose.
- No caso de hipertensão maligna não complicada (sem piora da função renal progressiva, cardiovascular ou neurológica) – urgência hipertensiva –, reduzir a PA mais lentamente, em 24 a 48 h, com anti-hipertensivos, VO.
- Em casos mais graves, reduzir a PAM em 20 a 25% em 1 hora até controle adequado da PA.

Cocaína e catecolaminérgicos
- Quadro clínico: ansiedade, tremores, pupilas midriáticas, convulsões, dor precordial, palpitações, entre outros.
- Exames: se possível exame toxicológico, ECG, radiografia de tórax, TC de crânio (se houver alterações neurológicas).
- **Tratamento: droga de escolha: benzodiazepínicos associados a nitroprussiato de sódio ou nitroglicerina (no caso de ICo).**

Feocromocitoma
- São tumores de células argentafins que se localizam na medula adrenal (feocromocitomas) ou em regiões extra-adrenais (paragangliomas) e que, em geral, produzem catecolaminas.
- **Quadro clínico**: HAS persistente ou paroxística (50% dos casos) associada à **tríade clássica: paroxismos de cefaleia, sudorese e palpitações.**

- **Diagnóstico**: dosagens de catecolaminas e seus metabólitos no sangue e na urina. TC/ressonância nuclear magnética (RNM): para diagnóstico topográfico dos tumores e de metástases, ambas com sensibilidade próxima a 100% para tumores adrenais (RNM é superior nos paragangliomas).
- **Tratamento: definitivo é cirúrgico.** Na crise podemos usar:
  - Droga de escolha: nitroprussiato de sódio ou fentolamina (bloqueador alfa-adrenérgico) injetável.
  - Alfabloqueadores (prazosina ou doxazosina) para uso crônico e pré-operatório, combinados ou não com outros agentes, como inibidores da enzima de conversão da angiotensina (IECA), bloqueadores dos canais de cálcio e betabloqueadores (utilizados apenas após o alfabloqueio efetivo).
  - Alfametiltirosina: droga inibidora da síntese de catecolaminas para tumores inoperáveis ou pode ser utilizada no preparo pré-operatório, quando disponível.

Pré-eclâmpsia/eclâmpsia
- **Pré-eclâmpsia:** aparecimento de HAS e proteinúria (> 300 mg/24 h) após a 20ª semana de gestação em mulheres previamente normotensas.
- **Eclâmpsia:** corresponde à pré-eclâmpsia complicada por convulsões que não podem ser atribuídas a outras causas.
- **Pré-eclâmpsia superposta à HAS crônica:** pré-eclâmpsia em gestantes portadoras de HAS crônica, com idade gestacional superior a 20 semanas.
- **Quadro clínico:** edema, cefaleia, epigastralgia, convulsões (eclâmpsia).
- **Achados laboratoriais:** proteinúria (> 300 mg/24 h), trombocitopenia, anormalidades da função hepática, anemia hemolítica microangiopática, elevação de DHL.
- **Tratamento**
  - Interrupção da gestação (baseada, sobretudo, na idade gestacional, nas condições maternas e fetais e na gravidade da pré-eclâmpsia).
  - Prevenção/tratamento da convulsão: sulfato de magnésio a 50%, 4 a 6 g diluídos, IV, em 10 a 20 minutos, seguido de infusão contínua de 1 a 2 g/h. Suspender se houver sinais de intoxicação como náuseas, calor, sonolência, visão dupla, fala inarticulada e fraqueza. Estes sintomas se desenvolvem com os níveis plasmáticos de 9 a 12 mg/dL. O desaparecimento do reflexo patelar é um sinal clínico útil para detectar a intoxicação por magnésio. Paralisia muscular e dificuldades respiratórias são observadas nos níveis plasmáticos de 15 a 17 mg/dL. Em casos de intoxicação usa-se o antídoto: gluconato de cálcio a 10%.
  - Uso de AAS em baixas doses e suplemento de cálcio (grau de recomendação IIa): pode ser útil quando iniciado em mulheres de risco moderado a alto de

pré-eclâmpsia (no caso do AAS, iniciar até a 12ª e a 14ª semana de gestação).
- Uso de anti-hipertensivos quando PA ≥ 150 × 100 mmHg.
- Tratamento agudo: hidralazina IV (escolha) ou nitroprussiato em casos excepcionais (deverá ser evitado).
- Tratamento crônico: alfametildopa (escolha), hidralazina, antagonistas do cálcio, betabloqueadores.

Medicações em emergências hipertensivas
(Tabela 28.6)

Tabela 28.6. **Medicações anti-hipertensivas de escolha nas diferentes emergências hipertensivas**

Encefalopatia hipertensiva	Nitroprussiato de sódio
AVC	Nitroprussiato de sódio
Dissecção de aorta	Betabloqueador IV até controlar e deixar a FC próxima a 60 bpm. Se após isso a PA sistólica for ≥ 120 mmHg, associar nitroprussiato de sódio
Síndrome coronariana aguda	Nitroglicerina
Edema agudo dos pulmões	Se hipertensivo – nitroprussiato de sódio Se isquêmico – nitroglicerina
HAS acelerada/ maligna	Nitroprussiato de sódio
Intoxicação por cocaína	Benzodiazepínicos. Associar nitroprussiato de sódio se necessário
Feocromocitoma	Nitroprussiato de sódio
Pré-eclâmpsia/ eclâmpsia	Hidralazina IV. Se não disponível ou HAS refratária a essa medicação, usar nitroprussiato de sódio

DICA
É muito comum encontrarmos prescrições nas quais está escrito: captopril 25 mg, sublingual, se PAS > 180 mmHg. Quem nunca viu? Diante do que foi exposto, não faz sentido esse tipo de item na prescrição, por vários motivos. Primeiro, é necessário certificar o valor da PA em mais de uma medida, com o paciente calmo e com manguito adequado. Segundo, podemos estar diante de uma pseudocrise hipertensiva, onde a conduta seria tratamento de suporte e não com anti-hipertensivo. Terceiro, não há valor determinado de PA para uma crise hipertensiva. Quarto, e mais importante, o paciente pode estar em uma emergência hipertensiva, sendo a redução imediata da PA, essencial.

■ Leitura sugerida

- Braunwald E, Zipes DP, Libby P, et al. Braunwald's heart disease: a textbook of cardiovascular medicine. 10th ed. Philadelphia: W.B. Saunders Company; 2017.
- Malachias MVB, Souza WKSB, Plavnik FL, Rodrigues CIS, Brandão AA, Neves MFT, et al. 7ª Diretriz Brasileira de Hipertensão Arterial. Arq Bras Cardiol. 2016;107(3 Supl. 3):1-83.
- Vaughan CJ, Delanty N. Hypertensive emergencies. Lancet. 2000;356:411.
- Whelton PK, Carey RM, Aronow WS, et al. 2017 ACC/AHA/AAPA/ABC/ACPM/AGS/APhA/ASH/ASPC/NMA/PCNA Guideline for the Prevention, Detection, Evaluation, and Management of High Blood Pressure in Adults. A Report of the American College of Cardiology/American Heart Association Task Force on Clinical Practice Guidelines for Management of Arterial Hypertension. Eur Heart J. 2007;28:1462-536.

capítulo 29

Dislipidemia

• Humberto Graner Moreira • Ivson Cartaxo Braga • Eduardo Cavalcanti Lapa Santos

■ Introdução

- Doenças cardiovasculares ateroscleróticas (DCVA) são as principais causas de morte nos países desenvolvidos e subdesenvolvidos.
- Por definição, **dislipidemias** são transtornos relacionados ao metabolismo e vias de transporte lipídico e lipoproteico associadas à DCVA. O termo "hiperlipidemia" não é apropriado.
- Há evidências sólidas sobre a "hipótese lipídica":
  - existe clara relação entre os níveis plasmáticos de colesterol total e LDL com a doença coronariana e mortalidade cardiovascular;
  - estudos genéticos estabelecem relação de causalidade entre genes relacionados aos níveis de LDL e DCVA;
  - pesquisas epidemiológicas apontaram uma relação inversa entre os níveis plasmáticos de HDL e doença arterial coronária;
  - a redução dos níveis de LDL diminui o risco de doença artéria coronária, e o efeito é proporcional à redução da LDL.
- Portanto, o reconhecimento adequado e o manejo das dislipidemias podem reduzir as taxas de mortalidade cardiovascular.

■ Lipídios e lipoproteínas

- Os lipídios têm importante papel na constituição das membranas celulares, no armazenamento de energia e na sinalização celular.
- Existem quatro tipos de lipídios com funções biológicas (Figura 29.1):
  - **fosfolípides** – um dos mais importantes componentes da membrana celular, além de participar de vias de sinalização de muitas funções celulares;
  - **colesterol** – participa como precursor de hormônios e de ácidos biliares, da síntese de vitamina D ativada, e é um dos principais componentes da membrana de células e organelas;
  - **triglicerídeos** – consistem de uma estrutura de glicerol ligada a três cadeias de ácidos graxos. A hidrólise de triglicerídeos pelas lipases gera os ácidos graxos livres (AGL) utilizados como fonte de energia. O glicerol liberado também pode ser aproveitado ao ser convertido em glicose;
  - **ácidos graxos** – encontrados em três tipos: (1) saturados, classicamente encontrados em produtos de origem animal; (2) monoinsaturados, encontrados no azeite de oliva, castanha de caju, amendoim; e (3) poli-insaturados, encontrados em peixes e óleos de origem vegetal.
- As lipoproteínas são formadas por lipídios e proteínas denominadas apolipoproteínas (apo), e fazem a solubilização e o transporte dos lipídios (substâncias hidrofóbicas) no meio aquoso plasmático (meio hidrofílico).

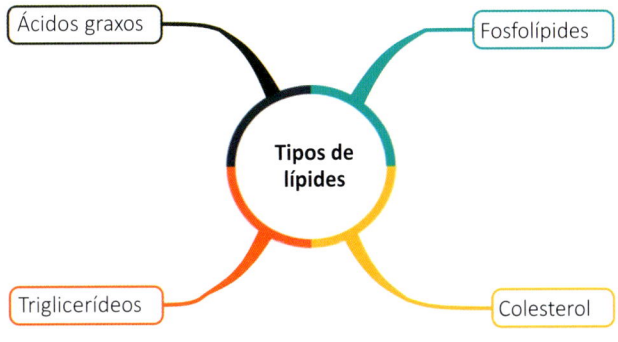

Figura 29.1. Diferentes tipos de lípides.

Dislipidemia

- As apo têm diversas funções no metabolismo, além de determinarem seus diferentes grupos.
- As lipoproteínas variam em tamanho, densidade em relação ao plasma, e conteúdo lipídico e apolipoproteico.
- Os principais grupos de lipoproteínas são os quilomícrons, lipoproteínas de densidade muito baixa (VLDL), lipoproteínas de densidade baixa (LDL), lipoproteínas de densidade intermediária (IDL) e as lipoproteínas de densidade alta (HDL). Os quilomícrons e a VLDL são as menos densas e mais ricas em colesterol.
- O sistema de transporte de lipoproteínas tem dois papéis principais: (1) transporte eficiente de triglicerídeos do intestino e fígado para locais de utilização (tecido adiposo ou muscular); e (2) transporte de colesterol para tecidos periféricos para síntese de membrana e produção de hormônios esteroides ou para o fígado para a síntese do ácido biliar.
- Os metabolismos dos lipídios e lipoproteínas estão resumidos nas Figuras 29.2 e 29.3.

■ Dosagem laboratorial

- O colesterol total, a fração HDL e os triglicerídeos são dosados diretamente por métodos colorimétricos (Tabela 29.1).
- Já a LDL, mesmo podendo ser dosada diretamente, é usualmente estimada pela fórmula de Friedewald:
- LDL = CT − (HDL + TG/5); onde TG/5 representa o colesterol ligado à VLDL.
- Nos casos de hipertrigliceridemia (> 400 mg/dL), síndrome metabólica ou doença renal, o cálculo do colesterol não HDL é melhor para estimativa do risco cardiovascular em relação à análise da LDL. Podemos calcular através da seguinte fórmula: Colesterol não HDL = CT − HDL.
- O colesterol não HDL representa basicamente as partículas ricas em apo B (aterogênicas).
- Não há recomendação para se solicitar apo B ou apo A1 de forma rotineira, pois não fornecem informações adicionais para além do colesterol não HDL e da HDL, respectivamente.

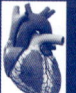

Preciso de jejum para coletar exame de colesterol?

A nova Diretriz Brasileira de Dislipidemias deixa claro que a dosagem dos níveis de colesterol total e suas frações (LDL e HDL) **não** sofre influência significativa da alimentação. Já os níveis de triglicerídeos podem ser influenciados pelo jejum. A diretriz coloca como meta os níveis de triglicerídeos < 150 mg/dL se o paciente estiver em jejum, e < 175 mg/dL se não estiver. Ou seja, basta o médico saber em que situação o paciente coletou o exame para poder definir se está ou não na meta. Em casos de hipertrigliceridemia importante (> 400 mg/dL), o jejum ainda é necessário.

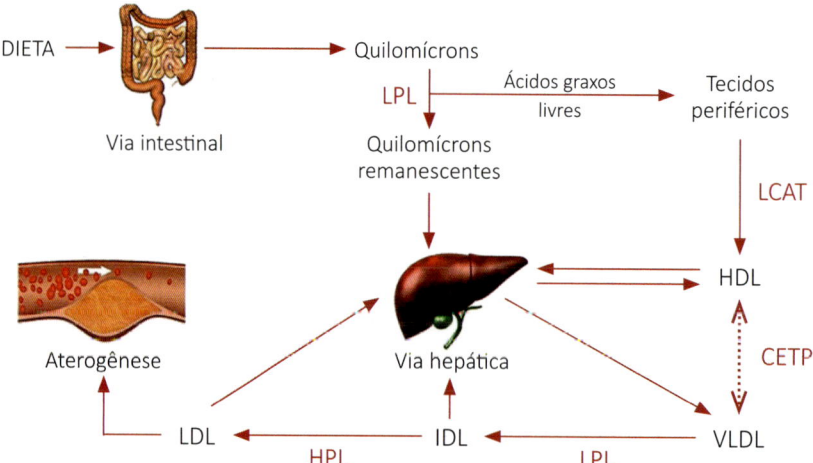

Legenda: AGL: ácidos graxos livres; HPL: lipase hepática. LCAT lecitina colesterol acetil transferase; CETP: proteína de transferência do éster de colesterol).

Figura 29.2. Metabolismo dos lipídios. Na via intestinal as gorduras são absorvidas e chegam ao plasma na forma de quilomícrons, estas são degradadas pela lipase lipoproteica (LPL). Na via hepática as gorduras do fígado se direcionam aos tecidos periféricos; a lipoproteína de densidade muito baixa (VLDL) é secretada pelo fígado e, por ação da LPL, converte-se em lipoproteína de densidade intermediária (IDL) e, posteriormente, em LDL, esta incumbida de carregar o colesterol para os tecidos periféricos. Há o transporte reverso do colesterol, em que as gorduras, principalmente o colesterol dos tecidos, retornam ao fígado; as HDL nascentes captam colesterol não esterificado dos tecidos periféricos pela ação da lecitina-colesterol aciltransferase (LCAT), formando as HDL maduras; por meio da CETP ocorre também a transferência de ésteres de colesterol da HDL para outras lipoproteínas, como as VLDL.

Dislipidemia

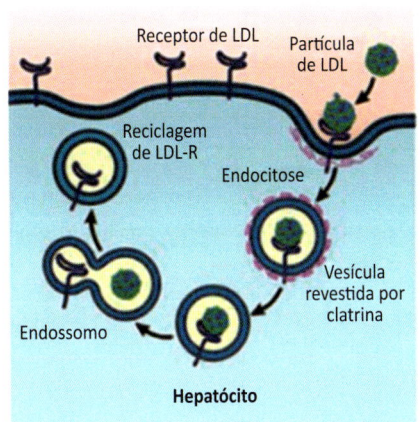
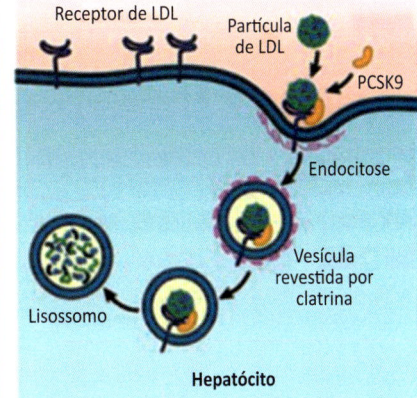

Degradação do LDL e reciclagem do LDL-R | Degradação do LDL-R mediada por PCSK9

Figura 29.3. Metabolismo celular da LDL colesterol. Em geral, as células internalizam a LDL via receptor específico. O receptor de LDL (LDL-R) regula a entrada de colesterol nas células, e mecanismos de controle rígidos alteram sua expressão na superfície celular. As partículas de LDL contêm uma molécula de apo B. Uma vez ligada ao receptor, este complexo é internalizado, libera colesterol livre e degrada a apo B. O LDL-R resultante é então reciclado e retorna para a membrana plasmática. A enzima PCSK9, secretada pelos hepatócitos, modula essa reciclagem do receptor. A ligação de PCSK9 e LDL-R direciona esse complexo para a via de degradação, e o receptor não é reaproveitado. As células também podem produzir colesterol a partir da acil coenzima A (CoA) por meio de várias reações enzimáticas (Adaptado de: Lambert G, et al. J Lipid Res. 2012;53:2515-2524).

Tabela 29.1. Valores referenciais de perfil lipídico para indivíduos > 20 anos

	Com jejum	Sem jejum	Categoria referencial
Colesterol total	< 190	< 190	Desejável
HDL	> 40	> 40	Desejável
Triglicerídeos	< 150	< 175	Desejável
LDL	A depender do risco do paciente (Tabela 29.7)		

Adaptado de: Atualização da V Diretriz Brasileira sobre Dislipidemias e Prevenção da Aterosclerose da Sociedade Brasileira de Cardiologia, 2017.

O que é a lipoproteína (a)?

A lipoproteína (a) [Lp(a)] é uma molécula similar à da LDL, sendo formada pela união da apo B com a apolipoproteína (a). São moléculas potencialmente aterogênicas que elevam o risco de infarto do miocárdio, acidente vascular cerebral e doença arterial periférica. A Lp(a) é sintetizada pelo fígado, e seus níveis são definidos basicamente pela herança genética (> 90% de influência), com pouca influência de dieta ou fatores ambientais.

As principais recomendações para dosagem são: a) pacientes com doença cardiovascular precoce; b) história familiar de doença cardiovascular precoce; c) pacientes com hipercolesterolemia familiar; d) pacientes que apresentam eventos cardiovasculares recorrentes apesar do uso de estatinas e do controle dos demais fatores de risco.

Quando dosar proteína C-reativa?

A proteína C-reativa ultrassensível (PCR-us) emergiu nas últimas décadas como o marcador inflamatório mais difundido na prática clínica. Níveis séricos elevados de PCR-us predizem infarto do miocárdio, acidente vascular cerebral (AVC) e morte cardiovascular em indivíduos saudáveis, mesmo após ajustes para fatores de risco tradicionais. Ela é um marcador de risco para DCV bem estabelecido, não existindo aqui relação de causa (fator de risco). Apesar disso, a solicitação rotineira deste exame não deve ser realizada. A dosagem deste marcador deve ser considerada naqueles pacientes de risco intermediário para DCV pelos escores tradicionais.

PCR-us acima de 2 mg/dL indica risco cardiovascular aumentado, e este paciente irá merecer atenção especial.

■ Classificação da dislipidemia

- As dislipidemias são classificadas de acordo com os níveis das lipoproteínas, a etiologia e o ponto de vista laboratorial (Tabela 29.2).
- São consideradas primárias quando o distúrbio lipídico é de origem genética, e secundárias quando decorrentes de inadequados hábitos de vida, de certas condições clínicas ou do uso de determinados medicamentos (Tabelas 29.3 e 29.4).

capítulo 29

Dislipidemia

Tabela 29.2. Classificação bioquímica das dislipidemias

Hipercolesterolemia isolada	Elevação isolada de LDL-c (≥ 160 mg/dL)
Hipertrigliceridemia isolada	Elevação isolada dos TG (≥ 150 mg/dL)
Hiperlipidemia mista	Valores aumentados de LDL-c (≥ 160 mg/dL) e TG (≥ 150 mg/dL)*
HDL-c baixa	HDL < 40 em homens ou < 50 em mulheres

*Nos casos com TG ≥ 400 mg/dL, quando o cálculo da LDL-c pela fórmula de Friedewald é inadequado, considerar hiperlipidemia mista quando não HDL-c for ≥ 190 mg/dL.

- Do ponto de vista laboratorial, classificamos as dislipidemias em:
  - hipercolesterolemia isolada: aumento isolado da LDL-c (LDL-c ≥ 160 mg/dL);
  - hipertrigliceridemia isolada: aumento isolado dos triglicérides (TG ≥ 150 mg/dL ou ≥ 175 mg/dL, se a amostra for obtida sem jejum);
  - hiperlipidemia mista: aumento da LDL-c (LDL-c ≥ 160 mg/dL) e dos TG (TG ≥ 150 mg/dL ou ≥ 175 mg/dL, se a amostra for obtida sem jejum):
  - se TG ≥ 400 mg/dL, o cálculo da LDL-c pela fórmula de Friedewald é inadequado, devendo-se con-

Tabela 29.3. Dislipidemias secundárias a doenças e estilo de vida inadequado

	Colesterol total	HDL-c	Triglicerídeos
DRC	↑	-	↑
Síndrome nefrótica	↑↑	-	↑
Hepatopatia crônica	↑ a ↑↑↑↑	↑↑ ou ↓	Normal ou ↑leve
DM II	-	↓	↑
Síndrome de Cushing	↑	-	↑↑
Hipotireoidismo	↑↑	↑ ou ↓	↑
Obesidade	↑	↓	↑↑
Bulimia	↑	-	↑
Anorexia	↑	-	-
Tabagismo	-	↓	-
Etilismo	-	↑	↑
Ingesta excessiva de gordura trans	↑	↓	↑
Sedentarismo	↑	↓	↑

DRC: doença renal crônica; DMII: diabetes mellitus tipo II.
Adaptado de: Atualização da V Diretriz Brasileira sobre Dislipidemias e Prevenção da Aterosclerose da Sociedade Brasileira de Cardiologia, 2017.

Tabela 29.4. Dislipidemias secundárias a medicamentos

	Colesterol total	HDL-c	Triglicerídeos
Diuréticos	-	↓	↑
Betabloqueadores	-	↓	-
Anticoncepcionais	↑	-	↑
Corticosteroides	↑	-	↑
Anabolizantes	↑	↓	-
Inibidores de protease	↑	-	↑↑↑
Isotretinoína	↑	↑	↑
Ciclosporina	↑	↑	↑↑
Estrógenos	-	→↑	→↓
Progestágenos	-	→↑	→↓
Tibolona	-	↓↓	-

Adaptado de: Atualização da V Diretriz Brasileira sobre Dislipidemias e Prevenção da Aterosclerose da Sociedade Brasileira de Cardiologia, 2017.

siderar a hiperlipidemia mista quando a não HDL-c ≥ 190 mg/dL;
– HDL-c baixa: redução da HDL-c (homens < 40 mg/dL e mulheres < 50 mg/dL) isolada ou em associação ao aumento de LDL-c ou de TG.

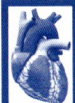

Por que o diabetes causa aumento dos níveis de triglicerídeos?

Os quilomícrons e a VLDL são as lipoproteínas ricas em triglicerídeos. Como os quilomícrons são detectáveis no sangue, normalmente, até 8-10 h após a última refeição, os níveis de triglicerídeos medidos após o jejum de 12 h são dependentes dos níveis de VLDL circulantes. Normalmente a VLDL é metabolizada pela lipase lipoproteica, presente principalmente nos músculos e no tecido adiposo.

Quando ocorre o diabetes *mellitus* mal controlado, a insulina ausente (diabetes tipo I) ou com ação reduzida (diabetes tipo II) termina por inibir a ação da lipase lipoproteica, levando ao aumento da VLDL na circulação. Além disso, há um aumento dos ácidos graxos livres (AGL) na circulação, que elevam a produção hepática de VLDL. Ou seja, a VLDL é produzida em maior quantidade e degradada em menor velocidade. Isto faz com que seus níveis sanguíneos se elevem. Logo, os valores de VLDL alta estão relacionados com níveis de TG elevados.

■ Estratificação de risco

- A dislipidemia é assintomática na maioria dos casos, e um evento coronariano agudo pode ser a primeira manifestação da doença aterosclerótica.
- A identificação desses indivíduos predispostos é crucial para sua prevenção.
- A atribuição intuitiva do risco frequentemente resulta em erros diagnósticos.
- Existem vários escores de risco cardiovascular, como o escore de risco de Framingham, o escore de risco de Reynolds, o escore de risco global e o escore de risco pelo tempo de vida. A atualização da Diretriz Brasileira de Dislipidemia e Prevenção de Aterosclerose (2017) recomenda a utilização do escore de risco global.
- Em suas diretrizes de 2013, o *American College of Cardiology* (ACC) e a *American Heart Association* (AHA) elaboraram uma nova pontuação para estimar o risco de 10 anos de desenvolver um primeiro evento de doença cardiovascular aterosclerótica, que foi definido como infarto do miocárdio não fatal, morte por doença cardíaca coronária, ou acidente vascular cerebral fatal ou não fatal, ao longo de um período de 10 anos, em indivíduos assintomáticos (Tabela 29.5). Nessa diretriz as equações levam em conta o risco específico para raça e sexo.
- Conforme a Atualização da Diretriz Brasileira, recomenda-se a estratificação dos pacientes que não estão em uso de terapia hipolipemiante, adotando os seguintes passos (Tabela 29.6).
- Naqueles pacientes que já usam terapia hipolipemiante, o uso dos escores para estimar o risco cardiovascular é mais impreciso. Seguindo o que foi realizado em alguns ensaios clínicos, baseando-se em uma média de 30% de redução de LDL com uso de estatina, recomenda-se a multiplicação do CT por 1,43 (fator de correção) para o cálculo do ERG. Sabe-se, no entanto, que o uso deste fator de correção tem limitações, principalmente para aqueles pacientes já em uso de estatinas de alta potência

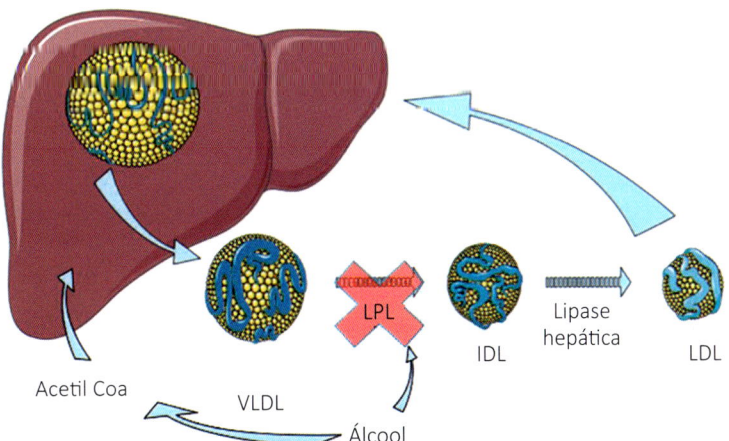

Figura 29.4. Mecanismos através dos quais o consumo excessivo de álcool leva ao aumento dos triglicerídeos no sangue. A partir de quilomícrons remanescentes, o fígado produz VLDL. Esta sofre ação da lipase lipoproteica (LPL) para a transformação de IDL (lipoproteína de densidade intermediária), que por sua vez se transforma em LDL por meio da lipase hepática, e esta pode ser reutilizada pelos hepatócitos. O álcool inibe a LPL, provocando acúmulo de VLDL. Ele também é metabolizado em acetil CoA, que é o principal precursor da síntese de ácidos graxos.

Dislipidemia

Tabela 29.5. Etapas para a estratificação de pacientes sem tratamento hipolipemiante

Etapa 1	Presença de doença aterosclerótica significativa (coronária, cerebrovascular, vascular periférica), com ou sem eventos clínicos ou obstrução ≥ 50% em qualquer território arterial? Se sim, considera-se **risco muito alto**. Se não, segue-se para o passo 2
Etapa 2	Portador de diabetes *mellitus* tipo 1 ou tipo 2? Se sim, uso dos estratificadores de risco e doença aterosclerótica subclínica. Se presente, alto risco. Se ausentes, risco intermediário
Etapa 3	(Em não diabéticos) Portadores de aterosclerose na forma subclínica documentada por metodologia diagnóstica? Se sim, alto risco. Se não, ir para etapa 4
Etapa 4	Atribuição de pontos de acordo com o risco cardiovascular global: de acordo com as variáveis sexo, idade, PAS, PAS tratada/não tratada, tabagismo, uso de estatina, colesterol total, colesterol HDL. Observação – a Atualização da Diretriz não utiliza os fatores agravantes para reestratificação do risco cardiovascular. A calculadora de risco cardiovascular proposta pela Sociedade Brasileira de Cardiologia pode ser acessada no *site* do departamento de aterosclerose: http://departamentos.cardiol.br/sbc-da/2015/ ou por meio do aplicativo disponível para *smartphones* Estas etapas também estão sumarizadas na Figura 29.6

Tabela 29.6. Estratificação do risco cardiovascular em pacientes sem tratamento hipolipemiante

Risco Muito Alto	Alto Risco (Figura 29.5)	Risco Intermediário	Baixo Risco
Doença aterosclerótica significativa (coronária, cerebrovascular, vascular periférica) com ou sem eventos clínicos	• Presença de aterosclerose subclínica documentada por USG de carótidas (presença de placa); ITB < 0,9; escore de cálcio arterial coronariano (CAC) > 100 ou a presença de placas ateroscleróticas na angiotomografia (angio-TC) de coronárias	• Indivíduos com ERG entre 5 e 20% no sexo masculino e entre 5 e 10% no sexo feminino	• Pacientes dos sexos masculino e feminino com risco em 10 anos < 5%, calculado pelo ERG
Documentação prévia de estenose ≥ 50% em qualquer território arterial	• Aneurisma de aorta abdominal • Doença renal crônica • Aqueles com concentrações de LDL-c ≥ 190 mg/dL • Presença de diabetes *mellitus* tipos 1 ou 2, e com LDL-c entre 70 e 189 mg/dL e presença de estratificadores de risco (ER) ou doença aterosclerótica subclínica (DASC)	• Diabéticos sem os critérios de DASC ou ER	

Tabela 29.7.

Estratificadores de risco (ER)	Doença aterosclerótica subclínica (DASC)
Idade ≥ 48 anos no homem e ≥ 54 anos na mulher	Presença de placa > 1,5 mm na USG de carótida
Tempo de diagnóstico do diabetes > 10 anos	ITB < 0,9
História familiar de parente de primeiro grau com DCV prematura (< 55 anos para homem e < 65 anos para mulher)	Escore de CAC > 100
Tabagismo (pelo menos um cigarro no último mês)	Presença de placa aterosclerótica na angio-TC de coronárias
Hipertensão arterial sistêmica	LDL-c entre 70 e 189 mg/dL, do sexo masculino com risco calculado pelo ERG > 20% e nas mulheres > 10%
Síndrome metabólica	
Albuminúria > 30 mg/g de creatinina e/ou retinopatia	
TFG < 60 mL/min	

Adaptado de: Atualização da V Diretriz Brasileira sobre Dislipidemias e Prevenção da Aterosclerose da Sociedade Brasileira de Cardiologia, 2017.

Dislipidemia

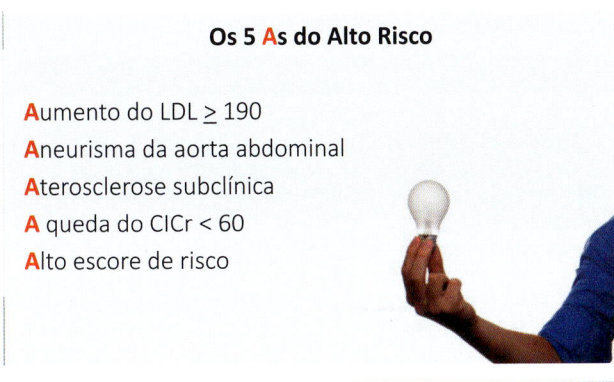

Os 5 As do Alto Risco

Aumento do LDL ≥ 190
Aneurisma da aorta abdominal
Aterosclerose subclínica
A queda do ClCr < 60
Alto escore de risco

Figura 29.5. **Mnemônico para os principais fatores determinantes de risco cardiovascular alto: os 5 As.**

Tabela 29.8. Metas para terapêutica preventiva com hipolipemiantes

Risco	Meta terapêutica (mg/dL)		
	Com estatinas		Sem estatinas
	LDL-c	Não HDL-c	Redução (%)
Baixo risco	< 130	< 160	> 30
Risco intermediário	< 100	< 130	30-50
Alto risco	< 70	< 100	> 50
Risco muito alto	< 50	< 80	> 50

Adaptado de: Atualização da V Diretriz Brasileira sobre Dislipidemias e Prevenção da Aterosclerose da Sociedade Brasileira de Cardiologia, 2017.

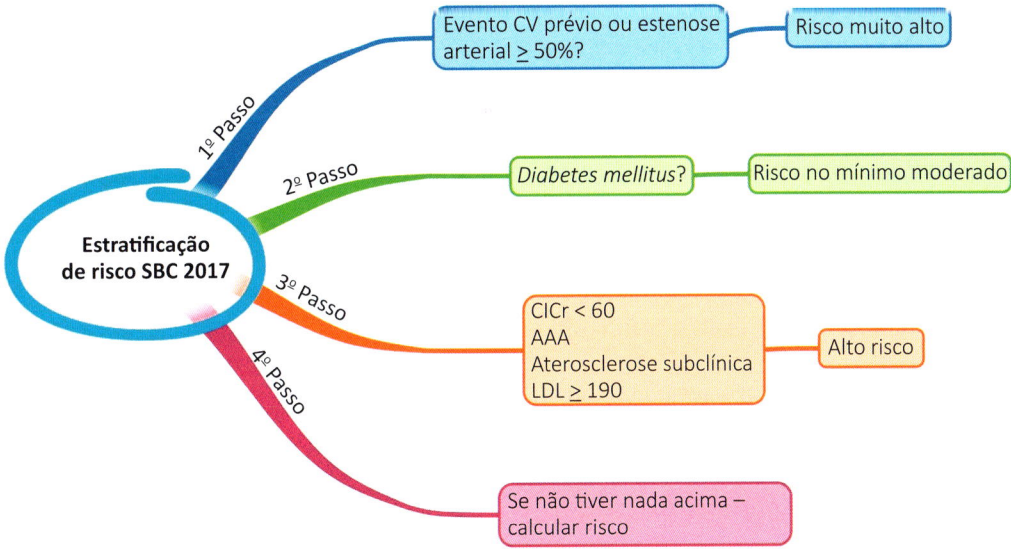

Figura 29.6. **Resumo da avaliação do risco cardiovascular de acordo com a Diretriz Brasileira de Dislipidemias.**

e/ou dose alta ou, ainda, não observação da variabilidade individual ao tratamento.

- Outro detalhe importante é que o risco cardiovascular estabelecido pelos escores de risco pode se alterar após o controle farmacológico e não farmacológico dos fatores de risco.

Metas terapêuticas

- As metas terapêuticas são orientadas de acordo com o perfil de risco cardiovascular. De uma forma geral, as metas são mais "agressivas (exigentes)" quanto maior o risco cardiovascular. A meta primária deve ser o valor da LDL-c (Tabela 29.8).
- As diretrizes americanas sugerem não usar a terapia hipolipemiante guiada pelos níveis de LDL em razão de tal estratégia não ter sido utilizada em nenhum dos grandes *trials* randomizados sobre o assunto. O benefício das estatinas em relação à redução do risco cardiovascular foi demonstrado usando doses preestabelecidas de acordo com a potência da estatina, a presença de eventos cardiovasculares prévios, valor de LDL-c, idade e presença de diabetes *mellitus*.
- A maioria das atuais diretrizes orienta que se alcancem determinadas metas. Nos pacientes considerados de risco cardiovascular muito alto, evidências recentes orientam metas de LDL-c menores que 50 mg/dL. Naqueles considerados de alto risco cardiovascular devem ser buscados valores de LDL-c menores que 70 mg/dL. Em pacientes de risco intermediário a meta é a LDL-c menor que 100 mg/dL e nos de baixo risco cardiovascular, a LDL-c menor que 130 mg/dL.
- Considera-se meta secundária os valores do colesterol não HDL-c. Eles devem ser 30 mg/dL superiores às me-

Dislipidemia

tas para a LDL-c, ou seja, nos de muito alto risco devem ser menores que 80 mg/dL, nos de alto risco, menores que 100 mg/dL, nos de risco intermediário, menores que 130 mg/dL e nos de baixo risco, menores que 160 mg/dL.
- Não se recomenda o estabelecimento de metas para a HDL-c por, até o momento, não existirem evidências para esse objetivo.
- Os pacientes com hipertrigliceridemia acima de 500 mg/dL devem ser tratados com objetivo maior de redução de complicações, como a pancreatite aguda. A conduta deve ser individualizada de acordo com o risco cardiovascular naqueles com triglicerídeos entre 150-499 mg/dL.

Tratamento

- O objetivo é evitar eventos cardiovasculares, e não "tratar o exame". Nesse sentido, reduzir o colesterol deve ser apenas uma parte da estratégia de redução do risco cardiovascular.
- Todos os pacientes dislipidêmicos devem ser orientados quanto à mudança do estilo de vida (MEV) (vide *Tratamento não medicamentoso*).
- A decisão sobre a indicação do tratamento medicamentoso deve ser feita com base no tipo de dislipidemia e no perfil de risco cardiovascular, e deve sempre ser indicada em conjunto com as medidas não farmacológicas.
- Deve-se iniciar o tratamento farmacológico nos indivíduos de riscos baixo e intermediário que não responderam após 6 e 3 meses de MEV, respectivamente.
- Já para pacientes de risco cardiovascular alto e muito alto, o tratamento farmacológico deve ser instituído imediatamente.
- As drogas utilizadas no tratamento podem ter ação predominantemente na redução do colesterol (estatinas, associação estatina + ezetimiba, colestiramina, inibidores da PCSK9 e, de forma menos relevante, os fibratos e ácido nicotínico) e aquelas com ação predominante sobre a redução dos níveis de triglicerídeos (fibratos, ácido nicotínico, ácidos graxos ômega-3).
- Em indivíduos com hipertrigliceridemia, o uso da não HDL-c estima melhor o volume total de lipoproteínas aterogênicas. Assim, utiliza-se a não HDL-c como meta quando TG > 400 mg/dL.
- Nos casos em que os níveis de triglicerídeos são maiores que 500 mg/dL, o tratamento deve ser orientado para o uso de fibrato em decorrência do risco de pancreatite. Nos casos em que os triglicerídeos estejam abaixo de 500 mg/dL, recomenda-se apenas o início de estatina (com ou sem ezetimiba) visando a meta da LDL-c ou não HDL-c.

Tratamento não medicamentoso

Recomendações dietéticas

- Está bem fundamentada, em estudos epidemiológicos, a redução de risco cardiovascular por meio da adoção de um padrão alimentar saudável. Por isso, a dieta deve sempre fazer parte do tratamento, independentemente do risco cardiovascular. (Tabela 29.9).
- Recomenda-se dieta com baixo teor de colesterol (alimentos de origem animal, leite e seus derivados, embutidos, frios, frutos do mar) e gorduras saturadas (carnes gordurosas, leite de coco, óleos de dendê).
- Evidências recentes mostraram a pouca influência do colesterol alimentar no aumento do risco cardiovascular, por esse motivo não há valor de corte preconizado para o consumo de colesterol.
- Deve-se substituir a gordura saturada pela insaturada (poli-insaturada – ômega-3 e 6 – e monoinsaturada – ômega-9). Os ácidos graxos ômega-6 são encontrados nos óleos vegetais de soja, milho e girassol. Encontra-se ômega-3 em vegetais e peixes de água fria.
- Os ácidos graxos poli-insaturados têm o inconveniente de reduzir também a HDL-c, o que não ocorre com os monoinsaturados (ômega-9) encontrados nos óleos de oliva e canola, abacate, além de castanhas, nozes, amendoins e amêndoas.
- Os ácidos graxos *trans*, encontrados na gordura hidrogenada (sorvetes, chocolates, bolos, margarinas, biscoitos crocantes), aumentam a LDL-c e o TG e reduzem a HDL-c, devendo seu consumo ser fortemente desencorajado.
- As fibras aceleram o trânsito intestinal e diminuem a absorção de colesterol.
- Os fitoesteróis (óleos vegetais) e as proteínas de soja auxiliam principalmente por reduzirem a LDL-c.
- Os antioxidantes (flavonoides), encontrados nas verduras, frutas e bebidas derivadas da uva reduzem a aterogenicidade da LDL-c.
- Recentemente foi publicado o Estudo PURE, que sugeriu redução de mortalidade com aumento do consumo de gorduras saturadas. Várias são as falhas metodológicas do estudo, entre elas o fato de ser observacional e os questionários terem sido preenchidos tanto pelos indivíduos quanto por familiares. O único desfecho cardiovascular reduzido com o aumento de consumo de gorduras saturadas foi o risco de AVC e a redução da mortalidade foi correlacionada basicamente pela mortalidade não cardiovascular.

Tabela 29.9. Recomendações dietéticas no tratamento das dislipidemias

Nutrientes	Recomendações
Gordura total	25 a 35% das calorias totais
Ácidos graxos saturados	≤ 7% das calorias totais
Ácidos graxos poli-insaturados	≤ 10% das calorias totais
Ácidos graxos monoinsaturados	≤ 20% das calorias totais
Carboidratos	50 a 60% das calorias totais
Proteínas	15% das calorias totais
Colesterol	< 200 mg/dia
Fibras	20 a 30 g/dia
Calorias	Ajustado ao peso desejável

Atividade física

- A prática de exercícios físicos aeróbios promove redução dos níveis plasmáticos de TG e aumento dos níveis de HDL-c, porém sem alterações significativas sobre as concentrações de LDL-c.
- Adultos devem ser fortemente encorajados a adotar um estilo de vida fisicamente ativo.
- Recomendam-se para indivíduos com cardiopatia os serviços de reabilitação supervisionados.
- Os exercícios devem ser realizados de três a seis vezes por semana, em sessões com duração de 30 a 60 minutos. O ideal é acumular pelo menos 150 minutos de exercício aeróbico de moderada intensidade por semana, ou 75 minutos de atividade de alta intensidade.
- Recomenda-se como intensidade a zona-alvo situada entre 60 e 80% da frequência cardíaca máxima, estimada em teste ergométrico.

Cessação do tabagismo

- Medida fundamental no combate à aterosclerose.
- Recomenda-se acompanhamento médico para o tratamento, que consiste em terapias comportamental e medicamentosa.
- Faz parte do arsenal terapêutico a reposição de nicotina, antidepressivos (bupropiona) e vareniclina, com taxas de sucesso variáveis.

Controle de Peso

- A perda de peso clinicamente significativa (≥ 5% do peso inicial) está associada à melhora moderada dos níveis de LDL-c e triglicérides nos indivíduos com sobrepeso e obesidade (IMC ≥ 25 kg/m^2).
- Ainda assim, é tema de abordagem complexa na prática clínica. Está demonstrado que intervenções abrangentes multidisciplinares reduzem, em média, 8 kg de peso (5 a 10% do peso corporal inicial) em curto e médio prazos (6 a 12 meses). No entanto, seguimentos mais longos, após 1 ano, revelam que pode haver ganho de peso gradual de 1-2 kg/ano.
- De toda a forma, esses pacientes devem ser encorajados e motivados à redução de peso, idealmente, com o apoio de programas específicos que ajudem a equilibrar ingestão calórica com gasto energético (atividade física).

Tratamento medicamentoso

Estatinas

- A primeira estatina lançada foi a lovastatina, em 1987.
- As estatinas são inibidores da HMG-CoA redutase e reduzem a morbimortalidade cardiovascular (Tabela 29.10).
- São capazes de diminuir a LDL-c de 15 a 55% e o TG de 7 a 28% elevando a HDL-c de 2 a 10%.
- Uma determinada dose de estatinas reduz a LDL-c de maneira proporcional (%), independentemente da concentração basal (Tabela 29.11). A duplicação das doses acrescenta, em média, apenas 6% na redução de LDL-c.

- Dose única, diária, preferencialmente à noite (para as estatinas de meia-vida curta).
- Efeitos adversos (raros): hepatite, miosite e rabdomiólise.

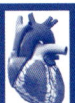
Devo monitorar lesão muscular induzida por estatina com CPK?

Não!
- A dosagem de CPK não é recomendada rotineiramente, mesmo no aumento da dose. Deve ser considerada apenas em pacientes de risco (pacientes com antecedentes de intolerância à estatina, antecedentes familiares de miopatia, uso concomitante de fármacos que aumentem o risco de miopatia (Figura 29.7) ou naqueles com sintomas.
- Suspender se houver aumento da CPK > 10 × da normalidade ou persistência dos sintomas. Após a normalização do exame, introduzir metade da dose ou outra estatina.
- A Figura 29.8 resume as principais medidas frente ao paciente em uso de estatinas e com sintomas musculares.

Sinvastatina – metabolizada pelo CYP3A4
6 As que aumentam níveis da estatina

Amiodarona
Antagonista dos canais de cálcio
Azitro e macrolídeos
Antidepressivo (fluoxetina)
Antagonista da protease
Antifúngico

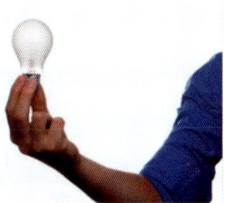

Figura 29.7. **Principais medicações que, ao inibirem a atividade do CYP3A4, elevam os níveis séricos de sinvastatina, aumentando assim o risco de efeitos colaterais por essa medicação.**

E a monitoração da toxicidade hepática?

- Recomenda-se a avaliação inicial das transaminases (ALT e AST) no início do tratamento. As estatinas devem ser suspensas durante o tratamento em caso de hepatotoxicidade: icterícia, hepatomegalia, aumento de bilirrubina direta e do tempo de protrombina (≥ dois desses).
- Elevação isolada de transaminases não justifica suspensão do medicamento. Em casos de elevações > 3x a normalidade, recomenda-se repetir o exame e investigar outras etiologias, reduzindo a dose ou suspendendo a critério médico.
- É contraindicada em hepatopatias agudas, sendo seu uso liberado nos hepatopatas crônicos.

Dislipidemia

Tabela 29.10. Tratamento recomendado de acordo com o risco cardiovascular

Risco muito alto	Alto risco	Risco intermediário	Baixo risco
Estatinas de alta intensidade (redução de > 50% de LDL) • Atorvastatina 40-80 mg • Rosuvastatina 20-40 mg • Sinvastatina 40 mg/ezetimiba 10 mg	Estatinas de alta intensidade (redução de > 50% de LDL) • Atorvastatina 40-80 mg • Rosuvastatina 20-40 mg • Sinvastatina 40 mg/ezetimiba 10 mg	Estatinas de moderada intensidade (redução de 30-50% de LDL) • Lovastatina 40 mg • Sinvastatina 20-40 mg • Pravastatina 40-80 mg • Fluvastatina 80 mg • Pitavastatina 2-4 mg • Atorvastatina 10-20 mg • Rosuvastatina 5-10 mg	Individualizar conduta – pacientes sem resultado com MEV • Lovastatina 40 mg • Sinvastatina 20-40 mg • Pravastatina 40-80 mg • Fluvastatina 80 mg • Pitavastatina 2-4 mg • Atorvastatina 10-20 mg • Rosuvastatina 5-10 mg

Tabela 29.11. Doses e efeitos das estatinas

Sinvastatina	Atorvastatina	Rosuvastatina	Sinvastatina + ezetimiba	% LDL-c
10 mg	–	–	–	30%
20 mg	10 mg	–	–	38%
40 mg	20 mg	5 mg	10/10 mg	41%
–	40 mg	10 mg	10/20 mg	47%
–	80 mg	20 mg	10/40 mg	55%
–	–	40 mg	–	63%

Observação: estão destacadas (azul escuro) as estatinas e respectivas doses consideradas como sendo de alta potência.

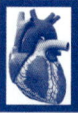

Por que não se usa mais a dose de 80 mg de sinvastatina?

Em 2011, a FDA (*US Food and Drug Administration*) lançou uma recomendação para que não fossem utilizadas doses elevadas de sinvastatina (80 mg) por causa do risco aumentado de dano muscular. Somente em pacientes que já faziam uso por mais de 1 ano sem evidências de miopatia essa dose poderia ser mantida.

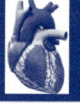

Estatina aumenta risco de diabetes *mellitus*?

As estatinas parecem aumentar o risco de diabetes *mellitus*, porém o impacto é pequeno e é contrabalanceado pela diminuição do risco cardiovascular com o uso das estatinas. Pacientes com predisposição alta para diabetes (glicemia de jejum > 100 mg/dL, HBA1c > 6%, IMC > 30 kg/m^2) têm maior risco de desenvolver diabetes na vigência do uso de estatinas. Para um caso de diabetes "gerado" pela estatina, 3,2 novos eventos cardiovasculares são prevenidos. Cabe ressaltar que em estudos mais recentes, como no HOPE 3, no quais o aparecimento de diabetes foi um desfecho pré-especificado, o uso da rosuvastatina não foi associado ao aumento significativo nos casos de DM2.

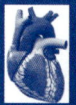

O que fazer quando LDL < 40 na vigência do uso de estatina?

Segundo orientações da diretriz da AHA de 2013, deve-se considerar a redução da dose da medicação quando ocorrerem duas medidas consecutivas de LDL < 40. Entretanto, os trabalhos mais recentes com os inibidores da PCSK9, nos quais muitos pacientes ficaram com LDL próxima ou abaixo de 30 mg/dL, não mostraram efeitos adversos significativos. Logo, nos pacientes que já tiveram IAM previamente, sugerimos manter a dose caso o paciente não apresente efeitos colaterais.

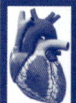

Estatina reduz o volume da placa aterosclerótica?

Vários estudos já demonstraram *in vivo*, utilizando o ultrassom intracoronário, ou *post mortem*, através de estudos com animais em laboratório, que o uso de estatina (principalmente em doses altas) interrompe ou pelo menos diminui a velocidade de progressão da aterosclerose. Estudo publicado no JACC, em 2016, (*Stable Trial*) mostrou que, além de poderem mudar a evolução destas, as estatinas reduzem o volume da placa aterosclerótica, principalmente naquelas mais "instáveis" e inflamadas.

Dislipidemia

Intolerância às estatinas

- O principal efeito colateral das estatinas são sintomas musculares como mialgia, fadiga e câimbras. Cerca de 10-25% dos pacientes têm dor muscular e o diagnóstico é clínico. A dor tende à simetria e acomete principalmente a região da coxa/quadril seguida, em frequência, das panturrilhas e dos ombros. Os sintomas podem surgir dentro de 4 semanas após o início da medicação e geralmente desaparecem em até 2 semanas da suspensão da droga. Pacientes com insuficiência renal aguda ou crônica, doença hepática obstrutiva, hipotireoidismo e deficiência de vitamina D aumentam a suscetibilidade à miopatia.
- No caso da persistência dos sintomas, deve-se avaliar a possibilidade de miopatia não relacionada ao uso da estatina e de miopatia autoimune necrosante induzida pela estatina. Essa última condição clínica é rara (um caso para cada 100.000 usuários e caracteriza-se pelos sintomas musculares persistentes e elevação importante da CK (geralmente acima de 6.000), presença de anticorpos anti-HMG CoA redutase (94% dos casos) e presença de intensa necrose na biópsia muscular.

Como proceder diante de um caso de intolerância à estatina?

- Tentar pelo menos dois tipos diferentes de estatinas – pravastatina, fluvastatina, rosuvastatina e pitavastatina parecem ter menos toxicidade muscular intrínseca. A primeira medida é trocar a estatina em uso por outra que utilize outra via de metabolização (Figuras 29.8 e 29.9).
- Outra estratégia pode ser reduzir a dose da estatina e associar ezetimiba.
- Também é sugerido recomendar a rosuvastatina em dias alternados (estatina de meia-vida mais prolongada).
- Por fim, uma medida é trocar estatina por inibidores da PCSK9 (limitação pelo custo, reservar para pacientes com dislipidemia significativa, principalmente se eventos prévios).

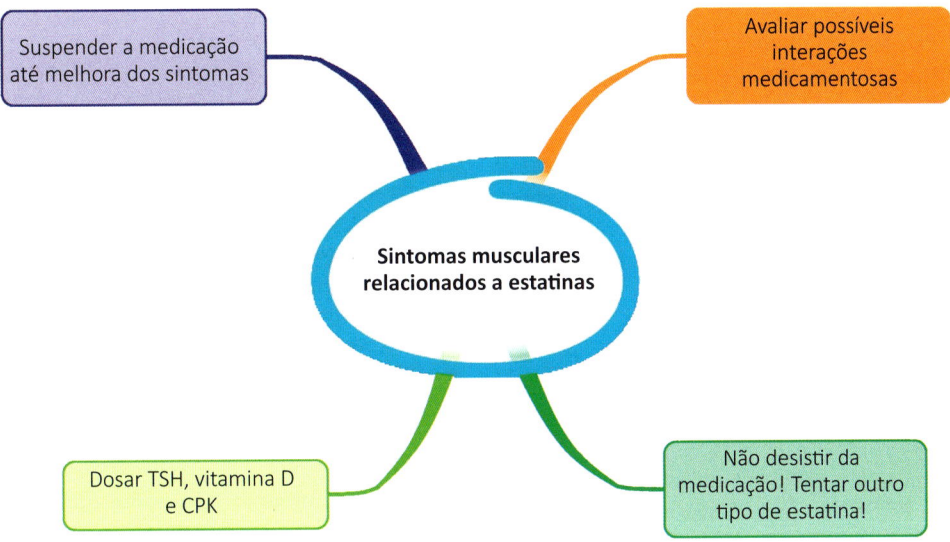

Figura 29.8. Como proceder frente a sintomas musculares causados por estatinas.

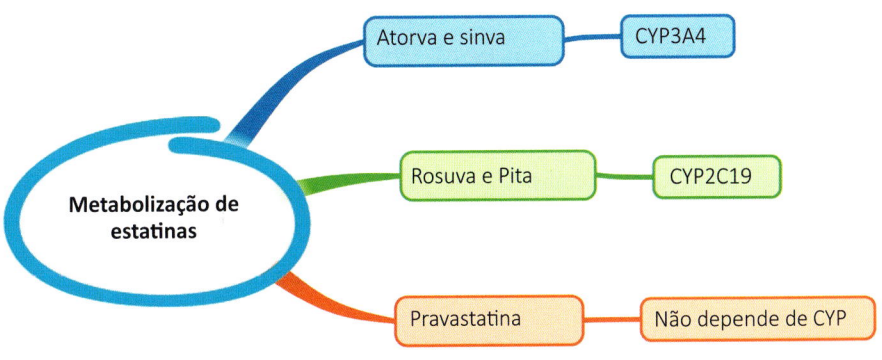

Figura 29.9. Vias de metabolização das principais estatinas.

capítulo 29

Ezetimiba

- A ezetimiba inibe a absorção de colesterol na borda em escova do intestino delgado, atuando de forma seletiva nos receptores NPC1-L1 e inibindo o transporte intestinal de colesterol.
- Isoladamente, reduz cerca de 10-25% da LDL-c, sendo seu efeito potencializado com a associação às estatinas.
- Tem sua principal recomendação na associação, nos pacientes refratários em uso de estatina ou quando há intolerância.
- Recentemente, o estudo IMPROVE-IT mostrou que a associação de estatina com ezetimiba apresentou redução significativa de eventos cardiovasculares após SCA.
- É empregada em dose única de 10 mg ao dia, com raros efeitos colaterais, não devendo ser usada em casos de hepatopatias agudas.

Inibidores da PCSK9

- Os inibidores da PCSK9 (*proprotein convertase subtilisin/kexin type 9*) são anticorpos monoclonais que levam à destruição destas proteases que degradam os receptores de LDL na superfície das células hepáticas. Esses receptores fazem a captação das partículas do colesterol LDL. Com a inibição dessas proteases ocorre o aumento do número de receptores de LDL nas células hepáticas, com redução dos níveis séricos de LDL.
- São medicações administradas por via subcutânea a cada 2-4 semanas.
- Reduzem em média 60% da LDL quando em comparação com placebo. Mesmo em pacientes em uso de dose máxima de estatina, a associação com inibidores de PCSK9 pode reduzir, de forma adicional, até 75% da LDL.
- Nos casos de hipercolesterolemia familiar heterozigótica, os inibidores da PCSK9 podem reduzir cerca de 50% da LDL, e nos casos homozigóticos mais graves, promover uma queda de 17-31%.
- Em 2017, a redução de desfechos cardiovasculares com o uso dos inibidores da PCSK9 (evolocumabe e alirocumabe) foi demonstrada com a publicação do estudo FOURIER e, em 2018, com o ODYSSEY *Outcomes Trial*.
- São indicados no tratamento das dislipidemias daqueles pacientes com alto risco cardiovascular (especialmente que já tiveram SCA) e que não atingiram as metas de tratamento, quando já em tratamento com maior dose de estatina tolerada, associada ou não ao ezetimiba.
- São consideradas medicações seguras, e possíveis efeitos colaterais: náuseas, nasofaringite, fadiga e aumento da incidência de reações no local da injeção.
- O alirocumabe (nome comercial Praluent™) e o evolocumabe (Repatha™) são os dois inibidores da PCSK9 aprovados para uso no Brasil.

Como otimizar o custo × benefício dos inibidores da PCSK9?

- No Brasil, o custo pode variar entre 1.300 a 2.500 reais (para a dose de 140 mg a cada 2 semanas), o que é um fator limitante para a prescrição dessas medicações na realidade nacional.
- Por outro lado, quanto maior a redução de LDL-c, maior o benefício.
- Assim, você pode fazer um curso curto de algumas semanas com estas drogas e rever o perfil lipídico. O paciente teve importante redução do LDL-c e o preço da medicação em longo prazo é tolerável? Se sim, manter o tratamento. Por outro lado, se os níveis de LDL-c não reduzirem como esperado (por volta de 60% da LDL), considerar manter apenas a associação estatina + ezetimiba.

Fibratos

- Aumentam a produção e ação da lipase lipoproteica.
- Reduzem triglicérides de 30 a 60% e aumentam a HDL-c de 7 a 11% (Tabela 29.12).
- Não há evidências de que o tratamento farmacológico da hipertrigliceridemia diminua o risco de eventos cardiovasculares. Medica-se, portanto, para reduzir o risco de pancreatite, em geral quando triglicérides estão acima de 500 mg/dL.
- Os resultados de redução de desfechos cardiovasculares são conflitantes com o uso de fibratos (Figura 29.10).
- São recomendados como medida farmacológica inicial quando TG > 500 mg/dL, podendo também ser usados na dislipidemia mista com predomínio de hipertrigliceridemia.
- Efeitos colaterais são raros, destacando-se distúrbio gastrointestinal, mialgia, perda da libido e litíase biliar. Casos de rabdomiólise foram descritos na associação de estatinas com genfibrozil.

Tabela 29.12. Doses e efeitos dos fibratos

Fibratos	Dose	Redução de TG
Bezafibrato	400-600 mg	–15 a 55%
Ciprofibrato	100 mg	–15 a 45%
Etofibrato	500 mg	–10 a 30%
Fenofibrato	250 mg	–10 a 30%
Genfibrozil	600-1.200 mg	–20 a 60%

Adaptado de: IV Diretriz Brasileira sobre Dislipidemias e Prevenção da Aterosclerose da Sociedade Brasileira de Cardiologia, 2007.

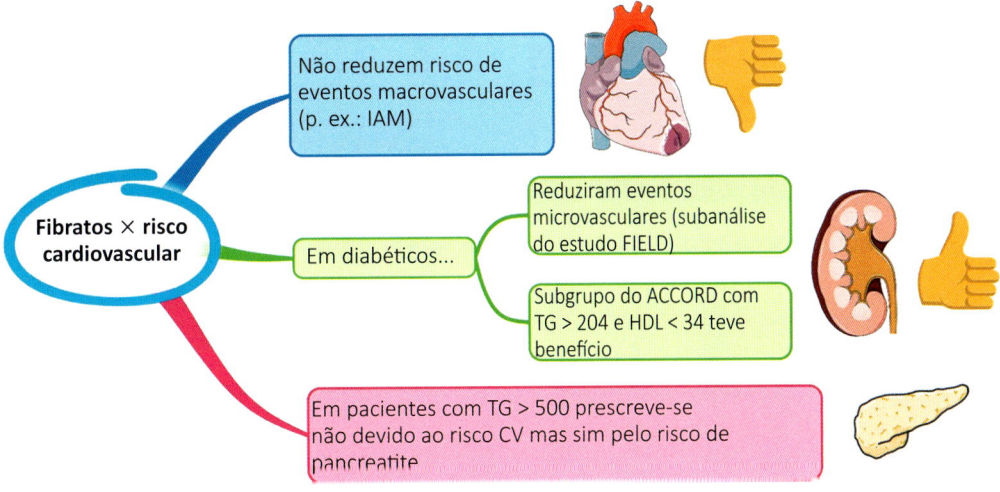

Figura 29.10. Resumo da relação entre o uso de fibratos e risco cardiovascular.

Resinas de troca

- Reduzem a absorção de sais biliares e, consequentemente, do colesterol.
- Reduzem, em média, 20% da LDL-c.
- A colestiramina tem seu efeito potencializado em associação com a estatina.
- Pode ser usada em crianças e é o único hipolipemiante liberado para mulheres no período reprodutivo.
- A posologia é de 4 a 24 g ao dia, sendo doses acima de 16 g pouco toleradas.
- Principais efeitos colaterais estão relacionados à intolerância gastrointestinal e à diminuição da absorção de vitaminas lipossolúveis e ácido fólico.
- Podem provocar aumento de triglicérides, devendo ser evitadas em hipertrigliceridemias (TG > 300 mg/dL).

Ácidos graxos ômega-3

- Derivados de óleos de peixes de água fria.
- Em altas doses (4 a 6 g/dia), reduzem o TG e elevam discretamente a HDL-c.
- Em portadores de doença coronariana, a dose de 1 g/dia reduziu eventos cardiovasculares. Recentemente com o emprego das estatinas, esses benefícios não foram claros. As diretrizes atuais recomendam apenas uso em associação a outras terapias redutoras de TG para tratar hipertrigliceridemia grave.

E o ácido etil-eicosapentaenoico (E-EPA)?

- Este éster do ácido eicosapentaenoico (EPA) é um ácido graxo da família dos ômega-3.
- O REDUCE-IT (2018) foi um ensaio clínico multicêntrico, duplo-cego, que randomizou 8.179 pacientes com doença cardiovascular estabelecida (70%) ou diabetes associado a fatores de risco, para receberem E-EPA em altas doses (2 g, duas vezes ao dia) ou placebo, durante quase 5 anos. Os níveis de TG estavam entre 135 e 499 mg/dL, e a mediana de LDL-c era baixa, 74 mg/dL. Ao final do seguimento, o E-EPA reduziu em 25% o desfecho composto primário (HR: 0,75 IC 95% 0,68-0,83 p < 0,001). A redução de risco absoluto foi de 4,8%, com um NNT de 21. Houve redução significativa também na mortalidade cardiovascular em 17%.
- Os autores não têm uma explicação definida para esses resultados, que surpreenderam em relação a estudos anteriores com ômega-3. Vale lembrar que, no Brasil, as formulações comerciais de ômega-3 contêm frações muito baixas de EPA, e o E-EPA isolado, como utilizado no estudo, não está disponível no País.

Dislipidemia

Outros fármacos hipolipemiantes

Resinas de troca

- Reduzem a absorção de sais biliares e, consequentemente, do colesterol.
- Reduzem, em média, 20% da LDL-c.
- A colestiramina tem seu efeito potencializado em associação com a estatina.
- Pode ser usada em crianças e é o único hipolipemiante liberado para mulheres no período reprodutivo.
- A posologia é de 4 a 24 g ao dia, sendo doses acima de 16 g pouco toleradas.
- Principais efeitos colaterais estão relacionados à intolerância gastrointestinal e à diminuição da absorção de vitaminas lipossolúveis e ácido fólico.
- Podem provocar aumento de triglicérides, devendo ser evitadas em hipertrigliceridemias graves.

Ácido nicotínico

- Reduz a lipase tecidual nos adipócitos, levando à redução da liberação de ácidos graxos livres e consequente menor produção hepática de triglicerídeos.
- Reduz LDL-c em 5 a 25% e TG em 20 a 50%, e aumenta HDL-c em 15 a 35%.
- Em razão dos efeitos colaterais (rubor, prurido), prefere-se a forma de liberação intermediária, por melhor tolerabilidade.
- Recomenda-se iniciar com 500 mg ao dia com aumento progressivo até 1 a 2 g ao dia.
- Em 2011, o *trial* AIM-HIGH foi terminado antes do prazo esperado por não conseguir demonstrar benefícios com o uso de ácido nicotínico em pacientes com doença cardiovascular manifesta, em uso de estatina (com LDL média de 71) e que mantinham HDL baixa e triglicérides alto. Não houve diferença em comparação com placebo quanto à redução de desfechos [infarto agudo do miocárdio fatal ou não fatal, acidente vascular cerebral, internação por síndrome coronariana aguda (SCA), revascularizações]. É importante lembrar que na mesma época foi lançada a Diretriz Americana de Hipertrigliceridemia, que reforçou a escassez de evidências em diminuição de risco cardiovascular com o tratamento da hipertrigliceridemia.
- Em 2013 foi publicado o trabalho HPS-2 THRIVE, um estudo de prevenção secundária com mais de 25.000 pacientes, que mostrou que a adição do medicamento niacina + laropipranto (medicação para diminuir a ocorrência de *flush*) à estatina não apresentou benefício na redução de risco de eventos cardiovasculares maiores, como IAM ou AVC, quando comparado com o uso de estatina isolada. Além disso, houve uma frequência maior de eventos adversos não fatais no grupo niacina, tais como sangramento (intracraniano e gastrointestinal), miopatias, infecções ou novo diagnóstico de IAM. Após esse estudo, essa medicação (niacina + laropipranto) foi suspensa do mercado.
- Como não houve benefício na redução dos desfechos cardiovasculares, atualmente é um medicamento em desuso. Seu uso é recomendado em casos restritos como, por exemplo, associado a fibratos quando TG > 1.000 mg/dL.

Inibidores da proteína colesteril éster transferase (CETP)

- São drogas ainda em fase de estudo e que demonstraram aumentar significativamente a HDL.
- O estudo DEFINE avaliou o anacetrapibe. Não tinha número suficiente para mostrar impacto em desfechos comparados com placebo. Nesse estudo foram avaliados 1.623 pacientes em prevenção secundária, todos já em uso de estatina. A associação do anacetrapibe reduziu em 36% a LDL e aumentou a HDL em 138% (não houve desfechos clínicos nesse estudo). Ele mostrou que essa nova droga é segura. Não houve elevação de aldosterona nem de pressão arterial.
- Estudo prévio com torcetrapibe foi interrompido por demonstrar aumento de eventos cardiovasculares, possivelmente decorrentes de elevação da pressão arterial nesses pacientes.
- Em 2017, foi publicado o ensaio REVEAL, que avaliou a eficácia e segurança da adição de anacetrapibe *versus* placebo a doses eficazes de atorvastatina em mais de 30 mil indivíduos acima de 50 anos e alto risco cardiovascular. O ensaio mostrou redução de desfechos, porém com NNT alto.
- Não disponíveis para uso no Brasil.

■ Dislipidemias primárias

- Dislipidemias primárias são aquelas que têm substrato genético como causa.
- Este grupo de indivíduos está sob risco particularmente aumentado de eventos cardiovasculares.
- Quando pensar em dislipidemias primárias?
  - Histórico de DLP/aterosclerose precoce em familiares.
  - Apresentação na infância ou adolescência.
  - Alterações típicas ao exame físico.
  - Ausência de fatores secundários que justifiquem.
- Também devemos suspeitar quando um exame laboratorial apresentar:
  - LDL-c > 190 mg/dL;
  - CT > 310 mg/dL;
  - HDL-c <10 mg/dL;
  - TG > 500 mg/dL.

Hipercolesterolemia familiar

- É uma dislipidemia primária de herança dominante. Estima-se uma prevalência de 1:250 indivíduos.
- Deve-se suspeitar quando a LDL > 190 mg/dL em adultos, ou > 160 mg/dL em indivíduos < 20 anos.
- Este tópico será discutido em capítulo específico.

Dislipidemia

HDL baixa

- É definida como HDL-c < 40 mg/dL em homens e < 50 mg/dL em mulheres.
- Problema comum (20% na população geral, e até 60% em pacientes com DAC).
- Os níveis de HDL-c são determinados 50% por fatores genéticos, aproximadamente, e os demais têm relação com fatores comportamentais.
- Quando muito baixa, geralmente em níveis < 10 mg/dL, devemos pensar em causa primária.
- Causas secundárias de HDL-c baixa incluem:
  - tabagismo;
  - sedentarismo;
  - betabloqueador;
  - terapia para HIV;
  - anabolizantes;
  - antipsicóticos atípicos;
  - hepatopatia;
  - estados inflamatórios agudos.
- A HDL-c aparentemente é um marcador para DCV: estudos não demonstram linearidade entre HDL e risco cardiovascular. Tratamentos que aumentaram a HDL não diminuíram este risco. Por isso, **não** se recomenda tratamento medicamentoso com o objetivo de elevar os níveis de HDL isoladamente.

Hipertrigliceridemia

- A elevação dos níveis plasmáticos de TG ocorre mais frequentemente na presença de dieta rica em calorias, carboidratos, gorduras saturadas, obesidade abdominal e sedentarismo. Isso é particularmente importante nos diabéticos.
- Por outro lado, hipertrigliceridemia com níveis marcadamente elevados pode resultar de distúrbios genéticos das enzimas de processamento ou das apolipoproteínas.
- A hipertrigliceridemia familiar não está associada a sinais clínicos, como arcos da córnea, xantoma e xantelasmas, embora os níveis de TG pós-prandial possam ultrapassar 1.000 mg/dL.
- Esta desordem altamente heterogênea provavelmente resulta de vários genes, e também sofre forte influência ambiental. Por exemplo, a ingestão de álcool estimula potencialmente a hipertrigliceridemia nesses pacientes, assim como a ingestão calórica ou de carboidratos.
- O papel dos TG na patogênese de doença cardiovascular aterosclerótica ainda é controverso. É provável que o colesterol das lipoproteínas ricas em triglicérides (quilomícrons e VLDL), e seus remanescentes, desempenhem esse papel causal, e não o TG em si.

Dislipidemia poligênica

Dislipidemia em grupos especiais (Tabela 29.13)

Tabela 29.13. Dislipidemia em grupos especiais

Diabetes	• No perfil dos diabéticos predominam redução da HDL-c e hipertrigliceridemia • A redução da LDL-c em diabéticos acarreta benefício similar ao dos coronariopatas
Idosos	• Este grupo possui maior risco de efeitos colaterais com medicações hipolipemiantes, além de problemas com polifarmácia e adesão. Apesar de algumas controvérsias do uso de estatinas na população muito idosa, há evidências de benefício do tratamento. Metanálise mostrou 22% de redução de mortalidade por todas as causas naqueles com idade ≥ 75 anos • Idosos até 75 anos, as recomendações devem seguir as metas formais nas diretrizes. Acima de 75 anos, individualizar: considerar comorbidades, fragilidade, polifarmácia. Atenção! No idoso que apresenta queda importante de colesterol na ausência de medicações deve-se investigar doença consumptiva (câncer)
Insuficiência cardíaca	• Dois estudos (CORONA e GISSI-HF) avaliaram estatinas em pacientes com IC e foram negativos nas suas metas primárias. Por isso, o uso de estatinas em pacientes com IC e classe funcional NYHA II-IV não é recomendado de rotina. Ainda assim, podem ser consideradas na vigência de cardiopatia isquêmica (doença aterosclerótica), LDL-c > 130 mg/dL e idade < 75 anos
Doença renal crônica	• Cerca de 90% dos renais crônicos têm hipercolesterolemia • Preferir estatinas com menor excreção renal como a atorvastatina e a fluvastatina • Em casos de dislipidemia por síndrome nefrótica, o tratamento da doença de base muitas vezes é suficiente
Hepatopatias crônicas	• Doenças colestáticas podem cursar com hipercolesterolemia • A doença hepática crônica não contraindica o tratamento com estatinas • Em casos de sinais de hepatotoxicidade aguda, a estatina deverá ser suspensa
Síndrome da imunodeficiência adquirida	• Há aumento dos eventos cardiovasculares nesse grupo de doentes pelo próprio efeito do vírus e da terapia antirretroviral e pelo aumento da sobrevida da doença com os avanços no tratamento • Os inibidores da protease aumentam lipodistrofia, resistência à insulina e dislipidemia mista • Deve-se dar preferência ao uso de estatinas com metabolização distinta dos antirretrovirais, como a pravastatina e a fluvastatina. Não usar sinvastatina e inibidor de protease!
Mulheres em idade fértil	• Evitar estatinas (contraindicadas na gravidez) • Fibratos podem ser considerados em casos de hipertrigliceridemia grave (TG > 1.000 mg/dL). Contudo, pode ser mais segura nessa situação a plasmaférese devido aos potenciais efeitos adversos no feto numa eventual gestação
Perioperatório	• Recomenda-se introduzir estatina em pacientes submetidos a cirurgias vasculares e coronariopatas e mantê-la em usuários crônicos

capítulo 29

Casos clínicos

Caso clínico 1

- Homem de 57 anos, portador de hipertensão arterial e diabetes *mellitus*, sem outras comorbidades, em consulta de rotina para prevenção primária. Está em uso de sinvastatina 20 mg/dia e seus exames revelam uma LDL de 94 mg/dL. Não há outras alterações em exames complementares.

> **Comentários**
>
> Inicialmente, deve-se estratificar o paciente quanto ao seu risco cardiovascular. Lembre-se que o objetivo do tratamento é reduzir esse risco. A avaliação desse paciente deve seguir as etapas descritas (Tabela 29.5).
> - Etapa 1 - Presença de doença aterosclerótica significativa (coronária, cerebrovascular, vascular periférica), com ou sem eventos clínicos ou obstrução ≥ 50% em qualquer território arterial? **NÃO**.
> - Etapa 2 - Portador de diabetes mellitus tipo 1 ou tipo 2? SIM! Nesse caso, como o paciente é homem com idade ≥ 48 anos, e ainda portador de hipertensão arterial, esse paciente é estratificado como tendo **ALTO RISCO** para doença cardiovascular.

- Portanto, a meta preconizada para LDL é < 70 mg/dL. Para atingir esse objetivo não basta apenas dobrar a dose da sinvastatina. Quando se dobra a dose de uma estatina, a redução incremental na LDL é muito modesta (6%), e insuficiente para se atingir a meta desejada. Nesse caso, deve-se utilizar uma estatina de alta potência (atorvastatina 40 mg a 80 mg; rosuvastatina 20 a 40 mg; ou a associação sinvastatina/ezetimibe 40/10 mg).

Caso clínico 2

- Mulher de 52 anos, portadora de hipertensão arterial em tratamento regular com olmesartana, comparece à consulta preocupada com seus níveis de triglicérides. Está assintomática e sua pressão é 116/74 mmHg. Os exames revelam CT = 235 mg/dL, LDL = 114 mg/dL, HDL = 53 mg/dL; TG = 350 mg/dL. Ultrassom com doppler carotídeo normal. Não há outra alteração aos exames.

> **Comentários**
>
> Paciente com CT e TG elevados, a prioridade é tratar inicialmente a hipercolesterolemia, exceto se TG for acima de 500 mg/dL. Deve-se estratificar o paciente quanto ao seu risco cardiovascular.
> - Etapa 1 – Presença de doença aterosclerótica significativa (coronária, cerebrovascular, vascular periférica), com ou sem eventos clínicos ou obstrução ≥ 50% em qualquer território arterial? **NÃO**.
> - Etapa 2 – Portador de diabetes mellitus tipo 1 ou tipo 2? **NÃO.**
> - Etapa 3 – Portadores de aterosclerose na forma subclínica documentada por metodologia diagnóstica? **NÃO**.
> - Etapa 4 – Estratificar o risco conforme calculadora. **RISCO BAIXO.**

- Portanto, a meta preconizada para LDL é < 130 mg/dL. Essa paciente NÃO precisa de estatinas nesse momento, tampouco de fibratos. Deve-se reforçar e motivar a paciente a aderir a medidas para modificação do estilo de vida. Este é um cenário comum na prática clínica, e a aplicação das etapas recomendadas permite a utilização racional das medicações hipolipemiantes.

Leitura sugerida

- Atualização da Diretriz Brasileira de Dislipidemias e Prevenção da Aterosclerose – 2017. Arq Bras Cardiol. 2017;109(2 Supl. 1):1-76.
- Grundy SM, Stone NJ, Bailey AL, et al. 2018 AHA/ACC/AACVPR/AAPA/ABC/ACPM/ADA/AGS/APhA/ASPC/NLA/PCNA Guideline on the Management of Blood Cholesterol. J Am Coll Cardiol. 2019 Jun 25;73(24):3168-3209. doi: https://doi.org/10.1016/j.jacc.2018.11.003.
- Miller M, Stone NJ, Ballantyne C, et al. Triglycerides and cardiovascular disease: a Scientific Statement from the American Heart Association Circulation. 2011;123:2292-333.
- Mosca L, Benjamin EJ, Berra K, et al. Effectiveness-based guidelines for the prevention of cardiovascular disease in women – 2011 Update. Circulation. 2011;123:1243-62.
- V Diretriz Brasileira sobre Dislipidemias e Prevenção da Aterosclerose da Sociedade Brasileira de Cardiologia. Arq Bras Cardiol. 2013;101(4 Supl.1):1-22.

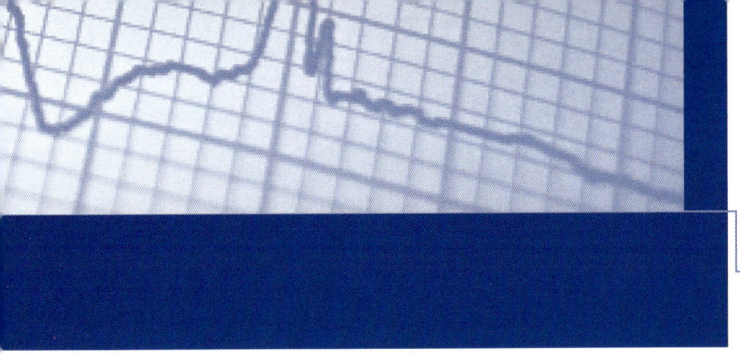

capítulo 30

Hipercolesterolemia Familiar

• Fabio Mastrocola

■ Introdução

- É uma doença genética do metabolismo das lipoproteínas com modo de herança autossômico dominante.
- É caracterizada por grande aumento nos níveis plasmáticos do LDL-colesterol (LDL-c) e pelo desenvolvimento de doença aterosclerótica precoce, principalmente a doença coronariana.
- Tem prevalência variada conforme a população estudada, nos Estados Unidos é de 1 em cada 250 indivíduos na sua forma heterozigótica e 1 em 400 mil na forma homozigótica. Apesar dos dados sobre a população brasileira serem escassos, estima-se a presença de 300 mil portadores da doença em nosso país.
- A forma clássica da doença é associada às mutações no gene do receptor de LDL (85-90% dos casos). Existem ainda mutações em outros dois genes que podem ocasionar a hipercolesterolemia familiar (HF), no gene da apolipoproteína B (1 a 12%) e da pró-proteína convertase subtilisina/kexina tipo 9 (PCSK9) em aproximadamente 2 a 4% dos casos (a mutação leva a uma PCSK9 hiperfuncionante). Mutações em um desses 3 genes são identificadas em 80% dos pacientes com HF confirmada.
- Já foram descritas mais de 1600 mutações relacionadas ao gene do receptor de LDL. Elas podem levar a problemas na função do receptor até a ausência completa da sua síntese.
- As concentrações plasmáticas do LDL-colesterol são inversamente proporcionais à atividade do receptor.
- O risco de doença coronariana precoce é elevado em 20 vezes nos pacientes com hipercolesterolemia familiar (HF) heterozigótica não tratados, sendo responsável por aproximadamente 10% dos eventos coronarianos em menores de 55 anos.
- Oitenta e cinco por cento dos homens e 50% das mulheres não tratados sofrerão um evento coronariano antes dos 65 anos.
- O diagnóstico precoce é essencial, pois pode mudar completamente a história natural da doença, já que existem tratamentos eficazes.
- O rastreamento dos familiares é fundamental, pois a chance de um parente em primeiro grau apresentar a doença é de 50%.

■ Quadro clínico

- A forma mais grave da doença, a homozigótica, caracteriza-se por níveis extremamente elevados de LDL-colesterol com desenvolvimento de xantomas planares e doença coronariana precoce na infância ou no início da adolescência. A aterosclerose desenvolve-se preferencialmente no início da aorta, acometendo a valva aórtica e o óstio das coronárias, podendo acarretar estenose aórtica importante.
- Parcela significativa dos pacientes com a forma heterozigótica encontra-se assintomática, mas já apresenta aterosclerose subclínica.
- Muitas vezes, o diagnóstico só é realizado após manifestações clínicas como angina aos esforços, claudicação intermitente ou infarto agudo do miocárdio.
- O exame físico minucioso, feito pela inspeção e palpação, pode demonstrar a presença de depósitos de colesterol nos tendões, que são chamados de xantomas tendíneos e costumam ser encontrados no tríceps, patelar e especialmente nos extensores dos dedos e no tendão de Aquiles. Eles são altamente específicos para o diagnóstico da HF, apesar de pouco sensíveis (menos de 50% têm os xantomas identificados ao exame físico).

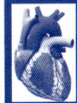 **O que são xantelasmas? Sempre devo pensar em HF ao encontrá-los no exame físico?**

Xantelasmas são depósitos de colesterol nas pálpebras e, como os xantomas tuberosos, não são específicos para a hipercolesterolemia familiar. Quando vistos em pacientes jovens (< 25 anos), a hipótese de HF deve ser considerada (Figura 30.1).

Hipercolesterolemia Familiar

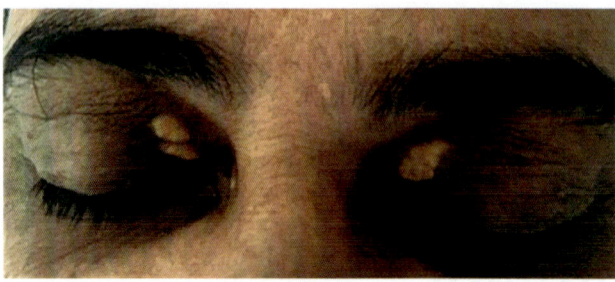

Figura 30.1. Xantelasmas em pálpebras superiores em paciente sem HF.

- O arco corneano, que é um anel de coloração azul-acinzentada ou esbranquiçada circundando a córnea, corrobora o diagnóstico caso seja encontrado antes dos 45 anos (Figura 30.2).

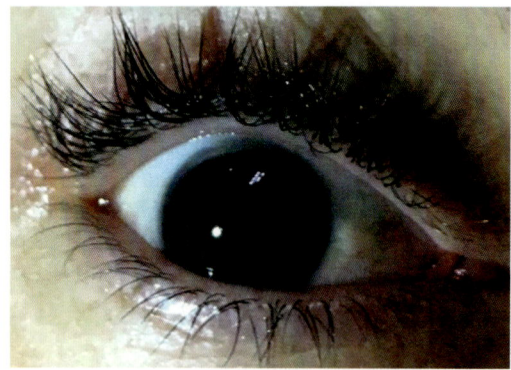

Figura 30.2. Arco corneano em paciente de 34 anos com hipercolesterolemia familiar.

■ Diagnóstico

- A hipercolesterolemia familiar ainda é uma doença subdiagnosticada e subtratada. Estima-se que apenas 10% dos portadores são diagnosticados e que apenas uma pequena parcela possua tratamento adequado.

- Existem três critérios principais de diagnóstico clínico laboratorial, que são o do MEDPED americano (*Make Early Diagnosis to Prevent Early Death*) (Tabela 30.1), o holandês (*Dutch Lipid Network*) (Tabela 30.2) e o britânico (*UK Simon Broome Register Criteria*) (Tabela 30.3).

Tabela 30.2. Critérios do *Dutch Lipid Network*

A- História familiar	Pontos
1. Parente em primeiro grau com doença coronariana ou vascular precoce (homem < 55 e mulher < 60 a)	1
2. Parente em primeiro grau com LDL-c acima do percentil 95	1
3. Parente em primeiro grau com xantoma tendíneo ou arco corneano	2
4. Menor de 18 anos com LDL-c acima do percentil 95	2
B- Antecedentes pessoais	
1. Doença coronariana precoce	2
2. Doença arterial periférica ou cerebrovascular precoce	1
C- Exame físico	
1. Xantoma tendíneo	6
2. Arco corneano em menores de 45 anos	4
D- LDL-c em mg/dL	
1. > 330 mg/dL	8
2. 250-329	5
3. 190-249	3
4. 155-189	1
Análise de DNA	
1. Identificação de mutação funcional no gene do LDLR, APOB ou PCSK 9	8

Orientações: utilizar apenas o critério de maior valor em cada grupo (A, B, C ou D). Por exemplo, se o paciente tiver xantoma e arco corneano, devemos somar apenas 6 pontos.
Doença cardiovascular precoce, considerada na Tabela 70.2 como: homens < 55 e mulheres < 60 anos.
Resultado maior que 8 pontos: diagnóstico de HF confirmado; 6-8: provável; 3-5: possível; < 3 improvável.

Tabela 30.1. Critérios do MEDPED para diagnóstico de hipercolesterolemia familiar

Idade (anos)	Parente de 1º grau com HF	Parente de 2º grau com HF	Parente de 3º grau com HF	População geral	"100%" de probabilidade (LDL-c)
< 20	220 (155)	230 (165)	240 (170)	270 (200)	240
20-29	240 (170)	250 (180)	260 (185)	290 (220)	260
30-39	270 (190)	280 (200)	290 (210)	340 (240)	280
> 39	290 (205)	300 (215)	310 (225)	360 (260)	300

Pontos de corte do colesterol total e LDL-c (em parênteses) em mg/dL. HF: hipercolesterolemia familiar.
Adaptado de: Williams R, Hunt SC, Schumacher C, et al. Am J Cardiol. 1993;72:171.

Hipercolesterolemia Familiar

Tabela 30.3. Critérios do *Simon Broome Register*

	Critério
1. Colesterol total em adultos > 290 mg/dL ou > 259 mg/dL em menores de 16 anos Ou LDL-c > 189 mg/dL em adultos ou > 155 mg/dL em menores de 16 anos	A
2. Parente em primeiro grau com xantoma tendíneo	B
3. Análise do DNA: identificação da mutação no gene do LDLR, APOB ou PCSK9	C
4. História familiar de infarto do miocárdio antes dos 50 anos em parentes de segundo grau ou antes dos 60 anos em parentes de primeiro grau	D
5. Parentes de primeiro ou segundo grau com colesterol total acima de 290 mg/dL	E

O diagnóstico confirmado de HF requer os critérios A e B ou o C. Hipercolesterolemia familiar provável requer critérios A e D ou A e E.

Dica: Utilize a calculadora para o diagnóstico de HF da Sociedade Brasileira de Cardiologia

A SBC desenvolveu um aplicativo para os smartphones que possibilita o diagnóstico da Hipercolesterolemia Familiar de forma prática, utilizando os critérios do Dutch Lipid Clinic Network (DUTCH MEDPED).

Devo pedir o teste genético para todos os pacientes com suspeita de HF?

Uma das formas de se realizar o diagnóstico é por meio da demonstração da mutação. Entretanto, devido à presença de inúmeras mutações, alto custo e baixa disponibilidade, sua realização de rotina torna-se pouco viável, devendo ser reservada para casos de mutação conhecida na família. Apesar destas considerações, a Diretriz brasileira, de maneira diferente da americana, sugere sua realização em casos com diagnóstico de HF confirmado ou provável, com o objetivo de facilitar o rastreamento familiar. O preço do rastreamento das mutações mais conhecidas relacionadas à HF custa, em laboratórios particulares é de aproximadamente 5.000 reais.

- No Brasil, o InCor-HC-FMUSP realiza um programa gratuito de rastreamento genético para hipercolesterolemia familiar, o Hipercol Brasil. Além do InCor, outros centros como a UNIFESP também realizam a pesquisa genética.

Pesquisa genética negativa afasta o diagnóstico de HF?

Não! A pesquisa irá investigar apenas alguns tipos de mutações mais frequentes e, como já dito antes, há mais de 1.600 mutações documentadas como causas de HF.

- A vantagem na utilização do MEDPED americano deve-se à sua praticidade, pois utiliza apenas o valor de LDL-c e a história familiar de hipercolesterolemia. Entretanto, o critério mais utilizado atualmente é o holandês, por ser mais completo e correlacionar dados clínicos e laboratoriais.

- Antes de aplicar os critérios, é importante excluir as causas secundárias de dislipidemias como hipotireoidismo, síndrome nefrótica, doenças colestáticas, uso de medicamentos, entre outras.

Dica!

Pacientes com HF possuem geralmente triglicérides (TG) normais ou pouco elevados. O aumento significativo dos TG associado ao do LDL-c deve levantar a possibilidade de outros diagnósticos, como a hiperlipidemia familiar combinada. Entretanto, TG elevados não descartam a doença e podem estar presentes, principalmente quando existem outras condições associadas como diabetes, obesidade e alcoolismo.

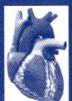

Dica: Quando lembrar da possibilidade de hipercolesterolemia familiar em adultos?

1. LDL colesterol ≥ 190 mg/dL.
2. Algum familiar com diagnóstico de HF ou colesterol total > 240 mg/dL.
3. Xantomas no paciente ou em algum familiar.
4. Doença coronária prematura no paciente ou em algum familiar, principalmente se ocorrer em parentes de primeiro grau.

Quando pensar em hipercolesterolemia familiar homozigótica?

1. LDL colesterol > 500 mg/dL em pacientes sem tratamento ou > 300 mg/dL nos com tratamento otimizado.
2. Presença de xantomas em menores de 10 anos.
3. Níveis elevados de LDL-c compatíveis com HF heterozigótica no pai e na mãe.
4. Obs: valores < 500 mg/dL não excluem o diagnóstico de HF homozigótica, principalmente em crianças.

- Quando falamos no fenótipo da HF homozigótica, poderemos ter a verdadeira homozigose, quando o indivíduo afetado recebe o mesmo alelo defeituoso (uma única mutação) do pai e da mãe que é uma forma mais rara, normalmente relacionada à consanguinidade, ou a heterozigose composta, que possui diferentes mutações, uma proveniente do pai e outra da mãe, mas que funcionalmente se comporta como a forma "homozigótica".

Hipercolesterolemia Familiar

■ Estratificação de risco

- A manifestação clínica da doença coronariana na HF é heterogênea quanto à idade de apresentação e gravidade, com algumas famílias tendo eventos precoces e graves e outras com níveis similares de colesterol, com poucos eventos.
- Os escores de risco clássicos como o de Framingham, ASCVD, de Reynolds e o SCORE não devem ser utilizados, pois subestimam o risco cardiovascular dos portadores de hipercolesterolemia familiar (Quadro 30.1).

QUADRO 30.1
Portadores de qualquer das características abaixo devem ser considerados de muito alto risco cardiovascular

1. Doença cardiovascular estabelecida: IAM prévio, AVE, AIT, doença arterial obstrutiva periférica, angina instável ou estável, estenose carotídea acima de 50%, aneurisma de aorta
2. Tabagismo
3. História de doença coronariana precoce em parentes de primeiro ou segundo graus (homens < 45 e mulheres < 55 anos)
4. Diabetes *mellitus* (DM)
5. Dois ou mais fatores de risco (Quadro 30.2)

Referência: I Diretriz Brasileira de Hipercolesterolemia Familiar, 2012.

QUADRO 30.2
Fatores de risco adicionais

1. Homem > 30 anos e mulher > 40 anos
2. PA > 140 × 90 mmHg ou HAS em tratamento medicamentoso
3. História de doença coronariana precoce em parentes de primeiro grau (homens < 55 e mulheres < 65 anos)
4. LDL-c basal > 250 mg/dL
5. HDL < 40 mg/dL
6. Lp(a) ≥ 60 mg/dL
7. Xantoma de tendão ao exame físico

Adaptado de: *I Diretriz Brasileira de Hipercolesterolemia Familiar, 2012* e Civiera, 2004.

- A dosagem da Lipoproteína a – Lp(a) e o escore de cálcio podem auxiliar na melhor estratificação do risco cardiovascular na HF e devem ser considerados em pacientes que não possuem outros fatores de risco adicionais como o histórico familiar de DAC precoce, doença aterosclerótica manifesta ou comorbidades como diabetes. Trabalho apresentado em 2018 no ACC pelo grupo do InCor-HCFMUSP com Miname, Bittencourt e Santos, mostrou que em 206 pacientes com HF heterozigótica comprovada pela identificação da mutação, com seguimento mediano de 3,7 anos, tratados na sua grande maioria com estatinas potentes e ezetimiba, os que tinham escore de cálcio coronariano (CAC) 0, não tiveram eventos, já os com CAC acima de 100 tiveram 44.1 eventos (1000 pacientes/ano), reforçando a importância do escore de cálcio coronariano na melhor estratificação do risco cardiovascular nesse grupo de pacientes.

- Alguns autores, entre os quais o professor Raul Dias dos Santos do InCor, propuseram a definição do que seria chamado "*severe familial hypercholesterolaemia*", ou seja, um subgrupo dentre os pacientes com Hipercolesterolemia Familiar que possui um maior risco de eventos cardiovasculares e deverá ter um tratamento mais agressivo, com a consideração da introdução precoce dos inibidores da PCSK9.

Definição de
"*severe familial hypercholesterolaemia*" (HF grave)

1. LDL-c > 400 mg/dL
2. LDL-c > 310 mg/dL + uma ou mais condições de alto risco
3. LDL-c > 190 mg/dL + duas ou mais condições de alto risco

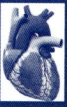 **Estratificação de risco na HF, o que eu preciso saber?**

- Não utilizar os escores de risco tradicionais (subestimam o risco)
- Risco alto de eventos cardiovasculares, entretanto o risco é muito heterogêneo e é necessária uma estratificação adicional.
- Maior risco associado a:
  - LDL-c muito alto
  - Estigmas cutâneos e arco corneano
  - Lp(a) elevada (acima de 50 mg/dL; alguns autores utilizam 60)
  - Presença de doença subclínica (atenção especial para CAC > 100 Agatston)
  - Outros fatores de risco como HAS/ DM2 / Tabagismo / HF de DAC precoce / HDL-c baixo / idade
  - Doença cardiovascular aterosclerótica estabelecida, especialmente se IAM prévio.
- Nos pacientes de maior risco, utilizar estatinas potentes em doses elevadas (Rosuvastatina 40 mg ou Atorvastatina 80 mg) + ezetimiba 10 mg + inibidores da PCSK9

- A investigação de isquemia miocárdica em pacientes assintomáticos é controversa. A Diretriz brasileira considera como IIb em homens > 30 anos e em mulheres > 45 anos.

Hipercolesterolemia Familiar

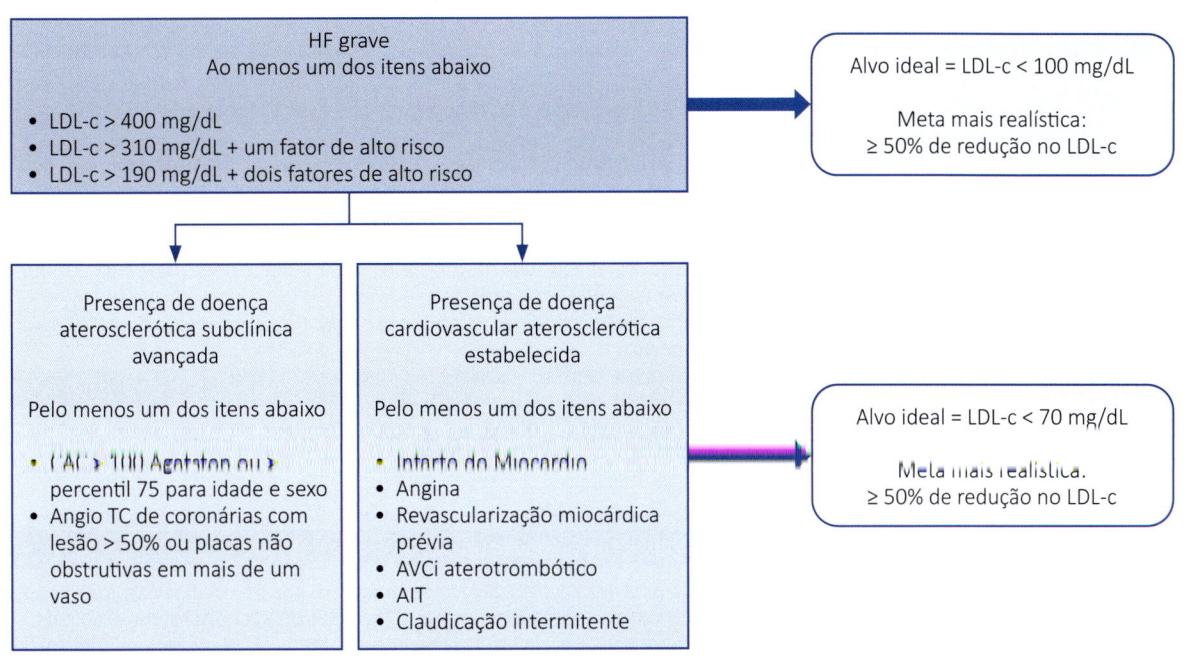

Figura 30.3. **Definição de HF grave e metas propostas de tratamento. Adaptado de Defesche J et al. Nat Rev Dis Primers 2017**

▪ Rastreamento

- Para o diagnóstico precoce é necessária a busca ativa.
- Pensar em HF: < 20 anos com LDL-c ≥ 160 ou não HDL-colesterol ≥ 190 mg/dL e em ≥ 20 anos com LDL-c ≥ 190 ou não HDL-colesterol ≥ 220. Nesses casos é importante realizar pesquisa da história familiar de dislipidemia e DAC precoce.
- Conforme as diretrizes brasileira e americana de HF, deve-se considerar a dosagem do perfil lipídico a partir dos 2 anos se houver história familiar de dislipidemia ou DAC precoce em parentes de primeiro grau.
- Se não houver história familiar, a diretriz brasileira recomenda realizar pelo menos um perfil lipídico a partir dos 10 anos de idade.

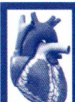 **Diagnostiquei HF no meu paciente. Como fazer o rastreamento dos familiares?**

Convocar todos os parentes em primeiro grau (pai, mãe, irmãos e filhos) dos portadores de HF para realização do perfil lipídico e consulta médica. À medida que os casos são identificados, novos parentes serão encaminhados para rastreamento. Esta forma é chamada de rastreamento em cascata, sendo extremamente importante quando a forma de herança é autossômica dominante, como na HF e na cardiomiopatia hipertrófica.

▪ Tratamento

- O tratamento efetivo diminui consideravelmente a incidência de eventos cardiovasculares (Tabela 30.4).
- A pesquisa ativa das comorbidades e seu adequado tratamento são fundamentais.
- As recomendações sobre dieta saudável, controle do peso, atividade física regular e cessação do tabagismo são essenciais e devem ser enfatizadas para todos.
- Deve-se reduzir em pelo menos 50% o valor do LDL-c. Em pacientes com fatores de risco adicionais, a redução deve ser mais agressiva. Ainda não há consenso sobre uma meta a ser alcançada, com alguns autores sugerindo metas inferiores a 50 mg/dL em pacientes com doença aterosclerótica manifesta (especialmente em quem teve SCA prévia) ou múltiplos fatores de risco e menor que 70 mg/dL nos demais. Outra opção de meta, que é a mais utilizada atualmente nos pacientes com HF é < 70 mg/dL nos com doença manifesta e < 100 mg/dL nos sem doença. Entretanto, muitas vezes as metas não são fáceis de serem atingidas devido aos altos níveis basais de LDL-c. Cabe ressaltar que os estudos de boa qualidade não foram desenhados para testar diferentes metas, e sim comparar tratamentos mais *versus* menos intensivos, as metas são uma extrapolação da mediana ou da média do LDL-c encontrado nos grupos de tratamento intensivo, que tiveram benefícios adicionais na redução do risco

Hipercolesterolemia Familiar

Tabela 30.4. Tratamento

	Forma homozigótica
	• Início precoce da terapia com estatinas já na infância. Há estudos que demonstram a segurança do uso das estatinas a partir dos 8 anos. Entretanto, a análise do risco x benefício deve ser realizada em cada caso e de preferência por especialistas em lípides
	• LDL aférese – consiste na retirada seletiva do LDL mediante sessões semanais de plasmaférese, que duram ao redor de 3 a 4 horas. Dependendo da resposta ao tratamento, as sessões podem ser realizadas em intervalos maiores, como a cada 15 dias. É considerada o método de escolha, associado a doses máximas de estatinas e ezetimiba, pois promove redução adicional entre 40 e 60% do LDL. Entretanto, foram aprovados novos medicamentos que promovem redução significativa do colesterol, diminuindo a necessidade da LDL aférese, como os inibidores da PCSK9, o lomitapide e o mipomorsem
	• Outras opções seriam o transplante hepático, pois a maioria dos receptores defeituosos encontra-se no fígado, e futuramente, a terapia gênica
	Forma heterozigótica
Estatinas	• Utilizar estatinas potentes como rosuvastatina 40 mg e atorvastatina 80 mg.
	• Se houver intolerância a determinada estatina, há a opção de trocar por outra estatina ou utilizá-la em dias alternados
	• São contraindicadas na gestação e amamentação
	Outras classes de medicamentos
1. Inibidores da absorção intestinal de colesterol	• Ezetimiba 10 mg, um comprimido uma vez ao dia. Utilizar após dose máxima de estatina caso não se atinja o alvo desejado (repetir perfil lipídico após aproximadamente 8 semanas do início da estatina) ou haja intolerância à estatina. Na prática a associação de estatina potente + ezetimiba 10 mg será utilizada na grande maioria dos pacientes, podendo se considerar o início concomitante das duas medicações
2. Inibidores da PCSK9	• A PCSK9 é uma protease responsável pela degradação dos receptores de LDL na superfície do fígado e quanto maior sua atividade, menos receptores estarão disponíveis para retirar o LDL da circulação, aumentando assim seus níveis séricos, contribuindo para aterosclerose precoce. Os inibidores da PCSK9 são anticorpos monoclonais criados para neutralizar esta protease
	• Redução adicional de aproximadamente 60% no LDL em pacientes já em uso de estatina
	• Existem vários anticorpos em estudo, mas até o momento temos dois aprovados no Brasil
	• Evolucumabe (Repatha) – 140 mg subcutâneo a cada 2 semanas ou 420 mg uma vez ao mês
	• Foi testado no estudo FOURIER com diminuição adicional do LDL-c em aproximadamente 60% e redução significativa de desfechos cardiovasculares de 15% (NNT 67 para 2,2 anos de seguimento), especialmente IAM, em pacientes já em uso de estatina e com doença cardiovascular estabelecida
	• Alirocumab (Praluent) – 75 a 150 mg subcutâneo a cada 2 semanas.
	• Foi testado nos estudos ODYSSEY, com alguns deles sendo específicos para pacientes com HF, especialmente na forma HF heterozigótica. O mais relevante foi o ODYSSEY *Outcomes trial,* apresentado no ACC em 2018, que avaliou pacientes (mais de 18 mil) com SCA há 1 a 12 meses e que mantinham LDL-c ≥ 70 ou não HDL-c ≥ 100, já em doses máximas de estatina, com diminuição do LDL-c de aproximadamente 55% e redução significativa de desfechos cardiovasculares de 15%, sugerindo redução de mortalidade naqueles com LDL-c ≥ 100 mg/dL (análise de subgrupo *post hoc*)
	• Os inibidores da PCSK9 são de fácil aplicação e com poucos efeitos colaterais relevantes
	• Se não fosse a limitação do custo de aproximadamente 1.500 reais por mês, seriam uma excelente opção e deveriam ser usados na grande maioria dos pacientes com HF
	• Introduzir após dose máxima de estatina e ezetimiba em pacientes que não atingiram as metas, especialmente nos que já tiveram eventos ou que possuem fatores de risco adicionais como histórico familiar de DAC precoce ou doença manifesta
3. Inibidores da MTP	• Lomitapide (Juxtapid) – iniciar 5 mg via oral uma vez ao dia. Redução acima de 50% no LDL-c. Aprovado apenas para HF homozigótica pelo FDA. Apresenta sintomas frequentes de intolerância gastrointestinal além do risco de hepatotoxicidade e altíssimo custo, o que limita seu uso. Não aprovado pela Anvisa
4. Oligonucleotídeos antissense	• Mipomorsem 200 mg SC 1 × por semana aprovado apenas para HF homozigótica. Apresenta risco de hepatotoxicidade. Não aprovado pela Anvisa
5. LDL aférese na HF heterozigótica	• Para pacientes que após 6 meses de dieta, terapia otimizada com estatina dose máxima, ezetimiba, inibidores da PCSK9 e que permaneçam com LDL-c acima de 300 ou acima de 200 mg/dL se doença aterosclerótica manifesta, devem ser encaminhados para um especialista em lípides avaliar o início da aférese. Valores mais baixos podem ser considerados como acima de 160 mg/dL em pacientes com doença coronariana e eventos prévios

Continua ...

Hipercolesterolemia Familiar

Tabela 70.4. **Tratamento** *(continuação)*

7. Niacina	• A niacina, apesar de auxiliar na redução da LDL e aumento da HDL, não deve mais ser utilizada, pois não mostrou benefícios na redução do risco cardiovascular nos estudos de boa qualidade (o principal é o AIM-HIGH)
8. Fibratos ou ômega-3	• Não utilizar fibratos ou ômega-3 para redução do colesterol
9. Sequestradores de ácidos biliares ou resinas de troca	• Os medicamentos mais antigos como a colestiramina e o colestipol apresentam baixa tolerância por causa do gosto desagradável e da incidência considerável de efeitos colaterais, principalmente gastrointestinais. O que apresenta melhor tolerabilidade é o colesevelam. A apresentação é de 625 mg por comprimido. Tomar três comprimidos no almoço e no jantar. Entretanto, não está disponível no Brasil; temos disponível a colestiramina com nome comercial de Questran Ligth®: dose inicial de 4 g diluídos em 60 a 90 mL de líquido pela manhã e à noite. Após 2 semanas, aumentar para 8 g em 120 a 180 mL, duas vezes ao dia. Dose máxima de 24 g/dia
Situações especiais	
Crianças	• As estatinas mostraram-se seguras, em curto e médio prazos (ainda são escassas as informações sobre sua segurança no uso prolongado), em crianças a partir dos 8 anos • Tratar quando LDL-C > 190 mg/dL após dieta e atividade física, por 3 a 6 meses, ou maior que 160 mg/dL em pacientes com fatores de risco adicionais • O alvo é reduzir pelo menos 50% do LDL-c ou LDL < 130 mg/dL
Mulheres em idade fértil	• O uso das estatinas e do ezetimiba deve ser feito com cautela e associado ao planejamento familiar com métodos contraceptivos efetivos, por causa do potencial teratogênico das estatinas. A gravidez deve ser planejada com interrupção dos medicamentos pelo menos 4 semanas (idealmente 3 meses) antes da suspensão dos métodos contraceptivos
Gravidez e lactação	• Estatinas e ezetimiba não devem ser utilizadas. A maioria das gestantes não deve receber tratamento. Uma opção pouco efetiva seriam os sequestradores de ácidos biliares. A preferência é pelo colesevelam (não disponível no Brasil). Os inibidores da PCSK9 são considerados categoria B na gravidez, conforme a bula do evolucumabe, mas não se recomenda seu uso de forma habitual • Considerar uso da LDL aférese no caso de doença aterosclerótica manifesta ou na forma homozigótica
Recomendações dietéticas	• As gorduras devem constituir de 25 a 35% das calorias totais consumidas, sendo as saturadas < 7% • Colesterol < 300 mg/dia • Consumir de 10 a 20 g de fibras solúveis e 2 g de ésteres de esterol e estanóis vegetais (fitoesteróis e fitostanóis), presentes em óleos vegetais, frutas e verduras

cardiovascular. A meta abaixo de 70 mg/dL é proveniente do estudo PROVE-IT e a menor que 50 mg/dL, do estudo IMPROVE-IT. Pode ser que futuramente as metas sejam reduzidas novamente, uma vez que no estudo FOURIER a mediana do LDL-c do grupo tratamento intensivo foi de aproximadamente 30 mg/dL.

- As estatinas constituem o pilar do tratamento, devendo-se dar preferência a estatinas mais potentes como a atorvastatina e a rosuvastatina.
- A ezetimiba promove uma redução dos níveis de LDL-c de aproximadamente 20% e demonstrou benefício adicional na diminuição dos eventos cardiovasculares em pacientes que tiveram uma SCA no estudo IMPROVE-IT. Após dose máxima da estatina deve-se associar ezetimiba 10 mg.
- Os inibidores da PCSK9 constituem um grande avanço para o tratamento da dislipidemia, com redução de até 60% no LDL-c em pacientes já em uso de doses máximas de estatinas potentes, proporcionando redução adicional nos eventos cardiovasculares nos estudos FOURIER e ODYSSEY. Entretanto, uma grande limitação é o custo, que ainda é muito alto.
- Utilizar aspirina como profilaxia primária apenas nos que possuem maior risco cardiovascular.

Hipercolesterolemia Familiar

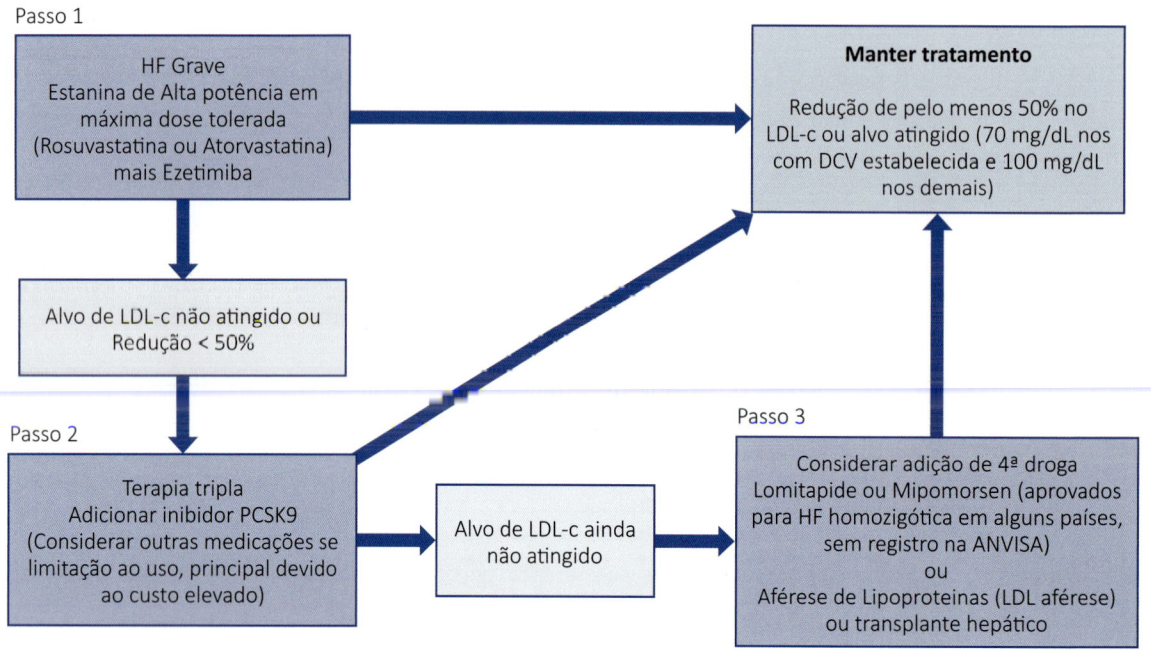

Figura 30.4. Sugestão de fluxograma de tratamento da HF grave. Adaptado de Santos, RD et al. Lancet Diabetes Endocrinolol 2016; 4; 850-61

■ Caso clínico

Homem de 41 anos comparece ao consultório para consulta de rotina após realização de exames laboratoriais. Nega sintomas cardiovasculares e não realiza atividade física regular, mas pretende iniciar treinamento em academia. Relata que seu pai tinha colesterol elevado e faleceu de infarto aos 43 anos e a mãe não tem comorbidades. Nega uso de medicamentos. Ao exame físico: PA 122 × 84 mmHg, FC 76 bpm, presença de arco corneano e xantoma no tendão de Aquiles, sem outras alterações.

Exames laboratoriais: colesterol total 337 mg/dL, LDL-c 270 mg, HDL-c 42, triglicerídeos 125 mg/dL, glicemia 89 mg/dL, Cr 0,9 mg/dL, AST 23, ALT 27, urina sem proteinúria e TSH e T_4 livre normais.

Como conduzir este caso?

1. Adulto com LDL-c bem elevado (≥ 190 mg/dL), descartar causas secundárias de dislipidemia. Neste caso como a função tireoidiana é normal, sem síndrome nefrótica ou outras comorbidades, a alteração é sugestiva de dislipidemia de origem genética.
2. Avaliar critérios para diagnóstico de hipercolesteromia familiar (HF), no critério holandês temos: Parente em primeiro grau com doença coronariana precoce - 2 pontos, xantoma tendíneo - 6 pontos e LDL-c - 5 pontos. Total de 13 pontos = HF confirmada.
3. Como HF confirmada, não devemos usar os escores de risco tradicionais, pois esses pacientes já são de alto risco cardiovascular. Avaliar fatores adicionais que conferem muito alto risco. No caso temos o histórico familiar de DAC precoce em parentes de primeiro grau com menos de 45 anos.
4. Orientações sobre estilo de vida saudável.
5. Iniciar tratamento medicamentoso com objetivo inicial de reduzir pelo menos 50% no LDL-c.
6. Convocar todos os parentes em primeiro grau (*screening* em cascata) para realização de perfil lipídico e avaliação clínica. Como pai falecido de DAC precoce (foi quem transmitiu o gene com a mutação), avaliar os irmãos do pai.
7. Realizar teste ergométrico antes de fornecer atestado para atividade física, devido à dislipidemia significativa mais antecedente familiar de DAC precoce.
8. Repetir perfil lipídico em aproximadamente 4 a 8 semanas.

Exemplo de prescrição sugerida

4. Orientações dietéticas (Tabela 30.4).
5. Rosuvastatina 40 mg VO 1× ao dia ou atorvastatina 80 mg.
6. Ezetimiba 10 mg VO 1× dia.
7. AAS 100 mg após o almoço.
8. Após 4 a 8 semanas repetir perfil lipídico e considerar introdução dos inibidores da PCSK9 (lembrar da limitação do alto custo) devido ao nível de LDL-c basal bem elevado mais histórico de DAC precoce em parente de primeiro grau. Indicação principalmente se LDL-c persistir > 140 mg/dl (conforme fluxograma abaixo).
9. Alirocumabe (Praluent) 150 mg ou Evolucumabe (Repatha) 140 mg SC a cada 2 semanas. Repetir perfil lipídico após 2 semanas do primeira dose.

Hipercolesterolemia Familiar

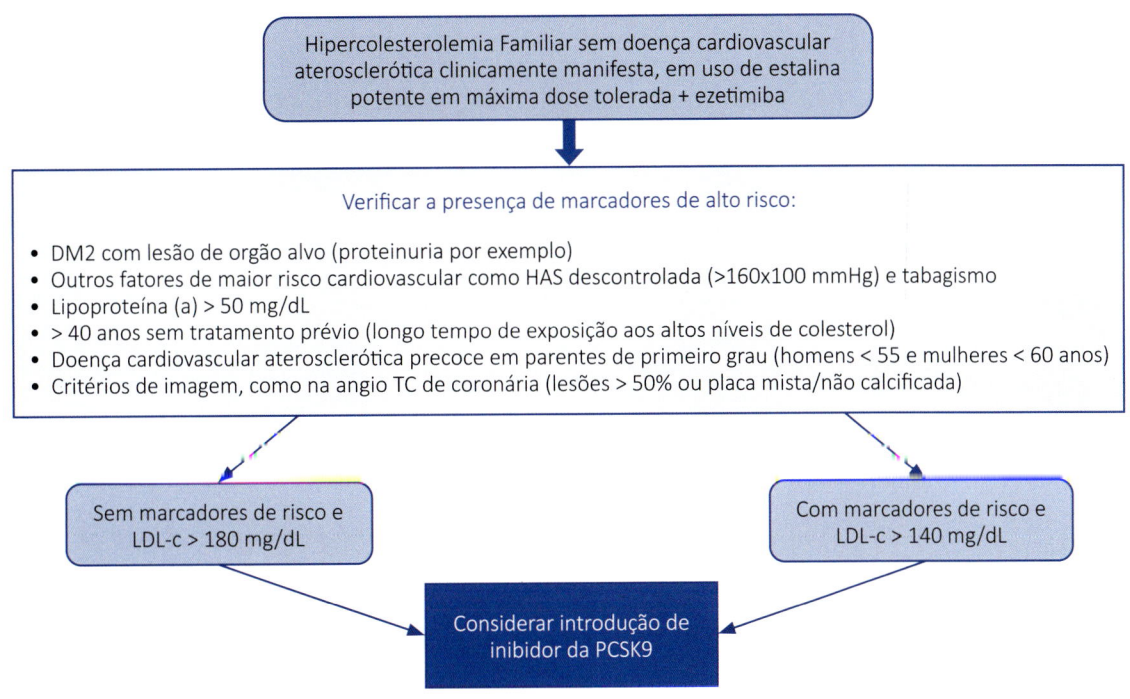

Figura 30.5. Fluxograma do guideline europeu para uso dos inibidores da PCSK9 em pacientes com DCV estabelecida ou hipercolesterolemia familiar.

- Comentários: Este fluxograma apresentado é um pouco diferente do proposto pelo professor Raul Dias dos Santos (mostrado previamente no capítulo). O custo dos inibidores da PCSK9 vem apresentando queda, mas ainda é bem elevado e pouco acessível a grande maioria dos pacientes, principalmente no SUS. Este guideline europeu sugere a introdução destes medicamentos em pacientes que teriam uma melhor relação custo x benefício.
- Resumindo: considerar fortemente a introdução dos inibidores da PCSK9 em pacientes com HF, se após estatina+ezetimiba o LDL-c for > 180 mg/dL em pacientes sem marcadores de risco ou > 140 mg/dL nos com doença cardiovascular aterosclerótica estabelecida ou com marcadores de risco. Caso o custo não seja limitante, sugerimos utilizar o fluxograma proposto anteriormente pelo professor Raul e colaboradores (meta mínima de redução maior ou igual a 50% no LDL-c e idealmente < 70 mg/dL nos pacientes de maior risco e > 100 mg/dL nos demais).

Leitura sugerida

- Civiera F. International Panel on Management of Familial Hypercholesterolemia. Guidelines for the diagnosis and management of heterozygous familial hypercholesterolemia. Atherosclerosis. 2004;173(1):55-68.
- Goldberg AC, Hopkins PN, Toth PP, et al. Familial hypercholesterolemia: screening, diagnosis and management of pediatric and adult patients: clinical guidance from the National Lipid Association Expert Panel on Familial Hypercholesterolemia. J Clin Lipidol. 2011;5(3 suppl.):S1-8.
- Rosenson RS, Durrigton P. Familial hypercholesterolemia in adults: Overview. Up to date Maio. 2019.
- Rosenson RS, Ferranti SD, Durrigton P. Treatment of drug resistant hypercholesterolemia. Up to date Maio de 2019.
- Santos RD, Gagliard ACM, Xavier HZ et al. I Diretriz Brasileira de Hipercolesterolemia Familiar. Arq Bras Cardiol. 2012;99(2 Supl. 2):1-28.
- Santos RD, Gidding SS, Regele RA, et al. Defining severe familial hypercholesterolaemia and the implications for clinical management: a consensus statement from the International Atherosclerosis Society Severe Familial Hypercholesterolemia Panel. Lancet Diabetes Endocrinol. 2016 Oct;4(10):850-61
- Defesche J, Gidding SS, Harada Shiba M et al. Familial Hypercholesterolaemia. Nat Rev Dis Primers 2017 Dec 7;3:17093
- Landmesser U, Chapman MJ, Stock JK et al. 2017 Update of ESC/EAS Task Force on practical clinical guidance for proprotein convertase subtilisin/kexin type 9 inhibition in patients with atherosclerotic cardiovascular disease or in familial hypercholesterolaemia. A joint consensus statement from the European Society of Cardiology and the European Atherosclerosis Society Task Force.

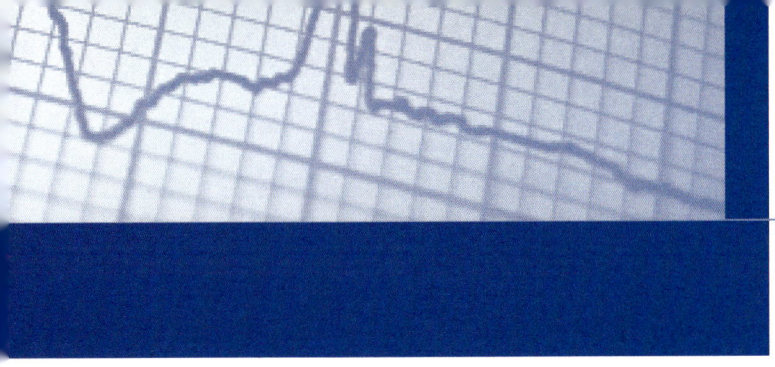

capítulo 31

Tabagismo

• Jaqueline Ribeiro Scholz • Tania Marie Ogawa Abe

■ Introdução

- O cigarro é constituído por mais de 4.500 substâncias, dos quais 40 são sabidamente cancerígenas, e determinam processos oxidativos e inflamatórios.
- O **tabagismo** se relaciona com mais de 40 doenças, destacando a doença isquêmica cardiovascular, arritmias cardíacas, agravando quadros de insuficiência cardíaca, além de ser a **maior causa de doença pulmonar obstrutiva crônica (DPOC) e diversos tipos de câncer (pulmão, laringe, faringe, boca e bexiga).**
- Cinquenta por cento dos tabagistas vão morrer por doenças relacionadas a esta condição.
- A abordagem do paciente fumante começa com a avaliação do grau de dependência à nicotina. Quanto maior a dependência, maiores serão os sintomas de abstinência e mais difícil será cessar o tabagismo sem o auxílio de medicação específica. Orientar o paciente a parar de fumar e procurar por ajuda especializada quando este não conseguir a cessação espontânea é a melhor conduta a ser adotada.
- Principais sintomas de abstinência à nicotina são: irritabilidade, frustração, raiva, humor depressivo, insônia, inquietude, impaciência, ansiedade, dificuldade de concentração e ganho de peso.

■ Abordagens terapêuticas

- Avaliar a motivação do paciente para parar de fumar é fundamental, como também motivá-lo a mudar de estágio de motivação para que ele possa iniciar a cessação (Tabela 31.1).
- O modelo de intervenção PAAPA é um dos modelos propostos na abordagem simples do paciente tabagista (Tabela 31.2).

Tabela 31.1. Fases em relação à vontade de parar de fumar

Fase	Características	Conduta
Pré-contemplação	Não considera a possibilidade de parar de fumar nem se preocupa com a questão	Motivar a pensar em parar de fumar Informar sobre os riscos do tabagismo e os benefícios de parar de fumar
Contemplação	Admite que o tabagismo é um problema e pretende parar nos próximos 6 meses	Encorajar a marcar uma data dentro de 30 dias para parar Ajudar a identificar os motivos que levam o paciente a fumar e oferecer alternativas para contorná-los O médico deve tocar no assunto durante as próximas consultas até que o paciente esteja decidido a parar de fumar
Ação	Pretende efetivamente parar de fumar e nesse período já são tomadas medidas para livrar-se do fumo, inclusive na mudança de condições ambientais	Estimular a definição imediata da data de parada. A partir da data escolhida o fumante deve se afastar de tudo que lembre o cigarro (p. ex., não portar cigarros, cinzeiros ou isqueiros, não consumir café e álcool)
Manutenção	É uma fase que objetiva diminuir a chance de recaída	Devem estar envolvidas mudanças de comportamento da pessoa, para que ela se mantenha sem fumar (p. ex., como deixar de tomar café e iniciar exercício físico) Monitorar os progressos e dificuldades enfrentados por meio de consultas e/ou contatos telefônicos, para prevenção da recaída, a qual é comum e não deve desmotivar o paciente a seguir em tratamento

Tabagismo

Tabela 31.2. Modelo de intervenção PAAPA

Perguntar	Você fuma?
Avaliar	Há quanto tempo? Quantos cigarros por dia? Já parou de fumar? Teve abstinência? Recaída? Por qual motivo? Quer parar nos próximos 30 dias?
Aconselhar	Benefícios sobre parar de fumar
Preparar	Marcar uma data próxima
Acompanhar	Seguimento semanal no primeiro mês, quinzenal, mensal e trimestral até completar 1 ano

- Em média, somente 5 a 10% dos pacientes conseguem parar de fumar de forma espontânea. As terapias farmacológicas podem aumentar a chance de abstinência ao cigarro e seus derivados. Com tratamento farmacológico em monoterapia, esses números chegam até 30% e com o uso de terapias combinadas podem chegar a quase 60%. O uso de medicações é particularmente importante em pacientes com alto risco de desenvolver abstinência após a cessação do tabagismo. Esse risco pode ser mensurado por meio de escores de dependência de nicotina, como o proposto por Fagerström e o proposto por Issa (Tabelas 31.3 e 31.4).

Tabela 31.3. Teste de dependência à nicotina de Fagerström

Quanto tempo depois de acordar você fuma seu primeiro cigarro?	Dentro de 5 minutos – 3 pontos Entre 6 e 30 minutos – 2 pontos Entre 31 e 60 minutos – 1 ponto Após 60 minutos – 0 ponto
Você acha difícil não fumar em locais proibidos?	Sim – 1 ponto Não – 0 ponto
Qual cigarro do dia lhe traz maior satisfação?	O primeiro da manhã – 1 ponto Qualquer outro – 0 ponto
Quantos cigarros você fuma por dia?	10 ou menos – 0 ponto Entre 11 e 20 – 1 ponto Entre 20 e 30 – 2 pontos Mais do que 30 – 3 pontos
Você fuma mais frequentemente na manhã do que no restante do dia?	Sim – 1 ponto Não – 0 ponto
Você fuma mesmo quando está doente e precisa ficar acamado a maior parte do tempo?	Sim – 1 ponto Não – 0 ponto
Classificação do grau de dependência de nicotina: Muito baixa – 0 a 2 pontos Baixa – 3 a 4 pontos Média – 5 pontos Elevada – 6 a 7 pontos Muito elevada – 8 a 10 pontos	

Tabela 31.4. Escore de consumo situacional Issa para fumantes de até dez cigarros/dia

Necessita fumar para melhorar atenção, concentração e produção?	Sim – 1 ponto Não – 0 ponto
Necessita fumar quando está ansioso, tenso ou preocupado?	Sim – 1 ponto Não – 0 ponto
Necessita fumar quando está triste ou aborrecido?	Sim – 1 ponto Não – 0 ponto
Necessita fumar quando está tomando bebida alcoólica, após refeição ou quando está em ambientes festivos?	Sim – 1 ponto Não – 0 ponto

Resultados: cada resposta "sim" equivale a 1 ponto. Até 1 ponto: baixa dependência; 2-3 pontos: moderada dependência; e 4 pontos: alta dependência.

- As principais indicações para se usar terapia farmacológica na cessação do tabagismo são citadas a seguir.

Indicações do uso de terapia farmacológica na cessação do tabagismo

- Tentativas anteriores para cessação espontânea sem sucesso.
- Pacientes que apresentam sintomas de abstinência quando tentam ficar sem fumar ou já nem tentam parar por preverem que será muito difícil.

- A avaliação do conforto do paciente e sintomas de abstinência durante o processo de cessação do tabagismo pode ser feita individualmente ou através de escalas, como a escala de conforto PAF (Programa de Assistência ao Fumante), que podem auxiliar na otimização do tratamento medicamentoso Tabela 31.5.

Tabela 31.5. Escala de conforto de tratamento do PAF

Qual a frequência da fissura? Nenhuma Nem todos os dias Algumas vezes ao dia Muitas vezes ao dia	Pontuação 3 2 1 0
Atualmente a intensidade de irritabilidade e raiva comparada a quando fumava é: Menor que quando fumava Não mudou ou não tenho Levemente maior Moderadamente maior Muito maior	Pontuação 4 3 2 1 0
Atualmente a intensidade da ansiedade e tensão comparada a quando fumava é: Menor que quando fumava Não mudou ou não tenho Levemente maior Moderadamente maior Muito maior	Pontuação 4 3 2 1 0

Continua...

Tabela 31.5. Escala de conforto de tratamento do PAF

	Pontuação
Atualmente a intensidade da impaciência e inquietação comparada a quando fumava é:	
Menor que quando fumava	4
Não mudou ou não tenho	3
Levemente maior	2
Moderadamente maior	1
Muito maior	0
Atualmente a presença de humor depressivo comparada a quando fumava é:	Pontuação
Menor que quando fumava	4
Não mudou ou não tenho	3
Levemente maior	2
Moderadamente maior	1
Muito maior	0
Atualmente a intensidade da dificuldade de concentração comparada a quando fumava é:	Pontuação
Menor que quando fumava	4
Não mudou ou não tenho	3
Levemente maior	2
Moderadamente maior	1
Muito maior	0
Atualmente a intensidade da alteração do apetite em comparação a quando fumava é:	Pontuação
Inalterado	3
Aumento leve	2
Aumento moderado	1
Aumento intenso	0
Inapetente	0
Atualmente a intensidade da insônia comparada a quando fumava é:	Pontuação
Menor que quando fumava	4
Não mudou ou não tenho	3
Levemente maior	2
Moderadamente maior	1
Muito maior	0
Atualmente a intensidade da sonolência diurna comparada a quando fumava é:	Pontuação
Menor que quando fumava	4
Não mudou ou não tenho	3
Levemente maior	2
Moderadamente maior	1
Muito maior	0
Atualmente a intensidade da dor de cabeça comparada a quando fumava é:	Pontuação
Menor que quando fumava	4
Não mudou ou não tenho	3
Levemente maior	2
Moderadamente maior	1
Muito maior	0

Classificação do conforto em relação ao tratamento:
< 20: reavaliar estratégia terapêutica;
38: maior conforto;
0: menor conforto.

Tratamento medicamentoso

Terapia de reposição de nicotina

- Adesivos (21, 14 e 7 mg): repor de forma semelhante à quantidade de nicotina utilizada pelo paciente (**um cigarro = 1 mg**). Redução da dose progressiva a cada 4 a 6 semanas (utilizados por 12 semanas). Aplicar os adesivos nas partes superiores do corpo (tórax superior, peito, costas, braços), sem pelos, rodiziando os sítios de aplicação a cada 24 horas. Contraindicados a pacientes com lesões de pele ativas, período de 15 dias após episódio de infarto agudo do miocárdio, gestação e amamentação. Pode causar prurido e vermelhidão no local de aplicação.
- Goma de mascar (2 mg): deve ser utilizada para tratamento de fissura quando em combinação com os adesivos ou com a bupropiona. Pode ser usada em monoterapia nos pacientes que fumam menos de dez cigarros por dia. Mastigar até o aparecimento de um forte sabor ou uma leve sensação de formigamento, então pare a mastigação e coloque o tablete entre a bochecha e a gengiva até que o gosto amargo-mentolado desapareça. Volte a mastigar lentamente e repita o processo (tempo total de mastigação de aproximadamente 30 minutos). Para uma absorção completa da nicotina, a velocidade e a frequência da mastigação devem ser ajustadas e adequadas para que seja engolido o mínimo de saliva, evitando desta forma que a nicotina vá para o trato digestivo, onde será inativada. Em um período de 24 horas não se deve mascar mais que 30 tabletes de 2 mg. Se mais de 15 tabletes de 2 mg forem necessários, recomenda-se o uso da concentração de 4 mg de nicotina. A duração do tratamento varia de indivíduo para indivíduo, sendo recomendável pelo menos 3 meses de tratamento contínuo. As doses podem então ser gradualmente reduzidas, diminuindo o número total de tabletes utilizados por dia.
- Contraindicada em pacientes com gastrite, úlceras ativas, aftas orais recorrentes e infarto agudo do miocárdio há menos de 15 dias.
- Ao se iniciar o tratamento de reposição nicotínica, deve-se suspender imediatamente o consumo de cigarros, sob o risco de crise hipertensiva por excesso de nicotina.

Bupropiona

- Antidepressivo que diminui os sintomas de abstinência e o desejo de fumar.
- Dose recomendada: 150 mg/dia por 3 a 7 dias, seguida de 150 mg, duas vezes ao dia, até o final do tratamento (geralmente 12 a 24 semanas).
- Cessar completamente o tabagismo entre o oitavo e o 14º dia de tratamento.
- Efeitos colaterais: boca seca, insônia, constipação, tremores, taquicardia, redução do limiar de convulsão, principalmente quando associado ao uso de bebidas alcoólicas.
- Contraindicações: antecedentes de convulsão/epilepsia, alcoolismo, uso atual de inibidores da monoamina oxidase (IMAO), doença cerebrovascular, tumor de sistema nervoso central, traumatismo craniano, gestação e amamentação.

Vareniclina
• Agonista parcial de receptor nicotínico.
• O tratamento dura 12 a 24 semanas. Dose de 0,5 mg/dia por 3 dias e, a seguir, de 0,5 mg, duas vezes ao dia, até o sétimo dia. No oitavo dia iniciar 1 mg, duas vezes ao dia, até o final do tratamento.
• Efeitos colaterais: náuseas, sonhos vívidos.
• Contraindicações: gestação, amamentação, ajustar dose na insuficiência renal.
• Estudo recente (2016) incluindo mais de 4.000 pacientes com doenças psiquiátricas estáveis (ou seja, sem exacerbações ou crises nos últimos 6 meses e sem mudança na dosagem das medicações psiquiátricas nos últimos 3 meses), mostrou que a vareniclina é segura neste subgrupo de pacientes, em comparação à bupropiona, adesivo de nicotina ou placebo.

■ Leitura sugerida

- Anthenelli RM, Benowitz NL, West R, et al. Neuropsychiatric safety and efficacy of varenicline, bupropion, and nicotine patch in smokers with and without psychiatric disorders (EAGLES): a double-blind, randomized, placebo-controlled trial. Lancet. 2016;387:2507-20.
- Issa JS, Abe TO, Moura S, et al. Effectiveness of coadministration of varenicline, bupropion, and serotonin reuptake inhibitors in a smoking cessation program in the real-life setting. Nicotine & tobacco Research. 2013;15(6):1146-1150.
- Issa JS, Perez GH, Diament J, et al. Efetividade da bupropiona no tratamento de pacientes tabagistas com doença cardiovascular. Arq Bras Cardiol. 2007;88(4):434-40.
- Issa JS. Um novo escore para dependência a nicotina e uma nova escala de conforto do paciente durante o tratamento do tabagismo. J Bras Pneumol. 2012;38(6):761-765.
- Laurenti R, Nubila HBV. Epidemiologia das doenças cardiovasculares no Brasil. Doenças cardiovasculares e tabagismo: inter-relação dos dados. In: Issa JS, org. Tabagismo e doença cardiovascular. São Paulo: Planmark; 2007. p. 20-8.
- Reichert J, Araújo AJ, Gonçalves CMC, et al. Diretrizes para cessação do tabagismo. J Bras Pneumol. 2008;34(10):845-80.

capítulo 32

Diabetes *Mellitus* Tipo 2
O que o cardiologista precisa saber para tratar

• Fernanda Lima de Vasconcellos • Patrícia Sampaio Gadelha

■ Introdução

- O diabetes *mellitus* tipo 2 (DM2) é uma doença crônica complexa, que tem na hiperglicemia sua característica central, mas que necessita de uma estratégia terapêutica que vá além do controle glicêmico puro.
- Embora a secreção insuficiente de insulina e a resistência a sua ação periférica estejam classicamente envolvidas na fisiopatologia do diabetes, outros mecanismos também estão implicados, sendo inclusive alvos para novas terapias farmacológicas, a exemplo do aumento da reabsorção renal de glicose e redução do efeito incretínico.
- A prevalência de DM2 tem se elevado em todo o mundo nas últimas décadas, de forma mais pronunciada em países subdesenvolvidos e em desenvolvimento, sendo uma causa importante de mortalidade e de morbidades como cegueira, insuficiência renal terminal e doenças cardiovasculares.

■ Diagnóstico

- O diagnóstico de diabetes se baseia na demonstração de elevação da glicemia, seja pela sua dosagem em jejum, seja pelo teste oral de tolerância a glicose (TOTG) ou ainda pela demonstração de uma glicemia sérica randômica bastante elevada na presença de sintomas clássicos. Mais recentemente, a dosagem da fração A1c da hemoglobina glicada (HbA1c) também foi acrescida aos critérios diagnósticos.

Critérios para diagnóstico de diabetes – Adaptado do *guideline* 2018 da *American Diabetes Association*

- Glicemia plasmártica ≥ 126 mg/dL após pelo menos 8 horas de jejum*

OU

- Glicemia plasmática ≥ 200 mg/dL no TOTG – 2 horas após sobrecarga de 75 g de glicose anidra, ou equivalente*

OU

- HbA1c ≥ 6,5% – usando método padronizado e certificado pelo *National Glycohemoglobin Standardization Program* (www.ngsp.org)*

OU

- Glicemia plasmática ≥ 200 mg/dL na presença de sintomas clássicos de hiperglicemia ou emergência hiperglicêmica

*Na ausência de hiperglicemia inequívoca, os resultados devem ser confirmados por uma nova dosagem.

Dica

- Qualquer condição que reduza a meia-vida das hemácias pode falsamente reduzir a HbA1c, observando-se o oposto quando houver aumento da sobrevida eritrocitária.

Condições que causam falsa elevação do valor da HbA1c	Condições que causam falsa redução do valor da HbA1c
• Anemias carenciais • Esplenectomia • Álcool • Insuficiência renal crônica • Hipertrigliceridemia	• Anemias hemolíticas • Perdas sanguíneas agudas ou crônicas • Hemoglobinopatias • Altas doses de vitamina C ou E (1 g por dia) • Transfusão de sangue recente

Metas de tratamento

- O objetivo do tratamento do diabetes é evitar o surgimento de complicações agudas e crônicas, sendo estas últimas micro e macrovasculares.
- **O controle glicêmico intensivo (HbA1c < 7%) comprovadamente reduz a incidência de complicações microvasculares, conforme demonstrado no clássico estudo UKPDS, sendo o benefício ainda maior em pacientes recém-diagnosticados.**

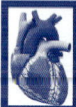

Controle glicêmico adequado reduz complicações macrovasculares como infarto agudo do miocárdio?

Não há evidência robusta de que o controle glicêmico por si só leve a uma redução de eventos macrovasculares a longo prazo, embora alguns dados mostrem uma **tendência** de melhora. **A intensificação do tratamento para se atingir uma HbA1c menor que 6,5 ou 6,0 % não mostrou benefícios adicionais quanto a mortalidade cardiovascular, podendo inclusive aumentá-la**, especialmente nos indivíduos com mais tempo de doença e risco cardiovascular mais alto.

- Embora as principais sociedades apresentem diferentes valores como alvos de controle glicêmico, a individualização do tratamento é uma recomendação universal, devendo-se sempre analisar riscos e benefícios. **Em pacientes jovens, sem comorbidades, com baixo risco de hipoglicemia e pouco tempo de diabetes recomenda-se um alvo de HbA1c menor que 6,5%. Já pacientes idosos, com comorbidades, diabetes de longa duração e maior risco de hipoglicemia merecem alvo de HbA1c menos restritivo, entre 7,5 e 8,5%.**

Metas de controle glicêmico para diabéticos			
	ADA (2018)	AACE (2018)	SBD (2017/2018)
HbA1c (%)	< 7,0	< 6,5	< 7,0
Glicemia de jejum (mg/dL)	80-130	< 110	< 100
Glicemia pós-prandial de 2 horas (mg/dL)	< 180	< 140	< 160

Terapia não farmacológica

- Uma dieta rica em vegetais e gorduras poli e monoinsaturadas deve ser estimulada, assim como a redução no consumo de carboidratos de alto índice glicêmico e de gorduras saturadas e trans. Se houver sobrepeso ou obesidade, também é recomendada restrição calórica, para obter uma redução de pelo menos 5 a 7% do peso corporal. Idealmente, o paciente deve ter acompanhamento nutricional por profissional qualificado.

- A prática de atividade física regular, tanto aeróbica quanto de força/resistência, melhora o controle glicêmico, lipídico e pressórico além de ser coadjuvante na perda de peso. Recomenda-se pelo menos **150 minutos por semana de exercícios de intensidade moderada**.
- Medidas de higiene do sono também podem trazer benefício, para manter entre 6 e 9 horas de sono por dia.
- Cessação do tabagismo

Terapia farmacológica

Metformina

- Mecanismo de ação principal: redução da produção hepática de glicose
- **Baixo risco de hipoglicemia** com bom efeito anti-hiperglicemiante, **reduzindo HbA1c em 1,5 a 2,0%**
- Os principais efeitos colaterais são de trato gastrointestinal e podem ser minimizados com o uso de formulações de liberação prolongada.

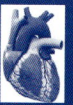

Você sabia que metformina pode causar deficiência de vitamina B12?

Estudos observacionais e ensaios clínicos mostram uma associação entre a metformina e redução dos níveis séricos de vitamina B12, podendo-se chegar a uma prevalência de até 33% e uma razão de chances até 3 vezes maior. Embora o risco aumente com a idade, a dose e o tempo de uso, em apenas 4 meses de utilização, a metformina já pode reduzir os níveis da vitamina. Os mecanismos propostos são: alteração da motilidade intestinal levando a maior proliferação bacteriana, além da redução da absorção intestinal, de forma direta ou por redução do fator intrínseco, e ainda inativação da vitamina. Embora os guidelines não se posicionem quanto a um rastreio universal, é importante lembrar e pesquisar a deficiência de B12 quando houver: sintomas de neuropatia periférica, anemia macrocítica, disfunção cognitiva/memória e sinais extrapiramidais.

- Dose máxima: 2550 mg/dia.

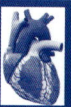

Posso usar metformina no meu paciente com disfunção renal?

A medicação não deve ser iniciada no paciente com taxa de filtração glomerular (TFG) entre 30 e 60 ml/min/1,73 m². Caso paciente já venha em uso e tenha TFG entre 30 e 45 ml/min/1,73 m², a dose máxima diária é de 1 g. Descontinuar se TFG menor do que 30 ml/min/1,73 m²

- Apresentações: comprimidos de 500, 850 e 1000 mg. Liberação prolongada - Glifage XR® 500, 750 e 1.000 mg.

Sulfonilureias

- Mecanismo de ação: aumento da secreção pancreática de insulina, independente de glicemia
- Não é mais recomendado o uso de sulfonilureia de primeira geração (clorpropramida) pelo alto risco de hipoglicemia. As opções de segunda geração apresentam potencial menor, mas ainda considerável: glibenclamida, glipizida, glimepirida e **gliclazida MR. Do ponto de vista de menor risco de hipoglicemia, esta última parece ser superior às demais**.
- Bom efeito hipoglicemiante inicial, **reduzindo HbA1c em 1,5 a 2,0%**, porém ao longo do tempo sua eficácia tende a diminuir (falência pancreática secundária)
- Devem ser usados com muita cautela e em doses menores no paciente renal crônico, pelo aumento do risco de hipoglicemia. **Glibenclamida deve ser evitada quando TFG < 60 ml/min/1,73 m². Gliclazida e Glibenclamida podem ser mantidas enquanto TFG > 15 ml/min/1,73 m², porém em doses reduzidas. Glipizida, por não apresentar metabólito ativo, poderia ser mantida independentemente da TFG, desde que em baixa dose**.

Inibidores da dipeptidil peptidase-4 (DPP-4)

- Mecanismo de ação principal: inibição reversível da DPP-4, enzima responsável pela degradação dos hormônios incretínicos, promovendo aumento da síntese e secreção de insulina de forma dependente da glicose e inibindo glucagon.
- **Baixo risco de hipoglicemia** com efeito modesto na redução da HbA1c em monoterapia: 0,5 a 0,8%. Têm **efeito neutro em relação ao peso**.
- São uma classe de drogas bem tolerada, com baixa incidência de efeitos colaterais.
- Quatro representantes já foram avaliados em estudos de segurança (saxagliptina, alogliptina, linagliptina e sitagliptina) e não mostraram aumento de eventos ou mortalidade cardiovascular, embora também não tenham demonstrado superioridade em relação ao placebo. Houve, no entanto, **aumento do número de internamentos por insuficiência cardíaca com o uso da saxa e da alogliptina**, mas não com a sitagliptina ou com a linagliptina.

Tiazolidinedionas

- Mecanismo de ação: aumento da sensibilidade periférica à insulina
- Efeito anti-hiperglicemiante potente, reduzindo HbA1c em 1,0 a 1,4%, de forma duradoura e com baixo risco de hipoglicemia.
- Os principais efeitos colaterais incluem ganho de peso, edema, aumento do risco de fratura em mulheres pós-menopausa e homens idosos além de **maior risco de insuficiência cardíaca (contraindicadas nas classes funcionais III e IV, devendo ser evitadas ou usadas com muita cautela nas classes I e II)**.
- No estudo PROactive, a pioglitazona reduziu a incidência do desfecho composto de mortalidade geral, infarto agudo do miocárdio (IAM) e acidente vascular encefálico isquêmico (AVEi) não fatais.
- **Tem um papel estabelecido no tratamento da doença hepática gordurosa não alcoólica**, podendo ser uma opção terapêutica em pacientes diabéticos com esta comorbidade.

Principais características das sulfoniureias					
Fármaco	Tempo de ação	Tomadas diárias	Dose inicial	Dose habitual	Dose máxima
Glimepirida (Amaryl® etc. – comp. 1, 2, 3, 4 e 6mg)	24 h	1	1 a 2 mg	2 a 4 mg	8 mg/dia
Gliclazida MR (Diamicron MR® etc. – comp. 30 e 60 mg)	24 h	1	30 mg	30 a 90 mg	120 mg/dia
Glipizida (Minidiab® – comp. 5 mg)	6 a 24h	1 a 3	2,5 a 5 mg	5 a 20 mg	20 mg/dia
Glibenclamida (Diabinese® – comp. 5 mg)	12 a 24h	1 a 3	2,5 a 5 mg	5 a 20 mg	20 mg/dia

Características dos Inibidores de DPP-4		
Fármaco	Dose habitual	Ajuste de função renal
Vildagliptina (Galvus® – comp. 50mg)	50 mg 2 vezes ao dia	TFG < 60 ml/min/1,73 m²: 50 mg/dia
Linagliptina (Trayenta® – comp. 5 mg)	5 mg ao dia	Não é necessário
Sitagliptina (Januvia® etc. – comp. 25, 50 e 100 mg)	100 mg ao dia	TFG 30 e 45 ml/min/1,73 m²: 50 mg/dia TFG < 30 ml/min/1,73 m²: 25 mg/dia
Saxagliptina (Onglyza® – comp. 2,5 e 5 mg)	5 mg ao dia	TFG < 45 ml/min/1,73 m²: 2,5 mg/dia
Alogliptina (Nesina® – comp. 6,25, 12,5 e 25 mg)	25 mg ao dia	TFG 30 e 60 ml/min/1,73 m²: 12,5 mg/dia TFG < 30 ml/min/1,73 m²: 6,25 mg/dia

- Não necessita de ajustes para função renal e pode ser mantida em pacientes em diálise.
- No Brasil, a única representante é a pioglitazona. Apresentações: comprimidos de 15, 30 e 45 mg. Dose máxima: 45 mg.

▪ Inibidores do cotransportador sódio-glicose tipo 2 (iSGLT2)

- Mecanismo de ação principal: aumento da glicosúria
- Baixo risco de hipoglicemia. Reduzem HbA1c, em monoterapia, em 0,7 a 1,0%. Também promovem perda de peso modesta (2 a 3 kg) e redução da pressão arterial sistólica (2 a 4 mmHg)

 Qual o principal efeito colateral dos inibidores da SGLT2?

Como o efeito chave dessa classe de medicamentos é aumentar a glicosúria, o principal efeito colateral é o aumento na incidência de infecções fúngicas do trato geniturinário. Nas mulheres esse risco é maior, já que por questões anatômicas ocorre acúmulo de resíduos de urina mais facilmente, em um microambiente mais úmido e quente, o que favorece a proliferação fúngica. A incontinência urinária de esforço, mais comum nas mulheres, também pode atuar como fator predisponente. Uma higiene adequada após a micção, preferencialmente utilizando água corrente, mantendo em seguida a região seca, deve ser sempre encorajada, para tentar minimizar esse efeito colateral.

- Também foi observado risco aumentado de depleção de volume e hipotensão, principalmente em idosos, e de cetoacidose diabética euglicêmica. Esta última é uma complicação rara, caracterizada pela presença de cetoacidose com níveis de glicemia abaixo de 200 mg/dL, um valor aquém do esperado classicamente nessa situação. Embora não inteiramente compreendido, o mecanismo parece estar ligado a uma menor secreção pancreática de insulina, que ocorre em resposta a menor disponibilidade de carboidratos na circulação, uma vez que os iSGLT2 promovem a saída de glicose do sangue para urina. Adicionalmente, existem transportadores SGLT2 nas células alfa pancreáticas, de modo que o uso desses inibidores promove elevação do glucagon. Em conjunto, a redução da insulinemia e o aumento do glucagon, estimulam lipólise e liberação de ácidos graxos livres, aumentando o processo de beta-oxidação e a produção de corpos cetônicos, o que em alguns indivíduos poderia desencadear quadro de cetoacidose.

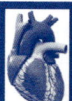 **Qual foi o efeito colateral importante observado com a canaglifozina mas não com os outros iSGLT2?**

No estudo CANVAS, foi observado um risco quase duas vezes maior de amputação de membros inferiores no grupo da canaglifozina quando comparado ao placebo, a maioria a nível de pododáctilos ou metatarsos. Embora os pacientes com história de amputação anterior ou doença vascular periférica tenham sido os mais afetados, a canaglifozina conferiu risco aumentado em todos os subgrupos analisados.
O EMPA-REG, publicado antes do CANVAS, não detalhou a incidência de amputações em seu artigo original, porém análise post hoc não evidenciou aumento do risco. No DECLARE-TIMI, por sua vez, houve coleta de dados específica para a ocorrência de amputações e também não foi flagrado aumento de risco.

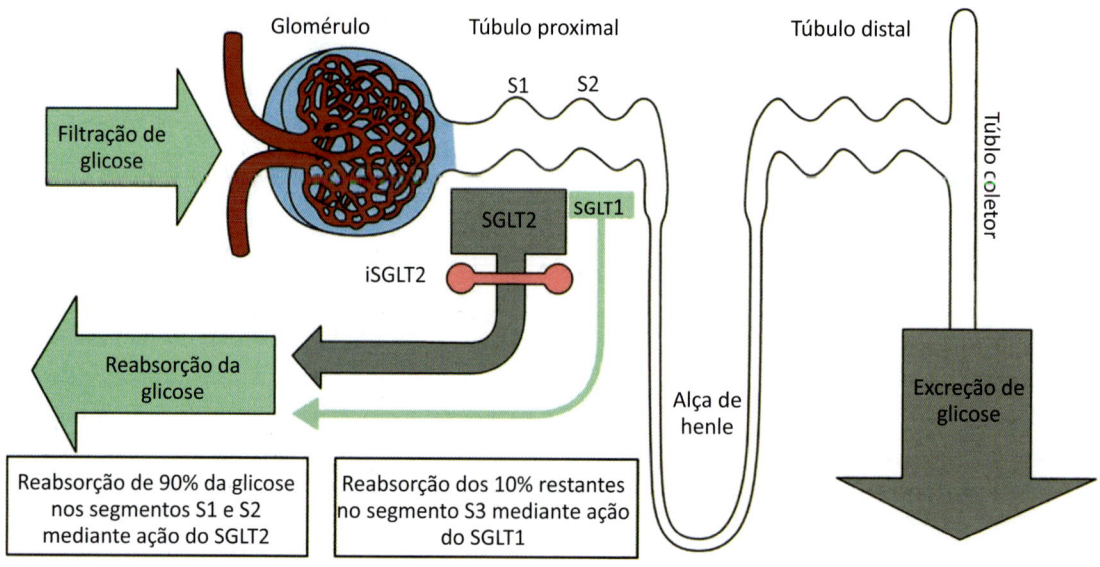

Figura 32.1 – Mecanismo de ação dos inibidores do SGLT2. Adaptada de *Dálamo B, Mesa J. Nuevos hipoglucemiantes orales y riesgo cardiovascular. Cruzando la frontera metabólica. Rev Esp Cardiol 2016;9:1088-97*

- Três estudos de segurança mostraram que essa classe de drogas pode ter benefício cardiovascular e que isso ocorre precocemente, sugerindo um efeito hemodinâmico predominante.
  - EMPA-REG: estudou o efeito da empagliflozina 10 e 25 mg em 7020 pacientes diabéticos já com doença cardiovascular estabelecida (99% da amostra). O resultado foi uma redução do risco relativo do desfecho combinado de morte cardiovascular, IAM e AVEi não fatais (3P-MACE) em 14%. Avaliando isoladamente morte cardiovascular, a redução foi de 38%, enquanto o risco de hospitalização por insuficiência cardíaca foi reduzido em 35% e de mortalidade geral em 32%.
  - CANVAS: estudou o efeito da canaglifozina 100 e 300 mg em 10.142 pacientes diabéticos, dos quais 65,6% apresentavam história de doença cardiovascular anterior, enquanto os demais apresentavam pelo menos 2 outros fatores de risco. O resultado foi uma redução do risco relativo do 3P-MACE em 14%. No entanto não demonstrou redução estatisticamente significativa de nenhum componente individualmente nem da mortalidade geral. O risco relativo de hospitalização por insuficiência cardíaca foi reduzido em 33%.
  - DECLARE-TIMI 58: estudou o efeito da dapaglifozina 10 mg em 17160 pacientes diabéticos, dos quais apenas 40,7% já haviam tido evento cardiovascular prévio, tendo os demais múltiplos fatores de risco cardiovascular. Não conseguiu demonstrar superioridade para a redução do 3P-MACE nem de mortalidade geral. Houve redução do risco relativo do composto morte cardiovascular ou internação por insuficiência cardíaca em 17%, porém isoladamente não houve redução do risco de morte cardiovascular. O risco de internação por insuficiência cardíaca, isoladamente, foi reduzido em 27%.
- **A análise dos estudos de segurança mostra um benefício inequívoco de redução do risco de internação por insuficiência cardíaca, mesmo em pacientes sem evento cardiovascular prévio.** Nesse perfil de paciente, de prevenção primária, no entanto, não está estabelecida a redução do 3P-MACE ou de morte cardiovascular.
- **Do ponto de vista renal, o uso de iSGLT2 parece levar a uma redução da taxa de microalbuminúria, além de menor progressão para doença renal terminal.** O efeito de redução da HbA1c e glicemia é menor conforme a TFG reduz, estando contra-indicados quando TFG abaixo de 45 ml/min/1,73 m².

Características dos iSGLT2	
Fármaco	Ajuste de função renal
Empaglifozina (Jardiance® – comp. 10 e 25 mg)	TFG < 45 ml/min/1,73 m²: evitar uso
Canaglifozina (Invokana® – comp. 100 e 300 mg)	TFG 45 e 60 ml/min/1,73 m²: máximo de 100 mg/dia TFG < 45 ml/min/1,73 m²: evitar uso
Dapaglifozina (Forxiga® etc. – comp. 5 e 10 mg)	TFG < 45 ml/min/1,73 m²: evitar uso

Análogos de GLP-1 (Agonista do receptor de GLP-1)

- Mecanismo de ação principal: ativação do receptor de GLP-1, promovendo aumento da síntese e secreção de insulina de forma dependente da glicose com inibição do glucagon.
- Baixo risco de hipoglicemia com bom efeito na redução da HbA1c, em média 0,5 a 1,5%. Também **promove**

Características dos 3 principais ensaios clínicos de desfecho cardiovascular com drogas inibidoras da SGLT2					
Estudo	População	Desfecho primário	Morte cardiovascular	Morte por qualquer causa	Hospitalização por IC
EMPA-REG	IAM, DAC multiarterial, DAC com isquemia ou angina instável, AVEi ou DAOP	3P-MACE **0,86 (0,74-0,99)**	**0,62 (0,49-0,77)**	**0,68 (0,57-0,82)**	**0,65 (0,50-0,87)**
CANVAS	≥ 30 anos com DCV sintomática ≥ 50 anos com 2 fatores de risco: DM ≥ 10 anos, HAS, tabagismo, micro ou macroalbuminúria ou HDL < 38,7 mg/dL	3P-MACE **0,86 (0,75-0,97)**	0,87 (0,72-1,06)	0,87 (0,74-1,01)	**0,67 (0,52-0,87)**
DECLARE-TIMI	DCV clinicamente evidente: DAC, AVEi ou DAOP Homens ≥ 55 e mulheres ≥ 60 anos com pelo menos 1 fator de risco: HAS, tabagismo, LDL > 130 mg/dL ou uso de droga hipolipemiante	3P-MACE 0,93 (0,84-1,03) Morte cardiovascular ou hospitalização por IC **0,83 (0,73-0,95)**	0,98 (0,82-1,17)	0,93 (0,93-1,04)	**0,73 (0,61-0,88)**

redução do peso corporal em 2 a 5% (eventualmente esse percentual pode ser maior).
- Os efeitos colaterais mais frequentes são de trato gastrointestinal: náuseas, vômitos e diarreia. Embora tenham uma tendência a reduzir ao longo do tratamento, porém podem persistir por várias semanas.
- Não devem ser utilizados em pacientes com episódio prévio de pancreatite nem quando houver história pessoal ou familiar de carcinoma medular de tireóide ou neoplasia endócrina múltipla tipo 2.
- Existem apresentações de aplicação diária (exenatida, liraglutida e lixisenatida) e semanal (exenatida de liberação prolongada, semaglutida, albiglutida e dulaglutida). Estudos de segurança cardiovascular também já foram publicados com essa classe de drogas.
    - ELIXA: avaliou o uso de lixisenatida 10 a 20 mcg ao dia em 6068 pacientes diabéticos com IAM ou internação por angina instável recente (180 dias anteriores). Embora não tenha sido capaz de demonstrar superioridade ao placebo, mostrou ser não inferior em relação a morte cardiovascular, internação por IC e um desfecho composto do 3P-MACE mais internação por angina instável.
    - LEADER: avaliou o uso de liraglutida 1,8 mg ao dia em 9340 pacientes diabéticos com mais de 50 anos e doença cardiovascular estabelecida, doença renal crônica com TFG < 60 ml/min/1,73 m² ou insuficiência cardíaca com classe funcional II a IV, além de diabéticos com mais de 60 anos com um fator de risco adicional. O resultado foi uma redução do risco relativo de 13% no 3P-MACE, 22% na mortalidade cardiovascular e 15% na mortalidade geral. Não houve redução isolada de hospitalizações por insuficiência cardíaca.
    - SUSTAIN-6: avaliou o uso da semaglutida 0,5 ou 1,0 mg por semana em 3297 pacientes diabéticos com os mesmos critérios de inclusão do estudo LEADER. O resultado foi uma redução do risco relativo do 3P-MACE de 26%, sem redução estatisticamente significativa de mortalidade cardiovascular e geral ou de internação por insuficiência cardíaca, isoladamente.
    - EXSCEL: avaliou o uso da exenatida 2 mg por semana em 14752 pacientes diabéticos, dos quais 73,1% tinham doença cardiovascular estabelecida. Embora tenha mostrado segurança (não-inferioridade) em relação ao placebo, não foi capaz de demonstrar superioridade na redução do 3P-MACE, mortalidade cardiovascular e geral ou internação por insuficiência cardíaca.
    - HARMONY: avaliou o uso da albiglutida 30 a 50 mg por semana em 9463 pacientes diabéticos com doença cardiovascular estabelecida. Houve uma redução do risco relativo de 28% na ocorrência do 3P-MACE e de 25% para IAM fatal ou não-fatal, sem redução estatisticamente significativa de mortalidade cardiovascular e geral.
    - REWIND: avaliou uso da dulaglutida 1,5 mg/semana em 9901 pacientes diabéticos com doença cardiovascular estabelecida ou com fatores de risco cardiovascular. Houve redução do 3P-MACE, mas sem redução de mortalidade geral ou mortalidade

Características dos GLP1- RA			
Fármaco	**Apresentações**	**Doses habituais**	**Ajuste de função renal**
Exenatida (Byetta®)	Caneta com 5 mg/dose (60 doses) Caneta com 10 mg/dose (60 doses)	5 a 10 mg 2 vezes ao dia (após as refeições)	TFG < 30 ml/min/1,73 m²: contra-indicada
Exenatida de liberação prolongada (Bydureon®)	Ainda não disponível no Brasil	2 mg por semana	TFG < 30 ml/min/1,73 m²: contra-indicada
Lixisenatide (Lyxumia®)	Canetas de 10 e 20 mcg/dia	20mcg/dia	TFG < 30 ml/min/1,73 m²: não recomendada (faltam estudos de segurança)
Albiglutida (Tanzeum/Eperzam®)	Ainda não disponível no Brasil	30 a 50 mg por semana	TFG < 30 ml/min/1,73 m²: não recomendada (faltam estudos de segurança)
Liraglutida (Saxenda® e Victoza®)	Caneta com doses de 0,6 ou 1,2 ou 1,8 mg (18 mg por caneta)	1,2 a 1,8 mg ao dia (iniciar com 0,6 mg)	TFG < 30 ml/min/1,73 m²: não recomendada (faltam estudos de segurança)
Semaglutida (Ozempic®)	Caneta 0,25mg, 0,5mg e 1mg	0,5 a 1,0 mg por semana (iniciar com 0,25 mg)	TFG < 30 ml/min/1,73 m²: não recomendada (faltam estudos de segurança)
Dulaglutida (Trulicity®)	Caneta de 0,75 mg Caneta de 1,5 mg	0,75 a 1,5 mg por semana	TFG < 30 ml/min/1,73 m²: não recomendada (faltam estudos de segurança)

Características das Insulinas

Ação efetiva	Insulina	Início de ação	Pico de ação	Duração efetiva
Ultrarrápida	Lispro (Humalog®)	5 a 15 minutos	0,5 a 2 horas	3 a 5 horas
	Aspart (Novorapid®)			
	Glulisina (Apidra®)			
Rápida	Regular (Humulin R®, Novolin R®)	0,5 a 1 hora	2 a 3 horas	5 a 8 horas
Intermediária	NPH (Humulin N®, Novolin N®)	2 a 4 horas	4 a 10 horas	10 a 18 horas
Longa	Detemir (Levemir®)	1 a 3 horas	6 a 8 horas	18 a 22 horas
	Glargina U100 (Lantus®, Basaglar®)	2 a 4 horas	Sem pico	20 a 24 horas
Ultralonga	Degludeca (Tresiba®)	21 a 41 minutos	Sem pico	Até 42 horas
	Glargina U300 (Toujeo®)	6 horas	Sem pico	Até 36 horas

cardiovascular. Tratou-se de um estudo com maior numero de pacientes em prevenção primária, e ainda assim mostrou bom resultado geral.

■ Insulinas

- Efeito hipoglicemiante potente porém com alto risco de hipoglicemia e maior ganho de peso.
- Estão disponíveis no mercado as insulinas humanas (NPH e Regular) e vários análogos de insulina, com diferentes perfis de ação: ultrarrápida, rápida, intermediária, longa e ultralonga. As vantagens do uso dos análogos em relação às insulinas humanas são o menor risco de hipoglicemia, inclusive noturna, e menor variabilidade glicêmica; no entanto a potência para redução da HbA1c é a mesma.

■ Como tratar?

- Em associação à terapia não farmacológica, a primeira droga de escolha dentre os antidiabéticos é sempre metformina, salvo contraindicações específicas a essa substância.
- Quando as metas não são atingidas após 3 a 6 meses do uso da metformina ou se a HbA1c de entrada já for elevada (> 7,5 a 9%) deve-se adicionar uma segunda classe de medicamento.
  - Se paciente com doença cardiovascular estabelecida, está recomendado o uso de uma droga que comprovadamente reduza desfechos cardiovasculares: iSGLT2 ou análogo de GLP-1.
  - Se paciente sem doença cardiovascular estabelecida, levar em conta outros fatores ao escolher a segunda

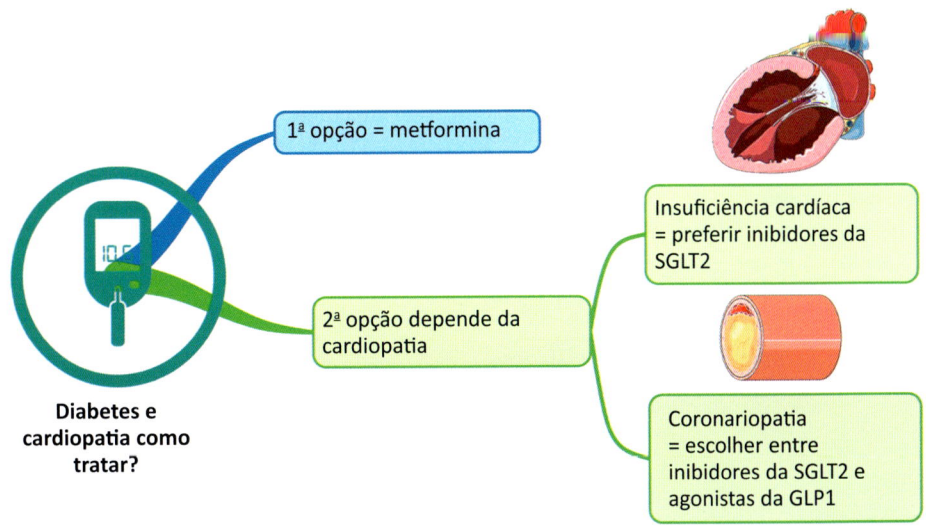

Figura 32.2. Quais medicações escolher para tratar o diabetes em pacientes com cardiopatia?

- droga, tais como: risco de hipoglicemia, co-morbidades, influência sobre peso, posologia e custo.
- Se após 3 a 6 meses de terapia dupla ainda assim não tiverem sido atingidos os alvos de controle desejados, é recomendado passar para terapia tripla, seja associando outra droga não insulina ou uma insulina basal. É importante lembrar que **não se deve associar inibidor de DPP-4 com análogo de GLP-1 pois ambos atuam no mesmo mecanismo fisiopatogênico**
- **Se não houver controle com 3 classes diferentes de medicamentos, deve-se associar insulina basal caso ela ainda não faça parte do esquema terapêutico.** Se o paciente já estiver em insulinoterapia, pode-se progredir a terapia associando uma insulina prandial ou análogo de GLP-1, caso ainda não utilizado.
- Uma indicação de se iniciar insulinoterapia, além da ineficácia terapêutica com outros medicamentos, é a presença de sintomas francos de hiperglicemia, mesmo que ao diagnóstico: polidipsia, poliúria, polifagia e perda de peso não intencional.
- Existem diversos esquemas de uso de insulina. Na maior parte dos casos, o início da insulinização é feito com insulina basal na dose de 10 U ou 0,1 a 0,2 U/kg/dia, titulando-se a dose até se atingir a glicemia alvo. Caso opte-se por uso de insulina NPH, a administração deve-se ser feita antes de dormir, enquanto o uso de análogos de insulina de ação longa ou ultralonga normalmente são administrados pela manhã.
- Por vezes, no entanto, será necessário progredir a insulinização, acrescentando insulina regular ou análogo de ação ultrarrápida. Há o esquema basal-plus, quando se acrescenta uma dose de insulina junto a maior refeição, e o esquema basal-bolus, em que são acrescentadas múltiplas doses de insulina prandial. A dose inicial em geral é de 4 U ou 0,1 U/kg/dia ou 10% da dose de insulina basal.

E o pré-diabetes?

- O estado de pré-diabetes reflete uma falha na secreção compensatória de insulina pelo pâncreas num ambiente orgânico de resistência insulínica, em geral causado por sobrepeso ou obesidade, porém sem ainda configurar diabetes. Esse estado pode ser evidenciado tanto por uma glicemia de jejum ou HbA1c alteradas quanto por uma uma intolerância a glicose no TOTG2h.
  - Glicemia plasmártica entre 100 e 125 mg/dL após pelo menos 8 horas de jejum (está indicado realizar TOTG)
  - Glicemia plasmática entre 140 e 199 mg/dL no TOTG - 2 horas após sobrecarga de 75 g de glicose anidra, ou equivalente
  - HbA1C entre 5,7-6,4% – usando método padronizado e certificado pelo *National Glycohemoglobin Standardization Program* (www.ngsp.org)
- Embora o pré-diabetes não implique obrigatoriamente na progressão para diabetes, uma vez que parte dos pacientes retorna à normoglicemia ou permanece apenas em pré-diabetes, o risco futuro é até 5 vezes maior do que na população geral. Mesmo que não haja progressão, o próprio estado de pré-diabetes já aumenta o risco de doenças cardiovasculares.
- A evidência mais robusta na prevenção da progressão para diabetes vem do clássico estudo DPP, que comparou o uso de metformina com um programa intensivo de mudanças de estilo de vida, que incluía redução de 7% do peso através de uma dieta hipocalórica e baixa em lipídios e de 150 minutos/semana de atividade física de moderada intensidade. A incidência de diabetes em 3 anos foi reduzida em 31% no grupo que usou metformina e em 58% no grupo de mudanças intensivas do estilo de vida, sendo que neste último grupo a perda de peso foi o fator que mais fortemente se correlacionou com a redução de risco.
- Além da metformina, outras drogas mostraram capacidade de reduzir a progressão para diabetes, embora na prática raramente sejam prescritos com esse intuito único, tampouco tenham essa indicação aprovada em bula: acarbose, orlistat, liraglutida e pioglitazona.
- Os grupos que mais se beneficiam da introdução da metformina são:
  - Obesos com IMC ≥ 35 kg/m²
  - Idade inferior a 60 anos
  - História de diabetes gestacional

Leitura sugerida

- Garber A, Abrahamson M, Barzilay J et al. Consensus statement by the American Association of Clinical Endocrinologists and American College of Endocrinology on the comprehensive type 2 diabetes management algorithm – 2018 executive summary. Endocr Pract. 2019;24(No. 1)
- American Diabetes Association. Standards of medical care in diabetes – 2018. Diabetes Care. 2018;41(Suppl. 1):S3
- LeRoith D, Jan Biessels G, Braithwaite S et al. Treatment of Diabetes in Older Adults: An Endocrine Society Clinical Practice Guideline. J Clin Endocrinol Metabol .2019;104(5)-55
- Diretrizes da Sociedade Brasileira de Diabetes 2017-2018 / Organização José Egídio Paulo de Oliveira, Renan Magalhães Montenegro Junior, Sergio Vencio. São Paulo: Editora Clannad, 2017

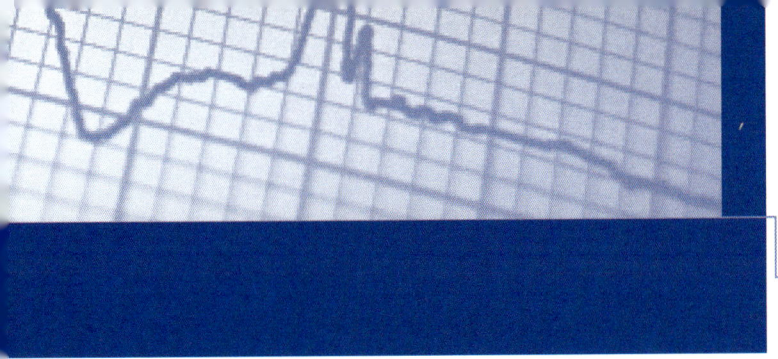

Obesidade
O que o cardiologista precisa saber?

• Illana Mary Silveira Carvalho • Patrícia Sampaio Gadelha

■ Introdução

- Trata-se de um importante problema de saúde pública mundialmente, com prevalência crescente. No Brasil, dados atuais apontam que 50% da população se encontra acima do peso.
- Na prática clínica, o índice de massa corpórea (IMC) é o método mais utilizado, por ser prático e sem custos. Por definição, adultos com índice de massa corpórea (IMC) entre 25 e 29,9 kg/m^2 são considerados com sobrepeso e aqueles com IMC ≥ 30 kg/m^2 são considerados obesos. O IMC é um bom indicador de obesidade, mas não é totalmente correlacionado com a gordura corporal, não distingue massa gordurosa de massa magra ou livre de gordura, podendo ser menos preciso em indivíduos mais idosos, em decorrência da perda de massa magra e superestimado em indivíduos com mais massa muscular (p. ex., atletas).

■ Tratamento

- O tratamento da obesidade envolve mudanças de estilo de vida, combinando dieta hipocalórica com programas de atividade física englobando exercícios resistidos e aeróbicos, que promovam gasto energético, além de terapia medicamentosa e cirúrgica.
- Todas as dietas disponíveis (ex: low-carb, mediterrânea, cetogênica) levam a resultados semelhantes a longo prazo. O importante é estabelecer balanço energético negativo.
- São candidatos à terapia medicamentosa os indivíduos com IMC ≥ 30 kg/m^2 ou um IMC de 25 a 29,9 kg/m^2 com comorbidades, que não atingiram perda de pelo menos 5% do peso corporal total entre 3 e 6 meses, com uma intervenção abrangente no estilo de vida.
- Independentemente da terapia medicamentosa instituída, a perda de peso deve exceder 2 kg durante o primeiro mês da terapia e reduzir em 5% o peso corporal entre 3 e 6 meses e permanecer nesse nível para ser considerada eficaz.
- Para pacientes candidatos à terapia farmacológica, a escolha de drogas antiobesidade é gerenciada pelas comorbidades, perfil de efeitos adversos, contraindicações, custos e preferência do paciente.

Drogas disponíveis no Brasil

- A drogas disponíveis e aprovadas como terapia antiobesidade são: sibutramina, orlistat, liraglutida e lorcaserina (Figura 33.1 e Tabela 33.1).

Sibutramina

- A sibutramina bloqueia a recaptação de noradrenalina (NE) e de serotonina (SE) e leva à redução da ingestão alimentar.
- A dose aprovada de sibutramina é de uma cápsula de 10 ou de 15 mg pela manhã e não existem evidências para determinar o perfil do risco-benefício da sibutramina além de 2 anos de uso. É recomendado que se inicie sempre com a dose de 10 mg e o paciente seja reavaliado com 2-4 semanas de uso para possíveis eventos adversos. Caso não haja redução de peso adequado com 4 semanas, mas haja boa tolerância, a dose pode ser ajustada para 15 mg/dia.
- A sibutramina pode levar a uma pequena elevação média de 3-5 mmHg na pressão arterial diastólica e de dois a quatro batimentos por minuto (bpm) na frequência cardíaca, efeitos que devem ser cuidadosamente monitorados. Outros efeitos colaterais incluem: insônia, irritabilidade e constipação.

Obesidade

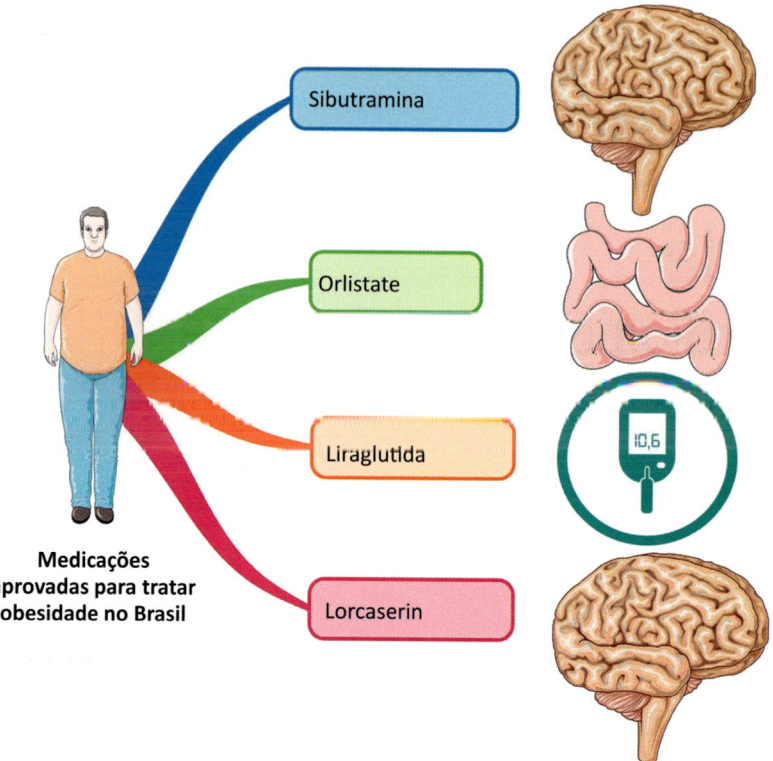

Figura 33.1. Medicações disponíveis para tratamento de obesidade no Brasil.

Tabela 33.1. Drogas aprovadas para tratamento da obesidade no Brasil

Droga	Mecanismo de ação	Posologia	Contraindicações
Sibutramina • Biomag® • Grece® • Vazy® • Sibus®	Bloqueia a recaptação de noradrenalina (NE) e serotonina (SE)	Iniciar com 10 mg/manhã e reavaliar precocemente (2-4 semanas) Dose máxima de 15 mg/dia, VO	• Idade maior/igual a 65 anos • Gestação • Evento cardiovascular prévio • Insuficiência cardíaca congestiva • Arritmia cardíaca • Hipertensão não controlada (>140/90 mmHg) • Presença de 2 ou mais fatores de risco cardiovascular • Associação com inibidores da monoamina oxidase, outros inibidores do apetite de ação central • Distúrbios alimentares (bulimia e anorexia) • Distúrbio psiquiátrico descompensado
Orlistat • Xenical® • Lipiblock®	Inibe as lipases pancreáticas e reduz absorção intestinal de gorduras	Iniciar com 60-120 mg/dia, dose máxima de 120 mg nas refeições, VO	• Gestação • Síndromes de má absorção crônica • Colestase • História de cálculos de oxalato de cálcio
Liraglutida • Saxenda® • Victoza®	Agonista do GLP-1 e com efeito hipotâlmico de reduzir fome, além de retardar esvaziamento gástrico	Iniciar com 0,6 mg, com aumento semanal até atingir 3 mg/dia (0,6 – 1,2 – 1,8 – 2,4 – 3 mg), SC	• Gestação • História pessoal ou familiar de câncer medular de tireoide • História pessoal ou familiar de neoplasia endócrina tipo 2
Lorcaserina • Segurança cardiovascular • No momento, apenas manipulado	Agonista seletivo do receptor 2C da serotonina	10 mg duas vezes ao dia	• CrCl < 30 mL/min • Gestação • Uso concomitante com outras drogas serotoninérgicas

- O estudo SCOUT (*Sibutramine Cardiovascular Outcomes Trial*) foi um grande estudo multicêntrico, randomizado, placebo-controlado, desenhado para avaliar os efeitos do uso de sibutramina em longo prazo na incidência de eventos cardiovasculares e morte cardiovascular em indivíduos de muito alto risco. Os resultados finais mostraram um aumento de 16% do risco de desfechos cardiovasculares não fatais combinados no grupo sibutramina em relação ao grupo placebo (11,4% *versus* 10,0%, respectivamente) sem aumento na mortalidade, no grupo com concomitante diabetes e doença arterial coronariana, mas não nos diabéticos sem doença coronariana e nem nos diabéticos com um fator de risco cardiovascular. Esse estudo levou à proibição da sibutramina na Europa, generalizando os resultados dessa população de alto risco (quase todos com contraindicação em bula e que usaram a droga independentemente de estar ou não perdendo peso) para o restante da população obesa.
- As contraindicações da sibutramina são: idade maior/igual a 65 anos, gestantes, evento cardiovascular prévio, insuficiência cardíaca congestiva, hipertensão não controlada (acima de 140/90 mmHg), presença de dois ou mais fatores de risco cardiovascular, associação com inibidores da monoamina oxidase, pacientes que utilizam outros inibidores do apetite de ação central, distúrbios alimentares como bulimia e anorexia, distúrbio psiquiátrico descompensado.

Orlistat

- Inibe as lipases pancreáticas e, com isso, reduz a hidrólise da gordura ao nível intestinal, com redução da sua absorção e aumento da excreção fecal, inibindo a absorção de aproximadamente 25 a 30% das calorias ingeridas como gordura. A dose recomendada é de 120 mg antes das refeições, iniciando-se com uma dose de 60-120 mg/dia.
- Além disso, o orlistat tem um efeito benéfico no perfil lipídico, com redução do colesterol total e da lipoproteína de baixa densidade (LDL) em até 10-11%, independentemente da perda de peso, e demonstra um efeito positivo no perfil glicêmico do paciente, com melhora da sensibilidade à insulina.
- Os principais efeitos colaterais são no trato gastrointestinal, como cólicas abdominais, flatulência, urgência fecal, fezes oleosas que podem ocorrer em até 30% dos pacientes e tendem a reduzir com a limitação da ingesta de gorduras; redução da absorção de gorduras lipossolúveis e, com isso, nos pacientes que fazem uso de marevan a redução da vitamina K pode exigir ajuste/redução na dose do anticoagulante.
- Outro efeito citado é o desenvolvimento de cálculos de oxalato de cálcio.
- Apesar de não ter estudos que avaliam diretamente a segurança cardiovascular da droga, parece ser uma medicação com bom perfil de segurança nos pacientes com elevado risco cardiovascular, já que a absorção sistêmica é mínima e os efeitos benéficos na síndrome metabólica são robustos.
- As contraindicações são: gestação, pacientes com má absorção crônica, colestase ou história de cálculos de oxalato de cálcio.

Liraglutida

- Agonista do receptor de GLP-1 (peptídeo tipo 1 semelhante ao glucagon), que é um peptídeo expresso principalmente no trato gastrointestinal, com efeito incretina – aumento da secreção de insulina dependente de glicose, além de reduzir a secreção inapropriada de glucagon após as refeições e o tempo de esvaziamento gástrico, com efeito benéfico na redução de peso e controle glicêmico.
- A dose inicial é de 0,6 mg por dia durante 1 semana, com aumento progressivo em intervalos semanais (1,2-1,8-2,4 mg) até atingir a dose de 3 mg diária, dose aprovada como terapia antiobesidade, por via SC (subcutânea).
- O LEADER, maior estudo que avaliou desfecho cardiovascular com liraglutida, demonstrou redução significativa do *endpoint* primário (morte por doenças cardiovasculares, infarto agudo do miocárdio e acidente vascular cerebral não fatais), mas é importante ressaltar que embora esta medicação tenha demonstrado reduzir os principais eventos de doença cardiovascular, esses resultados foram gerados em uma população de diabetes tipo 2 com doença cardiovascular estabelecida ou elevado risco, em que a obesidade não era um requisito inicial e a dose utilizada era menor que a recomendada para perda ponderal (1,8 *versus* 3 mg).
- Os principais efeitos adversos são gastrointestinais, incluindo náuseas, vômitos e diarreia.
- As contraindicações são: gestação e pacientes com história pessoal ou familiar de câncer medular de tireoide ou neoplasia endócrina múltipla 2A ou 2B, devido à provável associação com tumores das células C da tireoide, e existe uma recomendação de se evitar em pacientes com passado de pancreatite, quando a etiologia para tal complicação não foi resolvida.

Lorcaserina

- A lorcaserina é um agonista seletivo do receptor 2C da serotonina, neurotransmissor que reduz a ingesta alimentar, sem relação com o desenvolvimento de patologias valvares cardíacas, já que não apresenta efeito sobre o receptor de serotonina tipo 2B.
- A dose recomendada é de 10 mg duas vezes ao dia, ingerida com ou sem alimentos, e não há necessidade de um período de titulação.
- A eficácia parece ser semelhante à do orlistat (diferença média na perda de peso entre os grupos controle e placebo de aproximadamente 3 a 4 kg).

Obesidade

- É a única droga antiobesidade com segurança cardiovascular comprovada em estudo robusto (CARMELINA) que randomizou 12.000 pacientes com sobrepeso ou obesos com doença cardiovascular aterosclerótica conhecida ou múltiplos fatores de risco cardiovascular à lorcaserina (10 mg por via oral duas vezes ao dia) ou placebo. Os pacientes foram acompanhados por uma média de 3,3 anos e a esta droga mostrou não aumentar o risco de eventos cardiovasculares. Em 1 ano, mais pacientes tratados com a medicação perderam pelo menos 5% do peso corporal (39 versus 17%) e a proporção de perder pelo menos 10% do peso corporal também foi maior que no grupo controle (15 versus 5%).
- A lorcaserina também demonstra efeito benéfico no perfil glicêmico e lipídico, com redução do colesterol da lipoproteína de alta densidade, além de promover discreta redução da pressão arterial sistólica.
- Os principais efeitos adversos são: cefaleia, infecções respiratórias superiores, vertigem e náuseas. As contraindicações são: CrCl < 30 mL/min, gestação, uso concomitante com outras drogas serotoninérgicas (p. ex., inibidores seletivos da recaptação da serotonina, inibidores seletivos da recaptação da serotonina-noradrenalina, bupropiona, antidepressivos tricíclicos e inibidores da monamina oxidase), devido ao potencial risco de síndrome serotoninérgica.

Terapia *off-label*

- A razão mais comum de prescrição *off-label* é a ausência de opções de tratamento para a doença, por falta de tolerância ou impossibilidade de usar alguma das terapias padronizadas, seja pela faixa etária ou perfil de segurança que não se enquadra em nenhuma das drogas anteriores (Tabela 33.2).
- Os medicamentos usados que apresentam evidências científicas de potencial benefício são: fluoxetina, com resultado bem discreto e transitório (nos primeiros 6 meses) na perda ponderal, além de topiramato, bupropiona e dimesilato de lisdexanfetamina, esses com maior benefício no paciente que apresenta padrão alimentar compulsivo, sendo esta última aprovada para o tratamento de transtorno de compulsão alimentar periódica.

Possíveis associações e drogas preferíveis no paciente com doença cardiovascular estabelecida ou elevado risco

Associações mais utilizadas
- sibutramina com orlistat;
- sibutramina com topiramato;
- bupropiona com topiramato.

- A associação de sibutramina com bupropiona é contraindicada pelo risco de síndrome serotoninérgica.
- A primeira associação é contraindicada em pacientes com doença cardiovascular estabelecida ou elevado risco cardiovascular e com a segunda associação não há estudos demonstrando segurança cardiovascular.
- Diante disto, no paciente com doença cardiovascular estabelecida ou elevado risco as terapias de preferência devem ser: lorcaserina (segurança cardiovascular estabelecida), orlistat (sem estudos avaliando segurança cardiovascular mas com absorção sistêmica mínima e benefício robusto no perfil glicêmico e lipídico) e liraglutida (perda ponderal bem considerável, segurança cardiovascular já comprovada no grupo de pacientes com diabetes *mellitus* e doença cardiovascular estabelecida).
- Vale ressaltar também que não existe terapia antiobesidade liberada para gestantes e pacientes com ClCr abaixo de < 30 mL/min.

Tabela 33.2. **Drogas *off-label* usadas para tratamento de obesidade**

Droga	Mecanismo de ação	Posologia	Contraindicações
Topiramato • Amato® • Topamax® • Vidmax®	Modulação dos receptores de ácido γ-aminobutírico	Iniciar com 25 mg/dia; dose máxima de 100 mg/dia, VO	• Gestação • Nefrolitíase • Glaucoma
Bupropiona • Wellbutrin® • Zyban® • Bup®	Inibe recaptação de dopamina e noradrenalina	Iniciar com 150 mg/dia; dose máxima de 300 mg/dia	• Gestação • Hipertensão descontrolada • Anorexia nervosa ou bulimia • Distúrbios convulsivos • Uso concomitante com inibidores da MAO • Uso concomitante com outros inibidores do apetite de ação central como sibutramina

Terapia cirúrgica

Indicações de tratamento cirúrgico

- Obesidade grau 3 (IMC ≥ 40).
- Obesidade grau 2 (IMC 35,0 a 39,9 kg/m²) com pelo menos uma comorbidade relacionada a obesidade, como:

  - Diabetes *mellitus* tipo 2
  - Apneia obstrutiva do sono (AOS)
  - Hipertensão
  - Hiperlipidemia
  - Síndrome da obesidade-hipoventilação (SOH)
  - Síndrome de Pickwick (AOS + SOH)
  - Doença hepática gordurosa não alcoólica
  - Pseudotumor cerebral
  - Doença do refluxo gastroesofágico
  - Asma
  - Estase venosa
  - Incontinência urinária severa
  - Osteoartrite debilitante
  - Redução da qualidade de vida
  - Impossibilidade de outras cirurgias em decorrência da obesidade, como: para doenças osteoartríticas, hérnias abdominais ou incontinência urinária

- Obesidade grau 2 com diabetes *mellitus* tipo 2 incontrolável e com tempo de diagnóstico inferior a 10 anos (cirurgia metabólica).
- Ainda dentro dessas condições, a cirurgia deverá ser indicada somente para pessoas com falha na perda de peso, com tratamento clínico e idade acima de 16 anos, não havendo limite superior de idade.

Cirurgia metabólica

- A cirurgia metabólica foi reconhecida recentemente pelo Ministério da Saúde, através da Resolução nº 2.172/2017, como uma forma de terapia para os casos de diabetes *mellitus* tipo 2 com refratariedade ao tratamento clínico otimizado.

Critérios de inclusão
• IMC entre 30 e 34,9 kg/m²;
• idade mínima de 30 anos e máxima de 70 anos;
• diagnóstico definido de diabetes tipo 2 há menos de 10 anos;
• refratariedade comprovada ao tratamento clínico otimizado;
• não possuir contraindicações para o procedimento cirúrgico proposto.

- A técnica cirúrgica se dará, prioritariamente, por derivação gastrojejunal em Y de Roux. Somente em casos de contraindicação a gastrectomia vertical será a opção disponível (Tabela 33.3).

Tabela 33.3. Técnicas utilizadas na cirurgia metabólica

Restritivas	Gastrectomia vertical (Sleeve) (Figura 33.2)
Mal absortivas	*Bypass* jejunoileal Desvio biliopancreático Desvio biliopancreático com troca duodenal
Mista	*Bypass* gástrico em Y de Roux (Figura 33.3)

- Para garantir a segurança do paciente, o Conselho Federal de Medicina definiu ainda que as equipes multidisciplinares e multiprofissionais envolvidas no tratamento cirúrgico de pacientes com DM tipo 2 devem ser compostas minimamente por: cirurgião geral ou do aparelho digestivo, endocrinologista, cardiologista, pneumologista, enfermeiro, psicólogo, fisioterapeuta e nutricionista.

Contraindicações para terapia cirúrgica

- Depressão maior ou psicose não tratada.
- Transtornos alimentares descontrolados e não tratados (p. ex., bulimia).
- Abuso atual de drogas e álcool.
- Doença cardíaca grave com riscos anestésicos proibitivos.
- Coagulopatia grave.
- Incapacidade de cumprir os requisitos nutricionais, incluindo reposição vitamínica vitalícia.
- Independentemente da técnica utilizada, a perda ponderal máxima geralmente ocorre nos 18 meses pós-cirurgia, com tendência a estabilização ou reganho após esse período.
- A perda de peso média é de 4,5 a 7 kg por mês. Assim, a perda de peso média na visita de seguimento de 6 meses é de 27 a 36 kg. Posteriormente, essa taxa de redução de peso tende a diminuir para 2 a 3 kg por mês e atinge um pico aos 18-24 meses de pós-operatório, com média de 45 a 54 kg.
- O estudo sueco SOS (*Swedish Obese Subjects*), trata-se de um estudo prospectivo, não randomizado, observacional,

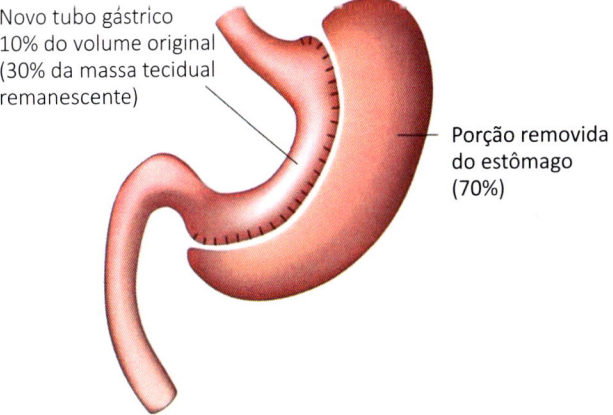

Figura 33.2. Gastroplastia vertical ou Sleeve. *Fonte: Sociedade Brasileira de Cirurgia Bariátrica e Metabólica.*

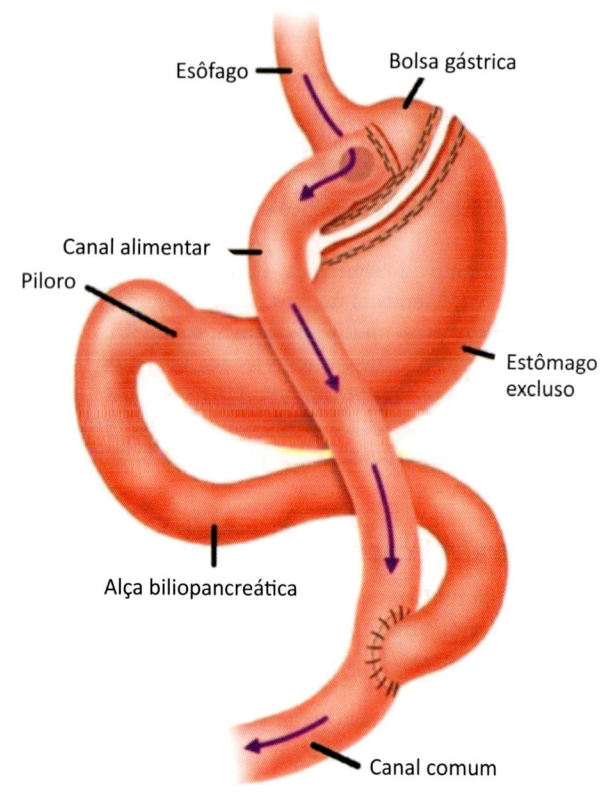

Figura 33.3. Gastroplastia em Y de Roux. *Fonte: Sociedade Brasileira de Cirurgia Bariátrica e Metabólica.*

envolvendo 25 centros suecos, que compara pacientes obesos submetidos a diferentes tipos de cirurgia bariátrica (n = 2.010) a pacientes submetidos a tratamento convencional para obesidade (n = 2.037), tendo como desfecho: mortalidade por todas as causas e incidência de infarto agudo do miocárdio e acidente vascular cerebral. Após ajustes, a análise multivariada mostrou que a cirurgia bariátrica está associada a uma redução significativa no número de mortes cardiovasculares (HR 0,47; IC 95% 0,29-0,76; P.=.0,002) e menor incidência de eventos cardiovasculares totais (HR 0,67; IC 95%: 0,54-0,83; P.<.0,001) em relação ao tratamento convencional, após 15 anos de seguimento. A conclusão do estudo é que a cirurgia bariátrica está associada a um menor número de mortes cardiovasculares e uma menor incidência de eventos cardiovasculares em adultos obesos.
- Apesar de os estudos mais recentes não mostrarem diferenças no controle de patologias relacionadas a obesidade em longo prazo entre as duas técnicas, existe uma preferência por parte dos cirurgiões para realizar derivação em Y de Roux em pacientes com diabetes, principalmente quando há necessidade de insulinoterapia, por ser considerada uma técnica mais metabólica.

■ Critérios de reganho

Os critérios para recidiva são:

- recuperação de 50% do peso perdido atingido em longo prazo ou
- recuperação de 20% do peso perdido em longo prazo associado ao reaparecimento de comorbidades.

- O reganho esperado é inferior a 20% do peso perdido ao longo do tempo.

■ Leitura sugerida

- Apovian CM, Aronne LJ, Bessesen DH, et al. Pharmacological management of obesity: an endocrine Society clinical practice guideline. J Clin Endocrinol Metab. 2015;100:342.
- Astrup A, Rössner S, Van Gaal L, et al. Effects of liraglutide in the treatment of obesity: a randomised, double-blind, placebo-controlled study. Lancet 2009;374:1606.
- Diretriz Brasileira de Obesidade, 2016. Disponível em: <http://www.abeso.org.br/uploads/downloads/92/57fccc403e5da.pdf>. Acessado em: jul. 2019.
- Elder KA, Wolfe BM. Bariatric surgery: a review of procedures and outcomes. Gastroenterology. 2007;132:2253.
- Hauptman J, Lucas C, Boldrin MN, et al. Orlistat in the long-term treatment of obesity in primary care settings. Arch Fam Med. 2000;9:160.
- Hutter MM, Schirmer BD, Jones DB, et al. First report from the American College of Surgeons Bariatric Surgery Center Network: laparoscopic sleeve gastrectomy has morbidity and effectiveness positioned between the band and the bypass. Ann Surg. 2011;254:410.
- Kelley DE, Bray GA, Pi-Sunyer FX, et al. Clinical efficacy of orlistat therapy in overweight and obese patients with insulin-treated type 2 diabetes: A 1-year randomized controlled trial. Diabetes Care. 2002;25:1033.
- Khera R, Murad MH, Chandar AK, et al. Association of Pharmacological Treatments for Obesity With Weight Loss and Adverse Events: A Systematic Review and Meta-analysis. JAMA. 2016;315:2424.
- O'Neil PM, Smith SR, Weissman NJ, et al. Randomized placebo-controlled clinical trial of lorcaserin for weight loss in type 2 diabetes mellitus: the BLOOM-DM study. Obesity (Silver Spring). 2012;20:1426.
- Pi-Sunyer X, Astrup A, Fujioka K, et al. A Randomized, Controlled Trial of 3.0 mg of Liraglutide in Weight Management. N Engl J Med. 2015;373:11.
- Ramón JM, Salvans S, Crous X, et al. Effect of Roux-en-Y gastric bypass vs sleeve gastrectomy on glucose and gut hormones: a prospective randomised trial. J Gastrointest Surg. 2012;16:1116.
- Scirica BM, Bohula EA, Dwyer JP, et al. Lorcaserin and Renal Outcomes in Obese and Overweight Patients in the CAMELLIA-TIMI 61 Trial. Circulation. 2019;139:366.
- Sjostrom L, Peltonen M, Jacobson P, et al. SOS Sudy. JAMA. 2014 Jun 11;311(22):2297-304. doi: 10.1001/jama.2014.5988.

capítulo 34

Apneia Obstrutiva do Sono e Doenças Cardiovasculares

• Tarcya Leiane Guerra de Couto Patriota   • Rodrigo Pinto Pedrosa

■ Introdução

- A apneia obstrutiva do sono (AOS) é o distúrbio respiratório do sono mais comum.
- Trata-se de uma condição clínica que se caracteriza por episódios recorrentes de obstrução parcial (hipopneia) ou completa (apneia) da via aérea superior durante o sono, levando à fragmentação do sono e hipóxia intermitente.
- Apesar de ser uma doença muito comum, ainda é bastante subdiagnosticada.

Fatores de risco

- Sexo masculino.
- Obesidade.
- Idade acima dos 50 anos.
- Raça oriental.
- Anormalidades estruturais das vias aéreas superiores.
- Uso abusivo de álcool.
- História familiar de AOS.

Sinais e sintomas

- Ronco alto e frequente.*
- Sonolência diurna excessiva.**
- Pausas respiratórias ou engasgos durante a noite.
- Fadiga.
- Noctúria.
- Cefaleia matutina.
- Alterações do humor.
- Prejuízo nas funções cognitivas.
- Diminuição da libido.
- Impotência sexual.

*Principal sinal noturno.
**Principal sintoma diurno.

■ Diagnóstico

Para o diagnóstico da AOS é fundamental associar história clínica, exame físico e a realização de exames complementares durante o sono.

Clínico

- É importante avaliar medidas antropométricas como peso e altura (para cálculo do IMC), circunferência cervical, pressão arterial e verificar a cavidade nasal e orofaringe.
- É fundamental avaliar se há alterações na morfologia craniofacial, já que oclusões dentárias (mordida cruzada, mordida aberta e má oclusão), presença de palato ogival e alterações na mandíbula e/ou maxila predispõem à obstrução da via aérea.

Principais achados clínicos que sugerem AOS

- Obesidade (IMC > 30 kg/m^2).
- Circunferência cervical > 43 cm em homens e > 41 cm em mulheres.
- Classificação de Mallampati modificada de classes III e IV.
- Hipertrofia de tonsilas palatinas nos graus III e IV.
- Presença de palato ogival.
- Hipertensão arterial sistêmica, principalmente quando refratária ao tratamento medicamentoso ou que permanece elevada durante o sono.

Polissonografia completa

- **Exame padrão-ouro para diagnosticar AOS.**
- É realizada em um laboratório do sono, assistida por um técnico com formação específica em polissonografia, ou na residência do paciente, de forma supervisionada.
- Consiste na monitoração simultânea do eletroencefalograma, eletro-oculograma, eletromiograma, eletrocar-

diograma, fluxo aéreo, esforço respiratório, saturação periférica de oxigênio, posição corporal e sensor de ronco.

- Além de diagnosticar e diferenciar os distúrbios do sono, permite a avaliação da arquitetura e eficiência do sono.
- Definições: hipopneia – redução de 30% do fluxo aéreo associada à queda de saturação de 3% da oxiemoglobina e/ou microdespertar por um período superior a 10 segundos. Apneia é definida pela queda de 90% do fluxo no mesmo período, independente da saturação (Tabela 34.1).

Tabela 34.1. Classificação da AOS de acordo com o número de apneias e hipopneias por hora de sono (IAH)

Leve	5 a 14,9
Moderada	15 a 29,9
Grave	≥ 30

Polissonografia portátil

- Realizada no domicílio do paciente.
- **É uma excelente alternativa para pacientes com alta probabilidade da doença definida pelo exame clínico e por meio de questionários específicos.**
- A utilização dos equipamentos portáteis vem aumentando significativamente nos últimos anos, desde que a Academia Americana de Medicina do Sono e o sistema de saúde dos Estados Unidos aceitarem seus laudos para liberação de tratamento da AOS com os aparelhos de pressão positiva.
- A desvantagem é que, por não apresentar eletroencefalograma, não é possível observar os períodos de sono e vigília. Por este motivo o paciente precisa dormir por pelo menos 4 h para possibilitar um exame satisfatório.

Questionários específicos

- O questionário de Berlin avalia risco para AOS. Quando positivo em pelo menos duas das três categorias, o paciente apresenta alto risco para AOS e necessita de investigação (Figura 34.1).
- Escala de sonolência de Epworth avalia sonolência diurna excessiva (Tabela 34.2). Valores superiores a 10 sugerem sonolência excessiva.

De acordo com a Classificação Internacional das Doenças do Sono, terceira edição, o diagnóstico da AOS requer a presença dos seguintes critérios:

- **sinais e sintomas + IAH ≥ cinco eventos/hora;**
- **desordens médicas ou psiquiátricas + IAH ≥ cinco eventos/hora;**
- **IAH ≥ 15 eventos/hora isoladamente.**

1. Dados pessoais

Peso: ______ Altura: ______

Categoria 1

2. Você ronca?

Sim ( )
Não ( )
Não sabe ( )

3. Intensidade do ronco:

Tão alto quanto a respiração ( )
Tão alto quanto falar ( )
Mais alto que falar ( )
Muito alto que pode ser ouvido nos quartos próximos ( )

4. Frequência do ronco:

Quase todo dia ( )
3-4 vezes por semana ( )
1-2vezes por semana ( )
1-2 vezes por mês ( )
Nunca ou quase nunca ( )

5. O seu ronco incomoda outras pessoas?

Sim ( ) Não ( )

6. Com que frequência suas paradas respiratórias foram percebidas?

Quase todo dia ( )
3-4 vezes por semana ( )
1-2 vezes por semana ( )
1-2 vezes por mês ( )
Nunca ou quase nunca ( )
Não aplicável- paciente dorme sozinho ( )

Categoria 2

7. Você se sente cansado ao acordar?

Quase todo dia ( )
3-4 vezes por semana ( )
1-2 vezes por semana ( )
1-2 vezes por mês ( )
Nunca ou quase nunca ( )

8. Você se sente cansado durante o dia?

Quase todo dia ( )
3-4 vezes por semana ( )
1-2 vezes por semana ( )
1-2 vezes por mês ( )
Nunca ou quase nunca ( )

9. Você alguma vês dormiu enquanto dirigia?

Sim ( )
Não ( )
1-2 vezes por mês ( )
Não aplicável ( )

Categoria 3

10. Você tem pressão alta?

Sim ( )
Não ( )
Não sei ( )

IMC: __________ kg/m²

1. Dados pessoais

Peso: ______ Altura: ______

Pontuação de Categorias:

Categoria 1 é positiva com 2 ou mais respostas positivas (destacadas dentro de cada caixa de texto)

Categoria 2 é positiva com 2 ou mais respostas positivas (destacadas dentro de cada caixa de texto)

Categoria 3 é positiva com 1 resposta positiva e/ou IMC > 30 kg/m²

Resultado Final: 2 ou mais categorias positivas indicam um alto risco para a ocorrência de distúrbios do sono

Figura 34.1. Quastionário de Berlin.

Tabela 34.2. Escala de sonolência de Epworth

Situação	Chance de cochilar			
Sentado e lendo	0	1	2	3
Assistindo TV	0	1	2	3
Sentado em um lugar público (cinema, igreja, sala de espera)	0	1	2	3
Como passageiro de trem, carro ou ônibus, andando uma hora sem parar	0	1	2	3
Deitando-se para descansar à tarde, quando as circunstâncias permitem	0	1	2	3
Sentado e conversando com alguém	0	1	2	3
Sentado calmamente após o almoço (sem álcool)	0	1	2	3
Dirigindo um carro, enquanto para por alguns minutos ao pegar um trânsito intenso	0	1	2	3

Sinais e sintomas

- Sonolência.
- Fadiga.
- Insônia.
- Ronco.
- Distúrbio respiratório subjetivo.
- Apneia flagrada.

Desordens médicas ou psiquiátricas

- Hipertensão arterial.
- Doença arterial coronariana.
- Fibrilação atrial.
- Insuficiência cardíaca congestiva.
- Acidente vascular encefálico.
- Diabetes.
- Disfunção cognitiva.
- Distúrbios do humor.

IAH ≥ cinco eventos/hora

- Presença de cinco ou mais eventos respiratórios predominantemente obstrutivos (apneia, hipopneia ou despertar) por hora de sono durante a polissonografia.

IAH ≥ 15 eventos/hora

- Presença de 15 ou mais eventos/hora de sono, mesmo na ausência da associação de sinais e sintomas ou desordens médicas e psiquiátricas.

■ Tratamento

- O tratamento depende da gravidade, dos sintomas e das comorbidades associadas.

Medidas clínicas

- Perda de peso.
- Evitar decúbito dorsal na hora de dormir.
- Medidas de higiene do sono.
- Evitar o consumo de álcool.
- Evitar sedativos como os benzodiazepínicos.

Pressão positiva contínua na via aérea (CPAP)

- Fornece um fluxo de ar por meio de uma máscara nasal ou facial agindo como uma prótese pneumática que mantém aberta a via aérea durante a inspiração e expiração. Desta forma, reduz os eventos respiratórios e, consequentemente, melhora a estrutura do sono e a qualidade de vida desses pacientes.
- É o tratamento de primeira escolha para AOS moderada e grave.

Aparelho intraoral (AIO)

- Seu mecanismo de ação se dá pela tração da mandíbula e/ou língua, pela manutenção da boca fechada e aumento do volume da via aérea superior.
- São utilizados para tratar AOS leve ou moderada e podem ser uma alternativa para aqueles pacientes que não se adaptaram ao CPAP.
- Indivíduos não obesos e com retrognatia são os que mais se beneficiam com esse tratamento.

Fonoterapia

- É atualmente uma alternativa para tratamento da AOS leve.
- O tratamento se dá por meio de exercícios específicos da musculatura da orofaringe.
- Consiste em exercícios isométricos e isotônicos que envolvem língua, palato mole, parede lateral da faringe, incluindo funções de sucção, deglutição, mastigação, respiração e fala.

Cirurgias

- São restritas a situações especiais como hipertrofia tonsilar importante, deformidades faciais, obstruções e desvios de septo acentuados.

■ AOS e hipertensão arterial sistêmica

- A AOS é atualmente uma importante causa de hipertensão secundária.
- Na AOS existe ativação simpática persistente, com diminuição na sensibilidade dos barorreceptores, hiper-

-responsividade vascular e alteração no metabolismo da água e do sal que podem contribuir para o aumento da pressão arterial.
- A redução da pressão arterial após o tratamento da AOS com CPAP foi demonstrada em vários estudos. Esta redução, mesmo que modesta, pode contribuir para minimizar o risco cardiovascular.

AOS e insuficiência cardíaca

- Estudos epidemiológicos sugerem que a presença de AOS aumenta a probabilidade de um indivíduo ter insuficiência cardíaca (IC), independentemente de outros fatores de risco.
- O mecanismo fisiopatológico que estabelece essa relação baseia-se no impacto da ativação simpática persistente em detrimento da inibição vagal do sistema cardiovascular, assim como os efeitos deletérios da hipóxia e do aumento da sobrecarga sobre o miocárdio.
- A combinação de AOS e IC é bastante desfavorável para gerar uma piora da função ventricular, surgimento de arritmias e, consequentemente, piora da sobrevida.
- No entanto, apesar de estudos pequenos mecanísticos mostrarem benefícios em desfechos secundários, ainda não existe evidência de que o tratamento da AOS melhora a sobrevida em pacientes com IC.

AOS e arritmias

- A fibrilação atrial (FA) é a arritmia mais estudada em paciente com AOS.
- Fortes evidências sugerem que pacientes com AOS desenvolvem mais FA do que aqueles pacientes sem AOS, independente de qualquer outro fator de risco.
- O remodelamento atrial promovido pela AOS é o principal mecanismo responsável pela ocorrência de FA.
- Estudos observacionais apontam para uma menor recorrência da FA após ablação ou cardioversão em pacientes tratados para AOS, embora estudos randomizados ainda sejam necessários.

AOS e doença coronariana

- Existem evidências de aumento da aterosclerose em pacientes com AOS.
- Estima-se uma prevalência em torno de 25% de doença coronariana em pacientes com AOS.
- Estudos sugerem que a AOS pode contribuir tanto para a progressão da doença coronariana, quanto para instabilizar uma doença coronariana já estabelecida.
- O estudo SAVE, maior estudo que tentou mostrar a prevenção secundária de doença coronária e acidente vascular encefálico em pacientes com AOS, foi um estudo negativo. Há fortes críticas a esse estudo, tendo em vista que o grupo que utilizou o CPAP apresentou baixíssima adesão ao tratamento.

Uma busca ativa para o diagnóstico da AOS deve ser incorporada na prática clínica. O conhecimento da fisiopatologia dessa doença contribuirá para um tratamento adequado e, consequentemente, poderá reduzir o risco cardiovascular.

Leitura sugerida

- Bradley TD, Floras JS. Sleep apnea and heart failure: part I: obstructive sleep apnea. Circulation. 2003;107:1671-1678.
- Floras JS. Sleep apnea and cardiovascular risk. J Cardiol Japanese College of Cardiology. 2014;63(1):3-8.
- Genta PR, Drager LF, Lorenzi Filho G. Screening for Obstructive Sleep Apnea in Patients with Atrial Fibrillation. Sleep Med Clin. Elsevier Inc. 2017;12(1):99-105.
- Javaheri S, Barbe F, Campos-Rodriguez F, Dempsey JA, Khayat R, Javaheri S, et al. Sleep Apnea: Types, Mechanisms, and Clinical Cardiovascular Consequences. J Am Coll Cardiol. 2017;69(7):841-58.
- Kapur VK, Auckley DH, Chowdhuri S, Kuhlmann DC, Mehra R, Ramar K, et al. Clinical Practice Guideline for Diagnostic Testing for Adult Obstructive Sleep Apnea: An American Academy of Sleep Medicine Clinical Practice Guideline. Sleep. 2017;13(3):479-504.
- Sateia MJ. International classification of sleep disorders – 3rd edition highlights and modifications. Chest. The American College of Chest Physicians. 2014;146(5):1387-94.

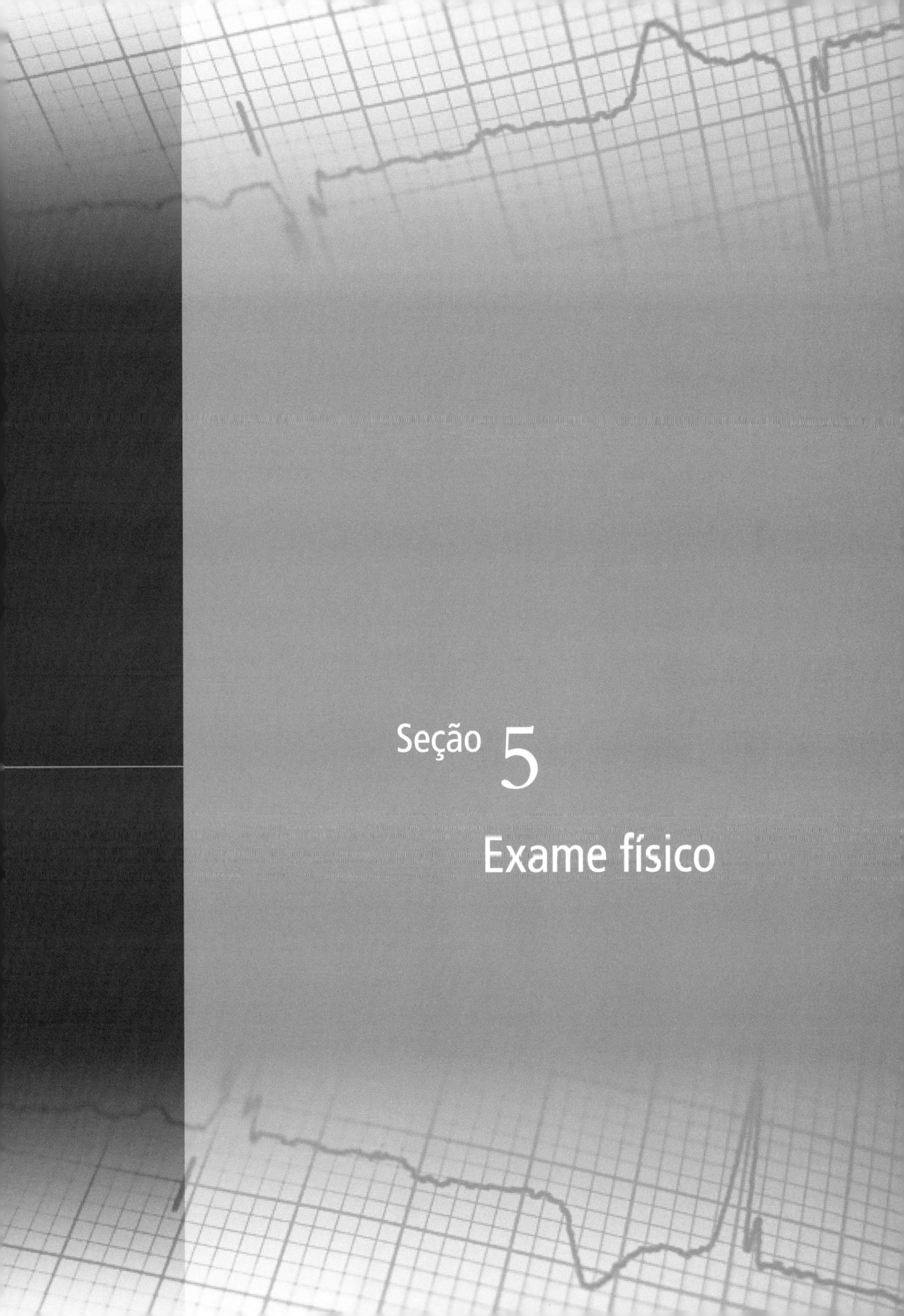

Seção 5

Exame físico

capítulo 35

Propedêutica Cardiovascular

• Eduardo Cavalcanti Lapa Santos • Alexandre de Matos Soeiro • Frederick Lapa Santos

■ Introdução

- Anamnese e exame físico são responsáveis por até 90% de todos os diagnósticos/hipóteses diagnósticas.
- A semiologia cardiovascular é a base para a formação de hipóteses diagnósticas e é fundamental para estabelecer gravidade, evolução e prognóstico de determinadas doenças.

■ Anamnese

Principais sintomas referidos na prática clínica

1. Dor torácica.
2. Dispneia.
3. Síncope.
4. Fadiga e cansaço.
5. Palpitações.
6. Edema.

Dor torácica

- Seu detalhamento permite distinguir entre dor torácica de origem cardiovascular (cardíaca, aórtica ou pericárdica) e dor de origem não cardíaca (parede torácica, articulações costocondrais, muscular, coluna vertebral, nervos, pulmões, pleuras, esôfago e órgãos subdiafragmáticos).
- Características de dor anginosa: em aperto, queimação e/ou desconforto, sediada na região precordial, retroesternal ou epigástrica, irradiada para mandíbula, região cervical, para o membro superior esquerdo, membro superior direito ou ambos, para o dorso e ainda para o epigástrio, desencadeada pelo aumento do trabalho cardíaco, mais frequentemente esforço físico ou emoções, que melhora com repouso ou uso de nitratos e dura em geral alguns minutos (menos de 15 minutos se não

De onde veio o termo *angina pectoris*?

O verbo *angere*, em latim, significa oprimir, sufocar, estrangular. Desta forma costumava-se usar o termo angina para se descrever a dor com característica sufocante, constritiva, opressiva. A palavra era habitualmente empregada nos casos de infecção de garganta. Em 1772 o patologista inglês William Heberden fez a primeira descrição do sintoma.

Angina = dor opressiva, estrangulante; ***pectus*** = peito, tórax.

A partir desta descrição o termo começou a ser utilizado como referência à dor torácica opressiva. Demorariam ainda anos até se descobrir que tal sintoma era resultado de isquemia miocárdica.

complicada) podendo ainda ser desencadeada pelo frio e refeição copiosa. A intensidade da angina tende a ser moderada a forte.

- Lembrar sempre que em alguns pacientes a coronariopatia pode se apresentar com sintomas menos típicos, como dispneia, tontura, diaforese, empachamento ou indigestão. São os chamados equivalentes anginosos. Um erro frequente é o não reconhecimento da dor epigástrica, em que não há irradiação como manifestação da insuficiência coronária, levando a diagnóstico de distúrbio digestivo. Importante nessa situação é utilizar todas as outras características já descritas, que podem bem orientar para definir a dor como de natureza anginosa, pois isto tem uma implicação terapêutica e prognóstica fundamental, evitando o subdiagnóstico de síndrome coronariana aguda. Mesma consideração para os casos mais raros de dor anginosa eminentemente mandibular, quando as perguntas relacionadas aos fatores desen-

cadeantes e de melhora e o tempo de duração ajudam sobremaneira no diagnóstico de angina do peito.
- A frequência com que a angina ocorre (se semanal, diária, etc.), a intensidade do esforço que a provoca, bem como sua intensidade e duração devem ser registradas, pois trarão ajuda na sua catalogação se estável, progressiva ou regressiva do ponto de vista eminentemente clínico. Se um paciente apresentava dor aos grandes esforços e agora a relata a moderados ou pequenos esforços, bem como se a dor que durava 5 minutos e passa a 10, 15 minutos este contexto implica em exacerbação do processo isquêmico, além do que permitirá que se enquadre o paciente dentro de uma classificação oficial de angina, como a da Sociedade Canadense de Angina, e possibilitará a comparação com outros pacientes.

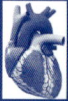
Como definir se uma dor torácica é típica de angina ou não?

Na caracterização da dor anginosa, três fatores são relevantes: característica da dor, fatores desencadeantes e fatores atenuantes. São consideradas típicas:
- característica da dor: retroesternal, em aperto ou queimação;
- fatores agravantes: esforço físico ou emoções;
- fatores atenuantes: repouso ou uso de nitratos.

Caso a dor preencha os três critérios, considera-se como típica. Nos casos que apenas dois dos três critérios são preenchidos, a dor é classificada como atípica. E se apenas um dos três critérios estiver presente, diz-se que a dor é não anginosa.
Exemplo: paciente de 53 anos, diabético e hipertenso apresenta há 4 meses relato de dor precordial em aperto ao subir três lances de escada. Diz que o sintoma melhora após 5 minutos em repouso. Esta dor é considerada típica de angina.

Pacientes com maior chance de apresentar sintomas atípicos de coronariopatia

- Idosos.
- Mulheres.
- Diabéticos.
- Portadores de marca-passo.
- Portadores de insuficiência cardíaca.
- Pacientes com quadro demencial.

Dispneia

- Definida como uma experiência subjetiva de respirar desconfortavelmente.
- Na insuficiência cardíaca, o mecanismo fisiopatológico da dispneia é o aumento da pressão venocapilar pulmonar, em especial quando o paciente realiza esforço físico. Além disso, caracteristicamente piora ao assumir o decúbito horizontal (ortopneia) e melhora na posição sentada ou em ortostatismo, levando o paciente a usar vários travesseiros para dormir.
- Também em pacientes com insuficiência cardíaca é possível observar dispneia paroxística noturna devido à sobrecarga volêmica resultante da reabsorção dos edemas gravitacionais. Nesses casos, o paciente acorda 2 a 4 horas após dormir referindo tosse, sibilos, dispneia e sudorese, e apresenta melhora do quadro após 15 a 30 minutos sentado ou em pé.

Como definir de forma adequada se um paciente possui dispneia paroxística noturna (DPN)?

Como dito anteriormente, é fundamental que para isso o paciente relate uma história de acordar no meio da noite com dispneia (geralmente 2 a 4 horas após ir dormir) e que esta melhora após ficar vários minutos (> 15-20 minutos) em ortostatismo (sentado ou em pé). Caso o paciente refira que se levanta com dispneia durante a noite e que após 1 ou 2 minutos já está melhor do sintoma, isto não caracteriza DPN.

Já ouviu falar sobre asma cardíaca? O que é e qual a sua causa?

Doenças cardíacas podem gerar quadro de dispneia acompanhada de sibilância pulmonar ao exame físico. Tal quadro, principalmente em pacientes jovens, pode levar ao diagnóstico errôneo de asma brônquica. Mas qual o exato mecanismo da asma cardíaca? Para isso temos de lembrar a anatomia do alvéolo (Figuras 35.1 e 35.2).

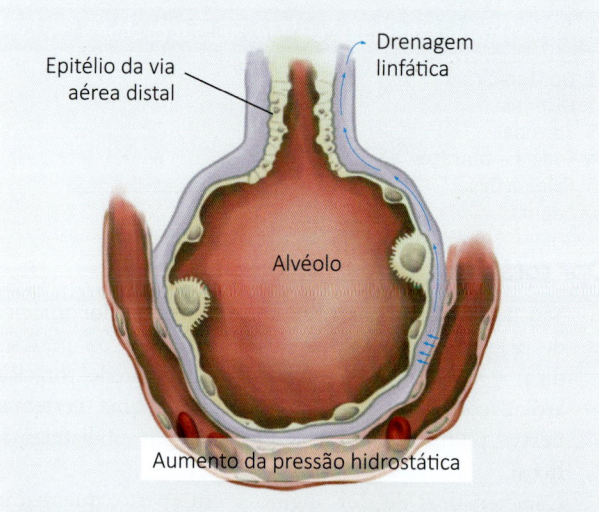

Figura 35.1. O que ocorre é que cardiopatias esquerdas levam ao aumento da pressão hidrostática no nível dos capilares pulmonares, o que causa extravasamento de fluidos para dentro do alvéolo. Adaptado de: Ware BL. N Engl J Med. 2005.

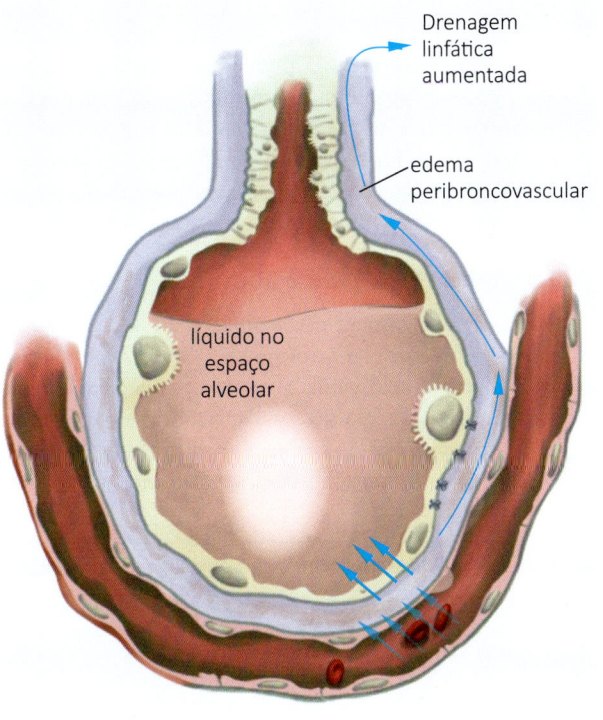

Figura 35.2. O sistema linfático então começa a drenar mais líquido que o normal e isto leva ao ingurgitamento do espaço intersticial. Este processo pode comprimir os bronquíolos distais, gerando obstrução brônquica. Neste caso, contudo, o mecanismo não é de hiper-reatividade brônquica, como ocorre na asma brônquica. Adaptado de: Ware BL. N Engl J Med. 2005. E como faço para discernir as duas situações? História clínica e exame físico cuidadosos, além de exames básicos como radiografia de tórax e eletrocardiograma são capazes de separar as condições na maioria dos casos. Casos de asma cardíaca costumam ser acompanhados de ortopneia, podendo também apresentar DPN, edema de membros inferiores, turgência jugular, entre outros. Além disso, o ECG costuma ser alterado e a radiografia de tórax comumente mostra sinais de congestão pulmonar. Já na asma brônquica o exame físico cardiovascular costuma ser normal, assim como o ECG, e a radiografia de tórax não mostra sinais de congestão ou de aumento de câmaras cardíacas.

- Dispneia de início súbito sugere pneumotórax, embolia pulmonar, edema agudo de pulmão ou obstrução brônquica. Deve-se atentar aos casos de estenose de valva mitral, em que dispneia de início rápido pode sugerir a presença de fibrilação atrial ou rotura de cordoalha tendínea, ou na doença mixomatosa da valva mitral.
- Deve-se relatar a intensidade de esforço que provoca a dispneia para que se possa classificar o grau funcional em que o paciente se encontra por uma classificação internacional, como a da *New York Heart Association*, que terá valor no seu seguimento e permitirá comparação com outros pacientes.

Síncope

- Ver no Capítulo 6.

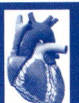 **O que é a síndrome de Stokes-Adams ou de Adams-Stokes?**

Trata-se de **episódio súbito de perda de consciência secundário a arritmias cardíacas;** algumas fontes dizem que apenas o bloqueio atrioventricular total (BAVT) seria responsável pelo quadro, enquanto outras sugerem que tanto taqui quanto bradiarritmias podem causar a síncope. Devido ao baixo débito cardíaco gerado pela arritmia às vezes o paciente pode apresentar abalos musculares que lembram movimentos convulsivos. Contudo, os outros elementos que caracterizam convulsões, como aura antes do episódio e período pós-ictal estão ausentes. Não sabe o que é período pós-ictal? Pacientes que fazem convulsões geralmente demoram vários minutos após o término da crise para voltar ao estado normal de consciência. Durante este período que pode durar vários minutos é comum o paciente ficar lentificado e não responder adequadamente às perguntas do examinador. Já no caso da síndrome de Stokes-Adams há relatos inclusive de pacientes que saíram do episódio sincopal continuando uma conversa que estavam tendo antes da crise, sem notarem que haviam sincopado.

■ Palpitações

- Palpitação é definida como a sensação anormal do batimento cardíaco.
- A maior parte são arritmias benignas como extrassístoles e taquicardias supraventriculares, no entanto há a preocupação em relação à ocorrência de taquicardia ventricular sustentada, podendo levar à morte.
- Alguns fatores são preditores de que a palpitação possa ser de causa cardíaca, sendo eles: sexo masculino, descrição de batimento irregular, antecedente de cardiopatia e duração maior que 5 minutos.
- É necessário caracterizar se há aumento da frequência cardíaca e se esta é regular ou irregular (pode-se pedir ao paciente para verbalizar ou tentar reproduzir o ritmo batendo com sua mão na mesa) ou se são falhas no batimento apenas; caracterizando como taquicardia, se é modo de início brusco ou progressivo, cronologia, localização, qualidade, duração, intensidade, manifestações associadas, fatores precipitantes, agravantes e de alívio, além do término do episódio. Na taquicardia paroxística supraventricular, por exemplo, o início da palpitação taquicárdica é súbito e o término também. Na extrassistolia ventricular o paciente pode perceber o batimento pós-extrassistólico, que é mais vigoroso. Na fibrilação atrial geralmente o paciente é incapaz de reproduzir o ritmo.

Edema

Diagnóstico diferencial – principais causas de edema

- Insuficiência cardíaca.
- Insuficiência renal.
- Síndrome nefrótica.
- Hipotireoidismo.
- Cirrose hepática.
- Medicações.
- Trombose venosa profunda.
- Insuficiência venosa.
- Pós-safenectomia.
- Celulite.
- Obstrução linfática.

- Nas 6 primeiras causas o edema tende a ser simétrico de membros inferiores, nos demais casos chama atenção que o edema ou é exclusivo de um membro ou predomina mais de um lado do que no outro (assimétrico). Importante ainda descrever se o edema é mole (presença do sinal de cacifo ou do sinal de Godet ao comprimir o membro com um polegar ou indicador) ou duro e ainda se é doloroso e o aspecto da pele (p. ex., se há eritema ou calor).

Exame físico

- O exame físico deve ser realizado por meio da inspeção, palpação, percussão e ausculta, de maneira sequencial e englobando uma análise de manifestações gerais e específicas de determinado órgão ou sistema.

Exame físico necessário para avaliação cardiovascular

- Pulso venoso.
- Pulso arterial.
- Pressão arterial.
- Análise da caixa torácica.
- *Ictus cordis*.
- Nível de consciência.
- Fácies e hábito.
- Pele.
- Esforço respiratório.
- Extremidades.
- Abdome.

- Quantificar os pulsos arteriais em cruzes, variando de + (débil) a ++++ (cheio) e 0 (ausente), se houver sopro acrescentar ao lado.
- Aferir a pressão arterial (mmHg) nos quatro membros e calcular o índice tornozelo-braquial (ITB) direito e esquerdo (que é o resultado da divisão da PA sistólica do MID : MSD e MIE : MSE) estando o paciente deitado.
- Esses registros simples já poderão sugerir a presença de aterosclerose, arterite ou mesmo coarctação da aorta.
- Registrar ainda no MSD ou MSE e nas três posições (deitado - sentado - em pé aguardando 3 minutos para acomodação da volemia em membros inferiores) para demonstrar se há hipotensão ortostática.

Exame físico geral, pele e abdome

- Vários achados físicos não cardíacos e vasculares podem sugerir a presença de cardiopatias (Tabela 35.1). Devemos avaliar o estado geral, nível de consciência, extremidades, olhos (mucosa descorada, cianótica, ictérica e implantação anormal dos olhos, como no hipertelorismo), pele, estruturas osteomusculares e abdome.

Tabela 35.1. Alterações no exame físico que sugerem cardiopatias

Insuficiência cardíaca de baixo débito	Perda de peso, caquexia, alteração da consciência, hepatomegalia, ascite, esplenomegalia
Insuficiência cardíaca de alto débito	Mucosa descorada, exoftalmia, extremidades quentes, hepatomegalia, esplenomegalia
Cor pulmonale, apneia obstrutiva do sono	Sonolência excessiva, ronco, obesidade. Chamar atenção que a apneia obstrutiva do sono pode agravar cardiopatias de várias maneiras e pode exibir a mesma sintomatologia do *cor pulmonale*
Cardiopatias congênitas	Cianose de pele e mucosas, baqueteamento digital, escleras azuladas
Hipertensão arterial	Sopro sistólico abdominal, fácies de Cushing, rins aumentados palpáveis
Disfunção de ventrículo direito	Hepatomegalia, ascite, esplenomegalia, edema escrotal, edema de cóccix, anasarca, edema de membros inferioresChamar atenção para a desproporção do nítido predomínio da ascite em relação ao edema de MMII nas síndromes cardíacas restritivas como pericardite constritiva e endomiocardiofibrose. Muitos desses pacientes ficam sendo conduzidos por seus clínicos ou gastroenterologistas como portadores de cirrose hepática descompensada quando, na verdade, o mero exame das jugulares poderia direcionar o diagnóstico para insuficiência cardíaca pela presença de estase jugular

Exame físico cardiovascular

Perfusão periférica

- Reflete o *status* circulatório nas extremidades, diretamente relacionado à integridade da vascularização local e ao débito cardíaco.
- Devem-se avaliar a temperatura, coloração e o tempo de enchimento das extremidades, comprimindo-se a polpa de um dedo das mãos ou dos pés e avaliando o tempo necessário para o novo enchimento. O normal é em torno de 2 segundos, e tempos maiores que 3 segundos podem sugerir vasoconstrição por hipotermia, hipovolemia ou baixo débito cardíaco, além de obstrução arterial. Por outro lado, se a pulsação capilar do leito ungueal, ao ser comprimido levemente, exibir uma vermelhidão intermitente (enche rápido e também se esvazia rápido) trata-se do sinal de Quincke, encontrado em situações que provocam dilatação dos capilares (calor ambiental, banhos quentes, febre, anemia, gravidez ou hipertireoidismo) e em todas as cardiopatias com grande diferencial de pressão (insuficiência aórtica, hipertensão sistólica ou na bradicardia importante, como no BAV completo).
- Temperaturas elevadas podem indicar hipertermia e alto débito cardíaco ("beribéri", sepse, hipertireoidismo, etc.).

Cianose

- A cianose é a coloração azulada da pele e das mucosas, frequentemente observada em leitos ungueais, polpas digitais, lábios, nariz e orelhas, consequente à redução da oxiemoglobina no leito capilar.
- Pode ser periférica (quando há redução do fluxo sanguíneo nas extremidades ou retenção venosa) ou central (quando ocorre diminuição da oxigenação sanguínea pelos pulmões, por derivação anatômica ou por anormalidade da hemoglobina).
- Cianose por baixo débito cardíaco acompanha-se de má perfusão periférica e redução da temperatura local.
- Cianose diferencial – quando predomina a cianose de membros inferiores em relação aos superiores, é a persistência do canal arterial (PCA) associada a hipertensão arterial pulmonar significativa.

Baqueteamento digital

- Caracteriza-se pela alteração na falange distal dos dedos das mãos e dos pés, que se torna dilatada, de aspecto bulboso e com convexidade do leito ungueal, com concomitante alteração da unha (unha em vidro de relógio). Decorre de cianose central crônica e tem mecanismo ainda incerto (Figura 35.3).
- Diversas doenças podem causar essa alteração, entre elas: cardiopatias, pneumopatias, neoplasia de pulmão, colite ulcerativa, hipertireoidismo, endocardite infecciosa, etc.

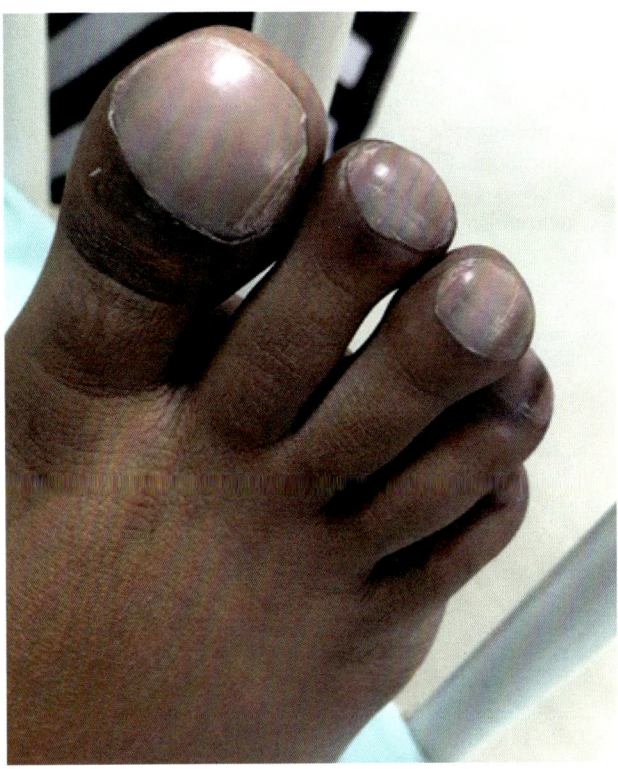

Figura 35.3. Exemplo de baqueteamento digital em paciente portador de cardiopatia congênita cianótica (atresia tricúspide).

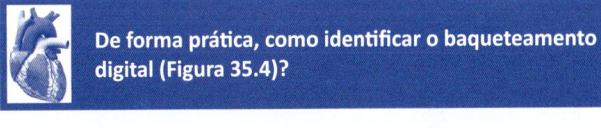

De forma prática, como identificar o baqueteamento digital (Figura 35.4)?

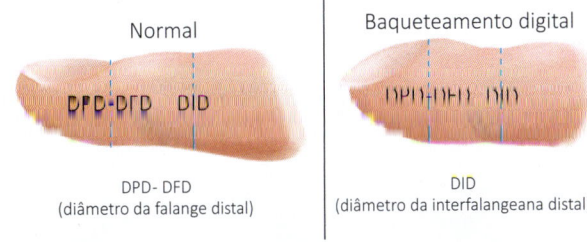

Figura 35.4. Normalmente, quando avaliamos os dedos das mãos, o diâmetro da articulação interfalangeana distal é maior que o diâmetro da falange distal. No baqueteamento isto se inverte. *Adaptado de: Braunwald, 11ª edição.*

Pulso arterial

- A palpação do pulso arterial permite avaliar a regularidade do ritmo, a frequência cardíaca e até mesmo inferir a presença de cardiopatias estruturais que alteram sua morfologia (Tabela 35.2).
- É possível ocorrer dissociação entre a frequência palpada pelo pulso arterial e a ausculta cardíaca, principalmente em arritmias como a fibrilação atrial, em que alguns batimentos precoces ejetam menor quantidade de sangue e não são sentidos perifericamente.
- Artérias homólogas devem sempre ser comparadas quanto à amplitude do pulso, podendo sugerir o diagnóstico de obstruções arteriais periféricas.

Tabela 35.2. **Tipos de pulso arterial e suas representações gráficas**

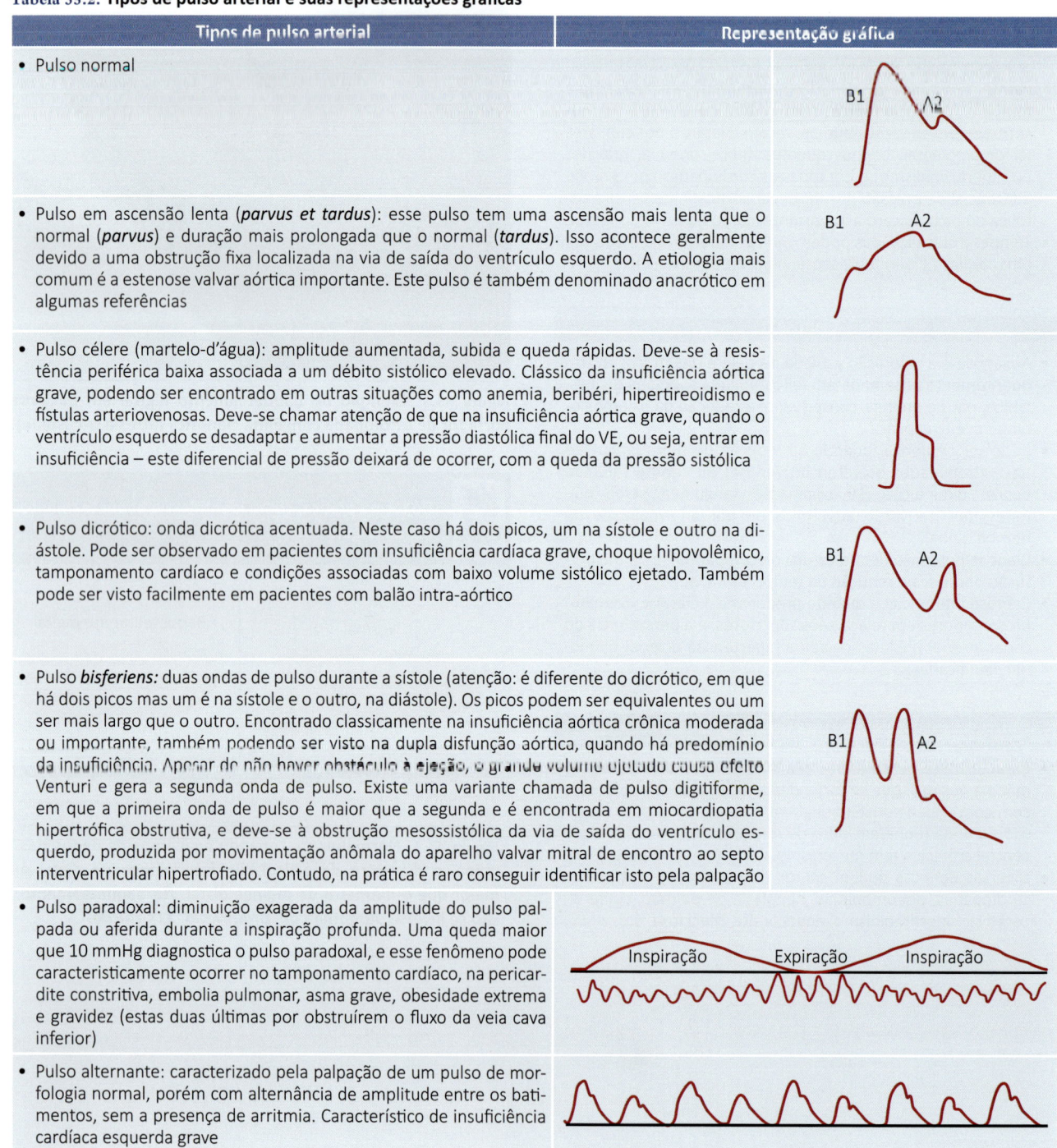

Tipos de pulso arterial	Representação gráfica
• Pulso normal	
• Pulso em ascensão lenta (*parvus et tardus*): esse pulso tem uma ascensão mais lenta que o normal (*parvus*) e duração mais prolongada que o normal (*tardus*). Isso acontece geralmente devido a uma obstrução fixa localizada na via de saída do ventrículo esquerdo. A etiologia mais comum é a estenose valvar aórtica importante. Este pulso é também denominado anacrótico em algumas referências	
• Pulso célere (martelo-d'água): amplitude aumentada, subida e queda rápidas. Deve-se à resistência periférica baixa associada a um débito sistólico elevado. Clássico da insuficiência aórtica grave, podendo ser encontrado em outras situações como anemia, beribéri, hipertireoidismo e fístulas arteriovenosas. Deve-se chamar atenção de que na insuficiência aórtica grave, quando o ventrículo esquerdo se desadaptar e aumentar a pressão diastólica final do VE, ou seja, entrar em insuficiência – este diferencial de pressão deixará de ocorrer, com a queda da pressão sistólica	
• Pulso dicrótico: onda dicrótica acentuada. Neste caso há dois picos, um na sístole e outro na diástole. Pode ser observado em pacientes com insuficiência cardíaca grave, choque hipovolêmico, tamponamento cardíaco e condições associadas com baixo volume sistólico ejetado. Também pode ser visto facilmente em pacientes com balão intra-aórtico	
• Pulso *bisferiens:* duas ondas de pulso durante a sístole (atenção: é diferente do dicrótico, em que há dois picos mas um é na sístole e o outro, na diástole). Os picos podem ser equivalentes ou um ser mais largo que o outro. Encontrado classicamente na insuficiência aórtica crônica moderada ou importante, também podendo ser visto na dupla disfunção aórtica, quando há predomínio da insuficiência. Apesar de não haver obstáculo à ejeção, o grande volume ejetado causa efeito Venturi e gera a segunda onda de pulso. Existe uma variante chamada de pulso digitiforme, em que a primeira onda de pulso é maior que a segunda e é encontrada em miocardiopatia hipertrófica obstrutiva, e deve-se à obstrução mesossistólica da via de saída do ventrículo esquerdo, produzida por movimentação anômala do aparelho valvar mitral de encontro ao septo interventricular hipertrofiado. Contudo, na prática é raro conseguir identificar isto pela palpação	
• Pulso paradoxal: diminuição exagerada da amplitude do pulso palpada ou aferida durante a inspiração profunda. Uma queda maior que 10 mmHg diagnostica o pulso paradoxal, e esse fenômeno pode caracteristicamente ocorrer no tamponamento cardíaco, na pericardite constritiva, embolia pulmonar, asma grave, obesidade extrema e gravidez (estas duas últimas por obstruírem o fluxo da veia cava inferior)	
• Pulso alternante: caracterizado pela palpação de um pulso de morfologia normal, porém com alternância de amplitude entre os batimentos, sem a presença de arritmia. Característico de insuficiência cardíaca esquerda grave	

Em um paciente com estenose aórtica, qual a informação que o pulso *parvus tardus* me passa?

Quando identificamos pulso *parvus tardus* em um paciente com estenose aórtica, isso geralmente é sinal de que a valvopatia é importante. Mas posso ter EAo grave e o pulso carotídeo ter amplitude normal? Sim. Nos casos em que há aterosclerose relevante das artérias periféricas, isso pode fazer com que a onda de pulso seja propagada de forma mais intensa pelos vasos, diminuindo assim a impressão de pulso com amplitude reduzida.

Pulso em martelo d'água é sinônimo de pulso de Corrigan?

A rigor, não. A denominação pulso em martelo d'água vem de um brinquedo antigo que existia na Inglaterra em que se colocava água até a metade de um recipiente e depois gerava-se um vácuo no mesmo. Quando a pessoa virava o tubo, a água caía rapidamente, como se fosse uma pedra. Assim, a sensação tátil gerada pela ejeção de um grande volume de sangue em curto espaço de tempo levou os médicos a compararem o pulso encontrado classicamente na insuficiência aórtica grave ao brinquedo referido. Já o pulso de Corrigan se refere à observação visual de um pulso saltitante. Ou seja, pulso em martelo d'água é avaliado pela palpação e pulso de Corrigan, pela inspeção.

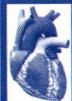
Como posso fazer para acentuar o pulso em martelo d'água?

Com o paciente em decúbito dorsal, a elevação do braço do paciente tende a acentuar o pulso em martelo d'água. Outra forma é colocar o paciente em pé.

Apenas insuficiência aórtica importante causa o pulso em martelo d'água?

Não. Qualquer circunstância que leve ao ventrículo esquerdo a ejetar uma quantidade de sangue maior que o normal em um curto intervalo de tempo pode gerar achados similares ao exame físico. Exemplos:
- persistência do canal arterial (PCA) – o VE recebe sangue tanto pelas vias normais quanto do volume que retorna ao coração através do canal arterial;
- hipertireoidismo – o estado hiperdinâmico causado por esta tireoidopatia também eleva o débito cardíaco significativamente;
- gestação – além do aumento do débito cardíaco durante a gestação, há importante queda da resistência vascular periférica, o que colabora para a ejeção de um volume maior de sangue em espaço de tempo reduzido;
- casos graves de anemia – ocorre aumento do débito cardíaco de forma compensatória, já que o conteúdo arterial de oxigênio diminui com a queda dos níveis de hemoglobina;
- outros exemplos são: sepse, grandes fístulas arteriovenosas.

Pode haver insuficiência aórtica importante sem pulso em martelo d'água associado?

SIM. Como vimos previamente, o mecanismo que causa o pulso em martelo d'água é a ejeção de grande volume de sangue pelo VE em curto espaço de tempo. Se tivermos, portanto, insuficiência aórtica importante mas o VE não conseguir ejetar o volume de sangue aumentado, não ocorre o pulso em martelo d'água. Isso pode ocorrer, por exemplo, se houver disfunção sistólica relevante do VE associada à valvopatia.

Outra situação em que pode ocorrer regurgitação aórtica importante na ausência de pulso em martelo d'água é na IAo aguda. Por quê? Com a regurgitação de início abrupto, o VE não se adapta rapidamente ao novo *status* hemodinâmico. O pericárdio provavelmente impõe limitações à dilatação aguda da câmara. Além disso, a elevação rápida das pressões de enchimento do VE pode levar a um fechamento da mitral ainda no meio da diástole, o que limita o enchimento do VE. Estes fatores fazem com que o volume diastólico ejetado na IAo aguda seja normal ou apenas levemente aumentado. Sem volume ejetado aumentado não ocorre pulso em martelo d'água.

Que outros sinais de insuficiência aórtica importante posso detectar pela avaliação dos pulsos periféricos?

Ao auscultarem-se as artérias femorais pode ser notado um som agudo causado pelo grande volume de sangue ejetado. Este é chamado de **"tiros de pistola" de Traube**. Ainda na ausculta das artérias femorais pode-se notar um sopro sistólico devido ao grande fluxo de sangue ejetado pelo VE ao se comprimir progressivamente a artéria com o dedo indicador localizado acima do diafragma do estetoscópio. Colocando-se depois o indicador abaixo do diafragma e comprimindo-se progressivamente a artéria, nota-se então um sopro diastólico devido ao fluxo diastólico reverso gerado pelo refluxo aórtico. A estes dois sons gerados pela compressão da artéria femoral dá-se o nome de **sopro duplo de Duroziez**.

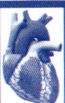
Pulso dicrótico e pulso *bisferiens* são sinônimos?

Não, de forma alguma. No pulso *bisferiens* pode-se observar dois picos durante a sístole. Ele é encontrado classicamente na IAo importante ou na dupla disfunção da valva aórtica, em que há predomínio da IAo sobre a EAo. Menos frequentemente pode ser observado em casos de cardiomiopatia hipertrófica obstrutiva (CMHO).

Já o pulso dicrótico é caracterizado por duas ondas de pulso mas uma está na sístole e a outra, na diástole. É encontrado em situações que cursam com baixo débito cardíaco, como choque cardiogênico, hipovolemia grave, tamponamento cardíaco. Também pode ser observado em pacientes com balão intra-aórtico (BIA).

Como faço para decorar isto, já que é um assunto por vezes pedido em prova?
Pulso dicrótico – D de dicrótico, D de *death* (morte, em inglês). É o paciente com risco de vida, por qualquer uma das circunstâncias citadas acima. E como faço para lembrar que se trata de um pico na sístole e outro na diástole? Basta lembrar do BIA. Como pode ser visto no capítulo específico, a função deste equipamento é justamente gerar uma onda de pulso durante a diástole de forma a melhorar a perfusão coronariana.

Já pulso *bisferiens* vai ser encontrado em situações ambulatoriais como IAo importante ou CMHO.

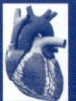 **O que é o pulso paradoxal e como posso entendê-lo sem ficar decorando?**

Primeiro: de onde vem o termo pulso paradoxal? Quando vamos ver o significado do termo paradoxo no dicionário, um sentido apontado é de evento sem nexo, sem explicação. Kussmaul (sim, aquele mesmo do sinal de Kussmaul que ocorre na pericardite constritiva) usou este termo pela primeira vez em um artigo de 1873. Nele, relatava a queda acentuada ou mesmo o desaparecimento do pulso radial em pacientes com pericardite constritiva. Ao observar que o *ictus* cardíaco não mudava absolutamente nada na inspiração, mas o pulso radial desaparecia durante a inspiração, cunhou o nome, já que não conseguia definir um mecanismo claro que explicasse o achado. Contudo, como veremos a seguir, há sim uma explicação bem clara para o gênese deste fenômeno. Mas antes de expor que explicação é essa, vale a pena relembrar o que acontece fisiologicamente no nosso corpo com a respiração. Quando inspiramos, a pressão negativa gerada no interior do tórax "suga" sangue para o interior das câmaras cardíacas direitas. Isso faz com que estas câmaras se encham mais que previamente. Os ventrículos direito e esquerdo compartilham uma parte em comum, que é o septo interventricular. Isso faz com que haja uma interdependência entre as duas câmaras. Assim, se o VD aumenta subitamente de volume com a inspiração, é esperado que ele se expanda em todas as direções, inclusive em direção ao septo interventricular. Isto faz com que o VD "empurre" o septo interventricular em direção ao VE, reduzindo assim o enchimento desta câmara (Figura 35.5).

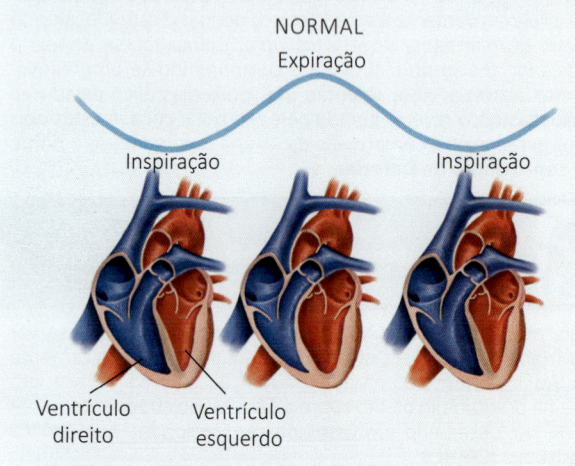

Figura 35.5. Como o VE encheu menos, ele vai ejetar um volume de sangue menor na sístole. Volume de sangue ejetado menor = pressão sistólica menor. Adaptado de: Roy CL, et al. Does This Patient With Pericardial Effusion Have Cardiac Tamponade? JAMA, abril 2007.

Resumindo: é fisiológico que durante a inspiração a pressão arterial sistêmica reduza um pouco. Essa redução fisiologicamente não passa de 10 mmHg quando avaliamos a pressão sistólica.

E onde entra o pulso paradoxal na história? Este achado acontece em algumas situações, sendo a classicamente citada o tamponamento cardíaco. O que ocorre nesta situação? Líquido acumula-se progressivamente no espaço pericárdico até que, em um determinado momento, esta coleção exerce uma pressão grande sobre as câmaras cardíacas, impedindo-as de dilatar adequadamente. É como se as câmaras cardíacas estivessem contidas, aprisionadas. O que irá acontecer então quando a pessoa inspirar? Chegará um volume de sangue maior nas câmaras direitas, como falamos previamente. A questão é que antes o VD, ao receber esse volume extra de sangue, expandia-se em todas as direções. Agora que o pericárdio está exercendo uma pressão relevante sobre as câmaras cardíacas, não tem muito como o VD expandir-se adequadamente. O que termina acontecendo é que aquela "empurrada" que o VD fazia do septo em direção ao VE fica mais acentuada que na situação fisiológica (Figura 35.6).

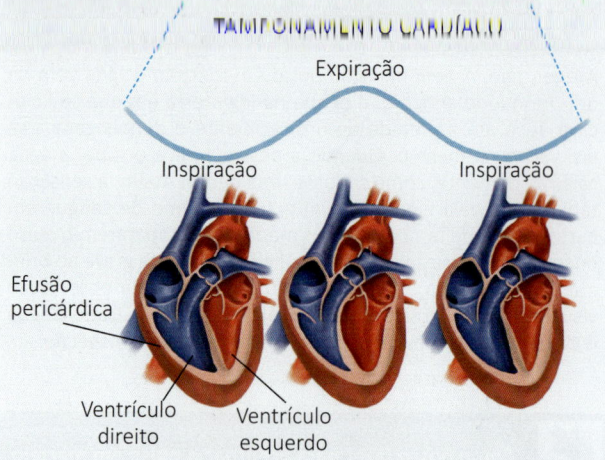

Figura 35.6. Quanto mais acentuado o desvio do septo em direção ao VE, menor o enchimento desta câmara, menor o volume ejetado, menor a pressão arterial sistêmica. Adaptado de: Roy CL, et al. Does This Patient With Pericardial Effusion Have Cardiac Tamponade? JAMA, abril 2007.

Resumindo: o pulso paradoxal nada mais é que uma acentuação da queda fisiológica da pressão arterial que ocorre durante a inspiração. Para definirmos que há pulso paradoxal, a pressão sistólica deve cair > 10 mmHg durante a inspiração.

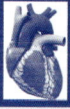 **Como medir o pulso paradoxal na prática?**

A melhor maneira de quantificar o pulso paradoxal é utilizando o esfigmomanômetro. Deve-se insuflar o manguito acima da PA sistólica (ausência de pulsos) e desinsuflar lentamente. Quando escutar os primeiros batimentos, perceber que serão *fásicos e variando com a respiração* (durante a inspiração desaparecem e são auscultados novamente durante a expiração) – Anotar esta PA (p. ex., PAS: 110 mmHg). Continuar desinsuflando lentamente (continuará percebendo batimentos fásicos) até que os batimentos que anteriormente variavam com a respiração permanecerão audíveis durante todo o ciclo cardíaco. Anotar esta PA (p. ex., PAS: 80 mmHg. A quantificação do pulso paradoxal será a diferença entre o primeiro nível de PA e o segundo, ou seja, PA variável com a respiração e PA com batimentos contínuos (p. ex., 110 – 80 mmHg = 30 mmHg).

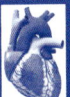 **Apenas o tamponamento cardíaco pode gerar pulso paradoxal ao exame físico?**

NÃO! Várias outras doenças podem causar este achado. Exemplos:
1. Pericardite constritiva – o motivo é simples de entender: como há espessamento de todo o pericárdio, forma-se uma espécie de "prisão" na qual o coração está dentro. Desta forma, assim como tamponamento cardíaco, as cavidades não conseguem se expandir adequadamente para acomodar o volume adicional de sangue durante a inspiração, por exemplo. Assim, na inspiração o volume excedente de sangue entrando no VD irá deslocar o septo interventricular em direção ao VE.
2. Embolia pulmonar – como há aumento das pressões de enchimento de câmaras direitas e dificuldade de esvaziamento do VD devido ao trombo localizado em artérias pulmonares, acentua-se o desvio do septo interventricular em direção ao VE durante a inspiração.
3. Crise aguda de asma – neste caso o coração pode ser completamente normal. Qual o motivo então do pulso paradoxal? Simples. Como durante a crise de asma ocorre broncoespasmo relevante, o paciente tem que negativar ainda mais a pressão intratorácica para conseguir vencer a obstrução ao fluxo de ar. Ao fazer esforço para negativar a pressão intratorácica mais que o usual, termina havendo uma maior entrada de sangue em câmaras direitas durante a inspiração. Maior volume de sangue no VD ao final da diástole faz com que o septo interventricular seja mais desviado em direção ao VE, acentuando assim a queda fisiológica da PA durante a inspiração. Mecanismo similar ocorre na doença pulmonar crônica agudizada.
4. Insuficiência cardíaca com cardiomegalia acentuada – neste caso o pericárdio fica maximamente distendido devido ao crescimento das câmaras cardíacas. Isso pode fazer com que o pericárdio se comporte como um envoltório de contenção sem elasticidade residual, simulando propriedades de um pericárdio espessado.
5. Obesidade importante e gestação – aqui o mecanismo é similar e diferente dos itens anteriores. O que ocorre é uma compressão excessiva da veia cava inferior durante a inspiração. Isso faz com que menos sangue chegue ao coração de forma geral, diminuindo assim o volume ejetado pelo VE.
6. Choque hipovolêmico.

Para facilitar a memorização, veja nosso mnemônico na Figura 35.7.

PRegnancy
Obesidade
Volume (hipovolemia)
Asma/DPOC

Tamponamento
Embolia
Constritiva

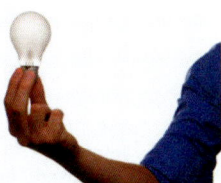

Figura 35.7. Causas de pulso paradoxal.

 O que são os efeitos Bernheim e Bernheim reverso?

O efeito Bernheim foi descrito pelo anatomopatologista Bernheim no começo do século 21. Do que se trata? Nos casos em que o VE se encontra muito dilatado, ele pode desviar o septo interventricular para a direita, dificultando assim o enchimento do VD. Nestes casos não há obstrução alguma à ejeção de sangue pelo VD. O que existe é a diminuição do enchimento desta câmara. Exemplo de cardiopatia que pode gerar efeito Bernheim: insuficiência mitral importante com dilatação grande do VE.

E o efeito Bernheim reverso? Como o próprio nome indica, é o oposto do efeito Bernheim. O que ocorre neste caso é a dilatação do VD empurrando o septo interventricular em direção ao VE e assim reduzindo a capacidade de enchimento desta câmara. Qual o exemplo prático? Embolia pulmonar, citada no quadro anterior.

 Posso ter tamponamento cardíaco na ausência de pulso paradoxal (Figura 35.8)?

SIM! Há vários exemplos:
1. Paciente com dissecção de aorta ascendente que causa insuficiência aórtica aguda associada a tamponamento cardíaco, devido à dissecção se estender para o saco pericárdico. E por que não ocorre pulso paradoxal nestes casos? Porque o sangue que retorna para o VE durante a diástole devido ao refluxo aórtico faz com que o enchimento desta câmara não seja comprometido durante a inspiração.
2. Em pacientes com comunicação interatrial (CIA), o aumento do retorno venoso para câmaras direitas que ocorre durante a inspiração é compensado pela redução do *shunt* esquerda-direita. Resumindo, o volume do VD sofre muito pouca influência da respiração nestes casos.
3. No tamponamento isolado de câmaras direitas. Isso pode ocorrer, por exemplo, devido à formação de coágulos adjacentes ao VD no pós-operatório de cirurgia cardíaca.

Inspeção torácica

- Deformidades torácicas como tórax em barril, cifoescoliose, *pectus excavatum* ou *pectus carinatum* podem ser observadas em doenças do colágeno e implicar a ocorrência de determinadas cardiopatias (p. ex., prolapso de valva mitral), ou ser responsáveis pelo desenvolvimento de *cor pulmonale*.
  – Tórax em barril pode inferir a presença de pneumopatia crônica e ser inclusive causa de dispneia ou prejudicar o exame físico cardíaco por causa do abafamento de bulhas.
  – A presença de *pectus excavatum* geralmente não se relaciona com cardiopatias, porém em alguns casos está associada à ocorrência de sopros cardíacos, sendo a maioria benignos.

Propedêutica Cardiovascular

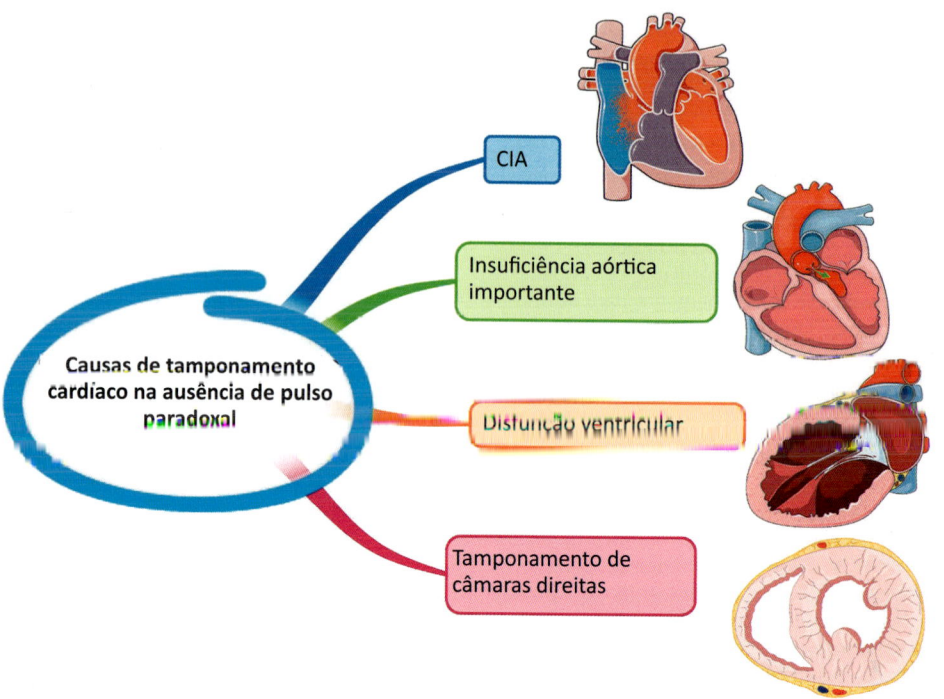

Figura 35.8. Situações em que pode ocorrer tamponamento cardíaco na ausência de pulso paradoxal.

Ictus cordis e impulsões cardíacas

A avaliação inicial se faz com o paciente deitado em decúbito dorsal, com a cabeceira elevada a, no máximo, 45°. A palpação deve ser realizada com a ponta dos dedos e com as regiões tênar e hipotênar, englobando as regiões apical e precordial, áreas paraesternais baixas, áreas aórtica e pulmonar, fúrcula e epigástrio.

Dica

Qual região da mão do examinador deve ser usada para palpar o tórax do paciente? Depende!
- Para palpar impulsões como o *ictus cordis*, usar a extremidade dos dedos.
- Para palpar frêmitos, preferir o terço distal da palma da mão.
- Para sentir levantamentos como o impulsionamento de mesocárdio, presente na sobrecarga de ventrículo direito, usar a região do terço proximal da palma da mão (Figura 35.9).

- O *ictus* normal pode ser visto principalmente em pessoas magras como uma impulsão suave e abrupta na região dos 4º e 5º espaços intercostais esquerdos, variando da região paraesternal esquerda à linha hemiclavicular e ocupando uma a duas polpas digitais.
- O *ictus* não sendo visível, nem palpável no hemitórax esquerdo com o paciente em decúbito dorsal, deve-se colocar o paciente em decúbito lateral esquerdo. Esta manobra aproxima o coração da parede torácica, facilitando assim a palpação do impulso cardíaco.

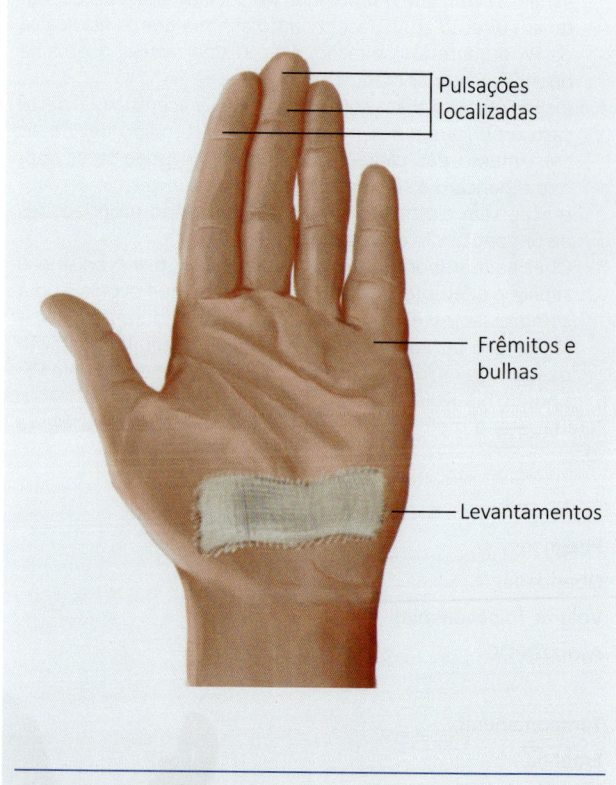

Figura 35.9. Locais da mão mais apropriados para a palpação cardíaca. Adaptado de: Constant, 2002.

- Em cerca de 50% das pessoas não se consegue palpar o *ictus cordis* de forma adequada.

- Cardiopatias que aumentam o ventrículo direito podem deslocar o *ictus* posteriormente, muitas vezes não sendo possível palpá-lo ou observá-lo na linha axilar anterior. A palpação de impulso paraesternal esquerdo ou direito geralmente é patológica e associada à dilatação de ventrículo direito.

- Casos de pericardite constritiva podem deixar o *ictus* estático mesmo com a mudança de decúbito.

- *Ictus* hiperdinâmico (fases inicial e final rápidas) pode ser observado em anemia sintomática, hipertireoidismo, insuficiência mitral e/ou aórtica e comunicação interventricular.

- Cardiomiopatia dilatada apresenta *ictus* desviado para baixo e para a esquerda em mais de duas polpas digitais. O *ictus* prolongado pode ser devido a um aneurisma de ponta do VE, à ausência do pericárdio e na cardiomiopatia hipertrófica com obstrução grave; a sensação é como se houvesse uma dupla impulsão ictal e o decúbito lateral esquerdo nessas situações ajuda nessa percepção.

Dica

Caso o *ictus cordis* seja palpado em mais de um espaço intercostal, isto já é sinal de provável aumento da área cardíaca (ver Figura 35.10).

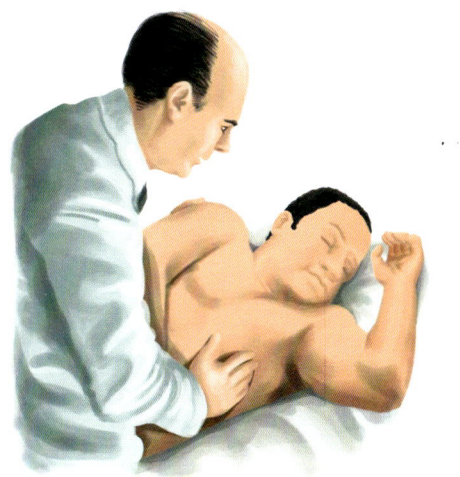

Figura 35.11. O *ictus cordis* não deve exceder duas polpas digitais, independentemente de ser palpado em decúbito dorsal ou em decúbito lateral esquerdo, como mostrado acima. *Ictus cordis* com mais de duas polpas digitais normalmente indica dilatação cardíaca. Adaptado de: Constant, 2002.

- O aumento do ventrículo direito pode ser detectado pelo exame físico de diferentes formas. Como o VD é uma câmara mais anteriorizada que o VE e está em íntimo contato com o esterno, uma das formas de se detectar o aumento do seu volume é através da palpação da impulsão sistólica do mesocárdio (Figura 35.12). Na prática, coloca-se a base da mão sobre o terço distal do esterno do paciente. Em situação normal não se sente impulsão alguma (exceção: pacientes magros com reduzido diâmetro anteroposterior do tórax). Em pacientes com VD aumentado pode-se notar o levantamento sistólico com a base da mão.

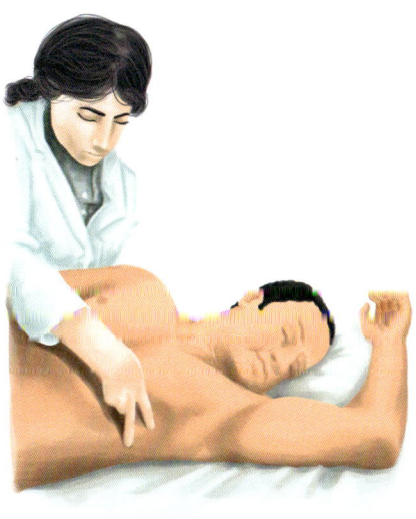

Figura 35.10. *Ictus cordis* sendo palpado em mais de um espaço intercostal. Tal achado sugere aumento da área cardíaca. Adaptado de: Constant, 2002.

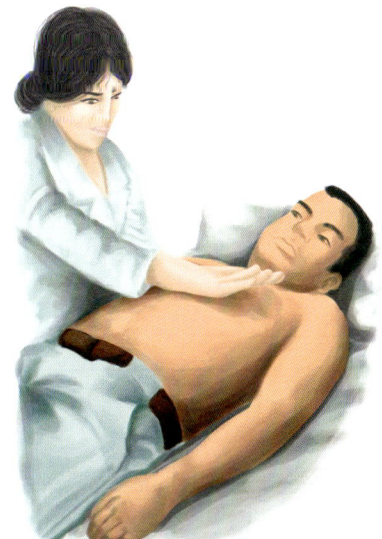

Figura 35.12. Avaliação de levantamento de mesocárdio pelo exame físico. Adaptado de: Constant, 2002.

Dica

Ictus cordis ocupando mais do que duas polpas digitais também sugere dilatação do coração (ver Figura 35.11).

Pulso venoso jugular

- O pulso venoso é uma onda de volume que reflete a dinâmica do retorno venoso ao coração direito. As ondas observadas no pulso venoso jugular expressam as mudanças de volume que ocorrem no átrio direito e a cada momento do ciclo cardíaco (Tabelas 35.3 e 35.4 e Figura 35.13).

Tabela 35.3. Pulso venoso jugular

Onda A	Corresponde ao aumento da pressão atrial direita pela sístole atrial. Ocorre imediatamente antes de B1 e da ejeção ventricular (pulso carotídeo) • Aumentada em estenose tricúspide, atresia tricúspide, mixoma, estenose pulmonar, hipertrofia de ventrículo direito (VD), hipertensão pulmonar, taquicardia por reentrada nodal, extrassístole, bloqueio atrioventricular total (BAVT) • Ausente na fibrilação atrial (FA)
Onda C	Interrompe a queda da onda A e corresponde ao aumento da pressão devido à protrusão retrógrada da valva tricúspide pelo aumento da pressão ventricular no início da sístole. Ocorre logo após B1
Descenso X	Ocorre devido à queda de pressão pelo relaxamento atrial direito e pela movimentação valvar tricuspídea para baixo na sístole ventricular direita
Onda V	Reflete o aumento pressórico devido ao enchimento atrial direito na diástole atrial, com a valva tricúspide fechada. Ocorre ao final da sístole junto ao descenso do pulso carotídeo • Aumentada em insuficiência tricúspide
Descenso Y	Corresponde à queda da pressão atrial pela abertura da valva tricúspide e ao esvaziamento para o ventrículo direito • Abrupto: ocorre em pericardite constritiva, cardiomiopatia restritiva ou disfunção de VD grave • Lentificado: ocorre em obstrução tricúspide ou grave hipertrofia de VD

Tabela 35.4. Principais alterações do pulso venoso

Alteração	Causas	Aspecto gráfico
Onda A aumentada	Estenose tricúspide, mixoma de AD, trombo em AD, atresia de valva tricúspide, estenose pulmonar, hipertrofia de VD	
Onda A em canhão	Arritmias com dissociação atrioventricular. No exemplo mostrado ao lado a primeira onda A tem tamanho normal, enquanto a segunda é em canhão. Isto pode ocorrer, por exemplo, no BAVT ou em uma extrassístole atrial ou ventricular	
Onda V gigante	Insuficiência tricúspide importante	
Descenso Y proeminente **(sinal da raiz quadrada)**	Pericardite constritiva, miocardiopatia restritiva com acometimento de VD, infarto de VD	
Descenso Y ausente ou atenuado	Tamponamento cardíaco	

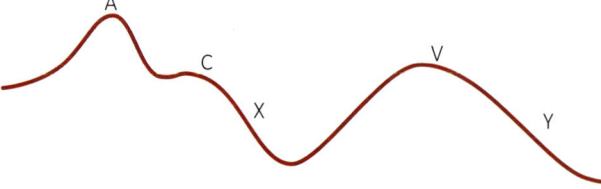

Figura 35.13. Ondas do pulso venoso.

- A veia jugular interna direita é mais fidedigna como correspondente às alterações pressóricas cardíacas, por estar em linha reta com a veia cava superior e por não sofrer alteração de fluxo por compressão pela artéria aorta. O paciente deve estar deitado em até 45°, e o pescoço virado para a esquerda sob iluminação adequada.
- Sinal de Kussmaul refere-se ao aumento da pressão venosa durante a inspiração, nas situações patológicas em que há restrição ao enchimento ventricular direito. Exemplos: pericardite constritiva, embolia pulmonar, infarto de ventrículo direito, exacerbação de insuficiência cardíaca, cardiomiopatia restritiva, estenose tricúspide, mixoma atrial direito e obstrução parcial da veia cava superior. Tamponamento cardíaco geralmente não causa sinal de Kussmaul.

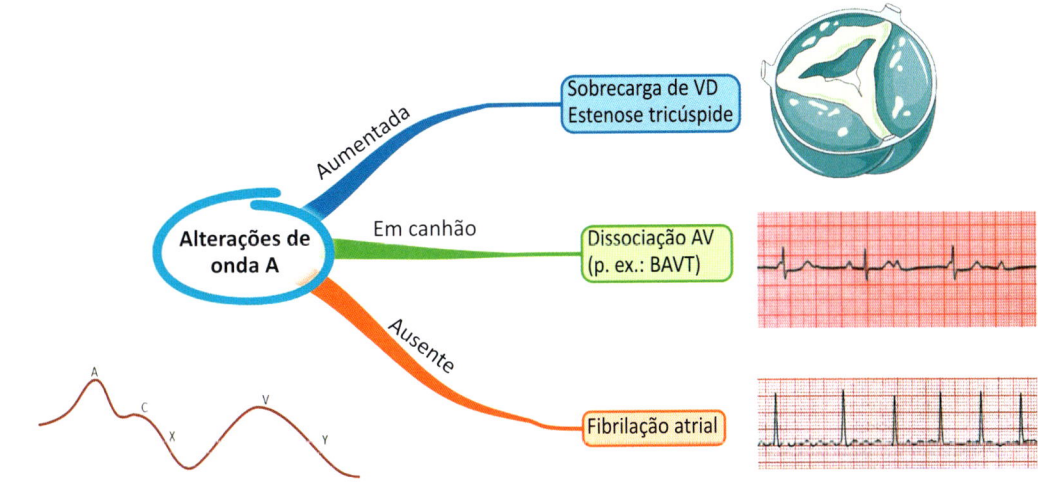

Figura 35.14. Principais alterações da onda A ao exame físico.

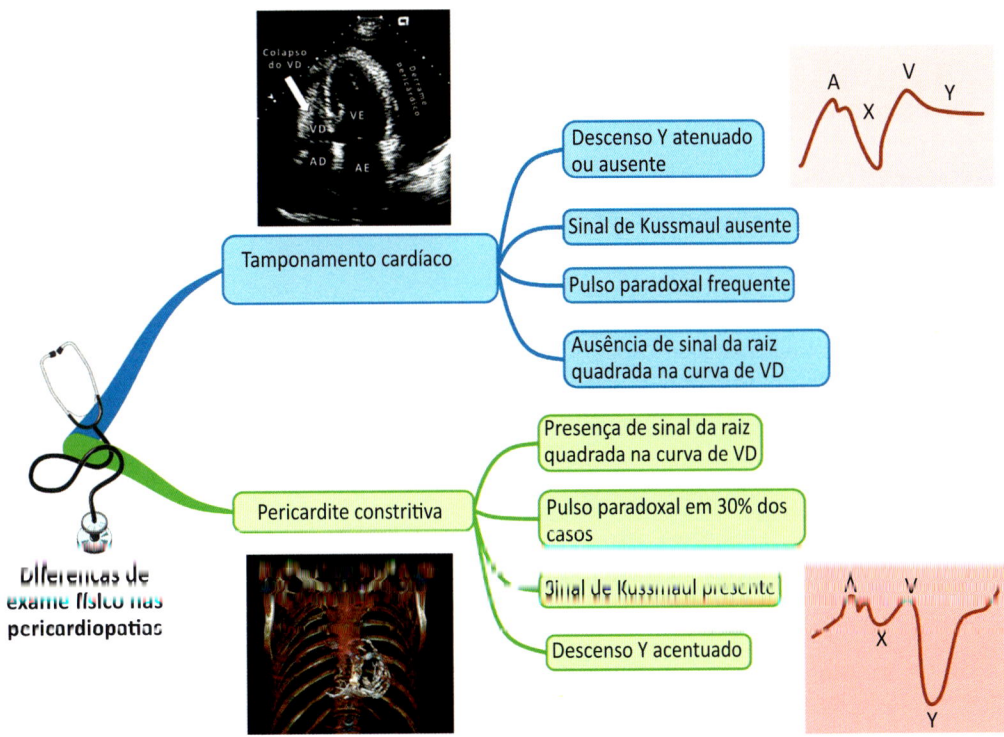

Figura 35.15. Diferenças entre tamponamento cardíaco e pericardite constritiva.

Refluxo hepatojugular

- É o aumento do pulso venoso jugular consequente à compressão forte e sustentada do hipocôndrio direito. Em pessoas normais, aumenta o pulso venoso em 1 cm ou a pressão venosa central em 3 cm. Indivíduos com disfunção ventricular direita podem ter o pulso venoso prolongadamente aumentado com a manobra, apesar de ser pouco sensível e específico.

Pressão venosa central

- Seu valor normal fica em torno de 1 a 8 cm de água e reflete a pressão em átrio direito, podendo inferir o *status* volêmico do paciente. Pode ser útil principalmente para prognóstico e evolução dos pacientes.

Pressão arterial

Hipotensão postural é definida como a diferença da pressão arterial sistólica em 20 mmHg e/ou diastólica em 10 mmHg quando se compara a aferição em decúbito dorsal horizontal após 5 minutos de repouso com a pressão arterial em decúbito ortostático (sentado ou em pé) após 3 minutos.

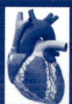

Medida correta da PA: como fazer?

- Obter a circunferência aproximadamente no meio do braço, para selecionar o manguito de tamanho adequado.
- Colocar o manguito de 2 a 3 cm acima da fossa cubital.
- Centralizar o meio da parte compressiva do manguito sobre a artéria braquial.
- Estimar o nível da pressão sistólica pela palpação do pulso radial. O seu reaparecimento corresponderá à PA sistólica.
- Palpar a artéria braquial na fossa cubital e colocar a campânula ou o diafragma do estetoscópio sem compressão excessiva.
- Inflar rapidamente até ultrapassar em 20 a 30 mmHg o nível estimado da pressão sistólica obtido pela palpação.
- Proceder à deflação lentamente.
- Determinar a pressão sistólica pela ausculta do primeiro som (fase I de Korotkoff).
- Determinar a pressão diastólica no desaparecimento dos sons (fase V de Korotkoff).
- Auscultar cerca de 20 a 30 mmHg abaixo do último som para confirmar seu desaparecimento e, depois, proceder à deflação rápida e completa.
- Se os batimentos persistirem até o nível zero, determinar a pressão diastólica no abafamento dos sons (fase IV de Korotkoff) e anotar os valores da sistólica/diastólica/zero.

Adaptado de: Sociedade Brasileira de Cardiologia, 7ª Diretriz Brasileira de Hipertensão Arterial, setembro de 2016.

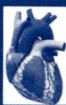

Qual a importância de se usar o manguito adequado para a aferição da PA?

Um dos pontos mais importantes na hora de se aferir adequadamente a pressão do seu paciente é escolher o manguito de tamanho adequado. As diretrizes dizem que a bolsa plástica que fica dentro do manguito deve cobrir cerca de 80% da circunferência do braço do paciente. Parece meio complicado isso, não? Na prática, para simplificar, como podemos fazer:

1. Meça a circunferência do braço do seu paciente usando uma fita métrica. O ponto para se medir é no meio do braço do paciente.
2. Após obter a circunferência do braço, é só checar qual o alcance dos manguitos que você tem à disposição. Exemplo na Figura 35.16.

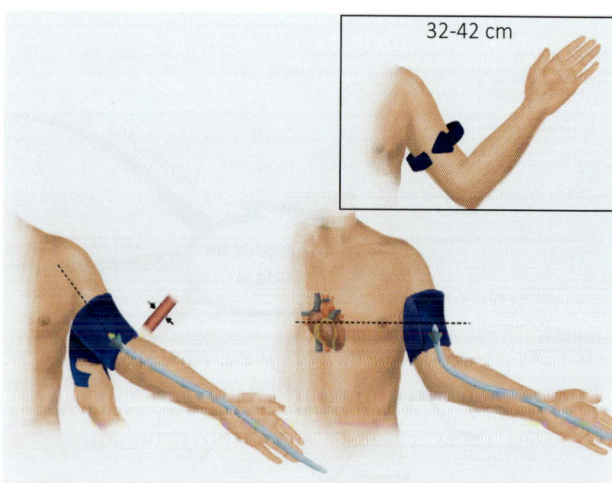

Figura 35.16. Verifica-se que este manguito é adequado para braços com circunferência entre 32 e 42 cm. Trata-se de um manguito de tamanho maior, geralmente usado em pacientes obesos.

Dica:
- Na prática, a maioria dos adultos possui circunferência do braço entre 22 e 42 cm. Com isso, dois tipos de manguito geralmente são suficientes: um entre 22 e 32 cm e o outro mostrado acima, entre 32 e 42 cm.
- Obviamente isto se refere a pacientes adultos. Pacientes pediátricos possuem uma variação bem maior de diâmetro, a depender da faixa etária.

Digamos que estou em um local onde só tenho acesso a um tipo de manguito. Qual o problema com isto?
- Manguitos menores que o tamanho adequado podem superestimar a pressão do paciente. Este efeito pode chegar, em alguns casos, a 50 mmHg na pressão sistólica. Ou seja, a PAS real do paciente é 120 mmHg e você mediu 170 mmHg, por exemplo.
- Manguitos maiores que o tamanho adequado podem subestimar a pressão do paciente, mas este efeito tende a ser menor que o descrito acima.

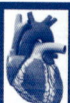

Por que devemos primeiro estimar a PAS através do método palpatório para apenas depois ir desinsuflando o *cuff* para escutar os sons de Korotkoff?

Isto é recomendado devido ao fenômeno chamado de intervalo auscultatório. Este refere-se ao fenômeno observado em alguns pacientes em que ocorre o desaparecimento dos sons de Korotkoff após o primeiro som, vindo a reaparecer 10 ou 20 mmHg após. Ou seja, a PAS verdadeira poderia ser 150 mmHg, por exemplo, mas como o examinador não palpou o pulso radial antes de auscultar, ele pôde identificar o limite inferior do intervalo auscultatório como sendo o primeiro som. Neste exemplo hipotético, digamos que esta medida fosse de 140 mmHg, 10 mmHg abaixo do real. Isso causaria uma subestimação da PAS. Para evitar isso, deve-se então seguir o recomendado pelas diretrizes: palpar o pulso radial, insuflar o manguito até cerca de 20 mmHg após o desaparecimento do pulso, e após começar a auscultar com o estetoscópio para ver em que momento os sons começam.

Ausculta cardíaca

Bulhas cardíacas

Primeira bulha

- O fechamento das valvas mitral e tricúspide é o componente mais importante desse som, que ocorre concomitantemente ao pulso carotídeo. Deve ser auscultado com o diafragma do estetoscópio, observando-se que B1 é mais duradoura e menos intensa que B2. B1 é mais alta que B2 no foco mitral e no foco tricúspide, caso contrário indica hipofonese de B1. Quando nos focos da base B1 for mais intensa que B2, diz-se que B1 é hiperfonética (Tabela 35.5). Normalmente não é possível distinguir o som mitral do tricúspide, porém em algumas situações pode ocorrer desdobramento de B1, devendo ser distinguido de estalido de abertura da valva aórtica/pulmonar e de B4.

Tabela 35.5. **Alterações de intensidade na primeira bulha**

Hiperfonética	Hipofonética
Tórax fino	Doença pulmonar obstrutiva crônica
Pneumotórax	Obesidade
Estenose mitral	Derrame pericárdico
Estenose tricúspide	Insuficiência cardíaca
Defeito do septo interventricular	Insuficiência mitral
Insuficiência cardíaca de alto débito	Insuficiência tricúspide
PR curto	PR longo
Taquiarritmia	Bradicardia
Hipertireoidismo	Bloqueio de ramo esquerdo
Hipertensão arterial sistêmica	Insuficiência ou estenose aórtica

Segunda bulha

Origem decorrente do fechamento das valvas aórtica e pulmonar. Normalmente o componente aórtico, por depender da sístole do ventrículo esquerdo, que se esvazia mais precocemente, ocorre antes do som pulmonar. Usa-se o diafragma para auscultá-la. B2 tende a ser mais intensa que B1 e ocorre logo após o pulso carotídeo. Durante a expiração B2 é única, porém na inspiração tende a desdobrar-se, ocorrendo o som aórtico precocemente em relação ao pulmonar, devido ao aumento do retorno venoso e retardo no fechamento da valva pulmonar, caracterizando assim o dito desdobramento fisiológico de B2. Da mesma forma que B1, quando B2 é pouco audível nos focos da base é considerada hipofonética, ao passo que quando audível difusamente com intensidade elevada, é hiperfonética (Figura 35.17).

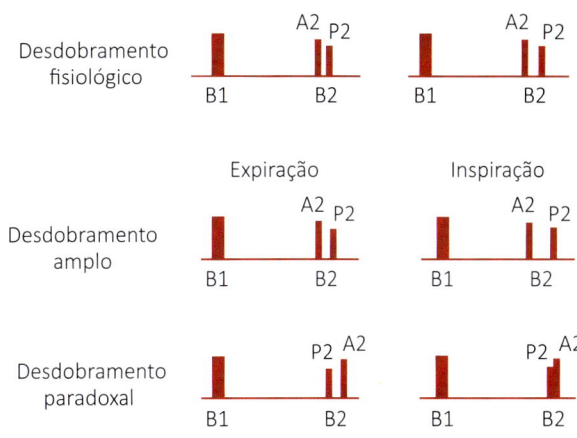

Figura 35.17. Tipos de desdobramento de B2. No desdobramento fisiológico ocorre afastamento do componente pulmonar durante a inspiração. No desdobramento amplo, a separação entre os componentes pulmonar e aórtico já pode ser percebida durante a expiração e torna-se ainda mais pronunciada com a inspiração. Ocorre em situações que sobrecarregam o ventrículo direito, por exemplo. Já no desdobramento paradoxal da segunda bulha nota-se apenas um componente durante a inspiração. Contudo, durante a expiração os componentes aórtico e pulmonar se separam devido ao retardo do primeiro. Ocorre em situações que sobrecarregam o VE como estenose aórtica ou hipertensão arterial, assim como no bloqueio de ramo esquerdo.

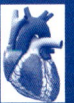 **Quais as principais causas de desdobramento amplo da B2?**

No desdobramento amplo da B2 pode-se auscultar a segunda bulha desdobrada tanto na inspiração quanto na expiração, sendo o desdobramento mais amplo na inspiração (Tabela 35.6). Quais as principais causas deste achado? Qualquer alteração que leve a valva pulmonar a se fechar ainda mais tardiamente que a valva aórtica.

Exemplos:
1. bloqueio de ramo direito devido ao atraso na contração do VD;
2. doenças que levem ao aumento do volume de sangue a ser ejetado pelo VD como em CIV ou insuficiência pulmonar relevante;
3. patologias que dificultem o esvaziamento do VD, como a estenose pulmonar;
4. doenças que levam à disfunção sistólica do VD como embolia pulmonar, hipertensão pulmonar primária, miocardiopatias infiltrativas.

Propedêutica Cardiovascular

Tabela 35.6. Alterações de intensidade na segunda bulha

Hiperfonética	Hipofonética
Hipertensão arterial sistêmica	Estenose aórtica
Hipertensão pulmonar	Estenose pulmonar
Coarctação de aorta	Insuficiência cardíaca de baixo débito
Aneurisma de aorta ascendente	Insuficiência aórtica
Tetralogia de Fallot	
Transposição de grandes artérias	

Por que CIA causa desdobramento fixo de B2?

A sobrecarga de volume imposta ao VD pela CIA tende a separar a A2 da P2, causando assim o desdobramento da segunda bulha. Mas por que ele é fixo? O que ocorre é que na inspiração tende a entrar mais sangue do AD, como já vimos previamente. Esse volume adicional de sangue faz com que a pressão nesta câmara aumente mais rapidamente, diminuindo assim o *shunt* entre o átrio esquerdo e o átrio direito. Ao reduzir-se este *shunt* na inspiração, mais sangue permanece no AE e depois vai para o VE. Resumindo, aquela dinâmica de fluxos que tende a sobrecarregar o VD e esvaziar o VE durante a inspiração termina sendo minimizada pela presença da CIA. Assim, pode-se observar classicamente a B2 desdobrada sem que isso se altere com os movimentos respiratórios.

Terceira bulha

- Som de baixa frequência normalmente associado ao aumento das dimensões ventriculares. Ocorre após B2 durante o enchimento ventricular e indica presença de ventrículo aumentado e de pouca complacência. Deve ser auscultada com a campânula, logo após o pulso carotídeo e no ápice cardíaco, sem relação com a inspiração profunda. B3 patológica tem intensidade diferente de B1 e B2 e é denominada de galope. Pode ocorrer em insuficiência cardíaca de alto débito, sem significado específico. Porém, sua presença é sinal de pior prognóstico em pacientes com disfunção ventricular.
- Nem toda B3 é patológica. Ela pode ser detectada, por exemplo, em gestantes sem cardiopatia e em indivíduos jovens saudáveis.

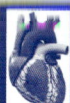

Dica prática: como identificar B3 na ausculta?

O som normal de B1 e B2 é TUM-TÁ, quando existe a B3 escutamos TUM-TA-TÁ e se a B2 estiver desdobrada, TUM-TRÁ.

Dica

- Em provas, geralmente quando se diz que o paciente possui B3 quer dizer que ele tem a combinação de: VE de volume aumentado, com complacência diminuída, além de haver aumento das pressões em AE. Comumente há disfunção sistólica de VE associada. O que pode causar isso? Infarto agudo do miocárdio com supra de ST, insuficiência mitral crônica descompensada, miocardiopatia dilatada idiopática descompensada, por exemplo.

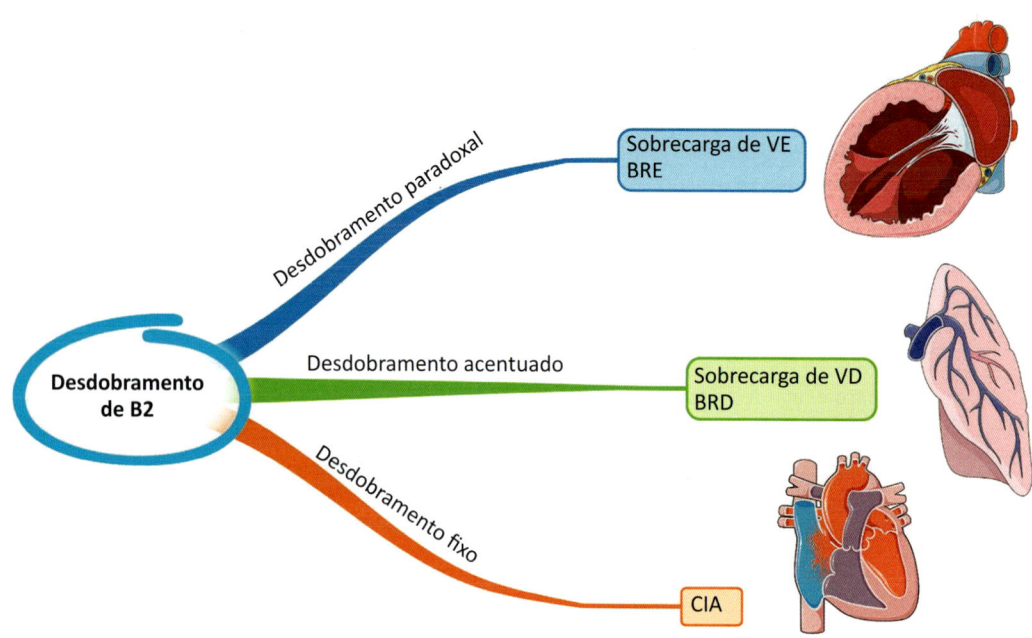

Figura 35.18. Principais tipos de desdobramento da segunda bulha.

Quarta bulha

- Deve ser auscultada com a campânula do estetoscópio. Assim como B3, é mais audível em ápice, em decúbito lateral esquerdo e não altera com a inspiração. Ocorre após B2, logo antes de B1, e está relacionada à consequente diminuição da distensibilidade do ventrículo esquerdo.

Toda B4 é patológica?

- Há relato de B4 audível em indivíduos normais, mas este fenômeno é bem mais raro do que o observado com a B3. Um grupo em que particularmente se pode observar isto é nos atletas de alto rendimento com hipertrofia ventricular fisiológica (coração de atleta). Mas, de forma geral, B4 deve levar a pensar em alteração cardíaca estrutural.

Qual a relação da B4 com o ECG?

- A B4 é causada pela entrada de sangue no VE proveniente da contração atrial. Desta forma, se formos representá-la junto com o ECG, ela virá logo após a onda P. A B1, por sua vez, aparece ao final do complexo QRS e a B2, ao final da onda T (Figura 35.19).

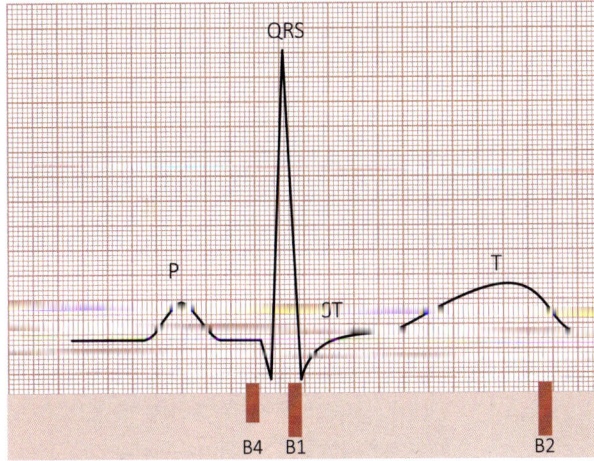

Figura 35.19. B4 aparece após a onda P; B1, ao final do complexo QRS e B2, ao final da onda T.

Dica

- Em provas, geralmente quando se diz que o paciente possui B4 quer dizer que ele tem a combinação de VE com complacência diminuída associado a aumento da participação da contração atrial no enchimento do ventrículo. Que doenças podem causar isso? Estenose aórtica importante e cardiopatia hipertensiva, por exemplo.

Quais sons são mais bem auscultados com a campânula do estetoscópio?

Sons mais graves, de baixa frequência, são mais bem audíveis com a campânula. Exemplos:
- ruflar diastólico na estenose mitral ou estenose tricúspide;
- terceira bulha;
- quarta bulha.

Estalidos sistólicos

- Sons de alta frequência audíveis entre B1 e B2, podendo ser proto, meso ou telessistólicos. Os protossistólicos são de origem vascular e consequentes à ejeção de sangue para a aorta ou artéria pulmonar dilatada. Estalidos mesossistólicos têm pouca importância clínica e ocorrem devido a pericardite, pleurite, *pectus excavatum*, etc.

Estalidos diastólicos

- O principal estalido diastólico é o resultante da abertura de uma valva mitral com acometimento reumático.

Qual a relação do estalido de abertura com a gravidade da estenose mitral?

- Quanto mais grave for a estenose mitral, maior será a pressão no interior do átrio esquerdo. Quanto maior a pressão nesta câmara, mais precoce será a abertura da mitral. Ou seja, **quanto mais precoce for o estalido de abertura da mitral (mais próximo da B2), maior a gravidade da estenose da valva.**

Qual a relação entre o estalido de abertura com a anatomia da valva mitral?

- Quanto mais calcificada for a valva mitral na estenose de origem reumática, menor será a intensidade do estalido de abertura. Ou seja, **estalido de abertura com intensidade fraca ou ausente leva a pensar que a valva mitral é muito calcificada, aumentando assim as chances de o paciente não ser um bom candidato à valvoplastia mitral percutânea.** Este procedimento apresenta melhores taxas de sucesso nos casos em que a valva é maleável e pouco calcificada (ver capítulo de Estenose Mitral).

- Dica de como ficam as bulhas, estalidos e cliques nas valvopatias esquerdas (vide Figura 35.20).

Propedêutica Cardiovascular

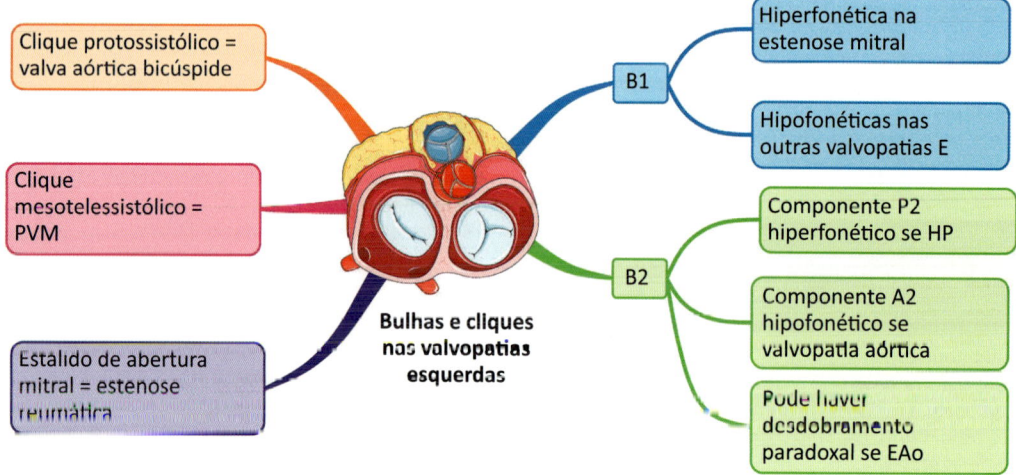

Figura 35.20. **Alterações de bulhas e cliques auscultados nas valvopatias.**

Sopros cardíacos

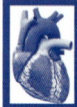 **Quais os mecanismos que justificam o surgimento de sopros cardíacos?**

- O sopro cardíaco é um ruído auscultado através do estetoscópio que indica turbulência no fluxo sanguíneo que ocorre no coração. Os três mecanismos que podem causar este fenômeno são (*vide* Figura 35.21):
1. fluxo aumentado – mesmo não havendo uma alteração anatômica no local, o aumento exagerado do fluxo sanguíneo pode originar sopro. Exemplo: sopro de hiperfluxo que ocorre em gestantes devido ao aumento da volemia e débito cardíaco;
2. obstrução ao fluxo – ocorre, por exemplo, em valvopatias do tipo estenótica (p. ex., estenose aórtica);
3. aumento abrupto do calibre – mecanismo menos comum dos três. Pode ser visto em casos de aneurisma de aorta ascendente, por exemplo.

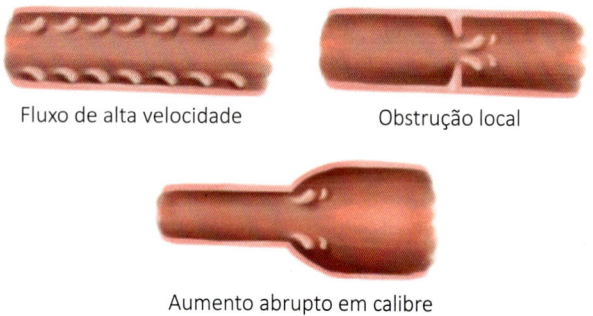

Figura 35.21. **Mecanismos responsáveis pelo surgimento de sopros.** Adaptado de: Constant, 2002.

- Há alguns padrões básicos de sopros cardíacos que sempre devem ser lembrados.

- Há várias características do sopro que devem ser pormenorizadas pelo exame físico (Tabelas 35.7 e 35.8).

Tabela 35.7. **Características do sopro cardíaco**

Como graduar a intensidade dos sopros cardíacos?	
Frequência	
Podem ser de alta ou de baixa frequência. Os agudos surgem de fluxos sanguíneos que percorrem orifícios pequenos, com elevado gradiente de pressão. O contrário aplica-se aos de frequência grave	
Timbre	São vários os possíveis timbres nos sopros: musical, piante, rascante, raspante, aspirativo, ruflar, jato de vapor, tipo surdo, tipo ronco, sibilante, rangente, anfórico, entre outros
Configuração	É o formato que ele adquire. Pode ser "em crescendo" (reforço pré-sistólico na estenose mitral) "em decrescendo" (insuficiência aórtica e estenose mitral), "em diamante" (estenose aórtica) ou "em platô" (insuficiência mitral)
Cronologia	É a fase do ciclo cardíaco em que o sopro ocorre. Podem ser sistólicos, diastólicos, sistólicos e diastólicos e contínuos
Duração	É o quanto da sístole e/ou da diástole é preenchido pelo sopro. Podem ser proto, meso, tele ou holo (sistólicos e/ou diastólicos)
Localização	É o local onde é mais audível. Pode ser definido de acordo com o foco de melhor ausculta, ou pela posição anatômica (sopros da base cardíaca, borda esternal esquerda baixa e ápice cardíaco)
Irradiação	Auxilia na identificação do sopro, assim como na caracterização de sua intensidade. Podem irradiar-se para axila e dorso (sopros mitrais), região epigástrica (tricúspide) e fúrcula e carótida (aórticos)

Propedêutica Cardiovascular

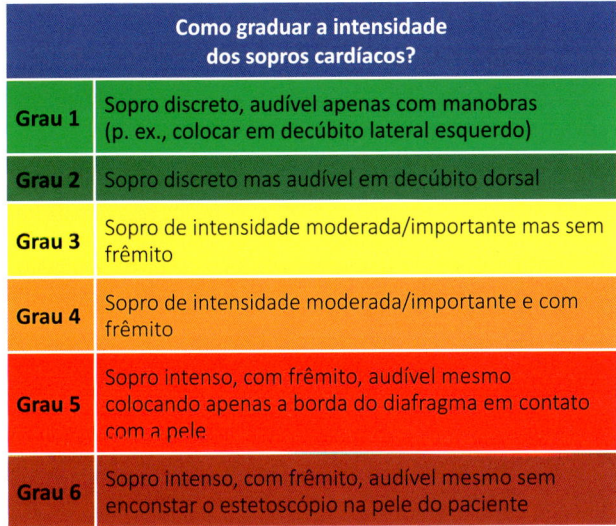

Figura 35.22. **Graduação dos sopros cardíacos.**

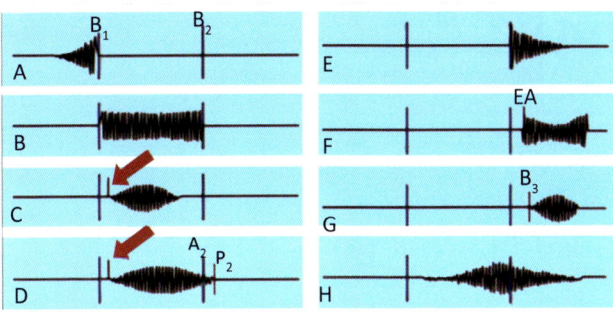

Figura 35.23. **Outra representação de sopros cardíacos, a qual já foi cobrada na prova de título de especialista. A = reforço pré-sistólico visto na estenose mitral em ritmo sinusal; B = sopro holossistólico em barra que pode ser visto na insuficiência mitral, insuficiência tricúspide e na comunicação interventricular sem hipertensão pulmonar relevante; C = sopro sistólico ejetivo em crescendo-descrescendo que se inicia após um clique de ejeção (seta) típico de estenose aórtica por valva bicúspide; D = sopro ejetivo sistólico em crescendo-descrescendo que se inicia após clique (seta) e que se prolonga até o componente P2 da segunda bulha, típico do estenose pulmonar por valva bicúspide; E = sopro aspirativo protodiastólico típico de insuficiências pulmonar e aórtica; F = estalido de abertura (EA) seguido de ruflar mesodiastólico encontrado na estenose mitral; G = sopro mesodiastólico antecedido por B3 que pode ser visto em casos de insuficiência mitral, insuficiência tricúspide e CIA com** shunt **esquerda-direita. O sopro ocorre nestes casos pelo hiperfluxo através de uma valva atrioventricular normal; H = sopro contínuo visto na persistência do canal arterial e que engloba a B2. Adaptado de: Braunwald's Heart Disease 11ª edição.**

- Os sopros cardíacos originados das valvas esquerdas possuem comportamentos distintos que podem ser vistos na Figura 35.24.
- Com relação aos sopros contínuos, o mais comumente visto na prática é o resultante da persistência do canal arterial. Contudo, há causas funcionais também para os sopros contínuos. Exemplos são o hum venoso e o sopro mamário (Figura 35.25). O primeiro ocorre tipicamente em crianças, é auscultado na região cervical e muda seu

Tabela 35.8. **Representação dos principais tipos de sopro**

Representação gráfica			Valvopatia mais comumente associada	Característica do sopro
B1	B2	B1	insuficiência mitral	Sopro holossistólico ou em barra. Mais audível nos focos apicais (mitral e tricúspide)
B1	B2	B1	Estenose aórtica	Sopro sistólico em crescendo-descrescendo. Mais bem audível em focos de base (aórtico e pulmonar)
B1	B2 EA	B1	Estenose mitral	Sopro diastólico em descrescendo-crescendo. Mais audível em focos apicais
B1	B2	B1	Insuficiência aórtica	Sopro diastólico aspirativo, em descrescendo. Mais bem audível em focos de base

capítulo 35

Propedêutica Cardiovascular

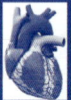
Qual a diferença gráfica entre o sopro da insuficiência mitral crônica e o da regurgitação aguda?

A representação clássica da IM crônica é a mostrada na Tabela 35.8: um sopro que ocupa toda a sístole de maneira uniforme, sendo chamado de sopro em barra.

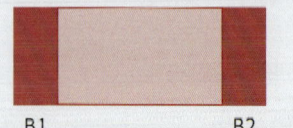
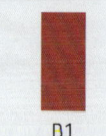

Já na insuficiência mitral aguda (p. ex., por endocardite aguda ou por rotura de músculo papilar no infarto agudo do miocárdio) ocorre um processo diferente. Como a regurgitação se instala de forma súbita, a dilatação das câmaras esquerdas para acomodar o excesso de sangue é limitada pelo pericárdio. Assim, as pressões no átrio esquerdo sobem rapidamente. Isso faz com que, ao final da sístole ventricular, as altas pressões no átrio façam com que o fluxo entre o VE e o AE se reduza progressivamente. Assim, o sopro adquire uma representação similar à mostrada abaixo:

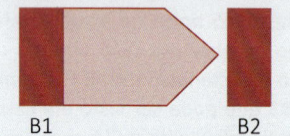
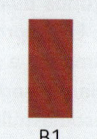

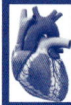
Qual a diferença na representação gráfica do sopro da estenose aórtica discreta ou moderada para a estenose importante?

Quando a estenose aórtica é de intensidade leve ou moderada, a tendência é que o sopro tenha característica suave e que o seu pico se localize no meio da sístole. A representação seria a mostrada previamente:

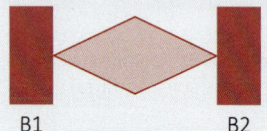
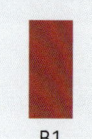

Já nos casos de estenose aórtica importante, a limitação ao fluxo de saída do VE faz com que o pico do sopro se desloque para o final da sístole, gerando uma representação gráfica da seguinte forma:

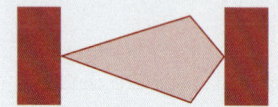
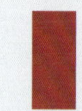

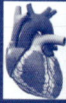
Por que quanto mais longo um sopro diastólico, mais grave a valvopatia?

Os dois tipos principais de sopros diastólicos são o sopro em rufar da estenose mitral e o sopro aspirativo da insuficiência aórtica. Na estenose mitral, o que acontece é que quanto maiores forem as pressões no interior do AE, mais rápido esta câmara irá vencer as pressões diastólicas do VE. Isso faz com que o estalido de abertura da mitral se aproxime da segunda bulha. E quanto mais precoce o estalido de abertura da B2, mais cedo se inicia o sopro da valvopatia.

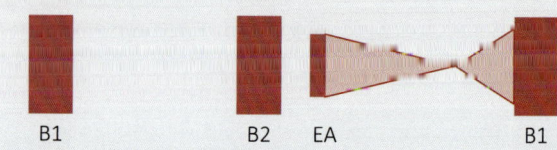

Na figura acima nota-se um determinado intervalo entre B2 e o estalido de abertura (EA).

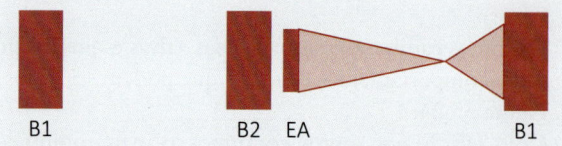

Na figura acima o estalido de abertura se localiza bem mais próximo à B2. Ou seja, a valvopatia da segunda figura é mais grave que a da primeira.

Já com relação ao sopro da insuficiência aórtica, quanto mais grave for a valvopatia, mais ela irá ocupar tempo da diástole. Assim, regurgitações discretas tendem a ficar confinadas à protodiástole ou, no máximo, até a mesodiástole. Exemplo:

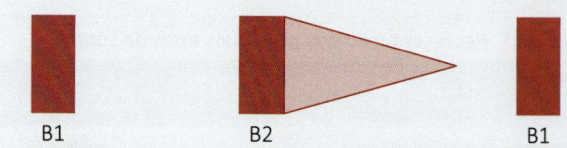

Já refluxos importantes normalmente são holodiastólicos. Exemplo:

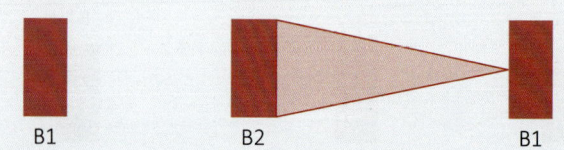

Resumindo:
Quanto mais longo um sopro diastólico, maior a gravidade da valvopatia subjacente.

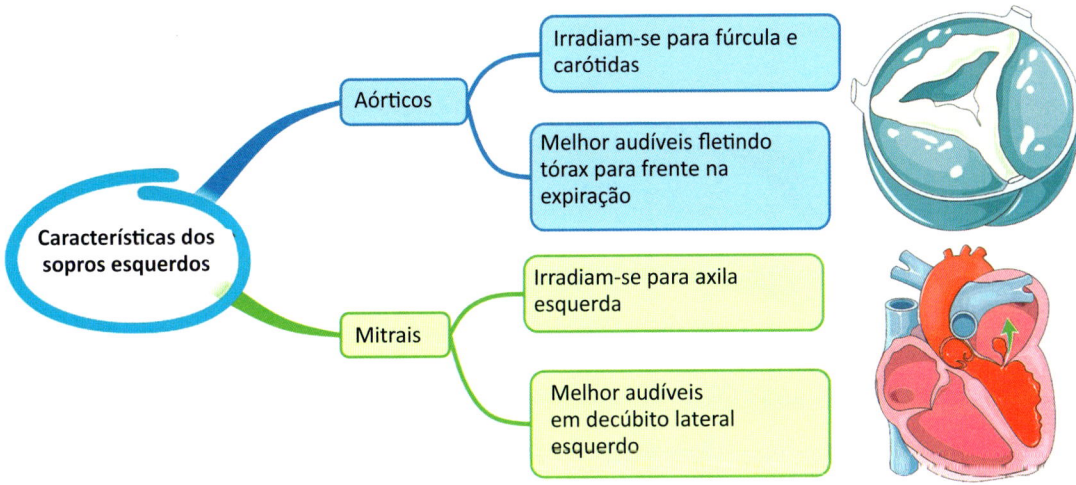

Figura 35.24. Características dos principais sopros esquerdos.

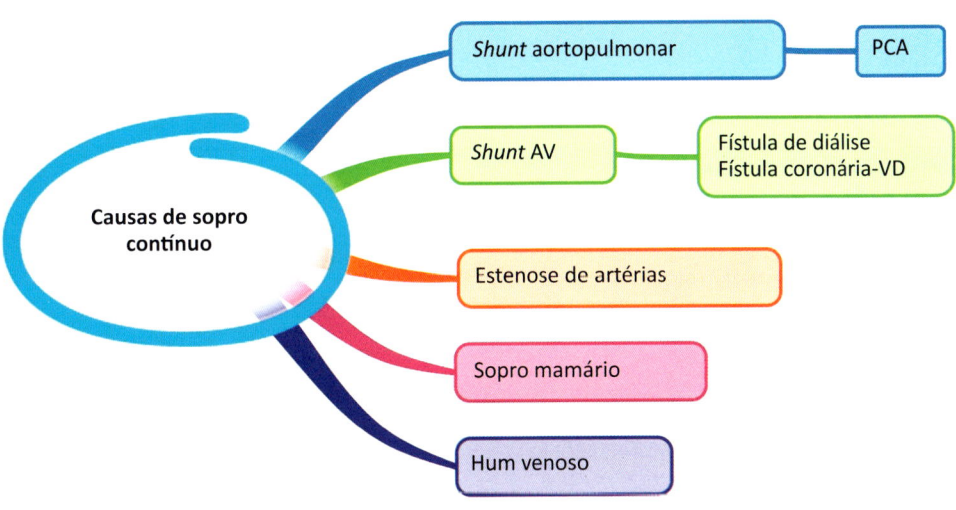

Figura 35.25. Causas de sopro contínuo. PCA = persistência de canal arterial.

comportamento com a mudança da posição da cabeça do paciente. O segundo ocorre em algumas gestantes, sendo mais bem audível sobre as mamas. É consequência do hiperfluxo através da artéria mamária interna.
- Outro ponto importante são os epônimos usados para descrever alguns sopros clássicos.
- A Figura 35.26 resume os quatro principais.
- Manobras auscultatórias/ausculta dinâmica: a inspiração profunda reduz a pressão intratorácica, aumenta o retorno venoso para o lado direito e diminui para o esquerdo. Já quando um indivíduo fica em pé há redução do retorno venoso para ambos os ventrículos e do débito cardíaco, com taquicardia reflexa. Quando a pessoa se agacha, o retorno venoso aumenta, embora também com incremento da resistência arterial periférica, devido à compressão das artérias femorais. Exercícios físicos (*handgrip* por 30 a 90 segundos) elevam conjuntamente a frequência cardíaca, o débito cardíaco e a pressão arterial.
- Veja o comportamento dos sopros às principais manobras semiológicas nas Figuras 35.27 a 35.30.

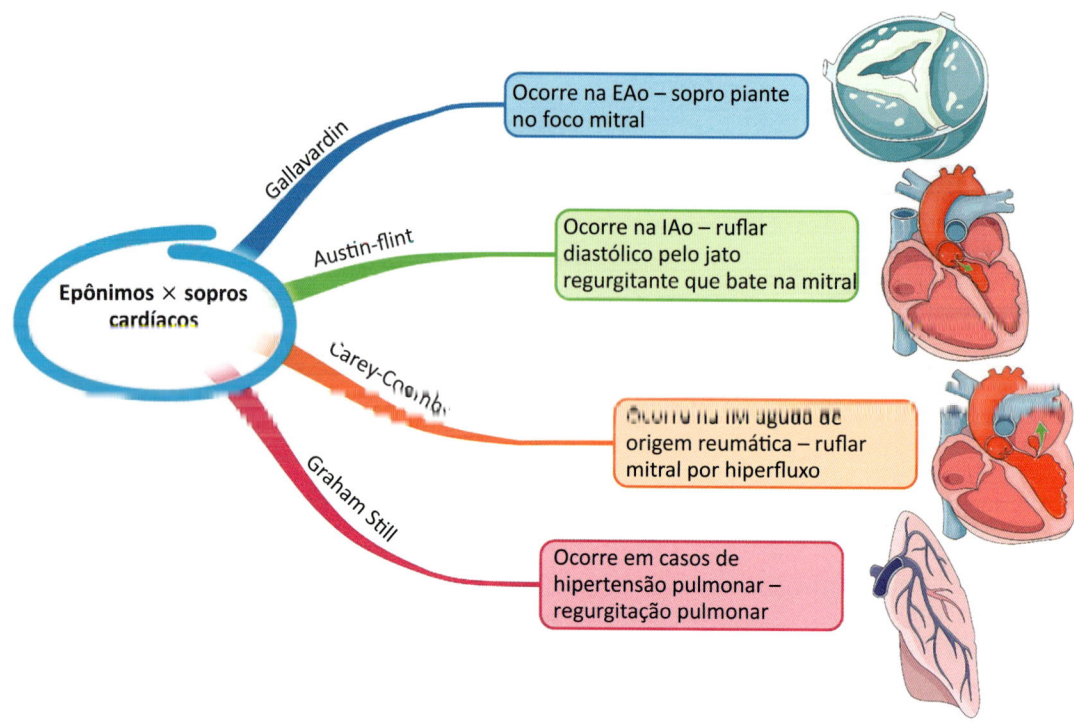

Figura 35.26. Principais epônimos de sopros cardíacos.

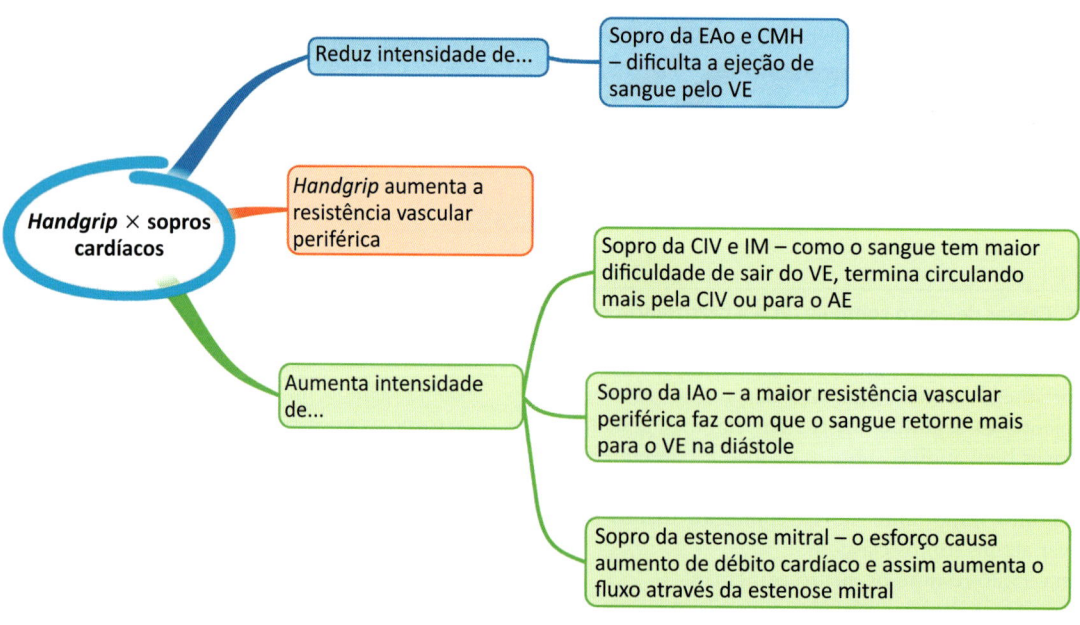

Figura 35.27. Handgrip × sopros cardíacos.

Propedêutica Cardiovascular

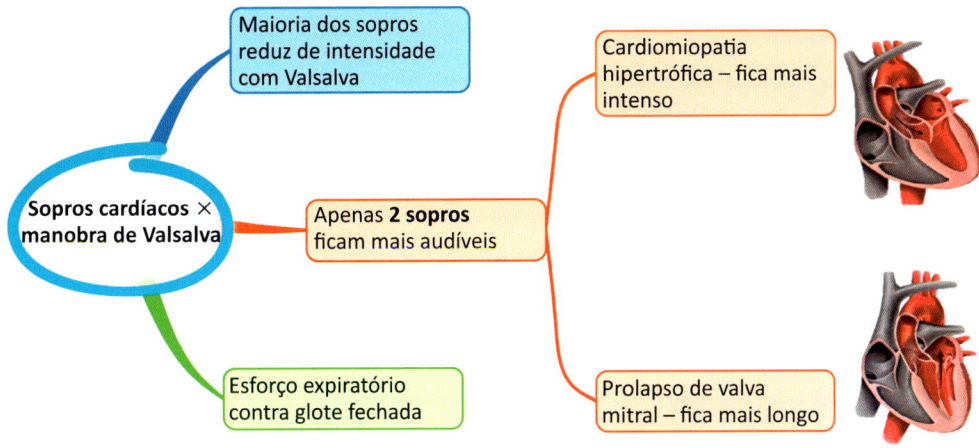

Figura 35.28. Valsalva × sopros cardíacos.

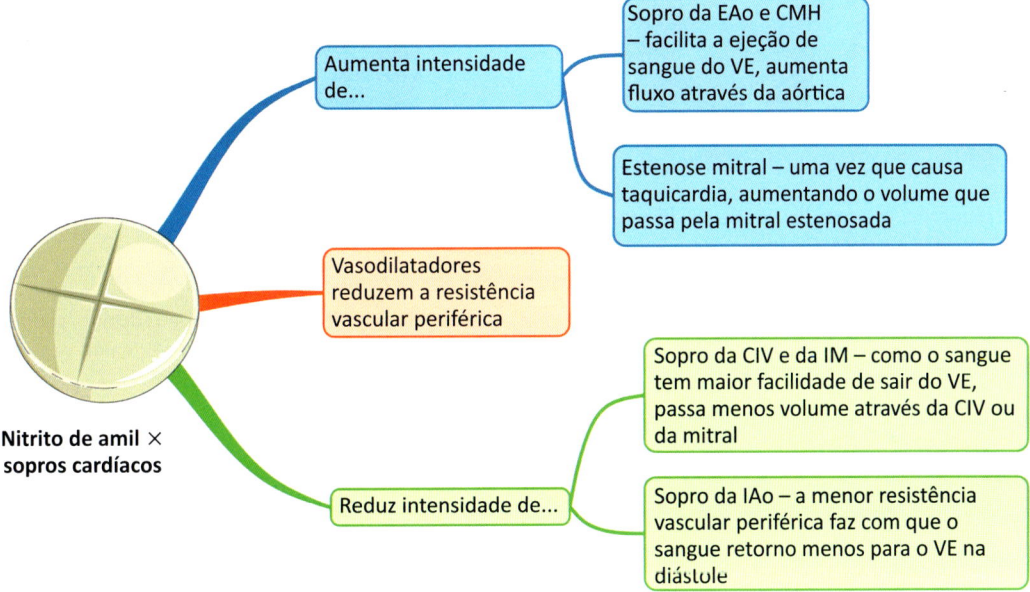

Figura 35.29. Nitrito de amil (e outros vasodilatadores) × sopros cardíacos.

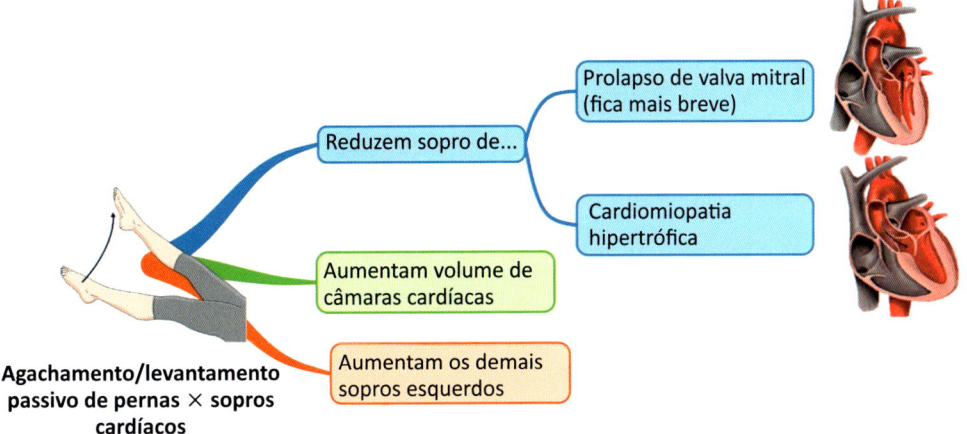

Figura 35.30. Agachamento e levantamento passivo de pernas × sopros cardíacos.

capítulo 35

Propedêutica Cardiovascular

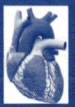

Como diferenciar o sopro da estenose aórtica da cardiomiopatia hipertrófica?

A dica aqui é entender que tudo que diminui o volume do ventrículo esquerdo tende a aumentar o sopro da cardiomiopatia hipertrófica. Por quê? O sopro dessa cardiopatia ocorre porque o aparato subvalvar mitral "cola" no septo interventricular durante a sístole (SAM – movimento sistólico anterior da mitral) (Figura 35.31).

Quanto mais "seca" estiver a cavidade do VE, mais este fenômeno é exacerbado. Quando o paciente faz manobra de Valsalva, por exemplo, há diminuição do retorno venoso para o coração, o que deixa os ventrículos mais "secos". O mesmo ocorre quando o paciente que estava deitado se senta ou fica em pé de forma abrupta. Já para a estenose aórtica o mecanismo é inverso. Quanto mais "cheio" estiver o ventrículo esquerdo, mais sangue ele ejetará durante a sístole. Quanto mais sangue é ejetado na sístole através da valva estenosada, maior é a intensidade do sopro que o examinador consegue auscultar (Figura 35.32 e Tabelas 35.9 e 35.10).

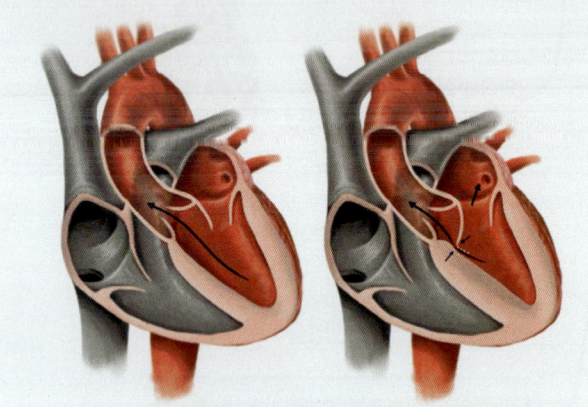

Figura 35.31. À esquerda, imagem de um ventrículo normal, sem hipertrofia, durante a sístole. O sangue passa livremente em direção à aorta. À direita, imagem de um ventrículo com hipertrofia septal relevante e com movimento sistólico anterior da mitral. Nota-se que a cúspide anterior da mitral entra em contato com o septo interventricular, gerando assim uma obstrução ao fluxo de saída do VE.

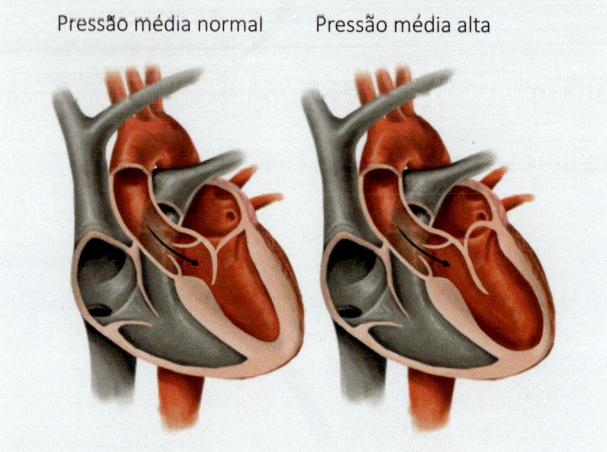

Figura 35.32. Efeito do volume do VE sobre o SAM. À esquerda vê-se um ventrículo com volume reduzido, sendo o SAM pronunciado; à direita, volume do VE maior, reduzindo assim o SAM. Adaptado de Constant, 2002.

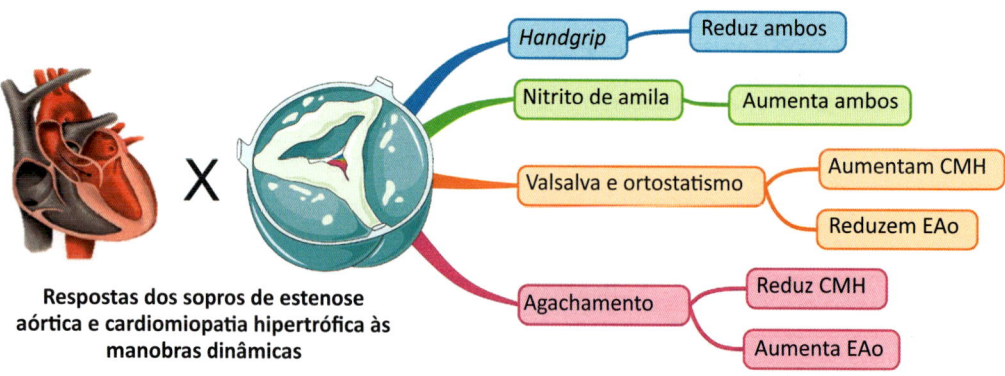

Figura 35.33. Sopro de estenose aórtica × sopro de cardiomiopatia hipertrófica obstrutiva.

Tabela 35.9. Diferenças entre o sopro da EAo e da cardiomiopatia hipertrófica

	Estenose aórtica	Cardiomiopatia hipertrófica
Manobra de Valsalva	Diminui	Aumenta
Ortostase	Diminui	Aumenta
Posição de cócoras	Aumenta	Diminui

Tabela 35.10. Sons pericárdicos

Knock pericárdico	Ruído após B2 que simula B3, porém é um pouco mais precoce. Comum em pericardite constritiva
Atrito pericárdico	Origina-se da fricção dos dois folhetos pericárdicos. É mais audível com o diafragma na região precordial e em decúbito horizontal, durante as sístoles atrial e ventricular e na fase de enchimento ventricular rápido. É audível tanto na inspiração quanto na expiração. Quando é audível nessas três fases, considera-se como trifásico, porém pode ser mono ou bifásico. Quando esse som desaparece, pode indicar a presença de derrame pericárdico

Leitura sugerida

- Accorsi TAD, Machado FP, Grinberg M. Propedêutica cardiovascular. In: Nicolau JC, Tarasoutchi F, Rosa LV, et al. Condutas práticas em cardiologia. 1a ed. Barueri: Manole; 2010. p. 608-59.
- Carrilho FJ, Filho VPD, Cavalcanti EFA, et al. Clínica médica. 1a ed. Barueri: Manole; 2009. p. 9-44.
- Constant J. Semiologia Cardíaca: diagnóstico e tratamento junto ao leito. 5ª ed. São Paulo: Livraria Santos editora LTDA.; 2002.
- Filho LJR, Santos WB. Sinais e sintomas em cardiologia. In: Couto AA, Nani E, Semiologia Mesquita ET, et al. cardiovascular. 1a ed. São Paulo: Atheneu; 2002. p. 65-80.

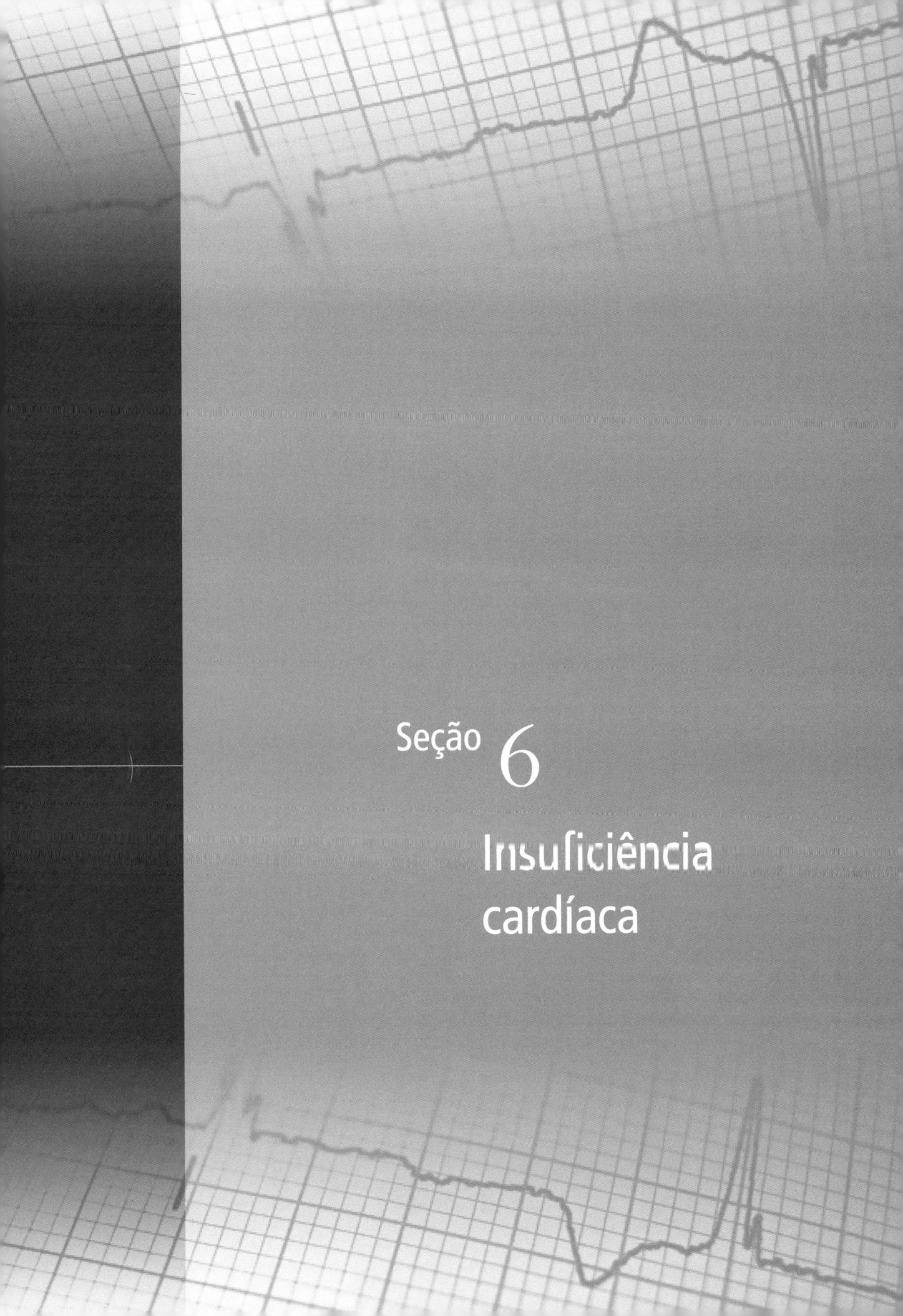

Seção 6

Insuficiência cardíaca

capítulo 36

Avaliação Inicial da Insuficiência Cardíaca

• Jefferson Luís Vieira

■ Definição

- Síndrome clínica caracterizada por sinais ou sintomas decorrentes da incapacidade do coração em bombear sangue para suprir adequadamente as demandas metabólicas dos tecidos periféricos ou de fazê-lo sob altas pressões de enchimento.
- Pode ser subcategorizada de acordo com a cronologia da doença em insuficiência cardíaca (IC) aguda ou crônica, ou ainda de acordo com a fração de ejeção do ventrículo esquerdo (FE) em IC com FE reduzida (ICFER), ICFE intermediária/mid-range ou preservada (ICFEP) (Tabela 36.1).

> **Dica: Insuficiência cardíaca com fração de ejeção intermediária**
>
> - A divisão tradicional em fenótipos de IC é baseada de modo arbitrário na medida da FE. A ICFER (FE < 40%) e a ICFEP (FE > 50%) são doenças diferentes, com padrões distintos de remodelamento e de resposta terapêutica.
> - Enquanto na ICFER há forte evidência de redução de mortalidade através do bloqueio neuro-humoral (vide Capítulo 37), o tratamento da ICFEP permanece empírico (vide Capítulo 38).
> - Indivíduos com FE na faixa entre 40-49% encontram-se em uma "zona cinzenta", que foi definida recentemente pela Sociedade Europeia de Cardiologia como heart failure with mid-range ejection fraction, que pode ser traduzida como IC de fração de ejeção intermediária.
> - Poucos dados estão disponíveis sobre o prognóstico desse subgrupo de pacientes, pois a maioria dos ensaios clínicos de IC incluiu pacientes com FE abaixo de 35-40% ou acima de 50%. O objetivo dessa nova classificação é justamente de estimular pesquisas sobre esse fenótipo de doentes que apresentam disfunção sistólica leve com características de disfunção diastólica.

■ Diagnóstico

- O quadro clínico envolve a presença ou ausência de sintomas e sinais de congestão e/ou baixo débito.
    - Baixo débito: fadiga, fraqueza, intolerância a exercícios, anorexia, taquicardia, hipotensão, extremidades frias e mal perfundidas, alteração no nível de consciência e cianose.
    - Congestão na disfunção ventricular esquerda: dispneia, ortopneia, dispneia paroxística noturna, taquipneia, ausculta pulmonar com estertores crepitantes ou murmúrio diminuído em bases (sugere derrame pleural).
    - Congestão na disfunção ventricular direita: edema periférico, inapetência, dor/desconforto em hipocôndrio direito, plenitude gástrica, edema com cacifo de extremidades, hepatomegalia, ascite, estase jugular, refluxo hepatojugular.
- Na ausculta cardíaca pode haver sopros, em geral regurgitativos devido à insuficiência mitral secundária à dilatação ventricular, bulhas patológicas como a B3, que sugere disfunção sistólica e ocorre no período mesodiastólico, ou a B4, que sugere disfunção diastólica e ocorre no período telediastólico.
- Em toda consulta deverão ser avaliados a volemia, o peso e a tolerância física para atividades cotidianas.
- Os conjuntos de critérios mais utilizados para o diagnóstico clínico de IC são o escore de Boston ou os critérios de Framingham. Os critérios de Framingham, por serem de mais fácil aplicação clínica, estão apresentados na Tabela 36.2: o diagnóstico de IC requer a presença de dois critérios maiores ou um maior e dois menores.

Avaliação Inicial da Insuficiência Cardíaca

Tabela 36.1. Classificação de acordo com a fração de ejeção do ventrículo esquerdo

Critérios diagnósticos	ICFER	ICFE intermediária	ICFEP
Sinais e sintomas	Presentes	Presentes	Presentes
Fração de ejeção	< 40%	40-49%	≥ 50%
Peptídeos natriuréticos	BNP > 35 pg/mL e/ou NT-pró-BNP > 125 pg/mL	BNP > 35 pg/mL e/ou NT-pró-BNP > 125 pg/mL	BNP > 35 pg/mL e/ou NT-pró-BNP > 125 pg/mL
Ecocardiograma	Alteração estrutural Disfunção sistólica Disfunção diastólica	Alteração estrutural (HVE ou aumento atrial) Disfunção diastólica	Alteração estrutural (HVE ou aumento atrial) Disfunção diastólica

Tabela adaptada de: Ponikowski P et al., 2016.

Tabela 36.2. Critérios de Framingham para diagnóstico de insuficiência cardíaca

Maiores	Menores
• Dispneia paroxística noturna • Estase jugular • Estertores crepitantes à ausculta pulmonar • Cardiomegalia à radiografia de tórax • Terceira bulha • Refluxo hepatojugular • PVC > 16 cm/H_2O • Perda de 4,5 kg após 5 dias de tratamento	• Edema bilateral de tornozelos • Tosse noturna • Dispneia aos esforços • Hepatomegalia • Derrame pleural • Taquicardia

Dica: Diagnóstico da IC

Na maioria das vezes o diagnóstico de IC poderá ser feito baseado na história clínica, nos sintomas e no exame físico.
Exames laboratoriais e de imagem são complementares e podem ajudar na avaliação da função ventricular (sistólica e diastólica), no diagnóstico etiológico e na determinação prognóstica (Tabela 36.3).

Tabela 36.3. Classificação de acordo com os sintomas

Classificação da *New York Heart Association* (NYHA)	
I	Ausência de sintomas (dispneia) durante atividades cotidianas
II	Sintomas leves durante as atividades cotidianas
III	Sintomas desencadeados em atividades menos intensas que as cotidianas ou aos pequenos esforços
IV	Sintomas aos mínimos esforços ou em repouso

Dica: Classificação Funcional de NYHA

O sistema de classificação da NYHA fornece uma avaliação rápida do estado funcional durante o esforço físico e está bem estabelecido como ferramenta prognóstica nos ensaios clínicos. No entanto, a classificação de NYHA é subjetiva e pouco reprodutível. O conceito de atividade física cotidiana varia de acordo com idade, gênero, hábitos e, principalmente, condicionamento e atividade profissional dos pacientes. Por exemplo, um maratonista profissional que agora cansa aos 5 km de prova pode ser classificado como NYHA II, embora seu condicionamento ainda seja melhor que o de muitos indivíduos sem IC, mas sedentários, na mesma faixa etária. Além disso, a interpretação da intensidade do grau de esforço físico também pode variar muito entre dois médicos interlocutores diferentes.

A IC ainda pode ser classificada em estágios de progressão, conforme proposto pela *American Heart Association* (AHA) (Tabela 36.4).

Tabela 36.4. Classificação da AHA

A	Com fatores de risco, mas sem doença estrutural perceptível
B	Com lesão estrutural cardíaca, mas sem sintomas de IC
C	Com lesão estrutural cardíaca e com sintomas atuais ou prévios de IC
D	Com lesão estrutural cardíaca e com sintomas refratários ao tratamento convencional

Etiologia (Tabela 36.5)

Tabela 36.5. Insuficiência cardíaca

Isquêmica	Cicatricial/Necrose	
	Miocárdio hibernado/atordoado	
	Doença da microcirculação coronária	
	Disfunção endotelial	
Cardiotoxicidade	Abuso recreativo	Álcool, cocaína, anfetamina, esteroides
	Metais pesados	Cobre, ferro, chumbo, cobalto
	Medicações	Antraciclicos, trastuzumabe, antidepressivos, antiarrítmicos, AINE, anestésicos
	Radiação	
Miocardite	Infecciosa	Bactérias, espiroquetas, fungos, protozoários, parasitas (Chagas), vírus (HIV)
	Não infecciosa	Células gigantes, autoimune, hipersensibilidade e eosinofílica (Churg-Strauss)
Infiltrativa	Neoplásica	Infiltração e metástase
	Não neoplásica	Amiloidose, sarcoidose, hemocromatose, doenças de depósito (Pompe, Fabry)
Metabólica	Hormonal	Doenças da tireoide e paratireoide, deficiência de GH, Addison, diabetes *mellitus*, síndrome metabólica, feocromocitoma, periparto
	Nutricional	Deficiência de tiamina, carnitina, selênio, ferro ou cálcio, obesidade ou desnutrição severa
Genética	Diversos fenótipos	Hipertrófica, dilatada, não compactada, restritiva, distrofinopatias e lamininopatias
Condições anormais de enchimento		
Hipertensão		
Valvopatia	Mitral, aórtica, tricúspide e pulmonar	
Congênita	Defeitos nos septos atrial ou ventricular	
Pericárdio	Pericardite constritiva, derrame pericárdico	
Endomiocárdio	Síndrome hipereosinofílica, endomiocardiofibrose, fibroelastose	
Alto débito	Anemia, tireotoxicose, sepse, doença óssea de Paget, hipercapnia crônica, fístula arteriovenosa sistêmica, gravidez, síndrome carcinoide	
Sobrecarga de volume	Insuficiência renal, iatrogênica	
Arritmias		
Taquiarritmias	Ventriculares ou supraventriculares	
Bradiarritmias	Disfunção do nó sinusal, distúrbios de condução	

Tabela adaptada de: Ponikowski P et al., 2016.

Dica: Etiologia da IC

A prevalência das diferentes etiologias de IC pode variar muito de acordo com registros internacionais, e há potencial sobreposição entre as diferentes categorias da Tabela 36.5. Os maiores registros do mundo vêm dos EUA e da Europa, onde a doença arterial coronariana (DAC) é a etiologia mais comum. O registro brasileiro BREATHE, com o objetivo de avaliar as características demográficas, clínicas e prognósticas de doentes com IC descompensada, observou que **as etiologias mais comuns para IC no Brasil são a isquêmica e a hipertensiva**, acometendo respectivamente 30,1% e 20,3% dos pacientes. A cardiopatia valvar reumática crônica já foi uma causa muito frequente de IC no Brasil, mas sua incidência vem caindo graças a uma marcada redução de novos casos de febre reumática aguda nas últimas 3 décadas. Outras causas comuns de IC não isquêmica características no Brasil são a cardiomiopatia chagásica, com prevalência aproximada de 11% dos pacientes registrados no BREATHE, e a cardiomiopatia alcoólica, com prevalência estimada em 2,1% de acordo com dados do ensaio clínico brasileiro REMADHE.

Dica: Cardiotoxicidade no tratamento de pacientes com câncer

- Certos agentes quimioterápicos apresentam efeito cardiotóxico por diferentes mecanismos, e estão associados a IC, arritmias, isquemia miocárdica, hipertensão arterial, pericardites, valvopatias e tromboembolismo.
- Os principais fatores de risco são:
  - extremos de idade;
  - predisposição genética;
  - comorbidades como IC preexistente, DM e HAS.
- Os quimioterápicos mais associados com IC são:
  - antraciclinas (doxorrubicina), agentes alquilantes (ciclofosfamida) e antimicrotúbulos (paclitaxel), anticorpos monoclonais (trastuzumabe) e inibidores da tirosina-quinase (sunitinibe).
- Classicamente, estão descritos dois tipos de cardiotoxicidade por quimioterápicos:
  - tipo I, de antraciclinas e agentes alquilantes, que se caracteriza por dano miocárdico permanente, com fibrose irreversível e relacionada à dose cumulativa (superior a 300 mg/m^2 no caso da doxorrubicina);
  - tipo II, do trastuzumabe e dos inibidores da tirosina-quinase, com disfunção transitória e reversível, não relacionada com a dose e de melhor prognóstico após suspensão do agente agressor.
- Radioterapia no mediastino também está associada a dano cardiovascular incluindo IC com disfunção sistólica e diastólica, valvopatias, pericardite e coronariopatia. Os principais fatores de risco são radiação cumulativa, DM, HAS, dislipidemia, tabagismo e obesidade.
- Pacientes sob quimioterapia com cardiotóxicos de risco conhecido exigem monitoração antes, durante e após o tratamento. O ecocardiograma, idealmente com *strain* miocárdico, e a pesquisa de biomarcadores, como peptídeos natriuréticos e troponina, podem ser usados na identificação de pacientes com maior risco, na detecção precoce da IC e no seguimento de longo prazo.
- Estudos randomizados e observacionais que avaliaram a eficácia de terapias cardioprotetoras com IECA/BRA, BB e/ou estatinas têm demonstrado resultados promissores na prevenção primária e secundária de cardiotoxicidade. O dexrazoxano, um quelante endovenoso do ferro, é o único agente cardioprotetor aprovado pela FDA para reduzir a cardiotoxicidade por antraciclinas em pacientes com câncer de mama metastático.
- É sempre importante ressaltar que a IC tem prognóstico pior que muitas neoplasias e, portanto, pode comprometer seriamente a evolução do doente. No contexto da cardiotoxicidade com IC moderada a grave, a quimioterapia deve ser interrompida e o tratamento para IC deve ser prontamente iniciado. Caso haja remodelamento reverso, os riscos e benefícios do reinício da quimioterapia precisam ser reconsiderados.

Avaliação Inicial da Insuficiência Cardíaca

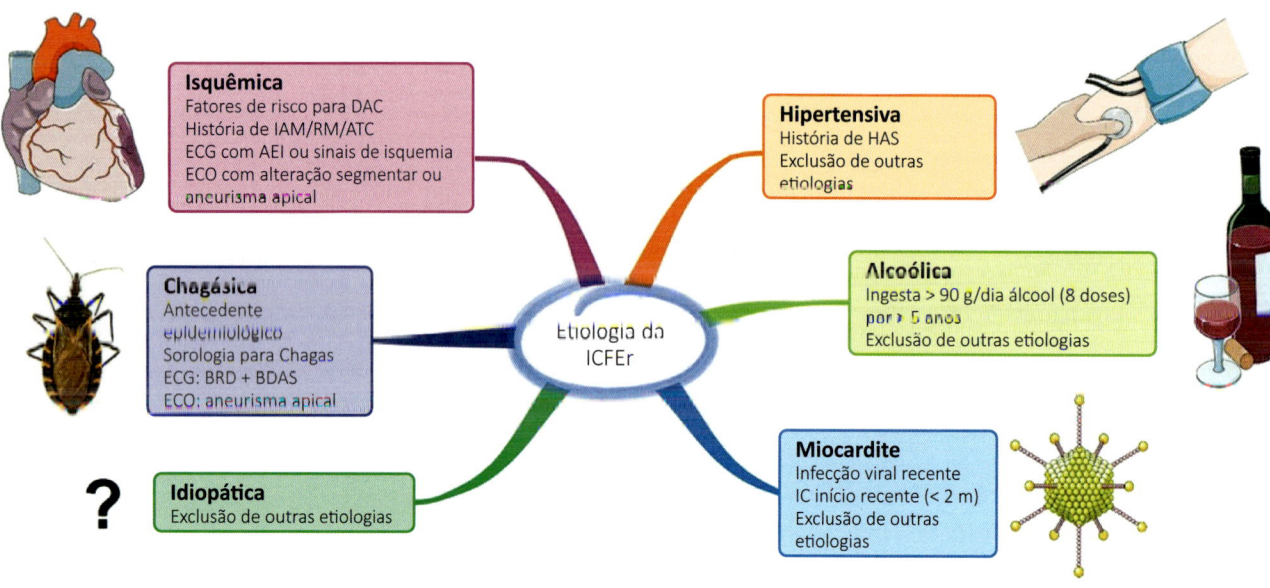

Figura 36.1. Etiologias mais comuns da Insuficiência Cardíaca com Fração de Ejeção Reduzida.

Dica: Taquicardiomiopatias

- As taquicardiomiopatias são uma importante causa de disfunção ventricular, que devem ser identificadas devido ao potencial de reversibilidade e impacto prognóstico.
- Podem ser classificadas em:
  - disfunção induzida pela arritmia, quando a arritmia é a causa da IC;
  - disfunção mediada pela arritmia, quando a IC preexistente é agravada pela arritmia.
- Não está determinada a frequência cardíaca (FC) exata para desencadear taquicardiomiopatia, mas há evidência sugerindo que FC > 100 bpm ou densidade de extrassistolia ventricular > 10.000-25.000 (ou > 10-24%) por dia possa resultar em disfunção ventricular.
- IMPORTANTE: não é só a FC elevada que gera disfunção, mas sobretudo a dissincronia miocárdica associada.
- Considerando o grande potencial de recuperação com o tratamento adequado, seja através de controle do ritmo ou da frequência, recomenda-se uma abordagem proativa em casos suspeitos de taquicardiomiopatia.
- O tempo da recuperação pode levar até 1 ano após o tratamento.

■ Investigação etiológica

- O primeiro passo para investigação etiológica é realizar uma história clínica detalhada.

História clínica

- Avaliar antecedentes mórbidos como hipertensão arterial sistêmica, diabetes *mellitus*, dislipidemia, doença vascular periférica ou coronariana.
- Antecedente de febre reumática ou diagnósticos prévios de valvopatia ou sopro cardíaco.
- Doenças congênitas.
- Distúrbio ventilatório do sono.
- Antecedentes pessoais ou familiares de miopatia.
- Uso de álcool, drogas ilícitas ou terapias alternativas.
- Uso de agentes cardiotóxicos, como antracíclicos, trastuzumabe, ciclofosfamida em alta dose (pode demorar anos a décadas para desenvolver doença cardíaca).
- Avaliar epidemiologia positiva para doença de Chagas.

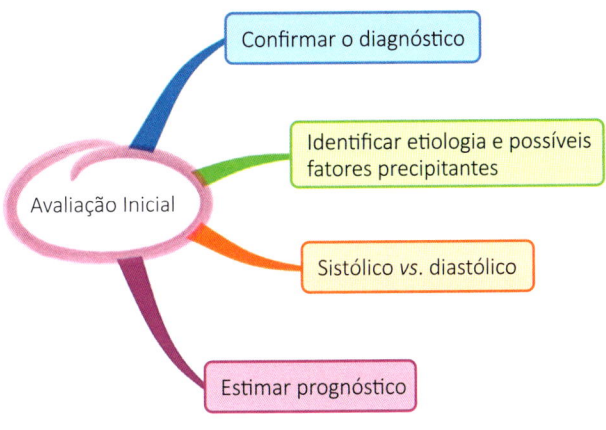

Figura 36.2. **Avaliação inicial da insuficiência cardíaca.**

Exames complementares

- Os exames complementares podem auxiliar na definição da etiologia da insuficiência cardíaca.

Eletrocardiograma (ECG)

- O ECG pode mostrar sinais de sobrecarga ventricular, associados ou não a sobrecargas atriais.
- Pode indicar ou sugerir a etiologia, se houver presença de área eletricamente inativa, sugerindo etiologia isquêmica, ou bloqueio de ramo direito e bloqueio divisional anterossuperior (BDAS) associado a uma epidemiologia positiva, sugerindo a etiologia chagásica, embora não sejam achados tão específicos. A presença de baixa voltagem de QRS pode sugerir a presença de derrame pericárdico. Se associado a pseudoinfarto anterior, pode sugerir amiloidose.

Dica

- Um ECG normal torna pouco provável o diagnóstico de IC sistólica, pois tem um valor preditivo negativo superior a 90%.

Holter

- O achado de extrassístoles ventriculares frequentes (> 10/hora) e taquicardia ventricular não sustentada ou sustentada aumenta o risco de morte súbita.
- A presença de baixa variabilidade da frequência cardíaca caracterizada pelo SDNN < 70 ms está também correlacionada com pior prognóstico.

Radiografia de tórax

- Pode mostrar aumento da área cardíaca (avaliação do índice cardiotorácico) e sinais de congestão pulmonar, como congestão peri-hilar, linhas B de Kerley ou derrame pleural. Pode, também, indicar algum diagnóstico diferencial alternativo para um quadro de dispneia a ser esclarecido.

Ecocardiograma

- Destaca-se como **principal exame complementar**, a partir do diagnóstico sindrômico da IC. Além de sugerir o padrão predominante [sistólica × diastólica; disfunção de ventrículo esquerdo (VE) × ventrículo direito (VD)], avalia o grau de remodelamento ao definir o tamanho das câmaras, disfunção valvar secundária, pericardiopatias e fração de ejeção.
- Em alguns casos pode sugerir a etiologia ao encontrar alterações segmentares indicativas de etiologia isquêmica, alterações valvares sugestivas de valvopatia primária, espessamentos típicos das cardiopatias hipertensivas ou achados de miocardiopatias infiltrativas.

Medicina nuclear

- A ventriculografia radioisotópica (*gated blood pool*) permite estimar de maneira altamente reprodutível e individualizada as funções ventriculares.
- A cintilografia de perfusão miocárdica permite avaliar viabilidade (perfusão com tálio-201, com reinjeção tardia) e presença de isquemia miocárdica.
- A cintilografia com gálio permite identificar inflamação sugestiva de miocardite.
- O PET *scan* com glicose marcada com flúor-18 (18F) é o exame de maior valor preditivo negativo quando se avalia viabilidade miocárdica.

Ressonância magnética cardíaca

- Avalia anatomia cardíaca, função biventricular, contratilidade segmentar, espessura miocárdica, dissincronia, cavidades e pericárdio.
- Pode ser utilizada para pesquisa de isquemia e viabilidade.
- A pesquisa de viabilidade miocárdica com a técnica de realce tardio permite avaliar a transmuralidade das regiões de necrose e/ou fibrose, permitindo predizer a probabilidade de recuperação da função regional após a revascularização miocárdica. Para maiores informações, consultar o Capítulo 50.

Ergoespirometria

- Capaz de avaliar a capacidade funcional que tem valor prognóstico (VO_2 < 10 mL/kg/min) e alta mortalidade, auxiliando na seleção de candidatos ao transplante cardíaco.
- Permite ainda diferenciar dispneia (cardíaca ou pulmonar), avaliar resposta terapêutica e auxiliar na prescrição de exercício.

Cineangiocoronariografia

- Pode ser indicada a pacientes com disfunção ventricular e angina ou com múltiplos fatores de risco para DAC.

Angiotomografia de artérias coronárias

- Pode ser uma opção para avaliação de coronariopatia na investigação inicial da IC, podendo substituir o cateterismo em uma parcela dos pacientes, em especial naqueles com baixa probabilidade de DAC, ou em pacientes jovens com suspeita de coronária anômala. Seu papel nesse cenário ainda não está bem definido.

Avaliação Inicial da Insuficiência Cardíaca

Cateterismo cardíaco direito (cateter de Swan-Ganz)

- Permite avaliação do débito cardíaco (método de termodiluição ou de Fick); medida de pressões de enchimento, como pressão capilar pulmonar e pressão venosa central; medidas de pressão pulmonar e cálculo de resistência pulmonar.
- Importante para avaliação pré-transplante (avaliação de pressões pulmonares e cálculo de gradiente transpulmonar e resistência vascular pulmonar) e para auxílio no manejo terapêutico em casos selecionados, como choque cardiogênico refratário.

Biópsia endomiocárdica

- O papel da biópsia endomiocárdica para esclarecimento diagnóstico é controverso. Entretanto algumas doenças, como a miocardite por células gigantes que é geralmente fatal, podem responder à terapia imunossupressora com ciclosporina. O achado de granulomas sugere sarcoidose cardíaca, que pode ser tratada com corticoterapia associada a um segundo imunossupressor. Outra patologia que responde bem ao tratamento com corticoides é a miocardite eosinofílica.
- Principais recomendações da biópsia endomiocárdica
  - IC recente com menos de 2 semanas, sem causa definida, não responsiva ao tratamento usual, com instabilidade hemodinâmica necessitando de suporte inotrópico ou mecânico.
  - IC recente entre 2 semanas e 3 meses, sem causa definida e associada a arritmias ventriculares ou bloqueios atrioventriculares avançados.
  - Como rotina na suspeita de rejeição ao enxerto cardíaco.
- Recomendações moderadas para biópsia endomiocárdica:
  - IC com suspeita de cardiomiopatia por antracíclicos; IC restritiva inexplicada na suspeita de amiloidose; tumores intracardíacos; IC diagnosticada entre 3 e 12 meses, sem causa definida e não responsiva ao tratamento usual; IC de qualquer duração, com suspeita de reação alérgica e/ou eosinofilia; e cardiomiopatia inexplicada em crianças.
- Recomendações fracas:
  - suspeita de displasia arritmogênica de VD; presença de arritmias ventriculares inexplicadas; se IC recente sem arritmia ventricular ou BAV que responde bem ao tratamento clínico.
- O risco de perfuração é de 1 em 250, e o risco de morte, 1 em 1.000. Complicações menores, como hematoma, podem acontecer em até 6% dos casos.

Biomarcadores

- O peptídeo natriurético tipo B (BNP) é um hormônio secretado pelos ventrículos em resposta ao aumento das pressões de enchimento, e tornou-se uma ferramenta de mensuração diagnóstica e prognóstica na IC. O NT-pró-BNP, por outro lado, é um peptídeo inativo formado pela porção N-terminal do pró-hormônio pró-BNP, que dá origem também ao BNP. Ambos BNP e NT-pró-BNP são influenciados por idade, gênero, função ventricular, níveis de hemoglobina e função renal. A concentração plasmática desses peptídeos natriuréticos pode servir na avaliação inicial da suspeita de IC, sobretudo quando o ecocardiograma não está disponível imediatamente. Pacientes com valores abaixo do ponto de corte para a exclusão de disfunção cardíaca importante nem precisam fazer o ecocardiograma, porque é muito improvável que tenham IC. O ponto de corte para o diagnóstico de IC crônica do BNP é > 35 pg/mL e do NT-pró-BNP é > 125 pg/mL. Por outro lado, na IC aguda descompensada valores mais altos devem ser utilizados:
  - o BNP > 400 pg/mL indica fortemente IC, entre 100 e 400 pg/mL não afasta IC e inferior a 100 pg/mL sugere outra etiologia para a dispneia;
  - o NT-pró-BNP tem melhor acurácia que o BNP e sugere IC quando > 450 pg/mL (em indivíduos de até 50 anos), 900 pg/mL (indivíduos entre 50 e 75 anos) ou 1.800 pg/mL (em idosos acima de 75 anos);
  - Se o NT-pró-BNP for < 300 pg/mL, o diagnóstico de IC é pouco provável.
  - Obs.: os valores e pontos de corte diagnósticos aplicam-se de forma semelhante à ICFER e a ICFEP embora, em geral, sejam menores na ICFEP.
- Na última Diretriz Americana de IC a pesquisa de peptídeos natriuréticos recebeu indicação forte (I/A) como ferramenta para investigação de dispneia na sala de emergência.
- Outras indicações da pesquisa de biomarcadores na IC são:
  - prevenção: peptídeos natriuréticos no *screening* de pacientes com fatores de risco para IC (estágio A da AHA) (IIa/B);
  - prognóstico ou estratificação de risco: recomenda-se a pesquisa de peptídeos natriuréticos na admissão (I/A) e precedendo a alta hospitalar de internação por IC (IIa/B), para estabelecer o prognóstico de pacientes com IC.

Dica: BNP × inibidores da neprilisina

- O BNP, mas não o NT-pró-BNP, é um substrato para a neprilisina e, portanto, seus níveis aumentam com o uso dos inibidores da neprilisina e receptores de angiotensina (INRA), sem necessariamente significar piora da IC. Assim, do ponto de vista farmacodinâmico, o BNP não pode ser considerado um biomarcador adequado em doentes tratados com INRA, enquanto o NT-pró-BNP mantém a conformidade.

Avaliação Inicial da Insuficiência Cardíaca

Dica: BNP × obesidade

- Os peptídeos natriuréticos tendem a ser menores em obesos. O mecanismo responsável por essa relação paradoxal não foi totalmente elucidado, mas provavelmente é multifatorial. A evidência clínica sugere que ocorra aumento do metabolismo dos peptídeos natriuréticos no tecido adiposo, seja por aumento da degradação ou por regulação de receptores da depuração. Além disso, os peptídeos natriuréticos parecem desempenhar um papel lipolítico e seus níveis reduzidos podem refletir sua participação na fisiopatologia da obesidade.
- Dessa forma, alguns autores defendem um ajuste no ponto de corte do BNP para diagnóstico de IC aguda descompensada condicionado ao índice de massa corporal (IMC) dos pacientes. Ou seja: em vez de um limite inferior de 100 pg/mL de forma indiscriminada, o ponto de corte inferior do BNP em obesos mórbidos poderia ser em torno de 50 pg/mL para preservar a sensibilidade do teste. Já em pacientes muito magros, esse valor poderia ser de aproximadamente 170 pg/mL para aumentar a especificidade do teste.

- Os peptídeos natriuréticos podem aumentar em outras condições clínicas, como: embolia pulmonar, cardioversão elétrica, hipertensão pulmonar, síndrome coronária aguda, arritmias, cirurgia cardíaca, idade avançada, hemorragia cerebral, doença hepática avançada, sepse, tireotoxicose, insuficiência renal, DPOC, anemia e cetoacidose diabética.

Dica: terapia guiada por peptídeos natriuréticos

- Não há evidência suficiente para recomendar o tratamento da IC guiado por medidas seriadas de peptídeos natriuréticos, BNP ou NT-pró-BNP, com o objetivo de reduzir a mortalidade ou outros desfechos cardiovasculares.
- Diversos pequenos estudos prospectivos e metanálises já haviam testado essa hipótese, com resultados controversos.
- Em 2017, o maior ensaio clínico randomizado e multicêntrico que explorou essa estratégia, o GUIDE-IT, foi interrompido precocemente ao preencher critérios de futilidade (ou seja, mesmo que o estudo fosse até o final, o resultado seria o mesmo).
- No GUIDE-IT, cerca de 900 pacientes com ICFER foram randomizados para terapia guiada pelo NT-pró-BNP ou para terapia convencional baseada em diretrizes e não houve diferença significativa no desfecho primário composto por morte cardiovascular ou tempo até readmissão por IC.
  - Curiosamente, ao final do estudo os níveis de NT-pró-BNP e o percentual de doentes recebendo a dose-alvo recomendada pelas diretrizes foram similares nos dois grupos. Essa conclusão sugere que, quanto mais rigoroso for o tratamento da IC de acordo com as diretrizes, menor é a necessidade do gerenciamento guiado por biomarcadores.

■ Quais exames pedir? (Tabela 36.6)

Tabela 36.6. **Exames complementares iniciais para auxiliar na investigação etiológica**

• Exames laboratoriais iniciais	• Hemograma, ureia, creatinina, sódio, potássio (monitoração durante tratamento), cálcio, magnésio, urina tipo 1, enzimas e função hepática, função tireoidiana, glicemia e hemoglobina glicada, colesterol total e frações, sorologia de Chagas, ferritina, saturação de transferrina e peptídeo natriurético
• Métodos gráficos	• Eletrocardiograma
• Exames de imagem	• Radiografia de tórax • Ecocardiograma transtorácico • Ventriculografia por radioisótopos • Avaliação de coronariopatia: cineangiocoronariografia ou teste não invasivo (ecocardiograma, cintilografia miocárdica com estresse)

Dica: Investigação de etiologia isquêmica

- Na maioria das vezes a identificação da etiologia da IC é resultado de uma anamnese bem feita e, dependendo do caso, pode até existir um tratamento específico com impacto prognóstico, como na DAC, por exemplo.
- De acordo com as diretrizes atuais de IC crônica, a cinecoronariografia pode ser considerada em pacientes com IC "idiopática" sem angina típica mas com fatores de risco para DAC ou com isquemia presente em um método de avaliação não invasiva. Esta é uma indicação de classe IIa com nível de evidência C, indicando a falta de dados que comprovem seu impacto clínico.
- Há controvérsia sobre qual a melhor estratégia não invasiva na investigação inicial de pacientes com suspeita de DAC (Tabela 22.7):
  - avaliação funcional com teste ergométrico, ressonância magnética, cintilografia de estresse ou eco de estresse;
  - avaliação anatômica com a angiotomografia coronariana.
- Metanálises recentes apontam uma incidência cerca de 30% menor de infarto em pacientes investigados inicialmente com estudo anatômico, mas sem diferença na mortalidade geral. Por outro lado, um aspecto importante na investigação desses pacientes diz respeito à viabilidade miocárdica. A evidência disponível sugere que somente pacientes com IC isquêmica que tenham predomínio de viabilidade na avaliação não invasiva apresentam benefício clínico com a revascularização. Nesse sentido, a avaliação funcional quanto à presença e extensão de isquemia miocárdica pode complementar a avaliação anatômica.
- A ressonância oferece um grande detalhamento na determinação da viabilidade miocárdica, além de auxiliar na diferenciação com outras etiologias não isquêmicas, como miocardite, mas seu uso ainda é limitado pela disponibilidade e pelos custos.

capítulo 36

Avaliação Inicial da Insuficiência Cardíaca

Tabela 36.7. Exames complementares secundários

• Exames séricos	• Sorologia para HIV, provas reumatológicas, investigação para feocromocitoma, atividade de renina plasmática, cortisóis sérico e urinário, exames para avaliação de viabilidade
• Outros	• Polissonografia (síndrome da apneia obstrutiva, central ou mista do sono)

■ Prognóstico

- Pacientes com diagnóstico de IC possuem pior prognóstico em relação à população em geral, tanto nos casos de IC com fração de ejeção preservada, como nos casos de fração de ejeção intermediária ou reduzida.
- Não é incomum que pacientes em classe funcional II (NYHA) se encontrem autolimitados, ou seja, que tenham essa classe funcional subestimada. O teste cardiopulmonar ou o teste de caminhada de 6 minutos poderiam avaliar de forma mais objetiva o desempenho físico.
- Com relação à avaliação prognóstica, sabemos que ela pode influenciar na seleção adequada das terapias adicionais por meio de encaminhamentos a centros especializados de IC e indicação de estratégias mais avançadas de tratamento.
- Visando minimizar a subjetividade da avaliação prognóstica, inúmeros escores de risco foram desenvolvidos, como o *Heart Failure Survival Score* (HFSS) e o *Seattle Heart Failure Model* (SHFM). Esses parecem subestimar o risco do paciente em alguns casos. Recentemente novos escores têm sido desenvolvidos, como o *Metabolic Exercise Cardiac Kidney Index* (MECKI) e o *Meta-analysis Global Group in Chronic Heart Failure* (MAGGIC).

■ Caso clínico

- Paciente do sexo feminino, 73 anos, vem à consulta com quadro de dispneia paroxística noturna e ortopneia há 3 meses, fazendo com que durma elevada na cama com dois ou mais travesseiros, ou sentada em uma cadeira. Refere também tosse seca noturna e edema até o joelho. Tem diagnóstico de hipertensão há 6 anos, em uso irregular de atenolol. O exame físico revelou pressão arterial de 160 x 90 mmHg, estase jugular a 45°, ictus cordis propulsivo e desviado para a esquerda, ausculta cardíaca com ritmo regular e terceira bulha acessória, ausculta pulmonar com estertores crepitantes bilateralmente até o terço médio, hepatomegalia com refluxo hepatojugular e extremidades aquecidas com edema de membros inferiores até os tornozelos.

Impressão inicial

- Como mencionado no texto, na maioria das vezes o diagnóstico de IC poderá ser feito somente pelo julgamento clínico baseado na história e no exame físico rigoroso. De acordo com os critérios de Framingham para diagnóstico de IC, esta paciente tem cinco critérios maiores (dispneia paroxística noturna, estase jugular, estertores crepitantes à ausculta pulmonar, terceira bulha e refluxo hepatojugular) e três menores (edema bilateral de tornozelos, tosse noturna e hepatomegalia). O diagnóstico de IC requer a presença simultânea de pelo menos dois critérios maiores ou um maior e dois menores, portanto, essa paciente fecha critérios para o diagnóstico sindrômico de IC. Cabe ressaltar que muitos desses achados clínicos podem estar ausentes na vigência de IC crônica, ou após uso de medicações como diuréticos.

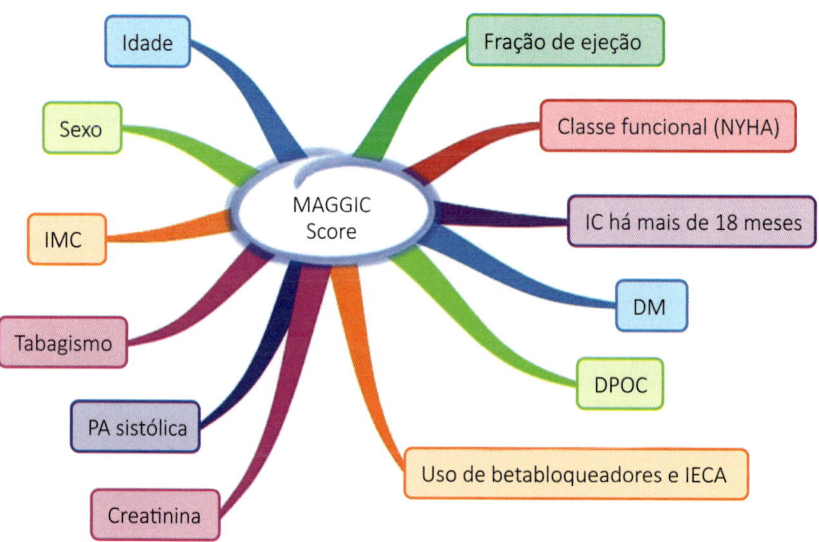

Figura 36.3. Variáveis avaliadas no escore prognóstico MAGGIC.

Mesmo sem outros exames, temos evidência suficiente para afirmar que essa paciente tem IC. Neste caso, algumas etiologias possíveis são a hipertensão arterial sistêmica ou a doença coronariana. Exames laboratoriais e de imagem são complementares e podem ajudar na avaliação da função ventricular (sistólica e diastólica), no diagnóstico etiológico e na determinação prognóstica.

Leitura sugerida

- Albuquerque DC, Neto JD, Bacal F, Rohde LE, Bernardez-Pereira S, Berwanger O, et al. I Brazilian Registry of Heart Failure - Clinical Aspects, Care Quality and Hospitalization Outcomes. Arq Bras Cardiol. 2015;104(6):433-42.
- Bocchi EA, Cruz F, Guimarães G, et al. A Long-term Prospective Randomized Control Study Using Repetitive Education at Six Month Intervals and Monitoring for Heart Failure – The REMADHE Study. Circulation. Heart Failure. 2008;1:115-24.
- Diretriz Brasileira de Insuficiência Cardíaca Crônica e Aguda. Arq Bras Cardiol. 2018; 111(3):436-539.
- Braunwald E. Heart Failure. JACC: Heart Failure Feb 2013;1(1):1-20.
- Ponikowski P, Voors AA, Anker SD, Bueno H, Cleland JG, Coats AJ, et al. 2016 ESC Guidelines for the diagnosis and treatment of acute and chronic heart failure: The Task Force for the diagnosis and treatment of acute and chronic heart failure of the European Society of Cardiology (ESC) Developed with the special contribution of the Heart Failure Association (HFA) of the ESC. Eur Heart J. 2016 Jul 14;37(27):2129-2200. doi: 10.1093/eurheartj/ehw128. Epub 2016 May 20.
- Yancy CW, Jessup M, Bozkurt B, Butler J, Casey DE, Colvin MM, et al. 2017 ACC/AHA/HFSA Focused Update of the 2013 ACCF/AHA Guideline for the Management of Heart Failure: A Report of the American College of Cardiology/American Heart Association Task Force on Clinical Practice Guidelines and the Heart Failure Society of America. Circulation. 2017 Aug 8;136(6):e137-e161. doi: 10.1161/CIR.0000000000000509. Epub 2017 Apr 28..

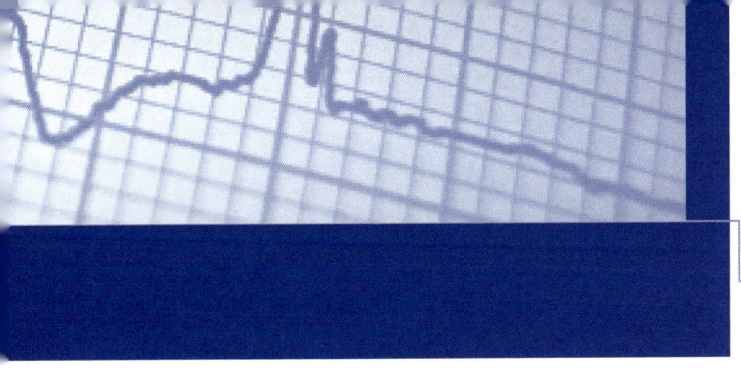

capítulo 37

Tratamento da Insuficiência Cardíaca com Fração de Ejeção Reduzida

- Jefferson Luís Vieira

■ Tratamento da insuficiência cardíaca com fração de ejeção reduzida

- O tratamento da insuficiência cardíaca com fração de ejeção reduzida (ICFER) envolve medidas de prevenção, detecção precoce, retardo na progressão da doença, alívio sintomático, redução dos episódios de descompensação e, sobretudo, aumento da sobrevida.

■ Tratamento não farmacológico

- Dieta saudável e balanceada para manter o peso seco e corrigir distúrbios metabólicos associados:
  - limitar o consumo de sal entre 2 a 6 g por dia, evitando a adição de sal de cozinha após o cozimento dos alimentos.
  - a restrição hídrica deve ser individualizada, principalmente para pacientes congestos, hiponatrêmicos e em classe funcional III ou IV.
- Exercícios supervisionados. Reabilitação cardiovascular pode ser indicada a pacientes com IC crônica estável em classes funcionais II-III para melhorar a qualidade de vida e capacidade de exercício.

Orientar o paciente a evitar fatores agravantes

- Vacinação anual para influenza e a cada 5 anos para pneumococo (dose única para vacina pneumocócica conjugada 13-valente e até no máximo três doses da vacina pneumocócica polissacarídea 23 V nos pacientes com menos de 65 anos e duas doses nos acima de 65).
- Abandonar o tabagismo e o uso de drogas ilícitas.
- Desencorajar o etilismo, principalmente em portadores de cardiomiopatia alcoólica.
- Evitar o uso de anti-inflamatórios não hormonais, tanto os clássicos quanto os inibidores da COX-2.
- Identificar distúrbios psicológicos e encaminhar precocemente para acompanhamento especializado.

■ Medicações com impacto em mortalidade

Betabloqueador (BB)

Exemplos:
- Carvedilol – dose inicial de 3,125 mg, via oral (VO), de 12/12 h; dose-alvo de 25 mg, VO, de 12/12 h (ou até 50 mg, VO, de 12/12 h, se o peso do paciente for > 85 kg).
- Succinato de metoprolol – dose inicial de 12,5 a 25 mg, VO, uma vez ao dia; dose-alvo de 200 mg, VO, uma vez ao dia (vide texto abaixo).
- Bisoprolol – dose inicial de 1,25 mg, VO, uma vez ao dia; dose-alvo de 10 mg, VO, uma vez ao dia.
- Nebivolol – dose inicial de 1,25 mg, VO, uma vez ao dia; dose-alvo de 10 mg, VO, uma vez ao dia. Os benefícios do nebivolol sobre o desfecho composto de morte por todas as causas ou hospitalização cardiovascular em idosos com mais de 70 anos, observados no estudo SENIORS, foram impulsionados principalmente pela redução de hospitalização. Por essa razão há divergência entre as sociedades americana e europeia de IC quanto à prescrição do nebivolol, não recebendo indicação pela diretriz americana.
  - Os BB melhoram a função ventricular e aliviam os sintomas, reduzem hospitalizações, revertem o remodelamento miocárdico patológico (remodelamento reverso) e diminuem a mortalidade da ICFER.
  - Os BB estão indicados para todos os pacientes sintomáticos com ICFER estável, podendo ser iniciados independentemente da prescrição de inibidores da enzima de conversão da angiotensina (IECA). Em pacientes no estágio B da ACC/AHA, ou seja, com lesão estrutural cardíaca mas que nunca tiveram sintomas de IC, a sociedade europeia recomenda a prescrição de BB somente na disfunção sistólica pós-infarto agudo do miocárdio (IAM), ao passo que a americana amplia a indicação para todos os pacientes com IC, mesmo sem histórico de IAM.

- Os benefícios dos BB parecem ser maiores com as doses plenas utilizadas nos estudos clínicos, mas existem evidências conflitantes sobre qual desfecho traz mais benefício, se a dose alvo dos estudos, a frequência cardíaca (FC) inferior a 60 bpm ou ambos.
- Efeitos colaterais: piora sintomática transitória da IC devido ao efeito inotrópico negativo, bradicardia, bloqueio atrioventricular (BAV), broncoespasmo e hipotensão. As reações adversas dos BB são variadas, podendo ocorrer insônia, agravo de depressão preexistente e, muito raramente, alucinações.
- Contraindicações: absolutas – BAV de alto grau (primeiro grau com PR > 240 ms, segundo ou terceiro grau), hipotensão, bradicardia (FC < 50). As razões para a intolerância aos BB são multifatoriais. A tolerância pode ser afetada pelo BB específico escolhido. Em uma análise retrospectiva de 2005, 80% dos pacientes considerados "intolerantes" a um determinado BB foram tratados com sucesso com outro, e essa troca de BB resultou em uma taxa final de tolerância em torno de 90%. Cada BB tem suas individualidades, devendo ser usado de acordo com as características específicas do paciente.
  - O **carvedilol** é BB não seletivo com efeito adicional α-bloqueador, antioxidante e vasodilatador, sendo **mais hipotensor que os outros, mas menos bradicardizante que o bisoprolol**.
  - O bisoprolol e o nebivolol, seguidos pelo metoprolol, têm alta β1-seletividade com pouca ação sobre os receptores β2 pulmonares e vasculares, embora a seletividade diminua com a progressão da dose.
  - O metoprolol pode se apresentar na forma de liberação imediata (tartarato) ou prolongada (succinato), mas como o tartarato não evidenciou redução de mortalidade, eles não devem ser considerados equivalentes. O metoprolol é lipofílico e, portanto, tem maior penetração na barreira hematoencefálica, sendo mais propenso a causar distúrbios do sono, como insônia e pesadelos.
  - O nebivolol estimula adicionalmente a liberação de óxido nítrico pelo endotélio vascular, gerando vasodilatação adicional.

Dica: Sugestões práticas na individualização do BB

- DPOC com broncoespasmo
  - Priorizar **β1-seletivos, como bisoprolol ou metoprolol** (ou ainda, em casos selecionados, o nebivolol).
  - Na dúvida, uma espirometria pode ser realizada com e sem o BB de escolha antes de começar seu uso crônico.
- Bradicardia dose-dependente
  - Revisar a prescrição e suspender drogas bradicardizantes que não tenham impacto em mortalidade (p. ex., digoxina).
  - Priorizar o carvedilol pois, de acordo com o estudo CIBIS-ELD, o bisoprolol causa redução mais intensa da frequência cardíaca.
- Hipotensão sintomática
  - Revisar a prescrição e suspender hipotensores com menor evidência de benefício (diuréticos, hidralazina, nitratos, bloqueadores do canal de cálcio, inibidores da fosfodiesterase-5, psicofármacos, etc.).
  - Trocar carvedilol, pois suas propriedades vasodilatadoras e α-bloqueadoras podem agravar a hipotensão.
- Doença arterial obstrutiva periférica (DAOP), claudicação intermitente ou doença de Raynaud
  - Priorizar o carvedilol devido aos efeitos de vasodilatação, embora não haja evidência de que outros BB possam piorar a DAOP.
  - Na dúvida, progredir a dose do BB escolhido de forma lenta e gradual.
- Diabetes *mellitus*/dislipidemia
  - Os BB são seguros no DM, mas podem mascarar sintomas de hipoglicemia.
  - O estudo GEMINI (em hipertensos **sem** IC) apontou um perfil melhor do carvedilol sobre HbA1c, resistência à insulina e microalbuminúria, quando comparado ao metoprolol.
- Disfunção erétil (DE)
  - O nebivolol está relacionado à melhora na função erétil graças à liberação de óxido nítrico. Entretanto, estudos demonstraram que a DE está mais associada com a expectativa do conhecimento sobre os efeitos colaterais do BB do que com o uso do BB em si.
  - Tratar ansiedade/depressão, revisar a prescrição em busca de outras drogas associadas a DE e associar sildenafil, se indicado.

Na troca entre BB recomenda-se que a dose equivalente do novo BB seja reduzida pela metade para atenuar os efeitos colaterais, especialmente se o BB novo for o carvedilol devido ao bloqueio α. Não é recomendado trocar de BB durante a descompensação da IC.

Após essas medidas alguns poucos pacientes ainda podem permanecer intolerantes. Nesses casos, a Sociedade Europeia recomenda o uso da ivabradina, lembrando que os benefícios da ivabradina observados no SHIFT foram impulsionados mais pela redução de hospitalização do que por redução de mortalidade.

IECA

Exemplos:
- captopril – dose inicial de 6,25 a 12,5 mg, VO, de 8/8 h; dose-alvo de 50 mg, VO, de 8/8 h;
- enalapril – dose inicial de 2,5 mg, VO, de 12/12 h; dose-alvo de 20 mg, VO, de 12/12 h;
- ramipril – dose inicial de 1,25 a 2,5 mg, VO, uma vez ao dia; dose-alvo de 10 mg, VO, uma vez ao dia;
- lisinopril – dose inicial de 2,5 a 5 mg, VO, uma vez ao dia; dose-alvo de 40 mg, VO, uma vez ao dia;
- perindopril – dose inicial de 2 mg, VO, uma vez ao dia; dose-alvo de 16 mg, VO, uma vez ao dia.
  - Indicado a todos os pacientes com ICFER por benefício em mortalidade. Geram importantes alterações hemodinâmicas (redução da pré-carga e pós-carga, vasodilatação da arteríola eferente renal) e neuro-humorais (redução de aldosterona, endotelina, vasopressina e atividade simpática), com consequente redução do remodelamento ventricular e de eventos cardiovasculares.
  - Utilizar a dose-alvo ou a maior dose tolerada, pois os benefícios dos IECA parecem ser maiores com as doses plenas utilizadas nos estudos clínicos.
  - Efeitos colaterais: tosse seca, hipercalemia, hipotensão, angioedema.
  - Contraindicações: angioedema, estenose bilateral de artérias renais ou unilateral de rim único, gestação, K > 5,5 mEq/L, estenose aórtica grave, hipotensão sintomática. Utilizar com cautela em pacientes com disfunção renal, especialmente se Cr > 3,0 mg/dL.

Bloqueadores do receptor de angiotensina II (BRA)

Exemplos:
- losartana – 25 a 150 mg ao dia, VO uma a duas vezes ao dia.
- candesartana – 4 a 32 mg, VO, uma vez ao dia.
- valsartana – 40 a 160 mg, VO, duas vezes ao dia.
- irbesartana – 150 a 300 mg/dia, VO, uma vez ao dia.
- telmisartana – 40 a 80 mg/dia, VO, uma vez ao dia.
  - Diferentemente dos IECA, os BRA não apresentam efeito sobre a degradação da bradicinina e, portanto, não aumentam o risco de angioedema e/ou tosse. São indicados como opção aos intolerantes aos IECA (tosse/angioedema). Efeitos colaterais: hipotensão, hipercalemia.
  - Contraindicações: semelhantes às do IECA, exceto angioedema. Gestação, K > 5,5 mEq/L, hipotensão sintomática. Utilizar com cautela em pacientes com disfunção renal, especialmente se Cr > 3,0 mg/dL.

Antagonistas da aldosterona

Exemplos:
- Espironolactona, 12,5 a 25 mg/dia.
- Eplerenona 25 a 50 mg/dia (não disponível no Brasil).
  - Os estudos com antagonistas da aldosterona demonstraram redução de morbimortalidade em classes funcionais III e IV, com FE < 35%; também reduziu mortalidade em FE < 40% de etiologia isquêmica. O estudo EMPHASIS mostrou redução de desfecho combinado (morte ou hospitalização) num subgrupo mais grave (FE ≤ 30% com hospitalização nos últimos 6 meses ou com BNP ou NT-pró-BNP alto) de pacientes em classe funcional (CF) II, com uso do eplerenona.
  - Pode-se iniciar o tratamento com espironolactona na dose de 12,5 a 25 mg ao dia ou eplerenona nas doses de 25 a 50 mg ao dia (com a vantagem de não causar ginecomastia).
  - Efeitos colaterais: ginecomastia e mastodinia (espironolactona), hipercalemia.
  - Contraindicações: K > 5,0 mEq/L, Cr > 2,5 mg/dL em homens e > 2,0 em mulheres.
  - Controlar os níveis de potássio e creatinina antes de iniciar e periodicamente. Reduzir a dose em 50% se potássio entre 5,0 e 5,5 mEq/L; suspender se > 5,5 mEq/L.

Inibidor da neprilisina e dos receptores de angiotensina (INRA)

- Sacubitril/valsartana – dose inicial de 24/26 ou 49/51 mg, VO, de 12/12 h; dose-alvo de 97/103 mg, VO, de 12/12 h.
  - O sacubitril/valsartana é indicado como substituto aos IECA em pacientes persistentemente sintomáticos, apesar do tratamento otimizado ou, ainda, de acordo com a Sociedade Americana, como primeira opção no bloqueio do sistema renina-angiotensina para reduzir a mortalidade por todas as causas, mortalidade cardiovascular e hospitalização por IC.
  - O sacubitril é um inibidor da neprilisina (NEP), enzima responsável pela quebra de peptídeos vasodilatadores (como o BNP e a bradicinina), mas também de peptídeos vasoconstritores (como a angiotensina II).

A inibição isolada da NEP aumenta a angiotensina II, que é justamente um dos responsáveis pela progressão da IC, e a associação com IECA resultaria em inibição acentuada da degradação da bradicinina, com aumento na incidência de angioedema grave. Por essas razões, o sacubitril foi associado ao valsartana (BRA): como os BRA não apresentam efeito sobre a degradação da bradicinina, sua associação com os inibidores da NEP promove, simultaneamente, o aumento dos peptídeos natriuréticos e o bloqueio dos receptores da angiotensina II, sem aumentar o risco de angioedema.

- O estudo PARADIGM-HF comparou sacubitril/valsartana contra enalapril, e não contra a valsartana. Esse desenho foi baseado na melhor evidência disponível de tratamento da ICFER. **As sociedades de IC indicam IECA como primeira escolha e BRA como alternativa nos intolerantes.**
  - Contraindicações: hipotensos, com insuficiência renal e depuração de creatinina inferior a 30 mL/kg/1,73 m², K > 5,4 mEq/L ou histórico de angioedema com IECA. A associação de INRA com IECA ou BRA é contraindicada.
  - Devido ao risco de angioedema pela inibição simultânea da ECA e da NEP, o INRA só deve ser iniciado após 36 h da suspensão do IECA.
    - O estudo PARADIGM-HF utilizou uma fase de *run-in* antes da randomização, ou seja, todos os pacientes receberam enalapril e depois sacubitril/valsartana e somente permaneceram no estudo os tolerantes. Dessa forma, a incidência de efeitos adversos no mundo real pode ser maior que a observada.
  - O BNP, mas não o NT-pró-BNP, é um substrato para a neprilisina e, portanto, seus níveis aumentam com o uso dos INRA sem necessariamente significar piora da IC. Assim, do ponto de vista farmacodinâmico o BNP não pode ser considerado um biomarcador adequado em doentes tratados com INRA. Já o NT-pró-BNP mantém a conformidade.
  - Ao atravessar a barreira hematoencefálica, a NEP é uma das mais de 20 enzimas responsáveis pela degradação da substância beta-amiloide, componente das placas de amiloide da doença de Alzheimer. No PARADIGM-HF, eventos adversos relacionados com cognição, memória e demência não foram maiores no grupo do sacubitril/valsartana. O estudo PARAGON-HF, em andamento, está avaliando esses efeitos.

Hidralazina + dinitrato de isossorbida (HDLZ + DNIS)

- Dose: hidralazina (HDLZ) 37,5 a 75 mg VO, três vezes ao dia e dinitrato de isossorbida (DNIS) 20 a 40 mg, VO, três vezes ao dia, com *washout* diário de 12 horas (ver texto a seguir).
  - A indicação da combinação de HDLZ + DNIS na ICFER objetiva modular a pré e a pós-carga e, indiretamente, atenuar a ativação neuro-hormonal através da redução do estresse transmural miocárdico.
  - Três ensaios clínicos embasam a recomendação de HDLZ + DNIS na ICFER. Em 1986 o estudo V-HeFT demonstrou um benefício não significativo de HDLZ + DNIS contra prazosin e placebo e, em 1991, o estudo V-HeFT II favoreceu o enalapril contra HDLZ + DNIS na ICFER.

A principal mensagem desses dois estudos, no entanto, veio de análises *post hoc* que sugeriram benefício da HDLZ + DNIS em indivíduos negros. Esses achados levaram ao estudo subsequente A-HeFT, publicado em 2004 e desenhado para incluir somente indivíduos com ICFER que se autodeclaravam como negros. O A-HeFT demonstrou redução de morte e hospitalização com o uso de HDLZ + DNIS no grupo estudado.

- Nos EUA existe uma preparação pronta e similar à do A-HeFT, comercializada sob o nome de BiDil® (37,5 + 20 mg). No Brasil, a apresentação posológica disponível de HDLZ é ligeiramente distinta da estudada nos ensaios clínicos, com drágeas de 25 e 50 mg, mas não de 37,5 nem de 75 mg. As doses habitualmente prescritas aqui são de 12,5 a 100 mg, VO, três vezes ao dia.
- Sobre o regime posológico do DNIS, a administração de 8/8 horas está associada a tolerância com atenuação após a terceira dose. Para evitar o desenvolvimento de tolerância ao nitrato deve haver um *washout* de 12 horas entre as tomadas diárias. Os esquemas mais utilizados em nosso meio são de 8, 14 e 20 horas ou de 6, 12 e 18 horas. Vale ressaltar que o mononitrato de isossorbida não foi estudado no tratamento da ICFER e, portanto, não tem aprovação da FDA para esse fim.
- A combinação de HDLZ + DNIS é recomendada para pacientes com contraindicação a IECA, BRA e INRA, principalmente por hipercalemia e insuficiência renal.
- A combinação de HDLZ + DNIS também pode ser adicionada ao tratamento de pacientes que permanecem sintomáticos, mesmo sob terapia otimizada.
- Efeitos colaterais: hipotensão, taquicardia reflexa, lúpus induzido por drogas (hidralazina); hipotensão postural, cefaleia (nitrato).
- Contraindicações: uso concomitante de nitrato com inibidor de fosfodiesterase tipo 5, como sildenafil.

■ Medicações com impacto em morbidade ou sintomas

Bloqueador do canal *if*

- Ivabradina – dose inicial de 5 mg, VO, de 12/12 h; dose-alvo entre 2,5 e 7,5 mg, VO, de 12/12 h (para FC entre 50 e 60 bpm).
  - Indicada para reduzir hospitalização por IC em doentes com FE ≤ 35%, sintomáticos apesar de tratamento otimizado com a maior dose tolerada de BB e em ritmo sinusal com FC ≥ 70 bpm em repouso.
  IMPORTANTE: deve ser priorizada a maior dose tolerada de BB antes da introdução da ivabradina.
  - Segunda linha de terapia antianginosa associada à maior dose tolerada de BB em portadores de cardiopatia isquêmica.
  - Efeitos colaterais: bradicardia sintomática e fenômenos visuais luminosos (fosfenos) em uma área limitada do campo visual.
  - **Contraindicações:** IC descompensada, doença do nó sinusal, bloqueio sinoatrial, bloqueio AV, marcapasso, fibrilação atrial.

Digitálicos

- Dose: digoxina 0,125 a 0,50 mg, VO, uma vez ao dia, dependendo do peso (em idosos, portadores de insuficiência renal e pacientes com peso baixo, especialmente mulheres, devem-se utilizar dose menores, até mesmo em dias alternados). Recomenda-se realizar a monitoração dos níveis séricos (nível terapêutico entre 0,5 a 0,9 ng/mL).
  - Os digitálicos também não influem na mortalidade, apresentando benefício em morbidade (reduz hospitalização). Têm risco de intoxicação por apresentarem uma janela estreita.
  - Indicada a pacientes com disfunção sistólica (FE < 45%), sintomáticos, apesar de tratamento clínico otimizado. Não há dados randomizados sobre a eficácia e segurança da digoxina em pacientes com fibrilação atrial e alguns estudos observacionais demonstraram aumento na mortalidade com o uso de digoxina nesse subgrupo.
  - Efeitos colaterais: sintomas como anorexia, náuseas, vômitos, xantopsia (visão amarelada), arritmias cardíacas (ectópicas, por reentradas e bloqueios) sugerem intoxicação. Se houver presença de hipocalemia, hipomagnesemia ou hipotireoidismo, a intoxicação pode ocorrer em níveis séricos menores.
  - Nesse caso, o medicamento deve ser suspenso, o que normalmente é suficiente para reversão do quadro. A reposição de potássio e magnésio pode ser útil. Em caso de intoxicação potencialmente letal e/ou refratária, caso esteja disponível, pode-se utilizar anticorpo antidigital (Digibind).
  - Contraindicações: pacientes bradicárdicos ou com bloqueio cardíaco de alto grau (BAV de primeiro grau com intervalo PR > 240 ms, de segundo ou de terceiro grau), doença do nó sinusal e síndrome de pré-excitação. Cuidado em idosos, no caso de disfunção renal e baixo peso. Cuidado também com o uso concomitante de amiodarona, quinidina, verapamil, diltiazem e macrolídeos, pois podem aumentar o nível sérico da digoxina.

Diuréticos

Exemplos:
- Furosemida (diurético de alça) 20 a 240 mg, VO ou IV. No quadro de IC descompensada com congestão, recomenda-se o tratamento com furosemida intravenosa em doses iniciais equivalentes à dose oral habitual do paciente, ou dose intravenosa inicial de 20 a 40 mg. A dose máxima de furosemida, oral ou intravenosa, depende da resposta clínica, levando em consideração os efeitos adversos. A biodisponibilidade da furosemida oral varia entre 10 e 90%, com redução da absorção quando há edema importante das alças intestinais. Doses intravenosas superiores a 600 mg/dia são raramente indicadas.
- Bumetamida (diurético de alça) 0,5 a 2,0 mg/dia. A bumetanida é menos afetada pelo edema de alças intestinais do que a furosemida, permitindo uma biodisponibilidade entre 80-100%.
- Hidroclorotiazida (diurético tiazídico) 12,5 a 100 mg, VO, uma vez ao dia.
- Clortalidona (diurético semelhante ao tiazídico) 12,5 a 50 mg, VO, uma vez ao dia.

- Os diuréticos, embora não reduzam a mortalidade, são fundamentais no controle dos sintomas. Indicados em todos os casos com evidência de congestão pulmonar ou sistêmica, nunca em monoterapia.
- Neste grupo destacam-se os diuréticos de alça que são utilizados como primeira opção em casos de congestão, mas devido ao seu mecanismo e local de ação podem levar à produção de urina hipotônica e contribuir para a resistência diurética. O registro diário de diurese e peso corporal é a melhor maneira de monitorar a dosagem e prevenir novas descompensações.
- A combinação de diurético de alça, tiazídico e antagonista da aldosterona pode promover o bloqueio sequencial do néfron, potencializando o efeito diurético, antagonizando a hipertrofia do túbulo distal e prevenindo a hipocalemia. Há evidência de que uma estratégia farmacológica escalonada com avaliação precoce do débito urinário e bloqueio sequencial do néfron possa resultar em descongestão similar à da ultrafiltração, sem comprometimento renal significativo. Uma subanálise dos estudos CARRESS-HF, DOSE e ROSE-AHF comparou a eficácia de um algoritmo de ajuste escalonado da diureticoterapia para manter o débito urinário entre 3-5 litros/dia contra terapia diurética convencional em altas doses no manejo da síndrome cardiorrenal em pacientes com IC aguda. Comparado com a terapia convencional em altas doses, o ajuste escalonado resultou em maior redução de peso e balanço hídrico negativo após 24 horas, com leve melhora na função renal.
- Efeitos colaterais:
  - tiazídicos: espoliação de eletrólitos (potássio e magnésio), hiperuricemia, hipercalcemia e dislipidemia. Hipersensibilidade à droga.
  - de alça: espoliação de eletrólitos (potássio e magnésio), desidratação, piora da função renal e ototoxicidade.

Anticoagulação e antiagregação

- Indicadas a pacientes com fibrilação atrial (FA) ou evento tromboembólico pregresso. Pode ser justificada na presença de trombos intracavitários recentes (< 3 meses), principalmente após infarto e na presença de trombos com características emboligênicas, como os móveis ou pedunculados.
- A presença de contraste espontâneo ou aneurisma sem trombo e em ritmo sinusal não é indicação aceita para anticoagulação em pacientes com IC, mas pode ser considerada na presença de outras condições associadas a fenômenos tromboembólicos.
- A anticoagulação de pacientes com infarto anterior extenso em ritmo sinusal é controversa.
- Em coronariopatas com trombo intracavitário e ritmo sinusal, o risco-benefício da terapia anticoagulante deve ser individualizado, pois muitos pacientes acabarão recebendo terapia antitrombótica tripla. Recomenda-se ponte com heparina parenteral (TTPa alvo de 2-3xx) até que a anticoagulação efetiva seja alcançada. A maioria dos centros ainda usa varfarina com INR alvo 2 a 3, mas esse cenário está mudando com a difusão dos novos anticoagulantes orais. A duração média recomendada de anticoagulação é de 3 meses. Esse período pode ser reduzido ou estendido de acordo com remodelamento reverso/recuperação da função cardíaca e resolução ou presença de trombo residual. A extensão da terapia além de 3 meses na presença de trombo organizado e aderido, independentemente de anticoagulação prévia, é controversa.

- As diretrizes de AVC da AHA/ASA de 2014 recomendam que pacientes com AIT ou AVC isquêmico cardioembólico devam receber anticoagulação oral por pelo menos 3 meses. Para pacientes com AVCs extensos e transformação hemorrágica sintomática ou hipertensão mal controlada, a anticoagulação oral deve ser suspensa por 1 a 2 semanas. Após os 3 meses, na ausência de indicação de anticoagulação oral (ou seja, FA, prótese mecânica ou trombo residual com características emboligênicas), a prevenção secundária de AVC isquêmico com um único antiagregante deve ser continuada.
- Ensaios clínicos randomizados com os novos anticoagulantes orais estão em andamento, mas a última Diretriz Europeia de IC já recomenda sua prescrição em pacientes com ICFER e FA não valvar.

Comorbidades

- Anemia e ferropenia: a suplementação intravenosa de ferro pode ser considerada em pacientes sintomáticos, com ferritina sérica inferior a 100 µg/L ou entre 100 e 299 µg/L com saturação de transferrina inferior a 20%, mesmo na ausência de anemia (evidência IIb/B). Os agentes estimuladores da eritropoietina estão contraindicados em pacientes com IC.
- Diabetes *mellitus*: a metformina permanece o hipoglicemiante oral de eleição em pacientes sem doença renal avançada ou hepática. As glitazonas são contraindicadas devido ao risco de retenção hidrossalina e descompensação da IC. A empagliflozina, um inibidor do SGLT 2 com efeito glicosúrico, reduziu mortalidade e hospitalização por IC em diabéticos com elevado risco cardiovascular e parece ser um tratamento promissor na ICFER.
- Hipertensão arterial: o acréscimo de hidralazina ou anlodipina é seguro. Bloqueadores do canal de cálcio não di-hidropiridínicos com efeito inotrópico negativo, como diltiazem e verapamil, são contraindicados em pacientes com ICFER.
- Apneia do sono: indicada polissonografia em pacientes com IC sintomática e suspeita de distúrbios respiratórios do sono ou sonolência diurna excessiva.
  - Na apneia obstrutiva: ventilação não invasiva/CPAP pode melhorar a qualidade do sono, reduzir o índice de apneia-hipopneia e aumentar a oxigenação noturna (evidência IIb/B).
  - Na apneia central: a servoventilação adaptativa está associada a aumento na mortalidade e, portanto, é contraindicada na ICFER.

Dispositivos de estimulação cardíaca artificial e tratamento cirúrgico

Terapia de ressincronização cardíaca (TRC)

- A TRC consiste na estimulação atriobiventricular através do implante de um cabo-eletrodo na parede lateral do ventrículo esquerdo, geralmente através do seio coronário, associado à técnica convencional de marca-passo atrioventricular (átrio e ventrículo direitos).

- Indicada em pacientes com ICFER persistentemente sintomáticos apesar do tratamento otimizado, que estejam em ritmo sinusal, com bloqueio do ramo esquerdo (BRE) e QRS ≥ 150 ms, estando associada a alívio sintomático, melhora da capacidade física e da função contrátil e redução de mortalidade. Pode ser considerada em pacientes com bloqueio do ramo direito ou com BRE de QRS entre 130-149 ms, mas com menor força de recomendação.
- Conforme a Diretriz Europeia, os pacientes com duração de QRS inferior a 130 ms, mesmo quando selecionados por medidas ecocardiográficas de dissincronia, não têm indicação de implante do ressincronizador.
- Nos pacientes com FE ≤ 50% e que tenham indicação de marca-passo por bloqueio de alto grau, deve-se optar pelo implante do ressincronizador com base nos resultados do estudo BLOCK HF.

Cardioversor-desfibrilador implantável (CDI)

- O CDI está indicado na prevenção secundária de morte súbita em pacientes com ICFER após episódio documentado de arritmia ventricular complexa associada a instabilidade hemodinâmica ou morte súbita abortada.
- O CDI pode ser recomendado na prevenção primária de pacientes com cardiopatia isquêmica, FE ≤ 35% e persistentemente sintomáticos em classe funcional II-III apesar do tratamento otimizado, mesmo que nunca tenham apresentado arritmias graves ou FE ≤ 30% em CF I, II e III da NYHA ou FE NYHA ≤ 40% com TVNS espontânea e TV sustentada indutível no EEF.
- Miocardiopatia dilatada não isquêmica em CF II e III da NYHA com FE ≤ 35% após tratamento otimizado (menor evidência do benefício neste contexto).
- O CDI está contraindicado em pacientes com expectativa de vida inferior a 1 ano e naqueles em classe funcional NYHA IV, a menos que sejam candidatos a TRC, dispositivos de assistência circulatória mecânica ou transplante cardíaco.
  - Pacientes com fração de ejeção ventricular esquerda (FEVE) ≤ 35%, em ritmo sinusal e com BRE de QRS ≥ 130 ms que serão submetidos ao implante do ressincronizador podem ter indicação de CDI associada, nesse caso, um cardioversor-desfibrilador multissítio (TRC-D).

Revascularização miocárdica e correção de valvopatias

- A revascularização miocárdica, percutânea ou cirúrgica, pode ser indicada para o alívio sintomático da angina em pacientes com ICFER isquêmica, mas seu benefício sobre a mortalidade é alvo de polêmica.
  - As principais indicações de revascularização cirúrgica na ICFER são:
    - lesão no tronco da coronária esquerda;
    - lesões multiarteriais envolvendo a descendente anterior.
- O implante valvar aórtico transcateter (TAVI) está indicado em pacientes com ICFER que apresentem estenose aórtica severa inoperável ou com base no perfil de risco individual e na anatomia valvar. Os pacientes com insuficiência aórtica severa e FEVE ≤ 50% em repouso devem ser submetidos a cirurgia valvar.
- Cirurgia está indicada em pacientes sintomáticos com ICFER e regurgitação mitral primária severa sem contraindicações cirúrgicas. A decisão entre reparar com plastia ou substituir com prótese mitral depende principalmente da anatomia valvar, da experiência do cirurgião e das condições clínicas do paciente. O reparo cirúrgico está indicado para alívio sintomático de pacientes com FEVE < 30% e regurgitação mitral primária severa, mas sem benefício comprovado em sobrevida. Nesse cenário, a decisão de operar deve levar em conta a resposta à terapia medicamentosa, a presença de comorbidades e a probabilidade de que a válvula possa ser reparada (em vez de substituída).
- Cirurgia combinada de revascularização miocárdica e regurgitação mitral secundária a ICFER deve ser considerada em pacientes sintomáticos. No entanto, o papel da cirurgia na regurgitação mitral funcional ainda é controverso.
  - Em pacientes inoperáveis ou de alto risco cirúrgico, o tratamento percutâneo da regurgitação mitral com o Mitraclip tem mostrado resultados promissores.
  - Regurgitação funcional tricuspídea é um achado comum na progressão da ICFER, mas a intervenção para cirurgia isolada da tricúspide é controversa.

Dispositivos de assistência circulatória mecânica (DACM)

- Os DACM são indicados para o suporte circulatório invasivo de pacientes com IC grave e refratária. Os modelos disponíveis são categorizados de acordo com o tempo de permanência, local de implante, mecanismo de propulsão e ventrículo assistido.
- As principais indicações de DACM são:
  - ponte para o transplante: suporte circulatório hemodinâmico do paciente que aguarda transplante cardíaco em prioridade;
  - ponte para decisão/recuperação: suporte circulatório hemodinâmico do paciente com potencial de recuperação ou com contraindicação transitória ou reversível ao transplante cardíaco;
  - terapia de destino: suporte circulatório hemodinâmico do paciente com IC terminal, inelegível ao transplante cardíaco.
- Contraindicação: impossibilidade de anticoagulação, INR acima de 2,5, plaquetopenia < 50.000 mm^3, estado neurológico incerto após parada cardíaca, falência de múltiplos órgãos, comorbidade grave e com baixa expectativa de vida, choque séptico e parecer psicossocial desfavorável.

Transplante cardíaco

- O transplante cardíaco persiste sendo o tratamento de escolha para a IC refratária, mesmo na ausência de ensaios clínicos randomizados e controlados.
- Indicações: portadores de IC em estágio terminal, com sintomas graves em classes funcionais III ou IV, prognóstico ruim e sem outras alternativas de tratamento.

- Contraindicações: infecção em atividade, hipertensão pulmonar importante irreversível, doença arterial periférica ou cerebrovascular grave, insuficiência hepática ou renal avançada, doença pulmonar grave, falência de múltiplos órgãos, incompatibilidade ABO, diabetes *mellitus* de difícil controle ou com lesão em órgão-alvo, câncer sem liberação do oncologista, comorbidades com baixa expectativa de vida, IMC > 35 kg/m², abuso de álcool ou outras drogas, embolia ou infarto pulmonar recente e parecer psicossocial desfavorável.
  - Algumas contraindicações, como infecção em atividade, são transitórias ou reversíveis. Pacientes com mais de 70 anos podem ser candidatos ao transplante cardíaco em situações individualizadas, assim como portadores de HIV e hepatite.
  - Limitações e complicações: número limitado de doadores, imunossupressão crônica, infecções, hipertensão arterial, insuficiência renal, neoplasias e doença vascular do enxerto.

Exemplo de prescrição

- Paciente do sexo feminino, 65 anos, vem à consulta com quadro de dispneia aos esforços menores que os habituais há 3 semanas, progredindo com plenitude abdominal, inapetência, tosse seca noturna e edema em membros inferiores. Trata-se de paciente obesa e com antecedente de hipertensão arterial sem tratamento, dislipidemia em uso irregular de estatina e tabagismo ativo. O exame físico revelou pressão arterial de 130 × 60 mmHg, estase jugular a 45°, ausculta cardíaca com ritmo taquicárdico regular (FC 104 bpm) e sopro sistólico em foco mitral de 2/6+, ausculta pulmonar com roncos, sibilos e estertores crepitantes bibasais, abdômen com hepatomegalia com refluxo hepatojugular e extremidades aquecidas com edema perimaleolar bilateral. Hemograma e função renal sem alterações, com BNP sérico de 900 pg/mL. Radiografia de tórax mostrou aumento da área cardíaca e infiltrado difuso, sem foco consolidativo. Ecocardiograma evidenciou aumento importante de cavidades, disfunção biventricular com FE de 30%, hipocinesia difusa de ventrículo esquerdo, insuficiência mitral secundária à dilatação do anel e hipertensão pulmonar com PSAP de 50 mmHg. Hipótese inicial de IC com etiologia a esclarecer, não podendo afastar doença coronariana. Foi iniciado tratamento conforme prescrição a seguir:

Exemplo de prescrição – Insuficiência cardíaca

- Se possível, tentar manejo ambulatorial inicialmente (Figura 37.1):
- Dieta hipossódica com restrição hídrica.
- Enalapril 2,5 mg, duas vezes ao dia, com dose-alvo de 10-20 mg, duas vezes ao dia.
- Carvedilol 3,125 mg, duas vezes ao dia, com dose-alvo de 25 mg, duas vezes ao dia (dobrar a dose a cada 2 semanas, conforme tolerância). Obs.: nesse caso, devido aos achados de congestão, seria melhor priorizar a vasodilatação com IECA e aguardar para iniciar o BB em outro momento.
- Espironolactona 25 mg, uma vez ao dia (checar função renal e K sérico).
- Furosemida 40 mg, oral de uma a duas vezes ao dia (sendo titulada conforme congestão e peso da paciente).
  - Retorno precoce ao consultório (idealmente em 7-14 dias).
  - Caso persistam os sintomas, proceder a internação:
- Furosemida 20 mg, IV de uma a duas vezes ao dia (sendo titulado conforme congestão e peso da paciente).
- Acesso periférico salinizado.
- Cabeceira elevada/peso diário em jejum/registrar diurese e balanço hídrico.
- Profilaxia para tromboembolismo venoso.
- Oximetria e monitoração não invasiva da PA: se SpO$_2$ < 94%, oferecer O$_2$ por cateter nasal ou máscara de Venturi.
- Fisioterapia motora e respiratória – considerar ventilação não invasiva/CPAP.
- Vacinas anti-influenza e antipneumocócica.
- Investigar etiologia (*vide* Capítulo 36). Discutir estratificação invasiva *versus* não invasiva de coronariopatia conforme exames complementares e evolução.

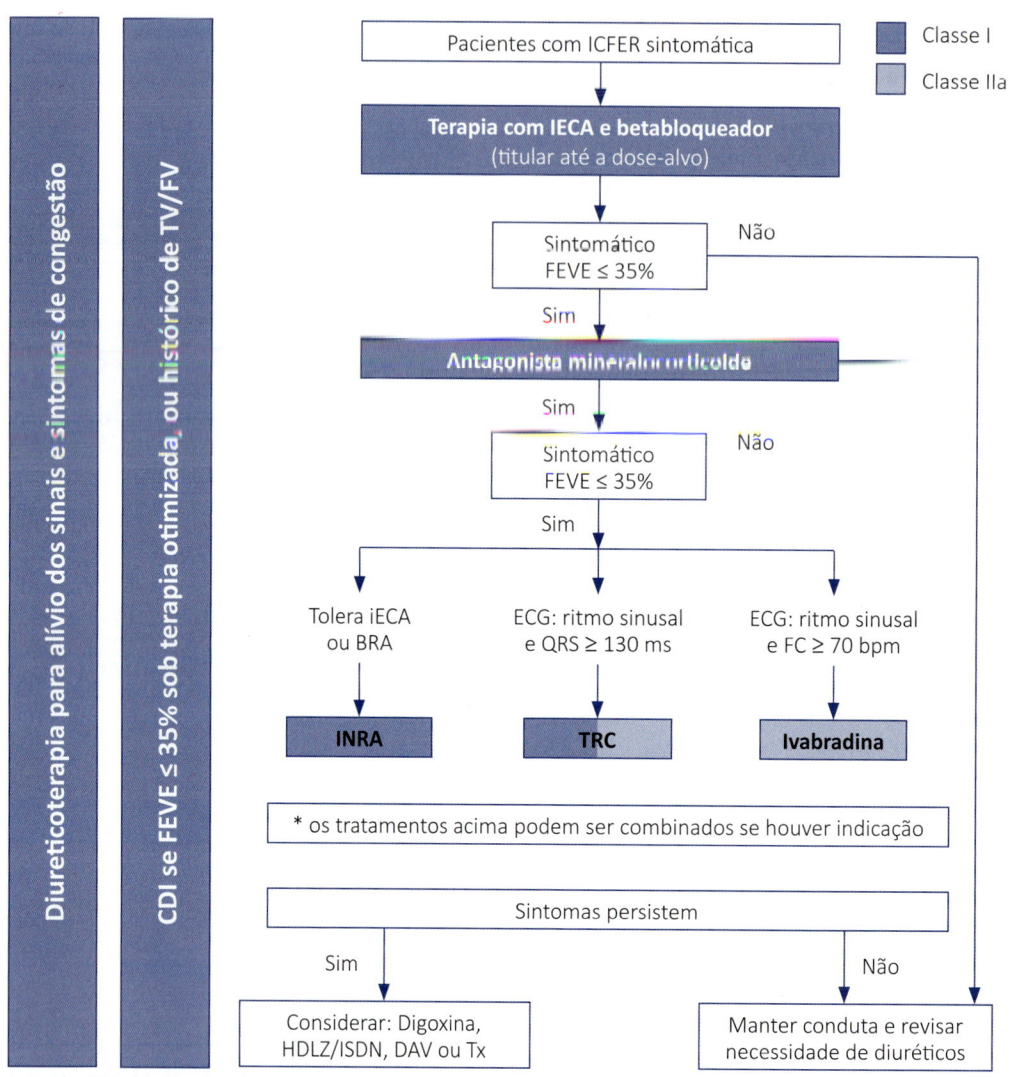

Figura 37.1. Fluxograma do tratamento da insuficiência cardíaca com fração de ejeção reduzida.

Leitura sugerida

- Angermann C, Pia M, Erdmann E, Levy P, Simonds AK, Somers VK, et al. Adaptive servo-ventilation for central sleep apnea in systolic heart failure. N Engl J Med. 2015;373:1095-1105.
- D'Ascenzo F, Moretti C, Marra WG, Montefusco A, Omede P, Taha S, et al. Meta-analysis of the usefulness of Mitraclip in patients with functional mitral regurgitation. Am J Cardiol. 2015;116(2):325-31.
- Doukky R, Avery E, Mangla A, et al. Impact of Dietary Sodium Restriction on Heart Failure Outcomes. JACC Heart failure. 2016;4(1):24-35.
- Ezekowitz JA, O'Meara E, McDonald MA, Abrams H, Chan M, Ducharme A, et al. 2017 Comprehensive Update of the Canadian Cardiovascular Society Guidelines for the Management of Heart Failure. Can J Cardiol. 2017;33(11):1342-433.
- Jankowska EA, Tkaczyszyn M, Suchocki T, Drozd M, von Haehling S, Doehner W, et al. Effects of intravenous iron therapy in iron-deficient patients with systolic Heart failure: a meta-analysis of randomized controlled trials. Eur J Heart Fail. 2016 Jan 28. doi: 10.1002/ejhf.473.
- Ponikowski P, Voors AA, Anker SD, Bueno H, Cleland JG, Coats AJ, et al. 2016 ESC Guidelines for the diagnosis and treatment of acute and chronic heart failure: The Task Force for the diagnosis and treatment of acute and chronic heart failure of the European Society of Cardiology (ESC) Developed with the special contribution of the Heart Failure Association (HFA) of the ESC. Eur Heart J. 2016;37(27):2129-2200. doi: 10.1093/eurheartj/ehw128. Epub 2016 May 20.
- Velazquez EJ, Lee KL, Jones RH, Al-Khalidi HR, Hill JA, Panza JA, et al. Coronary-Artery Bypass Surgery in Patients with Ischemic Cardiomyopathy. N Engl J Med. 2016;374(16):1511-20.
- Yancy CW, Jessup M, Bozkurt B, Butler J, Casey DE, Colvin MM, et al. 2017 ACC/AHA/HFSA Focused Update of the 2013 ACCF/AHA Guideline for the Management of Heart Failure: A Report of the American College of Cardiology/American Heart Association Task Force on Clinical Practice Guidelines and the Heart Failure Society of America. Circulation. 2017 Aug 8;136(6):e137-e161. doi: 10.1161/CIR.0000000000000509. Epub 2017 Apr 28.
- Zeitler EP, Eapen ZJ. Anticoagulation in Heart Failure: a Review. Journal of atrial fibrillation. 2015;8(1):31-38.
- Diretriz Brasileira de Insuficiência Cardíaca Crônica e Aguda. Arq Bras Cardiol. 2018; 111(3):436-539.

capítulo 38

Tratamento da Insuficiência Cardíaca com Fração de Ejeção Preservada

- Jefferson Luís Vieira • Fernando Côrtes Remisio Figuinha

■ Introdução

- A insuficiência cardíaca com fração de ejeção preservada (ICFEP) é uma síndrome clínica em que pacientes apresentam sinais e sintomas de insuficiência cardíaca (IC), mas com uma fração de ejeção (FE) normal (≥ 50%). A maioria dos pacientes com ICFEP exibe volumes ventriculares normais, mas com evidência de disfunção diastólica (p. ex., padrão anormal de enchimento ventricular com pressões diastólicas elevadas).
- Tem maior prevalência em idosos, mulheres, portadores de hipertensão arterial sistêmica (HAS), hipertrofia de ventrículo esquerdo (VE), diabetes, obesidade, doença renal crônica e fibrilação atrial (FA).
- A ICFEP é responsável por aproximadamente 50% dos casos de IC e a tendência é que continue a aumentar devido ao envelhecimento da população e à maior prevalência de seus fatores de risco.
- A mortalidade por todas as causas é geralmente menor na ICFEP do que na IC com fração de ejeção reduzida (ICFER). No entanto, a incidência de óbitos não cardiovasculares é significativamente maior em pacientes com ICFEP, refletindo a idade mais avançada e o maior número de comorbidades deste grupo. Além disso, embora as taxas de sobrevida na ICFER tenham melhorado significativamente nas últimas décadas, o prognóstico da ICFEP permanece inalterado.

Dica: Por que devemos evitar o termo IC diastólica?

Tradicionalmente, a ICFEP era chamada de insuficiência cardíaca diastólica. No entanto, a evidência atual sugere uma fisiopatologia mais complexa e heterogênea da síndrome, em que a disfunção diastólica está associada a incompetência cronotrópica, enrijecimento ventricular, hipertensão pulmonar e disfunção atrial, endotelial e vasomotora.

As disfunções sistólica e diastólica são as causas das alterações hemodinâmicas e dos sintomas da IC. A disfunção sistólica do ventrículo esquerdo é a incapacidade do coração em bombear sangue para suprir adequadamente as demandas metabólicas dos tecidos periféricos. Já a disfunção diastólica é caracterizada pela elevação das pressões de enchimento ventricular, associada à congestão pulmonar.

O termo "IC diastólica" sugere a existência de uma análise dicotômica baseada na função ventricular, ou seja, ou tem disfunção sistólica ou tem disfunção diastólica. Essa classificação é incorreta, pois:
- a disfunção diastólica está associada à disfunção sistólica em quase todos os casos de ICFER, e
- indivíduos com ICFEP possuem anormalidades sutis na função sistólica, que se tornam mais evidentes durante o exercício.

Dessa forma, o termo ICFEP está mais indicado por evitar confusão ou diagnóstico incorreto.

Tratamento da IC de fração de ejeção intermediária

Apesar de a classificação baseada na fração de ejeção ser amplamente adotada, o ponto de corte para a caracterização dos grupos variou significativamente entre os ensaios clínicos. Considerando que pacientes com FE intermediária, ou seja, na faixa entre 40 e 49%, geralmente foram incluídos em estudos de ICFEP, as seguintes orientações se aplicam aos dois fenótipos como se fossem uma única categoria. Conforme novas evidências se tornem disponíveis, as sociedades médicas poderão fazer recomendações individualizadas.

■ Diagnóstico

- O diagnóstico de ICFEP é mais desafiador que o de ICFER. Pacientes com ICFEP geralmente não têm dilatação de VE mas, em vez disso, têm um aumento na espessura da parede do VE e/ou tamanho do átrio esquerdo (AE), que são indicadores indiretos de aumento das pressões de enchimento (Figura 38.1). Muitos pacientes têm evidência adicional de disfunção diastólica, que geralmente é aceita como a causa provável da IC nesses pacientes (daí o termo "IC diastólica").

- O diagnóstico da ICFEP é baseado em três informações:
  - sinais e sintomas de insuficiência cardíaca (através do escore de Boston e/ou dos critérios de Framingham);
  - registro, geralmente ecodopplercardiográfico, de FE normal ou discretamente reduzida (FE ≥ 50%);
  - evidência de disfunção diastólica com alterações no relaxamento e pressões anormais de enchimento.
- Ecocardiograma: fundamental para avaliar FE e evidência de disfunção diastólica (mediante a determinação da velocidade de fluxo pela valva mitral e pelas veias pulmonares), além da presença de valvopatias ou sinais de pericardite constritiva (ver Capítulo 47).
- Cateterismo: pode mostrar altas pressões de enchimento ventricular esquerdo. Na prática, utilizado se há suspeita de doença coronária, que pode ser uma causa de ICFER.
- Peptídeos natriuréticos, como o BNP e o NT-pró-BNP, podem estar elevados e servem de critério diagnóstico quando associados à evidência ecocardiográfica de disfunção diastólica na suspeita de ICFEP, mas seus valores são inferiores aos observados na ICFER. Valores menores que 100 pg/mL têm alto valor preditivo negativo (auxiliam na exclusão do diagnóstico da ICFER).

▪ Tratamento

- O objetivo é reverter as consequências da disfunção diastólica, como congestão venosa ou intolerância a exercícios, e eliminar ou reduzir os fatores responsáveis pela disfunção diastólica (como isquemia ou hipertensão).
- **Nenhuma terapia estudada demonstrou reduzir a mortalidade na ICFER.** Dessa forma, as diretrizes recomendam um tratamento direcionado para o alívio sintomático e controle das comorbidades, como HAS, diabetes e fibrilação atrial.

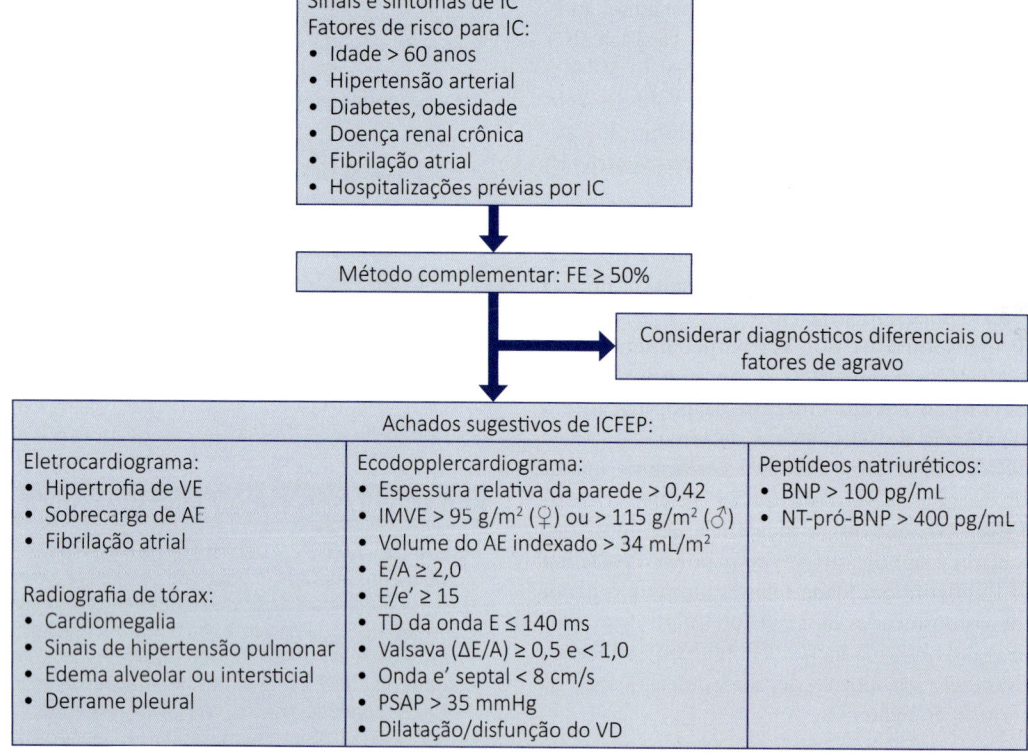

Figura 38.1. Fluxograma da abordagem sistemática ao diagnóstico de insuficiência cardíaca com fração de ejeção preservada.

Recomendações para o tratamento da ICFEP

Recomendações de Classe I

- Tratamento da HAS:
  - Dados sobre a escolha de terapia anti-hipertensiva na ICFEP são limitados, mas antagonistas do sistema renina-angiotensina-aldosterona como IECA, BRA e espironolactona, assim como os diuréticos, são excelentes escolhas para o tratamento da HAS presente em 80% dos pacientes com ICFEP.
  - Perindopril, candesartan e espironolactona, estudados respectivamente no PEP-CHF, CHARM-Preserved e TOPCAT, reduziram readmissões hospitalares, mas sem impacto significativo em mortalidade. A espironolactona, no entanto, reduziu a mortalidade no subgrupo de pacientes com BNP elevado (BNP > 100 pg/mL ou NT-pró-BNP > 360 pg/mL).

Dica: Espironolactona e a variação regional no estudo TOPCAT

A diretriz americana de IC, pela primeira vez, incluiu a indicação específica de antagonistas da aldosterona para reduzir readmissões hospitalares em pacientes com ICFEP, com base no estudo TOPCAT, que demonstrou redução significativa no número de internações por IC em pacientes com ICFEP tratados com espironolactona (recomendação fraca – IIb/B).

Os autores da diretriz, no entanto, recomendam cautela na prescrição de espironolactona em doentes com insuficiência renal e hiperpotassemia (comorbidades comuns no doente com ICFEP) e destacam a variação regional observada no TOPCAT:

- numa análise *post-hoc* do TOPCAT, foi observado que em países do continente americano que participaram do estudo (EUA, Canadá, Brasil e Argentina) o benefício foi mais claro, inclusive com redução significativa no desfecho composto de hospitalização e morte, enquanto na Rússia e República da Geórgia não houve diferença alguma. Isso porque nesses dois últimos países a incidência de eventos no grupo placebo foi muito baixa;
- vale ressaltar que o achado de resultados positivos em um subgrupo de um estudo cujo resultado geral foi negativo é sempre de valor limitado.
  - Os betabloqueadores podem ser indicados no controle pressórico, especialmente em coronariopatas. Entretanto, a disfunção diastólica avançada tem um volume de ejeção fixo e a diminuição da frequência cardíaca pode ser acompanhada pela redução do débito cardíaco, com potencial agravo dos sintomas. Assim como ocorre na ICFER, há divergência entre as sociedades americana e europeia de IC quanto aos achados do estudo SENIORS com o nebivolol, sendo indicado para a redução do desfecho composto de morte ou hospitalização cardiovascular pelos europeus, mas não pelos americanos.
- Controle de volemia:
  - doentes com ICFEP são muito sensíveis a variações de volume e pré-carga. O uso de diuréticos associado a restrição salina na ICFEP permite reduzir a pressão venosa pulmonar e, consequentemente, os sintomas de congestão. O estudo CHAMPION mostrou que a monitoração da pressão pulmonar através de um dispositivo implantável pode guiar o aumento nas doses diuréticas e reduzir em quase 50% as reospitalizações por IC.
- Atividade física:
  - A obesidade é uma das principais comorbidades da ICFEP. O treinamento físico supervisionado melhora a qualidade de vida, capacidade física, o desempenho cardiopulmonar, a massa muscular e função diastólica avaliada pelo ecocardiograma.

Recomendações de Classe II

- Revascularização cirúrgica ou percutânea se houver doença arterial coronária com isquemia persistentemente sintomática ou demonstrada em teste de provocação, com efeitos adversos na função cardíaca, apesar do tratamento clínico otimizado.
- Manejo da FA conforme as diretrizes específicas.
  - A FA é, ao mesmo tempo, uma condição preditora e uma complicação da ICFEP. O prognóstico da associação de ICFEP com FA é pior que o de cada condição isoladamente, com maior incidência de acidente vascular cerebral e hospitalização por descompensação da IC.
  - Até o momento não existem tratamentos específicos para ICFEP e FA. Para controle de FC em pacientes com FA, podem-se utilizar betabloqueadores ou bloqueadores de canal de cálcio, como verapamil, para aumentar o tempo de enchimento ventricular.
  - A anticoagulação está indicada para pacientes com FA que apresentem fatores de risco para eventos tromboembólicos.
  - A restauração e manutenção do ritmo sinusal em pacientes com FA pode melhorar a função diastólica.
- Manejo do diabetes *mellitus* é similar ao descrito na ICFER, onde a metformina é o hipoglicemiante oral de eleição em pacientes sem doença renal avançada ou hepática. Os inibidores da SGLT2, especialmente a empagliflozina, surgem como medicamentos promissores, considerar utilizá-los no contexto da ICFEP, pois reduziram morte e internação por IC no estudo EMPA-REG (pacientes com doença cardiovascular estabelecida mas não especificamente a ICFEP).

Contraindicações

- O uso rotineiro de nitratos ou inibidores da fosfodiesterase 5, como o sildenafil, não está indicado em pacientes com ICFEP, exceto naqueles com recomendações específicas do uso por outra indicação (p. ex., nitrato na coronariopatia sintomática ou sildenafil na disfunção erétil).
  - Nitratos parecem piorar a capacidade física e devem ser evitados na maioria das situações.
  - Inibidores da fosfodiesterase 5 falharam em demonstrar qualquer benefício sobre o consumo de O_2 ou a tolerância ao exercício em pacientes com ICFEP.
- O uso de digitálicos para alívio sintomático e a suplementação nutricional também não estão indicados para pacientes com ICFEP.

Caso clínico

Paciente do sexo feminino, 68 anos, vem à consulta com quadro de dispneia aos esforços rotineiros há 6 meses acompanhada de tosse seca e edema bilateral de tornozelos. Tem antecedente de diabetes *mellitus* em tratamento com metformina oral, nefropatia diabética com insuficiência renal não dialítica e obesidade. O exame físico revelou pressão arterial de 160 x 100 mmHg, ausculta cardíaca com ritmo regular (FC = 90 bpm) e sem sopros, ausculta pulmonar com estertores crepitantes bibasais, abdome em aventa sem refluxo hepatojugular evidente e extremidades aquecidas com edema bilateral de membros inferiores até o tornozelo. Hemograma sem alterações, taxa de filtração glomerular de 48 mL/min/1,73 m^2, glicemia e eletrólitos normais e BNP sérico de 2.350 pg/mL. Radiografia de tórax mostrou aumento da área cardíaca com sinais de congestão pulmonar e linhas B de Kerley, sem foco consolidativo. Ecocardiograma mostrou FE de 62%, com hipertrofia do VE e aumento das dimensões do AE e relação E/e' de 17. Hipótese inicial de ICFEP, sendo iniciado tratamento conforme prescrição a seguir.

Exemplo de prescrição – ICFEP

1. Dieta hipossódica com restrição hídrica.
2. Enalapril 5 a 10 mg, duas vezes ao dia (checar função renal e K sérico – o importante é controlar a pressão, podendo considerar outras opções de anti-hipertensivos).
3. Espironolactona 25 mg, uma vez ao dia (checar função renal e K sérico).
4. Furosemida 40 mg, VO de uma a duas vezes ao dia (sendo titulada conforme congestão e peso da paciente).
5. Investigação complementar de coronariopatia – afastar contraindicações para iniciar AAS 100 mg VO no almoço.
6. Solicitar avaliação de rotina para HAS e DM – creatinina, urina tipo 1, potássio, glicemia, HbA1c, colesterol total e frações, triglicérides, ácido úrico. Fundo de olho anual.
7. Vacinação para pneumococo e influenza.
8. Caso não ocorra melhora dos sintomas após 7-14 dias (retorno ambulatorial precoce), considerar internação.
9. Furosemida 20 mg, IV, de uma a duas vezes ao dia (sendo titulado conforme congestão e peso da paciente).
10. Otimização de anti-hipertensivos.
11. Acesso periférico salinizado.
12. Cabeceira elevada/peso diário em jejum/registrar diurese e balanço hídrico.
13. Profilaxia para tromboembolismo venoso.
14. Oximetria e monitoração não invasiva da PA: se SpO$_2$ < 94%, oferecer O$_2$ por cateter nasal ou máscara de Venturi.
15. Fisioterapia motora e respiratória – considerar ventilação não invasiva/CPAP.

Leitura sugerida

- Abraham WT, Stevenson LW, Bourge RC, et al. Sustained efficacy of pulmonary artery pressure to guide adjustment of chronic heart failure therapy: complete follow-up results from the CHAMPION randomised trial. Lancet 2016;387:453-61.
- Chan MM, Lam CS. How do patients with heart failure with preserved ejection fraction die? Eur J Heart Fail. 2013;15(6):604-13.
- Kitzman DW, Brubaker P, Morgan T, et al. Effect of Caloric Restriction or Aerobic Exercise Training on Peak Oxygen Consumption and Quality of Life in Obese Older Patients With Heart Failure With Preserved Ejection Fraction: A Randomized Clinical Trial. JAMA. 2016;315:36-46.
- Kotecha D, Lam CS, Van Veldhuisen DJ, Van Gelder IC, Voors AA, Rienstra M. Heart Failure With Preserved Ejection Fraction and Atrial Fibrillation: Vicious Twins. J Am Coll Cardiol. 2016;68(20):2217-28.
- Pitt B, Pfeffer MA, Assmann SF, et al. Spironolactone for heart failure with preserved ejection fraction. N Engl J Med. 2014;370(15):1383-1392.
- Redfield MM. Heart Failure with Preserved Ejection Fraction. N Engl J Med. 2016;375(19):1868-77.
- Shah SJ, Kitzman DW, Borlaug BA, et al. Phenotype-Specific Treatment of Heart Failure with Preserved Ejection Fraction: A Multiorgan Roadmap. Circulation 2016;134:73-90.

capítulo 39

Tratamento Cirúrgico da Insuficiência Cardíaca

- Veronica Soares Monteiro • Rodrigo Moreno Dias Carneiro • Fernando Augusto Marinho dos Santos Figueira

■ Tratamento cirúrgico da insuficiência cardíaca

- Para pacientes que falham ao tratamento clínico da insuficiência cardíaca, existem alternativas cirúrgicas que se somam ao tratamento medicamentoso, podem servir de ponte ou mesmo ser a terapia definitiva ao paciente com IC avançada. Dentre as modalidades cirúrgicas na atualidade destacam-se a terapia de ressincronização e os cardiodesfibriladores implantáveis (CDI), a revascularização miocárdica combinada ou não à aneurismectomia, os dispositivos de assistência ventricular e, por fim, o transplante cardíaco.

Ressincronização cardíaca

- Muitos pacientes com IC apresentam dissincronias inter e intraventricular, em especial aqueles que possuem QRS alargado ao eletrocardiograma. Esta terapia objetiva corrigir disfunções eletromecânicas de pacientes com insuficiência cardíaca (IC) avançada.
- Pacientes com bloqueio de ramo esquerdo, QRS ≥130 ms e com FE ≤ 35% são candidatos a terapia de ressincronização cardíaca, desde que em terapia médica otimizada e manutenção de CF II a IV.
- Pacientes sem a morfologia de bloqueio de ramo esquerdo, que tenham QRS ≥150 ms, com FE ≤ 35% e que já estejam com terapia médica podem ter benefício da terapia de ressincronização cardíaca.
- A ressincronização cardíaca está indicada para pacientes com IC e FE ≤ 50% e que tenham indicação de marca-passo definitivo por bloqueio AV de alto grau, mesmo naqueles pacientes em fibrilação atrial (estudo BLOCK-HF).

Cardiodesfibrilador implantável

- Indicado para sobreviventes de FV ou TV instável, desde que o mesmo tenha expectativa de vida maior que 1 ano em bom *status* funcional.
- Na prevenção primária, o CDI está indicado para pacientes com FE ≤ 35% e CF II-III, a despeito de terapia médica otimizada por pelo menos 3 meses, desde que o mesmo tenha expectativa de vida maior que 1 ano em bom *status* funcional.
- Na cardiopatia isquêmica o CDI deve ser indicado como profilaxia primária apenas após 40 dias do infarto agudo do miocárdio. Nestes pacientes o CDI está indicado mesmo em CF I, desde que FE ≤ 30%.
- Como profilaxia secundária, o CDI está indicado antes da alta hospitalar para sobreviventes de FV/TV que ocorreram pelo menos 48 h após o infarto, desde que não haja evidência de isquemia, reinfarto ou anormalidades metabólicas.

Revascularização miocárdica e aneurismectomia

- Indicada nos casos de angina e anatomia favorável, disfunção ventricular com doença coronariana grave (lesão de tronco de coronária esquerda, tronco equivalente, multiarteriais). A indicação baseada somente na presença de disfunção ventricular ou de viabilidade vem sendo questionada recentemente. O estudo STICH avaliou de forma prospectiva o impacto da presença de viabilidade miocárdica em mortalidade por todas as causas, por causas cardiovasculares e um composto de internação e mortalidade por todas as causas em pacientes com IC CF II-IV, FE ≤ 35% e anatomia passível de revascularização cirúrgica. Não houve diferença estatisticamente significativa entre os grupos. Críticos desse estudo advogam que os métodos de avaliação de viabilidade não foram homogêneos, omitindo-se novos métodos de avaliação como a RNM, e que apenas uma pequena parcela dos pacientes de fato incluídos no STICH foi avaliada nessa subanálise sugerindo, assim, um possível viés de seleção. Além disso, não foi avaliada a angioplastia coronária como método de revascularização. Acima de tudo, é muito difícil reproduzir em um estudo clínico a necessária correlação anatomofuncional entre vasos angiograficamente passíveis de revascularização e regiões funcionalmente viáveis em métodos de imagem.

- A aneurismectomia pode ser indicada a pacientes com cardiopatia isquêmica e área discinética ventricular com sintomas de IC refratários, arritmia ventricular refratária ou tromboembolismo recorrente, a despeito da anticoagulação (indicação classe I).

Cirurgia de valva mitral na IC (Tabelas 39.1 e 39.2)

Tabela 39.1. Troca ou plástica da valva mitral por insuficiência mitral isquêmica ou secundária à dilatação ventricular

Isquêmica	SBC	AHA	ESC
Sintomático (classe funcional III e IV após terapia otimizada nos com FE < 30%)	IIb B	IIb B	IIb C
Revascularização associada	IIa B	IIa B	IC (FEVE > 30%) / IIa C (FEVE < 30%)
Dilatada			
Sintomático (classe funcional > III)	IIb B	IIb B	IIb C

Tabela 39.2. Clipagem percutânea da valva mitral – MitraClip

Isquêmica	SBC	AHA	ESC
Sintomas refratários (classe funcional > III), com alto risco ou contraindicação à cirurgia	IIb B	—	II b
Dilatada			
Sintomas refratários (classe funcional > III), com alto risco ou contraindicação à cirurgia	Ib B	—	IIb C

Dispositivos de assistência ventricular (DAV)

- Apesar do tratamento clínico otimizado, pacientes com IC podem apresentar progressão da doença com sintomas limitantes, frequentes hospitalizações, comprometimento hemodinâmico e prognóstico reservado. Os dispositivos de assistência ventricular (DAV) são uma realidade terapêutica para estes pacientes, como ponte ou como alternativa para o transplante cardíaco. Os dispositivos de longa duração podem ainda ser a terapia de destino para aqueles pacientes não elegíveis ao transplante cardíaco. O uso dos DAV ainda esbarra em limitações quanto à incorporação dessas tecnologias, no tocante à melhor capacitação dos profissionais envolvidos, estruturas hospitalares adequadas e fontes pagadoras.

- Um dos principais fatores determinantes do sucesso do implante dos dispositivos de assistência ventricular é seleção apropriada do paciente. A correta seleção envolve três fatores principais: 1. identificar pacientes com IC avançada para os quais o risco do implante do DAV suplanta a mortalidade da doença atual, tornando o procedimento benéfico; 2. garantir que a doença não esteja em estágio tão avançado, situação em que o implante do DAV resulta em morbidade e mortalidade ao paciente, devido ao aumento do índice de complicações; 3. assegurar que não existam contraindicações ao implante do DACM.

- Os pacientes que permanecem sintomáticos, apesar de toda terapia otimizada disponível, devem ser classificados de modo diferenciado. Dentro dessa perspectiva, os sete perfis clínicos (e seus modificadores) propostos pela *Interagency Registry for Mechanically Assisted Circulatory Support* (INTERMACS) oferecem uma classificação conveniente, de fácil aplicabilidade clínica, fornecendo o *status* atual do paciente com IC avançada, bem como o momento em que a intervenção com o DAV deve ser indicada (Tabela 39.3).

Tratamento Cirúrgico da Insuficiência Cardíaca

Tabela 39.3. Classificação proposta pela *Interagency Registry for Mechanically Assisted Circulatory Support* (INTERMACS) para intervenção com o DAV

Perfil	Descrição	Condição hemodinâmica	Momento da intervenção
1	Choque cardiogênico grave (*crash and burn*)	Instabilidade hemodinâmica com hipoperfusão crítica de órgãos-alvo a despeito de doses crescentes de catecolaminas e/ou suporte circulatório mecânico	Horas
2	Declínio progressivo	Disfunção orgânica progressiva (hiperlactatemia, insuficiência renal ou hepática, caquexia ou congestão sistêmica importante) com níveis tensionais aceitáveis, porém já com doses otimizadas de inotrópicos	Dias
3	Estável com inotrópico	Estável com uso de inotrópico que piora sintoma, níveis tensionais ou insuficiência renal nas tentativas de desmame de droga	Semanas
4	Sintomático em repouso (*frequent flyer*)	Sintomas persistentes, mais frequentemente de congestão sistêmica requerendo múltiplas internações e atendimentos em emergência	Meses
5	Intolerante aos esforços (*housebound*)	Confortável em repouso, porém com sintomas limitantes com retenção hídrica e algum grau de disfunção renal	Variável
6	Limitação aos esforços	Limitação leve a moderada aos esforços, sem sinais de congestão sistêmica. Sente-se fadigado com atividades leves	Variável
7	Classe funcional III	Pacientes em classe funcional II ou III sem sinais de congestão relevante	Sem indicação de suporte

- Os DAV podem ser classificados em temporários ou de longa permanência. Os DAV temporários podem ser utilizados no resgate hemodinâmico agudo, a fim de se atingir estabilidade clínica para decisão. Podem ser utilizados nas seguintes situações:
(1) insulto agudo do choque cardiogênico, como em miocardites, infarto do miocárdio, síndrome pós-cardiotomia, disfunção de enxerto;
(2) agudização de insuficiência cardíaca, sendo a ponte para transplante ou dispositivo de longa permanência;
(3) suporte para pacientes de alto risco cardiopulmonar em situações como estudo eletrofisiológico, angioplastia coronariana e procedimentos valvares percutâneos. Os principais dispositivos temporários disponíveis no Brasil são os listados na Tabela 39.4.

capítulo 39

Tabela 39.4. Principais dispositivos temporários disponíveis no Brasil

Dispositivo	Mecanismo de ação	Via de acesso	Suporte hemodinâmico	Duração média
ECMO (oxigenação por membrana extracorpórea)	Bomba centrífuga capaz de oferecer suporte uni ou biventricular utilizando o sistema de bomba + membrana de oxigenação paracorpórea	**Central**: átrio direito e artéria pulmonar (para ECMO de VD) ou átrio direito e aorta ascendente (para ECMO de VE) **Periférico**: cânula de drenagem para átrio direito (via veia femoral ou jugular) e cânula de retorno para aorta descendente (via femoral)	4,5 L/min	7 dias
Impella	Dispositivo composto por uma bomba de fluxo axial contínua que funciona aspirando o sangue do VE e devolvendo na aorta proximal	Percutâneo com inserção via artéria femoral atingindo retrogradamente o ventrículo esquerdo	2,5, 4 ou 5 L/min (variação de acordo com o modelo)	7 dias
Tandem Heart	Dispositivo que funciona através da drenagem do sangue do átrio esquerdo para uma bomba centrífuga paracorpórea que devolve o sangue para a aorta descendente	**Percutâneo** com cânula de drenagem no átrio esquerdo (via veia femoral e transfixação do septo interatrial) e cânula de retorno para aorta descendente (via femoral)	4 L/min	Até 30 dias
Centrimag	Bomba centrífuga de fluxo contínuo com baixa tensão de cisalhamento que oferece suporte uni ou biventricular	Esternotomia mediana com canulação simples e direta do tipo AD para artéria pulmonar e/ou AE para aorta ascendente	Até 10 L/min	30 dias
Excor	Bomba com fluxo pulsátil também capaz de oferecer suporte uni ou biventricular, de maior durabilidade e com vários tamanhos, para uso principalmente pediátrico	Esternotomia mediana e utilização de cânulas específicas e direcionamento AD para artéria pulmonar e/ou AE para aorta ascendente	Até 8 L/min	Meses

- Os DAV de longa permanência podem ser indicados nessas três situações:
  1. ponte para decisão: pode ser considerada em pacientes com condições clínicas proibitivas ao transplante cardíaco (TC) porém, se modificáveis, permitem que o paciente se torne candidato ao transplante (p. ex., hipertensão pulmonar e neoplasias com potencial cura);
  2. ponte para transplante: situação em que o dispositivo pode oferecer suporte hemodinâmico e estabilidade clínica até a realização do TC, no contexto da gravidade progressiva do paciente e da indisponibilidade de realização do transplante em um prazo curto;
  3. terapia de destino: situação em que o dispositivo pode oferecer suporte hemodinâmico e estabilidade clínica em paciente com IC refratária, que apresenta contraindicação para o TC, possibilitando maior sobrevida e melhor qualidade de vida, comparado com o tratamento clínico medicamentoso.

A decisão pelo implante é sempre um momento crucial para o paciente e a equipe médica. Alguns fatores extremamente prevalentes na IC avançada contraindicam o procedimento e devem ser levados em consideração. São eles: impossibilidade de uso de anticoagulante ou distúrbios hematológicos, disfunção hepática ou pulmonar graves, insuficiência renal dialítica, diabetes de difícil controle, AVC prévio com sequela motora ou cognitiva importante, distúrbios psiquiátricos ou ausência de cuidadores capacitados. Uma avaliação criteriosa do ventrículo direito deve acontecer previamente ao implante, uma vez que a disfunção ventricular direita grave impacta fortemente no prognóstico do mesmo, tornando-se uma das contra-indicações para tal.

Os modelos de DAV de longa permanência disponíveis no Brasil atualmente são o HeartWare, INCOR e o HeartMate II. Recentemente houve a aprovação para uso do HeartMate III, evolução do dispositivo anterior que utiliza bomba centrífuga com levitação magnética, minimizando desfechos desfavoráveis como reoperação e sobrevida livre de AVC incapacitante.

Tratamento Cirúrgico da Insuficiência Cardíaca

■ Transplante cardíaco

- É capaz de aumentar a sobrevida dos pacientes. Indicado a pacientes com IC avançada, com sintomas refratários, com tratamento clínico otimizado. Problemas com relação ao transplante cardíaco são a escassez de órgãos e a longa espera em fila, o que faz com que seja um tratamento para poucos pacientes (Tabelas 39.5 a 39.8).

Tabela 39.5. Indicações de transplante cardíaco

Classe I	• IC avançada e VO_2 de pico ≤ 12 mL/kg/min em pacientes em uso de betabloqueadores • IC avançada e VO_2 de pico ≤ 14 mL/kg/min em pacientes intolerantes a betabloqueadores • IC avançada dependente de drogas inotrópicas e/ou suporte circulatório e/ou ventilação mecânica • Arritmias ventriculares sintomáticas e refratárias ao manejo com fármacos, dispositivos elétricos e procedimentos de ablação • Classe funcional III ou IV persistente
Classe IIa	• IC refratária com VO_2 de pico ≤ 50% do previsto em paciente com idade < 50 anos • Doença coronariana com angina refratária sem possibilidade de revascularização
Classe IIb	• IC refratária e equivalente ventilatório de gás carbônico (VE/VCO_2) > 35 e VO_2 de pico ≤ 14 mL/kg/min e/ou teste cardiopulmonar submáximo (RER < 1,05) • IC refratária e VO_2 de pico ajustado para massa magra ≤ 19 mL/kg/min em pacientes com IMC > 30
Classe III	• Disfunção sistólica isolada • Prognóstico adverso estimado apenas por escores prognósticos ou VO_2 de pico isoladamente • IC CF II-IV sem otimização terapêutica

Tabela 39.6. Indicações de transplante cardíaco em situações especiais

Classe I	• IC avançada e cardiomiopatia restritiva
Classe IIa	• Tumores cardíacos com potencial de cura com o explante do coração • Amiloidose cardíaca relacionada à mutação da transtirretina (ATTR), sem perspectiva ou resposta a tratamentos específicos, associada ao transplante de fígado • IC avançada relacionada à amiloidose AL com contraindicação para terapia específica pelo envolvimento cardíaco, seguida de TMO
Classe IIb	• IC refratária em pacientes com infecções crônicas por HBV ou HCV, na ausência de sinais clínicos, radiológicos ou bioquímicos de cirrose, hipertensão portal ou carcinoma hepatocelular • IC refratária em pacientes HIV positivo sem história de infecções oportunistas, que estejam clinicamente estáveis, em uso de terapia antirretroviral combinada com carga viral indetectável e contagem de CD4 > 200 células/µL

Tabela 39.7. Contraindicações para o transplante cardíaco

Absolutas	• Estudo hemodinâmico demonstrando hipertensão pulmonar fixa (resistência vascular pulmonar fixa > 5 wood, mesmo após provas farmacológicas e descompressão com dispositivos de assistência ventricular por 6 meses) • Doença aterosclerótica cerebrovascular e/ou vascular periférica grave • Doença hepática ou pulmonar grave (avaliar transplante de múltiplos órgãos) • Incompatibilidade ABO ou na prova cruzada prospectiva entre receptor e doador • Doença psiquiátrica grave, dependência química e má aderência às recomendações da equipe
Relativas	• Idade maior que 70 anos. Pacientes selecionados podem ser considerados para transplante • Diabetes insulinodependente com lesões graves de órgão-alvo e/ou controle glicêmico inadequado (Hba1c > 7,5%) • Baixa expectativa de vida por outras comorbidades • IMC > 35 • Infecção sistêmica ativa; úlcera péptica em atividade • Embolia pulmonar há menos de 3 semanas (reavaliar pressão pulmonar após) • Neoplasia com risco de recorrência elevado ou incerto (depende da liberação do oncologista) • Insuficiência renal com clearance de creatinina < 30 mL/min. Avaliar transplante duplo (coração e rim)

Tabela 39.8. Exames para avaliação de inclusão na fila de transplante cardíaco

Imunocompatibilidade	• Tipagem sanguínea • Painel imunológico quando a tipagem HLA do doador estiver disponível, realizar crossmatch virtual e real
Avaliar gravidade da IC	• ECG de repouso; teste cardiopulmonar • Ecocardiograma • Cateterismo direito (avaliação da hemodinâmica pulmonar)
Avaliação funcional de múltiplos órgãos	• Bioquímica: ureia, creatinina, sódio, potássio, cálcio • Fósforo, magnésio • Hemograma completo • Urina tipo 1 e proteinúria de 24 h • TGO, TGP, GGT, fosfatase alcalina, bilirrubinas totais e frações, coagulograma • TSH, T_4 livre • Colesterol total, HDL, LDL, triglicérides, glicemia, ácido úrico • Radiografia de tórax, gasometria arterial, prova de função pulmonar • Ultrassonografia abdominal total • Exame oftalmológico (se diabético) • Exame odontológico • Doppler de carótidas (se necessário) • Protoparasitológico de fezes

Continua...

Tabela 39.8. Exames para avaliação de inclusão na fila de transplante cardíaco *(continuação)*

Sorologias	• HIV, hepatites C e B (AgHbs, Anti-Hbs, Anti-Hbc) • HTLV, CMV, toxoplasmose, EBV, varicela, sífilis, Chagas
Rastreamento de neoplasias	• Pesquisa de sangue oculto nas fezes (três amostras) ou colonoscopia (se maior que 50 anos) • Mamografia (> 40 anos ou a critério médico) • Colpocitologia oncótica (se ≥ 18 anos, sexualmente ativa, ou a critério médico) • PSA (homens > 45 anos ou a critério médico) • Alfafetoproteína, CEA
Avaliação multiprofissional	• Avaliação social, nutricional, psicológica e de enfermagem

Adaptado de: Bacal et al., 2016.

- Exames para o receptor convocado para o transplante: hemograma, sódio, potássio, ureia, creatinina, glicemia, coagulograma, teste de gravidez (se indicado), urina tipo 1, radiografia de tórax, prova cruzada virtual e real. Checar sorologias para CMV, toxoplasmose e sífilis, painel imunológico e presença de infecção. Se em uso de heparina de baixo peso molecular, suspendê-la idealmente 12 h antes do procedimento. Se em uso de varfarina, corrigir somente no ato cirúrgico – complexo concentrado protrombínico 50 U/kg ou plasma fresco congelado, 15 mL/kg.
- Complicações pós-transplante:
  - cardíacas: **a doença vascular do enxerto é a principal causa de morbidade e mortalidade tardia nos receptores de transplante de coração.** Cinecoronariografia após o primeiro ano de transplante, de acordo com protocolos de cada instituição, ainda é o padrão-ouro para o diagnóstico e a sua associação com ultrassom intracoronário (USIC) aumenta a sensibilidade e especificidade do método. **Como o coração é denervado, o paciente não sente dor.** Após evento isquêmico há uma piora importante do prognóstico (20% sobrevivem em 1 ano);
  - malignidade: as neoplasias têm uma maior incidência nos pacientes transplantados. Os tipos histológicos mais frequentes são neoplasia de pele e doenças linfoproliferativas. As neoplasias de órgãos sólidos também estão aumentadas e devem serem rastreadas;
  - infecção: comum infecção pelo CMV, principalmente em pacientes com perfil de risco (doador IGG positivo com receptor IGG negativo) e pelo *Pneumocystis jirovecii*;
  - **hipertensão: em 70%, como efeito colateral de ciclosporina e corticoide.** Tratamento como usual. O uso concomitante de diltiazem, verapamil e nicardipina pode aumentar a concentração de ciclosporina e tacrolimus;
  - insuficiência renal: ocorre em 50% dos casos. Ciclosporina e tacrolimus são nefrotóxicos;
  - osteoporose: associada ao uso de corticoides, sendo recomendado rastrear pré e pós transplante com densitometria óssea e tratamento com bifosfonados, reposição de cálcio e vitamina D.

■ Leitura sugerida

- Ayub-Ferreira SM, Souza Neto JD, Almeida DR, Biselli B, Avila MS, Colafranceschi AS, et al. Diretriz de Assistência Circulatória Mecânica da Sociedade Brasileira de Cardiologia. Arq Bras Cardiol. 2016;107(2Supl. 2):1-33.
- Bocchi EA, Marcondes BFG, Bacal F, et al. Sociedade Brasileira de Cardiologia. Atualização da Diretriz Brasileira de Insuficiência Cardíaca Crônica – 2012. Arq Bras Cardiol. 2012;98(1 suppl. 1):1-33.
- Brignole M. 2013 ESC Guidelines on cardiac pacing and cardiac resynchronization therap. Europace. 2013;15:1070-1118.
- Jones RH, Velazquez EJ, Michler RE, et al. Coronary bypass surgery with or without surgical ventricular reconstruction. N Engl J Med. 2009;360:1705.
- Kolh P, Windecker S, Alfonso F, et al. 2014 ESC/EACTS Guidelines on myocardial revascularization: the task force on myocardial revascularization of the European Society of Cardiology (ESC) and the European Association for Cardio-Thoracic Surgery (EACTS). Developed with the special contribution of the European Association of Percutaneous Cardiovascular Interventions (EAPCI). Eur J Cardiothorac Surg. 2014;46:517-92. doi: 10.1093/ejcts/ezu366.
- Kusumoto FM, Calkins H, BoehmerJ, et al. HRS/ACC/AHA Expert Consensus Statement on the Use of Implantable Cardioverter-Defibrillator Therapy in Patients Who Are Not Included or Not Well Represented in Clinical Trials. Journal of the American College of Cardiology. 2014;64:11.
- McCarthy PM. Surgical management of heart failure. In: Bonow RO, Mann DL, Zipes DP, et al. Braunwald's heart disease. 8th ed. Philadelphia: Elsevier Saunders; 2008. p. 665-83.
- Mehra MR, Canter CE, Hannan MM, et al. The 2016 International Society for Heart and Lung Transplantation listing criteria for heart transplantation: 10 year update. J Heart Lung Transplant. 2016 Jan 35(1):1-23.
- Tarasoutchi F, Montera MW, Ramos AIO, Sampaio RO, Rosa VEE, Accorsi TAD, et al. Atualização das Diretrizes Brasileiras de Valvopatias: Abordagem das Lesões Anatomicamente Importantes. Arq Bras Cardiol. 2017;109(6 Supl. 2):1-34.

capítulo 40

Tratamento da Insuficiência Cardíaca Descompensada

- Jefferson Luís Vieira • Fernando Côrtes Remísio Figuinha

Introdução

A insuficiência cardíaca descompensada (ICD) pode se apresentar como IC aguda *de novo* (sem diagnóstico prévio) ou IC crônica descompensada (exacerbação aguda de quadro crônico). A IC aguda ocorre sem sinais e sintomas prévios, sendo desencadeada por situações clínicas como infarto agudo do miocárdio, crise hipertensiva ou rotura de cordoalha mitral. A IC crônica descompensada é a apresentação clínica mais frequente de ICD e, geralmente, é desencadeada por transgressão terapêutica.

A ICD possui alta prevalência e grande impacto em morbidade e mortalidade. As taxas de mortalidade no ano seguinte a um episódio de ICD elevam-se de maneira significativa.

- É a principal causa de internação cardiovascular no Brasil. Quando a classe funcional (CF) da *New York Heart Association* (NYHA) é avançada, a mortalidade é maior em relação a grande parte das neoplasias malignas, como mama e colorretal nas mulheres ou próstata e bexiga nos homens.
- Cerca de metade dos casos de descompensação da IC crônica é secundária à dieta inadequada e/ou má aderência às medicações (Tabela 40.1).

Classificação de acordo com perfil hemodinâmico

- O diagnóstico do perfil clínico-hemodinâmico tem como objetivo definir as condições de congestão e perfusão nos pacientes com IC descompensada. A identificação do perfil clínico-hemodinâmico tem importância na determinação do manejo (*vide* a seguir), além de apresentar valor prognóstico.
- Pode-se classificar o paciente que se apresenta com IC descompensada em um dos quatro perfis demonstrados na Figura 40.1.

Tabela 40.1. Causas de descompensação da IC

- Dieta inadequada (24%)
- Má aderência aos tratamentos medicamentoso e não medicamentoso (24%)
- Uso de medicação inadequada (16%)
- Uso de anti-inflamatório não hormonal, corticoides, quimioterápicos cardiotóxicos
- Outras drogas: glitazonas, betabloqueadores, bloqueadores de canal de cálcio, metformina, hormônios tireoidianos, antidepressivos tricíclicos, digoxina, álcool/cocaína
- Gestação e anormalidades do parto
- Hipertensão arterial
- Infecção
- Anemia
- Arritmias
- TEP
- Isquemia miocárdica
- Tireotoxicose, diabetes e outras alterações hormonais e metabólicas
- DPOC
- Acidente vascular encefálico
- Cirurgias e complicações cirúrgicas

Tratamento da Insuficiência Cardíaca Descompensada

Tabela 40.2. Fatores de pior prognóstico na IC

- História: idade > 65 anos, várias internações hospitalares, má aderência ao tratamento, NYHA III ou IV, caquexia, síncope, apneia do sono, diabetes *mellitus*, depressão, parada cardiorrespiratória revertida, doença pulmonar associada, disfunção cognitiva
- Exame físico: má perfusão, congestão, taquicardia, presença de B3, "hipotensão" (PAS < 115 mmHg)
- Etiologia: chagásica, isquêmica
- Exercício: baixa tolerância ao exercício, VO₂ máximo baixo, diminuição da distância no teste da caminhada de 6 minutos
- Exames séricos: sódio plasmático < 130 mEq/L, níveis elevados de BNP, de troponina ou de citocinas. Ativação neuro-hormonal (noradrenalina). Hemoglobina < 11 g/dL. Creatinina > 2,75 mg/dL. Ureia > 92 mg/dL
- Alterações eletrofisiológicas: fibrilação atrial, arritmias complexas, bloqueio de ramo esquerdo (dissincronia), onda T alternante, QT longo, redução da variabilidade de frequência cardíaca (FC)
- Exames de imagem: cardiomegalia acentuada, dilatação progressiva de ventrículo esquerdo (VE), FE < 30%, disfunção de ventrículo direito, insuficiência mitral ou tricúspide, padrão restritivo
- Hemodinâmica: redução de débito cardíaco, elevação de pressões pulmonares, do gradiente transpulmonar e da resistência vascular sistêmica

Perfil clínico-hemodinâmico

A	Quente e seco: perfusão periférica adequada sem congestão pulmonar e/ou sistêmica
B	Quente e úmido: perfusão periférica adequada com congestão pulmonar e/ou sistêmica
C	Frio e úmido: má perfusão periférica com congestão pulmonar e/ou sistêmica
L	Frio e seco: má perfusão periférica, sem congestão pulmonar e/ou sistêmica

Sinais de congestão	Sinais de má perfusão
• Ortopneia	• Redução da pressão de pulso
• Elevação da pressão venosa jugular	• Extremidades frias
• Edema	• Sonolência
• Hepatomegalia	• Piora da função renal
• Refluxo hepatojugular	• *Pulsus alternans*
• Ascite	• Hipotensão sintomática*
• Estertores crepitantes em bases pulmonares	
• Presença de B3	

* Hipotensão não é sinônimo de hipoperfusão mas, geralmente, as condições estão associadas.

- O tratamento pode ser guiado a partir dessa classificação, como mostrado na Figura 40.3 ao final do capítulo.

		Sinais de congestão	
		NÃO	SIM
Sinais de má perfusão	NÃO	A	B
	SIM	L	C

Figura 40.1. Classificação de acordo com o perfil clínico-hemodinâmico nos pacientes com IC.

Tratamento medicamentoso

- O tratamento tem como objetivo reduzir e "acomodar" o volume excedente de fluidos, além de aumentar a contratilidade, reduzindo assim a pré-carga e a pós-carga (Figura 40.2).
- Na IC aguda existe, habitualmente, congestão pulmonar sem congestão sistêmica. Portanto, não está indicado o uso de altas doses de diuréticos, mas sim o tratamento da causa primária da descompensação (p. ex., vasodilatador na crise hipertensiva ou reperfusão coronariana no infarto).
- Na IC crônica descompensada geralmente há hipervolemia evidente, com congestão pulmonar e sistêmica. Assim, além de tratar a causa da descompensação, o manejo com diuréticos é fundamental.

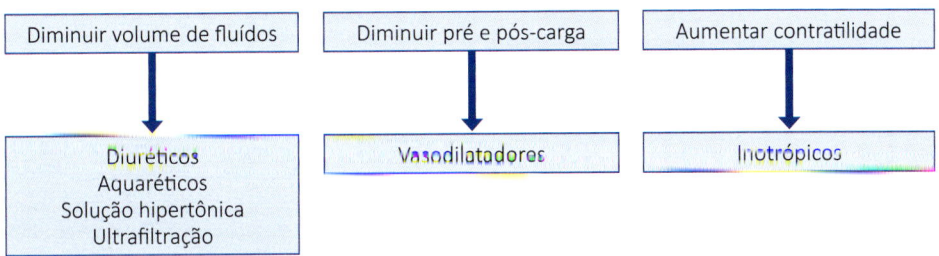

Figura 40.2. **Tratamento medicamentoso na IC descompensada.**

Diuréticos e outras medidas para reduzir hipervolemia

Diuréticos

- Primeira linha no tratamento da IC descompensada e principal medicação nos casos de pacientes crônicos agudizados, já que esse perfil de paciente costuma ser hipervolêmico (Tabela 40.3).
- Diuréticos de alça intravenosos são os mais indicados. A biodisponibilidade da furosemida oral varia entre 10 e 90%, com redução da absorção quando há edema importante das alças intestinais. A combinação de diurético de alça, tiazídico e antagonista da aldosterona pode promover o bloqueio sequencial do néfron, potencializando o efeito diurético, antagonizando a hipertrofia do túbulo distal e prevenindo a hipocalemia.
- A infusão contínua de furosemida é uma opção terapêutica nos casos refratários ao *bolus* intermitente, mas não há evidência de superioridade entre os métodos no tratamento da ICD. Deve-se ter cuidado com o efeito ototóxico no caso de altas doses.
- Dose:
  - Retenção de fluidos leve a moderada: recomenda-se o tratamento com furosemida intravenosa em doses iniciais equivalentes à dose oral habitual do paciente ou dose inicial de 20 a 40 mg, IV.
  - Retenção de fluidos grave: a dose máxima de furosemida intravenosa depende da resposta do paciente, levando em consideração efeitos adversos como a espoliação de eletrólitos, desidratação, piora da função renal e ototoxicidade, mas doses superiores a 600 mg/dia são raramente indicadas.
  - Furosemida para infusão contínua: diluição de dez ampolas de furosemida em 80 mL de SF a 0,9% (2 mg/mL) ou infusão pura (10 mg/mL), sem diluição.

Ajuste da diureticoterapia	
Diureticoterapia inicial	Progredir dose para atingir diurese de 3-5 L/dia
Diureticoterapia entre 24-48 h	Considerar alternativas* para atingir diurese de 3-5 L/dia
Diureticoterapia após 72 h	Considerar CAP e UF para remoção de 3-5 L/dia

Dose atual	Dose recomendada	
Furosemida (mg/dia)	Furosemida	Tiazídico[†]
< 80	40 mg *bolus* IV + 5 mg/h	0
81-160	80 mg *bolus* IV + 10 mg/h	Meia dose
161-240	80 mg *bolus* IV + 20 mg/h	Dose cheia
> 240	80 mg *bolus* IV + 30 mg/h	Dose cheia

CAP: cateter de artéria pulmonar (Swan Ganz); UF: terapia de ultrafiltração extracorpórea.
*Ver texto sobre alternativas farmacológicas para a hipervolemia refratária;
[†]No AVOID-HF foi utilizada a metolazona, indisponível no Brasil.

Adaptada de: Costanzo MR, et al., 2016.

- Se refratário: adicionar hidroclorotiazida 50 a 100 mg, via oral (VO), ou espironolactona 25 a 50 mg, VO.
- Se ainda permanecer refratário: avaliar início de dobutamina ou dopamina. Opção: ultrafiltração (retirada de fluido isotônico – estudo UNLOAD).
- Pela Diretriz brasileira, considerados classe I: uso de diurético intravenoso em pacientes com IC aguda e sintomas congestivos; a associação de diurético tiazídico se mantiver sinais de hipervolemia e a associação de espironolactona se FE < 35%, CF III-IV e potássio sérico < 5,0 mEq/dL.

Solução hipertônica

- Considerado pela diretriz classe IIb o uso de solução hipertônica em pacientes hiponatrêmicos refratários às medidas iniciais.
- Estudos mostram que o método é seguro e pode estar relacionado a uma melhora clínica e à prevenção de insuficiência renal.
- Uso: solução salina hipertônica – 150 mL de NaCl a 1,4 a 4,6% (dependendo do sódio sérico do paciente), com infusão por veia periférica duas vezes ao dia, em 1 hora, associada a altas doses de furosemida (500 a 1.000 mg por dia).

Antagonistas da vasopressina

- Os antagonistas da vasopressina, como a tolvaptana, são aquaréticos indisponíveis no Brasil que estão indicados para o tratamento da hiponatremia, acompanhada de hiper ou euvolemia, e podem reduzir a sobrecarga de volume, sem benefício sobre mortalidade ou hospitalizações.

Vasodilatadores

Nitroglicerina

- Potente venodilatador, com pouco efeito vasodilatador arteriolar. Promove vasodilatação coronariana. Reduz regurgitação mitral. Opção para pacientes de maior gravidade, nos quais se opta por uso de vasodilatador intravenoso no lugar do vasodilatador por via oral.
- Limitações: cefaleia (em até 20%), desenvolvimento de resistência e tolerância.
- Dose: início 10 a 20 µg/min, aumentando até 200 µg/min.

Nitroprussiato

- Potente vasodilatador arterial e venoso. Rápido início de ação (60 a 90 segundos). Reduz a regurgitação mitral.
- Limitações: pode causar roubo de fluxo coronariano. Efeito rebote no caso de suspensão abrupta. Pode desenvolver toxicidade por cianeto, podendo causar náuseas, desorientação e convulsão.
- Dose: início 0,5 µg/kg/min, aumentando até 10 µg/kg/min.
- Considerado pela Diretriz brasileira classe I no tratamento da IC aguda associado à emergência hipertensiva sem evidências de isquemia miocárdica aguda.
- Modo de preparo da solução: diluir uma ampola (50 mg/2 mL) em 248 mL de SG a 5%. Não esquecer de usar equipo fotoprotegido.

Nesiritida

- É um peptídeo natriurético humano recombinante. Promove vasodilatação e aumento de excreção de sódio e água.
- Estudos mostraram melhora rápida dos sintomas congestivos, sem efeito pró-arrítmico mas, além de não reduzir mortalidade ou hospitalizações, está associado a maiores taxas de hipotensão sintomática e piora da função renal.
- Nas Diretrizes brasileira e americana é considerado classe IIb seu uso para IC aguda sem hipotensão.
- Dose: bolus de 2 µg/kg (evitar no caso de hipotensão), manutenção de 0,015 a 0,030 µg/kg/min.

Inotrópicos

Dobutamina

- Inotrópico com ação beta-adrenérgica.
- Vantagens: início rápido de ação, elevação de PA e DC, fácil ajuste de dose, sem interferência na taxa de filtração glomerular (TFG).
- Desvantagens: taquifilaxia, dificuldade para desmame, aumento do consumo de O_2, pode ter sua eficácia reduzida caso haja uso prévio ou associado de betabloqueador.
- Considerado classe I no caso de choque cardiogênico para suporte hemodinâmico, independentemente da etiologia da cardiomiopatia.
- Dose: 2 a 20 µg/kg/min. Concentração máxima da diluição de 5 mg/mL. Infundir por veia de grosso calibre ou acesso central.

Milrinona

- É um inibidor da fosfodiesterase cardíaca tipo III.
- Vantagens: elevação do índice cardíaco (IC), redução da resistência vascular pulmonar (RVP) e pressão capilar pulmonar (PCP), não necessita de titulação, eficaz no caso de uso prévio ou associado de betabloqueador.
- Desvantagens: hipotensão, corrige de acordo com TFG, maior custo, evitar uso em isquêmicos.
- Considerada pela Diretriz brasileira classe IIa para pacientes com sinais de baixo débito, sem choque cardiogênico, de etiologia não isquêmica, em uso de betabloqueador; ou como opção à dobutamina, para suporte hemodinâmico em pacientes em fila de espera para transplante cardíaco em prioridade.
- Um fator limitante ao uso dessa droga é o fato de poder causar hipotensão.
- Dose: bolus de 25 a 75 µg/kg em 10 a 20 min [evitar se pressão arterial sistólica (PAS) < 110 mmHg], manutenção de 0,375 a 0,75 µg/kg/min.
- Modo de preparo: uma ampola com 20 mL (1 mg por mL) + SF a 0,9% ou SG a 5% 80 mL, concentração 2 mg/mL. Dose de manutenção inicial para adulto de aproximadamente 70 kg é de 8 mL/h.
- Não deve ser administrado na mesma via que a furosemida devido à possibilidade de interação com formação de precipitado.

Levosimendana

- Tem efeito misto, atuando como inibidor da fosfodiesterase cardíaca tipo III e sensibilizador do cálcio – aumenta a sensibilidade da troponina-C ao cálcio citoplasmático.
- Vantagens: menor consumo de O_2, aumenta o índice cardíaco, reduz RVP e PCP, sem necessidade de titulação, eficaz no caso de uso de betabloqueador, uso por 24 h e duração de efeito por aproximadamente 7 dias.
- Desvantagens: não deve ser usada se PAS < 90 mmHg, hipotensão; não usar se TFG < 30; maior custo.
- Considerada classe IIa para pacientes com sinais de baixo débito, sem choque cardiogênico, em uso de betabloqueador, e classe IIb, em sua associação para tentativa de desmame de dobutamina.
- Dose: bolus de 12 µg/kg em 10 min (opcional de acordo com a Diretriz europeia de IC mas, na prática, não é recomendado por grande parte dos especialistas, principalmente se PAS < 110 mmHg); manutenção de 0,05 a 0,2 µg/kg/min.

Outras medidas

- Quando possível, iniciar dieta com restrição hidrossalina (pacientes em CF III ou IV, congestos e, principalmente, se hiponatrêmicos).
- Profilaxia para tromboembolismo venoso.

Manutenção ou início de betabloqueador

- Em virtude da importância desse medicamento no tratamento clínico da IC, serão mostradas algumas recomendações quanto ao seu uso em pacientes com IC aguda.
- É recomendação classe I: a pacientes que não faziam uso, iniciar o betabloqueador assim que possível, após compensação clínica, ainda durante a internação. No caso de uso crônico, suspender somente se o paciente estiver em choque cardiogênico, reintroduzindo 50% da dose assim que possível. Se houver sinais de baixo débito (perfil "frio"), mas sem necessidade de vasopressores ou de doses elevadas de inotrópicos, é discutível manter 50% da dose.

Critérios para alta hospitalar

- Fator desencadeante determinado e, se possível, corrigido.
- Sem sinais significativos de hipervolemia.
- Capacidade de deambular (para avaliar capacidade funcional após terapia).
- Uso somente de medicações para via oral por pelo menos 24 h (diuréticos, vasodilatadores, inotrópicos).
- Educação do paciente e da família sobre recomendações e cuidados pós-alta.
- Prescrição de medicamentos otimizada [inibidores da enzima de conversão da angiotensina (IECA), betabloqueadores, espironolactona].
- Consulta de reavaliação ambulatorial agendada (idealmente em 7 a 10 dias).

Exemplo de prescrição – IC perfil C

Paciente do sexo masculino, 70 anos, vem ao serviço de emergência médica do hospital local por quadro de dispneia aos menores esforços há 2 semanas, progredindo para o repouso há 2 dias. Refere ainda ortopneia e edema bilateral até as coxas. Tem antecedente de hipertensão arterial há cerca de 20 anos e diagnóstico de insuficiência cardíaca. Vinha em uso de carvedilol 25 mg, duas vezes ao dia, enalapril 20 mg, duas vezes ao dia, furosemida 40 mg, uma vez ao dia e espironolactona 25 mg, uma vez ao dia. Ao exame físico apresentava estertores crepitantes até ápices pulmonares bilateralmente, sopro sistólico em foco mitral 2+/6+, estase jugular presente e edema de membros inferiores 4+/4+. PA 94 x 76 mmHg, FC 88 bpm, SatO$_2$ 86% em ar ambiente, tempo de enchimento capilar lentificado (5 segundos), com extremidades frias. O ecocardiograma evidenciou aumento das cavidades cardíacas, fração de ejeção de 35%, regurgitação mitral secundária a dilatação ventricular e PSAP 52 mmHg. A radiografia torácica evidenciou aumento da área cardíaca e congestão pulmonar com infiltrado intersticial difuso. Feita hipótese de insuficiência cardíaca descompensada perfil C – frio e úmido e iniciado tratamento conforme prescrição a seguir.

Exemplo de prescrição – Insuficiência cardíaca descompensada perfil C

1. Jejum VO, até segunda ordem.
2. Dobutamina, duas ampolas (250 mg/amp) + SF 0 a 9%, 210 mL – iniciar 5 μg/kg/min ou milrinona, uma ampola (20 mg/amp) + SF 0 a 9%, 80 mL – iniciar 0,375 μg/kg/min.
3. Medidas para congestão pulmonar:
   - furosemida 40 mg, IV, agora e a critério médico;
   - morfina 2 mg, IV, ACM;
   - nitratos – nitroglicerina ou nitroprussiato, IV, com cuidado com hipotensão arterial;
   - oxigenoterapia e ventilação não invasiva com pressão positiva (CPAP/BIPAP).
4. Carvedilol 12,5 mg, VO, duas vezes ao dia, dependendo da evolução inicial.
5. Espironolactona 25 mg, VO, uma vez ao dia.
6. Solicitar exames gerais e investigar causa de descompensação: ureia, creatinina, sódio, potássio, hemograma completo, enzimas hepáticas, urina tipo 1, radiografia de tórax, eletrocardiograma, marcadores cardíacos, hormônios tireoidianos. Avaliar aderência às medicações e demais medidas para IC (como restrição hidrossalina).
7. Heparina não fracionada 5.000 UI, SC, de 8/8 h, ou enoxaparina 40 mg, SC, uma vez ao dia.
8. Monitoração cardíaca. Vaga na unidade de terapia intensiva (UTI).

Exemplo de prescrição – IC perfil B

Paciente do sexo masculino, 56 anos, procura serviço médico com quadro de dispneia aos esforços com piora recente, associada a edema de membros inferiores e ortopneia. Diagnóstico prévio de miocardiopatia dilatada idiopática com fração de ejeção de 30%. Em uso domiciliar de carvedilol 25 mg, duas vezes ao dia, enalapril 20 mg, duas vezes ao dia, espironolactona 25 mg, uma vez ao dia, e furosemida 40 mg, uma vez ao dia. Ao exame físico, estertores crepitantes em bases pulmonares, saturação de O$_2$ a 94% em ar ambiente, pressão arterial 150 × 80 mmHg, frequência cardíaca de 72 bpm. Boa perfusão periférica. Edema de membros inferiores 2+/4+. Iniciado tratamento para IC perfil B, conforme prescrição a seguir.

Exemplo de prescrição – Insuficiência cardíaca descompensada perfil B

1. Jejum VO até segunda ordem.
2. Captopril 50 mg, VO, agora.
3. Furosemida 40 mg, IV, agora.
4. Solicitar exames gerais e investigar causa de descompensação: ureia, creatinina, sódio, potássio, hemograma completo, enzimas hepáticas, urina tipo 1, radiografia de tórax, eletrocardiograma, marcadores cardíacos, hormônios tireoidianos. Avaliar aderência às medicações e demais medidas para IC (como restrição hidrossalina).
5. Monitoração cardíaca.
6. Reavaliação após 1 e 2 horas.

Tratamento da Insuficiência Cardíaca Descompensada

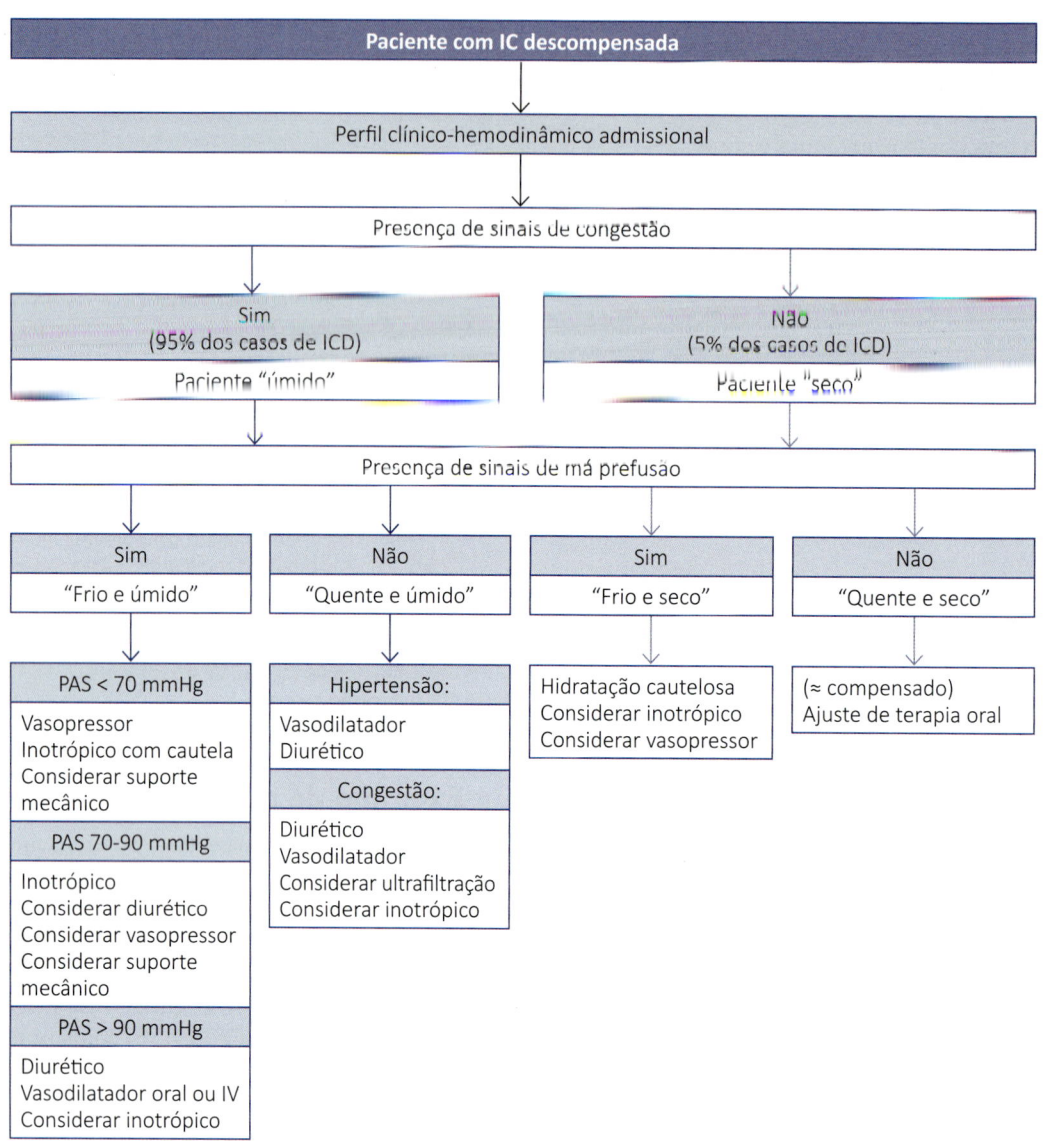

Figura 40.3. Fluxograma de tratamento da ICD de acordo com o perfil clínico-hemodinâmico admissional.

■ Leitura sugerida

- Costanzo MR, Negoianu D, Jaski BE, Bart BA, Heywood JT, Anand IS, et al. Aquapheresis Versus Intravenous Diuretics and Hospitalizations for Heart Failure. JACC Heart Fail. 2016;4(2):95-105.
- Mamas MA, Sperrin M, Watson MC, Coutts A, Wilde K, Burton C, et al. Do patients have worse outcomes in heart failure than in cancer? A primary care-based cohort study with 10-year follow-up in Scotland. European Journal of Heart Failure. 2017;19(9):1095-1104. DOI: 10.1002/ejhf.822
- Mangini S, Pires PV, Braga FGM, Bacal F. Insuficiência cardíaca descompensada. Einstein (São Paulo). 2013;11(3):383-391.
- Diretriz Brasileira de Insuficiência Cardíaca Crônica e Aguda. Arq Bras Cardiol. 2018; 111(3):436-539.
- Ponikowski P, Voors AA, Anker SD, Bueno H, Cleland JG, Coats AJ, et al. 2016 ESC Guidelines for the diagnosis and treatment of acute and chronic heart failure: The Task Force for the diagnosis and treatment of acute and chronic heart failure of the European Society of Cardiology (ESC)Developed with the special contribution of the Heart Failure Association (HFA) of the ESC. Eur Heart J. 2016;37(27):2129-2200. doi: 10.1093/eurheartj/ehw128. Epub 2016 May 20.
- Yancy CW, Jessup M, Bozkurt B, Butler J, Casey DE, Colvin MM, et al. 2017 ACC/AHA/HFSA Focused Update of the 2013 ACCF/AHA Guideline for the Management of Heart Failure: A Report of the American College of Cardiology/American Heart Association Task Force on Clinical Practice Guidelines and the Heart Failure Society of America. Circulation. 2017 Aug 8;136(6):e137-e161. doi: 10.1161/CIR.0000000000000509. Epub 2017 Apr 28.

capítulo 41

Choque Cardiogênico

• Jefferson Luís Vieira • Eduardo Cavalcanti Lapa Santos • André Gustavo Santos Lima • Fabio Mastrocola

Introdução

- O choque cardiogênico é uma síndrome caracterizada por hipoperfusão tecidual sistêmica secundária à disfunção cardíaca, na ausência de hipovolemia.
- Cerca de 5 a 10% dos casos de infarto agudo do miocárdio (IAM) são complicados por choque cardiogênico. Historicamente, a taxa de mortalidade do choque cardiogênico pós-IAM era de até 90%, mas levantamentos recentes mostram uma redução significativa dessa taxa para 40 a 50%. Isso se deve a terapias como angioplastia primária e uso de fibrinolíticos, além do uso do balão intra-aórtico (BIA), promovendo redução no tamanho da área isquêmica.

Etiologia

Causas de choque cardiogênico

- Infarto agudo do miocárdio (IAM) extenso (etiologia mais comum).
- Complicações mecânicas do infarto (rotura de cordoalha mitral, comunicação interventricular, rotura de parede livre de ventrículo esquerdo [VE]).
- Miocardite aguda.
- Síndrome de Takotsubo.
- Miocardiopatia periparto.
- Dissecção de aorta complicada com insuficiência aórtica aguda.
- Intoxicação exógena por agentes cardiotóxicos.
- Disfunção/rejeição do enxerto cardíaco.
- Síndrome pós-cardiotomia.
- Disfunção ventricular direita pós-implante de dispositivos de assistência circulatória mecânica esquerda.
- Bloqueio atrioventricular total ou outros distúrbios avançados da condução atrioventricular.
- Taquiarritmias/taquicardiomiopatia.
- Baixo débito crônico de insuficiência cardíaca terminal.

- No IAM, geralmente há necessidade de comprometimento maior que 40% da massa total do VE para que ocorra choque cardiogênico. Por esse motivo a coronária mais comumente envolvida é a descendente anterior.
- Pacientes com choque cardiogênico após IAM sempre devem ser avaliados para a presença de complicações mecânicas do infarto. O exame mais prático para tal fim é o ecocardiograma.

Quadro clínico

- A maior parte dos pacientes apresenta sinais de hipoperfusão associados a sinais de congestão (Tabela 41.1).

Tabela 41.1. Sinais de choque cardiogênico

Sinais de congestão	Sinais de má perfusão/baixo débito
• Dispneia aos esforços/Dispneia paroxística noturna • Taquipneia • Ortopneia • Elevação da pressão venosa jugular • Edema agudo pulmonar e de membros inferiores • Hepatomegalia • Refluxo hepatojugular • Ascite • Estertores crepitantes pulmonares • Galope de 3ª bulha acessória	• Redução da pressão de pulso • Extremidades frias e cianóticas • Sudorese • Confusão mental/sonolência • Agitação psicomotora • Redução da diurese/piora da função renal • Pulsus alternans • Hipotensão sintomática* • Enchimento capilar maior que 3 segundos • Pressão de pulso inferior a 25 mmHg (vide a seguir)

* Hipotensão não é sinônimo de hipoperfusão mas, geralmente, as condições estão associadas (vide a seguir).

- Até 25% dos casos podem manifestar apenas sinais de hipoperfusão com ausência de congestão pulmonar.

Nesses casos, sempre questionar a presença de tamponamento cardíaco e de infarto de VD.

> **Dica: IAM de parede inferior e choque cardiogênico**
>
> O infarto de ventrículo direito (VD) deve ser afastado em todo paciente com quadro de choque cardiogênico associado a IAM inferior, especialmente na ausência de estertores crepitantes pulmonares pois, se não houver disfunção de VE associada, a disfunção isolada do VD "poupa" o pulmão.
> - O diagnóstico é baseado em sinais clínicos, eletrocardiográficos, hemodinâmicos e ecográficos.
> - O tratamento objetiva a reversão do estado de baixo débito cardíaco (DC), atuando na normalização da pré-carga, redução da pós-carga, melhora da contratilidade e reperfusão precoce do VD.
>   - A normalização da pré-carga, em geral com expansão volêmica agressiva, tem o objetivo de garantir pressões de enchimento direitas adequadas para melhorar o desempenho do VD através do mecanismo de Frank-Starling.
>   - Se o choque cardiogênico persistir após a otimização da pressão diastólica final do VD, a terapia inotrópica deve ser considerada.
>   - Devem ser evitadas medidas que reduzam o enchimento do VD, como diuréticos e nitratos, exceto em casos associados com hipertensão arterial e/ou congestão pulmonar.
>   - Na disfunção de VD pode haver dilatação ventricular e desvio do septo em direção ao VE, comprometendo o enchimento de ambos os ventrículos, especialmente do esquerdo. O evento final é a redução do DC, da pressão arterial (PA) e da pressão de perfusão coronariana. Nesses casos, está autorizada a redução da pós-carga do VE com agentes vasodilatadores e/ou inotrópicos. O suporte com balão intra-aórtico pode ser indicado.
>   - No infarto de VD a angioplastia primária está associada a melhores resultados que a terapia trombolítica.
>   - Arritmias, como fibrilação e *flutter* atrial, devem ser tratadas com cardioversão elétrica sincronizada ao menor sinal de choque cardiogênico. Casos de bloqueio atrioventricular total devem ser avaliados para implante de marca-passo atrioventricular visando à restauração do sincronismo atrioventricular.
>
> Outras causas que devem ser investigadas no choque cardiogênico associado a IAM inferior são complicações mecânicas, como comunicação interventricular, insuficiência mitral aguda e rotura de parede ventricular, ou presença de disfunção contrátil preexistente.

- Medicações e dispositivos também podem camuflar sinais clínicos, como no caso do uso crônico de beta-bloqueador ou de pacientes dependentes de marca-passo definitivo, que não manifestam taquicardia.
- Presença de distensão jugular importante sugere aumento exagerado da pré-carga cardíaca e elevações de pressão de enchimento.
- Nos casos de choque cardiogênico em pacientes sem insuficiência cardíaca prévia existe, habitualmente, congestão pulmonar por aumento súbito das pressões de enchimento associada a vasoconstrição arterial e venosa periférica, com ausência de congestão sistêmica.
- Os casos de choque cardiogênico por insuficiência cardíaca crônica descompensada podem apresentar pulmões sem estertores crepitantes, mesmo em situações de congestão e elevadas pressões de enchimento. Esse fenômeno é explicado por mecanismos compensatórios crônicos do sistema linfático pulmonar.
- Cianose de extremidades pode refletir baixo DC e aumento importante da resistência vascular periférica.

> **Dica: aplicação clínica da pressão de pulso no choque**
>
> A pressão de pulso (PP), que vem a ser a diferença entre a PA sistólica (PAS) e a diastólica (PAD), é determinada pela interação entre o DC, a rigidez arterial e a reflexão da onda de pulso. Por exemplo, se um indivíduo tem uma PA de repouso de 120/80 mm Hg, sua PP é 40 mmHg.
> - Em indivíduos com mais de 50 anos, tanto o aumento da PAS quanto da PP reflete, indiretamente, rigidez arterial e alterações na reflexão da onda de pulso, servindo como preditores de risco cardiovascular.
> - No choque distributivo ou circulatório, caracterizado por inadequado fornecimento e extração de oxigênio na presença de extrema vasodilatação, os pacientes encontram-se com a pele quente, taquicardia e PP aumentada devido à PAD muito baixa.
> - No choque hipovolêmico uma PP inferior a 25% da PAS indica diminuição do volume sistólico e aumento na resistência vascular periférica. Já uma PP extremamente baixa, inferior a 25 mmHg, reflete falta de reserva contrátil e baixo DC, sendo indicativa de insuficiência cardíaca grave ou choque cardiogênico.
> - O achado paradoxal de uma PP baixa em idosos com hipertensão ou aterosclerose sugere fortemente que o DC esteja reduzido, pois a rigidez arterial costuma estar aumentada nesses pacientes.

- A hipotensão arterial sistêmica é um aspecto importante na caracterização da síndrome do choque cardiogênico. Valores de corte mais comumente utilizados para definição de hipotensão nesse contexto são PAS < 90 mmHg ou, conforme alguns autores, PAS < 80 mmHg.

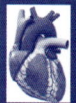

> **É obrigatório ter hipotensão para ser choque cardiogênico?**
>
> Não. Existe um grupo de indivíduos com disfunção ventricular severa e choque que não preenchem o critério de hipotensão, mas que apresentam sinais de hipoperfusão decorrentes da disfunção miocárdica, sendo caracterizados como portadores de choque cardiogênico oculto. Essa situação ocorre frequentemente em infartos extensos de parede anterior e confere uma elevada mortalidade hospitalar, porém menor que a do choque cardiogênico clássico.

Portanto, o diagnóstico da síndrome de choque cardiogênico pode ser realizado em pacientes com sinais de hipoperfusão tecidual associados à PA sistólica > 90 mmHg em algumas situações, a saber:
1. quando são necessárias medicações e/ou dispositivos para manter parâmetros hemodinâmicos dentro da normalidade;
2. na presença de hipoperfusão sistêmica associada a baixo DC com PA preservada devido à vasoconstrição;
3. na queda de ≥ 30 mmHg da PA sistêmica média em pacientes previamente hipertensos.

Diagnóstico

- O diagnóstico de choque cardiogênico é feito por meio de história clínica e exame físico detalhados, associados a parâmetros hemodinâmicos e metabólicos. O ecocardiograma permite o diagnóstico diferencial etiológico, incluindo valvopatias, miopericardiopatias e doenças do VD.
- A monitoração hemodinâmica deve incluir medidas invasivas da PA sistêmica, da pressão venosa central (PVC), podendo-se utilizar o cateter de artéria pulmonar (CAP) que trará inúmeras informações importantes, mas que atualmente é menos utilizado devido a maneiras menos invasivas de avaliação dos parâmetros hemodinâmicos. O conjunto de dados obtidos na monitoração hemodinâmica e laboratorial pode ser agrupado em parâmetros de macro- e micro-hemodinâmica global. O conhecimento das relações fisiológicas entre a microcirculação, perfusão e oxigenação é fundamental para o entendimento de diversos aspectos da monitoração hemodinâmica.
- A análise interligada de vários parâmetros hemodinâmicos parece ser mais adequada no manejo de qualquer tipo de choque do que a aplicação isolada de apenas uma variável (Tabelas 41.2 e 41.3).

Tabela 41.3. **Parâmetros da monitoração hemodinâmica**

Parâmetro	Valores normais
Saturação arterial de oxigênio (SaO$_2$)	95 a 100%
Saturação venosa de oxigênio (SvO$_2$)	65 a 70%
Pressão arterial média (PAM)	70 a 105 mmHg
Pressão venosa central (PVC)	2 a 6 mmHg
Pressão sistólica da artéria pulmonar (PSAP)	15 a 30 mmHg
Pressão média da artéria pulmonar (PAPm)	9 a 18 mmHg
Pressão de artéria pulmonar ocluída (PAPO)	6 a 12 mmHg
Débito cardíaco (DC)	4 a 8 L/min
Índice cardíaco (IC)	2,5 a 4,0 L/min/m^2
Resistência vascular sistêmica (RVS)	800 a 1.200 dyn s/cm^5
Excesso de base	-2 a +2
Lactato arterial	0,9 a 1,6 mmol/L
Diferença venoarterial de gás carbônico (ΔPCO$_2$)	2 a 5 mmHg

Tabela 41.2. **Critérios diagnósticos de choque cardiogênico**

Parâmetro		Killip-Kimball e Forrester	SHOCK *Trial*	IABP-SHOCK II *Trial*
Clínico		PAS < 90 mmHg	PAS < 90 mmHg ≥ 30 min	PAS < 90 mmHg ≥ 30 min
		Oligúria	PAS ≥ 90 mmHg à custa de suporte hemodinâmico	PAS ≥ 90 mmHg à custa de catecolaminas
		Cianose		Congestão pulmonar
		Diaforese	Hipoperfusão orgânica (extremidades frias, oligúria e FC ≥ 60 bpm)	Hipoperfusão orgânica (alteração do estado mental, extremidades frias e oligúria)
		Congestão pulmonar		
Hemodinâmico		PAPO > 18 mmHg	PAPO ≥ 15 mmHg	
		IC < 2,2 L/min/m^2	IC < 2,2 L/min/m^2	
Laboratorial				Lactato > 2,0 mmol/L

IC: índice cardíaco, FC: frequência cardíaca, PAPO: pressão de artéria pulmonar ocluída, PAS: pressão arterial sistólica, SHOCK: estudo Early Revascularization in Acute Myocardial Infarction Complicated by Cardiogenic Shock, IABP-SHOCK II: estudo Intraaortic Balloon Support for Myocardial Infarction with Cardiogenic Shock.

Choque Cardiogênico

Macro-hemodinâmica

Parâmetros: pressão arterial, perfusão periférica/tempo de enchimento capilar, diurese, pressão venosa central, débito cardíaco, índice cardíaco, resistência vascular sistêmica, pressão de artéria pulmonar ocluída.

- O CAP, também conhecido como cateter de Swan-Ganz, foi introduzido na prática clínica a partir da década de 1970 e baseia-se na introdução de um cateter venoso com um balonete distal guiado pelo fluxo sanguíneo até a artéria pulmonar. O uso do CAP para o diagnóstico e seguimento do choque cardiogênico é controverso. Um estudo clínico, randomizado e multicêntrico, o ESCAPE Trial, avaliou 433 pacientes com insuficiência cardíaca grave e comparou um grupo com estratégia guiada pelo CAP e outro guiado apenas pelos dados clínicos. A mortalidade ao final de 30 dias e após 6 meses não foi diferente entre os dois grupos. Essa neutralidade sugere que o CAP não deva ser indicado rotineiramente para o diagnóstico de insuficiência cardíaca refratária, mas é seguro e pode ser útil em casos individualizados, principalmente na distinção entre choque cardiogênico e não cardiogênico em pacientes complexos, sépticos ou com doença pulmonar associada.

- As medidas de pressão disponíveis do CAP são a PVC, PA pulmonar sistólica e diastólica e a pressão de artéria pulmonar ocluída (PAPO). A PAPO é obtida com a insuflação do balonete distal do CAP e, quando não há insuficiência mitral significativa, é uma estimativa da pressão do átrio esquerdo e da pressão diastólica final do VE, refletindo a pré-carga ventricular. O DC é obtido pelo princípio da termodiluição, no qual um diluente frio é administrado em *bolus* na via proximal do CAP e um termistor, localizado na ponta do cateter, detecta a diferença de temperatura do sangue e calcula o débito de forma intermitente. Para permitir a comparação do DC entre diferentes indivíduos, costuma-se dividir o DC pela superfície corpórea em metros quadrados, para se obter o índice cardíaco (IC).

- Muitos estudos clínicos utilizam parâmetros obtidos pelo CAP para definição e diagnóstico de choque cardiogênico, com valores muitas vezes discordantes. É razoável considerar como valores discriminatórios de choque cardiogênico o IC ≤ 2,2 L/min/m² para os pacientes com algum suporte circulatório (inotrópico, vasopressor ou dispositivo circulatório) e o IC ≤ 1,8 L/min/m² para aqueles sem suporte.

- O CAP também pode ajudar no diagnóstico de complicações mecânicas do IAM:

Ruptura do septo interventricular	SaO_2 na artéria pulmonar ≥ 10% em relação ao átrio direito
Insuficiência mitral aguda	Onda V gigante, com PAPO 10 mmHg acima de seu valor médio
Ruptura da parede livre do VE	Equalização de pressões direitas e esquerdas, por tamponamento cardíaco

DICA: Como avaliar o índice cardíaco pelo exame físico?

A literatura é escassa sobre a confiabilidade do exame físico na determinação de um baixo IC.

- A pressão percentual de pulso, obtida através da equação (PAS – PAD) / PAS, quando < 25% sugere um IC < 2,2 L/min/m² e está associada a níveis mais elevados de peptídeos natriuréticos e maior mortalidade.

No ESCAPE Trial, a avaliação global de perfusão inadequada (perfil clínico-hemodinâmico "frio" – vide Capítulo 40) foi associada a um IC inferior a 2,3 L/min/m², reforçando a importância da classificação clínico-hemodinâmica dicotômica ("quente" ou "fria"), a fim de estratificar pacientes de acordo com a perfusão.

Micro-hemodinâmica

Parâmetros: saturação venosa central de oxigênio, lactato arterial, excesso de bases, diferença venoarterial de gás carbônico, capnometria tecidual.

- Alterações primárias da macro-hemodinâmica global podem ser parcialmente compensadas por ajustes regionais da microcirculação, preservando a oxigenação de "tecidos nobres" enquanto não atinge valores críticos. Por exemplo, a queda na oferta global de oxigênio quando o DC cai pode ser compensada pelo aumento da taxa de extração de oxigênio pelos diversos tecidos.

- A saturação venosa central de oxigênio (SVO_2) reflete o total de sangue oxigenado que retorna para o coração direito, ou seja, o balanço de oferta e consumo de oxigênio em nível sistêmico. Quando o consumo estiver aumentado e o conteúdo de oxigênio for normal, uma SVO_2 baixa expressa maior extração de oxigênio do leito arterial para suprir a demanda aumentada.

- O desequilíbrio entre a oferta e o consumo de oxigênio favorece o metabolismo anaeróbico e resulta em acidose lática. O lactato sérico é produzido a partir do metabolismo celular intermediário da glicose, sendo um marcador de estresse metabólico. Nas primeiras horas das doenças agudas com repercussão hemodinâmica, a hiperlactatemia sugere que a demanda de oxigênio não foi atendida. No choque séptico, por exemplo, a depuração do lactato > 10% após medidas de resgate está associada a melhor prognóstico e redução da mortalidade.

- A instalação da acidose também pode ser identificada pelo excesso de base (EB) obtido na gasometria arterial, e pelas diferenças arteriovenosa de oxigênio (CAV) e venoarterial de gás carbônico (ΔPCO_2). Na presença de função renal normal, a ocorrência de EB progressivamente negativo é decorrente de hipoperfusão tissular e metabolismo anaeróbico. O consumo de O_2 é produto do DC pela CAV e, em condições fisiológicas, não é dependente da oferta de O_2. No entanto, à medida que a oferta diminui a níveis críticos, o consumo é mantido à custa de maior taxa de extração de O_2 até um determinado limite, que é marcado pelo surgimento de acidose lática. Finalmente, como a produção de CO_2 é proporcional à taxa metabólica e tem grande difusão tecidual, os valores comparativos guardam estreita relação com a perfusão sanguínea, independente do metabolismo. Desta forma, se as diferenças venoarterial ou tecido-arterial de CO_2 estiverem elevadas, o motivo predominante é hipoperfusão.

- Do ponto de vista laboratorial, alterações no EB (valores mais negativos), aumento do lactato arterial, da CAV e da ΔPCO_2, bem como redução da SVO_2, acompanham a queda do DC.

- O ecocardiograma tem um espaço importante no manejo do choque cardiogênico. Além de avaliar de modo não invasivo parâmetros como DC e PAPO de forma confiável (vide Capítulo 47 – Ecocardiografia), o exame ainda ajuda a diagnosticar com precisão as complicações mecânicas do IAM.

- Nos últimos anos, sistemas de monitoração hemodinâmica minimamente invasivos baseados na análise do contorno do pulso arterial têm sido introduzidos como uma alternativa aos riscos do CAP. O registro contínuo e em tempo real do DC é realizado através de algoritmos complexos, sendo necessária a punção de uma linha arterial e de um acesso venoso central. Alguns destes sistemas, como o PiCCO, LiDCO e o VolumeView/EV1000, exigem calibração, enquanto outros, como o Flotrac/Vigileo, baseiam-se em sistemas antropométricos (Figura 41.1). Além de parâmetros como DC e RVS, alguns desses monitores também fornecem a variação de volume sistólico (VVS). A VVS é um indicador de resposta da pré-carga, ou seja, aponta em que posição na curva de Frank-Starling o doente se encontra. O VVS normal é de 10 a 15% em ventilação mecânica controlada e quando < 12% significa que o paciente se encontra na porção mais à direita da curva de Frank-Starling e, portanto, não responderá ao volume. Vale ressaltar que a presença de arritmias e do BIA pode reduzir a acurácia desses sistemas.

■ Tratamento

- O choque cardiogênico é uma emergência que requer intervenção imediata. Todos os pacientes necessitam de acesso venoso, oxigenoterapia e monitoração cardíaca. A obtenção de um acesso venoso central, além de facilitar a ressuscitação volêmica e proporcionar acesso para múltiplas infusões, permite a monitoração invasiva da PVC (Figura 41.2 e Tabela 41.4). Quadros de hipovolemia, acidose metabólica e arritmias podem colaborar para a manutenção do estado de choque e devem ser corrigidos.

- No choque cardiogênico refratário os dispositivos de assistência circulatória mecânica (DACM) temporários (p. ex., ECMO, Tandem Heart, Impella, Centrimag, EXCOR) podem ser empregados principalmente em pacientes com complicações após IAM, episódios de síndrome de baixo débito cardíaco associados a cirurgia cardíaca, em casos de miocardites fulminantes ou IC descompensada refratária com sinais de baixo débito. Os DACM podem servir como ponte para recuperação da função ventricular, para um dispositivo de longa permanência ou ainda para o transplante. Dentre as contraindicações aos DACM, devemos considerar situações clínicas que limitem a expectativa de vida, individualizando a decisão.

- O balão intra-aórtico (BIA) utiliza o princípio de contrapulsação idealizado inicialmente por Harken, em 1958. O BIA é composto basicamente de um console e de um cateter-balão de poliuretano, insuflado com gás hélio e acoplado em série com o coração. A contrapulsação aórtica aumenta a pressão diastólica na raiz da aorta, resultando em melhor perfusão coronariana, redução da pós-carga e **acréscimo aproximado de 15% no DC**. A efetividade do BIA deve ser avaliada a partir da melhora de parâmetros de micro-hemodinâmica e perfusão tecidual. A não melhora dessas variáveis em um período de horas justifica o escalonamento para outros dispositivos mais invasivos. Devido aos achados controversos no estudo IABP-SHOCK II, a Sociedade Europeia não recomenda o uso rotineiro do BIA no choque cardiogênico pós-IAM.

- A oxigenação por membrana extracorpórea (ECMO) é um suporte mecânico invasivo temporário idealizado para fornecer suporte cardiopulmonar parcial ou total para pacientes com choque cardiogênico (tipo venoarterial) e/ou insuficiência respiratória aguda (tipo venovenosa). A ECMO é uma tecnologia de rápida instalação,

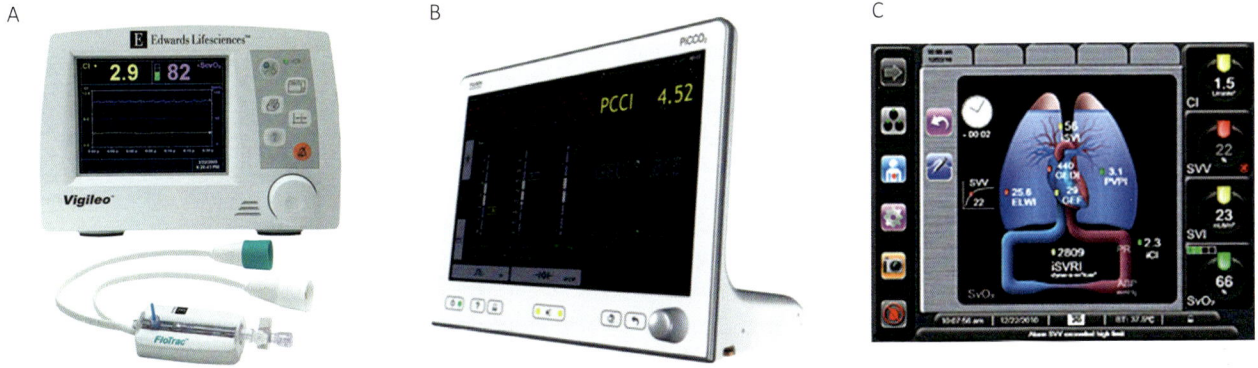

Figura 41.1. **Monitoração hemodinâmica minimamente invasiva: A. Monitor Vigileo e cateter Flotrac. B. PICCO. C. EV1000.**

Choque Cardiogênico

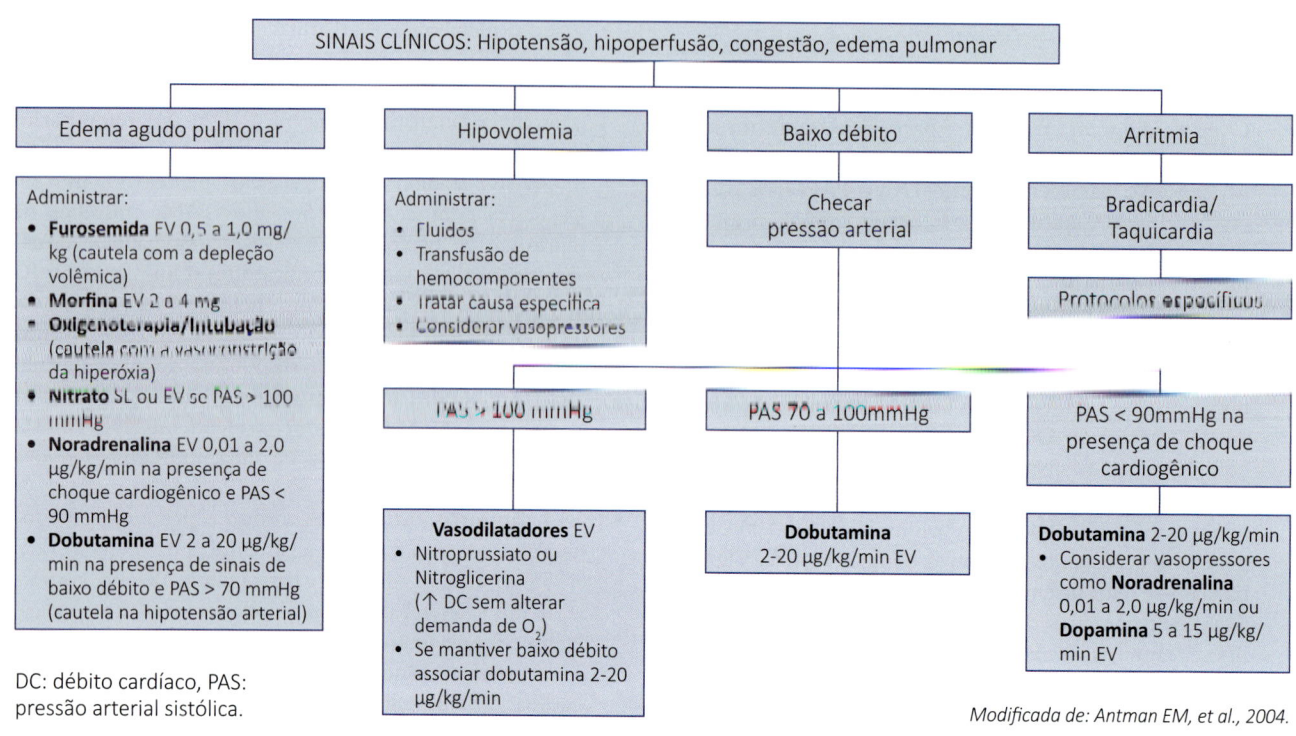

Figura 41.2. **Organograma do tratamento medicamentoso do choque cardiogênico.**

Tabela 41.4. **Mecanismos de ação, dosagens e efeitos das drogas usadas no choque cardiogênico**

Droga	Mecanismo	Dose	Efeitos			
			PA	FC	DC	RVS
Dobutamina	β-agonista (β1 > β2)	2 a 20 µg/kg/min	↓↑–	↑	↑↑	↓–
Milrinone	Inibidor da fosfodiesterase	0,375 a 0,75 µg/kg/min	↓↓	↑↑	↑↑	↓↓
Levosimendana	Sensibilizador de cálcio	*Bolus* 12 µg/kg, manutenção 0,05 a 0,2 µg/kg/min	↓↓	↑–	↑↑	↓↓
Dopamina	Dose β	2,5 até 10 µg/kg/min	↑	↑	↑↑	–/↓
	Dose α	10 até 20 µg/kg/min	↑↑	↑↑	↑	↑↑
Noradrenalina	β e α-agonista (α > β1 > β2)	0,01 a 2,0 µg/kg/min (dependendo da referência a dose máxima pode chegar a 3,3 µg/kg/min)	↑↑	↑	↓↑	↑↑
Adrenalina	β e α-agonista (β1 = α > β2)	0,1 a 2 µg/kg/min	↑↑	↑	↑↑	↑
Nitroglicerina	Vasodilatador	Início 10 a 20 µg/min, aumentando até 200 µg/min	↓↓	↑	↑	↓
Nitroprussiato de sódio	Vasodilatador	Início 0,5 µg/kg/min, aumentando até 10 µg/kg/min	↓↓↓	↑	↑↑	↓↓↓

DC: débito cardíaco, FC: frequência cardíaca, PA: pressão arterial, RVS: resistência vascular sistêmica.

aplicável à maioria dos pacientes, e que rapidamente reverte a falência circulatória e/ou anóxia.
- Outros DACM temporários disponíveis em alguns serviços no Brasil são o Tandem Heart e o Impella, de implante percutâneo, e o Centrimag e o EXCOR, de implante cirúrgico por toracotomia (Figura 41.3).

Medidas específicas

- Como a principal causa de choque cardiogênico é o infarto agudo do miocárdio, a abordagem fundamental é a rápida terapia de reperfusão miocárdica, por angioplastia ou via abordagem cirúrgica.

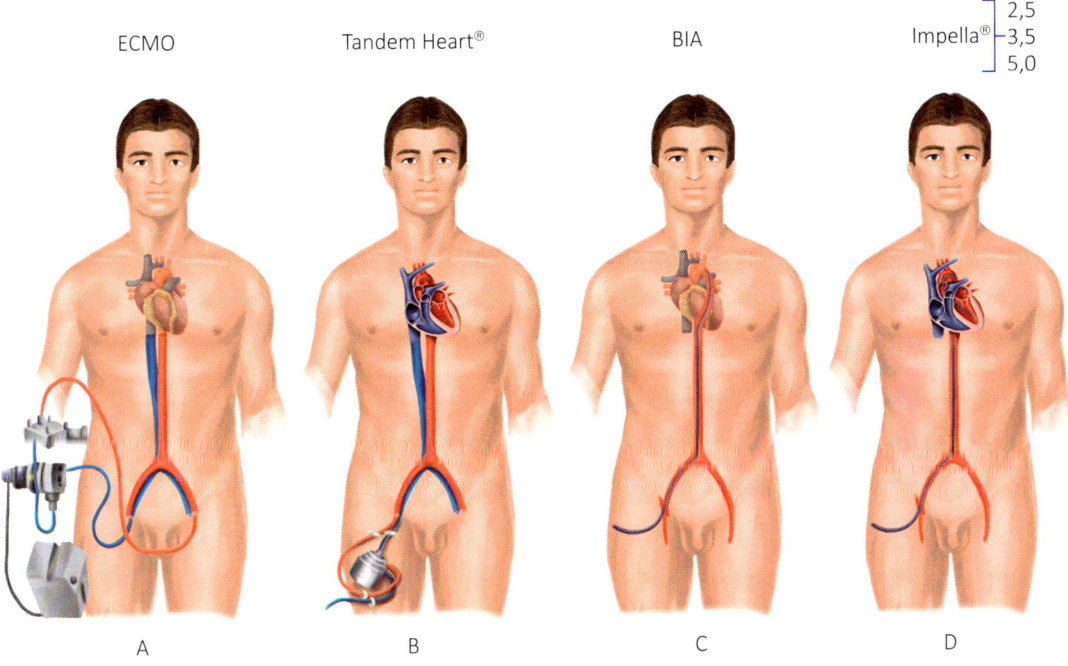

Figura 41.3. Dispositivos de assistência ventricular: ECMO (A), Tadem Heart (B), balão intra-aórtico (C) e Impella (D). Adaptada de: Thiele et al., 2015.

- Essa medida foi bem estabelecida no estudo SHOCK. Nele, pacientes com idade inferior a 75 anos que se encontravam em até 36 horas do início do IAM e em até 18 horas do início do choque cardiogênico se beneficiaram da terapia de reperfusão miocárdica, com aumento da sobrevida em 13% após um ano de seguimento, além de expressivo NNT = 8. Nesse estudo, não houve diferença de mortalidade no subgrupo de pacientes com idade maior que 75 anos.
- A escolha entre angioplastia percutânea e cirurgia de revascularização miocárdica ainda é um tema controverso na vigência de choque cardiogênico. A cirurgia mostrou-se como melhor opção nos casos com complicações mecânicas (comunicação interventricular, insuficiência mitral aguda e rotura de parede livre de VE), quando há contraindicação ao tratamento percutâneo e na falha da angioplastia nos casos de IAM com supra de ST.
- Em centros onde não há serviço de angiografia de emergência, é recomendada a transferência do paciente para locais com disponibilidade do procedimento com objetivo de revascularização percutânea ou cirúrgica, independentemente do tempo de atraso (a angioplastia primária no choque cardiogênico é superior ao fibrinolítico). Entretanto, quando o tempo previsto para realizar a abertura da artéria for superior a 120 minutos, administrar o fibrinolítico e encaminhar o mais rápido possível para realização da cinecoronariografia, mesmo que apresente critérios de reperfusão no ECG. A terapia fibrinolítica no choque cardiogênico é indicada nas primeiras 24 horas do IAM (após 12 horas o benefício é bem menor), àqueles pacientes sem contraindicações e nos quais a revascularização mecânica (percutânea ou cirúrgica) não é factível em razão da anatomia, técnica ou falta de disponibilidade do serviço de hemodinâmica.
- Até 80% dos pacientes com choque cardiogênico por IAM têm doença multiarterial. Atualmente, as Diretrizes europeias e americanas, de maneira geral, recomendam o tratamento de todas as lesões significativas neste cenário, em vez de tratar somente a lesão culpada. O racional é que, em tese, o tratamento de todas as lesões melhoraria a perfusão miocárdica global e, consequentemente, a função cardíaca. Entretanto, em 2017 o estudo multicêntrico Culprit-Shock, que comparou as duas estratégias em 706 pacientes multiarteriais admitidos em choque por IAM, demonstrou que o tratamento de todas as lesões severas foi associado a maior risco de morte ou insuficiência renal aguda com necessidade de hemodiálise. Dessa forma, o Culprit-Shock deve mudar as próximas diretrizes, com a indicação de revascularização isolada do vaso culpado no choque cardiogênico por IAM, deixando para um segundo momento a decisão sobre a revascularização ou não das demais lesões.
- Quando agentes fibrinolíticos são utilizados, podemos associar drogas vasoativas e/ou BIA na tentativa de melhorar a pressão de perfusão coronária, já que a fibrinólise é relativamente pouco efetiva quando administrada a pacientes hipotensos.

- Nos casos de choque cardiogênico por IAM, usar ácido acetilsalicílico (AAS) e heparina de forma rotineira (vide Capítulos 19 e 20 – Síndrome coronariana aguda com supra de ST e Complicações mecânicas do IAM).
- A dupla antiagregação plaquetária somente deve ser prescrita após a realização do cateterismo e descartada a possibilidade de realização de procedimento de revascularização cirúrgica, pois dos pacientes randomizados para tratamento de reperfusão no SHOCK Trial, 37% foram submetidos à cirurgia de revascularização miocárdica.
- Quanto ao diagnóstico diferencial de choque cardiogênico, devem se destacar tromboembolismo pulmonar, tamponamento cardíaco e IAM de VD, pois esses diagnósticos apresentam características hemodinâmicas e tratamentos específicos.
- Betabloqueadores e antagonistas dos canais de cálcio não devem ser utilizados em pacientes em choque cardiogênico por causa do efeito inotrópico negativo.

Caso clínico

Paciente do sexo masculino, 57 anos, vem trazido por familiares ao serviço de emergência médica por quadro de dor precordial opressiva acompanhada de mal-estar e pré-síncope, iniciado há 11 horas, já tendo sido atendido em outro serviço de emergência e manejado com analgesia composta por dipirona e cetoprofeno IV. Tem antecedente de hipertensão arterial e dislipidemia em uso irregular de medicamentos. Na admissão encontrava-se em mau estado geral, pálido, diaforético, confuso, dispneico com crepitações difusas bilaterais, ritmo cardíaco regular com B3, sem sopro, hipotenso (PA = 78 × 66 mmHg), FC = 112 bpm e com má perfusão periférica (TEC > 3 segundos).

O eletrocardiograma revelou IAM com supradesnível do segmento ST anterior extenso (V1 a V6, DI e aVL, com BRD associado), tendo sido administrados AAS 300 mg, ticagrelor 180 mg, heparina não fracionada endovenosa 7.000 UI e iniciada dobutamina 5 µg/kg/min. Foi encaminhado rapidamente para o laboratório de hemodinâmica com hipótese de choque cardiogênico por IAM anterior extenso. Como paciente congesto, confuso, foi optado por IOT e passagem de acesso central pela veia femoral, sendo necessária a associação de noradrenalina. A angiocoronariografia evidenciou oclusão proximal da artéria descendente anterior, tronco da coronária esquerda sem lesões, circunflexa com lesão de 70% no terço médio e coronária direita sem lesões. Foi realizada a angioplastia da descendente anterior que apresentava trombos, fluxo final TIMI III, optado por não mexer na circunflexa neste momento (baseado no estudo Culprit Shock), sendo colocado balão intra-aórtico (BIA) na sala de hemodinâmica. Evoluiu na UTI com manutenção da hipotensão e aumento progressivo do lactato sérico apesar de BIA com funcionamento adequado, dobutamina 20 µg/kg/min, aumento progressivo da noradrenalina e ecocardiograma sem complicações mecânicas. Optado por chamar a equipe de cirurgia cardíaca para avaliar a passagem de dispositivo de assistência circulatória mecânica de curta permanência (como por exemplo a ECMO venoarterial).

Leitura sugerida

- Ayub-Ferreira SM, Souza Neto JD, Almeida DR, Biselli B, Avila MS, Colafranceschi AS, et al. Diretriz de Assistência Circulatória Mecânica da Sociedade Brasileira de Cardiologia. Arq Bras Cardiol 2016; 107(2Supl.2):1-33.
- Bernoche C, Kopel L, Geisler LN, et al. Atualização no manejo clínico do choque cardiogênico. Rev Soc Cardiol Estado de São Paulo. 2016;26(1):14-20.
- Forrester JS, Diamano G, Chatterjee K, et al. Medical therapy of acute myocardial infarction by application of hemodynamic subsets. N Engl J Med. 1976;295:1356-404.
- Hochman JS, Sleeper LA, Webb JG, Sanborn TA, White HD, Talley JD, et al. Early revascularization in acute myocardial infarction complicated by cardiogenic shock. SHOCK Investigators. Should we emergently revascularize occluded coronaries for cardiogenic shock. N Engl J Med. 1999;341(9):625-34.
- Diretriz Brasileira de Insuficiência Cardíaca Crônica e Aguda. Arq Bras Cardiol. 2018; 111(3):436-539.
- Thiele H, Akin I, Sandri M, Fuernau G, Waha S, Meyer-Saraei R, et al. PCI Strategies in Patients with Acute Myocardial Infarction and Cardiogenic Shock. N Engl J Med. 2017;377(25):2419-32.
- Thiele H, Zeymer U, Neumann FJ, Ferenc M, Olbrich HG, Hausleiter J, et al. Intraaortic balloon support for myocardial infarction with cardiogenic shock. N Engl J Med. 2012;367(14):1287-96.
- Thiele H, Zeymer U, Neumann F-J, et al. Intra-aortic balloon counterpulsation in acute myocardial infarction complicated by cardiogenic shock (IABP-SHOCK II): final 12 month results of a randomised, open-label trial. Lancet. 2013;382:1638-1645.

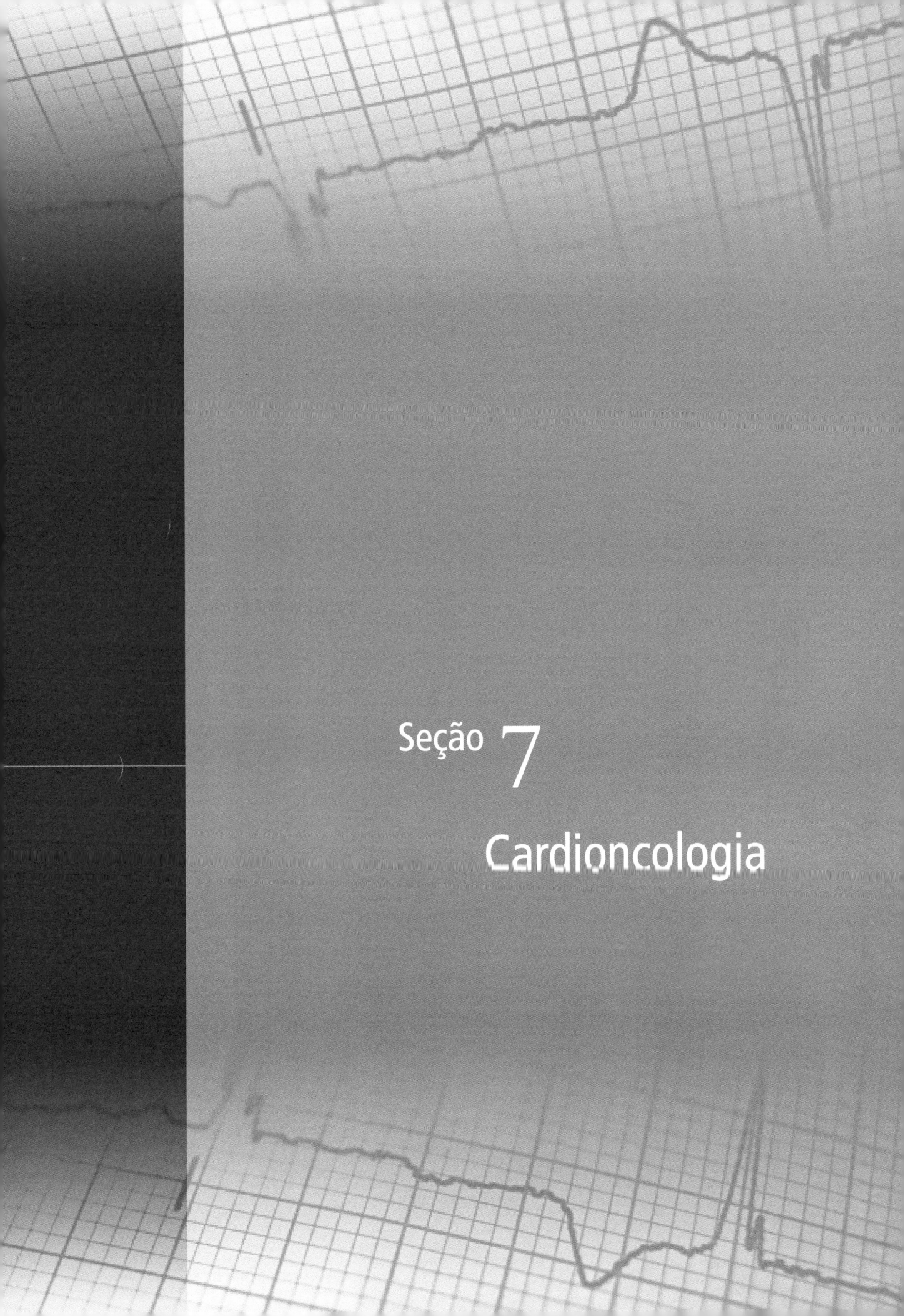

capítulo 42

Cardiomiopatia Secundária à Quimioterapia

• Juliana Corrêa de Oliveira • Mônica Samuel Avila Grinberg

■ Introdução

- As doenças cardíacas e neoplásicas são as principais causas de mortalidade geral nas populações brasileira e americana. A Insuficiência cardíaca (IC) afeta cerca de 26 milhões de pessoas em todo o mundo. Somente nos EUA é esperado que até 2030 mais de 8 milhões de pessoas apresentem essa condição. Na América do Sul, a incidência de IC, de acordo com um único estudo populacional, é de 199 casos por 100.000 pessoas-ano. Quanto às neoplasias, estima-se 23,6 milhões de novos casos de câncer em todo o mundo a cada ano até 2030.
- O diagnóstico precoce e novos tratamentos para muitos tipos de câncer resultaram em um aumento da sobrevida na população oncológica e um maior tempo de exposição aos fatores de risco para doenças cardiovasculares (DCV). Neste contexto, os benefícios da quimioterapia podem ser parcialmente ofuscados pelos efeitos colaterais dos medicamentos usados, destacando-se a cardiopatia secundária a quimioterapia que pode, até mesmo, levar à interrupção do tratamento, interferindo no manejo ideal do câncer.
- A incidência global de insuficiência cardíaca (IC) induzida pela terapia do câncer depende de múltiplos fatores, incluindo o tipo de terapia utilizada e sua duração e o intervalo do tratamento. Foi relatado como sendo de 10% em sobreviventes de câncer, progredindo para IC em estágio terminal em 0,5% a 2,5%.
- Diversos outros eventos adversos cardiovasculares podem ser associados ao tratamento quimioterápico, que serão abordados em outro capítulo
- O interesse mútuo em fornecer cuidados ideais para sobreviventes de câncer criou uma crescente interação entre cardiologistas e oncologistas para atuar na monitorização, tratamento e prevenção dos pacientes submetidos ao uso de quimioterápicos, construindo uma equipe de especialistas em cardio-oncologia.

■ Definição

- A definição de cardiotoxicidade ainda não é universal e apresenta grande divergência entre as várias definições publicadas.
- As definições mais aceitas atualmente são as das Sociedades Americana e Europeia de Ecocardiografia que definem a cardiotoxicidade como redução maior que 10 pontos percentuais na fração de ejeção do ventrículo esquerdo (FEVE) para um valor absoluto de FEVE <53% e a definição da Sociedade Europeia de Cardiologia que estabelece como **diagnóstico o declínio na FEVE >10 pontos em relação ao basal e para um valor absoluto de FEVE <50%.**

> **Dica**
>
> Aqui fica aquela eterna confusão se os pontos referidos acima são de valores percentuais ou absolutos. Exemplo: minha paciente apresentava uma fração de ejeção de 60% antes da quimioterapia. Após 1 mês do tratamento repito o exame e a fração de ejeção caiu para 48%. Isso fecha critério para cardiotoxicidade? Sim. Houve uma queda de 12 pontos absolutos. Sempre se guiar em pontos absolutos em relação à fração de ejeção.

- Em pacientes com FEVE 50-54% em uma faixa limítrofe são necessários utilizar outros marcadores independentes de disfunção do VE, por exemplo: sintomas, *strain* longitudinal global (GLS) e elevação de biomarcadores cardíacos para caracterizar disfunção cardíaca.
- De acordo com o tempo de aparecimento, a cardiotoxicidade pode ser classificada em três tipos: aguda ou

Cardiomiopatia Secundária à Quimioterapia

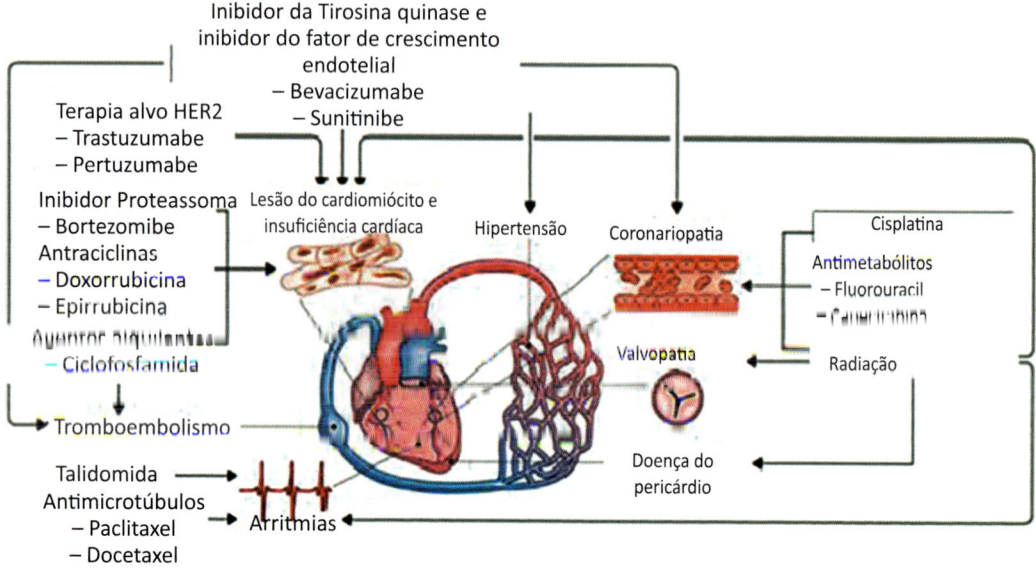

Figura 42.1. Principais efeitos cardiotóxicos dos agentes quimioterápicos. Adaptado de Nhola FL and Villarraga HR. Rationale dor Cardio-Oncology Units. Rev Esp Cardiol 2017 Jul;70(7):583-589.

subaguda, ocorrendo desde o início até 14 dias após a quimioterapia; ou crônica, que pode ser precoce, dentro de um ano após o término do tratamento ou tardia após 1 ano do término do tratamento oncológico.

- É possível ainda classificar a cardiotoxicidade conforme o mecanismo de lesão celular envolvido, porém essa classificação é bastante controversa já que a cardiotoxicidade por quimioterápicos nem sempre segue um padrão evolutivo estabelecido. Divide-se o dano cardíaco em **tipo I (lesão estrutural cardíaca irreversível – como antraciclinas e ciclofosfamida) e tipo II (dano funcional reversível, sem lesão estrutural relacionada – como trastuzumabe)**.
- A principal classe de agentes quimioterápicos relacionadas à disfunção ventricular são as antraciclinas (ANT). Sua cardiotoxicidade está relacionada à dose cumulativa, especialmente com doses acima de 400 mg/m² de superfície corpórea, porém prejuízo na função diastólica

Tabela 42.1. Agentes quimioterápicos associados a cardiotoxicidade

Terapias contra o câncer conhecidas por causar disfunção ventricular esquerda e insuficiência cardíaca.	
Tratamento do câncer	**Incidência**
Quimioterapia com antraciclina Menor dose, exemplo, câncer de mama (até 240 mg/m²) Dose média, exemplo, linfoma ABVD/R-CHOP = 300 mg/m² Maior dose, exemplo, sarcoma = 450 mg/m²	Geral – 5-30% 2-5% 5-30% 10-30%
Terapias dirigidas a HER2, por exemplo, trastuzumabe, pertuzumabe, T-DM1, lapatinibe	5-15%
VEGF TKIs, por exemplo, axitinibe, lenvatinibe, pazopanibe, regorafanibe, sorafenibe, sunitinibe, cabozantanibe e vendatinibe	9-10%
BCr-ABl TKIs como, ponatinibe*, nilotinibe*, dasatinibe*, bosutinibe, imatinibe	Medicamentos de alto risco*: 5-15% Medicamentos de baixo risco: 0,5-4%
Inibidores de proteassoma, por exemplo, carfilzomibe*, ixazomibe, bortezomibe	Medicamentos de alto risco* 10-15% Medicamentos de baixo risco 2-4%
Inibidores do *checkpoint* imunológico	Incidência verdadeira desconhecida
Radiação ao coração	RT mediastinal em doses mais altas: 5-10% RT de mama esquerda em dose mais baixa: 2-4%

Drogas de alto risco em cada categoria. Adaptado do E-Journal of Cardiology Practice – Diagnosis and treatment of left ventricular dysfunction and heart failure in cancer patients. Vol. 16, N° 40 - 27 Feb 2019.

Cardiomiopatia Secundária à Quimioterapia

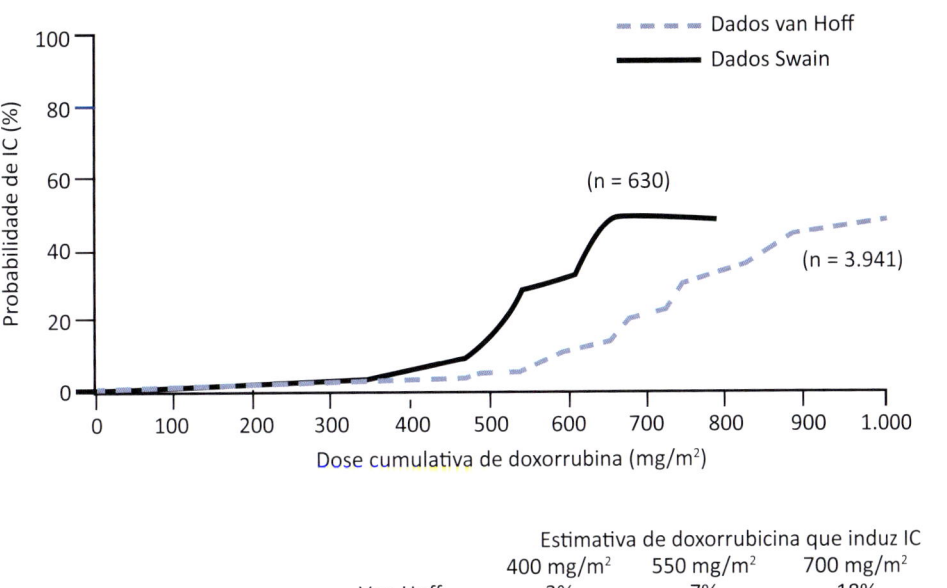

Figura 42.2. Relação da probabilidade de insuficiência cardíaca de acordo com a dose cumulativa da doxorrubicina. Adaptado de Wouters KA et al. British Journal of Haematology, 2005, 131, 561-578.

foi observado com dose cumulativa de apenas 120 mg/m². No caso da doxorrubicina, a incidência de IC é de 5% quando atingido dose cumulativa de 400 mg/m².

Fisiopatologia

- Anteriormente, a hipótese mais aceita para cardiomiopatia induzida por antraciclina era a do estresse oxidativo, com formação de espécies reativas de oxigênio (ROS) e peroxidação lipídica da membrana celular dos cardiomiócitos. As antraciclinas também formam complexos com ferro e geram radicais livres de oxigênio.
- Recentemente, a topoisomerase (Top) 2β foi revelada como o mediador chave da cardiotoxicidade induzida pela antraciclina. O Top2β é uma enzima regulatória do DNA e sua inibição durante o tratamento quimioterápico pode levar à quebra das fitas duplas do DNA, à disfunção mitocondrial e à liberação de espécies reativas de oxigênio, culminando na morte do cardiomiócito.
- Embora o Top2β seja o principal mediador da cardiomiopatia induzida pela antraciclina, outros genes também podem ter influência. A acumulação de ferro pode amplificar a resposta de ROS à exposição à antraciclina.
- O mecanismo da cardiotoxicidade induzida por drogas anti-HER2, como o trastuzumabe ainda não é bem

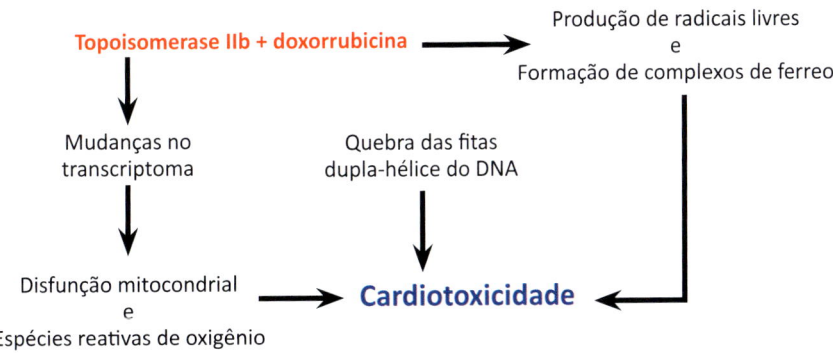

Figura 42.3. Fisiopatologia da cardiotoxicidade – adaptado livro *Clinical Cardio-oncology*.

capítulo 42

Cardiomiopatia Secundária à Quimioterapia

Tabela 42.2. Fatores de risco para desenvolvimento de cardiotoxicidade por antraciclinas

- Sexo feminino
- Extremos de idade: menores que 18 anos e acima de 65 anos
- Antecedentes como hipertensão arterial, doença cardiovascular pré-existente, diabetes melito, obesidade e fatores genéticos
- Insuficiência renal
- Radioterapia no mediastino concomitante ou prévia
- Dose cumulativa de antraciclinas elevada
- Tipo de antraciclina administrada (lipossomal é menos cardiotóxica)
- Alterações genéticas, como trissomia do 21 e hemocromatose
- Associação com outros tratamentos quimioterápicos principalmente o trastuzumabe

esclarecido, mas admite-se que em parte deva-se ao bloqueio do receptor HER2. A disfunção cardíaca, quando ocorre, é causada devido a alteração na sinalização entre o receptor HER2 e os fatores de crescimento comprometendo o crescimento normal do miócito, sua sobrevida e homeostase.

> **Dica**
> A cardiotoxicidade relacionada com o trastuzumabe é mais frequentemente manifestada por uma diminuição assintomática na fração de ejeção do ventrículo esquerdo (FEVE), normalmente seu efeito é transitório e reversível ao suspender a droga.

Tabela 42.3. Fatores de risco para cardiotoxicidade associada ao trastuzumabe

- Uso prévio ou concomitante de antraciclinas
- Função ventricular limítrofe
- Hipertensão arterial pré-existente
- Doença cardíaca prévia
- Idade > 50 anos

■ Avaliação da cardiotoxicidade

- A avaliação de risco de cardiotoxicidade deve ser realizada no início e durante o tratamento oncológico e deve incluir anamnese, exame físico, avaliação basal da função cardíaca, podendo-se adicionar a dosagem dos biomarcadores cardíacos. Entretanto, não existe um algoritmo padronizado de método e rotina para a constatação da cardiotoxicidade.
- Diversos parâmetros podem ser utilizados para avaliar a função ventricular, todos com suas vantagens e limitações, como descritos na tabela. **O mais importante é manter sempre o mesmo método de avaliação antes, durante e após o término do tratamento quimioterápico.**
- A FEVE é um preditor de eventos cardíacos durante o tratamento quimioterápico, entretanto, **a FEVE é um marcador pouco sensível, pois quando ocorre a redução da FEVE sabe-se que já existe um dano instalado na célula cardíaca**. Por isso, novas ferramentas têm sido estudadas na avaliação do dano subclínico, entre elas está a avaliação do *strain* (um parâmetro de deformidade miocárdica) no ecocardiograma e a dosagem dos biomarcadores, como a troponina I (TnI) e peptídeo natriurético atrial.
- A troponina I é uma proteína exclusiva das células miocárdicas e está muito bem estabelecida como marcador de injúria miocárdica. **Na cardio-oncologia, a troponina tem sido o biomarcador mais amplamente estudado**, sendo demonstrado em múltiplos estudos a eficácia das medidas iniciais de TnI na previsão de queda da fração de ejeção do VE em pacientes submetidos a alta dose de quimioterapia. Recentemente, o aumento da troponina foi relacionado a uma resposta desfavorável na recuperação da FEVE em pacientes submetidos a terapia com Trastuzumabe.
- O uso do BNP para detectar insuficiência cardíaca é amplamente estabelecido, porém no contexto da quimioterapia seu papel permanece controverso. Existem diversos estudos que tentaram relacionar o aumento de BNP com a cardiotoxicidade após quimioterápicos, porém a maioria deles incluiu pequena amostra de doentes com diferentes tipos de câncer, em diferentes estágios e tratados com múltiplos agentes quimioterápicos o que poderia explicar resultados inconsistentes.
- Pesquisas futuras precisam ainda determinar o momento ideal da medição dos biomarcadores, confirmar os limites superiores para cada marcador e verificar seu benefício prático para melhor orientar os médicos.
- Uma redução percentual do GLS maior que 15% da linha de base é considerado evidência significativa de disfunção subclínica do VE. Contudo, não há provas que alterações neste parâmetro, até o momento, devam provocar mudanças no tratamento oncológico.

> **Dica**
> Aqui já é diferente da fração de ejeção. Nesta falamos de queda de pontos absolutos. Exemplo: se a FE saiu de 60% para 50%, caiu 10 pontos absolutos. No strain é variação proporcional mesmo. Assim, se o strain longitudinal global era de -20% antes da quimioterapia e foi para -15% após o tratamento, houve uma redução de 25%. Lembrar que strain longitudinal tem sempre valor negativo e que quanto maior o número absoluto, melhor a função sistólica do VE.

- Um algoritmo recente foi proposto utilizando a FEVE e o *strain* global longitudinal para a auxiliar na avaliação e decisões relacionadas à disfunção cardíaca secundárias ao tratamento do câncer (Figura 42.4).

Tabela 42.4 - Métodos para detecção da cardiotoxicidade

Método	Critério diagnóstico atual	Vantagens	Limitações
Ecocardiograma: • Medida da FEVE em 3D • Medida da FEVE em 2D com método Simpson • *Strain* longitudinal global	• FEVE: queda de 10 pontos percentuais para um valor abaixo do limite inferior da normalidade • *Strain* longitudinal Global: redução >15% do valor basal	• Elevada disponibilidade • Não utilização de radiação • Avaliação hemodinâmica e de outras estruturas cardíacas	• Variabilidade entre observadores • Qualidade de imagem • *Strain*: variabilidade entre observadores e requer habilidade técnica
Ventriculografia radioisotópica	• Queda > 10 pontos percentuais na FEVE para um valor < 50%	• Reprodutibilidade	• Exposição cumulativa à radiação • Não avalia outras estruturas cardíacas
Ressonância Nuclear Magnética	• Utilizada quando há dúvida diagnóstica ou para confirmar queda da FFVE dos outros métodos	• Acurácia e reprodutibilidade • Detecção de fibrose miocárdica utilizando o MAPA T1/T2 e avaliação da fração de volume extracelular	• Disponibilidade limitada • Adaptação do paciente (claustrofobia) • Custo elevado
Biomarcadores cardíacos: • Troponina I e T • BNP e NT-próBNP	• Elevações em expostos a antraciclinas poderia indicar benefício com IECA • **Uso rotineiro de BNP e NT-pro- BNP sem evidência robusta**	• Acurácia e reprodutibilidade • Elevada disponibilidade • Alta sensibilidade	• Evidência insuficiente para estabelecer significância nas elevações • Variações de diferentes kits • **Papel da monitorização de rotina ainda não está bem estabelecido**

Métodos para detecção da cardiotoxicidade. Adaptado de Zamorano et al. European Heart Journal, Volume 37, Issue 36, 21 September 2016, Pages 2768–2801. FEVE – fração de ejeção do ventrículo esquerdo; 3D – tridimensional; 2D – bidimensional; BNP – peptídeo natriurético cerebral; NT-proBNP - N-terminal do pró--hormônio do peptídeo natriurético do tipo B.

■ Manejo da cardiotoxicidade

- Com o objetivo de melhorar os resultados do paciente com câncer que será submetido ao tratamento com potencial cardiotóxico a principal medida inicial é identificar os fatores de risco do paciente e identificar o potencial de cardiotoxicidade do agente a ser utilizado. Feito isso, é possível identificar o paciente de alto risco. Esse paciente de alto risco deverá ser monitorizado mais rigorosamente com a avaliação de parâmetros de demonstrem o dano subclínico mais precoce. Além disso, medidas de diminuição da exposição aos agentes quimioterápicos e avaliação de utilização de medicações cardioprotetoras devem ser consideradas.
- A prevenção da cardiotoxicidade pode ser primária, estendida a todos os pacientes submetidos a terapias potencialmente cardiotóxicas ou secundária, com instituição da terapia após detecção do evento cardiovascular.
- Pacientes em tratamento de câncer geralmente tem múltiplos efeitos adversos físicos e psicológicos por isso uma abordagem multidisciplinar é essencial para o manejo a longo prazo desses pacientes.
- O controle dos fatores de risco para doença cardiovascular, como dieta saudável, cessação do tabagismo, exercícios regulares, controle de peso, controle da pressão arterial e controle dos níveis de glicose são fundamentais para pacientes submetidos ao tratamento do câncer.
- O exercício aeróbico é considerado uma estratégia não farmacológica promissora para prevenir e/ou tratar a cardiotoxicidade induzida pela quimioterapia, e tem provável efeito atenuante na disfunção do VE induzida pela doxorrubicina, mas não na cardiotoxicidade induzida pelo trastuzumabe.

■ Prevenção primária da cardiotoxicidade

- Duas abordagens são realizadas na prevenção primária da cardiotoxicidade secundária às antraciclinas. A primeira é a redução do potencial cardiotóxico do quimioterápico através da limitação da exposição da célula cardíaca ao agente quimioterápico e a segunda são as drogas cardioprotetoras.
- **O dexrazoxane, um quelante de ferro, é a única medicação aprovada pelas agências regulatórias como agente cardioprotetor contra o efeito tóxico das antraciclinas.** Antigamente, acreditava que a proteção do dexrazoxane acontecia exclusivamente pela medicação ser um quelante de ferro. Entretanto, mais recentemente foi demonstrado que o dexrazoxane se liga a topoisomerase IIb, mudando sua conformação e impedindo a ligação com a doxorrubicina.
- Existem evidências controversas da interferência do dexrazoxane com a eficácia das antraciclinas, risco de desenvolvimento de tumores secundários. **Seu uso está aprovado apenas em pacientes adultos com câncer de mama metastático que já receberam dose de doxorrubicina superior a 300 mg/m^2 e que ne-**

Cardiomiopatia Secundária à Quimioterapia

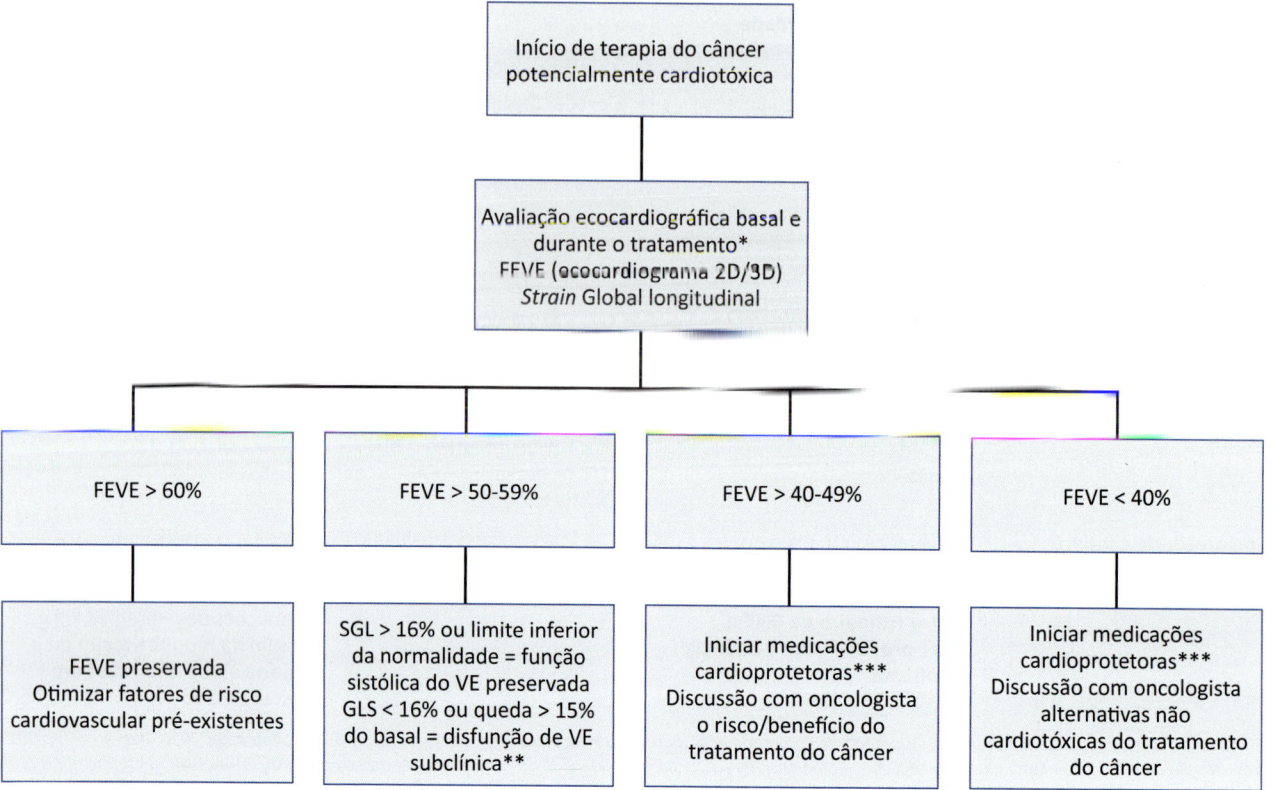

FEVE – Fração de ejeção de ventrículo esquerdo
SGL – *strain* global longitudinal
* Frequência da avaliação ecocardiográfica durante o tratamento do câncer baseado em estudos oncológicos.
** Marcador de risco aumentado. Considerar patologia que está contribuindo (hipertensão arterial, doença arterial coronariana, doença infiltrativa). Otimizar fatores de risco cardiovascular preexistentes rigorosamente e considerar medicações cardioprotetoras.
*** Tratar a IC estágio B conforme as diretrizes de IC.

Figura 42.4. Algoritmo proposto utilizando FEVE e *strain* global longitudinal para avaliação e manejo da disfunção cardíaca secundária ao tratamento do câncer. Adaptado de Liu, J et al. J Am Coll CArdiol Imag. 2018;11(8):1122-31.

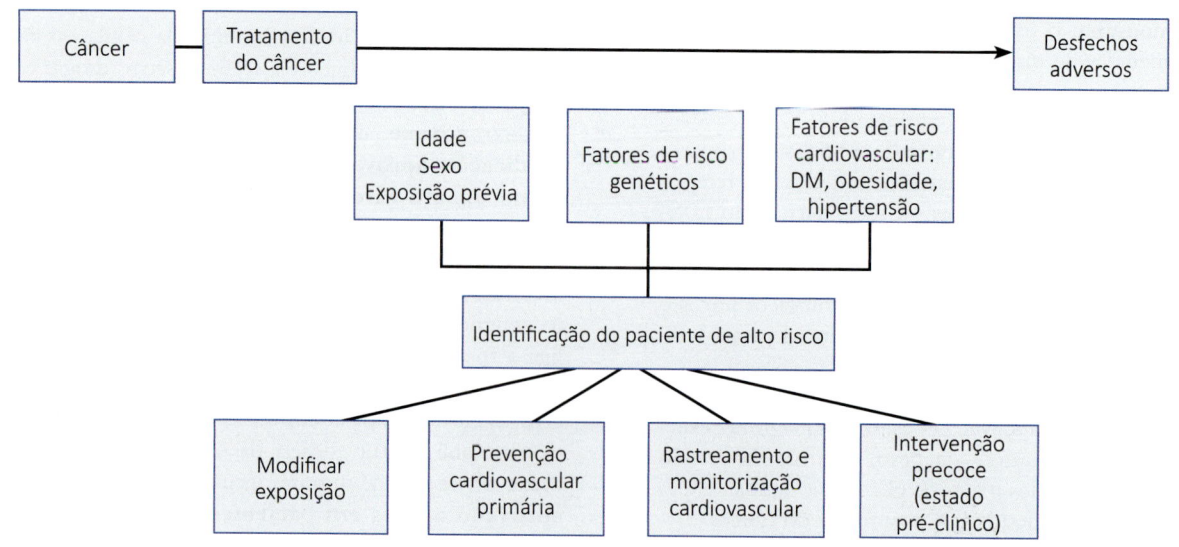

Figura 42.5 - Manejo de cardiotoxidade por quimioterápicos. Adaptado de American College of Cardiology (www.acc.org).

Cardiomiopatia Secundária à Quimioterapia

Tabela 42.5. Estratégias para reduzir cardiotoxicidade induzida por quimioterápicos

Todas as drogas quimioterápicas	• Identificar e tratar fatores de risco cardiovascular • Tratar comorbidades associadas • Minimizar irradiação cardíaca
Antraciclinas	• Administração de antraciclinas modificadas estruturalmente – epirubicina/ idarrubicina • Uso de formulações lipossomais • Tempo de infusão maior • Dexrazoxane • Medicações potencialmente cardioprotetoras – IECA, BRA, Betabloqueadores e estatinas
Trastuzumabe	• IECA, Betabloqueadores

Adaptado de Zamorano et al. European Heart Journal, Volume 37, Issue 36, 21 September 2016, Pages 2768–2801; IECA: inibidor da enzima de conversão da angiotensina; BRA: bloqueador do receptor de Angiotensina.

cessitam continuar recebendo o quimioterápico para controle tumoral.

- O uso de medicações cardiovasculares foi testado em alguns ensaios clínicos, mas a indicação na prevenção primária ainda é controversa. A figura abaixo sumariza os principais estudos que avaliaram as drogas cardiovasculares na prevenção primária da cardiotoxicidade.
- Acredita-se que as estatinas, além de redução lipídica, exercem efeitos cardioprotetores por meio de mecanismos pleiotrópicos. Embora exista um número pequeno de estudos investigando o papel das estatinas, estes demonstram à redução do risco de hospitalizações por IC e redução na queda da FEVE, porém no momento ainda não há dados para apoiar seu uso rotineiro para a prevenção primária em todos os pacientes em tratamento com antraciclinas ou agentes direcionados para HER.2

Tabela 42.6 - Resumo dos estudos de β-bloqueadores e/ou de inibidores da ECA e/ou BRA para prevenção primária de cardiotoxicidade induzida por antraciclinas

Primeiro autor	Medicação	Resultados
Kalay et al. (2006)	Carvedilol 12,5 mg por dia versus placebo	• Redução significativamente maior da FEVE no grupo placebo (53%) em relação ao carvedilol (69%) (p<0,001)
Cardinale et al (2006)	Enalapril versus sem tratamento	• Tratamento precoce com enalapril após elevação da troponina em pacientes de alto risco que receberam altas doses de antraciclina parece prevenir o desenvolvimento de cardiotoxicidade tardia
Georgakopoulos et al.	Metoprolol versus enalapril versus placebo	• Incidência de cardiotoxicidade não estatisticamente diferente entre os 3 grupos • Nenhuma diferença nos parâmetros ecocardiográficos entre os 3 grupos aos 12 meses
Kaya et al. (2013)	Nebivolol 5 mg por dia versus placebo	• Nebivolol foi protetor em relação ao grupo placebo quanto à mudança da FEVE, aos diâmetros ventriculares e ao aumento dos valores de NT-pro-BNP.
Bosch et al.	Enalapril+ carvedilol versus nenhum tratamento	• Controle: FEVE 64,6% → 57,9% ± • Enalapril + carvedilol: FEVE 63,3% → 62,9% • InI não significativamente diferente entre 2 grupos (p = 0,59)
Gulati G (2016) (PRADA trial)	Candesartan 32 mg/d versus succinato de metoprolol 100 mg/d; candesartan versus placebo; succinato de metoprolol versus placebo; ou placebo versus placebo	• Benefício do candesartan na prevenção da cardiotoxicidade com uma queda menos pronunciada na FEVE em relação ao grupo metoprolol. Não mostrou benefício do uso de metoprolol.
Pituskin et al. (2017) (Manticore trial)	Bisoprolol versus perindopril versus placebo	• O tratamento profilático com perindopril ou bisoprolol previne o declínio mediado pelo trastuzumabe na FEVE, mas não impede o remodelamento do ventrículo esquerdo.
Avila MS (2018) (CECCY Trial)	Carvedilol versus placebo	• Queda modesta da FEVE em ambos os grupos. Carvedilol esteve associado a valores atenuados de Troponina I.
Cardinale et al. (2018) (ICOS-ONE)	Enalapril em todos pacientes versus enalapril após aumento de troponina	• Não foram observadas diferenças entre o tratamento preventivo ou com enalapril guiado por troponina em pacientes com baixo risco cardiovascular. Na prevenção da disfunção do VE, uma estratégia guiada pela troponina pode ser mais conveniente.

Tratamento da cardiotoxicidade

- Pacientes com câncer que apresentam IC clínica durante ou após o tratamento do câncer devem ser tratados de acordo com as diretrizes atuais para a IC. Um estudo observacional avaliou a eficácia de enalapril e carvedilol em pacientes com FEVE ≤45% detectados após quimioterapia baseada em altas doses de antraciclina. Embora não houvesse grupo controle, a recuperação completa da FEVE ocorreu em 42% dos pacientes tratados com enalapril e carvedilol. Além disso, o início precoce do tratamento específico para o coração é um preditor independente para recuperação da FEVE.

- Em pacientes com IC refratária, apesar do tratamento medicamentoso otimizado da IC, podem ser necessários tratamentos direcionados mais avançados, incluindo terapia de ressincronização cardíaca (TRC), dispositivos de assistência circulatória do ventrículo esquerdo (VE) e transplante cardíaco. A indicação do transplante cardíaco deve ser avaliada cuidadosamente em pacientes com mais de cinco anos do término do tratamento do câncer e sem evidência de recorrência, sendo designados curados do câncer pelo oncologista.

- **O principal dilema do aparecimento da cardiotoxicidade durante o tratamento quimioterápico é a decisão de se interromper a quimioterapia.** Ainda não há consenso, porém é fundamental a comunicação entre o cardiologista e o oncologista para avaliar riscos e benefícios da suspensão da medicação quimioterápica. De maneira geral, com relação aos antracíclicos, a suspensão da quimioterapia deve ser considerada quando ocorre redução da FEVE maior que 10 pontos percentuais para valores absolutos menores que 50%. Já em relação ao trastuzumabe uma interrupção temporária é geralmente necessária quando há queda da FEVE >15% ou para um número absoluto de FEVE < 30%. Nos pacientes sintomáticos a interrupção do tratamento do câncer normalmente é recomendada até o paciente estar clinicamente estável. O retorno do tratamento quimioterápico dependerá de vários fatores clínicos, incluindo a gravidade da disfunção do VE, o status clínico da IC, o prognóstico do câncer e a eficácia da terapia do câncer.

- Os pacientes que sobreviveram à quimioterapia baseada em antraciclinas têm um risco vitalício para o desenvolvimento de disfunção do VE e IC, porém não existem dados ou diretrizes sobre o tempo de seguimento de rotina a longo prazo além dos 12 meses em pacientes adultos com câncer, que receberam terapias potencialmente cardiotóxicas.

Perspectivas

- O diagnóstico precoce e o avanço das opções de tratamento oncológico têm resultado em melhora no prognóstico dos doentes com câncer. Os pacientes passam cada vez mais a serem compreendidos como portadores de uma doença de evolução crônica e, portanto, suscetíveis às várias complicações cardiovasculares e associadas ao tratamento oncológico.

- A cardio-oncologia é um campo com muitas incertezas e necessita de maiores estudos para adquirir uma melhor compreensão dos mecanismos moleculares, celulares e genéticos para auxiliar na redução da toxicidade relacionada ao tratamento, bem como identificar os pacientes com maior benefício de condutas mais precoces ocasionando redução da morbimortalidade, além de melhor qualidade de vida aos sobreviventes de câncer.

Leitura sugerida

- Nadruz W Jr, West E, Sengelov M, Grove OL, Santos M, Cliaarke JD, Forman DE, Claggett B, Skali H, Nohria A, Shah AM.Cardiovascular phenotype and prognosis of patients with heart failure induced by cancer therapy.Heart. 2019; 105:34-41.

- Lancellotti P, Suter TM, Lopez-Fernandez T, Galderisi M, Lyon AR, Van der Meer P, Cohen Solal A, Zamorano JL, Jerusalem G, Moonen M, Aboyans V, Bax JJ, Asteggiano R.Cardio-Oncology Services: rationale, organization, and implementation: A report from the ESC Cardio-Oncology council.Eur Heart J. 2018 Aug 6.

- Ciapponi A, Alcaraz A, Calderon M et ai.Carga de insuficiência cardíaca na América Latina: uma revisão sistemática e meta-análise.Rev Esp Cardiol (Engl Ed)2016;69: 1051-60.doi: 10.1016 / j.rec.2016.04.054.[PubMed] [CrossRef].

- Savarese G, Lund LH.Global Public Health Burden of Heart Failure. Card Fail Rev. 2017; 3:7-11.

- Ponikowski P, Voors AA, Anker SD, Bueno H, Cleland JGF, Coats AJS, Falk V, González-Juanatey JR, Harjola VP, Jankowska EA, Jessup M, Linde C, Nihoyannopoulos P, Parissis JT, Pieske B, Riley JP, Rosano GMC, Ruilope LM, Ruschitzka F, Rutten FH, van der Meer P; ESC Scientific Document Group.2016 ESC Guidelines for the diagnosis and treatment of acute and chronic heart failure. Eur Heart J. 2016; 37:2129-200.

- Shaikh F, Dupuis LL, Alexander S, Gupta A, Mertens L, Nathan PC.Cardioprotection and Second Malignant Neoplasms Associated with Dexrazoxane in Children Receiving Anthracycline Chemotherapy: A Systematic Review and Meta-Analysis.J Natl Cancer Inst. 2016;108.

- Armenian SH, Lacchetti C, Barac A, Carver J, Constine LS, Denduluri N, Dent S, Douglas PS, Durand JB, Ewer M, Fabian C, Hudson M, Jessup M, Jones LW, Ky B, Mayer EL, Moslehi J, Oeffinger K, Ray K, Ruddy K, Lenihan D.Prevention and Monitoring of Cardiac Dysfunction in Survivors of Adult Cancers: American Society of Clinical Oncology Clinical Practice Guideline.J Clin Oncol. 2017; 35:893-911.

- Pimprapa Vejpongsa, MD, ★ Edward T.H.Yeh, MD Prevention of Anthracycline-Induced Cardiotoxicity Journal American College Cardiology ;Vol. 64, 9, 2014.

- Zhang S, Liu X, Bawa-Khalfe T, et al. Identification of the molecular basis of doxorubicin induced cardiotoxicity. Nat Med 2012; 18:1639-42.

- Chaudry M, Banchs J, Chavez-MacGregor M. Anthracycline or trastuzumab-related cardiotoxicity: do we have a predictive biomarker? Biomark Med. 2016;10(3):315-28.

- Yu A F, Ky B. (2015). Roadmap for biomarkers of cancer therapy cardiotoxicity. Heart, 102(6), 425–430. doi:10.1136/heartjnl-2015-307894.
- Liu J, Banchs J, Mousavi N, Plana JC, Scherrer-Crosbie M, Thavendiranathan P, et al. Contemporary Role of Echocardiography for Clinical Decision Making in Patients During and After Cancer Therapy. JACC Cardiovasc Imaging. 2018;11(8):1122-3.
- Cardinale D, Biasillo G, Cipolla CM. Curing Cancer, Saving the Heart: A Challenge That Cardioncology Should Not Miss. Curr Cardiol Rep. 2016;18(6):51.
- Zamorano JL, Lancellotti P, Rodrigues MD, Aboyans V, Asteggiano R, Galderins M, et al. 2016 ESC Position Paper on cancer treatments and cardiovascular toxicity developed under the auspices of the ESC Committee for Practice Guidelines: The Task Force for cancer treatments and cardiovascular toxicity of the European Society of Cardiology. European Heart Journal, Volume 37, Issue 36, 21 September 2016, Pages 2768–2801
- Swain SM, Whaley FS, Gerber MC, Weisberg S, York M, Spicer D, et al. Cardioprotection with dexrazoxane for doxorubicin-containing therapy in advanced breast cancer. J Clin Oncol. 1997;15(4):1318-32.
- Bosch X, Rovira M, Sitges M, et al. Enalapril and carvedilol for preventing chemotherapy-induced left ventricular systolic dysfunction in patients with malignant hemopathies: the Overcome trial. J Am Coll Cardiol, 61(2013), pp. 2355-2362.
- Kaya MG, Ozkan M, Gunebakmaz O, et al. Protective effects of nebivolol against anthracycline-induced cardiomyopathy: a randomized control study. Int J Cardiol, 167(2013), pp.2306-2310.
- Kalay N, Basar E, Ozdogru I, et al. Protective effects of carvedilol against anthracycline-induced cardiomyopathy. J Am Coll Cardiol, 48(2006), pp.2258-2262.
- Georgakopoulos P, Roussou P, Matsakas E, et al. Cardioprotective effect of metoprolol and enalapril in doxorubicin-treated lymphoma patients: a prospective, parallel-group, randomized, controlled study with 36-month follow-up. Am J Hematol, 85(2010), pp.894-896.
- Gulati G, Heck SL, Geisler J, Fagerland MW, Hoffmann P, Gravdehaug B, et al. Effect of candesartan and metoprolol on subclinical myocardial injury during anthracycline therapy: Data from the prevention of cardiac dysfunction during adjuvant breast cancer therapy (PRADA) study. Journal of the American College of Cardiology. 2016;67(13):1530.
- Avila MS, Ayub-Ferreira SM, de Barros Wanderley MR, Jr., das Dores Cruz F, Goncalves Brandao SM, Rigaud VOC, et al. Carvedilol for Prevention of Chemotherapy-Related Cardiotoxicity: The CECCY Trial. J Am Coll Cardiol. 2018;71(20):2281-90.
- Pituskin E, Mackey J, Koshman S, Jassal D, Pitz M, Haykowsky M, et al. Multidisciplinary Approach to Novel Therapies in Cardio-Oncology Research (MANTICORE 101-Breast): a Randomized Trial for the Prevention of Trastuzumab-Associated Cardiotoxicity. Journal of clinical oncology [Internet]. 2017; 35(8): [870-7 pp.].
- Nohrian A. Prevention of cardiomyophaty in patients with cancer. Am Col Cardiol, 2016.
- Cardinale D, Ciceri F, Latini R, Franzosi MG, Sandri MT, Civelli M, et al. Anthracycline-induced cardiotoxicity: A multicenter randomised trial comparing two strategies for guiding prevention with enalapril: The International Cardio Oncology Society-one trial. Eur J Cancer. 2018; 94:126-37.
- Cardinale D, Colombo A, Lamantia G, Colombo N, Civelli M, De Giacomi G, et al. Anthracycline-induced cardiomyopathy: clinical relevance and response to pharmacologic therapy. J Am Coll Cardiol. 2010;55(3):213-20.
- Cardinale D, Colombo A, Bacchiani G, Tedeschi I, Meroni CA, Veglia F, Civelli M, Lamantia G, Colombo N, Curigliano G, Fiorentini C, Cipolla CM. Early detection of anthracycline cardiotoxicity and improvement with heart failure therapy. Circulation 2015; 131: 1981-1988.
- Hajjar LA, Filho RK, Hoff PGM. Manual de condutas em cardio-oncologia, Atheneu, 2018.
- Cardinale D, Colombo A, Sandri M, Lamantia G, Colombo N, Civelli M, et al. Prevention of high-dose chemotherapy-induced cardiotoxicity in high-risk patients by angiotensin-converting enzyme inhibition. Circulation [Internet]. 2006; 114(23):[2474-81 pp.].

capítulo 43

Outras Complicações Cardiovasculares Relacionadas ao Tratamento de Câncer

- Daniella Motta Costa • Rafaella Marques Mondoo
- Sasha Barbosa da Costa Pimenta Duarte • Mônica Samuel Avila Grinberg

- Os tratamentos de combate ao câncer estão associados com sérias complicações cardiovasculares, incluindo hipertensão arterial e pulmonar, arritmias, disfunção cardíaca e doença arterial coronariana. Sabe-se que tanto a quimioterapia quanto a radioterapia estão relacionadas à disfunção endotelial, trombogênese e injúria miocárdica, o que explica em parte essas complicações.
- Nesse capítulo serão abordadas as principais complicações vasculares relacionadas a quimioterapia e radioterapia, como demonstra a Figura 43.1.

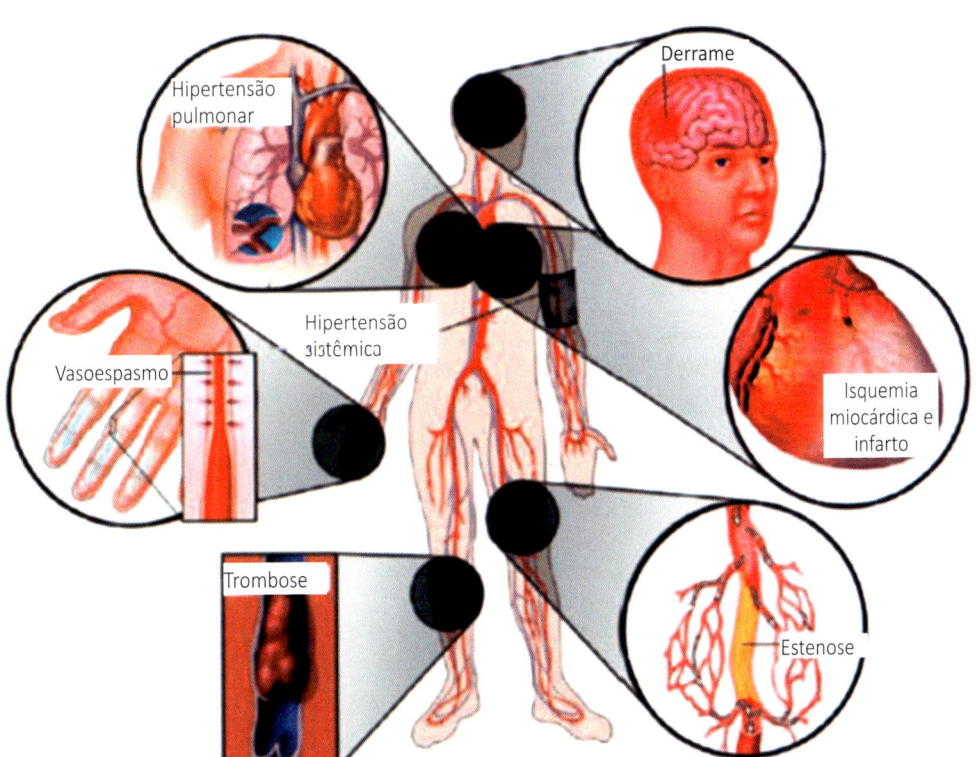

Figura 45.1. Principais complicações vasculares relacionas ao tratamento quimioterápico. Adaptado de Herrmann J, Yang EH, et al. Vascular Toxicities of Cancer Therapies The Old and the New – An Evolving Avenue. American Heart Association 2016.

Outras Complicações Cardiovasculares Relacionadas ao Tratamento de Câncer

■ Isquemia miocárdica

- A doença arterial coronariana (DAC) é observada em pacientes portadores de neoplasias, visto que esses pacientes apresentam uma alta prevalência de fatores de risco para doenças cardiovasculares associado a terapias quimioterapicas que podem também causar a isquemia miocárdica.
- A identificação de pacientes com doenças cardiovasculares e doença arterial coronariana pré-existente são de suma importância antes de iniciar o tratamento do câncer, uma vez que esses pacientes apresentam maior chance de piora da doença arterial coronariana relacionado ao tratamento.
- Vários são os mecanismos pelos quais ocorre isquemia miocárdica durante o tratamento do câncer: efeito vasospástico direto, lesão endotelial e trombose arterial aguda, além das alterações a longo prazo no metabolismo lipídico e consequente aterosclerose prematura. Os principais mecanismos do tratamento do câncer que contribuem para o desenvolvimento de DAC, seu mecanismo de ação e a incidência de isquemia miocárdica estão descritos na tabela
- A síndrome coronariana aguda pode se manifestar com quadro de dor típica clássica, porém observam-se em muitos casos apresentações atípicas, manifestações oligossintomáticas ou assintomáticas.
- Dependendo do agente quimioterápico o quadro clínico e as alterações eletrocardiográficas podem variar, com seu aparecimento durante a infusão da medicação, por exempo do sunitinibe, ou alguns dias após, como no caso do 5-fluorouracil em que as alterações aparecem geralmente entre o segundo e quinto dia de tratamento. A maioria dos pacientes com eventos mais graves apresenta doença arterial coronariana de base aumentando o potencial isquêmico do fluorouracil.
- Vale ressaltar que um dos principais mecanismos de ação dos agentes é o vasoespasmo e pode se encontrar um quadro clínico e eletrocardiográfico típico de uma síndrome coronariana aguda com uma cineangiocorinariografia normal.
- Algumas condições presentes nos pacientes oncológicos podem agravar ou precipitar o quadro de dor precordial como por exemplo a anemia, hipoxemia e a hiperviscosidade sanguinea presente em pacientes com trombocitose.
- O tratamento da DAC em pacientes com câncer deve ser iniciado com o controle dos fatores de risco para DCV. O uso de nitrato e bloqueadores de canais de cálcio tem conseguido controlar a isquemia nos pacientes. As opções terapêuticas e intervencionistas são limitadas, pois o uso de drogas antiplaquetárias e anticoagulantes pode ser contraindicado. Quando indicada, a terapia dupla antiplaquetária deve ser realizada com a mínima duração possível a fim de reduzir a chance de sangramentos.
- Na presença de isquemia, deve ser considerada a suspensão do quimioterápico e o seu retorno deve ser reservado a casos aos quais não existam outras alternativas, e apenas sob monitoramento rigoroso do paciente.
- O acompanhamento clínico a longo prazo é necessário e pode ser realizado atraves de testes não invasivos para avaliação da presença de DAC podendo ser útil para identificar pacientes que desenvolvem complicações a longo prazo da quimioterapia e radioterapia.

■ Hipertensão aterial

- A hipertensão arterial sistêmica (HAS) é uma comorbidade frequente em pacientes com cancer. Pode ser uma consequência do tratamento das neoplasias, mas também pode ser um fator causal pois possui uma forte associação com o carcinoma de células renais.
- A incidência de hipertensão pode variar entre 11-45% em pacientes que recebem os inibidores do VEGF.

Tabela 43.1. Mecanismos fisiopatológicos da doença arterial coronariana em pacientes tratados para câncer

Agente	Mecanismo fisiopatológico	Risco de doença arterial coronária e síndrome coronariana aguda
Fluoropirimidinas (5-fluorouracil, capecitabina, gencitabina)	• Injúria endotelial • Vasoespasmo	• Até 18% de isquemia miocárdica manifesta • Até 7%- 10% de isquemia miocárdica silenciosa
Compostos de platina (Cisplatina)	• Estado pró-coagulante • Trombose arterial	• 20 anos de risco absoluto de até 8% após câncer testicular • 2% de risco de trombose arterial
Inibidores do fator de crescimento endotelial vascular (bevacizumabe, sorafenibe, sunitinibe)	• Estado pró-coagulante • Trombose arterial • Injúria endotelial	• Risco de trombose arterial: bevacizumabe 3.8%, sorafenibe 1.7%, sunitinibe 1.4%
Radioterapia	• Injúria endotelial • Rotura de placa • Trombose	• Aumento do risco relativo de infarto miocárdico em 2-7 vezes • Incidência cumulativa de 30 anos de eventos coronarianos de 10% em sobreviventes de Linfoma de Hodgkin • Risco proporcional a dose da irradiação

- Os principais mecanismos fisiopatológicos envolvidos são: a redução do óxido nítrico, inibição da angiogênese e e aumento no níveis de endotelina. Destacam-se também a microangiopatia e a lesão gromerular.
- Existem dados da literatura reportando casos de complicações graves da HAS relacionada aos inibidores VEGF como urgência hipertensiva e hemorragia intracraniana. O principal fator de risco para o desenvolvimento de um quadro mais sério é o diagnóstico prévio de hipertensão arterial.
- O aumento dos níveis pressóricos podem ocorrer agudamente após a introdução dos VEGF e podem permanecer até 1 ano do tratamento quimioterápico.
- O tratamento da HAS é essencial e a droga quimioterápica deve ser descontinuada no caso de hipertensão refratária. O uso preferencial de medicações que também são utilizadas no tratamento da insuficiência cardíaca segue o racional de que esses pacientes estão sob maior risco de desenvolver disfunção ventricular pelos agentes quimioterápicos.
- Os bloqueadores de canal de cálcio, como verapamil e diltiazem devem ser evitados por sua interação com o sorafenibe.

Tromboembolismo

- As complicações tromboembólicas frequentemente agravam o curso da neoplasia e podem ser tanto arteriais quanto venosas. O tromboembolismo venoso (TEV), incluindo trombose venosa profunda (TVP) e embolia pulmonar (EP), representa uma grande causa de morbidade e mortalidade em pacientes com câncer.
- A TVP é a mais comum das complicações, e pode preceder ou coincidir com o diagnóstico do câncer, aumentando significativamente o custo associado ao tratamento e hospitalização.
- Cerca de um terço dos TEV estão associados à presença de neoplasia, com uma incidência 4 a 6 vezes maior que na população geral. Os pacientes oncológicos apresentam 2-9 vezes maior chance de recorrência, tanto precoce (até 6 meses) quanto tardia.
- A presença de neoplasia ativa eleva em 2 vezes o risco de recorrência precoce em indivíduos em anticoagulação terapêutica, e em 2-4 vezes o risco de recorrência tardia, com maior risco para doentes recebendo terapia quimioterápica.
- Metade dos diagnósticos de TEV são incidentais. O diagnóstico de TEV associado ao câncer, tanto sintomático como incidental, é um marcador de pior prognóstico; e os eventos arteriais isquêmicos aumentam a mortalidade tanto a curto quanto a longo prazo.
- A história natural da doença também tem parte importante, pacientes têm maior risco de desenvolver TEV nos primeiros três meses do diagnóstico inicial.

Fisiopatologia

- O estado pró-trombótico característico do fenótipo maligno é resultado da interação entre os fatores pertencentes a tríade de Virchow: estase, hipercoagulabilidade e injúria endotelial. Os principais fatores relacionados à cada aspecto da tríade estão esquematizados na Figura 43.2.
- Tumores sólidos agressivos com potencial metastático precoce e estágio avançado estão associados com maior

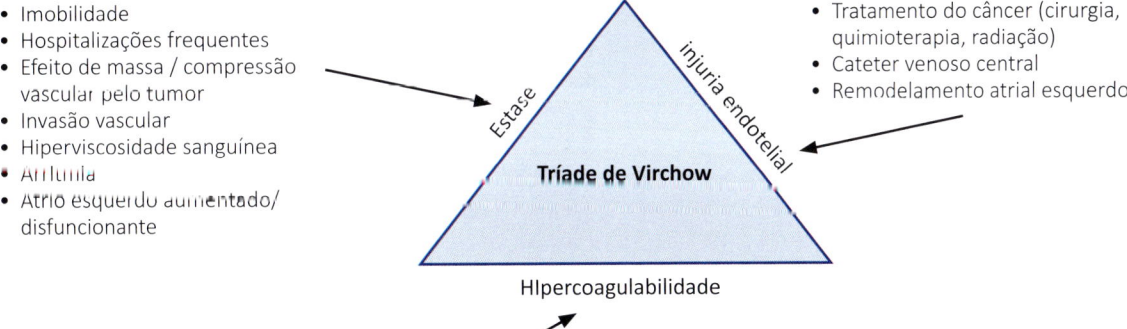

Figura 43.2. Fatores que contribuem para eventos tromboembólicos em pacientes com câncer. Adaptado de Mosarla RC, Vaduganathan M, Qamar A, Moslehi J, Piazza G, Giugliano RP. Anticoagulation Strategies in Patients With Cancer: JACC Review Topic of the Week. J Am Coll Cardiol 2019;73:1336-1349.

risco de TEV. O tipo de câncer é altamente relacionado ao risco trombótico, sendo as neoplasias sólidas de maior risco: pâncreas, estômago, cérebro, pulmões, ovários e rins. Entretanto, o TEV é mais observado em neoplasia de próstata, mama e cólon, devido a sua alta prevalência.
- Quanto à terapêutica adotada, sabe-se que a cirurgia aumenta em 2 vezes o risco de trombose e em 4 vezes o risco de tromboembolismo pulmonar. Os fatores relacionados aos pacientes que aumentam o risco são: idade avançada, raça negra, status funcional e comorbidades.

Avaliação de risco

- O risco de TEV associado ao câncer é alto em pacientes recebendo terapia sistêmica antineoplásica, e nos pacientes hospitalizados, em especial para procedimentos cirúrgicos e em uso de cateter venoso central.
- Para os pacientes em tratamento ambulatorial de tumores sólidos, pode ser utilizado o escore Khorana para avaliação de risco. O escore varia de 0 a 6, e é baseado na localização do câncer. Pacientes com escore ≥ 2 são de risco intermediário a alto. Pacientes com escore Khorana ≥ 3 tem cerca de 10% de probabilidade de ter TEV assintomático, podendo ser utilizado como decisão para quais pacientes devem ser rastreados.

Tabela 43.2. **Escore Khorana**

Escore Khorana	
Localização	Pontos
Estômago ou Pâncreas	2
Pulmão, Linfoma, Ginecológico, Genitourinário (exceto próstata)	1
Outros	0
Plaquetas ≥ 350.000 por mm³	1
Leucócitos > 11.000 por mm³	1
Hemoglobina < 10 g/dL ou uso de estimuladores da eritropoiese	1
IMC ≥ 35 kg/m²	1

Tratamento

- O tratamento é a anticoagulação, e sua decisão é baseada na gravidade do quadro clínico, contraindicações e riscos associados ao tratamento.
- O manejo do TEV encontrado de forma acidental é igual ao diagnosticado em pacientes sintomáticos.

Tratamento inicial

- A heparina de baixo peso molecular (HBPM) é o tratamento padrão. Nos pacientes que apresentam recorrência de TEV em vigência de anticoagulação ou disfunção renal, deve ser monitorizado o fator Xa, com alvo terapêutico entre 0,5-1,1 nos regimes de dose fracionada e 1-2 nos regimes de dose única diária.
- A heparina não fracionada (HNF) e fondaparinux também podem ser utilizados para manejo inicial, sendo a HNF o tratamento de escolha em pacientes com disfunção renal com *clearance* de creatinina (ClCr) < 30 mL/minuto.

Tabela 43.3 **Terapias anticoagulantes e doses**

Medicamento	Dose
Enoxaparina	1 mg/kg/dose duas vezes ao dia 1,5 mg/kg/dose em dose única diária *Idosos: 75% da dose preconizado
Dalteparina	200 U/kg/dia no 1º mês 150 U/kg/dia do 2-6º mês
Tinzaparina	175 U/kg/dia
HNF	Ataque 60 U/kg Manutenção 12 U/kg Ajuste conforme tempo de tromboplastina parcial ativada
Fondaparinux	5 mg/dia se peso < 50 kg 7,5 mg/dia se peso entre 50-100 kg 10 mg/dia se peso > 100 kg

- Trombocitopenia geralmente resulta de quimioterapia mieloablativa, invasão tumoral da medula óssea, ou secundariamente a fenômeno imunomediado, e é outro fator a ser observado. Em pacientes plaquetopênicos, utilizar preferencialmente HBPM ou HNF.

Tabela 43.4. **Orientações para tratamento antitrombótico em pacientes plaquetopênicos**

Plaquetas	Terapia
< 20.000	Manter sem anticoagulação
Entre 20.000 e 50.000	TEV agudo (< 1 mês) – Considerar anticoagulação se possível suporte transfusional TEV crônico (> 1 mês) – Usar dose reduzida de HBPM
> 50.000	Anticoagulação plena, sem redução da dose

- Nos casos de contraindicação à anticoagulação ou TEV recorrente mesmo em uso de anticoagulação terapêutica, o implante de filtros de veia cava inferior deve ser considerado.

Manutenção

- A HBPM é o tratamento padrão para TEV associado à neoplasias, e devem ser preferidas em relação aos antagonistas da vitamina K (por exemplo: varfarina). É o tratamento de escolha nos pacientes com alto risco de sangramento.

- O uso dos novos anticoagulantes orais (NOACs), apixabana, dabigatrana, rivaroxabana e edoxabana, pode ser realizado em pacientes de baixo risco de sangramento, desde que não haja interação medicamentosa importante e preferencialmente não estejam recebendo quimioterapia.
- O tempo de tratamento deve ser de no mínimo 3 meses, e preferencialmente de 6 meses. Para estender o tratamento mais que 6 meses, deve ser considerado o risco-benefício, a disponibilidade e aceitação da droga escolhida, as preferências do paciente e a atividade da doença oncológica, em especial, se o paciente está recebendo terapia sistêmica antineoplásica ou possui doença metastática.

Recorrência

Tabela 43.5 – Estratégia terapêutica na recorrência de TEV

Aumento na dose da HBPM em 20-25%

Troca do antagonista da vitamina K por HBPM

Implante de filtro de veia cava inferior, se possível com manutenção da anticoagulação

Dilemas clínicos

- **TEV associada a cateter venoso central (CVC).** A inserção de CVC é responsável por 70% das tromboses venosas associadas a veias profundas. O tratamento pode ser feito tanto com HBPM com ponte para antagonista da vitamina K, como com HBPM em monoterapia por mais de 12 semanas. Não há necessidade de retirada do cateter, a não ser que esteja não funcionante, mal posicionado ou infectado.
- **Interrupção da anticoagulação.** Interrupção para procedimentos deve ser feita com ponte com HBPM ou HNF em pacientes com câncer e TEV diagnosticado nos últimos 3 meses.
- **Neoplasias gastrointestinais.** Os NOACs podem ter efeitos anticoagulantes tópicos diretos no trânsito gastrointestinal. De fato, o sangramento gastrointestinal ou geniturinário precoce após o início do NOAC deve levar a investigação desses locais de sangramento em busca de câncer oculto. Ainda não há evidência de qual NOAC deve ser utilizado no caso de neoplasias gastrointestinais avançadas, ou qual a dose.
- **Metástases cerebrais.** O sangramento intracraniano é a complicação mais temida da anticoagulação. Um estudo retrospectivo com 293 pacientes mostrou que não há aumento do risco de sangramento em pacientes com metástases cerebrais. Anticoagulação terapêutica é recomendada para TEV em neoplasias relacionadas ao sistema nervoso central assim como em outras neoplasias, porém deve ser evitada se houver hemorragia presente. Não há recomendação de diretrizes médicas para NOACs nesses casos, porém como nos estudos estes medicamentos tiveram uma diminuição de cerca de 50% de sangramentos intracranianos em relação aos antagonistas da vitamina K, seu uso é razoável nesta população.

Profilaxia

Tabela 43.6. **Recomendações de profilaxia antitrombótica**

Portadores de neoplasias e internados por motivo clínico ou apresentando mobilidade reduzida	Devem receber profilaxia farmacológica para TEV*
Portadores de neoplasias e internados, sem fatores adicionais	Devem ser considerados para receber profilaxia para TEV*
Pacientes não hospitalizados, portadores de mieloma múltiplo, recebendo tratamento baseado em talidomida ou lenalidomida associado à quimioterapia e/ou dexametasona	Devem receber profilaxia farmacológica com HPBM*
Pacientes não hospitalizados, em tratamento quimioterápico, com baixo risco de sangramento e risco intermediário de TEV segundo escore Khorana	Devem ser considerados para realizar profilaxia com NOACs*
Portadores de neoplasias submetidos à intervenções cirúrgicas de grande porte	Devem ser considerados para receber profilaxia farmacológica com HBPM ou HNF para TEV*
Portadores de neoplasias do sistema nervoso central submetidos à intervenções cirúrgicas	Devem receber profilaxia farmacológica para TEV*

* Devem receber profilaxia na ausência de sangramento ou outras contraindicações

- Para pacientes internados ou submetidos à cirurgias de grande porte, a profilaxia mecânica, com meias elásticas e compressores pneumáticos, deve ser adicionada a profilaxia farmacológica.
- A profilaxia farmacológica deve ser estendida por 7 a 10 dias após intervenções cirúrgicas de grande porte para todos os pacientes. Nos pacientes submetidos a cirurgias abdominais ou pélvicas de grande porte, associado a fatores de risco (mobilidade reduzida, obesidade, história de TEV), a profilaxia deve ser realizada por 4 semanas.

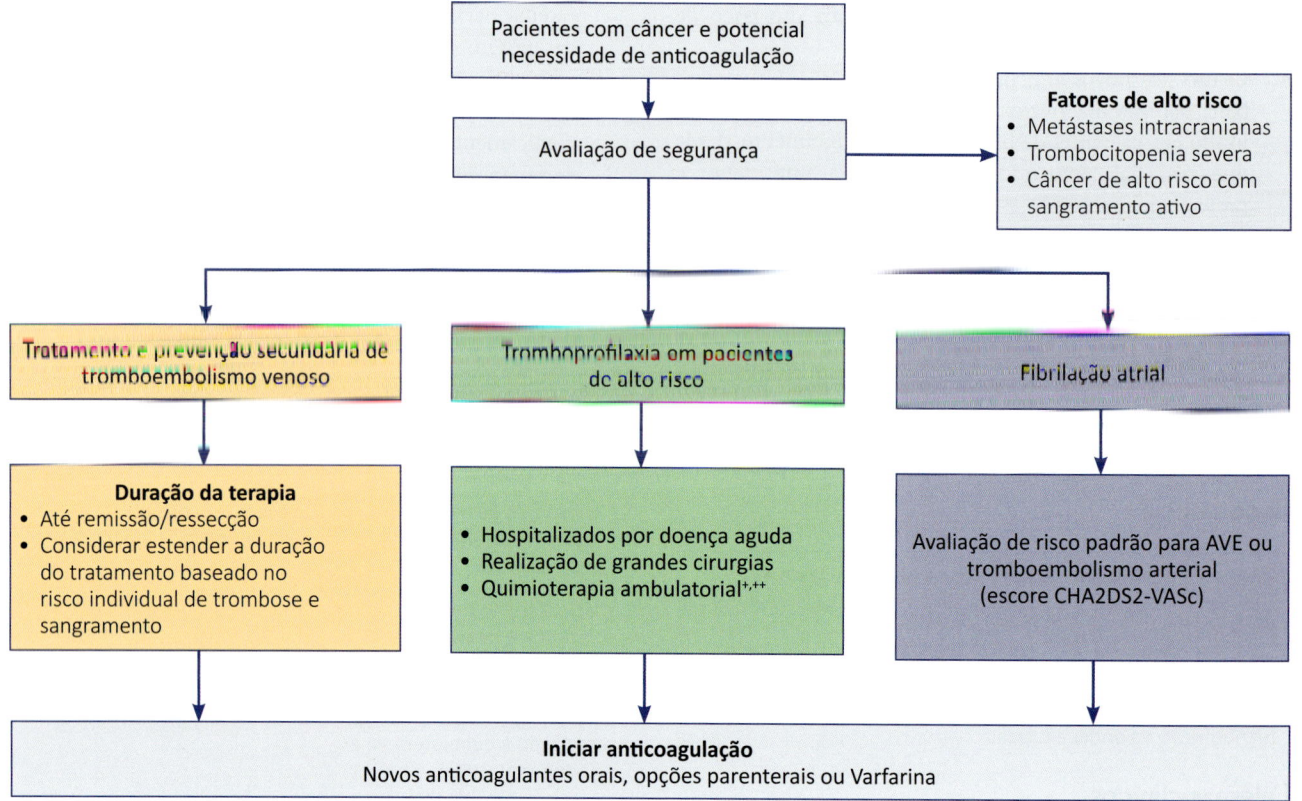

Figura 43.2. Manejo de anticoagulação em pacientes com câncer. Adaptado de Mosarla RC, Vaduganathan M, Qamar A, Moslehi J, Piazza G, Giugliano RP. Anticoagulation Strategies in Patients With Cancer: JACC Review Topic of the Week. J Am Coll Cardiol 2019;73:1336-1349.

ARRITMIAS

- A terapia antineoplásica e o pós-operatório de cirurgias oncológicas podem gerar arritmias e alterações eletrofisiológicas. Estas podem ser divididas em primárias (causada por uma droga que altera as vias moleculares e contribui para o desenvolvimento de uma arritmia específica) ou secundárias (causada por dano ao endocárdio / miocárdio / pericárdio, através de isquemia, inflamação ou radioterapia (RT), tendo a gênese de arritmia como um fenômeno secundário).

- As arritmias secundárias são mais comuns, porém a distinção entre primária e secundária nem sempre é tão clara, com muitos fatores contribuintes e confundidores. Primeiramente, o câncer por si só pode predispor a arritmias. Em alguns casos, como na fibrilação atrial, seu aparecimento pode preceder o diagnóstico da neoplasia. A inflamação crônica, as alterações metabólicas induzidas pelo câncer, e a presença de fatores de risco comuns, são as explicações mais plausíveis para essa associação.

Fibrilação atrial

- É a mais arritmia sustentada mais comum, afetando cerca de 1,5-2% da população geral. A prevalência no momento do diagnóstico é de 2,4%, e cerca de 1,8% dos pacientes irão desenvolvê-la durante o curso da doença.
- A fibrilação atrial (FA) de início recente, aumenta o risco de desenvolver evento tromboembólico em 2 vezes e de desenvolver insuficiência cardíaca em 6 vezes. A forma mais frequente de FA relacionada ao câncer ocorre nos pós-operatórios.
- Os pacientes apresentam fatores predisponentes à FA, como idade, distúrbios hidroeletrolíticos, hipóxia e alterações metabólicas; porém esta também pode ocorrer como efeito direto da neoplasia ou das medicações antineoplásicas. Os mecanismos que levam ao desenvolvimento da arritmia estão especificados na Figura 43.3.
- O tratamento da FA inclui a definição sobre o controle de ritmo e a frequência, e a anticoagulação. Não há uma diretriz específica para o tratamento de FA em pacientes com tumores malignos, assim, o tratamento é baseado no tratamento da população geral.
- Apesar da HPBM ser preferível nos pacientes com TEV, não existem dados se ela também deve ser o tratamento de escolha nesta população. Os antagonistas da vitamina K podem ser utilizados, devendo-se atentar para dificuldade de manter os pacientes em faixa terapêutica devido às interações com as medicações antineoplásicas e alterações na dieta destes pacientes em virtude de anorexia e vômitos
- Não há estudos de NOACs nesta população, porque nos grandes ensaios clínicos de FA excluíram pacientes com expectativa de vida menor que 3 anos, retirando assim, grande parte dos pacientes com neoplasia ativa. Seu uso portanto, deve ser realizado com cautela.
- Segue um fluxograma (Figura 43.4) de orientação a terapêutica.

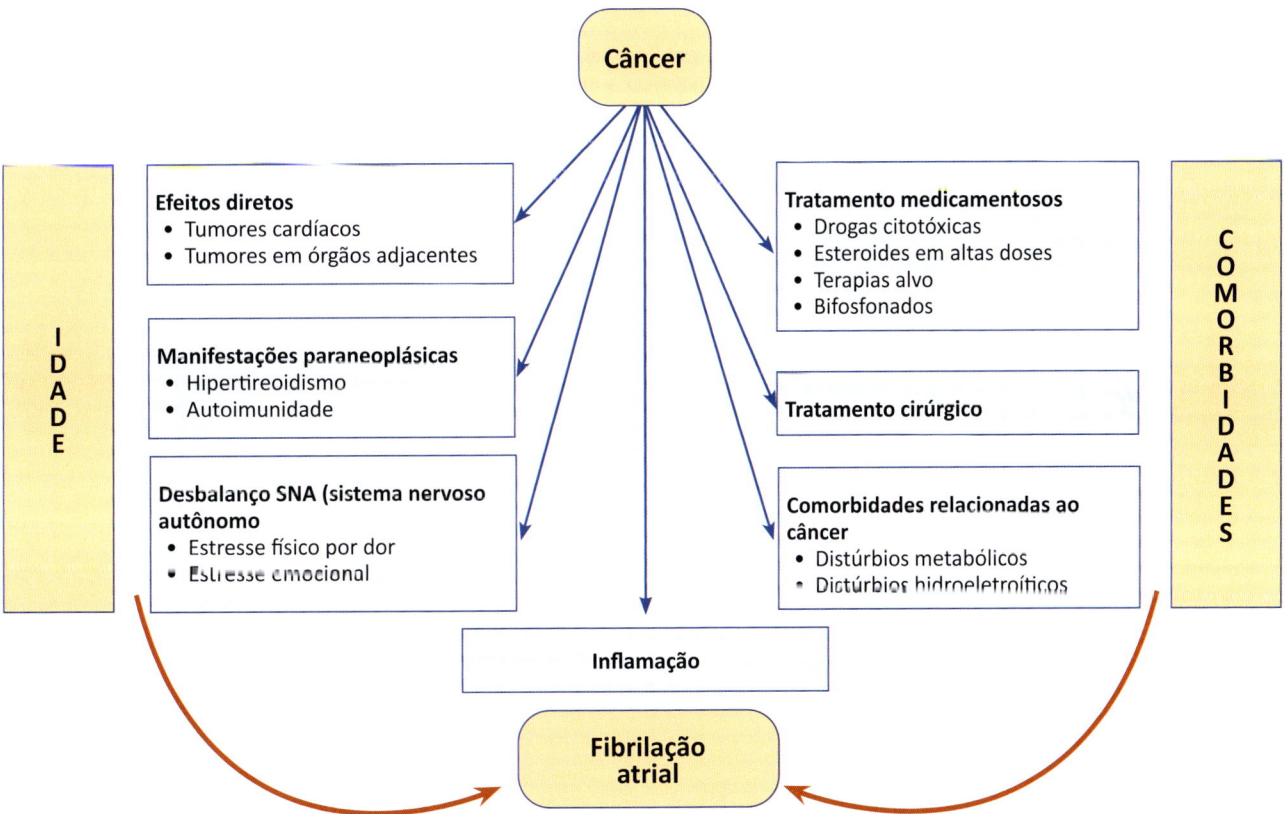

Figura 43.3. Relações entre câncer e fibrilação atrial. Adaptado de Farmakis D, Parissis J, Filippatos G. Insights into onco-cardiology: atrial fibrillation in cancer. J Am Coll Cardiol 2014;63:945–53.

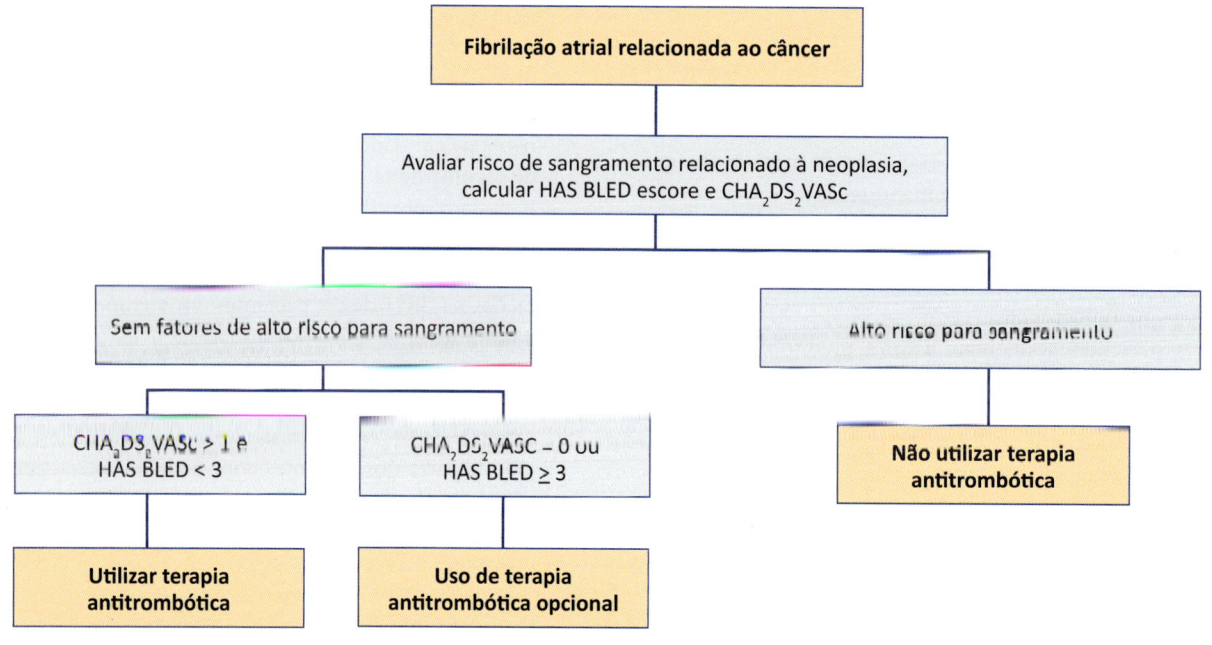

Figura 43.3. Estratégias de terapia antitrombótica em pacientes com câncer e fibrilação atrial. Adaptado de Farmakis D, Parissis J, Filippatos G. Insights into onco-cardiology: atrial fibrillation in cancer. J Am Coll Cardiol 2014;63:945–53.

QT longo

- O prolongamento do intervalo QT pode levar a uma arritmia ventricular potencialmente fatal, o *Torsades de Pointes* (TdP). Fatores como distúrbios eletrolíticos, interação com drogas, predisposição genética e comorbidades podem contribuir para anormalidades no intervalo QT.
- Varias drogas antineoplásicas prolongam o intervalo QT, entre eles, o trióxido de arsênico, vandernatinibe, nolotinibe, desatinibe, sunitinibe, pazopanibe e vorinostat.
- Deve-se realizar ECG seriado (semanalmente). A suspensão da medicação deve ocorrer com o intervalo QTc > 500 ms ou sintomas sugestivos de arritmias ventriculares, como síncopes e taquicardias. Recomenda-se repor eletrólitos, visando potássio acima de 4 mEq/L e magnésio acima de 1,8 mEq/L. Quando o intervalo estiver < 450 ms, pode retornar a medicação. Considerar outros regimes de quimioterapia caso não haja melhora.

■ Doença arterial periférica (DAP)

- A prevalência de eventos tromboembólicos arteriais em pacientes oncológicos é em torno de 1,5 a 3%, porém, o prognóstico costuma ser reservado, com até 50 % de óbito em 6 meses após início dos sintomas em pacientes com isquemia crítica de membros inferiores.
- Os principais fatores de riscos associados são: obesidade, doença pulmonar, insuficiência renal, infecções, transfusão sanguínea e QT.
- A ocorrência da DAP pode estar relacionada a quimioterápicos (cisplatina, nilotinibe, gemcitabina, talidomida, agonistas e antagonistas de GnRH), radioterapia, lesão endotelial pela presença de cateteres venosos, cirurgias e uso de eritropoietina.
- O risco desses fenômenos pode ser maior em pacientes com determinadas neoplasias, como, por exemplo, em paciente com leucemia aguda promielocítica e doenças mieloproliferativas, em que estes eventos podem ocorrer em até 10% e 20%, respectivamente (o risco pode ser reduzido com o uso de ácido acetilsalicílico e hidroxiuréia, em casos selecionados).
- A avaliação e abordagem da doença arterial periférica devem ser consideradas como uma urgência médica.
- O tratamento envolve desde anticoagulação, até mesmo trombólise ou embolectomia, sem grandes particularidades diferentes de pacientes não-oncológicos.

■ Doenças do pericárdio

- As doenças do pericárdio ocorrem em cerca de 7-12% dos pacientes com câncer, sendo que a taxa varia de acordo com a etiologia. As neoplasias malignas de pulmão, mama e hematológicas compõem dois terços das metástases pericárdicas;
- O pericárdio pode ser afetado de diversas formas em pacientes oncológicos, sendo que pericardite, derrame pericárdico, pericardite constritiva e tamponamento cardíaco são as principais formas de manifestação.
- Pode ser difícil determinar a etiologia do envolvimento pericárdico, considerando perigos inerentes a procedimentos diagnósticos como a pericardiocentese e a biópsia pericárdica.

- As etiologias secundárias podem estar relacionadas ao tratamento quimioterápico e, mais frequentemente, a irradiação torácica além de outras situações clínicas como hipoalbuminemia e drenagem linfática insuficiente.
- Agentes quimioterápicos mais relacionados a efeitos colaterais no pericárdio são: trióxido arsênico, ácido transretinoico, imatinibe, desatinibe, citarabina, ciclofosfamida, metotrexate e pantostatin.

Diagnóstico

- Os sintomas geralmente são frustros e, muitas vezes, inespecíficos, como dor torácica, astenia, fraqueza, dispneia e febre.

Tratamento

- O tratamento das doenças do pericárdio em pacientes oncológicos geralmente é conforme recomendações das diretrizes atuais. Devemos considerar que muitos pacientes com câncer podem ter uma predisposição para sangramento devido a alterações celulares sanguíneas ou anormalidades de coagulação secundárias à sua doença ou tratamento. Assim, pode ser difícil introduzir terapia de rotina, como agentes anti-inflamatórios não esteroidais sendo que muitas vezes há um uso maior e mais precoce de outros agentes, por exemplo, colchicina e esteróides (embora isso não altere os desfechos).
- No caso de derrames pericárdicos, os tratamentos invasivos como pericardiocentese, drenagem pericárdica e abordagens cirúrgicas, exceto em casos de emergência, podem ser prorrogados e uma tentativa de QT ou esteróides mais intensivos pode ser realizada primeiro para determinar se auxilia na resolução do derrame.

■ Doença valvar

- Os agentes quimioterápicos não afetam diretamente as válvulas cardíacas, mas a doença valvar pode ocorrer em pacientes oncológicos por diversas razões como, por exemplo, lesões valvares preexistentes, RT, endocardite infecciosa e secundária à disfunção do ventrículo esquerdo.
- A valvopatia induzida por radiação tem sido cada vez mais reconhecida, afetando 10% dos pacientes tratados, e inclui fibrose e calcificação da raiz da aorta, das cúspides da válvula aórtica, do anel valvar mitral e das porções basal e média dos folhetos da valva mitral, poupando as pontas da valva mitral e comissuras, permitindo a diferenciação da doença reumática.
- Ocorre tardiamente após a RT mediastinal, com um tempo mediano até o diagnóstico de 22 anos, sendo que uma minoria dos pacientes tem valvas aórticas completamente normofuncionantes no seguimento de 20 anos.
- Para pacientes assintomáticos, é recomendada a realização de um rastreamento com ecocardiograma transtorácico aos 10 anos pós-radioterapia e exames seriados a cada 5 anos a partir de então.

Tabela 43.7 – Patologias relacionadas ao envolvimento pericárdico em pacientes oncológicos e suas considerações relevantes

Patologia	Considerações
Pericardite	• Forma mais comum de doença pericárdica; • Suspeitar se dor torácica que piora na inspiração e melhora sentado; • ECG demonstra elevação do segmento ST difusa, em forma de sela (côncava), podendo ocorrer depressão do segmento PR; • Embora a pericardite induzida por radioterapia possa ocorrer precocemente, a incidência máxima foi aos 5–9 anos em um estudo com pacientes que receberam RT para câncer de mama; • Pode ser complicada por efusões pericárdicas e tamponamento e, a longo prazo, por constrição.
Miopericardite	• Pode ocorrer de forma aguda após administração de antraciclina e ciclofosfamida; • Fatores de risco: disfunção cardíaca pré-existente, idade avançada, uso de outros agentes quimioterápicos e tipo de câncer (por exemplo, linfoma); • Diagnóstico: combinação de exame clínico, exames laboratoriais e exames de imagem cardíaca; • Avaliar se a etiologia é pela doença neoplásica ou pela QT para definir melhor o tratamento.
Derrame pericárdico e tamponamento cardíaco	• Derrames pericárdicos podem ou não estar associados à pericardite e podem ser agudos ou crônicos; • Se o líquido pericárdico se acumular rapidamente, pode causar tamponamento cardíaco com comprometimento hemodinâmico agudo que requer intervenção urgente; • Confirmação diagnóstica: ecocardiograma.
Pericardite constritiva	• Pode ocorrer como resultado de fibrose induzida por radiação ou alteração fibrótica secundária à pericardite; • Sinais clínicos: pulso paradoxal, sinal de Kussmaul e Knock pericárdico; • Diagnóstico auxiliado pelo ecocardiograma e RNM

■ Radioterapia

- Nas últimas décadas, a radioterapia (RT) se tornou fundamental no tratamento de diversos tipos de cânceres, sendo comumente utilizada em linfoma de Hodgkin com massas mediastinais, neoplasias malignas da mama, pulmão e esôfago;
- A definição de doença cardíaca induzida pela radiação é o surgimento de uma doença cardíaca após exposição à radiação torácica em pacientes sem doença cardíaca preexistente e sem outros fatores que justifiquem a cardiopatia.

Tabela 43.8 – Principais FR associados a doença cardíaca induzida pela radiação

- Irradiação torácica anterior ou esquerda
- Dose de radiação cumulativa alta (acima de 30 Gray)
- Pacientes jovens (< 50 anos de idade)
- Doses de radiação fracionadas > 2 Gray/dia
- Localização tumoral dentro ou perto do coração
- Quimioterapia cardiotóxica concomitante
- Protocolos de RT antigos
- Tempo de seguimento longo
- Cardiopatia preexistente
- Ausência de proteção durante a RT/QT
- Presença de FR cardiovascular (diabetes, tabagismo, sobrepeso, hipertensão moderada, dislipidemia)

Adaptado de Hajjar, L A; Filho R K; Hoff P G M. Manual de condutas em cardio-oncologia, Atheneu, 2018.

- As principais doenças cardíacas relacionadas a exposição à radiação são as doenças do pericárdio, doença arterial coronariana, doença valvar, insuficiência cardíaca e arritmias;
- É difícil estimar a incidência real incidência de cardiotoxicidade induzida por radiação, por diversos motivos, dentre eles o longo atraso entre exposição e a manifestação clínica de doença cardíaca, o uso de quimioterapia (QT) cardiotóxica concomitante e falha em atribuir a doença cardíaca a um tratamento prévio de RT.
- A cardiotoxicidade secundária a radioterapia pode ser classificada em aguda (como pericardite e miocardite agudas) ou tardia (como pericardite constritiva, miocardiopatia restritiva, IC, DAC, doença valvar e doença vascular).
- A radiação induz a geração de espécies reativas do oxigênio que causam quebra da fita dupla de DNA, levando à morte celular, a uma cascata inflamatória, à disfunção endotelial, diminuição da perfusão, trombose microvascular e isquemia. É comumente marcada pela presença de intensa fibrose miocárdica intersticial.
- Lesões cardíacas maiores, geralmente, são observadas com doses acima de 30 Gray, embora os efeitos cardíacos sejam vistos em doses significativamente menores e não haja um limiar abaixo no qual não ocorra lesão;
- Técnicas modernas de RT, como o uso de campos tangenciais, blindagem cardíaca, uso de técnicas de apneia inspiratória e o planejamento cuidadoso da RT tomográfica, têm resultado em menor irradiação cardíaca.
- O diagnóstico deve ser suspeitado sempre que existirem sintomas ou alterações no exame físico de paciente com história prévia de exposição à RT. Exames complementares como ECG, EcoTT, RNM miocárdica e angioto-

Tabela 43.9 – Principais apresentações clínicas da doença cardíaca induzida pela radiação e suas considerações

Apresentação Clínica	Considerações
DAC	• Manifestação cerca de 10 anos após exposição à RT; • Defeitos de perfusão e alterações na contratilidade podem ser reversíveis; • Lesões ostiais e de segmentos proximais são comuns.
Arritmias	• Manifestação cerca de 14 anos após exposição à RT; • Fibrilação atrial e taquicardia supraventricular em cerca de 30% dos pacientes; • Taquicardia ventricular é infrequente.
Doenças valvares	• Manifestação mais tardia, sendo mais comum após cerca de 20 anos após exposição à RT; • Lesões mais comuns: insuficiências; • Estenoses principalmente em valva aórtica e as alterações no aparelho valvar ocorrem comumente nas valvas mitral e aórtica.
Doenças do pericárdio	• Pericárdio é o mais frequentemente acometido na fase inicial da RT; • Cerca de 70-100% dos pacientes sofrem algum tipo de dano no tecido pericárdico; • Pode ser assintomático ou se manifestar como espessamento pericárdico, pericardite aguda, derrame pericárdico, tamponamento cardíaco, aderências pericárdicas, pericardite constritiva ou fibrose pericárdica.
Miocardiopatia	• Desenvolvimento de IC com fração de ejeção preservada é mais comum; • Em casos mais avançados pode ocorrer miocardiopatias restritivas; • Anormalidades funcionais diastólicas são infrequentes a longo prazo.
Doenças vasculares	• Lesões em artérias carótidas graves, extensas e em locais não-habituais; • Pode desenvolver calcificação em aorta torácica.

mografia de coronárias podem ser úteis para auxiliar na investigação;

- O tratamento da lesão cardíaca induzida por RT segue as mesmas recomendações das diretrizes atuais sobre cada cardiopatia sendo que, intervenções cirúrgicas e implante de dispositivos necessitam de atenção especial quanto ao prognóstico oncológico do paciente antes de serem indicados.

Leitura sugerida

- Koutsoukis A, Ntalianis A, et al. Cardio-oncology: A Focus on Cardiotoxicity. Department of Clinical Therapeutics, National and Kapodistrian University of Athens Alexandra Hospital, Athens, Greece. RADCLIFFE CARDIOLOGY 2018.
- Zamorano JL, Lancellotti P, et al. 2016 ESC Position Paper on cancer treatments and cardiovascular toxicity developed under the auspices of the ESC Committee for Practice Guidelines. The European Society of Cardiology 2016.
- Filho RK, Hajjar LA, et al. I Diretriz Brasileira de Cardio-Oncologia da Sociedade Brasileira de Cardiologia. Arq Bras Cardiol 2011; 96(2 supl.1): 1-52
- Hajjar LA, Filho RK, et al. Manual de Condutas em Cardio-oncologia. Editora Atheneu 2017.
- Kosmas C, Kallistratos MS, et al. Cardiotoxicity of Xuoropyrimidines in diVerent schedules of administration: a prospective study. J Cancer Res Clin Oncol (2008) 134:75–82
- Herrmann J, Yang EH, et al. Vascular Toxicities of Cancer Therapies The Old and the New – An Evolving Avenue. American Heart Association 2016.
- Ewer MS, Ewer SM. Cardiotoxicity of anticancer treatments: what the cardiologist needs to know. Nat Rev Cardiol 2010;7:564–75. https://doi.org/10.1038/nrcardio.2010.121; PMID: 20842180
- Chari A, Hajje D. Case series discussion of cardiac and vascular events following carfilzomib treatment: possible mechanism, screening, and monitoring. BMC Cancer 2014, 14:915.
- Villa A, Mazzola AA, et al. Reversible Pulmonary Hypertension Related to Thalidomide Treatment for Multiple Myeloma. Case Rep Oncol 2011;4:487–489. September 28, 2011.
- Arjun K. Ghosh, Tom Crake, Charlotte Manisty, Mark Westwood. Pericardial Disease in Cancer Patients. Curr Treat Options Cardio Med (2018) 20: 60.
- Brenner B, Bikdeli B, Tzoran I, et al. Arterial ischemic events are a major complication in cancer patients with venous thromboembolism. Am J Med 2018;131:1095–103.
- Bristow MR, Thompson PD, Martin RP, Mason JW, Billingham ME, Harrison DC. Early anthracycline cardiotoxicity. Am J Med. 1978;65:823–32.
- Brosius FC 3rd, Waller BF, Roberts WC. Radiation heart disease. Analysis of 16 young (aged 15 to 33 years) necropsy patients who received over 3,500 rads to the heart. Am J Med 1981;70:519–530.
- Buza V, Rajagopalan B, Curtis AB. Cancer treatment-induced arrhythmias focus on chemotherapy and targeted therapies. Circ Arrhythm Electrophyisol. 2017;10:e005443.
- Carrier M, Abou-Nassar K, Mallick R, et al. Apixaban to prevent venous thromboembolism in patients with cancer. N Engl J Med 2019;380:711-9

- Cohen AT, Harrington RA, Goldhaber SZ, et al. Extended thromboprophylaxis with betrixaban in acutely ill medical patients. N Engl J Med 2016; 375:534–44.
- Darby SC, Ewertz M, McGale P, Bennet AM, Blom- Goldman U, Brønnum D, et al. Risk of ischemic heart disease in women after radiotherapy for breast cancer. N Engl J Med. 2013;368:987–98.
- Dardiotis, E., Aloizou, A., Markoula, S., Siokas, V., et al. Cancer-associated stroke: Pathophysiology, detection and management (Review). International Journal of Oncology 2019; 779-796
- Dearborn JL, Urrutia VC, Zeiler SR. Stroke and cancer: a complicated relationship. J Neurol Transl Neurosci. 2014; 2:1039.
- Donato J, Campigotto F, Uhlmann EJ, et al. Intracranial hemorrhage in patients with brain metastases treated with therapeutic enoxaparin: a matched cohort study. Blood 2015; 126.191 9.
- Donnellan E, Khorana AA. Cancer and venous thromboembolic disease: a review. Oncologist 2017;22:199–207
- Farge D, Bounameaux H, Brenner B, et al. International clinical practice guidelines including guidance for direct oral anticoagulants in the treatment and prophylaxis of venous thromboembolism in patients with cancer. Lancet Oncol 2016;17:e452–66.
- Farmakis D, Parissis J, Filippatos G. Insights into onco-cardiology: atrial fibrillation in cancer. J Am Coll Cardiol 2014;63:945–53.
- Filho R K, Fuster V. Medicina Cardiovascular - Reduzindo o Impacto das Doenças, Atheneu, 2016
- Glanzmann C, Huguenin P, Lutolf UM, Maire R, Jenni R, Gumppenberg V. Cardiac lesions after mediastinal irradiation for Hodgkin's disease. Radiother Oncol 1994; 30:43–54.
- Hardenbergh PH, Munley MT, Bentel GC, Kedem R, Borges-Neto S, Hollis D, et al. Cardiac perfusion changes in patients treated for breast cancer with radiation therapy and doxorubicin: preliminar results. Int J Radiat Oncol Biol Phys. 2001;49:1023–8.
- Hering D, Faber L, Horstkotte D. Echocardiographic features of radiation-associated valvular disease. Am J Cardiol 2003;92:226–230.
- Hull MC, Morris CG, Pepine CJ, Mendenhall NP. Valvular dysfunction and carotid, subclavian, and coronary artery disease in survivors of Hodgkin lymphoma treated with radiation therapy. JAMA 2003;290:2831–2837.
- Kearon C, Akl EA, Ornelas J, et al. Antithrombotic therapy for VTE Disease: CHEST guideline and expert panel report. Chest 2016;149: 315–52.
- Khorana AA, Kuderer NM, Culakova E, Lyman GH, Francis CW. Development and validation of a predictive model for chemotherapy-associated thrombosis. Blood 2008;111:4902-7
- Khorana AA, Rubens D, Francis CW. Screening high-risk cancer patients for VTE: A prospective observational study. Thromb Res 2014;134:1205–1207.
- Khorana AA, Soff GA, Kakkar AK, et al. Rivaroxaban for thromboprophylaxis in high-risk ambulatory patients with cancer. N Engl J Med 2019;380:720-8
- Lee AY, Levine MN, Baker RI, et al. Low-molecular-weight heparin versus a coumarin for the prevention of recurrent venous thromboembolism in patients with cancer. N Engl J Med. 2003;349:146-153.

- Lee AYY, Kamphuisen PW, Meyer G, et al. Tinzaparin vs warfarin for treatment of acute venous thromboembolism in patients with active cancer: a randomized clinical trial. JAMA 2015;314:677–86.
- Lyman GH, Bohlke K, Khorana AA, et al. Venous thromboembolism prophylaxis and treatment in patients with cancer: ASCO clinical practice guideline update 2014. J Clin Oncol 2015;33: 654–6.
- Machann W, Beer M, Breunig M, Stork S, Angermann C, Seufert I et al. Cardiac magnetic resonance imaging findings in 20-year survivors of mediastinal radiotherapy for Hodgkin's disease. Int J Radiat Oncol Biol Phys. 2011 Mar 15;79(4):1117-23.
- Malanca M, Cimadevilla C, Brochet E, Iung B, Vahanian A, Messika-Zeitoun D. Radiotherapy-induced mitral stenosis: a three-dimensional perspective J Am Soc Echocardiogr 2010;23:108 e101–102.
- Mosarla RC, Vaduganathan M, Qamar A, Moslehi J, Piazza G, Giugliano RP. Anticoagulation Strategies in Patients With Cancer: JACC Review Topic of the Week. J Am Coll Cardiol 2019;73:1336-1349
- Navi, B. B., Marshall, R. S., Bobrow, D., Singer, S., Stone, J. B., DeSancho, M. T., & DeAngelis, L. M. Enoxaparin vs Aspirin in Patients With Cancer and Ischemic Stroke. JAMA Neurology, 2018; 75(3), 379.
- Nolan MT, Russell DJ, Marwick TH. Long-term Risk of Heart Failure and Myocardial Dysfunction After Thoracic Radiotherapy: A Systematic Review. Can J Cardiol. 2016 Jul;32(7):908-20.
- Plana JC, Galderisi M, Barac A, Ewer MS, Ky B, Scherrer-Crosbie M, Ganame J, Sebag IA, Agler DA, Badano LP, Banchs J, Cardinale D, Carver J, Cerqueira M, DeCara JM, Edvardsen T, Flamm SD, Force T, Griffin BP, Jerusalem G, Liu JE, Magalhaes A, Marwick T, Sanchez LY, Sicari R, Villarraga HR, Lancellotti P. Expert consensus for multimodality imaging evaluation of adult patients during and after cancer therapy: a report from the American Society of Echocardiography and the European Association of Cardiovascular Imaging. Eur Heart J Cardiovasc Imaging 2014;15:1063–1093.
- Pabinger I, van Es N, Heinze G, et al. A clinical prediction model for cancer-associated venous thromboembolism: a development and validation study in two independent prospective cohorts. Lancet Haematol 2018;5:e289–98.
- Rogers, L. R. Cerebrovascular complications in cancer patients. Neurologic Clinics. 2003. 21(1), 167-192.
- Saiki H, Petersen IA, Scott CG, Bailey KR, Dunlay SM, Finley RR et al. Risk of Heart Failure With Preserved Ejection Fraction in Older Women After Contemporary Radiotherapy for Breast Cancer. Circulation. 2017 Apr 11;135(15):1388-1396.
- Tamargo J, Caballero R, Delpon E. Cancer chemotherapy and cardiac arrhythmias: a review. Drug Saf. 2015; 38:129–52.
- Viganego, F, Singh, R, Fradley, MG. Arrhythmias and other electrophysiology issues in cancer patients receiving chemotherapy or radiation. Curr Cardiol Rep 2016; 18: 52.
- Wennberg PW. Approach to the Patient With Peripheral Arterial Disease. Circulation 2013 Nov 12;128(20):2241-50
- Witt DM, Nieuwlaat R, Clark NP, et al. American Society of Hematology 2018 guidelines for management of venous thromboembolism: optimal management of anticoagulation therapy. Blood Adv 2018;2:3257–91.
- Yeh ET, Bickford CL. Cardiovascular complications of cancer therapy. Incidence, pathogenesis, diagnosis and management. J Am Coll Cardiol 2009; 53:2231-47.

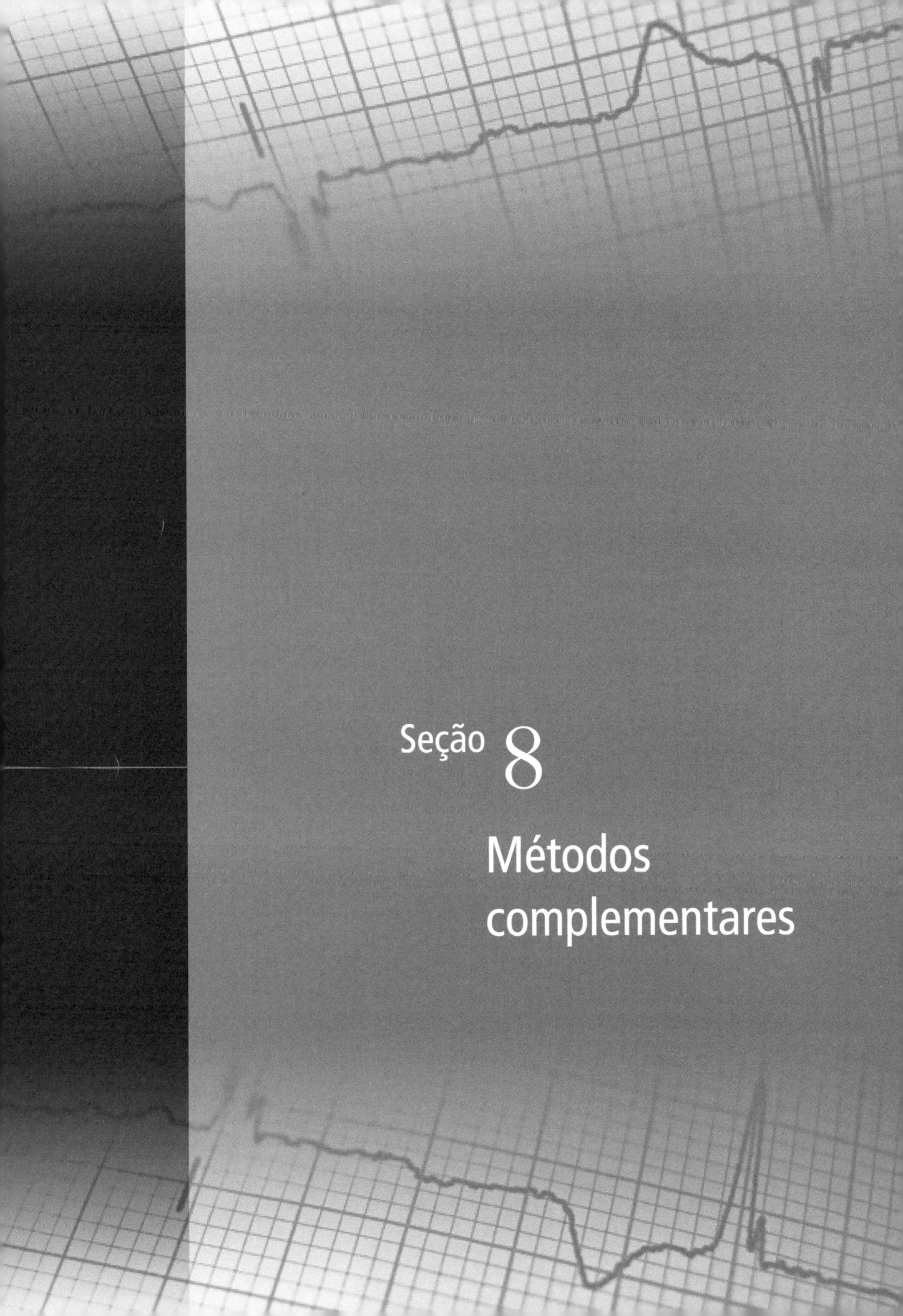

Seção 8

Métodos complementares

capítulo 44

Eletrocardiograma

• Fernando Côrtes Remisio Figuinha • Eduardo Cavalcanti Lapa Santos • Fabio Mastrocola

- O eletrocardiograma é provavelmente o mais importante exame complementar utilizado pelo cardiologista em sua prática diária. Devido à sua importância, escrevemos um livro de mais de 400 páginas dedicadas exclusivamente a este método, o *Manual de Eletrocardiografia Cardiopapers*. Neste capítulo, faremos uma breve revisão sobre os achados mais relevantes encontrados no ECG.

Eletrocardiograma (ECG) normal

Noções básicas

- A energia elétrica gerada pelo coração pode ser captada na superfície do corpo por eletrodos.
- Essa energia elétrica captada pode dar informações sobre a anatomia e o funcionamento do coração.
- Considerando que o movimento complexo da energia elétrica gerada pelo coração pudesse ser simplificado, para fins de ensino, em apenas um vetor (como mostrado na Figura 44.1), teríamos os traçados que vemos nessa figura em cada eletrodo.
- Quando a energia elétrica (vetor) se aproxima do eletrodo, temos uma onda positiva (ponto B). Quando se afasta, negativa (ponto A).
- Vamos entender então o que mostram as ondas vistas no eletrocardiograma.

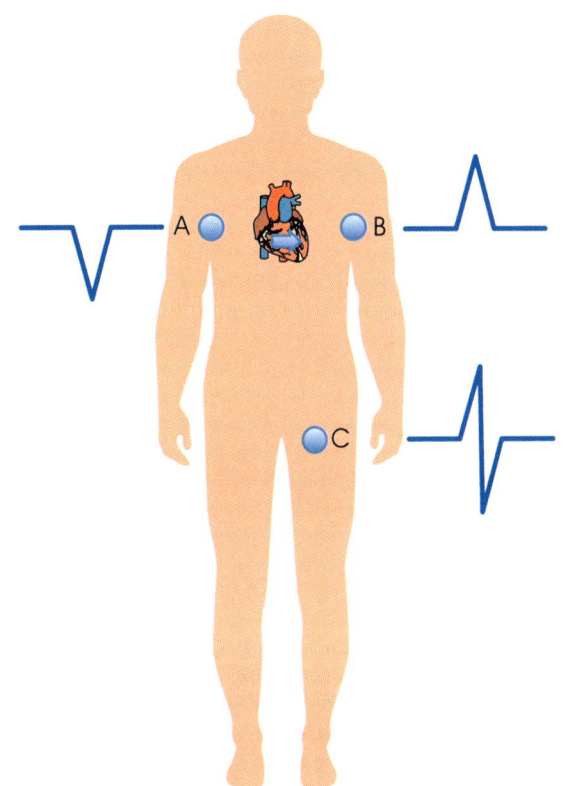

Figura 44.1. **Representação gráfica dos traçados obtidos por cada eletrodo referentes ao vetor gerado pelo coração.**

Eletrocardiograma

Interpretação geral

- 1º passo: Identificação do paciente: sexo, idade, biótipo do paciente.
- 2º passo: Padronização/qualidade técnica: analisar se está com a padronização habitual, ou seja, com velocidade de 25 mm/s (1 mm = 40 ms) e com amplitude N (1 mm = 0,1 mV).
- 3º passo: Ritmo/ frequência cardíaca: avaliar ritmo: sinusal? (no plano frontal, onda P entre 0° e +90° precedendo todo QRS, com mesma morfologia) (Figura 44.2);
  - frequência cardíaca: 1.500 divididos pelo número de milímetros ou 300 divididos pelo número de quadrados (5 mm) (Figura 44.3).
- 4º passo: Onda P: onda gerada pela despolarização dos átrios.
  - Sobrecargas atriais (duração P normal de 0,08 a 0,11 s; amplitude máxima de 2,5 mm).
- 5º passo: Intervalo PR: normal: 0,12-0,20 s.
- 6º passo: Complexo QRS: despolarização ventricular.
  - Avaliar orientação (entre −30° e +90°, para trás).
  - Avaliar duração (normal < 120 ms).
  - Sobrecargas ventriculares.
  - Área inativa: presença de ondas Q patológicas.
- 7º passo: Segmento ST: avaliar a presença de infra ou supradesnivelamento do segmento ST.
- 8º passo: Onda T: representa a repolarização ventricular. Onda T normal: assimétrica, com início mais lento e final mais rápido.
- 9º passo: Intervalo QT: do início do QRS ao término da T.
  - QT corrigido (QTc): calculado pela fórmula de Bazzet: $QTc = QT/\sqrt{RR}$; (essa fórmula apresenta limitações para FC menores de 60 ou superiores a 90 bpm; nesses casos, preferir fórmulas lineares – como Hodges); ou pela fórmula de Hodges: $QTc = QT$ medido (ms) $+ 1,75 \times (FC - 60)$; normal até 450 ms para homens e 470 ms para mulheres.

Análise do ritmo cardíaco

- Ritmo sinusal: ritmo fisiológico que se origina no átrio direito alto. Onda P positiva em DI, DII e aVF (no plano frontal, onda P entre 0° e +90°), precedendo todo QRS, de mesma morfologia.
- Se onda P com orientação no plano frontal diferente da sinusal (negativa em aVF e positiva em aVR, por exemplo), ritmo ectópico atrial.
- Se onda P sem relação com QRS, a principal hipótese é bloqueio atrioventricular total (BAVT). Neste caso a frequência da P é maior que a do QRS.
- Se onda P com morfologias diferentes, ritmo atrial multifocal (pelo menos três morfologias diferentes).

Análise da frequência cardíaca

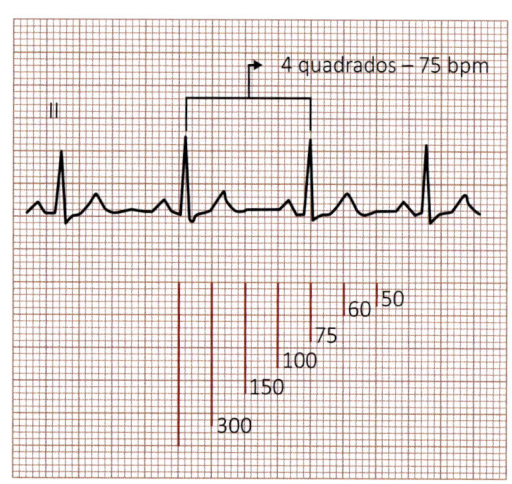

Figura 44.3. Cálculo da frequência cardíaca baseado na distância entre os quadrados de 5 mm.

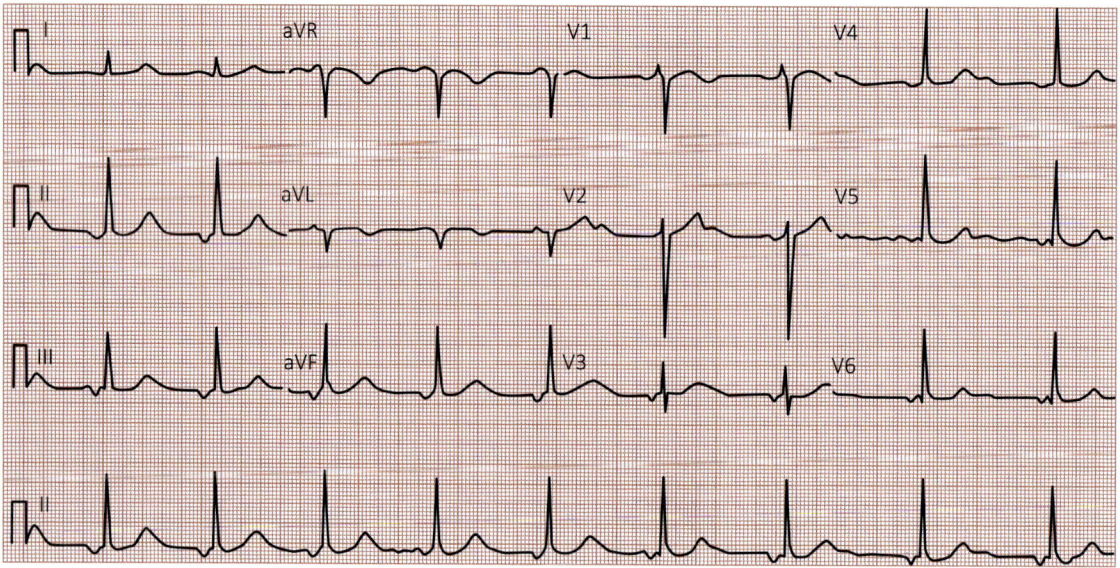

Figura 44.2. Ritmo ectópico atrial. Onda P negativa em DII, DIII e aVF, e praticamente isoelétrica em DI, com eixo aproximado de −90°.

Sobrecargas atriais

Sobrecarga atrial esquerda

- Duração de onda P ≥ 120 ms.
- Desvio do eixo da P para esquerda.
- Onda P entalhada e bífida em DII (onda P mitral).
- Índice de Morris: componente final negativo de P em V1 com duração > 40 ms e amplitude > 1 mm (Figura 44.4).
- Índice de Macruz > 1,6: duração total da P dividida pela duração do segmento PR (medido do final da onda P ao início do QRS).

- Causas de sobrecarga atrial esquerda
  - Valvopatia mitral (estenose ou insuficiência)
  - Cardiopatia hipertensiva
  - Miocardiopatias (restritiva, hipertrófica, dilatada)
  - Cardiopatias congênitas que sobrecarregam o AE, como cardiopatias com hiperfluxo pulmonar, estenose mitral congênita, coarctação de aorta, estenose aórtica/subaórtica.

Sobrecarga atrial direita

- Onda P pontiaguda com amplitude > 2,5 mm em DII, DIII e aVF, com duração normal.
- Amplitude da P ≥ 1,5 mm em V1, V2 e V4R.
- Desvio de eixo da P para direita (entre +60º e +90º).
- Amplitude de onda P em DIII > DI.
- Sinal de Peñaloza-Tranchesi: indireto; aumento importante da amplitude do complexo QRS em V2 em relação ao V1.
- Índice de Macruz < 1: duração da onda P/duração do segmento PR – medido do final da onda P ao início do QRS.
- Sinal de Sodi-Pallares: presença de complexos QR, Qr, qR ou qRS em V1.

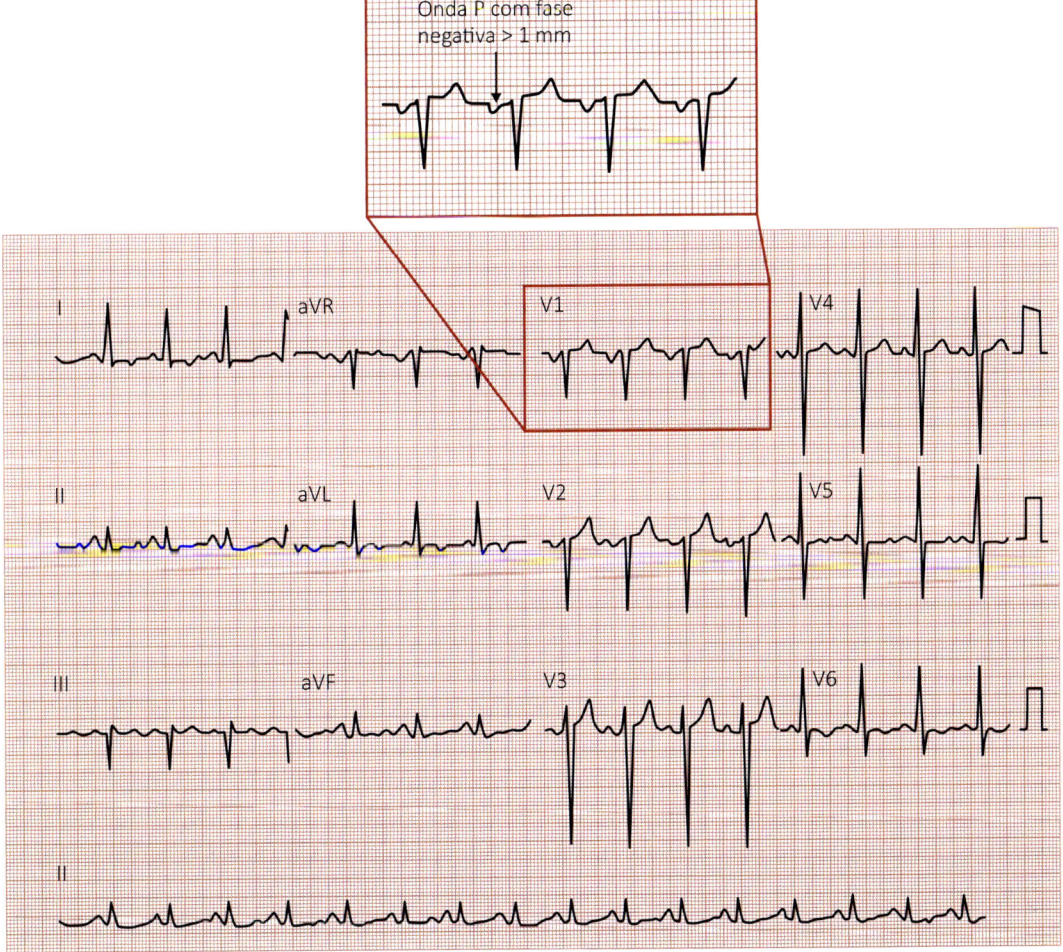

Figura 44.4. ECG mostrando índice de Morris presente. A onda P em V1 tem duração levemente acima de um quadradinho (0,04 s). Além disso, a amplitude da onda P na mesma derivação é também superior a um quadradinho, o que faz com que a área da onda P (amplitude × duração) seja maior que 1 mm². Trata-se de paciente com cardiopatia hipertensiva e sobrecarga de câmaras esquerdas.

Eletrocardiograma

- Causas de sobrecarga atrial direita
  - *Cor pulmonale* (insuficiência cardíaca direita devido à patologia pulmonar).
  - Estenose e insuficiência tricúspide.
  - Hipertensão pulmonar secundária a cardiopatias, como estenose mitral, miocardiopatias restritivas e dilatadas.
  - Hipertensão pulmonar de outras etiologias, como colagenoses, esquistossomose, idiopática, entre outras.
  - Cardiopatias congênitas que sobrecarregam o AD, como anomalia de Ebstein, atresia tricúspide, estenose pulmonar, tetralogia de Fallot e síndrome de Eisenmenger (Figura 44.5).

Causas de sobrecarga biatrial
- Causas congênitas:
  - comunicação interatrial (inicialmente sobrecarrega o AD, mas com a evolução e inversão do *shunt* pode sobrecarregar também o AE);
  - síndrome de Lutembacher (comunicação interatrial associada à estenose mitral).
- Causas adquiridas:
  - estenose mitral associada à hipertensão pulmonar;
  - estenose mitral associada à insuficiência tricúspide;
  - estenose mitral e tricúspide.

Sobrecarga biatrial

- Aumento combinado de amplitude (> 2,5 mm) e duração (≥ 120 ms) da onda P em DII.
- Componente inicial positivo da onda P em V1 com amplitude ≥ 1,5 mm e componente final negativo com duração ≥ 40 ms e profundidade de 1 mm (Índice de Morris).
- Combinação dos critérios anteriormente descritos para SAD e SAE.

Intervalo PR (Tabela 44.1)

Intervalo PR normal

- O intervalo PR normal mede de 120 a 200 ms (3-5 quadradinhos). Ele pode variar em função da frequência cardíaca e da idade. É mais curto em crianças e com o aumento da frequência cardíaca, e tende a ser mais longo com aumento da idade.

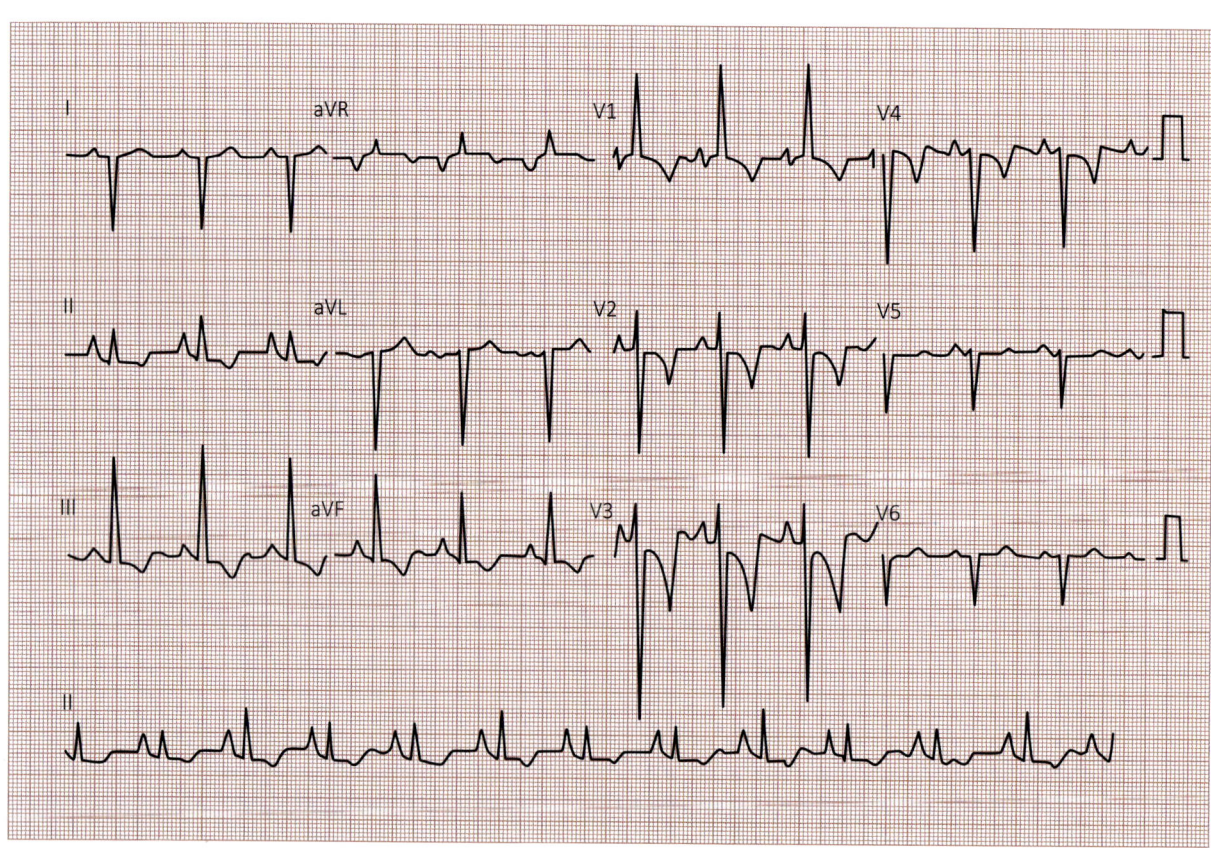

Figura 44.5. ECG de paciente com Eisenmenger por persistência do canal arterial, em que podemos notar a onda P negativa na derivação aVL (indicando que o SÂP está além de + 60°); outros critérios de SAD podem ser: amplitude > 2,5 mm em DII, ondas P apiculadas em DII, e amplitude da fase positiva de P > 1,5 mm em V1.

Eletrocardiograma

Intervalo PR curto

- O intervalo PR curto (< 120 ms) pode ocorrer por diversas causas:
  1. ritmo ectópico atrial ou ritmo juncional;
  2. condução AV acelerada;
  3. presença de feixe anômalo ou via acessória – pré-excitação.

Intervalo PR longo

- O aumento do PR > 200 ms é denominado bloqueio atrioventricular (BAV) de 1º grau.
- Pode ser causado por:
  1. doenças do sistema de condução (p. ex., doença de Lev e de Lenègre);
  2. tônus vagal exacerbado (p. ex., atletas);
  3. distúrbios hidroeletrolíticos (hipocalemia, hipomagnesemia);
  4. medicamentos (betabloqueador, bloqueador de canal de cálcio);
  5. infarto agudo do miocárdio (p. ex., IAM inferior);
  6. calcificação do anel mitral e aórtico;
  7. doenças infecciosas (p. ex., endocardite infecciosa);
  8. idade avançada.

Sobrecargas ventriculares

Sobrecarga ventricular esquerda

- Os critérios para sobrecarga ventricular esquerda do ECG são específicos, porém pouco sensíveis (sensibilidade varia de 7 a 38% e especificidade, de 88 a 98%).
- Critérios utilizados para diagnóstico:
  - Sokolow-Lyon: S V1 + R V5 ou V6 ≥ 35 mm (Figura 44.6; R de aVL > 11 mm;
  - Cornell: se homem: R aVL + S V3 > 28 mm; se mulher: R aVL + S V3 > 20 mm (mais sensível em mulheres);
  - Gubner: R DI + S DIII > 25 mm;
  - Romhilt-Estes: sistema de pontuação – se 4 pontos, sugestivo de SVE; se 5 pontos, diagnóstico de SVE; maior especificidade.
- Três pontos se:
  - onda R ou S ≥ 20 mm no plano frontal (derivações periféricas) ou ≥ 30 mm no plano horizontal (precordiais);
  - alteração de ST padrão *strain*;
  - sobrecarga de átrio esquerdo.
- Dois pontos se:
  - desvio do eixo de QRS ≥ −30º.
- Um ponto se:
  - alteração de ST padrão strain em uso de digital;
  - duração do complexo QRS ≥ 90 ms sem padrão de bloqueio de ramo;
  - deflexão intrinsecoide ≥ 50 ms em V5 ou V6 (tempo de ativação ventricular – intervalo entre o início do QRS e o pico da onda R).

Tabela 44.1. Intervalo PR Variável

BAV 2º grau Mobitz I	Aumento progressivo do intervalo PR seguido de uma onda P bloqueada (fenômeno de Wenckebach)	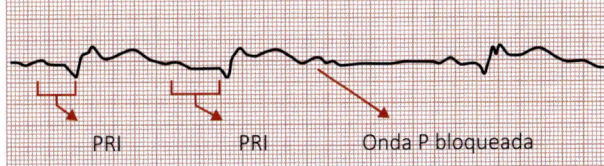
BAV 2º grau Mobitz II	Ocorre uma falha súbita e intermitente da condução do impulso elétrico (P bloqueada) dos átrios para os ventrículos, com intervalo PR fixo (normal ou prolongado)	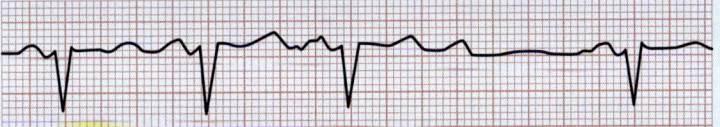
BAVT/Dissociação atrioventricular	Morfologia de onda P constante, assim como a morfologia do complexo QRS, e o intervalo PR é muito variável. Os impulsos gerados pelo nó sinusal não são conduzidos aos ventrículos (dissociação atrioventricular)	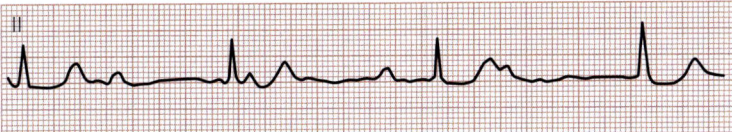
Marcapasso atrial mutável	Intervalo PR variável, assim como a morfologia da onda P. Reconhecido eletrocardiograficamente pela presença de pelo menos três morfologias de onda P. Quando FC > 100 bpm, taquicardia atrial multifocal	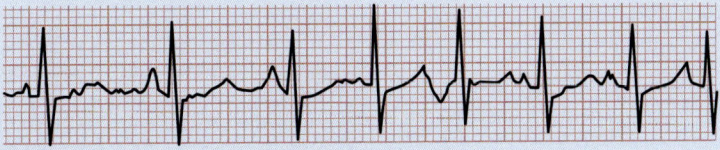
Dupla via de condução nodal	Quando ocorre o intervalo PR curto alternando com PR longo, sendo a morfologia de onda P constante, deve-se suspeitar de dupla via de condução nodal	

Eletrocardiograma

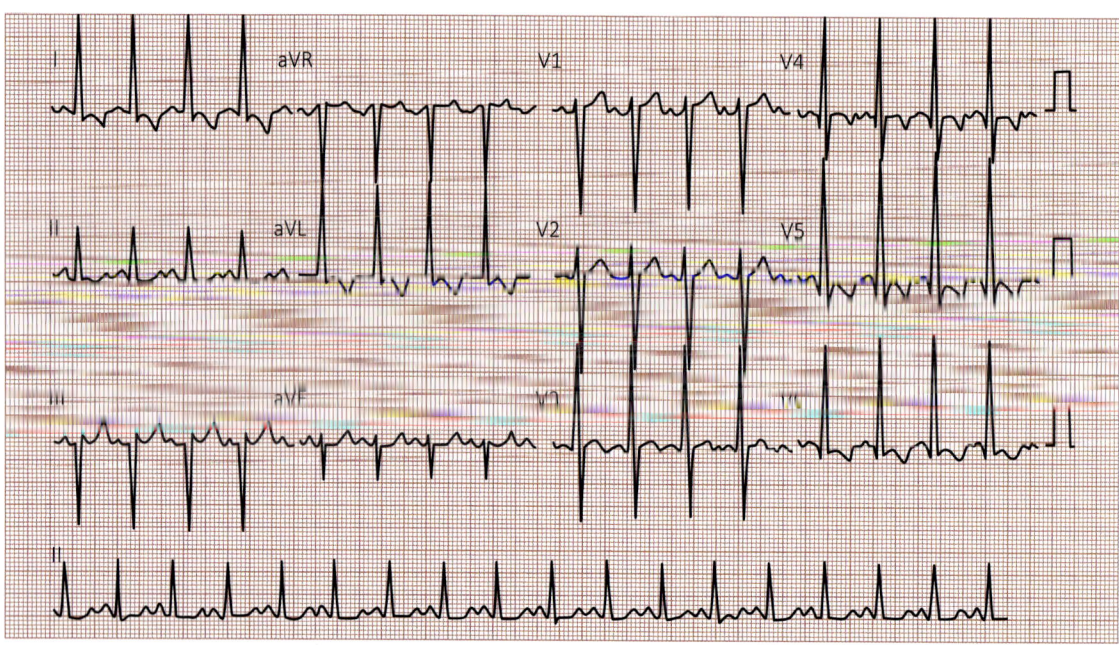

Figura 44.6. No ECG acima pode-se observar os dois critérios de Sokolow. Somando-se a onda S em V1 (26 mm) com a onda R em V6 (26 mm), obtivemos o resultado de 52 mm, bastante superior aos 35 mm propostos originalmente por Sokolow-Lyon. Ao olhar exclusivamente para aVL, percebemos que a onda R apresenta amplitude de 24 mm, superior ao limite de 11 mm.

Sobrecarga ventricular direita

- Desvio do eixo QRS para direita > +110º em adultos.
- QRS em V1: onda R ampla, com aumento de amplitude (R V1 > 6 mm) com S V1 < 2 mm.
- Relação R/S > 1 em V1.
- Onda S em V5 > 10 mm.
- Onda S em V6 > 3 mm.
- Soma de R de V1 + S V5-V6 > 10,5 mm.
- Alteração de segmento ST em derivações precordiais direitas – V1, V2 e V3 (padrão *strain*) (Figura 44.7).
- Causas de sobrecarga ventricular direita
    - Hipertensão pulmonar secundária a valvopatias.
    - Miocardiopatias.
    - Doenças pulmonares.
    - Cardiopatias congênitas.
    - Colagenoses.
    - Embolia pulmonar.
    - Esquistossomose.
    - Idiopática.

Sobrecarga biventricular

O achado mais comum é eixo elétrico de QRS no plano frontal, desviado para a direita, associado a critérios de voltagem para SVE (Cornell, Sokolow):
- eixo QRS > +90°;
- complexos QRS isodifásicos amplos, de tipo R/S, nas precordiais intermediárias de V2 a V4 (fenômeno de Katz-Wachtel);
- S profundas em V5 e V6;
- critérios para sobrecarga de átrio D.

Causas de ondas R amplas em V1 e V2 – mnemônico CARDIOPAPERS

CARDIOmiopatia hipertrófica septal
Parede lateral infartada (classicamente denominado infarto posterior/dorsal)
Anormalidades no ramo direito
Pré-excitação ventricular
Erro na colocação dos eletrodos
Repuxamento do coração para a direita
Sobrecarga de ventrículo direito

Bloqueios de ramo

Bloqueio de ramo esquerdo (Figura 44.8)

- QRS alargado com duração ≥ 0,12 s (critério obrigatório).
- Ausência de "q" em D1, aVL, V5 e V6. Isto ocorre devido à "perda" do primeiro vetor de despolarização.
- Ondas R alargadas e com entalhes e/ou empastamentos em D1, aVL, V5 e V6;
- Onda "r" com crescimento lento de V1 a V3, podendo ocorrer QS;
- Ondas S alargadas com espessamentos e/ou entalhes em V1 e V2;
- Deflexão intrinsecoide em V5 e V6 ≥ 0,05 s (medir do início do QRS até o pico da onda R, indica que o tempo de ativação ventricular está lentificado);
- Eixo elétrico de QRS entre −30° e +60°;
- Depressão de ST e T assimétrica em oposição ao retardo medioterminal, ou seja, na derivação onde o QRS é negativo, com V1 a onda T é positiva; já em V6 o QRS é positivo e a T, negativa.

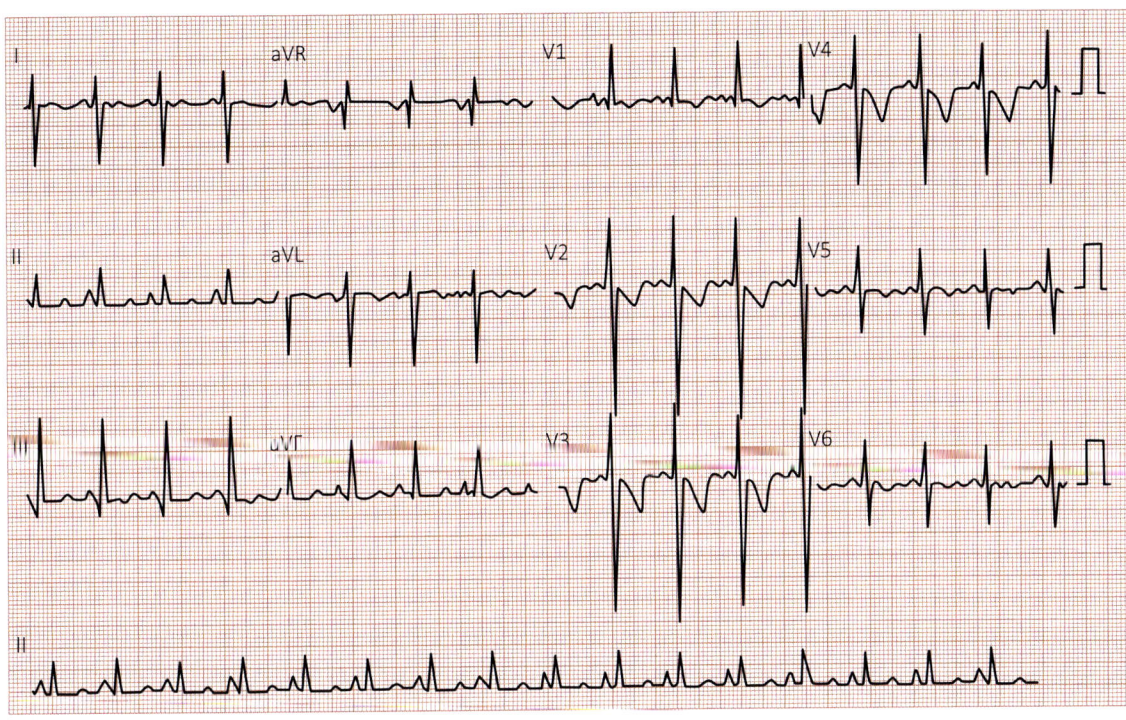

Figura 44.7. Paciente com hipertensão pulmonar e SVD. Observe o desvio do eixo para a direita e para a frente, com aumento da amplitude da onda R em V1 (12 mm), com R/S > 1 nesta derivação e padrão *strain* em V1, V2 e V3. Notam-se ondas S profundas em V5 e V6.

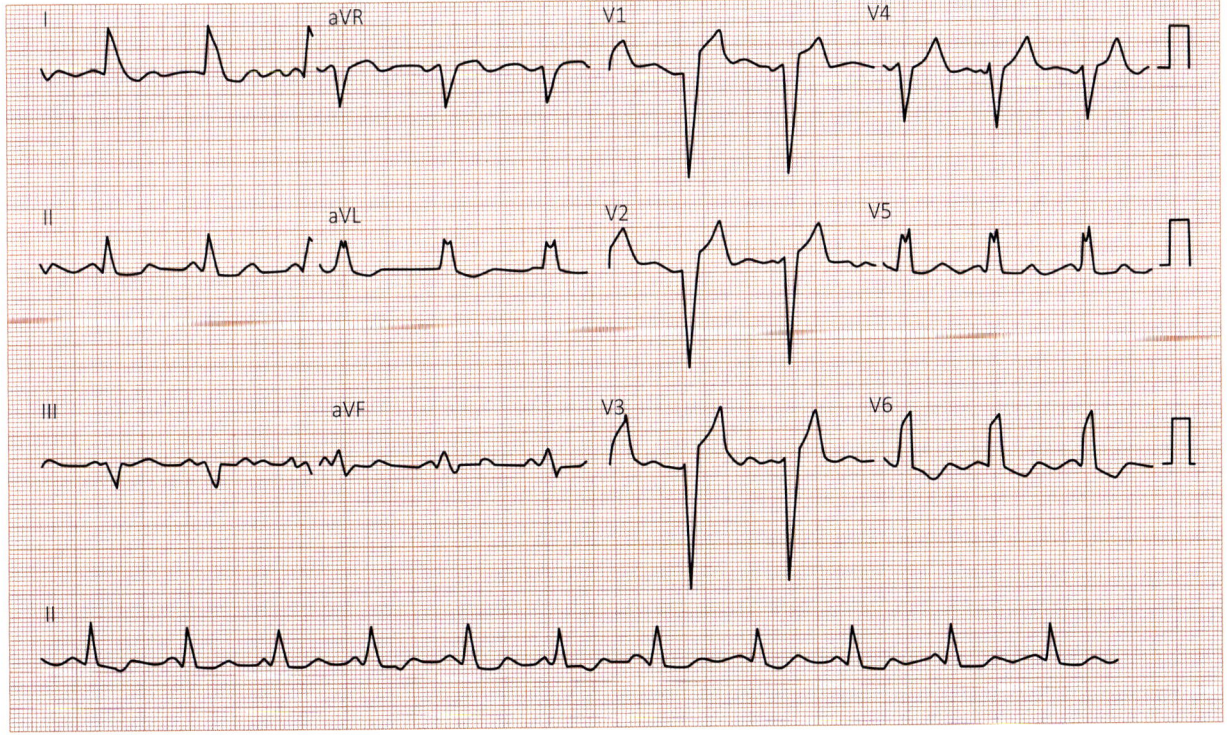

Figura 44.8. Bloqueio de ramo esquerdo.

Eletrocardiograma

Bloqueio de ramo direito (Figura 44.9)
• QRS alargado com duração ≥ 0,12 s (critério obrigatório). • Desvio do eixo para a frente, ou seja, complexo QRS positivo em V1. • Morfologia rSR' ou rsR' em V1 com R' espessado. Isso demonstra que é a parte final do QRS que está alargada. • Ondas S empastadas (duração mais prolongada que o habitual) em D1, aVL, V5 e V6. • Eixo elétrico de QRS variável, tendendo para a direita no plano frontal. • Ondas qR em aVR com R empastada. • Onda T assimétrica em oposição ao retardo final do QRS.

Bloqueio divisional anterossuperior esquerdo
• Eixo elétrico do QRS desviado para a esquerda, a partir de −45°. • rS em DII, DIII e aVF com S em DIII maior que em DII. QRS com duração < 0,12 s. • Onda S de DIII com amplitude superior a 15 mm ou área equivalente (alguns autores não consideram esta amplitude como critério obrigatório). • qR em DI e aVL com tempo da deflexão intrinsecoide maior que 0,05 s ou qRS com "s" mínima em DI. • qR em aVL com R empastado. • Progressão lenta da onda r de V1 até V3. • Presença de S de V4 a V6. Dica. Observe DI e DII, se ambos negativos e S de DIII > S de DII, pensar em BDAS esquerdo.

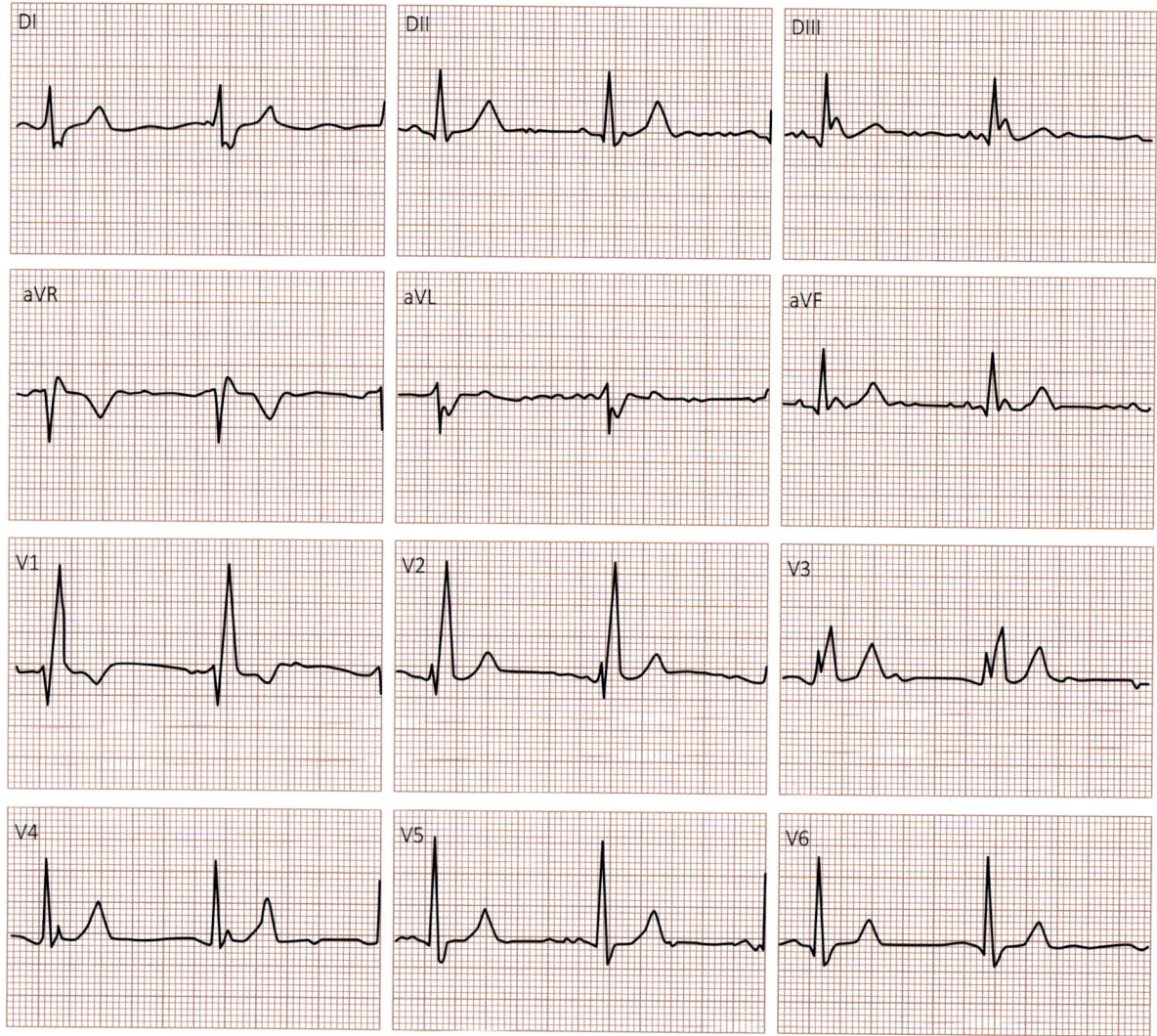

Figura 44.9. Bloqueio de ramo direito.

Bloqueio divisional anteromedial (BDAM) esquerdo

- Antes de pensar no bloqueio é necessário excluir sobrecarga ventricular direita, infarto dorsal e hipertrofia septal. Na ausência dessas condições devemos aventar a possibilidade do BDAM. Os critérios e até mesmo a própria existência do BDAM não são consenso entre os autores, escolhemos os utilizados na Diretriz brasileira:
  - onda R ≥ 15 mm em V2 e V3 ou desde V1, crescendo para as derivações precordiais intermediárias e diminuindo de V5 para V6;
  - crescimento súbito da onda "r" de V1 para V2 ("rS" em V1 para R em V2);
  - duração do QRS < 0,12 s;
  - ausência de desvio do eixo elétrico de QRS no plano frontal (ou seja, não há desvio para a direita, o QRS não será negativo em DI),
  - ondas T em geral negativas nas derivações precordiais direitas.

Bloqueio divisional posteroinferior esquerdo

Antes de pensar em BDPI, deve-se excluir SVD, área eletricamente inativa lateral e biótipo constitucional longilíneo.
- Critérios:
  - eixo elétrico de QRS no plano frontal orientado para a direita ≥ 100 no qR em DII, DIII e aVF com R3 > R2 com voltagem acima de 10 mm e deflexão intrinsecoide > 0,05 s;
  - tempo de deflexão intrinsecoide aumentado em aVF, V5-V6 maior ou igual a 50 ms (0,05 s);
  - rS em DI com duração < 0,12 s; pode ocorrer progressão mais lenta de "r" de V1-V3;
  - onda S de V2 a V6.

Dica: pensar em BDPI se houver desvio do QRS para a direita (negativo em DI e positivo em aVF) sem uma causa identificável, principalmente se for descartada a SVD.

Atraso final de condução

- Duração do complexo QRS normal (≤ 120 ms).
- Atraso discreto na condução pelo ramo direito.
- Na maioria dos casos é variante da normalidade.
- Padrões:
  - tipo 1: padrão S1S2S3, onde S de DII > S de DIII;
  - tipo 2: padrão S1R2R3, onde R de DII > R de DIII;
  - tipo 3: padrão rSR' em V1 e V2.
- Pode ser encontrada onda S empastada em aVL, V5 e V6.

Critérios para diagnosticar sobrecarga de ventrículo esquerdo na presença de bloqueio de ramo esquerdo

- Presença de sobrecarga de átrio esquerdo associada (sinal indireto).
- Duração do QRS > 150 ms.
- Onda R em aVL > 11 mm.
- Ondas S em V2 > 30 mm e em V3 > 25 mm.
- Eixo do complexo QRS acima de −40°.
- Preseno complexo QRS aSokolow-Lyon > 35 mm.

Síndromes coronarianas agudas (Tabelas 44.3 e 44.4)

Tabela 44.2

Isquemia	• Subendocárdica: T positiva, simétrica e pontiaguda (apiculada). Diferencial com hipercalemia • Subepicárdica: T negativa, simétrica e pontiaguda (apiculada). Diferencial com SVE, bloqueio de ramo e onda T cerebral
Corrente de lesão	• Subendocárdica: infradesnivelamento do ponto J e segmento ST, > 0,5 mm em pelo menos duas derivações contíguas • Subepicárdica: supradesnivelamento do ponto J e segmento ST > 1 mm em pelo menos duas derivações contíguas (Figura 44.11)

Tabela 44.3. **Diagnóstico topográfico**

Parede anterior	V1, V2 e V3 – anterosseptal V1 a V4 – anterior V3 e V4 ou V3, V4 e V5 – anterior localizada V4 a V6, DI e aVL – anterolateral V1 a V6, DI e aVL – anterior extenso
Parede lateral	V5 e V6 – lateral baixa DI e aVL – lateral alta
Parede inferior	DII, DIII, aVF
Parede dorsal	V7, V8, V9
Parede livre do ventrículo direito	V3R, V4R (derivações direitas)

Áreas inativas

- Presença de ondas Q patológicas, de acordo com o diagnóstico topográfico (em duas ou mais derivações contíguas) (Figura 44.12).
- Ondas Q patológicas: ondas Q com duração ≥ 40 ms e amplitude > 25% da onda R.
- Causas de áreas eletricamente inativas:
  - infarto do miocárdio;
  - miocardiopatias;
  - miocardite (p. ex., viral, cardiopatia chagásica crônica);
  - doenças granulomatosas (p. ex., sarcoidose);
  - doenças infiltrativas (p. ex., amiloidose);
  - causas raras (tumores cardíacos, esclerodermia, distrofia muscular).

Tabela 44.4. **Localização da parede e da artéria acometida**

IAM anterior	Artéria descendente anterior (DA)
IAM lateral ou posterior	Artéria circunflexa (Cx)
IAM inferior	Artéria coronária direita (CD) ou circunflexa (Cx)
IAM de VD	Coronária direita (CD)

Eletrocardiograma

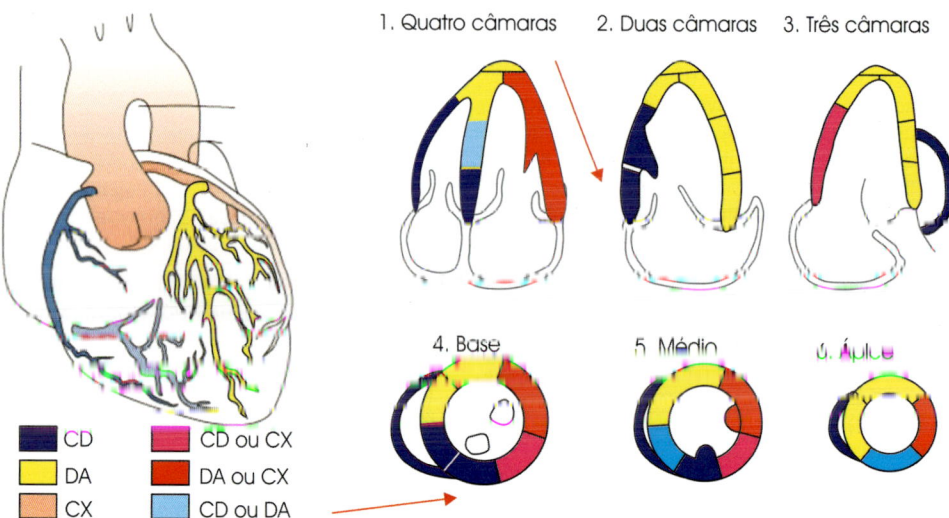

Figura 44.10. As imagens mostram a divisão do ventrículo esquerdo de acordo com as imagens obtidas no ecocardiograma. O segmento basal da parede inferior é realçado pelas setas vermelhas. Tal parte do coração era descrita como parede posterior por muitos dos trabalhos de eletrocardiografia. Adaptado de: Lang et al., 2015.

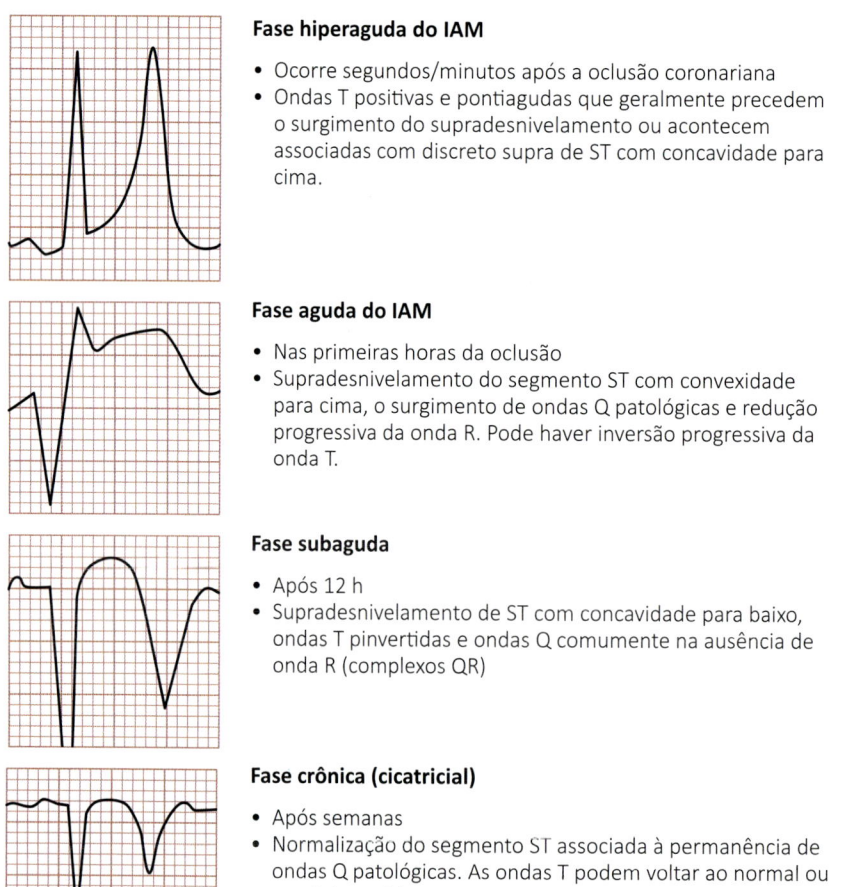

Fase hiperaguda do IAM
- Ocorre segundos/minutos após a oclusão coronariana
- Ondas T positivas e pontiagudas que geralmente precedem o surgimento do supradesnivelamento ou acontecem associadas com discreto supra de ST com concavidade para cima.

Fase aguda do IAM
- Nas primeiras horas da oclusão
- Supradesnivelamento do segmento ST com convexidade para cima, o surgimento de ondas Q patológicas e redução progressiva da onda R. Pode haver inversão progressiva da onda T.

Fase subaguda
- Após 12 h
- Supradesnivelamento de ST com concavidade para baixo, ondas T pinvertidas e ondas Q comumente na ausência de onda R (complexos QR)

Fase crônica (cicatricial)
- Após semanas
- Normalização do segmento ST associada à permanência de ondas Q patológicas. As ondas T podem voltar ao normal ou seguir invertidas

Figura 44.11. A sequência de figuras mostra a evolução eletrocardiográfica de um infarto com supra de ST não reperfundido.

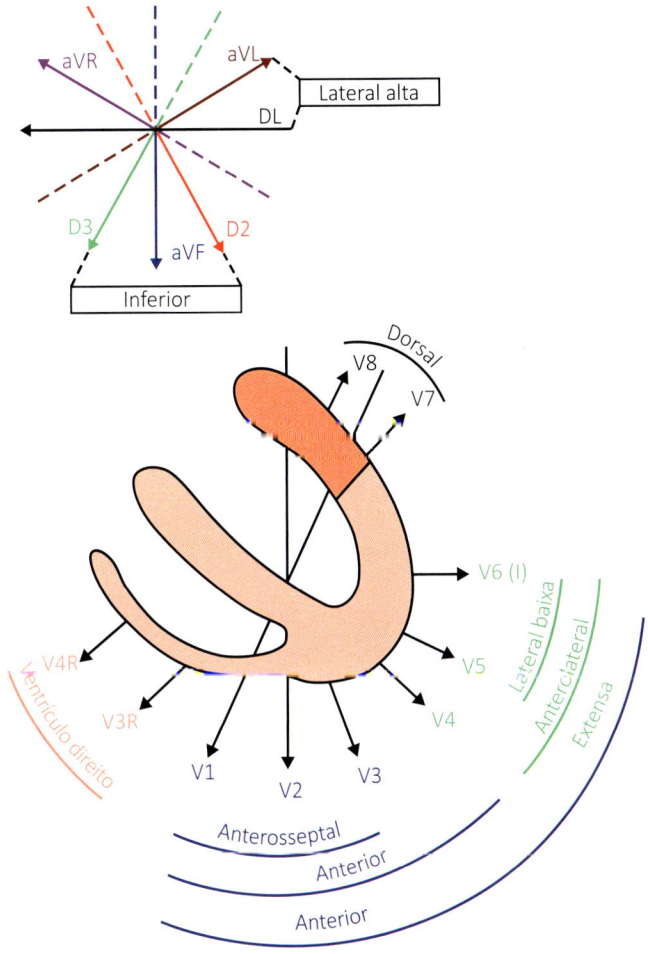

Figura 44.12. Representação esquemática da análise topográfica das manifestações isquêmicas ao eletrocardiograma.

Critérios da Terceira Definição Universal de Infarto para caracterizar o supradesnivelamento do segmento ST nas derivações V2 e V3	Causas de supradesnivelamento do segmento ST
• Supra de ST com elevação do ponto J ≥ 2,0 mm em V2 e V3 ou ≥ 1,0 mm nas demais derivações em homens com idade igual ou superior a 40 anos. • Supra de ST com elevação do ponto J ≥ 2,5 mm em V2 e V3 e ≥ 1,0 mm nas demais derivações, em homens com idade inferior a 40 anos. • Supra de ST com elevação do ponto J ≥ 1,5 mm em V2 e V3 nas mulheres.	• Infarto agudo do miocárdio. • Pericardite e miocardite. • Bloqueio de ramo esquerdo. • Sobrecarga ventricular esquerda. • repolarização precoce. • Síndrome de Brugada. • Hipercalemia. • Hipercalcemia. • Angina de Prinzmetal. • Tromboembolismo pulmonar maciço. • Marca-passo. • Aneurisma de ventrículo esquerdo. • Takotsubo.

Eletrocardiograma

Infarto do miocárdio na presença de bloqueio de ramo

- A presença de BRE dificulta o reconhecimento do infarto do miocárdio associado.
- Se presença de BRE, critérios de Sgarbossa (Figura 44.13):
  - elevação do segmento ST ≥ 1 mm em concordância com o QRS/T (5 pontos); depressão do segmento ST ≥ 1 mm em V1, V2 e V3 (3 pontos); elevação do segmento ST ≥ 5 mm em discordância com o QRS/T (2 pontos);
  - se 3 pontos – especificidade de 90% e sensibilidade de 36%;
  - uma modificação proposta no terceiro critério de Sgarbossa que melhorou de maneira significativa a sensibilidade, chamada de critério de Smith, propõe avaliar a magnitude do supradesnível medido no ponto J sobre a amplitude da onda S; se ≥ 0,25 sugere IAM com BRE decorrente de oclusão aguda da coronária (equivalente a IAM com supra).
- A presença de BRD não impede o reconhecimento do infarto do miocárdio associado.

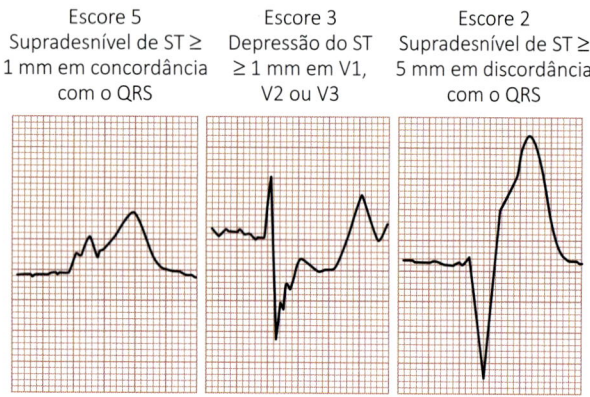

Escore 5 – Supradesnível de ST ≥ 1 mm em concordância com o QRS

Escore 3 – Depressão do ST ≥ 1 mm em V1, V2 ou V3

Escore 2 – Supradesnível de ST ≥ 5 mm em discordância com o QRS

Figura 44.13. **Critérios de Sgarbossa.**

Eletrocardiograma no hospital geral (Tabela 44.5)

Tabela 44.5. ECG no hospital geral

Hiperpotassemia	• Onda T em tenda: alta, pontiaguda e simétrica, com base estreita < 0,20 s • Alargamento do complexo QRS – aspecto bizarro semelhante ao QRS idioventricular • Desaparecimento da onda P • Supradesnivelamento do do segmento ST – fase avançada
Hipopotassemia	• Onda T achatada • Onda U positiva proeminente; aumento do intervalo QT
Hipocalcemia	• Aumento do intervalo QTc à custa do prolongamento do ST
Hipercalcemia	• Diminuição do intervalo QT à custa de encurtamento do ST
Hipotermia	• Onda J ou onda O de Osborn: entalhe final no ponto J entre o término do QRS e o início do segmento ST, com sentido positivo • Bradicardia sinusal e prolongamento do intervalo QT concomitantes ao aparecimento das ondas J
Hipotireoidismo	• Baixa voltagem de P, T e QRS (amplitude < 1 mV nas precordiais e < 0,5 mV no plano frontal + bradicardia)
Digital	• Infradesnivelamento de ST, inversão de T (onda T em "colher de pedreiro"), diminuição do QTc
Doença pulmonar obstrutiva crônica (DPOC)	• Sobrecarga de câmaras direitas • Onda P *pulmonale*: onda P desviada para direita (+ 60°), tornando-se negativa em aVL, e com maior amplitude em DII, DIII, aVF
Tromboembolismo pulmonar	• Padrão S1Q3T3: S em DI, com ondas Q e T negativas em DIII (apesar de sugerir TEP é alteração pouco frequente) • Taquicardia sinusal • Distúrbio de condução pelo ramo direito
Lesão cerebral aguda	• Pode estar presente em AVC hemorrágico ou TCE • Ondas T cerebrais: ondas T negativas, gigantes, > 10 mm, difusas • Prolongamento do intervalo QT
Distrofia muscular de Duchenne	• R em V1 com relação R/S > 1 + Q em D1, aVL, V5, V6

Continua

■ Exemplo – roteiro para interpretação do eletrocardiograma (Figura 44.14)

Interpretação

- Identificação: paciente masculino, de 41 anos, com antecedente de cardiomiopatia hipertrófica.
- Padronização: velocidade de 25 mm/s e com amplitude N.
- Ritmo: sinusal (onda P entre 0 e +30°, precede todo QRS, sempre com a mesma morfologia).
- Frequência cardíaca: 100 bpm (1.500/15 – distância R-R de 15 mm).

Onda P

- Sobrecargas atriais: sinais de sobrecarga atrial esquerda (duração da onda P de 120 ms, aumento da profundidade da fase negativa em V1 – índice de Morris) e de sobrecarga atrial direita com onda P apresentando mais que 2,5 mm de amplitude.
- Intervalo PR: normal (4 mm ou 160 ms).

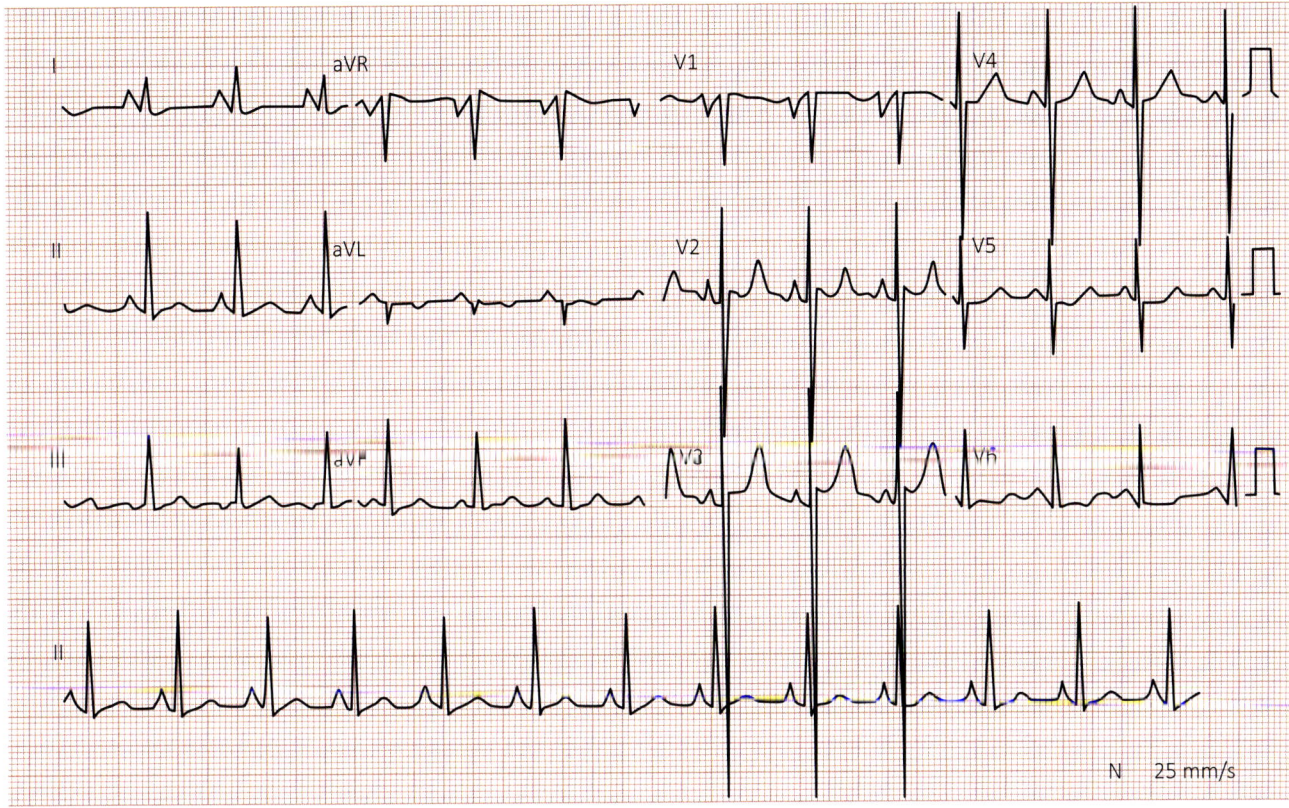

Figura 44.14. **ECG discutido na página anterior e no quadro abaixo**

Complexo QRS

- Orientação: normal (no plano frontal, entre +60° e +90°; no plano horizontal, para trás – negativo em V1).
- Duração: normal (2,5 mm ou 100 ms).
- Sobrecargas ventriculares: sinais de sobrecarga de ventrículo esquerdo (Romhilt-Estes: 7
- pontos; R de aVL + S V3 > 28 mm – Cornell). Aumento da amplitude de ondas R em V2 e V3 sugerindo hipertrofia septal.
- Áreas inativas: sem área inativa.
- Segmento ST: infradesnivelamento de segmento ST secundário a sobrecarga em derivações precordiais esquerdas (V5 e V6).
- Morfologia da onda T: onda T invertida em V6 e aVL.
- Intervalo QT: intervalo QTc de 430 ms pela fórmula de Hodges.

Conclusão

- Ritmo sinusal, FC 100 bpm, sobrecarga biatrial, sobrecarga ventricular esquerda, alteração de repolarização em parede lateral.

■ Leitura sugerida

- Moffa PJ, Sanches PCR. Eletrocardiograma: normal e patológico. 7ª ed. São Paulo: Roca; 2001.
- Pastore CA, Gruppi CJ, Moffa PJ. Eletrocardiograma atual. 1ª ed. São Paulo: Atheneu; 2006.
- Pastore CA, Pinho JA, Pinho C, Samesima N, Pereira-Filho HG, Kruse JCL, et al. III Diretrizes da Sociedade Brasileira de Cardiologia sobre Análise e Emissão de Laudos Eletrocardiográficos. Arq Bras Cardiol. 2016;106(4 Supl. 1):1-23.
- Santos ECL, Figuinha FCR, Mastrocola F. Manual de Eletrocardiografia Cardiopapers. 1ª ed. São Paulo: Editora Atheneu; 2017.

capítulo 45

Radiografia de Tórax nas Cardiopatias

• Ivson Cartaxo Braga • Rodrigo Flamini • Bruna Bernardes Henares

■ Introdução

- A radiografia simples de tórax é um dos exames radiológicos mais utilizados na prática médica. Apesar dos avanços nos métodos diagnósticos, o uso da radiografia na avaliação das cardiopatias permanece importante por seu baixo custo, rápida disponibilidade e fácil realização.
- As principais variáveis determinantes na sua interpretação são os fatores técnicos envolvidos na aquisição das imagens, fatores relacionados ao paciente (idade, biotipo, capacidade de ficar de pé e inspirar profundamente) e o treinamento e experiência do observador.

■ Incidências utilizadas

- Classicamente, o exame com objetivo cardiovascular era realizado nas incidências frontal, lateral e oblíquas, com opacificação do esôfago para avaliar o átrio esquerdo e a aorta descendente.
- Atualmente, a radiografia de tórax de rotina consiste em incidência posteroanterior e em perfil.
    1. Posteroanterior (PA) – também chamada de PA ou frontal. É realizada com o paciente em pé, em inspiração profunda, com o tórax de frente para o filme e as costas voltadas para o tubo de raios X. As escápulas devem ficar fora do campo.
    2. Perfil – é obtida com o paciente em pé, com o lado esquerdo voltado para o filme.
       Ambas as incidências são obtidas mantendo-se o tubo de raios X a uma distância de 1,8 m do filme.
    3. Anteroposterior (AP) – também conhecida como AP. Deve ser reservada a pacientes acamados ou com dificuldade de mobilização. É realizada com o tórax voltado para o tubo e as costas voltadas para o filme. Apresenta como limitação o fato de produzir imagens menos nítidas e amplificar a silhueta cardíaca e o mediastino (Figuras 45.1A e B e 45.2A e B).

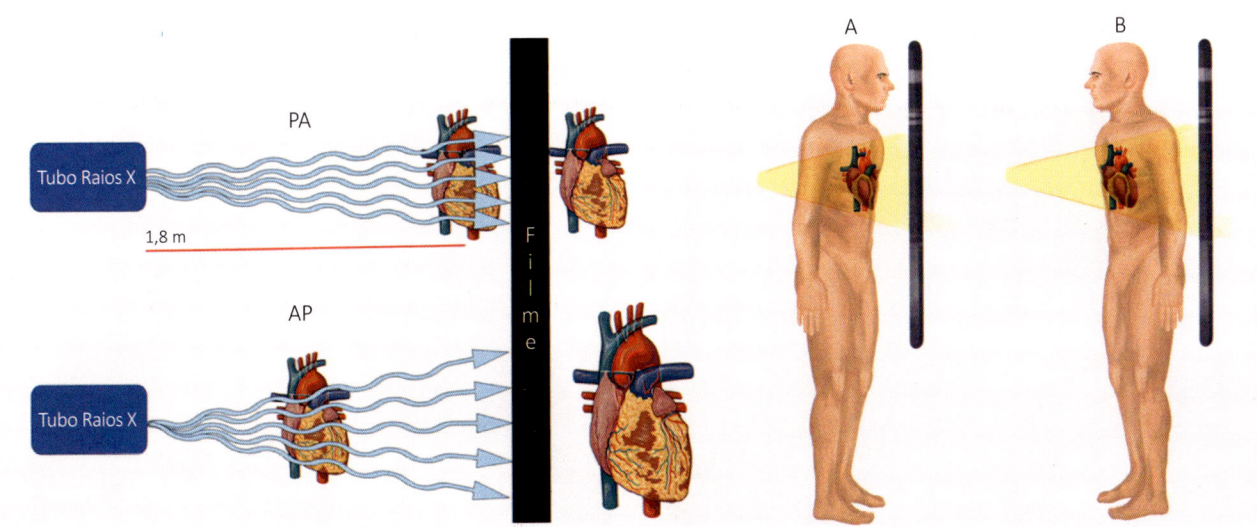

Figura 45.1. A. Incidência PA; B. incidência AP.

- Para o iniciante, muitas vezes é difícil (avaliando apenas a imagem) definir a projeção na qual esta foi adquirida. Esta dificuldade pode, potencialmente, levar a interpretações equivocadas dos achados radiológicos.
- Dica: na dúvida sobre qual a projeção utilizada (AP x PA), você pode usar alguns artifícios para identificar a projeção AP:
  - redução da expansão pulmonar, com elevação do diafragma,
  - pseudoaumento da área cardíaca;
  - pseudoalargamento mediastinal;
  - escápulas sobrepostas aos pulmões.

Interpretação

- Não existe uma "receita de bolo" para a avaliação da radiografia. Cada médico desenvolve a sua metodologia. No entanto, uma abordagem sistemática e padronizada potencializa a identificação adequada de todos os achados.
- Inicialmente, é *extremamente* importante a correta identificação do paciente e data da realização do exame.
- Se o exame estiver em película é recomendada a redução da luz do ambiente e o uso de negatoscópio com boa iluminação.
- Importante verificar se há filmes anteriores para comparação e avaliação evolutiva.
- O próximo passo consiste em decidir quais projeções serão analisadas (PA, perfil, AP) e depois avaliar a qualidade técnica da imagem obtida. O mnemônico "**R**adiografia **I**nsira **P**essoas" – **R**otação – **I**nspiração – **P**enetração, pode te ajudar a recordar alguns critérios técnicos:
  1. alinhamento correto, sem rotação – as bordas mediais das clavículas devem estar equidistantes da coluna e as escápulas devem estar fora dos campos pulmonares (Figura 45.3A e B);
  2. bem inspirado – visualizar nove a 11 costelas posteriores projetadas sobre os campos pulmonares (Figura 45.4 A e B);
  3. boa penetração dos raios – visualizar a sombra da coluna vertebral apenas nas porções superiores (Figura 45.5A e B).
- Existem muitas maneiras de avaliar a radiografia de tórax, aos poucos você vai encontrar uma que lhe deixe mais confortável. Uma sugestão é: uma vez avaliadas as informações técnicas, realizar uma análise "de fora para dentro", deixando a avaliação do coração e dos vasos da base para o final.
- Sugere-se, a partir de então, a seguinte sistematização (Tabela 45.1):

Tabela 45.1. Sistematização da interpretação da radiografia simples de tórax

Partes moles	Mamas, regiões cervical e supraescapular, tecido subcutâneo, abdome superior
Arcabouço ósseo	Coluna, clavículas, costelas, ombros, esterno
Diafragma	Altura, morfologia, estudo comparativo
Seios costofrênicos	Verificar se estão livres
Pleura	Espessamentos, pneumotórax, derrame pleural, calcificação
Parênquima pulmonar	Nódulos, massas, consolidações, cavidades, infiltrados
Hilos	Comparar a morfologia e dimensões
Mediastino	Alargamentos, pneumomediastino, massas
Coração	Avaliar a silhueta cardíaca, morfologia, posição, dimensões
Aorta e artérias pulmonares	Abaulamentos, dilatações, aneurismas, calcificação

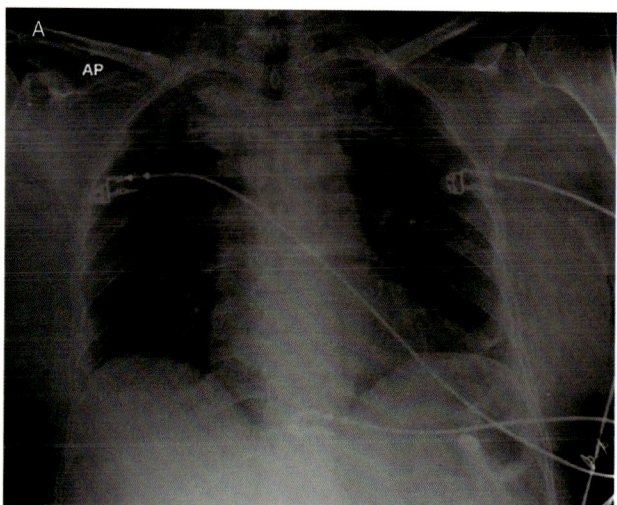 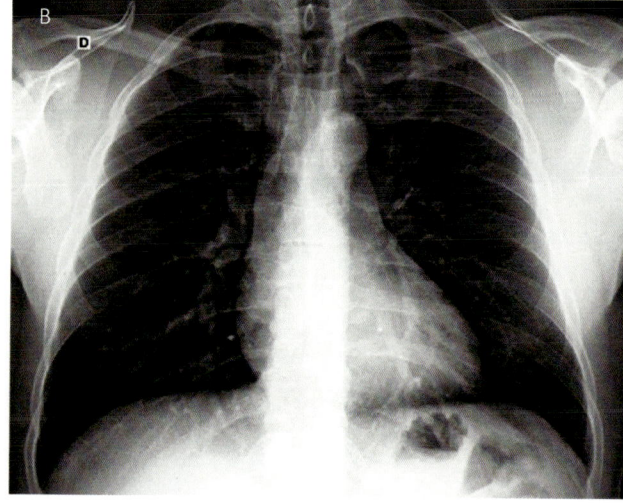

Figura 45.2. A. Incidência AP; **B.** incidência PA.

Radiografia de Tórax nas Cardiopatias

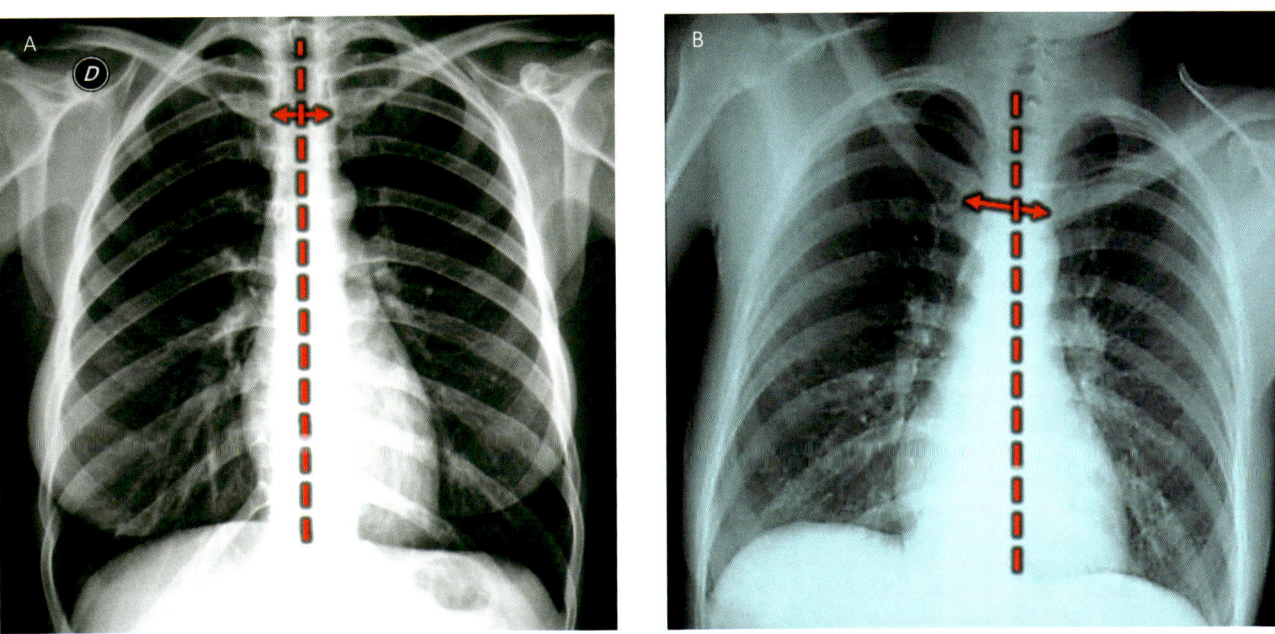

Figura 45.3. A. Exemplo de radiografia de tórax centrada. B. Exemplo de radiografia de tórax rodada.

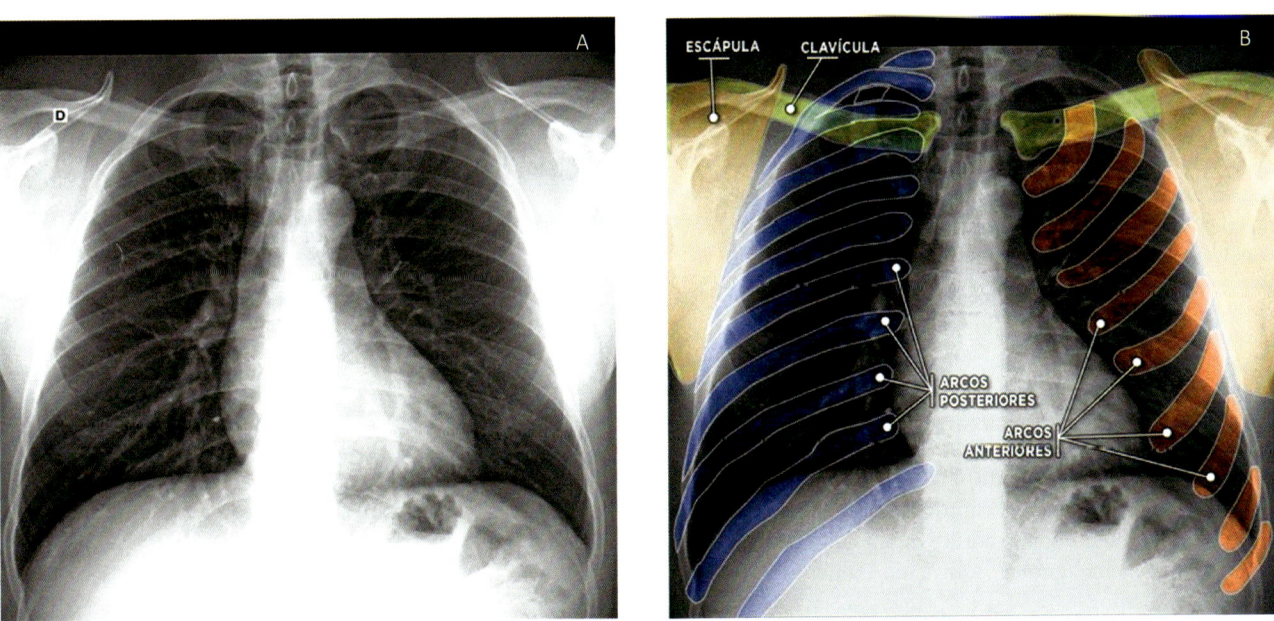

Figura 45.4. A e B. A avaliação da inspiração depende da contagem dos arcos costais posteriores, o que pode ser ponto de dificuldade para o estudante. Dica: os arcos posteriores têm trajeto mais horizontalizado, enquanto os arcos anteriores têm trajeto mais verticalizado.

Radiografia de Tórax nas Cardiopatias

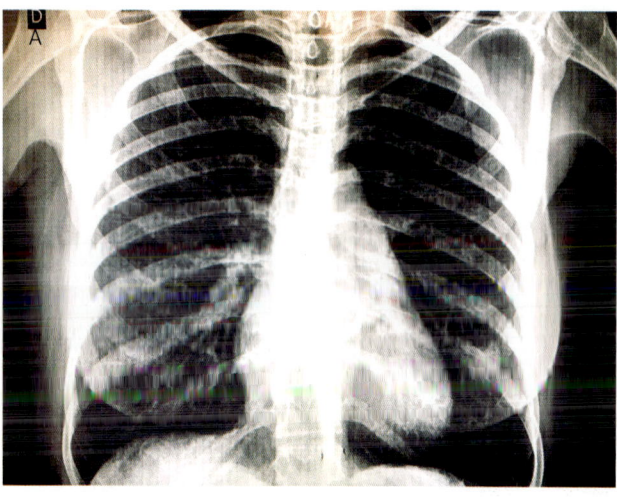
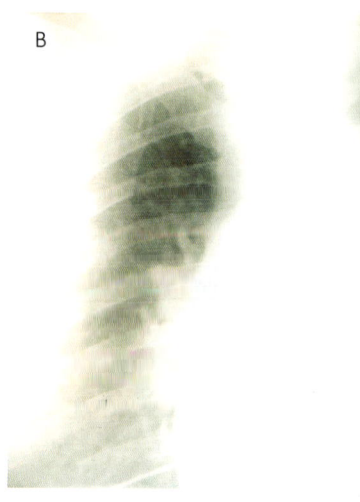
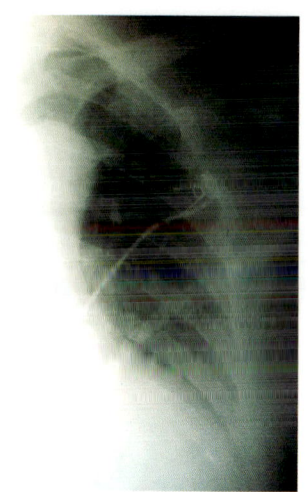

Figura 45.5. A e B. A. Exemplo de radiografia de tórax com penetração excessiva. Pode-se ver com detalhes todos os corpos vertebrais que se situam atrás da área cardíaca. Projetada ao lado da coluna, há uma imagem circular que se trata de uma prótese mecânica mitral. **B.** Exemplo de radiografia de tórax pouco penetrada, levando à hiperestimação da congestão pulmonar. Não se consegue individualizar nenhum corpo vertebral em toda a radiografia. Trata-se de paciente com insuficiência aórtica importante, cardiomegalia e congestão pulmonar.

■ Radiografia do tórax normal

- Toda a interpretação dos exames de imagem parte deste ponto. É essencial que o iniciante se familiarize com as principais características e marcos anatômicos do tórax normal. Este conhecimento é a base sobre a qual a identificação dos achados patológicos ocorrerá de forma mais segura e consistente.
- Os esquemas abaixo vão potencializar a identificação das principais estruturas nas incidências PA e perfil.
    1. Radiografia em PA (Figura 45.6A)
        - *Contorno cardíaco direito:* veia cava superior e átrio direito.
        - *Contorno cardíaco esquerdo:* porção horizontal da aorta torácica (também denominada de croça ou arco), tronco da artéria pulmonar e ventrículo esquerdo.
    2. Radiografia em perfil (Figura 45.6B)
        - *Contorno esternal:* ventrículo direito, tronco da artéria pulmonar e aorta ascendente.
        - *Contorno vertebral:* ventrículo esquerdo e átrio esquerdo.
- Dicas:
    1. Os campos pulmonares devem ter transparência igual.
    2. Na radiografia de tórax em PA podemos identificar na silhueta cardíaca três arcos de cada lado. O arco superior direito é constituído pela veia cava superior, o arco médio, pelo átrio direito e o inferior, pela veia cava inferior (nem sempre bem visualizada). O arco superior esquerdo é formado pela croça da aorta, o médio, pelo tronco da artéria pulmonar e o inferior, pelo ventrículo esquerdo.
    3. O ventrículo direito forma a base da silhueta cardíaca em conjunto com o diafragma e o fígado (Figura 45.6A).
    4. Na incidência em perfil o ventrículo direito ocupa o contorno anterior, próximo ao esterno, o ventrículo esquerdo, o contorno posteroinferior e o átrio esquerdo, a parte posterossuperior. O contorno superior é constituído pelos vasos da base e hilos pulmonares.
    5. Os hilos devem ser côncavos. O esquerdo é mais elevado (cranial) que o direito, e deve estar no máximo 2,5 cm acima do hilo direito.

■ Avaliação da radiografia do tórax nas cardiopatias

Ossos e partes moles

- Algumas alterações ósseas e de partes moles estão associadas a cardiopatias e auxiliam no diagnóstico (Tabela 45.2 e Figura 45.7).

Tabela 45.2. Alterações ósseas e cardiopatia

Erosão costal	Coarctação da aorta Hipofluxo pulmonar crônico
Fusão prematura do esterno	Cardiopatia congênita cianótica
Hipersegmentação do esterno	Defeito do canal atrioventricular
Presença de 11 ou 13 pares de costelas	Comunicação interventricular
Toracotomia	Cirurgia cardíaca prévia

Radiografia de Tórax nas Cardiopatias

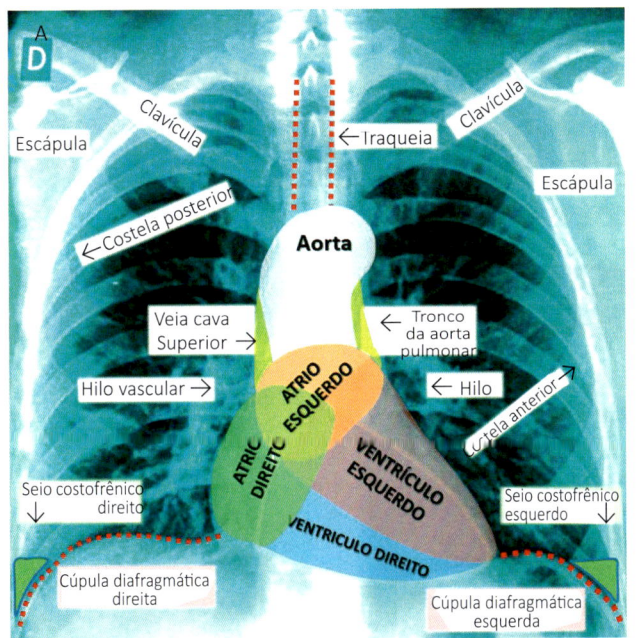
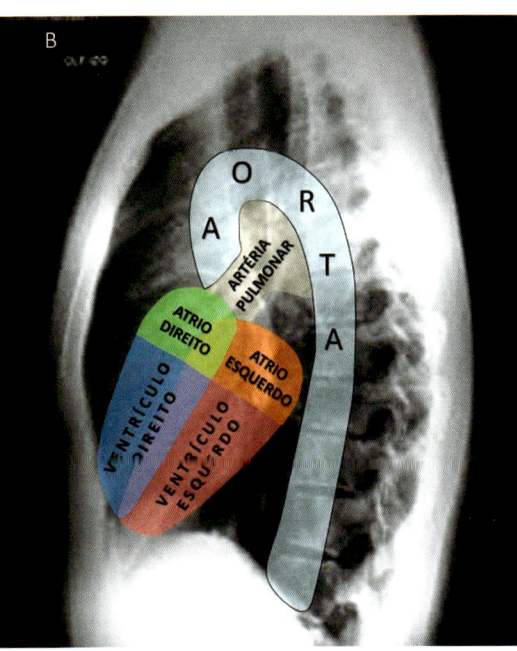

Figura 45.6. A. Radiografia de tórax incidência PA; B. Radiografia de tórax incidência perfil.

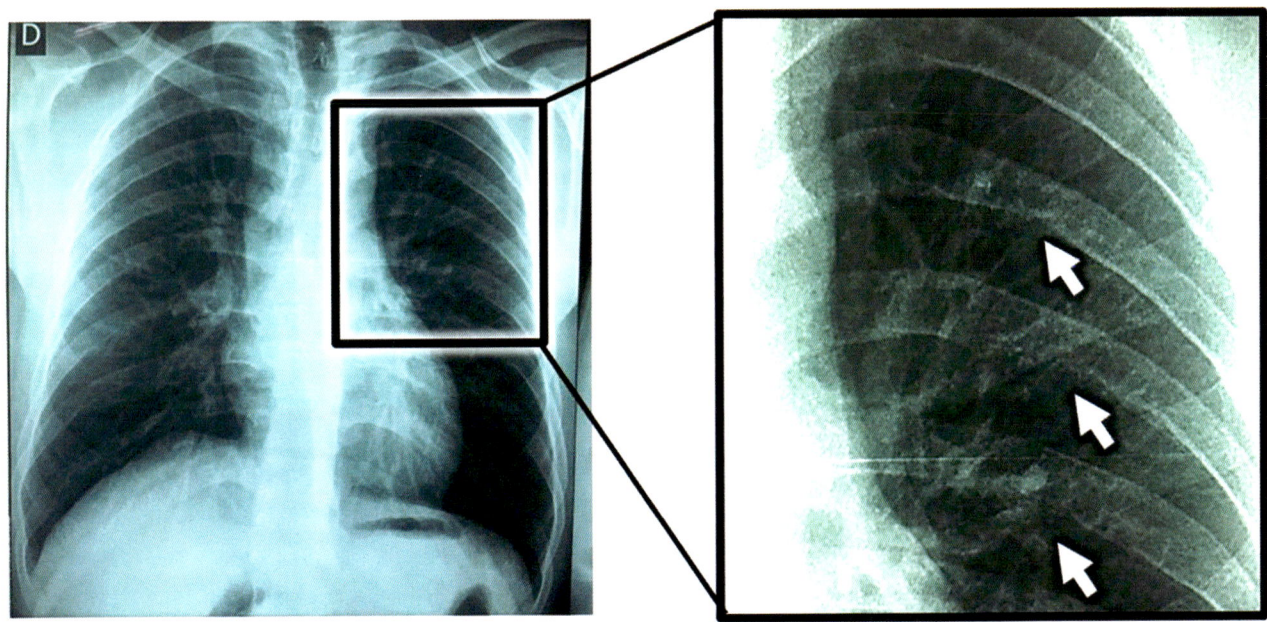

Figura 45.7. Radiografia de tórax de paciente com coarctação de aorta. Observa-se presença de sinal de Roesler (setas brancas) que é a erosão das margens inferiores das costelas, resultado das artérias intercostais dilatadas e hiperpulsáteis. Normalmente é um sinal radiológico tardio, não sendo visto nos primeiros anos de vida. As duas ou três primeiras costelas são poupadas em virtude de as artérias subcostais dessas costelas serem ramos de um tronco inominado, que tem origem na subclávia de um lado e do outro, não tendo conexão com a aorta descendente.

- Dica: as duas ou três primeiras costelas são poupadas em virtude de as artérias subcostais destas costelas serem ramos de um tronco inominado, que tem origem na artéria subclávia, não tendo conexão com a aorta descendente.

Vascularização pulmonar

- A avaliação do padrão vascular pulmonar é de grande importância. A melhor forma de fazê-lo é por comparação. Comparar a metade inferior com a superior equidistante do hilo e a zona central com a periférica.
- Normalmente, em indivíduos em ortostase, espera-se encontrar vasos mais calibrosos nas bases pulmonares, porém bem delimitados tanto nos lobos superiores como nos inferiores. Observa-se também um afilamento dos vasos à medida que se distanciam do hilo em direção à periferia, não sendo visualizados próximos à pleura.
- Caso ocorra hipertensão venosa pulmonar aguda, podem se observar as seguintes alterações (Tabela 45.3).
- No entanto, esses aspectos típicos podem ser alterados por vários fatores. Por exemplo, paciente com insuficiência cardíaca congestiva apresenta alterações crônicas na vascularização pulmonar, podendo exibir padrão vascular normal, apesar de pressões de átrio esquerdo de 25 a 30 mmHg.
- Podem-se observar, ainda, cardiopatias sem modificação no padrão vascular pulmonar (Quadro 45.1), outras que causam circulação acentuada (Quadro 45.2) e ainda aquelas que reduzem a circulação pulmonar (Quadro 45.3).

QUADRO 45.1
Cardiopatia com padrão vascular pulmonar normal

- Insuficiência cardíaca compensada
- Miocardiopatia hipertrófica
- Hipertensão arterial sistêmica
- Valvopatia aórtica compensada

QUADRO 45.2
Cardiopatia com fluxo vascular pulmonar aumentado

- Condições sistêmicas: gravidez, anemia grave, hipertireoidismo, fístulas arteriovenosas
- Comunicação esquerda-direita: comunicação interatrial, comunicação interventricular
- Valvopatia mitral
- Persistência do canal arterial
- Janela aortopulmonar
- Fístulas arteriovenosas pulmonares
- Retorno venoso anômalo das veias pulmonares
- Fístulas coronárias para átrio direito, artérias pulmonares, ventrículo direito

Tabela 45.3. Pressão do átrio esquerdo e sinais de hipertensão venosa pulmonar

< 8 mmHg	Padrão vascular normal
12 a 18 mmHg	Cefalização vascular pulmonar
> 22 mmHg	Líquido no espaço intersticial, borramento da borda dos vasos, linhas B de Kerley (Figuras 45.8A-C e 45.9)
25 a 30 mmHg	Edema alveolar padrão "asa de morcego"

QUADRO 45.3
Cardiopatia com fluxo vascular pulmonar reduzido

- Estenose pulmonar
- Insuficiência tricúspide
- Malformação de Ebstein
- Derrame pericárdico
- Hipertensão pulmonar: por pneumopatias crônicas, por tromboembolismo – aspecto em árvore podada*

* Dilatação das artérias hilares com redução brusca do diâmetro dos vasos a partir do terço central dos pulmões para a periferia.

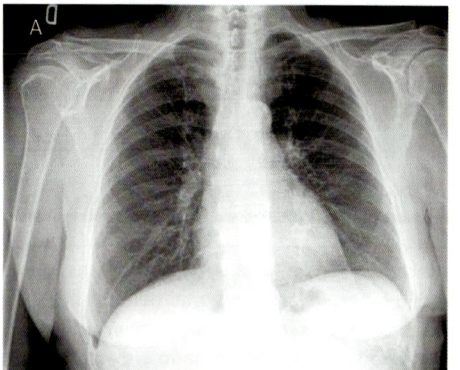
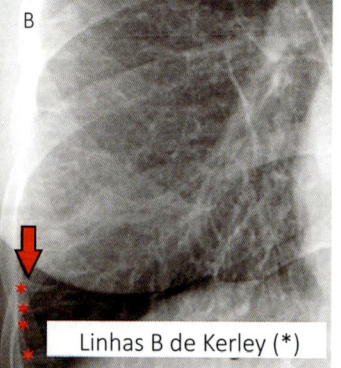
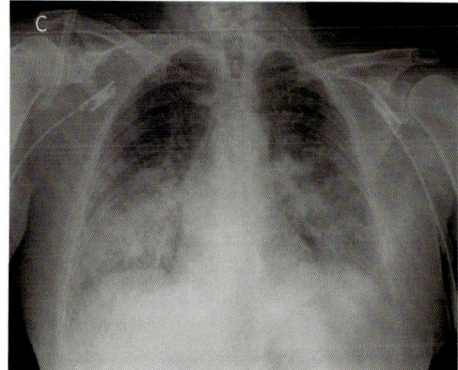

Figura 45.7. A. Radiografia em PA demonstrando cefalização da vascularização (redistribuição vascular); B. Presença de linhas B de Kerley que correspondem a linhas horizontais, subpleurais e basais, resultado do edema dos septos interlobulares e C. edema pulmonar com opacidades alveolares.

Radiografia de Tórax nas Cardiopatias

■ Contorno cardíaco e localização

- Em incidência frontal o coração normal tem aspecto piriforme. Localiza-se 2/3 à esquerda e 1/3 à direita do centro da linha média.
- Embora não seja patognomônico, o formato da silhueta cardíaca também fornece dicas sobre a cardiopatia adjacente (Tabela 45.4).

Tabela 45.4. **Formato cardíaco e cardiopatia**

Em bota	Tetralogia de Fallot
Em moringa	Malformação de Ebstein Derrame pericárdico
Em cimitarra	Retorno venoso da veia pulmonar direita na veia cava inferior
Coração esférico	Canal atrioventricular comum
Coração ovoide	Transposição de grandes artérias

■ Tamanho da sombra cardíaca

- O método mais utilizado, em decorrência de sua facilidade prática, é o índice cardiotorácico (ICT), calculado na incidência frontal.
- Consideram-se normais valores entre 40 e 50%. Chamam-se de cardiomegalia ICT superiores a 50% (Figura 45.8).

■ Câmaras cardíacas

Aumento do átrio direito (AD) (Quadro 45.4)

- Na incidência PA, o aumento do AD acentua a curvatura cardíaca à direita.
- Dica: para consolidar o aprendizado reveja agora o padrão normal da curvatura do AD na Figura 45.6A.
- O aumento isolado é raro, podendo ocorrer na anomalia de Ebstein.
- Em adultos, geralmente o aumento do AD se acompanha de aumento de VD, dificultando a definição do aumento exclusivo do átrio.

QUADRO 45.4
Cardiopatias que cursam com aumento do AD

- Valvopatia tricúspide.
- Valvopatia pulmonar
- Comunicação interatrial
- Anomalia de Ebstein
- Retorno venoso anômalo das veias pulmonares
- Insuficiência de ventrículo direito
- Tumor de átrio direito

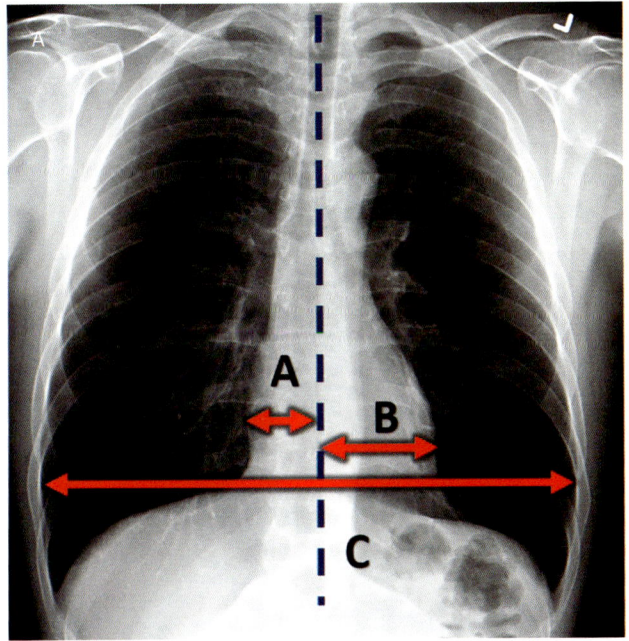 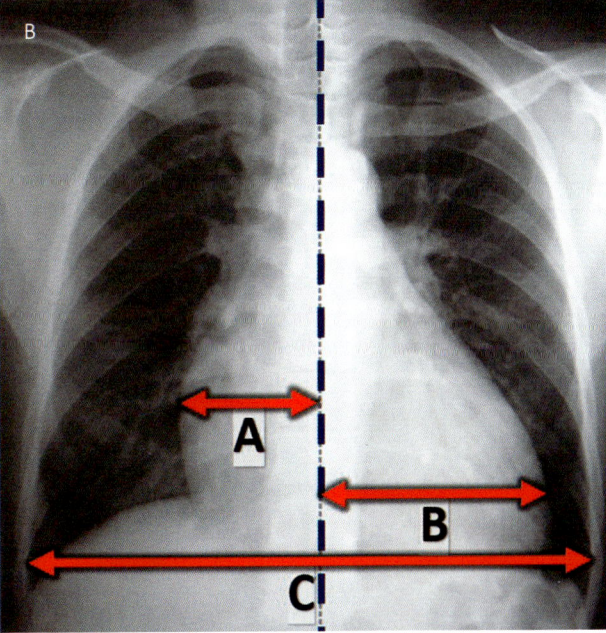

$$ICT = \frac{\text{Diâmetro cardíaco horizontal (A + B)}}{\text{Diâmetro torácico horizontal (C)}} \times 100$$

Figura 45.8. **A. Presença de ICT normal (< 50%). B. Presença de ICT alterado (> 50%).**

Aumento do ventrículo direito (VD) (Quadro 45.5)

- Na projeção PA, o aumento do VD geralmente eleva a ponta cardíaca acima da linha do diafragma, adquirindo o aspecto "em bota". No perfil, nota-se preenchimento do espaço aéreo retroesternal.
- Dica: para consolidar o aprendizado, reveja a Figura 45.6B e observe que as câmaras cardíacas direitas têm posição anterior em relação às câmaras esquerdas.
- No aumento do VD observa-se a conformação triangular da imagem cardíaca resultante da rotação horária, que se traduz pela retificação do contorno cardíaco esquerdo (redução do arco aórtico e proeminência do arco médio). Ocasionalmente pode ocorrer deslocamento para cima e para fora do bordo esquerdo com elevação do ápex, passando o contorno esquerdo a ser formado por um arco superior maior e um inferior curto orientado para dentro e para baixo.
- Dica: dilatação do tronco da artéria pulmonar é um achado indireto de aumento do VD.

QUADRO 45.5
Cardiopatias que cursam com aumento do VD
• Tetralogia de Fallot
• Valvopatia mitral
• Insuficiência tricúspide
• Valvopatia pulmonar
• Hipertensão pulmonar primária ou secundária (Figura 33.10)
• Comunicação interatrial
• Insuficiência de VD

Aumento do átrio esquerdo (AE)

- Vários são os sinais clássicos de aumento do átrio esquerdo (Quadro 45.6).

- A auriculeta esquerda não tem projeção significativa quando em tamanho normal. Entretanto, se aumentada produz uma convexidade na região entre o arco do VE e o segmento do tronco da artéria pulmonar, na projeção frontal, achado nomeado de quarto arco (Figura 45.10B).
- Dica: para consolidar o aprendizado analise as figuras conjuntamente. Observe que o espaço entre o tronco pulmonar (segundo arco) e o contorno do VE (terceiro arco) tem aspecto normal plano/côncavo e no aumento do AE assume aspecto convexo (quarto arco).
- Em condições normais o brônquio-fonte esquerdo é menos "verticalizado" que o direito.
- O crescimento do AE pode elevar o brônquio-fonte esquerdo fazendo com que este fique ainda mais horizontalizado (sinal da bailarina, Figura 45.10C).
- Dica: o trajeto normal do brônquio-fonte esquerdo é direcionado ao seio costofrênico ipsilateral.
- Na projeção em perfil, o aumento do AE aparece como um abaulamento focal direcionado posteriormente que desloca o esôfago posteriormente, que é melhor caracterizado nos exames contrastados e CT de tórax.

QUADRO 45.6
Sinais de aumento do AE
• Aparecimento do quarto arco à esquerda
• Elevação do brônquio-fonte esquerdo – "sinal da bailarina"
• Alargamento do ângulo da carina
• Sinal do duplo contorno à direita
• Abaulamento focal posterior*

- No adulto, o aumento do AE é frequentemente observado na estenose mitral (na EMi pura o VE é poupado e há aumento isolado do AE), embora outras cardiopatias também o produzam (Quadro 45.7).

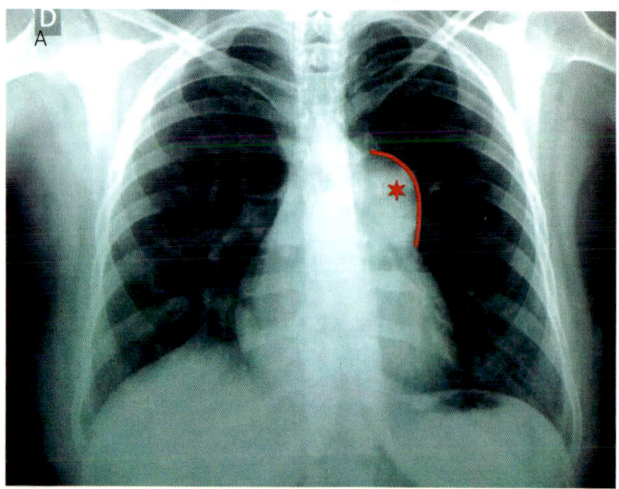
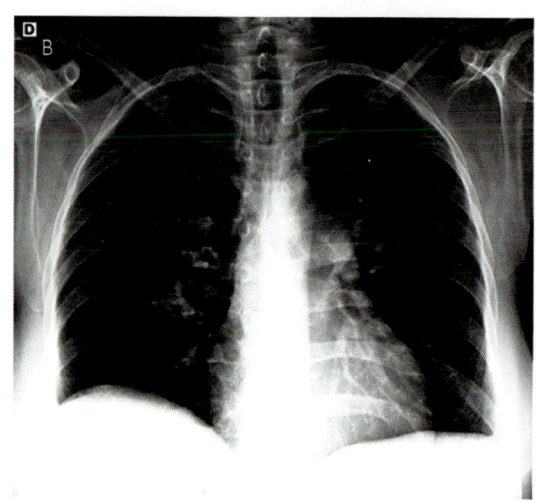

Figura 45.9. A e B. Hipertensão arterial pulmonar importante – observa-se abaulamento do tronco da artéria pulmonar (*).

Radiografia de Tórax nas Cardiopatias

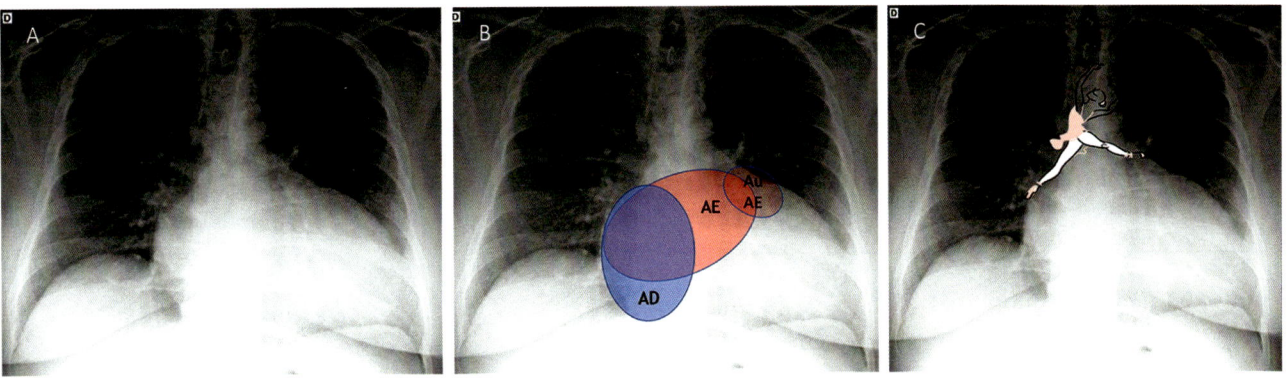

Figura 45.10. A. Radiografia de tórax evidenciando aumento da área cardíaca com aumento do átrio esquerdo (sinal do duplo contorno), elevação do brônquio-fonte esquerdo (aumento do ângulo carinal e sinal da bailarina). B. Esquema da posição dos átrios e formação do sinal do duplo contorno (a borda direita do coração é formada pelo AD. Quando há aumento do AE, este se projeta para a direita, posteriormente ao AD). C. Sinal da bailarina, causado pelo aumento do átrio esquerdo que eleva o brônquio-fonte esquerdo, que assume posição mais horizontalizada.

QUADRO 45.7
Cardiopatias que cursam com aumento do AE
• Estenose mitral
• Insuficiência mitral
• Insuficiência de VE
• Cor triatriatum sinistrum
• HAS
• Tumor de AE

Aumento do ventrículo esquerdo (VE) (Quadro 45.8)

- Na projeção frontal, o aumento do VE leva à rotação anti-horária com verticalização do contorno esquerdo, fazendo com que a ponta mergulhe no diafragma e se direcione para o seio costofrênico esquerdo (Figura 45.11). No perfil, nota-se um abaulamento posterior, abaixo do nível do anel mitral.

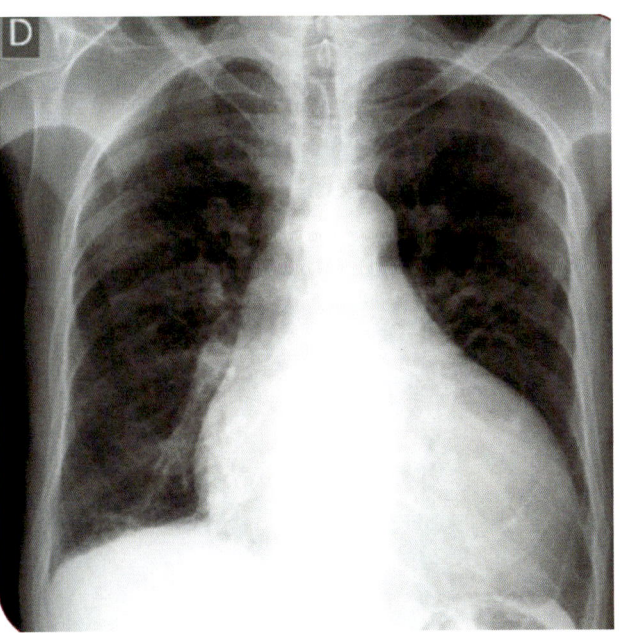
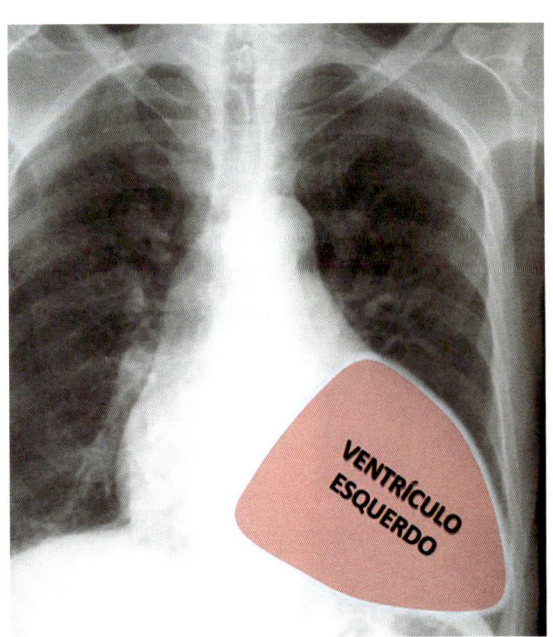

Figura 45.11. Aumento do ventrículo esquerdo.

capítulo 45

Radiografia de Tórax nas Cardiopatias

QUADRO 45.8
Cardiopatias que cursam com aumento do VE

- Insuficiência aórtica
- Estenose aórtica associada à insuficiência cardíaca
- Insuficiência mitral
- Aneurismas de VE
- Hipertensão arterial sistêmica
- Comunicações aortopulmonares
- Miocardiopatias

Aumento da aorta (Quadro 33.9)

- Em geral, a aorta ascendente não é visualizada no contorno cardiovascular. À medida que se dilata, pode ser observada como uma proeminência para a direita, no mediastino médio, na incidência posteroanterior, e uma proeminência no mediastino anterior, por trás e superior ao tronco pulmonar no perfil.

QUADRO 45.9
Cardiopatias que cursam com aumento da aorta (Figura 33.13)

- Hipertensão arterial sistêmica
- Valvopatia aórtica
- Aterosclerose generalizada com ectasia
- Síndrome de Marfan
- Sífilis
- Dissecção de aorta
- Aneurisma de aorta

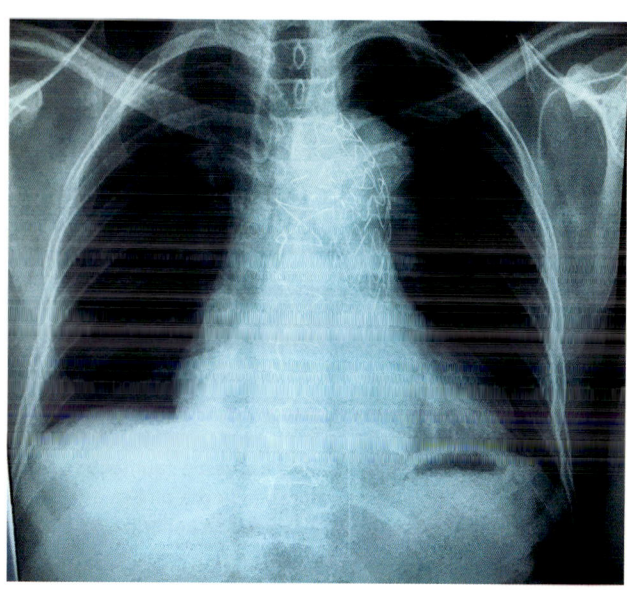

Figura 45.13. Exemplo de endoprótese em aorta torácica (descendente).

■ Pericárdio

- Raramente é visualizado, a menos que ocorra calcificação. O derrame pericárdico significativo pode levar ao aumento difuso da área cardíaca (Figura 45.14).

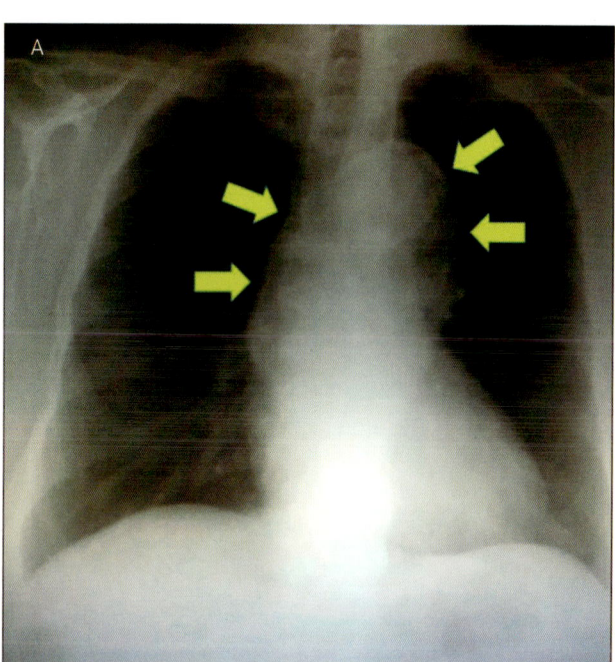
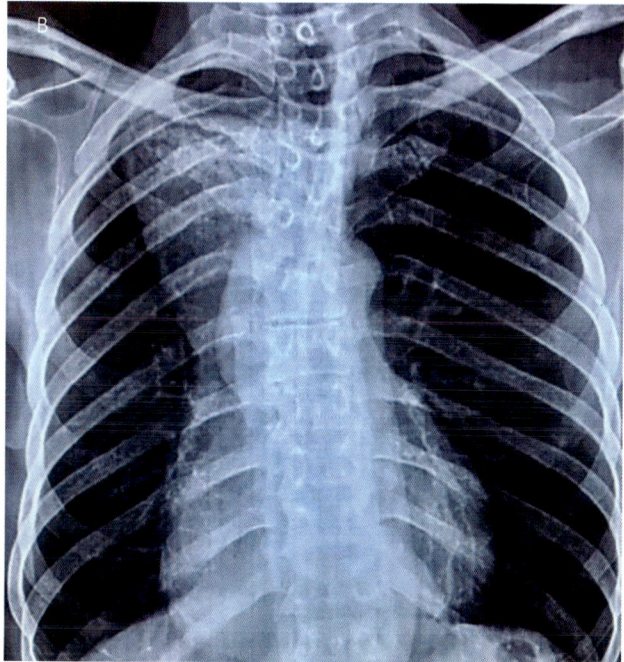

Figura 45.12. A. Radiografia de tórax em PA evidenciando dilatação e extensa calcificação da aorta ascendente arco aórtico (aorta em porcelana). B. Atenção para não confundir: radiografia de paciente com megaesôfago. A aorta encontra-se de tamanho normal.

Radiografia de Tórax nas Cardiopatias

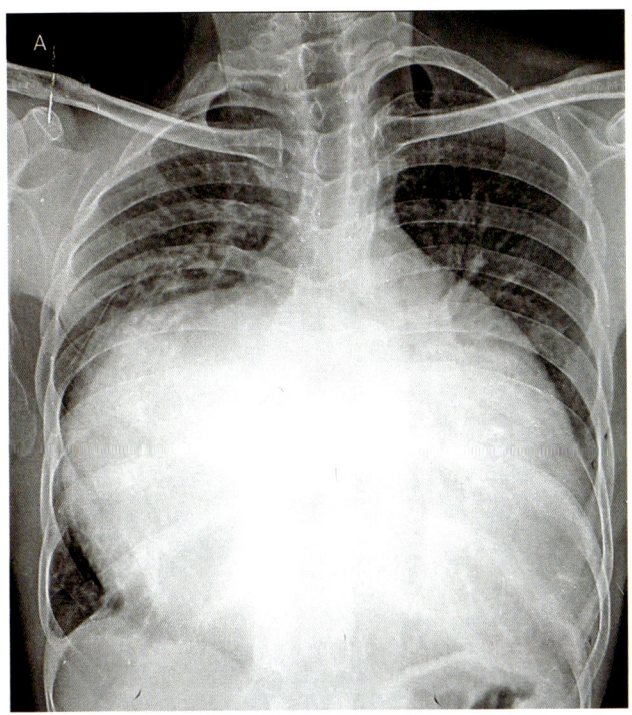
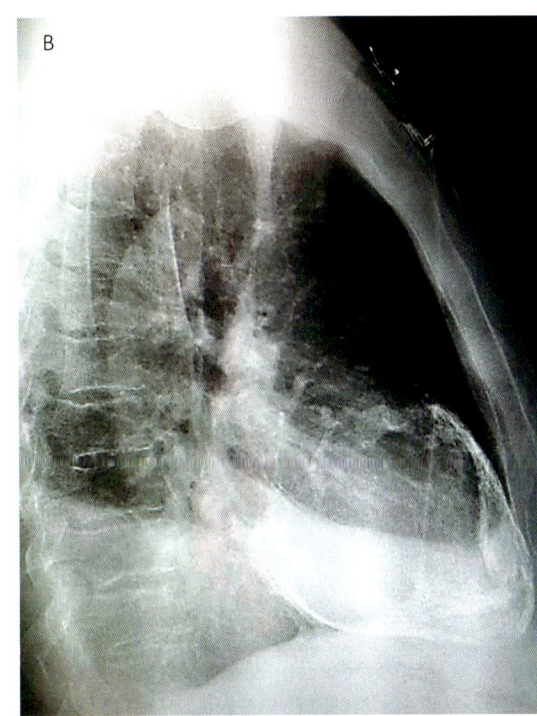

Figura 45.14. A. Derrame pericárdico. B. Calcificação pericárdica.

■ Dispositivos implantáveis

- Vários são os dispositivos que podem ser observados: dispositivos para fechamento percutâneo do septo, próteses valvares (Figuras 45.15 a 45.18), marca-passos (Figuras 45.19 a 45.22), cardiodesfibriladores implantáveis (CDI), balão de contrapulsação aórtica, clipes usados em enxertos venosos.

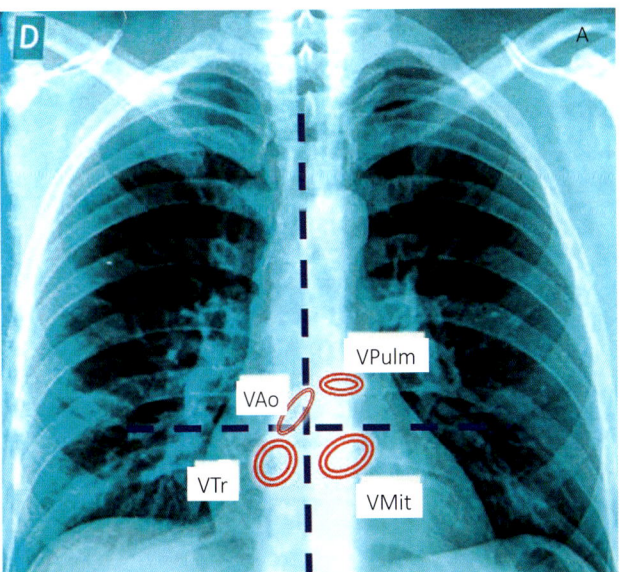
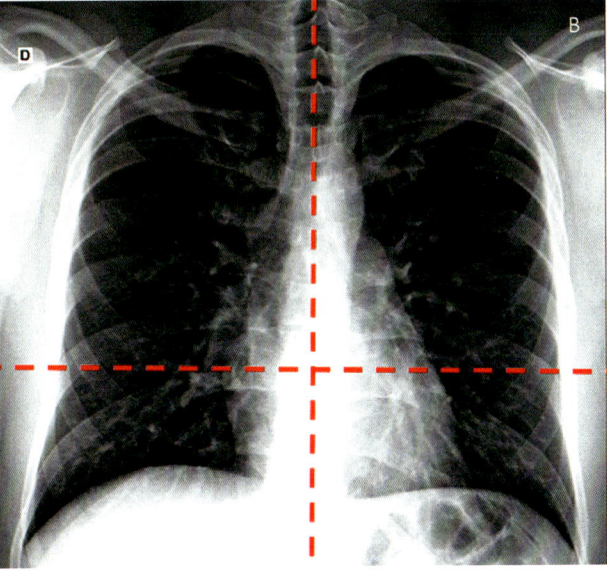

Figura 45.15. Na incidência anteroposterior, traçamos uma linha horizontal no meio da sombra cardíaca e outra na metade do diâmetro torácico horizontal. A valva aórtica ocupa o quadrante superior direito, próxima à interseção das linhas, a valva pulmonar e o quadrante superior esquerdo; a valva mitral ocupa a porção inferior esquerda e a valva tricúspide, o quadrante inferior direito.

capítulo 45

Radiografia de Tórax nas Cardiopatias

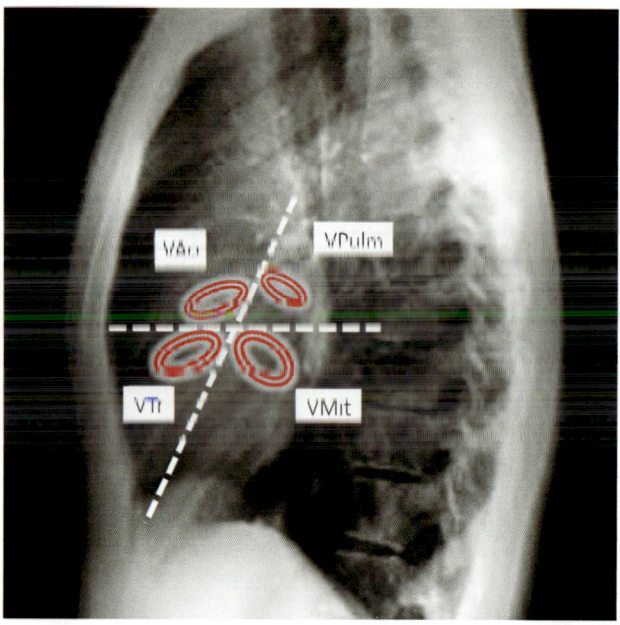

Figura 45.16. A localização topográfica das valvas cardíacas na radiografia de tórax é mais bem avaliada na incidência de perfil. De uma forma prática, traçamos uma linha entre o ápice do coração e o hilo e outra linha passando no meio da sombra cardíaca. A valva aórtica ocupa o quadrante anterossuperior, a valva pulmonar, a parte posterossuperior; a valva mitral está no quadrante posteroinferior e a valva tricúspide no anteroinferior.

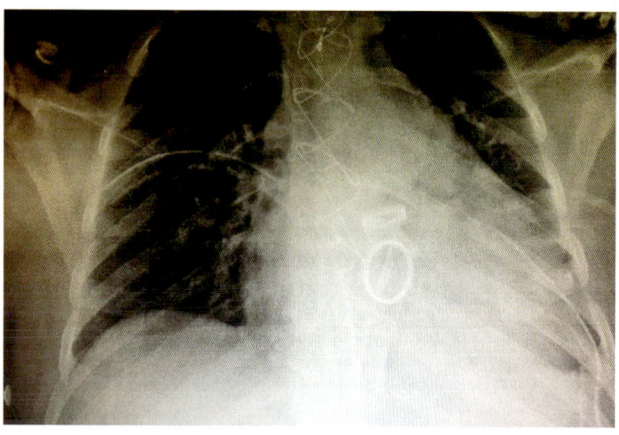

Figura 45.17. Observe o paciente com duas próteses valvares, a aórtica (mais acima) e a mitral.

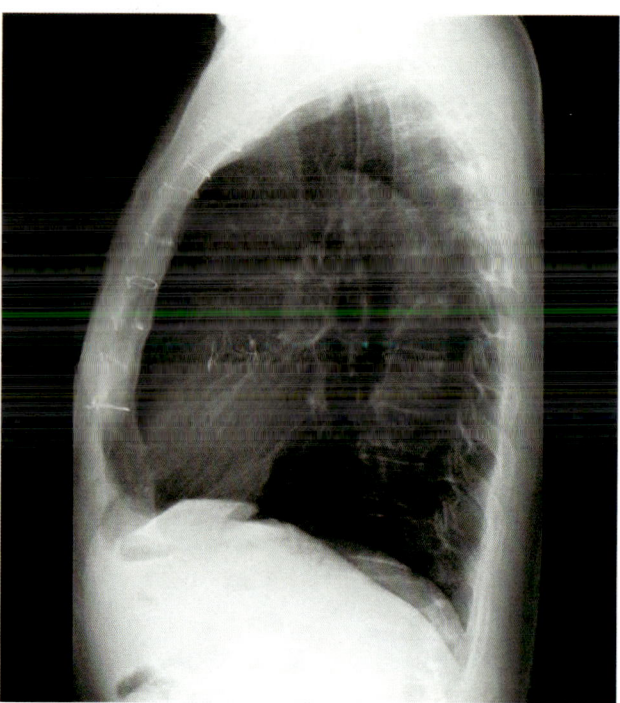

Figura 45.18. Prótese metálica aórtica em perfil.

Marca-passo e CDI

- Primeiramente, deve-se localizá-los e avaliar a integridade dos cabos e da prótese.
- Se houver dois fios condutores, as pontas devem estar na parede anterolateral do AD e ápice do VD (Figuras 45.20 e 45.21). Caso não estejam nessa localização, os motivos devem ser cuidadosamente determinados.

Dicas extras

- A radiografia de tórax é uma representação bidimensional de estruturas tridimensionais. Por isso, a quantidade de informações e a sobreposição das estruturas anatômicas, muitas vezes, fazem da sua interpretação um desafio. Portanto, o primeiro grande passo para avaliar os exames é entender a anatomia torácica normal e a relação entre as câmaras cardíacas e as estruturas adjacentes.
- O entendimento dos contornos cardiomediastinais fornece ao estudante uma ferramenta poderosa para interpretar as patologias das estruturas mediastinais.

Radiografia de Tórax nas Cardiopatias

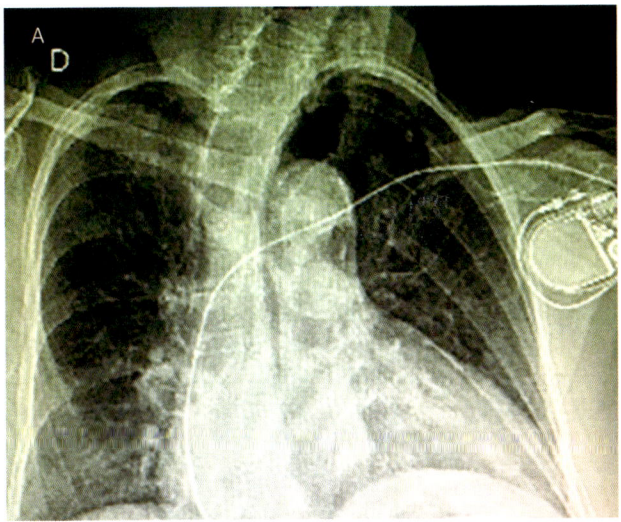
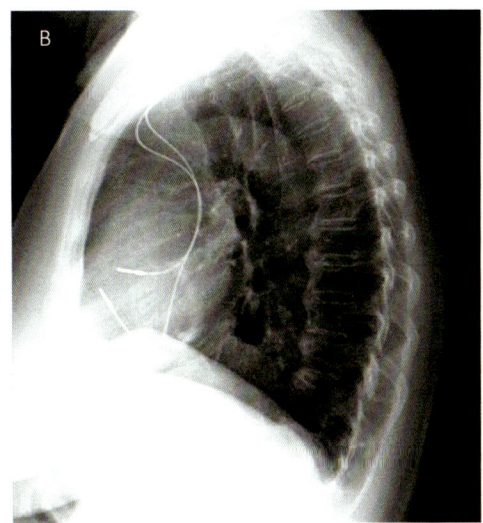

Figuras 45.19. A. Marca-passo unicameral e B. marca-passo bicameral.

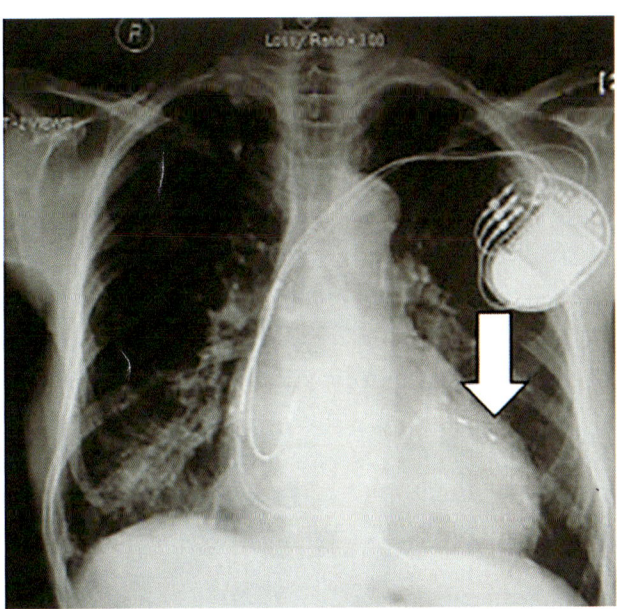

Figura 45.20. Ressincronizador: dispositivo contém um gerador e três eletrodos (VD; VE e AE – mostrado pela seta).

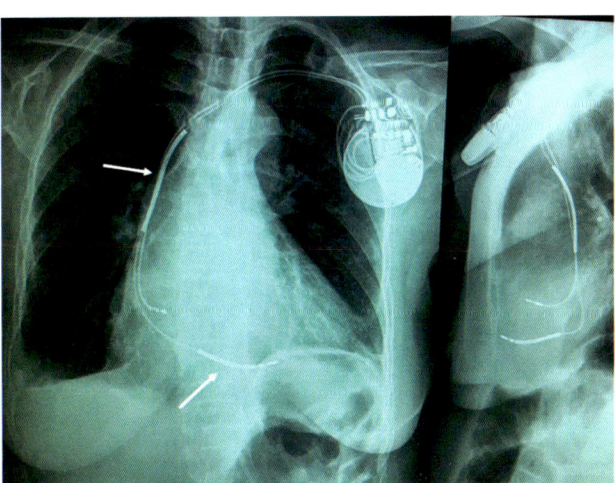

Figura 45.21 Cardiodesfibrilador implantável (CDI): composto de um gerador e pelo menos um eletrodo onde é possível notar as *coils* (setas) onde é "gerado" o choque para reversão das arritmias.

- Sinal da silhueta ou perda da silhueta cardiomediastinal: uma lesão de mesma densidade que toque a silhueta mediastinal irá tornar indefinível ("apagar") esses contornos. Mas como eu vejo este sinal nas imagens? As bordas cardíacas direita e esquerda mantêm relação com o lobo médio e a língula, respectivamente. Assim, uma consolidação pulmonar que "apague" a definição da borda cardíaca estará localizada no lobo médio ou na língula.

capítulo 45

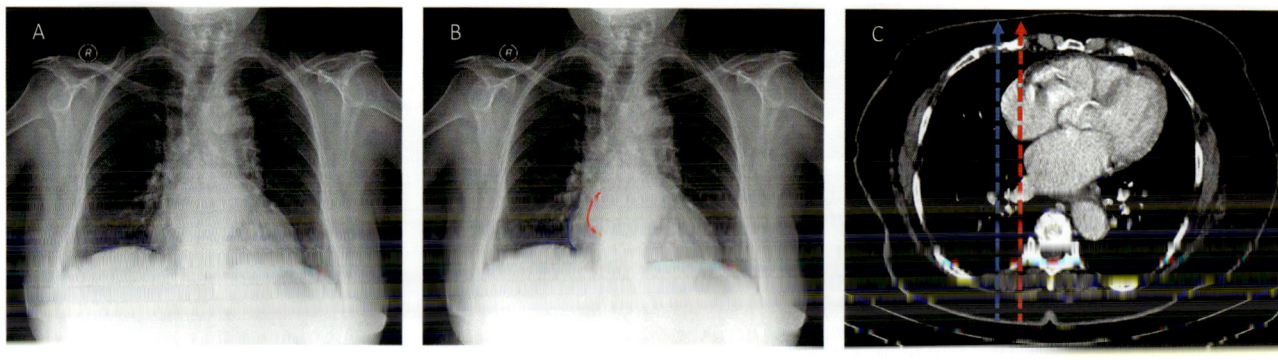

Figura 45.22. A e B. Sinal do duplo contorno. Um dos achados radiográficos de aumento das dimensões do átrio esquerdo é a sua identificação à direita do esterno (linha vermelha), sobrepondo-se parcial e posteriormente ao contorno do átrio direito (linha azul). C. Tomografia de tórax em janela de mediastino demonstrando o sinal do duplo contorno com os contornos dos átrios direito (seta azul) e esquerdo (seta vermelha).

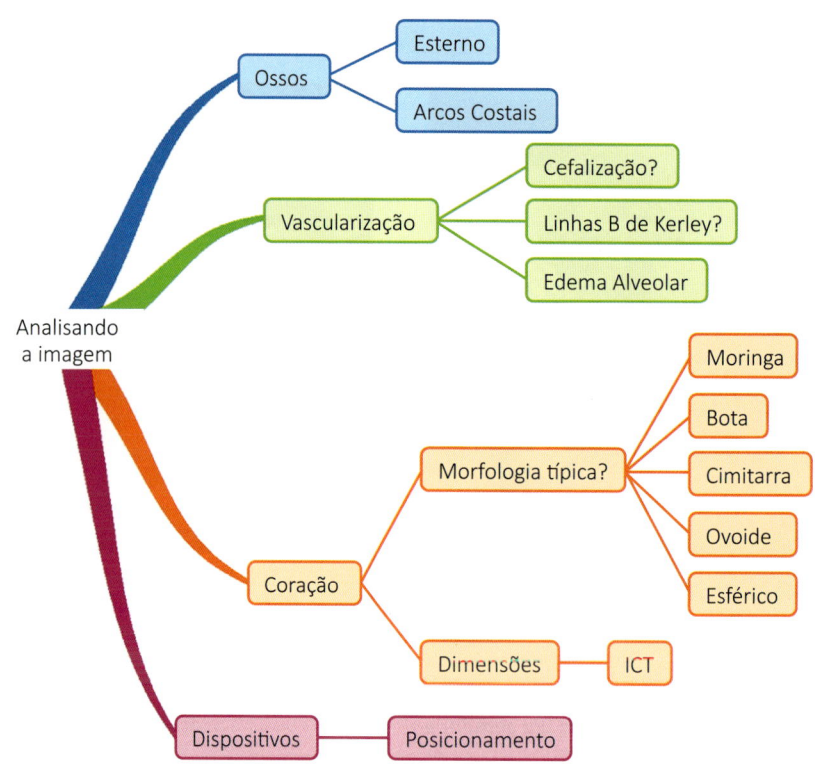

Figura 45.23. Mapa mental para sistematizar, avaliar e interpretar a radiografia de tórax.

■ Organizando as informações

- A adequada análise da radiografia de tórax depende da sistematização na avaliação e interpretação das imagens. Para simplificar esse processo, sugerimos o mapa mental na Figura 45.23.

■ Opinião

- A despeito de todo avanço tecnológico dos últimos anos, a radiografia de tórax persiste como um método consagrado, não somente pela rapidez com que é obtida e pelo baixo custo, mas também por servir como registro permanente para futuras comparações no diagnóstico e acompanhamento dos pacientes com cardiopatias.

Leitura sugerida

- Bettmann MA. A radiografia do tórax na doença cardiovascular. In: Bonow RO, Mann DL, Zipes DP, et al. Braunwald: tratado de doenças cardiovasculares. 8ª ed. Rio de Janeiro: Elsevier; 2010. p. 327-43.
- Grinberg M, Sampaio RO. Doença valvar. São Paulo: Manole; 2006.
- Hurst JW. Atlas do coração. São Paulo: Manole; 1990.
- Kambara A. Exame do paciente: radiologia do coração. In: Ferreira C, Póvoa R. Cardiologia clínica. São Paulo: Atheneu; 2009. p. 77-102.
- Novelline RA. Fundamentos de radiologia de Squire. 5ª ed. Porto Alegre: Artmed; 1999.

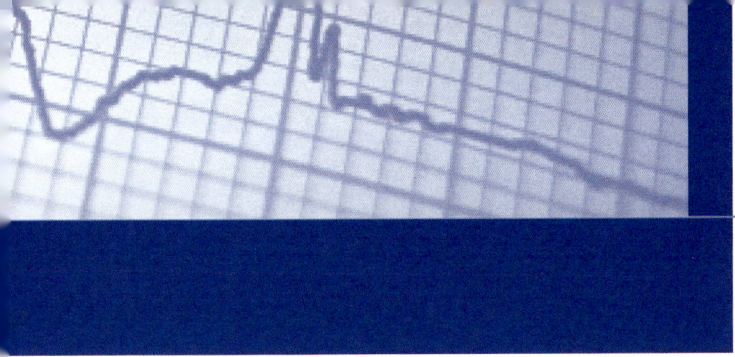

capítulo 46

Teste Ergométrico

• Luiz Eduardo Mastrocola • Fabio Mastrocola • Fernando Côrtes Remisio Figuinha

▪ Introdução

- A aplicação do estresse físico de forma programada pelo teste ergométrico (TE) tem como objetivo evidenciar anormalidades cardiovasculares que não estejam presentes na condição de repouso, bem como determinar de modo indireto a adaptação da função cardíaca ao esforço realizado, avaliados por monitoração clínica, eletrocardiográfica e hemodinâmica. Quando a doença arterial coronária obstrutiva (DAC) é a indicação principal, o TE emprega como elemento fundamental a avaliação da reserva coronária frente ao esforço físico, que representa a resposta de elevação do fluxo coronário e da oferta de oxigênio ao miocárdio frente ao aumento da demanda imposta pela aplicação de cargas crescentes de trabalho. Desta forma, alterações da razão entre consumo e oferta de oxigênio ao miocárdio resultam em isquemia, habitualmente pelo aumento desproporcional do consumo. Adicionalmente e considerando-se a grande abrangência atual de indicações dos testes ergométricos (TE) (Quadro 46.1), torna-se obrigatória a vinculação entre diagnóstico-prognóstico, em especial dentro da avaliação da DAC, objetivando adicionar o maior valor incremental ao processo de decisão médica. Do comportamento das inúmeras variáveis obtidas durante e após o estresse resultam: 1) a capacidade de detecção de isquemia eletrocardiográfica e/ou clínica; 2) a observação de distúrbios hemodinâmicos desencadeados pelo esforço; 3) o estabelecimento da capacidade funcional; 4) a análise de arritmias; 5) o estabelecimento de diagnóstico e prognóstico em doenças cardiovasculares; 6) a possibilidade de inferir o sucesso de intervenções terapêuticas, invasivas e não invasivas, entre outros. Populações específicas e situações individuais ampliam sobremaneira a aplicação dos TE, mas sempre na busca de recomendações baseadas em evidências.

- Considerando-se que a metodologia estabelecida seja contemplada é procedimento seguro, com frequência de intercorrências muito variável de acordo com as características da população avaliada. Há relatos de zero a seis eventos de natureza grave (morte ou parada cardiorrespiratória) e dois a dez infartos por 10.000 testes realizados. No entanto, diretrizes internacionais e nacionais recentes sugerem uma morte ou menos a cada 10.000 exames (Tabela 46.1).

Tabela 46.1. Contraindicações dos testes ergométricos

Absolutas	• IAM recente (< 2 dias) ou angina instável de moderado a alto risco (com menos de 48-72 h de estabilidade clínica) • Pericardite, endocardite ou miocardites agudas • Dissecção de aorta • Estenoses valvares graves sintomáticas, especialmente a estenose aórtica importante • Tromboembolismo pulmonar (TEP) recente • Distúrbios metabólicos graves (descompensação renal, cetoacidose diabética) • Anemia grave • Doença vascular periférica grave (dor ao repouso ou lesão trófica)
Relativas	• Insuficiência cardíaca descompensada • HAS grave (PAS > 200 mmHg, PAD > 110 mmHg) • Estenoses valvares moderadas e graves em assintomáticos • Insuficiências valvares graves • Doença vascular periférica • Taquiarritmias, bradiarritmias e arritmias ventriculares complexas • Presença de marca-passo (com frequência cardíaca fixa) • Lesão de tronco de coronária esquerda • Quadro infeccioso em vigência • Anemia • Pós-operatório recente de cirurgia cardíaca • Incapacidade motora para realizar exercício físico

Teste Ergométrico

QUADRO 46.1
Indicações principais dos testes ergométricos

- Investigação diagnóstica de doença arterial coronariana (DAC).
- Avaliação terapêutica e prognóstica de DAC conhecida.
- Avaliação da resposta cronotrópica, de arritmias, indivíduos com marca-passo; ressincronizador e/ou dispositivos implantáveis (cardiodesfibrilador).
- Estratificação de risco pós-infarto agudo do miocárdio.
- Avaliação da capacidade funcional.
- Análise da curva da pressão arterial.

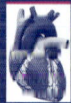

BRE é contraindicação ao teste ergométrico?

Não. Entretanto, se o objetivo for investigar insuficiência coronária (DAC), as alterações secundárias da repolarização vistas no BRE (infra e supradesnivelamentos) limitam o diagnóstico de isquemia miocárdica pelo eletrocardiograma. Podemos solicitar o teste com o intuito de avaliar capacidade funcional, resposta cronotrópica, comportamento pressórico, avaliação de arritmias relacionadas ao esforço, entre outras indicações. Para pesquisar isquemia miocárdica no paciente com bloqueio de ramo esquerdo devemos solicitar métodos de imagem associados ao estresse farmacológico com vasodilatadores, como por exemplo a cintilografia de perfusão com adenosina ou dipiridamol.

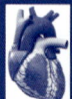

BRD impossibilita a interpretação do exame?

Não. No caso do BRD não devem ser valorizadas as alterações no segmento ST apenas de V1 a V3, nas demais derivações a interpretação deve ser feita da forma habitual.

■ Protocolos habitualmente empregados na prática clínica

- Têm como objetivo principal a realização de exercício máximo (capacidade aeróbica máxima) dentro do tempo ideal preconizado, entre 8-12 minutos.

Esteira rolante

- *Bruce:* protocolo mais utilizado. Mudança de estágios a cada 3 min (envolve caminhada e corrida), com aumento súbito de velocidade e inclinação da esteira (Tabela 46.2).
- *Bruce modificado* ou *Sheffield:* é uma atenuação do protocolo original objetivando elevação mais linear do gasto metabólico. Acrescenta dois estágios iniciais de 3 min, mantendo a velocidade da esteira em 1,7 mph (2,7 km/h), com 0% e 5% de inclinação, respectivamente. É indicado em evolução recente do infarto agudo do miocárdio (IAM) e nas situações em que há maior limitação física, especialmente em idosos de ambos os sexos, entre outras situações (Tabelas 46.3 e 46.4).
- *Ellestad:* semelhante ao protocolo de Bruce, com incremento da carga a cada estágio, porém com duração de estágio de 2 min (primeiro e quarto estágios com 3 min), prevalecendo o aumento da velocidade. Indicado para jovens sedentários, adultos ativos e atletas (Tabela 46.5).
- *Medida de pressão arterial (PA):* na condição de repouso supino e ortostático, durante todo o esforço (uma a duas vezes cada estágio) e período de recuperação (primeiro, segundo, terceiro, quarto e sexto minutos).
- Controles clínicos, monitoração de frequência cardíaca e derivações eletrocardiográficas realizados de modo contínuo durante toda a prova, com registros de acordo com a padronização estabelecida ou a qualquer momento, se necessário.
- *Outros protocolos: Naughton* – duração mais prolongada, utilizado para pacientes com insuficiência cardíaca, pós-IAM recente, idosos, sedentários (Tabela 46.6). O último estágio corresponde ao segundo de Bruce ou Ellestad (7 MET).
- **Protocolos de rampa:** implicam em incremento progressivo e contínuo da carga ou potência em watts, no caso do cicloergômetro ou da velocidade/inclinação para a esteira rolante. Considerados mais fisiológicos, por proporcionarem elevação linear do consumo de oxigênio, ideais na avaliação da capacidade funcional. No en

Tabela 46.2. Bruce

Est.	Veloc. (mph)	Inclin. %	Duração (min)	VO^2 MET	VO_2 mL.kg.min^{-1}	Distância total percorrida (m)
1	1,7	10	3	4,6	16,1	137
2	2,5	12	3	7,0	24,5	338
3	3,4	14	3	10,1	35,3	612
4	4,2	16	3	12,9	45,1	950
5	5,0	18	3	15	52,5	1.352
6	5,5	20	3	16,9	59,1	1.794
7	6,0	22	3	19,1	66,5	2.277

Tabela 46.3. Bruce modificado

Est.	Veloc. (mph)	Inclin. %	Duração (min)	VO₂ MET	VO₂ mL.kg.min⁻¹	Distância total percorrida (m)
1	1,7	0	3	2,3	8,0	137
2	1,7	10	3	4,6	16,1	274
3	2,5	12	3	7,0	24,5	475
4	3,4	14	3	10,1	35,3	749
5	4,2	16	3	12,9	45,1	1.087
6	5,0	18	3	15	52,5	1.489
7	5,5	20	3	16,9	59,1	1.931
8	6,0	22	3	19,1	66,5	2.414

Tabela 46.4. Sheffield ou Bruce modificado II

Est.	Veloc. (mph)	Inclin. %	Duração (min)	VO₂ MET	VO₂ mL.kg.min⁻¹	Distância total percorrida
1	1,7	0	3	2,3	8,0	137
2	1,7	5	3	3,5	12,2	274
3	1,7	10	3	4,6	16,1	411
4	2,5	12	3	7,0	24,5	612
5	3,4	14	3	10,1	35,3	886
6	4,2	16	3	12,9	45,1	1.224
7	5,0	18	3	15	52,5	1.626
8	5,5	20	3	16,9	59,1	2.068
9	6,0	22	3	19,1	66,8	2.551

Tabela 46.5. Ellestad

Est.	Veloc. (mph)	Inclin. %	Duração (min)	VO₂ MET	VO₂ mL.kg.min⁻¹	Distância total percorrida (m)
1	1,7	10	3	4,6	16,1	137
2	3,0	10	2	7,4	25,9	298
3	4,0	10	2	9,6	33,6	513
4	5,0	10	3	12	42	781
5	5,0	15	2	13,9	48,6	1.049
6	6,0	15	2	16,2	56,7	1.371
7	7,0	15	2	18,8	65,8	1.746
8	8,0	15	2	21,3	74,5	2.175

Tabela 46.6. Naugthon modificado

Est.	Veloc. (mph)	Inclin. %	Duração (min)	VO₂ MET	VO₂ mL.kg.min⁻¹	Distância total percorrida (m)
1	2,0	0	3	2,0	7,0	160
2	2,0	3,5	3	3,0	10,5	320
3	2,0	7,0	3	4,0	14,0	480
4	2,0	10,5	3	5,0	17,5	640
5	2,0	14,0	3	6,0	21,0	800
6	2,0	17,5	3	7,0	24,5	960
7	2,0	21,0	3	8,0	28,0	1.120

capítulo 46

tanto, por não implicarem aumentos súbitos e intensos de carga, há relatos (estudos não randomizados) de perda de sensibilidade para detecção de isquemia miocárdica, quando comparados aos clássicos como Bruce e Ellestad.

Cicloergômetro de frenação eletromagnética ou bicicleta ergométrica

- A grande limitação do uso da bicicleta é a fadiga dos músculos quadríceps, em indivíduos não habituados ou familiarizados, por envolver exercício com componente isométrico predominante frente a aplicação de cargas crescentes. A esteira é mais fisiológica considerando-se o hábito diário de caminhada. Protocolos para bicicleta ergométrica: protocolo de Balke (estágios de 2 min, com incremento de carga de 25 watts por estágio. No caso de jovens, pode-se começar com 50 watts) ou protocolo de Ästrand (estágios de 3 min e aumentos de 25 ou 50 watts a cada etapa).
- Classificação dos testes considerando-se o comportamento da frequência cardíaca (FC)
- A despeito de equações de regressão diversas (Tabela 46.7) disponíveis na literatura em relação ao cálculo da frequência cardíaca máxima prevista para a idade (FCM), consideram-se de maneira geral, provas "submáximas" aquelas que alcançam 85% da FCM (manutenção do poder diagnóstico, mas com menor capacidade prognóstica), máximas as que atingem valores ≥ 95% da FCM e supramáximas, aquelas acima de 100%.

Tabela 46.7. Equações de regressão para a estimativa da frequência cardíaca máxima

Autores	Equação de Regressão
Karvonen	FC máxima = (220 − idade em anos) bpm
Lange Andersen	FC máxima = 210 − (0,65 × idade em anos) bpm
Inbar	FC máxima = 205,8 − (0,685 × idade em anos) bpm
Tanaka	FC máxima = 208 − (0,7 × idade em anos) bpm
Tanaka – sexo feminino	FC máxima = 206 − (0,88 × idade em anos) bpm

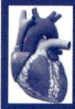

Posso realizar teste em angina instável de baixo risco?

- Na angina instável de moderado a alto risco deve ser feita a estratificação invasiva (cinecoronariografia). Na de baixo risco, ou seja, em pacientes sem apresentações clínicas de maior gravidade, com ECG, marcadores seriados e ECO sem alterações significativas, com escore de GRACE menor de 108 e que se encontram estáveis e sem recorrência dos sintomas, pode ser considerada a realização do TE como forma de estratificação não invasiva.

Tabela 46.8. Critérios para interrupção do esforço

Hemodinâmicos	• PAD ≥ 120 mmHg em normotensos; ≥ 140 mmHg em hipertensos; • PAS ≥ 260 mmHg (varia conforme o autor) • Queda persistente da PAS >10 mmHg (especialmente quando ≥ 20 mmHg) • Incompetência cronotrópica – ausência de elevação da FC ou queda frente à progressão das cargas de trabalho
Clínicos	• Dor torácica (angina) ou dispneia progressiva • Tontura, cianose, palidez ou pré-síncope (baixo débito cardíaco) • Dificuldade de coordenação motora • Dor limitante em membros inferiores • Sinais de disfunção ventricular esquerda, não presentes em repouso • Solicitação voluntária • Cansaço físico/dispneia desproporcionais ao esforço, independentemente da ausculta pulmonar • Sinais de broncoespasmo induzido • Cansaço físico intenso ou exaustão
ECG	• Supradesnível do segmento ST (em área sem onda Q) ≥ 1 mm • Infradesnível adicional de ST ≥ 3 mm em relação ao ECG de repouso • Arritmia ventricular complexa – definição não homogênea. Taquicardia ventricular não sustentada (TVNS), bigeminismo sustentado, entre outros • Taquiarritmia sustentada – taquicardia ventricular (TVS), taquicardia atrial (TA), fibrilação ou *flutter* atriais (FA) • Taquiarritmia com QRS largo, sem diagnóstico de certeza estabelecido • Bloqueios atrioventriculares (BAV) de 2º ou 3º graus
Técnicos	• Falência do sistema de registro

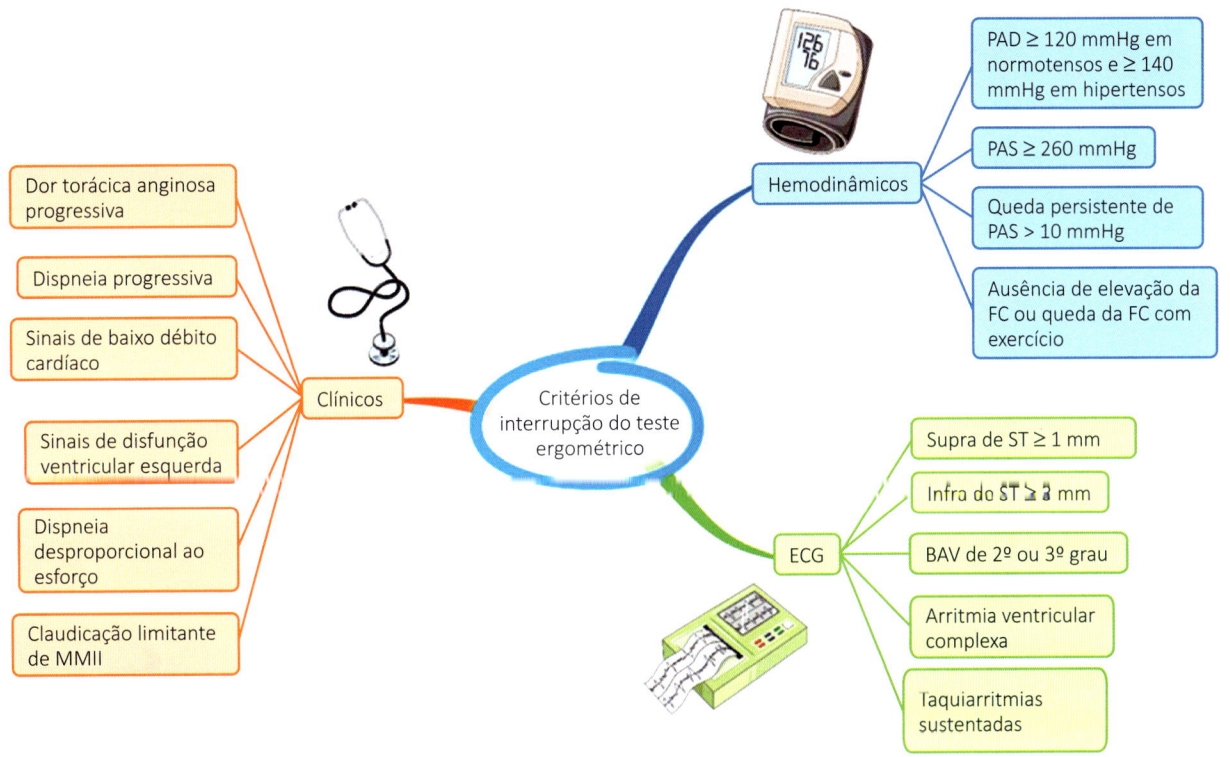

Figura 46.1

■ Avaliação da resposta eletrocardiográfica (Figura 46.2)

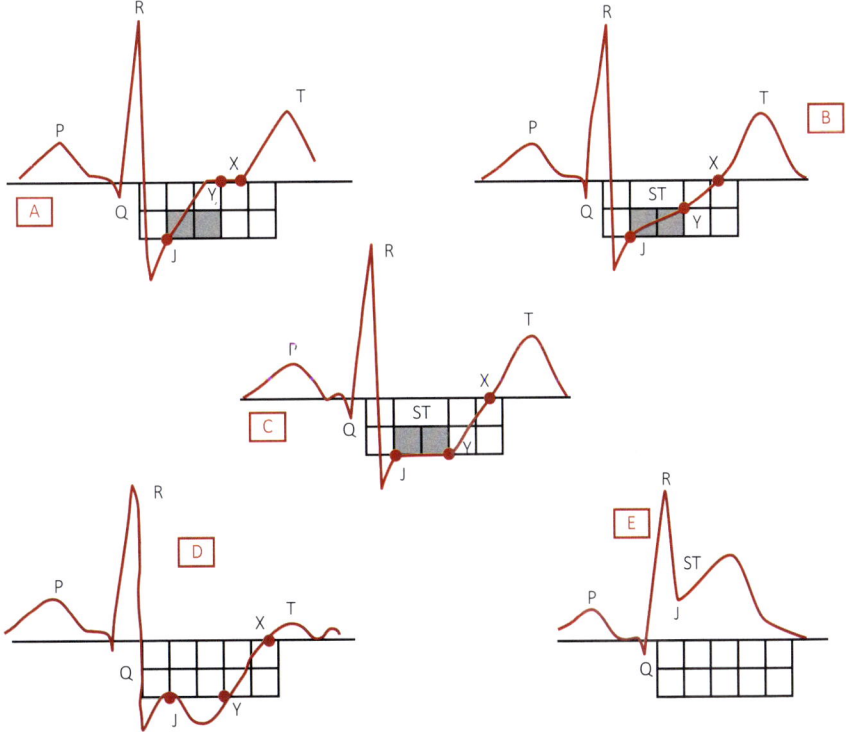

Figura 46.2. Deflexões eletrocardiográficas e variáveis de interesse em ergometria: A. Infradesnível do ponto J, com aspecto ascendente rápido do segmento ST que retorna à linha de base antes de 80 ms ou 0,08 s. B. Infradesnível ascendente lento de segmento ST, medido 80 ms após o ponto J, no ponto Y. C. Infradesnível do ponto J com segmento ST horizontal por ≥ 80 ms. D. Infradesnível medido no ponto J, com segmento ST descendente. E. Supradesnível do ponto J ou da junção J/ST. Modificado de: Mastrocola LE e Mastrocola F.

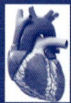
E o infradesnível com morfologia convexa tem alguma importância?

O seu significado é controverso, com muitos autores relacionando-o a casos de insuficiência coronária não obstrutiva, como por exemplo um desbalanço oferta x consumo num paciente com HVE submetido ao esforço. Pode ser considerado como sugestivo de isquemia miocárdica quando sua magnitude for maior ou igual a 2mm, principalmente se ocorrer de forma precoce no esforço e demorar para normalizar na recuperação (além do primeiro minuto).

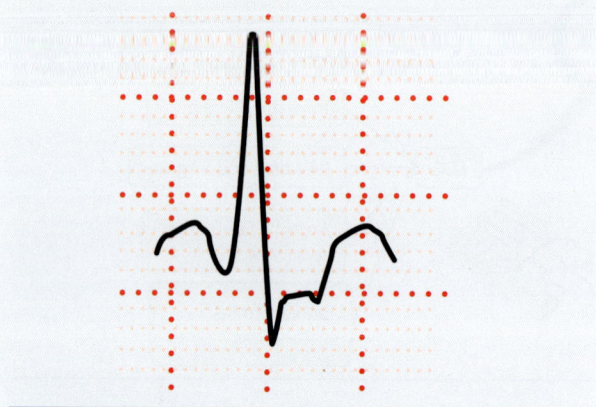

Figura 46.3. Exemplo de infradesnível com morfologia apresentando convexidade superior (convexa).

- A análise dos traçados é comparativa e envolve vários aspectos. A alteração eletrocardiográfica consiste na prova documental de isquemia miocárdica (e não na presença de DAC). Os parâmetros clínicos e/ou hemodinâmicos relacionam-se de modo predominante à evolução prognóstica.
- Para serem consideradas válidas as *alterações de segmento ST* que caracterizam isquemia miocárdica, devem-se avaliar os seguintes itens:

- aspecto morfológico (Tabela 46.9);
- magnitude dos desvios (infradesnível/supradesnível);
- momento de início da alteração e respectiva duração;
- estabilidade da linha de base referencial, traçada a partir da ligação entre as junções PQ (final do segmento PR e início do complexo QRS) de complexos QRS sucessivos;
- qualidade do traçado – pelo menos quatro batimentos com linha de base estável, sem artefatos;
- definição e número de derivações envolvidas;
- amplitude do QRS;
- sistema de registro ou presença de sinais acessórios anormais.

- Aspectos técnicos na interpretação da resposta eletrocardiográfica com implicação na prática clínica
- Modificações fisiológicas das deflexões eletrocardiográficas durante e após o exercício: aumento da amplitude de P e Q, a diminuição de amplitude de R (exercício

Tabela 46.9. Critérios de positividade do TE – aspecto morfológico e medida da alteração "isquêmica" de segmento ST no registro eletrocardiográfico

Infradesnivelamento ascendente de ST (risco pré-teste moderado ou alto de DAC)	≥ 1,5 mm medido após 80 ms do ponto J (ponto Y)
Infradesnivelamento ascendente de ST (risco pré-teste baixo de DAC)	≥ 2 mm medido após 80 ms do ponto J (ponto Y)
Infradesnivelamento convexo ou de "convexidade superior" de ST	≥ 2 mm medido no ápice da convexidade
Infradesnivelamento retificado (horizontal) de ST	1 mm medido no ponto J ou 80 ms após o ponto J (ponto Y)
Infradesnivelamento descendente de ST	1 mm medido no ponto J
Supradesnivelamento de ST, em derivação sem onda "Q" anormal	1 mm medido no ponto J

máximo), aumento de ondas S, comportamento variável de ondas T, além da diminuição dos intervalos PR e QT.

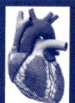
Quais formatos de infra de ST possuem maior acurácia em diagnosticar coronariopatia obstrutiva?

Classicamente, os aspectos horizontal e descendente do segmento ST caracterizam os critérios de anormalidade mais aceitos. O padrão convexo é pouco reconhecido na literatura na associação com DAC obstrutiva, sendo considerado por alguns autores como sugestivo de insuficiência coronária não obstrutiva (desbalanço oferta x consumo).

- Se o infradesnível de ST for ≤ 1 mm no pico do esforço, especialmente em capacidade funcional satisfatória (≥ 10 MET) e com normalização rápida na recuperação, o risco de eventos no seguimento é baixo, bem como a prevalência de área isquêmica de grande extensão.
- Se houver infradesnível de ST já presente no ECG de repouso, considera-se esse nível como referência para surgimento adicional de infradesnível. Se o infradesnível de ST de base for > 1 mm, há limitação (menor especificidade) para a caracterização de isquemia miocárdica "verdadeira".

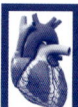
Meu paciente fez infra de ST nas derivações anteriores. Posso inferir que é a artéria descendente anterior que está comprometida?

Não! Infra de ST no teste ergométrico não tem boa acurácia em localizar a artéria que está causando isquemia. Já supradesnivelamento de ST guarda sim relação com a "artéria culpada". Se houver onda Q associada, considerar a possibilidade de aparecimento ou acentuação de discinesia do ventrículo esquerdo induzida pelo estresse, não se podendo excluir a presença de viabilidade miocárdica.

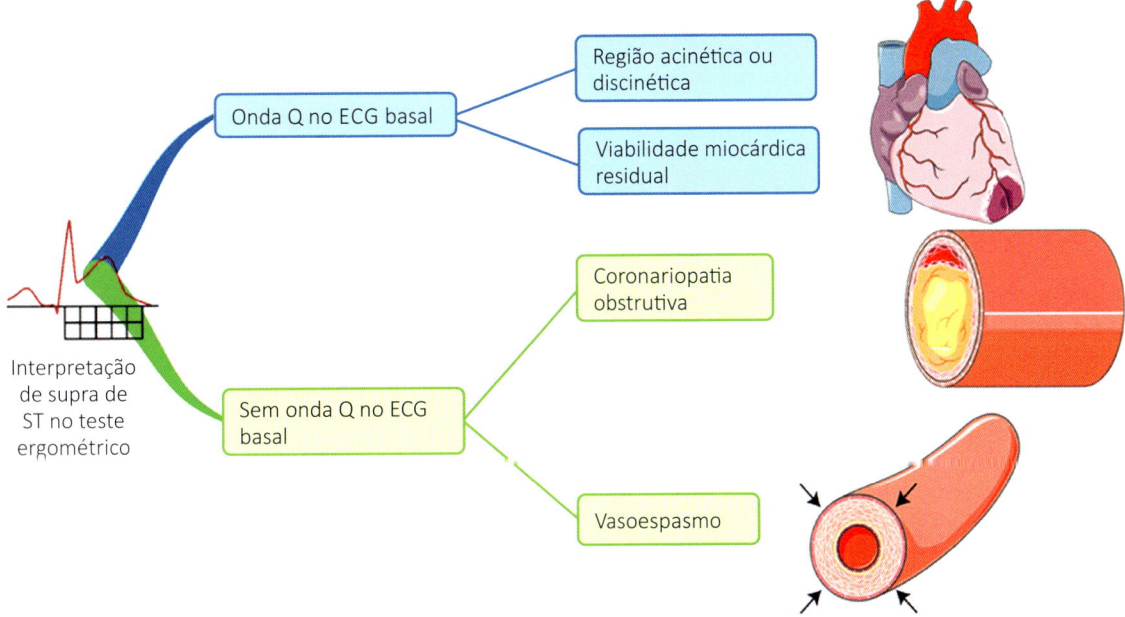

Figura 46.4.

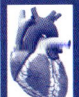
Meu paciente inverteu onda T durante o teste ergométrico: posso dizer que tem critérios para isquemia?

Não. Alterações da onda T, como pseudonormalização ou inversão de forma isolada, são achados inespecíficos, não sendo considerados na definição diagnóstica como definidores de isquemia. Pode ter algum valor se ocorrer em concomitância a dor anginosa ou equivalentes isquêmicos

- A inversão da onda U tem baixa sensibilidade, mas alta especificidade para isquemia. Difícil visualização com FC elevada.
- Momento das alterações: quando presentes na fase de recuperação, seguem os mesmos critérios da fase de exercício. Protocolos que incluem período de recuperação ativa com caminhada lenta prolongada podem ter minimizadas possíveis alterações de segmento ST.
- Se a alteração morfológica ocorrer em só uma derivação haverá menor validade na caracterização de isquemia.
- As derivações inferiores (DII, DIII e aVF) evidenciam menor especificidade. Consequentemente, observa-se maior taxa de testes "falso-positivos".
- A derivação unipolar V5 e a derivação bipolar transtorácica MC5 ou CM5 (ponto negativo ou de referência no manúbrio e ponto positivo no local da derivação V5) têm isoladamente a maior sensibilidade para detecção das alterações de segmento ST.

Supradesnivelamento de ST em avR me diz algo no teste ergométrico?

Se for isolado, não. Mas se for acompanhado de infradesnível concomitante em V5 guarda associação com obstrução proximal da artéria descendente anterior.

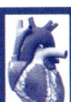
Qual o significado da relação entre a magnitude do infradesnível segmento ST/amplitude da onda R?

A magnitude da depressão do segmento ST tem relação com amplitude do QRS (quanto maior a onda R, maior o infradesnível esperado), ou seja um mesmo infradesnível pode ser mais ou menos relevante dependendo da amplitude da onda R. Calcular, principalmente, em QRS de voltagem inferior a 10 mm, onde o infradesnível menor que 1 mm, já pode ser indicativo de isquemia. Relação ST/R é considerada anormal quando maior que 0,1. (Exemplo infra de 0,8 mm e onda R de 5 mm = 0,16, considerado anormal e reforçando a possibilidade DAC obstrutiva.)

Testes inconclusivos para isquemia miocárdica:

- bloqueio de ramo esquerdo (BRE) prévio ou desencadeado pelo estresse;
- distúrbios inespecíficos da condução intraventricular, mas com duração QRS ≥ 120 ms;
- Wolff-Parkinson-White (WPW) nos traçados de controle;
- ausência de alterações em ST se < 85% de FC máxima atingida;
- presença de ritmo de marca-passo;
- má qualidade técnica.

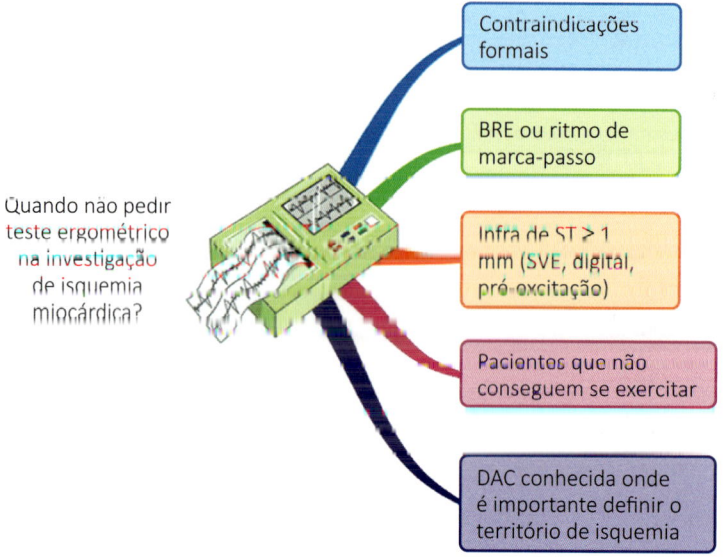

Figura 46.5.

- Outros achados que prejudicam a interpretação de isquemia eletrocardiográfica:
  - presença de sobrecarga ventricular esquerda (valor preditivo positivo baixo) – se houver alteração de ST no exame, a variável perderá especificidade, podendo traduzir resposta anormal mesmo na ausência de coronariopatia obstrutiva, mas provavelmente por alteração da razão entre a oferta e o consumo de oxigênio do miocárdio. Por vezes são denominados "falso-positivos". No entanto, na ausência de alterações do segmento ST verifica-se valor preditivo negativo elevado da prova;
  - presença de infradesnivelamento em ECG de base > 1 mm;
  - intervalo QT prolongado;
  - alterações da repolarização ventricular, em vigência de hipocalemia ou uso de digoxina.

Teste ergométrico na avaliação dos distúrbios de ritmo – aspectos a serem considerados e implicações clínicas

- A influência do exercício sobre o controle do ritmo cardíaco está relacionada a flutuações do balanço autonômico entre os sistemas simpático e parassimpático, com aumento da estimulação adrenérgica e inibição do tônus vagal na fase de exercício, alterações metabólicas significativas como acidose lática progressiva, especialmente após esgotamento dos sistemas tampão (bicarbonato), alterações do pH sanguíneo, aumento dos níveis plasmáticos de potássio, além de alterações eletrofisiológicas consequentes (modificações das propriedades elétricas das células de condução e formação do estímulo cardíaco), entre outros. Integradas e resultantes de tais mudanças encontram-se as respostas cardiovasculares como elevação da frequência cardíaca, da pressão arterial sistólica e do consumo de oxigênio do miocárdio.

Arritmias ventriculares – pontos-chave

- Provocação ou indução.
- Avaliação do local de origem.
- Complexidade e frequência.
- Análise de controle de resposta ventricular em portador de FA.
- Correlação com sintomas.
- Risco de morte súbita.
- Avaliação de terapia antiarrítmica.

- As arritmias podem ser desencadeadas pelo exercício, quer de origem supra ou ventricular, ocorrendo ou sendo exacerbadas sob inúmeras circunstâncias como em vigência de medicação (diuréticos, digital), uso de cafeína, ingestão de bebidas alcoólicas, na presença de isquemia por doença arterial coronária (DAC), disfunção ventricular, entre outras situações. A prevalência é diretamente relacionada à idade e anormalidades cardíacas, despertando maior atenção clínica quando há história familiar de morte súbita ou pessoal de cardiomiopatias, doença valvular ou isquemia acentuada. A inibição ou supressão de atividade ectópica ventricular prévia com o esforço é achado inespecífico, sem associação estabelecida com DAC.
- A prevalência de extrassistolia ventricular frequente durante e após o exercício em assintomáticos é pequena

(2-3%), mas tem sido associada a risco aumentado de morte.
- O período imediato de recuperação é particularmente vulnerável ao desencadeamento de arritmia ventricular complexa de maior gravidade, considerando-se a intensa atividade simpática e o quadro de vasodilatação arterial periférica induzidos pelo esforço.
- Em grande estudo de coorte de população encaminhada à realização de TE evidenciou-se que a atividade ectópica ventricular durante a fase de recuperação foi maior preditora de risco do que quando a arritmia predominou durante a fase de exercício.
- Ressalta-se que o prognóstico adverso relacionado às extrassístoles na etapa pós-esforço é independente da presença de arritmia no esforço e similar a achados prévios de estudos de outras coortes clínicas.
- Em geral observa-se baixa reprodutibilidade de arritmias ventriculares durante a prova, melhor quando há história de palpitações aos esforços, situação consensual (grau de recomendação I) para indicação do TE.
- Extrassistolia ventricular suprimida pelo exercício não é necessariamente benigna.
- De outro modo, arritmia ventricular induzida pelo esforço não guarda associação clara com isquemia, a não ser que a manifestação seja concomitante a outros marcadores de risco (angina em baixa carga, infradesnível de ST).
- Em indivíduos com DAC e arritmia ventricular complexa no TE há maior prevalência de doença multiarterial e disfunção ventricular.
- Episódios associados de TVNS e TVS em indivíduos com suspeita ou DAC conhecida implicam em mau prognóstico no seguimento.
- A despeito de diferentes critérios para caracterização de extrassístoles ventriculares frequentes e complexas, habitualmente quando isoladas e monomórficas de modo predominante, considera-se a ocorrência de > 6 batimentos por minuto. Da mesma maneira, caracterizam-se como extrassístoles ventriculares complexas a partir de batimentos polimórficos e pares (diferentes metodologias em estudos transversais).

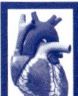
Dica: Quando considerar extrassístoles ventriculares frequentes no TE?

Apesar de não existir consenso entre as diretrizes, sugerimos considerar como frequente quando houver mais de seis extrassístoles por minuto.

Distúrbios da condução intraventricular

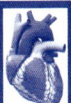
Meu paciente fez um bloqueio de ramo esquerdo no teste ergométrico: e agora?

Bloqueio do ramo esquerdo: impede o diagnóstico eletrocardiográfico de isquemia, mas permite avaliar outras variáveis como comportamento da PA, capacidade funcional e presença de arritmias. A presença de BRE transitório tem baixa especificidade para coronariopatia. Maior prevalência de envolvimento de artéria descendente anterior se BRE novo com FC menor que 120 bpm (valor de corte com acurácia limitada devido a estudo com pequeno número de pacientes e em população selecionada, com grande parte dos pacientes com angina estável).

- Bloqueio de ramo direito (BRD): limita análise de isquemia nas derivações V1 a V4. BRD transitório esforço-induzido é raro, e tem maior correlação com coronariopatia ocorre quando surge com FC menor que 105 bpm.
- Bloqueios divisionais: quando transitórios no exercício, podem mascarar alterações de ST e ter correlação com lesão proximal de DA. Especial atenção ao desenvolvimento de bloqueio divisional anterossuperior do ramo esquerdo;

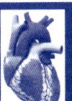
Dica: Qual distúrbio de condução esforço-induzido tem maior associação com coronariopatia?

O aparecimento de bloqueio divisional anterossuperior esquerdo (BDASE) quando de aparecimento transitório durante o esforço, tem maior correlação com DAC obstrutiva, normalmente relacionado com envolvimento da artéria descendente anterior

- Wolff-Parkinson-White: a indicação de TE é controversa. Episódios de taquicardia atrioventricular são raros. Maior risco de morte súbita se documentação de fibrilação atrial ou *flutter* com intervalo de RR mínimo < 250 ms. Permite avaliar pré-excitação intermitente.

Resposta cronotrópica

- O incremento da FC deve ser linear ao consumo de oxigênio dentro de certos limites (exercício aeróbico predominante) e inversamente proporcional à idade. De modo aproximado eleva-se em torno de 10 bpm (batimentos por minuto) para cada unidade metabólica ou MET adicional gasto frente às cargas de trabalho aplicadas (1 MET = consumo de oxigênio de 3,5 mL.kg^{-1}.min^{-1} em repouso), com a quantidade de exercício estimada em múltiplos da unidade basal.

- Resposta exacerbada ou acelerada da frequência frente a cargas submáximas de trabalho pode ser observada após período de descondicionamento físico, fibrilação atrial, hipertireoidismo, além de outras situações como anemia, hipovolemia, desordens metabólicas, temperatura corporal elevada, condições ambientais desfavoráveis, volume vascular ou resistência periférica variáveis, disfunção ventricular etc.
- Da mesma maneira, a resposta da FC nos primeiros segundos do exercício tem sido descrita como de grande acurácia para avaliação da atividade parassimpática cardíaca (transiente inicial de FC no exercício dinâmico).
- Elevação abaixo do esperado da FC frente a um teste de cargas progressivas pode associar-se à maior capacidade aeróbica, utilização de fármacos como betabloqueadores, bloqueadores dos canais de cálcio, digoxina, amiodarona, disfunção do nó sinusal, insuficiência cardíaca, incompetência cronotrópica, hipotireoidismo, doença de Chagas, entre outros.

Outras condições limitantes da avaliação da resposta cronotrópica

- em baixo desempenho físico (< 5 MET) ou realização de menos de dois estágios;
- na presença de taquiarritmias;
- na presença de estimulação cardíaca artificial (algumas modalidades);
- em transplante cardíaco.

- De modo global, a incompetência cronotrópica (IC) representa a incapacidade da frequência cardíaca elevar-se proporcionalmente frente ao aumento da demanda de oxigênio imposta por determinada atividade. Quando caracterizada demonstra valor preditivo estabelecido para eventos cardíacos e mortalidade por todas as causas.
- Há várias maneiras empregadas para a definição de IC, como o percentual alcançado da FC máxima estimada, o percentual utilizado da reserva de FC e a observação simples do pico da FC, todas de valor prognóstico estabelecido (Quadro 34.2).

QUADRO 34.2
Métodos comuns para a avaliação da resposta cronotrópica e caracterização de incompetência cronotrópica

- Valor atingido da FC ou FC pico

- % da Reserva de FC utilizada ≤ 80%
- FC Pico ou Alcançada – FC repouso/(220 – idade) – FC repouso × 100

- % da Reserva de FC utilizada em vigência de betabloqueadores ≤ 62%
- IC = (FC Pico ou Alcançada – FC repouso)/[(220 – idade) – FC repouso] × 100

- FC predita em função da idade (220 – idade) ≤ 0,85

- Incapacidade de alcançar valores de FC no esforço que se situem abaixo de dois desvios-padrão da FC máxima estimada, em torno de 24 batimentos
- FC: frequência cardíaca; %: valor porcentual.

- A incompetência cronotrópica sozinha não caracteriza isquemia miocárdica. Se associada a alterações de ST, pode atestar gravidade.

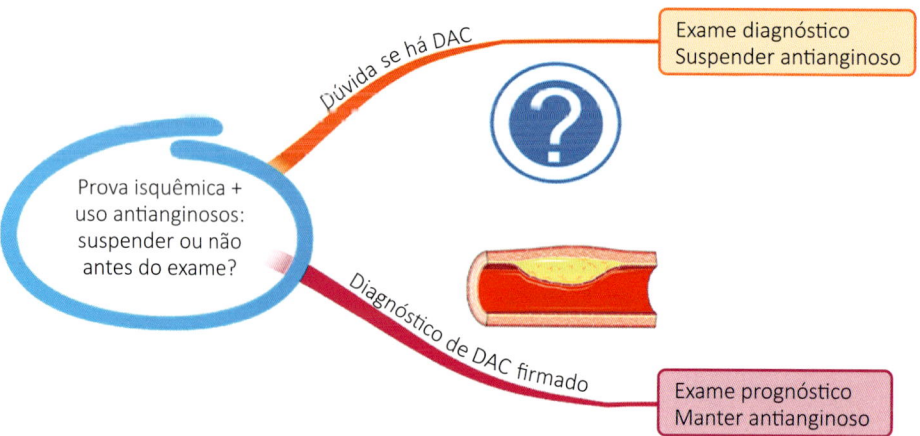

Figura 46.6.

Quanto tempo antes suspender as medicações?

- Bbloq: 7 dias
- ACC: 4 dias
- Digoxina: 4 dias
- Nitrato: 1 dia
- Amiodarona... 60 dias!!!

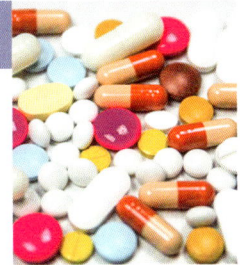

Figura 46.7.

Recuperação da frequência cardíaca (FC) após o esforço

- É expressão da reativação vagal após a cessação da estimulação simpática predominante na fase de esforço.
- Há múltiplos mecanismos envolvidos, como perda do comando central e ativação do barorreflexo, entre outros, resultando no declínio da FC a despeito da persistência de nível sanguíneo elevado de catecolaminas neste período.
- Conhecida a associação entre risco cardíaco e tônus vagal alterado, estudos objetivando a análise do retorno da FC na etapa de recuperação do TE verificaram que a queda lenta nos minutos iniciais após o exercício associou-se à maior incidência de morte no seguimento clínico.
- Os valores de corte para a queda da FC no primeiro e segundo minutos da recuperação são relacionados ao protocolo empregado e à diferença calculada a partir da FC pico.
- No que emprega a recuperação ativa (caminhando na velocidade de 2,4 Km/h e 2,5% de inclinação) a diminuição ≥ 12 batimentos no primeiro minuto e de ≥ 22 batimentos no segundo minuto é considerada normal, com poder discriminante para melhor evolução em relação ao risco de morte.
- Na incorporação de novos métodos aos algoritmos de estratificação clínica, há observações da associação entre a FC anormal na fase de recuperação, capacidade física, resposta cronotrópica durante o exercício, risco de aterosclerose coronária subclínica avaliado pela detecção de cálcio (escore de Agatston), achados de alto risco à CPM, entre outros.

Capacidade Funcional (CF)

- Considerada como a habilidade de um indivíduo realizar trabalho aeróbico e definida pelo consumo máximo de oxigênio (VO_2máx. – equação), destaca-se atualmente como de grande importância para a classificação de risco cardiovascular e para previsão de mortalidade, sobretudo em indivíduos assintomáticos e na presença de disfunção ventricular. Vem sendo adicionada a fatores de risco demográficos e clássicos, além de discutida como "questão crítica" para a reclassificação de risco em diretrizes recentes.

$$VO_2 \text{ máximo} = (DC \times VS) \times \text{diferença (A-V)} O_2$$

DC: débito cardíaco; VS: volume sistólico; A: conteúdo arterial de oxigênio; V: conteúdo venoso de oxigênio.

- Mesmo que a medida direta do VO_2 máx. pelo teste cardiopulmonar de exercício (TCPE) seja a recomendada, pela melhor acurácia e boa reprodutibilidade, existem equações de regressão linear para homens e mulheres que permitem estimar de modo razoável a CF pelo teste ergométrico.

Sexo Masculino – Gasto metabólico (MET predito)	18 – (0,15 × idade)
Sexo Feminino – Gasto metabólico (MET predito)	14,7 – (0,13 × idade)

- A capacidade no pico do exercício aferida em MET é preditora do risco de morte entre os indivíduos normais e com doença cardiovascular, sem interferência em relação à utilização de betabloqueadores.
- Cada MET adicional na capacidade de exercício associa-se à melhora nas taxas de sobrevida, que variam entre 12 e 15%.
- Nas mulheres a CF incorpora-se também como forte preditora independente de risco (Figura 46.8).
- Na insuficiência cardíaca (ICC) é documentada a pequena correlação entre capacidade física e índices de função ventricular em repouso, com as medidas dos gases expirados pelo TCPE consideradas como padrão para a abordagem da capacidade física. A medida dos índices cardiopulmonares durante o exercício está estabelecida como padrão na ICC, caracterizando a classificação funcional destes pacientes, avaliando terapêutica, estimando risco e auxiliando na escolha apropriada de candidatos a transplante cardíaco.
- Ainda que não exista consenso estabelecido para valores de corte de gasto metabólico ou consumo de oxigênio alcançado estimado em MET para populações específicas, sugerem-se limites inferiores < 5 MET, entre 5 e 8 MET e > 8 MET, considerados respectivamente como estratificadores de risco alto, médio e baixo.

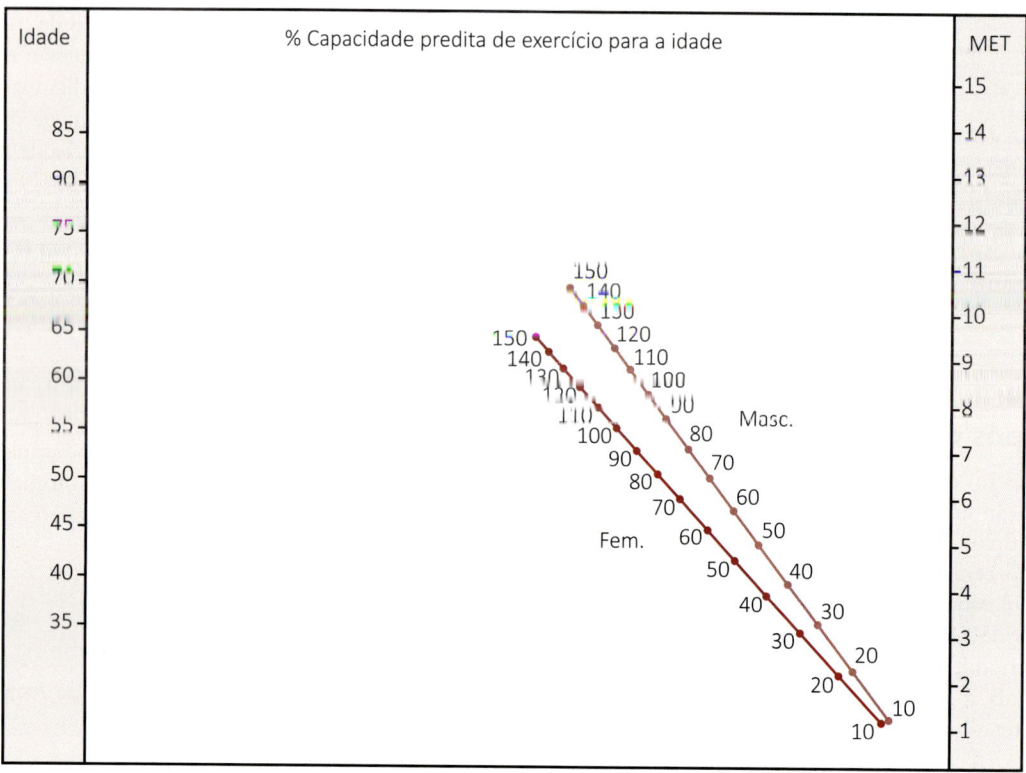

Figura 46.8. Nomograma de valores porcentuais da capacidade funcional predita para a idade em homens e mulheres sem sintomas. A união da idade (escala à esquerda) com o gasto metabólico em MET (escala à direita) por uma linha cruzará a escala de valores porcentuais da capacidade predita. Não alcançar a CF predita representa risco relativo de morte duas vezes maior. Modificado de: Gulati, et al.

Avaliação da resposta da pressão arterial ao esforço

- As respostas anormais ou inesperadas da pressão arterial durante as provas de esforço têm sido empregadas na identificação de pacientes com risco de desenvolver hipertensão futura.
- Estudos clássicos em indivíduos assintomáticos normotensos evidenciam que respostas exacerbadas da pressão sistólica e diastólica durante a fase de esforço ou pico de pressão sistólica > 214 mmHg; ou ainda, pressão arterial sistólica ou diastólica elevada no terceiro minuto da recuperação, são marcadores de hipertrofia ventricular esquerda incidente, associam-se a risco aumentado de hipertensão em longo prazo e maior incidência de doença coronária e eventos vasculares cerebrais.
- Não há normatizações consensuais ou interpretações homogêneas entre diferentes sociedades internacionais e diretrizes.
- Tais limitações na interpretação dos dados da literatura decorrem de diferentes definições, metodologias, formas de procedimentos, bem como de diferentes populações selecionadas.

- Na ausência de medicação sugerem-se valores ≥ 210 mmHg para caracterização de resposta exagerada da pressão arterial sistólica em homens e ≥ 190 mmHg em mulheres, assim como o aumento anormal da pressão diastólica ≥ 15 mmHg acima dos valores de repouso ou aumento em valores absolutos acima de 90 mmHg no exercício; os critérios de interrupção do esforço apresentam variabilidade considerável, mas sugerimos valores de PAS ≥ 260 mmHg e de PAD ≥ 120 mmHg como critério de interrupção na prática clínica.
- Sugestões de comportamento e curvas de pressão arterial devem basear-se na integração de dados da literatura e de bancos de dados do laboratório local de ergometria, considerando-se as populações específicas (serviço de *check-up*, serviços em hospitais de alta complexidade, serviços de cardiologia desportiva, etc.) (Tabela 34.10).

Duplo produto

- Produto da PAS e FC. Reflete o consumo de oxigênio do miocárdio. A validação da sua análise segue os mesmos critérios da interpretação da curva da PA.

Tabela 46.10. **Curvas de pressão arterial**

Fisiológica ou esperada	Aumento da PAS > 30 mmHg durante o exercício e queda ou manutenção da PAD (pressão arterial diastólica), partindo de níveis normais em repouso Valores menores podem ser considerados normais no sexo feminino (usualmente aumento da PAS > 20 mmHg), em crianças e adolescentes
Hiperreativa	Se PAS ≥ 220 mmHg e/ou elevação da PAD ≥ 15 mmHg, com níveis normais em repouso. É fator preditivo de HA futura. Alguns serviços de referência só empregam o termo para valores de PAD Outra definição utilizada é de valores > 180 × 90 mmHg no segundo estágio de Bruce, partindo-se de valores normais
Hipertensão fixa ou mantida	Indivíduos com PA basal elevada (PAD e PAS), mantendo-se ou exacerbando-se durante o exercício
Défice inotrópico	*Comportamento deprimido da PAS* (elevação < 35 mmHg no exercício conforme a diretriz brasileira, na ausência da queda da PAD – pode representar disfunção VE) – análise individual *Comportamento em platô da PAS* (ausência de elevação em dois ou mais estágios do protocolo) Hipotensão intraesforço (queda > 15 mmHg na PAS) Em condições específicas como cardiomiopatia hipertrófica, *elevação de PAS ≤ 20 mmHg* é fator estabelecido para morte súbita no seguimento *Aumento paradoxal da PAS* – elevação da PAS nos 3 primeiros minutos da recuperação, acima dos valores atingidos no exercício
Recuperação lenta	Se *R3/PA pico* > 0,95 (PAS no 3º min da recuperação/PAS pico exercício) ou *R3/R1* > 1,0 (PAS 3º min recuperação/PAS 1º min recuperação); Não é critério de positividade, mas parece se correlacionar com DAC e com acidentes cerebrovasculares
Hipotensão pós-exercício	Queda da PAS > 20 mmHg dos valores pré-exercício ou PAS < 90 mmHg ("resposta vasodepressora na recuperação"). Em indivíduos aparentemente sadios, não tem associação com morbimortalidade. Sem correlação com DAC
Inconclusiva	Análise prejudicada pelo baixo trabalho realizado. Deve ter no mínimo três medidas em estágios distintos do protocolo para validar a interpretação (tem que ter completado no mínimo dois estágios)

- Normal: se superior a 30 mil mmHg . bpm no pico do exercício. Em revascularizados, valores inferiores a 25 mil indicam pior prognóstico.

Escores diagnósticos e prognósticos

- As evidências da menor sensibilidade do TE convencional por estudos de metanálise propiciaram modificações contínuas no processo de decisão clínica e na busca de métodos com maior precisão diagnóstica na DAC, como a associação com a cintilografia de perfusão do miocárdio com radiofármacos.
- A incorporação de escores com variáveis obtidas durante a realização de TE ou adicionando informações clínicas pré-teste acrescentou ferramenta de grande valor prognóstico e de melhora da acurácia diagnóstica.
- Tal fato resultou não só na adequada identificação de indivíduos com risco aumentado para morte ou eventos coronarianos futuros, mas na consolidação do binômio diagnóstico-prognóstico do método.
- Vários escores foram propostos relacionando probabilidade pré e pós-teste para DAC, mas destacam-se os de Duke e Morise como de grande utilização e aceitação.

Escore de Duke

- Definido inicialmente para prognóstico e depois validado com finalidade diagnóstica. É uma equação de regressão (Cox) resultante da análise de variáveis do TE (*desvios de ST* em mm, *supra* ou *infra*, *capacidade funcional* em MET ou *tempo de exercício* e *angina intraesforço*) realizado com o protocolo de Bruce em 2.842 pacientes internados com clínica de dor torácica, que se submeteram a estudo cinecoronariográfico, com seguimento clínico de 5 anos (Figura 46.9).
- Variáveis:
  – tempo de tolerância ao exercício em minutos ou o gasto metabólico medido em múltiplos da unidade metabólica ou MET, este último aplicável também a outros protocolos;
  – magnitude máxima do desnivelamento do segmento ST, medida em qualquer derivação, à exceção de aVR, quer positivo ou negativo, em milímetros (mm), comparada aos traçados basais;
  – manifestação de angina durante o esforço, atribuindo-se nota zero (0) para ausência de dor induzida ao exercício; nota um (1) para a manifestação de dor

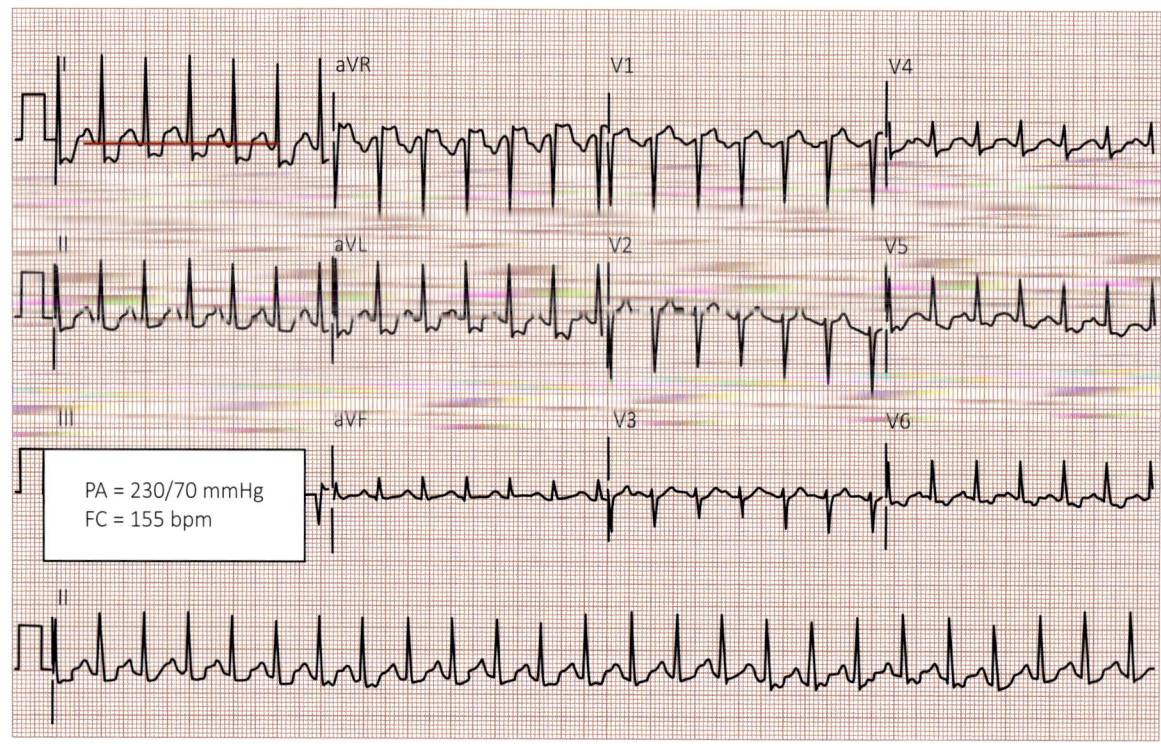

Figura 46.9. JDF, 72 anos, sexo masculino, assintomático, diabetes *mellitus* não insulinodependente, hipertenso, dislipidêmico, encaminhado para orientação de atividades físicas. ECG de 12 derivações em repouso normal. Esforço máximo aos 7 min, protocolo de Bruce (3º estágio). Em MC5 (*derivação I*) observa-se infradesnível horizontal de ST até 3 mm após 80 ms do ponto J, tendendo à convexidade superior em raros complexos. Adicionalmente, observa-se supradesnível de ST em aVR, com infradesnível concomitante em V5 e V6. Escore prognóstico de Duke = −8, caracterizando risco intermediário para morte em seguimento anual e em 5 anos. Cinecoronariografia 4 meses após, considerando-se episódio de mal-estar precordial, evidenciou lesões: moderada em CD (50%), discreta em TCE e DA (40%), grave em Cx (70% no óstio e 80% no terço médio). Submetido à intervenção coronária percutânea para Cx com implante de *stent*. CD: coronária direita; TCE: tronco de coronária esquerda; DA: descendente anterior; Cx: circunflexa. Fonte pessoal.

torácica típica, mas não motivando a interrupção do exercício; e nota dois (2), na presença de dor limitante ao esforço.

$$\text{Escore} = TT \text{ em min} - (5 \times ST) - (4 \times \text{índice de angina})$$

Obs.: *equação de regressão representativa do escore de Duke. TT: tempo total em minutos no protocolo de Bruce, ST: desnível de segmento ST em valor absoluto; índice de angina onde zero (0): ausência de dor torácica; um (1): presença de dor torácica não limitante do esforço; dois (2): presença de dor torácica limitante, motivando a interrupção do exercício.*

- A análise de sobrevida discriminou grupos:
  - *alto risco* (≤ −11) = 28% de mortalidade global em 5 anos ou ≥ 5% ao ano;
  - *risco intermediário* (−10 a + 4) − 9% de mortalidade global em 5 anos ou entre 1 e 2% ao ano;
  - *baixo risco* (≥ + 5) − 3% de mortalidade global em 5 anos ou < 1% ao ano.
- No estudo que originou os dados anteriores, a população predominante era constituída por homens. Em mulheres, os valores de mortalidade tendem a ser menores. Uso limitado em assintomáticos, idosos, pós-revascularização miocárdica e após IAM recente.
- Melhor aplicação do escore em sintomáticos, de ambos os sexos, para estratificação de risco e avaliação da probabilidade de DAC grave.
- As variáveis envolvidas para o cálculo do risco podem também ser plotadas em um nomograma específico, com os pontos finais resultantes cruzando uma linha de leitura de mortalidade em 1 e sobrevida em 5 anos (Figuras 46.9 e 46.10).

Escores de Morise pré e pós-teste

- Desenvolvidos para categorizar grupos de baixo e alto risco, bem como evolução prognóstica em indivíduos encaminhados a TE, o escore "pré-teste" de Morise incorporou dados de algoritmos clínicos (Diamond Forrester) e fatores de risco, resultando em uma escala de pontos com subgrupos de *baixo* (0-8 pontos), *intermediário* (9-15 pontos) e *alto risco* (> 15 pontos) (Tabela 34.11).

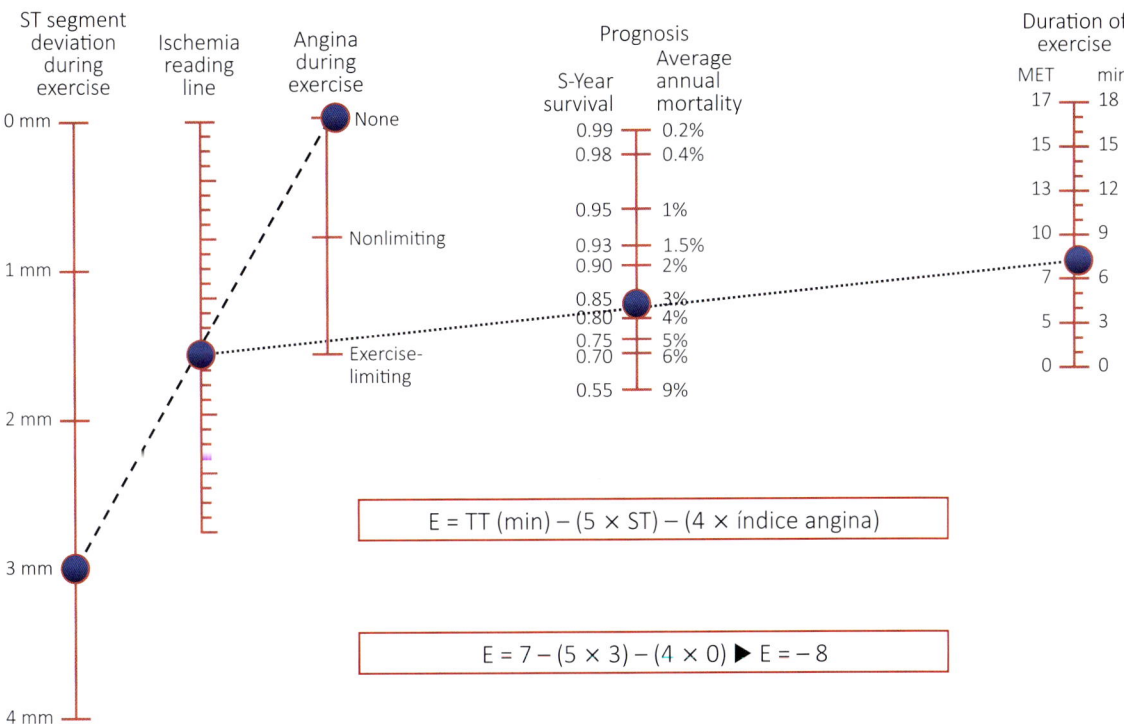

Figura 46.10. Mesmo paciente da figura anterior. Cálculo do escore de Duke (E). Plotagem dos resultados das três variáveis no nomograma ou utilização da equação resultante. Para a marcação dos pontos sugere-se a sequência: a) marcar tempo em minutos ou gasto metabólico em MET na linha vertical à direita (duração do exercício); b) marcar valores absolutos do desnível de ST (linha vertical à esquerda) e índice de angina resultante (linha vertical intermediária) que, interligados, cruzam um ponto na linha de leitura de isquemia (linha vertical intermediária); c) unir este novo ponto à marcação do tempo de exercício por uma reta que cruza a linha vertical de prognóstico, com a estimativa resultante da mortalidade anual e da sobrevida livre de eventos em 5 anos.

Tabela 34.11. Valores em pontos atribuídos para as variáveis clínicas na caracterização da probabilidade pré-teste de DAC, em pacientes de ambos os sexos. O somatório final caracteriza subgrupos de baixo (0-8 pontos), intermediário (9-15 pontos) e alto risco (>15 pontos).

Variáveis	Sexo Masculino	Pontos	Sexo Feminino	Pontos
Idade	< 40 40-54 ≥ 55	3 6 9	< 50 50-64 ≥ 65	3 6 9
Diabetes	Sim	2	Sim	2
Dislipidemia	Sim	1	Sim	1
Hipertensão	Sim	1	Sim	1
Tabagismo	Sim	1	Sim	1
AF (primeiro grau)	Sim	1	Sim	1
Obesidade (IMC > 27)	Sim	1	Sim	1
História de angina	Típica Atípica Dor não anginosa	5 3 1	Típica Atípica Dor não anginosa	5 3 1
Estado estrogênico			Positivo Negativo	-3 3

Obs.: AF: história familiar de DAC presente se ocorrência de episódio prematuro, em idade inferior a 60 anos, de coronariopatia (IAM, revascularização ou morte súbita) em parente de primeiro grau. Estado estrogênico "positivo" inclui mulheres pré-menopausadas ou em terapia de reposição hormonal; "negativo" abrange mulheres em pós-menopausa, sem terapia de reposição hormonal ou ooforectomizadas.

- **Emissão do laudo** – não há normatizações estabelecidas para a elaboração e formatação dos laudos, mas sim modelos que propõem a análise descritiva do comportamento das variáveis clínicas, hemodinâmicas e eletrocardiográficas, a depender da indicação principal do exame:
- se a solicitação é relacionada ao diagnóstico e/ou estratificação de risco na DAC ou à avaliação da capacidade funcional, de rotina ou *check-up* (maioria das indicações na prática clínica)

Sinais de alto risco no teste ergométrico

- Infra ≥ 2 mm
- Infra ≥ 1 mm < 4 min de exame
- ≤ 5 MET
- Infra que persiste por > 5 min após término do exame
- Infra de ST em várias derivações
- Supra de ST (excluindo aVR)
- Queda da PAS durante esforço
- TV/FV durante o exame
- Angina limitante
- Duke ≤ -11

Exemplo I

- Descrever condições técnicas e emocionais de realização, tipo de ergômetro e protocolo empregados.
- Sistema de registro e derivações utilizados.
- Comportamento clínico durante toda a prova – atenção ao desempenho biomecânico do indivíduo em exercício, além dos sinais e sintomas clássicos de anormalidades cardiovasculares de modo geral. Manifestações de dor torácica, de disfunção ventricular, devem ser minuciosamente detalhadas de acordo com o objetivo do exame.
- Resposta hemodinâmica – comportamento da pressão arterial, incluindo-se as três etapas da prova (pré, intra e pós-esforço), e da frequência cardíaca (tipo de curva) – caracterizando-se índice cronotrópico, com ou sem medicação específica.
- Resposta eletrocardiográfica – análise das variáveis do ECG sempre em comparação aos traçados de repouso – distúrbios da condução atrioventricular, intraventricular, ritmo sinusal e variações, deflexões Q, R, S, ST e T, com destaque para ST, arritmias supraventriculares, ventriculares, frequência e caracterização da gravidade dos eventos.
- Caracterização da capacidade funcional – capacidade funcional estimada e valores porcentuais do predito.
- Motivo de interrupção da fase de esforço.

Conclusões

- Caracterizar separadamente as respostas cardiovasculares (clínica, eletrocardiográfica e hemodinâmica).
- Se o objetivo é a abordagem de DAC, além da tentativa de definir ou afastar resposta isquêmica do miocárdio ao exercício, fornecer dados de capacidade funcional.
- Incluir escores prognósticos pode ser recomendável (análise individualizada) objetivando reclassificação de risco.
- Finalizar com comentários gerais sobre probabilidade pós-teste (se julgamento clínico apropriado) de DAC e risco estabelecido.

Leitura sugerida

- Balady GJ, Morise AP. Exercise Stress Testing. In: Mann DL, Zipes DP, Libby P, Bonow RO, Braunwald E, eds. Braunwald's Heart Disease. A Textbook of Cardiovascular Medicine. Tenth Edition. Philadelphia: Elsevier Saunders; 2015. p. 155-178.
- Chareonthaitawee P, Askew JW. Exercise ECG testing: performing the test and interpreting the ECG results. UpToDate. Literature review current through: Jan 2018. | This topic last updated: Nov 02, 2017.
- Fletcher GF, Ades PA, Kligfield P, Arena R, Balady GJ, Bittner VA, et al.; on behalf of the American Heart Association Exercise, Cardiac Rehabilitation, and Prevention Committee of the Council on Clinical Cardiology, Council on Nutrition, Physical Activity and Metabolism, Council on Cardiovascular and Stroke Nursing, and Council on Epidemiology and Prevention. Exercise standards for testing and training: a scientific statement from the American Heart Association. Circulation. 2013;128:873-934.
- Frolkis JP, Pothier CE, Blackstone EH, Lauer MS. Frequent ventricular ectopy after exercise as a predictor of death. N Engl J Med. 2003 Feb 27;348(9):781-90.
- Goff DC Jr, Lloyd-Jones DM, Bennett G, Coady S, D'Agostino RB Sr, Gibbons R, et al. 2013 ACC/AHA guideline on the assessment of cardiovascular risk: a report of the ACC/AHA Task Force on Practice Guidelines. J Am Coll Cardiol. 2014 Jul 1;63(25 Pt B):2935-59.
- Holmqvist L, Mortensen L, Kanckos C, et al. Exercise blood pressure and the risk of future hypertension. J Hum Hypertens. 2012 Dec;26(12):691-5.
- Meneghelo RS, Araujo CGS, Stein R, Mastrocolla LE, Albuquerque PF, Serra SM, et al. Sociedade Brasileira de Cardiologia. III Diretrizes da Sociedade Brasileira de Cardiologia sobre teste ergométrico. Arq Bras Cardiol. 2010;95(5, 1):1-26.
- Michael LMDC, Erika SFRN, Mark W, et al. Exercise testing in asymptomatic adults. A statement for professionals from the American Heart Association. Council on Clinical Cardiology,

- Subcommittee on Exercise, Cardiac Rehabilitation, and Prevention. Circulation. 2005;112:771-6.
- Moffa PJ, Sanches PCR, orgs. Eletrocardiograma: normal e patológico. 7ª ed. São Paulo: Roca; 2001. p. 588-604.
- Morise AP, Jalisi F. Evaluation of pretest and exercise test scores to assess all-cause mortality in unselected patients presenting for exercise testing with symptoms of suspected coronary artery disease. J Am Coll Cardiol. 2003;42:842-850.
- Myers J, Tan SY, Abella J, Aleti V, Froelicher VF. Comparison of the chronotropic response to exercise and heart rate recovery in predicting cardiovascular mortality. European Journal of Cardiovascular Prevention and Rehabilitation. 2007;14:215-221.
- Nicolau JC, Tarasoutchi da Rosa LV, Machado FP. Condutas práticas em Cardiologia. 1ª ed. São Paulo: Editora Manole; 2010. p. 692.

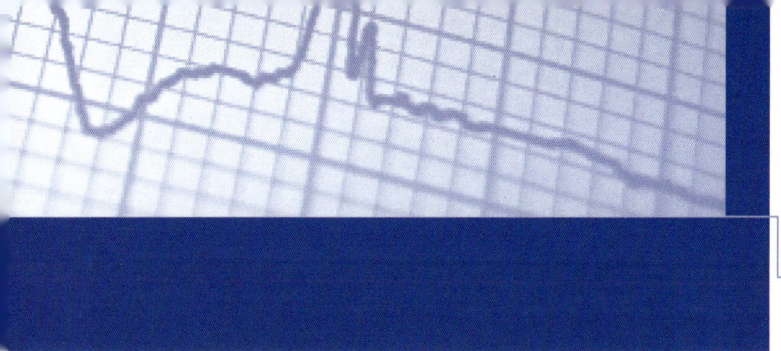

capítulo 47

Ecocardiografia

• Giordano Bruno de Oliveira Parente • Ivson Cartaxo Braga • Eduardo Cavalcanti Lapa Santos

■ Modos

- Ecocardiografia convencional transtorácica: exame realizado utilizando a técnica bidimensional, unidimensional e Doppler. Constitui a técnica tradicional dos procedimentos ecocardiográficos utilizados na rotina.
- Ecocardiografia transesofágica: utiliza as técnicas anteriores, mas através do acesso esofagiano, particularmente mais sensível para diagnóstico de condições como vegetações, trombos intracavitários e algumas patologias valvares. Situações que limitam a visualização através da técnica convencional torácica (p. ex., enfisema) também se enquadrariam como indicação desta modalidade.
- Ecocardiografia sob estresse: exame com a finalidade de comparar o desempenho do coração em repouso e após um estímulo farmacológico (como a dobutamina) ou físico (esteira ou bicicleta).
- Outras (novas) técnicas: ecocardiografia tridimensional, análise do sincronismo cardíaco, *strain*, estudo com microbolhas, etc. Consistem em tecnologias incorporadas em alguns exames tradicionais com objetivos bem específicos (vide mais adiante).

■ Princípios utilizados

- A peça-chave do exame, conhecida como transdutor, é constituída de cristais piezoelétricos que vibram e produzem ondas ultrassonográficas com frequência acima de 20 kHz, essas ondas se propagam e refletem-se nas estruturas cardíacas, retornando ao transdutor e vibrando os cristais, resultando em estímulo elétrico o qual será convertido em imagem. Suas características principais são comprimento de onda (distância entre picos), frequência (número de ondas por segundo ou hertz), amplitude (potência da onda, em decibéis) e velocidade de propagação (proporcional à rigidez do tecido). Essas ondas podem sofrer também atenuação, dispersão e refração, em maior ou menor intensidade, o que em conjunto com a reflexão exagerada através de uma estrutura metálica ou com cálcio levam a distorção, perda e até ausência de imagem ecocardiográfica.
- Doppler: técnica baseada no fenômeno Doppler que permite analisar velocidade e direção de fluxo sanguíneo nas diferentes câmaras cardíacas. Possui quatro modalidades. O Doppler pulsado estuda fluxos com velocidades menores, com amostras pontuais. O Doppler contínuo é útil para fluxos com velocidades maiores. Ambos mostram curvas positivas do Doppler quando o fluxo se aproxima do transdutor e negativa quando se afasta. O Doppler colorido permite avaliar a direção do fluxo (vermelho se aproxima do transdutor e azul se afasta). O Doppler tecidual demonstra direção e velocidade de movimentação do miocárdio ventricular e anéis valvares.

■ Janelas ecocardiográficas

- Consistem nos acessos através do exame transtorácico, sendo quatro as janelas principais: paraesternal, apical, subcostal e supraesternal.
- A partir do ângulo e rotação do transdutor são obtidos os *cortes ecocardiográficos*. Cada corte irá servir para demonstrar com mais precisão determinada estrutura, ou obter dados do modo M, Doppler, etc. Por exemplo: no corte paraesternal transversal, obtido na janela paraesternal e com o plano de corte perpendicular ao eixo do ventrículo esquerdo, é possível avaliar a contratilidade segmentar e fazer as medidas que possibilitam calcular a geometria e função sistólica do ventrículo esquerdo.
- Vejamos na Figura 35.1 o que, de maneira geral, é possível avaliar em cada um dos cortes ecocardiográficos.

Ecocardiografia

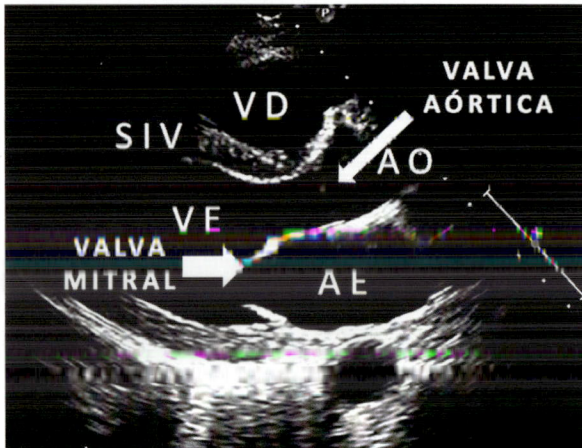
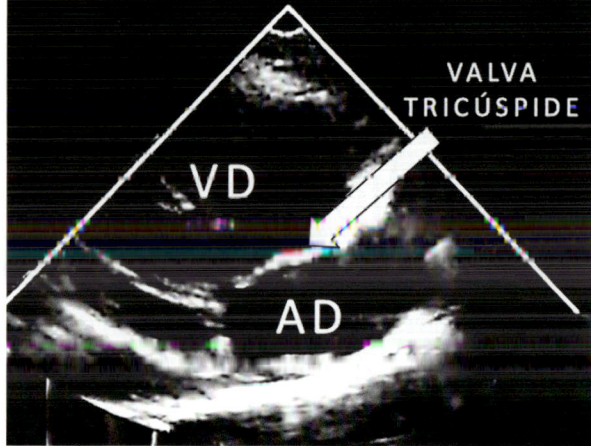
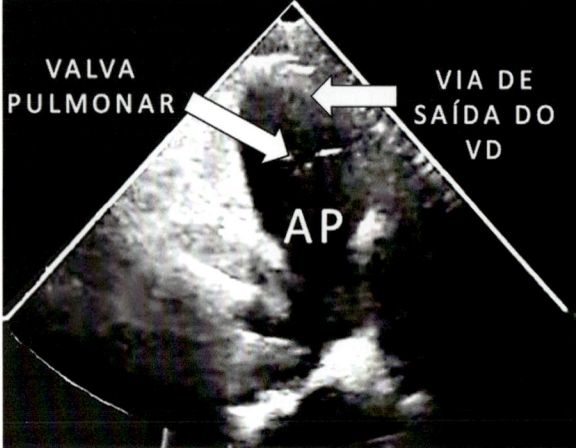
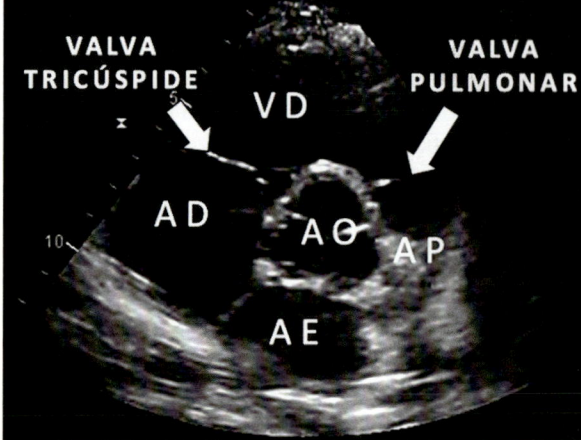
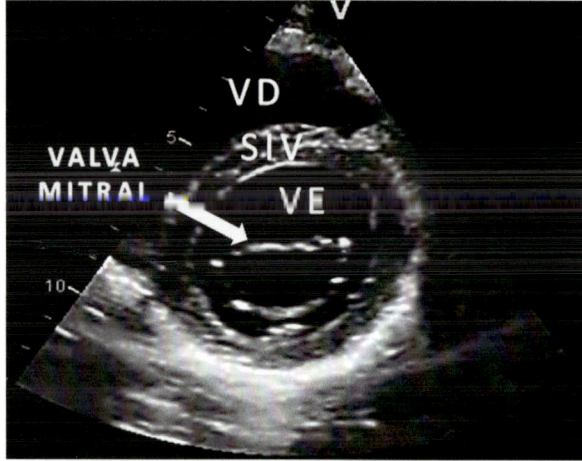
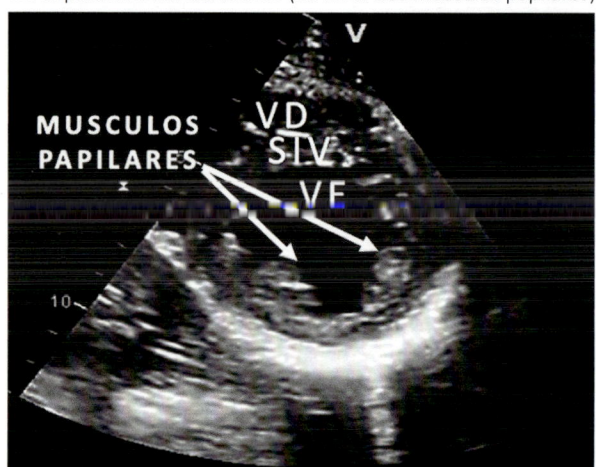

Figura 47.1. Principais janelas (cortes) ecocardiográficas. AE: átrio esquerdo; AD: átrio direito; VE: ventrículo esquerdo; VD: ventrículo direito; AO: aorta; AP: artéria pulmonar; SIV: septo interventricular.

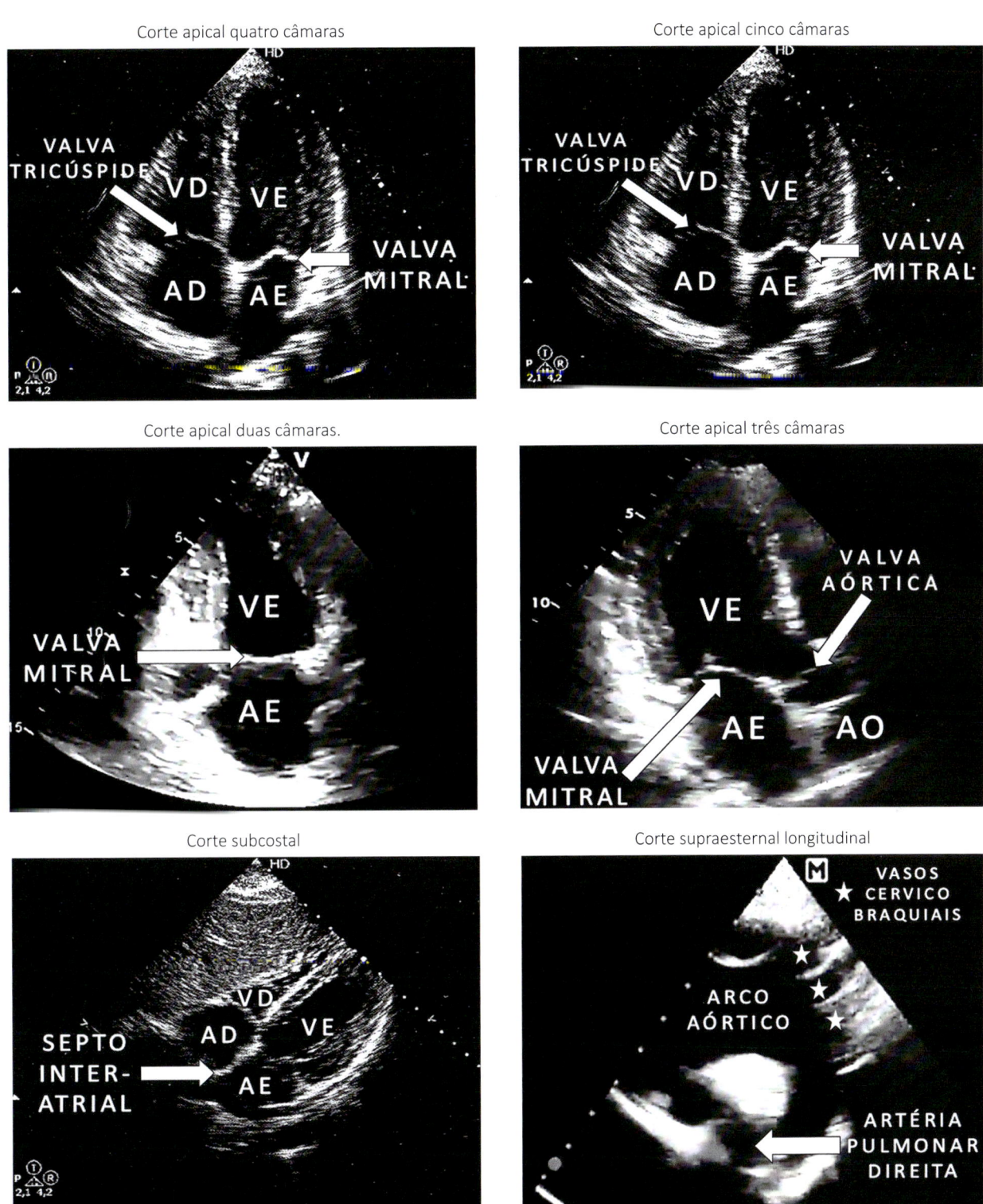

Figura 47.1. Principais janelas (cortes) ecocardiográficas. AE: átrio esquerdo; AD: átrio direito; VE: ventrículo esquerdo; VD: ventrículo direito; AO: aorta; AP: artéria pulmonar; SIV: septo interventricular. *(continuação)*

Ecocardiografia

■ Medidas cavitárias

- As medidas das principais cavidades são obtidas nos exames convencionais utilizando a distância em milímetros das estruturas cardíacas (medidas lineares). Outras medidas como as de áreas ou as volumétricas são calculadas através de fórmulas com os dados das medidas lineares. Já no exame tridimensional os volumes são obtidos diretamente, sem a necessidade de utilizar tais fórmulas, e por esse motivo são mais precisos.

- Muitas medidas, para fins de comparação com os limites normais, devem ser indexadas para a área de superfície corpórea do paciente, sendo lógico entender que uma mesma medida considerada normal em um paciente grande pode ser considerada aumentada se a superfície corpórea do paciente for reduzida.
- Na Tabela 47.1, temos as principais medidas obtidas no exame ecocardiográfico, bem como os valores normais.
- A partir das medidas cavitárias é possível estabelecer a presença de dilatação destas câmaras utilizando os valo-

Tabela 47.1. Principais medidas e respectivos valores normais obtidos no exame ecocardiográfico

Medidas Lineares (mm)	Valor normal (absoluto)	Valor indexado para superfície corpórea (/m² de ASC)
Átrio esquerdo (AE)	27-40	15-23
Aorta medida no seio de Valsalva (Ao)	3,4 ± 0,3 (homens) 3,0 ± 0,3 (mulheres)	1,7 ± 0,2 (homens) 1,8 ± 0,2 (mulheres)
Anel aórtico	2,6 ± 0,3 (homens) 2,3 ± 0,2 (mulheres)	1,3 ± 0,1 (homens) 1,8 ± 0,2 (mulheres)
Via de saída do ventrículo esquerdo (VSVE)	18-29	-
Diâmetro diastólico do ventrículo esquerdo (DDVE)	42,0-58,4 (homens) 37,8-52,2 (mulheres)	
Diâmetro sistólico do ventrículo esquerdo (DSVE)	25,0-39,8 (homens) 21,6-34,8 (mulheres)	
Septo interventricular medido em diástole (SIV)	< 11	
Parede posterior medida em diástole (PP)	< 11	
Veia cava inferior (VCI) – máximo diâmetro	≤ 2,1	
Ventrículo direito (porção média)	19-35	
Ventrículo direito (longitudinal)	59-83	
Ventrículo direito (VSVD)	21-35 (proximal) 17-27 (distal)	
Medidas de área (mm²)		
Área atrial direita	10-18	-
Área ventricular direita (diastólica final)	10-24 (homens) 08-20 (mulheres)	5,0-12,6 (homens) 4,5-11,5 (mulheres)
Medidas volumétricas (mL)		
Volume atrial esquerdo		16-34
Volume atrial direito		25 ± 7 (homens) 21 ± 6 (mulheres)
Volume diastólico final do VE (VDF)	62-150 (homens) 46-106 (mulheres)	34-74 (homens) 29-61 (mulheres)
Volume sistólico final do VE (VSF)	21-61 (homens) 14-42 (mulheres)	11-31 (homens) 08-24 (mulheres)

Além da medida do diâmetro do átrio esquerdo, mostrou-se importante o cálculo do seu volume indexado à superfície corpórea do indivíduo por causa da associação entre seu aumento e eventos cardiovasculares como arritmias, acidente vascular cerebral e morte (volume indexado ≥ 35 mL/m²).

res normais em termos absolutos, e principalmente as medidas indexadas para a superfície corpórea. Para fins de comparação, as medidas absolutas são preferíveis por não sofrerem modificações com o peso do paciente, exceto nos exames pediátricos.

■ Função sistólica

- Consiste em uma das principais avaliações obtidas pela ecocardiografia, sendo basicamente restrita à interpretação visual (subjetiva) ou através de valores do estado de função contrátil ventricular (a contratilidade atrial atualmente só é avaliada em protocolos de pesquisa).
- A variável mais estudada e representativa nos exames sobre a função sistólica do ventrículo esquerdo é a fração de ejeção do VE (FEVE), muito utilizada tanto para diagnóstico e acompanhamento, como para decisão terapêutica.
- A FEVE basicamente exprime o percentual de rendimento sistólico efetivo (%). Quando definimos por exemplo que a fração de ejeção do VE (FEVE) é 60%, isso significa que para cada 100 mL de sangue presente na diástole final do VE, em tese 60 mL são ejetados para a aorta em cada sístole ventricular. Para se calcular a FEVE utiliza-se a seguinte fórmula (que é a mesma utilizada quando se calcula pela ressonância e ventriculografia):

$$FEVE = \frac{\text{Volume sistólico ejetado}}{\text{Volume diastólico final do VE (VDF)}} = \frac{VDF - VSF}{VDF} \ (\%)$$

- De acordo com a fórmula acima, para calcular a FEVE só precisaríamos definir os volumes diastólico e sistólico finais, mas para isso existem diversos métodos ecocardiográficos com aplicações distintas, com vantagens e desvantagens. A fórmula de Teichholz é a mais utilizada, por ser a mais prática, uma vez que utiliza uma simples medida unidimensional do diâmetro ventricular e estima o volume a partir dessa medida (Figura 47.2).
- O grande problema é que essa medida é feita entre a porção média do septo anterior e a porção média da parede inferolateral, de maneira que se existir alguma desproporção entre o grau de contratilidade de alguma das paredes do VE, o cálculo torna-se falho. Imaginando que em um VE que contrai simetricamente essa medida é fidedigna, o mesmo não acontece quando existe algum défice segmentar (dos 17 segmentos contráteis do ventrículo esquerdo, a fórmula de Teichholz só leva em consideração dois segmentos para o cálculo da FEVE).
- Com o objetivo de minimizar esse problema, nos casos de défice segmentar, em particular, o método para FEVE preferível seria o de Simpson, que através da obtenção de uma medida segmento a segmento, consegue definir o volume de cada porção que, quando somados, representam o volume total (método de soma dos discos de Simpson) (Figura 47.3). A maior limitação deste método é que ele exige uma perfeita delimitação de todo o endocárdio, logo ele perde muito quando a imagem não tem boa resolução, além de não ter uma resolução temporal tão boa quanto o método de Teichholz obtido pelo modo M (situações como arritmias e dissincro-

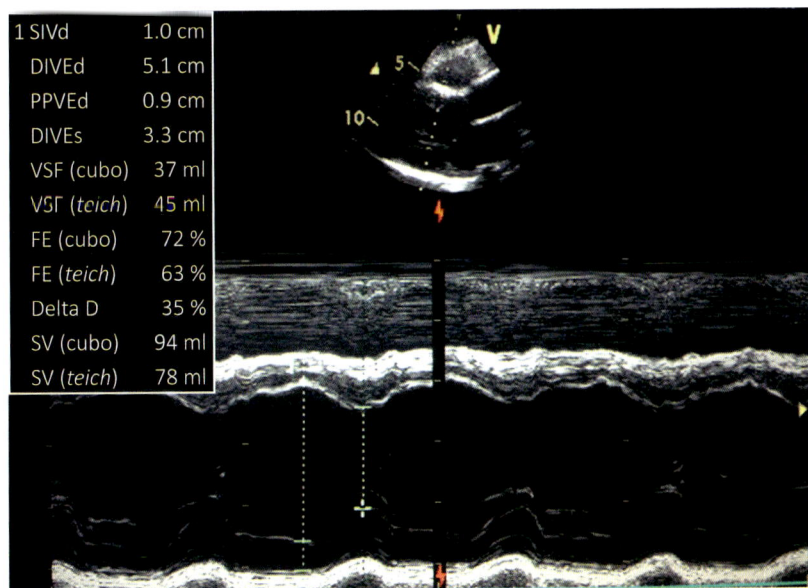

Figura 47.2. Exemplo de cálculo da fração de ejeção do VE usando o método de Teichholz. As imagens mostram o modo M ou unidimensional.

nias dificultam precisar a sístole e a diástole máximas) (Tabela 47.2).

- E quando existem adversidades que dificultem tanto o Teichholz quanto o Simpson? Exemplo: défice contrátil associado a imagem ecocardiográfica com pobre resolução. Nesses casos muitas vezes a fração de ejeção é estimada subjetivamente, seja utilizando uma aproximação numérica, ou mesmo omitindo o valor e descrevendo o grau de função sistólica. Se de maneira geral a FEVE já é considerada uma medida com muita variação intra e interobservador, quando utilizamos esse critério essa reprodutibilidade é ainda pior. Questão minimizada quando o exame é realizado por examinador experiente.

- Qual o método ideal, padrão-ouro para obter a real fração de ejeção do VE? Bem, a medida feita pela ressonância magnética, utilizando o método de Simpson tridimensional seria a ideal, muito próxima à obtida pela cintilografia com hemácias marcadas e pela fração de ejeção pelo ecocardiograma tridimensional (Simpson 3D pelo ECO).

- Além da fração de ejeção, outras variáveis podem também ajudar a definir a contratilidade do ventrículo esquerdo, em particular a medida da deformação miocárdica obtida pelo *Strain* (vide mais adiante). No caso em particular, para definir a contratilidade do ventrículo direito, a obtenção da fração de ejeção do VD é praticamente rejeitada pela ecocardiografia devido à peculiaridade da geometria normal do VD, que dificulta o cálculo dos volumes diastólico e sistólico. Veja na Tabela 47.3 as principais variáveis que medem a função sistólica do VE e do VD e seus respectivos valores normais.

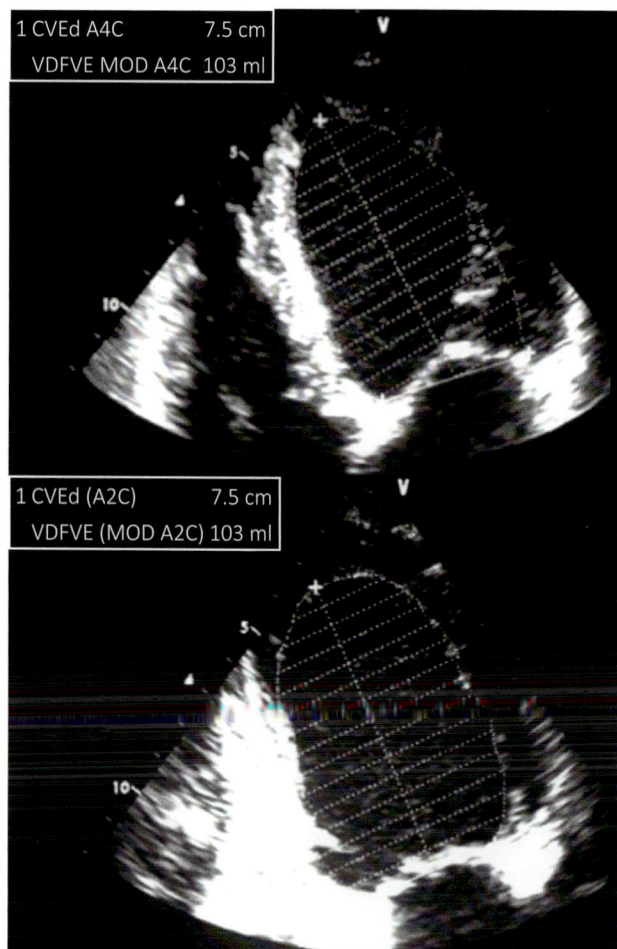
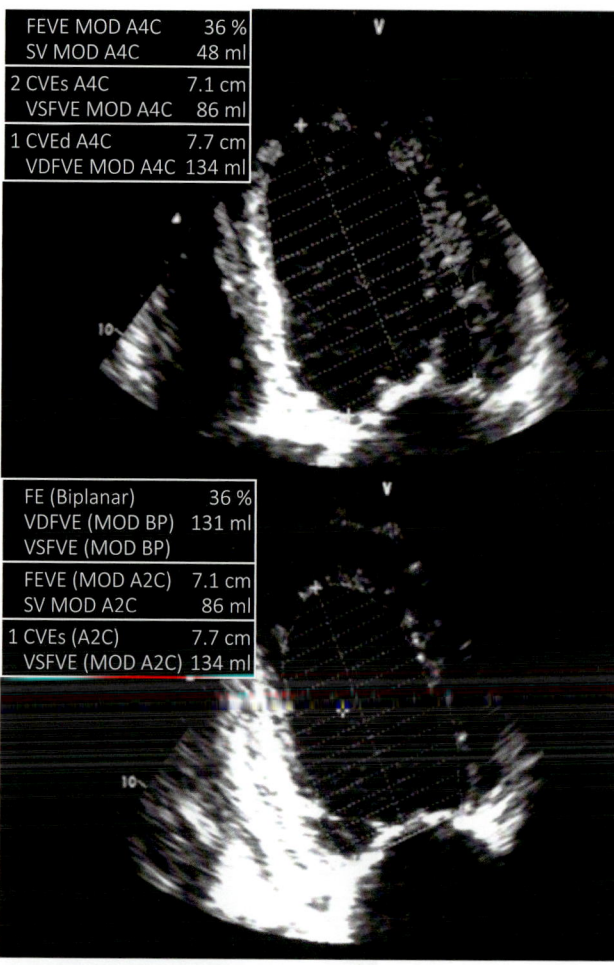

Figura 47.3. Exemplo de fração de ejeção calculada através do método de Simpson. Neste, são traçadas as bordas do endocárdio nas janelas apicais duas e quatro câmaras, para então se chegar ao volume estimado do VE ao final da diástole e ao final da sístole.

Ecocardiografia

Tabela 47.2. Vantagens e desvantagens dos principais métodos para obtenção da FEVE

	Teichholz	Simpson	Subjetiva
Vantagens	• Método mais prático, rápido, reprodutível e mais utilizado • Menor variação inter e intraobservador (ideal para comparação entre exames)	• Ideal quando existem alterações de geometria ou contratilidade localizadas (p. ex., défices segmentares, aneurismas)	• Única alternativa prática quando existem limitações para Teichholz e Simpson (vide abaixo outras opções de avaliar a contratilidade do VE)
Desvantagens	• Alterações da geometria ou contratilidade localizadas podem tanto subestimar quanto superestimar	• Requer imagem mais nítida (com bom contraste entre parede e cavidade) – Mais operador-dependente – Dificuldade na presença de arritmias e dissincronismos cardíacos (p. ex., movimento paradoxal) • Maior variação inter e intraobservador que o método de Teichholz	• Menor reprodutibilidade de todas (minimizada quando em mãos de examinadores experientes)

Tabela 47.3. Principais métodos e medidas utilizadas para medir a função sistólica e contratilidade do VE e VD e seus respectivos valores normais

	Medida	Valores normais
Ventrículo esquerdo	Fração de ejeção (FEVE)	≥ 52% (homens) ≥ 54 (mulheres)
	Fração de encurtamento (delta D)	> 29%
	Índice de contratilidade do VE	< 1,05
	Onda S' obtida pelo Doppler tecidual do anel mitral	> 10 cm/s
	dP:dT sistólico obtido através do refluxo mitral	> 1.200 mmHg/s
	Strain global longitudinal	Valores negativos e absolutos acima de 20% (ou seja < −20%)
Ventrículo direito	Redução da área fracional do VD (FAC do VD)	> 35%
	TAPSE	> 16 mm
	Onda S' obtida pelo Doppler tecidual do anel tricúspide	> 9,5 cm/s
	Strain longitudinal global	Valores negativos e absolutos acima de 20% (ou seja < −20%)
	Fração de ejeção VD (eco 3D)	> 45%

■ Função diastólica

- A medida da função diastólica é de suma importância tanto para documentar a elevação desproporcional das pressões de enchimento do ventrículo esquerdo que justifica os sintomas de insuficiência cardíaca em pacientes com função sistólica preservada (insuficiência cardíaca com fração de ejeção normal), quanto para estabelecer um critério prognóstico e evolutivo adicional nos pacientes com disfunção sistólica (Figura 47.4).
- A ecocardiografia, além de estabelecer a presença de disfunção diastólica, também permite quantificar a mesma de duas maneiras: identificando o grau de disfunção (tipos I, II e III), determinando indiretamente a pressão de enchimento do VE (através da medida do volume atrial esquerdo e da relação E/e').
- A medida básica da função diastólica é a do fluxo de enchimento do ventrículo esquerdo, que em indivíduos normais é representada por uma onda inicial de enchimento ampla (onda E) maior que a última fase do enchimento relacionada à contração atrial (onda A). Na medida em que exista progressão do grau de disfunção diastólica, a onda E torna-se menor (enchimento passivo dificultado pelo relaxamento do VE alterado) e a onda A, maior, caracterizando a primeira fase da disfunção diastólica (tipo I, ou alteração do relaxamento).
- Além da medida do fluxo de enchimento, outras medidas podem ser usadas, como o fluxo venoso pulmonar, a avaliação da propagação do fluxo utilizando o modo M (conhecido como modo M colorido do fluxo de enchimento do VE) e, particularmente importante, a medida pelo Doppler tecidual. O Doppler tecidual mede diretamente o deslocamento do tecido miocárdico durante a diástole e demonstra redução deste deslocamento (onda e') à medida que progride a disfunção diastólica. Essa medida (e') constitui para alguns a mais acurada para o diagnóstico de disfunção diastólica (Tabela 47.4).

capítulo 47

Tabela 47.4. Avaliação e quantificação da função diastólica de acordo com os parâmetros habituais

Função diastólica	Fluxo diastólico de enchimento do VE (transmitral)	Doppler tecidual do anel mitral	Outros parâmetros
Normal	Onda E > Onda A (E/A > 0,8)	Onda e' > 0,10 cm/s (onda e' > A')	Volume atrial esquerdo normal, relação E/e' normal (< 12)
Disfunção tipo I (alteração do relaxamento)	Onda E < Onda A (E/A < 0,8)	Onda e' < Onda a'	Presença de pelo menos mais uma das alterações: onda e' < 0,10; aumento do volume atrial esquerdo; elevação da PSAP
Disfunção tipo II (padrão pseudonormal)	Onda E > Onda A (E/A entre 0,8 e 2)	Redução da e' (< 0,10)	Aumento do volume atrial esquerdo; redução da velocidade de propagação do fluxo mitral (VP no modo M-color < 45 cm/s)
Disfunção tipo III	Relação E/A maior que 2	Redução da e' (< 0,10)	Aumento do volume atrial esquerdo
Não determinada	Valvopatia mitral significativa, algumas arritmias cardíacas (p. ex., FA)		

■ Hipertrofia e geometria do ventrículo esquerdo

- A geometria anormal do VE pode estar presente nas dilatações ventriculares, no aumento da massa miocárdica ou na alteração da proporção entre a espessura das paredes e a cavidade.
- A massa do VE, medida indiretamente pela ecocardiografia, quando elevada configura a hipertrofia, situação que é consequência das mais diversas condições de sobrecarga do coração. De acordo com a massa e a espessura relativa das paredes podemos classificar essa hipertrofia em concêntrica, excêntrica e remodelamento concêntrico (Tabela 47.5).

Tabela 47.5. Classificação da geometria ventricular esquerda de acordo com a massa ventricular esquerda e a espessura relativa das suas paredes

	IMVE normal	IMVE aumentado
ERP < 0,42	Geometria normal	Hipertrofia excêntrica (miocardiopatias dilatadas, insuficiência mitral ou aórtica)
ERP ≥ 0,42	Remodelamento concêntrico (hipertensão arterial)	Hipertrofia concêntrica (hipertensão arterial, estenose aórtica)

IMVE aumentado – índice de massa do VE superior a 95 g/m² de SC (mulheres) ou 115 g/m² (homens).
ERP – espessura relativa das paredes do VE: medida pela relação (SIV + PP) dividido pelo diâmetro diastólico do VE.

■ Cardiopatia isquêmica

- Através da análise da função ventricular, global e segmentar, permite a estratificação inicial em repouso dos pacientes com doença cardíaca isquêmica. A presença de necrose, fibrose ou grave isquemia miocárdica são condições que geralmente afetam a contratilidade regional, mas que também podem estar presentes em algumas outras miocardiopatias (p. ex., doença de Chagas, miocardite).
- A normocinesia corresponde à contratilidade normal e, de acordo com o grau de alteração da contratilidade, geralmente classificado em ordem crescente de gravidade, temos a hipocinesia (redução do espessamento sistólico), acinesia (ausência de contratilidade) e a discinesia (movimentação ou mesmo contração assincrônica em relação às demais paredes).
- Apesar de ser um dado inespecífico e que se altera em uma diversidade de outras condições, a disfunção diastólica constitui um dos primeiros achados da doença cardíaca isquêmica.

■ Derrame pericárdico e tamponamento cardíaco

- Facilmente diagnosticado pelo exame ecocardiográfico, pela presença de imagem hipoecoica entre os folhetos pericárdicos. No exame também é possível quantificar (pequeno, moderado e importante), bem como nesse

Ecocardiografia

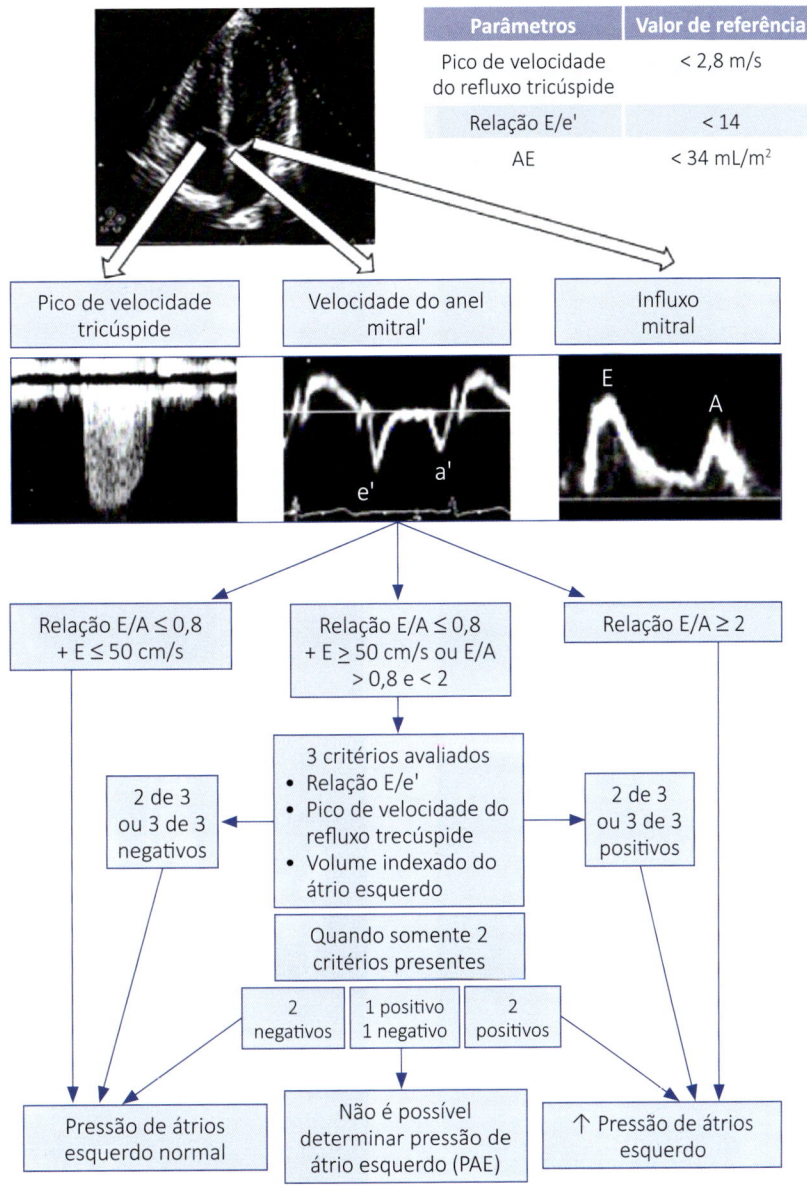

Figura 47.4. Algoritmo para avaliação da pressão de enchimento do VE na IC com FEP e ICFER e na doença miocárdica.

último identificar sinais de repercussão hemodinâmica presentes no tamponamento cardíaco (Figura 47.5).
- Sinais presentes no derrame pericárdico associados à repercussão hemodinâmica:

1. colapso de átrio direito;
2. colapso diastólico de ventrículo direito;
3. variação respiratória dos fluxos transvalvares mitral (> 25%), aórtico e tricuspídeo (> 40%).

Colapso do átrio direito

Dilatação e colabamento inspiratório da veia cava inferior < 50%

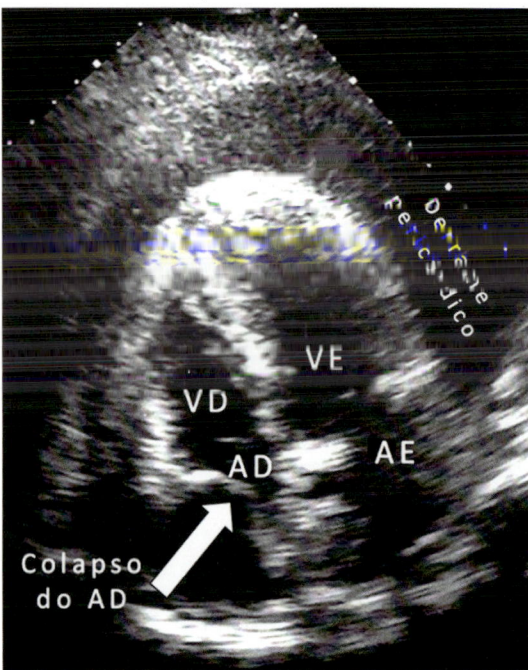

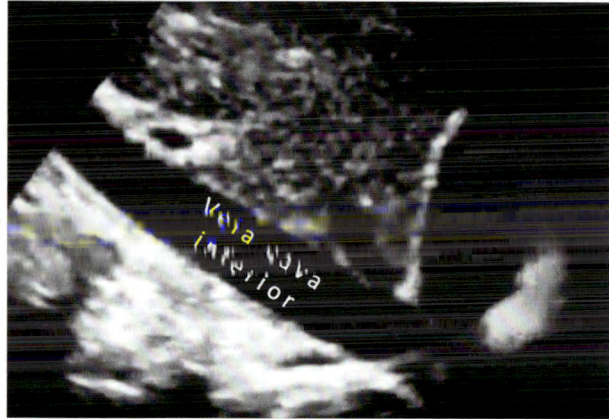

Colapso diastólico do ventrículo direito

Variação inspiratória do fluxo diastólico nas valvas atrioventriculares

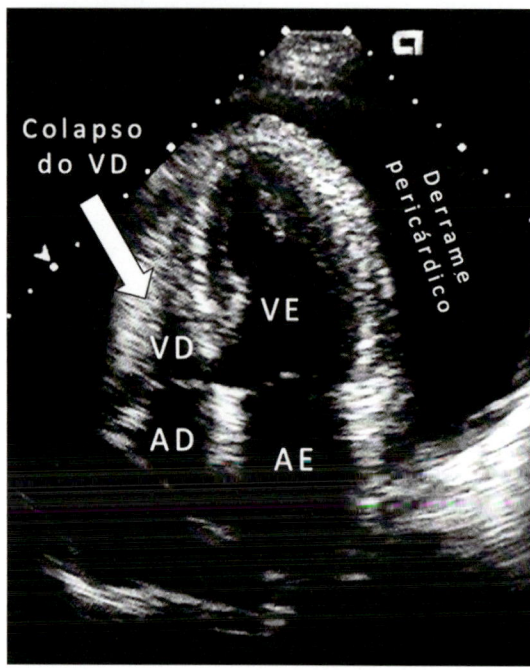

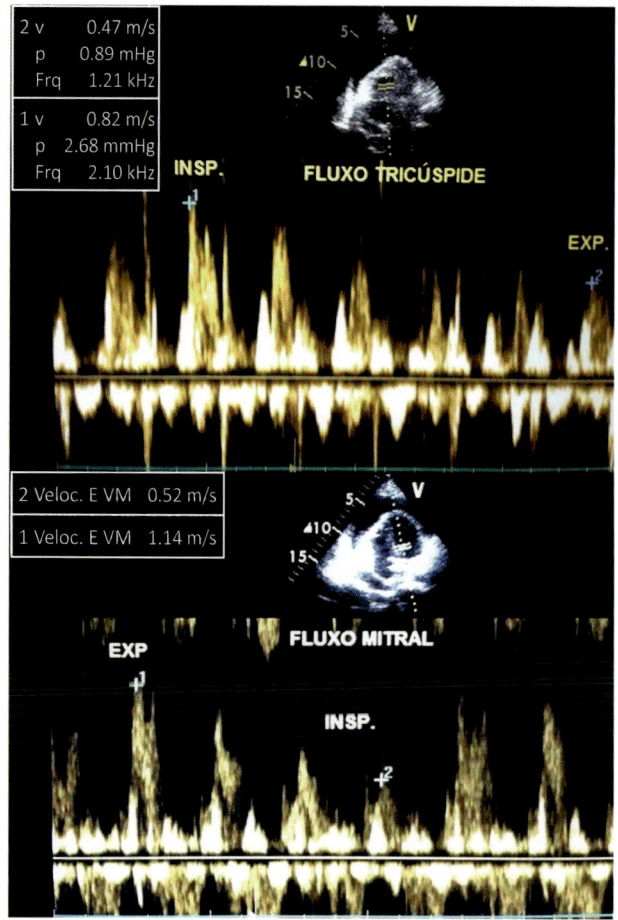

Figura 47.5. Sinais ecocardiográficos relacionados ao tamponamento cardíaco.

Avaliação da hemodinâmica à beira-leito

- É possível de maneira não invasiva pela ecocardiografia obter os mesmos parâmetros hemodinâmicos imprescindíveis na condução de muitos pacientes em situações críticas. Particularmente pressão venosa central, pressão de artéria pulmonar, pressão capilar pulmonar e débito cardíaco possuem uma correlação razoável, sobretudo durante o seguimento de medidas utilizadas em alguns distúrbios ameaçadores da vida (p. ex., durante expansão volêmica de um paciente em choque).
- O diâmetro da veia cava e seu colabamento respiratório refletem diretamente a pressão venosa central (pressão de átrio direito), indicando o estado volêmico do paciente (Tabela 47.6).
- A medida da velocidade do refluxo tricúspide tem correlação direta com o grau de hipertensão arterial pulmonar, podendo através de uma fórmula estimar com bastante precisão a pressão sistólica deste território (PSAP). Elevações são encontradas em doenças como embolia pulmonar, doenças pulmonares, esclerose sistêmica, valvopatias, miocardiopatias, cardiopatias congênitas com *shunt* E-D e elevações da pressão capilar pulmonar.

Como estimar a pressão sistólica da artéria pulmonar (PSAP) pelo ecocardiograma?

- Um dos principais cálculos realizados pelo ecocardiograma é a estimativa das pressões em artéria pulmonar, principalmente da pressão sistólica. Isto permite, de maneira não invasiva, ao cardiologista saber se há sinais de hipertensão pulmonar, a qual pode explicar vários sintomas dos pacientes cardiopatas (dispneia, síncope, dor torácica secundária a isquemia de VD, etc.). Mas como fazer isto na prática?
- Durante a sístole a valva pulmonar abre e comunica o VD com a artéria pulmonar. Dessa maneira, a pressão sistólica em artéria pulmonar (PSAP) é igual à pressão sistólica do ventrículo direito, *a não ser que exista estenose pulmonar* (a qual pode ser subvalvar, valvar ou supravalvar). Assim, descobrindo-se a pressão sistólica do VD, descobre-se a PSAP.
- E como descobrir a pressão sistólica em VD? Para isso usa-se um artifício. Cerca de 70 a 80% da população têm

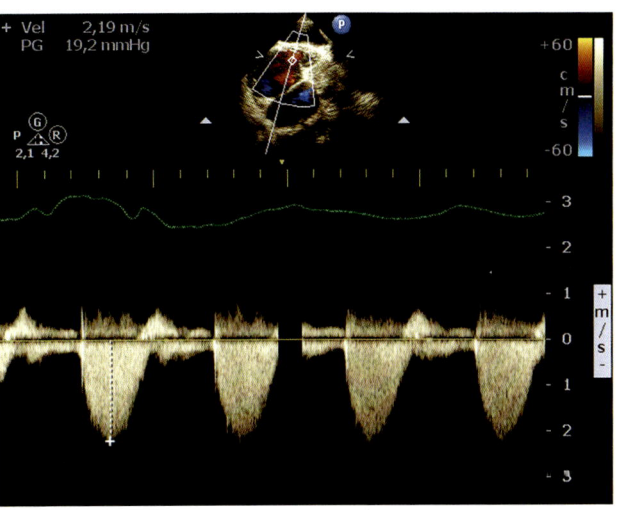

Figura 47.6. Mensuração da PSAP através da insuficiência tricúspide.

algum grau de regurgitação tricúspide. Através desta regurgitação pode-se estimar o gradiente de pressão entre o ventrículo direito e o átrio direito (Figura 47.6). Isto é feito pela equação de Bernoulli simplificada.

Gradiente de pressão = $4 \times V^2$

- Colocando-se o cursor no topo do "morro" gerado pela regurgitação tricúspide encontramos uma velocidade de 2,19 m/s. Ao elevarmos isto ao quadrado chegamos a 4,8 e ao multiplicarmos isto por 4 – 19,2. Ou seja, o gradiente de pressão entre o VD e o AD é de 19 mmHg. Repare que o próprio aparelho de eco já informa isto ao ecocardiografista.
- Bem, se eu lhes falasse que a pressão no átrio direito deste paciente era de 10 mmHg – isto significaria que a pressão em VD seria de 29 mmHg, certo? Pois é isto que fazemos para descobrir a PSAP. Somamos o gradiente VD-AD com a pressão em AD. E como saber a pressão em AD? Existem várias tabelas para isto. A maioria se baseia nas dimensões da veia cava inferior e em sua colapsabilidade com a inspiração. Isto porque a veia cava se comunica diretamente com o AD, sem existir nenhuma válvula ou coisa do tipo entre as duas estruturas.

Tabela 47.6. Estimativa da pressão de átrio direito com base no diâmetro e no colapso da veia cava inferior

Variável	Normal (0-5 [3] mmHg)	Intermediária (5-10 [8] mmHg)		Elevada (15 mmHg)
Diâmetro da veia cava inferior	≤ 2,1 cm	≤ 2,1 cm	> 2,1 cm	> 2,1 cm
Colapso com a inspiração	> 50%	< 50%	> 50%	< 50%
Índices secundários da elevação da pressão do átrio direito				• Enchimento restritivo • Relação E/e' tricúspide > 6 • Predomínio de fluxo diastólico em veias

Dicas importantes em relação à PSAP

1. Se houver obstrução entre o VD e a artéria pulmonar (p. ex., estenose infundibular da via de saída do VD vista na tetralogia de Fallot), não se pode usar este cálculo para achar a PSAP.
2. Em pacientes intubados não se pode usar a última tabela para estimar as pressões em átrio direito. O ideal nestes casos é usar a PVC medida diretamente pelo acesso central (o qual estará inscrito em praticamente todo paciente intubado).
3. Valores de PSAP acima de 40 mmHg devem levar a investigação adicional, segundo as Diretrizes de Hipertensão Pulmonar da AHA.
4. Em pacientes com valvopatia, principalmente mitral, a PSAP tem um papel fundamental na tomada de conduta. Assim, o seu valor deve ser sempre colocado no laudo do eco. Caso não se possa calcular a PSAP (motivo mais comum – ausência de refluxo tricúspide) o motivo deve ser falado no laudo. Ex: PSAP não calculada devido à ausência de regurgitação tricúspide. O cardiologista clínico deve questionar a qualidade do eco de um paciente valvopata caso a PSAP não seja quantificada no laudo.
5. O ideal é que o ecocardiografista especifique os dois componentes da PSAP no laudo. Exemplo: gradiente VD-AD de 30 mmHg; veia cava de 2,3 cm de diâmetro com colabamento < 50%. PAD estimada em 15 mmHg. PSAP = 30 + 15 = 45 mmHg.
6. A maioria dos serviços de eco usa tabela diferentes da acima para estimar as pressões em átrio direito. Esta tabela, contudo, é encontrada no *guideline* da Associação Americana de Eco, lançado em 2010 e, portanto, parece ser a evidência mais atualizada para tal fim.
7. Há trabalhos recentes mostrando que a correlação da PSAP calculada pelo eco e a PSAP medida pelo Swan-Ganz é boa mas não excelente. De qualquer forma, é um ótimo método de triagem para detectar hipertensão pulmonar.
8. A PSAP entre 35 e 50 mmHg é considerada hipertensão pulmonar leve, entre 50 e 70, moderada e acima de 70 mmHg é grave.

■ Valvopatias

- O exame ecocardiográfico nas valvopatias visa basicamente três objetivos:
    1) Avaliação morfofuncional da valva: utiliza o 2D (bidimensional) através da descrição anatômica, presença de espessamento, calcificação, soluções de continuidade, massas e vegetações. Além disso, a movimentação valvar é analisada subjetivamente, identificando redução da mobilidade total ou localizada (estenoses), coaptação incompleta (regurgitações) ou ambos (duplas lesões). Além disso, podem ser identificadas alterações da movimentação valvar devidas a mudança do plano de coaptação (prolapso valvar) e até eversão de folheto (*flail*).
    2) Avaliação da gravidade da valvopatia pelo Doppler: através de curvas e mapeamento *color*-Doppler visa quantificar a magnitude da disfunção valvar devendo, nos casos de valvopatia crônica, necessariamente estar presentes elementos do próximo objetivo:
    3) Avaliação da repercussão hemodinâmica da valvopatia: presença de dilatação e/ou hipertrofia das cavidades, disfunção miocárdica, dilatação de vasos, hipertensão arterial e venocapilar pulmonar. Situações paradoxais em que exista muita repercussão associada a pouca intensidade da valvopatia, ou vice-versa, devem ser cuidadosamente reavaliadas e confrontadas com outros dados clínicos e de imagem para definir uma possível indicação de procedimento cirúrgico, se for o caso. Exemplo: um paciente com insuficiência mitral moderada, mas com dilatação de câmaras esquerdas, hipertensão arterial pulmonar, dispneia e congestão na radiografia de tórax, possivelmente precisará de um exame transesofágico para melhor quantificar este refluxo mitral.

Estenose mitral

- Geralmente secundária à doença reumática (causa mais comum no Brasil) e degenerativa.
- A análise morfofuncional irá demonstrar a abertura característica em domo, podendo já quantificar pela planimetria 2D a área efetiva valvar para classificar a gravidade da estenose (Figura 47.7).
- Na análise morfológica é imprescindível a estimativa do grau de espessamento, calcificação, envolvimento do aparelho subvalvar e mobilidade, que irão ser usados no escore de Wilkins (Tabela 47.7), índice utilizado na indicação de procedimento cirúrgico por via percutânea (valvoplastia percutânea com cateter-balão).
- A área valvar também pode ser determinada pelo método Doppler, calculando o tempo em milissegundos que o gradiente de pressão máximo transvalvar reduz à metade (PHT, do inglês, tempo de "meia-pressão), e dividindo 220 por esse valor (um caso em que a pressão máxima demore 220 ms para reduzir à metade do seu valor inicial terá uma área efetiva estimada em 1 cm^2).

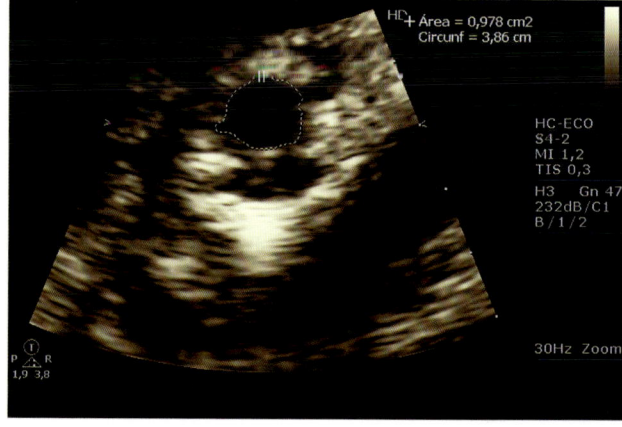

Figura 47.7. Exemplo de cálculo da área valvar mitral pelo método da planimetria.

- Outro dado muito importante, que denota a intensidade do aumento pressórico pela valva, é o gradiente transmitral (máximo e médio) e que, em conjunto com a área valvar, vão ser utilizados na quantificação da gravidade da estenose (Tabela 47.8).
- No plano apical com quatro câmaras com o Doppler contínuo alinhado obtém-se a imagem do gradiente transmitral. Por meio da planimetria desse gradiente são obtidos os gradientes máximo e médio da estenose (Figura 47.8).
- O escore é obtido com a soma dos quatro itens, e quando menor ou igual a 8, desde que subvalvar menor que 3 e ausência de insuficiência mitral moderada a importante ou trombo em AE, favorece a indicação de valvoplastia mitral por cateter-balão.
- As repercussões esperadas de uma estenose significativa são: dilatação atrial esquerda, hipertensão pulmonar e suas consequências: dilatação de artéria pulmonar, veia cava, câmaras direitas e até disfunção de VD.

Tabela 47.8 – **Parâmetros de gravidade da estenose mitral**

Grau da estenose	Gradiente médio	Área valvar
Leve	< 5 mmHg	> 2,0 cm²
Moderada	5-10 mmHg	1,5-2,0 cm²
Importante	≥ 10 mmHg	< 1,5 cm²
Muito importante (ou crítica)		< 1,0 cm²

Insuficiência mitral

- A avaliação morfofuncional vai permitir identificar a etiologia e/ou mecanismo envolvido na regurgitação: prolapso, rotura de folheto, vegetação, dilatação do anel, espessamento, calcificação, doença reumática (aspecto em "luva de boxeador"), disfunção papilar isquêmica, etc.
- O Doppler e particularmente o mapeamento de fluxo em cores Doppler-derivado serão imprescindíveis para quantificação do refluxo, tanto pela extensão do fluxo no interior do átrio esquerdo (cálculo da área relativa do refluxo), quanto na medida do fluxo no ponto da falha na coaptação (*vena contracta* e orifício regurgitante efetivo) e distalmente (presença de fluxo reverso em veias pulmonares). Um fluxo largo no plano da valva, que preenche a maior parte do átrio esquerdo e dirige-se até as veias pulmonares invariavelmente é importante (Tabela 47.9).
- A maneira mais usual para quantificar o refluxo é através da análise da quantidade de fluxo regurgitante, o que se torna muito falho em situações de mudança da pré-carga, pós-carga, contratilidade do ventrículo esquerdo ou mesmo quando o fluxo fica aderido à parede atrial (efeito Coanda). Por esse motivo, dois parâmetros são considerados mais precisos na quantificação: a *vena contracta*, medida em milímetros, da largura da regurgitação em sua área mais estreita (próxima ao plano valvar), e a superfície do orifício regurgitante (AOR efetivo), utilizando o método de PISA, e quantificando em mm² a área exata do refluxo (Figura 47.9).

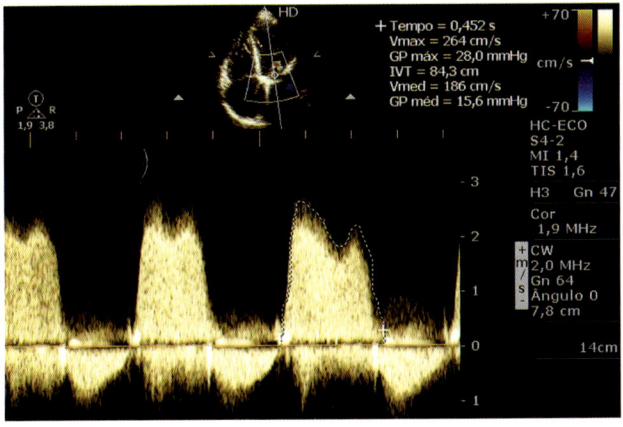

Figura 47.8. Cálculo dos gradientes máximo e médio (respectivamente 28 mmHg e 15 mmHg) através do Doppler contínuo na janela apical de quatro câmaras.

Tabela 47.7 – **Escore de Wilkins**

Escore	Mobilidade	Espessamento das cúspides	Espessamento subvalvar	Calcificação
1	Alta mobilidade	Espessura quase normal (4-5 mm)	Espessamento mínimo logo abaixo das cúspides	Única área ecodensa
2	Porções basais e médias das cúspides com mobilidade normal	Espessamento das extremidades (5-8 mm)	Espessamento do terço proximal das cordas	Áreas brilhantes nas extremidades das cúspides
3	Valva move-se para frente na diástole, principalmente pela base	Espessamento de toda a cúspide (5-8 mm)	Espessamento até o terço distal das cordas	Brilho até a porção média das cúspides
4	Nenhum ou mínimo movimento das cúspides	Espessamento de toda a cúspide (> 8 mm)	Espessamento importante e encurtamento	Brilho intenso na maior parte das cúspides

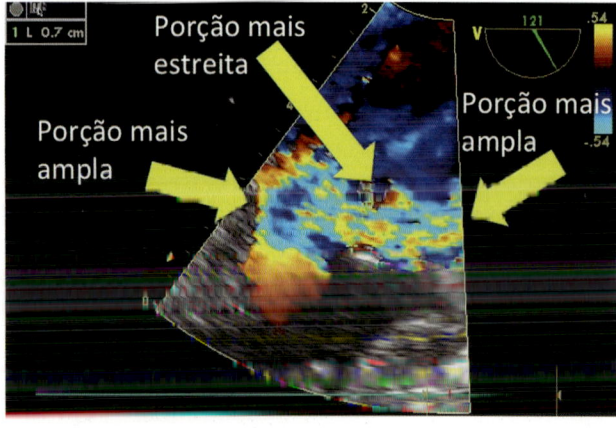

Figura 47.9. Exemplo prático de mensuração da *vena contracta*. Mede-se o fluxo colorido em sua porção mais estreita, passando pelo plano da valva. Para que o cálculo da *vena contracta* seja confiável, é importante que se veja, como mostrado na figura, três porções distintas do jato colorido: duas porções mais amplas/largas e uma porção mais estreita, onde será aferida a *vena contracta*.

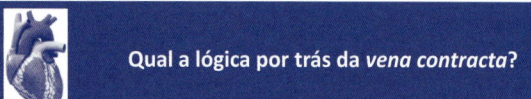

Qual a lógica por trás da *vena contracta*?

Ao se medir o menor diâmetro ocupado pelo fluxo colorido, estima-se o tamanho do orifício regurgitante que está causando o refluxo valvar. O método tem limitações uma vez que este orifício, na prática, não é um círculo perfeito, mas sim uma abertura irregular. Desta forma, a depender da projeção utilizada, a *vena contracta* pode ir mudando de tamanho no exame de um mesmo paciente. A *vena contracta* medida pelo ecocardiograma tridimensional é mais confiável que a realizada pelo método bidimensional.

- E sobre o método do PISA? O que o cardiologista clínico precisa saber? PISA (*proximal isovelocity surface area*) ou método da convergência de fluxo se baseia em um princípio da física que mostra que um líquido (no caso do coração, o sangue) ao se aproximar de um orifício restritivo (no caso da regurgitação mitral, o orifício regurgitante), acelera-se formando hemisférios concêntricos. Parece ser um conceito complicado mas o que o cardiologista clínico precisa saber é que através de princípios físicos se consegue, por meio de uma série de cálculos, estimar com razoável acurácia o tamanho do orifício regurgitante (quanto maior, mais grave a insuficiência mitral) e o volume que regurgita do ventrículo esquerdo para o átrio esquerdo a cada batimento. Através disto consegue-se fazer uma graduação objetiva do refluxo mitral (Figura 47.10). O cardiologista clínico deve ter noção destes conceitos para poder interpretar o laudo do ecocardiograma do seu paciente. Isto também pode ajudar nos casos em que há dissociação clínico-ecocardiográfica. Um eco com vários parâmetros objetivos (PISA, *vena contracta*, fluxo sistólico em veia pulmonar superior direita, área do refluxo, etc.) é bem mais confiável, a princípio, do que um exame que apenas cita: IM importante.
- Alguns detalhes técnicos para quem quiser aprender a calcular o PISA na prática:
- a janela adequada para se realizar os cálculos do método de convergência de fluxo é a apical quatro câmaras. Primeiro coloca-se o color-Doppler na área de interesse. Após isto, diminui-se a área do color Doppler para ficar mais restrito à parte próxima da válvula. Isto irá melhorar a resolução da imagem (quanto maior a área do *color*, menor a resolução).

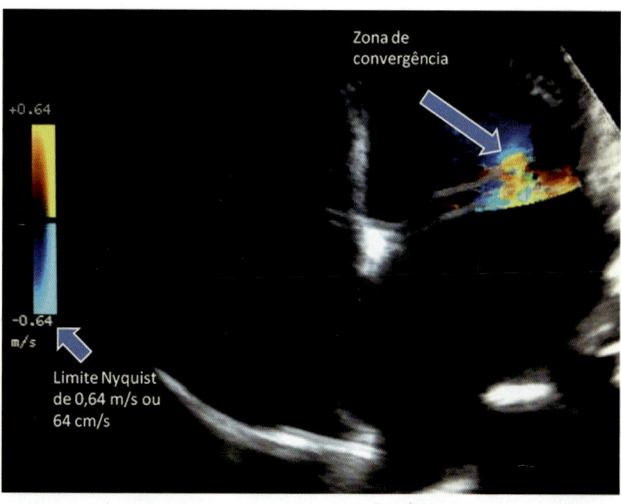

Figura 47.10. Primeiro passo para calcular o PISA.

- O próximo passo é diminuir-se a linha de base do limite Nyquist para valores entre 15 cm/s e 40 cm/s (geralmente 40 cm/s). Notar que não é para diminuir o PRF, mas sim a *baseline* (linha de base) para 40 cm/s. Isto vai deixar os limites da hemisfera mais nítidos do que com o limite usual de 60 cm/s (Figura 47.11).
- Após isto, dá-se um *zoom* na região da área de convergência e mede-se o raio da zona de convergência (Figura 47.12).
- Por fim, faz-se o envelope da regurgitação mitral. O aparelho automaticamente irá dar o ERO e o volume regurgitante (Figura 47.13).
- Para fins práticos, é importante para quem não está familiarizado com tantos parâmetros entender que muitas vezes o examinador tem que analisar vários em conjunto, principalmente nos casos duvidosos entre regurgitação moderada e importante. Além disso, algumas

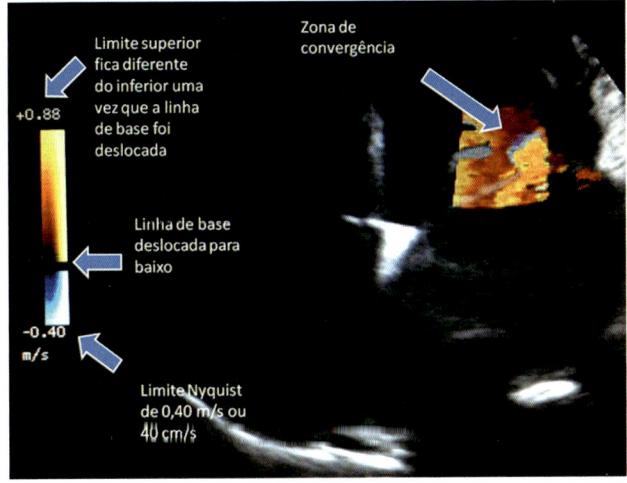

Figura 47.11. Segundo passo para calcular o PISA. Desviar a linha de base do limite Nyquist.

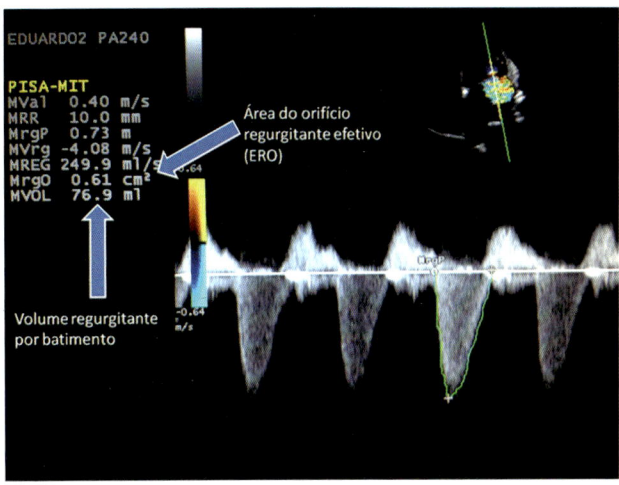

Figura 47.13. Quarto passo para calcular o PISA. Ao calcular o VTI do refluxo mitral, os resultados do ERO e do volume regurgitante são dados pelo aparelho.

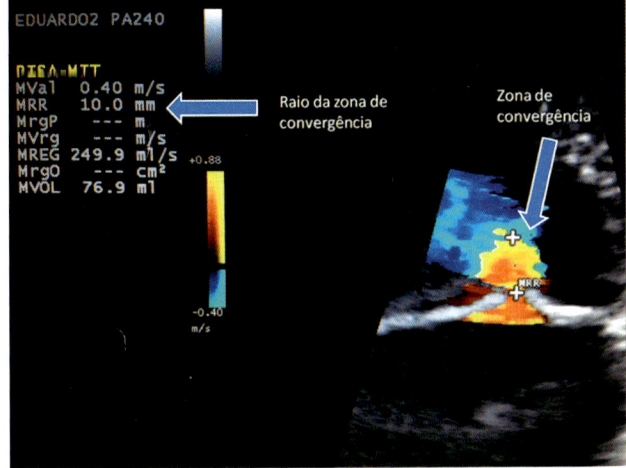

Figura 47.12. Terceiro passo para calcular o PISA. Calcular o raio da zona de convergência.

situações podem favorecer a utilização de um ou outro, e em particular quando o exame é feito de maneira mais precisa pela via transesofágica.

- Um refluxo mitral crônico e importante geralmente é associado às seguintes repercussões: dilatação atrial esquerda, dilatação ventricular esquerda (podendo estar presente ou não disfunção sistólica), além de hipertensão arterial pulmonar.

Estenose aórtica

- A redução da mobilidade aórtica pode ser vista nos processos degenerativos, tanto em valvas inicialmente normais, quanto em muitos casos de valva aórtica bicúspide congênita, bem como em casos de etiologia reumática.
- A análise bidimensional será importante para descrição de elementos degenerativos (espessamento, calcificação, fusão de comissuras), congênitos (valva aórtica bivalvulada) e na análise subjetiva do grau de abertura valvar (a estimativa da área por planimetria é difícil pelo exame bidimensional, podendo ser feita com mais precisão nos exames tridimensionais e por via transesofágica).
- O Doppler, quantificando o gradiente de pressão entre o VE e a aorta (gradiente máximo e médio instantâneos), será fundamental para estabelecer a gravidade da estenose aórtica nos casos que o fluxo pré-valvar se encontra normal. Nos demais casos (p. ex., disfunção sistólica do

Tabela 47.9. Parâmetros de gravidade da insuficiência mitral

Grau IM	Vena contracta	Volume regurgitante	Fração regurgitante	AOR (área do orifício regurgitante)
Discreta	< 3 mm	< 30 mL	< 30%	< 0,20
Moderada	3-6,9 mm	30-59 mL	30-49%	0,20-0,39
Importante	≥ 7 mm	≥ 60 mL	≥ 50%	≥ 0,40

ventrículo esquerdo), é fundamental estimar indiretamente a área valvar, preferencialmente pelo método da equação de continuidade, de maneira que um paciente com gradiente aórtico baixo, mas subestimado pela presença de disfunção do VE, pode ter na verdade uma estenose importante com potencial indicação cirúrgica quando a área efetiva estiver abaixo de 1,0 cm².
- Outro critério que pode ser utilizado na quantificação é a relação entre as velocidades máximas obtidas na VSVE e VAo (Tabela 47.10).
- As repercussões esperadas de uma estenose aórtica importante são hipertrofia concêntrica do VE (aumento da espessura das paredes do VE), disfunção diastólica do VE e consequente dilatação atrial esquerda. Mais tardiamente o ventrículo esquerdo sofre desadaptação, dilatando-se e apresentando queda da função contrátil, particularmente quando coexistem outros fatores (p. ex., doença isquêmica).

Insuficiência aórtica

- A regurgitação aórtica, assim como a estenose aórtica, também pode ter etiologia congênita, degenerativa e reumática. Além de identificar estes mecanismos, a ecocardiografia permite avaliar a presença de dilatação aórtica, bem como estabelecer a gravidade e repercussão do refluxo (Tabela 47.11).
- A intensidade da regurgitação é medida grosseiramente pela largura e pelo alcance do jato. Um jato estreito, limitado à região da via de saída, geralmente corresponde a refluxo de grau leve. Assim como no refluxo mitral a vena contracta também pode ser utilizada para esse fim, mas com detalhamento melhor a pesquisa de fluxo reverso diastólico em aorta descendente torácica e abdominal é primordial na confirmação de refluxo moderado (somente torácica descendente) e importante (aorta abdominal).
- O tempo medido no Doppler para que o gradiente reduza à metade (PHT) também é utilizado, e quanto menor indica maior gravidade do refluxo.

■ Miocardiopatias

- As patologias que acometem o músculo cardíaco, seja dilatando (MCP dilatadas), levando a hipertrofia (MCP hipertrófica) ou infiltração do miocárdio são diagnosticadas ou pelo menos suspeitadas através do exame ecocardiográfico. A caracterização da geometria ventricular global e localizada, bem como a descrição da função sistólica e diastólica permitem também estabelecer critérios prognósticos e orientar a terapia na maioria dos casos. A dificuldade em estabelecer uma perfeita caracterização tecidual, como na ressonância cardíaca, constitui o maior limitador desta técnica, uma vez que não é possível, por exemplo, estabelecer com boa precisão a diferença de aumento da espessura das paredes ventriculares por miocardiopatia hipertrófica, hipertrofia fisiológica do atleta e infiltração por amiloide (Tabela 47.12).
- De acordo com o padrão encontrado, algumas suspeitas podem ser mais levantadas pelo exame.

Tabela 47.10. **Parâmetros de gravidade da estenose aórtica**

Grau	Área valvar**	Gradiente médio	Relação V_{VSVE}/V_{VAo}
Discreta	> 1,5 cm²	< 25 mmHg	
Moderada	1,0-1,5 cm²	26-40 mmHg	0,26-0,39
Importante	< 1,0 cm²	> 40 mmHg	≤ 0,25

** Quando utilizamos a indexação da área valvar pela superfície corporal, o ponto de corte utilizado é ≤ 0,6 cm²/m² ASC para definir pacientes com estenose aórtica significativa.
V_{VSVE}: velocidade do fluxo da via de saída do ventrículo esquerdo; V_{VAo}: velocidade do fluxo transvalvar aórtico.
Obs: Alguns ainda consideram a classificação de estenose muito importante, ou crítica, quando a área valvar se encontra abaixo de 0,8 cm². Esse ponto de corte pode ser particularmente considerado quando lidamos com pacientes de baixa superfície corpórea.

Tabela 47.11. **Parâmetros de gravidade da insuficiência aórtica**

Grau	PHT	Vena contracta	Largura do jato IAo/via de saída	Refluxo restrito à VSVE	Fluxo reverso em aorta descendente	AOR
Leve	> 500 ms	< 3 mm	< 25%	Presente	Ausente	< 0,1
Moderado	201-499 ms	3-5,9 mm	25-59%	Pode estar presente	Somente torácica	0,1-0,29
Importante	< 200 ms	≥ 6 mm	≥ 60%	-	Torácica e abdominal	≥ 0,3

AOR: área do orifício regurgitante (calculada pelo método PISA) em cm².

Tabela 47.12. Características geralmente presentes nas diversas miocardiopatias

	MCP dilatada (álcool, DAC, idiopática)	MCPH	Coração de atleta	MCP não compactada	Endomiocardiofibrose	Amiloidose
Cavidade ventricular	Aumentada	Normal ou reduzida	Normal ou aumentada	Aumentada	Normal ou reduzida	Normal ou aumentada
Espessura das paredes	Normal ou reduzida	Aumentada	Normal ou aumentada	Normal	Normal	Aumentada
Função sistólica (FE e *strain*)	Geralmente comprometida	FE normal, *strain* alterado	FE normal, *strain* normal	Comprometida	Normal ou comprometida	Normal ou comprometida
Função diastólica	Geralmente alterada	Geralmente alterada	Normal	Geralmente alterada	Alterada	Alterada
Outras características		Pode estar presente: obstrução em VSVE	Regressão da hipertrofia com o descondicionamento físico	Presença de trabeculações com relação MCNC/MCC > 2	Presença de obliteração apical por tecido fibrótico	Aspecto "brilhoso" e "pontilhado" do miocárdio Hipertrofia do SIA

MCNC: Miocárdio não compactado; MCC: miocárdio compactado; FE: fração de ejeção; MCPH: miocardiopatia hipertrófica; VSVE: via de saída do ventrículo esquerdo; DAC: doença arterial coronariana; SIA: septo interatrial.

■ Tumores cardíacos

Os tumores mais comuns são benignos, e diversas características como morfologia e localização podem ajudar no esclarecimento diagnóstico.

1) **Mixoma – o mais frequente de todos, geralmente localizado no átrio esquerdo,** pode ou não estar aderido ao septo interatrial. Em menor frequência no átrio direito, valvas e outras câmaras cardíacas. Quando extensos podem provocar obstrução valvar.
2) Rabdomioma – mais frequente em crianças, geralmente múltiplo, tanto intracavitário quanto intramural, principalmente ventricular. Frequentemente associado a esclerose tuberosa.
3) Fibroma – também frequente em crianças, geralmente grande e muitas vezes associado a calcificação central. Localização preferencial no septo interventricular.
4) Fibroelastoma – pequeno tumor que geralmente afeta o aparelho valvar, podendo ser confundido com vegetações. Apesar de benigno, tem potencial emboligênico.

Outros tumores benignos mais raros: teratomas, hemangiomas, lipomas.

Com relação aos tumores malignos, os mais encontrados são o angiossarcoma, fibrossarcoma, leiomiossarcoma, sarcoma, linfoma, osteossarcoma (Figura 47.14).

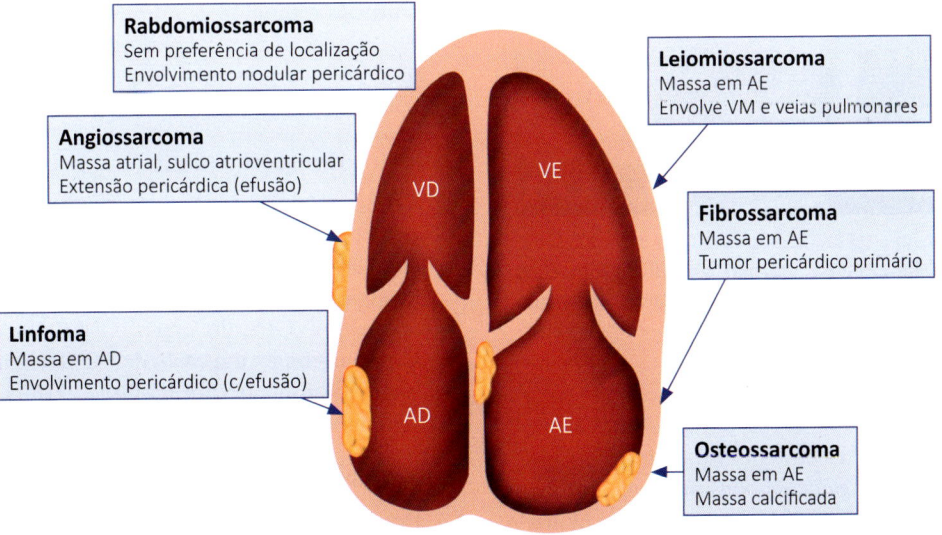

Figura 47.14. Localização e características encontradas dos principais tumores cardíacos malignos.

Ecocardiografia

■ Strain

Strain corresponde à medida da deformação do tecido miocárdico, avaliada a partir da imagem ecocardiográfica.

Várias tecnologias evoluíram até o que temos atualmente, que se resume no uso clínico basicamente do *strain* bidimensional (pois é obtido unicamente pela imagem 2D), com a maioria dos estudos avaliando o componente longitudinal da deformidade.

Princípio da aquisição do strain

- O vídeo de um ciclo cardíaco, após ser armazenado, é analisado através de um *software* específico que permite mapear a movimentação dos pontos brilhantes da imagem 2D, e a partir daí construir gráficos correspondentes à movimentação destes elementos. Por convenção: todas as vezes que esses pequenos pontos tendem a se aproximar, teremos uma deflexão negativa, que é representada pela cor vermelha (mais intensa quanto mais negativo for o valor) normocinesia e hipercinesia!

Todas as vezes que esses pontos se afastarem entre si, teremos uma curva positiva que, quando presente em uma parede durante a sístole, corresponderia visualmente à discinesia (representada na cor azul mais escura). Quando o *strain* for próximo a zero, teríamos a acinesia (Figuras 47.15 e 47.16).

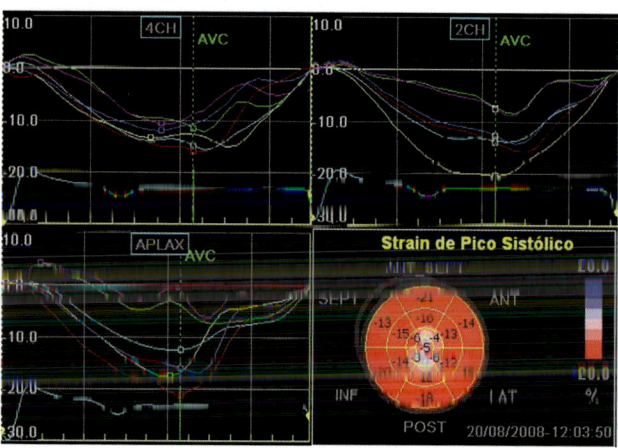

Figura 47.16. **Curvas de *strain* – infarto apical. Toda a parte periférica está com cor vermelho forte. Na parte central, que representa o ápice, vemos tons de azul e vermelho mais claros, indicando comprometimento da contratilidade.**

- O que inicialmente parecia mais uma tentativa de avaliar a contratilidade de forma objetiva (uma coisa muito difícil mesmo para os mais experientes avaliarem subjetivamente) provou ser eficaz em demonstrar de maneira precoce e não suspeitada a presença de disfunção miocárdica em uma variedade imensa de cenários. A quantidade de estudos clínicos é enorme e embasa o uso desta tecnologia no dia a dia.
- Grande vantagem do *strain* – tornar mais objetiva a avaliação da contratilidade do ventrículo esquerdo (global e segmentar).
- Previsto como o sucessor da fração de ejeção como medida da contratilidade o *strain* é menos suscetível a erro de obtenção, além de detectar alterações estruturais e funcionais mínimas e de maneira objetiva.
- As imagens podem ser obtidas em qualquer equipamento, desde que possam ser exportadas e analisadas por um *software* específico de cada fabricante.

Critérios de normalidade

- Como o pico sistólico é negativo, valores absolutos maiores que −16 seriam considerados normais em cada segmento. Para representar todo o ventrículo esquerdo é feito um cálculo da média de todos os segmentos (GLS, do inglês: *Global Longitudinal Strain*). Como exemplo, um *strain* de −20 está em termos absolutos maior que o valor limítrofe (−16), logo corresponde à contratilidade normal.

Outros usos

- Essa metodologia também se presta a avaliar a contratilidade do ventrículo direito (já em uso clínico), bem como as cavidades atriais (pesquisa). Além disso, o *strain*

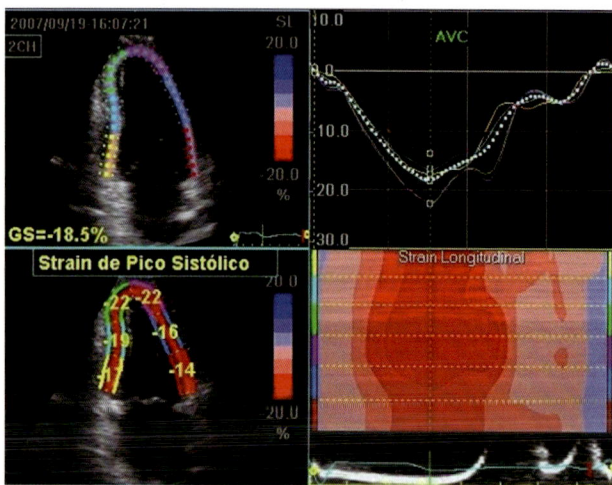

Figura 47.15. ***Strain* longitudinal normal obtido de um ciclo cardíaco avaliando as paredes anterior e inferior do ventrículo esquerdo. Vermelho-escuro = contração normal; vermelho-claro ou azul-claro = acinesia; azul-escuro = discinesia.**

- A partir do valor mínimo dos traçados obtidos na sístole máxima de cada parede pode ser construída uma imagem resultante, com todos os segmentos do ventrículo esquerdo representados em um formato já conhecido dos exames de medicina nuclear: *bull's eye* (em "olho de boi").

pode ser aplicado na avaliação do relaxamento das câmaras (também experimental).

Desvantagens do método?

- Exige um *software* específico não amplamente disponível, aumenta (um pouco) o tempo de execução do exame, necessita de imagem bidimensional com razoável qualidade, dificuldade em realizar em pacientes com ritmo irregular (p. ex., FA), dificuldade em realizar quando FC muito elevada (FC > 120 bpm), neste caso, limitando seu uso em alguns exames de estresse.

Perspectivas

- Com o surgimento de mais trabalhos aumentando a aplicabilidade do método, as indicações irão se multiplicar. A possibilidade de medir o deslocamento dos pontos observando sua movimentação tridimensional (*strain* tridimensional) apesar de parecer promissora, ainda não decolou como de utilidade, tanto pela necessidade de um aparelho que faça exame 3D, como pela maior dificuldade de se obter uma imagem que atenda aos critérios para o método. Além disso, em mais de 20 anos de publicações utilizando o *strain* bidimensional longitudinal, fica difícil outro método conseguir o mesmo nível de evidência em pouco tempo.

Indicações já bem estabelecidas

1. Cardiopatia por toxicidade de antineoplásicos (quimioterápicos):
   - define de maneira precoce e objetiva pacientes com cardiotoxicidade;
   - permite confirmar alterações suspeitadas em exames convencionais, com liberação para uso dos quimioterápicos.
2. Coração do atleta: diferencia hipertrofia habitual vista em atletas bem condicionados, de *causas patológicas* de hipertrofia, como: cardiomiopatia hipertrófica (MCPH), cardiopatia hipertensiva ou mesmo padrões desadaptados de coração de atleta.
3. Cardiopatia isquêmica: confirma e quantifica de maneira objetiva défices da cinética segmentar do ventrículo esquerdo, já identificados ou mesmo não suspeitados nos exames convencionais.
   No pós-infarto, a utilidade na avaliação da extensão do dano e mesmo na detecção de áreas atordoadas é imensa.
4. Cardiomiopatias: nos portadores de MCP hipertrófica já está bem estabelecida a correlação entre *strain* alterado e maior percentual de fibrose detectado pela ressonância cardíaca e mesmo pior evolução da doença.
5. Pós-transplante cardíaco: na detecção precoce de rejeição, correlaciona-se com tipos específicos e possibilita, em alguns casos, substituir a biópsia miocárdica realizada de rotina.
6. Ecoestresse e viabilidade miocárdica: na análise mais objetiva e quantitativa da isquemia e viabilidade detectadas pelo método. Mesmo no exame em repouso, segmentos aparentemente acinéticos podem exibir valores de *strain* compatíveis com viabilidade miocárdica.
7. Função do ventrículo direito: método mais fidedigno que os utilizados corriqueiramente (TAPSE, Doppler tecidual), com potencial de aplicações imenso nas doenças que acometem essa câmara cardíaca (HAP, TEP, displasia arritmogênica de VD, etc.).
8. Detecção de disfunção subclínica: permitindo estudar a função subendocárdica, alterada por exemplo na insuficiência cardíaca com fração de ejeção normal (ICFEN).

Possíveis e futuras indicações

- Estratificação na hipertensão arterial sistêmica, definindo pacientes de risco para desenvolvimento de cardiopatia hipertensiva (lesão de órgão-alvo incipiente).
- Valor adicional da unidade de dor torácica, quando o eco com *strain* é realizado em paciente ainda com precordialgia. Se normal, tem bom valor preditivo negativo para dor não isquêmica.
- Detecção de disfunção miocárdica subclínica indicativa de cirurgia cardíaca precoce em assintomáticos com valvopatias (p. ex., EAo importante assintomática).
- Diagnóstico de miocardite.
- Terapia de ressincronização ventricular.
- Cardiopatias congênitas.
- Função atrial direita e esquerda.

■ Ecocardiografia transesofágica

- Obtenção da imagem ecocardiográfica com o uso de transdutores de alta frequência pela via de acesso transesofágica, e consequentemente com bem maior resolução. O maior detalhamento, a precisão na descrição de pequenas estruturas normais e anormais é o que mais marca nestes exames.
- O exame é realizado após jejum de 4 a 6 horas, geralmente precedido pelo exame transtorácico habitual (para obtenção de algumas medidas padrões e visualização de estruturas não facilmente avaliadas pelo exame esofágico, como a ponta do VE e arco aórtico).
- Para a realização do exame deverá existir aparato para sedação, analgesia e monitoração, além de material para possíveis intercorrências (p. ex., como intubação endotraqueal). Após analgesia e sedação é feita a introdução do transdutor pela via oral à semelhança da endoscopia digestiva.

Ecocardiografia

Principais indicações

- Diagnóstico e detecção de complicações da endocardite infecciosa – é possível identificar vegetações menores não visíveis pela via de acesso transtorácica, bem como diferenciá-las de maneira melhor de outras estruturas (como trombos), bem como melhor avaliar complicações como abscessos, roturas e/ou refluxos significativos.
- Avaliação das valvopatias – quando o exame transtorácico é não conclusivo ou mesmo discordante de outros elementos clínicos. Particularmente, pela melhor qualidade na descrição morfológica da valva, bem como particularmente a valva mitral, melhor a quantificação da disfunção valvar.
- Avaliação das próteses valvares – sempre que houver desconfiança de disfunção protética valvar, sobretudo quando elementos como artefatos dificultarem a melhor avaliação morfológica pela via de acesso transtorácica.
- Pesquisa de fonte emboligênica – pela maior sensibilidade em detectar trombos intracavitários, principalmente atriais (pela proximidade do esôfago com os átrios). Além disso o exame se presta a identificar risco de embolismo paradoxal através de forame oval patente (utilizando contraste salino) e placas aórticas com potencial emboligênico. Constitui exame rotineiro em pacientes com AVCI criptogênico ou mesmo AVC sem causa aparente.
- Avaliação de massas intracardíacas – identificando melhor a localização e o aspecto, que pode sugerir uma etiologia específica. Esta indicação vem perdendo terreno para a ressonância cardíaca, que consegue definir melhor a etiologia (melhor caracterização tecidual).
- Cardiopatias congênitas – utilizada em diversos casos, particularmente em portadores ou com suspeita de cardiopatia congênita envolvendo septo interatrial, drenagem venosa pulmonar, com limitação de visualização pela via transtorácica (muitos pacientes adultos com cardiopatia congênita).
- Suspeita de dissecção aórtica.
- Alternativa ao exame transtorácico quando o mesmo é limitado ou insatisfatório: particularmente em muito obesos, portadores de pneumopatias (p. ex., enfisema), ventilação mecânica, pós-operatório, etc.
- Monitoração transoperatória em cirurgias cardíacas e procedimentos percutâneos.

Contraindicações

Apesar de haver certa divergência entre as diferentes literaturas, as principais contraindicações são:

- neoplasia esofágica;
- estenose esofágica;
- divertículos de esôfago;
- varizes esofágicas com sangramento ativo/recente;
- esofagectomia prévia;
- história de odinofagia ou disfagia – avaliar com endoscopia antes para descartar doenças estruturais citadas acima;
- cirurgia em TGI recente;
- transtornos importantes da articulação atlantoaxial;
- condições ortopédicas que impeçam a flexão do pescoço;
- plaquetopenia importante (< 50.000);
- coagulopatia importante (INR > 4 ou TTPa > 150 s).

Com relação às varizes de esôfago – a maior parte das fontes cita que são contraindicação absoluta apenas no caso de sangramento digestivo ativo ou recente. Excluída esta situação, as mesmas seriam contraindicação relativa, devendo o ecocardiograma transesofágico ser utilizado neste caso apenas se for uma indicação classe I.

▪ Ecocardiografia sob estresse

Técnica utilizada para investigar alterações contráteis provocadas pelo estresse, seja físico ou farmacológico. A doença arterial coronariana obstrutiva com significado funcional pode ser detectada, na maioria das vezes, por esta modalidade de teste indutor de isquemia que, além desse objetivo, serve para identificar a presença de viabilidade miocárdica com especificidade e poder prognóstico bastante elevados.

O esforço físico mais acurado e fisiológico nem sempre é prático para ser realizado em alguns pacientes, e pode ser feito com bicicleta ou esteira ergométrica, seguindo o protocolo padrão dos testes ergométricos. O agente isquêmico pode ser também o farmacológico, podendo nessa modalidade ser utilizadas a dobutamina ou o dipiridamol (Tabelas 47.13 e 47.14).

A técnica do exame consiste em comparar as imagens de repouso e estresse, e a partir daí estimar a presença, intensidade e extensão da isquemia miocárdica. Vejamos as principais indicações.

1. Na doença arterial coronariana:
   - como alternativa ao teste ergométrico convencional em pacientes que não podem realizar esforço físico, com alterações basais do ECG que dificultem a análise do mesmo (BRE, alterações basais ST-T), pacientes com probabilidade intermediária e alta para DAC (indicação IIb);
   - avaliação de isquemia quando ergométrico ineficaz, limítrofe ou duvidoso. Pacientes com baixa probabilidade, mas com exames positivos (p. ex., suspeita de falso-positivo);
   - avaliação do significado funcional de lesões conhecidas;
   - estratificação de risco após síndrome coronariana aguda;
   - estratificação de risco em pré-operatório de cirurgias não cardíacas;
   - avaliação de viabilidade miocárdica;
   - no protocolo de dor torácica para estratificação de risco para DAC em pacientes selecionados.
2. Nas valvopatias:
   - na suspeita de estenose aórtica importante em portadores de disfunção ventricular (estenose aórtica com baixo gradiente). Para confirmar a suspeita,

Tabela 47.13. Vantagens e desvantagens dos diversos métodos empregados na indução de isquemia no ecocardiograma sob estresse

Modalidade	Vantagens	Desvantagens
Esforço físico (bicicleta ou esteira)	• Mais fisiológico (as alterações do ECG e da pressão arterial são mais funcionais) • Tendência a maior sensibilidade que as demais modalidades • Possibilidade de avaliar outras variáveis (capacidade funcional, curva pressórica, arritmias, etc.)	• Dificuldade técnica para obtenção das imagens no pico do esforço • Limitado em pacientes com dificuldade para realizar esforço • Não avalia viabilidade miocárdica
Dobutamina	Boa sensibilidade, ótima especificidade para isquemia Ótima sensibilidade e especificidade para eventos Avaliar simultaneamente viabilidade	• Dificultado quando em uso de drogas que diminuem o cronotropismo
Dipiridamol	Não depende da frequência cardíaca (usada em portadores de marca-passo e usuários de drogas que diminuem cronotropismo)	• Menor sensibilidade que a dobutamina em pacientes uniarteriais e para viabilidade • Maior desconforto induzido pela droga • Pelo risco de broncoespasmo não pode ser feito em portadores de asma e DPOC

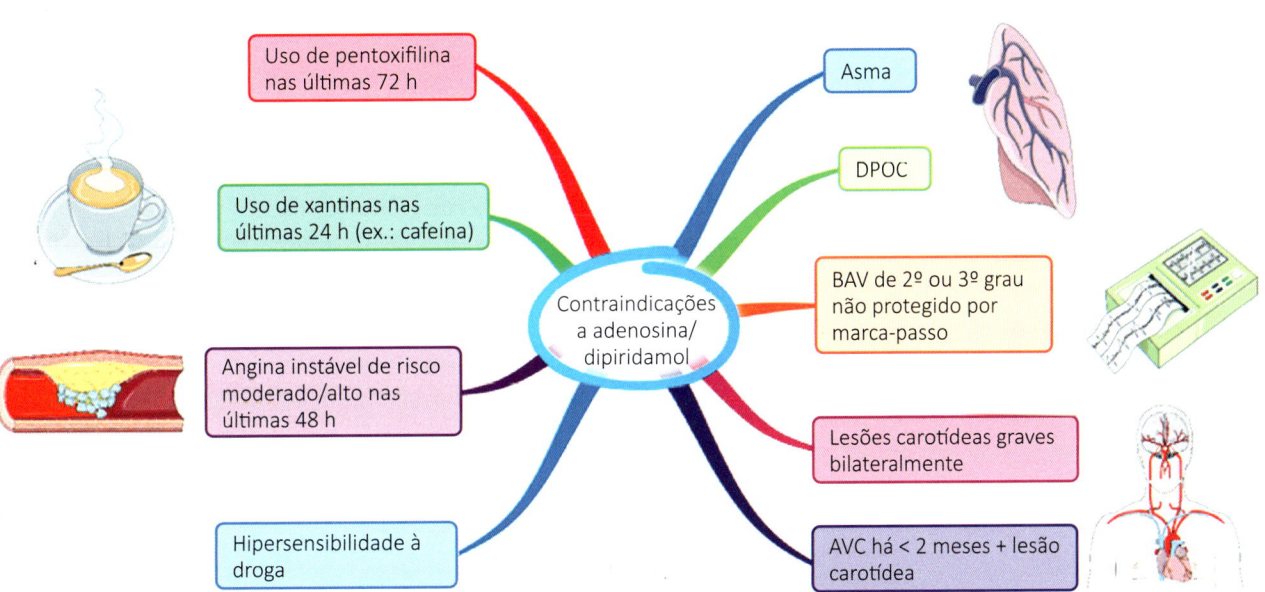

Figura 47.17. Principais contraindicações da adenosina/dipiridamol.

afastar pseudoestenose aórtica e avaliar a presença de reserva contrátil. Utiliza-se protocolo específico com dobutamina;
• avaliação da gravidade da estenose subaórtica (p. ex., em portadores de miocardiopatia hipertrófica);
• avaliação da pressão de artéria pulmonar de esforço, alterada em algumas valvopatias e doenças pulmonares;
• investigação de dispneia com suspeita de causa cardíaca – integrando em um mesmo exame a análise da função sistólica, diastólica, doença coronária, valvular e hipertensão pulmonar como possíveis causas da dispneia.

As contraindicações para o exame são:
– cardíacas – síndrome coronariana com supra-ST recente complicada (em alguns casos o exame pode ser realizado após 7 dias do infarto), estenose valvar importante (exceto EAo importante com baixo gradiente, que possui protocolo específico), instabilidade hemodinâmica ou clínica (angina de repouso, IC descompensada, valvopatia ou miocardite aguda, arritmia descompensada). Pacientes em investigação de evento agudo não devem fazer a fase de estresse se na imagem de repouso existir alteração contrátil não esperada ou outros elementos considerados de risco, como alterações dinâmicas de ST, curva ascendente

Ecocardiografia

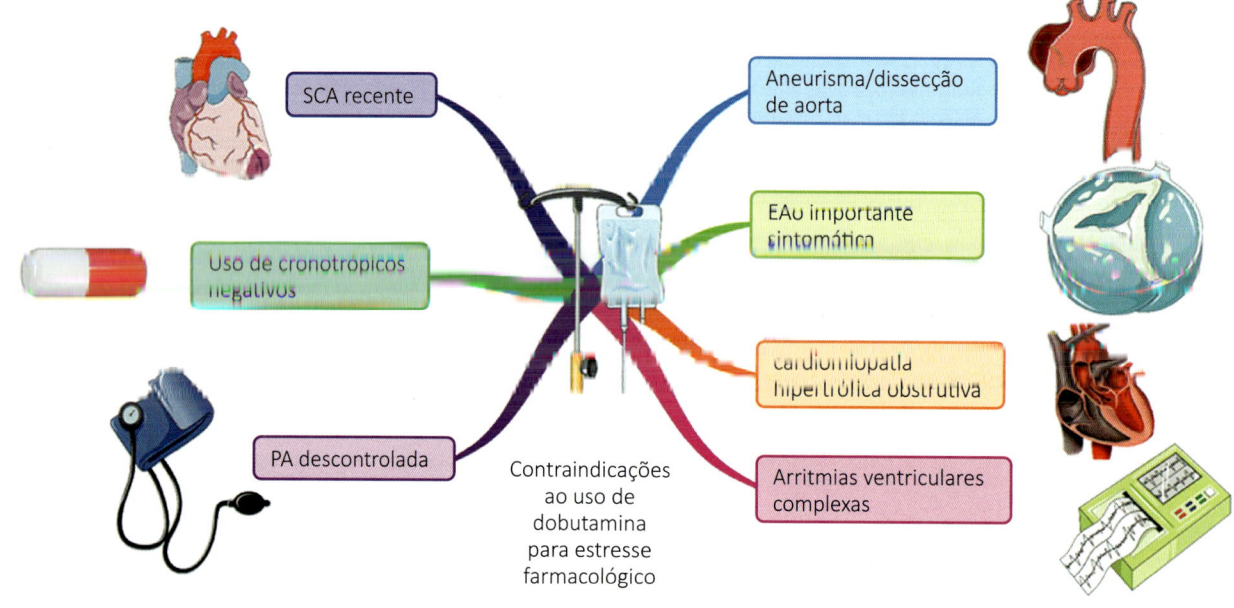

Figura 47.18. Principais contraindicações da dobutamina.

Tabela 47.14. Tipos de respostas observadas (critérios de positividade do exame)

Contratilidade			Tipo de resposta
Repouso	Baixa dose	Pico	
N	+	++	Normal
N	N ou +	–	Isquemia
N	–	– –	Isquemia com "baixa carga"
Hipo	– ou – –	– –	Isquemia
Hipo	+ ou N	– ou – –	Viabilidade (resposta bifásica – ótima especificidade)
Hipo	NA	+ ou N	Viabilidade, erro na interpretação, atordoamento, miocardiopatia não isquêmica (reserva contrátil)
Hipo	NA	NA	Ausência de isquemia e de viabilidade (necrose ou fibrose)

N: contratilidade normal; HIPO: hipocontratilidade; NA: não altera; (+): incremento da contratilidade; (–): redução da contratilidade.

de marcadores de necrose miocárdica, instabilidade hemodinâmica ou elétrica. Dissecção aórtica, arritmia com FC cardíaca não controlada, HAS não controlada (PAS > 180 ou PAD > 120 mmHg), endocardite, HAP importante, trombo móvel, risco de rotura cardíaca (aneurisma recente pós-infarto);
– técnicas – não visualização de mais de dois segmentos no exame de repouso (pobre janela acústica);
– não cardíacas – gravidez, distúrbios clínicos instáveis (distúrbios hidroeletrolíticos, intoxicação, tireotoxicose, infecção, etc.);
– contraindicações para o dipiridamol – asma ou doença pulmonar obstrutiva crônica descompensada ou com alto risco de broncoespasmo, uso de xantina ou derivado nas últimas 24 horas, alto risco de bloqueio AV;
– contraindicação para dobutamina – arritmia ventricular importante, aneurisma de aorta;
– contraindicação para atropina (utilizada em conjunto com a dobutamina) – glaucoma de ângulo fechado, doenças prostáticas (diagnosticadas ou suspeitas pela presença de sintomas compatíveis)

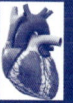 **Quais os sinais de alto risco de eventos no ecocardiograma com estresse?**

- FE basal < 35%
- Queda da FE ≥ 10 pontos com estresse
- FE < 35% durante o estresse
- Isquemia em mais de um território vascular
- Dilatação do VE durante o estresse
- Alterações contráteis em > 2 segmentos ou 2 ou mais territórios vasculares
- Alteração com baixa dose de dobuta (<10 µg/kg/min) ou com FC < 120
- Dilatação de VE com o estresse

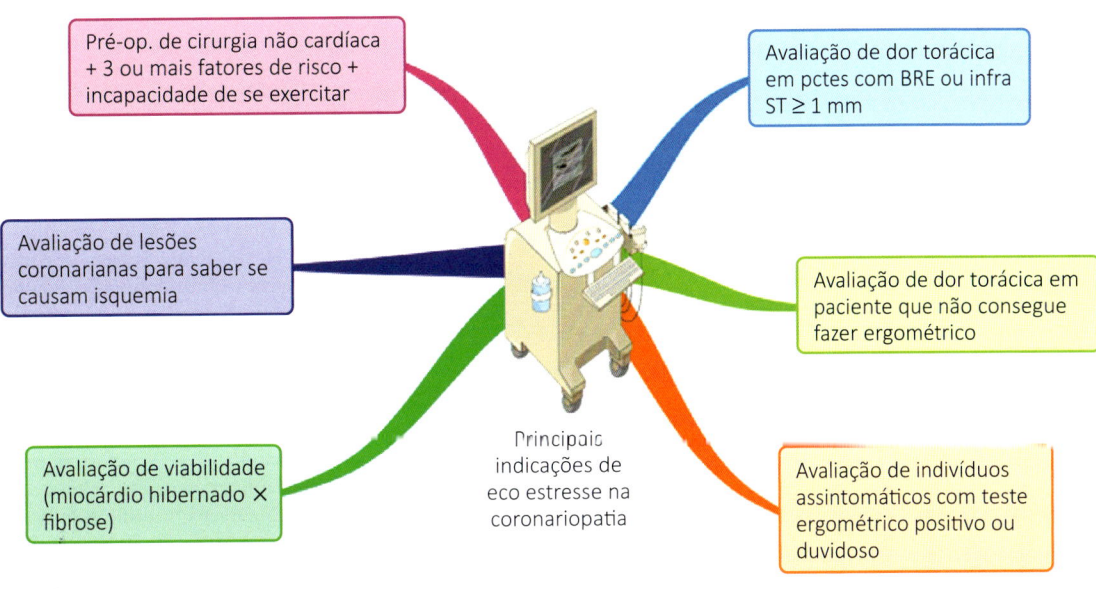

Figura 47.19. **Principais indicações do ecocardiograma com estresse na avaliação de coronariopatia.**

■ Ecocardiografia tridimensional

- Técnica da ecocardiografia que envolve a aquisição, o processamento e muitas vezes o pós-processamento de imagens em formato 3D. Ao contrário da imagem convencional, que é bidimensional, esta técnica permite a aquisição simultânea e em bloco da imagem cardíaca, permitindo a visualização de imagens mais próximas da realidade, uma vez que juntamos uma noção de perspectiva e profundidade. Apesar de toda expectativa sobre a substituição dos exames bidimensionais pelos 3D, isso ainda é uma realidade distante, uma vez que limitações em relação à velocidade de aquisição, resolução, disponibilidade da técnica e até aplicações específicas estão presentes.
- O maior avanço atual desta tecnologia está em permitir a obtenção de imagens que podem ser pós-processadas e montadas em cortes não convencionais, com a inclusão ou exclusão de elementos na tela, o que permite cortes verdadeiramente anatômicos e próximos aos obtidos, por exemplo, durante o ato cirúrgico (planejamento pré-operatório).

Rotina do exame tridimensional:
- após a realização do exame convencional (bidimensional com Doppler colorido) é feita a aquisição das imagens em 3D em cortes específicos, que objetivam os cálculos dos volumes tridimensionais das câmaras, a visualização anatômica das valvas cardíacas, e dependendo do motivo para solicitação do exame, cortes adicionais com aquisições de fluxo, por exemplo. O exame simples, unicamente com o cálculo adicional dos volumes e massa tridimensionais, pode ser feito simultaneamente sem necessidade de pós-processamento, havendo utilização adicional de 15 a 30 minutos na realização do exame. Eventos peculiares, que exigem manipulação da imagem, em alguns casos realizados com *softwares* de pós-processamento específico, são mais demorados e resultam em gasto de maior tempo para liberação do exame.

Principais indicações atuais da ecocardiografia tridimensional:
1. necessidade de cálculos de volumes, massa e fração de ejeção mais precisos – diversos estudos demonstraram maior acurácia destas variáveis em relação às obtidas pelo exame 2D, aproximando-se dos valores obtidos pela ressonância magnética. Em particular os volumes: atrial esquerdo, ventricular esquerdo, fração de ejeção e massa do VE são os mais explorados. O método usado para calcular a fração de ejeção e massa do VE é o Simpson tridimensional, com a área dos cortes transversais do VE sendo calculada consecutivamente através do *software* específico;

2. avaliação da área valvar na estenose mitral e aórtica, e da área do orifício regurgitante na insuficiência mitral – através da realização de corte anatômico na porção exata do segmento valvar é possível, por planimetria, calcular a área real do defeito;

3. necessidade de melhor caracterização morfológica de diversas condições, como massas intracardíacas, mecanismos de valvopatias, etc. Em particular, para esse propósito, a obtenção da imagem pelo acesso transesofágico é superior devido à maior resolução desta;

4. cardiopatias congênitas – em particular quando há necessidade de melhor caracterização de defeitos tipo shunt, com o objetivo de escolher o melhor tratamento para fechamento dos mesmos. Aqui a realização de exame bidimensional detalhado pode fornecer, de maneira obviamente mais trabalhosa, as mesmas informações do exame tridimensional, quando feito por examinadores experientes;

5. outros usos: avaliação do dissincronismo mecânico através da análise das curvas de movimentação dos segmentos do ventrículo esquerdo, planejamento cirúrgico em algumas valvopatias e cardiopatias congênitas (incluindo exame transoperatório em alguns casos), cálculo da fração de ejeção do ventrículo direito e fração de ejeção atrial esquerda.

Leitura sugerida

- American College of Cardiology Foundation Appropriate Use Criteria Task Force, American Society of Echocardiography, American Heart Association, et al. ACCF/ASE/AHA/ASNC/HFSA/HRS/SCAI/SCCM/SCCT/SCMR 2011 Appropriate Use Criteria for Echocardiography. A Report of the American College of Cardiology Foundation Appropriate Use Criteria Task Force, American Society of Echocardiography, American Heart Association, American Society of Nuclear Cardiology, Heart Failure Society of America, Heart Rhythm Society, Society for Cardiovascular Angiography and Interventions, Society of Critical Care Medicine, Society of Cardiovascular Computed Tomography and Society for Cardiovascular Magnetic Resonance Endorsed by the American College of Chest Physicians. J Am Coll Cardiol. 2011;57:1126.

- Lang RM, Bierig M, Devereux RB, et al. Recommendations for chamber quantification: a report from the American Society of Echocardiography's Guidelines and Standards Committee and the Chamber Quantification Writing Group, developed in conjunction with the European Association of Echocardiography, a branch of the European Society of Cardiology. J Am Soc Echocardiogr. 2005;18:1440-63.

- Lang RM, Badano LP, Mor-Avi V, et al. Recommendations for Cardiac Chamber Quantification by Echocardiography in Adults: An Update from the American Society of Echocardiography and the European Association of Cardiovascular Imaging. J Am Soc Echocardiogr. 2015;28(1):39.e14.

capítulo 48

Cintilografia do Miocárdio

• Luiz Eduardo Mastrocola • Fabio Mastrocola • Rodrigo Flamini

■ Introdução

- A cintilografia de perfusão e função do miocárdio (CPM) com a injeção de radiofármacos (MIBI marcado com ^{99m}tecnécio ou cloreto de ^{201}tálio) associada ao teste ergométrico ou à administração de vasodilatadores coronários é método estabelecido para o diagnóstico e a estratificação de risco da doença arterial coronária (DAC), utilizando até recentemente a angiografia coronária como padrão. Integra-se atualmente a outras técnicas de imagem cardiovascular não invasiva na caracterização do risco e da expressão funcional da doença aterosclerótica.
- A técnica utilizada é denominada SPECT (*Single Photon Emission Computerized Tomography* ou Tomografia por Emissão de Fóton Único") para o estudo da perfusão e GATED-SPECT (estudo sincronizado com o intervalo RR do eletrocardiograma ou com os ciclos cardíacos) quando incorpora o estudo da função ventricular esquerda.
- Sua aplicação principal e a melhor relação de custo-efetividade são demonstradas em pacientes com probabilidade pré-teste intermediária de DAC e as capacidades diagnóstica e prognóstica ótimas são obtidas habitualmente na presença de lesões coronárias graves.
- O teste ergométrico é indicado como a associação ideal à cintilografia, devido à natureza fisiológica da forma aplicada de exercício e ao valor clínico adicional das variáveis analisadas durante e após o esforço, como a capacidade funcional, reposta cronotrópica, curva da pressão arterial, arritmias e sintomas induzidos pelo exercício.
- As provas farmacológicas representam alternativas em pacientes com limitação física ou impedimento clínico para se submeterem a testes ergométricos eficazes. Compreendem em torno de 20 a 30% de todos os casos encaminhados à cintilografia e aproximadamente 50% dos idosos.
- Os fármacos habitualmente empregados nessas circunstâncias são o dipiridamol, a adenosina e o regadenoson, que induzem vasodilatação coronária máxima e aumento do fluxo coronário, mas sem elevação expressiva do débito cardíaco e do consumo de oxigênio pelo miocárdio. No entanto, reporta-se acurácia diagnóstica e prognóstica semelhante em comparação ao estresse físico quando como modalidade de escolha na associação com a CPM.
- Quando há impossibilidade médica da realização de ambas as modalidades, estresse físico ou vasodilatação farmacológica, a administração intravenosa de dobutamina em doses crescentes pode representar a associação de escolha para a avaliação da reserva de fluxo coronário, com elevação do consumo de oxigênio do miocárdio, estimado na prática clínica pela elevação do duplo produto (pressão arterial sistólica x frequência cardíaca).
- **Estresse combinado** – a associação de exercício dinâmico com baixa carga de trabalho (como por exemplo realizar até o segundo estágio do protocolo de Bruce) à CPM com dipiridamol ou adenosina tem evidenciado a redução da atividade subdiafragmática (hepática), melhora a razão da atividade de radiação emitida entre órgão-alvo e vísceras (*background*) com consequente aumento na qualidade das imagens e diminuição da ocorrência e intensidade dos efeitos adversos.
- **Novos fármacos** – a utilização de agonistas seletivos específicos dos receptores A2A da membrana celular tem demonstrado hiperemia coronariana adequada e menor intensidade e frequência de efeitos sistêmicos, especialmente dor torácica e bloqueio atrioventricular. Estudo multicêntrico, duplo-cego e randomizado (regadenoson ou adenosina), que envolveu 784 pacientes, evidenciou que as informações diagnósticas foram semelhantes e não houve efeitos adversos sérios, porém o regadenoson foi mais bem tolerado que a adenosina. A meia-vida plasmática curta relativa do regadenoson minimiza e limita a duração dos efeitos adversos, diminuindo o tempo de monitoração. É administrado em *bolus* e não requer ajuste da dose para o peso corporal. Seu uso

- é promissor em pacientes com doença pulmonar obstrutiva crônica e asma brônquica, mas não está disponível ainda para utilização em nosso meio.
- **Novas tecnologias** – como a exposição à radiação e seus efeitos deletérios de longo prazo tornaram-se preocupações importantes das autoridades reguladoras e das sociedades científicas, novas tecnologias foram introduzidas para reduzir as doses de radiotraçadores em exames nucleares, mantendo a qualidade da imagem e a precisão diagnóstica. Neste contexto, novos equipamentos com detectores de cádmio zinco-telúrio (CZT) surgiram na primeira década do ano 2000. Diferentemente das gama câmaras Anger tradicionais, a radiação gama é diretamente convertida em pulso elétrico quando em contato com os detectores de CZT, aumentando a resolução energética e dispensando o uso de fotomultiplicadores, o que torna os detectores muito mais finos e mais leves. Estes também se diferenciam das câmaras tradicionais anteriores, apresentando melhores resoluções espacial e energética, podendo distinguir a radiação dispersa, e sendo também mais sensíveis para a detecção dos fótons emitidos.
- Na avaliação das imagens de perfusão e função pela metodologia, a quantificação da área de isquemia miocárdica ou de miocárdio em risco desempenha papel preponderante na estratificação de risco e tomada de decisão médica na DAC estável, quando fornece dados para a escolha entre a manutenção do tratamento clínico ou intervencionista. Tais informações mostram-se sedimentadas em grande número de estudos observacionais que vêm sendo publicados, com evidências que documentam a melhor evolução naqueles pacientes com cargas isquêmicas acentuadas que são submetidos à revascularização do miocárdio, quer cirúrgica ou intervencionista. Estudos randomizados mostram-se em desenvolvimento objetivando comparar tratamento clínico otimizado (TMO) x revascularização mecânica (RM ou ICP) + TMO em pacientes com cargas isquêmicas acentuadas.

■ Gênese das imagens e dos defeitos de perfusão na cintilografia miocárdica. Capacidade de estimativa da reserva coronária

- A característica principal do método é a capacidade de avaliar de modo indireto e com acurácia satisfatória a *reserva de fluxo coronário* frente a um estresse ou estímulo aplicados, considerando-se que é o parâmetro fisiológico de maior importância na caracterização de isquemia e no processo de tomada de decisão. Atualmente estão disponíveis medidas diretas invasivas do fluxo e da reserva coronária por variáveis denominadas FFR★ e IFR★★. *Softwares* em desenvolvimento para tais estimativas associados à metodologia "SPECT" e a outros métodos não invasivos despertam no meio médico grande expectativa na escolha mais adequada para o tratamento clínico ou intervencionista na doença aterosclerótica obstrutiva e em outras condições fisiopatológicas, como a doença microvascular e a disfunção endotelial, na caracterização da doença isquêmica do coração.
- O fluxo coronário em repouso é de 1 mL.g.min^{-1}, elevando-se de três a cinco vezes durante vasodilatação ou hiperemia máximas, em estresse físico ou provas farmacológicas, na presença de artérias coronárias normais. No entanto, frente a lesões obstrutivas crescentes que resultem no esgotamento da reserva coronária após a aplicação de estímulo ou estresse, com menor elevação do fluxo e subsequente queda, observa-se alteração da razão oferta/consumo de oxigênio, alterações da contratilidade e isquemia miocárdica resultante (Figuras 48.1 e 48.2).
- Para a compreensão da metodologia e da fisiologia cardíaca, imagens são formadas utilizando-se o princípio dos radiotraçadores ou traçadores, onde a troca de átomos estáveis pelos seus isótopos radioativos não altera as propriedades biológicas do organismo. Elevada marcação radioativa é realizada com quantidades mínimas de substâncias químicas, resultando em um radiotraçador ou radiofármaco que pode ser usado para representar verdadeiramente o estado fisiológico ou bioquímico da molécula não marcada.
- As imagens cintilográficas de perfusão e função do miocárdio têm sua gênese baseada na captação relativa do radiofármaco pelas paredes do ventrículo esquerdo, quando injetado por via intravenosa durante exercício físico ou provas farmacológicas.
- Tais radiofármacos ou radiotraçadores (^{99m}Tc-MIBI, ^{99m}Tc-tetrofosmin, ^{201}Tl – Quadro 48.1) são extraídos do sangue pelo miócito na dependência de membrana celular íntegra e fluxo coronário, sendo temporariamente retidos no meio intracelular.
- Desta maneira, a célula muscular cardíaca viável passa a ser uma fonte de radiação, sendo os fótons gama emitidos do miocárdio na proporção da captação que, por sua vez, é relacionada à magnitude da perfusão coronária.
- Assim, a comparação da captação do radiofármaco entre as paredes ventriculares é expressa nas imagens a partir de uma escala de cores criada por programas específicos de computador que, além de permitirem a análise subjetiva da perfusão, possibilitam a avaliação semiquantitativa e quantitativa da área de miocárdio acometida.

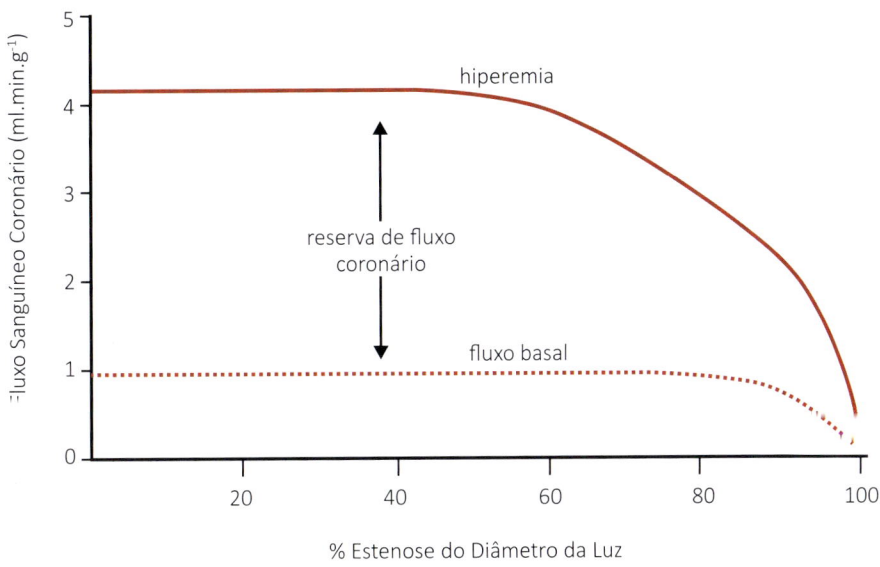

Figura 48.1. Relação entre o grau de estenose porcentual do diâmetro da luz e alterações do fluxo e da reserva coronária (modificado de Gould K). Após aplicação de estresse físico e elevação do fluxo coronário, obstruções luminais a partir de 50% já resultam em redução da reserva coronária com queda subsequente de fluxo. Notar que o fluxo em repouso é próximo a 1 mL.min.g^{-1} alcançando, mediante um estímulo hiperêmico, valores de 4 mL.min.g^{-1}.

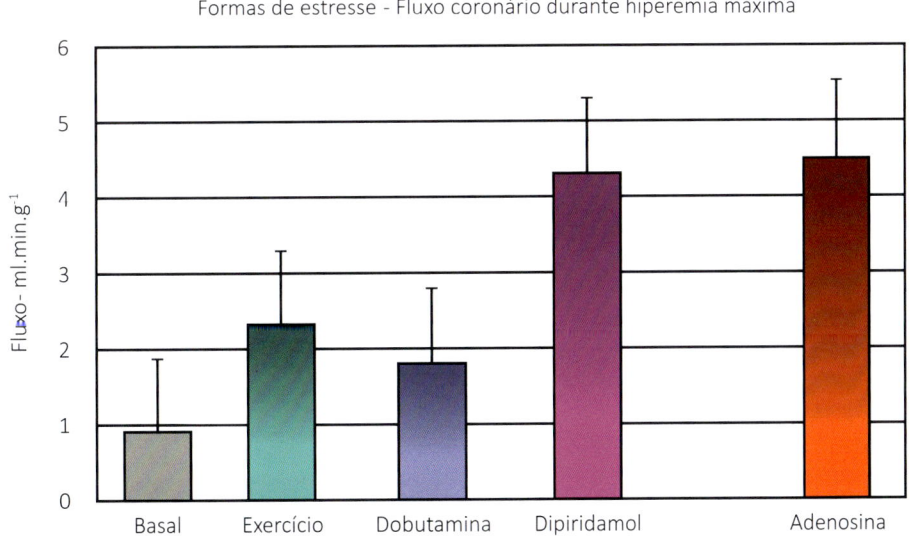

Figura 48.2. Formas de estresse associadas à cintilografia de perfusão miocárdica, com respectiva resposta vasodilatadora máxima e variação resultante do fluxo coronário. Modificado de: Mastrocola LE, et al.

Cintilografia do Miocárdio

QUADRO 48.1
Radiofármacos utilizados na realização de cintilografia de perfusão miocárdica

1. **MIBI marcada com tecnécio-99 metaestável = ^{99m}Tc-MIBI**
   – O MIBI ou SESTAMIBI é o marcador utilizado com maior frequência nos estudos de perfusão miocárdica. Como o fármaco SESTAMIBI não é radioativo, é marcado com tecnécio-99m, formando o radiofármaco ^{99m}Tc-MIBI
   – A captação inicial pelo miocárdio é proporcional ao fluxo sanguíneo regional, dependendo da integridade da membrana celular
   – Penetra na célula por mecanismo de difusão passiva, fixando-se nas mitocôndrias
   – Pela maior energia emitida (140 KeV ou quilo elétron volt), apresenta melhor qualidade de imagens em comparação ao tálio-201 (70 KeV)
   – Como não apresenta o fenômeno da redistribuição de modo significativo, são necessárias injeções do radiofármaco nas fases de repouso e estresse

2. **Tálio-201 ou ^{201}Tl**
   – De menor utilização atual por causa da pior qualidade na imagem e maior tempo de exposição à radiação devido à meia-vida do tálio (73 horas)
   – Da mesma forma que o MIBI, penetra na célula na dependência do fluxo coronário e da integridade da membrana celular, mas por mecanismo de transporte ativo, com gasto de energia
   – Apresenta o fenômeno da redistribuição (após 10 a 15 minutos de sua injeção no momento de hiperemia máxima passa a recircular, saindo do miócito para a circulação sanguínea e atravessando novamente a membrana celular)
   – Devido a tal fenômeno, somente uma injeção é necessária durante a vasodilatação máxima
   – Uma vantagem em relação ao SESTAMIBI, é que Pode ser utilizado também para pesquisa de viabilidade miocárdica

3. **Tetrofosmin** – semelhante ao MIBI

■ Indicações e contraindicações principais da cintilografia (Quadros 48.2 a 48.5 e Tabela 48.1)

Tabela 36.1. Assintomáticos – diagnóstico/estratificação de risco

Baixo risco (critérios ATP III)	1
Risco intermediário (critérios ATP III) – eletrocardiograma (ECG) interpretável	3
Risco intermediário (critérios ATP III) – ECG não interpretável	5
Alto risco (critérios ATP III)	7
Escore de cálcio (Agatston) > 400	7
Escore de Duke de baixo risco (> + 5)	2
Escore de Duke de risco intermediário (entre –11 e + 5)	7

Obs: Alguns graus de indicação da cintilografia de perfusão miocárdica (CPM) considerados apropriados (resultados entre 7 e 9), incertos (resultados entre 4 e 6) e inapropriados (resultados entre 1 e 3), a partir de escores numéricos baseados em informações clínicas e evidências da literatura. Apropriados: geralmente aceitáveis; incertos: podem ser aceitáveis em situações específicas, mas necessitam ainda de informações adicionais; inapropriados: não aceitáveis. Adaptado da: Diretriz Americana – Apropriate use criteria for cardiac radionuclide imaging 2009; Hendel RC; Berman DS; Di Carli MF, et al.

QUADRO 48.2
Avaliação de pacientes com dor torácica ou equivalente isquêmico

- Probabilidade pré-teste intermediária de DAC
- SCA possível em pacientes com dor torácica recente, mas estratificados como baixo risco na unidade de dor torácica

QUADRO 48.3
Estratificação de risco e avaliação prognóstica

- Probabilidade pré-teste elevada de DAC
- Evolução pós-infarto do miocárdio ou SCA
- Avaliação da eficácia terapêutica clínica
- Avaliação funcional de lesões anatômicas conhecidas
- Pacientes sintomáticos submetidos à revascularização percutânea ou cirúrgica
- Estudo de viabilidade miocárdica (estudos de cintilografia com ^{201}Tálio ou de PET/CT com 18F-FDG) na presença de disfunção ventricular esquerda sistólica em pacientes com DAC e expectativa de melhora de morbimortalidade com a revascularização
- Avaliação pré-operatória de cirurgia não cardíaca de grande porte, especialmente cirurgia vascular, em pacientes que possuem capacidade funcional baixa ou desconhecida

QUADRO 48.4
Contraindicações ao uso de dipiridamol/adenosina

- Broncoespasmo ativo (crises de hiper-reatividade recentes, até 3 meses) é contraindicação absoluta. História pregressa de broncospasmo é contraindicação relativa, porém não realizar em pacientes com diagnóstico estabelecido de doença pulmonar obstrutiva crônica (DPOC) e asma, especialmente se de grau moderado a grave
- Bloqueio atrioventricular (BAV) de segundo grau e BAV de grau avançado não protegido por marca-passo
- Angina instável de risco intermediário a alto < 48 horas (também se aplica ao teste ergométrico)
- Uso de substâncias que contenham xantinas nas 24 horas (cafeína, teofilina) ou pentoxifilina (72 horas)
- Insuficiência vascular cerebral sintomática
- Cefaleia importante no dia do exame
- Hipersensibilidade a dipiridamol/adenosina
- Recomendações em relação à estenose carotídea:
   – Lesão grave bilateral – não realizar
   – Acidente vascular cerebral (AVC) < 2 meses – não realizar
   – Lesão grave unilateral ou moderada bilateral – pode-se realizar o exame

Obs.: Lesões carotídeas < 50% = leve; 50-69% = moderada; ≥ 70% = grave.

QUADRO 48.5
Contraindicações à dobutamina

- Aneurisma ou dissecção de aorta
- Estenose aórtica grave sintomática
- Miocardiopatia hipertrófica obstrutiva
- Arritmias ventriculares complexas
- Angina instável ou infarto do miocárdio recente
- Uso de betabloqueador ou outras medições cronotrópicas negativas
- Hipertensão arterial sistêmica não controlada. Não são estabelecidos limites definidos na literatura. Sugere-se não realizar com PA ≥ 180/100 mmHg

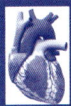
Quando solicitar a prova farmacológica e não o estresse físico?

- Impossibilidade ou dificuldade de deambulação: doenças osteomusculares, sequela de acidente vascular encefálico, doença arterial periférica.
- Condições não cardíacas que resultem na inabilidade de realizar exercício eficaz.
- Presença de bloqueio do ramo esquerdo.
- Na presença de marca-passo elétrico artificial.
- Arritmias ventriculares complexas induzidas pelo exercício.
- Hipertensão arterial grave não controlada.
- Metodologia alternativa em idosos frágeis.
- Insuficiência cardíaca congestiva compensada.
- Aneurismas conhecidos de aorta torácica e abdominal.
- Pacientes encaminhados com finalidade diagnóstica em vigência de medicação cronotrópica negativa.

Análise das imagens de perfusão miocárdica e função ventricular com a utilização de radiofármacos

- **Análise qualitativa ou visual** – pela simples inspeção das imagens, resultantes de um estudo tomográfico de perfusão e função ventricular (técnica de Gated-SPECT), podem-se avaliar indiretamente o fluxo sanguíneo e a contratilidade regional do miocárdio ventricular esquerdo.
- As imagens tomográficas são reconstruídas como múltiplos cortes orientados ao longo do eixo anatômico do ventrículo esquerdo (VE), definindo-se as regiões correspondentes e as respectivas relações com os territórios coronários. Os cortes são realizados nos eixos menor, maior vertical e maior horizontal (Figura 48.3).
- A caracterização da captação do radiofármaco ^{99m}Tc-MIBI, nas duas etapas do exame (repouso e estresse, protocolo de 1 dia) e do ^{201}Tl (nas fases de estresse e redistribuição), volta-se às regiões anterior, septal, inferior, lateral e ápice do ventrículo esquerdo.
- Na projeção em eixo menor são utilizados cortes tomográficos transversais ao VE, com varredura desde o ápice, meio da cavidade e porção basal. A reconstrução tomográfica nos eixos maior vertical e horizontal do VE direciona-se do septo para a parede lateral e da parede inferior para a anterior, respectivamente (Figura 48.4).
- Cada região e subdivisões são identificadas numericamente, objetivando a padronização da análise segmentar do miocárdio do ventrículo esquerdo. Aceita-se de modo consensual a divisão em 17 segmentos, que resulta em menor subjetividade na interpretação (Figura 48.5).

Possibilidade de resultados quanto à captação do radiofármaco pelas paredes do VE – Figuras 48.4, 48.6 a 48.9.

1. Distribuição homogênea ou captação aparente normal do radiofármaco no miocárdio.
2. Hipocaptação transitória ou sugestiva de isquemia.
3. Hipocaptação persistente ou fixa, associada à fibrose ou artefato de atenuação.
4. Hipocaptação parcialmente reversível ou sugestiva de isquemia associada à fibrose.

- **Obs. 1:** Como a análise visual se realiza pela comparação da captação relativa do radiofármaco entre as paredes do VE, há situações específicas nas quais a reserva coronária e, consequentemente, o fluxo coronário podem estar diminuídos de modo semelhante nas três artérias coronárias (doença triarterial com lesões funcionalmente iguais), resultando em imagens com perfusão aparentemente "normal" (resultados "falso-negativos"). Neste caso devem ser observados outros sinais de gravidade como aumento transitório da cavidade ventricular esquerda na fase de estresse (TID – *Transient Isquemic Dilation*), bem como captação do radiofármaco em paredes do ventrículo direito e pulmões (hipercaptação), além de queda dos valores estimados de fração de ejeção quando comparadas ambas as etapas do exame.

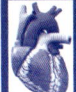
Dica: O que é e como identifico a dilatação isquêmica transitória (TID – *Transient Isquemic Dilation*) do ventrículo esquerdo?

- A dilatação isquêmica transitória (TID) é definida como a dilatação do ventrículo esquerdo na fase de esforço, portanto é uma medida relativa entre as fases de esforço e repouso, que pode ser avaliada qualitativamente (através da avaliação das dimensões do VE nas imagens de perfusão) ou de forma semiquantitativa, observando-se o valor calculado pelo *software* de avaliação da fase GATED.
- Valores aumentados de TID (maiores que 1,18 em homens e que 1,22 em mulheres), sobretudo em pacientes com alterações isquêmicas nas imagens de perfusão, podem estar relacionados a maior gravidade.

Cintilografia do Miocárdio

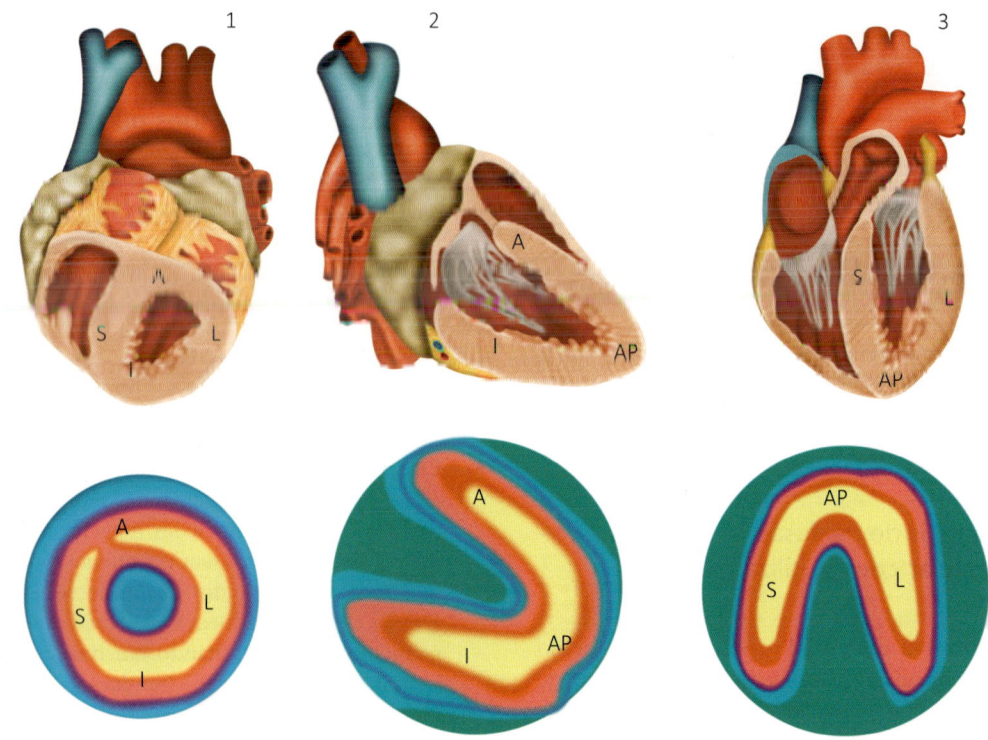

Eixo curto, ou SAX, onde as imagens são orientadas do ápice para a base do VE.

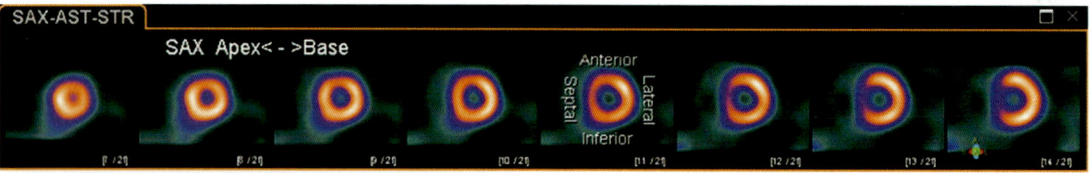

Eixo longo vertical, ou VLA, onde as imagens são orientadas da parede septal para a parede lateral.

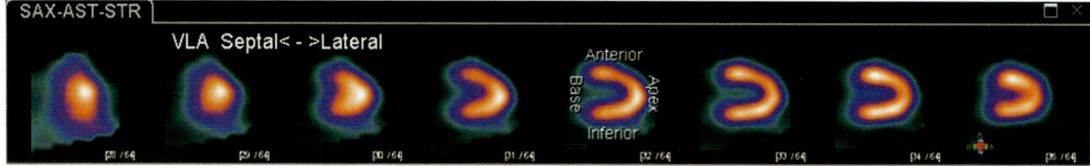

Eixo longo horizontal, ou HLA, onde as imagens são orientadas da parede inferior para a parede anterior.

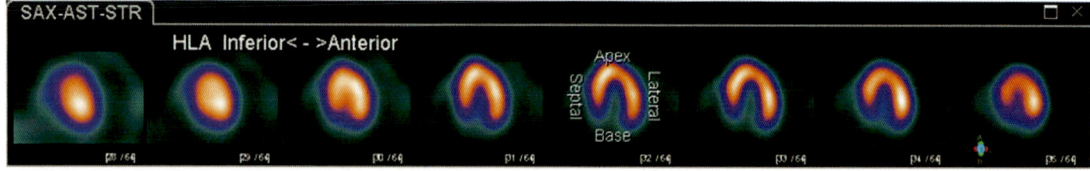

Figura 48.3. Reconstrução bidimensional das imagens cintilográficas representando padrão normal de perfusão (imagens inferiores), que mostram distribuição homogênea do radiofármaco pelas paredes do ventrículo esquerdo, segundo os cortes em eixos menor (1), maior vertical (2) e maior horizontal (3), e a respectiva correspondência dos cortes anatômicos (imagens superiores). A: anterior; I: inferior; S: septal; L: lateral; AP: ápice do ventrículo esquerdo.

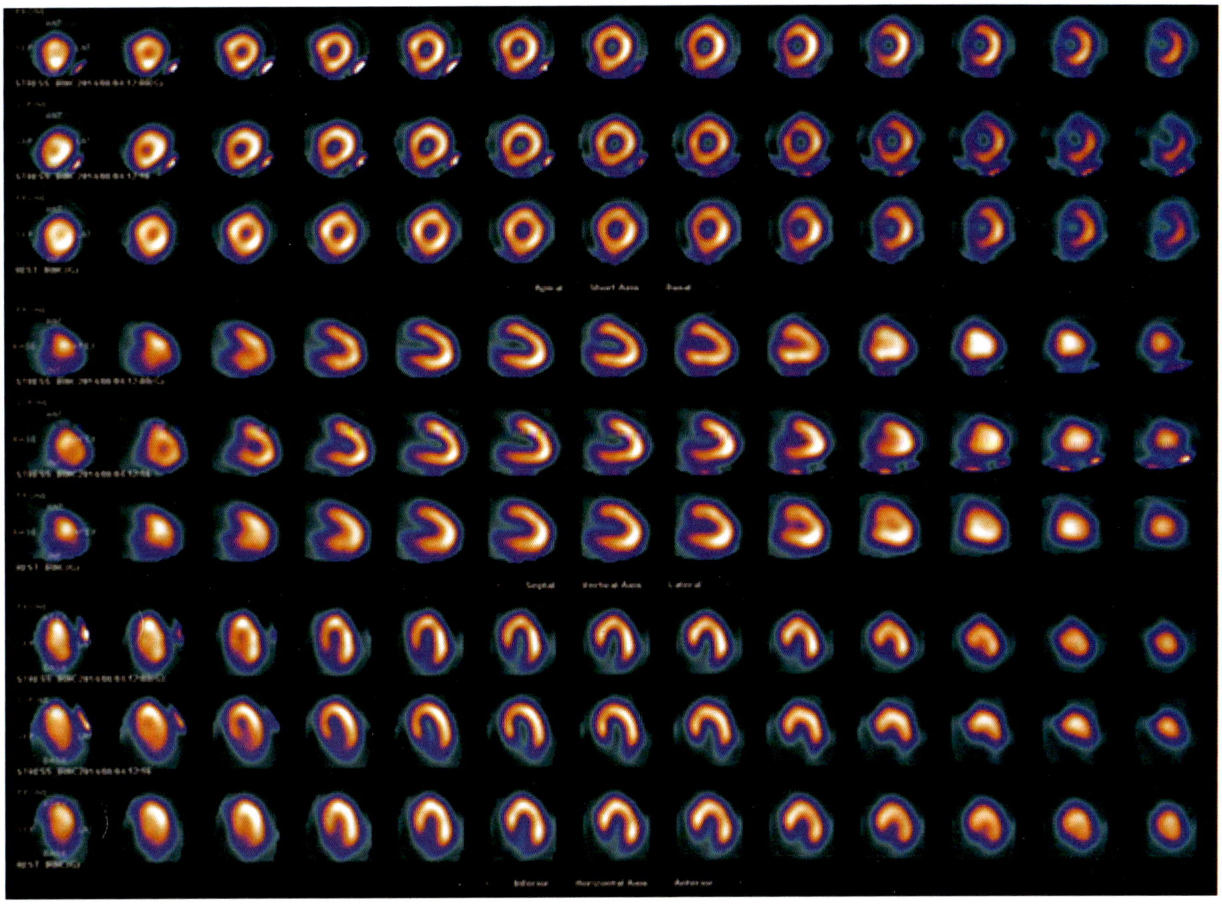

Cintilografia do Miocárdio

Figura 48.4. **Caso clínico 1 – Captação normal do radiofármaco pelas paredes do VE.** MILL, 65 a, sexo feminino – CPM com ^{99m}Tc-MIBI, técnica GATED-SPECT. Cortes tomográficos obtidos em três planos ortogonais seguindo-se a orientação do eixo cardíaco menor e do eixo cardíaco maior (planos horizontal e vertical), com sincronização eletrocardiográfica para avaliação da contratilidade regional do ventrículo esquerdo. As três séries de imagens superiores, de cima para baixo, representam a fase de estresse em posições supina, prona e a fase de repouso supino, nos cortes tomográficos em eixo menor, com varredura *do ápice para a base* (esquerda para a direita); as três intermediárias (eixo maior vertical, cortes *do septo para a parede lateral*) e as três inferiores (eixo maior horizontal, cortes *da parede inferior para a anterior*) seguem a mesma sequência. A escala de cores tendendo ao vermelho/laranja e branco, representa perfusão normal do miocárdio. Exame com *ausência de sinais de isquemia significativa ou ausência de hipocaptação transitória induzida por estresse físico*. Fonte pessoal.

- **Obs. 2:** Nem sempre o padrão de hipocaptação transitória representa isquemia, que implica de modo obrigatório em alteração do espessamento das paredes do VE. Por vezes, observa-se diferença regional de fluxo sem, no entanto, representar isquemia (espessamento normal).
- **Obs. 3:** Em algumas situações, o aspecto de hipocaptação fixa ou persistente (padrão de imagem semelhante nas duas etapas) pode estar associado aos fenômenos de atordoamento e/ou hibernação.
- **Análise semiquantitativa e quantitativa da perfusão** – as regiões são também avaliadas quanto ao número dos segmentos envolvidos (extensão) e intensidade

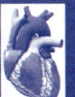

Dica: Quais as possibilidades frente a uma hipocaptação persistente na cintilografia de perfusão miocárdica?

1. Fibrose, normalmente decorrente de infarto prévio, é a principal hipótese (espessamento ou contratilidade alterada).
2. Miocárdio hibernado (espessamento ou contratilidade alterada, para a diferenciação com a condição 1 – necessita de estudo adicional de viabilidade com ^{201}tálio ou PET com ^{18}F-FDG).
3. Artefato (espessamento ou contratilidade normal, normaliza ou melhora quando são comparadas as imagens em posições supina e prona).

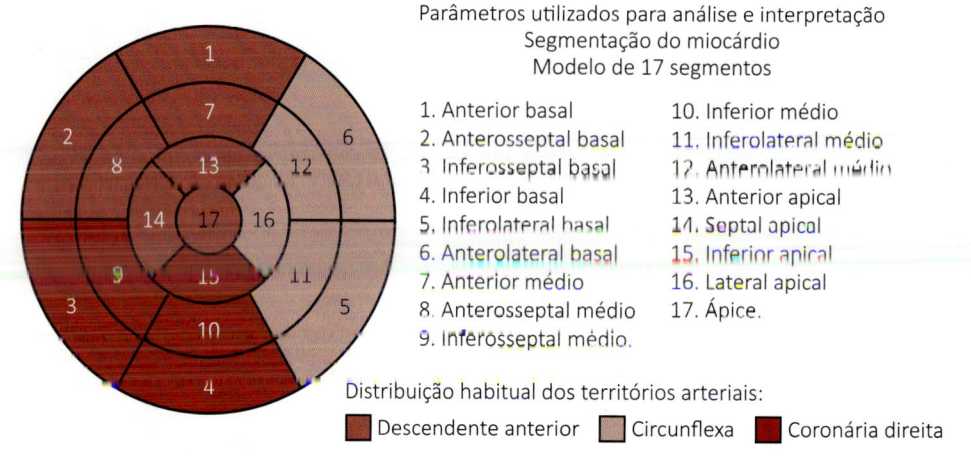

Figura 48.5. Modelo de divisão segmentar do ventrículo esquerdo (VE) em 17 partes segundo normatização clássica estabelecida. Recebe a denominação de mapa polar, que representa a distribuição do radiofármaco por todo o ventrículo esquerdo, onde o círculo central (números 13, 14, 15, 16 e 17) se refere à região apical, o intermediário (números 7, 8, 9, 10, 11, 12), às porções médias e o periférico (números 1, 2, 3, 4, 5, 6), às porções basais do VE. As áreas delimitadas em cores diferentes representam as áreas de domínio das artérias descendente anterior, circunflexa e coronária direita, respectivamente.

dos defeitos, criando-se escores a partir das situações de captação normal do radioisótopo (0); hipocaptações discreta (1), moderada (2), intensa (3) e ausência de captação (4). Habitualmente, as intensidades 3 ou 4 associam-se à estenose coronária maior ou igual a 90%; quanto maior for o número de segmentos alterados, maior a extensão de miocárdio acometido; quanto maior a soma dos escores, maior a gravidade, com inquestionável valor prognóstico em pacientes com doença arterial coronária.

- O somatório dos valores atribuídos a cada segmento, representativo da fase de estresse, é denominado **SSS** (*Summed Stress Score* ou somatório do escore de estresse), repetido na fase basal ou de redistribuição (^{201}Tl), recebendo o nome de **SRS** (*Summed Rest/Redistribuition Score* ou somatório do escore de repouso/redistribuição). A diferença entre o SSS e o SRS mede o grau de reversibilidade ou de hipocaptação transitória, denominado **SDS** (*Summed Difference Score* ou somatório da diferença dos escores de estresse e repouso). Poder-se-ia dizer que a soma dos escores está para a perfusão assim como o cálculo da fração de ejeção está para a função ventricular.
- Com base na análise semiquantitativa (escores e número de segmentos envolvidos), pode-se ter o cálculo porcentual da extensão de miocárdio em risco ou total comprometido, bem como inferir-se a extensão dos defeitos em relação à massa total do ventrículo esquerdo (Tabela 48.2).

> **Observações importantes: alterações na cintilografia em portadores de BRE**
>
> - Alterações perfusionais persistentes e/ou transitórias relacionadas à região septal do ventrículo esquerdo podem ser observadas na vigência de distúrbio da condução intraventricular pelo ramo esquerdo, não representando obrigatoriamente DAC obstrutiva. A associação com teste ergométrico não é recomendada devido à intensificação de dissincronia septal com a elevação da FC, facilitando o aparecimento de defeitos perfusionais aparentes na mesma região.
>
> - Quando as anormalidades aparentes de perfusão estendem-se à maior extensão da parede anterior ou outros segmentos, pode-se suspeitar de DAC associada, em especial se na história clínica houver referência à dor torácica suspeita de angina. Da mesma forma, a existência de espessamento septal preservado auxilia na diferenciação entre a ausência e a presença de DAC associado ao BRE.
>
> - Outros aspectos também podem estar relacionados à menor especificidade da CPM na presença de BRE: fatores técnicos; efeito do volume parcial devido a alterações da motilidade e espessamento na região septal, contribuindo para o aparecimento de defeitos de perfusão; atenuação devida a artefatos ou fibrose regional, encontrados mesmo nas cardiomiopatias não isquêmicas em pacientes com BRE.

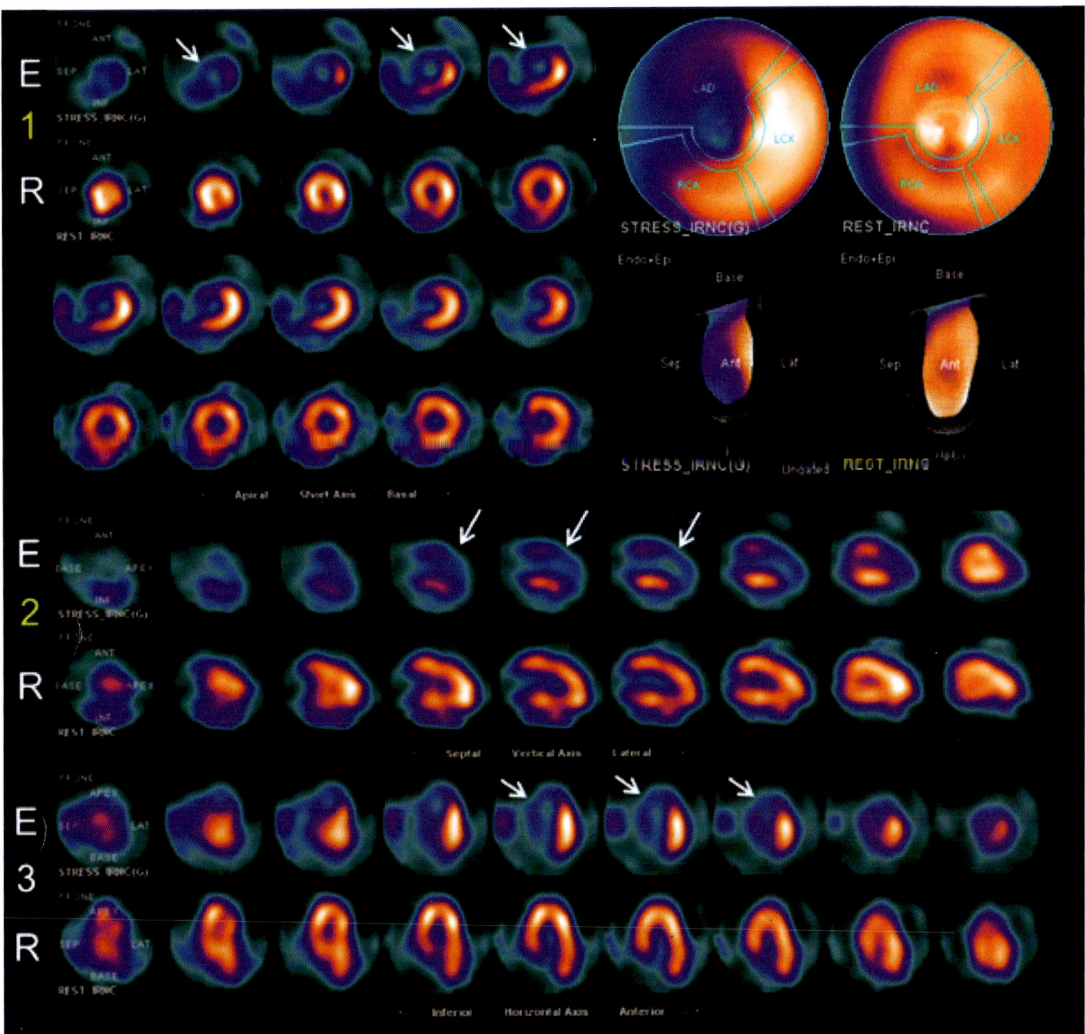

LGS, 54 a, sexo masc. Data: 06/12/2011 – cintilografia de perfusão do miocárdio com injeção de ^{99m}Tc-MIBI em 127 bpm (76% da FC máx.), no momento da ocorrência de alterações de ST no teste ergométrico. Imagens tomográficas obtidas nas etapas de repouso (R) e estresse (E), nos eixos menor (1), maior vertical (2) e maior horizontal (3). As setas indicam área de hipocaptação do radiofármaco, de grande extensão nas imagens de estresse envolvendo as regiões anterior, septal e o ápice do ventrículo esquerdo, indicativa de isquemia, uma vez que está ausente na fase de repouso. A área de miocárdio acometido foi estimada em 45% pela análise quantitativa com escores: SSS = 25; SRS = 0; SDS = 25 (análise semiquantitativa). Os círculos ou mapas polares (canto superior direito) representam a distribuição do radiofármaco por todo o ventrículo esquerdo. A área em azul no mapa, correspondente ao esforço, representa a área de miocárdio em risco ou isquêmica. SSS: somatório do escore de estresse; SRS: somatório do escore de repouso; SDS: somatório da diferença dos escores. Encaminhado à cinecoronariografia (Figura 48.7). Fonte pessoal.

Figura 48.6. **Caso clínico 2 – Hipocaptação transitória.**

Tabela 48.2. **Extensão dos defeitos de perfusão (em relação à massa total do VE)**

Mínima	< 5%
Pequena	5-9%
Moderada	10-19%
Grande	≥ 20%

Situações específicas a serem observadas na interpretação das imagens da cintilografia miocárdica

- *Artefato por atenuação mamária:* em mulheres com mamas grandes e densas, pode-se observar *hipocaptação persistente anterior e anterolateral*. A ausência de hipocinesia e o espessamento normal falam a favor do diagnóstico de artefato em

capítulo 48

Cintilografia do Miocárdio

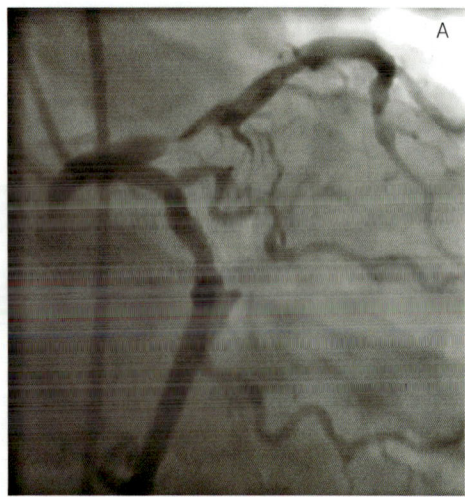
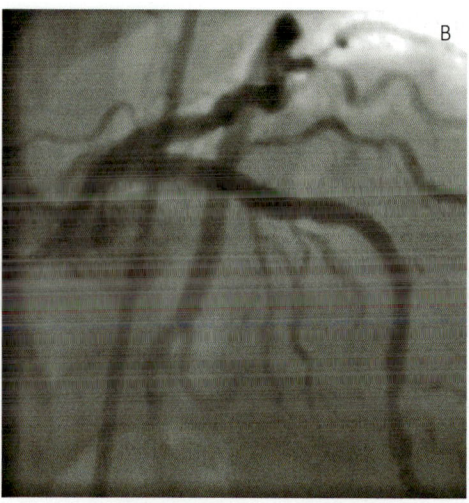

Figura 48.7. Caso Clínico 2. Mesmo paciente da Fgura 48.6. LGS, 54 a, sexo masc. Em 08/12/2011 foi submetido à cinecoronariografia. Em A nota-se a artéria coronária esquerda na projeção OAD caudal, evidenciando-se lesão grave (suboclusão) no terço proximal da artéria descendente anterior. Em B, na mesma projeção, observa-se restituição da luz arterial após intervenção percutânea e colocação de *stent*.

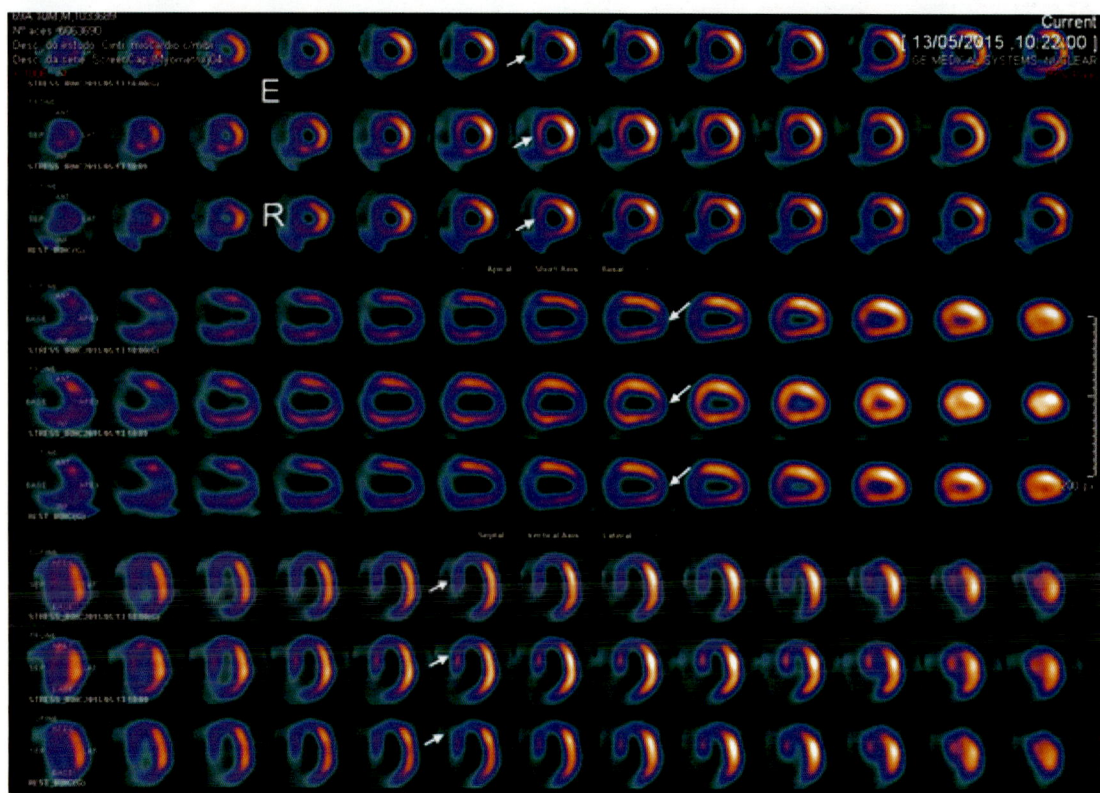

WJFV, 69 a, masc.; Data: 01/04/2015 – antecedentes de hipertensão arterial sistêmica, dislipidemia, AF+ para DAC; em uso de anlodipina e estatina. Assintomático, encaminhado à CPM com ^{99m}Tc-MIBI, associada ao esforço físico, devido ao achado no ECG de repouso de bloqueio do ramo esquerdo. Imagens tomográficas obtidas nas etapas de repouso (R) e estresse (E), nos eixos menor (três séries de imagens superiores), maior vertical (três séries de imagens intermediárias) e maior horizontal (três séries de imagens inferiores). As setas indicam área de hipocaptação persistente do radiofármaco, de grande extensão, envolvendo a região septal e o ápice do VE, podendo estar associada a fibrose (sem modificações perfusionais quando comparadas as etapas de R e E), além de sinais de aumento da cavidade. Durante a fase de estresse (E) são realizadas imagens nas posições supina e prona objetivando minimizar possíveis artefatos de atenuação.

Figura 48.8A – Caso clínico 3 – Hipocaptação persistente ou fixa.

Cintilografia do Miocárdio

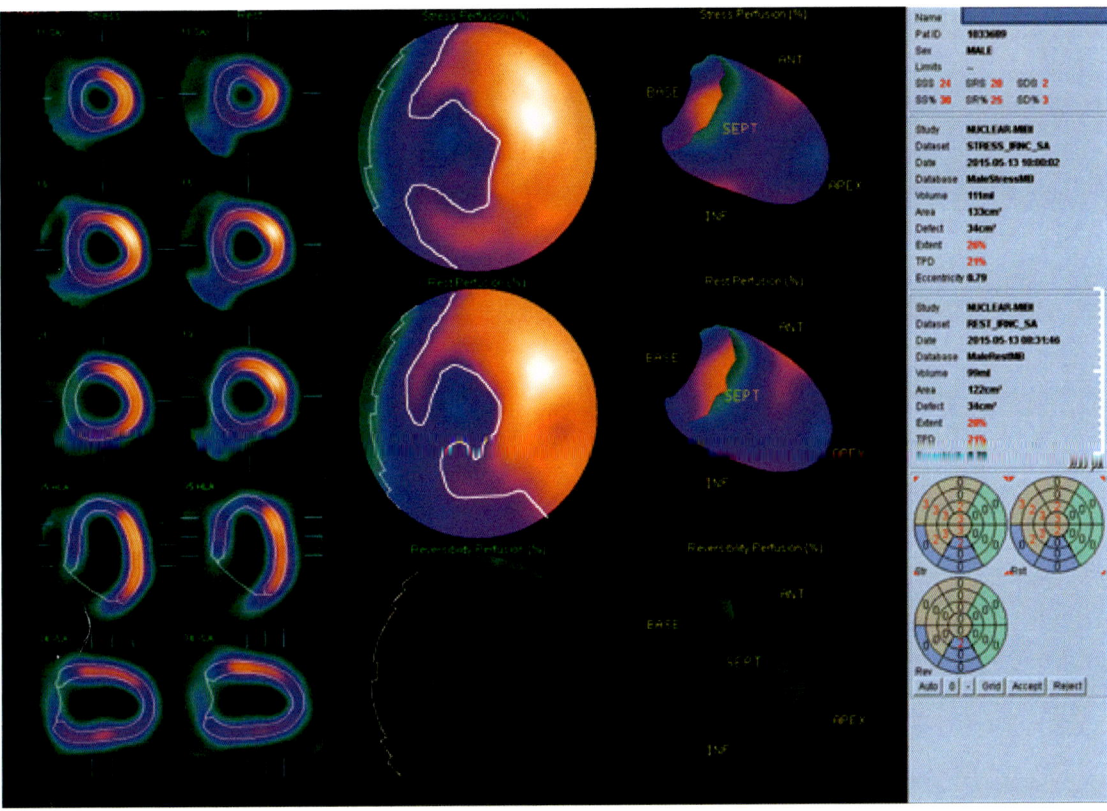

Figura 48.8B – Caso clínico 3. Análise quantitativa e semiquantitativa da perfusão do miocárdio ventricular esquerdo pela CPM – técnica GATED-SPECT, mesmo paciente da Figura 48.8A. Padrão de hipocaptação persistente ou fixo. Os três mapas polares representados com os escores numéricos em vermelho, na parte inferior esquerda da figura, correspondem às fases de estresse ou "Str" (valores de SSS), repouso ou "Rst" (valores de SRS) entre E e R ou "Rev" (valores de SDS). A extensão de miocárdio acometido foi estimada em 26-28% pela análise quantitativa, com escores: SSS = 24; SRS = 22; SDS = 2 (análise semiquantitativa). SSS: somatório do escore de estresse; SRS: somatório do escore de repouso; SDS: somatório da diferença dos escores. Os valores estimados de fração de ejeção foram 35% (diminuição em grau moderado) e 41% (diminuição em grau leve) nas fases de R e E, respectivamente. Fonte pessoal.

vez de IAM prévio (Figura 48.12). A aquisição de nova série de imagens com as mamas colocadas em outra posição, aquisição de imagens com a paciente em posição prona e a utilização de programas específicos para correção de atenuação auxiliam na exclusão de possíveis artefatos.

- *Atenuação na parede inferior:* aspecto de hipocaptação persistente, em geral causada pelo diafragma, especialmente em indivíduos com abdome volumoso (Figura 48.11). A motilidade e o espessamento normais corroboram o diagnóstico de artefato.
- A aquisição das imagens em posição prona pode auxiliar na diferenciação entre artefato e modificação perfusional verdadeira.
- Captação exagerada aparente do radiofármaco em estruturas extracardíacas pode causar interferências na qualidade da imagem. Caso sejam causadas pela radiação de fundo, proveniente de vísceras, deve-se reforçar a necessidade do preparo adequado e de realização de alimentação gordurosa previamente à aquisição das imagens.

- Outras possibilidades para diminuir a quantidade de atividade de radiação extracardíaca são: a mudança da forma de estresse (p. ex., de dipiridamol para esforço) ou, em outras situações, modificar o tipo de radiofármaco, de MIBI marcada com ^{99m}tecnécio para ^{201}tálio. Esta decisão baseia-se no conhecimento que a MIBI é excretada por via biliar ao intestino e o tálio é excretado por via renal.
- Bloqueio de ramo esquerdo: pode produzir aspecto de hipocaptação transitória ou persistente na região de septo interventricular, devido ao movimento atípico do septo, mesmo na ausência de DAC obstrutiva (estenose significativa de artéria descendente anterior e sub-ramos). Baixa especificidade para diagnóstico de DAC obstrutiva. Tais alterações são mais evidentes frente à elevação da FC; desta forma, optar por prova farmacológica em relação ao teste ergométrico, considerando-se que há pouco ou nenhum aumento do duplo produto (PAS × FC) durante a administração intravenosa de dipiridamol ou adenosina.

capítulo 48

Cintilografia do Miocárdio

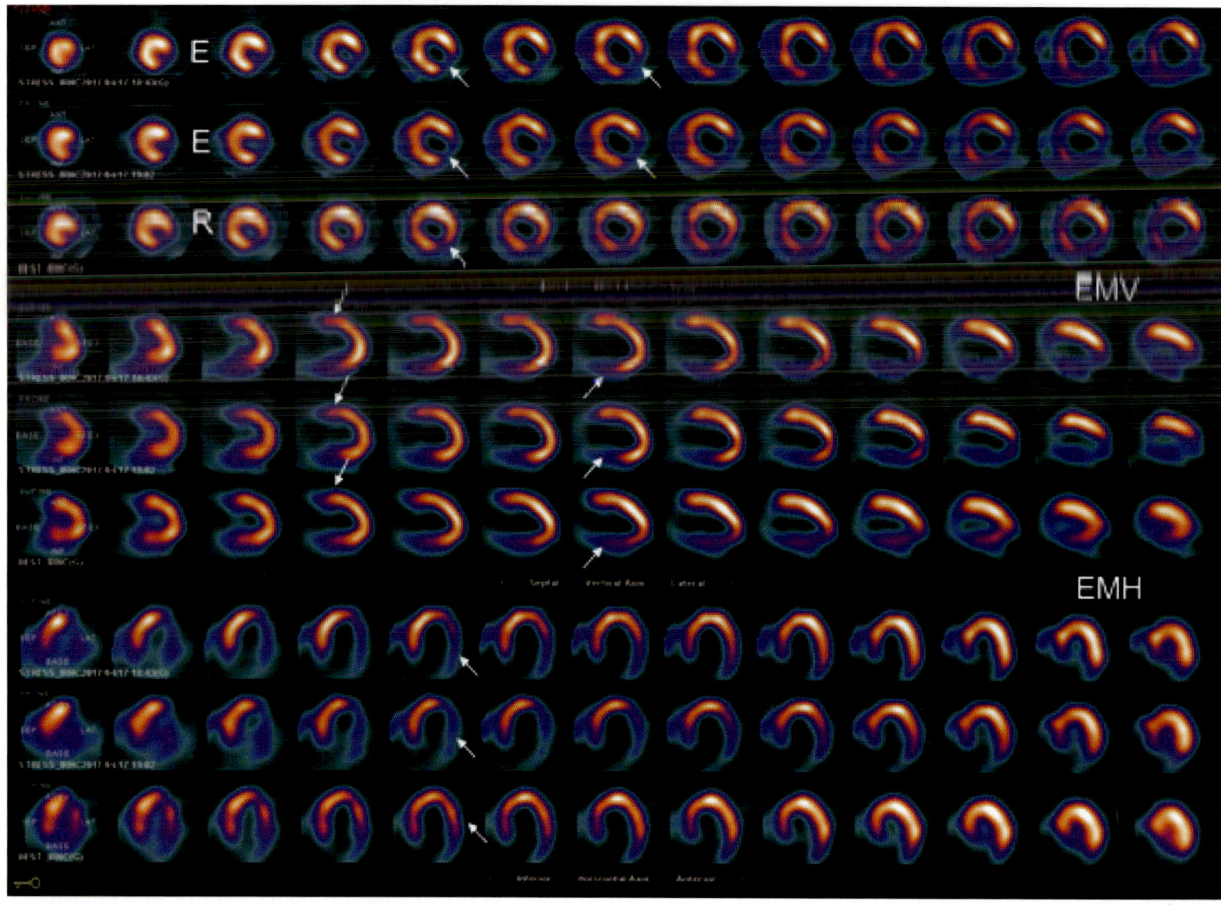

RM, sexo masc., 75 anos, com antecedentes de diabetes mellitus, dislipidemia, IRC não dialítica, com queixas de desconforto precordial aos esforços. Submetido a troca valvar aórtica (prótese biológica) + revascularização cirúrgica do miocárdio com enxertos Ma-DA e PVS-Mg em outubro de 2015; em vigência de galvus, metformina, clopidogrel, lipitor. Realizada CPM (GATED-SPECT) com ^{99m}Tc-MIBI + dipiridamol (DIPI) em 17/04/2017 por retorno de sintomatologia pré-operatória. ECG após injeção do DIPI com infradesnível de ST = 1 mm em múltiplas derivações, concomitante a dor em região dorsal e períodos de TVNS. Imagens tomográficas obtidas nas etapas de repouso (R) e estresse (E), nos eixos menor (três séries de imagens superiores), maior vertical (três séries de imagens intermediárias) e maior horizontal (três séries de imagens inferiores). Observa-se área de hipocaptação transitória de média extensão, associada a componente de hipocaptação persistente também de média extensão, envolvendo as paredes inferolateral (setas nos cortes tomográficos em eixo menor – EM e eixo maior horizontal – EMH), inferior (setas nos cortes tomográficos em eixo maior vertical – EMV), inferosseptal, anterosseptal (setas nos cortes tomográficos em eixo maior vertical – EMV, somente componente de hipocaptação transitória), estendendo-se ao ápice do VE.

Figura 48.9 – Caso clínico 4. Hipocaptação parcialmente reversível ou sugestiva de isquemia associada a hipocaptação persistente (fibrose).

Redução de dose injetada do radiofármaco, diminuindo a exposição do paciente, mas com imagens de alta qualidade – fase única de estresse ou *stress only*

- A dose de injeção dos radiofármacos para as imagens de perfusão do miocárdio têm a atividade de radiação medida em unidades denominadas "miliCurie" ou mCi, enquanto a exposição a radiação à qual o paciente é submetido é calculada em miliSievert ou mSV.

- O processo de decisão clínica para a utilização de radiação ionizante com finalidade diagnóstica em estudos por métodos de imagem inclui obrigatoriamente critérios apropriados de indicação e avalia a razão risco-benefício dentro do princípio da mínima exposição, enquanto informações de alta qualidade são obtidas (princípio ALARA).

- Adicionalmente, a exposição à radiação médica continua como tópico de constante discussão, considerando-se o crescimento do emprego de exames de imagem, o consequente aumento de dose efetiva de radiação e a falta de monitoração e insuficiência de dados na exposição longitudinal à radiação de pacientes que realizam

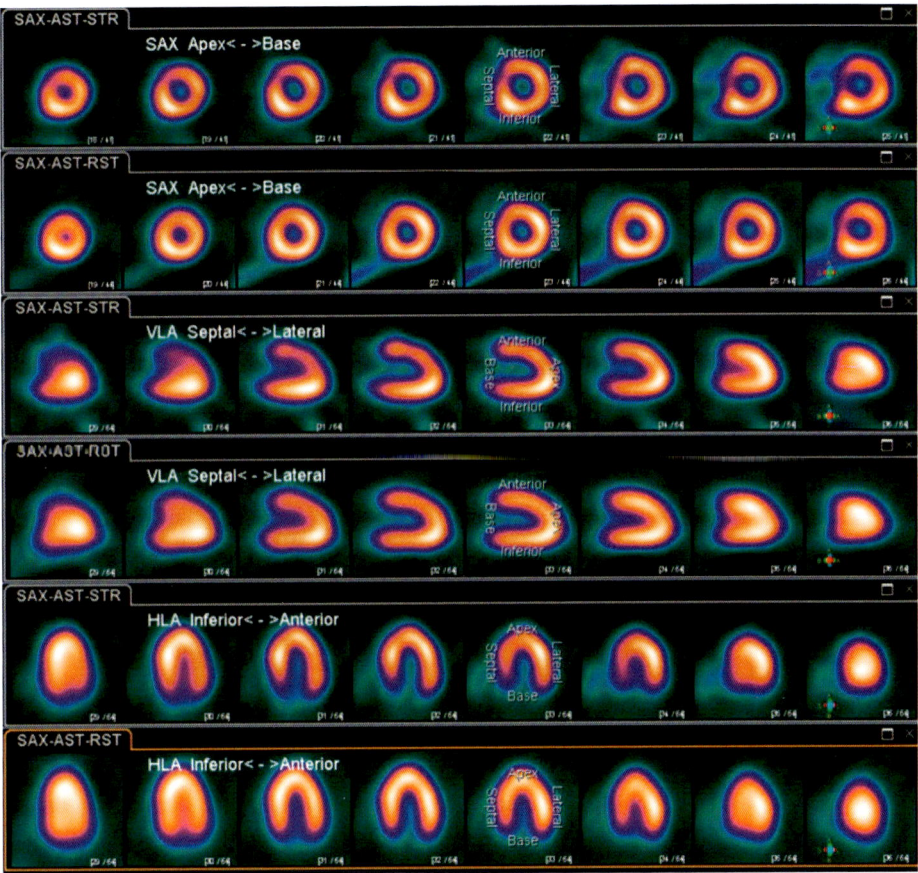

Figura 48.10. Hipoperfusão transitória na parede ântero-septal com dilatação isquêmica transitória observada visualmente e pelos parâmetros semiquantitativos calculados pelo *software* (TID: 1,26) e redução da FE na fase pós esforço.

- frequentemente múltiplos procedimentos ao longo do tempo.
- A dose cumulativa de radiação não terapêutica foi proveniente, nos Estados Unidos, no ano de 2006, de 25% de todos os procedimentos radiográficos fluoroscópicos, de 49% da tomografia computadorizada e de 26% da medicina nuclear.
- Considerando-se tais fatos e evidências experimentais e epidemiológicas que relacionam a exposição à baixas doses de radiação ionizante e o desenvolvimento de tumores sólidos e leucemias, protocolos rígidos de controle e segurança têm sido implementados na rotina diária.
- Como resultado, pessoas em risco para exposição repetida à radiação, como trabalhadores ligados à área da saúde e à indústria nuclear, são monitoradas e restritas a doses efetivas de 100 mSv a cada 5 anos (20 mSv por ano), com dose máxima permitida de 50 mSv em qualquer ano dado.
- Com as características dos novos sistemas (evolução e implementação de *hardware* e *software*, elevada taxa de contagens, diminuição do tempo de aquisição em comparação às câmaras convencionais, manutenção de alta qualidade de imagens, entre outros), a dose injetada pode ser diminuída, reduzindo a dose efetiva total ao paciente.
- Diretrizes recentes publicadas estabeleceram que os laboratórios com emprego de protocolos de imagem deveriam alcançar exposição à radiação para um paciente em média ≤ 9 mSv em pelo menos 50% dos estudos a partir de 2014. A recente proposta da realização de uma série de imagens de estresse apenas para o estudo da perfusão miocárdica (*stress only*) em pacientes selecionados, com a administração consequente de apenas uma dose de MIBI marcada com ^{99m}tecnécio, além da introdução das gama-câmaras ultrarrápidas com geometria otimizada demonstrou o potencial de permitir a redução das doses, mantendo ou melhorando a acurácia para DAC (Figura 34.12).

Cintilografia do Miocárdio

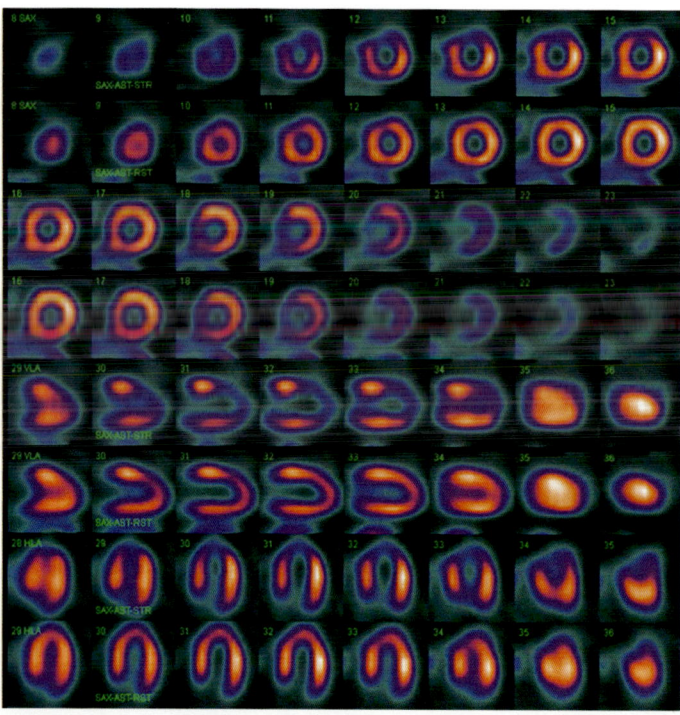

Figura 48.11. 65 a, sexo masculino – CPM com 99mTc-MIBI. Cortes tomográficos obtidos em três planos ortogonais seguindo-se a orientação do eixo cardíaco menor e do eixo cardíaco maior (planos horizontal e vertical) do ventrículo esquerdo. As séries de imagens demonstram redução acentuada da perfusão nas paredes apical, septal (segmento apical) e anterior (segmentos apical e médio) na fase de estresse.

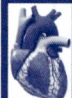 **Dica: Como reduzir a radiação ao realizar a cintilografia de perfusão miocárdica?**

Uma das formas de reduzir a radiação é utilizar apenas o protocolo de estresse. O paciente começará pela realização da imagem após estresse físico ou farmacológico. A imagem é analisada e, se for normal, não será necessário realizar nova imagem referente ao repouso, reduzindo custos, o tempo de realização do exame e a dose de radiação.

▪ Processo de decisão clínica e implicações prognósticas após avaliação dos resultados da cintilografia de perfusão e função

- A cintilografia miocárdica apresenta extensa validação na literatura para avaliação diagnóstica e prognóstica da doença coronariana.
- O risco de eventos coronarianos aumenta progressivamente com a intensidade e a extensão da anormalidade na perfusão miocárdica.
- Diversos estudos mostram o elevado valor preditivo negativo de um exame normal, com baixo risco de eventos coronarianos em seguimentos variados.
- Os dados da perfusão devem estar integrados com a avaliação da função ventricular, considerando que pacientes com fração de ejeção (FE) < 45%, associada a defeitos variados na captação do radiofármaco, apresentam elevada taxa de mortalidade. É importante lembrar que na cintilografia os valores estimados de normalidade são habitualmente > 50%, a depender do banco de dados utilizado para comparação, com alguns estudos diferenciando valores para ambos os sexos.
- Considerando-se o cenário de ausência ou discreta isquemia, os estudos não demonstram redução de desfechos cardiovasculares com a revascularização, sendo o tratamento clínico otimizado a opção inicial.
- Achados que são considerados de alto risco incluem:
1) múltiplos defeitos de perfusão, representando o número de artérias envolvidas;
2) extensão e intensidade da hipoperfusão transitória, representando uma "carga isquêmica" importante dentro do processo de decisão médica;
3) dilatação transitória aparente do VE, relacionada às imagens da etapa de estresse, quando comparadas ao repouso. Avaliada por análise subjetiva e por um índice denominado **TID** (índice de dilatação isquêmica transitória) associado a padrão de isquemia subendocárdica difuso: ou a ^{99m}Tc-MIBI não é captada pelo subendocárdio e dá a falsa impressão de que a cavidade está dilatada ou ocorre dilatação verdadeira por disfunção isquêmica induzida pelo estresse;

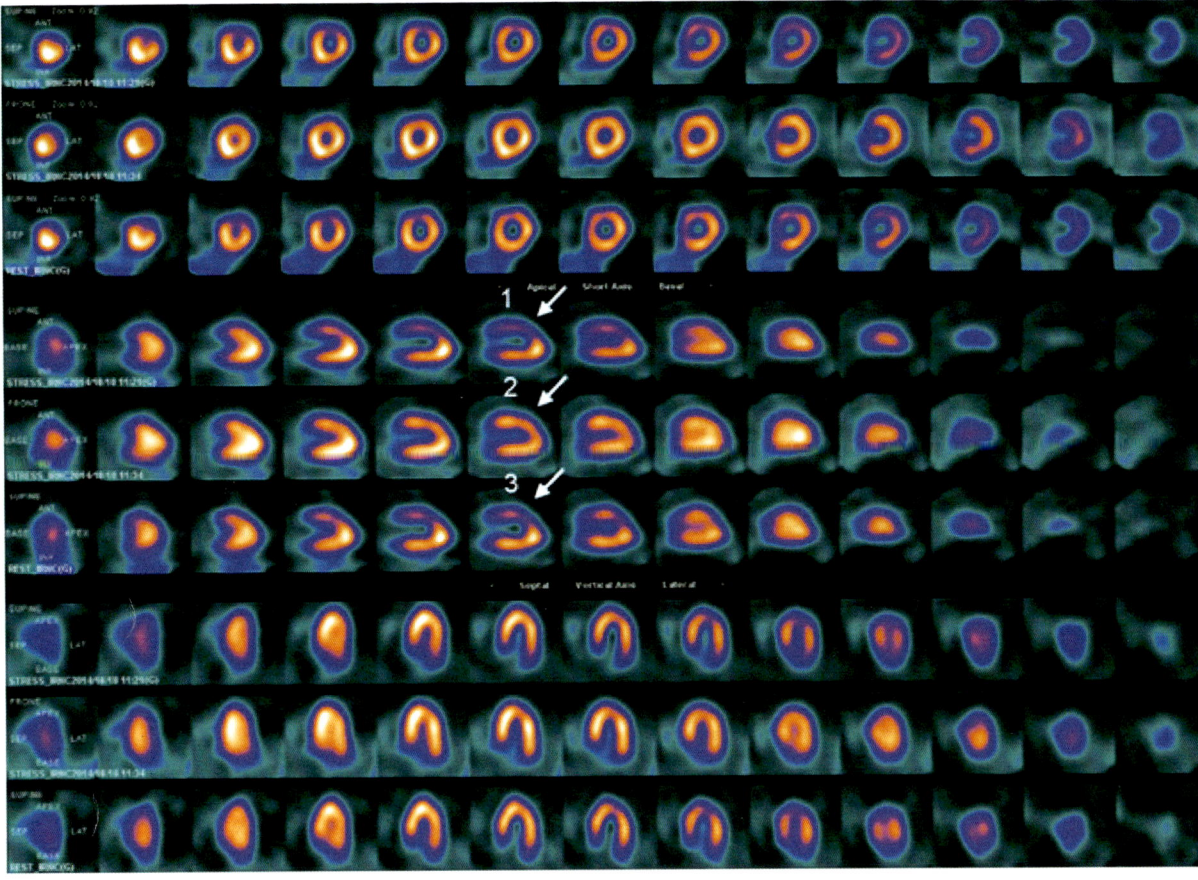

Figura 48.12. Atenuação em região de parede anterior ou mamária. ECL, 28 anos, sexo fem., E = 1,65 m; P = 96 kg; IMC = 35,2 (obesidade grau II), sedentarismo, dor torácica atípica. CPM com prova farmacológica (dipiridamol) solicitada por limitação física em realizar TF, segundo informações no pedido médico. Notar hipocaptação aparente do radiofármaco na parede anterior do ventrículo esquerdo nas imagens adquiridas em posição supina nas fases de estresse (seta indicativa número 1) e de repouso (seta indicativa número 3). Na condição das imagens adquiridas em posição prona também na fase de estresse (seta indicativa número 2) observa-se praticamente normalização da captação de ^{99m}TC-MIBI na mesma área, com espessamento e motilidade normais das paredes do ventrículo esquerdo, ECG e ecodopplercardiograma prévios em repouso considerados normais, bem como bioquímica sanguínea.

4) queda da fração de ejeção (> 10%) avaliada nas imagens de estresse em comparação à etapa de repouso;
5) aumento dos volumes diastólico e sistólico finais do ventrículo esquerdo;
6) captação do radiofármaco na fase de estresse em paredes do ventrículo direito (VD), representando desbalanço entre as perfusões de ambos os ventrículos e associação com doença multivascular grave;
7) aumento da captação pulmonar do radiofármaco, visibilizado principalmente quando o radiofármaco utilizado é o Tálio-201.
8) adicionalmente, a presença de infradesnível do segmento ST durante ou após a administração de dipiridamol ou adenosina também é considerada marcador de gravidade quando exercício concomitante não tiver sido realizado, especialmente em pacientes do sexo masculino.

- A quantificação da intensidade dos defeitos perfusionais e extensão à isquemia apresentam importante valor prognóstico. Valores de SSS (somatório dos escores de estresse) < 4 são considerados como normais; entre 4-8 como anormalidade leve; entre 9-13 como anormalidade moderada; e > 13 como anormalidade acentuada.
- Em pacientes com carga isquêmica > 10% há estudos sugerindo o benefício da revascularização, como o de Hachamovitch e cols. O subestudo nuclear do COURAGE sugeriu que uma redução de 5% na carga isquêmica, especialmente em pacientes com isquemia > 10%, reduziria eventos. Entretanto, por tratar-se de um subestudo, não apresenta poder estatístico para conclusões, apenas para gerar hipóteses, além de ter apresentado possíveis vieses, incluindo o de seleção, pois não era mandatória a realização da prova isquêmica. Está em fi-

Cintilografia do Miocárdio

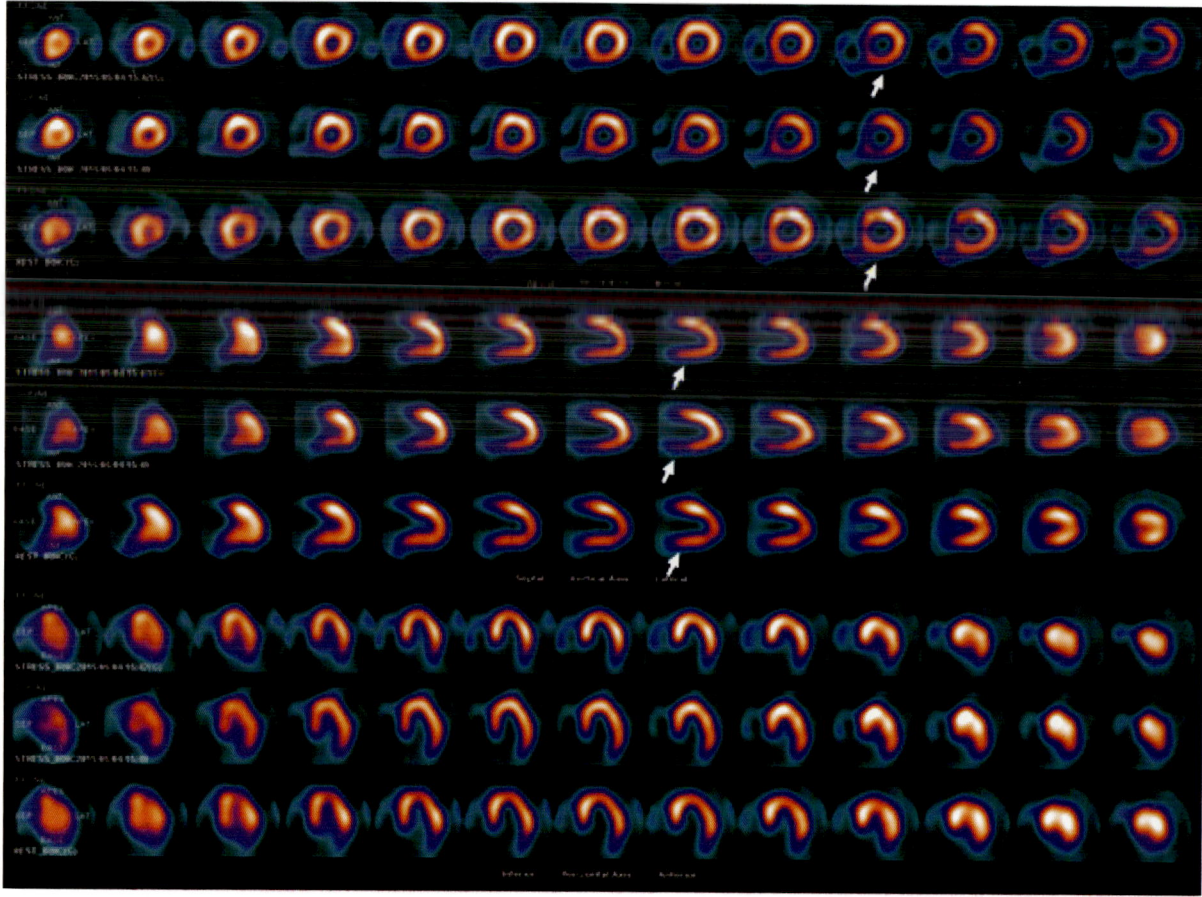

Figura 48.13 – Atenuação em região de parede inferior ou diafragmática. Paciente EG, masc., 58 anos, índice de massa corporal = 31,2. Encaminhado à CPM por dor torácica e tontura, com "TE alterado". Imagens tomográficas nos eixos menor (três séries superiores), maior vertical (três séries centrais) e maior horizontal (três séries inferiores). Observar setas indicativas nos eixos menor e maior vertical, de baixo para cima, com imagens adquiridas no repouso em posição prona e em posições supina e prona na fase de estresse. Notar aparente hipocaptação do radiofármaco na porção basal da parede inferior na posição supina no estresse, melhorando quando é adotada a posição prona. Espessamento normal da parede inferior.

nalização o estudo ISCHEMIA, que randomiza pacientes com isquemia moderada a importante por provas não invasivas para grupos de tratamento clínico ou invasivo, antes da realização da cinecoronariografia, que poderá trazer informações importantes e elucidar melhor quais pacientes se beneficiarão da revascularização.

- O risco associado com qualquer grau de anormalidade ao SPECT varia amplamente com as características clínicas da população estudada incluindo idade, capacidade ou não de se exercitar, eletrocardiograma alterado, situação metabólica considerando-se a presença de diabetes, história anterior de infarto, presença de dispneia, entre outras.
- Entre aspectos importantes relacionados ao prognóstico, destaca-se o tipo de estresse realizado. As provas farmacológicas associadas à CPM são alternativas à impossibilidade do paciente realizar esforço físico por limitação osteomuscular e/ou comorbidades associadas. De outra forma, o TE realizado para a aplicação do radiofármaco fornece dados adicionais importantes para a decisão clínica, incluindo variáveis prognósticas. Metanálise conduzida por Navare SM e cols. envolveu 24 estudos, com 14.918 pacientes, analisando o prognóstico em relação às possibilidades de resultados das imagens de perfusão miocárdica. Foram comparados os resultados normais e anormais da prova farmacológica *versus* teste ergométrico associado à CPM. A taxa observada de eventos cardíacos maiores (morte ou infarto não fatal) foi maior nos pacientes que realizaram testes farmacológicos × TE com resultados normais (1,78% × 0,65% respectivamente, p < 0,001) e anormais (9,98% × 4,3% respectivamente, p < 0,001).
- Torna-se também de importância a avaliação da influência de medicações específicas, como por exemplo betabloqueadores, em relação aos resultados da CPM. Há

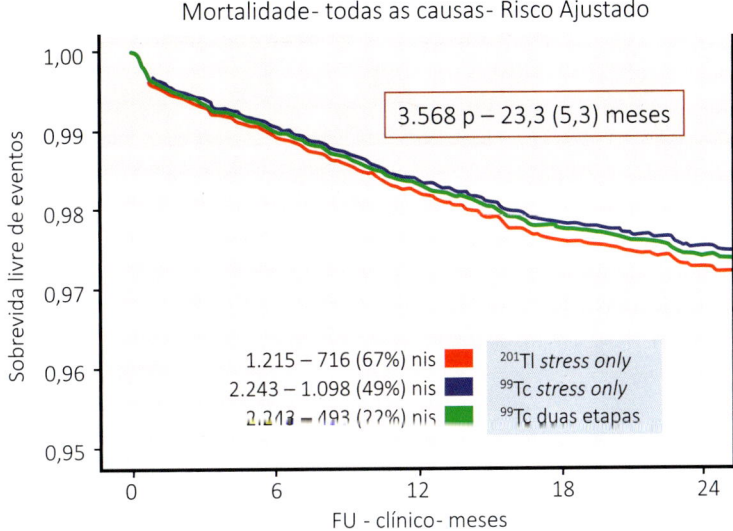

Figura 48.14. Estudo retrospectivo de 3.658 pacientes que se submeteram a estudos de perfusão miocárdica com seguimento médio de 23 meses. Dos 1.215 com ^{201}Tl (^{201}tálio), 67% realizaram apenas a etapa de estresse, com resultado normal. Dos 2.443 com ^{99m}Tc-MIBI (2-metoxi-isobutil-isonitrila marcada com ^{99m}tecnécio), 49% igualmente realizaram somente a etapa de estresse e 22% completaram as duas etapas, com estudos normais. A curva de sobrevida livre de eventos foi considerada sem diferenças significativas nas três coortes de pacientes. O risco ajustado de sobrevida livre em 1 ano ficou entre 98,5 e 98,8% nos três grupos; nis: normais; p: pacientes; *stress only*: realização somente da etapa de estresse; FU: seguimento clínico. Modificado de: Duwall, et al.

evidências que pacientes em uso de tais fármacos no dia da realização da prova farmacológica, bem como bloqueadores dos canais de cálcio e vasodilatadores (nitratos), têm subestimado a extensão e intensidade dos defeitos (diminuição da carga isquêmica) e, consequentemente, a gravidade, resultando também em menor sensibilidade da perfusão miocárdica em detectar cardiopatia isquêmica.

- A associação da CPM com outros métodos mais recentes de estratificação de risco tem permitido maior racionalidade na investigação clínica dos pacientes com suspeita ou com cardiopatia isquêmica.
- Portanto, a quantificação da área de miocárdio em risco e a caracterização subsequente de gravidade integrando a análise qualitativa das imagens, semiquantificação e quantificação, são decisórias para a conduta a ser adotada, desde que o julgamento clínico predomine.

■ Viabilidade miocárdica

Nos pacientes com insuficiência coronária, com lesões passíveis de revascularização e disfunção ventricular (áreas acinéticas ou com hipocinesia importante), a pesquisa de viabilidade miocárdica pela medicina nuclear poderá identificar a presença de miocárdio hibernado e a possibilidade de recuperação contrátil com a intervenção.

Tálio

- A captação do tálio pela célula miocárdica depende da integridade da membrana celular e do funcionamento das bombas iônicas, ocorrendo de modo semelhante à captação de K.
- Existem dois protocolos de maior utilização:

1. *estresse-redistribuição-reinjeção*: realiza-se inicialmente a imagem após estresse físico ou farmacológico, imagem de redistribuição 4 horas após, com reinjeção do tálio e aquisição tardia 6 a 12 horas depois, eventualmente até 24 horas após. Vantagem: permite avaliação de isquemia e viabilidade.

2. *repouso-redistribuição*: injeção do tálio ao repouso com aquisição de imagens logo após e novas imagens de redistribuição após 6 a 24 horas. Defeitos de perfusão em repouso, que apresentam captação na imagem de redistribuição, são indicativos de viabilidade miocárdica. O potencial de recuperação contrátil será maior quanto mais segmentos apresentarem incremento de captação em relação ao repouso. Atenção: para pesquisa de viabilidade, deve ser realizado protocolo específico, e não apenas repouso e estresse utilizados para pesquisa de isquemia.

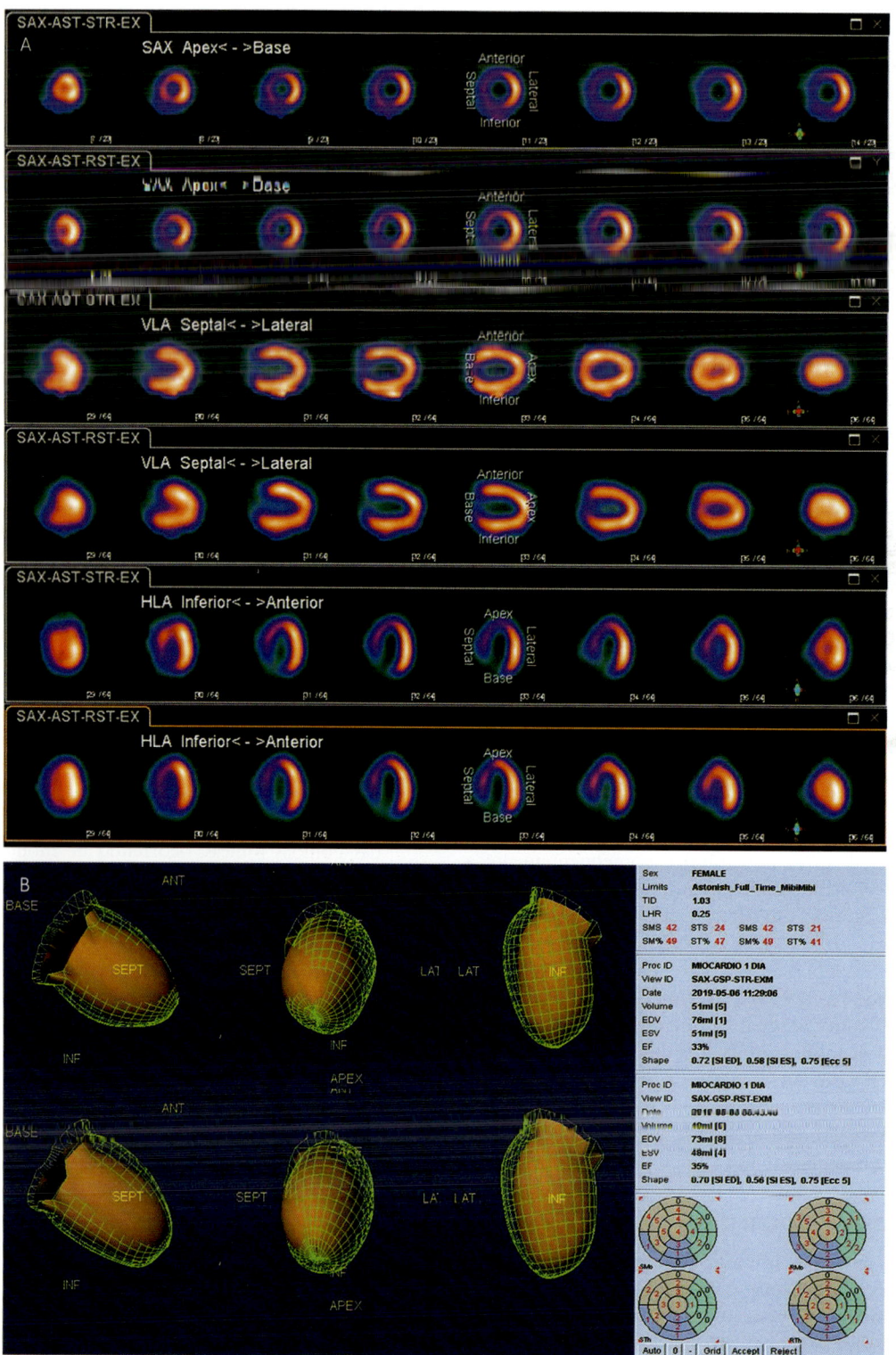

Figura 48.15. A e B. Defeito parcialmente reversível na parede septal. Paciente AERM, fem., 64 anos, tabagista de longa data. Encaminhada à CPM por dispneia aos médios esforços. Imagens tomográficas nos eixos menor (duas séries superiores), maior vertical (duas séries centrais) e maior horizontal (duas séries inferiores). As imagens adquiridas no esforço e em repouso demonstram hipocaptação parcialmente reversível do radiofármaco na parede septal, associada a redução do espessamento e motilidade, podendo representar fibrose miocárdica ou miocárdio hibernante. (continua)

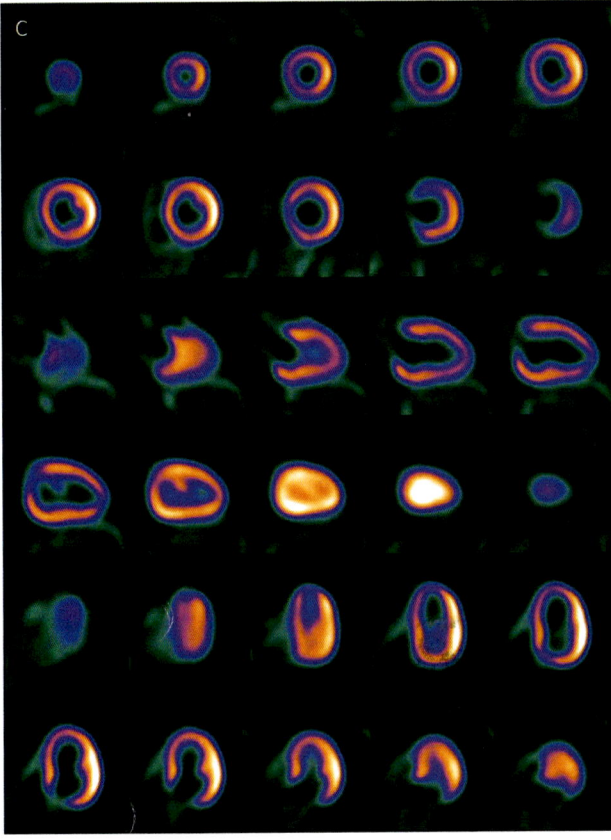

Figura 48.15. (Continuação) **C. As imagens do estudo de viabilidade miocárdica com 18F-FDG demonstram metabolismo homogêneo nas paredes do VE. A análise conjunta com os dados da CPM demonstra padrão de MISMATCH na parede septal (hipocaptação no estudo de perfusão e metabolismo normal no estudo de viabilidade), inferindo tecido miocárdico hibernante (viável).**

Tomografia por emissão de pósitrons (PET)

- É considerado o método não invasivo padrão para pesquisa de viabilidade miocárdica, por avaliar simultaneamente a perfusão e o metabolismo.
- Os traçadores mais recomendados para o estudo de perfusão são $^{13}NH_3$, ^{82}Rb, porém, por causa da meia-vida curta e da falta de disponibilidade no Brasil, o MIBI-^{99}Tc e o tálio são os mais utilizados. Já para detectar o metabolismo celular, o mais utilizado é a fluordesoxiglicose-^{18}F (FDG-^{18}F).
- Quando ocorrer ausência de captação, mas metabolismo de glicose normal ou aumentado, o que é chamado de MISMATCH perfusão x metabolismo, isso será indicativo da presença de viabilidade. A ausência de captação do radiofármaco empregado para o estudo da perfusão e do metabolismo é indicativa de fibrose.
- Apesar de ser um exame com boa sensibilidade e especificidade, o custo e a necessidade de estar próximo a centros produtores dos traçadores, por causa da meia-vida curta, tornam o exame menos acessível.

Leitura sugerida

- Chareonthaitawee P, Askew JW, Heller GV, Downey BC. Overview of stress radionuclide myocardial perfusion imaging. UpToDate 2018. Updated sep 28 2017.
- Cremer P, Hachamovitch R, Tamarappoo B. Clinical Decision Making with Myocardial Perfusion Imaging in Patients with Known or Suspected Coronary Artery Disease. Semin Nucl Med. 2014 July;44(4):320-329.
- De Bruyne B, Fearon WF, Pijls NH, et al. FAME 2 Trial Investigators. Fractional flow reserve-guided PCI for stable coronary artery disease. N Engl J Med. 2014 Sep 25;371(13):1208-17.
- De Bruyne B, Pijls NH, Kalesan B, et al. FAME 2 Trial Investigators. Fractional flow reserve-guided PCI versus medical therapy in stable coronary disease. N Engl J Med. 2012 Sep 13;367(11):991-1001.
- Fletcher GF, Ades PA, Kligfield P, Arena R, Dalady GJ, Bittner VA, et al. On behalf of the AHA Exercise, Cardiac Rehabilitation, and Prevention Committee of the Council on Clinical Cardiology, Council on Nutrition, Physical Activity and Metabolism, Council on CVAS and Stroke Nursing, and Council on Epidemiology and Prevention. Exercise standards for testing and training: a scientific statement from the AHA. Circulation. 2013;128:873-934.
- Germano G, Kiat H, Kavanagh PB, et al. Automatic quantification of ejection fraction from gated myocardial perfusion SPECT. J Nucl Med. 1995;36:2138-47.
- Hendel RC, Berman DS, Di Carli MF, et al. ACCF/ASNC/ACR/AHA/ASE/ SCCT/ SCMR/SNM 2009 appropriate use criteria for cardiac radionuclide imaging: a report of the American College of Cardiology Foundation Appropriate Use Criteria Task Force, the American Society of Nuclear Cardiology, the American College of Radiology, the American Heart Association, the American Society of Echocardiography, the Society of Cardiovascular Computed Tomography, the Society for Cardiovascular Magnetic Resonance, and the Society of Nuclear Medicine: endorsed by the American College of Emergency Physicians. Circulation. 2009;119(22):e561-87,.
- Henzlova MJ, Duvall WL, Einstein AJ, Travin MI, Verberne HJ. ASNC imaging guidelines for SPECT nuclear cardiology procedures: Stress, protocols, and tracers, J. Nucl. Cardiol. 2016;23:606-639.
- IAEA Human Health Series No. 23 (Rev. 1). Nuclear Cardiology: Guidance on the Implementation of SPECT Myocardial Perfusion Imaging. Vienna. 2016. Disponível em: http://www.iaea.org/Publications/index.
- Mastrocola LE, Chalela WA, Lopes RW, et al. Probabilidade de doença arterial coronária: evolução pela cintilografia do miocárdio. Procardiol. 2011;7(2):71-110.
- Mastrocola LE, Lopes RW, Boccia D, Alves FBP. Cardiologia Nuclear: princípios. In: Moreira MCV, Montenegro ST, Paola AAV de. Livro Texto da Sociedade Brasileira de Cardiologia. Seção 8: Imagem não Invasiva: Ressonância Magnética, Tomografia Computadorizada e Medicina Nuclear. Capítulo 1. 2nd ed. São Paulo: Editora Manole Ltda.; 2015. p. 441-452.
- Mastrocola LE, Sousa AG, Smanio PE, et al. Adenosine myocardial perfusion SPECT with Tc-99m-MIBI in patients with obstructive coronary artery disease: correlation between quantitative coronary angiography and intravascular ultrasound measurements. Arq Bras Cardiol. 2006 Jan;86(1):3-13.

- Meneghelo RS, Araújo CGS, Stein R, Mastrocola LE, Albuquerque PF, Serra SM, et al. Sociedade Brasileira de Cardiologia. III Diretrizes da Sociedade Brasileira de Cardiologia sobre Teste Ergométrico. Arq Bras Cardiol. 2010;95(5 supl.1):1-26.
- Moroi M, Yamashina A, Tsukamoto K, Nishimura T; J-ACCESS Investigators. Coronary revascularization does not decrease cardiac events in patients with stable ischemic heart disease but might do in those who showed moderate to severe ischemia. Int J Cardiol. 2012 Jul 12;158(2):246-52.
- Navare SM, Mather J, Shaw LJ, Fowler MS, Heller GV. Comparison of risk stratification with pharmacologic and exercise stress myocardial perfusion imaging. A meta-analysis. J Nucl Cardiol. 2004;11:551-6.
- Shaw LJ, Berman DS, Picard MH, et al. National Institutes of Health/National Heart, Lung, and Blood Institute-Sponsored ISCHEMIA Trial Investigators. Comparative definitions for moderate-severe ischemia in stress nuclear, echocardiography, and magnetic resonance imaging. JACC Cardiovasc Imaging. 2014 Jun;7(6):593-604.
- Udelson JE, Dilsizian V, Bonow RO. Nuclear cardiology. In: Zipes DP, Libby P, Bonow RO, Braunwald E, eds. Braunwald's heart disease. A textbook of cardiovascular medicine. Philadelphia: Elsevier Saunders; 2012. v. 1; p. 293, 303-15.
- Udelson JE, Dilsizian V, Bonow RO. Nuclear Cardiology. In: Mann DL, Zipes DP, Libby P, Bonow RO, Braunwald, E. Ed. Braunwald's Heart Disease. A Textbook of Cardiovascular Medicine. 10th ed. Philadelphia: W. B. Saunders/Elsevier Company; 2015. cap. 16, p. 291-292.
- Xie JX, Winchester DE, Phillips LM, Hachamovitch R, Berman DS, Blankstein R, et al. The elusive role of myocardial perfusion imaging in stable ischemic heart disease: Is ISCHEMIA the answer? J Nucl Cardiol. 2017 Oct;24(5):1610-1618.

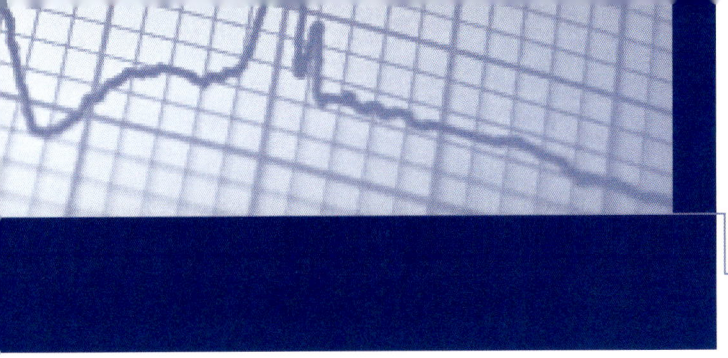

capítulo 49

Escore de Cálcio e Angiotomografia de Coronárias

- Roberto Nery Dantas Júnior • Alexandre Volney Villa • Renata Ávila

■ Introdução

- Os estudos tomográficos cardíacos tornaram-se, nos últimos anos, metodologias de grande importância no diagnóstico e prognóstico de doença coronária, sendo completamente incorporados na prática clínica cardiológica atual. Em função da aplicabilidade clínica, evolução tecnológica e grande volume de publicações científicas confirmando a robustez dos métodos, são utilizados para a investigação complementar tanto de pacientes sintomáticos quanto assintomáticos, com suspeita de doença estável, instável e em pacientes já revascularizados.
- Estudos não invasivos de rápida aquisição e processamento das imagens. Embora baseados na emissão de raios X, a dose tem sido significativamente reduzida ao longo dos anos graças à evolução tecnológica, permitindo a realização de exames com baixa exposição do paciente à radiação ionizante. Divididos em dois protocolos de investigação:
    1. escore de cálcio coronário (ECC): utilizados na prática clínica para estratificação de risco cardiovascular. Estudo não invasivo, sem uso de contraste iodado e com baixíssima dose de radiação;
    2. angiotomografia de coronárias (TCC) direcionada para o diagnóstico (ou exclusão) de doença coronária e avaliação prognóstica, permitindo avaliar carga aterosclerótica, quantificação de estenoses, estudo de *stents* e enxertos cirúrgicos. Excelente ferramenta para avaliação anatômica das estruturas cardíacas e sua relação com as estruturas torácicas adjacentes. Pode fornecer informações sobre a função ventricular, contratilidade segmentar e presença de fibrose miocárdica (realce tardio). Aplicações mais recentes permitem também o estudo perfusional miocárdico (PMct) e a estimativa de reserva de fluxo fracionado (FFRct). Utiliza contraste iodado (TCC) em volumes cada vez menores ao longo dos anos, também relacionados ao desenvolvimento de aparelhos mais velozes na aquisição das imagens.

Dica

Não é recomendada a realização dos exames cardíacos em tomógrafos inferiores a 64 canais.

- A maioria dos estudos (especialmente os que avaliaram a acurácia da TCC) foi realizada em tomógrafos com mais de 64 canais. Quanto maior o número de canais (detectores), maior a área de cobertura tomográfica, fato que melhora a qualidade das imagens por diminuir a incidência de artefatos.

Vantagens

- Rápida aquisição e processamento das imagens.
- Elevada reprodutibilidade e acurácia.
- Não invasivo.
- Elevado valor prognóstico (ECC e TCC) e alto valor preditivo negativo (TCC).
- Avaliações funcional e anatômica com caracterização da placa aterosclerótica e da redução luminal.
- Estudo de endopróteses (*stents*) e enxertos extracardíacos (pós-revascularização miocárdica).
- Análise de estruturas extracardíacas torácicas.
- Delineamento anatômico de cardiopatias congênitas complexas.

Escore de Cálcio e Angiotomografia de Coronárias

Desvantagens

- Exame de alto custo, porém comparável aos demais métodos de imagem.
- Disponibilidade limitada às cidades de médio e grande portes, embora atualmente pode ser encontrada em todas as regiões do País.
- Uso de radiação ionizante (porém em níveis controlados com técnicas de modulação de dose e reconstrução iterativa).
- Uso de contraste iodado (TCC), com risco (baixo) de anafilaxia e nefropatia.
- Resoluções temporal e espacial ainda inferiores às da angiografia invasiva convencional.
- O controle da frequência cardíaca ainda é necessário, especialmente nos equipamentos de geração inicial (64 canais).
- Pausas inspiratórias ainda necessárias, porém menos prolongadas, sobretudo nos equipamentos mais modernos.

Dica sobre uma indicação ainda pouco utilizada da TC cardíaca

A tomografia computadorizada de coração com injeção de contraste intravenoso pode substituir o ecocardiograma transesofágico na investigação de trombo atrial. Esta indicação é relevante quando se planeja reverter arritmias como a fibrilação atrial de duração indeterminada ou acima de 48 horas. Também apresenta excelente definição da drenagem venosa pulmonar, auxiliando nos procedimentos de ablação por radiofrequência, sendo possível o acoplamento das imagens tomográficas ao polígrafo. Tem a vantagem de não precisar de sedação e ser não invasiva.

■ Escore de cálcio coronariano

- Estudo tomográfico rápido, não invasivo e sem uso de contraste iodado. É sincronizado ao eletrocardiograma para reduzir artefatos de movimento que podem superestimar a calcificação coronária, quando presente.

Utiliza-se a forma de aquisição chamada *step and shoot*, com baixíssima dose de radiação.

Meu paciente tem disfunção renal. Tenho que fazer algum preparo para realizar escore de cálcio dele?

Não! Como dito acima, o cálculo do escore de cálcio é um estudo tomográfico sem uso de contraste, e desta forma não possui potencial de piora da função renal. Também não necessita de jejum ou de uso de medicações antialérgicas.

- Análise realizada *off-line* (baixa variabilidade inter e intraobservador), de forma quantitativa por meio da identificação semiautomática das estruturas de densidade cálcica (com mais de 2 *pixels* adjacentes e atenuação tomográfica acima de 130 unidades Hounsfield – UH). O escore definido por Agatston é o mais utilizado e representa o resultado da multiplicação do denominador do número tomográfico máximo da estrutura (placa) pela área correspondente. A somatória de todas as placas dos leitos coronarianos é o escore total de cálcio (Figura 49.1).
- Marcador inequívoco, quando positivo, da presença e extensão de aterosclerose coronariana.
- Preditor independente de eventos cardiovasculares futuros. Utilizado para estratificação de risco de pacientes assintomáticos com o objetivo complementar aos escores clínicos (p. ex., Framingham ou Escore de Risco Global).
- Dentre as metodologias complementares disponíveis, o EC é o método de maior acurácia para reclassificar os pacientes inicialmente avaliados pelos escores clínicos.
- Indicado em pacientes com risco cardiovascular intermediário (Framingham ou Escore de Risco Global) – (IA) e pacientes com risco cardiovascular baixo, porém com história familiar de DAC precoce e diabéticos –

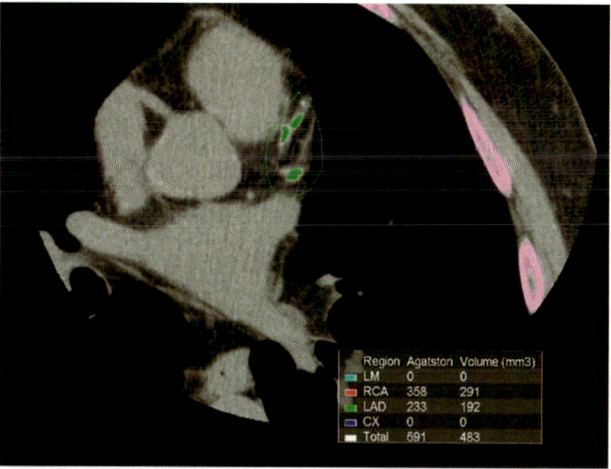
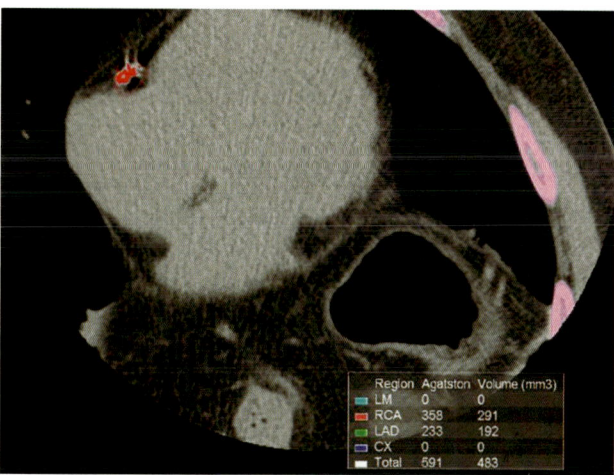

Figura 49.1. Escore de cálcio coronário: as placas com atenuação tomográfica acima de 130 UH são marcadas pelo *software* que gera o valor do escore regional e total em unidades Agatston (abaixo e à direita). À esquerda, placas calcificadas no território da DA e à direita, no território da coronária direita.

(IIa B), podendo alterar os alvos terapêuticos em 1/4 dos pacientes, principalmente nos de risco intermediário. No estudo Heinz-Nixdorf *Recall*, que acompanhou mais de 4.000 indivíduos assintomáticos por 5 anos, a reclassificação de indivíduos de risco intermediário pelo ERF para as categorias de baixo ou de alto risco foi de 21% e 30,6%, respectivamente.

Faz sentido solicitar escore de cálcio para paciente diabético? Todo diabético não é considerado como de alto risco cardiovascular?

Embora o diabetes seja um importante marcador de risco cardiovascular, diabéticos sem calcificação coronariana apresentaram curva de sobrevida muito semelhante à de indivíduos não diabéticos. Dessa forma, a avaliação de aterosclerose subclínica através do EC pode ajudar a refinar melhor o perfil de risco, mesmo em um grupo de maior incidência de doença.

Em pacientes diabéticos um EC > 10 é um indicador de aumento na mortalidade e eventos cardiovasculares futuros. É recomendado, portanto, que pacientes diabéticos com EC > 10 sejam considerados de MUITO ALTO RISCO, com ajuste apropriado das metas terapêuticas.

- Escore de cálcio zero (EC = 0) representa baixo risco de eventos futuros. Por outro lado, quando positivo (EC > 0) apresenta risco progressivamente elevado quanto maior o seu valor, independentemente do gênero e da etnia.
- Quando comparados aos indivíduos assintomáticos sem calcificação coronária (EC = 0), o simples fato de ter calcificação (EC > 0) dobra o risco de eventos cardiovasculares futuros. Com EC entre 400 e 1.000 Agatston esse risco se eleva em mais de sete vezes, e acima de 1.000 em mais de dez vezes.
- Considera-se escore de cálcio significativo quando maior que 100 Agatston ou quando acima do percentil 75 para a faixa etária e o sexo.
- A Diretriz Brasileira de Dislipidemia classifica como alto risco cardiovascular os pacientes não diabéticos com EC > 100 ou diabéticos com EC maior que 10 Agatston.
- A última diretriz americana de dislipidemia (AHA - 2018) passou a considerar o escore de cálcio como indicação IIa na prevenção primária de pacientes de risco intermediário por escores clínicos.
- Outra mudança significativa foi a aplicação do conceito *power of zero* para postergar o início de estatinas em pacientes com EC zero e risco intermediário ou *borderlines*, quando a decisão pela introdução da estatina permanece incerta. Recomenda-se acessar o escore de cálcio em 5 a 10 anos para reavaliar a introdução da medicação, desde que o paciente não desenvolva condições clínicas que indicariam o tratamento diretamente (diabetes ou tabagismo).

- Comparando pacientes submetidos ao uso de estatinas, observou-se redução significativa do risco de MACE nos pacientes com EC positivo, mas não houve diferença naqueles com EC zero. Além disso, o efeito clínico do uso das estatinas está relacionado à severidade da calcificação coronariana, ou seja, quanto maior o EC, menor o NNT para tratamento medicamentoso.
- Não identifica a presença de estenoses coronarianas, embora exista uma relação positiva, ou seja, quanto maior o escore de cálcio, maior a chance de haver estenoses coronarianas significativas. Até 30% dos pacientes com EC > 400 apresentam isquemia miocárdica em provas funcionais.

Escore de cálcio de zero exclui completamente a chance de coronariopatia?

Não!!! Como mencionado, a ausência de calcificação coronária é um marcador que representa baixo risco de eventos cardiovasculares futuros. Entretanto uma parcela pequena dos pacientes, especialmente os mais jovens, pode apresentar aterosclerose coronariana representada por placas ainda não calcificadas, que só podem ser identificadas na TCC com o uso de contraste iodado. Por isso, o exame é indicado apenas para pacientes ASSINTOMÁTICOS.

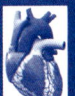
Escore de cálcio é útil na avaliação de pacientes que chegam à emergência com dor torácica aguda?

Em pacientes SINTOMÁTICOS, especialmente naqueles com dor torácica aguda, a ausência de calcificação coronária (EC = 0) pode subestimar a carga aterosclerótica do indivíduo, uma vez que um percentual significativo de pacientes que se apresentam com síndrome coronária aguda (SCA) tem EC baixo ou zero, não sendo confiável para a exclusão segura de estenose coronária significativa nesse grupo. Assim, a utilização isolada do EC na sala de emergência, mesmo em pacientes de baixo risco de SCA, não é recomendada para avaliação rotineira (IIb B).

Devo ficar repetindo o escore cálcio periodicamente?

Não há recomendação formal de repetição periódica do EC pelas diretrizes nacionais. Quando negativo (EC = 0), a taxa de conversão para um EC > 0 é baixa antes de 4 anos. Os grupos com maior taxa de conversão são os idosos, diabéticos e tabagistas. Como vimos anteriormente, as diretrizes 2018 da AHA recomendam repetir o exame em 5 a 10 anos para os pacientes de risco intermediário com EC zero inicial, nos quais se optou por postergar a introdução de estatinas.

Escore de Cálcio e Angiotomografia de Coronárias

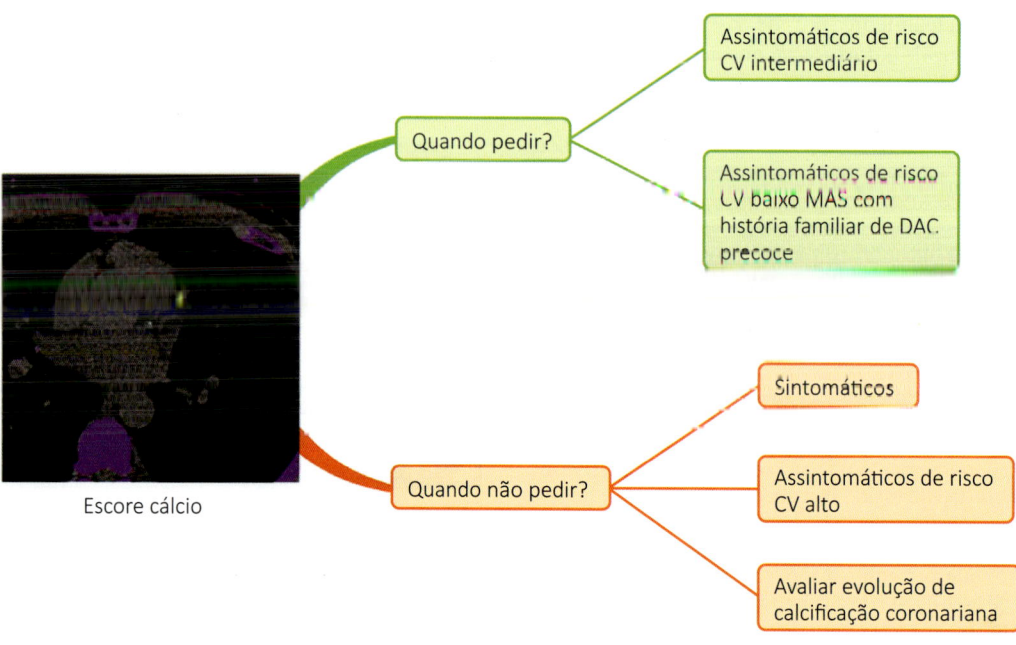

Figura 49.2. **Resumo de quando pedir e quando não pedir escore cálcio.**

Indicações de quantificação do escore de cálcio coronariano

- Pacientes assintomáticos estratificados como de risco intermediário para DAC pelo escore de Framingham (I).
- Pacientes assintomáticos de baixo risco para DAC, mas com história familiar de coronariopatia precoce ou diabéticos (IIa).

Apresenta valor limitado nos seguintes cenários clínicos

- Baixo risco pelo escore de Framingham.
- Pacientes sintomáticos, de alto risco ou com DAC conhecida.
- Pacientes com suspeita clínica de SCA.
- Portadores de *stents* ou enxertos arteriais e/ou venosos.
- Monitoramento terapêutico.
- Medições repetidas ou de rotina.

Iniciei estatina para meu paciente com escore de cálcio de 135 Agatston e após 1 ano seu escore aumentou para 160 Agatston. Devo aumentar a dose de estatina?

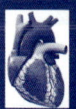

As estatinas aceleram o processo de calcificação das placas ateroscleróticas coronarianas independentemente da sua regressão, supostamente promovendo sua estabilização. Dessa forma, é habitual o aumento do escore de cálcio coronariano após a introdução de estatinas (especialmente de alta potência), sem necessariamente indicar aumento do risco cardiovascular. Portanto, após a introdução de tratamento baseado nos resultados do escore de cálcio, não se recomenda controle/repetição do exame.

■ Angiotomografia de coronárias (TCC)

Exame tomográfico rápido e não invasivo, sincronizado ao eletrocardiograma e com uso de contraste iodado. Avanços tecnológicos permitem a aquisição com modulação de dose de radiação, de forma prospectiva e com reconstrução iterativa, com acentuada redução da dose de radiação à qual o paciente é exposto, com níveis inferiores aos da cintilografia de perfusão miocárdica e aos do cateterismo (podendo chegar a níveis inferiores a 1 mSv★ nos aparelhos mais modernos como o de 320 colunas de detectores ou com duas fontes de energia – dual source CT). Do mesmo modo, os equipamentos mais modernos, por realizarem aquisições mais rápidas, permitiram a redução de volume de contraste iodado sendo, em média, 50 a 70 mL na maioria dos casos).

Você sabe o que é mSv?

*O Sievert (Sv) é a unidade usada para dar uma avaliação do impacto da radiação ionizante sobre os seres humanos. Também é uma referência para a comparação entre as diversas metodologias baseadas na emissão de raios X. Por exemplo, estudos de tomografia coronariana podem expor o paciente a doses equivalentes a 5 a 10 mSv (tomógrafos 64 canais com modulação de dose) e 1 a 3 mSv (tomógrafos de 320 canais ou *dual source*); estudos de cintilografia podem variar entre 10 a 12 mSv e a cinecoronariografia diagnóstica em média 7 mSv. Embora os riscos de câncer aumentem proporcionalmente com a dose, qualquer valor de dose recebido por uma pessoa abaixo de 100 mSv não mostra nenhum aumento significativo dos riscos de desenvolvimento da doença.

Preparo para o exame

- Jejum de 3 horas. Embora raríssima, a anafilaxia ao contraste iodado pode ocorrer em qualquer exame e com qualquer dose de contraste, de maneira que, numa eventual necessidade de intervenção, a ausência de resíduos gástricos pode minimizar a chance de broncoaspiração. Em função de baixíssima incidência de eventos adversos, alguns centros brasileiros têm retirado a obrigatoriedade do jejum para a realização dos exames.
- Manter frequência cardíaca em torno de 60 batimentos por minuto, ou inferior, para evitar artefatos de movimento das coronárias, que são estruturas altamente móveis, ao contrário dos enxertos vasculares. Podem-se utilizar betabloqueadores, bloqueadores de canal de cálcio ou ivabradina (pacientes em ritmo sinusal) com esse intuito [via oral ou intravenosa (betabloqueador), inclusive administrados na sala antes da aquisição das imagens]. Cuidado adicional deve ser tomado em pacientes asmáticos ou com doença pulmonar obstrutiva crônica (DPOC). Veja na Figura 49.3 a diferença de nitidez das imagens, especialmente dos segmentos coronarianos distais, nos pacientes com FC controlada (acima) e FC elevada (abaixo).

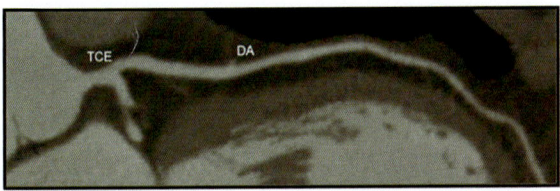
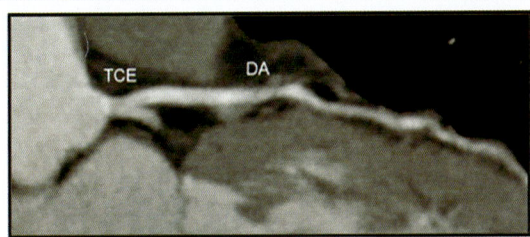

Figura 49.3. Reconstrução em MPR-*Curved* da artéria descendente anterior exemplificando a diferença na qualidade das imagens em exames realizados em paciente com controle adequado da FC (acima) e com FC elevada (abaixo).

- Uso de nitratos sublinguais para dilatação da rede vascular coronariana (isossorbida) previamente ao exame, aumentando seu diâmetro e a qualidade das imagens. Pesquisar uso recente de medicação para disfunção erétil, devido ao risco de hipotensão quando associados.
- Dessensibilização nos pacientes portadores de reações prévias graves a contrastes iodados (corticoides e anti-histamínicos). Sugerido uso anti-histamínico (p. ex., loratadina, 10 mg) e prednisona, 40 mg, durante 3 dias antes do exame e 12 horas após.
- Suspender o uso de metformina 48 horas antes e após o exame, devido ao risco de acidose lática, principalmente nos pacientes com disfunção renal.
- Preparo renal para evitar nefropatia por contraste, por meio da hidratação intravenosa (1 mL/kg/h), 12 horas antes e após o exame, nos pacientes internados. Evitar desidratação dos pacientes ambulatoriais. Evitar jejum prolongado, especialmente nos pacientes idosos, pois pode prejudicar o controle da frequência cardíaca.

- As imagens são coletadas a partir de cerca de seis a oito batimentos sequenciais (em aparelhos de 64 canais), preferencialmente no mesmo posicionamento do intervalo RR (diástole para FC em torno de 60 bpm e sístole para FC elevadas), de forma a evitar ou minimizar artefatos. Irregularidades no ritmo cardíaco (extrassístoles, fibrilação atrial) não contraindicam o exame, mas podem reduzir a qualidade das imagens, principalmente em segmentos coronários distais.
- O tempo de apneia tem sido reduzido progressivamente nos novos aparelhos, com pausas inferiores a 6 segundos para aquisição completa dos blocos de imagens na TC de 320 detectores, facilitando a realização do exame e reduzindo artefatos respiratórios nas imagens.

Fatores que limitam a análise/quantificação das lesões ou a qualidade das imagens

- Placas com alta carga de cálcio, circunferenciais.
- Bifurcações.
- Segmentos distais ou finos.
- Artefatos de movimento respiratório ou coronariano (FC elevadas).
- Pacientes obesos mórbidos.
- Profissional não devidamente qualificado/falhas técnicas.

- Ferramenta robusta para investigação de pacientes sintomáticos (dor torácica) e probabilidade de doença arterial coronária (DAC) intermediária por critérios clínicos (Diamond-Forrester). Tem seu principal valor no elevado valor preditivo negativo, excluindo DAC significativa (Figura 49.4). Também pode ser indicada na avaliação de pacientes com testes funcionais inconclusivos ou conflitantes ou em pacientes com baixa probabilidade e eletrocardiograma não interpretável ou com limitações para realização de outros métodos diagnósticos.
- Pode superestimar estenoses quando comparada à angiografia invasiva (atualmente o método padrão-ouro), principalmente em lesões com alta carga de cálcio e em bifurcações.
- Apresenta valor prognóstico independente da presença de estenoses significativas, por estimar a carga de aterosclerose. A presença de placas ateroscleróticas não obstrutivas em múltiplos segmentos está relacionada a maior mortalidade. Permite, dessa forma, identificar pacientes de maior risco nos quais os testes funcionais seriam negativos.
- Segundo a atual Diretriz Brasileira de Dislipidemia, pacientes com placas ateroscleróticas identificadas na TCC devem ser classificados como alto risco, com meta de LDL abaixo de 70 mg/dL.
- Seguimento de 5 anos do trial SCOTHEART demonstrou redução de cerca de 33% dos desfechos clínicos (morte e infarto não fatal) com a adoção da TCC como primeira abordagem de paciente com dor torácica estável (grupo funcional utilizou predominantemente teste ergométrico). A adoção de medidas preventivas e uso de

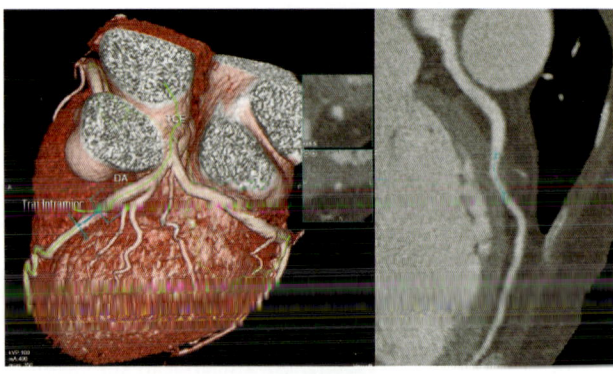 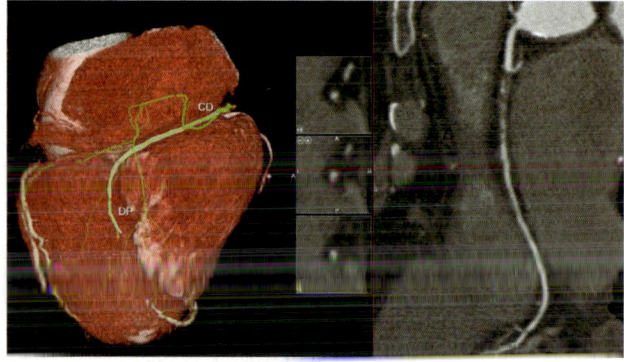

Figura 49.4. Reconstrução em *Volume Rendering* e MPR-*Curved* demonstrando à esquerda o tronco da coronária esquerda e a artéria descendente anterior, sem sinais de aterosclerose parietal e com pequeno trajeto (ponte) intramiocárdico no segmento médio; à direita placa aterosclerótica predominantemente não calcificada ocluindo o terço proximal da artéria coronária direita.

- medicações (estatina e aspirina) foi mais frequente nos pacientes investigados inicialmente com TCC, sem diferença na indicação de angiografia invasiva nem na taxa de revascularização miocárdica.
- Embora sujeito a críticas, o resultado desse estudo foi a primeira evidência a favor da investigação anatômica inicial de pacientes com suspeita de doença coronariana estável com redução de desfechos duros. Anteriormente, o PROMISE *trial* havia demonstrado não superioridade em relação à investigação funcional inicial (maioria dos casos utilizou cintilografia), embora tenha sido aplicado em população de muito baixo risco. Portanto, ainda não há uma opinião consensual sobre a melhor forma de iniciar a investigação de doença coronária em pacientes estáveis. O cardiologista clínico deve considerar o perfil de risco do paciente, possíveis contraindicações/limitações técnicas e potencial de modificar a conduta clínica no momento da escolha do método complementar de investigação.
- Elevada acurácia na avaliação da patência de enxertos cirúrgicos em pacientes já submetidos a revascularização (Figura 49.5). Os enxertos, por serem estruturas extracardíacas, não sofrem tanta influência da frequência cardíaca quanto o leito coronariano nativo, o que diminui a incidência de artefatos nas imagens. Elevado valor preditivo negativo na avaliação de *stent* coronário (excluir reestenose), porém com baixo valor preditivo positivo, especialmente nos *stents* menores que 3 mm e com malha metálica densa (artefatos) (Figura 49.6).

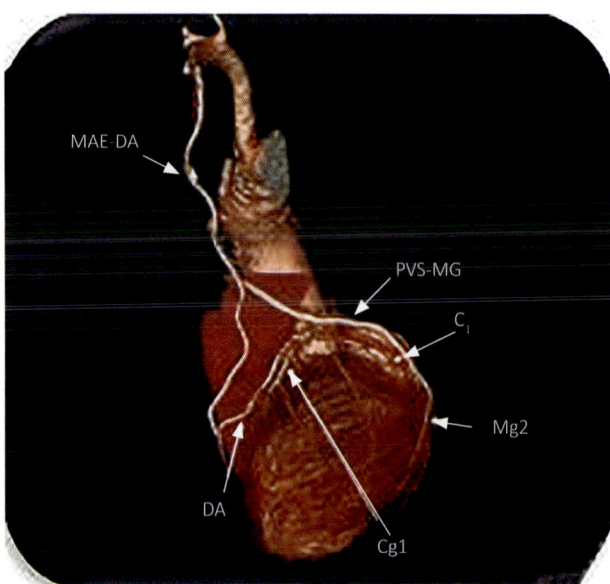 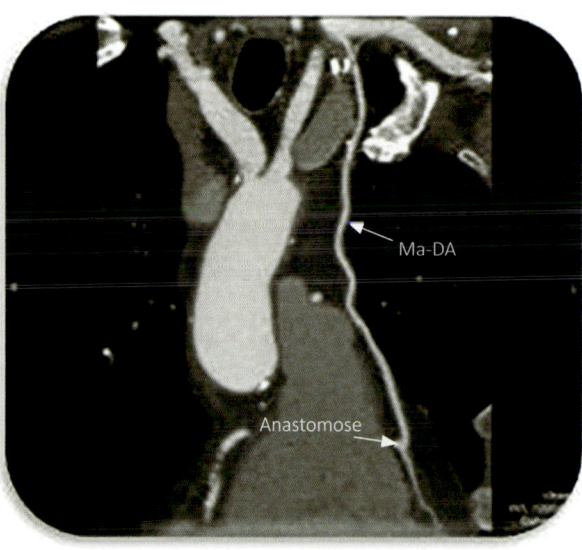

Figura 49.5. Representação de estudo de TCC para avaliação de enxertos cirúrgicos. Destaque de enxerto de artéria torácica interna (mamária) esquerda à direita em reconstrução tridimensional, com seu correspondente tomográfico bidimensional à direita.

Escore de Cálcio e Angiotomografia de Coronárias

- Elevado valor preditivo negativo na avaliação de *stent* coronário (excluir reestenose), porém com baixo valor preditivo positivo, especialmente nos *stents* menores que 3 mm e com malha metálica densa (artefatos). Permite a identificação de hiperplasia neointimal intra-*stent*. (Figura 49.6).
- Indicada para avaliação de pacientes que se apresentam na emergência com dor torácica e suspeita de síndrome coronária aguda de risco baixo ou intermediário pelo escore de TIMI, com ECG não diagnóstico e marcadores de necrose miocárdica negativos ou inconclusivos. Tem segurança e acurácia semelhantes à estratégia convencional, reduzindo tempo de internação e tendência a redução de custos.
- Diferentemente da angiografia invasiva, permite a visualização da parede vascular com caracterização de diferentes estágios da formação da placa aterosclerótica. Isso pode ter implicação prognóstica, especialmente quando identificadas placas com remodelamento positivo (volume de placa maior que a estenose luminal), baixa atenuação (menor de 30 UH), pequenos pontos de cálcio no interior da placa e finalmente placas não calcificadas com um anel hiperatenuante periférico (conhecido como *napkin-ring sign*). Em estudos observacionais esses achados indicaram pacientes com maior chance de desenvolvimento de SCA.
- Indicada para a pesquisa de anomalias coronárias devido à elevada acurácia e por se tratar de metodologia tridimensional que avalia as estruturas relacionadas ao vaso, sendo possível caracterizar trajetos de maior potencial de letalidade, como por exemplo entre a via de saída do ventrículo direito e a aorta (Figura 49.7).
- Função contrátil global e segmentar também pode ser avaliada de forma complementar e em casos selecionados, com boa acurácia diagnóstica. Entretanto, o ecocardiograma e a ressonância magnética cardíaca devem ser preferidos em virtude do não uso de radiação ionizante.
- Devido a sua capacidade de avaliar estruturas cardíacas e extracardíacas de modo rápido e preciso, aliado à drástica redução na dose de radiação dos tomógrafos mais modernos, é atualmente de grande utilidade na avaliação de cardiopatias congênitas complexas tanto para programação pré-operatória como na avaliação pós-operatória.
- Procedimentos eletrofisiológicos como ablação de fibrilação atrial e implantes de marca-passos ressincronizadores podem ser facilitados por meio do estudo anatômico prévio através da TCC, identificando a drenagem venosa pulmonar e coronariana, além de excluir a presença de trombos intracavitários (Figura 49.8).
- É de fundamental importância na avaliação das valvas cardíacas, especialmente a valva aórtica, em programa-

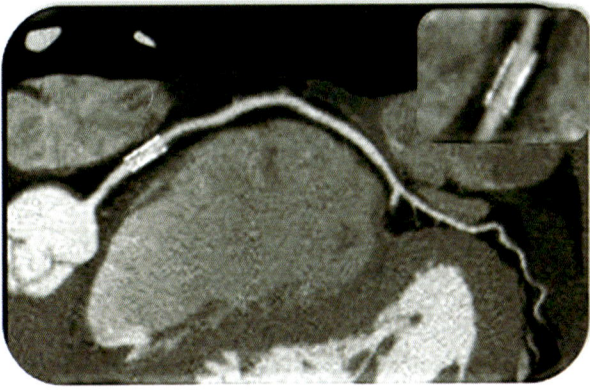

Figura 49.6. TCC para avaliação de *stent* na coronária direita proximal. Em destaque a malha com sinais de proliferação neointimal (traço escuro na borda do *stent*).

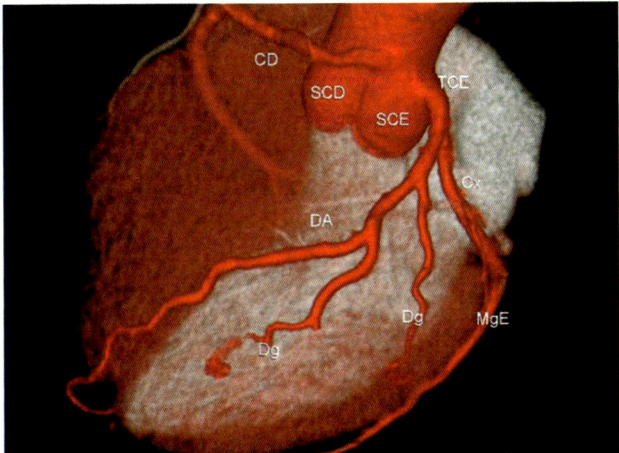
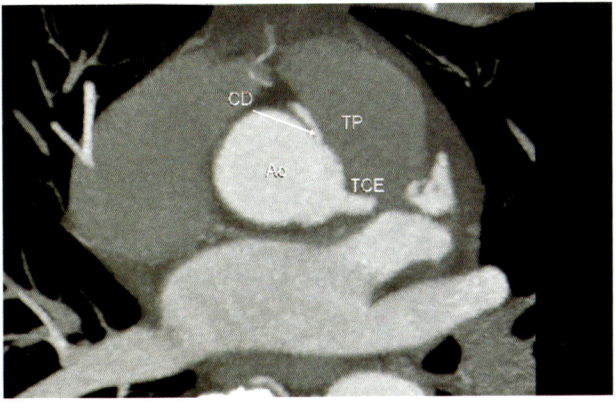

Figura 49.7. Anomalia de implantação da artéria coronária direita no seio coronário esquerdo com trajeto interarterial maligno (entre a aorta e o tronco da artéria pulmonar). À esquerda a reconstrução tridimensional (VR); à direita a imagem tomográfica axial. TP: tronco da artéria pulmonar; TCE: tronco da coronária esquerda; Ao: aorta; CD: coronária direita; SCD: seio coronário direito; SCE: seio coronário esquerdo.

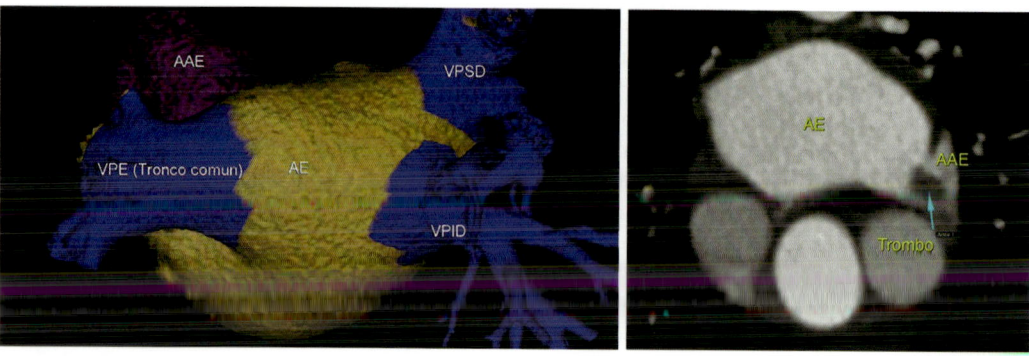

Figura 49.8. Reconstrução tridimensional do átrio esquerdo e drenagem venosa pulmonar demonstrando variação anatômica da veia pulmonar esquerda (tronco comum) à direita. Imagem arredondada no apêndice atrial esquerdo compatível com trombo à direita.

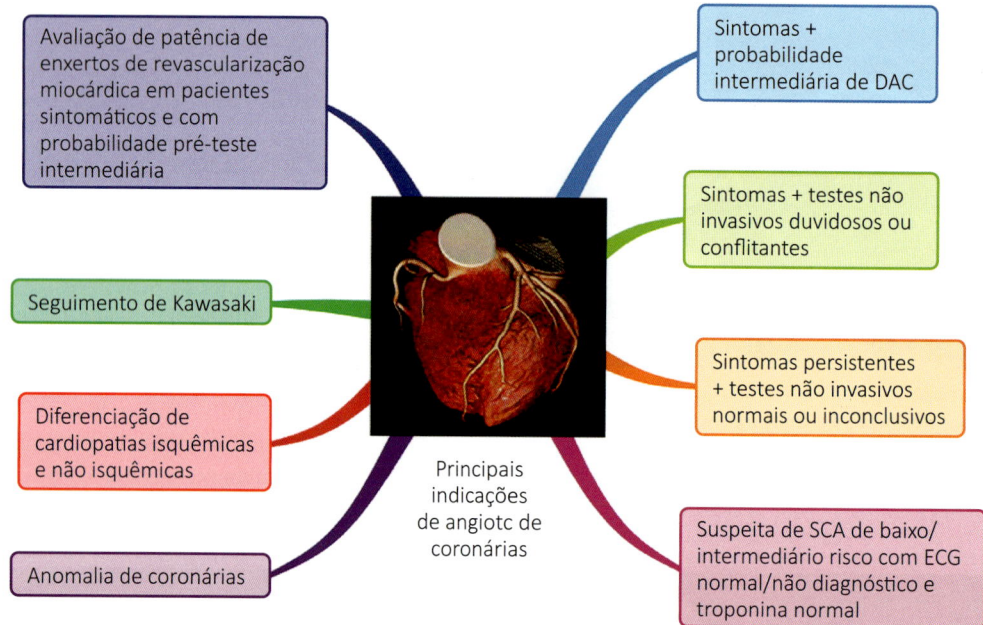

Figura 49.9. Principais indicações de angiotomografia de artérias coronárias. Adaptado da diretriz de coronariopatia crônica da SBC (2014).

ção de implante de prótese valvar aórtica transcutânea (TAVI), permitindo o planejamento do procedimento e escolha adequada da prótese, pesquisa de alterações de vasos como aorta, artérias subclávias e femorais, que devem estar em condições de ser submetidas à punção e passagem do fio-guia. Também tem sido amplamente utilizada na programação de troca valvar mitral transcutânea.

Indicações da angiotomografia de coronárias

- Pacientes sintomáticos com suspeita de DAC e risco intermediário (Diamond-Forrester entre 10-90%) – IA.
- Pacientes com suspeita de DAC e: 1. provas funcionais conflitantes ou inconclusivas; 2. sintomas contínuos e provas funcionais normais ou inconclusivas; 3. discordância entre a clínica e provas funcionais – IA.
- Nas síndromes coronarianas agudas isquêmicas de baixo ou médio risco, quando marcadores de necrose miocárdica (MNM) são negativos e eletrocardiograma (ECG) não diagnóstico – IA.
- Avaliação da patência de enxertos de revascularização miocárdica em indivíduos sintomáticos com probabilidade pré-teste intermediária calculada pelos critérios de Diamond-Forrester – IIaB
- Avaliação pré-operatório de cirurgia cardíaca não coronária (paciente de risco baixo/moderado).
- Opção à angiografia invasiva na diferenciação entre cardiopatias isquêmicas e não isquêmicas – IIaB.
- Insuficiência cardíaca de início recente sem histórico de coronariopatia – IIaB.
- Avaliação de coronárias anômalas e afecções congênitas – IA.
- Planejamento de TAVI (implante transcateter de prótese valvar aórtica)- IA e programação de implante valvar mitral transcutâneo.
- Avaliação do átrio esquerdo e das veias pulmonares pré-ablação de fibrilação atrial – IB.
- Opção à angiografia invasiva nos pacientes com doença de Kawasaki – IIaB.

Indicações com menor evidência e situações especiais

- Avaliação de reestenose intra-*stent*
- Investigação da dor torácica aguda pela técnica do descarte triplo (*triple rule-out*) – IIbB.
- Avaliações morfológica e funcionais das câmaras cardíacas.
- Opção nos casos em que o paciente se nega a submeter-se à angiografia invasiva.
- Avaliação funcional (isquemia) por perfusão miocárdica de primeira passagem (PMct) ou reserva de fluxo fracionada (FFRct).
- Pesquisa de fibrose (realce tardio miocárdico).

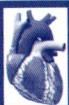
Quando não se deve solicitar?

- Na fase aguda de coronariopatia, quando ECG for diagnóstico (supra ST) ou houver infarto já definido (MNM positivos).
- Baixo risco e baixa probabilidade (< 10% pelos critérios de Diamond-Forrester) para DAC.
- Exames periódicos em pacientes assintomáticos com testes de isquemia negativos.
- Seguimento de lesões diagnosticadas previamente (de forma invasiva ou não) em pacientes assintomáticos.
- Avaliação de enxertos (< 5 anos) ou *stents* (< 2 anos, < 3 mm) em pacientes assintomáticos.
- Avaliação inicial de função ventricular, lesão estrutural ou massa cardíaca.

- A análise da perfusão do miocárdio no repouso e no estresse vem sendo estudada exaustivamente em trabalhos e pesquisas recentes, com a promessa de que esse exame em breve consiga, numa mesma abordagem, análises funcional, perfusional e anatômica de alta qualidade. O estudo multicêntrico CORE320, usando a angiotomografia de coronárias associada à análise de perfusão pela tomografia, adicionou acurácia diagnóstica com uma área sob a curva ROC de 0,87 para detecção de estenose significativa.
- Recentemente foi desenvolvida uma nova e promissora tecnologia baseada nas variações da atenuação do contraste pré e pós-lesão e na dinâmica de fluidos, denominada FFR-CT, análoga à reserva de fluxo fracionado invasiva (*fractional flow reserve*), que avalia o significado hemodinâmico de lesões coronárias, principalmente as que determinam redução moderada do lúmen. A vantagem desse método está na análise da repercussão funcional de uma determinada estenose anatômica, sem necessidade de novos exames ou uso de agentes estressores. Os principais estudos controlados demonstraram incremento em acurácia diagnóstica com o uso dessa metodologia quando comparada ao uso isolado da informação anatômica. Lesões múltiplas, complexas, muito calcificadas e *stents* são limitadores dessa técnica.
- A pesquisa de fibrose miocárdica também pode ser realizada pela tomografia cardíaca, graças ao comportamento semelhante do contraste iodado e o gadolínio que, por serem moléculas grandes, acumulam-se no espaço extravascular (fibrose) ou em miócitos lesados. Dessa forma, com um protocolo apropriado é possível a realização desse estudo de forma semelhante à realizada na ressonância cardíaca. Entretanto, em função da necessidade de maior dose de contraste e radiação e por ter acurácia inferior à da ressonância, devido à baixa relação contraste/ruído do método, reserva-se essa indicação para situações em que não se dispõe de ressonância cardíaca para esse fim ou nas quais ela é contraindicada, como por exemplo nos portadores de dispositivos não compatíveis (Figura 49.10).
- As síndromes coronarianas agudas, o tromboembolismo pulmonar e as síndromes aórticas agudas são causas frequentes de dor torácica aguda potencialmente ameaçadoras à vida, que podem ser facilmente diagnosticadas através do uso da tomografia. Entretanto, embora factível, o uso da TCC para o descarte dessas três condições clínicas (*triple rule-out*) apresenta maior exposição do paciente à radiação e limitações técnicas na obtenção de imagens adequadas para diferentes leitos arteriais (pulmonar e aorto/coronário), não demonstrando nos estudos clínicos ser superior a uma abordagem direcionada pela suspeita clínica. Portanto, sua utilização deve ser considerada em casos selecionados de maneira bastante criteriosa, principalmente quando o exame clínico e os demais exames complementares foram insuficientes em direcionar o diagnóstico.
- O CAD-RADS (*Coronary Artery Disease Reporting and Data System*) é um novo sistema de padronização dos

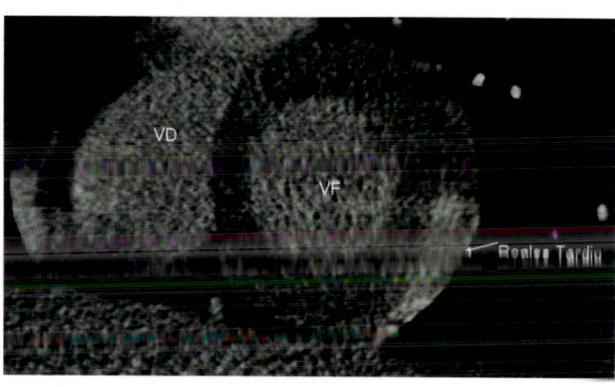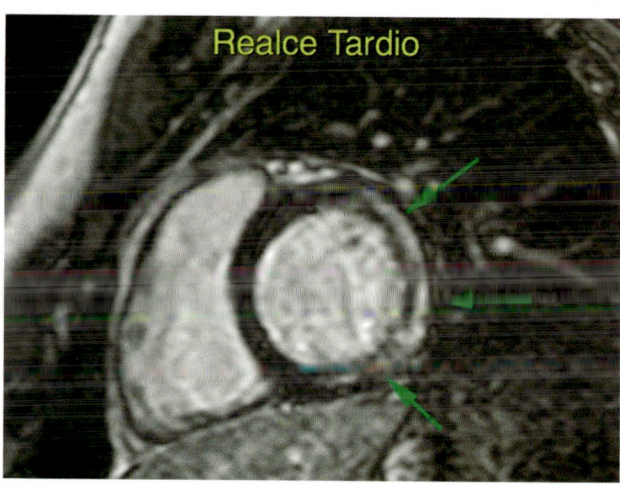

Figura 49.10. Realce tardio não isquêmico secundário à miocardite aguda (setas) por tomografia (à esquerda) e por ressonância magnética (à direita) do mesmo paciente e no mesmo segmento ventricular basal. Repare que a imagem da ressonância apresenta melhor definição das estruturas (miocárdio/cavidade/fibrose), por apresentar melhor relação contraste/ruído, quando comparada à imagem da tomografia.

achados da angiotomografia cardíaca que classifica as lesões coronárias de acordo com o grau de estenose, localização, tipo de placa ("vulnerabilidade"), presença de *stent*/enxertos coronários e qualidade do estudo. Essa padronização, presente nos laudos de TCC, visa facilitar a interpretação do clínico sobre os achados apresentados e orientar como prosseguir (ou não) com a investigação adicional.

■ Leitura sugerida

- ACCF/SCCT/ACR/AHA/ASE/ASNC/SCAI/SCMR 2010 Appropriate Use Criteria for Cardiac Computed Tomography. J Am Coll Cardiol. 2010;56.
- Achenbach S, Delgado V, Hausleiter J, et al. SCCT expert consensus document on computed tomography imaging before transcatheter aortic valve implantation (TAVI)/transcatheter aortic valve replacement (TAVR). J Cardiovasc Comput Tomogr. 2012;6(6):366-80.
- Agatston AS, Janowitz WR, Hildner FJ, et al. Quantification of coronary artery calcium using ultrafast computed tomography. J Am Coll Cardiol. 1990;15:827-32.
- Arbab ZA, Hoe J. Quantification of coronary arterial stenoses by multidetector CT angiography in comparison with conventional angiography. J Am Coll Cardiol. 2011;4(2):191-202.
- Azevedo CF, Rochitte CE, Lima JA, et al. Coronary artery calcium score and coronary computed tomographic angiography for cardiovascular risk stratification. Arq Bras Cardiol. 2012;98(6):559-68.
- Azzolini RK, Solis FAE, Rezende PC, et al. Acute inferolateral ST-elevation myopericarditis diagnosed by delayed enhancement cardiac computed tomography Journal of Cardiology Cases. 2011;3(2):e90-e93.
- Chang SM, Nabi F, Xu J, Peterson LE, Achari A, Pratt CM, et al. The coronary artery calcium score and stress myocardial perfusion imaging provide independent and complementary prediction of cardiac risk. J Am Coll Cardiol. 2009;54(20):1872-82.
- Cury RC, Abbara S, Achenbach S, Agatston A, Berman DS, Budoff MJ, et al. CAD-RADS(TM) Coronary Artery Disease – Reporting and Data System. An expert consensus document of the Society of Cardiovascular Computed Tomography (SCCT), the American College of Radiology (ACR) and the North American Society for Cardiovascular Imaging (NASCI). Endorsed by the American College of Cardiology. J Cardiovasc Comput Tomogr. 2016 Jul-Aug;10(4):269-81.
- Douglas PS, Hoffmann U, Patel MR, Mark DB, Al-Khalidi HR, Cavanaugh B, et al.; PROMISE Investigators. Outcomes of anatomical versus functional testing for coronary artery disease. N Engl J Med. 2015; 372:1291–1300.
- Erbel R, Mohlenkamp S, Moebus S, Schmermund A, Lehmann N, Stang A, et al.; Heinz Nixdorf Recall Study Investigative Group. Coronary risk stratification, discrimination, and reclassification improvement based on quantification of subclinical coronary atherosclerosis: the Heinz Nixdorf Recall study. J Am Coll Cardiol. 2010;56(17):1397-406.
- Faludi AA, Izar MCO, Saraiva JFK, Chacra APM, Bianco HT, Afiune Neto A, et al. Atualização da Diretriz Brasileira de Dislipi-demias e Prevenção da Aterosclerose – 2017. Arq Bras Cardiol. 2017;109(2 Supl. 1):1-76.
- Gottlieb I, Miller JM, Arbab-Zadeh A, Dewey M, Clouse ME, Sara L, et al. The absence of coronary calcification does not exclude obstructive coronary artery disease or the need for revascularization in patients referred for conventional coronary angiography. J Am Coll Cardiol. 2010;55(7):627-34.
- Grundy SM, Stone NJ, Bailey AL, Beam C, Birtcher KK, Blumenthal RS, et al. AHA/ACC/AACVPR/AAPA/ABC/ACPM/ADA/AGS/APhA/ASPC/NLA/PCNA guideline on the management of blood cholesterol: a report of the American College of Cardiology/American Heart Association Task Force on Clinical Practice Guidelines. Circulation. 2018.

- Hoffmann U, Truong QA, Fleg JL, et al. Coronary CT Angiography versus Standard Evaluation in Acute Chest Pain. N Engl J Med. 2012;367:299-308.
- Lee HY, Yoo SM, White CS. Coronary CT angiography in emergency department patients with acute chest pain: triple rule-out protocol versus dedicated coronary CT angiography. Int J Cardiovasc Imaging. 2009;25(3):319-26.
- Lin FY. Mortality Risk in Symptomatic Patients with Non-obstructive Coronary Artery Disease. J Am Coll Cardiol. 2011;58:510-9.
- Litt HI, Gatsonis C, Snyder B, Singh H, Miller CD, Entrikin DW, et al. CT angiography for safe discharge of patients with possi-ble acute coronary syndromes. N Engl J Med. 2012;366(15):1393-403.
- Litt HI, Hollander JR. CT angiography for safe discharge of patients with possible acute coronary syndromes. N Engl J Med. 2012;366:1393-1403.
- Min JK, Leipsic J, Pencina MJ, Berman DS, Koo BK, van Mieghem C, et al. Diagnostic accuracy of fractional flow reserve from anatomic CT angiography. JAMA. 2012;308(12):1237-45.
- Min JK, Lin FY, Gidseg DS, Weinsaft JW, Berman DS, Shaw LJ, et al. Determinants of coronary calcium conversion among patients with a normal coronary calcium scan: what is the "warranty period" for remaining normal?. J Am Coll Cardiol. 2010 Mar 16;55(11):1110-7. doi: 10.1016/j.jacc.2009.08.088.
- Mitchell JD, Fergestrom N, Gage BF, Paisley R, Moon P, Novak E, et al. Impact of Statins on Cardiovascular Outcomes Following Coronary Artery Calcium Scoring. Journal of the American College of Cardiology Nov 2018, 25629; DOI: 10.1016/j.jacc.2018.09.051
- Motoyama S, Sarai M, Harigaya H, Anno H, Inoue K, Hara T, et al. Computed tomographic angiography characteristics of ath-erosclerotic plaques subsequently resulting in acute coronary syndrome. J Am Coll Cardiol. 2009;54(1):49-57.
- Otsuka K, Fukuda S, Tanaka A, Nakanishi K, Taguchi H, Yoshikawa J, et al. Napkin-ring sign on coronary CT angiography for the prediction of acute coronary syndrome. JACC Cardiovasc Imaging. 2013;6(4):448-57.
- Pathan F, Hecht H, Narula J, Marwick TH. Roles of Transesophageal Echocardiography and Cardiac Computed Tomography for Evaluation of Left Atrial Thrombus and Associated Pathology: A Review and Critical Analysis. JACC Cardiovasc Imaging. 2018 Apr;11(4):616-627. doi: 10.1016/j.jcmg.2017.12.019. Review.
- Puri R, Nicholls SJ, Shao M, Kataoka Y, Uno K, Kapadia SR, et al. Impact of statins on serial coronary calcification during atheroma progression and regression. J Am Coll Cardiol. 2015 Apr 7;65(13):1273-1282. doi: 10.1016/j.jacc.2015.01.036. PubMed PMID: 25835438.
- Rochitte CE, George RT, Chen MY, et al. Computed tomography angiography and perfusion to assess coronary artery stenosis causing perfusion defects by single photon emission computed tomography: the CORE320 study. Eur Heart J. 2014;35(17):1120-30.
- Sara L, Szarf G, Tachibana A, Shiozaki AA, Villa AV, Oliveira AC, et al. Sociedade Brasileira de Cardiologia. II Diretriz de Res-sonância Magnética e Tomografia Computadorizada Cardiovascular da Sociedade Brasileira de Cardiologia e do Colégio Brasileiro de Radiologia. Arq Bras Cardiol. 2014;103(6 Supl. 3):1-86.
- The SCOT-HEART Investigators. Coronary CT Angiography and 5-Year Risk of Myocardial Infarction. N Engl J Med *2018;379:924-33.*
- Yeboah J, McClelland RL, Polonsky TS, Burke GL, Sibley CT, O'Leary D, et al. Comparison of novel risk markers for improvement in cardiovascular risk assessment in intermediate-risk individuals. JAMA. 2012;308(8):788-95.

capítulo 50

Ressonância Magnética nas Cardiomiopatias Não Isquêmicas

• Ricardo Rocha • Renata Ávila • Alexandre Volney Villa

■ Introdução

- No Capítulo 14 deste livro já discutimos os aspectos do uso da ressonância magnética cardíaca (RMC) na cardiopatia isquêmica. Neste capítulo, será abordado o uso desse método nas cardiomiopatias não isquêmicas.
- A cardiomiopatia dilatada representa a via comum final de várias condições patológicas em que uma combinação de injúria miocárdica associada à fibrose tecidual resulta em disfunção contrátil.
- O reconhecimento da etiologia da cardiomiopatia é importante para individualizar as estratégias terapêuticas e estratificar o prognóstico do paciente. Toda vez que um médico está diante de um paciente com disfunção ventricular, é fundamental diferenciá-la entre isquêmica e não isquêmica, com impacto direto na conduta a ser tomada após o diagnóstico.

Dica:
A ressonância magnética cardíaca com a técnica de realce tardio é atualmente o método padrão-ouro para a avaliação de fibrose miocárdica.

- A avaliação do padrão de acometimento de fibrose ajuda na determinação da etiologia da disfunção ventricular.

Dica:
Quando uma artéria coronária é ocluída, a progressão do infarto se dá do subendocárdio para o epicárdio, portanto na cardiopatia isquêmica com presença de fibrose sempre há o envolvimento do subendocárdio (fibrose subendocárdica ou transmural) e a área acometida está relacionada a um território de perfusão coronariana (Figura 50.1).

- Nas várias etiologias de cardiomiopatias não isquêmicas é possível determinar um padrão de acometimento de fibrose preferencial, geralmente poupando o subendocárdio e sem relação com o território de irrigação coronariana (Figura 50.2).

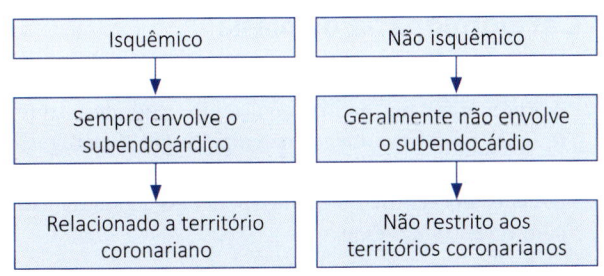

Figura 50.1. Diferenciação do padrão de acometimento de fibrose nas cardiopatias isquêmicas e não isquêmicas.

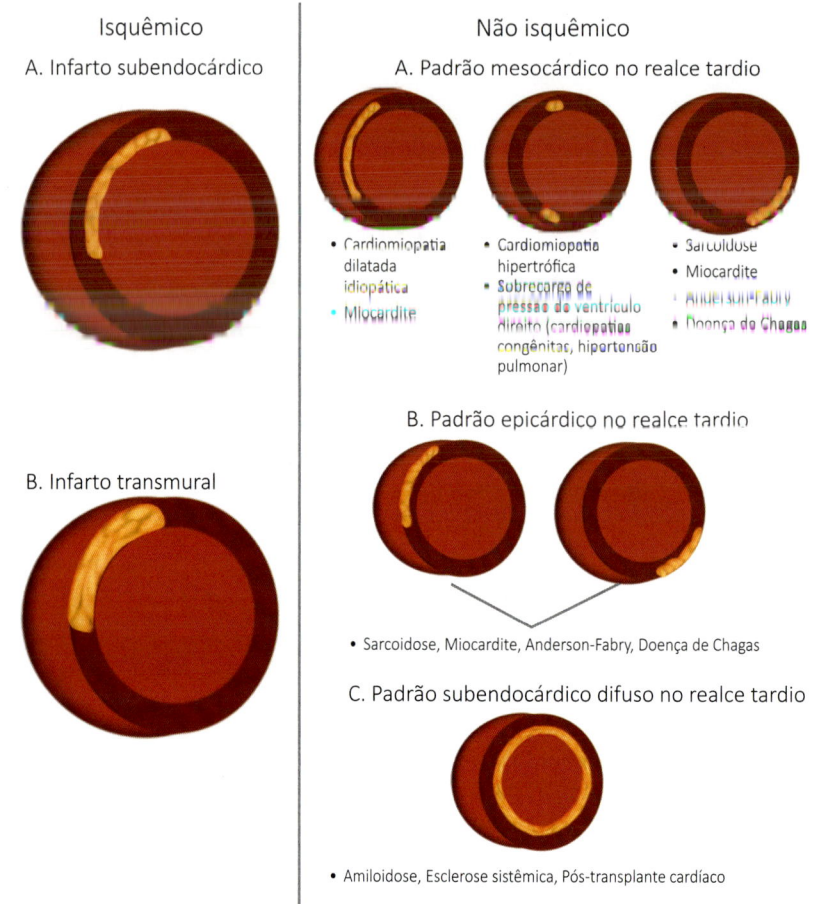

Figura 50.2. Padrões de realce tardio mais encontrados na prática clínica. Adaptado de Heiko Mahrholdt et al. Delayed enhancement cardiovascular magnetic resonance assessment of non-ischaemic cardiomyopathies. European Heart Journal 2005.

A seguir, resumiremos o uso da ressonância cardíaca nas principais miocardiopatias não isquêmicas.

■ Cardiomiopatia/displasia arritmogênica do ventrículo direito

- A cardiomiopatia arritmogênica do ventrículo direito (CAVD) é uma doença hereditária que se caracteriza por progressiva substituição fibrogordurosa predominantemente no ventrículo direito, podendo acometer também o ventrículo esquerdo.

> **Dica:**
> A ressonância se consolidou como exame de imagem de escolha para avaliação da CAVD.

- Em um mesmo exame conseguem-se, de maneira não invasiva, dados morfológicos e funcionais, assim como caracterização tecidual.
- Apesar dos avanços, é fundamental o entendimento de que **nenhum método tem acurácia suficiente para estabelecer sozinho o diagnóstico da doença.** Para isso, múltiplas informações devem ser combinadas em um conjunto de critérios diagnósticos. Atualmente o diagnóstico de CAVD é baseado nos critérios da última *Task Force* (revisados em 2010). Na avaliação com ressonância é observada a presença de alterações qualitativas (acinesia regional, discinesia ou dissincronia) e quantitativas (aumento do volume ventricular diastólico do VD e disfunção ventricular direita). Em comparação com a *Task Force* original, a inclusão da avaliação quantitativa aumentou a especificidade.

> **Critérios de ressonância para o diagnóstico de CAVD**
> - Critério maior:
> acinesia, discinesia ou dissincronia do ventrículo direito + 1 dos critérios abaixo:
> fração de ejeção do VD ≤ 40%;
> volume indexado do VD ≥ 110 mL/m² para homens / ≥ 100 mL/m² para mulheres.
> - Critério menor:
> acinesia, discinesia ou dissincronia do ventrículo direito + 1 dos critérios abaixo:
> fração de ejeção do VD: 40-45%;
> volume indexado do VD: 100-110 mL/m² para homens / 90-100 mL/m² para mulheres.

- Critério maior de RMC confere especificidade de aproximadamente 95% e sensibilidade de 70-76% para o diagnóstico de CAVD. A menor sensibilidade do método é entendida no contexto de publicações recentes que mostram que **as anormalidades elétricas precedem as alterações estruturais. Isto reforça que o diagnóstico não deve ser baseado em um único exame.**
- Nas sequências de cine-RM podemos avaliar a dilatação e disfunção do VD, além da caracterização de áreas discinéticas com formação de microaneurismas (Figura 50.3).
- Com o advento dos testes genéticos, aumentou-se o conhecimento fenotípico das formas não clássicas da doença, incluindo a forma dominante do VE e a forma biventricular. **O acometimento do VE tem sido demonstrado em até 76% dos pacientes, especialmente naqueles com doença avançada. A doença é, portanto, cada vez mais referida como "cardiomiopatia arritmogênica".**
- Apesar de não estar incluída nos critérios diagnósticos, é possível a avaliação de fibrose na CAVD pela técnica de realce tardio. Realce tardio no VD tem sido observado em até 88% dos pacientes, enquanto realce no VE, em até 60%. Estudos mostram uma excelente correlação entre a presença de realce no VD e a indução de arritmia no estudo eletrofisiológico. O padrão de realce encontrado pode ainda ajudar no diagnóstico diferencial, como por exemplo da sarcoidose cardíaca (Figura 50.4).

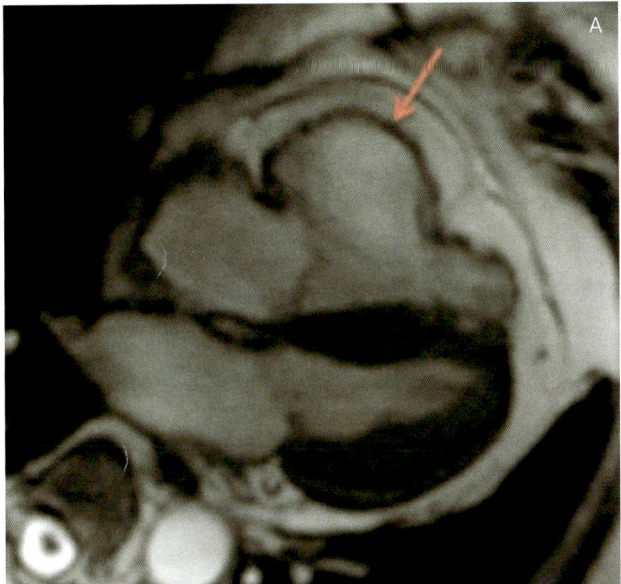

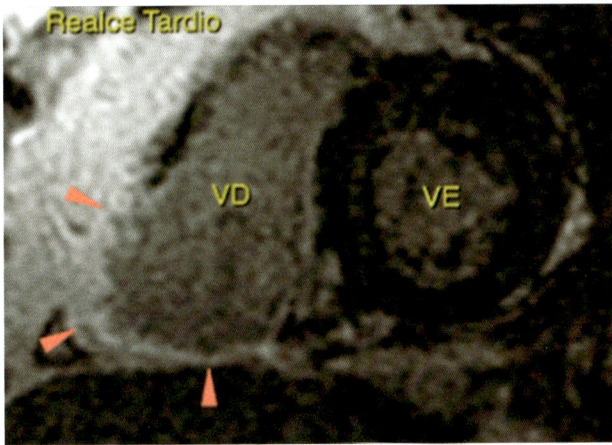

Figura 50.4. Sequência de realce tardio com corte em eixo curto. Observa-área de fibrose (setas) no ventrículo direito.

- Podemos avaliar ainda a presença de infiltração gordurosa nas sequências de *double* IR pesadas em T1 (Figura 50.5). Em alguns casos esta alteração pode reforçar o diagnóstico da doença, mas é importante deixar claro que não faz parte dos critérios diagnósticos. Estudos têm mostrado que este achado pode estar presente mesmo em indivíduos normais.

Cardiomiopatia hipertrófica

- A cardiomiopatia hipertrófica (CMH) é uma doença genética autossômica dominante com variadas expressões fenotípicas, tendo como pontos centrais o desarranjo e a hipertrofia dos cardiomiócitos.
- Apresenta-se com espessuras e extensões variadas, formas simétrica ou assimétrica, ocorrendo em um ou mais segmentos ventriculares, envolvendo ou não os músculos papilares. O ventrículo esquerdo é o mais acometido,

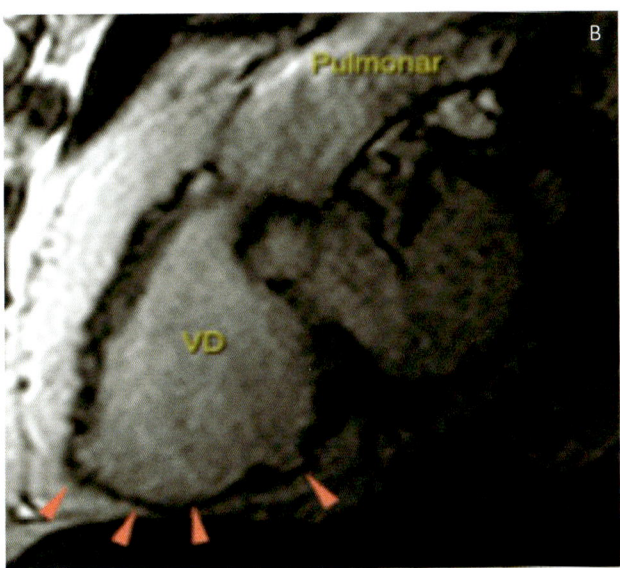

Figura 50.3. A. Sequência de cinerressonância com corte em quatro câmaras. Observa-se área de aneurisma na região subtricuspídea (seta). B. Sequência de realce tardio com corte em via de saída do VD com presença de microaneurismas (setas).

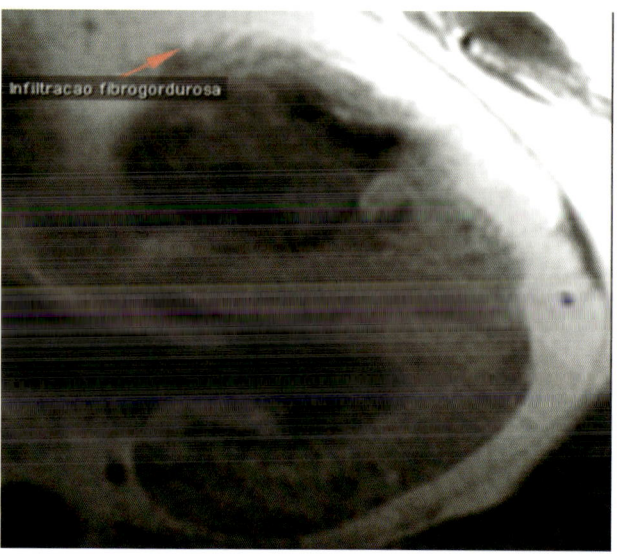

Figura 50.5. Sequência de *double* IR T2, corte quatro câmaras. Presença de áreas de infiltração gordurosa na parede do ventrículo direito.

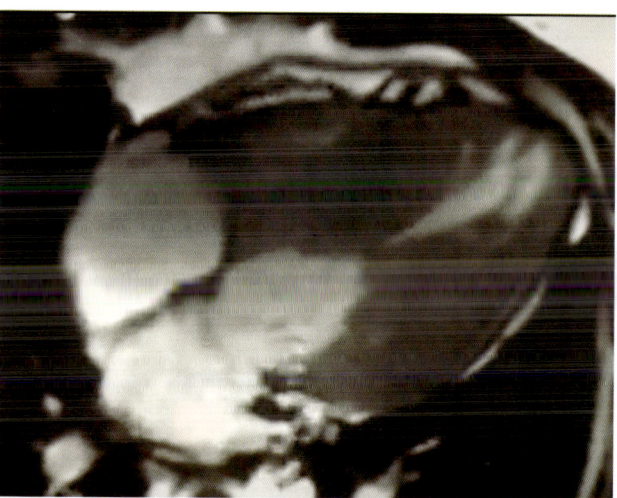

Figura 50.6. Imagem em quatro câmaras na sequência de cinerressonância evidenciando miocardiopatia hipertrófica com acometimento medioventricular.

mas em aproximadamente 30% dos casos pode haver comprometimento também do ventrículo direito.

- Devido à elevada resolução espacial, a ressonância magnética é capaz de avaliar com precisão a hipertrofia, fornecendo uma caracterização detalhada do fenótipo da miocardiopatia hipertrófica, tendo grande valor clínico tanto para o diagnóstico quanto para o prognóstico.
- A RMC permite uma excelente definição das bordas epicárdicas e endocárdicas, o que possibilita maior acurácia em relação ao ecocardiograma na avaliação das áreas hipertrofiadas, principalmente em áreas focais de hipertrofia e sobretudo nos pacientes que apresentam hipertrofia apical.
- O acometimento medioventricular com aneurisma apical representa subgrupo importante de pacientes com CMH que eram subdiagnosticados antes do advento das técnicas de RMC (Figura 50.6). Estudos recentes têm mostrado que esta forma de CMH está associada a maior risco de morte súbita e eventos tromboembólicos.
- A RMC permite ainda a avaliação de alguns achados morfológicos presentes em fenótipos da CMH que podem preceder o aparecimento da hipertrofia miocárdica, como anomalias da valva mitral (alongamento dos folhetos), criptas miocárdicas e anormalidades nos músculos papilares.
- A RMC possibilita avaliação nos pacientes que apresentam acometimento do ventrículo direito, com adequada medida da espessura da parede, presença de hipertrofia da crista supraventricular e da via de saída.
- Com a técnica de realce tardio é possível caracterizar áreas de fibrose miocárdica, sendo importante ferramenta para o diagnóstico e principalmente para avaliação do prognóstico.

 Qual o padrão de fibrose que ocorre na CMH?

A fibrose, que ocorre em até 80% dos pacientes com CMH, possui distribuição multifocal com predomínio mesocárdico nos locais de maior hipertrofia, principalmente na junção do ventrículo esquerdo e direito (**padrão juncional**) (Figura 50.7).

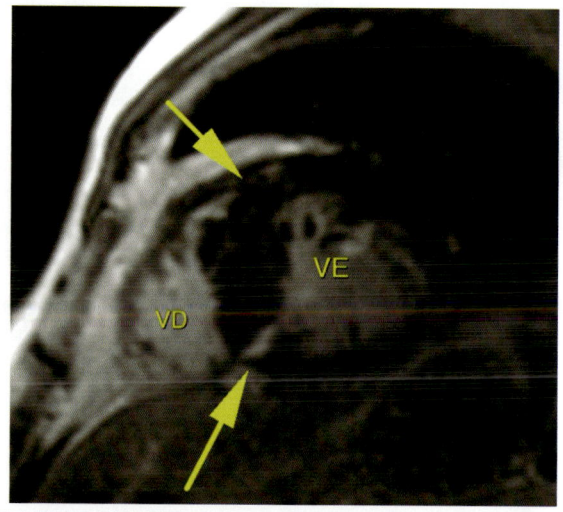

Figura 50.7. Imagem em eixo curto da região medial do ventrículo esquerdo na sequência de realce tardio. Observa-se realce tardio de padrão juncional (setas) entre o septo interventricular e a parede livre do ventrículo direito.

- O valor prognóstico da fibrose miocárdica está bem definido na literatura. A sua presença está associada a deterioração da função ventricular, arritmia e morte súbita.

- O risco de morte súbita tem relação positiva e contínua com a extensão da fibrose. Massa de fibrose avaliada pela técnica de realce tardio acima de 20% em relação a massa total do ventrículo esquerdo aumenta em aproximadamente duas vezes o risco de morte súbita (Figura 50.8).

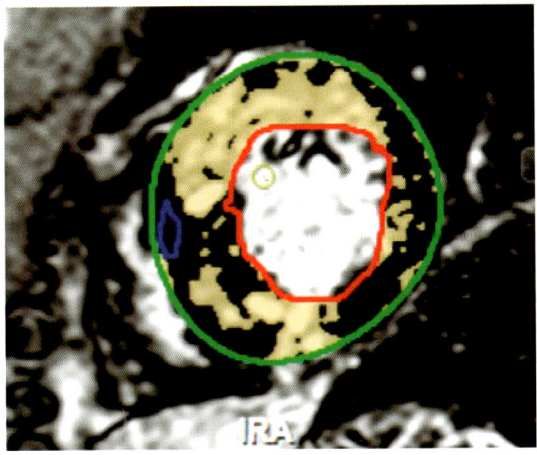

Figura 50.8. Imagem em eixo curto da região medial do ventrículo esquerdo na sequência de realce tardio. Avaliação quantitativa de fibrose miocárdica.

Miocardite

- A miocardite é caracterizada por alterações teciduais regionais do miocárdio provocadas por um processo inflamatório com graus variáveis de necrose miocitária.
- A biópsia endomiocárdica é o padrão-ouro para o diagnóstico definitivo de miocardite. Entretanto, é um método invasivo com riscos associados e baixa taxa de resultados positivos.
- Um estudo retrospectivo publicado recentemente, avaliando a contribuição da biópsia nas cardiomiopatias nos últimos 30 anos em um centro de referência nos Estados Unidos, mostrou que a biópsia falhou mais especificamente na investigação de miocardite com função ventricular preservada.
- A RMC é um método não invasivo alternativo à biópsia. Além da avaliação morfofuncional, permite caracterização tecidual que ajuda no diagnóstico da miocardite.
- As três principais técnicas de RMC utilizadas na caracterização da lesão miocárdica em pacientes com miocardite são: sequências ponderadas em T2; realce miocárdico global precoce (T1 pós contraste) e realce tardio miocárdico.
- Na fase aguda, pelo intenso processo inflamatório, observa-se hipersinal em imagens pesadas em T2 pelo edema celular, além de aumento do sinal na técnica de realce precoce miocárdico (Figura 50.9).
- O realce tardio miocárdico é tipicamente mesocárdico ou epicárdico, podendo estar presente em qualquer fase da doença (Figura 50.10). Seu valor não se restringe

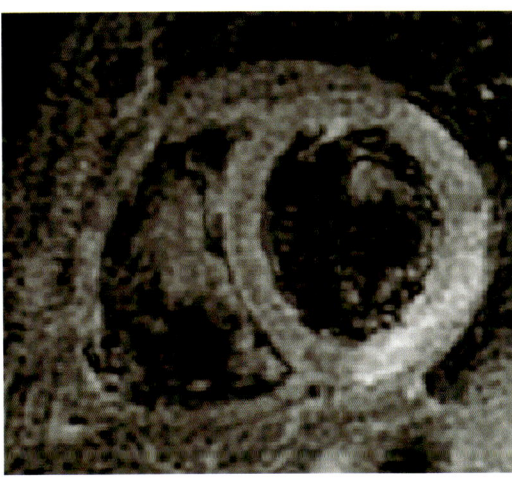

Figura 50.9. Imagem em eixo curto da região medial do ventrículo esquerdo na sequência de *triple* IR T2 com presença de hipersinal (área mais branca) compatível com edema miocárdico.

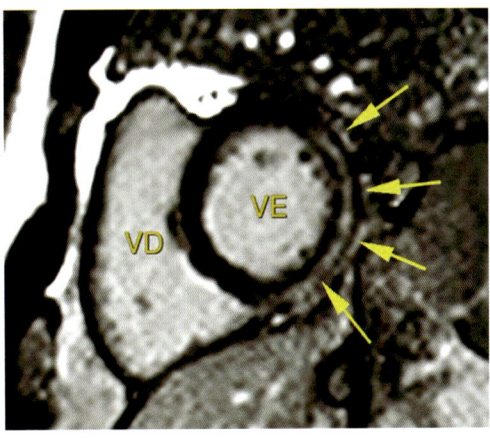

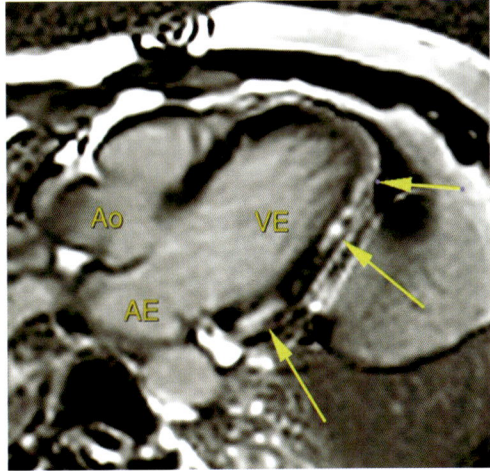

Figura 50.10. Imagem em eixo curto (figura superior) e via de saída do ventrículo esquerdo (figura inferior) na sequência de realce tardio. Presença de fibrose mesoepicárdica na parede lateral do ventrículo esquerdo (setas).

ao diagnóstico, sendo demonstrado em vários estudos seu valor como prognóstico de morbimortalidade.
- O uso combinado das sequências descritas confere uma alta capacidade diagnóstica à RMC, com acurácia superior a qualquer outro método diagnóstico não invasivo.
- Para definição diagnóstica de miocardite pela RMC são utilizados os critérios de Lake Louise: presença de edema miocárdico nas imagens ponderadas em T2, aumento significativo da intensidade de sinal nas imagens com a técnica de realce global precoce e presença de áreas de necrose e/ou fibrose na sequência de realce tardio. A presença de dois dos três critérios resulta em acurácia de 78%, sensibilidade de 67%, especificidade de 91%, valor preditivo positivo de 91% e valor preditivo negativo de 69% para o diagnóstico de miocardite pela RMC comprovada por biópsia.

Amiloidose cardíaca

- A amiloidose cardíaca ocorre pela deposição de amiloide no espaço extracelular, com consequente enrijecimento do coração.
- O amiloide pode ter diversos precursores proteicos. Os mais associados com envolvimento cardíaco são os derivados de imunoglobulina monoclonal de cadeias leves (amiloidose cardíaca primária) e da transtirretina.
- O envolvimento cardíaco pode atingir até a metade dos casos de amiloidose primária. O acúmulo de proteína amiloide leva ao desarranjo da arquitetura dos miócitos, resultando em défice de relaxamento com disfunção diastólica e progressão para cardiomiopatia restritiva.
- A RMC tem importante papel na elucidação diagnóstica, sendo os principais achados o aumento da espessura biventricular, espessamento do septo interatrial e dos folhetos valvares, sinais de disfunção diastólica e dilatação biatrial (Figura 50.11). Em casos mais avançados podemos observar disfunção sistólica.
- O padrão de realce tardio comumente encontrado é o **subendocárdico difuso**, com boa sensibilidade (80%) e excelente especificidade (94%) quando comparado à biópsia endomiocárdica (Figura 50.12). Podemos encontrar ainda o padrão transmural difuso (Figura 50.13).

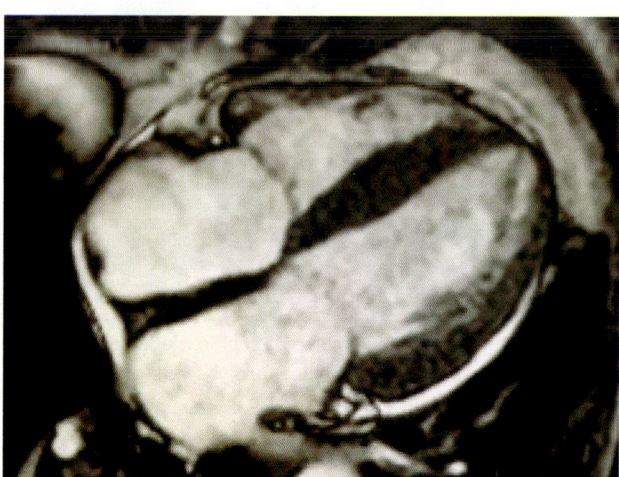

Figura 50.11. Imagem em quatro câmaras na sequência de cinerressonância. Observa-se hipertrofia concêntrica do ventrículo esquerdo, dilatação biatrial e aumento da espessura do septo interatrial.

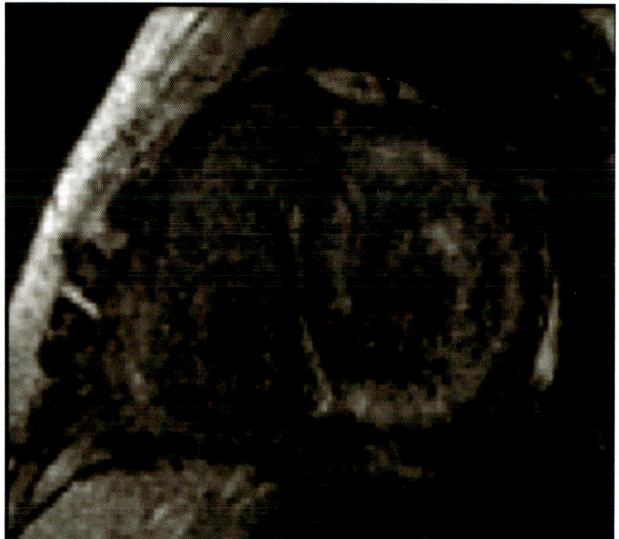 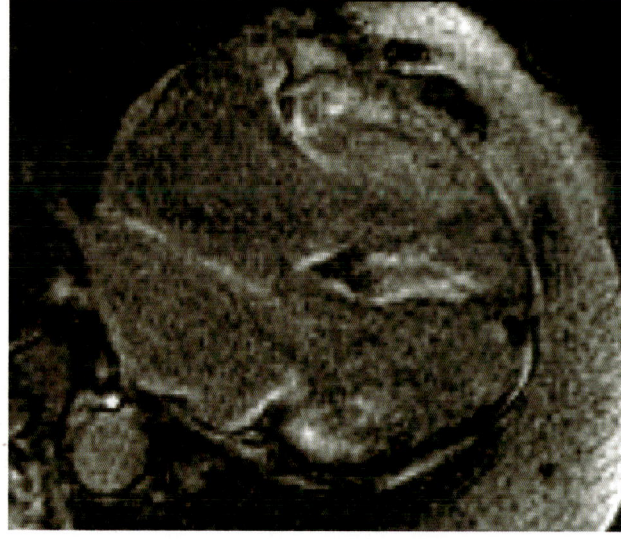

Figura 50.12. Imagem em eixo curto (esquerda) e quatro câmaras (direita) na sequência de realce tardio. Presença de fibrose com padrão subendocárdico difuso.

Ressonância Magnética nas Cardiomiopatias Não Isquêmicas

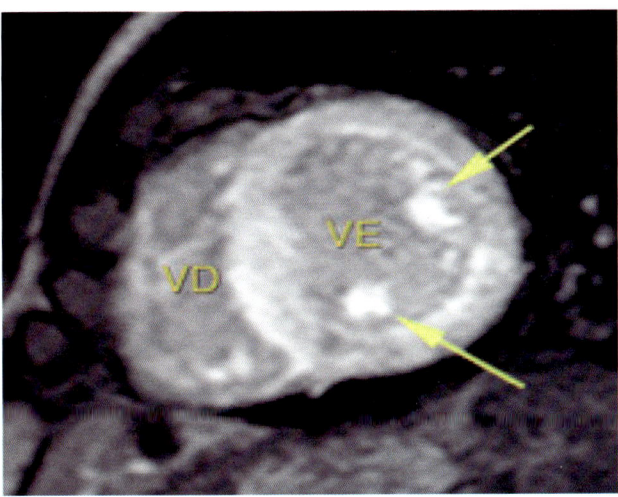 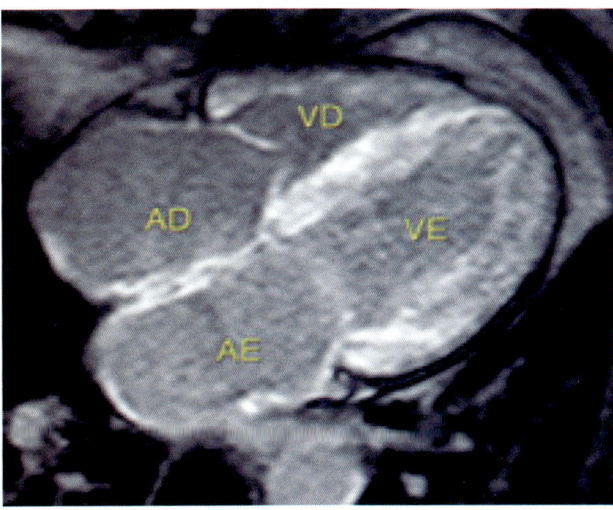

Figura 50.13. Imagem em eixo curto (esquerda) e quatro câmaras (direita) na sequência de realce tardio. Presença de fibrose com padrão transmural difuso. Observa-se ainda realce tardio acometendo os átrios e músculos papilares (setas).

■ Sarcoidose cardíaca

- A sarcoidose é uma doença granulomatosa sistêmica de origem desconhecida na qual o envolvimento cardíaco pode ser parte do processo sistêmico ou ocorrer isoladamente.
- Aproximadamente 20-30% dos casos de sarcoidose sistêmica cursam com envolvimento cardíaco, com taxas de mortalidade de até 50%.
- A RMC apresenta elevada acurácia para o diagnóstico de sarcoidose cardíaca.
- O padrão de realce tardio mais frequentemente encontrado é mesocárdico e/ou epicárdico, acometendo preferencialmente o septo interventricular (Figura 50.14).

■ Endomiocardiofibrose

- Endomiocardiofibrose (EMF) é a cardiomiopatia restritiva mais comum em todo o mundo.
- Caracteriza-se pelo depósito de tecido fibrótico na região apical e também na via de entrada dos ventrículos, levando principalmente a uma maior rigidez ventricular com comprometimento da diástole, insuficiências valvares e dilatação biatrial.
- A avaliação das imagens dinâmicas pela RMC fornece dados morfológicos e funcionais importantes para o diagnóstico (Figura 50.15).

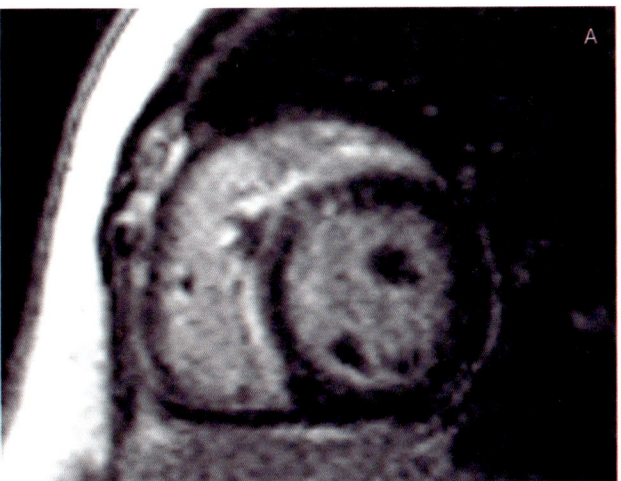 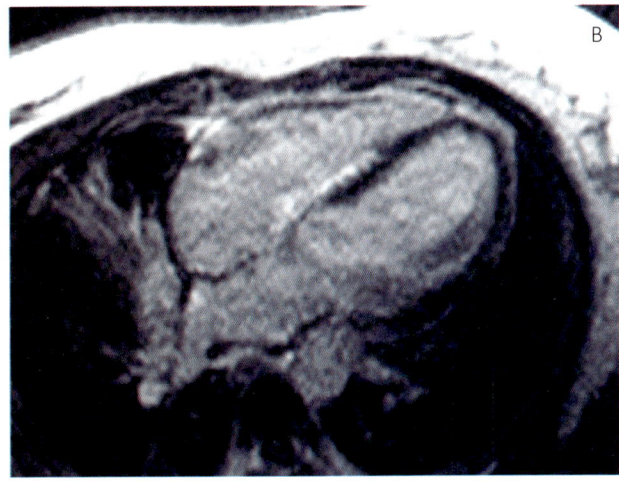

Figura 50.14. Imagem em eixo curto da região basal do ventrículo esquerdo (A) e em quatro câmaras (B) na sequência de realce tardio com presença de fibrose mesoepicárdica no septo interventricular.

capítulo 50

Ressonância Magnética nas Cardiomiopatias Não Isquêmicas

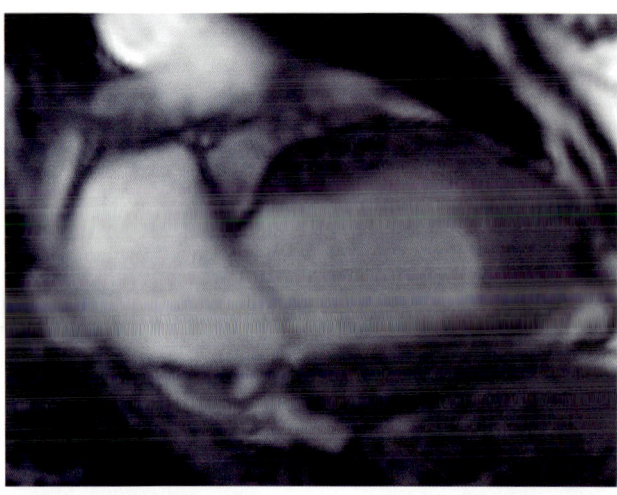

Figura 50.15. Imagem em duas câmaras do ventrículo esquerdo na sequência de cinerressonância evidenciando obliteração apical típica de endomiocardiofibrose.

- A sequência de realce tardio miocárdico demonstra preenchimento apical por tecido fibrótico, calcificação e presença de trombos apicais. O padrão encontrado é bem característico e descrito como em "duplo V", formado por camada linear de fibrose subendocárdica recoberta por outra de calcificação e/ou trombo (Figura 50.16).

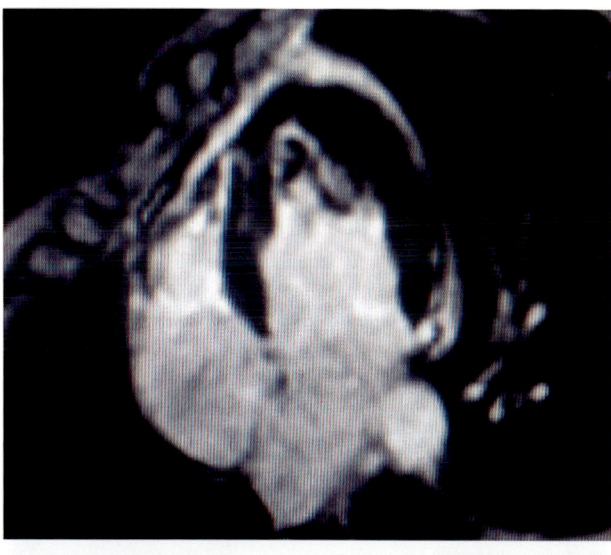

Figura 50.16. Imagem em quatro câmaras na sequência de realce tardio com presença do sinal do "duplo V" (obliteração apical com camada de fibrose subendocárdica recoberta por outra de calcificação e/ou trombo.

■ Miocardiopatia não compactada

- A miocardiopatia não compactada (MNC) é uma doença autossômica dominante, rara, que resulta da falha na compactação do miocárdio entre a quinta e oitava semana de vida embrionária.
- Como resultado, áreas de não compactação coexistirão com áreas de miocárdio normal, compactado, podendo trazer consequências no futuro, como dilatação e disfunção sistólica ventricular, formação de trombos nas trabéculas residuais com potencial efeito embólico, arritmias, entre outros.
- O ventrículo esquerdo encontra-se mais comumente envolvido, porém em alguns casos pode ocorrer o acometimento biventricular.
- A RMC se destaca como método padrão-ouro para o diagnóstico devido a sua elevada resolução espacial e alta capacidade de definir bordos subendocárdicos. A fina malha trabecular de miocárdio não compactado intimamente superposta ao miocárdio normal pode ser facilmente identificada, independentemente do segmento acometido.
- Critérios diagnósticos em RMC variam na literatura, sendo atualmente mais aceita como **diagnóstica uma relação entre espessura de miocárdio não compactado e compactado superior a 2,3 na diástole final do ventrículo esquerdo, em um ou mais segmentos** (sensibilidade de 86% e especificidade de 99%) (Figura 50.17).
- Pode-se quantificar a massa miocárdica doente, sendo positiva quando superior a 20% do total (sensibilidade e especificidade superiores a 90%).
- A RMC tem ainda valor prognóstico com a técnica de realce tardio, presente em 50 a 70% dos casos. A presença de fibrose está associada à ocorrência de arritmias ventriculares e disfunção ventricular.

■ Hemocromatose

- A sobrecarga de ferro sistêmica pode levar a envolvimento miocárdico com dilatação ou miocardiopatia restritiva.
- A ressonância detecta o ferro indiretamente. Os efeitos paramagnéticos do ferro armazenado na forma de ferritina e hemossiderina causam perda de sinal nos tecidos afetados e encurtam os tempos de relaxamento nas sequências T1, T2 e T2★. Para a quantificação do ferro usamos sequência de gradiente eco e cálculo do T2★ (Figura 50.18).
- A sobrecarga de ferro no coração é definida como um T2★ < 20 ms.

■ Conclusão

- A cardiopatia não isquêmica compreende um grupo heterogêneo de doenças. Por meio de sequências, a ressonância se destaca como uma ferramenta não invasiva única, capaz de caracterizar o tecido, definindo edema, gordura, fibrose ou infiltração.

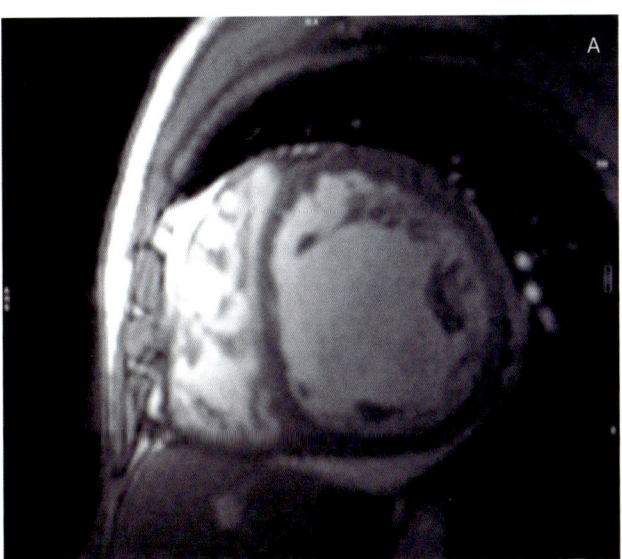 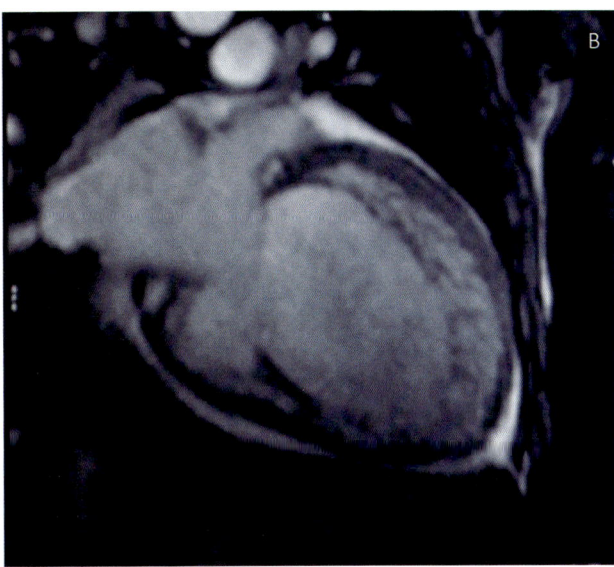

Figura 50.17. Imagem em eixo curto (A) e duas câmaras (B) na sequência de cinerressonância mostrando aumento da trabeculação com relação entre espessura de miocárdio não compactado e compactado superior a 2,3.

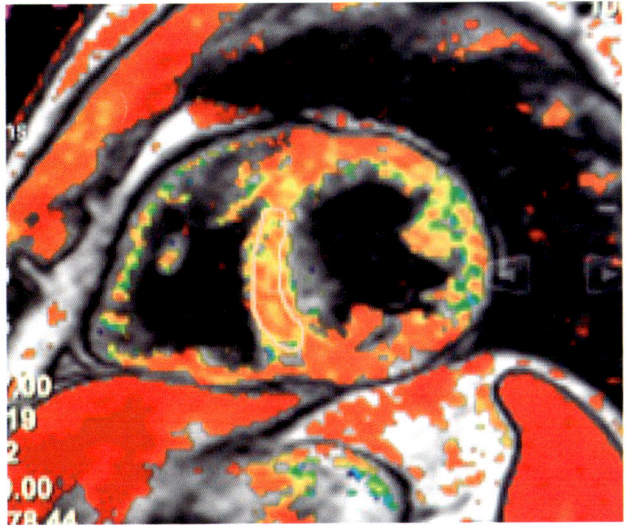

Figura 50.18. Imagem em eixo curto na sequência T2* para quantificação de ferro miocárdico.

- A ressonância quantifica o comprometimento funcional e diferencia o isquêmico do não isquêmico, com base em padrões de acometimento de fibrose.

Leitura sugerida

- Abdel-Aty H. Diagnostic performance of cardiovascular magnetic resonance in patients with suspected acute myocarditis: comparison of different approaches. J Am Coll Cardiol. 2005;45:1815-1822.
- Anderson L. Cardiovascular T2-star (T2*) magnetic resonance for the early diagnosis of myocardial iron overload. Eur Heart J. 2001;22:2171-2179.
- Cummings KW. A Pattern-based approach to assessment of delayed enhancement in nonischemic cardiomyopathy at MR imaging 1. Radiographics. 2009;29:89-103.
- Greulich S. CMR imaging predicts death and other adverse events in suspected cardiac sarcoidosis. JACC: Cardiovasc Imaging. 2013;6:501-511.
- Grothoff M, Pachowsky M, Hoffmann J, Posch M, Klaassen S, Lehmkuhl L, et al. Value of cardiovascular MR in diagnosing left ventricular non-compaction cardiomyopathy and in discriminating between other cardiomyopathies. Eur Radiol. 2012 Dec;22(12):2699-709.
- Lim RP, Srichai MB, Lee VS. Non-ischemic causes of delayed myocardial hyperenhancement on MRI. Am J Roentgenol. 2007;188:1675-1681.
- Mahrholdt H. Delayed enhancement cardiovascular magnetic resonance assessment of non-ischaemic cardiomyopathies. Eur Heart J. 2005;26:1461-1474
- Marcus FI. Diagnosis of arrhythmogenic right ventricular cardiomyopathy/dysplasia: proposed modification of the task force criteria. Circulation. 2010;121:1533–1541.
- Pennell DJ. Clinical indications for cardiovascular magnetic resonance (CMR): consensus Panel report. Eur Heart J. 2004;25:1940-1965.
- Sardanelli F. MRI in hypertrophic cardiomyopathy: a morphofunctional study. J Comput Assist Tomogr. 1993;17:862-872.
- Watanabe E, Kimura F, Nakajima T, Hiroe M, Kasai Y, Nagata M, et al. Late gadolinium enhancement in cardiac sarcoidosis: characteristic magnetic resonance findings and relationship with left ventricular function. J Thorac Imaging. 2013 Jan;28(1):60-6.

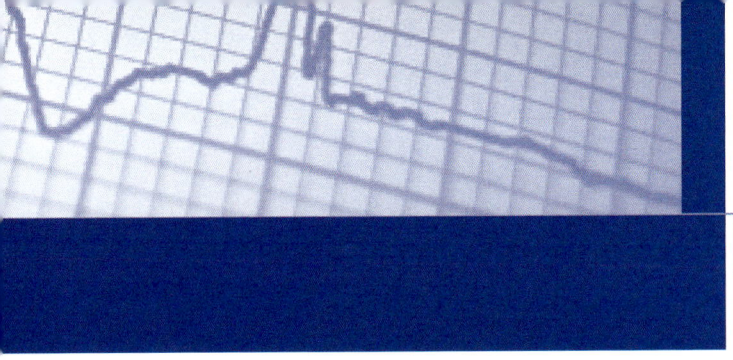

capítulo 51

Cateterismo Cardíaco

• Fábio Augusto Pinton • Eduardo França Pessoa de Melo • Cristiano Guedes Bezerra • Conrado Lelis Ceccon

■ Introdução

- Técnica descrita pela primeira vez em humanos pelo médico alemão Werner Forssmann, em 1929, ao cateterizar seu próprio átrio direito com uma sonda uretral pela veia braquial esquerda. Porém apenas em 1958 a primeira cineangiocoronariografia foi realizada, quando o médico americano Mason Sones realizou acidentalmente a injeção seletiva de contraste na artéria coronária.
- O cateterismo cardíaco se desenvolveu a partir dos anos 1960 como método diagnóstico de primeira linha em diversas doenças cardíacas.
- Acompanhando o desenvolvimento do método diagnóstico, a possibilidade de intervenção percutânea ganhou espaço com o surgimento de cateteres terapêuticos, stents, dispositivos expansíveis e mesmo próteses valvares, tornando o cateterismo cardíaco importante via de acesso também na terapêutica, com menor morbidade cirúrgica e resultados favoráveis ao método.

■ Cineangiocoronariografia e anatomia coronária

- O termo cineangiocoronariografia (ou cateterismo coronariano) refere-se ao cateterismo cardíaco esquerdo com cateterização seletiva das artérias coronárias.
- Através da infusão de contraste radiopaco intracoronário obtém-se imagens por um tubo de raios X e um intensificador de imagens, que converte uma imagem de raios X em imagem de luz visível. A injeção de contraste desenha exclusivamente a luz do vaso, demonstrando indiretamente a obstrução causada pela placa aterosclerótica localizada em sua parede.
- Cada incidência é definida com base na posição do intensificador de imagens em relação à rotação (oblíqua direita se ele está à direita do tórax do paciente ou oblíqua esquerda quando à esquerda do tórax do paciente) e inclinação no plano sagital (cranial ou caudal) (Figuras 51.1 e 51.2).
- As coronárias são vasos epicárdicos de médio calibre que se originam dos seios aórticos e ramificam-se sobre toda a superfície cardíaca, garantindo o aporte sanguíneo durante a diástole ventricular. Em situações normais a aorta dá origem a duas coronárias e seus ramos: artéria coronária esquerda (que se divide em artéria descendente anterior e artéria circunflexa) e artéria coronária direita.
- Tronco da coronária esquerda (TCE): tem origem no seio aórtico esquerdo, passa pela via de saída do ventrículo direito (VD) e dá origem à coronária descendente anterior e à artéria circunflexa. Eventualmente pode dar origem a um terceiro ramo, denominado diagonalis ou intermédio (em aproximadamente 20% dos casos).
- Artéria descendente anterior (DA): localiza-se anteriormente sobre o septo interventricular em direção ao ápex, dando origem aos ramos diagonais, que irrigam a parede livre do ventrículo esquerdo VE; e septais, que irrigam os 2/3 superiores do septo. Pode ser classificada de acordo com a Figura 51.3.
- Artéria circunflexa (ACx): localiza-se no sulco atrioventricular esquerdo e dá origem aos ramos marginais esquerdos e ao ramo atrioventricular. Irriga as paredes lateral e posterior do VE.
- Artéria coronária direita (ACD): origina-se no seio aórtico direito, dando origem a diversos ramos, entre eles: 1. ramo do cone; 2. artéria do nó sinusal; 3. ramos marginais direitos (irrigam a parede livre do ventrículo direito); 4. artéria descendente posterior (irriga o terço inferior do septo e a parede inferior); e 5. artéria ventricular posterior (irriga a parede posterolateral).
- A definição de dominância refere-se ao vaso que cruza a região da *crux cordis*, dando origem aos ramos descendente posterior e ventricular posterior. Esta pode ser direita (cerca de 80% dos casos), esquerda (os ramos DP e VP originam-se da porção distal da artéria circunflexa em 10 a 15%) ou balanceada (codominância em, aproximadamente, 7%).

Cateterismo Cardíaco

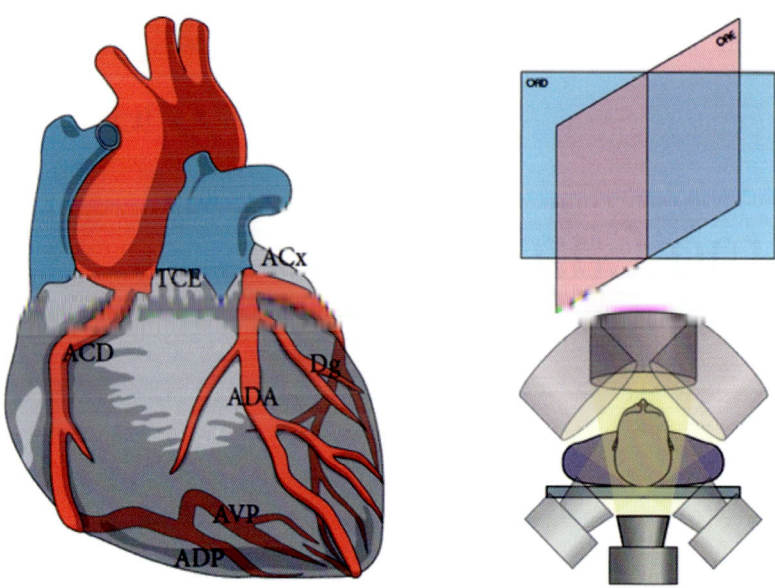

Figura 51.1. Representação da anatomia das coronárias e seus ramos (A). Representação do modelo uniplanar das imagens obtidas durante o cateterismo coronariano, de modo que os vasos devem ser avaliados em pelo menos dois planos (perpendiculares ou oblíquos) para melhor definição da anatomia e da presença de lesões (B). Representação de incidência posteroanterior, com tubo de raios X posicionado perpendicularmente ao dorso do paciente e intensificador posicionado anteriormente ao tórax do mesmo – as incidências oblíquas são obtidas com a rotação do sistema em torno de um ponto considerado fixo (tórax do paciente) (C). TCE: tronco da coronária esquerda; ACX: artéria circunflexa; ACD: artéria coronária direita; AVP: artéria ventricular posterior; ADP: artéria descendente posterior; ADA: artéria descendente anterior; Dg: ramos diagonais; Sep: ramos septais.

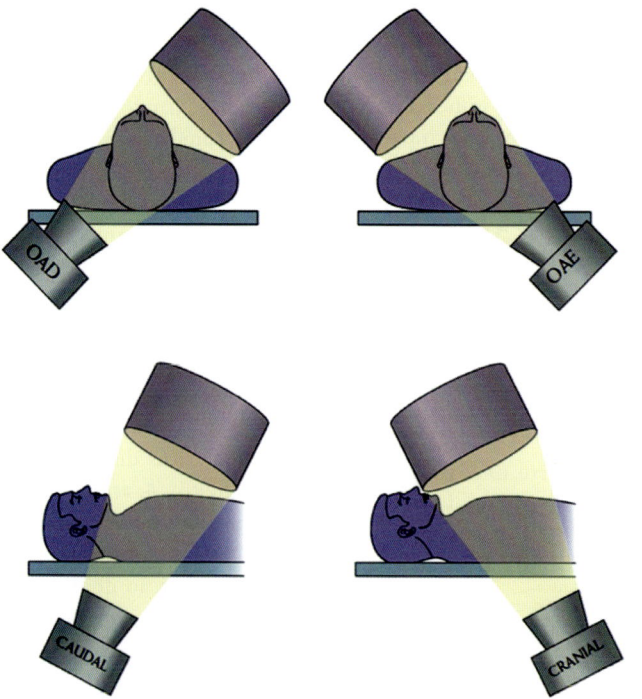

Figura 51.2. Representação da relação entre o tubo de raios X, o tórax do paciente e o intensificador de imagens na obtenção das projeções habituais.

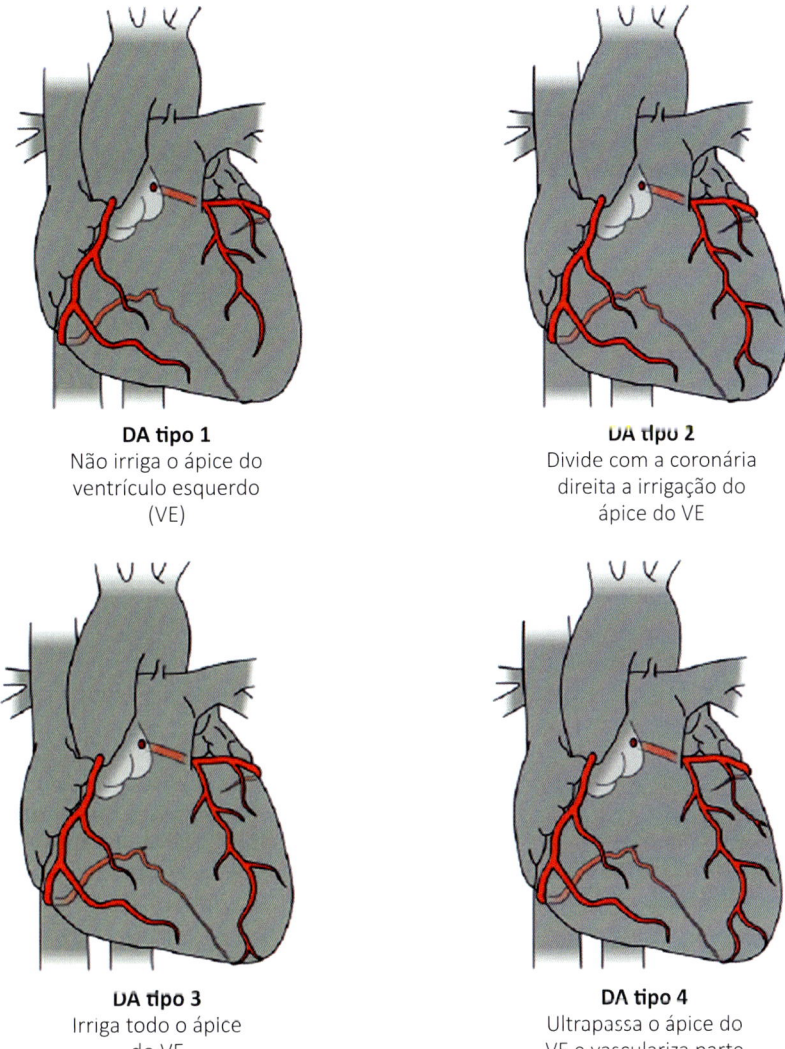

Figura 51.3. Classificação da artéria descendente anterior.

- A escolha da artéria a ser estudada inicialmente depende da preferência do operador. Geralmente se inicia pela coronária esquerda.
- São utilizados cateteres pré-moldados, de diferentes formatos, que permitem a cateterização seletiva dos óstios das coronárias com maior facilidade.
- As artérias devem ser avaliadas em pelo menos duas projeções ortogonais. As projeções utilizadas rotineiramente para avaliação da coronária esquerda são a oblíqua anterior direita (OAD) cranial e caudal e a oblíqua anterior esquerda (OAE) cranial e caudal. Para coronária direita habitualmente se utilizam OAE e OAD. Vale ressaltar que a angulação em cada uma das projeções variará com base no biótipo do indivíduo, na anatomia coronariana e na localização das lesões a serem estudadas.
- As projeções caudais são boas para avaliação da ACx e as craniais, para avaliação da ADA.
- Nas projeções craniais o diafragma aparece mais do que nas projeções caudais.
- A Tabela 51.1 fornece algumas referências para auxiliar na identificação de cada projeção:

Tabela 51.1. Referências para a identificação de cada projeção

Referência	OAD	OAE
Intensificador	À direita	À esquerda
Coluna	À esquerda	À direita
ACx	À esquerda	À direita
ADA	À direita	À esquerda

capítulo 51

Cateterismo Cardíaco

- A seguir, veja uma sequência de imagens de cineangiocoronariografia e o que avaliar em cada uma delas:
  - Identificação: alguns serviços filmam uma placa de identificação com número do exame, data e iniciais do paciente (Figura 51.4). Nesta primeira filmagem já se deve estar atento à presença de calcificações, grampos cirúrgicos, *stents*, válvulas, entre outras alterações.

ACx, além das regiões proximal e média dos ramos marginais esquerdos. Dica: coluna à direita, ACx à direita da imagem e pouca quantidade de diafragma aparecendo.

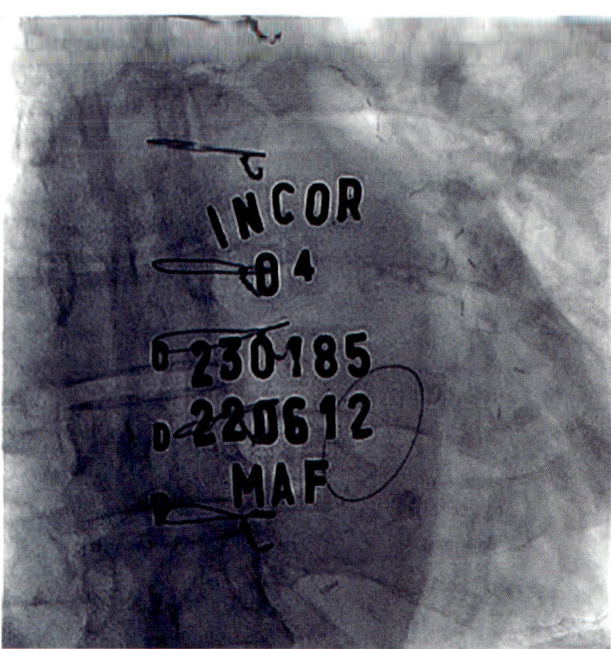

Figura 51.4. Projeção em anteroposterior usada em alguns serviços para identificar o paciente (inicias MAF neste caso) e colocar data e local do exame.

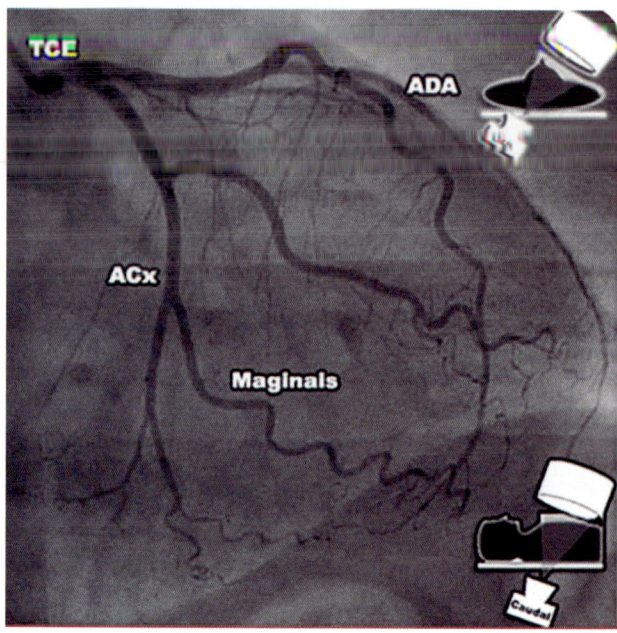

Figura 51.5. Projeção OAD caudal, destacando mais a artéria circunflexa. ADA = artéria descendente anterior; TCE = tronco de coronária esquerda; ACx = artéria circunflexa.

Artéria coronária esquerda

- OAD caudal (Figura 51.5): projeção utilizada para avaliação de ACx e ramos marginais esquerdos, além do terço proximal da ADA e TCE. Dica: coluna à esquerda, ACx à esquerda da imagem e pouco diafragma aparecendo.
- OAD cranial (Figura 51.6): permite a análise dos terços médio e distal da ADA, dos seus ramos diagonais e terço distal da ACx. Dica: coluna à esquerda e grande parte do diafragma aparecendo.
- OAE cranial (Figura 51.7): possibilita a avaliação dos terços médio e distal da ADA, dos seus ramos diagonais e terço distal da ACx (Figura 51.7A). Boa visualização da DP e VP quando dominância esquerda (Figura 51.7B). Dica: coluna à direita, ACx à direita da imagem e grande parte do diafragma aparecendo.
- OAE caudal (Figura 51.8): esta projeção, também conhecida como *spider view*, oferece boa visualização do TCE, do terço proximal da ADA e do terço proximal da

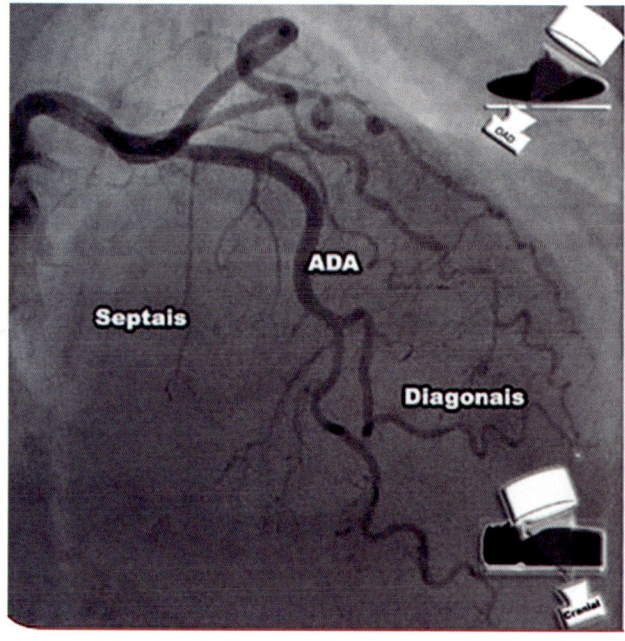

Figura 51.6. Projeção OAD cranial, destacando a artéria descendente anterior. ADA = artéria descendente anterior.

Cateterismo Cardíaco

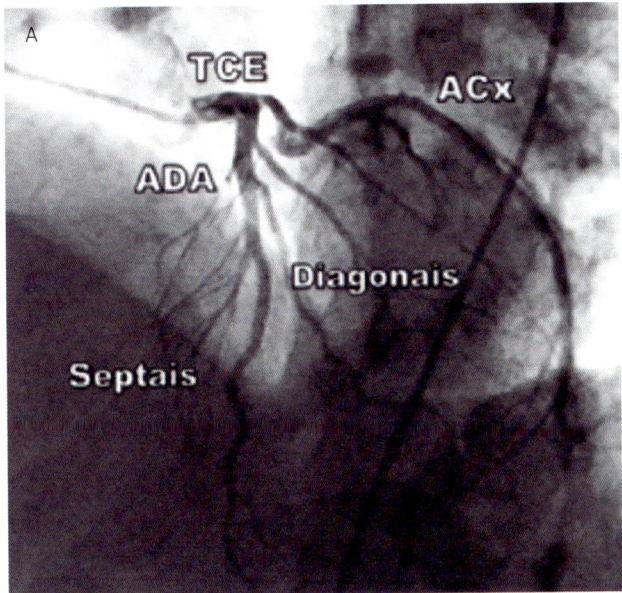
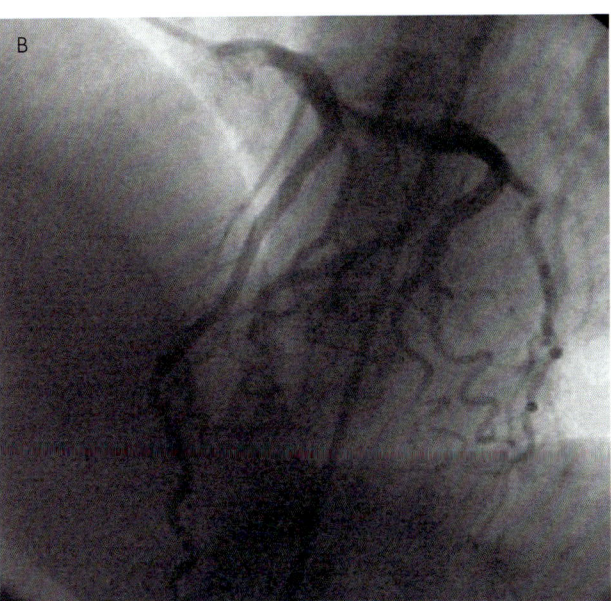

Figura 51.7. Em A: projeção OAE cranial com coronária direita dominante. Em B: projeção OAE cranial com coronária esquerda dominante. ADA = artéria descendente anterior. TCE = tronco de coronária esquerda. ACx = artéria circunflexa. DPE = artéria descendente posterior esquerda. VPE = artéria ventricular posterior esquerda.

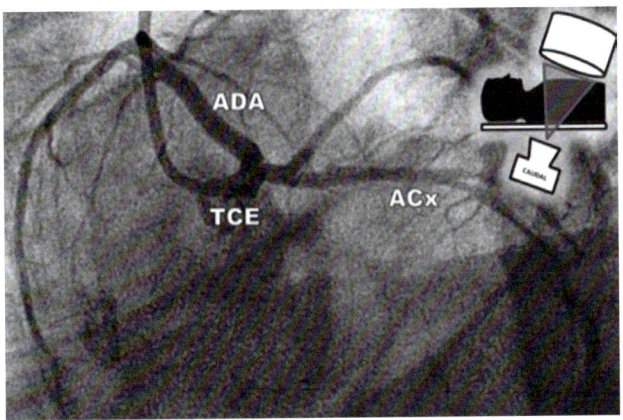

Figura 51.8. Projeção OAE caudal (também chamada de *spider*). ADA = artéria descendente anterior; TCE = tronco de coronária esquerda; ACx = artéria circunflexa.

Artéria coronária direita

- OAE (Figura 51.9): avalia-se toda a coronária direita, DP e VP direitas (quando dominância direita).

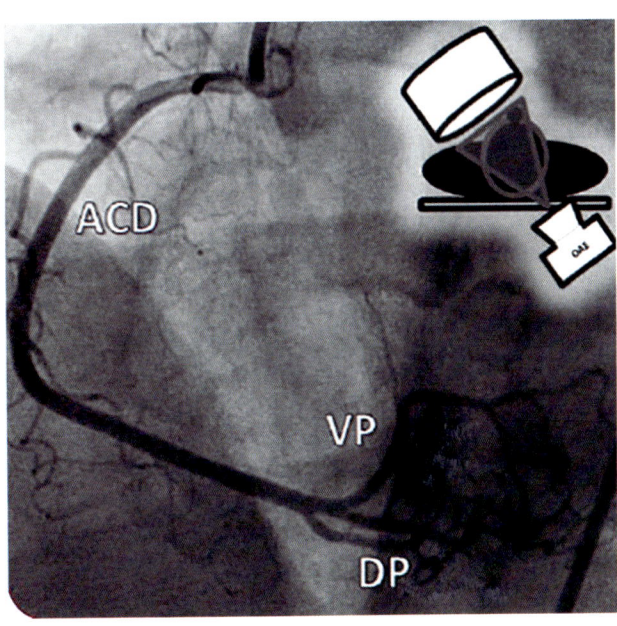

Figura 51.9. Projeção OAE para visualizar a coronária direita (ACD). VP = ventricular posterior e DP = descendente posterior.

capítulo 51

- OAD (Figura 51.10): avaliam-se terço médio de ACD e terço distal da DP, além de colaterais para coronária esquerda, quando presentes.

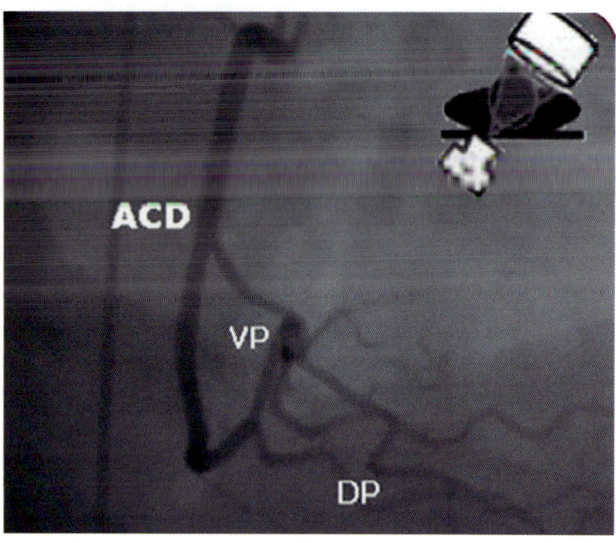

Figura 51.10. Projeção OAD. ACD = coronária direita; VP = ventricular posterior e DP = descendente posterior.

Lesões coronarianas

- A gravidade das lesões é estimada por método comparativo visual, comparando-se o local de obstrução com o segmento do vaso considerado sadio, estimando-se o percentual de estenose do diâmetro do vaso (Figura 51.11).
- De acordo com o grau de obstrução do diâmetro do vaso, as lesões são classificadas em:
    - discreta: obstrução entre 30-50%;
    - moderada: obstrução entre 50-70%;
    - grave: obstrução entre 70-90%;
    - suboclusiva: obstrução entre 90-99%;
    - oclusiva: obstrução de 100%.
- Habitualmente, obstruções menores que 50% de diâmetro não são associadas a redução significativa do fluxo coronário, passando a ter importância funcional a partir desse limite.
- Além da porcentagem de obstrução, a localização (vaso e seu segmento acometido), extensão da lesão, excentricidade, tortuosidade, o grau de calcificação e a relação com a bifurcação também são avaliados.
- Nas artérias que apresentam lesões importantes (acima de 70%) é possível visualizar a circulação colateral vindo de outras artérias coronárias para suprir o território acometido. Além de avaliar a origem das colaterais, elas são classificadas de acordo com a Quadro 51.1.

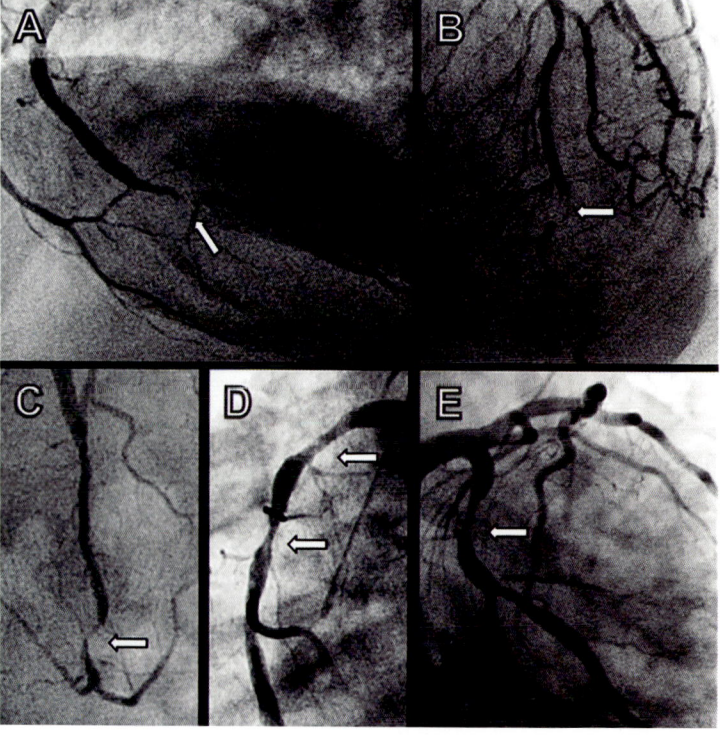

Figura 51.11. Exemplos de lesões coronárias visualizadas ao cateterismo. Terço distal de artéria coronária direita (A). Transição do terço médio-distal de artéria descendente anterior (B). Terço distal de artéria descendente anterior (C). Terços proximal e médio de artéria coronária direita (D). Terço proximal de artéria circunflexa (E).

Cateterismo Cardíaco

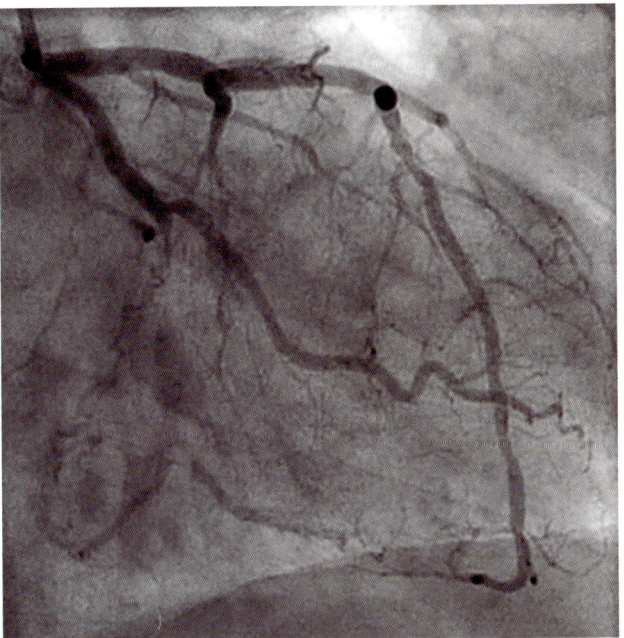
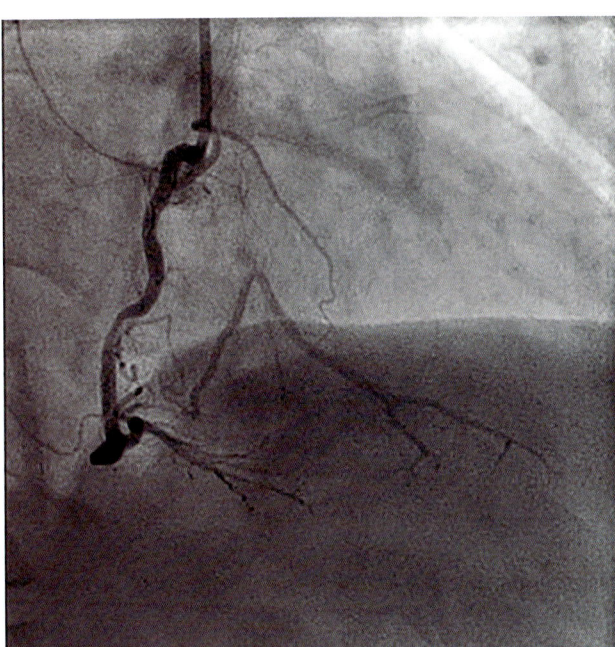

Figura 51.12. Oclusão da artéria circunflexa (terço médio), recebendo circulação colateral de múltipla origem grau 2.

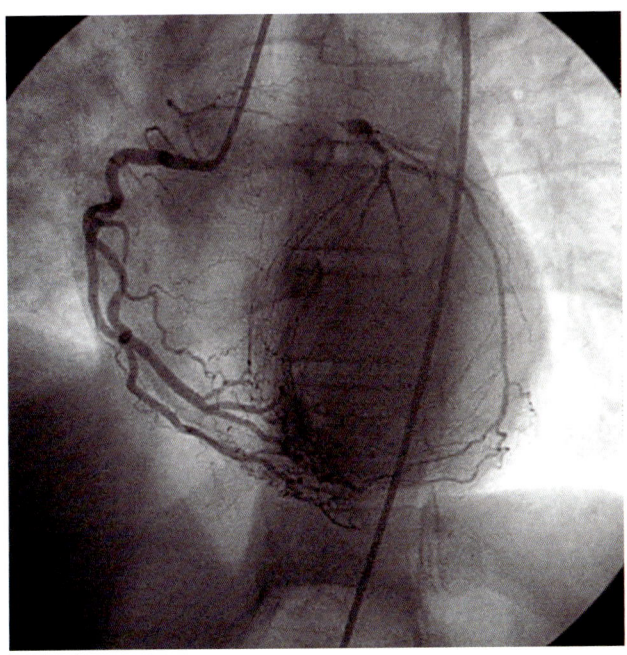

Figura 51.13. Injeção seletiva na artéria coronária direita evidenciando circulação colateral grau 3 para toda a coronária esquerda (enchimento completo do TCE, ADA e ACx) em paciente com oclusão do tronco da coronária esquerda.

> **QUADRO 51.1**
> **Classificação de circulação colateral**
>
> - grau 0: circulação colateral não visível
> - grau 1: enchimento apenas de pequenos ramos da artéria acometida
> - grau 2 (Figura 51.12): enchimento parcial da artéria acometida
> - grau 3 (Figura 51.13): enchimento completo da artéria acometida

■ Estudo de pontes

- No caso de pacientes revascularizados cirurgicamente, a cateterização de enxertos venosos e/ou arteriais é geralmente realizada logo em seguida ao estudo das coronárias.
- Também estão disponíveis cateteres pré-moldados de diferentes formatos para cateterização dos enxertos (safena, mamária, etc.).
- É de fundamental importância que o médico que indicou o exame forneça, se possível, informações sobre a cirurgia: número de enxertos, tipo (mamária esquerda ou direita, safena (Figura 51.14), radial, gastroepiploica) e local da anastomose (Figura 51.15), pois isso auxilia a localização e cateterização dos enxertos na aorta possibilitando, assim, menor exposição do paciente aos raios X e menor uso de contraste.
- As projeções a serem estudadas dependem do enxerto e da artéria em que foi realizada a anastomose.

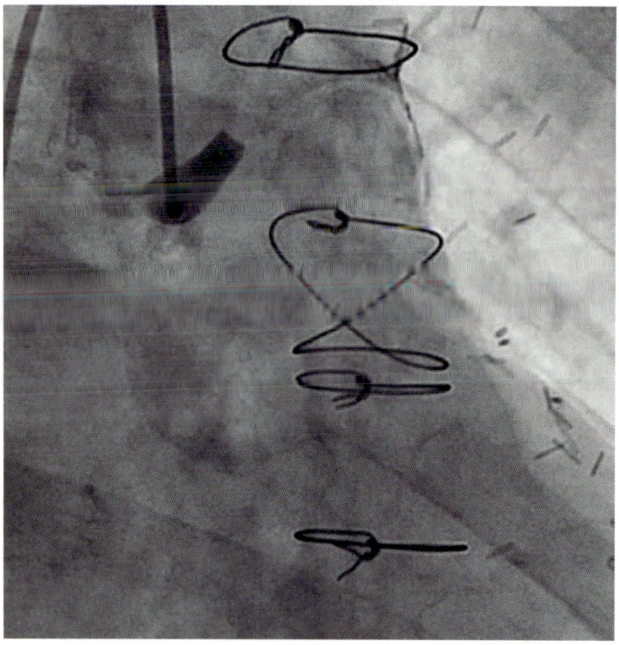

Figura 51.14. Exemplo de enxerto de veia safena ocluído em sua porção proximal.

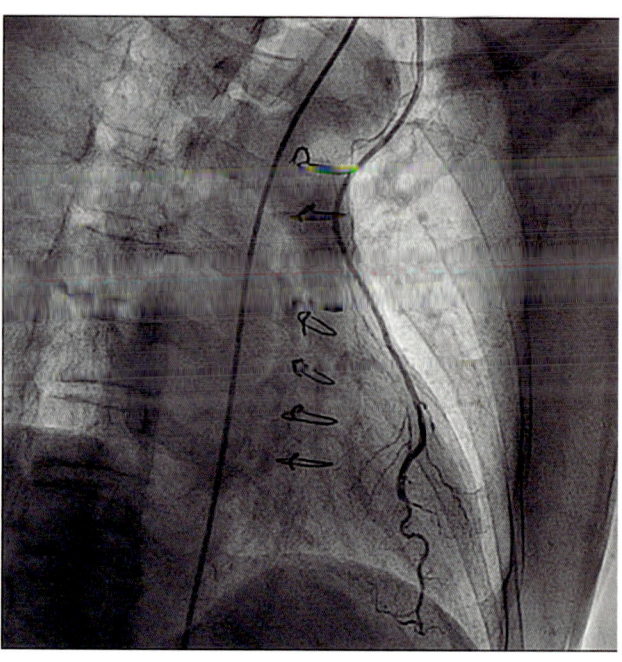

Figura 51.15. Enxerto de artéria mamária esquerda para a artéria descendente anterior.

■ Ventriculografia

- A ventriculografia (Figura 51.16) permite, entre outros, a avaliação do tamanho do ventrículo esquerdo e de sua função global, a presença de alterações segmentares, trombos, grau de regurgitação mitral (veja Tabela 51.2) e defeitos do septo ventricular.

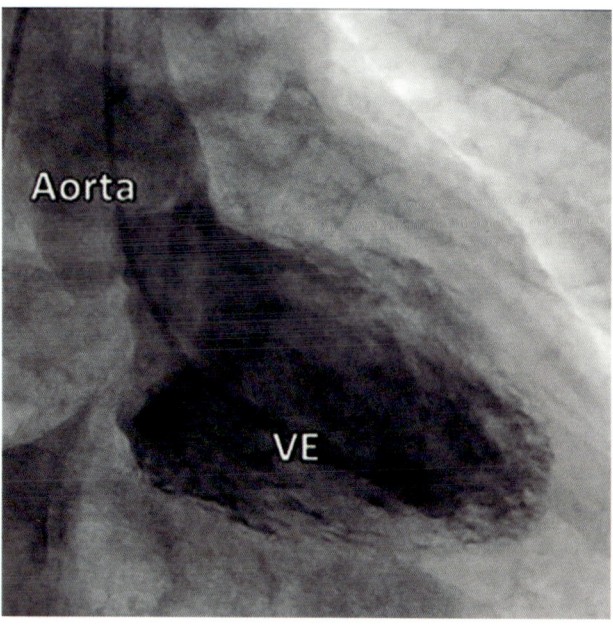

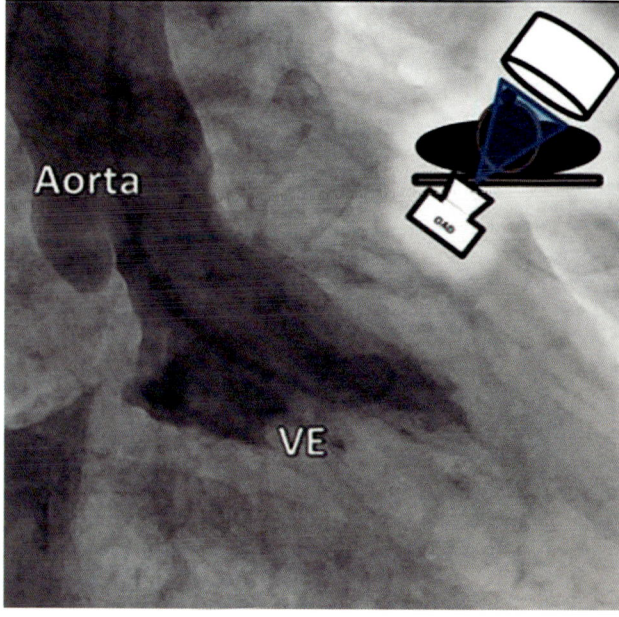

Figura 51.16. Exemplo de ventriculografia em paciente com contratilidade preservada do ventrículo esquerdo.

Cateterismo Cardíaco

Tabela 51.2. Grau de insuficiência mitral quantificado pela ventriculografia esquerda

+	Discreta opacificação do átrio esquerdo (AE), mas clareia a cada batimento cardíaco; AE de tamanho normal
++	Opacificação moderada do AE, mas menos densa que do VE (AE < VE); AE tamanho normal
+++	Opacificação difusa do AE com densidade igual à do VE (AE = VE); AE aumentado
++++	Opacificação difusa do AE com densidade maior que a do VE (AE > VE); enchimento retrógrado das veias pulmonares; AE e VE aumentados

Tabela 51.3. Grau de insuficiência aórtica quantificado pela aortografia

+	Discreta opacificação do VE, mas clareia a cada batimento cardíaco; VE de tamanho normal
++	Opacificação de todo o VE, mas menos densa que a da aorta (VE < Ao); VE de tamanho normal
+++	Opacificação de todo o VE, com densidade igual à da aorta (VE = Ao); VE aumentado
++++	Opacificação de todo o VE já no primeiro batimento, com densidade maior que a da aorta (VE > Ao); VE aumentado

- A projeção-padrão é OAD (Figura 51.16, mas nos casos em que é necessária uma análise mais acurada da parede lateral ou do septo, a projeção OAE é a mais indicada).
- A ventriculografia esquerda deve sempre ser realizada, desde que não haja contraindicações.
- Principais contraindicações: lesão crítica em TCE, estenose aórtica importante com calcificação valvar, prótese aórtica mecânica, presença de trombo conhecido em VE, insuficiência renal grave, insuficiência cardíaca descompensada ou edema agudo de pulmão recentes.
- As complicações são raras e autolimitadas. As mais comuns são arritmias ventriculares, bloqueio de ramo, hipotensão transitória e infiltração de contraste no miocárdio.

Aortografia

- A aortografia está indicada nas avaliações de lesões valvares aórticas, principalmente insuficiência (veja Tabela 51.3), análise de aneurisma de aorta, identificação de enxertos aortocoronários e na coarctação de aorta.
- A projeção-padrão para a sua realização é OAE (Figura 51.17).
- O diagnóstico de dissecção de aorta pode também ser dado pela aortografia (Figura 51.17B).

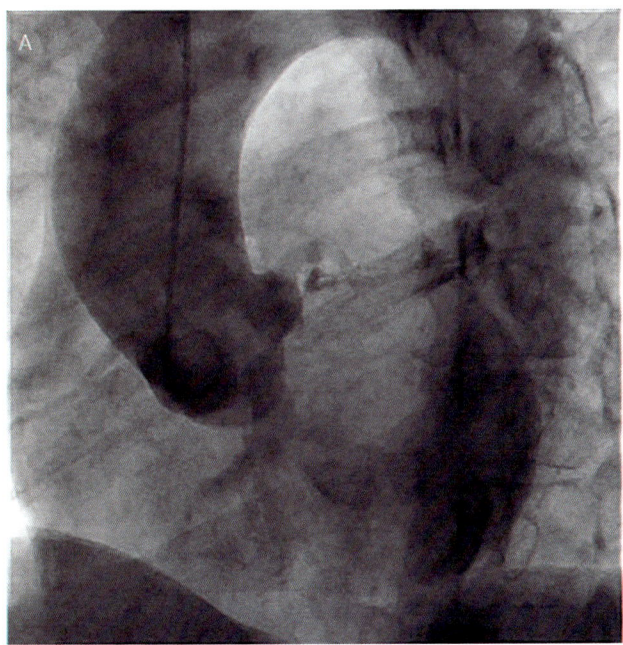 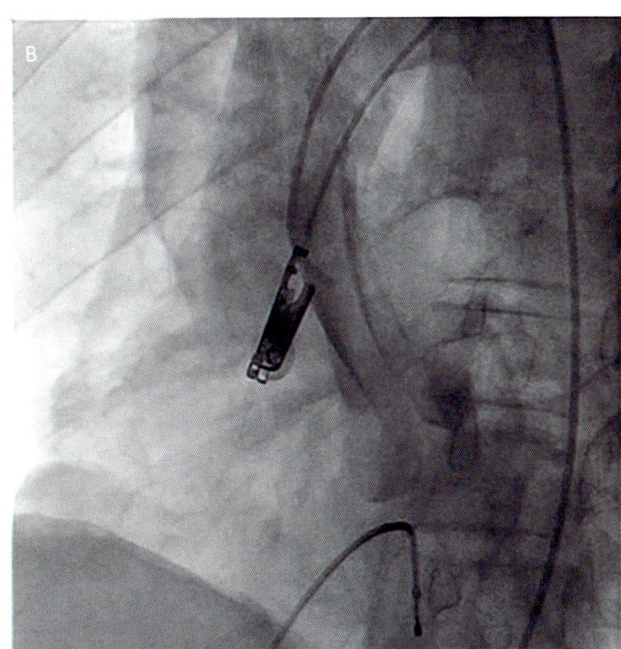

Figura 51.17. A. Aortografia em OAE com aorta normal. B. Dissecção de aorta.

capítulo 51

Cateterismo de câmaras direitas

- É a medida de pressão do átrio direito (AD), ventrículo direito (VD), artéria pulmonar (AP) e capilar pulmonar (CP) (veja Tabela 51.4).
- Necessita de punção venosa para realização (geralmente veia jugular interna ou veia femoral).
- Pode ser realizado com cateteres angiográficos ou também pelo cateter de Swan-Ganz, conectados a uma linha de pressão arterial invasiva.
- A coleta de gasometrias para avaliação da saturação de oxigênio em cada câmara cardíaca permite avaliação de *shunts* intracardíacos e também da sua localização.
- O débito cardíaco pode ser aferido por termodiluição ou pelo método de Fick (padrão-ouro). Ele permite o cálculo das resistências pulmonares e sistêmicas, além do cálculo da área valvar.
- A análise das curvas de pressão possibilita também o diagnóstico de gradientes pressóricos entre as câmaras cardíacas, de hipertensão pulmonar e de miocardiopatias.

Tabela 51.4. Medidas avaliadas pelo cateterismo direito

Pressões	Média (mmHg)	Variação (mmHg)
Átrio Direito		
Média	3	1-5
Ventrículo Direito		
Pico	25	15-30
Diástole final	4	1-7
Artéria Pulmonar		
Pico	25	15-30
Diástole final	9	4-12
Média	15	9-19
Capilar Pulmonar		
Média	9	4-12

Cateterismo de câmaras esquerdas

- É a medida de pressão do VE e da aorta, aferida por meio de um cateter que é conectado a um sistema de medida de pressão invasiva (Tabela 51.5).
- Geralmente realizado como complementação da cineangiocoronariografia e ventriculografia.
- Utilizado para avaliar a presença de estenose aórtica (Tabela 51.6) (gradiente entre o pico sistólico no VE e na aorta) e de gradiente intraventricular (gradiente entre o ápex cardíaco e a via de saída do VE).
- A fim de evitar uma punção transeptal, a medida da pressão do AE é estimada pela pressão capilar pulmonar (PCP) (quando não há alteração do leito vascular pulmonar).
- A pressão diastólica final do VE (Pd2 do VE) é utilizada para cálculo da estenose mitral, que é dada pelo gradiente entre a pressão CP e a Pd2 do VE (Tabela 51.7).

Tabela 51.5. Medidas pressóricas feitas pelo cateterismo esquerdo

Pressões	Média (mmHg)	Variação (mmHg)
Átrio Esquerdo		
Média	8	2-12
Ventrículo Esquerdo		
Pico	130	90-140
Diástole final	8	5-12
Aorta		
Pico	100	90-140
Diástole final	70	60-90
Média	85	70-105

Tabela 51.6. Estenose aórtica

	Leve	Moderada	Grave
Gradiente (mmHg)	< 25	25-40	> 40
Área valvar (cm²)	> 1,5	1,0-1,5	< 1,0

Tabela 51.7. Estenose mitral

	Leve	Moderada	Grave
Gradiente (mmHg)	< 5	5-10	> 10
Área valvar (cm²)	> 1,5	1,0-1,5	< 1,0
Pressão sistólica da artéria pulmonar (PSAP – mmHg)	< 30	30-50	> 50

A seguir, alguns exemplos de cateterismo nas valvopatias:
- **Caso 1:** Paciente de 74 anos, hipertenso e dislipidêmico, procurou consultório médico por causa de angina aos esforços. Ao exame físico apresentava sopro ejetivo 3+/6 telessistólico em foco aórtico. Ecocardiograma com função ventricular preservada e gradiente VE-Ao máximo de 46 mmHg e médio de 30 mmHg, com insuficiência aórtica discreta. Cintilografia miocárdica sem evidência de isquemia. Em razão de dúvida diagnóstica da doença valvar aórtica foram solicitados cateterismo esquerdo, cineangiocoronariografia, ventriculografia e aortografia, com os resultados seguintes:
  - manometria: VE 200 × 0 × 22 mmHg/Ao 130 × 80 (97) mmHg;
  - cineangiocoronariografia: coronárias sem lesões obstrutivas;
  - VE: função ventricular preservada;
  - aortografia: insuficiência aórtica +/4.
- Para calcular o gradiente entre VE e Ao, faz-se a diferença entre o pico sistólico do VE (200 mmHg) menos o pico sistólico na aorta (130 mmHg). No caso em questão, o gradiente é de 70 mmHg, o que confirma

o diagnóstico de estenose aórtica grave, e a cineangiocoronariografia descarta o diagnóstico de insuficiência coronariana.
- **Caso 2:** Paciente de 37 anos, obesa, com história de febre reumática na infância, apresenta dispneia aos pequenos esforços há 6 meses. Ao exame físico apresenta sopro holodiastólico em ruflar 2+/6 no foco mitral. ECO com função ventricular preservada e gradiente AE-VE máximo de 8 mmHg e médio de 3 mmHg, com insuficiência mitral discreta e PSAP 35 mmHg. Em razão da discrepância entre os achados clínicos e ecocardiográficos, foram solicitados cateterismo de câmaras direita e esquerda, cineangiocoronariografia e ventriculografia, cujo resultado se encontra a seguir.
- Manometrias:
  - átrio direito: 12 mmHg;
  - ventrículo direito: 52 × 0 × 14 mmHg;
  - artéria pulmonar: 53 × 23 (33) mmHg;
  - capilar pulmonar: 25 mmHg;
  - ventrículo esquerdo: 110 × 2 × 10 mmHg;
  - aorta: 110 × 80 (90) mmHg;
  - débito cardíaco: 3,5 L/min.
- Cineangiocoronariografia: coronárias sem lesões obstrutivas.
- VE: função ventricular preservada, insuficiência mitral +/4+.
- Para análise de estenose mitral, calcula-se o gradiente entre o átrio esquerdo, neste caso estimado pela pressão capilar pulmonar, e a pressão diastólica final do VE (Pd2 do VE). Então, 25 mmHg – 10 mmHg = 15 mmHg. Além disso, a paciente apresenta hipertensão pulmonar (PSAP de 53 mmHg) e não tem estenose aórtica (gradiente VE-Ao de zero).
- Pode-se também estimar a área valvar pela fórmula de Hakki:
  - Área valvar = DC (L/min)/raiz quadrada do gradiente valvar.
  - Área valvar = 3,5/raiz quadrada de 15 = 0,9 cm^2.
  - Esses achados hemodinâmicos evidenciam que a paciente é portadora de estenose mitral grave.

■ Vias de acesso

- A escolha da via de acesso depende de uma série de fatores, principalmente da experiência do operador.
- O cateterismo pode ser realizado pelas vias femoral, radial ou braquial, sendo as duas primeiras mais comumente utilizadas e a última utilizada em casos de impossibilidade de uso da radial ou da femoral.
- A via femoral possibilita o uso de cateteres mais calibrosos e dispositivos de suporte hemodinâmico como balão intra-aórtico e marca-passo, geralmente necessários em pacientes hemodinamicamente instáveis.
- A via radial, por sua vez, apresenta como vantagens menores taxas de sangramento e de complicações vasculares, como pseudoaneurismas, fístulas arteriovenosas, hematoma retroperitoneal e hematomas dolorosos, quando comparada à via femoral.
- Além disso, oferece maior conforto ao paciente, pois permite a deambulação imediata após o procedimento, possibilitando alta mais precoce, reduzindo os custos com internação, diferentemente da via femoral, que exige repouso no leito por, pelo menos, 4 a 6 horas.
- Uma desvantagem da via radial comparada à femoral é a maior dificuldade em acessar a artéria torácica interna esquerda pela radial direita, além de o tempo de procedimento geralmente ser maior, bem como a exposição à radiação.
- A via radial não pode ser usada em pacientes com insuficiência de colaterais para o arco palmar, arterites e possível necessidade de fístula para hemodiálise. A perda de pulso radial pode ocorrer em 3 a 9% dos casos.
- A via femoral apresenta maior incidência de sangramento e de complicações vasculares, devendo ser evitada em pacientes obesos e com insuficiência arterial periférica.

■ Indicações

- O cateterismo cardíaco para fins diagnósticos está indicado em todas as situações nas quais a definição de lesão anatômica cardíaca não seja possível utilizando outros métodos não invasivos ou quando há necessidade de confirmação de achados clínicos ou anatômicos, com maior acurácia para definição de tratamento cirúrgico.
- Estão resumidas a seguir as principais indicações para realização do cateterismo coronariano, sendo as demais indicações específicas exploradas nos capítulos referentes.

Resumo das principais indicações de cateterismo cardíaco

Na doença arterial coronária

- Na investigação de dor torácica:
  - nos pacientes com dor torácica anginosa típica e com alto risco de doença arterial coronária;
  - nos indivíduos com dor torácica, risco intermediário de doença arterial coronária e avaliação não invasiva (angiotomografia ou prova isquêmica) positiva ou não definida.

- Síndromes coronarianas sem elevação do segmento ST:
  - estratificação invasiva com coronariografia nos pacientes de alto risco com abordagem intervencionista precoce (< 24 horas nos de alto risco, < 2 horas nos de muito alto risco e em até 72 horas nos de risco intermediário).

- Síndromes coronarianas com elevação do segmento ST:
  - cateterismo coronariano com angioplastia primária como primeira escolha, quando disponível, nos pacientes com início dos sintomas há < 12 horas e tempo "porta-balão" (do diagnóstico até a abertura da artéria) menor que 120 minutos;
  - estratificação invasiva com coronariografia nos pacientes não elegíveis para angioplastia primária antes da alta hospitalar (de preferência nas primeiras nas primeiras 2 a 24 horas após fibrinólise bem-sucedida).

Nas valvopatias

- Estenose mitral:
  - para avaliação da gravidade da estenose mitral quando os testes não invasivos são inconclusivos;
  - cineangiocoronariografia antes do tratamento cirúrgico da valva mitral em pacientes com fatores de risco para DAC.
- Insuficiência mitral:
  - ventriculografia esquerda e medidas hemodinâmicas quando os testes não invasivos são inconclusivos em relação à gravidade da insuficiência mitral, em função do VE ou necessidade de cirurgia;
  - estudo hemodinâmico quando a pressão da artéria pulmonar é desproporcional à gravidade do refluxo mitral na avaliação por testes não invasivos;
  - cineangiocoronariografia antes do tratamento cirúrgico da valva mitral em pacientes com fatores de risco para DAC.
- Estenose aórtica:
  - cateterismo cardíaco para realização de medidas hemodinâmicas para avaliação da gravidade da estenose aórtica em pacientes sintomáticos, quando os testes não invasivos são inconclusivos;
  - cineangiocoronariografia antes do tratamento cirúrgico da valva aórtica em pacientes com fatores de risco para DAC;
  - cineangiocoronariografia antes da intervenção transcateter da valva aórtica em pacientes com fatores de risco para DAC.
- Insuficiência aórtica:
  - cateterismo cardíaco com aortografia para avaliação da gravidade da regurgitação, função ventricular e dilatação da raiz da aorta quando os testes não invasivos são inconclusivos;
  - cineangiocoronariografia antes da cirurgia de troca de valva aórtica em pacientes com fatores de risco para DAC.

Na insuficiência cardíaca crônica

- Avaliação para transplante cardíaco:
  - indicado formalmente o cateterismo direito quando a PSAP é > 45 mmHg ao ecodopplercardiograma.
- Avaliação de cardiopatia isquêmica:
  - coronariografia no paciente com insuficiência cardíaca (IC) e angina típica;
  - coronariografia no paciente com IC, sem angina, com fatores de risco para DAC ou com história de IAM.

Nas cardiopatias congênitas

- coronariografia é indicada a pacientes com suspeita de anomalias congênitas das artérias coronárias (estenoses congênitas, hipoplasias, origem anômala da coronária esquerda ou fístulas) e a pacientes com risco para doença coronária com evidências de isquemia, alterações segmentares ou sintomas anginosos;
- cateterismo direito é essencial na avaliação e decisão terapêutica nas cardiopatias com *shunt* e/ou na hipertensão pulmonar.

Outras doenças cardíacas

- pós-morte súbita revertida de causa não esclarecida;
- nas doenças aórticas (dissecção, aneurisma aórtico com DAC já diagnosticada, Takayasu) quando se suspeita de acometimento de óstios coronarianos ou o conhecimento da anatomia coronária se torna importante no planejamento cirúrgico;
- na miocardiopatia hipertrófica, quando a angina é refratária ao tratamento clínico e o conhecimento da anatomia coronariana pode mudar o tratamento clínico;
- na miocardiopatia hipertrófica com sintomas anginosos, antes de cirurgia cardíaca;
- outras.

Contraindicações

- A única contraindicação absoluta à realização da coronariografia é a não aceitação por parte do paciente. As principais contraindicações relativas são: febre, infecções não controladas, hiper ou hipocalemia, distúrbios da coagulação, congestão pulmonar, insuficiência renal aguda, etc.
- Apesar de ser um procedimento considerado seguro, algumas situações podem predispor a complicações durante ou após o procedimento.

Complicações

- A única contraindicação absoluta à realização da coronariografia é a não aceitação por parte do paciente. Apesar de ser um procedimento considerado seguro, algumas situações podem predispor a complicações durante ou após o procedimento.
- Os principais fatores de risco associados a complicações do cateterismo são idade avançada (1), presença de doença coronária multiarterial (2), presença de doença arterial periférica avançada (3), baixo débito (4), disfunção ventricular com insuficiência cardíaca (5), diabetes (6) e presença de valvopatias (7).
- As complicações graves são infrequentes (< 1%), sendo descritos na literatura morte em 1:1.000 casos, acidente vascular encefálico em 1:1.000 casos e IAM em 1:2.000 casos (considerando procedimentos diagnósticos e terapêuticos). As intercorrências descritas como mais frequentes, com variáveis graus de complexidade, são as vasculares relacionadas à via de acesso, entre elas hemorragias e hematomas locais ou retroperitoneais (1), trombose aguda (principalmente acesso radial) (2), embolização distal (3), dissecções (4), pseudoaneurismas (5) e fístulas arteriovenosas (6) (Tabela 51.8).
- Como fatores determinantes de melhores resultados, estão a experiência do médico executor e o uso de cateteres de menor calibre.

Cateterismo Cardíaco

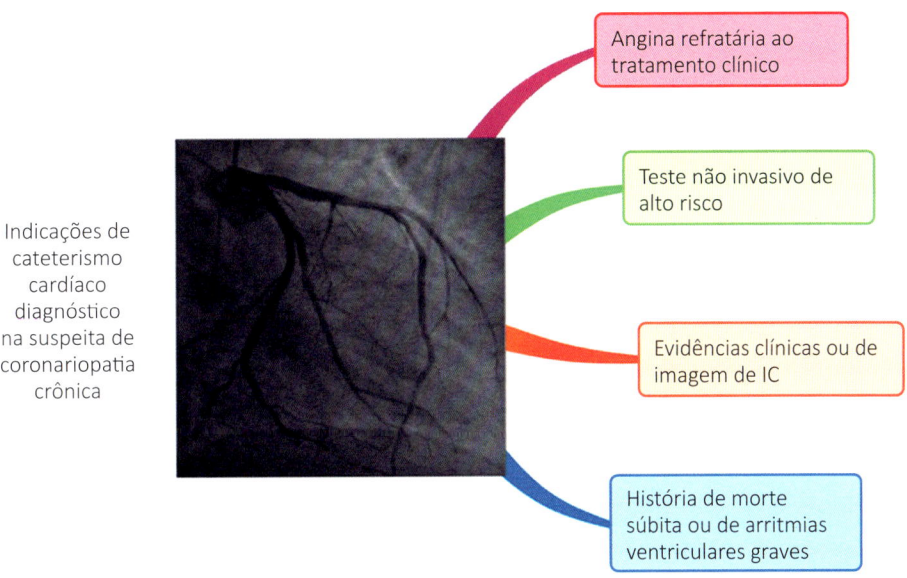

Figura 51.18. **Resumo das principais indicações de cateterismo na doença arterial coronária crônica.**

Tabela 51.8. Descrição e classificação das complicações relacionadas ao cateterismo

	Leves	Moderadas	Severas
	Intercorrência na sala de exame prontamente resolvida	Necessidade de observação ou tratamento específico, sem morbidade significativa e sem retardar a alta	Necessidade de internação ou intervenção, com retardo na alta, morbidade, sequela ou óbito
Vasculares	Sangramento ou hematomas (via de acesso) controlados sem transfusão	Sangramento e hematomas necessitando de transfusão	Sangramento e hematomas necessitando de intervenção cirúrgica
Embolia sistêmica	Sem repercussão clínica	Com défice reversível	Com défice permanente
Alergias	Erupção cutânea; reação pirogênica	Hipotensão (pressão arterial sistólica – PAS < 80 mmHg)	Choque anafilático
Perfuração do ventrículo	Sem sinais de tamponamento	Tamponamento controlado com punção pericárdica de emergência	Tamponamento necessitando de cirurgia
Arritmias	FA, TPSV, EV	TV sem instabilidade/TVNS	Necessidade de cardioversão ou marca-passo
Isquemia	Angina	Oclusão de ramos secundários	Infarto ou cirurgia de emergência
Congestão	Desconforto respiratório	Dispneia grave	Edema agudo do pulmão
Óbito			Óbito

PAS: pressão arterial sistólica; EV: extrassístole ventricular; FA: fibrilação atrial; TPSV: taquicardia paroxística supraventricular; TVNS: taquicardia ventricular não sustentada; TV: taquicardia ventricular.

Nefropatia induzida pelo contraste

- A nefropatia induzida por contraste é definida por um aumento da creatinina sérica basal superior a 25% ou absoluto em 0,5 mg/dL, após uso de contraste iodado, descartadas outras causas clínicas que justifiquem essa alteração. Trata-se de um quadro de insuficiência renal aguda não oligúrica em que ocorre a elevação das escórias em 24 a 48 h e tendência a evolução benigna, com resolução do quadro em 7 a 14 dias. É considerada uma das principais causas de insuficiência renal aguda em pacientes hospitalizados, e aproximadamente 50% dos pacientes podem evoluir com algum grau de lesão residual e a sua ocorrência está relacionada a um pior prognóstico intra-hospitalar.
- A fisiopatologia da lesão renal é multifatorial, envolvendo toxicidade direta sobre os túbulos renais, hiperviscosidade, liberação de radicais livres (com aumento do estresse oxidativo e apoptose), diminuição na produção de óxido nítrico e vasoconstrição mediada por substâncias vasoativas (endotelina, vasopressina, angiotensina, calicreína, histamina), levando à redução do fluxo sanguíneo renal e à isquemia medular.
- A incidência da nefropatia por contraste depende tanto de fatores de risco individuais quanto de fatores relacionados ao uso de contraste (ao procedimento). O risco de desenvolvimento de nefropatia por contraste na população geral é de aproximadamente 15%, considerando-se aumentos superiores a 25% na creatinina basal e 2 a 4% quando considerados aumentos superiores a 50%. Ao se estratificarem os fatores de risco individuais, esse risco varia de 1% em indivíduos hígidos, passando por 5 a 10% nos pacientes com algum grau de insuficiência renal crônica de base, e atinge alarmantes 50% nos pacientes diabéticos com insuficiência renal crônica. Os principais fatores de risco estão listados nas Tabelas 51.9 e 51.10.
- A prevenção da nefropatia por contraste se inicia na identificação de pacientes de alto risco (diabéticos, nefropatas, cardiopatas, cirróticos, usuários de drogas nefrotóxicas, etc.), seguida da compensação clínica deles e da suspensão de drogas nefrotóxicas, dando preferência ao uso do menor volume possível de contrastes não iônicos e de baixa osmolaridade ou isosmolares. A principal medida adicional com benefício evidente na prevenção da nefropatia e apoiada pela literatura é a hidratação com cloreto de sódio a 0,9% nas 12 horas que precedem o procedimento e mantida nas 12 horas subsequentes. A introdução de estatinas antes do cateterismo, especialmente as de alta potência como a rosuvastatina 40 mg (estudo PRATO-ACS), mostrou redução na incidência da NIC. Em revisão recente, o uso de n-acetilcisteína e a alcalinização com infusão de bicarbonato de sódio e mostraram neutros, podendo ser utilizados em casos selecionados de pacientes de muito alto risco e que possuam contraindicações para hidratação com soro (Tabela 51.11).
- Apesar da baixa incidência de acidose lática relacionada ao uso de metformina, essa droga deve sempre ser suspensa 1 dia antes do uso de contraste iodado e reiniciada apenas 48 horas após, na ausência de sinais de insuficiência renal.

Tabela 51.9. **Fatores de risco relacionados ao paciente**

Insuficiência renal	Uso de drogas nefrotóxicas (p. ex., anti-inflamatórios não esteroides [AINE])
Diabetes	Antecedentes de nefropatia por contraste
Idade superior a 70 anos	Angioplastia > um vaso
Sexo feminino	Hipoalbuminemia
Desidratação	Anemia
Hipotensão	Transplante renal
Insuficiência cardíaca	Outros

Tabela 51.10. **Fatores de risco relacionados ao procedimento**

Volume do contraste administrado	Quanto maior o volume, maior o potencial de toxicidade
Osmolaridade do contraste	Os de maior osmolaridade possuem maior potencial de toxicidade quando comparados aos de baixa osmolaridade e isosmolares
Viscosidade do contraste	Quanto maior a viscosidade, maior o potencial de toxicidade
Iônicos × não iônicos	Os iônicos possuem maior potencial de toxicidade
Monômeros × dímeros	Semelhantes em termos de nefropatia induzida por contraste (NIC)

Tabela 51.11. **Prevenção da nefropatia por contraste**

	Evidência
Hidratação com solução salina a 0,9%, via endovenosa • (1 mL/kg/h durante as 12 horas anteriores e 12 horas após o procedimento)	Benéfica
Acetilcisteína 600 mg, oral, via oral, de 12/12 horas • (iniciada 24 horas antes e mantida 24 horas após)	Neutra
Alcalinização com bicarbonato de sódio endovenoso • (3 mL/kg/h, 1 hora antes do procedimento, e 1 mL/kg/h, nas 6 horas após) • Diluição: HCO_3 a 8,4% 150 mL + soro glicosado a 5% 850 mL	Neutra
Introdução de estatinas de alta potência antes da cineangiocoronariografia	Benéfica

Reações adversas relacionadas ao contraste iodado

- As reações adversas secundárias ao uso de contraste iodado são eventos raros, de gravidade variável e, na maioria dos casos, imprevisíveis. Dados precisos sobre o real impacto desses eventos são escassos, mas estima-se que a ocorrência de reações anafilactoides durante os procedimentos seja ≤ 1%, sendo reações graves relatadas em 1:1.000 exames.
- As manifestações clínicas geralmente se iniciam após minutos da exposição ao contraste, cursando com manifestações cutâneas (urticária, angioedema, eritema e/ou prurido generalizado), respiratórias (em casos leves, congestão, prurido nasal e rinorreia; em casos graves, edema da hipofaringe, da epiglote ou da laringe, broncoespasmo e potencial evolução para hipóxia e acidose lática), cardiovasculares (hipotensão, choque, taquiarritmias ou bradiarritmias), gastrointestinais (náuseas, vômitos, cólicas abdominais e diarreia) e, eventualmente, neurológicas (cefaleia e crises convulsivas).
- O mecanismo desencadeante é atribuído principalmente à ativação do sistema complemento pela exposição à droga, levando a intensa desgranulação mastocitária, sendo denominada reação anafilactoide. A possibilidade de envolvimento da produção de IgE contra a substância desencadeadora (reação anafilática verdadeira) como gatilho do processo alérgico é considerada por alguns autores, mas, na prática clínica, é difícil a diferenciação entre ambas.
- Pacientes com doenças atópicas, como asma, e forte histórico de alergias têm risco aumentado de reação anafilática ao contraste.
- A profilaxia (ou dessensibilização) está indicada a indivíduos com risco de desenvolvimento de reações ao uso de contraste iodado (alergia documentada ao iodo) e, principalmente, naqueles que apresentaram reações prévias de qualquer intensidade após o uso do contraste. Não há indicação de profilaxia em pacientes com história de alergia a mariscos ou frutos do mar. Apesar de não existir consenso sobre quais drogas devem ser utilizadas na profilaxia medicamentosa, está descrita a seguir uma sugestão de esquema clássico, fácil e disponível para a prática clínica.

Dessensibilização ao contraste iodado (sugestão)

- Iniciar 3 dias antes do procedimento.
  - Anti-histamínico (inibidor H1): Hidroxizina 25 mg, via oral (VO), de 8/8 h, dexclofeniramina 2 mg, VO, de 8/8 h, fexofenadina 180 mg ou loratadina 10 mg/dia.
  - Inibidor H2: Ranitidina 150 mg, VO, de 12/12 h.
  - Corticoide: Prednisona 40 mg, VO, uma vez ao dia (manhã).
- Considerar 30 minutos antes do procedimento.
  - Anti-histamínico (inibidor H1): Difenidramina 50 mg, via endovenosa (dose única – infusão lenta) ou Prometazina 50 mg, via intramuscular (dose única).
  - Corticoide: Hidrocortisona 300-500 mg, via endovenosa (dose única).

- É importante ressaltar que, mesmo com preparo adequado, o risco de recorrência de reação anafilática não está descartado.

Situações especiais

- Os pacientes encaminhados para realização de cateterismo frequentemente possuem múltiplas comorbidades e não é incomum a polifarmácia. Algumas dessas situações podem estar relacionadas à maior prevalência de complicações periprocedimento, sendo necessários cuidados diferenciados. Estão relatadas a seguir algumas recomendações importantes.

Anticoagulação

Cumarínicos

- Interromper o uso do cumarínico 5 dias antes do procedimento, até RNI < 1,5-1,8.
- Se houver alto risco de fenômeno tromboembólico, considerar heparinização plena até a realização do procedimento.
- No caso de procedimento de urgência, oferecer vitamina K e garantir reserva de complexo protrombínico ou de plasma fresco antes do procedimento.

Novos anticoagulantes

- Rivaroxaban ou apixaban: interromper 24 h antes e reiniciar 12-24 h após.
- Dabigatran: interromper 24 h antes (48 h se insuficiência renal) e reiniciar 12-24 h após.

Heparinização

- Pacientes heparinizados podem ser submetidos a procedimento percutâneo com segurança, ao custo de requerer uma hemostasia mais rigorosa e eventualmente dose de protamina no final do procedimento.
- Se em uso de HBPM (heparina de baixo peso molecular) e no caso de procedimento eletivo, programar sua suspensão nas 12 horas anteriores ao procedimento.

Continua...

Anticoagulação (Continuação)

Antiagregantes plaquetários

- Antiagregantes, independentemente de sua via de administração, não devem ser interrompidos antes do procedimento.

Uso de sildenafil

- Interromper uso da medicação 24 horas antes do procedimento.
- No caso de procedimento de urgência, evitar uso de nitratos.

Uso de metformina

- Se função renal estiver normal ou for desconhecida, suspender por 24 a 48 horas antes do procedimento, reiniciando após 48 horas ou com a normalização da função renal.
- O procedimento não precisa ser interrompido em caso de dose inadvertida de metformina nas últimas 24 a 48 horas e função renal normal: a vigilância deve ser intensificada após o procedimento e deve ser oferecida hidratação adequada antes e depois do procedimento.
- O procedimento deve ser interrompido em caso de dose inadvertida de metformina nas últimas 24 a 48 horas e função renal alterada (creatinina > 1,5 mg/dL).

Diabéticos insulinodependentes

- Oferecer metade a 1/3 da dose de insulina NPH pela manhã.
- Manter jejum e oferecer solução glicosada venosa contínua.
- Utilizar insulina regular dependendo dos níveis glicêmicos.
- Os procedimentos devem idealmente ser realizados na parte da manhã, para evitar o jejum prolongado.

Anti-hipertensivos

- Não devem ser suspensos para a realização do procedimento.

Leitura sugerida

- ACCF/SCAI/AATS/AHA/ASE/ASNC/HFSA/HRS/SCCM/SCCT/SCMR/STS. Appropriate Use Criteria for Diagnostic Catheterization. J Am Coll Cardiol. 2012;59(22).
- American College of Cardiology/Society for Cardiac Angiography and Interventions. Clinical Expert Consensus Document on Cardiac Catheterization Laboratory Standards. J Am Coll Cardiol. 2001;37(8).
- Bonow RO, Mann DL, Zipes DP, et al. Braunwald's heart disease: a textbook of cardiovascular medicine. 10th ed. Philadelphia: Elsevier Saunders; 2014.
- Sorajja P, Borlaug BA, Dimas VV, Fang JC, Forfia PR, Givertz MM, et al. SCAI/HFSA clinical expert consensus document on the use of invasive hemodynamics for the diagnosis and management of cardiovascular disease. Cathet Cardiovasc Intervent. 2017;89:E233-E247. doi:10.1002/ccd.26888.

capítulo 52

Métodos Complementares Invasivos para Avaliação da Doença Arterial Coronária

• Eduardo França Pessoa de Melo • Cristiano Guedes Bezerra • Fábio Augusto Pinton

■ Introdução

- Embora seja considerado o exame padrão-ouro para o diagnóstico da doença arterial coronária (DAC), a cineangiocoronariografia tem limitações inerentes ao método.
- Por se tratar de um estudo do lúmen vascular, a coronariografia identifica a presença de obstrução coronariana a partir de falhas do preenchimento da luz do vaso pelo contraste. Consequentemente, não possibilita uma melhor definição dos fenômenos ateroscleróticos que acontecem nas camadas arteriais subjacentes.
- Além disso, a coronariografia é indicada para definir a presença ou não de obstrução coronariana, mas não avalia a repercussão funcional que a obstrução provoca ao fluxo sanguíneo coronariano.
- Sendo assim, existem dois grupos de exames complementares que podem ser realizados durante o procedimento do cateterismo cardíaco e que permitem caracterizar de forma mais precisa os aspectos histológicos das placas de ateroma (estudos anatômicos) ou a repercussão hemodinâmica das obstruções coronárias (estudos funcionais).

■ Estudos anatômicos

Métodos de imagem intravascular

Ultrassom intracoronário e tomografia de coerência óptica

- Podem ser realizados para melhorar a precisão do cateterismo diagnóstico, retirar dúvidas quanto à existência ou não de lesão em regiões de difícil caracterização pela angiografia, ou durante o procedimento de angioplastia coronariana identificando as características histopatológicas das placas ateroscleróticas e guiando a escolha mais adequada dos *stents*, dos balões de pré-dilatação e pós-dilatação, etc.
- A avaliação do mecanismo etiológico da falência precoce ou tardia dos *stents* (reestenose e trombose) também é uma das aplicações dos métodos de imagem. Neste caso identificando a existência de subexpansão do *stent*, má aposição das hastes, dissecções de bordas, etc.
- A avaliação funcional indireta de lesões de gravidade angiográfica intermediária por ultrassom intracoronário (USIC) ou tomografia de coerência óptica (OCT), determinando pontos de corte para área luminal mínima do vaso, é uma ferramenta menos utilizada atualmente. Para esse fim específico, os métodos de escolha são os de avaliação funcional (p. ex., reserva de fluxo fracionado).
- Quais as diferenças entre o ultrassom intracoronário e a tomografia de coerência óptica?
- O ultrassom intracoronariano (USIC) é um dispositivo que, ao ser introduzido no lúmen da artéria, emite ondas sonoras, assim como qualquer outro equipamento de ultrassom. Com as imagens obtidas através da reverberação das ondas sonoras, o USIC permite que o intervencionista observe, em um monitor, a placa de ateroma com precisão, podendo inclusive medir o tamanho, a extensão e a forma histológica como a placa é composta (Tabela 52.1).
- A tomografia de coerência óptica (OCT), diferentemente do USIC, é um dispositivo que utiliza como mecanismo de aquisição da imagem a varredura do interior do vaso por luz infravermelha (Tabela 52.2), em vez das ondas de ultrassom. Isso permite que a nitidez da imagem com a OCT seja melhor, obtendo uma resolução cerca de dez vezes maior que o USIC.
- Portanto, a capacidade de diferenciar e medir estruturas microscópicas, como, por exemplo, os componentes da placa ateromatosa (capa, núcleo necrótico, presença de

cálcio, acúmulo de macrófagos, ruptura, etc.) é maior com a OCT do que com o USIC. No entanto, a realização das imagens pela OCT exige o preenchimento total do lúmen da artéria por contraste. Ou seja, para a realização da OCT, uma quantidade adicional de contraste pode ser necessária quando comparada a uma angioplastia convencional guiada apenas pela angiografia. Por outro lado, na avaliação com o USIC, além de não ser necessária injeção adicional de contraste, é possível, em boa parte dos casos, poupar o uso de contraste utilizando apenas as imagens do ultrassom para guiar o procedimento (ver Figuras 52.3 a 52.5).

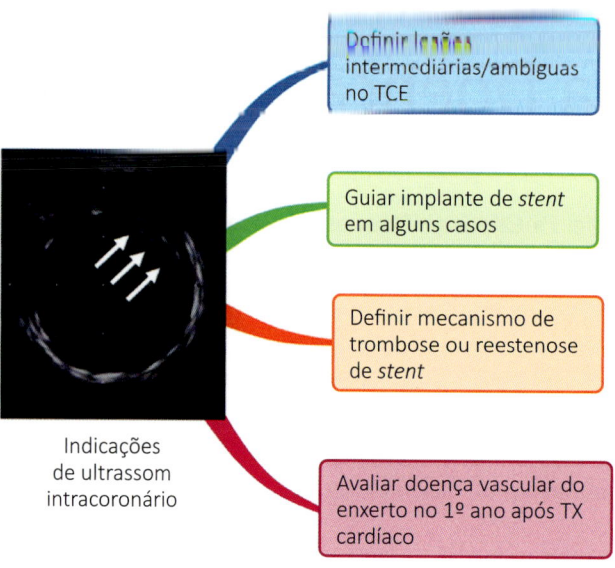

Figura 52.1. Principais indicações de ultrassom intracoronário.

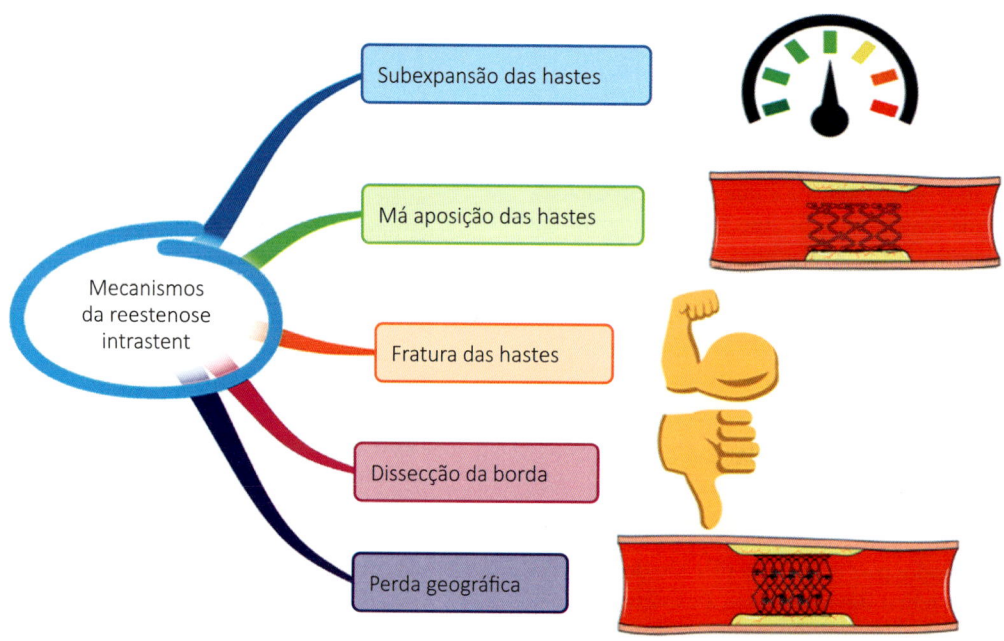

Figura 52.2. Mecanismos de reestenose intrastent.

Métodos Complementares Invasivos para Avaliação da Doença Arterial Coronária

Tabela 52.1. Principais indicações para o USIC

Recomendações	Classe	Nível de evidência
Avaliar lesões intermediárias/ambíguas em TCE e para guiar seu tratamento	IIa	B
Em casos selecionados, para guiar implante de *stents* coronários	IIa	B
Determinar o mecanismo de falência dos *stents* (reestenose e trombose), auxiliando na decisão sobre a melhor terapêutica a ser instituída	IIa	C
Avaliar precocemente (4 semanas a 12 meses) a presença de doença vascular do enxerto em pacientes submetidos a transplante cardíaco, inclusive fornecendo informações com valor prognóstico	IIa	B
Avaliar lesões intermediárias (40-70%) em coronárias nativas, à exceção do TCE	IIb	B

TCE: tronco da coronária esquerda.
Adaptada de: Diretriz Brasileira de Intervenção Coronária Percutânea (Feres F, et al., 2017).

Tabela 52.2. Principais indicações para a OCT

Recomendações	Classe	Nível de evidência
A OCT pode ser utilizada para identificação de lesões culpadas no cenário de SCA, quando essa informação não pode ser obtida pela avaliação clínica ou eletrocardiográfica	IIa	B
Em casos selecionados, paga guiar e otimizar o implante de *stents* metálicos	IIa	B
Em casos selecionados, paga guiar e otimizar o implante de suportes vasculares bioabsorvíveis	IIa	C
Determinar o mecanismo de falência dos *stents* (reestenose e trombose) de *stents* metálicos e suportes vasculares bioabsorvíveis, assim como a integridade estrutural dos suportes bioabsorvíveis após o implante e em longo prazo	IIa	B
Avaliar lesões intermediárias (40-70%) em coronárias nativas, à exceção do TCE	IIb	B

SCA: síndrome coronária aguda; TCE: tronco da coronária esquerda.
Adaptada de: Diretriz Brasileira de Intervenção Coronária Percutânea (Feres F, et al., 2017).

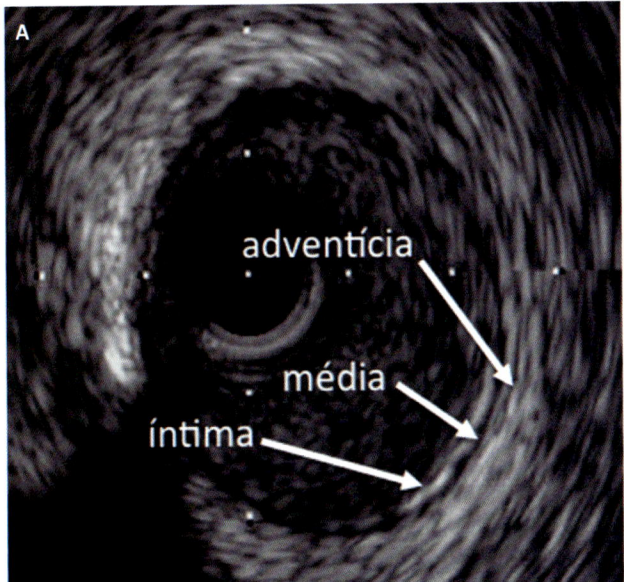
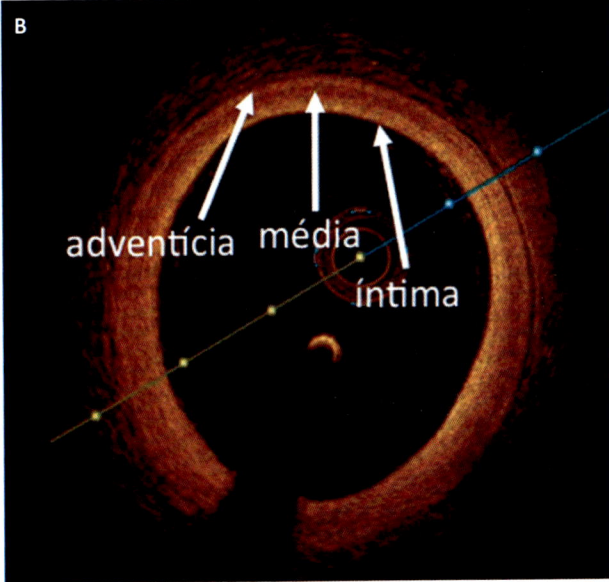

Figura 52.3. Em A, imagem demonstrativa de ultrassom intracoronário (USIC) evidenciando artéria coronária normal caracterizada pela preservação do aspecto trilaminar da parede arterial. Em B, imagem demonstrativa de tomografia de coerência óptica (OCT) evidenciando artéria coronária normal caracterizada pela preservação do aspecto trilaminar da parede arterial.

capítulo 52

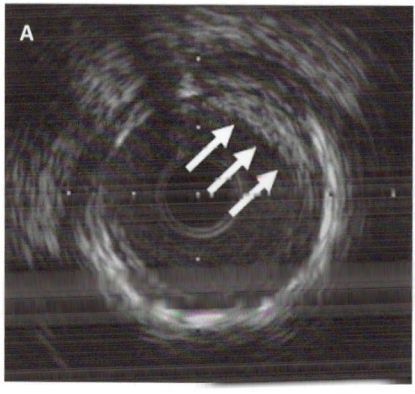 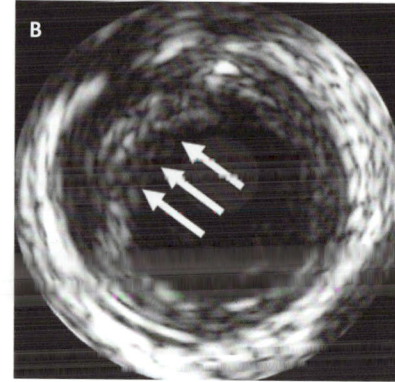 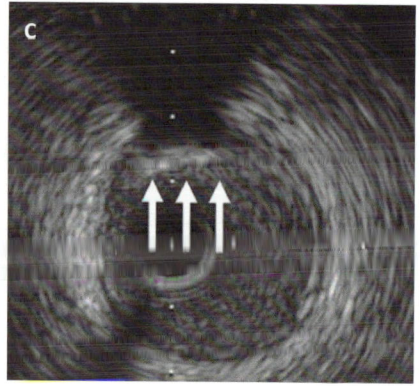

Figura 52.4. Imagens demonstrativas de ultrassom intracoronário (USIC). Em A, imagem evidenciando placa fibrótica (setas), predominantemente cinza, sem sombra acústica posterior. Em B, imagem evidenciando placa fibrolipídica (setas), predominantemente cinza, com lago lipídico ecolucente (preto) nas camadas mais profundas da placa, sem sombra acústica posterior. Em C, imagem evidenciando placa fibrocalcífica, predominantemente cinza, com componente de calcificação (branco) discreto, com sombra acústica posterior.

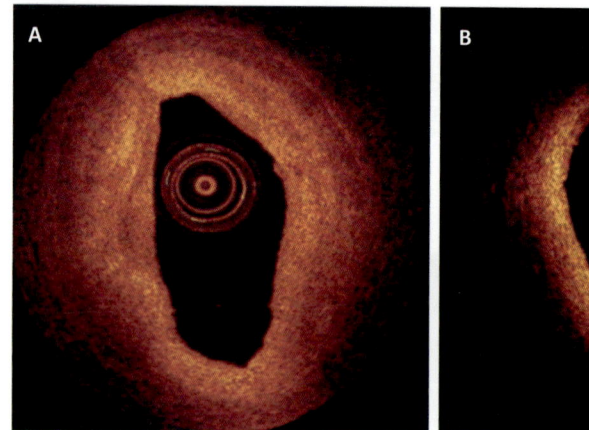 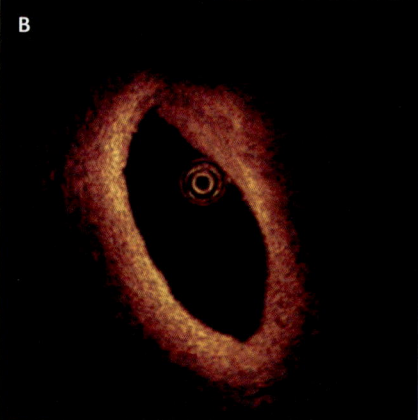 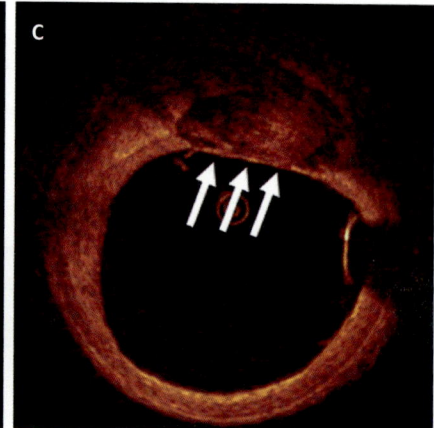

Figura 52.5. Imagens demonstrativas de tomografia de coerência óptica (OCT). Em A, imagem evidenciando placa fibrótica, predominantemente amarelada, com alta intensidade de sinal (alto *backscattering*), homogênea. Em B, imagem evidenciando placa fibrolipídica, predominantemente amarelada, mas com intensa atenuação posterior da luz (preto) nas camadas mais profundas da placa. Em C, imagem evidenciando placa fibrocalcífica, com nódulo calcífico de contornos bem definidos (setas) e baixa atenuação da luz.

- Então, qual método escolher?
- Preferir USIC:
  - é importante citar que a maior parte das evidências científicas acumuladas ao longo do tempo e que suportam a utilização dos métodos de imagem intracoronária é proveniente de estudos com USIC;
  - artérias muito calibrosas: difícil preencher bem o lúmen do vaso com contraste para a aquisição da OCT (necessário muito contraste);
  - lesões ostiais (aortocoronárias: óstio de TCE, óstio de CD, óstio de ponte de safena): para a realização da OCT, o cateter-guia deve estar bem posicionado no interior da artéria para permitir uma boa injeção de contraste. Isto faz com que os milímetros iniciais do vaso e o óstio não possam ser avaliados. Limitação que não acontece com o USIC que permite o recuo do equipamento até o óstio, com o cateter-guia fora da artéria.
  - disfunção renal: necessidade de poupar contraste é uma limitação que deve ser considerada para o uso da OCT. Principalmente em procedimentos complexos, nos quais se antecipa a necessidade de múltiplas corridas para aquisição de imagens.
- Preferir OCT:
- para a maior parte das lesões: considerando que a OCT tem uma resolução de imagem superior ao USIC, é na-

Tabela 52.3. **Indicações para os métodos OCT e USIC**

	OCT	USIC
Avaliação pré-angioplastia Referências, tipo de placa	✓✓	✓✓
Avaliação pós-angioplastia Aposição, expansão, bordas	✓✓	✓
Oclusão crônica	✗	✓
Calcificação severa	✓✓	✓
Lesões ostiais	✗	✓✓
BVS	✓✓✓	✓
Disfunção renal	✓	✓✓✓

BVS: suporte vascular bioabsorvível.

tural que este seja o método preferencial quando disponível e quando não haja limitação específica;
- calcificação difusa e circunferencial: a imagem de uma placa calcificada ao ultrassom é identificada pela presença de uma sombra acústica posterior (aquela mesma do ultrassom de abdome para cálculo renal ou biliar). A presença de uma calcificação intensa e, principalmente, circunferencial, limita a avaliação das dimensões do vaso. Nestes casos, é possível identificar bem a luz da artéria, mas a visualização dos componentes da placa e de todo o contorno mais externo do vaso fica prejudicada pela sombra da calcificação;
- lesões com anatomia angiográfica complexa (dissecções de placa, trombos crônicos recanalizados): a resolução superior da OCT facilita o entendimento do mecanismo da lesão e, consequentemente, o tratamento;
- *stent* bioabsorvível (BVS): esta talvez tenha sido a primeira indicação mais frequente da OCT. Pelo fato de as hastes do BVS serem de um material plástico em vez de metal, esse dispositivo é muito mais bem visto pela OCT do que pelo USIC.
- Portanto, os dois métodos são úteis, têm indicações semelhantes, mas a escolha por um ou outro deve ser individualizada para cada caso. Na Tabela 52.3 sugerimos a escolha do método de imagem a depender do cenário encontrado.

Estudos funcionais

Avaliação fisiológica por guia de pressão

Reserva de fluxo fracionada (FFR) e instantaneous wave-free ratio (iFR)

- Ao contrário dos métodos anatômicos, que permitem uma análise morfológica da placa aterosclerótica, a medida da FFR (*fractional flow reserve*) avalia o impacto de uma estenose coronária epicárdica no fluxo coronariano.

- A FFR é um índice invasivo que consegue estabelecer, através de um fio-guia especializado para medir a pressão dentro de uma artéria coronária (guia de pressão), mais que a gravidade da estenose, mas também leva em consideração o território miocárdico irrigado, a viabilidade miocárdica, a circulação colateral, o efeito de estenoses sequenciais e lesões multiarteriais.
- A FFR pode ser entendida como a relação entre o fluxo máximo na presença de uma estenose coronária epicárdica e o fluxo máximo considerado normal para a mesma artéria. Para calcular a FFR, é fundamental estabelecer o regime de hiperemia miocárdica máximo para que seja alcançada uma correlação quase linear entre pressão coronária e fluxo sanguíneo, sendo portanto fidedigno medirmos a pressão para inferir fluxo. Portanto, podemos calcular a FFR através da divisão entre a pressão distal à estenose (Pd) e a pressão proximal à estenose (Pa) em regime de hiperemia máxima (Figura 52.6). Logo, FFR = Pd/Pa. As pressões são aferidas por um guia de pressão (Pd) e pelo cateter-guia (Pa).
- A droga mais usada para indução de hiperemia máxima é a adenosina, administrada de forma intravenosa, porém evidências recentes sugerem que a adenosina intracoronária (*bolus* em doses elevadas) tem efeito semelhante.
- Este índice foi comparado com testes funcionais não invasivos, sendo encontrada uma boa correlação global e considerado o novo padrão-ouro para detecção de isquemia miocárdica. Em estudo clássico, publicado há mais de 20 anos no NEJM, no qual a FFR foi confrontada com três métodos não invasivos (teste de esforço com esteira, cintilografia com tálio-201 e ecocardiograma com estresse farmacológico), a FFR obteve uma especificidade de 100%, sensibilidade de 88% e acurácia de 93%.
- Uma validação clínica robusta está descrita em vários artigos científicos nas principais revistas médicas. O estudo DEFER avaliou 325 pacientes com estenoses coronárias intermediárias, ensinando que é seguro não realizar angioplastia em lesões com FFR > 0,75. Hoje, já temos o seguimento de longo prazo (15 anos) mostrando que é seguro manter tratamento medicamentoso baseado na FFR.
- O ponto de corte usado inicialmente foi de 0,75, indicando que a pressão coronária está reduzida em 25% do normal. No entanto, o ponto de corte aumentou para 0,80, melhorando a sensibilidade da FFR, sendo validado em vários estudos prospectivos e randomizados, como os expostos a seguir.
- No estudo FAME (1.005 pacientes), que avaliou a estratégia de guiar angioplastia com base no resultado da FFR *versus* angiografia em multiarteriais, concluiu-se que intervir em lesões com FFR > 0,80 é prejudicial e que a estratégia de guiar angioplastia por FFR diminui o número de *stents*, é mais segura e reduz custos. Esta estratégia resultou na diminuição de 30-35% na taxa de eventos combinados (óbito, infarto e nova revascu-

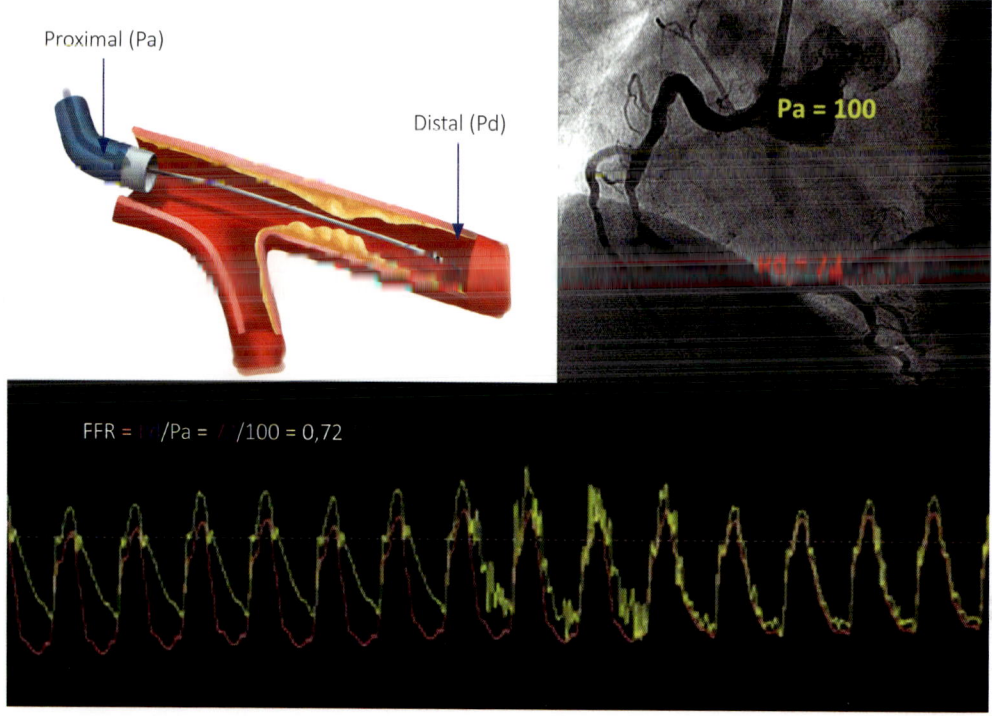

Figura 52.6. Imagem representativa do guia de pressão aferindo a pressão distal à estonse coronária (Pd), que será comparada à pressão aferida pelo cateter-guia ou pressão de aorta (Pa). Esta razão entre pressões em regime de hiperemia máxima representa a FFR. No caso exemplo, foi avaliada uma lesão no terço médio da artéria coronaria direita através de FFR, sendo a Pd = 72 mmHg e a Pa = 100 mmHg, resultando em FFR sugestiva de isquemia (FFR = 0,72). Se o guia de pressão for recuado para o cateter-guia, as curvas de pressão se igualam, e se avançado através da estenose, a curva em vermelho (Pd) se distancia da curva em amarelo (Pa).

larização) ao final de 1 ano, com manutenção de bons resultados após 2 e 5 anos.

- Por sua vez, o estudo FAME 2, que avaliou o papel da angioplastia na abordagem de pacientes com DAC estável e isquemia documentada pela FFR, mostrou que não realizar angioplastia em lesões com FFR < 0,80 é prejudicial. Esse estudo randomizou pacientes com lesões coronárias e FFR < 0,80 para tratamento medicamentoso otimizado *versus* angioplastia com *stent* farmacológico, sendo avaliados quanto à ocorrência de eventos combinados de óbito, infarto ou revascularização urgente (desfecho primário do estudo). O estudo foi interrompido precocemente após inclusão de 888 pacientes, devido ao grupo mantido em tratamento medicamentoso ter apresentado uma taxa significativamente maior do desfecho primário (12,7% *vs*. 4,3% no grupo angioplastia, OR 0,32; IC 95%: 0,19 a 0,53; $p < 0,001$) à custa principalmente de maior necessidade de revascularização urgente do grupo mantido em tratamento clínico. Recentemente, foram publicados os dados do seguimento ao final de 5 anos e a taxa do desfecho primário (óbito, infarto ou revascularização urgente) permaneceu menor no grupo ICP (13,9% *vs*. 27,0%; HR: 0,46; IC 95%: 0,34 a 0,63; $p < 0,001$). A diferença foi guiada pela alteração na taxa de revascularização urgente, que ocorreu em 6,3% dos pacientes no grupo ICP, comparados a 21,1% no tratamento clínico (HR: 0,27; IC 95%: 0,18 a 0,41). Não houve diferença estatística entre os grupos quanto à incidência de óbito (5,1% *vs*. 5,2%; HR: 0,98; IC 95%: 0,55 a 1,75) e infarto (8,1% *vs*. 12,0%; HR: 0,66; IC 95%: 0,43 a 1,00). Os sintomas anginosos se mantiveram melhores no grupo ICP até 3 anos de seguimento. Porém, ao final de 5 anos essa diferença estatística entre os grupos não se manteve.

- A FFR é responsável por profundas mudanças na forma de se avaliar a gravidade das estenoses coronárias, principalmente na DAC multiarterial, que passa a ser cada vez mais baseada em fisiologia do que em anatomia. Segundo um grande registro multicêntrico francês, com 945 pacientes, a avaliação fisiológica muda o tratamento previamente escolhido com base apenas na angiografia (entre clínico, cirúrgico ou percutâneo) em até 45% das vezes: 17% dos pacientes mudaram de tratamento clínico para revascularização (cirurgia ou angioplastia); 20% dos pacientes mudaram de angioplastia para cirurgia ou

tratamento clínico; 8% dos pacientes mudaram de cirurgia para angioplastia ou tratamento clínico.
- Os critérios da ACC/AATS/AHA/ASE/ASNC/SCAI/SCCT/STS 2017 (*American College of Cardiology Appropriate Use Criteria Task Force, American Association for Thoracic Surgery, American Heart Association, American Society of Echocardiography, American Society of Nuclear Cardiology, Society for Cardiovascular Angiography and Interventions, Society of Cardiovascular Computed Tomography, and Society of Thoracic Surgeons*), no tocante à revascularização coronária apropriada em DAC estável, recomendam:
  - a avaliação funcional invasiva (p. ex., FFR) pode ser útil na definição sobre a necessidade de revascularização e pode substituir os achados de testes funcionais não invasivos;

a necessidade ou não de revascularização na doença coronária crônica. A avaliação fisiológica com iFR oferece o benefício de não necessitar de drogas vasodilatadoras, mantendo uma precisão comparável à da FFR (Tabela 52.4). O ponto de corte da iFR de 0,89 é o que melhor se correlaciona com FFR isquêmica (≤ 0,80). Se for optado por usar uma estratégia de avaliação funcional invasiva para guiar a revascularização utilizando ambos os métodos (iFR e FFR), sugerimos seguir o algoritmo exposto na Figura 52.8.
- Qual a vantagem da iFR sobre a FFR?
  - O fato de não precisar usar agentes vasodilatadores, como a adenosina. Essas drogas podem causar sintomas desconfortáveis aos pacientes durante o procedimento de FFR (p. ex., mal-estar, dispneia,

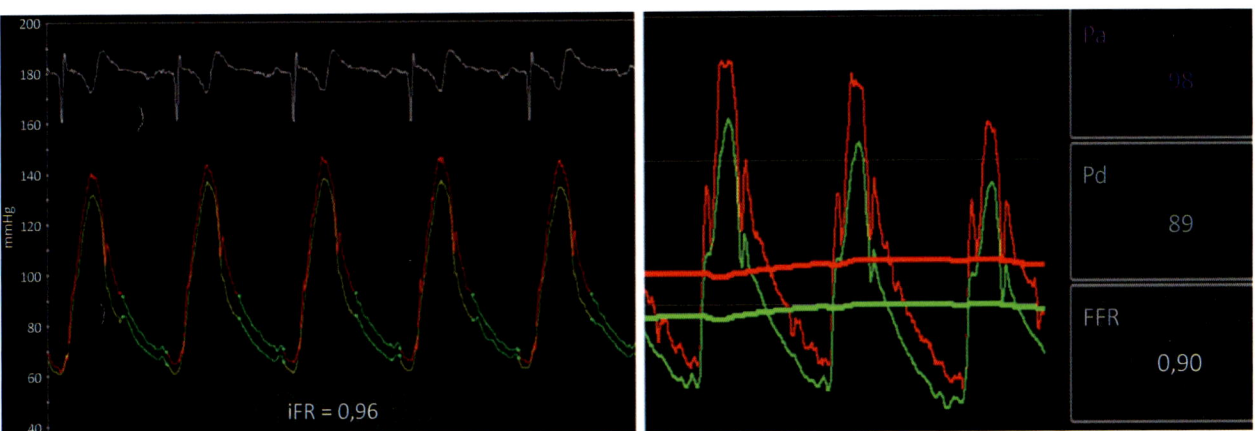

Figura 52.7. Avaliação de estenose coronária em artéria descendente anterior estimada em 60-70% pela coronariografia, onde foi realizada avaliação funcional invasiva com iFR e FFR. A iFR foi negativa para isquemia (0,96) e, após indução de hiperemia miocárdica máxima através da administração de adenosina intracoronária, o resultado da iFR foi corroborado pela FFR, que também não mostrou limitação significativa do fluxo coronariano (0,90).

- FFR ≤ 0,80 é anormal e é consistente com estenose associada à isquemia;
- deve ser estimulado o uso de avaliação fisiológica intracoronária (Figura 52.7).
- Recentemente, foi desenvolvido um índice que permite avaliar a proporção Pd/Pa em repouso, sem a necessidade de indução de hiperemia miocárdica máxima (uso de adenosina). A iFR (*instant wave-free ratio*) é a proporção Pd/Pa medida em uma fase específica da diástole, chamada de período livre de ondas (*wave-free period*) onde a resistência coronária é estável e a pressão se correlaciona com o fluxo coronário. A revascularização guiada por iFR não foi inferior à revascularização guiada por FFR para eventos cardíacos adversos maiores (MACE) em acompanhamento de 1 ano (SWEDEHEART – 2.037 pacientes e DEFINE–FLAIR – 2.492 pacientes, total de 4.529 pacientes), tornando ainda mais robusta a evidência de usar a fisiologia coronária para orientar

Tabela 52.4. Principais indicações para o FFR/iFR

Recomendações	Classe	Nível de evidência
FFR e iFR são recomendadas como ferramentas acuradas para identificar estenoses coronárias hemodinamicamente significativas em pacientes sem evidência de isquemia por métodos não invasivos, ou nos casos em que esses métodos sejam inconclusivos, indisponíveis ou discordantes	I	A
FFR e iFR para guiar procedimentos de angioplastia em pacientes com doença coronária multiarterial estável, em estenoses > 50% e < 90% à angiografia	I	A

Adaptada de: Diretriz Brasileira de Intervenção Coronária Percutânea (Feres F, et al., 2017).

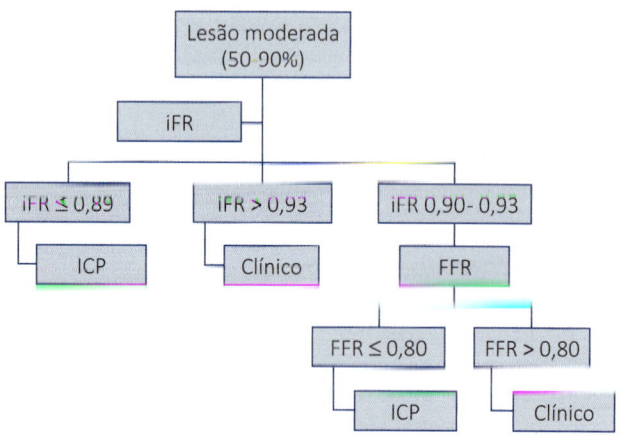

Figura 52.8. Algoritmo sugerido para guiar a revascularização miocárdica com base na avaliação funcional invasiva (iFR/FFR).

broncoespasmo, hipotensão). Ou seja, a iFR é um método mais confortável para o paciente (no estudo DEFINE-FLAIR, a taxa de efeitos adversos referidos pelos pacientes foi de 31% no grupo FFR *vs.* 3% no grupo iFR).

■ Leitura sugerida

- Davies JE, Sen S, Dehbi H-M, at et al. Use of the Instantaneous Wave-free Ratio or Fractional Flow Reserve in PCI. N Engl J Med. 2017;376:1824-1834.
- De Bruyne B, Pijls NH, Kalesan B, et al. Fractional Flow Reserve–Guided PCI versus Medical Therapy in Stable Coronary Disease. N Engl J Med. 2012;367:991-1001.
- Fearon WF, Shilane D, Pijls NHJ, Boothroyd DB, Tonino PA, Barbato E, et al.; Fractional Flow Reserve Versus Angiography for Multivessel Evaluation 2 (FAME 2) Investigators. Cost-effectiveness of percutaneous coronary intervention in patients with stable coronary artery disease and abnormal fractional flow reserve. Circulation. 2013 Sep 17;128(12):1335-52.
- Feres F, Costa RA, Siqueira D, Costa Jr JR, Chamié D, Staico R, et al. Diretriz da Sociedade Brasileira de Cardiologia e da Sociedade Brasileira de Cardiologia Intervencionista sobre Intervenção Coronária Percutânea. Arq Bras Cardiol. 2017;109(1 Supl. 1):1-81.
- Götberg M, Christiansen EH, Gudmundsdottir I, et al. Instantaneous Wave-free Ratio versus Fractional Flow Reserve to guide PCI. N Engl J Med. 2017;170(5):945-50.
- Kolh P, Windecker S, Alfonso F, et al. 2014 ESC/EACTS Guidelines on myocardial revascularization: the Task Force on Myocardial Revascularization of the European Society of Cardiology (ESC) and the European Association for Cardio-Thoracic Surgery (EACTS). Developed with the special contribution of the European Association of Percutaneous Cardiovascular Interventions (EAPCI). Eur J Cardiothorac Surg. 2014;46:517-92.
- Lotfi A, Jeremias A, Fearon WF, et al. Expert consensus statement on the use of fractional flow reserve, intravascular ultrasound, and optical coherence tomography: a consensus statement of the Society of Cardiovascular Angiography and Interventions. Catheter Cardiovasc Interv. 2014;83:509-18.
- Patel MR, Calhoon JH, Dehmer GJ, et al. ACC/AATS/AHA/ASE/ASNC/SCAI/SCCT/STS 2017 Appropriate Use Criteria for Coronary Revascularization in Patients With Stable Ischemic Heart Disease: A Report of the American College of Cardiology Appropriate Use Criteria Task Force, American Association for Thoracic Surgery, American Heart Association, American Society of Echocardiography, American Society of Nuclear Cardiology, Society for Cardiovascular Angiography and Interventions, Society of Cardiovascular Computed Tomography, and Society of Thoracic Surgeons. J Am Coll Cardiol. 2017;69:2212-41.
- Pijls NHJ, Fearon WF, Tonino PA, et al. Fractional flow reserve versus angiography for guiding percutaneous coronary intervention in pa- tients with multivessel coronary artery disease: 2-year follow-up of the FAME (Fractional Flow Reserve Versus Angiography for Multivessel Evaluation) study. J Am Coll Cardiol. 2010;56:177-84.
- Nico HJ, Pijls NHJ, Sels JW, et al. Functional Measurement of Coronary Stenosis. JACC Vol. 2012;59, No.(12):, 2012 March 20, 2012:1045-57.
- Pijls NHJ, van Schaardenburgh P, Manoharan G, et al. Percutaneous coronary intervention of functionally non-significant stenosis: 5-year follow-up of the DEFER study. J Am Coll Cardiol. 2007;49:2105-11.
- Shaw LJ, Heller GV, Casperson P, et al. Gated myocardial perfusion single photon emission computed tomography in the Clinical Out- comes Utilizing Revascularization and Agressive drug Evaluation. (COURAGE) trial, Veterans Administration Cooperative study no. 424. J Nucl Cardiol. 2006;13:685-98.
- Shlofmitz E, Jeremias ADO. FFR in 2017: Current Status in PCI Management. JACC. 2017.
- Stone GW, Maehara A, Serruys PW, et al. A Prospective Natural-History Study of Coronary Atherosclerosis – Prospect trial. N Engl J Med. 2011;364:226-35.
- Tonino PAL, De Bruyne B, Pijls NHJ, et al. Fractional flow reserve versus angiography for guiding percutaneous coronary angiography. N Engl J Med. 2009;360:213-224.
- Van Belle E, Rioufol G, Pouillot C, et al. Outcome impact of coronary revascularization strategy reclassification with fractional flow reserve at time of diagnostic angiography: insights from a large French multicenter fractional flow reserve registry. Circulation. 2014;129(2):173-85.

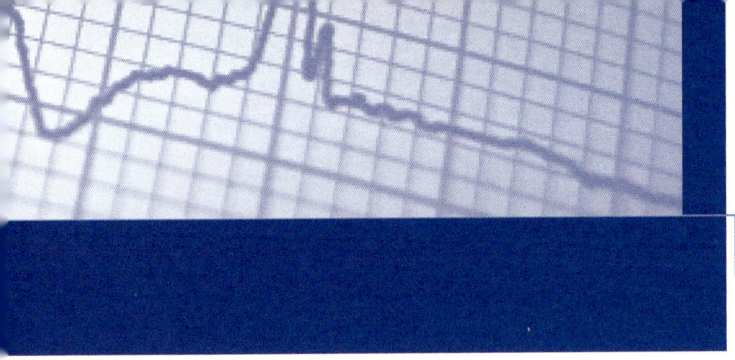

capítulo 53

Holter

• Júlio Cesar Vieira de Sousa

■ Introdução

- O eletrocardiograma ambulatorial (Holter) é um teste não invasivo amplamente utilizado para avaliar ritmo cardíaco, resposta terapêutica às medicações, funções do marca-passo e do cardiodesfibrilador implantável (CDI), isquemia miocárdica, correlacionar sintomas com alterações eletrocardiográficas e fatores prognósticos (como variabilidade da frequência cardíaca [FC]).
- O equipamento básico do Holter é composto de gravador, cabos e eletrodos para registro do eletrocardiograma (ECG) e um sistema de análise constituído por um módulo de transferência da gravação, placa de tratamentos dos sinais gravados e um programa de análise específico, que é desenvolvido por cada um dos fabricantes (não se pode utilizar o programa de um fabricante para ler os dados de outro). Segue a Figura 53.1 com a imagem de um paciente com o sistema Holter.

Dicas para um exame de boa qualidade

É necessário orientar o paciente a vir de banho tomado, não usar perfumes, cremes, óleos, hidratantes ou sabonetes com hidratantes no dia da instalação.

Em pacientes do sexo masculino, se necessário, fazer a tricotomia (depilar os pelos no local onde serão colocados os eletrodos e micropore) e orientar para não usar nenhum tipo de produto como creme de barbear ou sabonete.

Orientar o paciente a não tomar banho com o aparelho, não realizar atividade física, não retirar o aparelho no domicílio e não apertar os botões do gravador.

O paciente deve realizar suas atividades habituais no dia do exame.

Após a retirada do Holter o paciente não deve expor ao sol o local onde foram fixados os eletrodos.

O tempo mínimo ideal de gravação é de 18 h com menos de 1% de artefatos (Obs.: o exame é considerado adequado se tiver correlação entre achados eletrocardiográficos e sintomas, apesar de curta duração).

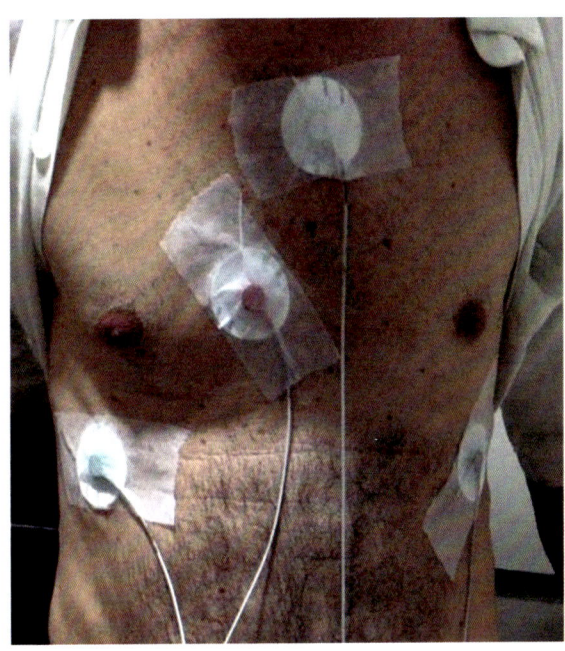

Figura 53.1. Paciente em uso do sistema Holter.

- O sistema de análise permite a reprodução completa dos batimentos e fornece uma pré-análise do ECG, com quantificação e distribuição dos batimentos. Esses dados são apresentados em gráficos e tabelas (Figura 53.2).
- Derivações: utilizam-se, habitualmente, três derivações bipolares precordiais, posicionando-se quatro a cinco eletrodos no tórax (vide Figura 53.1).
- Alguns sistemas permitem a reprodução do ECG com 12 derivações, o que pode auxiliar no diagnóstico diferencial entre ectopias com aberração de condução intraventricular e ectopias ventriculares ou entre bloqueios de ramo transitórios e pré-excitação ventricular intermitente.

Holter

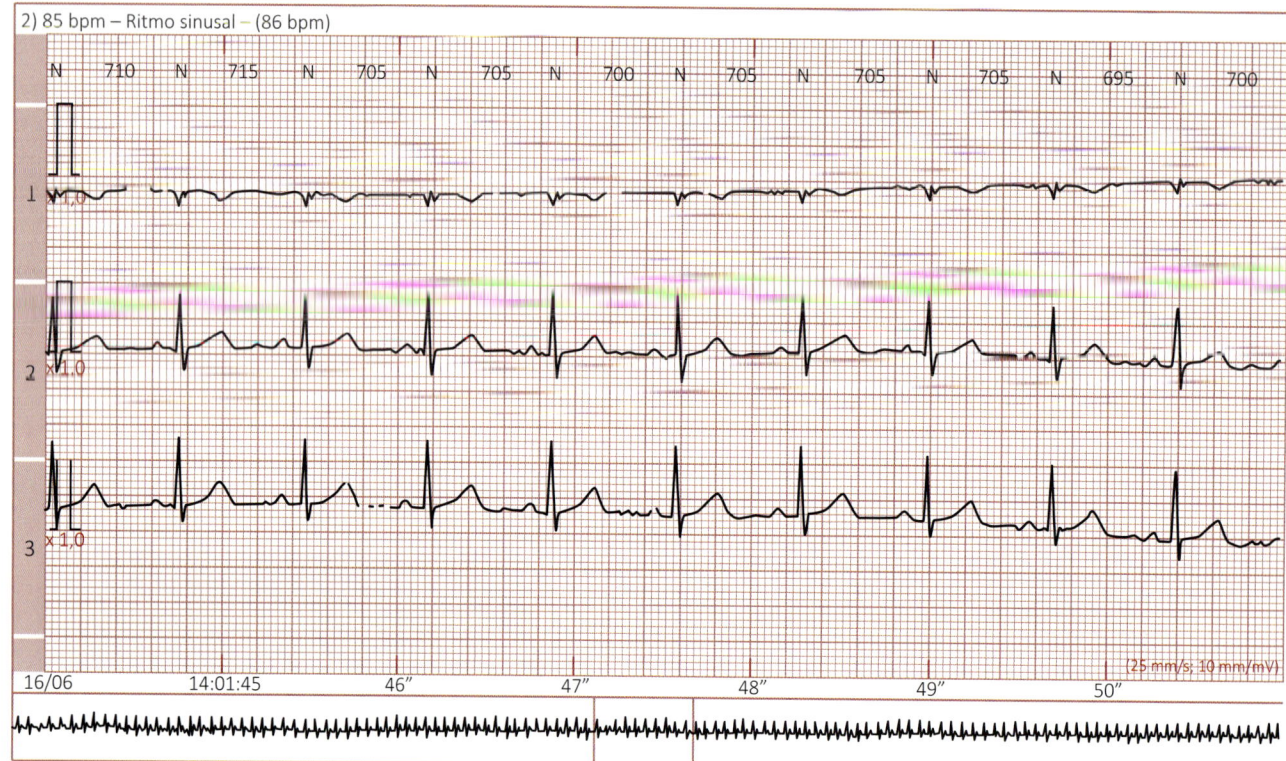

Figura 53.2. Trecho selecionado do Holter com três canais evidenciando os traçados eletrocardiográficos. Geralmente o canal 1 corresponde a V1 ou V2; o canal 2, a V4 ou V5; e o canal 3, a uma derivação modificada, como a derivação CM5 do teste ergométrico.

■ Indicações

- Avaliação do ritmo cardíaco.
- Avaliação de pausas.
- Esclarecimento de sintomas (p. ex., síncope e palpitações) provavelmente relacionados com a presença de alterações do ritmo cardíaco.
- Avaliação terapêutica: drogas (p. ex., antiarrítmicos), cirurgias, ablação por cateteres, marca-passos, CDI.
- Avaliação de risco de eventos cardíacos: arritmia cardíaca, variabilidade de FC, isquemia miocárdica.
- Diagnóstico de isquemia (não é o exame ideal mas pode mostrar isquemia silenciosa).

- Avaliação do ritmo cardíaco: avaliar o ritmo predominante e se ocorrem mudanças do ritmo na vigília ou no sono. Também é útil para avaliar taquicardias incessantes.

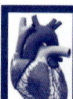 **Você sabe o que é uma taquicardia incessante?**

Trata-se de **arritmias que persistem por mais de 50% do dia**. Pacientes com arritmias incessantes podem evoluir com perda da função ventricular, sendo esta condição denominada de taquicardiomiopatia.

- O histograma da FC pode ajudar no diagnóstico, uma vez que em determinadas situações tem características próprias (*vide* exemplos a seguir).
- Avaliação de pausas: para diagnosticar a causa dessas pausas [pausa sinusal, bloqueio atrioventricular (BAV) de segundo grau, síndrome bradi-taqui], o momento da ocorrência (sono, vigília) e se relacionada ou não a sintomas.
- Esclarecimento de sintomas provavelmente relacionados com a presença de alterações do ritmo cardíaco: sintomas como palpitações, dor precordial, mal-estar ou síncope, pré-síncope e tontura. O Holter terá maior acurácia se os sintomas forem diários ou se houver possibilidade de reproduzi-los, como palpitações aos esforços habituais ou mudanças posturais que desencadeiem síncope.
- Avaliação terapêutica: o Holter tem papel importante na avaliação terapêutica, tanto para observar a redução de ectopias e arritmias quanto para avaliar a presença de arritmias assintomáticas.
  – Avalia com melhor precisão se o tratamento antiarrítmico está sendo eficaz, principalmente quando em conjunto com o teste de esforço.
  – Avalia remissão ou melhora da arritmia, ajuda a diagnosticar efeitos indesejados das drogas antiarrítmicas, como bradicardia importante, BAV, distúrbio

de condução intraventricular ou mesmo efeitos pró-arrítmicos das medicações, como prolongamento do QT e *torsades de pointes*.
- Indicado também após procedimento de ablação, para avaliar a efetividade do procedimento realizado.
- Auxilia na avaliação do marca-passo e sintomas relacionados às falhas dos sistemas.
- Avaliação do risco de eventos cardíacos e isquêmicos cerebrais:
  - arritmia cardíaca: extrassístoles atriais e ventriculares são comuns mesmo em indivíduos sem doença cardíaca. Arritmia ventricular é considerada fator de risco para mortalidade se associada a doença cardíaca (coronariana ou miocardiopatia).

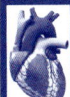
Qual a definição de extrassístoles frequentes?

Quando há **mais que 30 extrassístoles** atriais ou **mais que 10 extrassístoles ventriculares por hora**, define-se a arritmia como frequente.

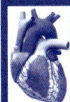
Em que situações definimos a arritmia ventricular como complexa?

Presença de EV polimórficas, pareadas, em salvas ou episódios de bigeminismo.

  - Os pacientes com atividade atrial ectópica acima de 97/h têm maior risco de apresentar um evento isquêmico cerebral.
  - Variabilidade da FC: as medidas de variabilidade podem ser feitas em períodos de 5 minutos ou em gravação de 24 h. É um marcador da resposta cardíaca à atividade do sistema nervoso autonômico. O **valor considerado é o SDNN** (desvio-padrão de todos os intervalos N-N), **com valor de corte de 70 ms**. A baixa variabilidade da FC demonstra um tônus adrenérgico elevado. Fatores limitantes para avaliação da variabilidade são artefatos, extrassístoles atriais ou ventriculares frequentes, presença de marca-passo, fibrilação atrial, BAV, uso de propafenona ou procainamida.
    - **Na fase crônica do infarto agudo do miocárdio, valores de SDNN menores que 50 ms são preditores de risco mais importantes do que a presença de arritmia ventricular.** Se < 70 ms, há um risco quatro vezes maior de morrer em 3 anos do que pacientes com SDNN normal.
    - SDNN diminuído é também fator de pior prognóstico em insuficiência cardíaca. Correlaciona-se com fração de ejeção e capacidade funcional, e valores reduzidos estão relacionados a uma maior mortalidade.
    - O SDNN será encontrado no relatório de variabilidade da frequência cardíaca – domínio no tempo. Segue exemplo na Tabela 53.1.
- Diagnóstico de isquemia: o diagnóstico de isquemia transitória no eletrocardiograma é feito com a presença de infradesnivelamento do segmento ST transitório ≥ 1 mm em relação ao basal, de morfologia horizontal ou descendente, com duração mínima de 1 minuto. Presença de supradesnivelamento do segmento ST de mais de 1 mm em relação ao basal também é critério para diagnóstico de isquemia miocárdica. Variações de onda T não são consideradas diagnósticas.
  - Obs.: lembrar que o Holter não é exame de eleição para avaliação de isquemia.
- O Holter tem uma acurácia limitada para análise de sobrecarga das câmaras cardíacas devido ao número reduzido de derivações, dificultando a utilização dos critérios de sobrecarga atrial ou ventricular já estabelecidos na literatura.

Tabela 53.1. Relatório de variabilidade da frequência cardíaca – domínio tempo

Início	Fim	NNS	NN médio (ms)	SDNN (ms)	SDANN (ms)	SDNNIDX (ms)	NNNs	RMSSD (ms)	TIMN (ms)	pNN > 50 (%)
16/06 11:07	17/06 08:23	916141	812	108	94	50	90.728	33	524,6	4,46
16/06 13:00	16/06 17:00	18564	760	75	59	46	18.372	31	348,1	2,74
17/06 02:00	17/06 06:00	17021	831	127	106	57	16.850	42	527,0	6,10

capítulo 53

■ Emissão de laudo

Exemplo de laudo do Holter
• Ritmo: ritmo predominante e quais alterações ocorreram durante o exame. • Extrassístoles ventriculares: presença ou não de extrassístoles ventriculares, caracterização da morfologia (mono ou polimórfica), da frequência (frequente se > 10/h) e quanto às características apresentadas (em pares, períodos de bigeminismo, taquicardia ventricular não sustentada [TVNS]). • Extrassístoles supraventriculares: presença ou não de extrassístoles supraventriculares, da frequência (frequente se > 30/h) e quanto às características apresentadas (em pares, episódios de taquicardia atrial não sustentada [TANS], com aberrância, bloqueadas). • Condução atrioventricular: duração da condução atrioventricular e suas mudanças durante o exame. • Condução intraventricular: duração da condução intraventricular, presença de bloqueios de ramo e alterações durante o exame. • Repolarização ventricular: alterações da repolarização ventricular durante o exame. • Sintomas: presença ou não de relato de sintomas pelo paciente e sua relação com as arritmias apresentadas.

A seguir, alguns exemplos de traçados de Holter com as análises.

■ Caso I

Paciente de 50 anos com sobrepeso relatando estresse emocional. Vem com queixa de palpitações frequentes e diárias associadas a tontura.

Como analisar o resultado? Inicialmente na página principal do Holter (Figura 53.3), temos vários dados importantes.

1. Iniciar pela duração da gravação: 21:15 tempo adequado.
2. A porcentagem de artefatos foi alta (24%), porém foi possível fazer as correlações entre sintomas e eletrocardiograma, como veremos adiante.
3. A frequência média foi baixa (< 60 bpm), e como o ritmo de base foi sinusal, dizemos que foi um ritmo sinusal bradicárdico.
4. Analisar a densidade das arritmias ventriculares e supraventriculares. Notem a alta densidade, mais de 10/h, sendo 48% dos batimentos compostos por extrassístoles ventriculares (lembrar que acima de 20% o risco taquicardiomiopatia aumenta consideravelmente), quase uma arritmia incessante (> 50%). Importante observar se existe algum padrão de distribuição da arritmia nas 24 h (p. ex., mais na vigília, sono ou outro período específico do dia), para isso os gráficos (histogramas) são de grande auxílio. No caso descrito a distribuição foi durante todo o exame (vide Figura 53.4) mostrado em vermelho a

4. Resumo Estatístico

Totais

Duração (h)	21:15	
Nº total de QRS:	67.701	
Ectópicos ventriculares:	32.422	(48%)
Ectópicos supraventriculares	0	(0%)
Artefatos	24	

Arritmias ventriculares

24.644	isoladas, das quais
19.431	em 2666 episódios de bigeminismo
2.362	episódios em pares
1.029	taquicardias
Maior:	5 bat., 99 bpm às 13:09:28
Mais rápida:	5 bat., 99 bpm às 13:09:28
Mais lenta:	5 bat., 99 bpm às 13:09:28

Arritmias supraventriculares

0	isolada
0	pareada
0	taquicardia

Frequência cardíaca

Min:	44 bpm às 00:44:05
Média:	59 bpm
Máx:	94 bpm às 02:52:50

FC ≥ 120 bpm não evidenciada
FC ≤ 50 bpm durante 00:19:14 h

Pausas

1 pausa (≥ 2 s)
Mais longa às 18:07:25 com 2 s

Depressão do ST

C1:	0 episódio
C2:	0 episódio
C3:	0 episódio

Elevação do ST

C1:	0 episódio
C2:	0 episódio
C3:	0 episódio

Figura 53.3. Página com dados estatísticos do Holter.

densidade por minuto das extrassístoles ventriculares a cada hora do dia, foi frequente durante toda a gravação. Avaliando ainda as arritmias ventriculares, além da alta densidade a paciente apresentou vários critérios de uma arritmia ventricular complexa, conforme descrito previamente. Seguem os exemplos nas Figuras 53.5 a 53.8.
5. Análise das arritmias atriais.
6. Presença de pausas. Neste caso existiu um episódio de 2 segundos, sendo esta uma pausa compensatória pós-extrassístole ventricular. A presença de pausas pode ser: pós-extrassístoles, secundária a pausas sinusais ou bloqueio sinoatrial, decorrente de bloqueios atrioventriculares ou decorrente de uma condução do nó atrioventricular diminuída nos pacientes com fibrilação atrial, sendo mais adequadamente chamada de maior intervalo RR, sendo considerado um valor de até 3 segundos.
7. As conduções atrioventricular (intervalo PR) e intraventricular (duração e morfologia do QRS) e a repolarização ventricular não apresentaram modificações. Não houve alterações do segmento ST. Veja na análise de depressão e elevação sem anormalidades. A paciente relatou tontura durante o episódio de taquicardia ventricular não sustentada e em vários momentos palpitações, porém a arritmia foi frequente durante todo o exame.

Vide Tratamento no capítulo de Arritmia Ventricular.

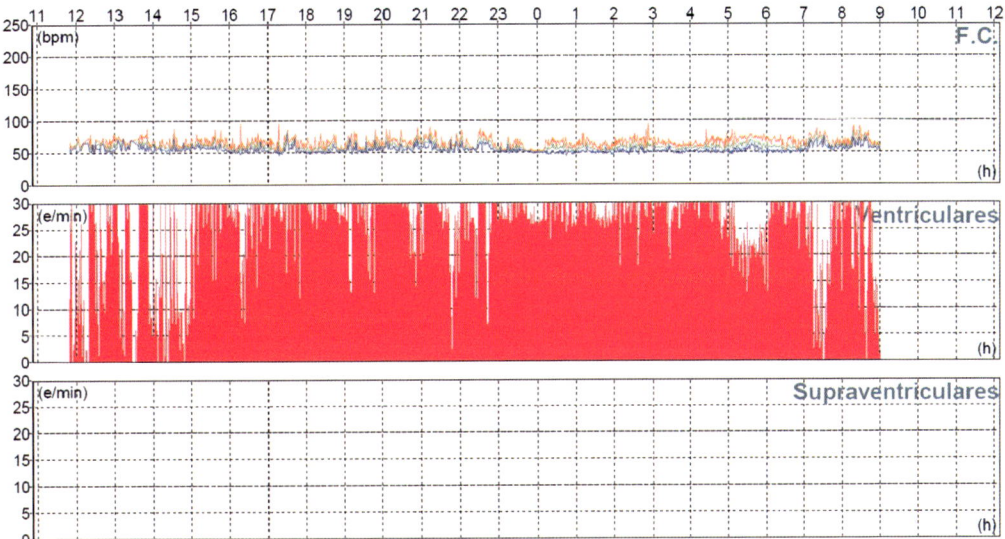

Figura 53.4. **Histograma com alta densidade de arritmia ventricular.**

Holter

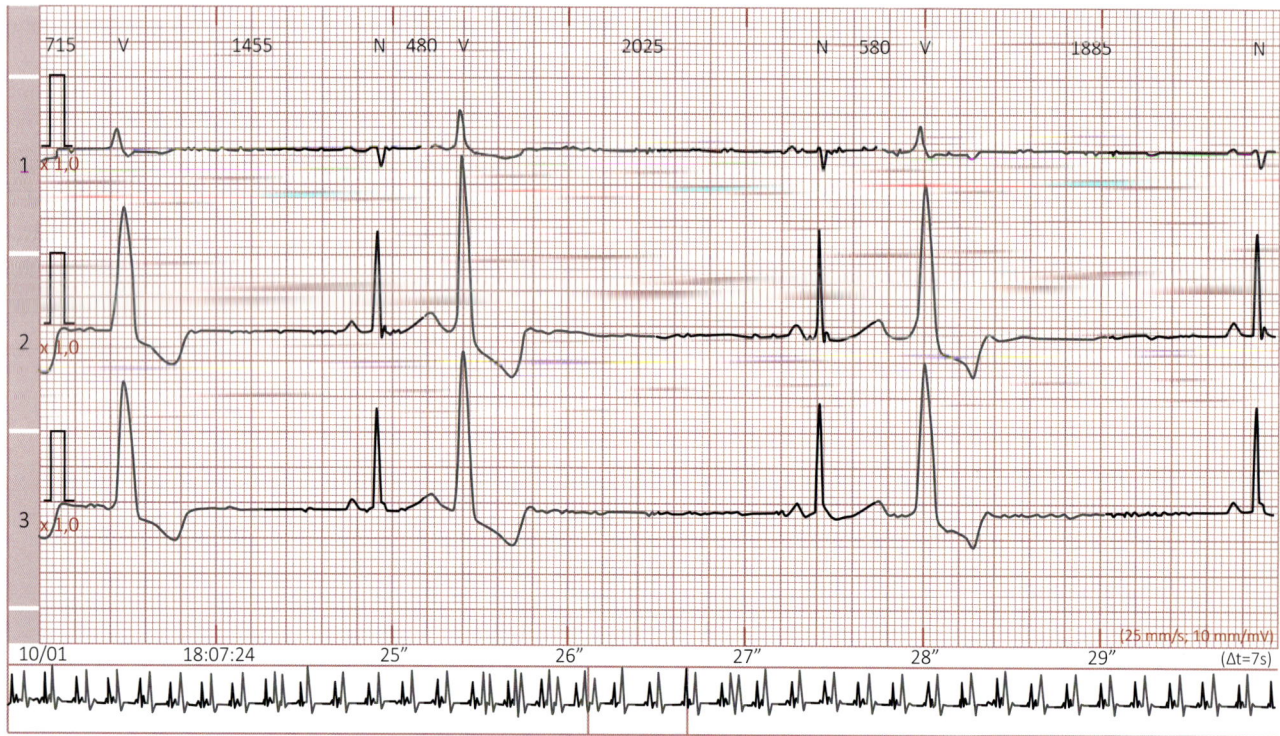

Figura 53.5. Extrassístoles ventriculares (EV) isoladas e bigeminadas.

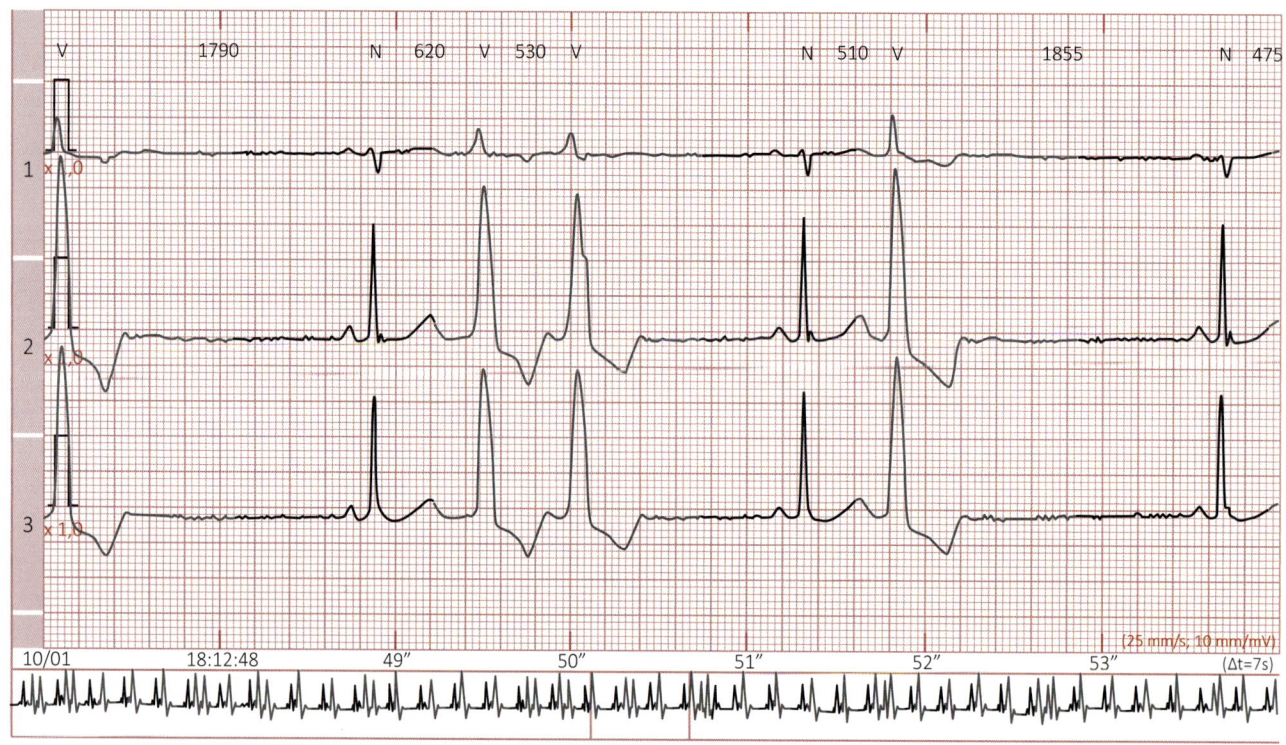

Figura 53.6. Extrassístoles ventriculares pareadas.

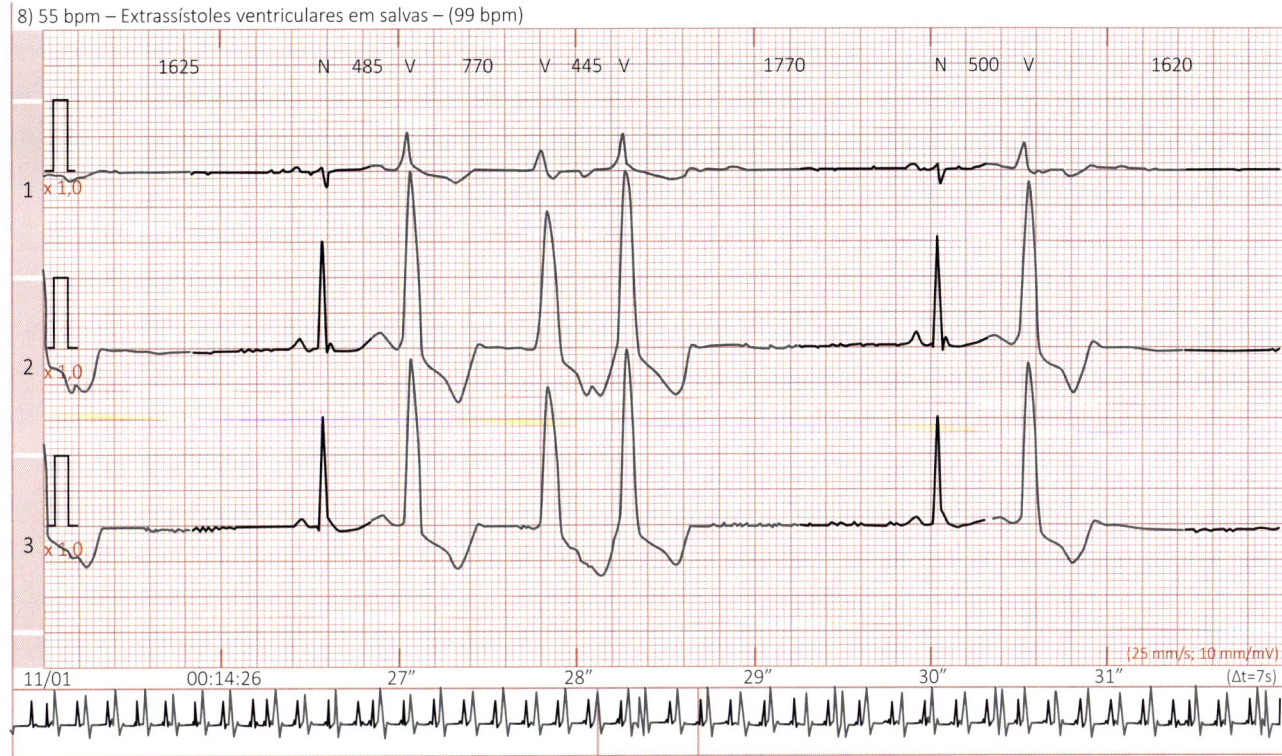

Figura 53.7. **Extrassístoles ventriculares em salvas.**

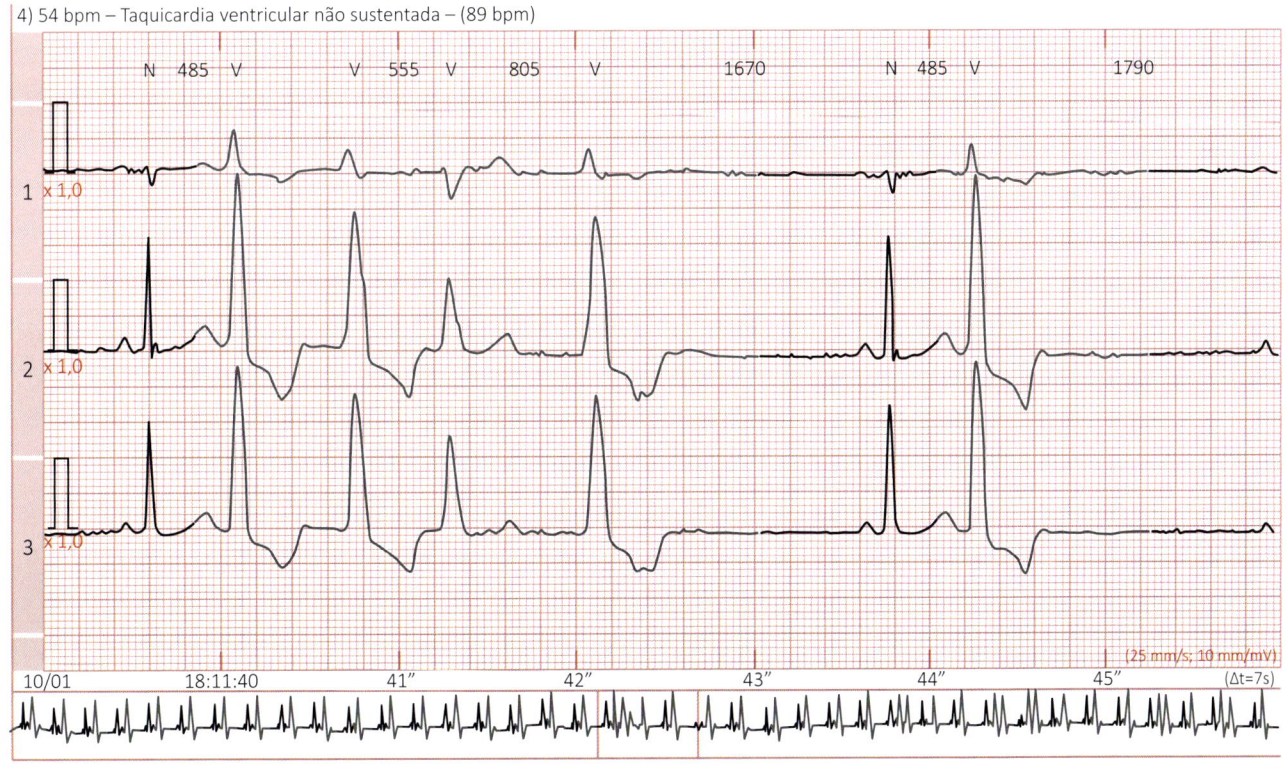

Figura 53.8. **Taquicardia ventricular não sustentada (sintoma: tontura).**

capítulo 53

Caso 2

Paciente de 68 anos, do sexo feminino, com queixa de palpitações frequentes e diárias, principalmente no período da tarde. Solicitado Holter. Vamos à análise (Figuras 53.9 a 53.13).

4. Resumo Estatístico

Totais

Duração (h)	20:25
Nº total de QRS:	96.400
Ectópicos ventriculares:	11 (< 1%)
Ectópicos supraventriculares	7.034 (7%)
Artefatos (%)	?

Arritmias ventriculares

- 11 isoladas, das quais
- 0 em 0 episódios de bigeminismo
- 0 episódios em pares
- 0 taquicardias

Arritmias supraventriculares

- 6.918 isoladas
- 55 pareadas
- 2 taquicardias
- Maior: 3 bat., 103 bpm às 17:11:27
- Mais rápida: 3 bat., 103 bpm às 17:11:27
- Mais lenta: 3 bat., 90 bpm às 03:47:54

Frequência cardíaca

Min:	62 bpm às 04:16:44
Média:	80 bpm
Máx:	125 bpm às 08:10:11

FC ≥ 120 bpm durante 00:02:35 h
FC ≤ 50 bpm não evidenciada

Pausas

0 pausa (≥ 2 s)

Depressão do ST

- C1: 0 episódio
- C2: 0 episódio
- C3: 0 episódio

Elevação do ST

- C1: 0 episódio
- C2: 0 episódio
- C3: 0 episódio

Figura 53.9. Análise do resumo estatístico: 1. duração > 18 h – adequada; 2. artefatos – 2% (ideal < 1%); 3. FC média – normal (50-100 bpm) – ritmo de base sinusal; 4. ectopias ventriculares – menos de 1/h (normal < 10/h); 5. ectopias supraventriculares ou atriais – 340/h (normal < 30/h) com períodos de pares e salvas (até três batimentos).

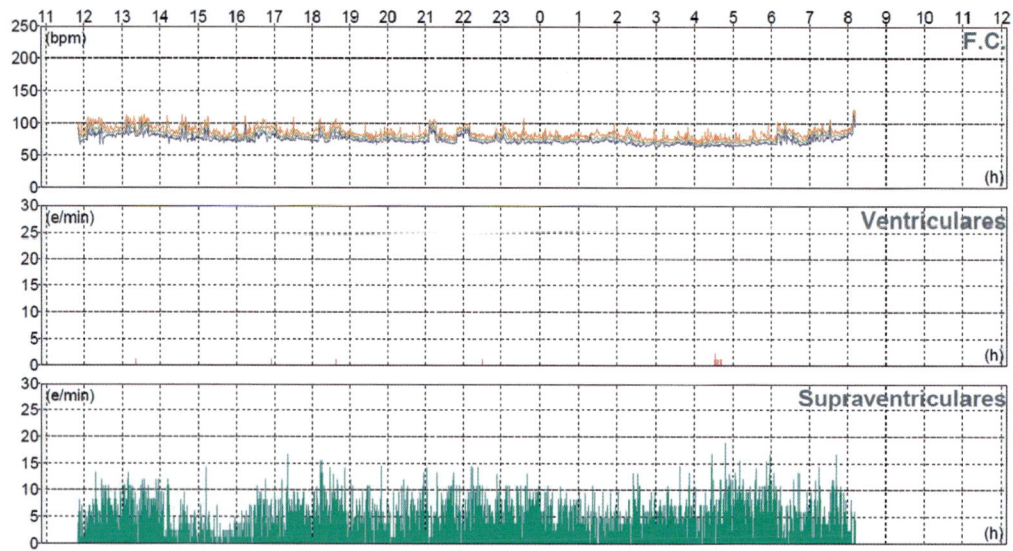

Figura 53.10. Análise do histograma: 1. observar a alta densidade das ectopias atriais (em verde) distribuídas por todo o exame; 2. observar os gráficos das arritmias ventriculares praticamente sem detecção de arritmias.

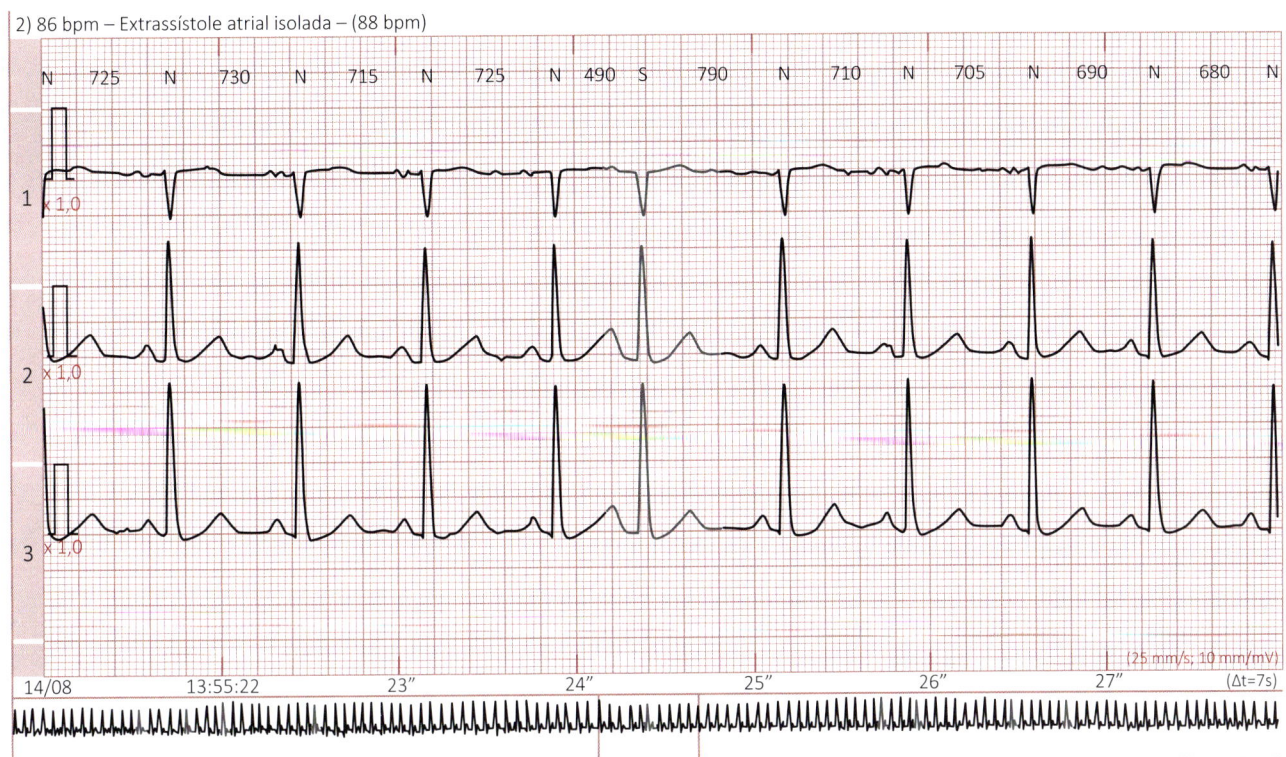

Figura 53.11. **Extrassístole supraventricular isolada.**

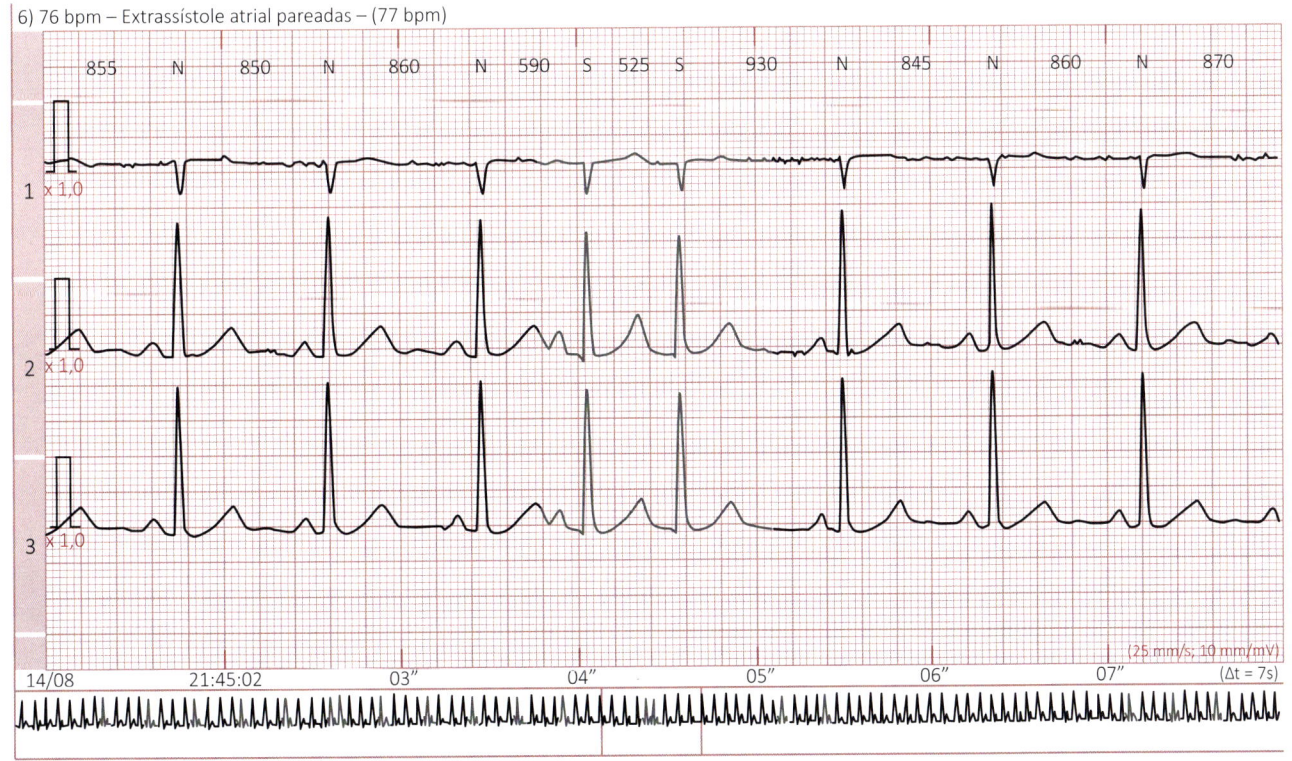

Figura 53.12. **Extrassístoles atriais pareadas.**

capítulo 53

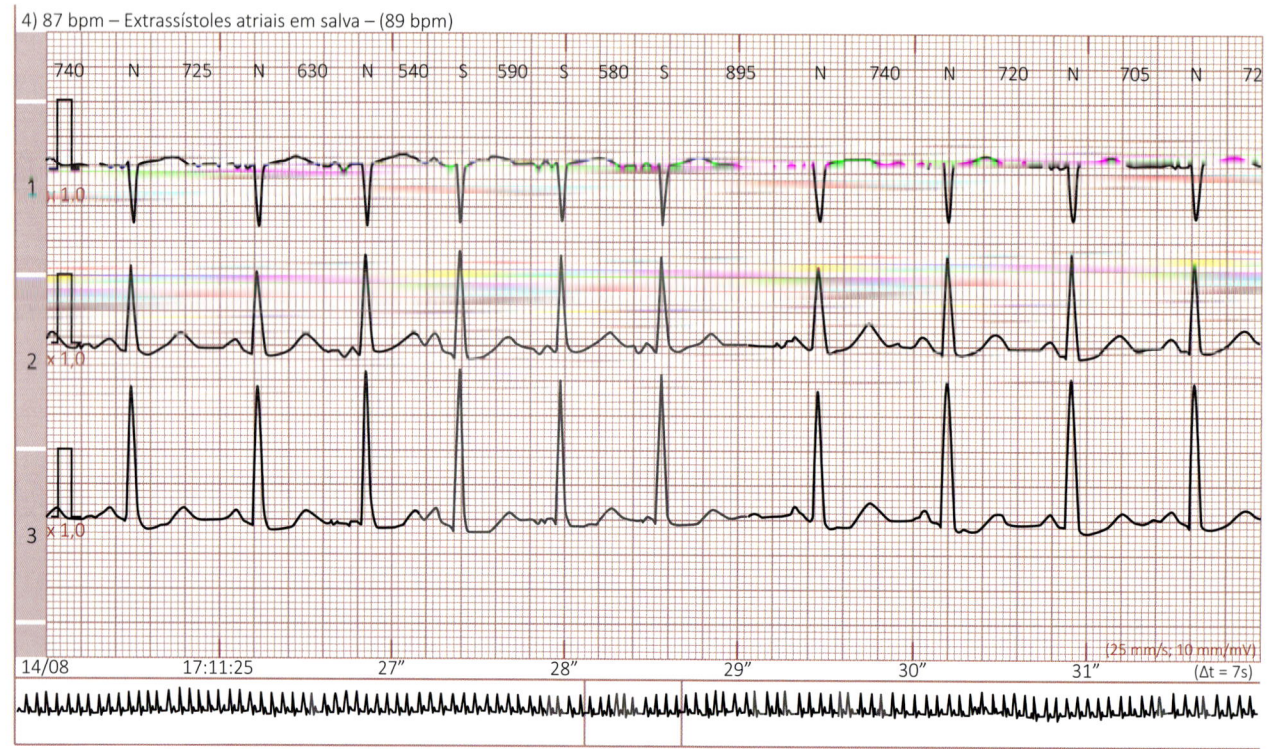

Figura 53.13. **Extrassístoles atriais em salvas.**

Caso 3

Paciente do sexo feminino, 48 anos, com episódios de palpitações durante o sono, fazendo despertá-la. É hipertensa e obesa. Analisando o resumo estatístico (Figura 53.14), evidenciamos a presença de extrassístoles atriais frequentes (> 30/h), isoladas, pareadas e episódios de taquicardia atrial não sustentada de até 15 batimentos. Agora vejamos os histogramas (Figura 53.15). O histograma da frequência cardíaca (FC) evidencia uma separação das linhas dos canais do Holter (*vide* seta vermelha), sugerindo a presença de um ritmo irregular, geralmente de fibrilação atrial. Vemos também no histograma das arritmias supraventriculares um aumento da densidade das ectopias supraventriculares antes do início da fibrilação atrial (*vide* seta preta).

Neste caso, a paciente relatou os sintomas de palpitações durante a madrugada, correlacionando os sintomas com os achados eletrocardiográficos. Na Figura 53.16, o traçado da fibrilação atrial.

4. Resumo Estatístico

Totais

Duração (h)	20:27
Nº total de QRS:	91.219
Ectópicos ventriculares:	0 (0%)
Ectópicos supraventriculares	970 (1%)
Artefatos (%)	7

Arritmias ventriculares

- 0 isoladas, das quais
- 0 em 0 episódios de bigeminismo
- 0 episódios em pares
- 0 taquicardias

Arritmias supraventriculares

- 881 isoladas
- 15 pareadas
- 14 taquicardias

Maior:	15 bat., 133 bpm às 11:59:47
Mais rápida:	3 bat., 250 bpm às 21:40:28
Mais lenta:	5 bat., 129 bpm às 01:02:43

Frequência cardíaca

Min:	59 bpm as 02:22:40
Média:	78 bpm
Máx:	196 bpm às 05:02:28

FC ≥ 120 bpm durante 01:52:19 h
FC ≤ 50 bpm não evidenciada

Pausas

0 pausa (≥ 2 s)

Depressão do ST

C1:	0 episódio
C2:	0 episódio
C3:	0 episódio

Elevação do ST

C1:	0 episódio
C2:	0 episódio
C3:	0 episódio

Figura 53.14. **Resumo estatístico.**

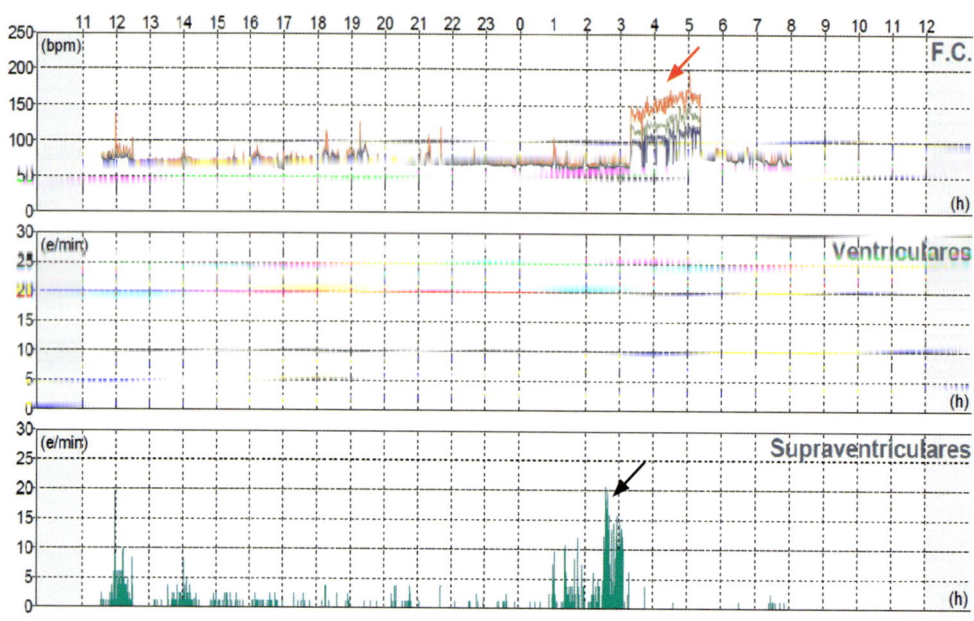

Figura 53.15. O histograma da frequência cardíaca (FC) evidencia separação das linhas dos canais do Holter (seta vermelha), sugerindo a presença de um ritmo irregular, geralmente de fibrilação atrial. No histograma das arritmias supraventriculares, aumento da densidade das ectopias supraventriculares antes do início da fibrilação atrial (seta preta).

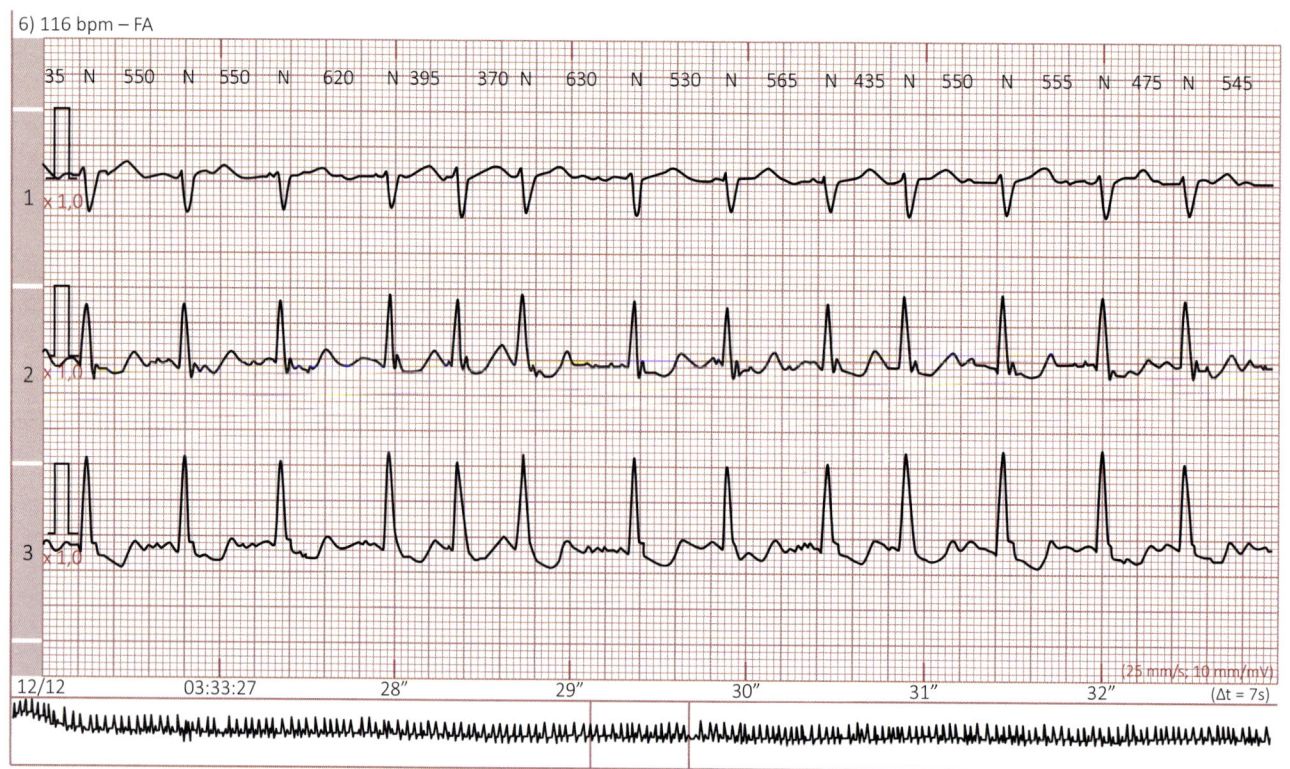

Figura 53.16. Traçado de fibrilação atrial.

Caso 4

Paciente de 87 anos, sexo masculino, com queixa de tonturas frequentes e episódios de pré-síncope. No resumo estatístico do Holter (Figura 53.17) observamos um paciente com frequência cardíaca média baixa (obs.: não fazia uso de medicações cronotrópicas negativas), sem ectopias e com várias pausas durante todo o exame, com predomínio durante o sono. No histograma da frequência cardíaca (Figura 53.18), reparar que na maior parte do tempo o paciente manteve frequência cardíaca abaixo de 50 bpm. Na Figura 53.19, o traçado de um bloqueio atrioventricular total (BAVT). A paciente esteve durante todo o exame em BAVT.

4. Resumo Estatístico

Totais

Duração (h)	21:21	
Nº total de QRS:	45.401	
Ectópicos ventriculares:	0	(0%)
Ectópicos supraventriculares	0	(0%)
Artefatos (%)	5	

Arritmias ventriculares

- 0 isoladas, das quais
- 0 em 0 episódios de bigeminismo
- 0 episódios em pares
- 0 taquicardias

Arritmias supraventriculares

- 0 isolada
- 0 pareada
- 0 taquicardia

Frequência cardíaca

Min:	27 bpm às 04:31:10
Média:	36 bpm
Máx:	67 bpm às 07:21:43

FC ≥ 120 bpm não evidenciada
FC ≤ 50 bpm durante 21:11:20 h

Pausas

1.499 pausas (≥ 2 s)
Mais longa às 04:31:08 com 2,3 s

Depressão do ST

- C1: 0 episódio
- C2: 0 episódio
- C3: 0 episódio

Elevação do ST

- C1: 0 episódio
- C2: 0 episódio
- C3: 0 episódio

Figura 53.17. Resumo estatístico demonstra frequência cardíaca média baixa, sem ectopias e com várias pausas durante todo o exame, com predomínio durante o sono.

Holter

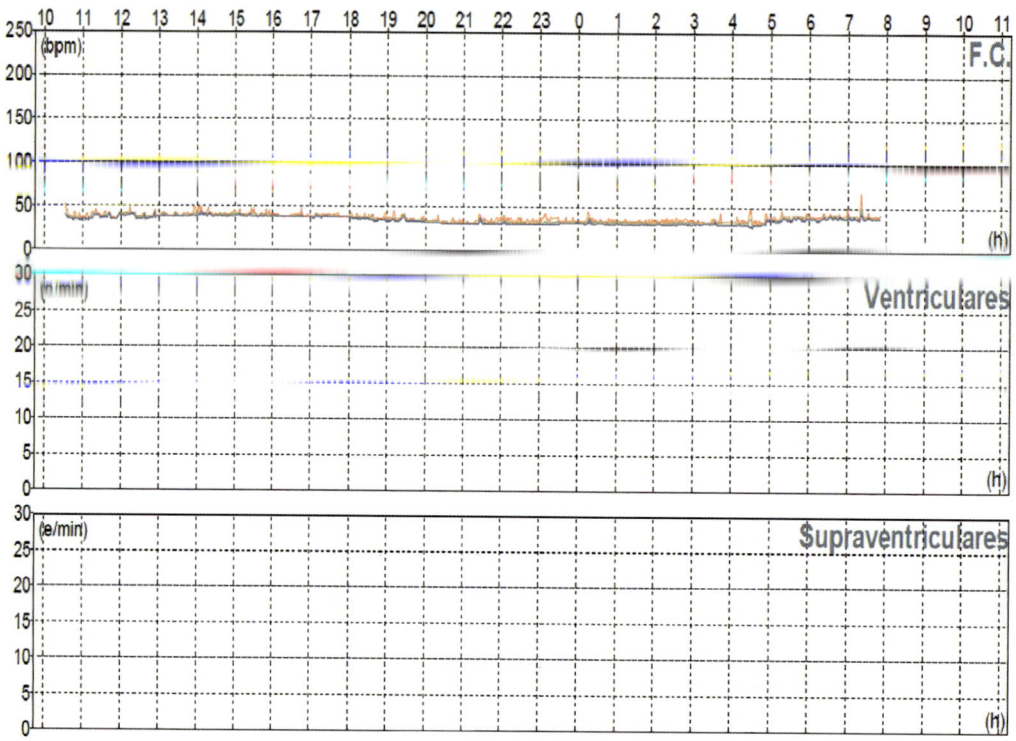

Figura 53.18. O paciente manteve na maior parte do tempo frequência cardíaca abaixo de 50 bpm.

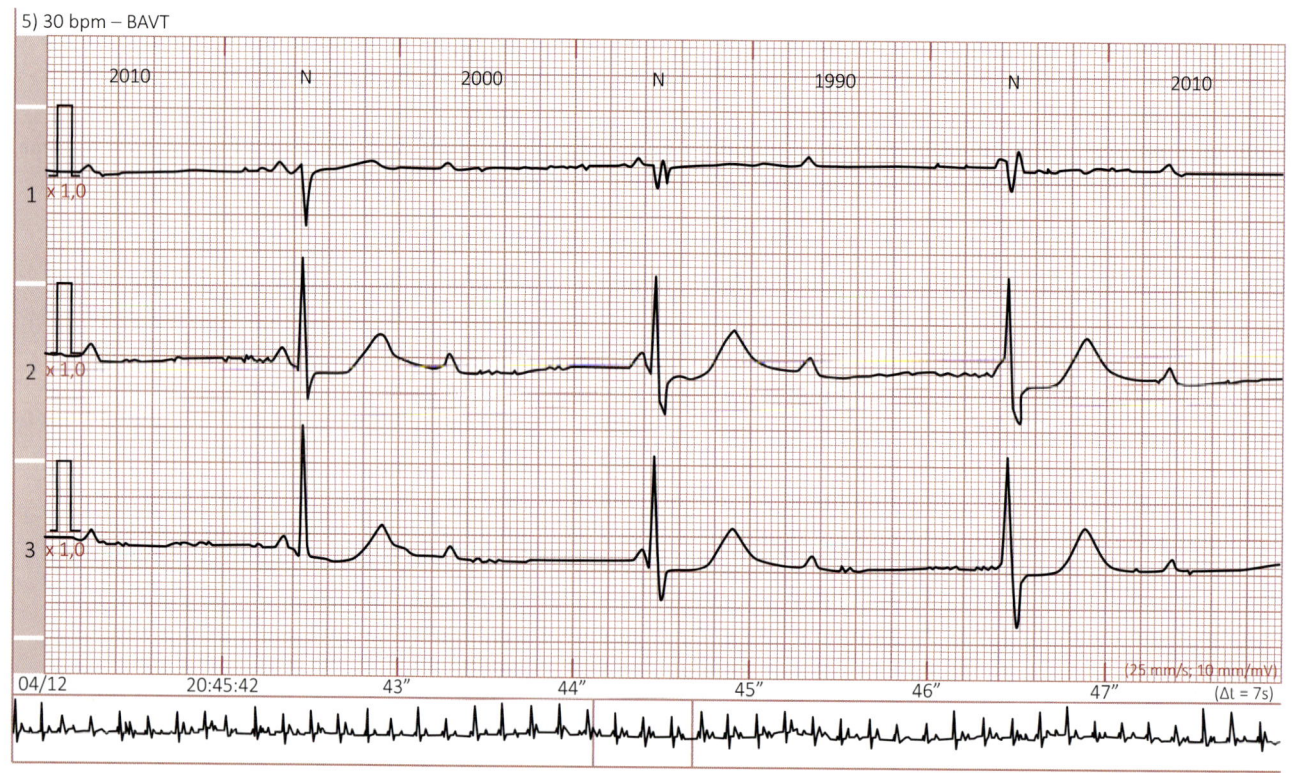

Figura 53.19. Traçado de BAVT.

capítulo 53

Monitoração cardíaca de eventos/telemetria

- Os monitores de eventos são dispositivos que permitem ao paciente acioná-los para registro de traçados eletrocardiográficos no momento dos sintomas com possibilidade de gravação de alguns segundos ou minutos antes e após o acionamento. Recentemente, alguns modelos apresentam a capacidade de detecção de eventos sem o acionamento pelo paciente. Atualmente temos os dispositivos externos de monitoração (*vide* Tabelas 53.2 e 53.3) e o dispositivo implantável. O *looper* externo, semelhante ao Holter, com possibilidade de acionamento pelo paciente, sendo indicado geralmente por 1 a 4 semanas. Esses dispositivos podem ser manuseados pelo paciente, podendo ser retirados para tomar banho e o próprio paciente, após a orientação no primeiro dia de instalação, pode colocar os eletrodos e reiniciar a monitoração. O outro dispositivo é o *looper* implantável, geralmente colocado na região subcutânea infraclavicular, com tamanho comparativo ao de um *pen drive*, que detecta eventos e realiza gravações, com ou sem acionamento do paciente.

Indicação

- Paciente com episódios pouco frequentes e inesperados de palpitações e síncope (Figura 53.20).
- Investigação de pacientes com acidente vascular encefálico isquêmico criptogênico, nos quais existe a possibilidade da etiologia cardioembólica decorrente de fibrilação atrial paroxística assintomática.

Tabela 53.2. Vantagens e limitações dos métodos de monitoração eletrocardiográfica ambulatorial

Método	Vantagens	Limitações
Holter	• Possibilidade de gravação de 3 a 12 derivações • Médicos já familiarizados com o método e seus traçados	• Baixa correlação entre sintomas e horários assinalados • Eletrodos descolados com frequência • Dermatite de contato em alguns pacientes • Má aderência na pele, gerando artefatos
Looper externo	• Gravação de trechos da monitoração programados automaticamente ou acionados pelo paciente • Emissão de alarme imediato ao detectar eventos	• Gravação de uma única derivação, sem informação da orientação espacial da onda P, QRS, ST ou T • Impossibilidade de monitoração contínua • Necessidade de troca frequente de eletrodos durante o período de monitoração, levando a dermatite de contato em alguns pacientes
Monitor de eventos eletrocardiográficos	• Grava somente segmentos selecionados de duração fixa após o evento ser detectado pelo paciente • Imediatamente gera um alarme de detecção de eventos para uma central, com visualização em tempo real pela equipe médica • Bem tolerado pelo paciente	• Derivação única, não indicando a origem de muitas arritmias • Incapacidade de documentar continuamente o ritmo cardíaco
Looper implantável	• Duração da gravação de 36 meses • Autodetecção de eventos • Pode ser acionado pelo paciente	• Gravação somente de trechos dos eventos • Gravação de única derivação • Análise somente do ritmo cardíaco

Tabela 53.3. Estimativa da abrangência diagnóstica dos diferentes métodos de monitoração ambulatorial do eletrocardiograma

Duração da Gravação	Tipo de Monitor	Palpitação	Síncope	AVE criptogênico/FA assintomática
< 60 segundos	Monitor de Eventos	50-60%	Não aplicável	Não aplicável
24-48 horas	Holter	10-15%	1-5%	1-5%
3-7 dias	*Looper* externo	50-70%	5-10%	5-10%
1-4 semanas	*Looper* externo	70-85%	15-25%	10-15%
36 meses	*Looper* implantável	80-90%	30-50%	15-20%

Holter

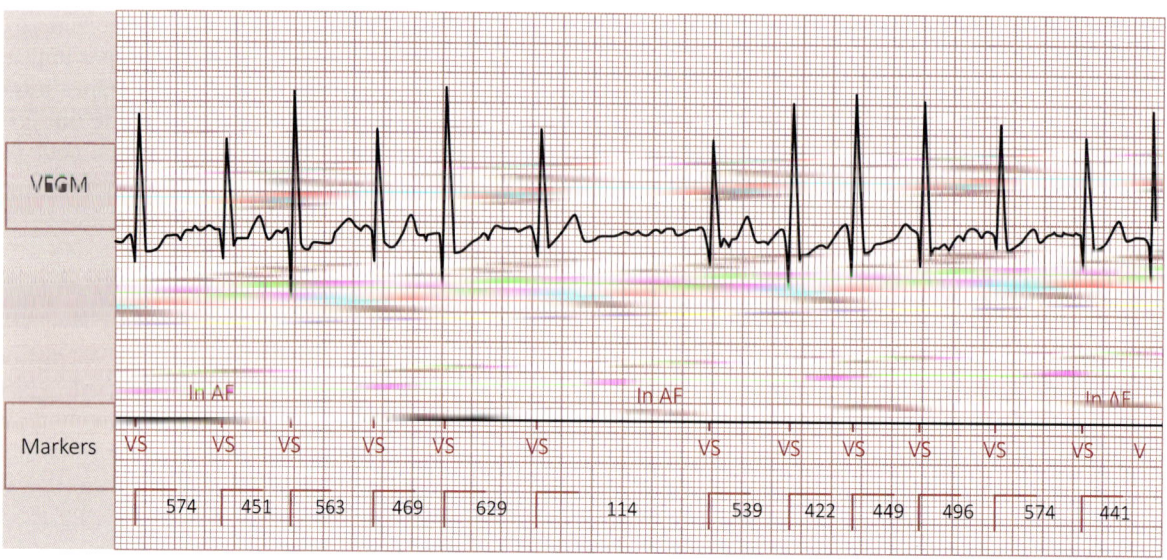

Figura 53.20. Trecho de evento de um *looper* implantável sendo evidenciado episódio de fibrilação atrial paroxística de um paciente com palpitações taquicárdicas a cada 2-3 meses, já tinha sido realizado Holter 24 h, monitor de eventos externo por 3 semanas, sem detecção de arritmias.

■ Caso 5

Paciente do sexo feminino, 38 anos, sem doenças prévias, com palpitações de curta duração uma vez por semana. Paciente ansiosa, pois já tinha realizado Holter, sendo normal e sem aparecimento dos sintomas no dia do exame. Realizado *looper* externo de 1 semana. No momento dos sintomas o monitor foi acionado, sendo evidenciadas extrassístoles atriais (supraventriculares) isoladas (Figura 53.21) e períodos de salvas (taquicardia atrial de até três batimentos) (Figura 53.22).

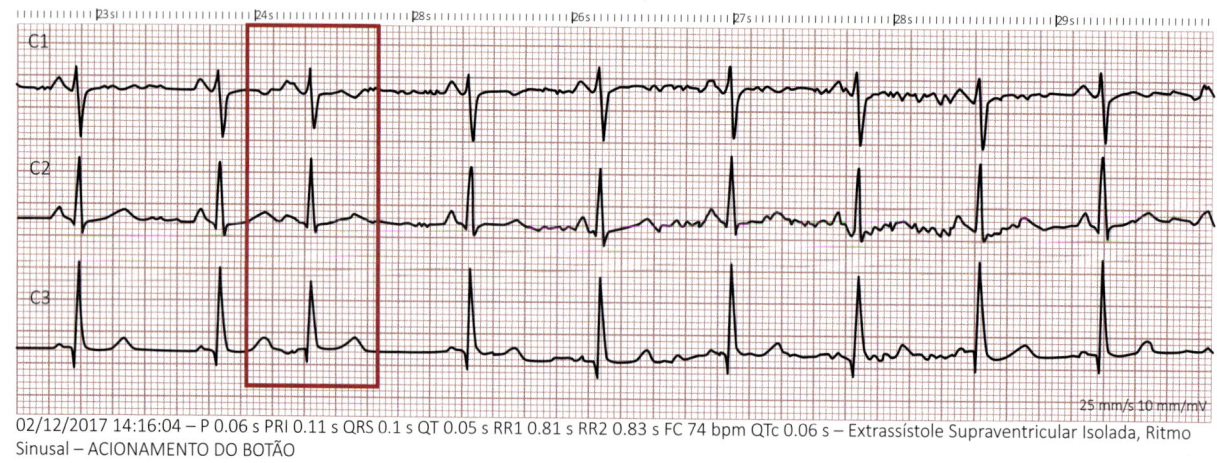

Figura 53.21. Extrassístoles atriais (supraventriculares) isoladas.

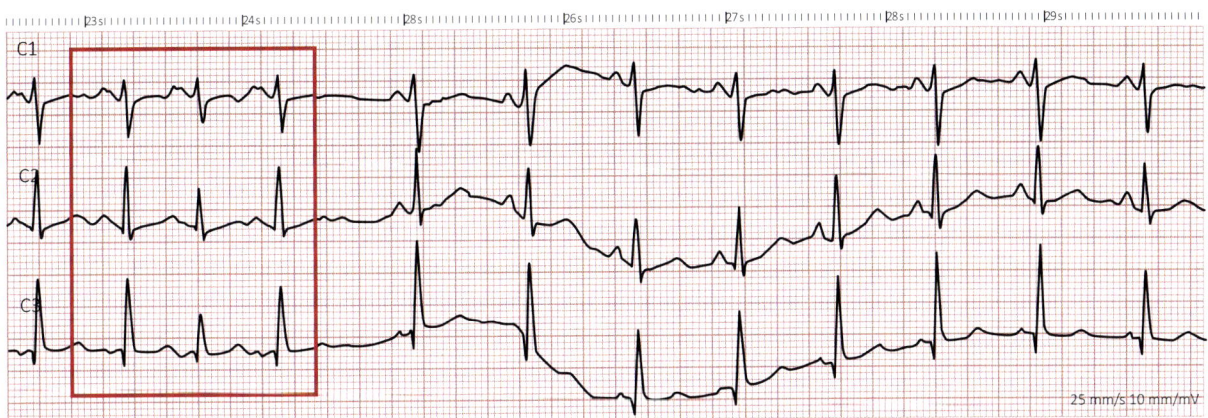

29/11/2017 14:41:31 – P 0.11 s PRI 0.13 s QRS 0.1 s QT 0.04 s RR1 0.78 s RR2 0.71 s FC 77 bpm QTc 0.04 s – Ritmo Sinusal, Taquicardia Atrial Não Sustentada – ACIONAMENTO DO BOTÃO

Figura 53.22. Períodos de salvas com taquicardia atrial de até três batimentos.

Leitura sugerida

- 2017 ISHNE-HRS expert consensus statement on ambulatory ECG and external cardiacmonitoring/telemetry. Heart Rhythm. 2017;14:e55-e96.
- Marinheiro R, Parreira L, Amador P, et al. Excessive atrial ectopic activity as an independent risk factor for ischemic stroke. Int J Cardiol. 2017 Aug 26;S0167-5273(17):32924-8.
- Moreira DAR. Monitorização eletrocardiográfica pelo Holter, Looper e Monitor de Eventos. Tratado de Cardiologia Socesp. 3ª ed. Barueri-SP: Manole; 2015.
- Podrid PJ. Ambulatory monitoring in the assessment of cardiac arrhythmias. Up-To-Date. 2018.
- Shen W-K, Sheldon RS, Benditt DG, et al. 2017 ACC/AHA/HRS guideline for the evaluation and management of patients with syncope: a report of the American College of Cardiology/American Heart Association Task Force on Clinical Practice Guidelines and the Heart Rhythm Society. Circulation. 2017;136:e60-e122.

capítulo 54

Monitoração Ambulatorial da Pressão Arterial

• Thiago Midlej Brito

■ Introdução

- A pressão arterial (PA) varia devido à interação de fatores neuro-humorais, comportamentais e ambientais.
- Existe uma variação contínua da PA com as atividades, e em hipertensos essa variabilidade apresenta maior amplitude do que em normotensos, estando relacionada a um pior prognóstico.
- O registro da PA pode ser realizado por método direto (ou intra-arterial) e por métodos indiretos, como os métodos auscultatório e oscilométrico.
- A medida da PA casual ou no consultório, apesar de ser considerada procedimento-padrão para o diagnóstico dos vários tipos de comportamento da PA e para o seguimento de pacientes hipertensos, está sujeita a inúmeros fatores de erro, destacando-se a influência do observador e do ambiente onde a medida é realizada. Além disso, propicia um número reduzido de leituras, que podem não apresentar boa reprodutibilidade em longo prazo.
- A monitoração ambulatorial da PA (MAPA) é um método não invasivo que permite o registro intermitente da PA enquanto o paciente realiza suas atividades habituais na vigília e durante o sono. É possível verificar um maior número de medidas, a presença ou não de HAS ou efeito do jaleco branco e avaliar se há descenso noturno adequado da PA durante o sono.
- São utilizados aparelhos que empregam o método oscilométrico com manguito aplicado e adequado ao tamanho do braço, com largura correspondente a 40% da circunferência, envolvendo pelo menos 2/3 do braço. Com relação à MAPA, a utilização de diferentes manguitos estará restrita apenas aos tamanhos infantil, adulto pequeno, adulto e adulto grande, considerando-se as limitações da aplicação do método às crianças. Os aparelhos de pulso não devem ser usados.
- A instalação do monitor e a orientação ao paciente podem ser realizadas por enfermeiro ou técnico habilitado.

Indicações

- Suspeita de hipertensão ou efeito do avental branco.
- Suspeita de hipertensão mascarada.
- Avaliação da eficácia terapêutica anti-hipertensiva.
- Avaliação de sintomas, principalmente hipotensão.
- Avaliação da variabilidade da PA.
- Avaliação do descenso noturno.
- Discordância importante entre PA domiciliar e do consultório.
- Confirmação de HA resistente.

Vantagens

- Obtenção de múltiplas medidas nas 24 horas.
- Avaliação da PA durante as atividades cotidianas e durante o sono.
- Avaliação das médias e variabilidade da PA.
- Atenuação do efeito placebo.
- Menor viés de aferição.
- Avaliação do efeito anti-hipertensivo nas 24 horas.

Limitações

- Braços que não permitam ajuste adequado do manguito.
- Valores muito elevados de PA sistólica.
- Situações clínicas associadas a distúrbios de movimento (p. ex., parkinsonismo).
- Pulsos muito irregulares (p. ex., fibrilação e *flutter* atriais).

> **Orientações ao paciente**
>
> - Realizar em dias de atividades habituais.
> - Evitar camisas que limitem o movimento dos braços.
> - Fazer uso das medicações habituais.
> - Não praticar atividade física durante a realização do exame.
> - Tomar banho antes de colocar o aparelho, já que este não pode ser molhado.
> - O monitor é fixado à cintura por um cinto ou uma alça pendurada no ombro.
> - Registra, no diário, o horário das medicações, das atividades físicas, das refeições, quando dormiu e quando acordou e os sintomas.

■ Interpretação (Tabela 54.1)

Tabela 54.1. Valores limites da normalidade para média de PA na MAPA em relação aos períodos

Período	Médias de PA (mmHg)	
	Sistólica	Diastólica
24 horas	< 130	< 80
Vigília	< 135	< 85
Sono	< 120	< 70

- As médias de PA são os parâmetros mais consistentes para serem analisados, por apresentarem correlação com diagnóstico, lesão em órgãos-alvo e prognóstico cardiovascular, tendo sido o único parâmetro relacionado à mortalidade.
- A PA apresenta elevação durante o período matutino, caindo gradativamente à tarde, atingindo os menores níveis ao dormir.
- Durante o sono a PA deve reduzir aproximadamente entre 10 e 20% (descenso noturno) em relação à vigília. A ausência ou exacerbação dessa redução pode estar relacionada a maior risco cardiovascular.
- Obs.: para classificação de normotensão, hipertensão, hipertensão do avental branco e hipertensão mascarada (HM) usa-se a PA de vigília da MAPA, porém podem-se levar em consideração também os valores de PA pela MAPA de 24 horas, pela monitoração residencial ou automedidas de PA (Tabela 54.2).
- A hipertensão do avental branco apresenta risco cardiovascular intermediário entre normotensão e hipertensão.

- Indivíduos com HM têm maior prevalência de lesões de órgãos-alvo do que aqueles normotensos. A incidência de eventos cardiovasculares é comparada à de pacientes hipertensos.
- Um estudo publicado no NEJM envolveu mais de 60.000 pacientes seguidos em 10 anos e mostrou que a PA sistólica de 24 horas pela MAPA apresentou maior associação com AVC, isquemia coronária e insuficiência cardíaca do que as medidas de PA no consultório, sendo um forte preditor de todas as causas de mortalidade cardiovascular. Outro dado do estudo foi que a HM também mostrou ter forte associação com todas as causas de mortalidade cardiovascular.
- Avaliar aspectos técnicos do exame para determinar a qualidade do procedimento. Deve-se ter, no mínimo, 16 medidas na vigília e oito medidas no sono. Avaliar, também, a correlação de medidas de PA e sintomatologia.
- Apesar de registrarem a frequência cardíaca, os equipamentos utilizados para a MAPA não são apropriados para a obtenção desse parâmetro, não devendo, portanto, ser considerado, exceto no caso de equipamentos capazes de registrar simultaneamente o eletrocardiograma em 24 horas.
- Caracteriza-se o padrão vigília-sono avaliando-se a diferença percentual entre as médias de PA nesses dois períodos. Considera-se descenso normal quando: redução da PA durante o sono, em relação à vigília, entre 10 e 20%; ausência de descenso ou elevação da PA quando ≤ 0, atenuado quando > 0 e < 10% ou acentuado se > 20%. A ausência do descenso da PA durante sono associa-se à maior ocorrência de eventos cardiovasculares e mortalidade, independentemente das médias de PA obtidas. Inexistem evidências de que esses padrões de descenso da PA tenham alguma implicação terapêutica, sendo, portanto, considerados tão somente marcadores de risco.
- A orientação da Diretriz brasileira é que na conclusão deva constar somente: comportamento normal ou anormal da PA nas 24 horas ou em determinado período, fazendo com que a interpretação diagnóstica seja correlacionada com dados clínicos pelo médico assistente. No caso de pacientes que estão sob tratamento anti-hipertensivo, deverá ser informado se: o(s) medicamento(s) em uso exerce(m) ou não adequado controle da PA nas 24 horas.

Tabela 54.2. Classificação

	Consultório	MAPA (24 horas)	MRPA ou MAPA (vigília)
Normotensão	< 140/90 mmHg	< 130/80 mmHg	< 135/85 mmHg
Hipertensão	≥ 140/90 mmHg	≥ 130/80 mmHg	≥ 135/85 mmHg
Hipertensão do avental branco	≥ 140/90 mmHg	< 130/80 mmHg	< 135/85 mmHg
Hipertensão mascarada	< 140/90 mmHg	≥ 130/80 mmHg	≥ 135/85 mmHg

Populações especiais

- Crianças e adolescentes: as recomendações para utilização da MAPA nessa população são baseadas em opiniões de especialistas, já que não existem estudos bem definidos, e as indicações são as mesmas de indivíduos adultos, porém baseadas em percentil (Tabela 54.3).

Tabela 54.3. **Estadiamento para PA pela MAPA em crianças e adolescentes**

Classificação	Consultório	MAPA
PA normal	< Percentil 95	< Percentil 95
Hipertensão do avental branco	> Percentil 95	< Percentil 95
Hipertensão mascarada	< Percentil 95	> Percentil 95
Hipertensão pela MAPA	> Percentil 95	> Percentil 95
Hipertensão grave pela MAPA (carga de PAS > 50%)	> Percentil 95	> Percentil 95

Adaptado de: 6ª Diretriz de Monitorização Ambulatorial da Pressão Arterial e 4ª Diretriz de Monitorização Residencial da Pressão Arterial.

- Idosos: a MAPA nessa população é de grande importância, já que pode avaliar a suspeita de hipotensão arterial ortostática, pós-prandial, medicamentosa e situacional, síncopes e disautonomia. O enrijecimento arterial devido à idade pode subestimar a PA medida pelo método oscilométrico. Aceitam-se para os idosos os mesmos valores de normalidade da MAPA adotados para os adultos não idosos. Alguns estudos correlacionam ausência de descenso noturno, pressão de pulso aumentada e elevação abrupta da PA matutina a aumento do risco cardiovascular. A maior variabilidade da PA nos idosos ao longo das 24 horas torna esse método muito útil.
- Gestantes: útil para identificar a hipertensão do jaleco branco, tão prevalente quanto na população geral, evitando tratamento desnecessário, potencialmente lesivo ao feto. O comportamento da PA da gestante na MAPA evidencia a redução linear na primeira metade da gestação. A MAPA não se mostrou útil na antecipação do desenvolvimento de complicações hipertensivas na gestação. Para o diagnóstico de hipertensão, os valores de referência utilizados devem ser idênticos aos da população geral. Em um estudo com uso da MAPA em 200 mulheres avaliadas, 41,5% tinham alguma forma de HAS, 1 ano após o parto; 14,5% tinham hipertensão sustentada. A MAPA foi essencial, pois diagnosticou HAS mascarada em 17,5% e hipertensão do jaleco branco em 9,5%.
- Diabéticos: pode contribuir para a avaliação de hipotensão secundária à neuropatia autonômica. Alterações do padrão vigília-sono podem correlacionar-se com a presença de microalbuminúria e aumento do risco cardiovascular. O valor de normalidade das médias de PA para a MAPA em diabéticos não é diferente dos não diabéticos.

- Insuficiência renal crônica: os pacientes dialíticos não contemplam a avaliação da PA ao longo do ciclo dialítico, assim a realização da MAPA de 44 horas (instalada após uma sessão de diálise e retirada imediatamente antes da sessão seguinte) permite uma avaliação mais completa. O manguito não pode ser instalado no braço dos pacientes com fístula arteriovenosa. A maioria dos pacientes em diálise peritoneal ambulatorial contínua (CAPD) não mostra alterações do padrão de comportamento de PA durante o sono. O valor-alvo de controle da PA casual nessa população é menor que nos hipertensos em geral, entretanto esse valor para a MAPA ainda não foi estabelecido.
- Insuficiência cardíaca congestiva (IC): a MAPA é útil para otimizar o tratamento de pacientes com insuficiência cardíaca, orientar a terapêutica de pacientes com sintomas causados por hipotensão e na avaliação de pacientes que serão submetidos a programas de exercício físico. Pacientes com IC apresentam mais frequentemente o padrão sem descenso, quando comparados aos pacientes sem IC. Alterações do padrão vigília-sono têm sido associadas à gravidade da disfunção sistólica.
- Síndrome da apneia obstrutiva do sono (SAOS): as características da hipertensão arterial nos pacientes com essa síndrome incluem predominância durante o sono do componente diastólico e, frequentemente, abolição do descenso noturno. Estudos mostram que 50% desses pacientes apresentam padrão de descenso atenuado da PA durante o sono e até 20% deles têm descenso ausente. Além disso, o percentual de pacientes que não apresentam descenso aumenta com a gravidade da apneia. Acredita-se que a prevalência de HM pode ser até três vezes maior em pacientes com SAOS moderada ou grave em comparação a hipertensos sem SAOS.

MRPA

A monitoração residencial da pressão arterial (MRPA) é o método capaz de realizar registros da PA por longo período de tempo, fora do ambiente do consultório. Pode ser feita pelo paciente ou por indivíduo treinado, com equipamento de braço validado e calibrado. É realizada com base em um protocolo previamente estabelecido e normatizado, diferente da AMPA (automedida da pressão arterial), que não estabelece protocolo. As medidas da PA pela MRPA apresentam melhores correlações com lesões de órgãos-alvo e eventos cardiovasculares, em comparação com as medidas obtidas em consultório.

Indicações de MRPA

- Suspeita de hipertensão ou efeito do avental branco.
- Suspeita de hipertensão mascarada.
- Avaliação da eficácia terapêutica anti-hipertensiva.
- Confirmação de hipertensão arterial.
- Confirmação de HA resistente.

Existem diversos protocolos para a MRPA. A Diretriz brasileira de MRPA recomenda aferir três medidas de PA pela manhã e três ao anoitecer, com intervalos de 1 minuto entre elas por no mínimo 5 dias consecutivos.

Considera-se anormal a média da pressão arterial ≥ 135 mmHg para a PAS e/ou ≥ 85 mmHg para a PAD.

■ Interpretando uma MAPA

A primeira coisa que devemos fazer na interpretação de uma MAPA é verificar a qualidade do exame. E como fazemos isso?

Primeiro, o tempo de exame. Esse deve ser de aproximadamente 24 horas e não 18 ou 16 horas. Segundo, o número de medidas. Um exame bem feito deve ter pelo menos 16 durante a vigília e oito durante o sono. É importante relatar se houve algum artefato ou erro de medida (Quadro 54.1).

QUADRO 54.1
Relatório de monitoração ambulatorial de pressão arterial (MAPA)

- Exame realizado com número adequado de medidas válidas no total de 84 (100%) medidas, das quais 63 medidas foram realizadas durante o período de vigília e 21 medidas foram realizadas durante o período do sono
- Média de pressão arterial sistólica elevada nas 24 horas (138 mmHg), na vigília (147 mmHg) e normal durante o sono (109 mmHg).
- Média de pressão arterial diastólica elevada nas 24 horas (88 mmHg), na vigília (96 mmHg) e normal durante o sono (63 mmHg).
- Acentuação do descenso fisiológico para a pressão arterial sistólica e para a pressão arterial diastólica (*extreme dipper*) durante o período de sono.
- Ausência de episódio de pico hipertensivo ou de episódio de hipotensão.
- Atividades relatadas não associadas com alterrações significativas da pressão arterial.

Conclusão
- Comportamento anormal da pressão arterial sistólica nas 24 horas, na vigília e normal durante o sono.
- Comportamento anormal da pressão arterial diastólica nas 24 horas, na vigília e normal durante o sono.

Observações: (De acordo com a V Diteriz MAPA, 2011: "elevações da PA que não constituem picos de pressão arterial também podem ser descritas", desta forma, os valores descritos abaixo se referem a elevações nos níveis pressóricos que merecem destaque no contexto do exame).
- Elevação da pressão arterial às 10:05 h (156/101 mmHg), entre 13:20 h (163/110 mmHg) e 14:20 h (166/115 mmHg), às 16:22 h (168/99 mmHg), às 21:35 h (162/104 mmHg), e entre 07:35 h (147/104 mmHg) e 08:20 h (145/87 mmHg), não associada a sintomatologia.
- Não há informação sobre tratamento anti-hipertensivo, no entanto, são observados valores elevados para as pressões arteriais sistólica e diastólica nas 24 horas e período de vigília.

Nessa parte deve ser descrito ainda se o paciente apresentou sintomas e se esses foram relacionados a alterações nas medidas de PA. O exame deve conter todos os valores medidos em uma tabela, permitindo ver a variação temporal da pressão arterial e o cotidiano do paciente, assim como relacionar valores de pressão arterial e sintomas em determinado horário (Figura 54.2).

Uma outra folha deve conter as análises estatísticas com as médias de pressão no período total, de vigília e sono, assim como valores máximos e mínimos desses períodos e os respectivos horários em que ocorreram (Figura 54.2).

A carga pressórica é o percentual de medidas acima dos valores considerados aceitáveis de cada período. Por exemplo, se a carga pressórica na vigília da PAS é de 35%, significa dizer que 35% das medidas, na vigília, estão acima dos valores considerado normais, e no caso da nova Diretriz esse valor é 134 mmHg. Importante ressaltar que o valor normal para as cargas pressóricas é de 50%, ou seja, aceita-se até 50% das medidas acima dos valores limítrofes.

O descenso noturno também deve ser descrito no exame. Trata-se do valor percentual de queda da PA durante o sono. Como descrito anteriormente, considera-se normal entre 10 e 20%.

Alguns modelos de laudos contêm ainda um gráfico com as medidas de PA em uma coluna e em outra, a FC, ambas em relação à linha de tempo. Nesse gráfico podem-se comparar as medidas da PAS e PAD em relação aos valores considerados normais (Figura 54.3).

É importante lembrar também que os pacientes recebem um diário onde devem ser descritas as atividades realizadas durante o exame, assim como os sintomas apresentados.

A conclusão, segundo as diretrizes, deve constar apenas comportamento normal ou anormal da PA nas 24 horas, fazendo com que a interpretação diagnóstica seja correlacionada com os dados clínicos pelo médico assistente. No caso de pacientes que estão sob tratamento anti-hipertensivo, deverá ser informado se o(s) medicamento(s) em uso exerce(m) ou não adequado controle da PA nas 24 horas.

■ Casos clínicos

1. Paciente de 52 anos, portador de dislipidemia (LDL elevado) está em uso de atorvastatina 20 mg/dia e chega ao consultório para exames de rotina. Encontra-se assintomático e no exame físico observa-se PA 146/92 mmHg, em duas medidas. Relata que as medidas da PA em casa não são alteradas. A MAPA foi solicitada evidenciando valores normais, com média de vigília 126/78 mmHg. O paciente foi orientado sobre estilo de vida saudável e a retornar para avaliação em 3 a 6 meses. O uso da MAPA nesse caso foi fundamental para o diagnóstico de HAS do avental branco.

2. Paciente de 64 anos, faz uso de Losartana 100 mg uma vez ao dia e clortalidona 25 mg/dia. Recentemente estava com níveis pressóricos elevados e foi orientado por outro médico a acrescentar anlodipina 5 mg/dia à

#		Hora	Sist.	Dias.	PAM	PP	FC	Atividade no diário	#		Hora	Sist.	Dias.	PAM	PP	FC	Atividade no diário
1	M	09:50 Terça	142	88	106	54	50		43		19:50	144	88	106	56	51	
2		**10:05**	**156**	**101**	**120**	**55**	**56**	**Dirigindo**	44		20:05	151	99	113	52	53	Atividades domésticas
3		10:20	149	83	100	66	54		45		20:20	154	106	122	48	54	
4		10:35	145	97	115	48	55		46		20:35	151	102	121	49	66	
5		10:50	147	102	120	45	58		47		20:50	153	101	115	52	54	
6		11:05	141	97	112	44	50	Leitura	48		21:05	152	97	115	55	58	Jantar
7		11:20	139	103	119	36	54		49		21:20	145	91	105	54	55	
9	R	11:38	146	99	115	47	54		50		**21:35**	**162**	**104**	**119**	**58**	**60**	
10		11:50	141	97	111	44	57		51		21:50	144	93	108	51	49	
11		12:05	142	105	120	37	63		52		22:05	150	102	115	48	51	Leitura
12		12:20	150	102	117	48	61	Preparando almoço	53		22:20	131	79	96	52	48	
13		12:35	159	105	116	54	62		54		22:35	125	76	92	49	44	
14		12:50	140	104	117	36	64		55		22:50	129	79	96	50	42	
15		13:05	154	100	118	54	80		56		23:05	124	82	99	42	42	Deitou p/dormir
16		**13:20**	**163**	**110**	**123**	**53**	**67**		57		23:25	124	74	91	50	45	
17		**13:35**	**162**	**113**	**129**	**49**	**70**		58		23:45	127	74	91	53	48	
18		**13:50**	**161**	**105**	**125**	**56**	**76**		59		00:05 Quarta	124	74	91	50	55	
19		**14:05**	**169**	**120**	**130**	**49**	**78**		60		00:25	109	58	80	51	47	
20		**14:20**	**166**	**115**	**130**	**51**	**78**	**Almoço**	61		00:45	105	61	76	44	47	
21		14:35	150	104	118	46	74		62		01:05	107	61	78	46	45	
22		14:50	155	93	111	62	68		63		01:25	106	54	72	52	48	
23		15:05	151	94	108	57	68		64		01:45	106	55	72	51	48	
24		15:20	151	103	118	48	73		65		02:05	116	67	85	49	46	
25		15:35	147	101	115	46	70	Assistindo a televisão	66		02:25	105	60	73	45	45	
26		15:50	148	96	113	52	58		67		02:45	102	56	72	46	45	
27		16:05	156	97	114	59	61	Caminhando	68		03:05	101	51	68	50	46	
29	R	**16:22**	**168**	**99**	**118**	**69**	**81**		69		03:25	110	56	73	54	41	
30		16:35	151	102	114	49	85		70		03:45	105	55	77	50	43	
31		16:50	152	98	116	54	74		71		04:05	102	60	78	42	42	
32		17:05	150	96	112	54	66		72		04:25	108	67	87	41	43	
33		17:20	142	86	101	56	56	Compras	73		04:45	109	74	86	35	46	
34		17:35	142	89	105	53	51		74		05:05	104	65	80	39	47	
35		17:50	147	97	113	50	46		75		05:25	102	51	68	51	46	
36		18:05	151	102	114	49	56	Café da tarde	77	R	05:47	102	59	71	43	42	
37		18:20	157	104	125	53	54		78		06:05	116	67	81	49	41	Acordou
38		18:35	149	97	113	52	52		79		06:20	113	62	82	51	45	
39		18:50	154	106	118	48	56		80		06:35	127	74	94	53	46	
40		19:05	156	96	111	60	55	Assistindo a televisão	81		06:50	126	76	92	50	43	
41		19:20	153	99	112	54	60		82		07:05	130	84	99	46	42	Café da manhã
42		19:35	141	94	107	47	56		83		07:20	129	86	99	43	44	

Figura 54.1. Tabela com registros da variação temporal da pressão arterial e do cotidiano do paciente.

Monitoração Ambulatorial da Pressão Arterial

Informações do paciente

Nome:
ID:
Data de nascimento:
Idade:
Medicamentos: Dose: Hora:
3ª medicação

Sexo: Masculino
Altura: 165 centímetros
Peso: 62 quilogramas
Raça:
Médico:
Enfermeiro/Técnico:
Duração: 22:30
Início da varredura: 22/05/2018 09:50 Terça
Término da varredura: 23/05/2018 08:20 Quarta
Leituras satisfatórias: 84 100%
Indicações: Avaliação da Pressão Arterial Sistêmica

Resumo geral

	MÉDIA	PADRÃO		MÍN.		MÁX		Diminuindo
Sistólico	138	19,61	mmHg	101	(03:05 Quarta)	169	(14:05 Terça)	25,9%
Diastólico	88	17,85	mmHg	51	(03:05 Quarta)	120	(14:05 Terça)	34,4%
PAM:	104	17,23	mmHg	68		130		29,5%
Pressão de pulso:	50	6,14	mmHg	35		69		
Frequência cardíaca	N55	10,86	bpm	41		85		

	Leituras	Hora
Porcentagem de pressão sistólica acima dos limites:	71,4%	67,1%
Porcentagem de pressão diastólica acima dos limites:	70,2%	65,9%

Períodos de vigília 06:00 – 23:00

	MÉDIA	PADRÃO		MÍN.		MÁX	
Sistólico	147	11,48	mmHg	113	(06:20 Quarta)	169	(14:05 Terça)
Diastólico	96	10,88	mmHg	62	(06:20 Quarta)	120	(14:05 Terça)
PAM:	112	10,36	mmHg	81		130	
Pressão de pulso:	51	6,12	mmHg	36		69	
Frequência cardíaca	58	10,73	bpm	41		85	

	Leituras	Hora
Porcentagem de leituras sistólicas > 135 mmHg:	87,3%	77,4%
Porcentagem de leituras diastólicas > 85 mmHg:	85,7%	75,9%

Número de leituras de períodos de vigília: 63

Períodos de sono 23:00 – 06:00

	MÉDIA	PADRÃO		MÍN.		MÁX	
Siatólico	109	8,37	mmHg	101	(03:05 Quarta)	127	(23:45 Terça)
Diastólico	63	8,77	mmHg	51	(03:05 Quarta)	82	(23:05 Terça)
PAM:	79	8,72	mmHg	68		99	
Pressão de pulso:	47	5,11	mmHg	35		54	
Frequência cardíaca	46	3,06	bpm	41		55	

	Leituras	Hora
Porcentagem de leituras sistólicas > 120 mmHg:	23,8%	22,4%
Porcentagem de leituras diastólicas > 70 mmHg:	23,8%	22,4%

Número de leituras de períodos de sono: 21

Interpretação

Confirmação: Assinado
                Confirmado

Figura 54.2. Análises estatísticas com as médias de pressão no período total, de vigília e sono, valores máximos e mínimos desses períodos e os respectivos horários.

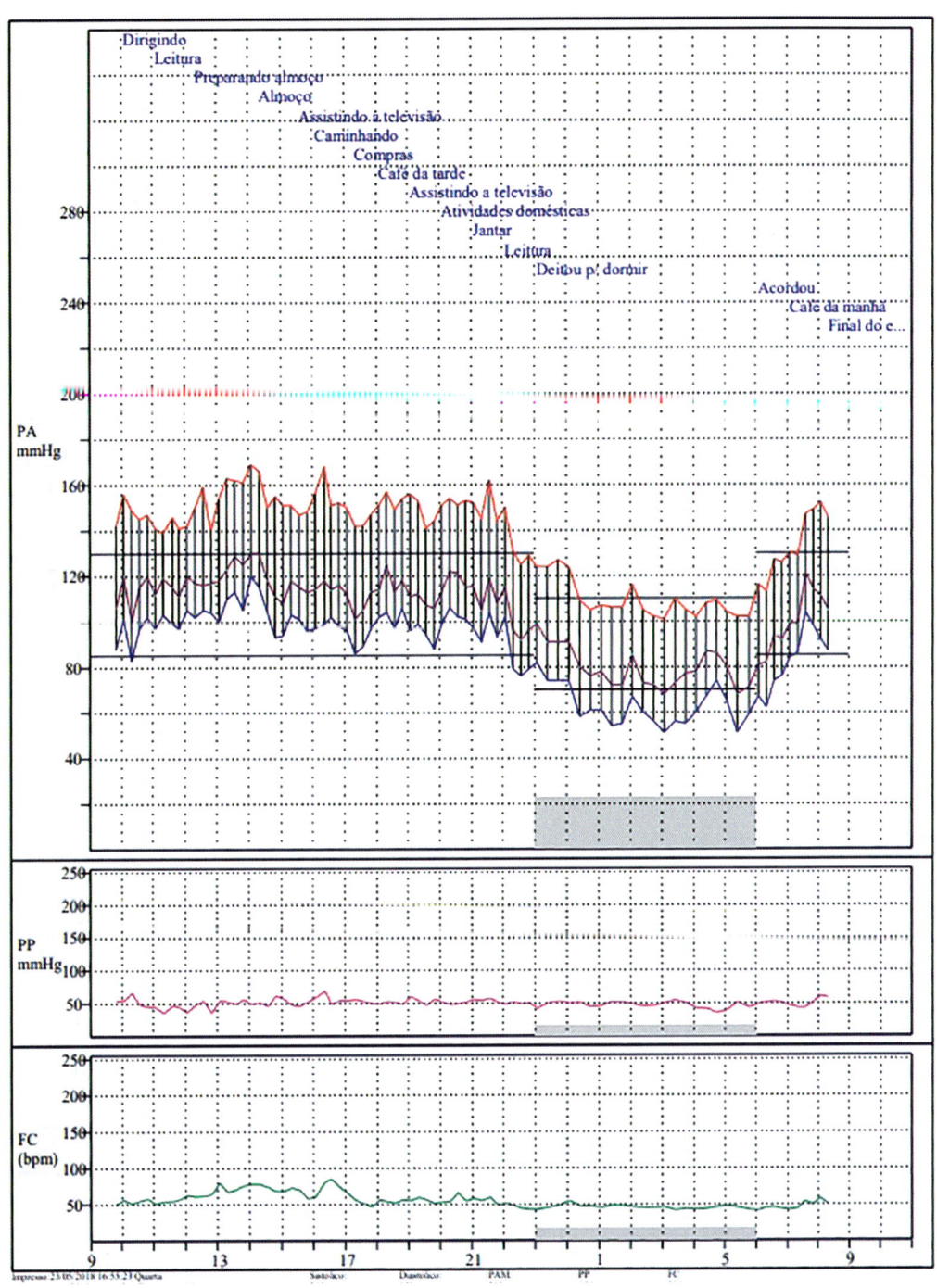

Figura 54.3. Gráfico com as medidas de PA e FC em relação à linha do tempo.

sua prescrição. Há aproximadamente 30 dias está em uso desta medicação e procurou o consultório para tirar dúvidas e saber se mantém o uso conforme prescrito. A PA no consultório estava 130/80 mmHg. Uma MAPA foi solicitada, sendo evidenciada PA de 24 horas de 128/76 mmHg, vigília 130/78 e no sono 112/70 mmHg. O paciente foi orientado a manter as medicações. O uso da MAPA nesse caso foi para verificar a resposta ao tratamento.

3. Paciente de 40 anos, empresária do setor financeiro, procurou o consultório para consulta de rotina anual. Estava preocupada com sua saúde porque seus pais são hipertensos, ela está trabalhando excessivamente, ganhou peso nos últimos anos e há tempo não vai ao médico. No exame físico a PA estava 136/84 mmHg. Uma série de exames foi solicitada, entre eles uma MAPA, que mostrou PA de 24 horas de 140/90 mmHg, vigília 144/92 mmHg e no sono 128/86 mmHg. Essa paciente teve o diagnóstico de HAS mascarada e passou a tomar perindopril 4 mg/dia, com retorno precoce agendado.

Leitura sugerida

- Malachias MVB, Souza WKSB, Plavnik FL, et al. 7ª Diretriz Brasileira de Hipertensão Arterial. Arq Bras Cardiol. 2016;107(3 Supl. 3),1-83.
- Nobre F, Mion Jr D, Gomes MAM, et al. 6ª Diretriz de Monitorização Ambulatorial da Pressão Arterial e 4ª Diretriz de Monitorização Residencial da Pressão Arterial. Arq Bras Cardiol. 2018;110(5 Supl. 1):1-29.

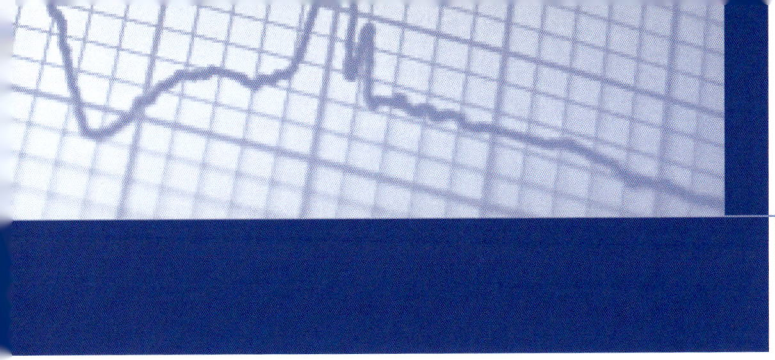

capítulo 55

Tilt Test

• Júlio Cesar Viera de Sousa • Fernando Côrtes Remisio Figuinha • Martina Battistini Pinheiro

▪ Introdução

- O *tilt test*, ou teste de inclinação, é utilizado para investigação de quadros de síncope, pré-síncope e tontura, possibilitando o diagnóstico diferencial entre as várias respostas à ortostase.

Dica

A principal causa de síncope é a síndrome vasovagal e constitui o motivo mais frequente de indicação desse exame.

- As indicações para realização desse exame, segundo a Diretriz americana de síncope, encontram-se na Tabela 55.1.

Contraindicações absolutas

- Estenose mitral ou estenose aórtica grave.
- Cardiomiopatia hipertrófica obstrutiva.
- Doença arterial coronariana proximal obstrutiva – como lesão de DA proximal ou tronco da coronária esquerda.
- Estenose carotídea grave.
- Gravidez.

Contraindicações à massagem do seio carotídeo (MSC)

- Sopro de carótida.
- Infarto agudo do miocárdio (IAM), AIT ou acidente vascular cerebral (AVC) nos últimos 3 meses.

Tabela 55.1. Indicações para utilização do *tilt test*

Recomendações	Grau de Recomendação	Nível de Evidência
Em pacientes nos quais a avaliação inicial não foi conclusiva, pode ser útil para o diagnóstico de síncope vasovagal	IIa	B-R
Em pacientes nos quais a avaliação inicial não foi conclusiva, pode ser útil para paciente com síncope e suspeita de hipotensão postural	IIa	B-NR
Tilt test é razoável para diferenciar síncope convulsiva de epilepsia	IIa	B-NR
Tilt test é razoável para estabelecer um diagnóstico de pseudossíncope	IIa	B-NR
Tilt test pode ser considerado na suspeita de síndrome postural ortostática taquicardizante (POTS)	IIb	E
Tilt test não é recomendado para avaliação da resposta ao tratamento da síncope vasovagal	III: sem benefício	B-R

B: nível de evidência moderada; R: estudos randomizados; NR: estudos não randomizados; E: opinião de especialistas.

Método

- Para realização do exame são necessários uma maca rígida que possa inclinar até 70 a 80 graus e voltar à posição horizontal e um monitor com registro eletrocardiográfico e aferição da pressão arterial (PA) pelo menos a cada minuto.
- O ambiente precisa ser calmo, silencioso, com temperatura agradável e, de preferência, com iluminação reduzida.
- O exame começa com aferição da PA e frequência cardíaca (FC) em posição supina por 10 minutos.
- Para melhorar a acurácia diagnóstica, foram testadas algumas drogas caso o resultado fosse negativo após a fase passiva, como o isoproterenol e o nitrato. **Atualmente a droga mais utilizada é o nitrato por via sublingual.** A sensibilidade e a especificidade passam de 25% e 100% (inclinação passiva) para 51% e 94%, respectivamente.
- Há diversos protocolos para realização do exame em posição ortostática, dependendo da situação:
  - basal: 20 minutos em ortostase e sem uso de drogas, geralmente utilizado em crianças e pacientes com disautonomias graves que toleram pouco tempo de ortostase;
  - basal prolongado: 40 minutos em ortostase e sem uso de drogas;
  - basal prolongado com massagem do seio carotídeo: mesmo que prolongado, porém aos 10 minutos se realiza MSC esquerdo e 1 minuto após, MSC direito;
  - combinado: 20 minutos em ortostase, sendo em seguida administrados nitrato sublingual e, 20 minutos após, nitrato;
  - combinado com MSC: mesmo acima, porém aos 10 minutos se realiza MSC esquerdo e, após 1 minuto, MSC direito.
- É considerada critério de positividade a indução de síncope, pré-síncope ou tontura associada à bradicardia e/ou à queda da pressão arterial.

Metodologia recomendada

- Jejum de 4 h para líquidos e 6 h para sólidos. Monitoração de frequência cardíaca e PA.
- Colocar em posição supina por 10 minutos.
- Inclinar a maca – manter inclinação de 70-80°.

Fase passiva (20 minutos)
- Após 10 minutos, se maior que 40 anos, auscultar carótida e, se sem sopros, realizar massagem carotídea esquerda; após 1 minuto realizar à direita (maior chance de ter reflexo).
- Após mais 10 minutos, dar 1,25 mg de isordil [se maior que 16 anos, pressão arterial sistólica (PAS) > 90 mmHg e paciente assintomático].

Fase sensibilizada (20 minutos)
- Manter mais 20 minutos após o uso do nitrato.

Tipos de respostas

Mista

A frequência cardíaca cai no momento dos sintomas, mas não a menos de 40 bpm (se < 40 bpm, duração < 10 segundos) ao mesmo tempo que ocorre queda da PA (Figura 55.1).

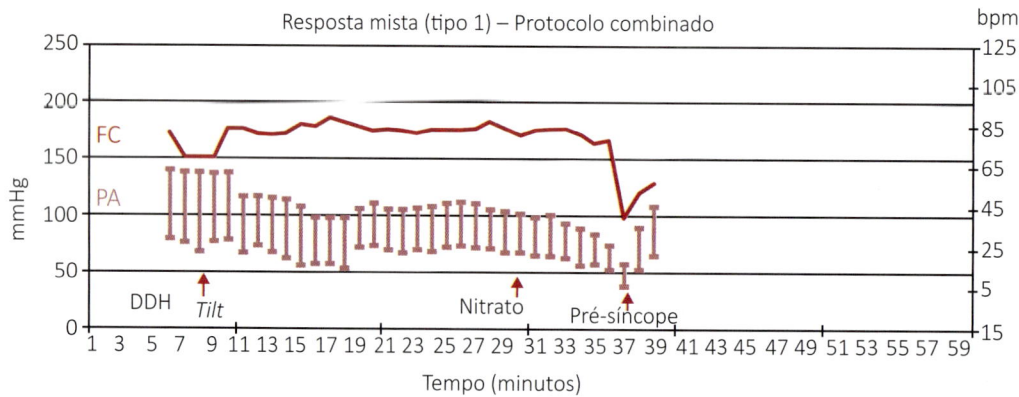

DDH: decúbito horizontal; Tilt: inclinação ortostática; FC: frequência cardíaca; PA: pressão arterial

Figura 55.1. Resposta mista (tipo 1) – protocolo combinado.

Cardioinibitória

- Tipo 2A ou sem assistolia: FC < 40 bpm por > 10 segundos. A PA cai após a queda da FC.
- Tipo 2B ou com assistolia: assistolia maior que 3 segundos. A PA cai após a queda da FC (Figura 55.2).

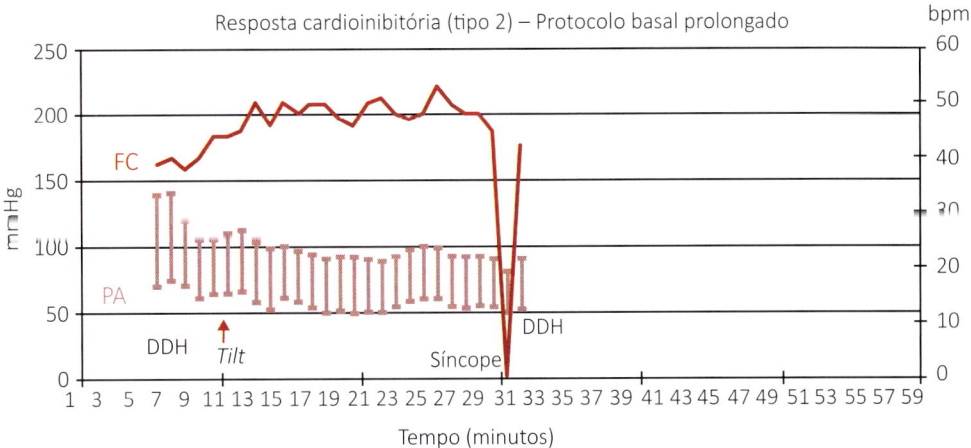

DDH: decúbito horizontal; Tilt: inclinação ortostática; FC: frequência cardíaca; PA: pressão arterial

Figura 55.2. Resposta cardioinibitória (tipo 2) – Protocolo basal prolongado.

Vasodepressora

Queda da PAS > 30 mmHg. A FC não cai mais que 10% em relação ao pico no momento dos sintomas (Figura 55.3).

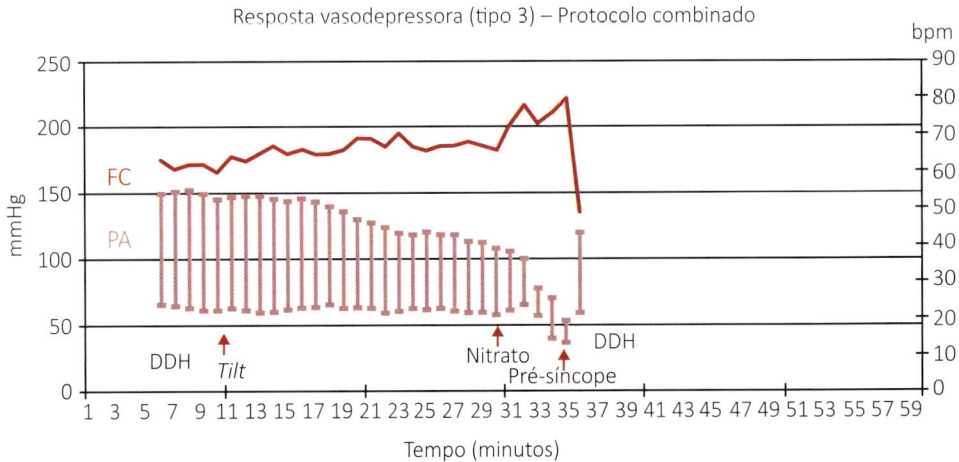

DDH: decúbito horizontal; Tilt: inclinação ortostática; FC: frequência cardíaca; PA: pressão arterial

Figura 55.3. Resposta vasodepressora (tipo 3) – Protocolo combinado.

Hipotensão postural

- A PA cai e a FC sobe temporariamente durante a hipotensão. **Queda da PAS > 20 mmHg e/ou queda da PAD > 10 mmHg em até 3 minutos após ortostase** (Figura 55.4).

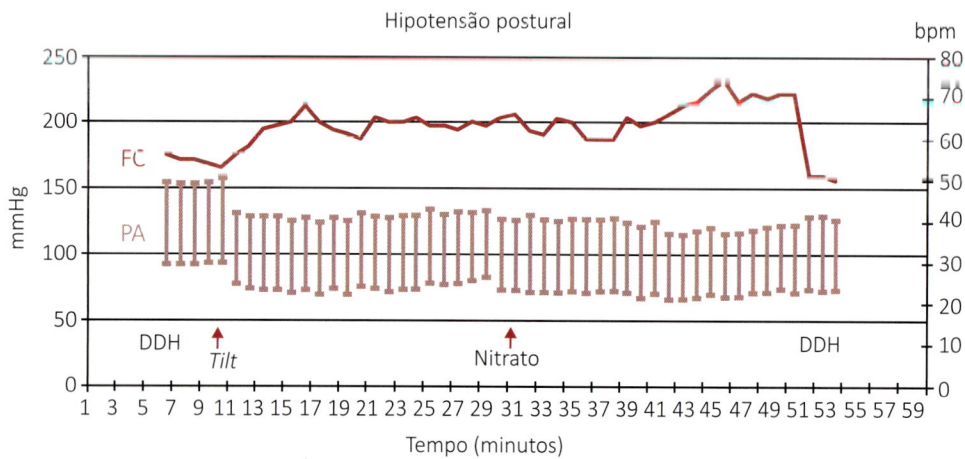

DDH: decúbito horizontal; Tilt: inclinação ortostática; FC: frequência cardíaca; PA: pressão arterial

Figura 55.4. Hipotensão postural.

Hipersensibilidade do seio carotídeo

- Vasodepressora: queda ≥ 50 mmHg da PAS sem sintomas ou ≥ 30 mmHg com sintomas.
- Cardioinibitória: assistolia ≥ 3 segundos (Figura 55.5).

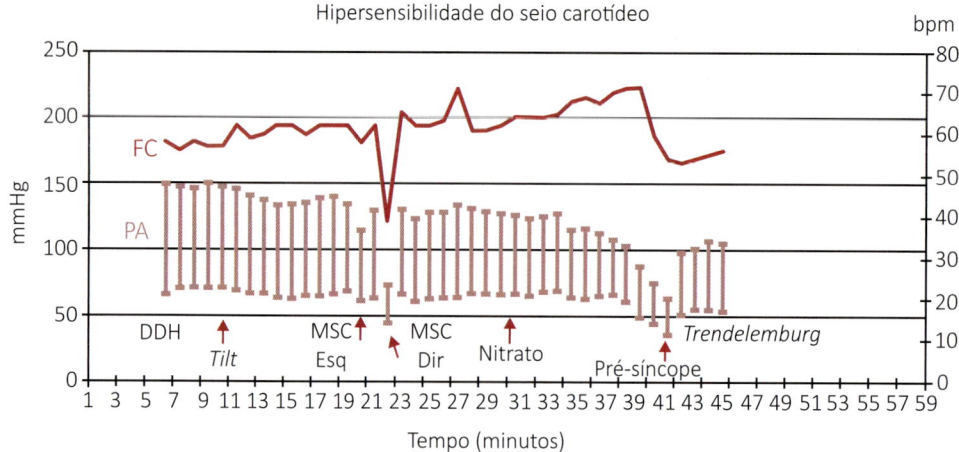

DDH: decúbito horizontal; Tilt: inclinação ortostática; FC: frequência cardíaca; PA: pressão arterial

Figura 55.5. Hipersensibilidade do seio carotídeo.

Síndrome postural ortostática taquicardizante (SPOT)

- Aumento excessivo da FC durante toda a inclinação (aumento ≥ 30 bpm após exposição ortostática em relação à FC basal ou FC > 100 bpm mantida durante a inclinação) (Figura 55.6).

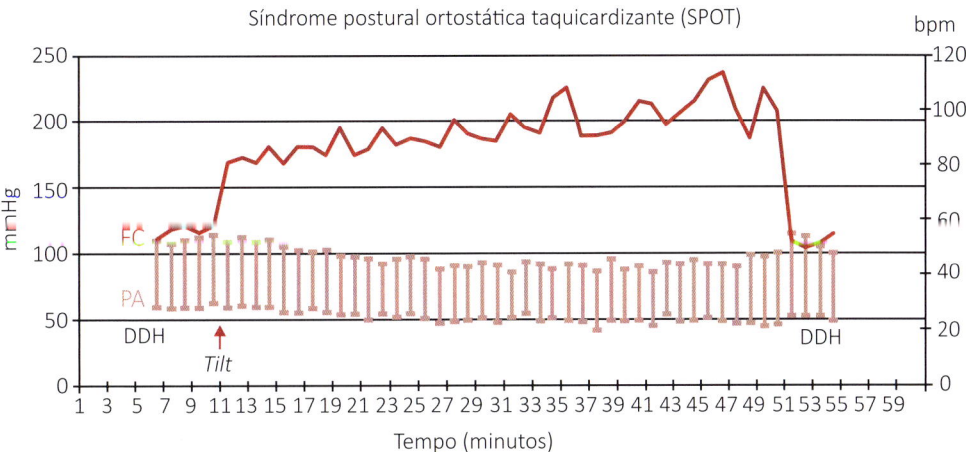

DDH: decúbito horizontal; Tilt: inclinação ortostática; FC: frequência cardíaca; PA: pressão arterial

Figura 55.6. Síndrome postural ortostática taquicardizante (SPOT).

Disautonomia

- Caracterizada por hipertensão supina e hipotensão ortostática com queda lenta e progressiva da PA, sem queda da FC, associadas a sintomas como sudorese, tonturas e escurecimento visual (Figura 55.7).
- Geralmente há pouca resposta da FC à ortostase.

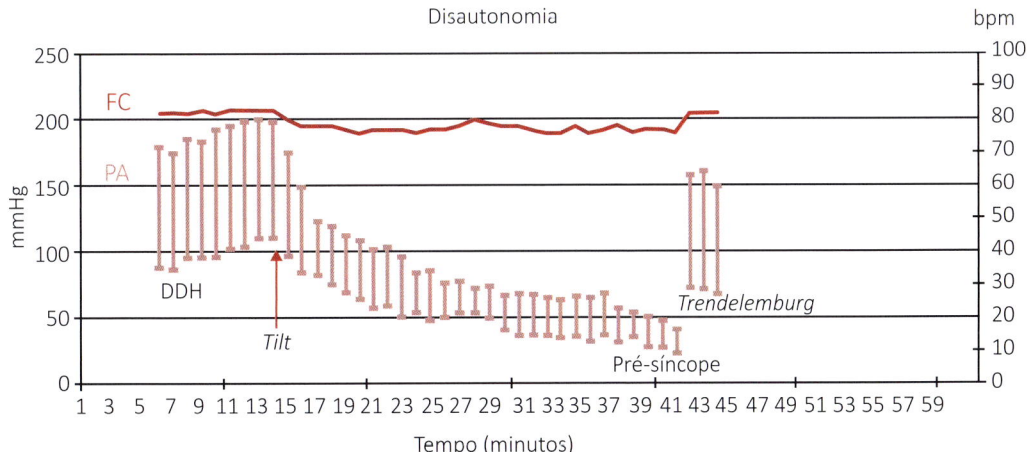

DDH: decúbito horizontal; Tilt: inclinação ortostática; FC: frequência cardíaca; PA: pressão arterial

Figura 55.7. Disautonomia.

Incompetência cronotrópica

- Não há aumento significativo da FC durante a inclinação (aumento menor que 10% da FC pré-inclinação).
- Não é exame de eleição para diagnóstico.
- Pode ocorrer pelo uso de drogas que bloqueiam o nó sinusal.

Resposta exagerada ao nitrato

- Não corresponde à alteração da resposta à ortostase.
- Efeito intrínseco do nitrato.
- Ocorre queda significativa da PA 1 a 3 minutos após o nitrato.

Tratamento

- O tratamento para as diversas causas de síncope está no Capítulo 6 – Síncope.

Leitura sugerida

- 2015 Heart Rhythm Society Expert Consensus Statement on the Diagnosis and Treatment of Postural Tachycardia Syndrome, Inappropriate Sinus Tachycardia, and Vasovagal Syncope. Heart Rhythm. 2015;12(6):e41-e63.
- 2017 ACC/AHA/HRS Guideline for the Evaluation and Management of Patients With Syncope. Circulation. 2017;136:e60-e122.
- Macedo PG, Leite LR, Santos NL, et al. Teste de inclinação (Tilt-Test) – Do necessário ao imprescindível. Arq Bras Cardiol. 2011;96(3):246-54.

capítulo 56

Estudo Eletrofisiológico

• Julio Cesar Vieira de Sousa

■ Introdução

- O estudo eletrofisiológico (EEF) é um procedimento minimamente invasivo, desenvolvido no final da década de 1960, inicialmente com a finalidade de diagnóstico e esclarecimento dos principais mecanismos das arritmias cardíacas através da utilização de cateteres posicionados nos mais variados locais do coração..
- Os equipamentos utilizados para realizar um estudo eletrofisiológico são: um equipamento comum às salas de cateterismo cardíaco; uma mesa de radioscopia e uma máquina com emissão de fluoroscopia; os cateteres específicos para tal procedimento podem ter curvas fixas ou deflectíveis, com vários polos (p. ex., cateter quadripolar deflectível), cateteres que liberam energia na sua ponta (p. ex., cateteres para ablação por radiofrequência), a fim de causar lesões nas regiões dos focos arritmogênicos; um equipamento denominado polígrafo, que decodifica os sinais elétricos intracardíacos captados pelos cateteres, como também pode realizar as estimulações nos mais variados locais, sendo possível a avaliação em tempo real, por exemplo, da indução de uma taquiarritmia e seu mecanismo eletrofisiológico, como também no momento em que se obtém a interrupção da arritmia durante a aplicação de energia na ablação.
- As principais vias utilizadas de acesso às câmaras direitas são: veia femoral para colocação de cateteres no átrio direito, junção atrioventricular, ventrículo direito e seio coronário, como também pode ser utilizado o acesso venoso através da punção da veia subclávia ou jugular interna direita. As câmaras esquerdas podem ser acessadas através da punção da artéria femoral esquerda, denominada acesso aórtico retrógrado, ou através da punção do septo interatrial, denominado acesso transeptal.
- Uma via de acesso que também pode ser utilizada é a epicárdica, através de punção subxifoide, com introdução de cateter para mapeamento e ablação das arritmias de origem no epicárdio. Vale salientar que tal técnica foi desenvolvida pelo Dr. Sosa e cols. na década de 1990, no Instituto do Coração da Faculdade de Medicina da Universidade de São Paulo.
- Atualmente, após o desenvolvimento tecnológico nos seus mais variados aspectos, o estudo eletrofisiológico não é somente uma ferramenta diagnóstica, mas sobretudo uma ferramenta de tratamento das principais taquiarritmias, sendo denominado nessas circunstâncias de ablação por cateter.
- Múltiplas técnicas têm sido desenvolvidas com o intuito de detalhar o mapeamento eletrofisiológico das arritmias e suas relações com a anatomia do coração (Tabela 56.1). Ferramentas desenvolvidas para facilitar o mapeamento e a ablação das arritmias, como o mapeamento eletroanatômico tridimensional, a navegação magnética e o ecocardiograma intracardíaco, com potenciais benefícios de aumentar a precisão da definição ou localização da origem das arritmias, como também de reduzir a exposição do paciente e da equipe à fluoroscopia, encurtam o tempo de procedimento, sobretudo nos pacientes com arritmias complexas (p. ex., fibrilação atrial e taquicardia ventricular) ou com alterações anatômicas (p. ex., pacientes portadores de cardiopatias congênitas).

Estudo Eletrofisiológico

Tabela 56.1. Definição dos principais termos utilizados durante estudo eletrofisiológico e ablação por cateter

Termos	Significado	
Intervalo PA	Tempo da condução do nó sinusal até o nó atrioventricular	Valor Normal até 40 ms Valores elevados podem significar atrasos na condução intra-atrial
Intervalo AH	Tempo da condução intranodal	Valor normal: 50-120 ms
Intervalo HV	Tempo da condução pelo sistema His-Purkinje	Valor normal: 35-55 ms Valores elevados significam distúrbios da condução infra-hissiana, HV > 70 ms no paciente com síncope ou HV > 100 ms, são indicativos de distúrbio grave com necessidade de marca-passo
Estimulação programada	Introdução de um ou múltiplos estímulos nas mais variadas regiões do coração, com objetivo de indução de arritmias atriais ou ventriculares. Avaliação dos mecanismos das arritmias e do comportamento do sistema de condução elétrico	Os ciclos de estimulação podem variar conforme a necessidade, como também a quantidade de extraestímulos P. Ex., estimulação atrial com ciclo base de 600 ms e extraestímulo de 400 ms
Ponto de Wenckebach	Estimulação do átrio com frequências cada vez mais rápidas até ocorrer um bloqueio na condução atrioventricular	Valor normal < 500 ms Avaliação a condução no nó atrioventricular
Tempo de recuperação do nó sinusal corrigido	Estimulação atrial contínua com frequências abaixo da frequência basal do paciente, com até 1 minuto de duração, para avaliação da resposta do nó sinusal após a interrupção da estimulação programada	Valor normal até 550 ms Valores elevados podem significar disfunção do nó sinusal
Condução anterógrada	Condução que se faz do átrio para o ventrículo	Pode ser pelo nó atrioventricular ou por uma via acessória
Condução retrógrada	Condução do estímulo elétrico do ventrículo para o átrio através de estimulação ventricular programada	A condução retrógrada é utilizada para diferenciar uma condução retrógrada fisiológica através do nó atrioventricular ou a presença de uma via acessória
Mapeamento eletrofisiológico	Procedimento eletrofisiológico para identificação da sequência de ativação da arritmia e consequentemente da sua localização anatômica	Utilizado antes da realização da ablação por cateter
Ablação	Procedimento eletrofisiológico para tratamento das arritmias através de lesões no foco arritmogênico	A energia mais utilizada é a radiofrequência, porém já temos disponível a crioablação
Testes farmacológicos	Infusão de medicações para facilitar a indução de arritmias ou testes após ablação por cateter, como também para "estressar" o sistema de condução	As medicações mais frequentemente utilizadas são o isoproterenol (simpaticomimético); adenosina (utilizada para testes após ablação de vias as acessórias e fibrilação atrial); e ajmalina (bloqueador de canal de sódio), utilizada para avaliação do sistema de condução ou nos protocolos de avaliação de risco nos pacientes com síndrome de Brugada

Indicações

- Na Tabela 56.2 encontram-se as principais indicações de estudo eletrofisiológico e ablação por cateter com as evidências atuais divididas por tipo de arritmia.

Tabela 56.2. Principais indicações de estudo eletrofisiológico e ablação por cateter

Indicações	Recomendação	Nível de evidência
Esclarecimento de sintomas		
Estudo eletrofisiológico nos pacientes com história prévia de infarto e sintomas sugestivos de taquiarritmia ventricular (p. ex., palpitações, pré-sincope ou síncope)	I	B-NR

Continua

Estudo Eletrofisiológico

Tabela 56.2. Principais indicações de estudo eletrofisiológico e ablação por cateter *(continuação)*

Indicações	Recomendação	Nível de evidência
Esclarecimento de sintomas		
Estudo eletrofisiológico em pacientes com doença cardíaca estrutural com síncope sem esclarecimento diagnóstico nos exames não invasivos	I	B- NR
Pacientes com síncope com suspeita de etiologia arrítmica em coração estruturalmente normal	IIa	B- NR
Palpitações recorrentes com Holter e teste ergométrico normais	IIa	B- NR
Pacientes recuperados de parada cardíaca não relacionada à fase aguda do infarto, sem esclarecimento diagnóstico nos exames não invasivos	IIa	B- NR
Arritmias supraventriculares		
Pré-excitação ventricular (Wolff-Parkinson-White)/via acessória oculta		
Estudo eletrofisiológico é útil nos pacientes sintomáticos com pré-excitação ventricular para estratificação do risco de arritmias fatais	I	B-R
Ablação por cateter em paciente com ou sem pré-excitação ventricular (WPW) e taquicardia atrioventricular ortodrômica	I	B- NR
Ablação por cateter de via acessória é aceitável nos pacientes assintomáticos com pré-excitação ventricular e atividades profissionais específicas (p. ex., pilotos de avião)	I	B-NR
Ablação por cateter da via acessória em pacientes assintomáticos com pré-excitação ventricular se o estudo eletrofisiológico evidenciou alto risco de eventos arrítmicos, incluindo fibrilação atrial com condução pela via acessória	IIa	B-NR
Taquicardia por reentrada nodal		
Ablação por cateter de via lenta nodal, sendo preferência do paciente	I	B-R
Taquicardia atrial		
Ablação por cateter é recomendada em pacientes sintomáticos com taquicardia atrial focal como alternativa ao tratamento farmacológico	I	B- NR
***Flutter* atrial**		
Ablação por cateter de *flutter* atrial do istmo cavotricuspídeo é útil nos pacientes sintomáticos ou de difícil controle da resposta ventricular	I	B-NR
Ablação por cateter é útil nos pacientes com *flutter* atrial não istmo cavotricuspídeo após falha de pelo menos uma droga antiarrítmica	I	C-LD
Ablação por cateter é razoável em paciente com *flutter* atrial do istmo cavotricuspídeo que ocorreu como resultado do uso da propafenona ou amiodarona no tratamento de fibrilação atrial	IIa	B- NR
Ablação por cateter de *flutter* atrial é razoável nos pacientes que irão se submeter à ablação de fibrilação atrial e têm história de *flutter* atrial istmo cavotricuspídeo dependente documentado ou induzido durante o procedimento	IIa	C-LD
Ablação por cateter como tratamento inicial é razoável nos pacientes com *flutter* atrial não istmo cavotricuspídeo, antes da utilização de drogas antiarrítmicas, após cuidadosa avaliação dos riscos e benefícios	IIa	C-LD
Ablação por cateter pode ser considerada nos pacientes com *flutter* atrial recorrente assintomático	IIb	C-LD
Fibrilação atrial		
Ablação por cateter nos pacientes sintomáticos refratários ou intolerantes a pelo menos uma droga antiarrítmica das classes I ou II (Figuras 72.2 e 72.3)		
FA paroxística	I	A
FA persistente	IIa	B-NR
FA persistente de longa duração	IIb	C-LD
Ablação de fibrilação atrial nos pacientes assintomáticos (paroxísticos ou persistentes)	IIb	C- EO

Continua

capítulo 56

Tabela 56.2. Principais indicações de estudo eletrofisiológico e ablação por cateter *(continuação)*

Indicações	Recomendação	Nível de evidência
Arritmias ventriculares		
Ablação por cateter de urgência é recomendada nos pacientes com taquicardia ventricular incessante ou tempestade elétrica portadores de doença cardíaca estrutural	I	B- NR
Ablação por cateter é recomendada em pacientes portadores de cardiopatia estrutural e terapias recorrentes do cardiodesfibrilador devido à taquicardia ventricular sustentada	I	B- NR
Ablação por cateter seguido de implante de desfibrilador é razoável nos pacientes com taquicardia ventricular recorrente ou tempestade elétrica, apesar de revascularização miocárdica completa e tratamento clínico otimizado da doença coronariana	IIa	B- R
Ablação por cateter de extrassístoles ventriculares frequentes da via de saída e recomendada em pacientes sintomáticos e/ou sem resposta ao uso de drogas antiarrítmicas ou nos pacientes com disfunção ventricular esquerda decorrente da alta densidade de arritmias ventriculares (taquicardiomiopatia)	I	B- NR
Ablação por cateter, realizada por operadores experientes, é recomendada como primeira linha de tratamento nos pacientes sintomáticos portadores de taquicardia ventricular idiopática do ventrículo esquerdo	I	B- NR
Outras indicações		
Estudo eletrofisiológico invasivo pode ser considerado para estratificação de risco na cardiomiopatia arritmogênica do ventrículo direito	IIb	C
Estudo eletrofisiológico invasivo pode ser considerado nos pacientes portadores de cardiopatia congênita que apresentam taquicardia ventricular não sustentada para determinar o risco de indução de TV sustentada	IIb	C- LD

Situações sem indicação de estudo eletrofisiológico

Estudo eletrofisiológico não é indicado para estratificação de risco de morte súbita no paciente portador de cardiomiopatia hipertrófica.

Estudo eletrofisiológico não é indicado para estratificação de risco na síndrome do QT longo, QT curto e taquicardia ventricular catecolaminérgica.

Estudo eletrofisiológico não é indicado em pacientes em vigência de síndrome coronária aguda, infecções e coagulopatias graves.

Complicações

- As complicações do estudo eletrofisiológico diagnóstico são muito baixas, aproximadamente 0,6-0,7%, apresentando aumento dessa estimativa nos pacientes submetidos a ablação por cateter, dependendo ainda do tipo de arritmia que será ablacionada.
- A prevenção de complicações começa desde a orientação ao paciente antes e após o procedimento quanto ao repouso relativo, evitar movimentos repetitivos com o membro no local de punção, até a orientação de sinais e sintomas que sugiram complicações tardias.
- A Tabela 56.3 mostra as principais complicações decorrentes do estudo eletrofisiológico e da ablação por cateter, e medidas de tratamento, e a Tabela 56.4, as taxas de sucesso, recorrências e complicações da ablação de taquicardias supraventriculares.

Tabela 56.3. Principais complicações decorrentes do estudo eletrofisiológico e da ablação, e seus respectivos tratamentos

Complicações	Tratamento
Hematoma no local de punção	Compressa gelada e repouso relativo
Pseudoaneurisma de artéria femoral	Tratamento cirúrgico aberto ou percutâneo
Fístula arteriovenosa	Repouso relativo e observação (pode ocorrer fechamento espontâneo em 2 semanas, principalmente nos pacientes mais jovens)
Trombose venosa profunda	Tratamento conforme as diretrizes atuais
Bloqueio atrioventricular total	Marca-passo transvenoso e avaliação para implante de marca-passo definitivo
Hemopericárdio	Drenagem percutânea por punção subxifoide e posterior avaliação

Estudo Eletrofisiológico

Tabela 56.4. Taxas de sucesso e complicações de ablação das taquicardias supraventriculares

Arritmia	Sucesso imediato	Recorrência	Complicações maiores
Taquicardia por reentrada nodal	96-97%	5%	Geral: 3% Marca-passo: 0,7% Morte: 0%
Taquicardia mediada por via acessória	93%	8%	Geral: 2,8% Marca-passo: 0,3% Morte: 0,1% Hemopericárdio: 0,4%
Flutter atrial istmo cavotricuspídeo dependente	97%	10,6% *flutter* atrial 33% fibrilação atrial	Geral: 0,5% Marca-passo: 0,2% Hemopericárdio: 0,3%
Flutter atrial não istmo cavotricuspídeo	73-100%	7-53%	Geral: 0-7%
Taquicardia atrial focal	80-100%	4-27%	Geral: 1-2%
Fibrilação atrial paroxística	80-100% (desconexão elétrica das quatro veias pulmonares)	15-40%	Vide Tabela 72.5

Tabela 56.5. Complicações da ablação de fibrilação atrial

Complicação	Taxa
Embolia gasosa	< 1%
Embolia cerebral assintomática	2-15%
Fístula atrioesofágica	0,02-0,11%
Tamponamento cardíaco	0,2-5%
Estenose de artéria coronária	< 0,1%
Pericardite	0-50%
Hipomotilidade gástrica	0-17%
Paralisia permanente do nervo frênico	0-0,4%
Aprisionamento de cateter na valva mitral	< 0,1%
Morte	< 0,1-0,4%

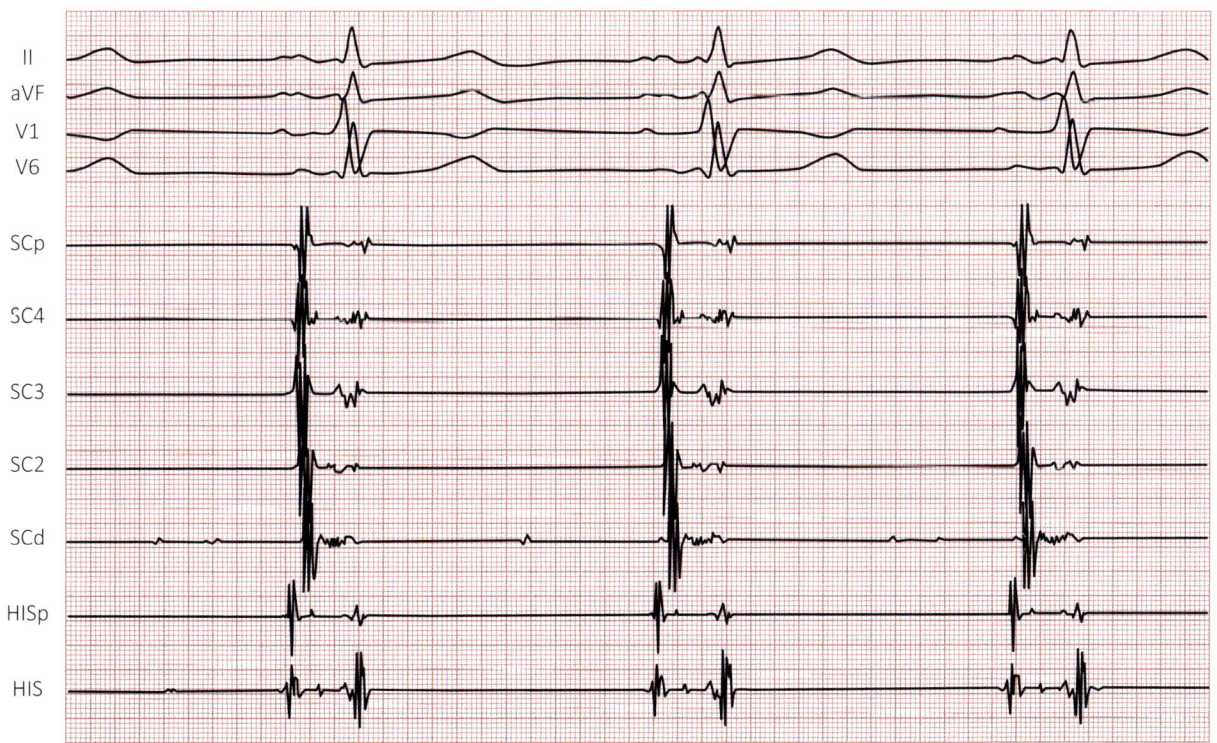

Figura 56.1. Traçado de um estudo eletrofisiológico. SCp: seio coronário proximal; SCd: seio coronário distal; A: átrio; V: ventrículo.

capítulo 56

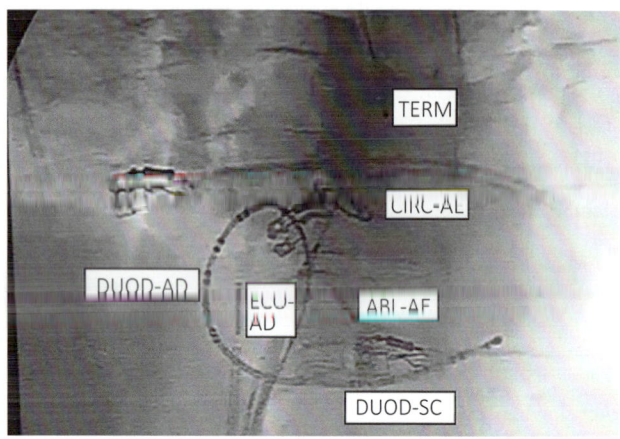

Figura 56.2. Visão fluoroscópica em oblíqua anterior esquerda das disposições dos cateteres durante uma ablação de fibrilação atrial. TERM: Termômetro esofágico; DUOD: cateter duodecapolar; AD: átrio direito; AE: átrio esquerdo; SC: seio coronário; ABL: cateter de ablação (no átrio esquerdo); CIRC: cateter circular (no átrio esquerdo); ECO: sonda de eco intracardíaco (no átrio direito).

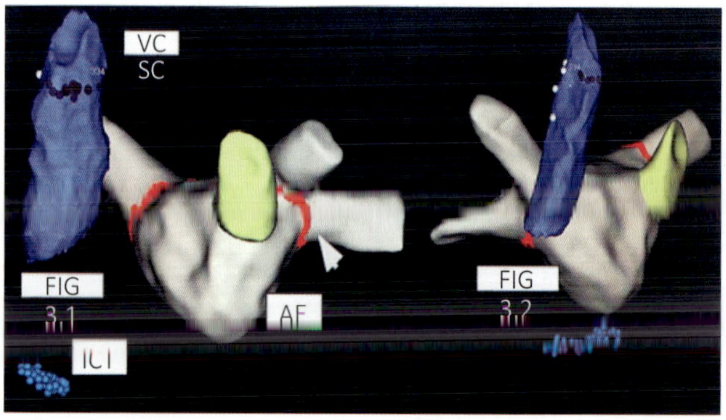

Figura 56.3. Utilização do sistema eletroanatômico para ablação de fibrilação atrial e *flutter* atrial. A. Visão em oblíqua anterior esquerda. B. Visão em oblíqua anterior direita. VCS: Veia cava superior; ICT: istmo cavotricuspídeo; AE: átrio esquerdo; Seta: linha de ablação ao redor das veias pulmonares.

■ Leitura sugerida

- 2015 ACC/AHA/HRS Guideline for the Management of Adult Patients with Supraventricular Tachycardia. Circulation. 2015;132:e000-e000.
- Al-Khatib SM, Stevenson WG, Ackerman MJ, Bryant WJ, Callans DJ, Curtis AB, et al. 2017 AHA/ACC/HRS guideline for management of patients with ventricular arrhythmias and the prevention of sudden cardiac death: a report of the American College of Cardiology Foundation/American Heart Association Task Force on Clinical Practice Guidelines and the Heart Rhythm Society. Circulation. 2017 Oct 30;17:31249-3 pii: S1547-5271.
- Calkins H, Hindricks G, Cappato R, Kim Y-H, Saad EB, Aguinaga L, et al., 2017 HRS/EHRA/ECAS/APHRS/SOLAECE Expert Consensus Statement on Catheter and Surgical Ablation of Atrial Fibrillation. Europace. 2018 Jan 1;20(1):157-208. doi:10.1016/j.hrthm.2017.05.012.
- ESC Guidelines for the management of patients with ventricular arrhythmias and the prevention of sudden cardiac death. European Heart Journal. 2015;36:2793-2867.
- Hammill SC, Sugrue DD, Gersh BJ, Porter CB, Osborn MJ, Wood DL, et al. Clinical Intracardiac Electrophysiologic Testing: Technique, Diagnostic Indications, and Therapeutic Uses. Mayo Clin Proc. 1986 Jun;61(6):478-503.

capítulo 57

Ergoespirometria

• Fábio Figueiredo Costa • Patrícia Alves de Oliveira

- Trata-se de um teste de ergometria (teste de esforço), amplamente conhecido pela comunidade cardiológica, associado à medida e análise de gases expirados, o que possibilita obter valores de consumo de oxigênio (VO_2), produção de gás carbônico (VCO_2) e da ventilação pulmonar por minuto (VE), durante repouso, esforço e recuperação. A combinação dessas variáveis e a associação com outras como a frequência cardíaca (FC), pressão arterial (PA), taxa de trabalho (W), achados eletrocardiográficos e sintomas, geram dados hemodinâmicos e funcionais que permitem uma avaliação abrangente da tolerância ao esforço e repostas dinâmicas que auxiliam no diagnóstico, prognóstico e orientações terapêuticas para indivíduos saudáveis, atletas e cardiopatas.

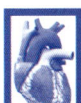

Qual a principal indicação do teste cardiopulmonar (TCP)?

É a **investigação de dispneia de origem indeterminada**, ou seja, revela dados que podem sugerir a causa da limitação do esforço.

- Além disso, é um exame que quantifica a dispneia de forma objetiva, o que de uma maneira geral tem uma classificação subjetiva através das informações do paciente.
- **Uma das principais vantagens do TCP é poder determinar o VO_2 pico ou o VO_2 máximo diretamente, com margem de erro muito inferior ao teste ergométrico (TE) convencional, 5%, *versus* 20-30% do TE.**
- As complicações e os riscos do teste cardiopulmonar são semelhantes aos do teste ergométrico (1:15.000) e incluem morte, infarto do miocárdio, arritmias, instabilidade hemodinâmica e lesões osteomusculares.
- Para uma boa qualidade técnica e análise metabólica adequada, preconiza-se que o teste deve ter duração de 8 a 12 minutos, com protocolos de rampa (incremento de carga minuto a minuto) escolhidos individualmente por meio de estimativa da capacidade funcional em anamnese pré-teste.

■ Indicações

- Diagnóstico diferencial de dispneia (IA).
- Estratificação de risco e indicação de transplante em pacientes com insuficiência cardíaca (IC) (IA).
- Prescrição otimizada de exercícios, principalmente para o grupo de cardiopatas de maior risco (ver Capítulo 54).
- Avaliação funcional de cardiopatas e pneumopatas, inclusive para fins periciais e trabalhistas.

Breves considerações de fisiologia do exercício para entendimento do TCP e suas variáveis

- Existem três fases de alterações fisiológicas durante a transição de exercício de baixa intensidade para máxima intensidade.
    1. **Fase I:** com o aumento gradual da intensidade do exercício, uma quantidade maior de oxigênio (O_2) é extraída pelos tecidos, resultando numa menor fração de O_2 expirada no ar (F_EO_2); ao mesmo tempo, mais gás carbônico (CO_2) está sendo produzido e expirado (F_ECO_2). Ainda, pode-se constatar um aumento linear do consumo de oxigênio (VO_2), da ventilação por minuto (VE), do volume de CO_2 expirado (VCO_2) e da frequência cardíaca (ver Figura 57.1). Nesta fase, pouco ácido lático é produzido e o coeficiente respiratório (VCO_2/VO_2) é < 0,8. Esta primeira fase, portanto, é de metabolismo aeróbico, com predomínio de uso de fibras musculares do tipo I.
    2. **Fase II:** com o aumento da intensidade do exercício, e próximo de 40-60% do VO_2 máximo, o VO_2 e a FC continuam a aumentar linearmente. Há desproporcionalmente um aumento mais sig-

nificativo da produção de ácido lático, que é tamponado por bicarbonato (HCO_3^-), resultando em produção aumentada de CO_2, pela dissociação do ácido carbônico (H^+ do ácido lático + $HCO_3^- \rightleftarrows H_2CO_3 \rightleftarrows H_2O + CO_2$), resultando em aumento contínuo da F_ECO_2. Com o aumento da produção de CO_2 e H^+, como forma de compensar a acidose resultante do incremento do exercício, ocorre também a estimulação do centro respiratório, resultando no aumento da VE. A combinação do aumento da VE com o aumento do CO_2 no sangue resulta em aumento não linear do VCO_2 nesta fase do esforço (ver Figura 57.1). O aumento da VE e do VCO_2 é maior que o aumento do VO_2. Nesta fase, aumenta-se a disponibilidade de O_2 proporcionado pelo aumento da VE com uma redução da taxa de extração de O_2 por volume de ar ventilado, com consequente aumento na F_EO_2. Apesar desta dinâmica descrita, os incrementos, principalmente de VE não são tão acentuados por conta do tamponamento parcial pelo bicarbonato de sódio (H_2CO_3 - Bic).

Em resumo, a fase II caracteriza-se por um aumento não linear da VE e do VCO_2, aumento na F_EO_2 sem uma correspondente queda da F_ECO_2 e um aumento na concentração sérica de lactato (> 2 mmol/L) – ver Figura 57.1. Essa fase corresponde ao Limiar Anaeróbio ou Limiar Ventilatório ou Primeiro Limiar. Temos o uso de fibras musculares tipos I e IIa nesta fase.

3. **Fase III:** com o aumento progressivo da intensidade do exercício, para 65-90% do VO_2 máximo, a FC e o VO_2 continuam em aumento linear até chegarem a um platô próximo ao esforço máximo. Nesta fase o ácido lático sérico encontra-se em torno de 4 mmol/L e continua a aumentar muito rapidamente (de forma não linear) até que o indivíduo chegue ao VO_2 máximo. Existe um aumento pronunciado da VE e linear do VCO_2 nesta fase, tentando tamponar a acidose lática, entretanto a hiperventilação já não é suficiente para compensar adequadamente a acidose, momento no qual acontece uma queda na F_ECO_2, ao passo que a F_EO_2 continua a aumentar.

Em resumo, a fase III caracteriza-se por aumento significativo da concentração sérica de ácido lático, queda na F_ECO_2 e uma significativa hiperventilação (ver Figura 57.1). Corresponde ao **Ponto de Compensação Respiratória ou Segundo Limiar**. Temos o uso de fibras musculares tipo I, IIa e IIb (em maior proporção).

O teste cardiopulmonar é capaz de medir direta e indiretamente as variáveis citadas (Tabela 57.1).

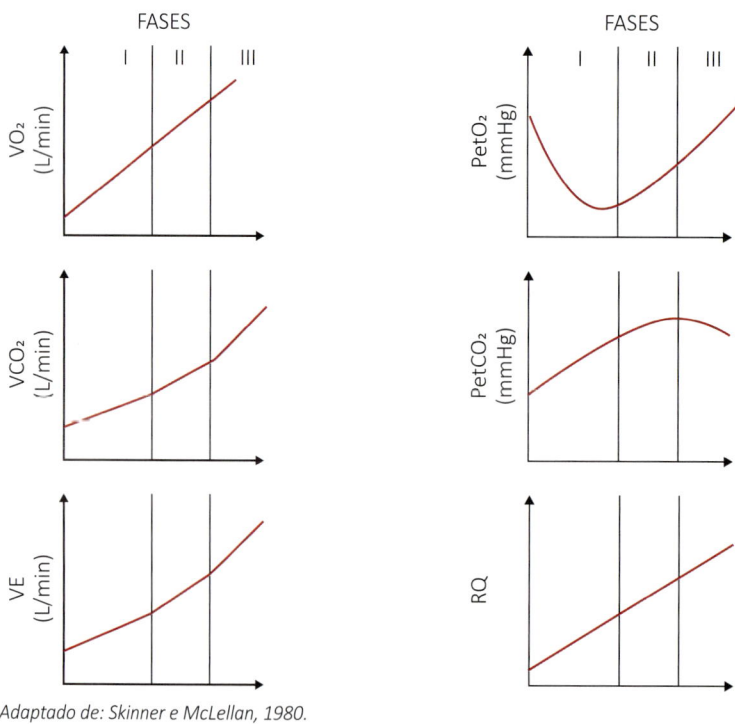

Adaptado de: Skinner e McLellan, 1980.

Figura 57.1. Representação esquemática das alterações típicas no ácido lático sérico, frequência cardíaca e parâmetros de troca gasosa durante exercício progressivo, do repouso ao consumo máximo de oxigênio. **VO_2:** oxigênio consumido; **VCO_2:** dióxido de carbono expirado; **VE:** ventilação-minuto (VT × FR); **$PetO_2$:** pressão parcial expiratória final de oxigênio; **$PetCO_2$:** pressão parcial expiratória final de dióxido de carbono; **RQ:** equivalente ventilatório (VCO_2/VO_2).

Ergoespirometria

Tabela 57.1. Variáveis do TCP

Abreviaturas (português/inglês)	
TCP (CPX)	Teste cardiopulmonar
VCO_2	Dióxido de carbono expirado
$C(a-v)O_2$	Diferença arteriovenosa de oxigênio
VP (EOB)	Ventilação periódica no esforço
$FECO_2$	Fração expirada de dióxido de carbono
FEO_2	Fração expirada de oxigênio
FEV_1	Volume expiratório forçado no 1º segundo
MET	Equivalente metabólico
VVM (MVV)	Ventilação voluntária máxima
VO_2	Oxigênio consumido
OUES	*Slope* eficiência ventilatória (*oxygen-uptake efficiency slope*)
$PetCO_2$	Pressão parcial expiratória final de dióxido de carbono
$PetO_2$	Pressão parcial expiratória final de oxigênio
RQ (RER; QR)	Equivalente ventilatório (VCO_2/VO_2)
VD	Espaço morto
VT	Volume corrente
VE	Ventilação-minuto (VTxFR)
FR (RR)	Frequência respiratória
VE/VCO_2	Equivalente ventilatório de CO_2
VE/VO_2	Equivalente ventilatório de O_2

- Consumo máximo ou pico de oxigênio ($VO_{2\,máx.}$ ou $VO_{2\,pico}$)
  - É a capacidade do organismo de absorver oxigênio. Importante salientar que o VO_2 **não guarda relação direta com a FEVE**, como se poderia supor.
  - É expresso em unidades de volume (L ou mL) em relação à massa corpórea (kg) em função do tempo (min). A unidade mais utilizada nos laudos e interpretações é mL/kg/min.
  - Máximo e pico têm conceituações diferentes, chamamos de $VO_{2\,máx.}$ quando ocorre um platô no consumo de oxigênio com o aumento da intensidade de exercício ou quando o acréscimo é inferior a 150 mL/min ou 2,1 mL/kg/min por mais de 90 segundos. $VO_{2\,pico}$ é o valor mais alto de VO_2 atingido em um teste de esforço qualquer.
  - **É um importante preditor de eventos e óbito em cardiopatas.** Deve-se ter cuidado ao interpretar o valor prognóstico do $VO_{2\,pico}$ ou $VO_{2\,máx.}$ em exames com RQ < 1,1 (ver a seguir).
  - O pico de VO_2 no cicloergômetro é em média 10% menor que o pico de VO_2 na esteira ergométrica.

> **Dica**
>
> Em pacientes obesos, verificar o $VO_{2\,pico}$ absoluto (em litros/minuto); não fazer a razão para o peso, pois, falseará para baixo o VO_2. Temos poucos trabalhos disponíveis sobre a utilidade de correção do VO_2 para a massa magra.

- Produção de dióxido de carbono – CO_2 (VCO_2)
  - É o produto final do metabolismo aeróbio e anaeróbio, ou seja, reflete a demanda metabólica.
  - Sua análise isolada não tem valor diagnóstico ou prognóstico, utiliza-se em associação a outras variáveis.
- Ventilação pulmonar por minuto (VE)
  - É o volume de ar inspirado e expirado pelos pulmões, espontaneamente. É o produto do volume corrente × frequência respiratória. Em repouso, varia de 7-9 L/min e pode atingir até 175 L/min no esforço em atletas.
  - Tem papel importante no equilíbrio acido-básico do organismo, aumentando de forma proporcional à produção de VCO_2, para compensar a acidose metabólica.
- Razão de troca respiratória ou coeficiente respiratório (RQ)
  - Razão entre a produção de dióxido de carbono e consumo de oxigênio; CO_2/VO_2.
  - **Consideramos teste máximo do ponto de vista metabólico quando RQ > 1,10, independentemente dos valores de frequência cardíaca. A medida do RQ se faz importante, principalmente, pelo uso frequente de betabloqueadores na população de cardiopatas, que alteram a FC e dificultam a definição de teste submáximo ou máximo no teste ergométrico convencional.**
  - Atingir RQ 1,1 não é indicação para finalizar a prova de esforço.
  - O RQ é, ainda, um indicador do substrato energético utilizado: < 0,8 (ácidos graxos livres), 0,8-1,0 (redução gradual da participação de ácidos graxos livres com participação cada vez maior de glicose, através da glicólise, com o aumento da intensidade do esforço) > 1,0 (glicose, com participação maior de glicólise anaeróbica).
  - Interrupção de teste cardiopulmonar com RQ < 1,0, a pedido do paciente, na ausência de alterações eletrocardiográficas ou hemodinâmicas reflete esforços cardiovasculares submáximos, mas também pode representar limitação pulmonar ao exercício (ver a seguir).
- Equivalente ventilatório de oxigênio – VE/VO_2
  - **Razão entre VE e VO_2, útil na determinação do limiar anaeróbico ou primeiro limiar** (ver a seguir).
  - No pico do exercício, a relação VE/VO_2 encontra-se aumentada em pacientes com insuficiência cardíaca (pela redução do denominador, mas também pela

capítulo 57

tentativa de aumento compensatório do numerador), quando comparados com indivíduos saudáveis. É um marcador de dispneia em pacientes com IC.
- Equivalente ventilatório de dióxido de carbono – VE/VCO_2
  - **Razão entre VE e VCO_2, útil na determinação do ponto de compensação respiratória ou segundo limiar** (ver a seguir).
  - O *slope* da relação VE/VCO_2 (*slope* = ângulo de inclinação de regressão linear de ambas as variáveis) é um importante marcador prognóstico em pacientes com IC, de qualquer etiologia. Valores > 34 indicam pior prognóstico.
  - Diferentemente do VO_2, que exige esforço máximo para seu poder prognóstico, o cálculo do *slope* VE/VCO_2 não sofre influência da capacidade ao esforço realizado, ele continua apresentando poder prognóstico mesmo em testes não máximos.
  - Para pacientes em uso de β-bloqueadores, para que o *slope* tenha valor prognóstico, o mesmo deve ser calculado do início do exercício até o pico do esforço (não deve ser calculado até o primeiro limiar).
- Pressão expirada final de oxigênio ($PetO_2$)
  - Expressa, em indivíduos normais, a pressão parcial de oxigênio em nível alveolar. É usada na determinação do limiar anaeróbico ou primeiro limiar (ver a seguir). Tem comportamento similar à F_EO_2 exemplificada anteriormente.
- Pressão expirada final de dióxido de carbono ($PetCO_2$)
  - Expressa, em indivíduos normais, a pressão parcial de dióxido de carbono no sangue arterial. É usada na determinação do ponto de compensação respiratória ou segundo limiar (ver a seguir). Tem comportamento similar ao da F_ECO_2 exemplificada anteriormente.
  - O seu valor prognóstico é determinado quando analisado no primeiro limiar (LA) e não sofre influência do uso de β-bloqueadores. Esse dado é importante, pois podemos obter um dado prognóstico importante, mesmo em nível de esforço submáximo.
  - Pacientes com resposta deprimida do débito cardíaco ao exercício apresentam nível diminuído de $PetCO_2$. Os que apresentam $PetCO_2$ > 36,1 mmHg têm bom prognóstico e os com $PetCO_2$ ≤ 36,1 mmHg têm pior prognóstico.
- Limiar anaeróbico (LA) ou primeiro limiar ventilatório (Figura 57.2)
  - A maioria das atividades do dia a dia ocorre até esse limiar, por isso a determinação do mesmo é importante. É uma medida submáxima de capacidade ao exercício.
  - **Até o primeiro limiar, o esforço realizado tem uma característica predominantemente aeróbica. A partir do LA entramos em uma fase de acidose metabólica compensada até que atingimos o segundo limiar** (ver a seguir).
  - Em indivíduos saudáveis, o LA ocorre entre 45-60% do $VO_{2\,pico}$; em atletas, pode acontecer entre 80-85% do $VO_{2\,pico}$.
  1. A determinação do LA pode ser feita pela análise de diversas variáveis.
  2. Perda de linearidade entre produção de VCO_2 e o consumo de VO_2 (VCO_2/VO_2), calculado pelo método V-*slope* (Figura 57.2A).
  3. Perda da linearidade entre a VE e o VO_2, observada a partir da razão VE/VO_2 (Figura 57.2B – traço).
  4. Ponto no qual ocorre incremento da razão VE/VO_2 sem aumento equivalente da razão VE/VCO_2 (Figura 57.2B).
  5. Menor valor da $PetO_2$ precedendo sua ascensão, sem o equivalente decréscimo na $PetCO_2$ (Figura 57.2B – traço).
  - O treinamento físico pode elevar o VO_2 do LA em cerca de 10-25%, semelhante ao que pode ocorrer ao VO_2 no pico do esforço.
  - Muitos indivíduos atingem o LA com o RQ ≥ 1,0, entretanto, pode-se achar LA na faixa de RQ entre 0,8 e 0,99.
- Ponto de compensação respiratória (PCR) ou segundo limiar
  - **A partir do segundo limiar entramos em uma fase de esforço em que a acidose metabólica é descompensada, após a qual o indivíduo entra em exaustão.**
  - O PCR é determinado quando ocorre:
  1. Maior valor da $PetCO_2$ precedendo sua queda abrupta (Figura 57.2B – seta vermelha);
  2. Perda da linearidade da relação entre VE e VCO_2 (VE/VCO_2) (Figura 57.2B – seta vermelha).
  - **A frequência cardíaca do PCR costuma ser a FC do limite superior de treinamento aeróbico. Utilizada nos programas de reabilitação cardiovascular supervisionados, para pacientes que não possuam alterações eletrocardiográficas ou hemodinâmicas antes dessa FC.**
- Pulso de O_2
  - Razão entre o VO_2 pela frequência cardíaca (VO_2/FC) e representa a quantidade de O_2 extraída a cada batimento cardíaco. É uma estimativa do volume sistólico do VE durante o exercício.
  - Nas fases iniciais do esforço, a curva do pulso de O_2 tem uma característica hiperbólica, achatando-se próximo ao pico do esforço.
  - Causas cardiovasculares, como isquemia miocárdica, podem achatar ou causar um declínio precoce na curva do pulso de O_2.
  - A frequência cardíaca, no ponto da curva do pulso de O_2, imediatamente antes do início do platô ou da queda da curva, tem sido usada, em alguns centros de reabilitação, como FC do limite superior de treinamento.
- Respiração oscilatória do exercício ("ventilação periódica")

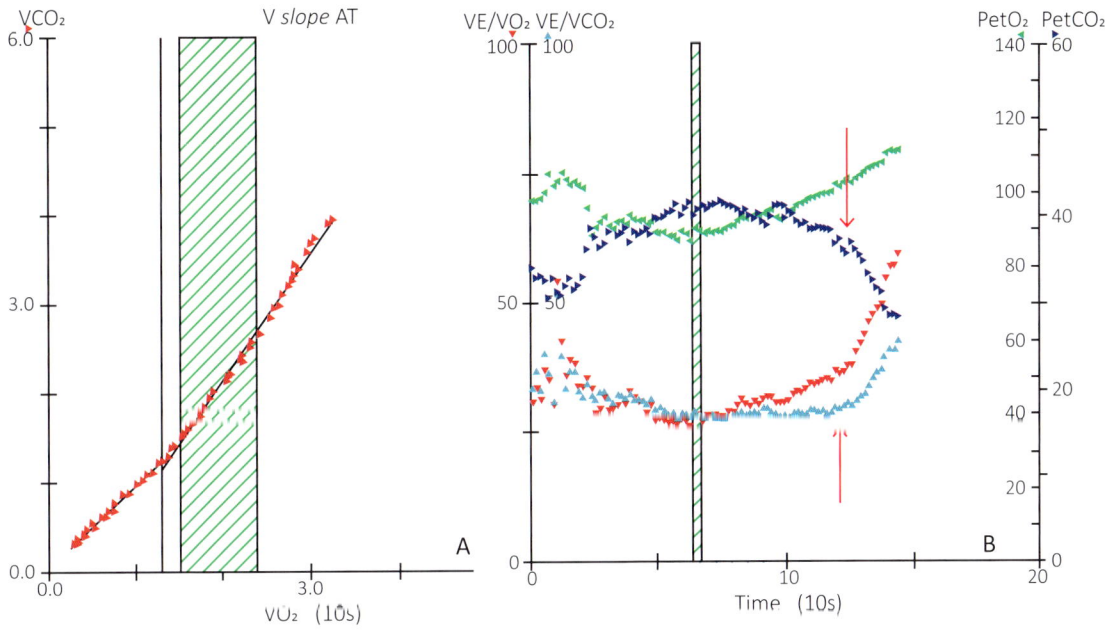

Figura 57.2. Determinação do limiar anaeróbico ou limiar ventilatório ou primeiro limiar pelo método v-slope (A) e equivalentes ventilatórios (relação VE/VO$_2$ e VE/VCO$_2$) (B).

- Em pacientes com insuficiência cardíaca grave temos um padrão de alternância da respiração, ocorrendo períodos de hiperpneia e hipopneia, conforme a carga de esforço se eleva (Figura 57.3), diferentemente da resposta normal, em que essa relação é linear.
- **A presença de padrão de resposta ventilatória oscilatória ao exercício em paciente com IC parece predizer casos com maior possibilidade de morte súbita, além de ser um marcador de mortalidade.**
- Coeficiente da relação $\Delta VO_2/\Delta$ carga de trabalho
  - Obtido em protocolos de rampa, indica eficiência metabólica aeróbica. Seu valor normal é em torno de 10 mL O_2/min/W e não sofre influência da idade, peso ou sexo. Pode encontrar-se reduzido em cardiopatas.
- Volume morto (VD)
  - Representa a quantidade de ar nas vias aéreas que não participa das trocas gasosas.
  - Durante o exercício, a dilatação das vias aéreas aumenta o volume morto mas, como o volume corrente (volume de ar inspirado e expirado a cada respiração) também aumenta, temos uma adequada ventilação alveolar com consequente manutenção de adequada troca gasosa.
- Reserva ventilatória (RV)
  - É a razão entre a ventilação pulmonar no pico do esforço pela ventilação voluntária máxima (VE$_{pico}$/VVM).
  - Refere-se a quão próximo a VE máxima do esforço se aproxima da ventilação voluntária máxima (ma-

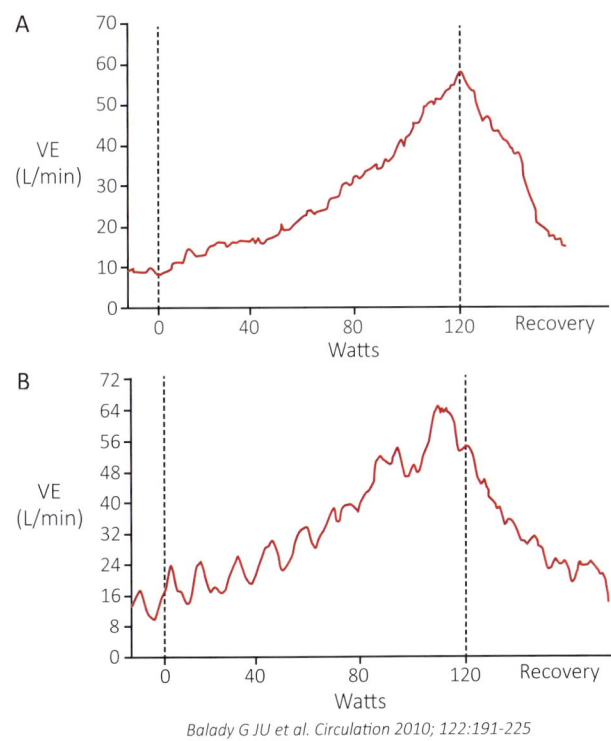

Figura 57.3. Em A, resposta ventilatória linear normal ao esforço, em B, resposta oscilatória ao exercício presente em alguns pacientes com IC ("ventilação periódica"). Adaptado de: Balady GJ, et al. Circulation. 2010; 122:191-225.

nobra de repouso com duração de 12-15 segundos de inspiração profunda e rápida – medida direta ou o valor de $VEF_1 \times 40$ – medida indireta).

RV = 1 – (VE pico/VVM). Valor normal em pessoas saudáveis não atletas ≥ 0,20 – 0,40, ou seja, quanto da capacidade pulmonar máxima foi utilizado durante o esforço.

- Em conjunto com outras variáveis, auxilia na determinação da causa de dispneia: pulmonar x cardiológica.
- Na doença cardiovascular e nas enfermidades pulmonares, o VO_2 pico pode estar diminuído, mas nas doenças pulmonares, o VO_2 no LA é normal, com reserva ventilatória reduzida, devido ao trabalho respiratório mais intenso durante o exercício, com a utilização da capacidade pulmonar próxima ao máximo. Nas doenças cardíacas, tanto o VO_2 pico como o VO_2 no LA estão reduzidos, com reserva ventilatória normal, pois apesar de terem uma reserva cardíaca comprometida, a maioria desses pacientes tem capacidade pulmonar preservada.

- Oximetria de pulso
  – O exercício produz muito artefato para sua mensuração. Uma queda de 5% na oximetria de pulso durante o esforço pode sugerir hipoxemia esforço-induzida; se esse achado for inesperado para o paciente em teste, deve ser confirmado por coleta de sangue arterial no esforço (em decurso)

Diagnóstico diferencial de dispneia

- Doenças cardiovasculares se caracterizam pela incapacidade de transporte de oxigênio para carga de trabalho requerida. VO_2 pico e o LA costumam estar abaixo do predito; o coeficiente da relação $\Delta VO_2/\Delta$ carga de trabalho durante a fase de incremento do exercício também costuma estar baixo (esse último parâmetro é mais bem obtido no cicloergômetro). O valor do pico do pulso de O_2 também é diminuído em causas cardiovasculares de dispneia e costuma ser atingido em fases precoces do exercício.
- O fluxograma da análise das variáveis para o diagnóstico diferencial de dispneia pode ser visualizado na Figura 57.4.

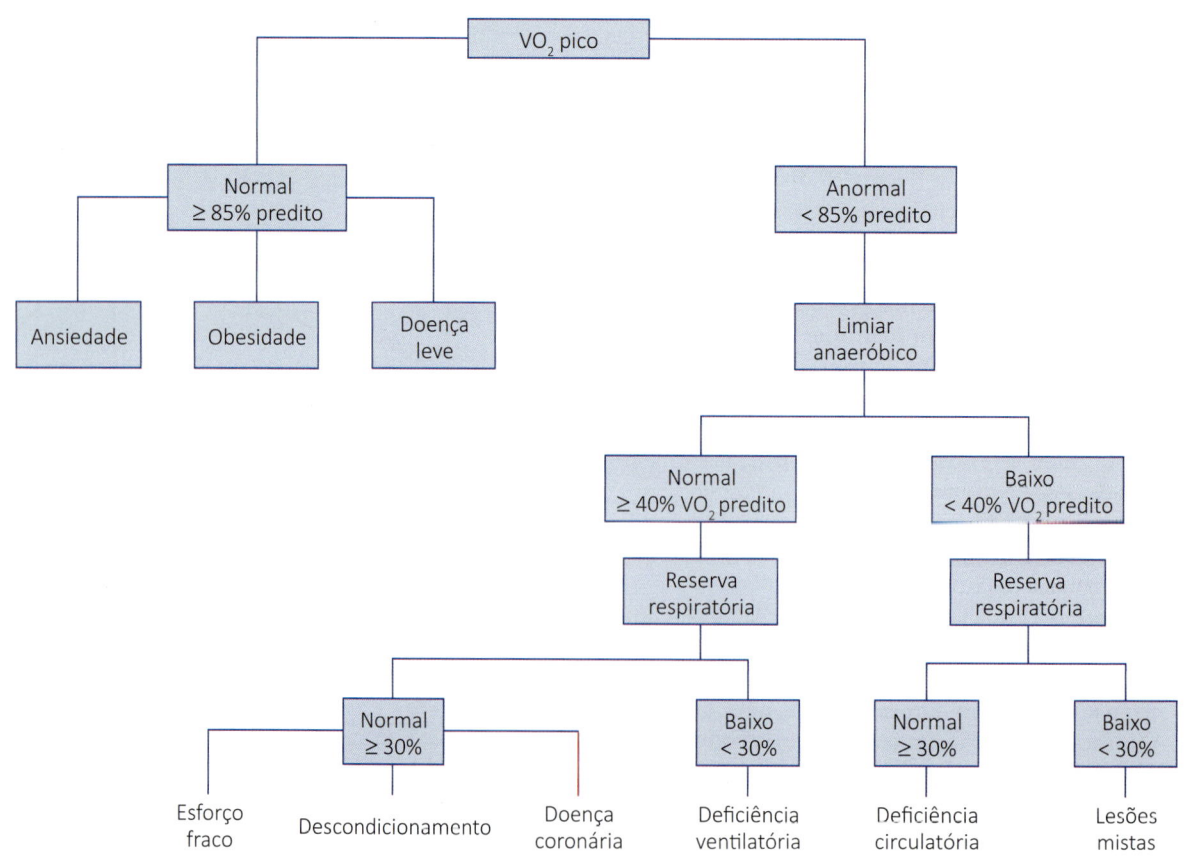

Figura 57.4. Fluxograma de investigação de causa de dispneia pelas variáveis do teste cardiopulmonar. Adaptado de: Wasserman, et al., 1999.

Casos clínicos

1. Saudável: Paciente de 34 anos, praticante de corrida de rua há 2 anos, com queixa de cansaço aos esforços. Realizou protocolo de rampa com velocidade progressiva até 10 km/h. Teste considerado máximo do ponto de vista metabólico e muscular. RQ > 1,10. Apresentou VO_2 pico de 40,8 mL/kg/min (3,089 L/min) ~ 119% predito para idade. Comportamento adequado da ventilação com incremento inicial do volume corrente e posterior da frequência respiratória. Reserva ventilatória normal de 35%. *Slope* VE/VCO_2 = 28. O primeiro limiar ou *limiar anaeróbio* (LA) determinado tanto pelo V-*slope* (quebra da inclinação da curva), quanto pelos equivalentes ventilatórios (barra preenchida), ocorreu aos 7 minutos de teste com consumo de oxigênio de 30,0 mL/kg/min (69% do VO_2 pico atingido) e frequência cardíaca de 137 bpm (71% FC máxima atingida). O segundo limiar ventilatório ou *ponto de compensação respiratória* (PCR) (setas vermelhas) ocorreu aos 11'4" minutos de teste, com consumo de oxigênio de 38,8 mL/kg/min (90% VO_2 pico atingido) e frequência cardíaca de 187 bpm (97% FC máxima atingida). Ausência de alterações eletrocardiográficas significativas em relação ao repouso. Conclusão: Teste revelou bom desempenho aeróbio sem evidências de limitações cardiorrespiratórias frente ao esforço realizado (Figura 57.5).

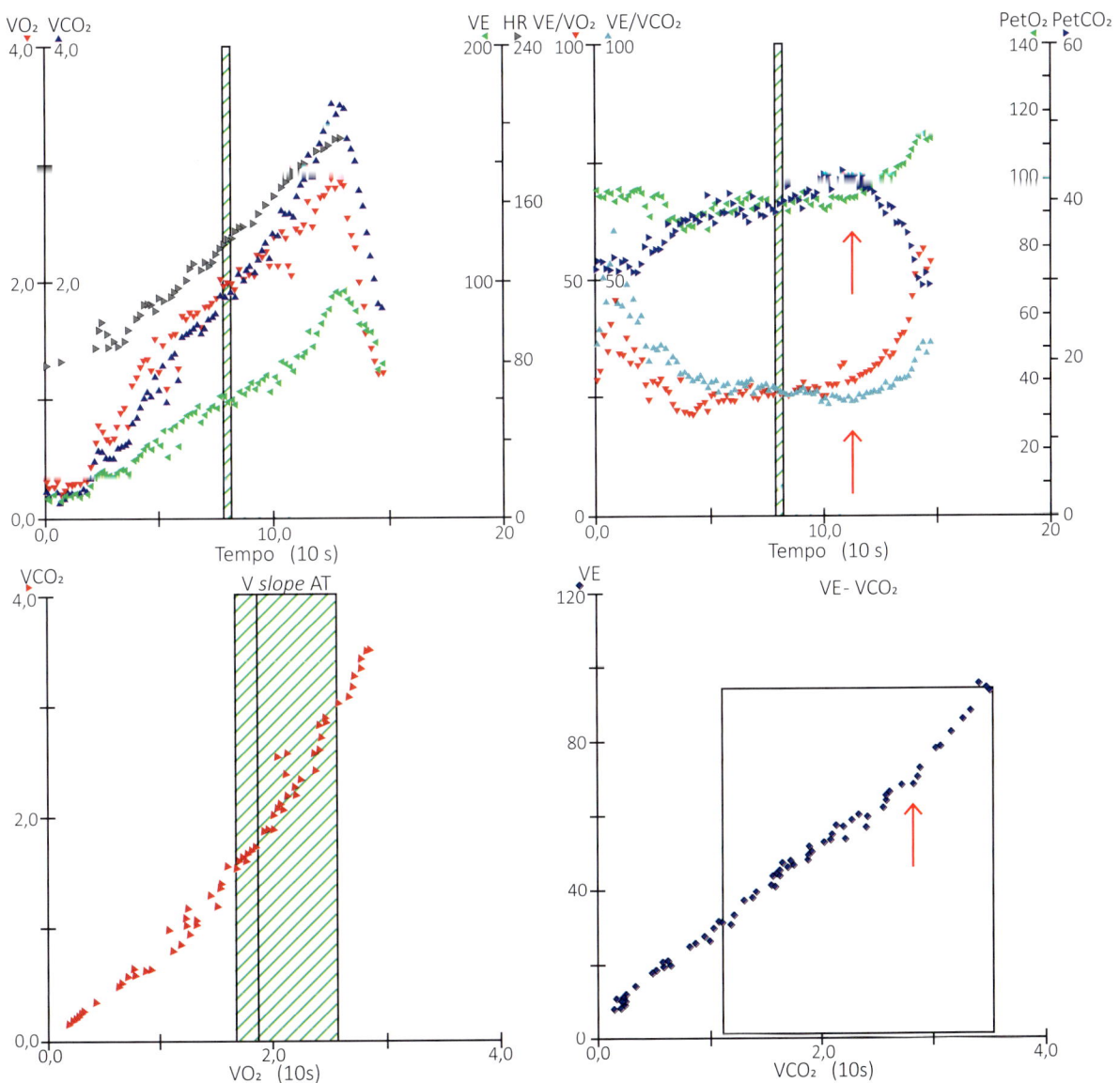

Figura 57.5. Exemplo de ergoespirometria em paciente saudável.

Ergoespirometria

2. IC Sistólica – Paciente de 63 anos, com diagnóstico de cardiopatia isquêmica, realizou teste para avaliação funcional devido a queixa de cansaço aos mínimos esforços, apesar da terapia otimizada. Teste interrompido por exaustão, com velocidade 2,5 km/h. Revelou VO_2 < 0,960 L/min (14,7 mL/kg/min) = 61% predito para a idade, com VO_2 no limiar anaeróbio de 6,0 mL/kg/min (26% predito idade) o que, associado à elevada resposta ventilatória para a demanda metabólica ($slope$ VEVCO_2 = 45) e presença de ventilação periódica, sugere limitação cardiovascular ao esforço (Figura 57.6).

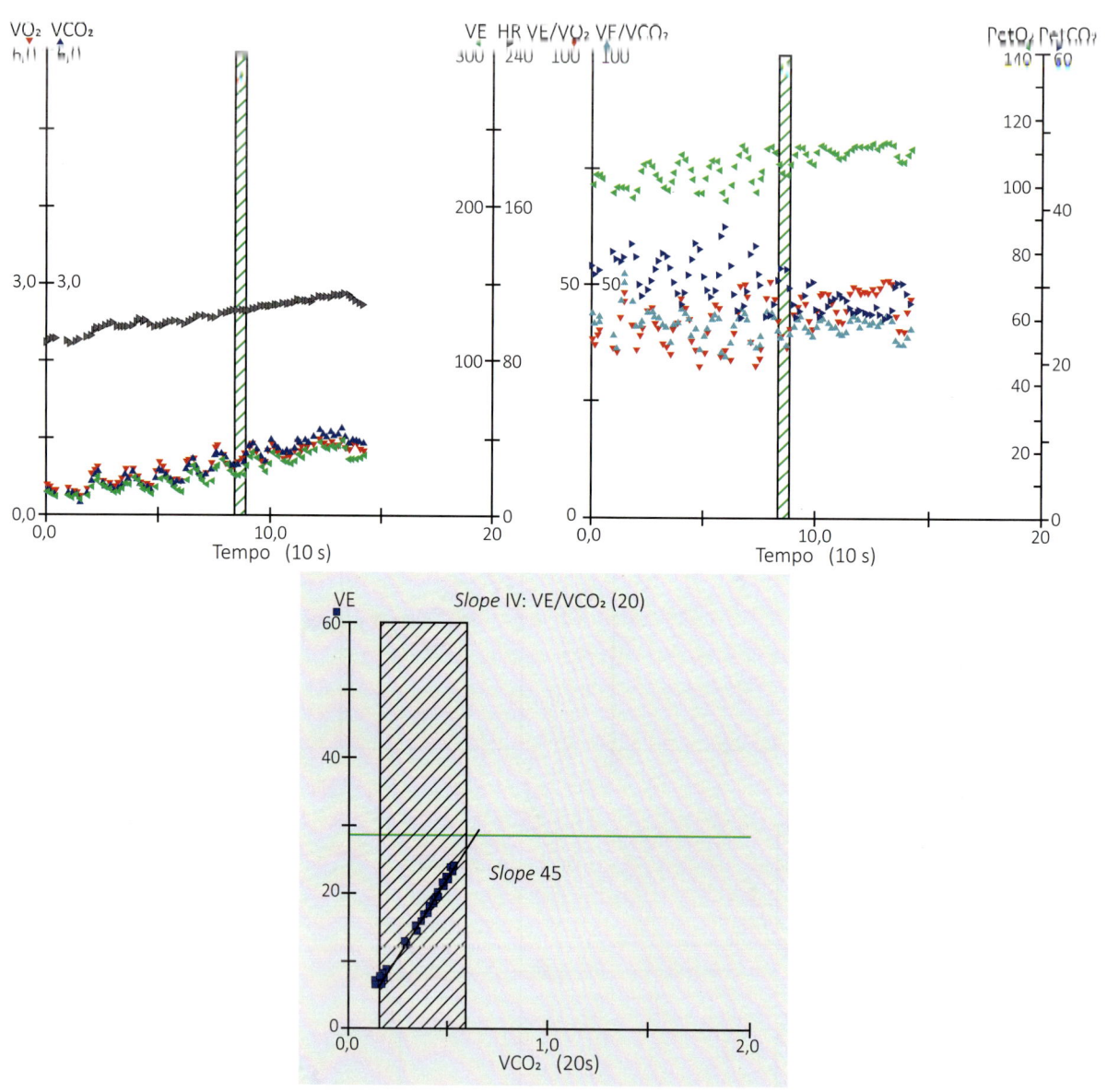

Figura 57.6. Exemplo de ergoespirometria em paciente com insuficiência cardíaca.

Leitura sugerida

- Balady GJ, Arena R, Sietsema K, et al. Clinician´s Guide to Cardiopulmonary Exercise Testing in Adults. A Scientific Statement From the American Heart Association. Circulation. 2010;122:191-225.
- Meneghelo RS, Araujo CGS, Stein R, Mastrocolla LE, Albuquerque PF, Serra SM, et al. Sociedade Brasileira de Cardiologia. III Diretrizes da Sociedade Brasileira de Cardiologia sobre Teste Ergométrico. Arq Bras Cardiol. 2010;95(5 *supl.1)*:1-26.
- Milani RV, Lavie CJ, Mehra MR. Cardiopulmonary Exercise Testing. How Do We Differentiate the Cause of Dyspnea? Circulation. 2004;110:e27-e31.
- Negrão CE, Barreto ACP. Cardiologia do exercício: do atleta ao cardiopata. 3ª ed. Barueri-SP: Manole; 2010.
- Skinner JS, McLellan TH. The Transition from Aerobic to Anaerobic Metabolism. Research Quartely for Exercise and Sport. 1980;51(1):234-48.
- Wasserman K, Hansen J, Sue D, Casaburi R, Whipp B. Principles of Exercise Testing and Interpretation. Philadelphia, Pa: Lea & Febiger; 1999.

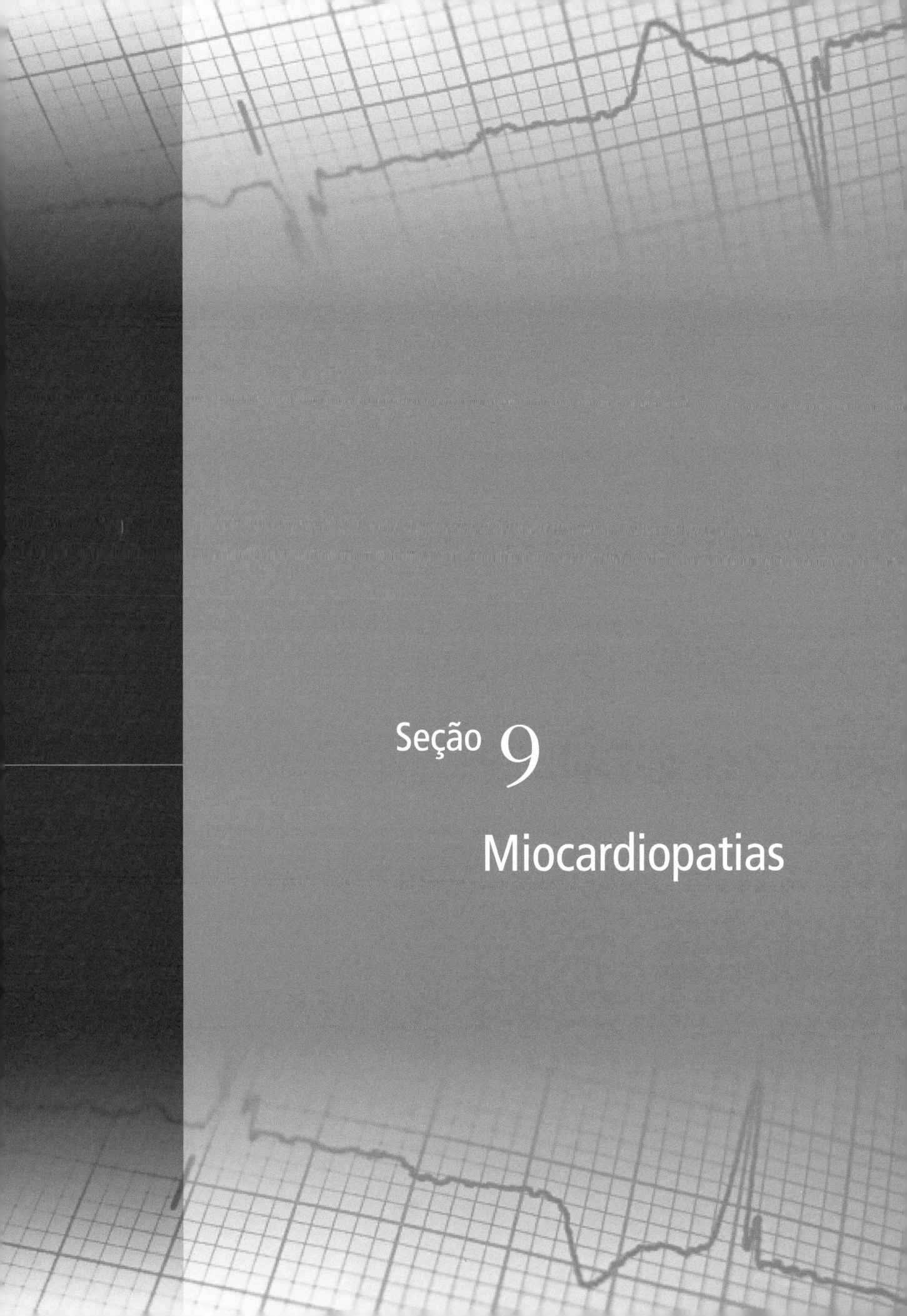

Seção 9

Miocardiopatias

58 capítulo

Doença de Chagas

• Jefferson Luís Vieira • Francisca Yane Bulcão de Macedo Nagashima

■ Introdução

- É a terceira maior infecção parasitária sistêmica do mundo, descrita em 1909 por Carlos Chagas e transmitida pelo protozoário *Trypanosoma cruzi* por intermédio de um inseto vetor do gênero *Triatominae*.
- Uma das 13 doenças tropicais mais negligenciadas no globo.
- A OMS estima cerca de 6 milhões de latino-americanos infectados, dos quais 20 a 40% desenvolverão cardiomiopatia chagásica. Embora se tenha observado redução da incidência e prevalência em áreas endêmicas, permanece uma doença preocupante em razão do surgimento em áreas não endêmicas, principalmente América do Norte, Europa, Austrália e Japão.
- A cardiomiopatia chagásica é uma das principais etiologias não isquêmicas de insuficiência cardíaca (IC) na América Latina.

■ Ciclo de vida

- É um ciclo de vida complexo que envolve o inseto vetor e o hospedeiro.

Formas de transmissão

- Vetorial: de 80 a 90% dos casos (pelo contato da pele ou mucosas com fezes do inseto barbeiro). Uruguai e Chile eliminaram a transmissão vetorial.
- Materno-fetal: de 1 a 2% no Brasil. A transmissão congênita é maior em países como México e Argentina, devido a avanços no controle vetorial.
- Oral: infestação parasitária maciça. Geralmente causa quadro clínico grave, com alta taxa de mortalidade.
- Acidental (raro):
  – transfusão de sangue com bolsas contaminadas;
  – transplante de órgãos contaminados.

- Em áreas não endêmicas, as formas congênita e por meio de transfusão sanguínea são as principais fontes para contrair a doença.
- Os principais vetores são:
  – *Triatoma infestans* (mais comum, principalmente no Brasil, Bolívia, Peru, Chile, Argentina, Paraguai e Uruguai);
  – *Triatoma brasiliensis* (Nordeste brasileiro);
  – *Triatoma dimidiata* (México até Colômbia, Venezuela, Equador e norte do Peru);

Doença de Chagas

- *Rhodnius prolixus* (norte da América do Sul e América Central).
- As diferentes linhagens do parasita poderiam explicar os distintos quadros clínicos, preferências geográficas e taxas de morbimortalidade.

Etiopatogenia

- Não é totalmente conhecida.
- Existem várias teorias, como a da autoimunidade, a autonômica, o comprometimento da microcirculação, da disfunção endotelial e da agregação plaquetária.
    - Resposta imune Th1 com produção de interferon-gama (IFN-γ), fator de necrose tumoral alfa (TNF-α) e interleucina 12 (IL-12): importante para o controle do parasita.
    - Resposta imune com predomínio da produção de IL-10 e TGF-β: relacionados à replicação parasitária por inibição da atividade macrofágica.

Quadro clínico (Quadro 58.1 e Tabela 58.1)

QUADRO 58.1 — Fase aguda

- Costuma afetar principalmente crianças entre 1 e 5 anos
- Frequentemente autolimitada, com duração entre 4 e 8 semanas. Em alguns casos se apresenta como infecção generalizada com sintomas como febre, taquicardia não relacionada à febre, vômitos, diarreia, anorexia, edema, linfadenopatia, hepato e esplenomegalia
- Chagoma, um sinal clássico da fase aguda da doença de Chagas, que corresponde ao edema cutâneo observado no local da picada, caracterizando a porta de entrada do parasita. Pode ser acompanhado por linfonodos-satélites
- Sinal de Romaña: edema inflamatório bipalpebral unilateral. O sinal de Romaña é um chagoma de inoculação num lugar específico
- Miocardite aguda e meningoencefalite são as formas graves da doença aguda
- Pode causar anormalidades no eletrocardiograma (*vide* texto abaixo) e cardiomegalia na radiografia de tórax.
- Formas amastigotas são comumente encontradas nas musculaturas lisa, estriada, esquelética, cardíaca e no sistema nervoso central (SNC)
- Remissão sintomática espontânea pode ocorrer geralmente entre 1 e 3 meses
- Após a fase aguda os pacientes adquirem imunidade não estéril e ficam sujeitos à reativação da doença

Tabela 58.1. Fase crônica

Forma	Descrição
Forma indeterminada	• São indivíduos assintomáticos com pelo menos dois testes sorológicos positivos (ou pela identificação direta do parasita, que é um achado raro nesta fase), sem alterações nos exames de imagem (radiografia de tórax, esôfago e cólon) e eletrocardiograma • Corresponde a 60 ou 70% dos indivíduos na fase crônica • Mortalidade semelhante à da população em geral • De 2 a 3% ao ano evoluem para outra forma crônica
Forma digestiva	• Quase exclusiva da região abaixo da Amazônia • Afeta de 10 a 15% dos pacientes infectados crônicos após 5 a 30 anos • Quadro clínico: odinofagia, disfagia, epigastralgia, desnutrição, regurgitação, constipação, entre outros • Megacólon afeta principalmente as porções sigmoide, descendente e o reto. Não aumenta a prevalência de neoplasia • Megaesôfago: aumenta a prevalência de neoplasia (Figura 58.1)

Forma cardíaca	• Forma mais grave e frequente da doença crônica
	• Afeta de 20 a 30% dos infectados crônicos após 5 a 30 anos
	• Cursa com anormalidades do sistema de condução, bradi e taquicardia, aneurisma apical, sintomas de ICC, tromboembolismo e morte súbita
	• Anormalidades no eletrocardiograma (ECG): BRD + BDAS, anormalidades do segmento ST-T e onda Q, alterações de repolarização ventricular, extrassístoles ventriculares (EEVV), BAV, baixa voltagem; 40% dos pacientes apresentam TVNS. EEVV correlacionam-se com a gravidade da disfunção, mas também podem ocorrer em pacientes com fração de ejeção preservada
	• Quadro clínico:
	  1. IC: manifestação tardia da doença geralmente de acometimento biventricular. Associa-se à maior mortalidade comparada às outras etiologias de IC
	  2. Acidente vascular cerebral (AVC): doença de Chagas é fator de risco independente de AVC em áreas endêmicas
	  3. Morte súbita: a taxa de mortalidade por morte súbita (tanto relacionada à taquicardia como à bradicardia) equivale a 2/3 do total, seguida pela IC refratária (25 a 30%) e tromboembolismo (10 a 15%)
	  4. Tromboembolismo sistêmico

Doença de Chagas

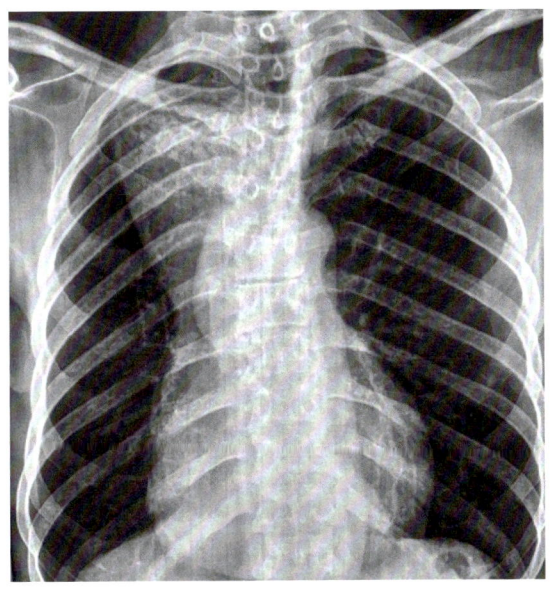

Figura 58.1. Radiografia de tórax mostrando alargamento de mediastino em paciente com Chagas e megaesôfago. O exame ideal para avaliar o megaesôfago é o esofagograma.

Diagnóstico

- O diagnóstico da fase aguda da doença de Chagas deve ser realizado por exame parasitológico direto. Na fase crônica, após investigação epidemiológica e realização da anamnese e exame físico, deve-se ter pelo menos dois testes sorológicos positivos de metodologias diferentes (ELISA, hemaglutinação indireta e imunofluorescência indireta) para confirmar o diagnóstico de doença de Chagas. A técnica de reação em cadeia da polimerase (PCR) para o diagnóstico molecular da infecção por *T. cruzi* é de uso restrito e realizada somente por centros de pesquisa em caráter experimental.
- Após o resultado positivo de sorologia devem-se realizar ECG, radiografia de tórax e anamnese dirigida para sintomas digestivos. A partir desses exames determina-se a forma crônica da doença do paciente em questão. Para casos de forma indeterminada recomenda-se a realização de ECG a cada 1 ou 2 anos nas visitas de retorno. Para casos da forma cardíaca está indicada a realização de ecocardiograma e Holter 24 horas, para classificá-la nos diferentes estágios.

História natural da cardiomiopatia chagásica (Figura 58.2)

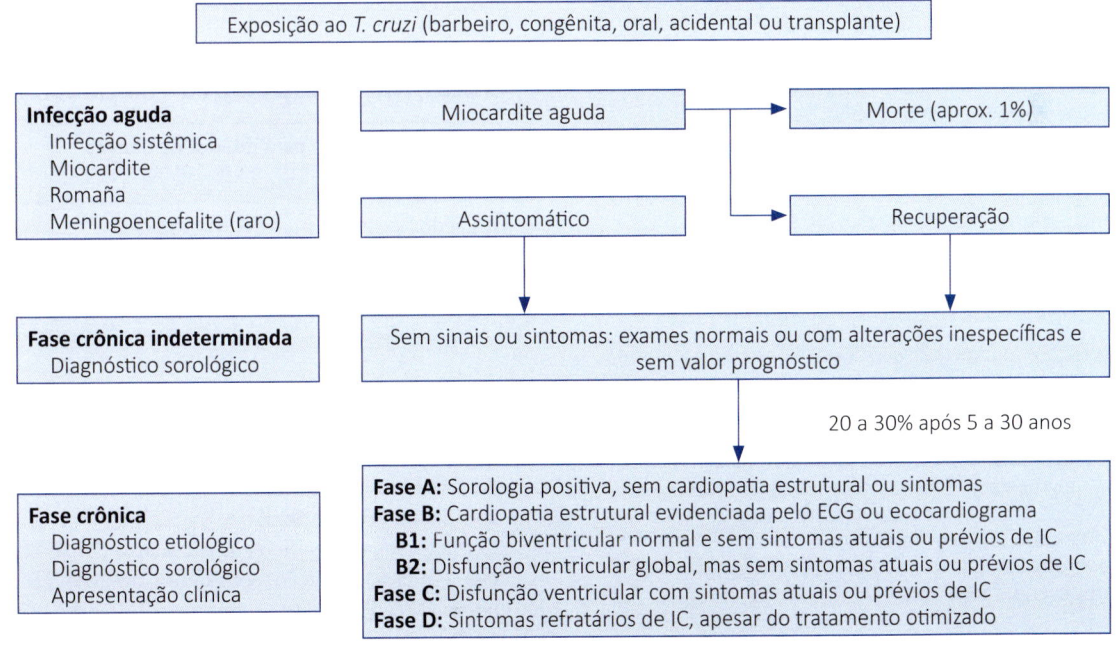

Figura 58.2. Organograma da cardiomiopatia chagásica. Adaptada de: Bocchi P, et al., 2017.

capítulo 58

> **Dica: Alterações do ECG na cardiomiopatia chagásica**
>
> - Em pacientes com a forma indeterminada o ECG é normal, mesmo na presença de algum grau de lesão miocárdica. No entanto, na forma cardíaca as alterações mais encontradas incluem o bloqueio de ramo direito associado ao bloqueio divisional anterossuperior esquerdo, áreas eletricamente inativas, anormalidades de ST, extrassístoles ventriculares e bloqueio atrioventricular (BAV).
> - Áreas eletricamente inativas (presença de ondas "Q" patológicas) não possuem correspondência com o local de alteração segmentar no ecocardiograma, mas podem refletir o grau avançado da cardiopatia.

■ Tratamento

- Certas particularidades da doença de Chagas, como por exemplo a persistência da parasitemia na fase crônica, podem influenciar o padrão e a intensidade da ativação neuro-hormonal e inflamatória da IC.
- Apesar de ser uma causa importante de IC na América Latina, a cardiomiopatia chagásica não foi incluída nos grandes estudos internacionais que validaram o bloqueio neuro-hormonal como tratamento padrão para IC.
- A Diretriz latino-americana para o tratamento da cardiomiopatia chagásica recomenda uma terapia farmacológica semelhante à de outras etiologias, mas sem a mesma força de evidência estabelecida cientificamente.

> **Dica: Tratamento da cardiomiopatia chagásica**
>
> - Farmacológico
>   - Pacientes com ICFER por cardiomiopatia chagásica devem receber IECA/BRA, betabloqueadores e antagonistas mineralocorticoides com o objetivo de reduzir a mortalidade.
>   - Digitálicos e diuréticos são recomendados para alívio sintomático.
>   - A combinação de hidralazina com nitrato pode ser considerada na contraindicação ao uso de IECA/BRA.
>   - A anticoagulação oral é indicada em chagásicos com fibrilação atrial, trombo mural ou eventos embólicos prévios.
>   - A evidência é muito escassa sobre o impacto do sacubitril/valsartana ou da ivabradina na cardiomiopatia chagásica. No PARADIGM-HF um pequeno número de chagásicos foi tratado com sacubitril/valsartana mas, até o momento, não há nenhuma publicação de resultados de longo prazo nesse subgrupo específico. Já uma subanálise recente do SHIFT demonstrou que a ivabradina foi capaz de reduzir a frequência cardíaca e melhorar a classe funcional de portadores sintomáticos de cardiomiopatia chagásica, sem maiores eventos adversos.

- Estimulação artificial
  - O uso de um cardioversor desfibrilador implantável (CDI) para prevenção primária não foi testado em pacientes com doença de Chagas, mas há evidência suficiente de indicação na prevenção secundária. Pacientes com doença de Chagas que receberam um CDI são mais propensos a receber choques apropriados e podem se beneficiar do uso rotineiro de amiodarona para diminuir a frequência de choques. Os casos refratários à terapia antiarrítmica devem ser considerados para ablação.
  - O tratamento de bradiarritmias com marca-passo e ressincronização na doença de Chagas deve seguir as diretrizes específicas.
- Transplante cardíaco
  - Por muito tempo a doença de Chagas foi considerada uma contraindicação ao transplante cardíaco, devido ao risco de reativação com a imunossupressão. No entanto, a experiência brasileira no início da década de 1980 viabilizou a prática em toda a América Latina e no mundo.
  - Dr. Zerbini foi o brasileiro responsável pelo primeiro transplante na doença de Chagas em 1985.
  - A sobrevida após o transplante é significativamente melhor na cardiomiopatia chagásica do que em outras etiologias, como isquêmica e idiopática pois, em geral, chagásicos são mais jovens, com menos comorbidades e menores pressões pulmonares.
  - Devido aos bons resultados, a etiologia chagásica é a terceira indicação mais comum de transplante cardíaco na América do Sul, ficando atrás somente das etiologias isquêmica e idiopática.
  - Pacientes portadores da forma mista, com megaesôfago e megacólon sintomáticos, são excluídos dos programas de transplante devido a uma maior possibilidade de complicações no pós-operatório em curto e longo prazos.

■ Tratamento específico (Tabela 58.2)

Tabela 58.2. Tratamento para doença de Chagas

Indicações	Contraindicações
- Fase aguda - Fase crônica em crianças - Reativação da doença - Contaminação acidental	- Gestantes - Insuficiência renal grave - Insuficiência hepática grave - Cardiomiopatia chagásica - Megaesôfago com disfagia

- Os regimes antiparasitários disponíveis são o nifurtimox, que não é mais comercializado no Brasil desde a década de 1980 em decorrência de sua alta toxicidade, e o benzonidazol. (Tabela 58.3)
- O tratamento específico antiparasitário é mais eficiente na fase aguda da infecção, com cura parasitológica em cerca de 50-80% dos adultos e em quase 100% das crianças.

Tabela 58.3. Tratamento medicamentoso da doença de Chagas

Medicamento	Mecanismo de ação	Dose	Efeitos colaterais
Nifurtimox® (nitrofurano)	• Produção de radicais livres por meio da redução do grupamento nitro, o que leva a uma intoxicação do *T. cruzi* • Indisponível no Brasil	• Crianças ou casos agudos: 15 mg/kg/dia, divididos em três vezes, por 60 dias • Adultos: 8-10 mg/kg/dia, divididos em três vezes, por 60 dias	Anorexia, emagrecimento, dor abdominal, náuseas, vômitos, diarreia, irritabilidade, sonolência e distúrbios psiquiátricos
Benzonidazol® (nitroimidazólico)	• Mecanismo de estresse redutivo ou interações de nitrorredução que reduzem a capacidade de multiplicação do *T. cruzi* • Provável fagocitose e lise do *T. cruzi* por meio da indução de produção do IFN-γ	• Crianças ou casos agudos: 10 mg/kg/dia, divididos em duas ou três vezes, por 60 dias • Adultos: 5 mg/kg/dia, divididos em duas ou três vezes, por 60 dias (dose diária máxima de 300 mg)	Dermatite urticariforme, febre, adenomegalia, polineuropatia, anorexia, leucopenia, agranulocitose

- As taxas de cura caem muito na fase crônica e estudos observacionais sugerem que a persistência da parasitemia seja um fator-chave na progressão da doença. No entanto, ainda que a terapia antiparasitária reduza a parasitemia, não se observou diminuição nas complicações cardíacas ou morte com o uso do benzonidazol após seguimento médio de 5,4 anos no maior ensaio clínico controlado e randomizado sobre o assunto, o BENEFIT. O estudo BENEFIT envolveu 49 centros clínicos distribuídos em cinco países (Brasil, Argentina, Colômbia, Bolívia e El Salvador) de onde foram randomizados 2.854 portadores de cardiomiopatia chagásica crônica para receber benzonidazol ou placebo, e avaliou, como desfecho combinado, morte, parada cardíaca ressuscitada, implante de marca-passo ou CDI, taquicardia ventricular sustentada, transplante cardíaco, novos sintomas de IC, acidente vascular cerebral ou ataque isquêmico transitório e evento tromboembólico sistêmico ou pulmonar. Dessa forma, não se indica o uso de benzonidazol para o tratamento da cardiomiopatia chagásica crônica em adultos.

- Estudos clínicos de fase II como o CHAGASAZOL, STOP-CHAGAS e E1224 demonstraram que antifúngicos triazólicos, como o posaconazol e o ravuconazol, possuem alguma atividade anti-*Trypanosoma*, mas são inferiores ao benzonidazol na eliminação do *T. cruzi*. Mais estudos clínicos com novos fármacos ou regimes diferentes de tratamento com o benzonidazol são necessários.

- A reativação da doença de Chagas pode acontecer em pacientes imunossuprimidos, como os transplantados ou coinfectados pelo vírus do HIV, e o tratamento com benzonidazol está indicado por 60 a 80 dias, de acordo com as condições clínicas do paciente.

Prognóstico

A IC é responsável por 25 a 30% das mortes na doença de Chagas, enquanto o AVC, por 10 a 15%. Deve-se calcular o escore de Rassi em todos os pacientes com a forma cardíaca da doença para estimar o prognóstico entre 5 e 10 anos (Tabela 58.4).

Tabela 58.4. Escore de Rassi

Fator de risco		Pontos	
NYHA classe III ou IV		5	
Cardiomegalia (radiografia de tórax)		5	
Anormalidade de motilidade global ou segmentar (ecocardiograma 2D)		3	
TV não sustentada (Holter 24 h)		3	
Baixa voltagem de QRS (ECG)		2	
Sexo masculino		2	

Total de pontos	Mortalidade total		Risco
	5 anos	10 anos	
0-6	2%	10%	Baixo
7-11	18%	44%	Intermediário
12-20	63%	84%	Alto

capítulo 58

Exemplo de prescrição

Paciente do sexo masculino, 56 anos, admitido por taquicardia ventricular (TV) recorrente acompanhada de síncopes, a última seguida de parada cardiorrespiratória (PCR) reanimada com sucesso no serviço de emergência médica do hospital local. Há 15 anos foi diagnosticado com doença de Chagas na forma mista (cardíaca e digestiva), tendo sido submetido à colostomia definitiva há 3 anos devido a megacólon chagásico, e a implante de marca-passo cardíaco definitivo dupla câmara (MP) há 2 anos, devido à doença do nó sinusal. Fazia uso regular de bisoprolol 5 mg uma vez ao dia, enalapril 10 mg duas vezes ao dia, espironolactona 25 mg uma vez ao dia, amiodarona 200 mg uma vez ao dia, omeprazol 20 mg uma vez ao dia e varfarina 5 mg, uma vez ao dia. O exame físico revelou pressão arterial de 130 x 80 mmHg, ausculta cardíaca com ritmo regular, FC 70 bpm e extrassístoles, ausculta pulmonar normal, sem estase jugular, visceromegalias ou edema de membros inferiores. Hemograma e função renal sem alterações, com BNP sérico de 90 pg/mL. Radiografia de tórax: aumento da área cardíaca, campos pulmonares sem congestão e eletrodos de MP. ECG: ritmo de MP e extrassístoles ventriculares. Ecocardiograma: dilatação acentuada de cavidades, disfunção de VE com FE de 38%, acinesia inferior, aneurisma apical com trombo cavitário e PSAP de 30 mmHg. Gravação de ECG do MP. TV de 100 bpm, dissociada do MP. Holter: ritmo predominante de MP, com mais de 5.000 extrassístoles ventriculares, incluindo três episódios de TV não sustentada. Foi feito diagnóstico de arritmia ventricular grave em doente portador de cardiomiopatia chagásica, perfil clínico-hemodinâmico A, e iniciado tratamento conforme prescrição a seguir.

Exemplo de prescrição – arritmia ventricular grave em portador de cardiomiopatia chagásica (perfil A)

1. Dieta normossódica sem restrição hídrica.
2. Enalapril 10 mg, duas vezes ao dia (checar função renal e K sérico).
3. Bisoprolol 10 mg, uma vez ao dia (a dose-alvo já pode ser atingida nesse momento pois, além de não haver nenhuma contraindicação, a otimização da terapia com IECA, betabloqueadores, antagonistas mineralocorticoides e sacubitril/valsartan está associada a redução do risco de morte súbita).
4. Espironolactona 25 mg, uma vez ao dia (checar função renal e K sérico).
5. Amiodarona 200 mg, três vezes ao dia.
6. Enoxaparina 1 mg/kg, SC, duas vezes ao dia.
7. Omeprazol 20 mg, uma vez ao dia em jejum.
8. Acesso periférico salinizado.
9. Cabeceira elevada/peso diário em jejum/registrar diurese e balanço hídrico.
10. Oximetria e monitoração não invasiva da PA: se spO$_2$ < 94%, oferecer O$_2$ por cateter nasal ou máscara de Venturi.
11. Fisioterapia motora e respiratória.
12. Vacinas anti-influenza e antipneumocócica.
13. Parecer para implante de um cardioversor-desfibrilador implantável e/ou ablação.

Leitura sugerida

- Andrade JP, Marin-Neto JA, Paola AAV, et al. Sociedade Brasileira de Cardiologia. I Diretriz Latino Americana para o Diagnóstico e Tratamento da Cardiopatia Chagásica. Arq Bras Cardiol. 2011;97(2 supl. 3):1-48.
- Benatti RD, Oliveira GH, Bacal F. Heart transplantation for Chagas cardiomyopathy. J Heart Lung. 2017 Jun;36(6):597-603.
- Benziger CP, Carmo GA, Ribeiro AL. Chagas Cardiomyopathy: Clinical Presentation and Management in the Americas. Cardiol Clin. 2017;35(1):31-47.
- Bocchi EA, Bestetti RB, Scanavacca MI, et al. Chronic Chagas Heart Disease Management from Etiology to Cardiomyopathy Treatment. J Am Coll Cardiol. 2017;70:1510-24.
- Morillo CA, Marin-Neto JA, Avezum A, et al. Randomized Trial of Benznidazole for Chronic Chagas' Cardiomyopathy. N Engl J Med. 2015;373(14):1295-306.
- Rassi A Jr, Rassi A, Little WC, et al. Development and validation of a risk score for predicting death in Chagas' heart disease. N Engl J Med. 2006;355(8):799-808.
- Rassi JA, Rassi A, Marin-Neto JA. Chagas disease. Lancet. 2010;375:1388-402.

capítulo 59

Cardiomiopatia Periparto

• Fabio Mastrocola

Introdução

- A primeira série de casos relacionando o aparecimento de insuficiência cardíaca ao período gestacional e ao pós-parto foi publicada em 1937, mas apenas em 1971, com os trabalhos de Demakis e Rahimtoola, foi mais bem descrita a síndrome de insuficiência cardíaca próxima ao parto e proposto o termo cardiomiopatia periparto (CMP). Em 1999, o *National Heart Lung and Blood Institute* estabeleceu a definição tradicional desta entidade como uma disfunção ventricular documentada (FEVE < 45%), de início entre o último mês de gestação até 5 meses após o parto, em pacientes sem cardiopatia prévia ou outra causa que justifique a disfunção.
- Em 2010 a Sociedade Europeia de Cardiologia (grupo de estudos em CMP) tornou mais flexível a definição quanto ao período gestacional, considerando a cardiomiopatia periparto como aquela que ocorre no final da gravidez até o quinto mês do pós-parto.
- A grande maioria dos casos tem sua manifestação nas primeiras 4 semanas do pós-parto, principalmente na primeira semana, sendo mais rara antes das 36 semanas de gestação.
- A incidência varia amplamente conforme a população estudada, sendo 1:100 na Nigéria, 1:300 no Haiti, 1:1.000 nos Estados Unidos até 1:20.000 nascidos vivos no Japão. Os dados da população brasileira são escassos.

Fisiopatologia

- A etiopatogenia ainda não foi completamente elucidada. As hipóteses iniciais colocavam a autoimunidade, processos inflamatórios, deficiências nutricionais e infecções virais como possíveis causas. Entretanto, o conhecimento sobre a fisiopatologia da cardiomiopatia periparto evoluiu muito nos últimos anos e atualmente os mecanismos considerados como prováveis causas da disfunção ventricular são baseados na hipótese vascular-hormonal.
- A miocardite viral foi vista por muito tempo como uma das principais hipóteses que levariam a disfunção ventricular, principalmente pela demonstração de infiltrado inflamatório na biópsia endomiocárdica de várias pacientes. Entretanto, trabalhos mais recentes mostraram que a presença das alterações inflamatórias e dos genomas virais foi semelhante em relação ao grupo-controle. Cabe ressaltar que a biópsia endomiocárdica é raramente indicada nos casos de suspeita de cardiomiopatia periparto. A ressonância cardíaca (RM) pode sugerir miocardite pelo padrão de acometimento mesocárdico e/ou epicárdico, normalmente preservando o subendocárdio, mas no estudo IPAC, de 40 pacientes com CMP que fizeram RM cardíaca, só uma tinha imagem sugestiva de miocardite. Portanto, não há recomendação de realização de RM de rotina nestes casos.
- Outras hipóteses, como células fetais na circulação materna (quimerismo) que, ao se alojarem no coração desencadeariam um mecanismo de autoimunidade levando à lesão cardíaca, deficiências nutricionais de ferro e principalmente de selênio também se tornaram menos importantes após revisões mais recentes.
- Marcadores inflamatórios como TNF-alfa, interleucina 6 (IL-6), PCR, entre outros, estão aumentados em pacientes com CMP, sugerindo um possível papel da inflamação como fator contribuidor para o desenvolvimento da cardiomiopatia.
- Apesar de não haver uma associação familiar clara, outro aspecto que vem ganhando força é a predisposição genética, com identificação em algumas pacientes de mutações semelhantes às encontradas na cardiomiopatia dilatada.
- O papel dos hormônios produzidos no final da gestação já era considerado há bastante tempo como um possível fator causal, mas esta hipótese vem recebendo cada vez mais destaque como um dos principais fatores responsáveis pela disfunção cardíaca após o resultado de pesquisas em ratos e após séries de casos e pequenos estudos mos-

trarem que a inibição da secreção da prolactina reverteu com maior frequência as alterações no sistema cardiovascular.

- Os pesquisadores conseguiram criar em ratas grávidas um modelo semelhante ao da cardiomiopatia periparto após retirarem geneticamente o fator de transcrição chamado STAT 3 nos corações, o que levaria à redução na expressão de genes que seriam protetores contra os mecanismos de estresse oxidativo, principalmente por menor atividade da enzima manganês superóxido dismutase (MnSOD). Como consequência disso haveria uma produção aumentada da catepsina D, uma peptidase que cliva a prolactina (um hormônio presente em grandes quantidades no final da gestação e início do puerpério) em um fragmento de 16 kDa. Este fragmento levaria a danos nas células cardíacas e endoteliais, além de induzir apoptose (via micro-RNA 146a). A inibição da secreção da prolactina nas ratas com o uso da bromocriptina preveniu o aparecimento da disfunção ventricular.
- Outro fator de transcrição é o PGC-1, que tem duas funções importantes: é angiogênico, produzindo fatores de crescimento vasculares como o VGEF, além de ter a função de controlar a expressão de enzimas que reduzem a formação de espécies reativas de oxigênio. Portanto, a diminuição na sua expressão levaria ao aumento do estresse oxidativo, da catepsina D e consequente produção exacerbada do fragmento de 16 kDa proveniente da prolactina, além de reduzir a expressão do fator de crescimento vascular hormonal (VGEF). Além disso, no final da gestação a placenta produz outro hormônio, o *soluble Fms-like tyrosine kinase* 1 (sFlt1), que normalmente é neutralizado pelo VEGF. Como o VEGF está reduzido, há um aumento relativo do sFlt1 que, em excesso, também é danoso e contribui para disfunção cardíaca (Figura 59.1). Um dado interessante é que o sFlt1 se encontra aumentado na pré-eclâmpsia e nas gestações gemelares, o que explicaria a maior incidência de cardiomiopatia periparto nestas situações.

 Quais as principais explicações para o surgimento da cardiomiopatia periparto?

Na verdade, a etiologia da cardiomiopatia não é completamente definida e provavelmente decorre de múltiplos fatores.
No final da gestação há um aumento no estresse oxidativo e para que não ocorram efeitos deletérios no funcionamento do sistema cardiovascular são necessários mecanismos antioxidantes eficazes. Algumas gestantes, geneticamente predispostas, teriam um desbalanço no mecanismo antioxidante que, associado ao aumento de alguns hormônios durante a gravidez, levaria à produção de substâncias prejudiciais ao coração. O principal exemplo é clivagem da prolactina pela catepsina D, gerando um fragmento tóxico de 16 kDa que causaria danos às células cardíacas e endoteliais (efeitos pró-apoptóticos e antiangiogênicos) levando ao aparecimento da disfunção ventricular.

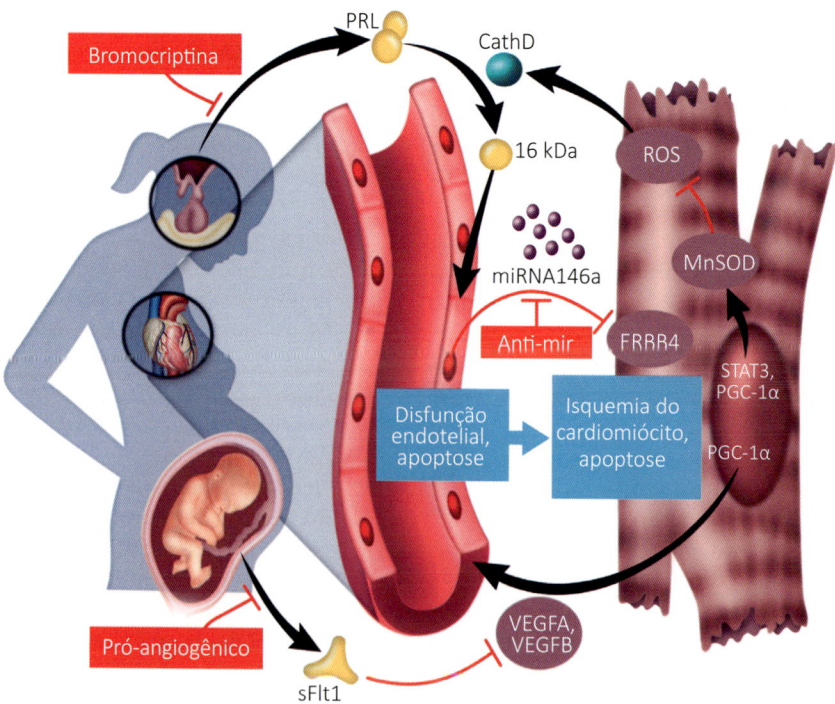

Figura 59.1. Fisiopatologia da cardiomiopatia periparto. PRL = prolactina; CathD = catepsina D; ROS = espécies reativas de oxigênio; MnSOD = enzima manganês superóxido dismutase. Referência: Arany Z, Elkayam U. Peripartum Cardiomyopathy, Contemporary Reviews in Cardiovascular Medicine, Circulation. 2016.

Fatores de risco

Fatores de risco para desenvolvimento da cardiomiopatia periparto

- Principais:
  - etnia negra (fator mais importante);
  - idade materna > 30 anos (principalmente se > 40 anos);
  - presença de pré-eclâmpsia;
  - gestação múltipla;
  - hipertensão arterial.

- Fatores menos importantes (evidências questionáveis):
  - diabetes;
  - obesidade;
  - desnutrição;
  - terapia tocolítica prolongada;
  - multiparidade.

- Mais de 50% dos casos ocorrem em mulheres acima de 30 anos.
- A incidência em mulheres negras chega a ser três a 16 vezes maior do que em brancas, conforme estudos americanos. As negras costumam ser mais jovens no momento da apresentação, ter mais pré-eclâmpsia e hipertensão associadas e apresentar menor recuperação da disfunção ventricular e maior mortalidade. A explicação para este achado é provavelmente multifatorial, mas alguns polimorfismos genéticos presentes nesta população poderiam contribuir com a suscetibilidade aumentada.
- Numa metanálise de 22 estudos, a prevalência de pré-eclâmpsia, hipertensão gestacional ou hipertensão crônica foi de 37% dos casos cardiomiopatia periparto.

Quadro clínico

- Apesar de os sinais e sintomas serem os clássicos da insuficiência cardíaca, com dispneia aos esforços, ortopneia, dispneia paroxística noturna e edema de membros inferiores, muitas vezes o diagnóstico é pouco lembrado e feito tardiamente, pois os sintomas se confundem com os apresentados em muitas gestações normais, principalmente no final da gravidez, onde são comuns as queixas de dispneia e edema de membros inferiores. As alterações ao exame físico, como os estertores crepitantes persistentes e a estase jugular, reforçam o diagnóstico da insuficiência cardíaca.
- Formas mais graves de apresentação com edema agudo pulmonar ou choque cardiogênico podem ocorrer. As arritmias ventriculares, morte súbita e os fenômenos tromboembólicos são outras possíveis formas de apresentação clínica. A gravidez já é um estado de hipercoagulabilidade e quando associada a disfunção grave do VE (FE < 30%) leva, não raramente, à formação de trombos intraventriculares.
- Setenta e cinco por cento das pacientes iniciam os sintomas no primeiro mês pós-parto, frequentemente nos primeiros dias (Figura 59.2).
- Suspeitar sempre de cardiomiopatia periparto quando há demora na recuperação da paciente ao estado pré-gestacional, com persistência do edema, dispneia aos esforços e ortopneia.

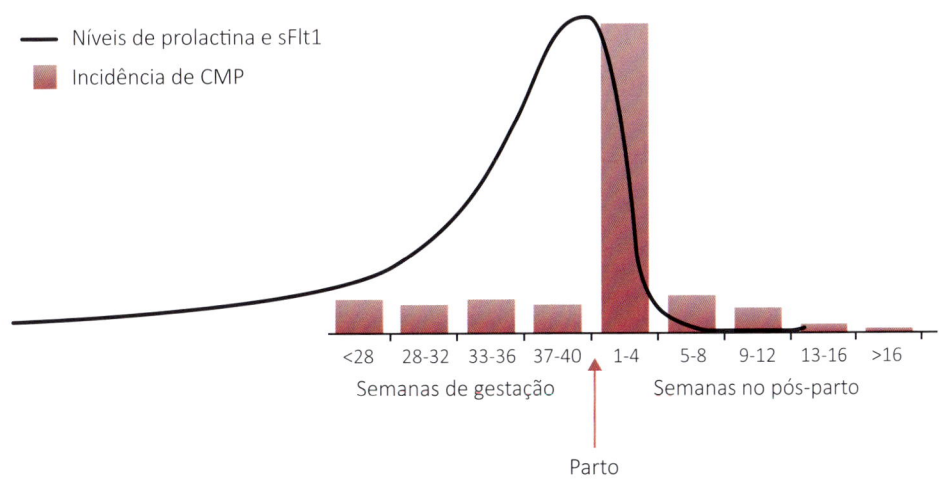

Figura 59.2. Relação da incidência de cardiomiopatia periparto com os níveis de prolactina e a época gestacional. Adaptada de: Arany Z, Elkayam U. Peripartum Cardiomyopathy, Contemporary Reviews in Cardiovascular Medicine, Circulation. 2016.

■ Diagnóstico

- O ecocardiograma é o exame de escolha para o diagnóstico. Serão observados sinais de disfunção ventricular com FE menor que 45%, sem alterações relacionadas a outras cardiopatias como, por exemplo, as lesões valvares (exceto a insuficiência mitral secundária a dilatação do ventrículo esquerdo).
- Quando o ecocardiograma não está rapidamente disponível, a radiografia de tórax pode ajudar no diagnóstico se houver área cardíaca aumentada com congestão pulmonar associada. Entretanto, muitos casos não apresentam dilatação significativa, além dos possíveis efeitos deletérios da radiação. Lembrar de realizar proteção abdominal com avental de chumbo caso o exame seja realizado durante a gestação.
- O eletrocardiograma é inespecífico, mas é importante para o diagnóstico diferencial principalmente para descartar SCA. Taquicardia sinusal, arritmias atriais e ventriculares são relativamente frequentes. A presença de BRE é associada a pior prognóstico.
- Considerar Holter 24 horas para todas as pacientes. Numa revisão recente quase 20% das pacientes internadas apresentaram algum tipo de arritmia, em outro estudo na Califórnia a morte súbita foi responsável por 38% dos óbitos.
- A ressonância cardíaca não precisa ser realizada de rotina, mas é útil em casos com janela ecocardiográfica ruim, na dúvida diagnóstica (descartar outras cardiomiopatias) e para estratificação de risco, mostrando pior prognóstico quando há alterações no realce tardio.

Critérios para o diagnóstico da cardiomiopatia periparto

- Desenvolvimento de insuficiência cardíaca em mulheres no final da gestação até o quinto mês de pós-parto.
- Ausência de cardiopatia preexistente.
- Disfunção ventricular esquerda comprovada por alterações no ECO (FE < 45%).
- Ausência de causa identificável da IC.

■ Diagnóstico diferencial

- *Descompensação de cardiopatias prévias à gestação:* a gravidez produz alterações relevantes no sistema cardiovascular, com aumento progressivo da volemia a partir da sexta semana, atingindo o pico em aproximadamente 32 semanas, quando se verifica um aumento de 40 a 50% em relação aos níveis pré-gravídicos. O débito cardíaco também aumenta a partir da décima semana, atingindo valor 30 a 50% maior que o basal na 32ª semana. Muitas grávidas portadoras de cardiopatias só manifestarão os primeiros sintomas durante a gestação, mais frequentemente entre o segundo e o terceiro trimestres, decorrentes principalmente das alterações na volemia. Outro momento frequente de descompensação é o trabalho de parto, devido ao aumento dos níveis pressóricos, e o pós-parto imediato, decorrente do aumento na resistência vascular periférica. No nosso meio, a principal causa de insuficiência cardíaca na gestação é a cardiopatia reumática crônica, especialmente a estenose mitral. O diagnóstico diferencial é facilmente realizado pelo ecocardiograma na maioria dos casos.
- *Cardiopatia hipertensiva:* as doenças hipertensivas da gravidez podem levar a quadro de insuficiência cardíaca, principalmente nos casos de pré-eclâmpsia/eclâmpsia ou durante terapia tocolítica prolongada com administração de grandes quantidades de fluidos intravenosos. Nestes casos o ecocardiograma costuma demonstrar algum grau de hipertrofia ventricular e FE > 45%.
- *Síndromes coronarianas agudas:* apesar de pouco frequentes, podem ser causas de IC na gestação decorrentes da instabilização de placa aterosclerótica ou dissecção espontânea das coronárias. Nestes casos o ECG costuma apresentar alterações (supra, infradesnível, inversão simétrica da onda T) associadas a elevação dos marcadores de necrose (troponina preferencialmente). A alteração segmentar no ECO reforça o diagnóstico.
- *Takotsubo:* é causa de IC e dor torácica, ecocardiograma com alterações específicas, normalmente mostrando hipercinesia basal e acinesia ou hipocinesia importante medioapical.
- *Embolia pulmonar:* causa de dispneia e dor torácica na gestação, nestes casos o ecocardiograma não demonstra disfunção de VE, podendo apresentar disfunção de VD. A radiografia de tórax não apresentará congestão pulmonar e eventualmente mostra oligoemia focal.
- *Pneumonia:* é causa de dispneia, mas apresenta outros sintomas associadas como tosse e febre, com alterações mais evidentes na radiografia de tórax (condensações).
- *Embolia de líquido amniótico:* início súbito de dispneia, hipoxemia, hipotensão, coma, convulsões e coagulação intravascular disseminada (CIVD).

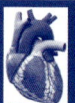 **Qual a principal causa de insuficiência cardíaca durante a gestação no Brasil?**

É a cardiopatia reumática crônica, com destaque para a estenose mitral. Muitas vezes o primeiro sintoma relacionado à valvopatia aparece apenas na gravidez.
Na gestação ocorrem alterações no sistema cardiovascular como taquicardia, aumento da volemia e do débito cardíaco, além da diminuição da resistência periférica associada a redução da pressão arterial. Como consequência, as lesões obstrutivas (estenoses mitral e aórtica principalmente) descompensam com maior frequência que as regurgitantes (insuficiências mitral e aórtica).

■ Tratamento

- O tratamento é o mesmo usado em outras causas de insuficiência cardíaca, mas a introdução dos medicamentos deve ser avaliada cuidadosamente devido aos potenciais efeitos adversos no feto e/ou no lactente.

- Deve-se determinar o perfil clínico hemodinâmico durante o exame físico através da avaliação da perfusão e da presença de congestão. O perfil mais frequentemente encontrado é o perfil B. Nas pacientes com congestão pulmonar deve-se utilizar diuréticos de alça (furosemida) e preferir a introdução inicial dos vasodilatadores, começando os betabloqueadores após maior estabilidade clínica e controle da congestão.
- O objetivo do tratamento é aliviar os sintomas, melhorar a sobrevida e propiciar a recuperação da disfunção ventricular. Não esquecer de pesquisar e tratar fatores precipitantes como alterações tireoidianas, anemia, arritmias e infecções.
- No caso de gestantes, estão contraindicados os inibidores da enzima de conversão da angiotensina (IECA), bloqueadores dos receptores de angiotensina (BRA) e o ARNI, que é a associação do bloqueador de receptor de angiotensina (valsartana) + inibidor da neprilisina (sacubitril), pois são medicamentos teratogênicos com potencial de causar malformações fetais, principalmente renais. São permitidos (exceto o ARNI) no puerpério e na amamentação, preferir enalapril, captopril ou benazepril, pois foram os IECA mais estudados neste contexto. Não esquecer de evitar o seu uso também em mulheres em idade fértil e que planejam engravidar ou que não utilizam um método contraceptivo de alta eficácia.
- A espironolactona deve ser evitada, pois aumenta o risco de feminilização em fetos masculinos.
- Os betabloqueadores podem causar restrição de crescimento intrauterino, devendo-se optar por BB mais cardiosseletivos. A maior excreção no leite materno ocorre nos BB com baixa ligação proteica e maior eliminação renal. O medicamento que teria um bom perfil na gestação, com pouca excreção no leite materno, além de ter estudos demonstrando sua segurança, seria o metoprolol; o carvedilol seria outra opção para uso durante a amamentação, entretanto os dados do seu uso neste contexto são escassos. O bisoprolol deve ser evitado, pois teoricamente é o que possui maior risco de acumulação no lactente devido à maior presença no leite materno (30% de ligação proteica e 50% de excreção renal).
- Associar digoxina nas pacientes que persistam sintomáticas após otimização medicamentosa e/ou nas com fibrilação atrial de alta resposta.
- Não utilizar ivabradina na gestação.
- Após o nascimento trocar hidralazina + nitrato por IECA. Há pouca evidência sobre a segurança dos nitratos durante o aleitamento.
- Utilizar vasodilatadores intravenosos quando IC refratária ou níveis pressóricos bem elevados (especificamente em emergências hipertensivas como EAP). O nitroprussiato é o mais eficaz em reduzir a PA, mas apresenta risco de intoxicação por tiocianato/cianeto e deve ser usado pelo menor tempo possível, com o cuidado de não reduzir de maneira intensa e abrupta a pressão arterial (realizar monitoramento fetal contínuo durante o uso). Não o utilizar durante a amamentação (tiocianato e cianeto excretados no leite). Outra opção é o uso da nitroglicerina, que tem a vantagem de não levar a intoxicação por tiocianato. Não deve ser usada durante a amamentação.
- Utilizar dobutamina quando sinais de baixo débito ou resposta inadequada ao tratamento com vasodilatadores, diuréticos e digital. Não há informações consistentes sobre seu uso durante o aleitamento materno.
- Utilizar anticoagulantes nos casos em que há trombo no ventrículo esquerdo ou presença de fenômenos embólicos e considerar nas pacientes com fração de ejeção < 30% (não usar de rotina) e/ou fibrilação atrial. Lembrar que no primeiro trimestre a varfarina pode causar malformações fetais, chamadas de embriopatia varfarínica, e no final da gestação poderia levar ao aumento do risco de sangramento materno e fetal; seu uso na amamentação é permitido. A segurança dos novos anticoagulantes orais de ação direta (não dependentes da vitamina K) ainda é pouco estabelecida durante a gestação e amamentação, com alguns trabalhos em ratas mostrando efeito adversos durante a gravidez.
- Permanecem as mesmas indicações de drogas vasoativas, dispositivos de assistência ventricular e transplante cardíaco, como em outras causas de insuficiência cardíaca com FE reduzida. Entretanto, devido ao maior potencial de recuperação em comparação com as outras cardiomiopatias (até 60% em algumas séries), o implante de ressincronizador e/ou CDI deve ser postergado por até 6 meses, período no qual grande parte das pacientes já apresentou recuperação da função ventricular. Nos casos de maior risco de morte súbita, considerar o uso de CDI externos, que podem ser utilizados como vestimentas na forma de jaqueta.
- Não esquecer da profilaxia de TEV devido ao risco aumentado de TVP e embolia pulmonar, principalmente nas pacientes internadas.
- A decisão da via de parto, normalmente, é por indicação obstétrica, sendo a via vaginal preferida em pacientes estáveis clinicamente e quando houver possibilidade de parto assistido por equipe especializada multidisciplinar e com analgesia. A cesariana de urgência pode ser necessária quando há quadro de IC descompensada. Nos casos mais graves a decisão deve ser realizada por uma equipe composta por obstetras, cardiologistas, anestesistas e neonatologistas.

Tratamentos específicos

Bromocriptina

- Como comentado previamente, a clivagem da prolactina num fragmento de 16 kDa é considerada um dos principais mecanismos responsáveis pelo desenvolvimento da cardiomiopatia periparto.

- A bromocriptina é um agonista dopaminérgico (D2) que inibe a secreção de prolactina pela hipófise e demonstrou ser eficaz na prevenção e na reversão da disfunção ventricular em ratas e em pequenos estudos em pacientes com CMP.
- Apesar de ser uma terapia promissora, ainda necessita de maiores evidências científicas e seu uso não é isento de efeitos colaterais. Talvez o principal malefício seja impedir a lactação, privando o recém-nascido do aleitamento materno que é extremamente importante, sobretudo em países subdesenvolvidos, nos quais a mortalidade infantil é alta e a passagem de nutrientes e anticorpos pelo leite materno é fundamental para o adequado desenvolvimento do recém-nascido. Além disso, há relatos de IAM e AVE com seu uso; devido a este fato, alguns autores recomendam a utilização de anticoagulantes (enoxaparina/heparina não fracionada ou varfarina) quando for utilizar a bromocriptina.
- O primeiro estudo randomizado (aberto) foi realizado na África do Sul, com 20 portadoras de CMP, o grupo intervenção recebeu o tratamento padrão mais bromocriptina 2,5 mg duas vezes ao dia por 2 semanas e após 2,5 mg uma vez ao dia por mais 6 semanas, comparado ao tratamento usual. As dez pacientes que receberam a intervenção tiveram maior recuperação da função ventricular (FE foi de 27% para 58% contra 27% para 36% no grupo de tratamento padrão), menor mortalidade 1 × 4, e menos eventos 1 × 8 (desfecho composto morte, IC CF III-IV e FE < 35% avaliada com 6 meses). Apesar dos resultados bem melhores no grupo da bromocriptina, trata-se de estudo aberto, com pequeno número de pacientes, com alta mortalidade no grupo-controle (maior que a habitual quando comparado a outras séries nos Estados Unidos e na Europa).
- Outro estudo realizado na Alemanha e publicado em 2017 randomizou 63 pacientes com CMP e FE ≤ 35% para bromocriptina 2,5 mg uma vez ao dia por 1 semana *versus* 2,5 mg duas vezes ao dia por 2 semanas e após 2,5 mg por mais 6 semanas e avaliou a melhora da FE pela RM em 6 meses, com resultados semelhantes (28% para 49% *versus* 27% para 51% no grupo de 8 semanas), com 68% das pacientes no grupo de tratamento prolongado atingindo FE ≥ 50% *versus* 52% no grupo de 1 semana, mas sem atingir significância estatística. Pode-se concluir que o número de pacientes tratadas que evolui com recuperação da disfunção foi alto (quase 70%) e bem melhor (sem morte, transplante ou uso de assistência ventricular) do que em outras séries. Entretanto, uma falha do estudo foi não ter um grupo-controle recebendo placebo.
- Após todas as ponderações anteriores, consideramos que não há, até o momento, evidências de boa qualidade para justificar o uso rotineiro da bromocriptina em todas pacientes com CMP. Sugerimos considerar o uso de 2,5 mg duas vezes ao dia por 2 semanas + 2,5 mg uma vez ao dia por mais 6 semanas em pacientes com maior risco de evolução desfavorável como FE < 30%, principalmente quando há dilatação ventricular significativa, sintomas persistentes e que não estejam apresentando melhora com o tratamento habitual. Nas pacientes estáveis, sem disfunção grave e com boa evolução deve-se dar preferência ao aleitamento materno.

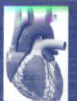
Devo usar a bromocriptina em todas as pacientes com cardiomiopatia periparto?

Apesar dos excelentes resultados no estudo alemão e de muitos autores sugerirem o uso rotineiro em pacientes com FE ≤ 35%, ainda são necessários novos estudos de boa qualidade para respaldar esta conduta, pois a administração da bromocriptina não é isenta de efeitos colaterais e impede o aleitamento materno. Considerar nos casos mais graves e com maior probabilidade de evolução desfavorável (FE < 30%, NYHA CF III-IV, negras, etc.)

Pentoxifilina

- A pentoxifina é uma droga que inibe a produção do TNF-alfa, que se encontra aumentado nas pacientes com CMP.
- Um trabalho com 59 pacientes comparou o tratamento padrão (29 pacientes) × padrão + pentoxifilina 400 mg três vezes ao dia (30 pacientes). Oito pacientes morreram no tratamento convencional contra uma no grupo intervenção. O desfecho composto de morte, IC CF III-IV ou ausência de melhora > 10% na FE ocorreu em 52% no tratamento usual × 27% no grupo que usou pentoxifilina, com p de 0,03.
- Apesar dos resultados animadores, foi o trabalho de um único centro, aberto e com randomização pouco adequada. São necessários novos estudos randomizados e de boa qualidade para recomendar o uso da pentoxifilina na CMP.

Imunoglobulinas

- As imunoglobulinas foram testadas em número muito pequeno de pacientes com resultados favoráveis. No momento não há recomendação para o seu uso na CMP.

Tratamento medicamentoso da cardiomiopatia periparto

- IECA, BRA, ARNI
  - Contraindicados durante toda a gestação.
  - O IECA é permitido no puerpério e amamentação.
  - Há pouca evidência da segurança dos BRA no aleitamento e o ARNI não deve ser utilizado.
- Espironolactona
  - Evitar na gestação devido ao risco de feminização de fetos masculinos.
- Hidralazina/nitrato
  - Hidralazina é o vasodilatador de escolha para tratamento da IC na gestação.
  - Compatível com a amamentação, mas é usualmente trocada pelo IECA no puerpério.
  - Doses: hidralazina 25 a 100 mg, três vezes ao dia.
  - Dinitrato de isossorbida: 20-40 mg, três vezes ao dia.

- Betabloqueadores
  - Preferir metoprolol por apresentar menor influência no tônus uterino e menos efeitos adversos para o feto.
  - Sugerir amamentação após 3 horas da dose.
  - Dose: succinato de metoprolol CR – Inicial: 12,5 mg, uma vez ao dia; alvo: 200 mg, uma vez ao dia.
- Diuréticos
  - Furosemida é o de escolha. É excretada no leite, mas sem efeito adverso significativo para o feto ou lactente.
  - Doses: IV até 120 mg/dia.
  - VO: 20-600 mg/dia.
  - A clortalidona 25 mg pode ser utilizada (B).
- Digoxina
  - Volume de distribuição encontra-se aumentado na gestação e os níveis séricos da digoxina podem diminuir em até 50%, devido ao aumento da depuração renal, necessitando de um ajuste de dose. Excretada pelo leite, mas sem efeitos adversos relevantes no feto.
  - Dose: 0,25 a 0,125 mg, uma vez ao dia.

Prognóstico

- Há uma grande variabilidade, conforme a população estudada, em relação à recuperação da função ventricular (FE ≥ 50%), com taxas variando de 20 a 60% nos estudos mais recentes. Esta recuperação geralmente ocorre em até 6 meses do diagnóstico.
- A mortalidade é menor do que em outras cardiomiopatias, conforme estudo publicado no NEJM no ano 2000 (6% de mortalidade) e decorre do quadro de insuficiência cardíaca, morte súbita ou fenômenos tromboembólicos. Também é extremamente variável conforme a referência, no estudo de uma coorte alemã de 115 pacientes publicado em 2013, 87% apresentaram melhora da função ventricular, sendo 47% com recuperação completa e só 2% de mortalidade. Cabe ressaltar que muitas pacientes utilizaram bromocriptina. Já numa coorte americana de 187 pacientes, 61% apresentaram recuperação da função do VE (FE ≥ 50%). Em outro estudo americano com 100 pacientes a mortalidade foi de 9%. Os dados americanos e europeus contrastam com uma mortalidade bem mais elevada na população africana, com quase 30% de mortalidade em algumas séries, podendo chegar a quase 50%.
- A recuperação é mais frequente naquelas com fração de ejeção maior que 30% no momento do diagnóstico. Em estudo americano publicado no JAMA em 2017 a probabilidade de recuperação da função ventricular nas afro-americanas foi aproximadamente metade das não afrodescendentes, e quando houve recuperação ela demorou mais para ocorrer. Esta diferença é provavelmente decorrente da associação de fatores genéticos e condições socioeconômicas.
- O período de recuperação da função ventricular pode durar até 3 anos, e é fundamental a sua avaliação por meio do ecocardiograma a cada 6 meses, ou sempre que houver mudança dos sintomas.

Fatores relacionados a pior prognóstico na cardiomiopatia periparto
1. Etnia negra.
2. FE ao diagnóstico < 30% (no estudo alemão < 25%).
3. Diâmetro diastólico final do VE ≥ 60 mm e fração de encurtamento < 20%.
4. Diagnóstico durante a gestação.
5. Elevação de troponina.
6. NYHA CF III-IV.

Aconselhamento

- Os dados sobre futuras gestações são limitados. Uma série de 191 casos de gestações recorrentes, sendo 98 em pacientes com FE ≥ 50%, mostrou que 27% apresentaram piora da disfunção, mas sem mortes ou complicações graves. Estas pacientes devem ser informadas sobre os riscos de novas gestações, mas caso optem por engravidar deverão realizar acompanhamento regular com avaliação clínica, BNP e ecocardiogramas periódicos (preferencialmente com a utilização do Strain Global Longitudinal, que detecta alterações de forma mais precoce que o ecocardiograma convencional).
- Já as pacientes que permanecem com FE < 50% ou que apresentaram disfunção grave (FE ≤ 25%) no primeiro episódio não devem engravidar devido ao risco de complicações graves durante a gestação. Revisão de 91 casos mostrou 16% de mortalidade e 47% de piora na função do VE. Nestes casos é extremamente importante o uso de métodos contraceptivos eficazes sem o uso do estrogênio, como o DIU ou implante subcutâneo de etonogestrel ou propor a esterilização definitiva na paciente ou no parceiro.

Dica
A cardiomiopatia periparto com disfunção residual faz parte das principais cardiopatias que contraindicam a gestação (classe IV da classificação modificada da Organização Mundial de Saúde- mWHO IV). As pacientes devem ser orientadas a não engravidar novamente, sob risco de nova descompensação, morte, partos prematuros e perdas fetais.

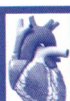 **Podemos suspender os medicamentos nas pacientes que apresentam recuperação completa da disfunção?**

Não há uma resposta definitiva para esta questão. Pequenos trabalhos sugerem que seria segura a suspensão dos medicamentos. Caso a opção seja pela suspensão nas pacientes com FE ≥ 50% por mais de 6 meses e que já se encontram sem usar o diurético de alça, a sugestão é que seja retirado um medicamento por vez (primeiro espironolactona, depois IECA e por último o BB), esperando 6 meses para nova retirada (antes repetir ECO, de preferência o *Strain Global Longitudinal*, que detecta alterações de forma mais precoce e dosar BNP). Caso apareçam alterações no ECO ou no BNP, retornar os medicamentos.

Contraindicação à gravidez devido ao alto risco
1. Coarctação de aorta importante.
2. Síndrome de Marfan com diâmetro de raiz de aorta > 45 mm ou dilatação de aorta > 50 mm associada à valva aórtica bicúspide.
3. Hipertensão arterial pulmonar importante de qualquer etiologia (principalmente Síndrome de Eisenmenger).
4. Disfunção ventricular grave – fração de ejeção < 30% ou classe funcional (CF) *New York Heart Association* (NYHA) III ou IV.
5. Estenose mitral ou aórtica importantes sintomáticas
6. Miocardiopatia periparto prévia associada à disfunção ventricular residual.

Adaptado de: Diretriz da Sociedade Brasileira de Cardiologia para Gravidez na Mulher Portadora de Cardiopatia e ESC Guidelines on the Management of Cardiovascular Diseases During Pregnancy.

■ Leitura sugerida

- Arany Z, Elkayam U. Peripartum Cardiomyopathy, Contemporary Reviews in Cardiovascular Medicine, Circulation. 2016;133:1397-1409.
- Bauersachs J, Arrigo M, Hilfiker-Kleiner D, et al. Current management of patients with severe acute peripartum cardiomyopathy: practical guidance from the Heart Failure Association of the European Society of Cardiology Study Group on peripartum cardiomyopathy. Eur J Heart Fail. 2016;18:1096.
- Decara J, Lang RM, Foley MR. Management of heart failure during pregnancy. UpToDate, fevereiro de 2018.
- Sliwa K, Hilfiker-Kleiner D, Petrie MC, et al. Current state of knowledge on aetiology, diagnosis, management, and therapy of peripartum cardiomyopathy: a position statement from the Heart Failure Association of the European Society of Cardiology Working Group on peripartum cardiomyopathy. Eur J Heart Fail. 2010;12:767.
- Sliwa K, Mebazaa A, Hilfiker-Kleiner D, et al. Clinical characteristics of patients from the worldwide registry on peripartum cardiomyopathy (PPCM): EURObservational Research Programme in conjunction with the Heart Failure Association of the European Society of Cardiology Study Group on PPCM. Eur J Heart Fail. 2017;19:1131.
- Tedoldi CL, Freire CMV, Bub TF, et al, Sociedade Brasileira de Cardiologia. Diretriz da Sociedade Brasileira de Cardiologia para Gravidez na Mulher Portadora de Cardiopatia. Arq Bras Cardiol. 2009;93(6 suppl. 1):e110-78.
- Tsang W, Lang RM. Peripartum Cardiomyopathy: Etiology, clinical manifestations and diagnosis. UpToDate, maio de 2019.
- Tsang W, Lang RM. Peripartum Cardiomyopathy: Treatment and prognosis. UpToDate, maio de 2019.
- Zagrosek VR, Blomstrom Lundquist C, Borghi C, et al. ESC Guidelines on the management of cardiovascular diseases during pregnancy. The Task Force on the Management of Cardiovascular Diseases during Pregnancy of the European Society of Cardiology (ESC), Endorsed by the European Society of Gynecology (ESG), the Association for European Paediatric Cardiology (AEPC), and the German Society for Gender Medicine (DGesGM). Eur Heart J. 2011. [10.1093/eurheartj/ehr218].
- Zagrosek VR, Roos-Hesselink JW, Bauersach J, et al. 2018 ESC Guidelines for the management of cardiovascular diseases during pregnancy. European Heart Journal. 2018;39:3165-3241.

capítulo 60

Miocárdio Não Compactado

• Fabio Mastrocola

■ Introdução

- É classificada como uma cardiomiopatia primária de origem genética pela *American Heart Association*; já para a Sociedade Europeia é considerada uma cardiomiopatia familial não classificada.
- É uma doença rara que se caracteriza por numerosas trabeculações e proeminentes recessos intertrabeculares que penetram profundamente no miocárdio e são preenchidos por sangue diretamente da cavidade ventricular, sem contato com os vasos coronarianos, formando uma parede ventricular espessada com duas camadas distintas: uma de miocárdio não compactado e outra compactada.
- Pode estar associado a cardiopatias congênitas como a atresia pulmonar, anomalias das coronárias e a síndromes genéticas como a de Barth.
- O primeiro relato da não compactação do miocárdio foi feito por Grant, em 1926, a forma não associada a outras alterações cardíacas foi descrita em 1984, por Engberding e Bender. Em 1990, Chin introduziu o termo miocárdio não compactado isolado do ventrículo esquerdo (VE), que será o assunto deste capítulo.
- Sua prevalência variou de 0,014 a 1,3% em pacientes encaminhados para estudo ecocardiográfico, chegando a 4% no grupo dos portadores de insuficiência cardíaca.
- Pode manifestar-se tanto na infância quanto na idade adulta. Em um estudo australiano foi considerado a terceira causa de cardiomiopatia primária na faixa etária pediátrica, atrás da dilatada e da hipertrófica.
- É mais frequente no sexo masculino, sendo responsável por 51 a 74% dos casos relatados.

Quais as características da não compactação ventricular?

1. Parede ventricular com espessura aumentada, composta por duas camadas distintas: não compactada (maior) e a compactada (mais fina).
2. Numerosas e proeminentes trabeculações miocárdicas.
3. Recessos intertrabeculares profundos preenchidos por sangue da cavidade ventricular.

■ Fisiopatologia

- A camada trabecular das paredes ventriculares se compacta da base para o ápice, do epicárdio para o endocárdio e do septo para a parede lateral.
- A etiologia da não compactação é desconhecida, mas acredita-se que ocorra interrupção da morfogênese endomiocárdica entre a quinta e a oitava semana da vida fetal.
- **A ocorrência é mais comum no ventrículo esquerdo, predominantemente no ápice e raramente envolvendo o septo interventricular. Pode acometer ambos os ventrículos.**
- Pode ocorrer esporadicamente, mas em até 50% dos casos há associação familiar. O padrão mais característico de herança é o autossômico dominante; outros padrões encontrados são herança ligada ao X e mais raramente o mitocondrial. Já foram identificadas mutações em mais de dez genes, relacionados especialmente a proteínas sarcoméricas, do citoesqueleto, mitocondriais ou do disco Z. São exemplos destas alterações a mutação no gene da tafazina, actina alfacardíaca, alfadistrobrevina, laminina A/C, betamiosina de cadeia pesada, entre outras.
- Algumas mutações identificadas em casos de miocárdio não compactado (MNC) são semelhantes às alterações encontradas em outras cardiomiopatias, como a hipertrófica e a dilatada, inclusive com descrição de uma única mutação na mesma família levando a alterações distintas, com alguns indivíduos demonstrando alterações compatíveis com MNC e outros com hipertrófica. Esta sobreposição entre essas doenças com várias mutações em comum tem levado alguns autores a questionar se a não compactação ventricular não seria apenas uma variação fenotípica de outras miocardiopatias, como a hipertrófica.

Em quais locais a não compactação é mais e menos evidente?

O ápice e a porção apical da parede lateral do VE são as regiões mais acometidas e a porção basal da parede septal, a menos afetada.

Quadro clínico

- Apresenta-se desde sua forma assintomática até graves manifestações clínicas. Os sintomas mais frequentes de acordo com uma revisão sistemática de cinco estudos com 241 pacientes foram: dispneia (60%), palpitações (18%), dor torácica (15%), síncope ou pré-sincope (9%) e acidente vascular encefálico prévio (3%). Quadro de insuficiência cardíaca estava presente em 56% dos pacientes, sendo 31% em CF III-IV da NYHA.
- As arritmias ventriculares e supraventriculares são comuns. Numa revisão sistemática realizada em 2011, 33% dos pacientes apresentaram taquicardia ventricular não sustentada e 5%, TV sustentada, já a fibrilação atrial esteve presente em 10% dos casos nesta revisão, chegando a 25% em outro estudo.
- Os mecanismos que explicariam a presença frequente das arritmias seriam: a isquemia subendocárdica, alteração na formação do sistema de condução, disfunção no sistema simpático, formação de circuitos de reentrada entre os recessos intertrabeculares e áreas de fibrose.
- Há uma grande diferença nas formas de apresentação clínica, conforme o critério utilizado para o diagnóstico de MNC, a população estudada e a disponibilidade de determinados tratamentos no momento do estudo. Por exemplo, os fenômenos tromboembólicos foram identificados em 0 a 38% dos pacientes, conforme o estudo (em média 8% dos casos), com maior prevalência em pacientes com insuficiência cardíaca grave e numa época em que era pouco utilizada a anticoagulação.

Manifestações clínicas principais

1. O quadro de disfunção sistólica associado a sintomas de insuficiência cardíaca é a apresentação mais comum.
2. Fenômenos tromboembólicos sistêmicos decorrentes de trombos endocárdios (devido ao fluxo lento nos recessos intertrabeculares, principalmente quando há FE do VE reduzida).
3. Arritmias cardíacas supraventriculares, ventriculares e morte súbita. Na população pediátrica não é rara a associação com a síndrome de Wolff-Parkinson-White (WPW).

- A dor precordial pode estar presente, mesmo com coronárias sem lesões obstrutivas, provavelmente devido à disfunção microvascular.
- A associação com doenças neuromusculares foi descrita em até 82% dos pacientes no trabalho publicado por Stollberger, em 2002. Entretanto, outros estudos sugerem que a prevalência seja bem menor.

Diagnóstico

- Ecocardiograma é o exame inicial e tradicionalmente utilizado para o diagnóstico, por ser de menor custo, prático, amplamente disponível e sem necessidade do uso de contraste ou exposição à radiação ionizante. A ressonância cardíaca é outro exame de grande importância, e sua indicação é cada vez mais frequente como complementação ao ecocardiograma.
- O ecocardiograma com contraste (microbolhas) ou o tridimensional podem ser utilizados, pois facilitam a distinção entre as camadas compactada e não compactada, principalmente na região apical, em pacientes com janela acústica inadequada. A análise do *strain* miocárdico pelo *speckle tracking* é um método promissor e pode melhorar a acurácia no diagnóstico do MNC, entretanto são necessários mais estudos para validação dos critérios diagnósticos nessas novas modalidades.
- Existem vários critérios disponíveis para o diagnóstico, comentaremos os quatro critérios ecocardiográficos mais utilizados. Entretanto, como não há um padrão-ouro para o diagnóstico, nem consenso entre os especialistas, a sensibilidade e a especificidade dos critérios ecocardiográficos são incertas, principalmente por terem sido originados de coortes com pequeno número de pacientes.

Critérios ecocardiográficos para o diagnóstico de miocárdio não compactado (não compactação isolada do ventrículo esquerdo que, por definição, não deve ter outras anormalidades cardíacas)

1. Jenni e cols. (grupo de Zurique) – é o critério mais utilizado (todos os critérios devem estar presentes)
- Ausência de anormalidades cardíacas coexistentes.
- Parede ventricular esquerda espessada composta por duas camadas, uma fina camada epicárdica compactada e uma grossa subendocárdica não compactada com numerosas e proeminentes trabéculas e recessos intertrabeculares profundos com relação do miocárdio não compactado/compactado > 2, medida no final da sístole no eixo curto paraesternal (Figura 60.1).
- Demonstração através do Doppler colorido de fluxo sanguíneo nos recessos intertrabeculares.
- Localização predominante das trabéculas na porção apical do VE (incluindo o ápice) e porções médias das paredes lateral e inferior.
- Achado adicional: as regiões não compactadas são usualmente hipocinéticas, mas a hipocinesia não se restringe apenas a essas regiões.

2. Stollberger e Finsterer (Viena)
- Mais de três trabéculas na parede ventricular esquerda com localização apical aos músculos papilares, vistas no mesmo plano de imagem.
- Trabéculas com a mesma ecogenicidade do miocárdio e com movimento sincrônico à contração ventricular.
- Perfusão dos recessos intertrabeculares por sangue proveniente da cavidade do VE (Doppler colorido) (Figura 60.2).
- Realizar as imagens no corte apical quatro câmaras. É importante diferenciar as trabéculas de bandas aberrantes e falsas cordas.

3. Chin e cols. (Califórnia)
- Relação X/Y ≤ 0,5 (medida no final da diástole).
- X = distância da superfície epicárdica até o recesso intertrabecular.
- Y = distância da superfície epicárdica até o pico da trabécula.
- Este critério avalia as trabéculas do ápice do VE no paraesternal eixo curto e apical.

4. Paterick (Wisconsin) – boa correlação com RM, mas necessita de maior validação
- Relação da espessura da camada não compactada/compactada > 2.
- Medida deverá ser realizada no final da diástole no eixo curto na janela paraesternal.

- Num estudo que comparou os três primeiros critérios (Jenni, Chin e Stollberger), a correlação entre eles não foi boa, com só 30% dos casos de MNC preenchendo todos os critérios. Além disso, alguns indivíduos do grupo-controle (sem disfunção ventricular) preencheram os critérios diagnósticos, especialmente os negros, que usualmente já possuem naturalmente maior trabeculação miocárdica. Outros trabalhos também demonstraram a baixa especificidade dos critérios quando utilizados em populações diferentes dos estudos iniciais, como quando foram avaliados num estudo publicado no Heart em 1.146 atletas de alto desempenho, com 8,1% deles

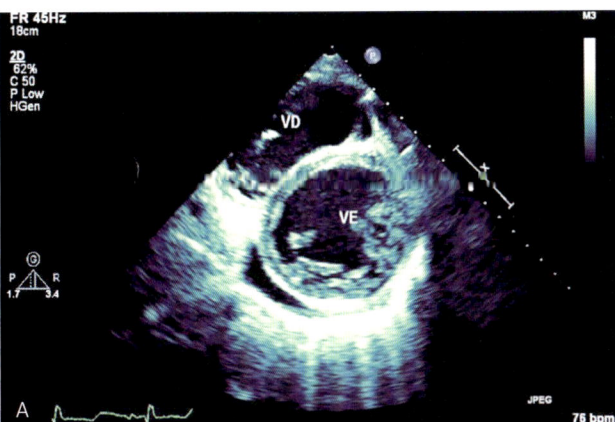 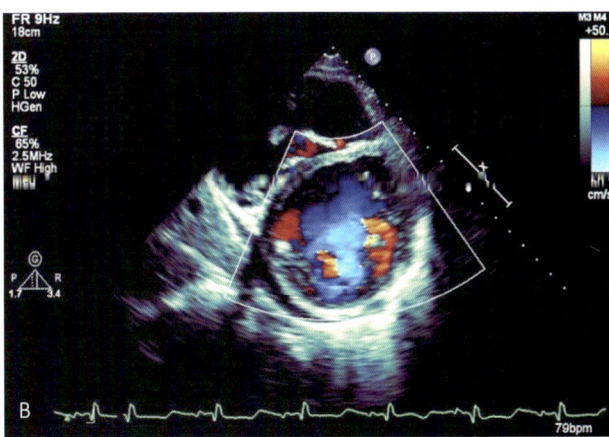

Figura 60.1. A. Ecocardiograma transtorácico evidenciando imagem de miocárdio não compactado com relação do miocárdio não compactado/compactado > 2, medida no final da sístole no eixo curto paraesternal. B. Doppler colorido evidenciando fluxo sanguíneo nos recessos intertrabeculares.

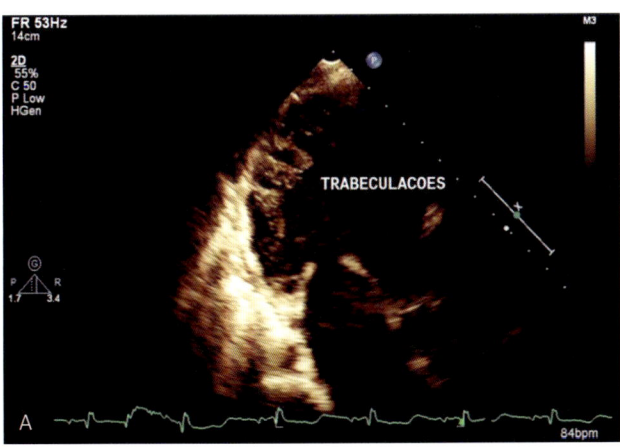 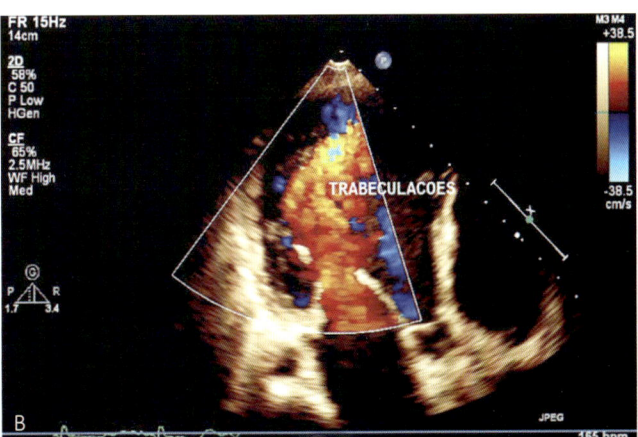

Figura 60.2. A. Trabéculas na parede ventricular esquerda com localização apical aos músculos papilares no corte apical quatro câmaras. B, Observe perfusão dos recessos intertrabeculares por sangue proveniente da cavidade do VE (Doppler colorido). Imagens gentilmente cedidas por Dr. George Cobe e Dra. Nathália Freitas.

preenchendo pelo menos um dos critérios ecocardiográficos, mas sem apresentar disfunção ventricular ou qualquer efeito adverso no seguimento de 4 anos.

- A ressonância magnética tem melhor resolução espacial e surge como uma boa alternativa para confirmação do diagnóstico após ecocardiograma sugestivo ou com janela inadequada, além de possibilitar o diagnóstico diferencial com outras miocardiopatias e a avaliação da presença de trombos ou áreas de fibrose (técnica do realce tardio).

Critérios para diagnóstico de miocárdio nao compactado pela ressonância cardíaca

1. Petersen e cols.
- Relação entre camada não compactada/compactada > 2,3 no final da diástole (Figuras 60.3 e 60.4). Apresentou boa sensibilidade e especificidade para o diagnóstico de MNC na população do estudo original, mas quando foi aplicado no estudo MESA, aproximadamente 25% da população estudada apresentaram NC/C > 2,3, denotando que este valor foi pouco específico quando a probabilidade pré-teste é baixa (a população do MESA era em grande parte composta de pacientes hipertensos, com FE normal), além de não prever evolução para disfunção do VE ou desfechos desfavoráveis num seguimento de quase 10 anos.

2. Jaquier e cols.
- Quando a massa trabeculada (não compactada) for maior que 20% da massa total de VE (o músculo papilar deve ser incluído na porção compactada), medida no eixo curto no final da diástole, teve alta sensibilidade e especificidade (94%).

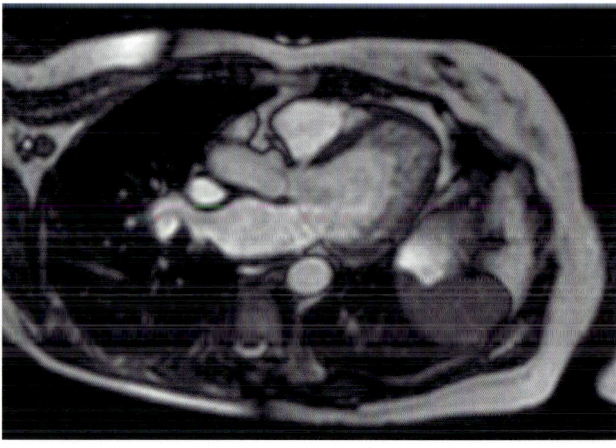

Figura 60.3. Ressonância cardíaca em diástole com imagem de miocárdio não compactado. Observe que o caso preenche o critério de Petersen para o diagnóstico de MNC pela RM, como relação NC/C > 2,3. Imagem gentilmente cedida pela Dra. Renata Ávila.

- Outros exames como a ventriculografia e a tomografia computadorizada podem sugerir o diagnóstico. A tomografia tem a desvantagem do contraste e da radiação ionizante, mas tem o diferencial de poder ser usada em pacientes claustrofóbicos, com clipe metálico intracerebral, implantes cocleares e principalmente em pacientes que já possuem marca-passo, CDI ou ressincronizador não compatíveis com a RM.

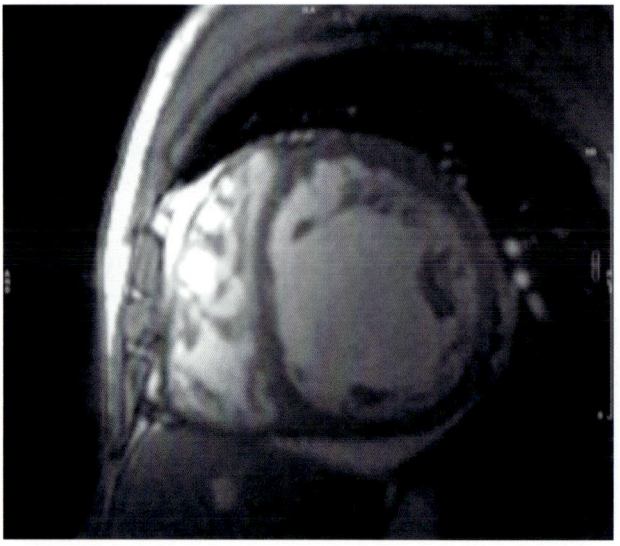
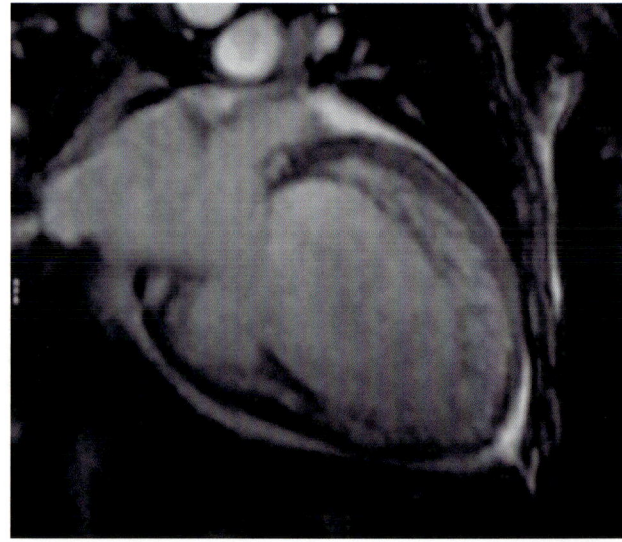

Figura 60.4. Imagem em eixo curto (esquerda) e duas câmaras (direita) na sequência de cinerressonância mostrando aumento da trabeculação com relação entre espessura de miocárdio não compactado e compactado superior a 2,3. Imagem gentilmente cedida pelo Dr. Ricardo Rocha.

Diagnóstico de MNC pela tomografia cardíaca

- Relação miocárdio não compactado/compactado > 2,2 no final da diástole com envolvimento ≥ dois segmentos miocárdicos.
- Outro trabalho estabeleceu o valor de > 2,3 medido no eixo longo.

- O eletrocardiograma não apresenta alterações específicas, estando alterado em mais de 85% dos casos, sendo as alterações mais frequentes SVE, BRE, BRD, arritmias supraventriculares como a fibrilação atrial e alterações inespecíficas da repolarização ventricular.

Dica importante

- Deve-se ter cautela ao utilizar os critérios ecocardiográficos e de ressonância magnética em negros e atletas de alto desempenho, pois a especificidade é reduzida devido à presença de maior trabeculação nestas populações.

Principais diagnósticos diferenciais

- Miocardiopatia hipertrófica apical
- Miocardiopatia dilatada.
- Cardiopatia hipertensiva.
- Endomiocardiofibrose.
- Miocardiopatia infiltrativa.
- Trombo intraventricular.
- Metástases e tumores cardíacos.
- Bandas aberrantes e falsos tendões.

- Devido à baixa especificidade dos critérios, principalmente quando aplicados em negros e atletas, há necessidade de uma maior padronização e aperfeiçoamento dos critérios diagnósticos, sobretudo relacionando a importância das alterações encontradas aos desfechos clínicos. Conforme editorial publicado no JACC em 2014, o diagnóstico definitivo de miocárdio não compactado deveria ser realizado pelo critério ecocardiográfico de Jenni ou pelo da RM (Jacquier) associado a um dos seguintes achados: diagnóstico de MNC em outro familiar, demonstração de alteração de motilidade da parede ventricular, complicações relacionadas ao MNC (arritmias, insuficiência cardíaca ou fenômenos tromboembólicos) ou demonstração de mutação previamente identificada como causadora da não compactação ventricular.

■ Tratamento

- **Não há um tratamento específico** e os estudos são escassos em relação ao tratamento medicamentoso, especialmente nos pacientes assintomáticos e sem disfunção sistólica. Naqueles que possuem fração de ejeção reduzida o tratamento é semelhante ao das outras miocardiopatias, com necessidade do uso de IECA, betabloqueador (carvedilol, bisoprolol ou succinato de metoprolol) e antagonista da aldosterona (nos que permanecem em CF ≥ 2 após otimização do IECA e BB) e diurético conforme o quadro clínico.
- Há autores que recomendam o uso do IECA e betabloqueador mesmo em pacientes sem FE reduzida, mas esta indicação não é consensual.
- O uso do anticoagulante é recomendado em todos com FE < 40%, fibrilação atrial, trombo intracavitário ou evento embólico prévio. O medicamento indicado e habitualmente utilizado é a varfarina. Apesar de não existirem estudos com os novos anticoagulantes (rivaroxabana, apixabana e dabigatrana), acreditamos que devido à superioridade destes em relação à varfarina na prevenção de AVE na FA não valvar e sua maior praticidade, o seu uso deva ser considerado nestes pacientes.
- Há séries de casos que mostram boa resposta ao ressincronizador, sua indicação é a mesma de outras etiologias de insuficiência cardíaca com FE reduzida.
- **A morte súbita cardíaca é considerada a principal causa de óbito nos pacientes com MNC, sendo responsável por mais de 50% dos óbitos** em revisão sistemática realizada por Bhatia, em 2011.
- O uso do CDI segue a recomendação referente às miocardiopatias não isquêmicas, estando indicado como profilaxia primária em pacientes que após a otimização medicamentosa permaneçam em CF II-III com FE < 35% ou como profilaxia secundária após parada cardíaca ou TV sustentada.
- Se síncope sem etiologia definida, encaminhar para estudo eletrofisiológico.
- Pacientes com insuficiência cardíaca refratária devem ser encaminhados para avaliação de transplante cardíaco.
- **Investigar todos os parentes em primeiro grau com história clínica, exame físico, eletrocardiograma e ecocardiograma.** A pesquisa genética não deve ser feita de rotina.
- Afastar de esportes competitivos quando FE < 50%, arritmias, alterações eletrocardiográficas, fenômenos tromboembólicos e familiar com diagnóstico definitivo de MNC. Não realizar musculação visando hipertrofia ou esportes de *endurance*.

Manejo do paciente com miocárdio não compactado isolado

- Tratar a disfunção ventricular tanto assintomática como sintomática com os medicamentos habituais para insuficiência cardíaca.
- **FE < 40% ou fibrilação atrial ou fenômenos tromboembólicos – manter pacientes anticoagulados, independentemente do CHADS2 ou CHA2DS2-VASc.**
- Solicitar avaliação neurológica para verificar associação com doenças neuromusculares.
- Realizar investigação dos parentes em primeiro grau com ECG, história clínica e ECO, em razão da possibilidade de origem familiar.
- O Holter deve ser realizado no momento do diagnóstico e anualmente. Tratamento realizado de acordo com o tipo de arritmia encontrada. Ablação da via acessória no caso de síndrome de WPW.
- As indicações de CDI e transplante cardíaco seguem as mesmas recomendações vigentes nas diretrizes.

Prognóstico

- Extremamente variável conforme o estudo e o tipo de apresentação clínica.
- Em pacientes sintomáticos e com disfunção ventricular, os trabalhos iniciais mostraram prognóstico adverso com a mortalidade variando de 35 a 47% no seguimento de 42 a 72 meses.
- Alguns fatores de pior prognóstico identificados nos estudos foram: classes funcionais III/IV, NC/C > 3, envolvimento de mais de três segmentos do miocárdio e arritmias ventriculares, além do diâmetro diastólico aumentado no momento do diagnóstico, BRE, BRD, fibrilação atrial, fragmentação do QRS e hipertensão pulmonar.
- Revisão sistemática com 241 pacientes num seguimento de 39 meses mostrou incidência anual de eventos cardiovasculares de 8,6% (morte, AVE, choques apropriados do CDI e transplante cardíaco), sendo a mortalidade cardiovascular anual de 4% e total de 14%, com quase 50% de morte súbita.
- Estudos mais recentes, nos quais o diagnóstico e o tratamento foram realizados numa fase mais precoce da doença (vários pacientes sem disfunção grave do VE), demonstraram boa sobrevida indicando que o prognóstico não seria tão adverso.

Atenção

- A principal causa de óbito é a morte súbita secundária a arritmias ventriculares. Portanto, a realização do Holter e a avaliação minuciosa quanto à indicação do CDI são extremamente importantes.

Leitura sugerida

- Bhatia NL, Tajik AJ, Wilansky S, Steidley DE, Mookadam F. Isolated noncompaction of the left ventricular myocardium in adults: a systematic overview. J Card Fail. 2011 Sep;17(9):771-8.
- Connolly HE, Jost CHA. Isolated ventricular non compaction. Up-to-date. jan 2018.
- Engberding R, Stollberg C, Ong P, et al. Isolated non compaction cardiomyopathy. Dtsch Arztebl Int. 2010;107(12):206-13.
- Hotta VT, Tendolo SC, Rodrigues ACT, et al. Limitations in the Diagnosis of Non Compaction Cardiomyopathy by Echocardiography. Arq Bras Cardiol. 2017;109(5):483-488.
- Rosa LV, Salemi VMC, Alexandre LM, Mady C. Miocardiopatia não compactada – uma Visão atual. Arquivos Brasileiros de Cardiologia. 2011;97(1):e13-e19.
- Salemi VMC, Lima CR, Correa SR, Tavares MD. Não compactação ventricular. In: Medicina Cardiovascular Kalil & Fuster, eds. São Paulo: São Paulo: Editora Atheneu; 2016. Cap. 68, seç. 10, p. 1239-1254.
- Udeoji UD, Philip KJ, Morrisey RP, et al. Left Ventricular Non Compaction Cardiomyopathy: updated review, Ther Adv Cardiovasc Dis. 2013;7(5):260-273.

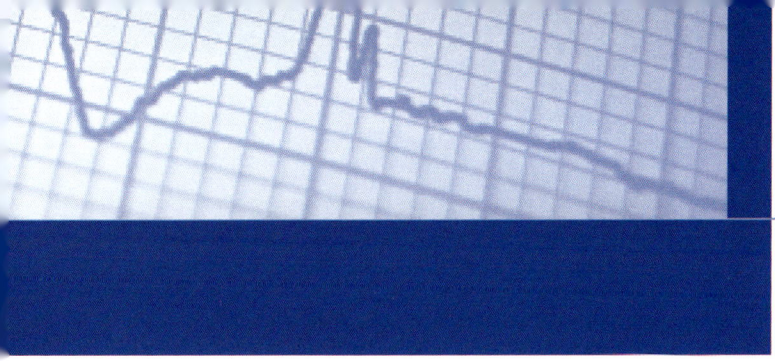

capítulo 61

Cardiomiopatia Alcoólica

• Fabio Mastrocola

Introdução

- O álcool é a droga mais consumida no mundo segundo dados da Organização Mundial da Saúde (OMS), sendo responsável por aproximadamente 4% de todas as mortes.
- Estima-se ao redor de 12% a prevalência de dependência e uso nocivo do álcool na população brasileira.
- Há inúmeros estudos observacionais sugerindo que o consumo regular leve a moderado diminui o risco de eventos cardiovasculares. Isso corresponde a, no máximo, duas doses diárias para homens e uma para mulheres.
- Cada dose equivale a aproximadamente 14 gramas de álcool. Para calcular a quantidade de gramas de álcool na bebida consumida, devemos conhecer o teor alcoólico e a quantidade ingerida em mL. Por exemplo, uma lata de cerveja com 350 mL e teor de 5% equivale a 17,5 g de álcool (350 × 0,05 = 17,5 g).
- Uma dose equivale a aproximadamente 120 mL de vinho (12% teor alcoólico), a 35 mL de destilados (40%) e 280 mL de cerveja (5%).
- O comportamento dos desfechos cardiovasculares apresenta-se no formato de uma curva em J, na qual os pacientes abstêmios possuem maior risco que os de consumo leve a moderado e menor risco que os de consumo excessivo (Tabela 61.1).
- É mais comum em homens devido ao uso abusivo do álcool ser mais frequente. Entretanto, as mulheres são mais suscetíveis aos efeitos nocivos, se considerarmos uma mesma quantidade ingerida.
- A cardiomiopatia alcoólica é definida como a doença do miocárdio secundária ao uso crônico e prolongado de álcool, sem outra causa identificável para a disfunção ventricular.

Tabela 61.1. Consumo de álcool e desfechos cardiovasculares

Consumo de álcool e desfechos cardiovasculares	Leve a moderado	Excessivo
Pressão arterial	----	↑↑
LDL	↓ou↑	↑
HDL	↑↑	↑↑↑
Triglicerídios	↑	↑↑
Inflamação sistêmica	↓	↑↑
Fibrilação atrial	↓	↑↑
Acidente vascular encefálico	↓	↑↑
Angina e infarto agudo do miocárdio não fatal	↓	↓↓
Insuficiência cardíaca	↓	↑↑
Morte súbita cardíaca	↓↓	↑

Adaptado de: Braunwald's, 11ªed.

- Em registros americanos, é importante causa de cardiomiopatia dilatada de etiologia não isquêmica, com prevalência variando de 20 a 43%.
- O desenvolvimento da disfunção ventricular é decorrente do consumo prolongado e em grande quantidade associado à suscetibilidade genética, em especial a presença de polimorfismos da enzima conversora da angiotensina, como a presença do genótipo DD.
- A fisiopatologia da disfunção miocárdica não é completamente conhecida, mas resultaria, principalmente, de efeitos tóxicos diretos do álcool e de seus metabólitos.

Possíveis mecanismos de lesão miocárdica pelo álcool
Efeitos tóxicos diretos • Ativação neuro-humoral (sistema renina-angiotensina-aldosterona) • Indução de apoptose levando à perda de miócitos. • Disfunção mitocondrial e do retículo sarcoplasmático. • Inibição do fenômeno de excitação-contração. • Alteração na síntese das proteínas miofibrilares (contráteis). • Geração de radicais livres. Efeitos tóxicos dos metabólitos • Acetaldeído. • Etil éster. Fatores associados • Deficiência de tiamina/selênio. • Aditivos tóxicos como cobalto.

Adaptado de: Braunwald's, 11ª ed.

■ Diagnóstico

- A fase inicial da cardiomiopatia alcoólica é, em geral, assintomática e caracteriza-se por apresentar disfunção diastólica. Na fase sintomática os pacientes já apresentam disfunção sistólica significativa.
- Os sinais e sintomas são os clássicos de insuficiência cardíaca, como dispneia aos esforços, DPN, ortopneia, edema de membros inferiores e estase jugular. Sempre procurar sinais de etilismo crônico como aumento das parótidas, além das telangiectasias, eritema palmar e ginecomastia, que já sugerem quadro de cirrose com insuficiência hepática.
- A história sobre a duração e a quantidade média de álcool ingerida por dia é dado de extrema importância, pois **a maioria dos pacientes que desenvolveram disfunção ventricular apresentou consumo maior do que 80 g por período superior a 5 anos**, em geral por volta de 15 anos.
- O ecocardiograma (ECO) constitui-se no exame inicial e mostra, na fase sintomática, dilatação das câmaras cardíacas e hipocinesia difusa com disfunção sistólica significativa. Deve-se descartar outras etiologias, como doença de Chagas, miocardite, cardiopatia isquêmica, entre outras. O diagnóstico diferencial com cardiopatia hipertensiva torna-se muitas vezes difícil, por causa do aumento dos níveis pressóricos pelo consumo excessivo de álcool.
- A ressonância cardíaca pode auxiliar no diagnóstico diferencial, ao mostrar padrões típicos de outras etiologias. Por exemplo, a fibrose vista na técnica do realce tardio com o comprometimento isolado do mesocárdio sugeriria miocardite.
- Existem outros exames laboratoriais que costumam estar alterados nos etilistas, como o **aumento das transaminases, principalmente com AST > ALT**, da gama-GT e do volume corpuscular médio no hemograma (macrocitose).
- Além da cardiomiopatia alcoólica, existe a cardiomiopatia associada à cirrose, que é encontrada em pacientes com insuficiência hepática crônica de várias etiologias. As alterações clínicas e dos exames são muito semelhantes entre as duas entidades, entretanto na cardiomiopatia associada à cirrose é menos comum ocorrer dilatação significativa do VE.

Quando suspeitar de cardiomiopatia alcoólica
1. Etilista crônico com consumo diário estimado > 80 g por período superior a 5 anos. 2. Disfunção ventricular esquerda com hipocinesia difusa comprovada por ECO ou ressonância magnética (RM) cardíaca. 3. Ausência de outra causa identificável para a cardiomiopatia.

■ Tratamento

- Abstinência total de álcool (principal medida). O acompanhamento multidisciplinar é muito importante, especialmente do psiquiatra. Muitas vezes é necessário o uso de medicamentos como os benzodiazepínicos, carbamazepina, naltrexone, entre outros, com o objetivo de atenuar os sintomas da abstinência e reduzir as chances de recaídas.
- Tratamento medicamentoso tradicional para a insuficiência cardíaca com fração de ejeção reduzida (inibidores da enzima de conversão da angiotensina [IECAs]), betabloqueadores, etc.).
- Os casos que não respondem ao tratamento clínico otimizado associado à abstinência de pelo menos 6 meses e que não possuam outras alternativas como ressincronização cardíaca devem ser avaliados para inclusão em fila de transplante, conforme as recomendações das diretrizes de transplante cardíaco.
- Tratar fatores associados como deficiência de tiamina, B_{12}, ácido fólico e distúrbios hidroeletrolíticos como hipomagnesemia, hipocalemia e hipofosfatemia.
- Avaliar efeitos nocivos do álcool em outros órgãos, especialmente no fígado, pâncreas e esôfago.

■ Prognóstico

- Uma parcela significativa dos pacientes que abandonam o etilismo apresenta recuperação da função ventricular, chamada de remodelamento reverso.
- Quanto menor o tempo entre o início dos sintomas, a abstinência e a instituição do tratamento, maior a chance de recuperação.
- Os pacientes que mantêm ingestão de álcool possuem prognóstico ruim.

■ Leitura sugerida

- Maisch B. Alcoholic cardiomyopathy. The result of dosage and individual predisposition. Herz. 2016;41:484-493.
- Piano MR. Alcoholic cardiomyopathy: incidence, clinical characteristics and pathophysiology. Chest. 2002;121:1638-50.
- Popjes ED. Alcoholic cardiomyopathy. Emedicine. 2014.
- Rafie IM, Colucci WS. Alcoholic cardiomyopathy. Up-To-Date. Mar. 2018.
- Lange RA, Hillis LD. Cardiomyopathies Induced by Drugs or Toxins. In: Braunwald's heart disease: a text book of cardiovascular medicine. Zipes DP, Libby P, Bonow RO, Mann DL, Tomaselli GF, eds. 11th ed. Philadelphia: WB Saunders; 2019. Chap. 80.

capítulo 62

Cardiomiopatias Restritivas

• Fabio Mastrocola

- São caracterizadas pelo aumento da rigidez das paredes ventriculares, sendo a disfunção diastólica sua característica principal.
- Nas fases iniciais os ventrículos são de tamanhos normais e com fração de ejeção preservada, já os átrios encontram-se aumentados.
- Cerca de 50% dos casos possuem etiologia específica (Tabela 62.1).

Tabela 62.1. **Classificação das cardiomiopatias restritivas**

Miocárdica infiltrativa	• Amiloidose • Sarcoidose • Doença de Gaucher • Doença de Hurler • Infiltração gordurosa
Miocárdica não infiltrativa	• Idiopática • Esclerodermia • Familiar • Hipertrófica • Diabética • Pseudoxantoma elástico
Miocárdica de depósito	• Hemocromatose • Doença de Fabry • Doenças de depósito do glicogênio
Endomiocárdica	• Endomiocardiofibrose • Síndrome carcinoide • Síndrome hipereosinofílica • Relacionada ao uso das antraciclinas • Endocardite fibrosa por drogas (serotonina, ergotamina, bussulfano, metisergida, agentes mercuriais) • Câncer metastático • Relacionada à radioterapia

Modificado de: Kushawaha et al., 1997.

Amiloidose cardíaca

Introdução

- Amiloidose é um grupo heterogêneo de doenças que decorrem do depósito extracelular de fibrilas amiloides com características ultraestruturais específicas (forma beta pregueada) compostas de subunidades de proteínas séricas "anormais" (Figura 62.1). A deposição desta substância proteica insolúvel (amiloide), que não consegue ser adequadamente degradada pelo organismo devido ao seu dobramento incorreto, em diversos órgãos e tecidos, como nos rins, fígado, nervos periféricos, trato gastrointestinal, olhos, sistema nervoso autônomo, osteoarticular e coração, pode levar a comprometimento funcional significativo. O rim é o órgão mais acometido, seguido do coração.
- Há mais de 30 tipos de proteínas precursoras descritas como causadoras da doença. Comentaremos os tipos principais de amiloidose, que diferem pelas características bioquímicas da proteína precursora, etiologia, manifestações clínicas e tratamento (Tabela 62.2).
- Ao se classificar as formas da doença a primeira letra A corresponde a amiloidose e as subsequentes à proteína precursora, como exemplo a forma AL = Amiloidose + *Light chain* (cadeias leves de imunoglobulinas).
- A amiloidose AL e as associadas à transtirretina hereditária e do tipo selvagem (senil) são as que acometem com maior frequência o sistema cardiovascular (Tabela 62.3).
- A amiloidose AL, classicamente chamada de amiloidose primária, é a forma mais comum de amiloidose sistêmica em países desenvolvidos e a AA, que é secundária a processos infecciosos ou inflamatórios crônicos, é a mais frequente em países mais pobres, com pior assistência à saúde. Todavia, com um maior conhecimento e facilidade

Cardiomiopatias Restritivas

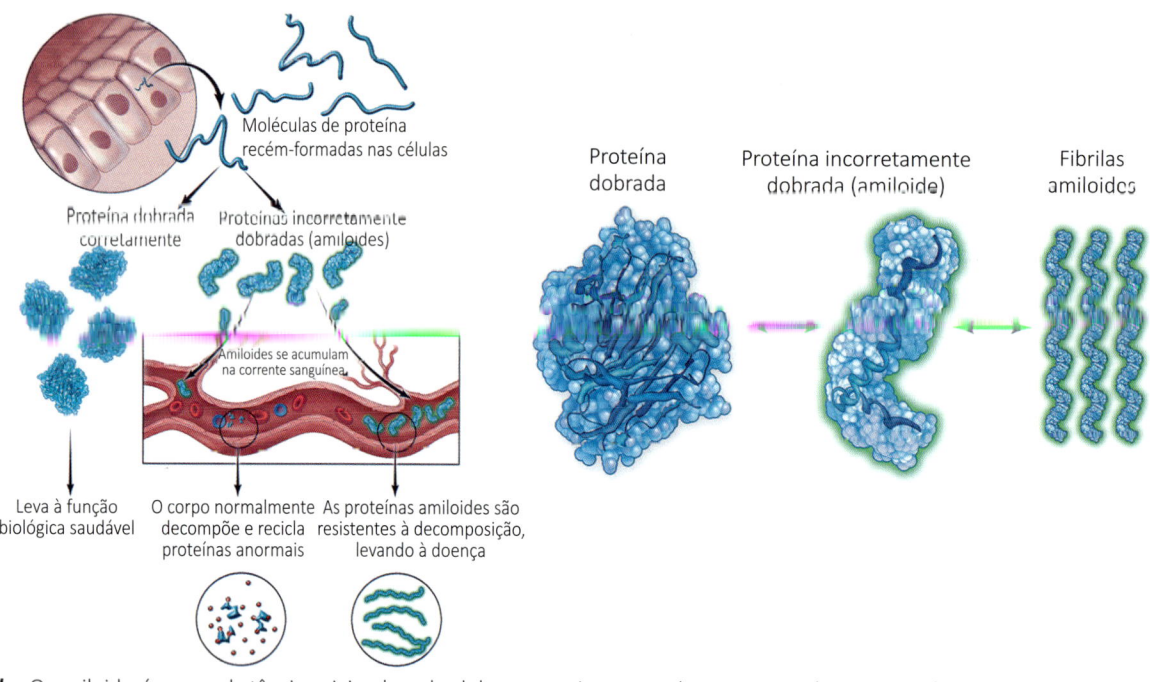

Legenda: O amiloide é uma substância originada pelo dobramento incorreto de proteínas, ele se une e forma fibras rígidas e lineares (fibrilas) que se depositam em orgãos e tecidos. As proteínas anormais podem ser decorrentes de causa genéticas, associadas ao envelhecimento, secundária a processos neoplásicos, inflamatórios ou infecciosos crônicos, entre outras causas.

Figura 62.1. Formação das fibrilas amiloides. Referência: Adaptada de: Amyloidosissuppot.org/AmyloidAware_Portuguese.pdf 2013.

Tabela 62.2. Principais tipos de amiloidose, etiologias e tratamentos

Amiloidose	Etiologia	Laboratório	Acometimento cardíaco	Tratamento
Primária* (AL)	Produção monoclonal de imunoglobulinas de cadeia leve	Pico monoclonal na imunofixação/eletroforese sanguínea e/ou urinária e aumento de cadeias leves livres (alteração da relação Kappa/Lambda)	ao redor de 50 % (podendo chegar a 75% em algumas séries)	Quimioterapia TMO em casos selecionados Anticorpos monoclonais (evidência limitada)
Secundária (AA)	Doenças inflamatórias e infecciosas crônicas	Aumento da proteína sérica A (SAA)	Raro (< 5%) Rim é o órgão mais acometido (80%)	Tratar doença de base (artrite reumatoide, tuberculose, hanseníase, doenças inflamatórias intestinais, etc.)
Senil* (wtATTR ou tipo selvagem)	Deposição de transtirretina selvagem		Normalmente em pacientes com > 60 anos Idade média ao diagnóstico de 74 anos Provavelmente a causa mais frequente de amiloidose cardíaca	As novas terapias podem ser utilizadas, especialmente o Tafamidis (estabilizador da transtirretina) em CF I e II Apenas tratamento sintomático da IC em grande parte dos casos
Hereditária ou familiar (hATTR)	Mutação na transtirretina	Identificação de mutações na TTR	Variável dependendo da mutação (mais comum na Val122Ile)	Transplante hepático/cardíaco em casos selecionados Novas terapias (bloqueio da síntese, **estabilização** ou clareamento da transtirretina) Tafamidis nos pacientes em CF I e II Outras opções: Patisiran e Inotersen
Relacionada à diálise (Abeta2m)	Deposição de β2 microglobulina	Aumento de B2 microglobulina	Raro Acometimento osteoarticular predominante	Transplante renal/mudança da TSR

TMO: transplante de medula óssea; AR: artrite reumatoide; Tb: tuberculose; TSR: terapia de substituição renal.
* O termo amiloidose primária encontra-se em desuso, devendo se utilizar apenas amiloidose AL. O termo amiloidose senil também vem sendo menos utilizado, devendo-se utilizar, preferencialmente, o termo amiloidose associada à transtirretina do tipo selvagem.
Outras formas raras de amiloidose que podem acometer o coração são: a relacionada a cadeias pesadas de imunoglobulinas e apolipoproteína Al.

Cardiomiopatias Restritivas

no diagnóstico da amiloidose associada à transtirretina do tipo selvagem, está se demonstrando que ela é, provavelmente, a forma mais comum de amiloidose sistêmica.

- A deposição das fibrilas amiloides pode ocorrer em qualquer estrutura cardíaca, como no miocárdio, em valvas, artérias coronárias, especialmente na microvasculatura, no sistema de condução e pericárdio. Em geral, as manifestações clínicas relacionadas ao sistema cardiovascular devem-se ao acometimento do miocárdio e tecido de condução.

Tabela 62.3. Tipos de amiloidoses que acometem mais frequentemente o coração

Amiloidose AL	• Até o momento é considerada a forma mais comum de amiloidose sistêmica e resulta da formação de fibrilas amiloides por fragmentos de cadeia leve de anticorpos monoclonais. Em aproximadamente 15% dos casos pode estar associada ao mieloma múltiplo. • O acometimento cardíaco é relativamente frequente, próximo de 50%. • Possui péssimo prognóstico, com sobrevida média menor que 1 ano na presença de acometimento cardíaco importante (principalmente se FE < 50%). Entretanto, com os tratamentos mais recentes (pequenos estudos) parece estar ocorrendo aumento significativo da sobrevida. • O diagnóstico é feito pela pesquisa de pico monoclonal na urina e sangue por meio da eletroforese, imunofixação (que possui maior sensibilidade) e dosagem das cadeias leves livres, além da confirmação histológica da amiloidose e do tipo de amiloide por imunohistoquímica ou espectrometria de massas (padrão ouro). • A biópsia de medula óssea deve ser realizada para verificar associação com mieloma múltiplo. • Esses casos devem ser acompanhados em conjunto com o hematologista. • O tratamento é realizado com quimioterápicos. O esquema habitualmente utilizado era a melfalana associada à dexametasona, tendo sido substituído, em alguns centros, pelo bortezomibe (Velcade®) associado à ciclofosfamida e à dexametasona, com melhores resultados e menos efeitos colaterais. Outras opções que podem ser utilizadas são a Lenalidomida (Revlimid®) ou anticorpos monoclonais. • O transplante de medula óssea autólogo é uma opção para os pacientes sem graves disfunções orgânicas. Nos pacientes com insuficiência cardíaca o transplante foi associado a maior mortalidade em comparação com a quimioterapia exclusiva. • O transplante cardíaco em geral não é uma boa opção por causa da curta sobrevida e potencial de recorrência da doença no coração transplantado. Pode ser considerado na forma cardíaca isolada.
Amiloidose familiar ou hereditária (ATTR mutante)	• É uma doença rara, progressiva e caso não tratada, evoluirá ao óbito, habitualmente, em alguns anos após o diagnóstico. • Origina-se da deposição do amiloide decorrente de uma transtirretina mutante, que é uma proteína produzida pelo fígado (98% e o restante no plexo coróide e retina) e que normalmente transporta a tiroxina (T4) e o retinol (vitamina A) • Manifestações clínicas devem-se predominantemente ao envolvimento cardíaco e dos nervos periféricos (polineuropatia sensitivo-motora). O envolvimento renal é raro. Pode ocorrer acometimento dos olhos (opacidade vítrea, alterações pupilares, glaucoma), do trato gastrointestinal (constipação, alternância entre diarréia e constipação, perda de peso, saciedade precoce), síndrome do túnel do carpo bilateral, neuropatia autonômicas (disfunção sexual, hipotensão ortostática e disfunções urinárias e fecais) e do SNC, entre outras. • Já foram identificadas mais de 120 mutações e a expressão fenotípica tem grande variabilidade, com quadros quase exclusivamente neurológicos (polineuropatia amiloidótica familiar-PAF-TTR) de início precoce próximo aos 30 anos (Val30Met) até quadros com envolvimento predominantemente cardíaco (cardiomiopatia amiloidótica familiar-CAF-TTR) nas mutações Val122Ile, Thr60Ala, Ile68Leu, Leu111Met. Entretanto, a maioria das mutações afeta múltiplos orgãos e sistemas, com grande heterogeneidade nas manifestações clínicas. • Obs: Atualmente houve uma alteração na nomenclatura das mutações, com aumento de 20 posições, como exemplo a mutação Val30Met passará a ser chamada de Val50Met. Entretanto, optamos por deixar as mutações na forma usualmente descrita. • Os sintomas cardíacos costumam aparecer próximo dos 60 anos sendo mais comuns em homens, podendo surgir de forma bem mais precoce dependendo da alteração genética. A forma de mutação mais encontrada em pacientes com cardiopatia amiloidótica é a Val122Ile, que é comum em afro-americanos (3,4% possuem a mutação), a outra mutação frequente, a Val30Met, que é a mais encontrada no Brasil (mais de 90% dos casos de amiloidose hereditária), não costuma causar acometimento cardíaco significativo (sintomas mais relacionados à polineuropatia), entretanto existem algumas formas de aparecimento mais tardio, normalmente após os 50 anos, que podem levar a formas graves de cardiopatia. • Apresenta melhor prognóstico e evolução mais lenta que na forma AL. Pacientes com acometimento cardíaco, não tratados, tem uma mediana de sobrevida de 2,5 anos. • O diagnóstico é confirmado por biópsia, seja endomiocárdica (atualmente é desnecessária em grande parte dos casos) ou de outro local de mais facil acesso e menor risco de complicações como a glandula salivar labial associado a identificação das mutações na transtirretina.

capítulo 62

Cardiomiopatias Restritivas

- Não esquecer de realizar avaliação dos familiares (parentes em primeiro grau), pois se trata de uma doença com herança autossômica dominante (50% de chance dos filhos serem afetados).
- Em pacientes com exames como ecocardiograma e/ou RM cardíaca sugestivos e com captação na cintilografia com pirofosfato ou DPD/HMDP marcados com ^{99m}Tc, a biópsia poderá ser dispensada, devido a especificidade próxima de 100% para o diagnóstico de amilodidose associada à transtirretina (não diferencia a selvagem da hereditária), desde que quadro clínico sugestivo e sem alterações na imunofixação e na dosagem das cadeias leves livres.
- O tratamento definitivo é o transplante hepático, podendo em casos selecionados associar-se ao transplante cardíaco. Pode haver progressão da doença cardíaca mesmo após o transplante hepático. Devido à agressividade do tratamento e aos efeitos colaterais dos imunossupressores, novas terapias vêm sendo desenvolvidas como alternativas ao transplante e algumas delas tem mostrado resultados promissores em trabalhos randomizados recentemente publicados.

Novas terapias para amiloidose associada à transtirretina (hereditária e selvagem) – Figura 62.2

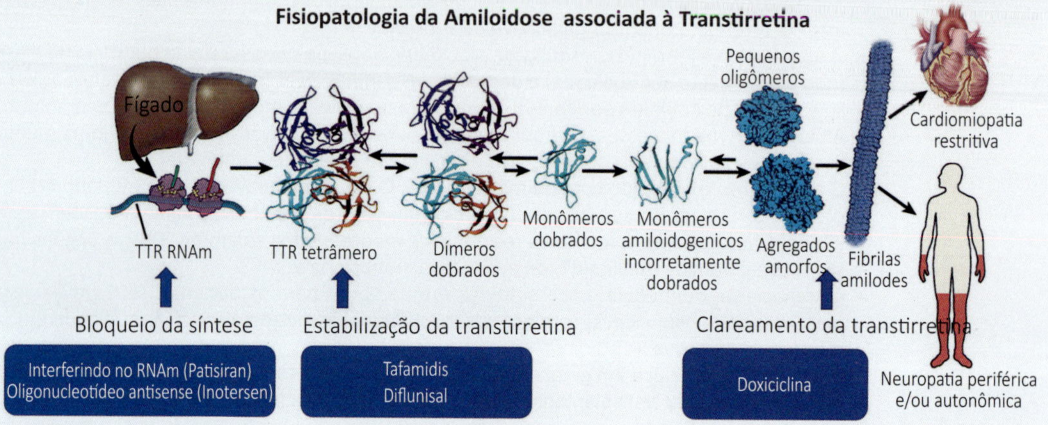

Figura 62.2. Fisiopatologia da amiloidose associada à transtirretina e local de ação dos medicamentos. Modificado de Ruberg, F.L. et al. J Am Coll Cardiol. 2019;73(22):2872–91.

Estabilizadores da transtirretina:

- **Tafamidis** (Vindaqel® / Vindamax®) se liga a dois sítios de ligação da tiroxina na forma nativa tetramérica da TTR prevenindo a dissociação em monômeros que é a etapa limitante da velocidade no processo amiloidogênico.
  – **É o medicamento com as melhores evidências de benefício no tratamento da cardiomiopatia amiloidótica** após a publicação em setembro de 2018 no NEJM do estudo ATTR-ACT (duplo cego, multicêntrico e randomizado) que testou doses de Tafamidis de 20 ou 80 mg via oral 1x ao dia, em pacientes com cardiomiopatia amiloidótica em CF I, II e III, tanto na forma hereditária como na selvagem (75% dos casos) com seguimento de 30 meses e demonstrou redução de desfechos, com redução de mortalidade total (29,5% x 42,9% no grupo placebo, com NNT próximo de 7), diminuição de internações por causas cardiovasculares, menor declínio na capacidade funcional e na qualidade de vida, sem aumento de eventos adversos significativos em relação ao placebo. Em análise de sugrupo os pacientes em CF III não tiveram benefício.
  – O tafamidis é aprovado pela Anvisa apenas para tratamento de polineuropatia amiloidótica familiar em fase inicial e está disponível no Brasil a um custo muito alto (quase 30 mil reais/mês), limitando seu uso na prática clínica. É possível que a partir de 2020, a ANVISA inclua uma nova indicação para o Tafamidis que seria o tratamento específico da cardiomiopatia amiloidótica
  – Apresentações disponíveis do medicamento:
  – Tafamidis meglumina (Vyndaqel®) cápsula de 20 mg (única disponível no Brasil até o momento). Outra apresentação disponível nos EUA é o Tafamidis (Vyndamax®) de 61 mg de ácido livre, equivalente a dose de 80 mg do Tafamidis meglumina.
  – Sugerimos o uso de 20 mg VO 1x ao dia, pois não houve grandes diferenças e o custo é bem maior com 80 mg (4 cp de 20 mg). Ingerir com ou sem alimentos, sem necessidade de ajuste de dose em disfunção renal leve a moderada. Não deve ser usado por gestantes ou lactantes.
  – Em outubro de 2018 foi publicado no diário oficial da união a aprovação pela Comissão Nacional de Incorporação de Tecnologias no SUS (CONITEC) do uso do Tafamidis no tratamento da polineuropatia em estágio inicial de pacientes com amiloidose associada a transtirretina hereditária (com a mutação comprovada). Não foi contemplada a cardiomiopatia amiloidótica.

Cardiomiopatias Restritivas

- **Diflunisal** (Dolobid®) é um anti-inflamatório não esteroidal (dose 250 mg 12/12h) que era utilizado no tratamento da artrite reumatoide, ele se liga ao sítio de ligação da tiroxina na transtirretina, estabilizando-a. Mostrou benefícios em pacientes com polineuropatia, mas ainda são escassos os estudos em relação ao acometimento cardiovascular. Não possui registro na ANVISA
- **Tolcapona** (Tasmar®) é aprovado no Brasil para tratamento da Doença Parkinson. Atuaria estabilizando a transtirretina plasmática inibindo a formação das fibrilas amiloides. Ausência de estudos randomizados (evidência limitada).

Bloqueio da síntese da transtirretina pelos hepatócitos
- **Patisiran** (Onpattro®) é um medicamento intravenoso (0,3 mg/kg IV a cada 3 semanas) que interfere na formação do RNA mensageiro, reduzindo a produção da transtirretina mutante (diminuição de aproximadamente 84% após 18 meses) e não mutante. O estudo APOLLO fase 3 apresentado em 2018 mostrou resultados favoráveis (na ATTR hereditária) com melhora dos parâmetros ecocardiográficos (diminuição da espessura ventricular e melhora do *strain* longitudinal global), diminuição do NT-pró-BNP e ganho em capacidade funcional, com poucos efeitos adversos.
- **ISIS TTR** (Inotersen®) é um oligonucleotídeo *antisense* e seu mecanismo de ação se baseia na inibição da expressão gênica do gene codificador da transtirretina, diminuindo sua produção. É administrado semanalmente por via subcutânea na dose de 300 mg e demonstrou em um estudo multicentrico, randomizado e duplo cego, publicado no NEJM em julho de 2018, redução da progressão da neuropatia em pacientes com a forma hereditária da amiloidose. Os dados em relação a cardiomiopatia amiloidótica ainda são inicias e baseados em análises de subgrupos ou pequenos estudos. Os efeitos colaterais mais importantes foram trombocitopenia (3%) e glomerulonefrite (3%).

Clareamento da transtirretina
- **Doxiciclina** é um antibiótico que tem a propriedade de desfazer as miofibrilas, facilitando sua degradação. Foi estudado na dose de 100 mg 12/12h em associação ao Ursodiol 250 mg 3x ao dia, mostrando melhora do strain global longitudinal em 38% dos pacientes, 11% não toleraram o medicamento devido a efeitos colaterais na pele e/ou TGI. Os estudos ainda são iniciais e com limitações metodológicas. A vantagem deste tratamento seria um custo bem menor que o Tafamidis, Patisiran ou Inotersen. Entretanto, são necessários estudos de melhor qualidade.
- **EGCG** é um polifenol frequentemente encontrado no chá verde. Ele inibe a formação de fibrilas de vários precursores amiloides e também consegue desfazer as fibrilas, facilitando sua degradação. Em pequeno estudo mostrou redução da espessura miocárdica, melhora da FE e da classe funcional
- **Anticorpo anti-ASP** como o dezamizumab, vai neutralizar o componente amiloide sérico P que é parte universal das fibrilas amiloides. Ainda em fase inicial de estudos, mostrando redução da captação cardíaca nos exames de medicina nuclear após o seu uso.

Amiloidose senil (ATTR selvagem)
- É atualmente um dos temas em maior destaque na cardiologia com aumento considerável nos casos diagnosticados nos últimos anos (Figura 62.3), sendo considerada uma causa importante de insuficiência cardíaca com fração de ejeção preservada. Sua real prevalência é desconhecida, mas estudos recentes mostraram que 13% dos idosos internados por ICFEP e 16% dos submetidos a TAVI por Eao importante tinham cardiomiopatia amiloidótica associada à transtirretina. Estudos de autópsia em pacientes acima de 80 anos mostraram depósitos de transtirretina selvagem em 20 a 25% dos casos.
- É uma doença subdiagnosticada e subtratada e ainda é pouco conhecida por grande parte dos médicos. Com o surgimento de novos tratamentos eficazes em pacientes com doença não avançada é necessário uma grande suspeita clínica para que seja feito o diagnóstico precoce.
- Resulta da deposição de amiloide derivado da transtirretina não mutante de forma lenta e progressiva.
- Acomete basicamente homens, acima dos 60 anos, com maior acometimento após os 70 anos, sendo frequente após os 90 anos.
- Apresenta evolução mais lenta e melhor prognóstico que as formas AL e hereditária, com sobrevida mediana de 3,5 anos após o diagnóstico Alguns marcadores cardíacos podem ser usados para melhor estratificação de risco e indicam resultados menos favoráveis como troponina T > 0,05 ng/ml e pró-BNP > 3000 pg/ml (na presença dessas 2 alterações a sobrevida mediana é de 20 meses, se apenas uma estiver presente é de 42 meses e se nenhuma 66 meses).
- Os distúrbios de condução são frequentes, muitas vezes requerendo estimulação cardíaca artificial (quase um terço dos pacientes). Arritmias atriais ocorrem em 40 a 60% dos casos.
- Costuma ter hipertrofia ventricular de maior magnitude e menor FE que na forma AL. 30 a 50% dos pacientes apresentam FE < 40% ao diagnóstico demonstrando o diagnóstico tardio da doença.
- Fibrilação atrial é comum em razão da pressão atrial elevada e deposição de amiloide nos átrios
- A biópsia endomiocárdica deve ser considerada para confirmação em pacientes com exames de imagem sugestivos e sem a possibilidade de confirmação por avaliação extracardíaca.
- A realização da cintilografia com pirofosfato(PYP), DPD ou HMDP possibilitou um diagnóstico mais acessível e menos invasivo, com ótima sensibilidade e especificidade.
- O tratamento da insuficiência cardíaca sintomática, até recentemente, era apenas de suporte, sendo o diurético de alça (furosemida) a principal medicação, podendo-se associar espironolactona em pacientes sem contraindicação e hidroclorotiazida/clortalidona nos com resistência aos diuréticos.

- As novas terapias descritas para amiloidose hereditária também podem ser utilizadas na senil. Especialmente a estabilização da transtirretina com o Tafamidis para pacientes em CF I e II, que mostrou benefício no ATTR-ACT (quase 75% dos pacientes incluídos tinham a forma selvagem)

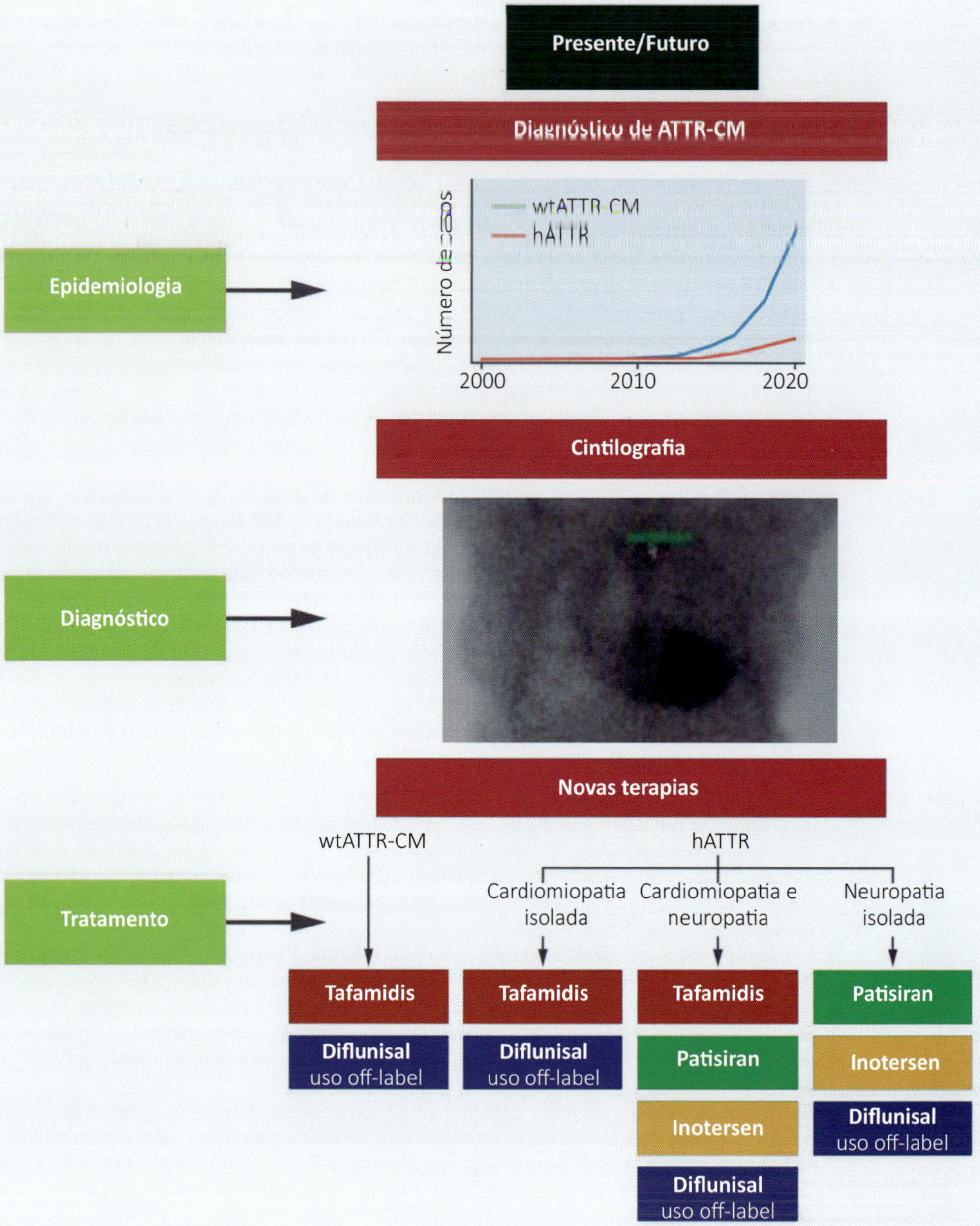

Presente/Futuro

Diagnóstico de ATTR-CM

Epidemiologia → (gráfico: Número de casos — wtATTR-CM, hATTR — 2000, 2010, 2020)

Cintilografia

Diagnóstico →

Novas terapias

Tratamento →

wtATTR-CM | hATTR
— Cardiomiopatia isolada | Cardiomiopatia e neuropatia | Neuropatia isolada

wtATTR-CM	Cardiomiopatia isolada	Cardiomiopatia e neuropatia	Neuropatia isolada
Tafamidis	Tafamidis	Tafamidis	Patisiran
Diflunisal uso off-label	Diflunisal uso off-label	Patisiran	Inotersen
		Inotersen	Diflunisal uso off-label
		Diflunisal uso off-label	

Legenda: ATTR-CM= cardiomiopatia amiloidótica. wATTR= amiloidose do tipo selvagem (wild type), hATTR = amiloidose hereditária

Figura 62.3: Presente e futuro da amiloidose cardíaca associada à transtirretina. Referência: Modificado de Ruberg, F.L. et al. J Am Coll Cardiol. 2019;73(22):2872–91.

| Amiloidose atrial isolada | • Depósito de amiloide restringe-se aos átrios e é decorrente do excesso de produção do peptídeo natriurético atrial (ANP). Tem incidência crescente com o avançar da idade, chegando a 90% nos acima de 90 anos. Sexo feminino e duração da FA são fatores independentes e aumentam a probabilidade do acometimento atrial. A principal manifestação clínica seria a FA, que tanto pode ser consequência da amiloidose como contribuir para sua instalação e perpetuação, levando a um círculo vicioso. O tratamento consiste em controlar as doenças de base como a HAS, uso de diuréticos em pacientes com sintomas congestivos, e avaliação da necessidade de anticoagulação, controle da frequência ou do ritmo se fibrilação atrial |

Cardiomiopatias Restritivas

Tabela 62.4: Comparação entre amiloidose do tipo selvagem e hereditária

	Tipo selvagem (wATTR-CM)	Hereditária (hATTR-CM)
Início dos sintomas	> 60 anos, média de 75 anos	Variável dependendo da mutação (30 a 80 anos)
TTR genótipo	Normal (ausência de mutação)	Anormal (mutação presente)
Padrão de herança	Sem hereditariedade conhecida	Autossômica dominante
Principais características de acordo com a região geográfica	Sem diferenças geográficas significativas	Val122ile – EUA, Grã-Bretanha e África Ocidental Val30Met – Portugal, Suécia, Japão e Brasil Thr60Ala – EUA e Repúblicada Irlanda Ile68Leu – Itália / Leu111Met – Dinamarca
Prevalência	Até 25% de depósitos de TTR selvagem em autópsias 13% dos internados com ICFEP com espessura da parede > 12 mm 6-16% dos submetidos a troca VAo Estimativa de 1% a 3% nos > 75 anos	Val122ile 3,4% dos Afroamericanos Thr60Ala 1% – República da Irlanda (região norte)
Mediana de sobrevida sem tratamento após o diagnóstico	Aproximadamente 3,5 anos*	2,5 anos (Val122Ile)*

*Melhor estratificação de risco com NT-proBNP e troponina.
Modificado: Ruberg et al. Transthyretin Amyloid Cardiomyopathy. JACC 2019.

Diagnóstico

- A amiloidose é a principal etiologia do grupo das cardiomiopatias restritivas, que são doenças pouco frequentes e que possuem marcante disfunção diastólica. O comprometimento sistólico pode ocorrer nas fases mais avançadas.
- Deve-se suspeitar do diagnóstico em pacientes com sinais e sintomas de insuficiência cardíaca como dispneia, edema de membros inferiores, hepatomegalia, ascite, estase jugular e que apresentem ventrículos com FE preservada ou leve disfunção e átrios muito dilatados.
- A associação de síndrome nefrótica, hepatopatia e acometimento de nervos periféricos com quadro de insuficiência cardíaca, especialmente em pacientes não diabéticos, deve levantar a suspeita de amiloidose cardíaca. Alterações ao exame físico como macroglossia e púrpura periorbitária reforçam a possibilidade diagnóstica (nestes caso de amiloidose AL), mas não são achados frequentes. A síndrome do túnel do carpo, especialmente quando bilateral, pode ser uma das primeiras manifestações da doença, podendo preceder o diagnóstico de cardiopatia em 5 a 10 anos, sua presença é bem mais comum nas formas associadas à transtirretina chegando a mais de 50% dos casos na forma senil (tipo selvagem) ao momento do diagnóstico. Outros dados como estenose do canal espinhal em região lombar e ruptura espontânea do tendão distal do bíceps também são achados frequentes na forma senil.
- Outras formas de apresentação são a hipotensão ortostática que pode levar a tonturas, pré-síncope ou eventualmente síncope e que é decorrente do acometimento do sistema nervoso autônomo, os distúrbios de condução e arritmias cardíacas (inclusive com morte súbita), angina por acometimento da microcirculação e desbalanço entre a oferta e o consumo (lembrar da possibilidade de DAC obstrutiva associada, especialmente nos pacientes com a forma senil).
- O diagnóstico diferencial das cardiomiopatias restritivas com a pericardite constritiva é extremamente importante, já que os comportamentos clínico e hemodinâmico são muitos semelhantes, porém com tratamentos muito diferentes. Mais detalhes de como fazer o diagnóstico diferencial estão no capítulo de Pericardite Constritiva.

Exames complementares

Exames complementares na amiloidose cardíaca

Eletrocardiograma (ECG): baixa voltagem é mais frequente na forma AL do que na associada à transtirretina (encontrada em aproximadamente 50% dos casos na AL e 25 a 40% na ATTR) (Figura 62.5); r de pequena amplitude ou ausente em precordiais direitas, similar à área inativa (pseudoinfarto). Bloqueios atrioventriculares (BAV) e arritmias como a fibrilação atrial (10 a 15% dos casos) são comuns.

Radiografia de tórax: ausência ou discreta cardiomegalia. Derrame pleural pode estar presente.

Ecocardiograma: aumento biatrial importante, espessamento do septo interatrial, aumento da espessura das paredes ventriculares com cavidades normais e FE preservada (fase inicial), textura granulosa e brilhante (Figura 62.6). Trombos atriais são frequentes mesmo na ausência de FA. A hipertrofia associada a hiperrefringência é uma alteração bem característica da amiloidose, mas não é patognomônica, podendo ser encontrada na doença renal avançada, nas doenças de depósito de glicogênio e na cardiomiopatia hipertrófica. O aumento do septo > 12 mm no final da diástole em paciente sem outra causa que justifique esta alteração e com o diagnóstico de acometimento de outro órgão através de demonstração histológica (biópsia) permite estabelecer o diagnóstico de amiloidose cardíaca, conforme instituiu o 10° Simpósio Internacional de Amiloidose. Entretanto, ressaltamos que uma parcela considerável de portadores de amiloidose cardíca pode ter o septo/demais paredes < 12 mm. Alguns pacientes com amiloidose podem ter hipertrofia septal assimétrica mimetizando uma cardiomiopatia hipertrófica.

O estudo de novas técnicas ecocardiográficas, como o *strain* radial e o strain longitudinal global, mostrou que eles se encontram reduzidos, principalmente a redução do componente longitudinal nas porções mediobasais, com preservação relativa das porções apicais, chamado em inglês de *apical sparring* ou *cherry on the top* (a porção apical, menos acometida que a mediobasal, apresenta um tom mais avermelhado e fica na porção central da imagem lembrando uma cereja (Figura 62.7)

Critérios sugestivos de amiloidose no pelo *strain:*
- Visual (apical *sparring*).
- FEVE /GLS > 4,0.
- Longitudinal *strain*: razão do *strain* septal apical/*strain* basal do septo > 2,3, principalmente se DT da onda E< 200 ms.
- Soma do *strain* apical/soma do *strain* da porções médio e basal > 1

Ressonância cardíaca (Figuras 62.8 a 62.10): na técnica do realce tardio após uso do gadolínio, apresenta acometimento difuso do subendocárdio ou transmural. **É um exame de grande importância** para o diagnóstico diferencial das cardiomiopatias, com sensibilidade de 80% e especificidade 94% para o diagnóstico de amiloidose cardíaca, sendo atualmente desnecessária, na maioria dos casos, a biópsia endomiocárdica.

Achado na RM sugestivos de amiloidose:
- Realce tardio subendocárdico difuso (circunferencial) ou transmural.
- Aumento do T1 do miocárdio nativo (sequência mapa T1).
- Inabilidade de suprimir o sinal do miocárdio na sequência de realce tardio.
- Aumento da fração do volume extracelular (usualmente > 0,4).

Medicina nuclear: É o principal exame para o diagnóstico da **amiloidose cardíaca associada à transtirretina,** com especificidade e valor preditivo positivo próximos de 100% (quando a captação é grau 2 ou 3) em pacientes com quadro clínico e de imagem sugestivos com imunofixação/eletroforese e dosagem de cadeiais leves livres normais, tornando a biópsia desnecessária na grande maioria dos pacientes.

A cintilografia óssea de corpo inteiro com radiofármacos marcados com ^{99m}Tc (Pirofosfato, DPD e HMDP) permite com boa acurácia a diferenciação não invasiva da forma associada à transtirretina, que tem ávida captação do radiofármaco (exame positivo, normalmente com valores acima de 1,5), da forma AL que tem captação baixa ou ausente.

O grau de captação cardíaca é avaliado comparando à captação do osso (costelas), o normal é a ausência de captação no coração (grau 0) e o grau máximo é o 3, quando a captação no coração é significativamente superior ao osso (Figura 62.11).

Hemodinâmica: pressões atriais e diastólicas ventriculares elevadas com descenso rápido, precoce e profundo no início da diástole, seguido por um platô chamado de sinal da raiz quadrada.

Biópsia: a positividade é váriavel dependendo do tipo de amiloidose, da extensão da doença e do órgão biopsiado. Pode ser obtida através da retirada de fragmentos de vários locais, sendo recomendado iniciar por formas menos invasivas, como a aspiração da gordura abdominal (sensibilidade ao redor de 70% na forma AL, mas menor que 15% na transtirretina selvagem). Outros locais comumente utilizados para a biópsia são as glândulas salivares, medula óssea, reto, rins ou a endomiocárdica (sensibilidade próxima a 100% se retirados pelo menos 4 fragmentos – Figura 62.12). Após ser corada pelo vermelho do Congo e exposta à luz polarizada, brilha com coloração verde-esmeralda/verde-maçã (Figura 62.13). Com o avanço dos exames diagnósticos, principalmente a RM cardíaca e a cintilografia, a biópsia endomiocárdica tem sido reservada para casos selecionados, quando ainda houver suspeita diagnóstica e não for possível a identificação por biópsias extracardíacas (menor risco de complicações).

Se não for possível o diagnóstico diferencial do tipo de amiloidose de forma não invasiva, deverá ser realizada a imuno-histoquímica ou disecção a *laser* seguida pela espectometria de massa para identificação do tipo de amiloidose (AL × ATTR).

Laboratório: como a amiloidose AL é causa frequente de acometimento cardíaco, faz parte da investigação inicial a solicitação de imunofixação sanguínea e urinária e a dosagem de cadeias leves livres das imunoglobulinas. Em locais nos quais estes exames não estão disponíveis, realizar a eletroforese sanguínea (menor sensibilidade). A alteração que sugere amiloidose AL é a presença de pico monoclonal. Lembrar que o pico monoclonal isolado não é suficiente para o diagnóstico da amiloidose (para diagnóstico definitivo é necessário comprovar o acometimento de algum órgão, através de avaliação histológica extracardíaca ou cardíaca), já que não é rara, principalmente em idosos, a presença de pico monoclonal sem significado clínico, chamado de gamopatia monoclonal de significado indeterminado.

Cardiomiopatias Restritivas

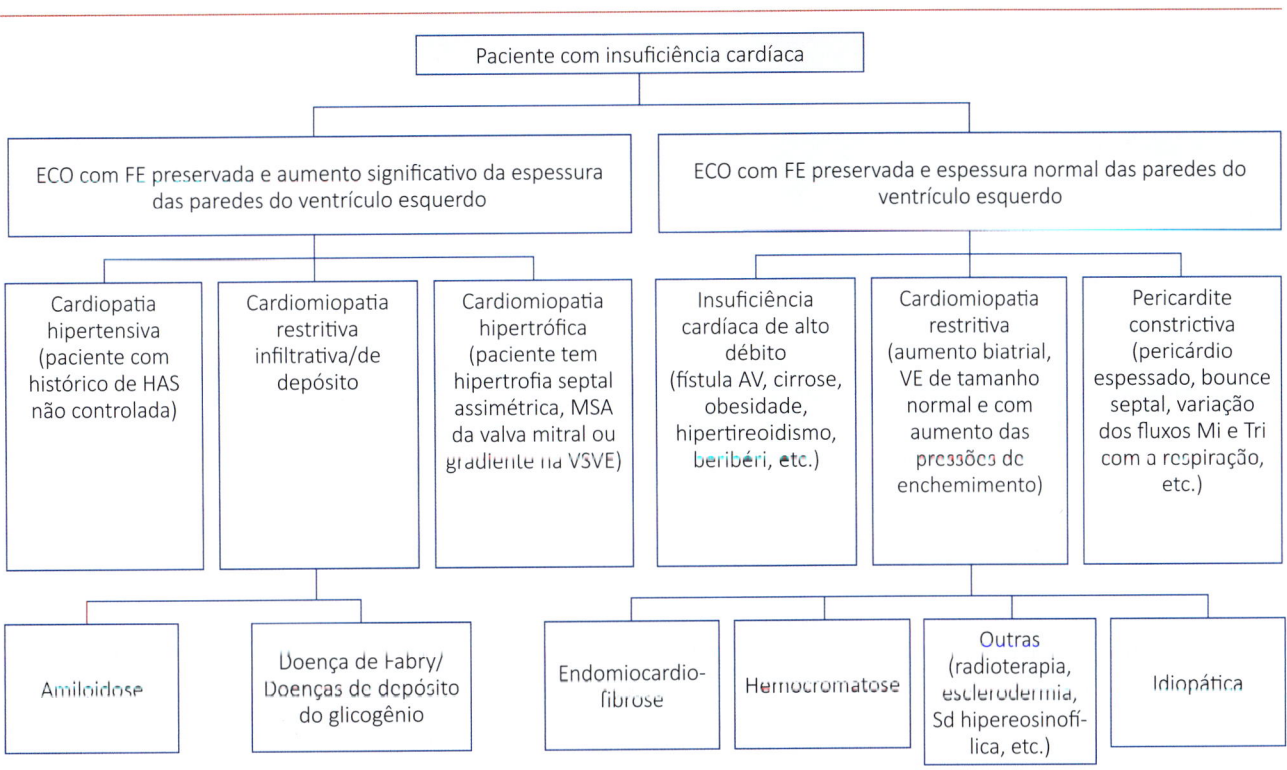

Figura 62.4. Fluxograma para diagnóstico de pacientes com insuficiência cardíaca e FE preservada. Legenda: FE = fração de ejeção, MAS = movimento sistólico anterior, VSVE = via de saída do ventrículo esquerdo, AV = arteriovenosas, Mi = mitral, Tri = tricúspide (Modificado de Pereira, N.L. et al. JACC 2018).

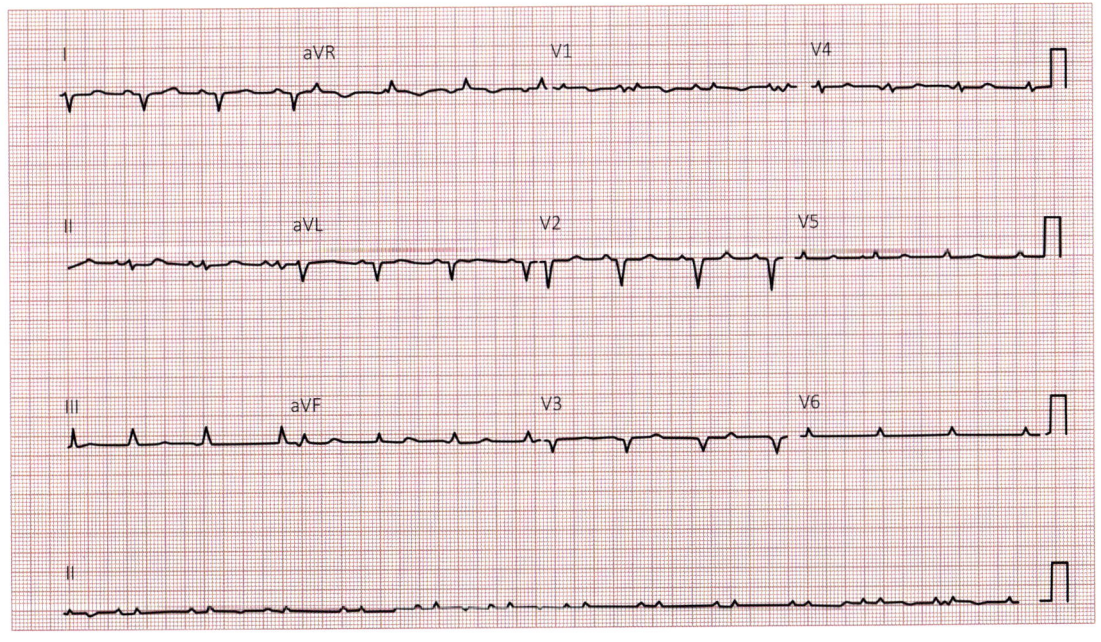

Figura 62.5. Eletrocardiograma de paciente com amiloidose. Notar a baixa voltagem difusa.

capítulo 62

Cardiomiopatias Restritivas

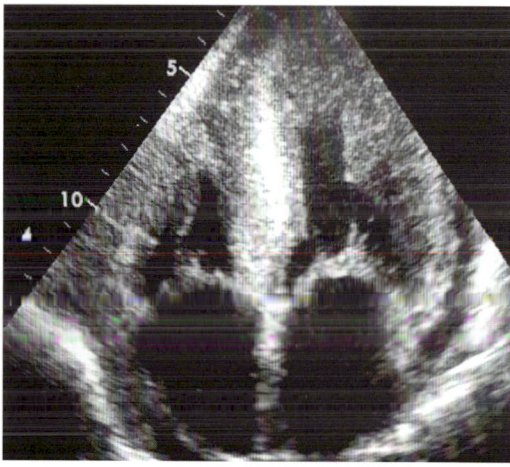

Figura 62.6. Ecocardiograma na amiloidose: notar a hipertrofia ventricular esquerda importante (principalmente na região septal) com cavidades pequenas, aspecto granuloso e aumento da refringência, átrios bem aumentados, significativo espessamento do septo interatrial e derrame pericárdico discreto. Imagem gentilmente cedida pelo Dr. Diego Pereira.

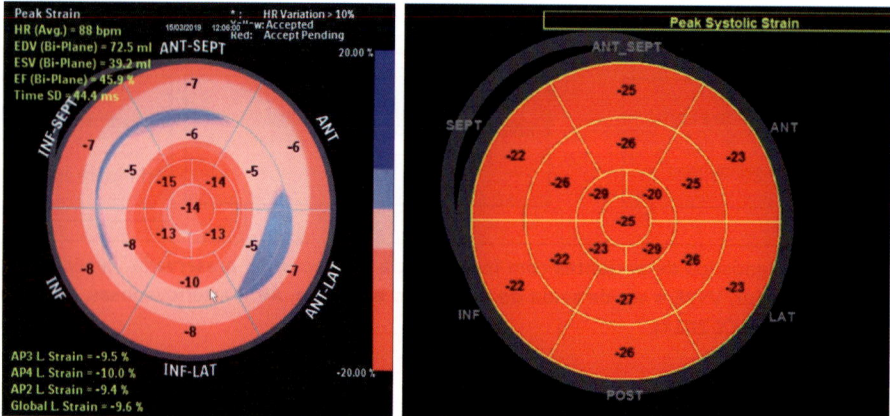

Figura 62.7. *No strain* (medida de deformação do miocárdio) quanto maior o valor absoluto, melhor é a função e mais vermelho fica a tonalidade da região. Observe na figura da esquerda (paciente com amiloidose associada à transtirretina hereditária) que apesar de ocorrer uma disfunção global do VE, existe uma preservação relativa da porção apical, região central mais vermelha escura (*apical sparring*) com valores absolutos de strain bem mais elevados, indicando maior movimentação naquela região em relação as porções médio-basais. A imagem da direita é de um exame sem alterações. Imagem gentilmente cedida pelo Dr. Ricardo Medeiros.

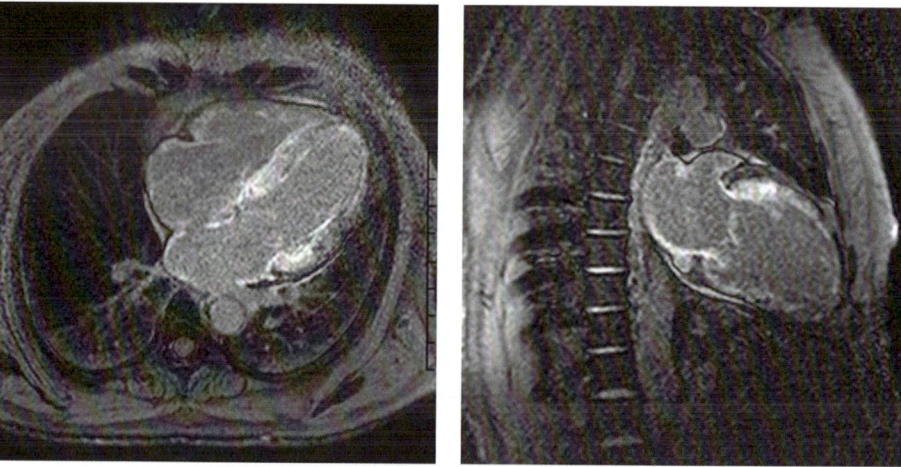

Figura 62.8. Ressonância cardíaca (realce tardio) na amiloidose: observar a presença de realce (regiões esbranquiçadas) que acomete o coração de forma difusa, principalmente na região mais interna (subendocárdica). Imagem gentilmente cedida pelo Dr. Roberto Nery.

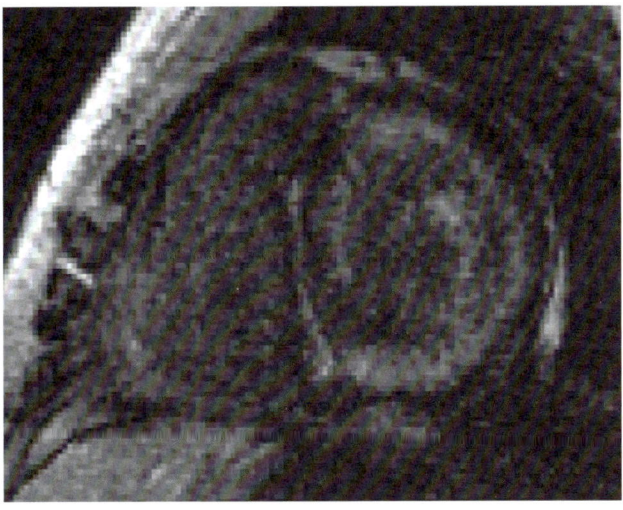

Figura 62.9. Imagem em eixo curto na sequência de realce tardio. Presença de fibrose com padrão subendocárdico difuso. Imagem gentilmente cedida pelo Dr. Ricardo Rocha.

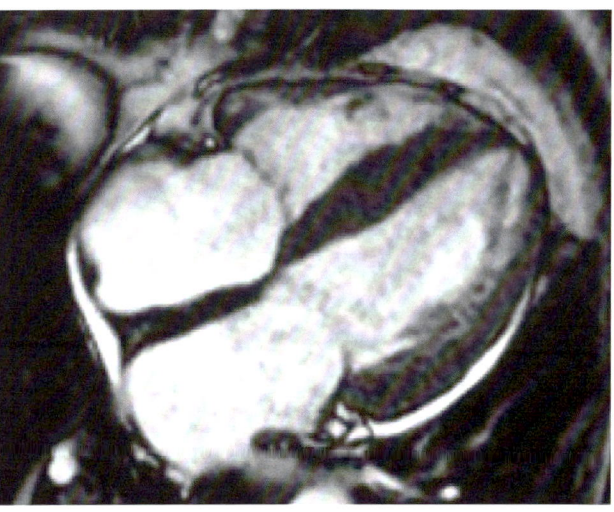

Figura 62.10. Imagem em quatro câmaras na sequência de cinerressonância. Observa-se hipertrofia concêntrica do ventrículo esquerdo, dilatação biatrial e aumento da espessura do septo interatrial que é uma alteração bem característica da amiloidose cardíaca. Imagem gentilmente cedida pelo Dr. Ricardo Rocha.

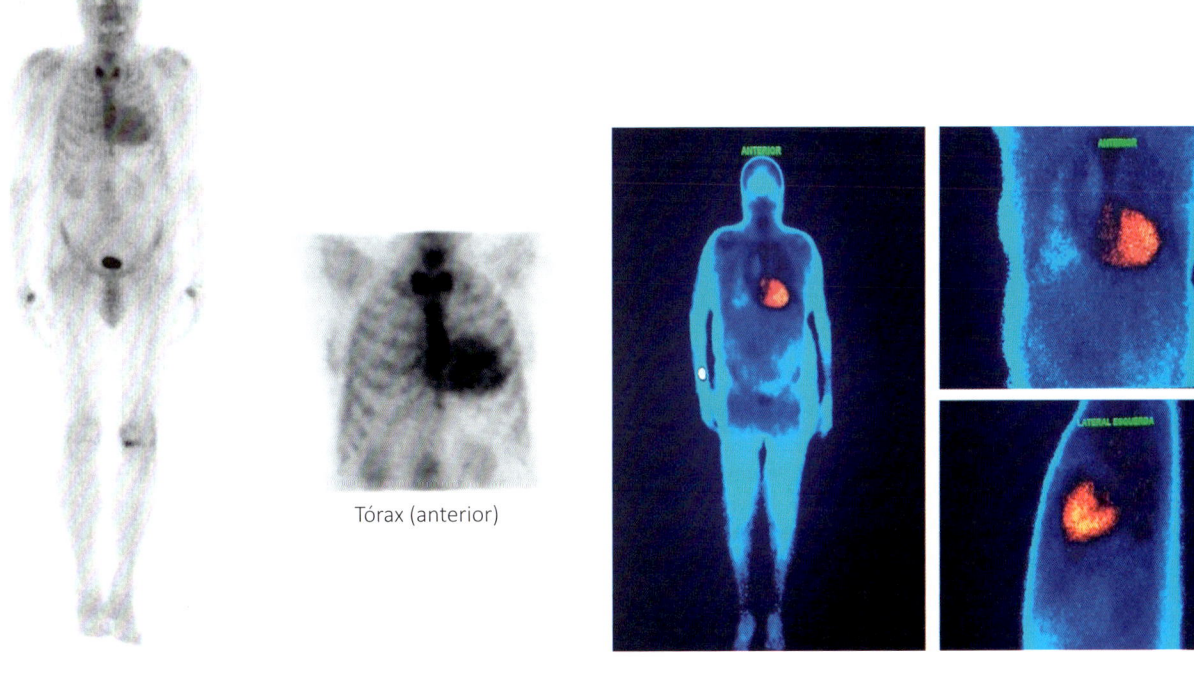

Tórax (anterior)

Anterior

Figura 62.11. Cintilografia óssea de corpo inteiro com pirofosfato marcado com 99mTc mostrando captação cardíaca evidente (usualmente o coração não aparece na cintilografia óssea) em maior magnitude que o próprio osso (arcos costais), sendo nesto caso considerada grau 3. Este achado é altamente sugestivo de amiloidose cardíaca associada à transtirretina (acurácia de praticamente 100%).

Cardiomiopatias Restritivas

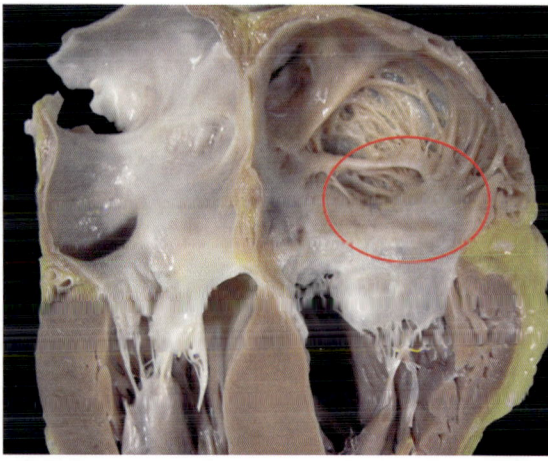
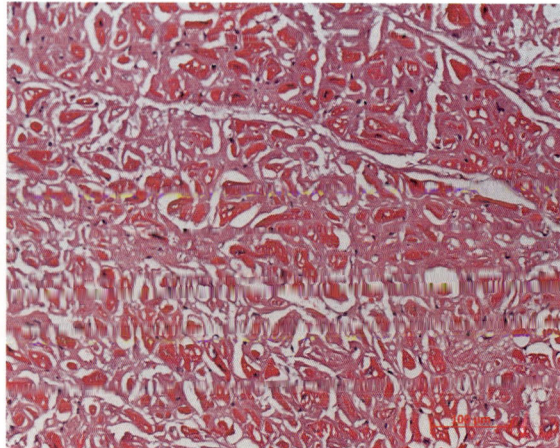

Figura 62.12: Corte da base do coração mostrando dilatação biatrial importante, hipertrofia miocárdica e aspecto granuloso do endocardio atrial direito (área demarcada em vermelho). Na imagem à direita, é mostrada uma fotomicrografia do miocárdio ventricular com cardiomiócitos atróficos pela presença de material amorfo eosinofílico depositado no interstício (amiloide). Coloração pela hematoxilina-eosina. Referência: Insuficiência cardíaca congestiva por cardiomiopatia restritiva, Mustafa e cols. Arq Bras Cardiol. 2015; 105(4):430-439. Reproduzido com permissão. Agradecimento a Dra. Vera Aiello e Dr. Alfredo José Mansur pela cessão das imagens.

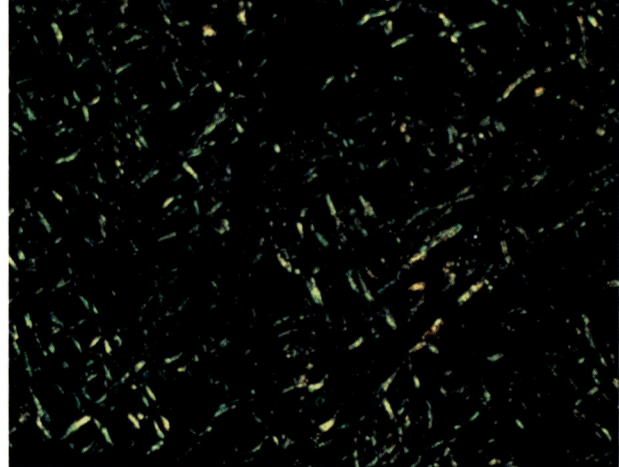

Figura 62.13. Mesmo paciente do caso anterior. Fotomicrografia de tecido miocárdico obtida sob luz polarizada. Nota-se material esverdeado correspondendo à positividade da substância amiloide pela coloração do vermelho Congo. Confirmando o diagnóstico de amiloidose cardíaca. Referência: Insuficiência cardíaca congestiva por cardiomiopatia restritiva, Mustafa e cols. Arq Bras Cardiol. 2015; 105(4):430-439. Reproduzido com permissão. Agradecimento a Dra. Vera Aiello e Dr. Alfredo José Mansur pela cessão das imagens.

Dica
Paciente com hipertrofia ventricular esquerda significativa em exames de imagem (principalmente se os átrios estiverem aumentados) e baixa voltagem no ECG = pensar em amiloidose cardíaca. Entretanto, a ausência de baixa voltagem não descarta o diagnóstico (presente em menos de 40% dos casos na forma associada à transtirretina)

Informação importante
Não basta apenas diagnosticar amiloidose cardíaca, é preciso identificar qual o tipo de amiloidose, pois o tratamento, prognóstico e a orientação aos familiares são diferentes (Figura 62.14).

Dica: A medicina nuclear pode ajudar no diagnóstico diferencial do tipo de amiloidose cardíaca
O exame de cintilografia óssea de corpo inteiro com o pirofosfato (ou DPD/HMDP) mostrou-se um exame útil para diferenciar entre a amiloidose associada à transtirretina, que demonstra alta captação no coração (exame positivo) x a amiloidose AL, que normalmente não apresenta captação significativa (exame negativo). Nos pacientes com suspeita clínica, este exame é altamente sensível e específico para amiloidose associada à transtirretina, não sendo necessária a biópsia quando o exame for positivo (Figura 62.11).

Tratamento

- Envolve o tratamento específico de cada forma de amiloidose (detalhes já descritos previamente no capítulo) + tratamento dos sintomas da insuficiência cardíaca.
- Amiloidose AL: Bortezomibe+ Ciclofosfamida + Dexametsona . TMO em casos selecionados
- Transtirretina Selvagem: Tafamidis 20 ou 80 mg VO 1× dia, se CF I e II
- Trnastirretina Hereditária: Tafamidis 20 ou 80 mg VO 1× dia. Outras opções Patisiran ou Inotersen

Cardiomiopatias Restritivas

Tabela 62.5. Quando pensar em amiloidose cardíaca

- Desproporção entre voltagem no ECG e hipertrofia nos exames de imagem. A baixa voltagem reforça a suspeita, mas não é obrigatória (menos de 50% dos casos)
- Hipertrofia miocárdica sem causa estabelecida, especialmente se dilatação biatrial importante, aspecto hiperrefringente e espessamento do septo interatrial
- RM cardíaca com realce subendocárdico difuso ou transmural
- *Strain* no ECO com preservação apical
- Polineuropatia periférica sentivo-motora e síndrome nefrótica em pacientes não diabéticos com IC
- Sinais de neuropatia autonômica (hipotensão ortostática, disfunção erétil, alterações intestinais e urinárias) e IC (menos frequentes na forma senil em comparação com a hereditária e AL)
- Púrpura periorbitária ou macroglossia (amiloidose AL)
- História de síndrome do carpo bilateral, estenose do canal espinhal e ruptura espontânea do tendão do bíceps (associada à transtirretina, especialmente o do tipo selvagem)
- IC com FE preservada com sinais evidentes de IC direita (estase jugular, hepatomegalia, edema, etc.) principalmente se elevação marcante de NT-proBNP e troponina
- Estenose aórtica baixo fluxo-baixo gradiente (amilodose senil)

Modificado de Ruberg, F.L. et al. J Am Coll Cardiol. 2019.

Tratamento medicamentoso da insuficiência cardíaca relacionada à amiloidose

- Diuréticos: constituem a base do tratamento medicamentoso.
- Digitálicos: possuem alta afinidade pelo amiloide, levando a maior predisposição à intoxicação digitálica. Devem ser usados com extrema cautela.
- Inibidores da enzima de conversão da angiotensina (IECA): em razão do acometimento do sistema nervoso autonômico, pode haver hipotensão significativa com o uso dos IECA (especialmente na forma AL), devendo-se evitá-los. Considerar introdução em baixas doses nos pacientes com amiloidose tipo selvagem que não apresentem hipotensão ortostática
- Bloqueadores de canal de cálcio: não utilizar, pois pioram o quadro clínico.
- Betabloqueadores: evitar o uso, pois não apresentam benefícios. Só utilizar para controle da frequência cardíaca se arritmias com FC elevada.
- Amiodarona: é o antiarrítmico de escolha.
- Anticoagulantes: pacientes com FA e amiloidose devem receber anticoagulação por causa do alto risco de fenômenos tromboembólicos. Não utilizar o CHA2DS2-VASc.

Implante de cardiodesfibrilador implantável

- Tem sua indicação não muito bem estabelecida na amiloidose cardíaca e muitos autores não recomendam o implante, pois os pacientes com doença avançada teriam

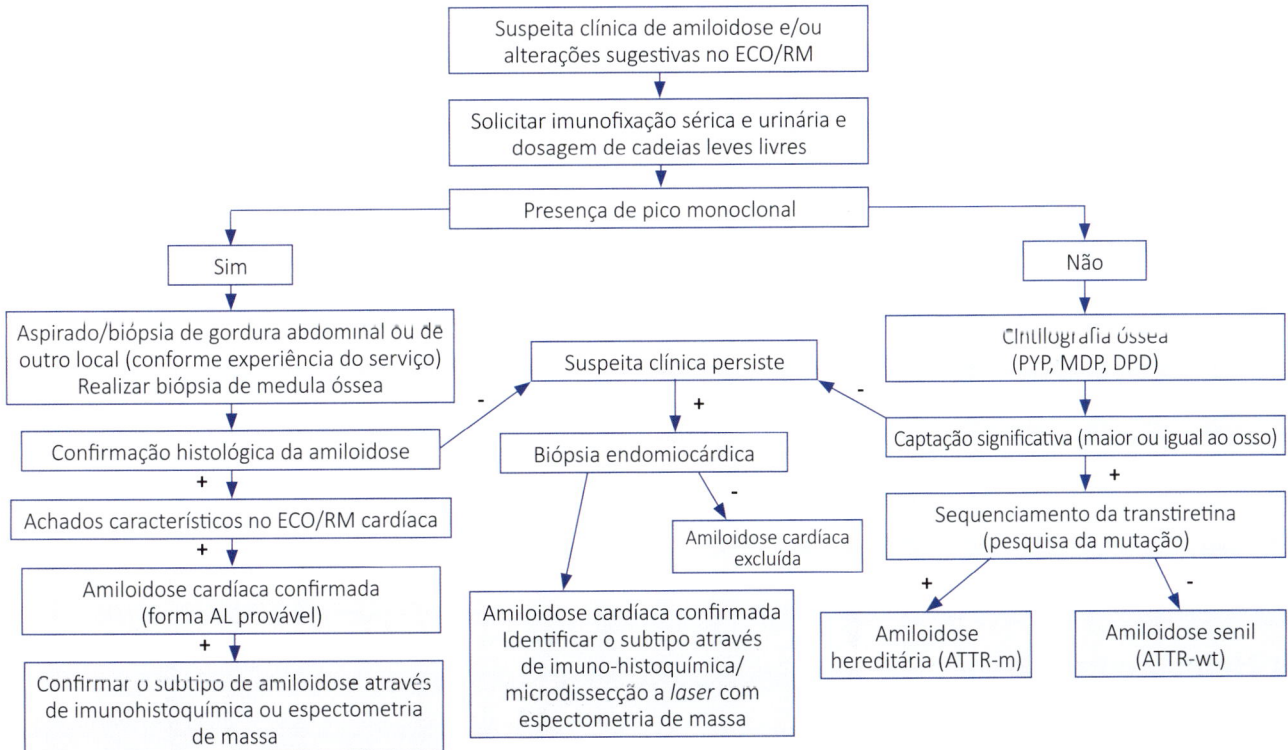

Figura 62.14. Fluxograma para investigação de quadro sugestivo de amiloidose cardíaca. Modificado de: Pereira NL, et al. Spectrum of Restrictive and Infiltrative Cardiomyopathies. JACC. 2018.

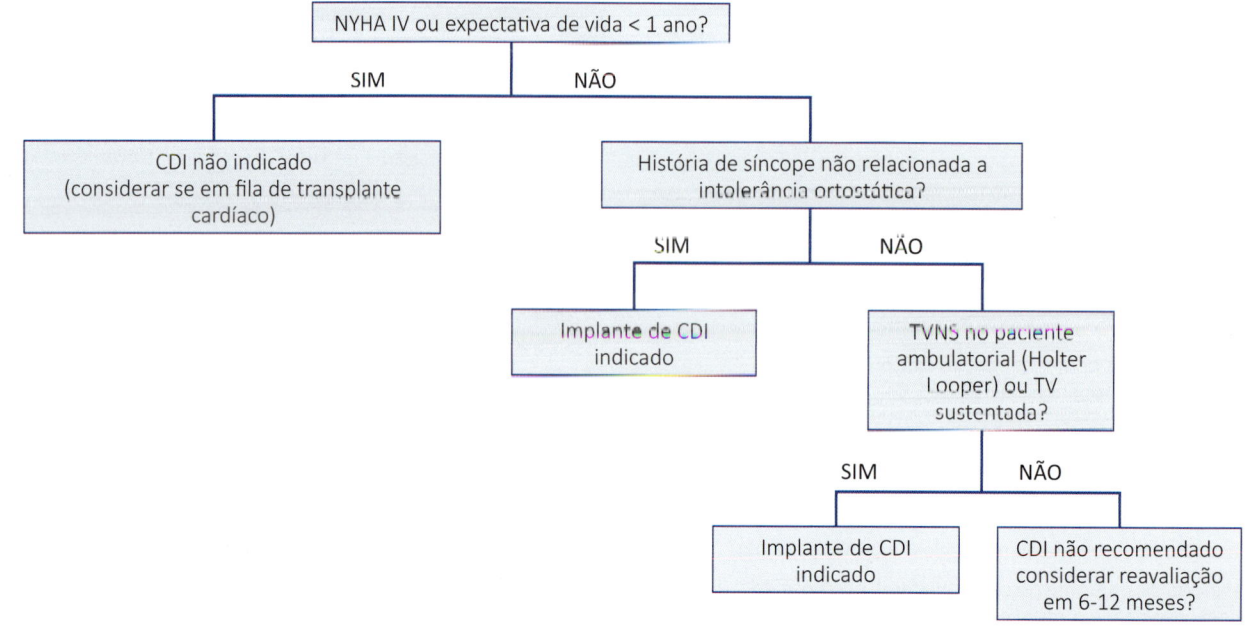

Figura 62.15. Fluxograma: indicação de CDI na amiloidose. Referência: modificado de Stanford Amyloid Center's CDI implantation criteria for cardiaca amyloidosis.

expectativa de vida menor que um ano e a principal causa de óbito seria a atividade elétrica sem pulso decorrente da falência de bomba. Entretanto, com o avanço no tratamento da cardiomiopatia amiloidótica com as novas terapias, além da possibilidade de transplante cardíaco, novos estudos tem demonstrado o benefício do implante do CDI em casos selecionados com percentual considerável de choques apropriados. Sugerimos seguir o fluxograma proposto pelo Stanford Amyloid Center

Indicação de transplante cardíaco

- Conforme a 3ª Diretriz Brasileira de Transplante Cardíaco de 2018, as indicações de transplante nas cardiomiopatias restritivas, especialmente na amiloidose cardíaca são:
- IC avançada e cardiomiopatia restritiva – grau de recomendação I nível de evidência C.
- Amiloidose associada a mutações da transtirretina sem perspectiva ou resposta a tratamentos específicos, associado ao transplante de fígado. Indicação IIa-C.
- IC secundária a amiloidose AL com contraindicação para terapias específicas pelo envolvimento cardíaco, na ausência de envolvimento extracardíaco, seguido de transplante de medula. Indicação IIa-B.

Hemocromatose

Introdução

- Resulta da deposição excessiva de ferro em diversos órgãos, como pâncreas, fígado, glândulas endócrinas e coração.
- A deposição cardíaca de ferro geralmente é acompanhada do acometimento de intensidade variável de outros órgãos, não havendo um paralelo entre eles, ou seja, pode haver grave lesão cardíaca, com hepatopatia discreta.
- É muito mais frequente em homens, pois as mulheres perdem ferro pela menstruação.
- A forma mais comum é a hereditária, de herança autossômica recessiva, ligada principalmente a mutações no gene HFE, que regula a absorção intestinal de ferro.
- A mutação em homozigose C282Y é frequente na população caucasiana, sendo responsável por mais de 80% dos casos de hemocromatose hereditária. Entretanto, menos de 10% dos indivíduos portadores dessa mutação apresentarão disfunções orgânicas por sobrecarga de ferro.
- Sempre pesquisar as mutações nos parentes de primeiro grau (hemocromatose hereditária).
- Existem as formas adquiridas secundárias à eritropoiese ineficaz, decorrentes de defeitos na síntese de hemoglobina, doenças hepáticas crônicas, reposição oral excessiva de ferro e transfusões sanguíneas de repetição (Tabela 62.6).

Diagnóstico

- O quadro clínico é caracterizado por diabetes e alteração da coloração da pele ("diabetes bronzeado"), hipogonadismo, artrites, cirrose hepática e insuficiência cardíaca. Sintomas inespecíficos como fadiga, fraqueza, perda ponderal e dor abdominal são frequentes.

Tabela 62.6. Classificação das hemocromatoses

Hemocromatose hereditária
1. Relacionada à mutação no gene HFE (hemocromatose clássica ou tipo I) • C282Y/C282Y • C282Y/H63D • Outras mutações 2. Não relacionada ao HFE (bem mais raras) • Hemocromatose juvenil, mutação do receptor da transferrina, da ferroportina e outras mutações mais raras
Sobrecarga de ferro adquirida
1. Anemia causada por eritropoiese ineficaz • Betatalassemia maior • Anemia sideroblástica • Outras anemias hemolíticas crônicas 2. Transfusional e parenteral • Transfusões sanguíneas de repetição • Infusão excessiva de compostos contendo ferro • Associada à hemodiálise de longa data 3. Sobrecarga dietética de ferro 4. Doenças hepáticas • Hepatite crônica pelos vírus B e C, hepatopatia alcoólica, esteato-hepatite não alcoólica • Porfiria cutânea tarda • Pós-*shunt* porto-cava
Miscelânea
• Aceruloplasmina • Atransferrinemia congênita • Sobrecarga de ferro neonatal

Adaptado de: Cecil, Textbook of Medicine, 24ª edição.

- A insuficiência cardíaca pode ser a manifestação predominante e apresentar rápida evolução, como no caso da hemocromatose juvenil.
- O acometimento cardíaco é a causa de óbito em 1/3 dos casos, sendo o restante relacionado principalmente à cirrose e ao hepatocarcinoma.
- No momento do diagnóstico a maioria dos pacientes já apresenta disfunção sistólica associada à disfunção diastólica restritiva (grau IV).
- A ressonância magnética, utilizando o protocolo de T2* (estrela), constitui-se num excelente exame para confirmação do acometimento cardíaco pela hemocromatose.

Exames complementares

Hemocromatose
• Ferritina: é sensível, mas pouco específica, podendo estar aumentada em doenças inflamatórias crônicas. Na hemocromatose normalmente está > 500 mg/mL. • Saturação da transferrina: é maior que 45%. Quando menor que 45% com ferritina normal, o diagnóstico de hemocromatose é improvável. Se > 60%, o diagnóstico é provável. • Ferro sérico: aumentado.

- AST/ALT: encontram-se aumentadas em grande parcela dos pacientes.
- Mutação do HFE: C282Y/C282Y ou C282Y/H63D na hemocromatose hereditária. O C282Y em heterozigose e o H63D/H63D em geral não levam à hemocromatose.
- ECG: arritmias como a fibrilação atrial e BAV podem estar presentes.
- Ecocardiograma: é inespecífico. Apresenta disfunção diastólica restritiva e em fases mais avançadas, disfunção sistólica.
- Ressonância cardíaca com destaque para a aquisição T2*: possui boa acurácia para o diagnóstico da deposição de ferro nos diversos órgãos, especialmente no miocárdio. Quanto maior a sobrecarga de ferro, mais escuro aparece o miocárdio (Figuras 62.16 e 62.17).
- Biópsia: mostra depósito abundante de ferro nos hepatócitos e miócitos. A biópsia cardíaca não é necessária e a hepática deve ser realizada em casos de dúvida diagnóstica. Com a disponibilidade da RM T2*, a biópsia raramente é realizada.
- Outros exames: eletroforeses de Hb, curva de fragilidade osmótica, LDH e haptoglobina podem estar alterados nas anemias hemolíticas.

Tratamento

- Na hemocromatose hereditária (HH) devem ser realizadas flebotomias (sangrias) terapêuticas. Existem vários esquemas propostos e não há consenso sobre qual forma seria a mais adequada. Sugerimos a realização de flebotomias semanais com retirada de 500 mL (em idosos, mulheres, pessoas com peso < 50 kg ou com cardiopatia significativa não descompensada, retirar 250 mL a cada 1-2 semanas) até ferritina < 50 µg/L e saturação de transferrina < 50%, mantendo o Hb > 11. A cada dez sessões, realizar nova dosagem de ferritina e quando estiver na faixa esperada (< 50 µg/L), as flebotomias passam a ser realizadas de três a seis vezes ao ano, com a frequência ajustada conforme os exames laboratoriais (mantendo ferritina entre 50 e 100 µg/L).
- Na hemocromatose secundária às anemias hemolíticas e politransfusões não é possível realizar a flebotomia e são usados quelantes orais ou parenterais do ferro.
- Existem três medicamentos quelantes de ferro disponíveis no Brasil: o Desferal (desferroxamina) IV ou SC, que é menos utilizado atualmente e os quelantes orais, Ferriprox (deferiprona) e Exjade (deferasirox).
- Em pacientes com insuficiência cardíaca descompensada e/ou que tenham anemia (Hb < 11 mg/dL), não se deve realizar a flebotomia até a estabilização do quadro de IC e melhora da anemia. Nos pacientes com disfunção sistólica importante secundária à sobrecarga de ferro, o esquema mais estudado é a associação de dois quelantes de Fe, o Desferal (maleato de desferroxamina, 500 mg cada ampola, sugerimos realizar pelo menos 12 doses), que é administrado IV ou subcutâneo (20 a 60 mg/kg, sugerimos 30 mg/kg diluídos em 250 mL de SG a 5% para infusão IV em 6 horas) associado ao Ferriprox (deferiprona) cp de 500 mg VO (25 mg/kg a cada 8 horas, equivale a 1 cp a cada 20 kg de peso, ou seja, em um

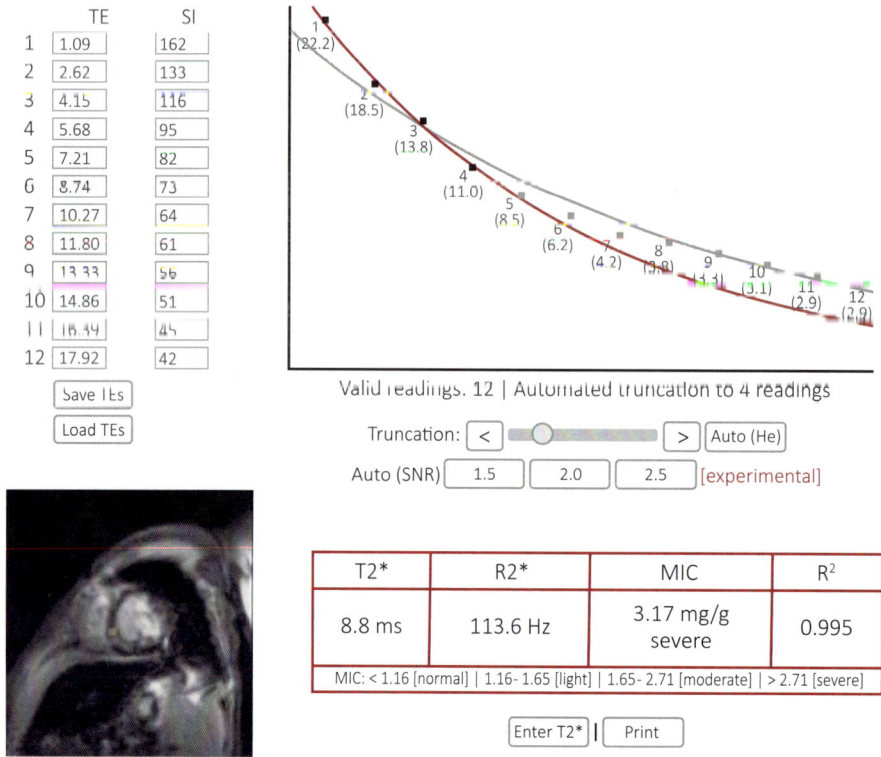

Figura 62.16. Ressonância cardíaca mostrando a sobrecarga de ferro. Observe o T2* abaixo de 10 ms, que indica alta impregnação de ferro no coração. Imagem gentilmente cedida pelo Dr. Rui Faria.

adulto médio 4 cp VO de 8/8 h). A duração do tratamento deverá ser contínua nos pacientes com necessidade de politransfusão (quelantes VO) e pelo menos até a estabilização do quadro de IC e melhora da anemia nos com HH (momento no qual as flebotomias poderão ser iniciadas), neste caso mantendo o uso de quelantes VO até atingir os níveis desejados de ferritina.

- O tratamento da insuficiência cardíaca é de suporte, utilizando o arsenal terapêutico convencional (IECA, BB, espironolactona, furosemida, etc.). Em casos muito específicos pode ser aventada a possibilidade de transplante cardíaco.
- Não esquecer de solicitar as dosagens hormonais como testosterona, gonadotrofinas, TSH, T4L entre outros, pois pacientes com hemocromatose possuem hipogonadismo e necessitam, muitas vezes, de reposição hormonal (manter acompanhamento conjunto com a equipe de endocrinologia). Realizar rastreamento de hepatocarcinoma com dosagem de alfafetoproteína e ultrassonografias de fígado periódicas.
- Cuidados com suplementos que contenham vitamina C e ferro. Dietas muito restritivas em ferro não são necessárias, evitar frutos do mar crus devido ao risco aumentado de algumas infecções (*Yersinia enterocolitica*, *Listeria monocytogenes*, *Vibrio vulnificus*).

> **Informação importante**
>
> Depósito de ferro miocárdico pode ser detectado usando a RM cardíaca-T2*. A alteração significativa no exame é a variável mais relevante em predizer a necessidade de tratamento para disfunção ventricular. Sobrecarga de ferro cardíaca não pode ser predita por nível de ferritina ou ferro hepático e avaliação por ecocardiograma só detecta doença avançada. Intensificação precoce de terapia quelante (nos pacientes que não podem fazer flebotomia devido às anemias crônicas ou insuficiência cardíaca sintomática), baseada no T2* pode reduzir morbimortalidade por esta cardiomiopatia prevenível/reversível com o diagnóstico precoce.

■ Endomiocardiofibrose

Introdução

- É importante causa de insuficiência cardíaca em países subdesenvolvidos, sendo relativamente frequente em países africanos e nas regiões Norte/Nordeste do Brasil.
- Caracteriza-se por deposição de tecido fibroso no endocárdio e em menor extensão no miocárdio do ápice e da via de entrada de um ou ambos os ventrículos. O acometimento biventricular é o predominante em nosso meio.

- É restrita ao coração, não acometendo outros órgãos. A hipótese mais aceita para a etiologia é de pancardite por eosinófilos.
- É cinco vezes mais frequente nas mulheres, acometendo principalmente as jovens.

Diagnóstico

- O quadro clínico depende da câmara acometida, do grau de fibrose e da presença de insuficiência da valva atrioventricular.
- Quando há acometimento do ventrículo direito (VD) ou biventricular, os sintomas principais são de insuficiência cardíaca direita, sendo a ascite a manifestação predominante associada à hepatomegalia e, em menor extensão, ao edema de membros inferiores. Os pacientes usualmente se encontram bem emagrecidos.
- Derrame pericárdico pode estar presente, mas em geral não é significativo.
- O achado de insuficiência mitral na presença de IC direita indica que o acometimento é biventricular.
- No acometimento isolado do VE predominam dispneia e dor precordial.

Prognóstico

- É dependente da classe funcional e do tipo de envolvimento ventricular, sendo as classes III e IV e o maior acometimento do VD, bem como a presença de insuficiência valvar, os fatores de pior prognóstico.
- Em um estudo brasileiro, a sobrevida foi de 50% em 4 anos nos pacientes tratados clinicamente.

Exames complementares

- ECG: no envolvimento do VD mostra baixa voltagem no plano frontal e do QRS em V1, distúrbio de condução pelo ramo D. No de VE, altas voltagens em precordiais esquerdas, BDAS e áreas inativas. A fibrilação atrial é comum. O acometimento biventricular possui achados mistos.
- Radiografia de tórax: pode sugerir a câmara acometida. No VD, cardiomegalia com forma globosa, grande aumento do AD e trama vascular diminuída. No VE, pouco aumento da área cardíaca, formato triangular do coração.
- Ecocardiograma: é o método mais utilizado para o diagnóstico. Os achados típicos são trombo fibroso obliterando o ápice de um ou ambos os ventrículos, associado a refluxos das valvas AV, sinais de restrição diastólica e átrios dilatados que definem o diagnóstico. A função sistólica é normal, exceto em fases tardias (Figura 62.18).
- Ressonância magnética: auxilia no diagnóstico, podendo avaliar com clareza a extensão da fibrose e o tamanho e função de átrios e ventrículos. É importante para diagnóstico diferencial da pericardite constritiva e anomalia de Ebstein, nos casos que envolvem o VD, e das cardiomiopatias dilatadas com trombos apicais sobrepostos a áreas acinéticas, doença reumática, miocárdio não compactado e miocardiopatia hipertrófica apical nos do VE (Figura 62.19).
- Hemodinâmica: descenso Y proeminente no pulso venoso. Aumento da pressão diastólica final do ventrículo acometido. Obliteração apical.
- Biópsia: raramente necessária. Fibrose em 50% dos casos na biópsia de VD.

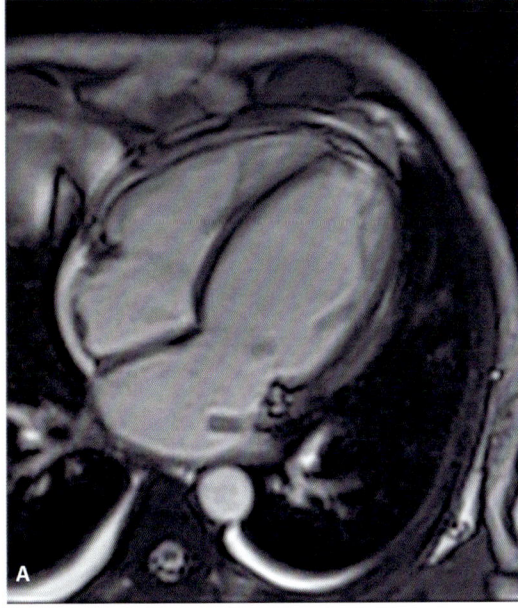 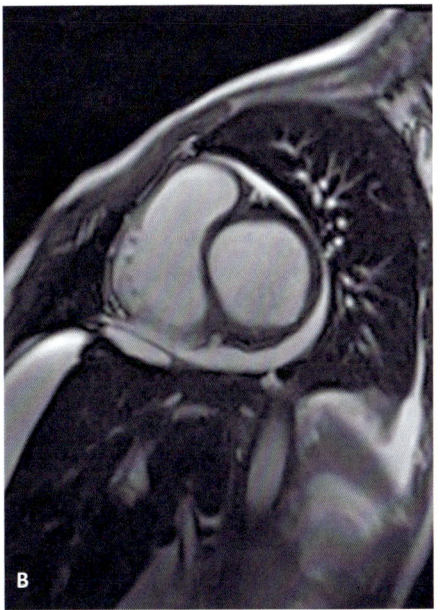

Figura 62.17. Ressonância cardíaca de paciente com hemocromatose hereditária. Na imagem A (quatro câmaras), observamos dilatação do átrio e ventrículo esquerdos e na imagem B (eixo curto) podemos notar que o miocárdio aparece um pouco mais escuro que o habitual (decorrente do acúmulo de ferro).

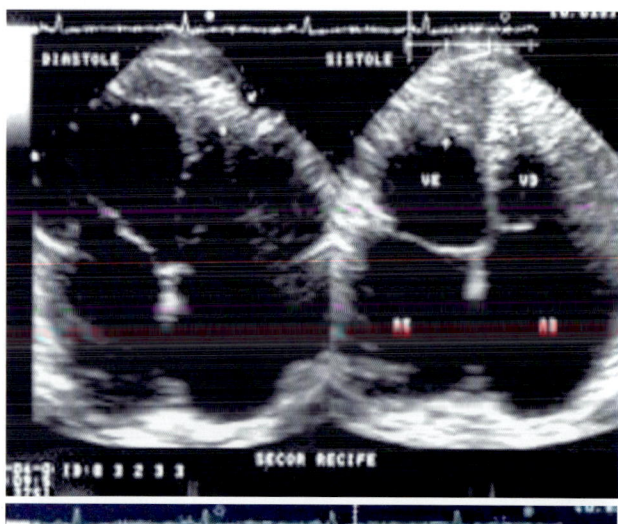

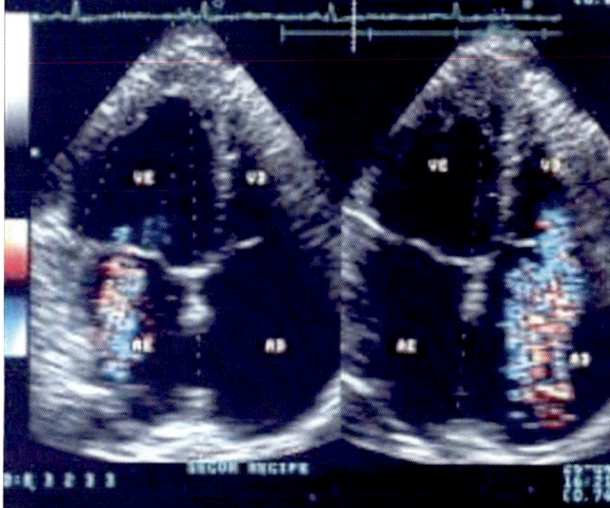

Figura 62.18. Ecocardiograma na endomiocardiofibrose mostrando acometimento biventricular com obliteração dos ápices do VD e VE, com acometimento valvar associado (insuficiência mitral e tricúspide). Gentilmente cedida pelo Dr. Djair Brindeiro Filho.

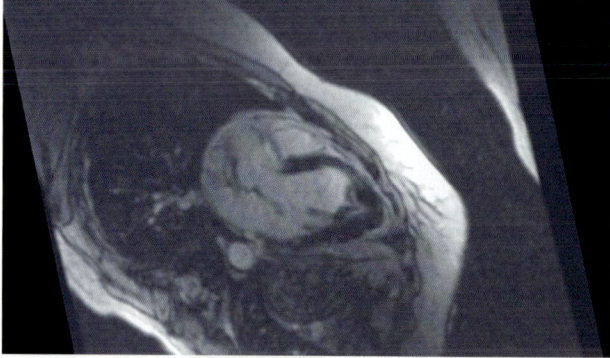

Figura 62.19. Ressonância cardíaca na endomiocardiofibrose mostrando a obliteração do ápice do VE e o sinal do duplo V (achado característico da doença). Imagem gentilmente cedida pela Dra. Renata Ávila.

- Após o desenvolvimento de uma nova técnica cirúrgica no Instituto do Coração (InCor) do Hospital das Clínicas da Faculdade de Medicina da Universidade de São Paulo (HC-FMUSP) em 1988, houve significativa diminuição da morbimortalidade.

Tratamento

- Cirurgia para pacientes em classes III e IV.
- Nas classes I e II o tratamento inicial é clínico, basicamente com diuréticos como a furosemida e a espironolactona, conforme congestão, associado ao uso de betabloqueadores ou bloqueadores do canal de cálcio e IECA.
- Nos casos de acometimento isolado e significativo do VD, a cirurgia é indicada mais precocemente.
- Em pacientes com FA deve ser tentada a reversão para ritmo sinusal e mantida anticoagulação plena.

◾ Leitura sugerida

- Ruberg, F.L, Grogan M, Hanna M, et al. Transthyretin Amyloid Cardiomyopathy. J Am Coll Cardiol. 2019;73(22):2872–91.
- Maurer MS, Schwartz JH, Gundapaneni B et al. Tafamidis Treatment for Patients with Transthyretin Amyloid Cardiomyopathy, ATTR-ACT study. N Engl J Med 2018;379:1007-16.
- Pereira NL, Grogan M, William G. Spectrum of Restrictive and Infiltrative Cardiomyopathies. JACC. 2018; 71(10):1130-48.
- Gilmore JD, Maurer MS, Falk RH et al. Nonbiopsy Diagnosis of Cardiac Transthyretin Amyloidosis. Circulation. 2016;133:2404-2412
- Falk RH. Diagnosis and management of cardiac amyloidose. Circulation. 2005;112:2047-60.
- Kushawaha S, Fallon JT, Fuster V. Restrictive cardiomyopathy. NEJM. 1997;336:267.
- McKenna WJ. Clinical manifestations and diagnosis of amyloid cardiomyopathy. Up-To-Date, Maio. 2019.
- McKenna WJ. Treatment of amyloid cardiomyopathy. Up-To-Date, maio 2019.
- Salemi VMC, Tavares MD, Simões MV, Mady C. Cardiopatia Restritiva, Obstrutiva e Infiltrativa. In: Medicina Cardiovascular. Kalil R, Fuster V, eds. São Paulo: Atheneu; 2016. Cap. 69.

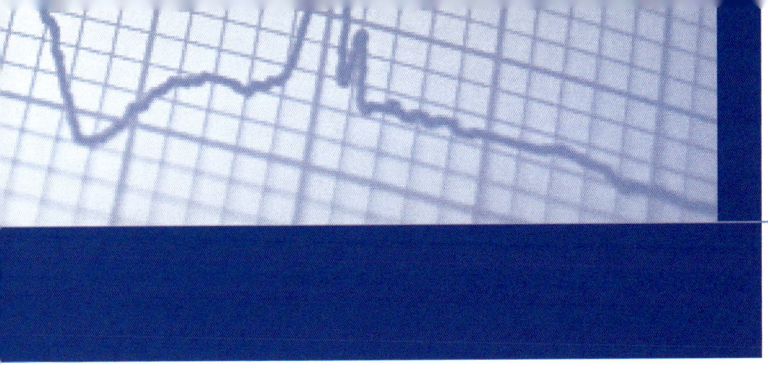

capítulo 63

Miocardite

• Dirceu Thiago Pessoa de Melo

■ Introdução

- A miocardite é definida como um processo inflamatório do miocárdio. Ocorre por exacerbação da resposta imune do hospedeiro, sendo desencadeada por um gatilho externo, em geral uma infecção viral.
- Os enterovírus foram os principais agentes etiológicos até meados da década de 1990. Após esse período os adenovírus e os parvovírus B19 têm sido os agentes mais frequentemente identificados.
- Trata-se de doença subdiagnosticada, embora seja importante causa de morte súbita e insuficiência cardíaca em pacientes jovens.
- A incidência estimada na população geral varia de 8 a 10/100.000. Em pacientes jovens com diagnóstico de morte súbita submetidos à necropsia, a incidência pode chegar a 8,6%. Nos casos de miocardiopatia dilatada submetidos à biópsia endomiocárdica esse número varia de 10 a 40%.
- A incidência da doença tem aumentado recentemente em razão do maior número de diagnósticos com as novas técnicas de biologia molecular e o uso da RNM cardíaca.

Agentes etiológicos da miocardite

- Vírus: Coxsackie, enterovírus, CMV, parvovírus B19, HCV, influenza, HIV, herpesvírus, Epstein-Barr vírus.
- Hipersensibilidade: clozapina, sulfonamidas, cefalosporinas, antidepressivos tricíclicos, penicilinas.
- Autoimune: Churg-Strauss, miocardite de células gigantes, Sjögren, LES, Takayasu, granulomatose de Wegener, sarcoidose, doença intestinal inflamatória.
- Bactérias: micobactérias, estreptococo, *Chlamydia*, *Mycoplasma*.
- Fungos: *Candida, Aspergillus, Cryptococcus, Histoplasma*.
- Protozoários: *Trypanosoma cruzi*.
- Toxinas: antraciclinas, cocaína.

■ Quadro clínico

- O espectro clínico da miocardite aguda é bastante amplo. Varia de quadros assintomáticos a casos de morte súbita ou insuficiência cardíaca aguda fulminante com choque cardiogênico refratário.
- A distribuição etária costuma ser bimodal. Em geral, crianças e adolescentes costumam apresentar sinais e sintomas de miocardite aguda, com dor torácica e sintomas constitucionais, enquanto adultos jovens têm maior chance de abrir o quadro com sinais e sintomas de miocardiopatia dilatada.
- Miocardite aguda: pródromo viral com febre, mialgia, fraqueza e sintomas constitucionais em até 80% dos casos. Dispneia, palpitações, arritmias e dor torácica são comuns. Esta última pode ser difícil de diferenciar da dor de origem isquêmica, já que esses pacientes costumam apresentar alterações de eletrocardiograma (ECG), elevação de marcadores de necrose miocárdica e perda de contratilidade segmentar. Alguns casos se apresentam com insuficiência cardíaca e são suspeitados após exclusão das causas mais frequentes (valvar, isquêmica e hipertensiva).
- Miocardite fulminante: em geral associada a quadros de rápida progressão (< 2 semanas) e evolução para choque cardiogênico associado ou não a febre e toxemia. O quadro se deve à produção exacerbada de citocinas inflamatórias pelo hospedeiro em resposta à agressão inicial. Séries de casos têm relatado reversão da disfunção ventricular em até 90% dos pacientes, o que ressalta a importância do adequado suporte hemodinâmico para aumentar as chances de recuperação.
- Quanto ao prognóstico, aproximadamente 50% dos pacientes apresentam resolução do quadro em 2-4 semanas; 25% evoluem com miocardite crônica e 12-25% evoluem com insuficiência cardíaca refratária, miocardite fulminante ou arritmias fatais.

Diagnóstico

- O diagnóstico da miocardite tem sido tradicionalmente baseado nos critérios histológicos de Dallas, que avaliam a presença de processo inflamatório no miocárdio. Entretanto, em razão de sua baixa sensibilidade e abordagem invasiva com necessidade de biópsia miocárdica, os casos de miocardite têm sido subdiagnosticados.
- Diante dessas limitações, uma nova abordagem diagnóstica tem sido proposta com base na avaliação de quatro variáveis:
  1. quadro clínico sugestivo;
  2. alteração estrutural, funcional ou dano miocárdico na ausência de causa isquêmica;
  3. achados de RNM cardíaca sugestivos;
  4. evidência de infiltrado inflamatório (pelos critérios de Dallas) ou genoma viral em biópsia miocárdica.

> Suspeita de miocardite: presença de dois critérios.
> Compatível com miocardite: presença de três critérios.
> Alta probabilidade de miocardite: presença de quatro critérios.

A Tabela 63.1 compara as diferentes modalidades diagnósticas para avaliação das miocardites.

Tabela 63.1 Modalidades diagnósticas para avaliação das miocardites

	Sensibilidade	Especificidade
ECG	47%	-
Troponina	34-53%	89-94%
CK-MB	6%	-
Anticorpos antivírus ou miosina	25-32%	40%
Cintilografia com ^{111}índio	85-91%	34-53%
Ecocardiograma (disf. VE)	69%	-
RNM cardíaca	86%	95%
Biópsia por critérios de Dallas	35-50%	78-89%
Biópsia: PCR (reação em cadeia polimerase) para genoma viral	38-65%	80-100%

Exames complementares

- Laboratório: elevação de PCR e VHS. Os marcadores de necrose miocárdica são úteis, porém não podem ser usados para descartar o diagnóstico por causa de suas limitadas sensibilidade e especificidade. Da mesma forma, dosagens de citocinas inflamatórias, anticorpos anticoração e sorologias virais têm pouca utilidade clínica.
- Eletrocardiograma: inversão da onda T, supradesnivelamento do segmento ST, bloqueios de ramo, arritmias supraventriculares e ventriculares.
- Ecocardiograma: o achado clássico é a hipocinesia difusa associada ou não a derrame pericárdico. Podem também ocorrer alteração da contratilidade segmentar com predomínio em parede lateral e hipertrofia regional. As formas clássicas de miocardite tendem a se apresentar com dilatação ventricular, enquanto os quadros fulminantes estão mais associados a hipertrofia septal e ventrículos normais ou pouco aumentados.
- Ressonância cardíaca: alteração da contratilidade segmentar, hipertrofia regional, dilatação de câmaras cardíacas. Presença de realce tardio após infusão de gadolínio e acometimento que em geral poupa o subendocárdio (Figura 63.1), ao contrário do que ocorre na lesão isquêmica (Figura 63.2). A ressonância pode ser usada para guiar a biópsia miocárdica, aumentando a acurácia do procedimento.
- Biópsia miocárdica: procedimento realizado por via percutânea, com acesso venoso central e taxa de complicações que varia de 2 a 5% (sangramento, arritmias, perfuração miocárdica e tamponamento). A baixa sensibilidade da biópsia se deve em grande parte à natureza desigual do acometimento miocárdico, que ocorre de maneira regional, por vezes em segmentos de difícil acesso para o biótomo. Além disso, o uso dos critérios de Dallas para avaliação de necrose e inflamação miocárdica apresenta grande variabilidade interobservador. Apesar dessas limitações, a biópsia ainda é considerada o padrão-ouro para o diagnóstico inequívoco de miocardite. O procedimento comumente é realizado às cegas em ventrículo direito, entretanto, se possível deverá ser guiado pela RNM cardíaca, uma vez que a identificação prévia de áreas suspeitas aumenta de forma considerável o seu rendimento.

> **Indicações de biópsia miocárdica**
>
> - Quadros de insuficiência cardíaca aguda (< 2 semanas) sem etiologia definida, de rápida evolução, com comprometimento hemodinâmico e refratário à terapêutica inicial.
> - Quadros de insuficiência cardíaca de início recente (< 3 meses), sem etiologia definida, associados a doença progressiva do sistema de condução ou arritmias ventriculares complexas e que não responderam à terapêutica inicial em 1 a 2 semanas.
> - Em pacientes que possuem doença sistêmica prévia e desenvolvem disfunção ventricular sistólica recente de origem desconhecida.

- Biologia molecular: a biópsia endomiocárdica é fundamental para o tratamento etiológico dos quadros de miocardite complicada. Permite avaliar a presença de inflamação, pesquisa quantitativa (PCR) do genoma dos principais vírus cardiotrópicos, bem como doenças autoimunes como miocardite eosinofílica/células gigantes. Embora muito importante, sua disponibilidade é limitada no Brasil e se restringe a poucos centros. É preciso que haja equipes com *expertise* para realização da biópsia e laboratórios aptos para o adequado processamento e análise do material.

Miocardite

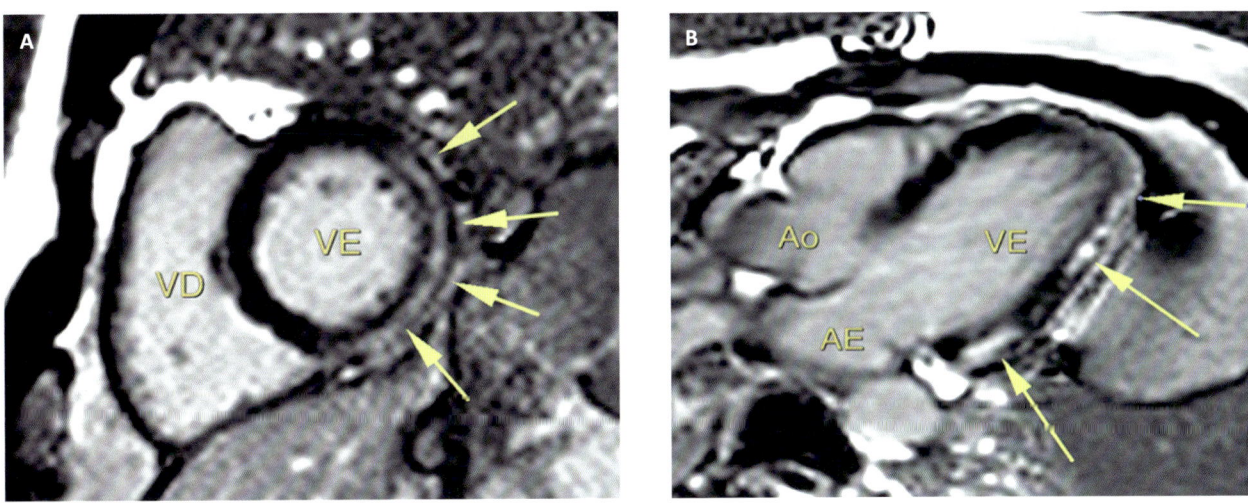

Figura 63.1. Imagem de ressonância cardíaca em eixo curto (A) e via de saída do ventrículo esquerdo (B) na sequência de realce tardio. Observe o acometimento mesoepicárdico (poupando o subendocárdio, que é a porção do músculo mais próxima à cavidade) na parede lateral do ventrículo esquerdo (setas). Este padrão é sugestivo de miocardite.

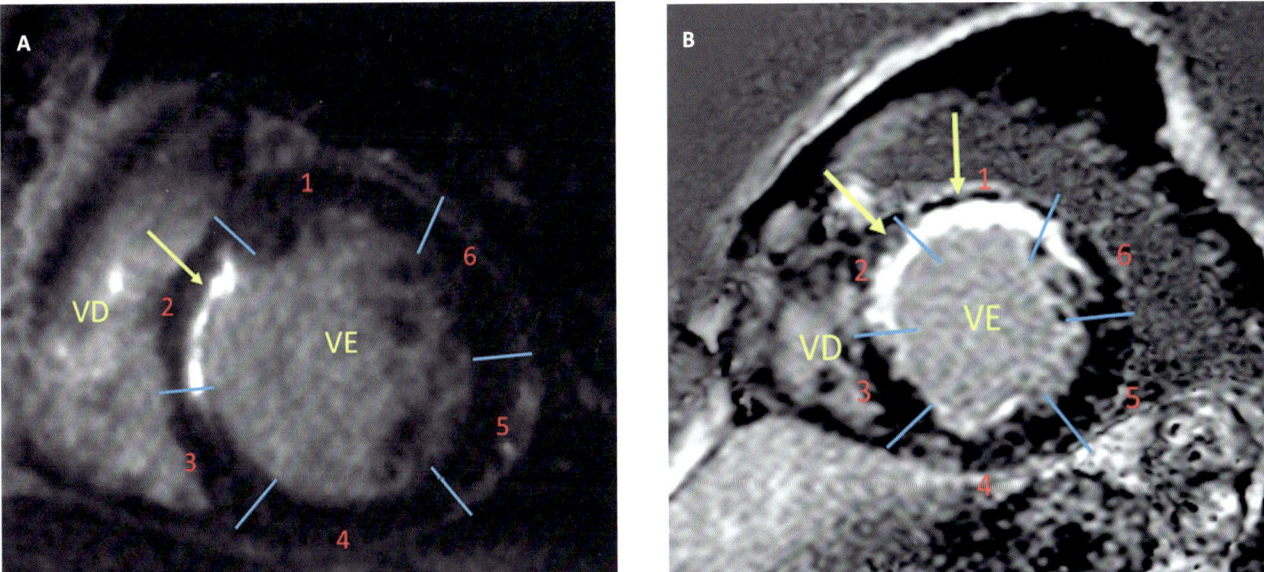

Figura 63.2. Imagem de ressonância cardíaca em eixo curto na sequência de realce tardio. Observa-se área de fibrose miocárdica na região subendocárdica (aparece na coloração branca: seta amarela) da parede anterosseptal, região basal do VE (A). Em B, vemos a presença de fibrose mais extensa que se inicia no subendocárdio e acomete mais de 50% da espessura do miocárdio, principalmente em parede anterior e anterosseptal. Esses padrões de acometimento são compatíveis com cardiopatia isquêmica (IAM prévio relacionado ao território da artéria descendente anterior).

capítulo 63

■ Tratamento

Suporte geral

Pacientes com quadro de miocardite aguda não complicada não requerem tratamento específico. A Figura 63.3 apresenta o fluxograma de avaliação e tratamento do paciente com miocardite aguda e sinais de insuficiência cardíaca.

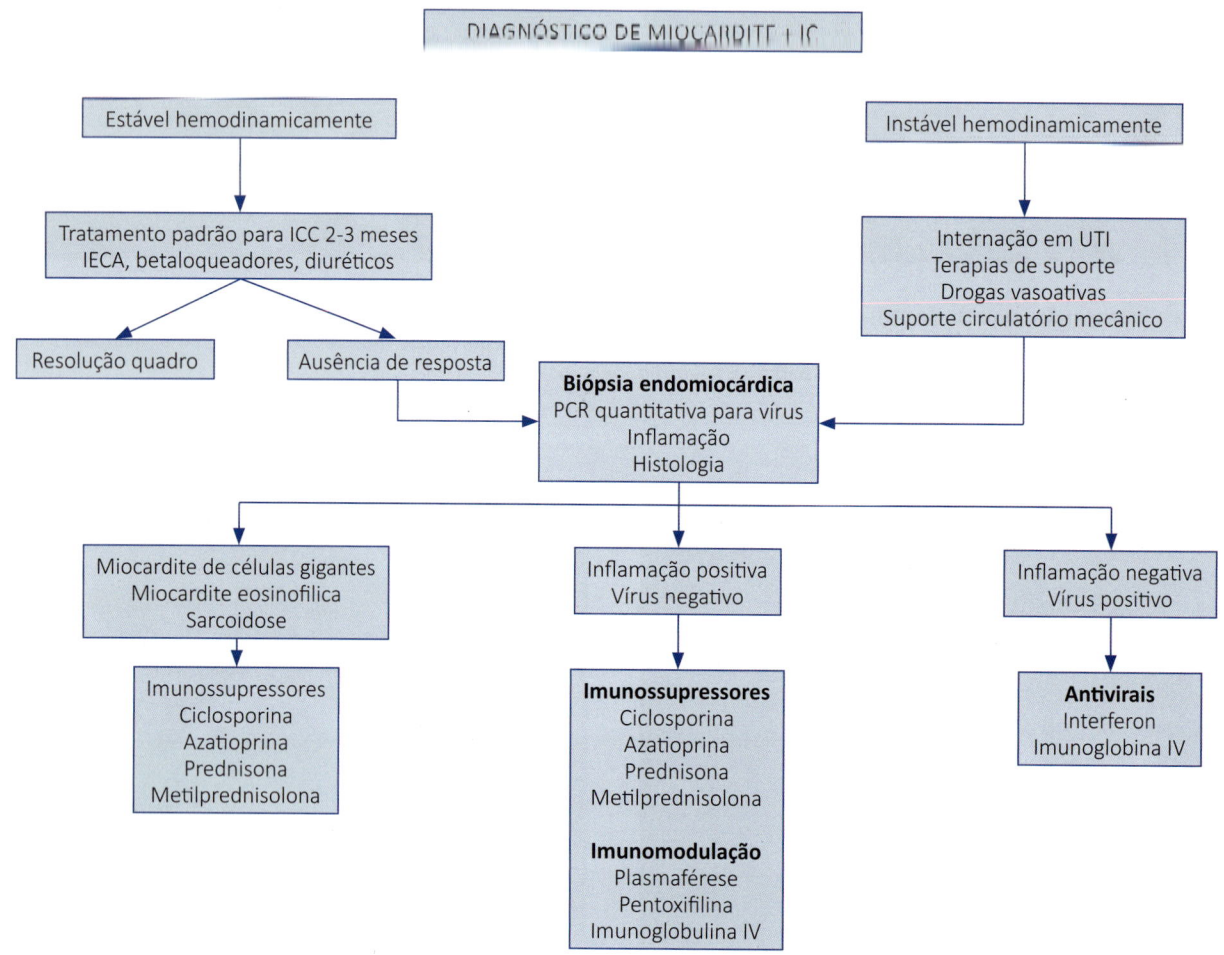

Figura 63.3. Fluxograma de avaliação e tratamento do paciente com miocardite aguda e sinais de insuficiência cardíaca. Referência: I Diretriz Brasileira de Miocardites e Pericardites. Montera e cols., 2013.

Medidas gerais

- Repouso – Por causa do aumento da mortalidade em estudos com animais, a prática de exercícios deve ser desencorajada até completa remissão do quadro e recuperação da função do ventrículo esquerdo, o que pode levar semanas a meses. A recomendação habitual é evitar atividade física moderada a intensa por 6 meses. É sugerida a realização de TE antes da liberação para reiniciar as atividades.

- Ao contrário dos casos de pericardite, o uso de anti-inflamatórios não está indicado.

- Em pacientes de baixo risco, estáveis hemodinamicamente, realizar analgesia para alívio da dor torácica e as medidas-padrão para o tratamento da insuficiência cardíaca com inibidores da enzima de conversão da angiotensina (IECA), betabloqueadores e antagonistas da aldosterona. Essas medicações deverão ser mantidas por tempo indefinido nos pacientes que não apresentarem completa resolução da função ventricular. Nos pacientes que normalizam a função ventricular e que não possuem realce tardio significativo na RM, considerar a suspensão gradual dos medicamentos (retirar um por vez e acompanhar com ecocardiogramas periódicos).

- Em pacientes com insuficiência cardíaca, o uso de diuréticos e vasodilatadores (nitroprussiato/nitroglicerina) deve ser considerado. Os casos mais graves, com choque cardiogênico, podem necessitar de inotrópicos, vasopressores, balão intra-aórtico ou dispositivos de assistência ventricular mecânica.

Imunossupressão

- A imunossupressão tem indicação limitada nos casos de miocardite. No estudo *Myocarditis Treatment Trial*, 111 pacientes com diagnóstico histológico de miocardite e FE < 45% foram randomizados para receber tratamento com placebo ou prednisona + cliclosporina/azatioprina por 24 semanas. Ao final de 4,3 anos de seguimento não houve benefício em relação à FE ou sobrevida.
- No estudo TIMICS, 85 pacientes com diagnóstico de miocardite e pesquisa negativa para genoma viral foram randomizados para receber azatioprina + prednisona *vs.* placebo. Após 6 meses de tratamento houve melhora da fração de ejeção no grupo que recebeu imunossupressores.
- Nos pacientes com miocardite por hipersensibilidade e doença autoimune, a terapia imunossupressora deve ser considerada.

Imunoglobulina

- A imunoglobulina possui efeito imunomodulador e antiviral. A droga já foi testada em pequenos estudos de pacientes com miocardite, sem evidência de benefício. Acredita-se que os resultados se devam em parte à melhora espontânea dos pacientes do grupo-controle, o que impede a demonstração de benefício em pequenas amostras.
- Seu uso está restrito a casos selecionados de miocardite em crianças. Nessa população estudos não controlados sugerem algum benefício.

■ Exemplo de prescrição

- Paciente de 21 anos, 70 kg, previamente hígido. Iniciou há 2 dias quadro de dor torácica em pontada, reentrante, de forte intensidade, sem fatores de melhora, associada a dispneia aos esforços. Relatava quadro de infecção de via aérea superior 2 semanas antes. Admitido no pronto--socorro com dor. ECG de entrada revelava supradesnivelamento do segmento ST de 2 mm em derivações precordiais. Realizado CATE de urgência que revelou coronárias normais, disfunção moderada de VE e hipocinesia difusa. Marcadores de necrose miocárdica positivos. RNM cardíaca revelou realce tardio mesoepicárdico em parede lateral de VE. Exame físico: pressão arterial (PA) 100 × 60 mmHg, frequência cardíaca (FC) 80, sem sinais de insuficiência cardíaca descompensada.

Exemplo de prescrição – Miocardite

1. Dieta via oral hipossódica.
2. Dipirona: 500 mg, via oral (VO), 6/6 h.
3. Codeína: 30 mg, VO, 4/4 h.
4. Captopril: 12,5 mg, 8/8 h.
5. Carvedilol: 3,125 mg, VO, 12/12 h.
6. Espironolactona: 25 mg, uma vez ao dia.
7. Não administrar anti-inflamatórios.
8. Monitoração eletrocardiográfica.
9. Repouso relativo.

■ Leitura sugerida

- Felker GM, Thompson RE, Hare JM, et al. Underlying causes and long-term survival in patients with initially unexplained cardiomyopathy. N Engl J Med. 2000;342:1077.
- Mahrholdt H, Wagner A, Deluigi CC, et al. Presentation, patterns of myocardial damage, and clinical course of viral myocarditis. Circulation. 2006;114:1581.
- Schultz JC, Hilliard AA, Cooper LT, et al. Diagnosis and treatment of viral myocarditis. Mayo Clin Proc. 2009;84(11):1001-9.
- Montera MW, Mesquita ET, Colafranceschi AS, et al. Sociedade Brasileira de Cardiologia. I Diretriz Brasileira de Miocardites e Pericardites. Arq Bras Cardiol. 2013;100(4 supl. 1):1-36.

64

capítulo

Cardiomiopatia Hipertrófica

• Fabrício Sanchez Bergamin • Murillo de Oliveira Antunes • Edmundo Arteaga-Fernandez

■ Introdução

- A cardiomiopatia hipertrófica (CMH) é uma doença genética transmitida por herança autossômica dominante, caracterizada por um ventrículo esquerdo (VE) espessado, na maioria das vezes de forma assimétrica, porém não dilatado, na ausência de outras condições cardíacas ou sistêmicas capazes de produzir hipertrofia de evidente magnitude.
- É a causa mais comum de morte súbita cardíaca (MSC) em pessoas jovens e atletas competitivos.
- É a doença cardíaca de origem genética mais comum, com prevalência estimada em 0,2% (1:500) da população geral.
- A CMH ocorre devido a mutações em genes codificadores das proteínas do sarcômero cardíaco. Foram identificadas mais de 1.400 mutações entre 19 genes diferentes relacionados aos componentes dos filamentos finos ou grossos da fibra muscular cardíaca, genes do disco Z e do transporte de cálcio.

Principais genes envolvidos nas mutações que causam CMH (mais de 50% dos casos)

- Gene da cadeia pesada da betamiosina cardíaca.
- Gene da troponina T cardíaca.
- Gene da proteína C de ligação à miosina.

- Evolução para "estágio final" com dilatação ventricular e disfunção sistólica pode ocorrer em menos de 10% dos casos.
- O diagnóstico diferencial deve ser feito com doenças de depósitos como a doença de Fabry e amiloidose cardíaca, coração de atleta, síndrome de Leopard, estenose valvar aórtica e hipertensão arterial sistêmica não controlada, entre outras.

Dica

Em pacientes com hipertrofia ventricular esquerda que não apresentam HAS (excluir hipertensão mascarada) ou estenose aórtica, lembrar da cardiomiopatia hipertrófica, especialmente se o aumento da espessura for mais evidente na região septal (a forma mais comum é a septal assimétrica). Entretanto, é importante lembrar do diagnóstico diferencial, principalmente com a doença de Fabry (diagnóstico pela dosagem da alfagalactosidase A), amiloidose e síndrome do coração de atleta, pois o tratamento é completamente diferente. Como exemplo, podemos citar a necessidade de reposição enzimática na Doença de Fabry.

■ Fisiopatologia (Tabela 64.1)

TABELA 64.1. Fisiopatologia da cardiomiopatia hipertrófica

Disfunção diastólica	É a principal responsável pelos sintomas de insuficiência cardíaca. Encontra-se presente na maioria dos pacientes, em diferentes graus
Obstrução da via de saída do ventrículo esquerdo (VSVE)	Na CMH o importante é a medida do gradiente de pico da VSVE. Define-se como forma obstrutiva quando há gradiente sistólico de pico maior que 30 mmHg. É encontrada em 30% dos casos e possui implicações prognósticas, aumentando o risco de MSC e progressão para dilatação ventricular, quando comparados com os pacientes não obstrutivos. A principal causa do gradiente na VSVE é a presença do movimento sistólico anterior da cúspide anterior da valva mitral (MAS). Outros 30% dos pacientes desenvolvem obstrução dinâmica na VSVE, após realização de exercício físico, manobra de Valsalva ou provocação farmacológica (forma obstrutiva latente)
Isquemia miocárdica	É responsável pelo sintoma de angina encontrado em 50% dos doentes. A origem está relacionada a vários mecanismos fisiopatológicos que atuam sinergicamente, levando a um desbalanço entre oferta e consumo de oxigênio

Achados clínicos

Sintomas

- A maioria é assintomática ou oligoassintomática e tem seu diagnóstico sugerido pela detecção de sopros cardíacos ou anormalidades eletrocardiográficas em exames de rotina ou, ainda, durante a investigação de famílias acometidas.
- Os sintomas mais comuns são dispneia (90% dos pacientes sintomáticos), precordialgia (30%), palpitações, síncope e pré-síncope (20%).
- Correlação entre sintomas e mecanismos fisiopatológicos:
  - dispneia: disfunção diastólica, obstrução de VSVE, regurgitação mitral;
  - precordialgia: hipertrofia miocárdica, estresse na parede do VE, desarranjo dos miócitos, pontes miocárdicas, redução do lúmen arteriolar, fibrose miocárdica e disfunção microvascular;
  - síncope: disautonomia, arritmias, obstrução da VSVE e baixo débito;
  - palpitação: arritmias ventriculares e supraventriculares.

Exame físico (Tabela 64.2)

Tabela 64.2. Exame físico cardiológico na CMH

Inspeção	• Pulso jugular com onda "a" elevada (contração atrial vigorosa)
Palpação	• Frêmito sistólico na borda esternal baixa • *Ictus* amplo e desviado para a esquerda • Pulso carotídeo *bisferiens*
Ausculta	• Presença de B4 (contração atrial) • B2 desdobrada paradoxal • Sopro sistólico rude na borda esternal esquerda, em "crescendo-decrescendo", que se inicia logo após a B1

- As manobras realizadas pelo paciente que aumentam ou diminuem o gradiente de pressão entre o VE e a aorta alteram a intensidade do sopro e são úteis no diagnóstico diferencial com outras patologias (principalmente estenose aórtica) (Tabela 64.3):
  - **aumento do gradiente e do sopro:** posição ortostática rápida, administração de diuréticos, hipovolemia, manobra de Valsalva, administração de nitrito de amilo, exercício físico;
  - **redução do gradiente e do sopro:** agachamento abrupto, exercícios isométricos (handgrip), infusão de fenilefrina, elevação dos membros inferiores, administração de propranolol, anestesia geral.

Tabela 64.3. Diferenças entre o sopro da EAO e o da cardiomiopatia hipertrófica

	Estenose aórtica	Cardiomiopatia hipertrófica
Manobra de Valsalva	Diminui	Aumenta
Ortostase	Diminui	Aumenta
Posição de cócoras	Aumenta	Diminui

Diagnóstico

Eletrocardiograma

- **Altera-se precocemente, antes mesmo da adolescência, fase em que o ecocardiograma costuma ser normal (Figura 64.1).**
- Alta sensibilidade (90%) e baixa especificidade. Não há padrão característico da doença (SVE e alterações do segmento ST são comuns).
- Pode-se encontrar fibrilação atrial (15 a 25%) e síndrome de Wolff-Parkinson-White (1 a 2%).
- Indicações:
  - ECG de repouso na avaliação inicial ou piora dos sintomas ou anualmente, independentemente de sintomas [grau de recomendação – nível de evidência (NE I-C).
  - Holter de 24 h na avaliação inicial ou sempre na presença de sintomas (palpitações ou pré-síncope) ou anualmente, independentemente dos sintomas (NE I-B).

Ecocardiograma

- **O ecocardiograma constitui o principal método de diagnóstico da CMH.**
- Espessura do septo anterior ou parede livre do VE ≥ 15 mm ou ≥ 13 mm em pacientes com história familiar positiva para doença determina o diagnóstico.
- Permite também classificar o paciente de acordo com o grau de obstrução da VSVE (Figuras 64.2 e 64.3).
- Outros achados: insuficiência mitral e movimentação anterior sistólica da válvula mitral; cavidade ventricular normal ou diminuída; aumento de átrio esquerdo; disfunção diastólica com padrão de onda E < A.
- Indicações:
  - na avaliação inicial, na piora dos sintomas ou anualmente, independentemente de sintomas (NE I-C);
  - no algoritmo de rastreamento em familiares de primeiro grau de portadores de CMH (NE I-B);
  - na detecção e quantificação de gradiente dinâmico de VSVE (NE IIa-B);

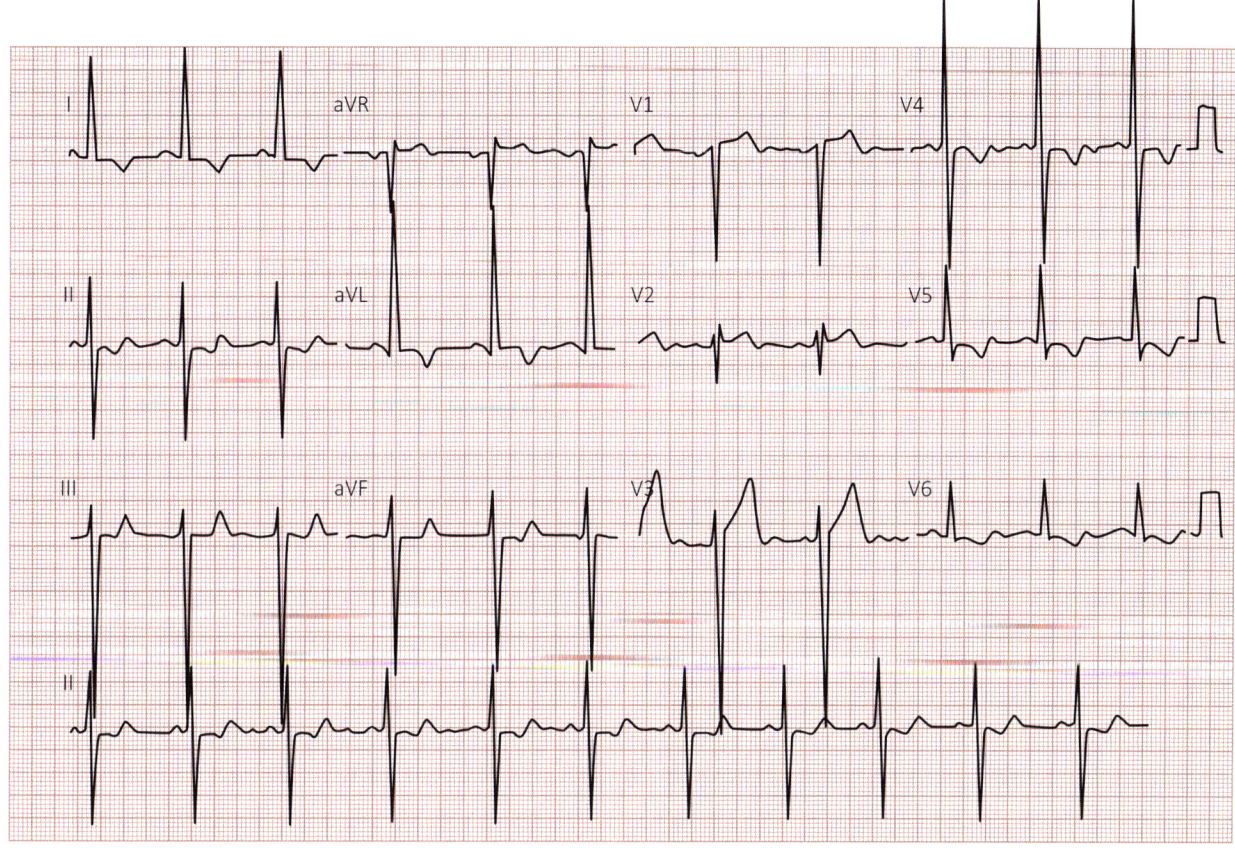

Figura 64.1. ECG de paciente de 17 anos com cardiomiopatia hipertrófica obstrutiva. Observe a presença de inúmeros critérios para sobrecarga ventricular esquerda (R de aVL > 11 mm, Cornell > 28 mm, critérios de Romhilt-Estes > 5 pontos) e as evidentes alterações na repolarização ventricular com padrão de *strain* e supradesnível de V1 a V3.

- ecocardiograma transesofágico no intraoperatório de cirurgia de miectomia (NE I-B).

Teste ergométrico

- Indicações:
  - avaliação da capacidade funcional (NE II-C);
  - avaliação de resposta pressórica para estratificação para risco de MSC (NE II-B);
  - realizado com ECO TT para avaliar gradiente dinâmico de obstrução da VSVE (NE II-B).

Ressonância magnética

- A ressonância magnética cardiovascular (RMC) é considerada um exame de maior acurácia na avaliação de pacientes com CMH, em comparação ao ecocardiograma.
- Estudos recentes demonstraram que a presença de fibrose miocárdica identificada pela técnica de realce tardio é um preditor de risco independente para mortalidade geral, cardiovascular e MSC. Os pacientes com extensão de fibrose ≥ 15% da massa do VE apresentam o dobro do risco para MSC, quando comparados com os pacientes sem fibrose.
- Deve ser considerada sua realização nas seguintes situações:
  - na dúvida diagnóstica de pacientes nos quais a ecocardiografia convencional se mostra inconclusiva (como nas formas apicais, dificuldade de janela) (NE I-B);
  - maior precisão na quantificação da espessura da parede, principalmente da parede livre anterolateral.
  - detecção de aneurisma apical, com consequências na decisão terapêutica.
  - informação adicional anatomofuncional para definir a técnica de abordagem no preparo da terapêutica invasiva (NE I-B).
  - pesquisa de fibrose miocárdica pela técnica de realce tardio, para auxiliar na indicação de implante de CDI (Figura 64.4), somados a outros fatores de risco, quando há dúvida na estratificação de risco (NE IIb-C).
  - diagnóstico diferencial com outras doenças, por exemplo: amiloidose, doença de Fabry (NE IIB-C).

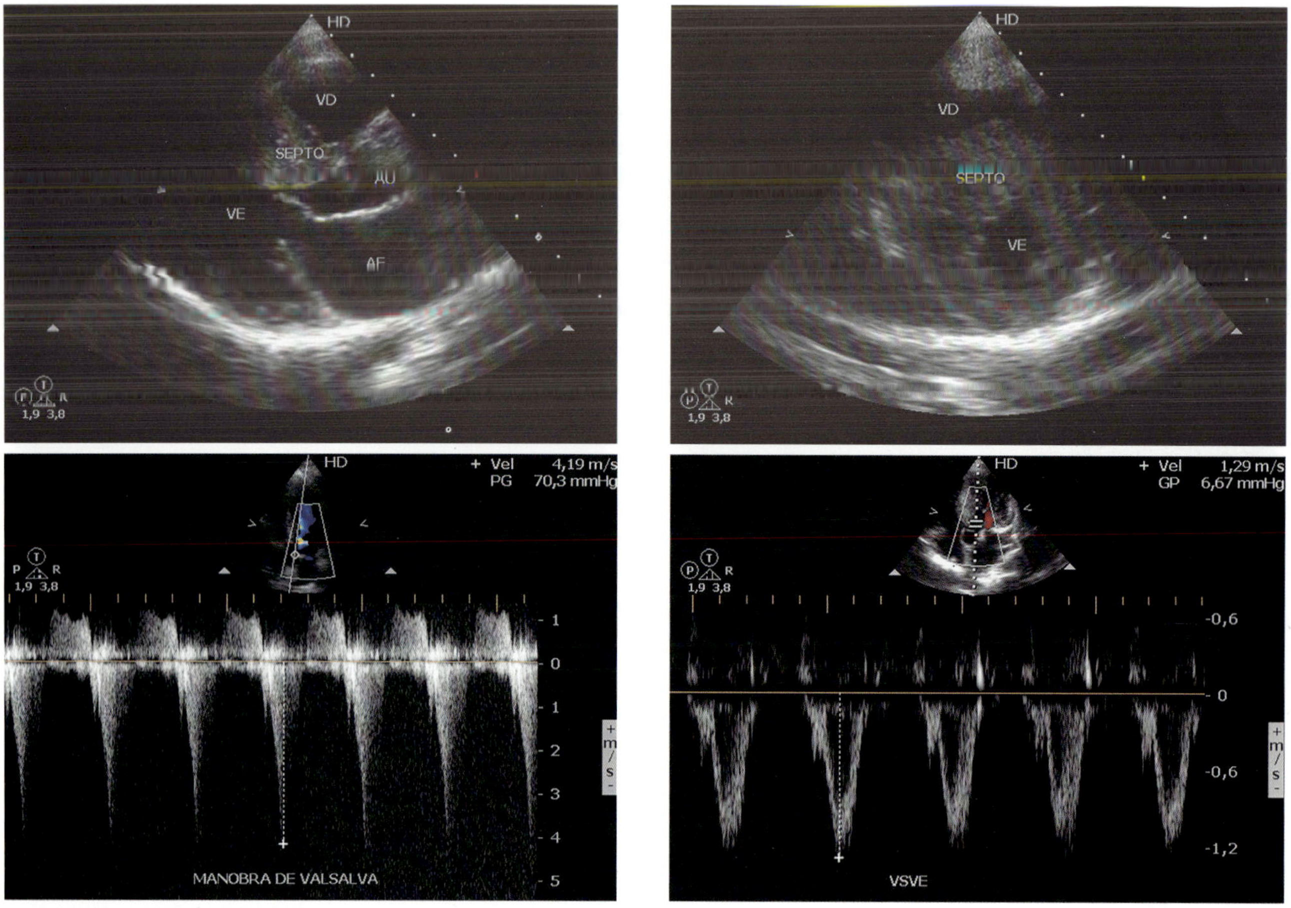

Cardiomiopatia Hipertrófica

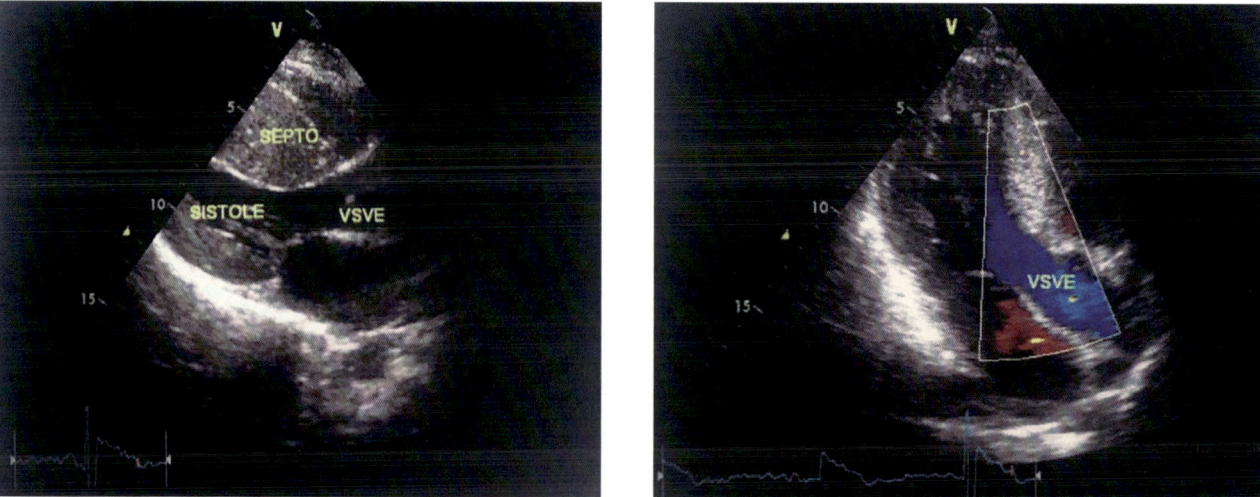

Figura 64.2. Cardiomiopatia hipertrófica septal assimétrica, forma obstrutiva (gradiente intraventricular de 70 mmHg). Imagens de ecocardiograma transtorácico evidenciando septo com espessura maior que 15 mm e relação SIV/PP > 1,3; com obstrução de via de saída de ventrículo esquerdo (presença de movimento sistólico anterior da cúspide anterior da valva mitral). Imagens gentilmente cedidas por Dr. George Cobe e Dra. Nathália Freitas.

Figura 64.3. Ecocardiograma transtorácico evidenciando cardiomiopatia hipertrófica em sua forma septal assimétrica não obstrutiva. Observe Doppler colorido revelando via de saída de VE sem obstrução. Imagens gentilmente cedidas pela Dra. Nathália Freitas.

Cardiomiopatia Hipertrófica

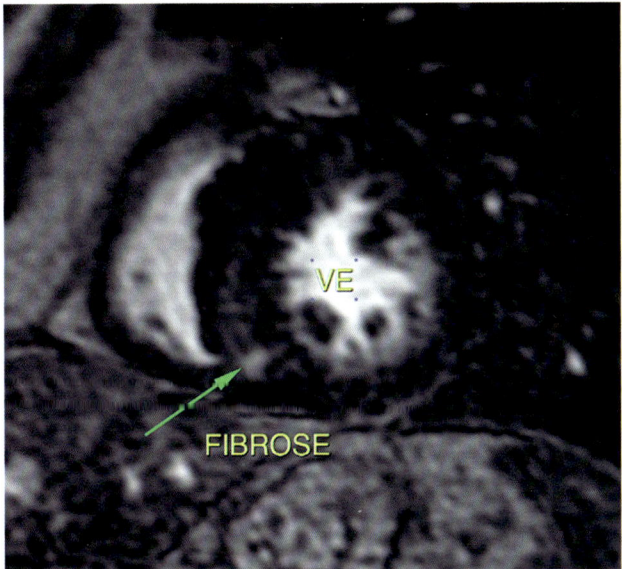 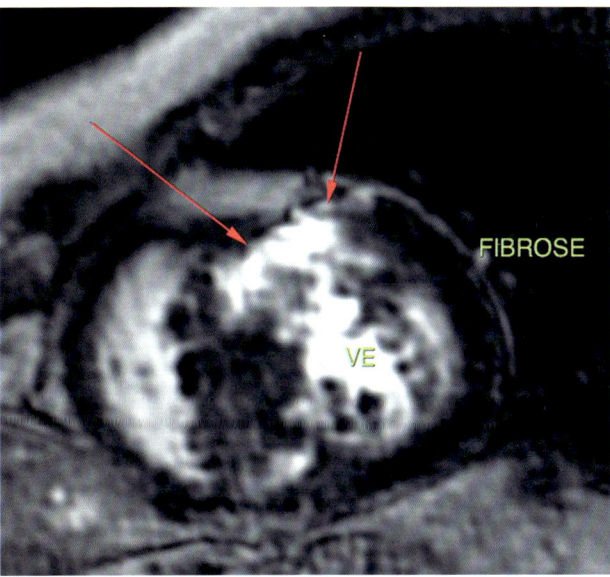

Figura 64.4. Ressonância cardíaca de pacientes com cardiomiopatia hipertrófica, técnica do realce tardio, evidenciando na primeira imagem uma pequena área de fibrose e na segunda, extensa área de fibrose (> 15%) que é associada a maior risco de arritmias malignas. Imagem gentilmente cedida pelo Dr. Alexandre Volney Villa.

Diagnóstico genético molecular

- Análise da herança familiar e aconselhamento genético são indicados a todos os pacientes portadores de CMH (NE I-B).
- A análise genética não está recomendada a familiares de pacientes que não tiveram uma mutação específica detectada (NE III-B).
- Deve-se indicar análise genética como exame de rastreamento a todos os parentes de primeiro grau de pacientes portadores de alguma mutação específica (NE I-B). Após análise, proceder de acordo com o resultado da pesquisa genética:
  - se negativo: não realizar mais nenhum exame nesse familiar;
  - se positivo: proceder com rastreamento de rotina. Se não for diagnosticada CMH na forma fenotípica, deverá ser considerada a forma subclínica da doença.
- Genótipo positivo/fenótipo negativo => realizar exame físico/ECG/ECO TT a cada 12 a 18 meses em crianças e adolescentes e a cada 5 anos em adultos (NE I-B).

Rastreamento familiar (Tabela 64.4)

Tabela 64.4. Rastreamento de parentes de primeiro grau de pacientes com CMH

O ideal é que seja feita a análise genética dos parentes (caso o paciente-índice tenha tido mutações detectadas). Caso a análise genética não se encontre disponível, fazer o rastreamento por meio de exame físico, eletrocardiograma e ecocardiograma

12 a 21 anos	A cada 12 a 18 meses; antes desse período, apenas em pacientes que cursam com sintomas ou que desejam participar de competições esportivas de alta intensidade
> 21 anos	Reavaliações a cada 5 anos, mas intervalos menores em familiares de pacientes com curso clínico maligno

■ História natural da CMH

- É uma doença de curso geralmente benigno. A maioria é assintomática. Somente 5 a 10% dos casos têm pro-

gressão grave dos sintomas com dilatação e disfunção ventricular e uma minoria evolui para uma apresentação clínica restritiva grave.
- A mortalidade anual é de 0,5 a 1%. Nos pacientes acompanhados em centro de referências a mortalidade é maior, podendo chegar a 3 a 4% nos adultos e a 6% em crianças.

Avaliação do risco e prevenção de morte súbita cardíaca

- A MSC é a principal e mais temida complicação da CMH. É mais frequente em pacientes assintomáticos com menos de 35 anos. A taquicardia e a fibrilação ventricular são as responsáveis pelas mortes súbitas nessa doença.
- Todos os pacientes com CMH devem ser submetidos à estratificação inicial de risco de morte súbita (NE I-B).
- O implante do CDI é reconhecido como o único tratamento eficaz na prevenção da MSC.
- Entretanto, a decisão de implante de CDI é um grande desafio devido à individualidade clínica de cada paciente, à grande variação na literatura de definição dos fatores de risco, à baixa incidência dos pacientes com CMH e MSC e à morbidade adquirida pelo paciente com o implante do CDI (Tabela 64.5).
- A Diretriz Europeia de Cardiomiopatia Hipertrófica, de 2014, recomenda a utilização de um escore (HCM Risk-SCD) que prediz o risco de morte súbita em 5 anos e sugere ou não o implante do CDI, conforme o valor encontrado. Para calculá-lo basta acessar o endereço (www.escardio.org/guidelines-surveys/ esc-guidelines/Pages/hypertrophic-cardiomyopathy.aspx).

Impacto do número de fatores de risco

- A identificação de pacientes de alto risco para MSC pode ser melhorada usando a soma dos fatores estabelecidos.
- A sobrevida dos pacientes está relacionada com a quantidade de fatores de risco:
  - zero fator de risco: 95% de sobrevida;
  - um fator de risco: 93% de sobrevida;
  - dois ou mais fatores de risco: 72% de sobrevida.
- Por outro lado, são considerados pacientes de baixo risco e apresentam uma incidência de MSC de 0,2-0,4% ao ano aqueles com:
  - ausência dos fatores de risco estabelecidos;
  - sintomas ausentes ou leves;
  - átrio esquerdo ≤ 45 mm;
  - espessura de parede ventricular ≤ 20 mm;
  - gradiente de VSVE < 50 mmHg.
- Apesar de a maioria das diretrizes sugerir que um único fator de risco pode justificar o implante do CDI, reconhecemos que nesta situação de profila-

Tabela 64.5. Indicação de implante de CDI na CMH

- Prevenção secundária
- Fibrilação ventricular
- Taquicardia ventricular sustentada
- Parada cardíaca prévia

Prevenção primária (fatores de risco estabelecidos)	Possíveis fatores de risco
1. História familiar de morte súbita (< 50 anos) 2. Síncope inexplicada e de repetição 3. Espessura de parede ≥ 30 mm 4. Taquicardia ventricular não sustentada (TVNS) documentada (> três batimentos com frequência cardíaca > 120 bpm) 5. Queda da pressão arterial sistólica > ou igual a 20 mmHg no esforço*	1. Gradiente da via de saída ≥ 30 mmHg 2. Mutação genética de alto risco 3. Fibrose miocárdica (> 15% massa do VE) pela RMN 4. Aneurisma apical do ventrículo esquerdo

Somente quando associada a outros possíveis fatores de risco

Adaptado de: ACCF/AHA 2011 Guideline for the Diagnosis and Treatment of Hypertrophic Cardiomyopathy.

xia primária não existe consenso definido, ou seja, as indicações são IIa ou IIb, sendo que esta decisão deve ser sempre individualizada levando em conta a idade, a decisão individual do paciente, o poder (valor preditivo positivo) do fator de risco específico, as condições técnicas e financeiras da assistência de saúde e as complicações do implante do dispositivo.

Tratamento

Farmacológico

- O tratamento da CMH está reservado a pacientes sintomáticos e pode ser dividido em tratamento farmacológico e intervenções invasivas. A maioria dos pacientes necessita apenas de terapia farmacológica (Tabela 64.6); as intervenções invasivas são necessárias em apenas 5 a 10% dos pacientes.
- Os pacientes assintomáticos apresentam evolução clínica benigna e não devem receber nenhum tratamento.
- Na persistência dos sintomas mesmo com o uso de betabloqueador ou verapamil, os diuréticos podem ser utilizados nos pacientes com CMH obstrutiva (NE IIb-C) e não obstrutiva (NE IIa-C).
- **Em pacientes com obstrução da VSVE, independentemente dos sintomas, o uso de vasodilatadores ou diuréticos em altas doses está contraindicado (NE III-C).**
- Pacientes não obstrutivos que desenvolvem disfunção sistólica devem receber a terapêutica convencional da insuficiência cardíaca de outras etiologias (NE I-B).

Tabela 64.6. Tratamento farmacológico da cardiomiopatia hipertrófica

Betabloqueadores	• Melhoram os sintomas por meio principalmente da redução da frequência cardíaca e da força de contração do VE, o que leva ao aumento do enchimento ventricular e reduz o consumo de oxigênio miocárdico, além de diminuir o gradiente durante o exercício • Considerados de primeira escolha (NE I-B), são indicados tanto nas formas obstrutivas como nas não obstrutivas • A dosagem deve ser aumentada gradualmente até que se consiga alívio dos sintomas ou uma frequência cardíaca em repouso entre 50 e 60 bpm
Verapamil	• É mais indicado nas formas não obstrutivas ou nas com obstrução leve (NE I-B) • Na prática clínica, é utilizado quando há contraindicação ao uso do betabloqueador • Nos casos sintomáticos refratários, pode ser associado ao betabloqueador • Nos pacientes que não toleram ou têm contraindicação ao verapamil, pode-se considerar o uso do diltiazem (NE IIb-C)
Disopiramida	• Preconizada no tratamento das formas obstrutivas, tem efeito inotrópico negativo e não causa diminuição da frequência cardíaca • Ocasiona diminuições do gradiente de repouso, do movimento sistólico anterior da valva mitral e do volume regurgitante mitral. Reduz a disfunção diastólica nos pacientes com a forma obstrutiva • Tem sido indicada na prática em associação com betabloqueador ou verapamil, nos pacientes que não respondem à terapêutica isolada (NE IIa-B) • Dose habitual de 250 a 500 mg/dia • Não disponível no Brasil

Tabela 64.7. Tratamento intervencionista da CMH

Cardiomiectomia transvalvar aórtica	• Considerada a primeira escolha no tratamento invasivo (NE IIa-B), desde que realizada em centros cirúrgicos que tenham experiência nessa patologia, já que os resultados cirúrgicos em longo prazo são bons e mostram melhora dos sintomas e capacidade funcional em até 90% dos pacientes • Foi o primeiro tipo de tratamento proposto para essa doença e consiste na retirada de uma porção de músculo do septo ventricular, aliviando a via de saída do ventrículo esquerdo. O tipo de procedimento mais realizado é chamado de cirurgia de Morrow. Em alguns casos é necessária a intervenção também da valva mitral • A mortalidade é menor que 3% e apresenta como possíveis complicações defeito de septo (CIV), insuficiência da valva aórtica e BAVT
Ablação septal alcoólica percutânea	• Procedimento indicado a pacientes que têm o tratamento cirúrgico contraindicado (NE IIa-B) ou a pacientes que demonstram preferência (NE IIb-B) • Consiste na oclusão de um ramo septal principal da artéria descendente anterior e injeção de álcool absoluto por meio da técnica de cateterismo coronariano percutâneo, causando infarto da região septal • Deve ser evitada em pacientes com septo > 30 mm (NE IIb-C) ou menos de 21 anos (NE III-C) • A mortalidade é menor que 1% e apresenta como possíveis complicações BAVT com implante de marca-passo definitivo, defeito de septo e infarto extenso do miocárdio
Estimulação cardíaca artificial	• A presença do eletrodo na ponta do ventrículo direito determina uma mudança de ativação contrátil do miocárdio, ocorrendo a movimentação paradoxal do septo interventricular, aumentando a câmara ventricular e reduzindo o gradiente da via de saída do VE • Indicada apenas a pacientes com sintomas refratários e não candidatos ao tratamento de redução septal (NE IIb-B)

Invasivo

Critérios para indicar tratamento intervencionista na CMH

- Critério clínico + critério hemodinâmico + critério anatômico (Tabelas 64.7 e 64.8).
- Critério clínico: pacientes com sintomas importantes de insuficiência cardíaca (CF III ou IV da NYHA), refratários à medicação.
- Critério hemodinâmico: gradiente da VSVE em repouso ou provocado > 50 mmHg.
- Critério anatômico: espessura septal anterior suficiente para realização de procedimento seguro na opinião do intervencionista.

- Para pacientes com insuficiência cardíaca avançada que não apresentam obstrução da VSVE, com FE < 50% ou não (forma restritiva grave), a única opção seria o transplante cardíaco (NE I-B).

Orientações gerais

- Pacientes com CMH não devem participar de atividades físicas competitivas de moderada e alta intensidades (NE

Tabela 64.8. **Cardiomiectomia vs. Ablação septal percutânea**

Cardiomiectomia transvalvar aórtica	Ablação septal alcoólica percutânea
PRÓS	PRÓS
• Altas taxas de eficácia clínica • Altas taxas de sucesso em centros experientes • Possibilidade de cirurgias associadas (coronárias e mitral) • Baixo risco cirúrgico em pacientes selecionados • Aumento de sobrevida em longo prazo	• Mais facilmente disponível • Menos invasiva, associada a menos dias de internação • Taxas de sucesso ~80% • Aumento de sobrevida favorável em algumas estudos
CONTRA	CONTRAS
• Mortalidade alta em centros não experientes	• Risco de BAVT e implante de marca-passo definitivo • Formação de fibrose isquêmica variável • Maiores taxas de sintomas residuais e recorrentes com necessidade de outros procedimentos

Adaptado de: Sorajja P. J Am Coll Cardiol. 2017;70(4):489-94.

III-C), por causa do risco de MSC. As atividades de baixa intensidade (boliche, golfe, bilhar, tiro ao alvo), com consumo máximo de O_2 < 40%, podem ser liberadas (NE IIa-C). Pacientes com genótipo positivo e fenótipo negativo não possuem restrição à prática de atividades físicas.
- A fibrilação atrial está presente em 15 a 25% dos portadores de CMH e sua ocorrência está associada a pior prognóstico, incluindo aumento do risco de evolução para IC cardíaca e de ocorrência de fenômenos embólicos. Então, **na CMH não se deve utilizar a escala de CHADS para definir a anticoagulação do paciente. Está indicada a anticoagulação oral com varfarina INR entre 2 e 3 (NE I-C) em todos os pacientes.** Para pacientes com contraindicação, pode-se indicar ablação por radiofrequência da FA (NE IIa-B) ou oclusão do apêndice atrial esquerdo (NE IIa-C). Atualmente ainda não temos evidências para utilização de novos anticoagulantes nesta cardiopatia.
- A gravidez é considerada de alto risco em pacientes com CMH obstrutiva com gradiente de VSVE > 50 mmHg ou sintomas refratários ao tratamento medicamentoso (NE I-C).
- Em pacientes assintomáticas, geralmente a gestação é bem tolerada, com risco pouco elevado de prematuridade e mortalidade materna, porém o alto potencial de transmissão genética da doença indica aconselhamento genético antes de planejar a gravidez (NE I-C).

- A endocardite infecciosa pode ocorrer em 5% dos pacientes portadores da forma obstrutiva da doença. Apesar de as novas recomendações da *American Heart Association* e do *American College of Cardiology* (AHA/ACC), atualizadas em 2008, não indicarem a profilaxia para esse grupo de doentes, acreditamos que essas orientações não reflitam a realidade do nosso País. Desse modo, no Instituto do Coração (InCor), de forma rotineira, indicamos a prevenção com antibioticoterapia nos procedimentos cirúrgicos ou odontológicos com sangramento ou manipulação gengival.

■ Leitura sugerida

- Arteaga E, Ianni BM, Fernandes F, et al. Benign outcome in a long-term follow-up of patients with hypertrophic cardiomyopathy in Brazil. Am Heart J. 2005;1949:1099-105.
- Elliott PM, Anastasakis A, Borger MA, et al. 2014 ESC Guidelines on diagnosis and management of hypertrophic cardiomyopathy: The Task Force for the Diagnosis and Management of Hypertrophic Cardiomyopathy of the European Society of Cardiology (ESC). Eur Heart J. 2014;35:2733-79.
- Gersh BJ, Maron BJ, Bonow RO, et al. 2011 ACCF/AHA guideline for the diagnosis and treatment of hypertrophic cardiomyopathy: executive summary: a report of the American College of Cardiology Foundation/American Heart Association Task Force on Practice Guidelines. Circulation. 2011;124.
- Maron BJ, McKenna WJ, Danielson G, et al. American College of Cardiology/ European Society of Cardiology clinical expert consensus document on hypertrophic cardiomyopathy. Eur Heart J. 2003;24:1965-90.
- Maron BJ, Nishimura RA. Surgical septal myectomy versus alcohol septal ablation: assessing the status of the controversy in 2014. Circulation. 2014;130(18):1617-1624.
- Maron BJ, Ommen SR, Semsarian C, Spirito P, Olivotto I, Maron MS. Hypertrophic cardiomyopathy: present and future, with translation in to contemporary cardiovascular medicine. J Am Coll Cardiol.2014;64(1):83-99.
- Maron BJ, Rowin EJ, Casey SA, et al. Hypertrophic cardiomyopathy in adulthood associated with low cardiovascular mortality with contemporary management strategies. J Am Coll Cardiol. 2015;65(18):1915-1928.
- Maron BJ, Spirito P, Shen WK, et al. Implantable cardioverter defibrillators and prevention of sudden cardiac death in hypertrophic cardiomyopathy. JAMA. 2007;298:405-12.
- Maron MS, Maron BJ. Clinical impact of contemporary cardiovascular magnetic resonance imaging in hypertrophic cardiomyopathy. Circulation. 2015;132(4):292-298.
- Nishimura RA, Holmes JDR. Hypertrophic obstructive cardiomyopathy. N Engl M Med. 2004;350:1320-7.
- Schinkel AF, Vriesendorp PA, Sijbrands EJ, Jordaens LJ, Ten Cate FJ, Michels M. Outcome and complication safter implantable cardioverter defibrillator therapy in hypertrophic cardiomyopathy: systematic review and meta-analysis. Circ Heart Fail. 2012;5(5):552-559.
- Semsarian C, Ingles J, Maron MS, Maron BJ. New perspectives on the prevalence of hypertrophic cardiomyopathy. J Am Coll Cardiol. 2015;65(12):1249-1254.
- Sorajja P. Alcohol Septal Ablation for Obstructive Hypertrophic Cardiomyopathy. J Am Coll Cardiol. 2017;70:489-94.

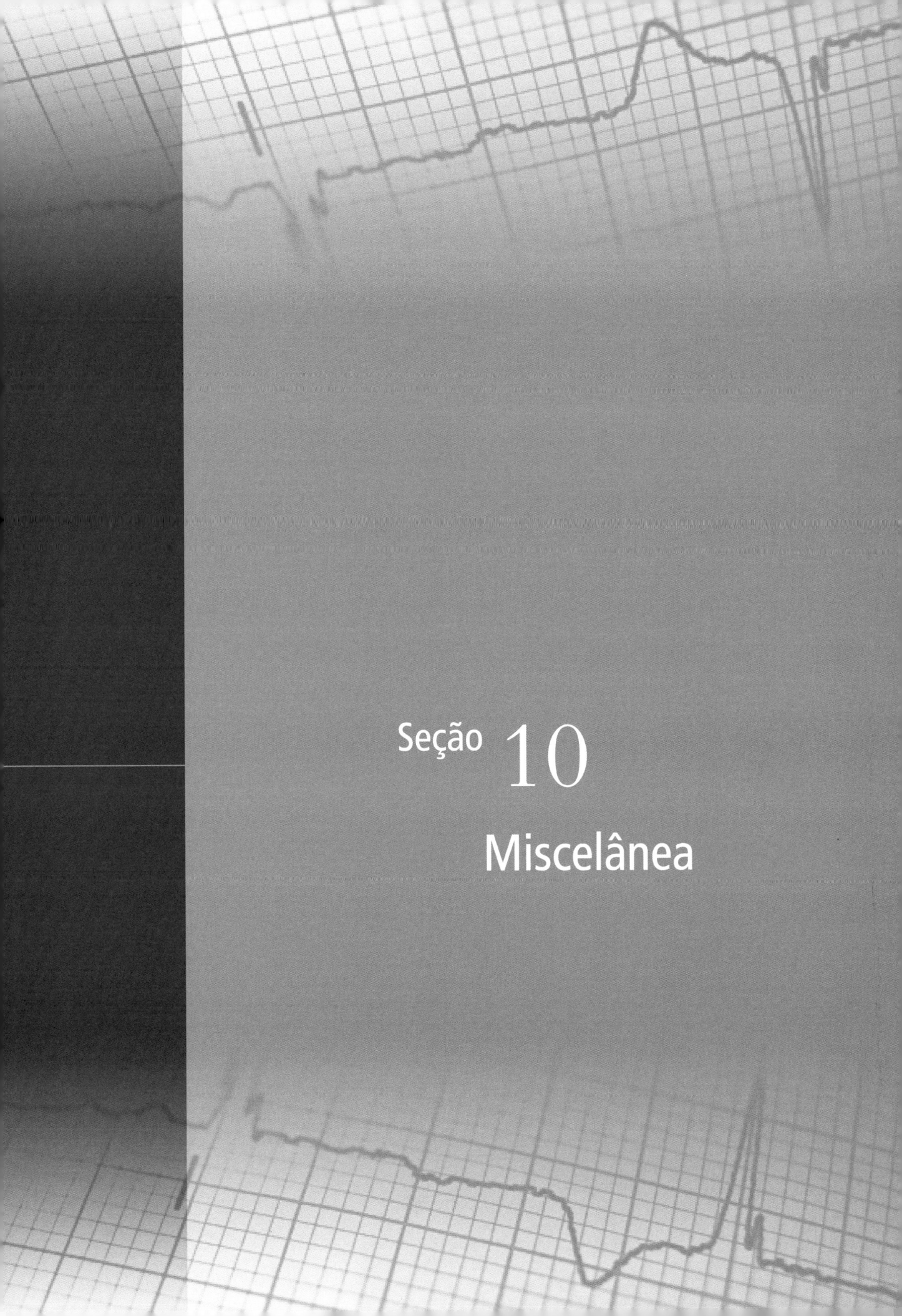

Avaliação Pré-participação Esportiva e Orientações para Realização de Atividade Física no Indivíduo Saudável

• Fábio Figueiredo Costa • Patrícia Alves de Oliveira

Introdução

- Sedentarismo é um importante fator de risco para doenças não contagiosas (como doença coronariana, diabetes tipo 2, câncer de cólon e mama) em países desenvolvidos, e cada vez mais vem se tornando um fator para desenvolvimento dessas doenças em países ditos em desenvolvimento, como o nosso, o que contribui significativamente para diminuição da expectativa de vida.
- É estimado que o sedentarismo seja responsável, no mundo, por 6% das doenças coronarianas, 7% dos casos de diabetes tipo 2, 3,8% dos casos de demência e 10% dos cânceres de cólon e mama e que, no total, seja responsável por 9% das causas de morte prematura, o que correspondeu em 2008 a 5,3 milhões de vidas.
- Diversos fatores são responsáveis pelo sedentarismo, dentre eles os fatores individuais como idade, gênero, estado de saúde, percepção de eficácia (do exercício para a saúde), motivação e indicação/orientação médica e fatores ambientais, como disponibilidade de transporte público, renda, planejamento urbano, disponibilidade de parques, pistas e segurança. Estes fatores devem ser considerados na orientação médica em relação ao combate ao sedentarismo, tanto do ponto de vista individual como de saúde pública.
- Sedentarismo tem prevalência mundial estimada ao redor de 30% e correlação direta com o aumento da idade, ou seja, quanto maior a faixa etária, menos ativos são os indivíduos. No sexo feminino a prevalência do sedentarismo é 35% maior do que nos homens, principalmente em países em desenvolvimento.
- O sedentarismo é um fator de risco independente para mortalidade, assim como a obesidade e o tabagismo.
- Baixa capacidade cardiorrespiratória está associada a risco cardiovascular e mortalidade por todas as causas (Figura 65.1). A cada aumento de 1-2 MET na capacidade cardiorrespiratória temos diminuição da taxa de eventos cardiovasculares de 10 a 30%. Quanto menor a capacidade física pré-início das atividades físicas, maior o benefício com o aumento da capacidade cardiorrespiratória, ou seja, maior redução de eventos cardiovasculares.

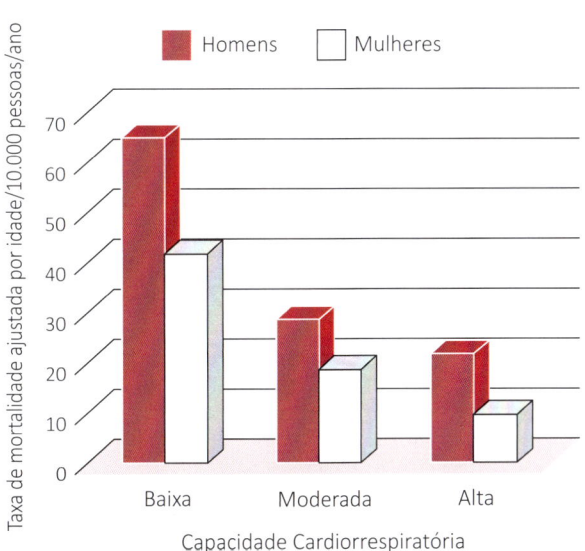

Adaptado de Blair et al 1989, JAMA

Figura 65.1. Relação entre a capacidade cardiorrespiratória e a taxa de mortalidade.

- Estimativas conservadoras demonstram que o sedentarismo foi responsável por US$ 53,8 bilhões de custo para os sistemas de saúde no mundo no ano de 2013, sendo US$ 31,2 bilhões pagos pelos sistemas públicos.
- Pelos dados expostos, a promoção de atividade física é uma preocupação de saúde mundial e um dos objetivos deste capítulo é que consigamos quebrar barreiras para a realização da mesma.
- O Ministério da Saúde tem uma meta de redução anual de 2% na mortalidade por doenças não contagiosas e a prática de atividade física é um dos pilares desse programa.
- A recomendação ACSM é que seja realizada atividade física de moderada intensidade (até 6 MET – ver definição na Tabela 65.1) por 30 minutos pelo menos 5 dias na semana ou de atividade vigorosa (≥ 6 MET – ver definição na Tabela 65.1) por 20 minutos pelo menos 3 dias na semana. A incapacidade de atingir 450 (600 para alguns autores) MET/min/semana, quer seja por atividade moderada, quer seja por atividade vigorosa, define o sedentarismo. Para adolescentes, sedentarismo é definido por não realizar atividade vigorosa ou moderada por 60 minutos todos os dias da semana.
- Ainda, diante do exposto, torna-se claro que devemos nos preocupar mais com o impacto do sedentarismo do que com os potenciais riscos relacionados à prática de atividade física sem, entretanto, negligenciá-los (Figura 65.2).
- Cardiologistas não devem ser uma barreira para a não realização de atividade física regular, quer seja para o indivíduo saudável, quer seja para o cardiopata.
- Existe consenso de que não há necessidade de avaliação médica pré-participação para a prática de atividade física de leve e moderada intensidade em indivíduos assintomáticos e de baixo risco para doença cardíaca coronariana.
- Avaliação pré-participação esportiva para a população geral (ver Figura 65.3 e questionário anexo).

Tabela 65.1. **Quantidade de MET gastos em atividades físicas cotidianas classificadas em leves, moderadas ou intensas/vigorosas**

Leve < 3,0 MET	Moderada = 3,0-6,0 MET	Intensa > 6,0 MET
• Andar dentro de casa, loja ou trabalho: 2,0 • Sentado usando o computador: 1,5 • Fazer a cama, lavar louça, passar ferro em roupa, cozinhar: 2,0-2,5 • Jogos de carta: 1,5 • Sinuca: 2,5 • Jogo de dardos: 2,5 • Pescaria sentado: 2,5 • Tocar instrumentos musicais: 2,0-2,5 • Artesanato e pintura: 1,5	• Andar a 4,5 km/h: 3,3 • Caminhada (5,5-6,0 km/h): 5,0 • Faxina pesada (p. ex.: limpar janelas, carro ou garagem): 3,0 • Varrer a casa, esfregar o chão: 3,0-3,5 • Carpintaria: 3,6 • Basquete (meia quadra ou 21): 4,5 • Bicicleta (no plano): 6,0 • Dançar: 3,0-4,5 • Pescaria em pé: 4,0 • Golfe: 4,3 • Velejar, prancha à vela (*windsurf*): 3,0 • Natação (lazer): 6,0 • Tênis de mesa: 4,0 • Tênis – duplas: 5,0 • Vôlei – não competitivo: 3,0-4,0	• Caminhada bem acelerada (6,5-7,0 km/h): 6,3 • Trilha com mochila entre 4,5 e 19 kg: 7,5-9,0 • Correr a 8,8-9,0 km/h: 8,0 • Correr a 10 km/h: 10,0 • Correr a 12 km/h: 11,5 • Basquete: 8,0 • Futebol (lazer): 7,0-8,0 • Futebol (competitivo): 10,0 • Natação moderada/intensa: 8,0-11,0 • Tênis – simples: 8,0 • Vôlei (competitivo) ou vôlei de praia: 8,0

Adaptado de: Ainsworth, et al. Med Sci Sports Exerc. 2000.

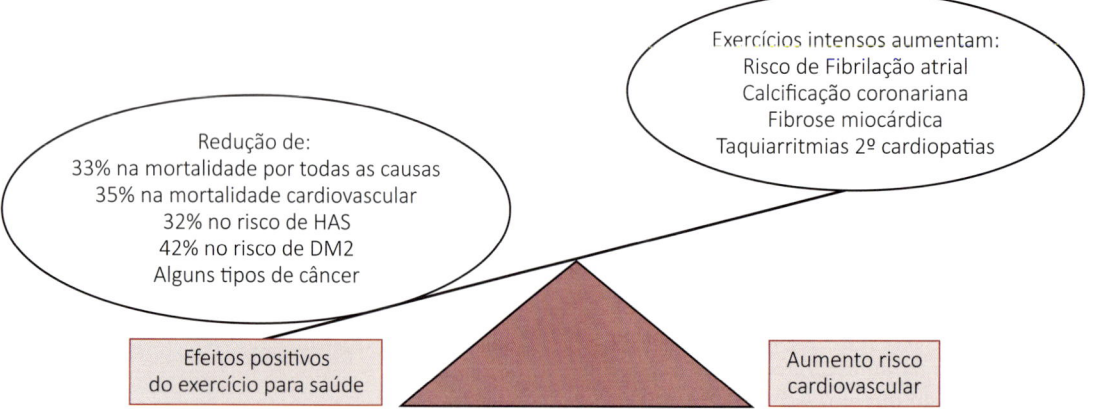

Adaptado de: D'Silva A, Sharma S. Heart. 2017;0:1-10.

Figura 65.2. Paradoxo do exercício físico em adultos.

Avaliação Pré-participação Esportiva e Orientações para Realização de Atividade Física no Indivíduo Saudável

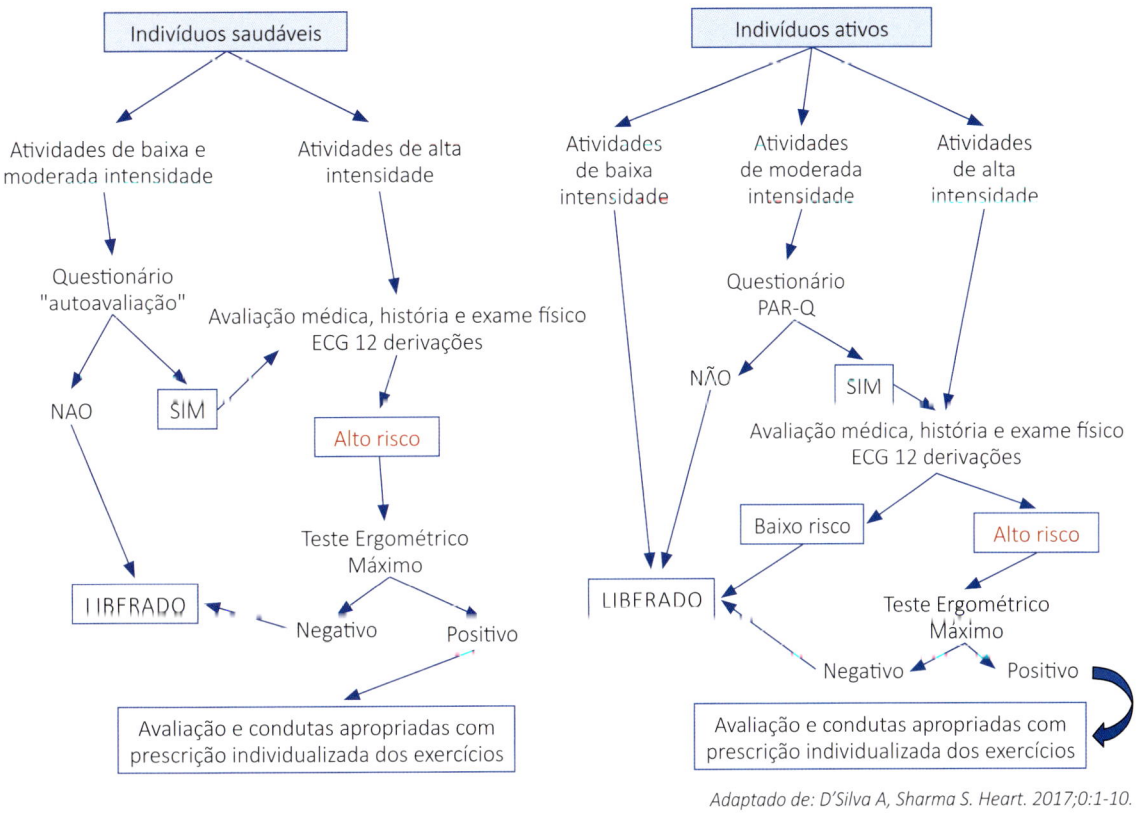

Figura 65.3. Duas formas de realizar a avaliação pré-participação esportiva para a população geral.

■ Avaliação pré-participação esportiva – não cardiopatas

- A ocorrência de eventos cardiovasculares graves durante a prática esportiva (como morte súbita), embora de frequência rara na população em geral, tem alto impacto emocional e, por vezes, econômico, o que representa um grande problema de saúde pública.
- Lesões musculoesqueléticas são os principais riscos do exercício.
- O risco de morte súbita cardíaca para corredores saudáveis ≥ 35 anos varia de 1:15.000 a 1:30.000 enquanto o risco de morte súbita para jovens atletas competitivos (variadas modalidades esportivas) é de 3:100.000 na Itália e < 1:100.000 em atletas colegiais e do ensino médio norte-americano.
- A principal causa de mortalidade em atletas > 35 anos é a doença arterial coronariana aterosclerótica, ao passo que as causas mais comuns nos atletas < 35 anos são as cardiomiopatias genéticas e/ou congênitas (especialmente a miocardiopatia hipertrófica) e anomalias coronarianas (ver causas de morte súbita em atletas na Figura 65.4).
- Dois a 5% dos atletas jovens que têm morte súbita cardíaca não apresentam evidência de cardiopatia estrutural, sendo parte dessas mortes atribuídas a canalopatias (Brugada, síndromes do QT longo e curto, TV polimórfica catecolaminérgica).
- Morte súbita cardíaca tem uma predominância do sexo masculino numa razão de 10:1 (pelo número de praticantes > homens que mulheres e pela ocorrência de DAC numa faixa etária mais precoce no sexo masculino).
- É sabido que a atividade física de vigorosa intensidade aumenta aguda e transientemente o risco de síndrome coronariana aguda e de morte súbita cardíaca em indivíduos suscetíveis.
- A avaliação pré-participação busca identificar esses indivíduos sem cardiopatia manifesta.
- As seguintes definições são importantes para o que se segue: esportistas são praticantes de atividades físicas que, apesar de poderem ter regularidade na prática esportiva, não têm objetivo competitivo. Atletas são indivíduos que praticam atividades físicas de maneira regular e com periodicidade, orientações e objetivos competitivos, podendo ser amadores, de elite ou profissionais, que são aqueles remunerados pela *performance*.
- Apesar de não existir consenso, a Diretriz Brasileira de Medicina Esportiva e Cardiologia do Esporte recomenda a realização de avaliação pré-participação com his-

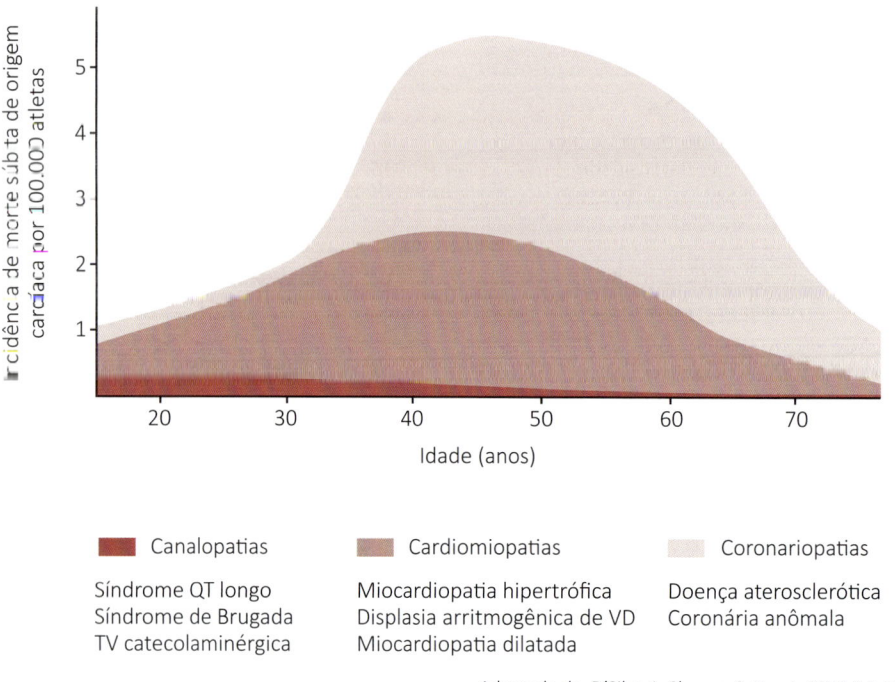

Adaptado de: D'Silva A, Sharma S. Heart. 2017;0:1-10.

Figura 65.4. Incidências e causas de morte súbita em atletas.

tória clínica + exame físico + ECG de 12 derivações e o teste ergométrico para todos indivíduos acima de 35 anos que vão se engajar em atividades competitivas.

- A realização de teste ergométrico máximo para atletas competitivos e recreacionais ≥ 35 anos, que vão participar de atividade de vigorosa intensidade é recomendada em alguns países, incluindo o Brasil e membros da ESC (Sociedade Europeia de Cardiologia). Os subgrupos que parecem se beneficiar mais dessa estratégia são homens de idade avançada, com presença de múltiplos fatores de risco para doença coronariana ou diabetes; mulheres saudáveis e assintomáticas não têm benefício qualquer com a realização dessa estratégia de estratificação (Figura 65.5).
- Há grande discussão sobre a melhor estratégia de avaliação pré-participação esportiva, não existindo ainda consenso internacional quanto à melhor forma de realizá-la.
- O único consenso é que anamnese detalhada e exame físico minucioso devem ser realizados em todos os indivíduos candidatos à prática esportiva (ver modelo mais utilizado na Tabela 65.2).
- Vários países europeus apresentam legislação a respeito da avaliação pré-participação esportiva e a maioria deles inclui o ECG na estratégia de avaliação pré participação.
- Recomenda-se que sejam feitas reavaliações a cada 1-2 anos, do nível escolar até o ingresso no esporte universitário. A partir de então, as avaliações podem ser anuais ou de acordo com sintomas ou alterações do quadro clínico.

Tabela 65.2. Anamnese e exame físico para candidatos à prática esportiva propostos pela AHA

Anamnese
1. Dor ou desconforto retroesternal com esforço?
2. Síncope ou pré-síncope não elucidadas?
3. Dispneia/fadiga excessiva inexplicada, relacionadas ao esforço?
4. Conhecimento de sopro cardíaco prévio?
5. Pressão arterial sistêmica elevada?
6. História familiar de morte súbita decorrente de cardiopatia, em menores de 50 anos, em um ou mais familiares?
7. Familiar < 50 anos com incapacidade por doença cardíaca?
8. Familiar com doença cardíaca conhecida: cardiomiopatia hipertrófica, cardiomiopatia dilatada, síndrome do QT longo ou outras canalopatias, síndrome de Marfan ou arritmia importante?

Exame físico
1. Sopro cardíaco?
2. Avaliar pulsos femorais (excluir coarctação aórtica).
3. Estigmas clínicos de síndrome de Marfan?
4. Medir pressão arterial em ambos os braços na posição sentada.

Adaptado de: Maron et al., 2007.

- A Sociedade Europeia de Cardiologia e o Comitê Olímpico Internacional, com base nos dados da experiência italiana, recomendam a realização do eletrocardiograma (ECG). Na Itália, a adoção dessa estratégia de ava-

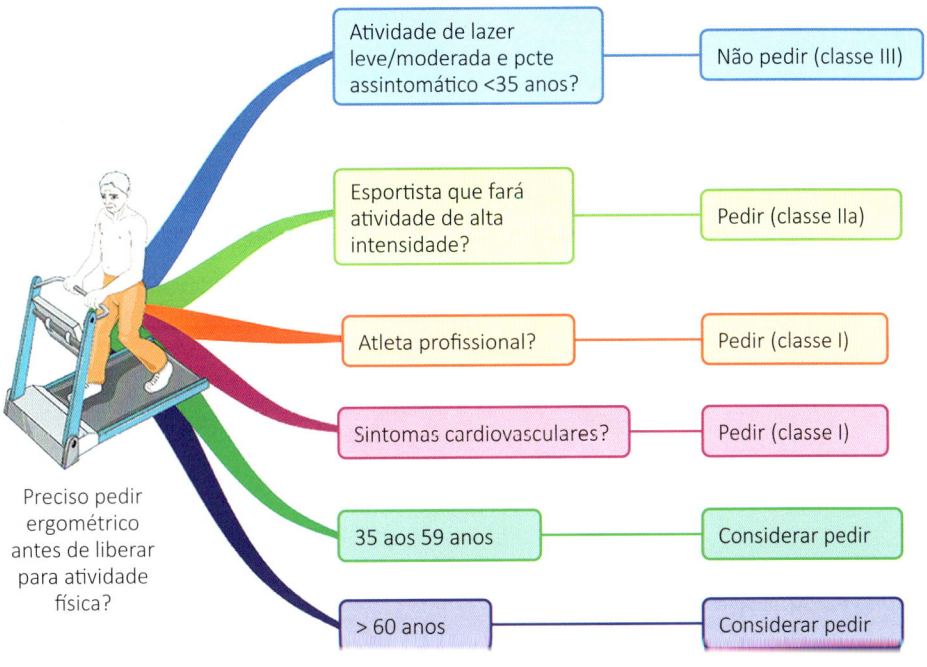

Figura 65.5. Quando se deve considerar pedir teste ergométrico na avaliação pré-participação esportiva.

liação resultou na redução da incidência de morte súbita de atletas, principalmente por cardiomiopatia hipertrófica.
- Já nos EUA, o ECG não é recomendado como rotina na avaliação pré-participação, devendo ser solicitado em conjunto com outros exames complementares cardiológicos quando necessário, nos casos em que a anamnese e o exame físico sugerirem alguma possibilidade de doença cardiovascular.
- O ECG normal em atletas parece ter um alto valor preditivo negativo. Entretanto, aproximadamente 20% dos atletas de alta *performance* apresentam alterações eletrocardiográficas que podem ser confundidas com alterações patológicas. Diante disto, alguns critérios foram estabelecidos para auxiliar no diagnostico diferencial, conforme descrito nas Figuras 65.6 e 65.7; além de resumo das alterações na Tabela 65.3.
- A dificuldade de interpretação do ECG do atleta pela maioria dos clínicos, médicos da família e mesmo cardiologistas, além da alta prevalência de alterações (na maioria das vezes alterações de coração do atleta) nessa população se constitui a principal crítica para o uso do ECG de rotina, pelos americanos, nos protocolos de pré-participação esportiva. Custos financeiros e psíquicos de falso-positivos são considerados muito elevados para a adoção dessa estratégia.
- Em atletas negros o achado de elevação convexa do segmento ST associado à inversão de onda T de V1-V4 pode ser considerado normal, não patológico (Figura 65.6).

Tabela 65.3. Alterações eletrocardiográficas nos atletas

Grupo 1: alterações relacionadas ao treinamento, não patológicas (consideradas normais para atletas)
• Bradicardia sinusal
• BAV 1° grau
• BRD incompleto (1° e 2° graus)
• Repolarização precoce
• Critério de voltagem, isoladamente, para HVE
Grupo 2: não relacionadas ao treinamento, podem sugerir patologia (devem ser investigadas)
• Inversão de onda T (ver consideração para atletas negros no texto)
• Infradesnivelamento do segmento ST
• Ondas Q patológicas
• Sobrecarga atrial esquerda
• Desvio do eixo para esquerda ou presença de BDAS
• Sobrecarga atrial e ventricular direita
• Pré-excitação ventricular
• BRD ou BRE completos (3° grau)
• Intervalo QT longo ou curto
• Repolarização precoce tipo Brugada
• Critérios para HVE que não o de voltagem isoladamente

Adaptado de: Zorzi A. J Electrocardiol. 2015;48(3):283-91.

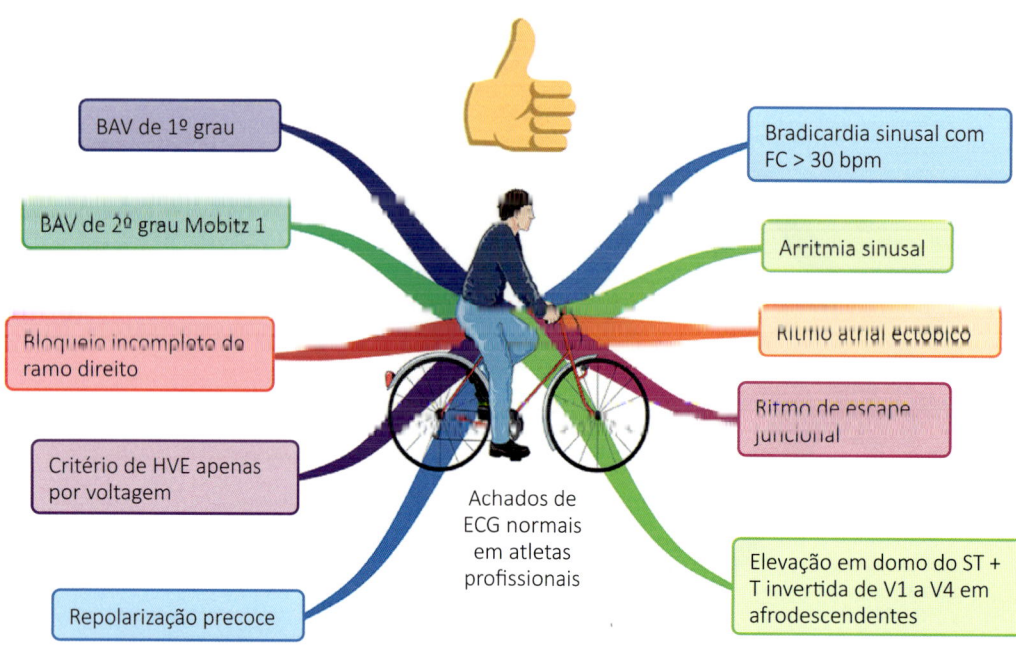

Figura 65.6, **Alterações eletrocardiográficas compatíveis com coração do atleta; não patológicas.**

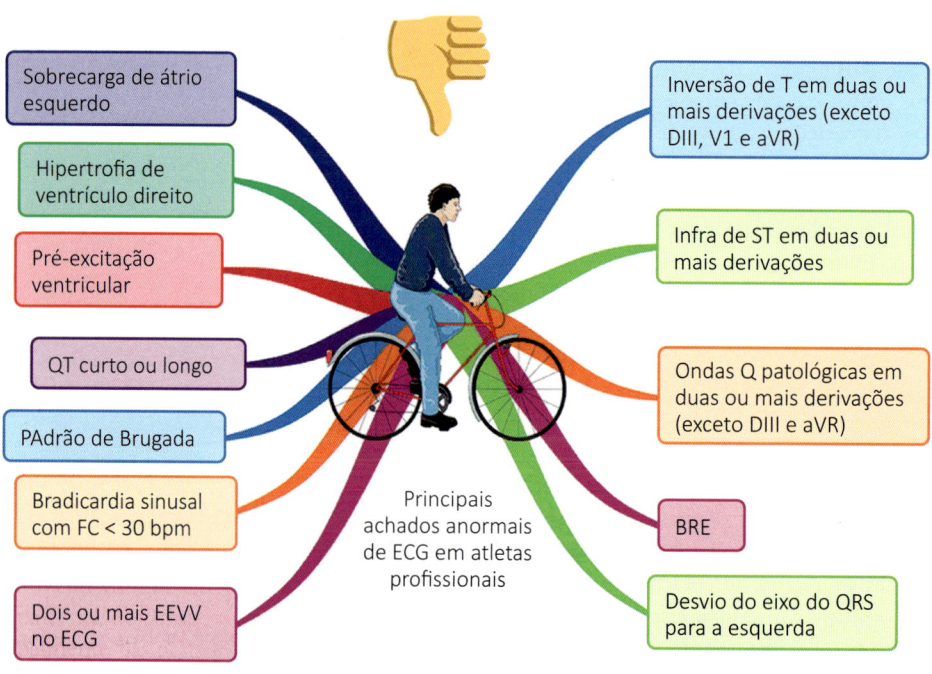

Figura 65.7. **Alterações eletrocardiográficas anormais em atletas.**

- No Brasil, os centros de cardiologia que realizam avaliação pré-participação esportiva solicitam ECG, porém faltam publicações nacionais que justifiquem essa prática.
- O manejo das alterações encontradas no ECG deve seguir protocolo/diretriz estabelecido para a patologia suspeitada. A principal diferenciação que comumente necessita ser feita é entre as alterações eletrocardiográficas decorrentes do "coração de atleta" x cardiomiopatia hipertrófica, visto que nas duas situações podemos encontrar alterações eletrocardiográficas sugestivas de sobrecarga ventricular esquerda (Tabela 65.4).
- O ecocardiograma é uma importante ferramenta no auxílio ao diagnóstico diferencial, entretanto muitas alterações anatômicas, como o espessamento da parede e septo ventricular entre 13 e 15 mm e diâmetro diastólico de ventrículo esquerdo acima de 60 mm, podem ser inconclusivas em atletas, sendo consideradas a "zona cinzenta" do diagnóstico (ver Figura 65.8).
- É importante lembrar que as discussões sobre a realização do ECG e demais métodos complementares se aplicam à população geral de atletas que se referenciam aos serviços públicos de saúde. Atletas profissionais, com toda movimentação econômica, responsabilidades trabalhistas, legais e exposição de mídia que os cercam, são submetidos a avaliação bem mais ampla, como costuma acontecer com os pacientes privados ou filiados às seguradoras de saúde. Os clubes/times/seleções costumam realizar rotineiramente, além do ECG, ecocardiograma, teste ergométrico ou ergoespirométrico, não só para a estratificação de risco, como também para melhor planejamento dos treinamentos, visando ao alto rendimento.

Avaliação pré-participação: idosos > 65 anos, cardiopatas, diabéticos e portadores de outras doenças crônicas

- Em razão da maior taxa de ocorrência de complicações nessas populações, está indicada avaliação médica inicial pré-participação, mesmo para atividades não competitivas. Exames complementares deverão ser solicitados conforme a cardiopatia/doença de base e/ou sintomas/sinais apresentados durante a consulta médica para adequada orientação/prescrição de atividade física.
- Muitos dessa população necessitarão de programas específicos de reabilitação cardiovascular, com monitoração intensiva das atividades, pelo menos no início da prática esportiva.
- Os benefícios da atividade física são indubitáveis, mesmo para essa população de maior risco de realização de práticas esportivas.

Idosos > 65 anos

- Quanto maior a idade e mais fatores de risco, maior o benefício das atividades físicas, entretanto o que ocorre é uma redução gradual da prática de exercícios (Figura 65.9).
- As recomendações para idosos > 65 anos podem ser aplicadas para indivíduos entre 50 e 64 anos que possuam doenças crônicas clinicamente significantes ou limitações funcionais que afetem a habilidade para o movimento ou atividade física.
- A capacidade funcional, em MET, entre indivíduos do sexo masculino dessa população demonstrou ser um forte preditor de mortalidade. Para cada 1 MET de incremento em capacidade funcional, a taxa de mortalidade entre os idosos > 65 anos é 12% menor (Figura 65.10).
- Também se recomenda a prática de atividade aeróbica de moderada intensidade, cinco vezes por semana, durante 30 minutos cada sessão, ou atividade vigorosa três vezes por semana, durante 20 minutos cada sessão. A mescla de atividades moderada e vigorosa também pode ser feita.
- Atividade aeróbica intensa nessa faixa etária traz maiores riscos de lesões e menor adesão à prática esportiva. A meta realística para essa população costuma ser a prática diária de atividade de moderada intensidade, com duração de 30 a 60 minutos. Atividade intensa deve ser reservada a idosos selecionados, que apresentem um bom nível de condi-

Tabela 65.4. Diferenciação entre CMH × coração de atleta para achado ecocardiográfico de espessamento ventricular na zona cinzenta (entre 13 e 15 mm)

Achado	CMH	Coração de atleta
Padrões não usuais de hipertrofia ventricular esquerda	+	-
Diâmetro cavitário (VE)	< 45 mm	> 55 mm
Aumento atrial esquerdo	+	+
Padrões "bizarros" (muito alterados) do ECG	++	+
Alteração enchimento ventricular	+	-
Sexo feminino	+	-
Diminuição ou desaparecimento do espessamento com o destreinamento (redução de volume e intensidade)	-	+
VO$_2$ máx. > 45 mL/kg/min ou > 110% do predito	-	+
Ressonância magnética – realce tardio	+	-

Adaptado de: Maron, 2009.

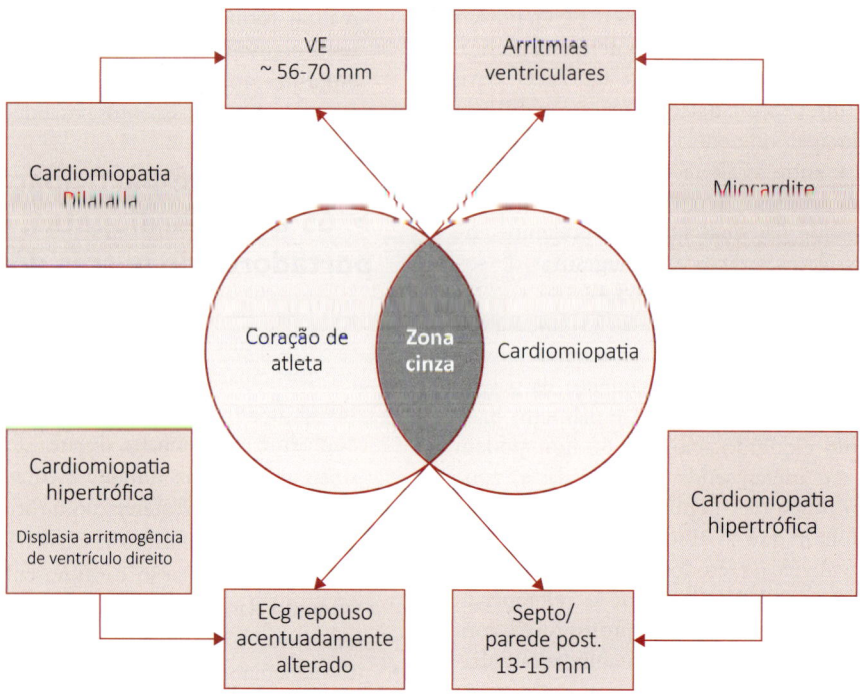

Figura 65.8. **Diferenciação de coração de atleta × cardiomiopatias.**

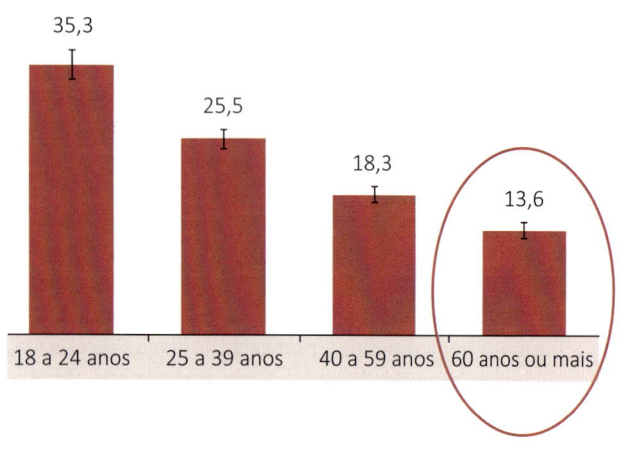

Figura 65.9. **Praticantes de atividades físicas no Brasil.** Adaptado de: ibge.gov.br/PNS/2013.

cionamento físico, experiência com a prática de exercícios e motivação para esse tipo de atividade.

- A realização de exercícios de fortalecimento muscular é extremamente importante nessa população, pelo seu impacto positivo na diminuição da perda de massa muscular, óssea e seus efeitos benéficos em limitações funcionais.
- De maneira semelhante aos demais adultos, deve ser realizado pelo menos duas vezes por semana, com oito a dez exercícios que envolvam grandes grupamentos musculares, porém com séries de dez a 15 repetições. Usar escala subjetiva de percepção do esforço (11-13: moderado; > 15: intenso) também durante a prática desse tipo de exercício (Tabela 65.5).
- A manutenção da flexibilidade nessa população é fundamental para a realização de atividades da vida diária e atividade física, sendo recomendada a realização de exercícios que aumentem a flexibilidade duas vezes por semana ou sempre que se realizar exercício aeróbico/musculação, por pelo menos 10 minutos cada sessão.
- Os exercícios de equilíbrio também são recomendados para essa faixa etária, visando à redução de lesões/traumas por quedas, se possível, três vezes por semana. A prática de atividade física, por si só, já reduz a incidência de quedas em idosos em cerca de 35 a 45%.

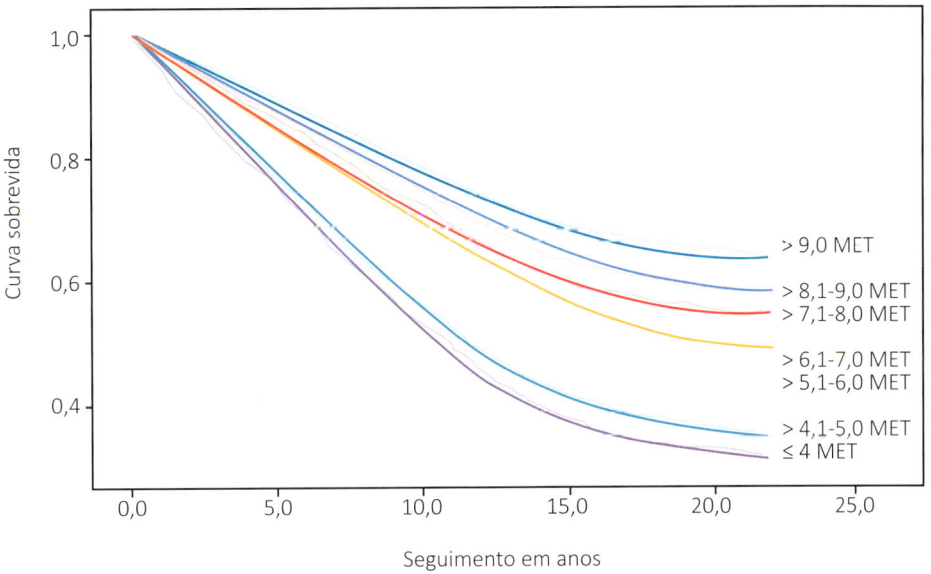

Figura 65.10. Relação entre capacidade funcional e sobrevida em pacientes idosos. Adaptado de: Circulation. 2010;122:790-797.

Tabela 65.5. Escala de esforço percebido de Borg

6	Sem nenhum esforço
7	Extremamente leve
8	
9	Muito leve
10	
11	Leve
12	
13	Um pouco intenso
14	
15	Intenso (pesado)
16	
17	Muito intenso
18	
19	Extremamente intenso
20	Máximo esforço

- Deve-se atentar para o fato de que o risco de lesões e intercorrências nessa faixa etária é maior, sendo a prática de atividade supervisionada recomendada para os que possuem um grau maior de risco em avaliação pré-participação.

Conceitos importantes em cardiologia do esporte

- Atividade física: movimento corporal produzido por contração muscular que aumenta o gasto energético basal. Tipos de atividade física incluem as relacionados às atividades domésticas, ocupacionais, atividades recreativas e como meio de transporte.
- Exercício físico é uma forma de atividade física planejada, estruturada e repetitiva, com propósito, cuja finalidade principal é aumentar ou manter um ou mais componentes do condicionamento físico.
- Atividade física pode ser medida por MET (equivalente metabólico para tarefa), unidade utilizada para mensurar o gasto energético (consumo de oxigênio) de uma atividade física. 1 MET é equivalente, aproximadamente, a uma taxa de consumo de O_2 de 3,5 mL O_2/kg/min, e representa o gasto energético de um adulto sentado em repouso. Atividade física de moderada intensidade compreende aquelas entre 3-6 MET e atividade física de intensidade vigorosa, aquelas > 6 MET (Tabela 65.1).
- Atividade física de LEVE intensidade: 1,1 a 2,9 MET ou 50-63% da FC máx. ou Escala de Borg entre 10-11.
- Atividade física de MODERADA intensidade: 3 a 5,9 MET ou 64-76% da FC máx. ou Escala de Borg entre 12-13.
- Atividade física de VIGOROSA/ALTA intensidade: ≥ 6 MET ou 77-93% da FC máx. ou Escala de Borg > 15.

Caso clínico

Indivíduo 56 anos, diabético e hipertenso, após insistência médica para iniciar exercícios físicos, melhorou condicionamento físico e decidiu participar de atividades competitivas de natação.

- Neste caso, o indivíduo apresenta fatores de risco cardiovascular, tem mais de 35 anos e quer participar de atividade competitiva; merece, portanto, investigação complementar com teste de esforço máximo, após avaliação clínica detalhada.
- Os fatores de risco CV devem ser muito bem controlados e mantidos dentro das metas.
- Quanto melhor o condicionamento físico, ou seja, quanto maior a capacidade cardiorrespiratória, menor o risco de eventos/complicações cardiovasculares durante as atividades de alta intensidade.
- Em paralelo, oriente a realização de exercícios de fortalecimento muscular, por exemplo, musculação, no mínimo duas vezes por semana, com realização de oito a dez exercícios que envolvam grandes grupos musculares, inicialmente com uma série de oito a 12 repetições por exercício. A quantidade de séries e de repetições pode ser aumentada ou diminuída conforme tolerância ou objetivo de treinamento (aumento de resistência x ganho de massa muscular).

Anexo

Questionário PAR Q (um dos questionários mais utilizados de autoavaliação para prática de atividade física)

1. Alguma vez um médico lhe disse que você possui um problema do coração e lhe recomendou que só fizesse atividade física sob supervisão médica?
2. Você sente dor no peito causada pela prática de atividade física?
3. Você sentiu dor no peito no último mês, fora do período de atividade física?
4. Você perde o equilíbrio por causa de tontura ou alguma vez já teve desmaio com perda de consciência (síncope)?
5. Você tem algum problema ósseo ou muscular que poderia ser agravado com a prática de atividade física?
6. Algum médico já lhe recomendou o uso de medicamentos para a sua pressão arterial, para circulação ou o coração?
7. Você tem ciência, através da sua própria experiência ou consciência ou por aconselhamento médico prévio, de alguma outra razão física que te impeça de praticar atividade física?

- Se apenas uma das questões for respondida com um sim, seria recomendada uma avaliação médica antes do início do programa de atividade física pretendido. A resposta não a todas as perguntas acima traduz baixo risco de complicações cardiovasculares para atividades leves e moderadas.

Leitura sugerida

- Borg G. Borg's perceived exertion and pain scales. Human Kinetics, Champaign IL, 1998.
- Borjesson M, Urhausen A, Kouidi E, et al. Cardiovascular evaluation of middle-aged/senior individuals engaged in leisure-time sport activities: position stand from the sections of exercise physiology and sports cardiology of the European Association of Cardiovascular Prevention and Rehabilitation. Eur J Cardiovasc Prev Rehabil. 2011;18:446-458.
- Corrado D, Pelliccia A, Heidbuchel H, et al. Recommendations for interpretation of 12-lead electrocardiograma in the athlete. Eur Heart J. 2010;31:243-259.
- Corrado D, Schmied C, Basso C, et al. Risk of sports: do we need a pre-participation screening for competitive and leisure athletes? Eur Heart J. 2011;32:934-944.
- D'Silva A, Sharma S. Management of mature athletes with cardiovascular conditions. Heart. 2018 Jul;104(13):1125-1134. doi: 10.1136/heartjnl-2016-310744.
- Das P, Horton R. Physical activity - time to take it seriously and regularly. Lancet. 2016;388:1254-55.
- Ding D, Lawson KD, Kolbe-Alexander TL, et al. For the Lancet Physical Activity Series 2 Executive Committee. The economic burden of physical inactivity: a global analysis of major non-communicable diseases. Lancet. 2016;388:1311-24.
- Drezner JA, Ackerman MJ, Anderson J, et al. Electrocardiographic interpretation in athletes: The 'Seattle Criteria'. Br J Sports Med. 2013;47:122-124.
- Ghorayeb N, Costa RVC, Castro I, Daher DJ, Oliveira Filho JA, Oliveira MAB, et al. Diretriz em Cardiologia do Esporte e do Exercício da Sociedade Brasileira de Cardiologia e da Sociedade Brasileira de Medicina do Esporte. Arq Bras Cardiol. 2013;100(1 Supl. 2):1-41.
- Ghorayeb N, Stein R, Daher DJ, Silveira AD, Ritt LEF, Santos DFP et al. Atualização da Diretriz em Cardiologia do Esporte e do Exercício da Sociedade Brasileira de Cardiologia e da Sociedade Brasileira de Medicina do Esporte - 2019. Arq Bras Cardiol. 2019;112(3):326-368.
- Haskell WL, Lee IM, Pate RR, et al. Physical activity and public health: updated recommendation for adults from the American College of Sports Medicine and the American Heart Association. Circulation. 2007;116:1081-93.
- Lee IM, Shiroma EJ, Labelo F, et al. For the Lancet Physical Activity Series Working Group. Effect of physical inactivity on major-communicable diseases worldwide: an analysis of burden of disease and life expectancy. Lancet. 2012;380:219-29.
- Maron BJ, Thompson PD, Ackerman MJ, et al. Recommendations and considerations related to preparticipation screening for cardiovascular abnormalities in competitive athletes: 2007 update. Circulation. 2007;115:1643-55.
- Maron BJ. Distinguishing hypertrophic cardiomyopathy from athlete's heart physiological remodeling: clinical significance, diagnostic strategies and implications for preparticipation screening. Br J Sports Med. 2009;43:649-56.
- Negrão CE, Barreto ACP. Cardiologia do exercício: do atleta ao cardiopata. 3ª ed. Barueri: Manole; 2010.
- Nelson ME, Rejeski WJ, Blair SN, et al. Physical activity and public health in older adults: recommendation from the American College of Sports Medicine and the American Heart Association. Circulation. 2007;116:1094-105.

- Riebe D, Franklin BA, Thompson PD, et al. Updating ACM´s Recommendations for Exercise Preparticipation Health Screening. Med Sci Sports Exerc. 2015;47:2473-2479.
- Ross R, Blair SN, Arena R, et al. Importance of Assessing Cardiorespiratory Fitness in Clinical Practice: A Case for Fitness as Clinical Vital Sign. A Scientific Statement from the American Heart Association. Circulation. 2016;134:epub. DOI: 10.1161/CIR.0000000000000461.
- Sallis JF, Bull F, Guthold R, et al. For the Lancet Physical Activity Series 2 Executive Committee. Progress in physical activity over the Olympic quadrennium. Lancet. 2016;388:1325-36.

capítulo 66

Reabilitação Cardiovascular e Esporte para o Cardiopata

• Fábio Figueiredo Costa • Patrícia Alves de Oliveira

■ Reabilitação cardiovascular

- Cardiopatas com perfil de risco mais elevado podem e devem realizar treinamento físico, porém muitos deles necessitarão de treinamento inicial em ambiente supervisionado, com a presença de médico e outros profissionais de saúde durante a realização de atividade física, pelo risco mais elevado de ocorrência de complicações. Esse treinamento inicial, idealmente, deverá ser feito em programas de reabilitação cardiovascular.
- As modificações dos fatores de risco proporcionadas pela reabilitação cardiovascular reduzem a mortalidade cardiovascular (estudos observacionais e metanálises), principalmente nos indivíduos de alto risco.
- No mundo, apenas 5-30% dos pacientes elegíveis à reabilitação são encaminhados; é provável que no Brasil esse número seja menor. A atitude do médico assistente, principalmente no momento da alta hospitalar, é um momento-chave para encaminhamento à reabilitação.
- Pacientes elegíveis à reabilitação cardiovascular são aqueles que apresentam no último ano um ou mais dos seguintes: SCA com ou sem supra, cirurgia de revascularização miocárdica, angioplastia coronária, angina estável, reparação ou troca valvar, transplante cardíaco, insuficiência cardíaca crônica, doença vascular periférica, doença coronária assintomática ou pacientes de alto risco cardiovascular (pelos escores de risco como o Framingham).
- As mulheres incorporam-se menos e abandonam antes os programas de reabilitação, por serem mais idosas, por apresentarem patologias associadas à depressão, menor suporte social e mais cargas familiares. Algo parecido sucede com pacientes deprimidos e de baixo nível social.
- Reabilitação cardiovascular, pela OMS, é o conjunto de medidas necessárias para proporcionar a cardiopatas condições físicas, mentais e sociais ótimas, que lhes permitam ocupar, pelos seus próprios meios, um lugar tão normal quanto possível na sociedade.
- Poucas são as modalidades terapêuticas que apresentam relação custo-efetividade equiparável à da reabilitação cardiovascular. A reabilitação é mais custo-efetiva que as terapias como o trombolítico, angioplastia e uso de drogas hipolipemiantes. Apenas programas de cessação do tabagismo são mais custo-efetivos (Tabela 66.1).

Tabela 66.1. Custo e efetividade de intervenções terapêuticas em cardiologia

Intervenção	Fator de comparação	Custo-efetividade
Programa antitabagismo	Sem terapia	US$ 220 por vida salva
Reabilitação cardíaca	Cuidado habitual	US$ 4.950 por vida salva
ICP (um vaso – angina grave)	Cuidados médicos	US$ 8.700 por vida salva
ICP (um vaso – angina leve)	Cuidados médicos	US$ 126.500 por vida salva
Sinvastatina na prevenção secundária	Sem terapia	US$ 9.630 por vida salva
Cirurgia de RM	ICP	US$ 26.750 por vida salva
t-PA	Estreptoquinase	US$ 35.275 por vida salva
Captopril (> 50 a, pós-infarto agudo do miocárdio [IAM])	Sem captopril	US$ 76.000 por vida salva

Arquivos Brasileiros de Cardiologia. jan. 2006;86(1).

- A melhora do condicionamento aeróbico em cardiopatas apresenta relação inversamente proporcional à capacidade física antes do treinamento, sendo os pacientes mais comprometidos os que obtêm as melhorias mais significativas.
- O treinamento aeróbico pode aumentar em 10 a 30% o VO_2 máx., sendo esse aumento mais evidente nos três primeiros meses de treinamento.
- O treinamento de força (musculação) também pode ser realizado por cardiopatas de forma segura, respeitadas as contraindicações (ver Tabela 66.2).
- Para a maioria dos cardiopatas, não se deve ultrapassar 50 a 60% da força de contração voluntária máxima, durante o treinamento de força.

Tabela 66.2. **Contraindicações absolutas e relativas à prática de exercícios de força/resistidos (musculação) (*American Heart Association* [AHA])**

Absolutas	• Doença coronariana instável • Insuficiência cardíaca descompensada • Arritmias não controladas • Hipertensão pulmonar grave (PAP média > 55 mmHg) • Pericardite, miocardite ou endocardite agudas • Hipertensão não controlada (PA > 180/110 mmHg) • Dissecção aórtica • Síndrome de Marfan • Exercícios resistidos de alta intensidade (80 a 100% de uma repetição máxima) em pacientes com retinopatia proliferativa ativa ou retinopatia diabética não proliferativa moderada/grave
Relativas (devem ser avaliadas por um médico especialista antes da realização)	• Fatores de risco maiores para doença coronariana • Diabéticos em qualquer idade • Hipertensão (PA > 160/100 mmHg) • Baixa capacidade funcional (< 4 MET) • Limitação musculoesquelética • Presença de marca-passo ou desfibrilador implantável

Adaptado de: Willians, et al. Circulation. 2007.

Benefícios da reabilitação cardiovascular

- Os bons resultados do tratamento por meio de reabilitação cardiovascular têm sido documentados por estudos consistentes e de boa qualidade.
- Nos pacientes portadores de cardiopatia isquêmica e de insuficiência cardíaca, a reabilitação reduz as mortalidades cardiovascular e total, com NNT (*number needed to treat*) possivelmente menor do que em algumas modalidades terapêuticas farmacológicas (Quadro 66.1).

QUADRO 66.1
NNT anual para reduzir mortalidade total por meio de reabilitação cardíaca e de alguns dos principais recursos medicamentosos no pós-IAM

- Reabilitação cardíaca: NNT = 112 a 187
- Betabloqueadores: NNT = 84
- Antiagregante plaquetário: NNT = 306
- Sinvastatina: NNT = 164
- Pravastatina: NNT = 197

Adaptado de: Arquivos Brasileiros de Cardiologia. Jan. 2006;86(1).

- Nos pacientes com insuficiência cardíaca, a melhora na classe funcional obtida com o treinamento físico é secundária às adaptações periféricas ao exercício, não existindo correlação entre a fração de ejeção do ventrículo esquerdo (VE) em repouso e a capacidade funcional (Tabela 66.3).
- O exercício parece não alterar os níveis plasmáticos de LDL e colesterol total, mas diminui a quantidade de partículas pequenas e densas. Quanto maior o gasto calórico semanal, maiores os benefícios no perfil lipídico.

Tabela 66.3. **Benefícios da reabilitação cardiovascular**

Patologia	Benefícios
Isquemia miocárdica	Melhora da angina de repouso e aumento dos limiares isquêmicos relativo e absoluto, melhora da capacidade funcional e controle de fatores de risco
Insuficiência cardíaca	VO_2 pico, modulação neuro-humoral, melhora da função endotelial, potência aeróbia, qualidade de vida e melhora na relação ventilação/perfusão pulmonar
Dislipidemia	Redução dos TG e aumento do HDL-c
Hipertensão arterial sistêmica (HAS)	Na pressão arterial sistólica (PAS) e pressão arterial diastólica (PAD)
Diabetes *mellitus* (DM)	Sensibilidade à insulina e melhora do controle glicêmico, independentemente de sexo, idade ou mudanças no peso
Psicossociais	Redução da ansiedade, depressão, da instabilidade emocional e dos vários sintomas de estresse

Estratificação de risco para inclusão em programas de reabilitação

- Antes de iniciar programa de atividade física para cardiopatas, é preciso determinar se o exercício físico pode representar risco para o paciente. Para a grande maioria dos pacientes, o exercício trará mais benefícios do que riscos. Após anamnese e exame físico é fundamental a realização de teste de esforço progressivo máximo para identificar o desencadeamento de isquemia, arritmias, distúrbios de conduções atrioventricular e intraventricular e alterações hemodinâmicas.

- O teste cardiopulmonar permite avaliar com mais precisão o VO_2 máx., além de determinar os limiares ventilatórios, que são muito úteis na prescrição do exercício, especialmente em cardiopatas graves e nos pacientes com insuficiência cardíaca.
- Os pacientes de baixo risco cardiovascular (ver Tabela 66.4) devem ser reavaliados anualmente; já os de riscos moderado/alto devem ser reavaliados semestralmente ou sempre que ocorrer alguma modificação clínica.
- As principais complicações cardíacas durante um programa de reabilitação cardiovascular são a ocorrência de síndromes coronarianas agudas, arritmias e parada cardíaca. Esses eventos maiores costumam ocorrer em uma taxa de um evento a cada 60-80.000 h de exercício supervisionado.
- Lesões musculoesqueléticas e traumas ortopédicos ocorrem em uma frequência muito maior.
- As contraindicações ao exercício físico em cardiopatas estão resumidas no Quadro 66.2; elas, na maioria das vezes, são condições temporárias.

Tabela 66.4. **Estratificação de risco para inclusão de pacientes em programas de reabilitação cardíaca**

Risco	Características
Baixo	Capacidade funcional ≥ 7 MET (Tabela 66.5)
	Assintomático, incluindo ausência de angina ao esforço ou no período de recuperação
	Ausência de insuficiência cardíaca congestiva ou sinais/sintomas que indiquem isquemia pós-evento
	FEVE ≥ 50%
	Ausência de ectopia ventricular complexa
	Resposta adequada da pressão arterial ao esforço
	Infarto do miocárdio, cirurgia de revascularização ou angioplastia coronariana não complicados
Moderado	FEVE = 40 a 49%
	Sinais/sintomas, incluindo angina em níveis moderados de exercício (5-6,9 MET) ou no período de recuperação
	Ausência de ectopia ventricular complexa e de queda na pressão arterial durante o exercício
	Isquemia ou TVNS no teste ergométrico em intensidade > 6 MET
Alto	Sobreviventes de parada cardíaca ou morte súbita
	Sintomas/sinais de angina em baixo nível de exercício (< 5 MET) ou no período de recuperação
	FEVE ≤ 40%
	Diminuição ou incapacidade de aumento da pressão arterial durante o esforço
	Ectopias ventriculares complexas no repouso ou com exercício
	Depressão do segmento ST > 2,0 mm ou angina durante o exercício
	Infarto do miocárdio ou cirurgia cardíaca complicados com choque cardiogênico, insuficiência cardíaca e/ou sintomas de isquemia pós-procedimento
	Capacidade funcional < 5 MET
	Hemodinâmica anormal com o exercício (curva deprimida ou queda da PA sistólica, ou incompetência cronotrópica não medicamentosa com o incremento da carga)
	Incapacidade de autoavaliação de esforço

Adaptado de: Herdy, et al. Arq Bras Cardiol. 2014.

Tabela 66.5. Quantidade de MET gastos em atividades físicas cotidianas classificadas em leve, moderada ou intensa/vigorosa

Leve < 3,0 MET	Moderada = 3,0-6,0 MET	Intensa > 6,0 MET
• Andar dentro de casa, loja ou trabalho: 2,0 • Sentado usando o computador: 1,5 • Fazer a cama, lavar louça, passar ferro em roupa, cozinhar: 2,0-2,5 • Jogos de carta: 1,5 • Sinuca: 2,5 • Jogo de dardos: 2,5 • Pescaria sentado: 2,5 • Tocar instrumentos musicais: 2,0-2,5 • Artesanato e pintura: 1,5	• Andar a 3 mph: 3,3 • Caminhada acelerada (4 mph): 5,0 • Faxina pesada (p. ex., limpar janelas, carro ou garagem): 3,0 • Varrer a casa, esfregar o chão: 3,0-3,5 • Carpintaria: 3,6 • Basquete (meia quadra ou 21): 4,5 • Bicicleta (no plano) a 10-12 mph: 6,0 • Dançar: 3,0-4,5 • Pescaria em pé: 4,0 • Golfe: 4,3 • Velejar, prancha à vela (windsurfe): 3,0 • Natação (lazer): 6,0 • Tênis de mesa: 4,0 • Tênis – duplas: 5,0 • Vôlei – não competitivo: 3,0-4,0	• Caminhada bem acelerada (4,5 mph): 6,3 • Trilha com mochila entre 4,5 e 19 kg: 7,5-9,0 • Correr a 5 mph: 8,0 • Correr a 6 mph: 10,0 • Correr a 7 mph: 11,5 • Basquete: 8,0 • Bicicleta (no plano) a 12-14 mph: 8,0; a 14-16 mph: 10,0 • Futebol (lazer): 7,0 • Futebol (competitivo): 10,0 • Natação moderada/intensa: 8,0-11,0 • Tênis – simples: 8,0 • Vôlei (competitivo) ou vôlei de praia: 8,0

1 mph = aprox. 1,6 km/h

Adaptado de: Ainsworth, et al. Med Sci Sports Exerc. 2000.

QUADRO 66.2
Contraindicações absolutas à prática de exercício físico

- Angina instável (< 72 h)
- Infarto do miocárdio (< 72 h)
- Suspeita de lesão de tronco de coronária esquerda instabilizada ou grave
- Dissecção de aorta tipo A ou fase aguda do tipo B
- Tromboflebite ou tromboembolismo – fase aguda
- Infecção sistêmica aguda
- Bloqueio atrioventricular (BAV) de terceiro grau (sem marca-passo)
- Endocardite, pericardite ou miocardite aguda
- Arritmias ventriculares complexas, graves e não controladas
- Valvopatias graves sintomáticas com indicação cirúrgica – reabilitar somente após o procedimento cirúrgico
- Cardiopatias congênitas severas não corrigidas, sintomáticas
- Insuficiência cardíaca descompensada
- HAS descontrolada: PAS > 190 mmHg ou PAD > 120 mmHg
- Obstrução severa sintomática do trato de saída do ventrículo esquerdo, com baixo débito esforço-induzido
- Problemas ortopédicos ou neurológicos graves
- Diabetes *mellitus* descompensado
- Doença sistêmica aguda ou febre de origem desconhecida
- Outros problemas metabólicos descompensados

Adaptado de: Moraes, et al. Arq Bras Cardiol. 2005 e Herdy, et al. Arq Bras Cardiol. 2014.

■ Fases da reabilitação cardiovascular

- Para o início da reabilitação, o encaminhamento e o consentimento do médico assistente constituem medida primordial. O paciente também deve assinar termo de consentimento ao iniciar programa de reabilitação, em que constem os benefícios e riscos das atividades que serão desenvolvidas. Cabe ao médico do programa de reabilitação a liberação do paciente para início da atividade física, bem como a sua prescrição. A alta de cada fase da reabilitação também deve ser feita pelo médico do programa, em conjunto com o médico assistente do paciente. Os pacientes não precisam passar necessariamente por cada fase a seguir.

Fase I

- Aplica-se ao paciente internado. Inicia-se após compensação clínica da causa de internação do doente, quer seja isquêmica, valvopatia, doença congênita, IC, metabólica, entre outras. Deve predominar a combinação de exercícios de baixa intensidade (banhar-se, deambular na própria unidade de internação, atividades que requeiram menos de 2 MET – ver Tabela 66.5) com técnicas para o controle do estresse, além de programas de educação em relação aos fatores de risco de doença cardiovascular.

Fase II

- Inicia-se imediatamente após a alta hospitalar e, preferencialmente, deve ser realizada em ambiente hospitalar, sob supervisão e monitoração médica. Tem duração prevista de 1 a 3 meses.
- Nesta fase de atividade monitorada é dada ênfase ao ensino da automonitoração do paciente (frequência cardíaca [FC], percepção do nível de esforço, sintomas).
- O programa de exercícios deve ser individualizado em termos de intensidade, duração, frequência, modalidade de treinamento e progressão. Devem existir recursos para determinação da FC, pressão arterial, saturação de oxigênio, determinação de glicemia e monitoração eletrocardiográfica.
- Apenas quando o paciente demonstrar capacidade de se automonitorar, estará apto a passar para a fase III.

Fase III

- Pode ser iniciada em qualquer etapa da evolução da doença, não sendo necessariamente uma sequência das fases anteriores.
- Tem duração prevista entre 6 e 24 meses e pode ser realizada em ambiente extra-hospitalar. Já não existe necessidade de monitoração intensiva, porém condições para eventual monitoração cardíaca e determinação da saturação de oxigênio devem estar disponíveis.
- A incidência de complicações é baixa, entretanto os centros devem dispor de desfibrilador cardíaco e de profissionais treinados em BLS (*basic life support*), além de contar com a coordenação geral de um médico, que deve estar sempre presente na unidade durante a realização dos exercícios.
- A supervisão dos exercícios pode ser realizada por profissional especializado em exercícios físicos (professor de educação física ou fisioterapeuta). A equipe pode ser completada, caso haja disponibilidade, por profissional de enfermagem, nutricionista e psicólogo.
- O principal objetivo é o aprimoramento da condição física, além de medidas para promoção do bem-estar e procedimentos que contribuam para a redução dos riscos de complicações clínicas, como a cessação do tabagismo e reeducação alimentar.

Fase IV

- Também conhecida como fase de manutenção, tem duração indefinida.
- As atividades não são necessariamente monitoradas. O paciente já está apto a praticar os exercícios automonitorando-se, em ambiente externo, inclusive o domiciliar. A prescrição externa é uma boa alternativa aos cardiopatas que se encontram nesta fase.
- Avaliações médicas semestrais, ou no máximo anuais, devem ser feitas nessa fase para atualizações da prescrição/orientações do treino.
- Os objetivos principais são o aumento e a manutenção da aptidão física. Não há obrigatoriedade de que esta fase seja precedida pela fase 3.

■ Reabilitação não supervisionada (não realizada em centros de reabilitação)

- Em razão da escassez de centros estruturados de reabilitação no nosso País, para pacientes crônicos estáveis pode-se considerar a adoção de reabilitação não supervisionada, porém com necessidade de prescrição individualizada dos exercícios. A prescrição deve conter informações similares às realizadas nos centros de reabilitação.
- São uma alternativa viável e mais acessível, do ponto de vista econômico e de disponibilidade, principalmente para pacientes de baixo risco e, pelas evidências mais recentes, também para pacientes de risco intermediário (Tabela 66.6).
- Análises recentes têm demonstrado que, para pacientes com infarto prévio, revascularização miocárdica e insuficiência cardíaca, este tipo de treinamento é tão efetivo para modificar desfechos clínicos e os associados à qualidade de vida como os programas baseados em centros de reabilitação.
- No Reino Unido, a recente adoção dessa estratégia (também vem sendo implementada de forma contundente no Canadá e na Austrália) de reabilitação cardiovascular fez com que mais de 50% dos pacientes com indicação de reabilitação efetivamente recebessem essa estratégia de tratamento. Nos EUA, menos de 20% dos candidatos à reabilitação cardiovascular são encaminhados para tal. Não temos dados dos números brasileiros, mas certamente estamos numa situação muito mais parecida com a dos americanos.
- Demonstrações práticas dos exercícios em sessões formais (pelo menos duas) devem ser realizadas, sendo contempladas todas as etapas que compõem uma sessão – aquecimento, atividade propriamente dita e desaquecimento/relaxamento.

Tabela 66.6. Vantagens e desvantagens entre os tipos de programa de reabilitação.

Reabilitação Semissupervisionada × Reabilitação Supervisionada	
Vantagens	**Desvantagens**
Redução no retardo no início do programa de reabilitação	Falta de reembolso do seguro saúde
Maior facilidade de acesso	Realização de exercícios menos intensos
Programas adaptados individualmente	Menor suporte social
Agendamento conveniente e flexível, de acordo com a rotina do paciente	Possibilidade de menor adesão/comprometimento do paciente
Diminuição das dificuldades com transporte (pode ser realizada na própria casa do indivíduo ou em praças, parques, ciclovias, academias comuns próximas à moradia habitual)	Menos monitoração presenciada e comunicação com profissionais da área de saúde
Maior privacidade, inclusive com relação ao estado de saúde	Falta de normas publicadas
Integração com rotina doméstica regular	Preocupações de segurança para pacientes de alto risco

Prescrição de exercícios para cardiopatas

- Não é qualquer tipo de exercício que traz benefícios ao cardiopata.
- A prescrição deve abordar quatro itens principais: tipo de exercício, frequência, duração da sessão e intensidade da atividade.
- A modalidade aeróbica de exercícios físicos (isotônicos ou dinâmicos) é a que possui evidências mais robustas que comprovam seu impacto na prevenção e melhora de doenças cardiovasculares. Deve envolver grandes grupos musculares, movimentados de forma cíclica, de baixa a moderada intensidade, com frequência de três a cinco vezes por semana, por período não inferior a 30 minutos.
- Como mencionado previamente, os exercícios de força também podem ser realizados.
- Os testes ergométricos e ergoespirométricos (cardiopulmonares) contribuem para a definição da intensidade do exercício mais adequada para a capacidade física de cada indivíduo. São úteis também para a prescrição da progressão do condicionamento.
- A ergoespirometria, além de possibilitar a medida direta do VO_2 pico e/ou máx., permite a determinação do limiar anaeróbio e do ponto de compensação respiratória (ver capítulo específico neste manual), dados de extrema relevância na prescrição de atividade para o cardiopata.
- Já na **ergometria**, o VO_2 pico é calculado, não é medido; o limiar anaeróbio e o ponto de compensação respiratória não podem ser determinados. **A faixa ideal de intensidade de treinamento por esse método costuma ser superestimada, e essa superestimativa costuma ser maior quanto menor for a capacidade funcional dos pacientes. Portanto, a ergoespirometria deve ser realizada sempre que possível, evitando-se que pacientes cardiopatas realizem atividade física além do ponto de capacidade de compensação metabólica.**

Intensidade de exercício

- Para cardiopatas estáveis, a intensidade do exercício deve ser prescrita pelos limiares ventilatórios fornecidos pela ergoespirometria: limiar anaeróbio (LA ou primeiro limiar) e ponto de compensação respiratória (PCR ou segundo limiar).
- Para indivíduos com insuficiência cardíaca, o limite superior da faixa de treinamento pode ser reduzido em 10% do valor registrado no ponto de compensação respiratória, para evitar que eles treinem em acidose metabólica descompensada.
- Na falta de avaliação ergoespirométrica, a intensidade pode ser determinada pela FC de reserva (fórmula de Karvonen). Nesses casos, é aconselhável uma intensidade entre 50 e 70% da FC de reserva ou, para cardiopatas mais condicionados, um limite superior de até 85% da FC de reserva (ver seção de exemplos).
- Estudos iniciais sugeriam que exercícios intervalados poderiam ter resultados superiores a exercícios contínuos moderados, dados que não se confirmaram em estudos subsequentes. Por vezes, entretanto, em pacientes de baixa capacidade funcional, o exercício intervalado pode ser a única forma de iniciar um programa de exercício, em razão da baixa tolerância à aplicação de carga contínua.
- Pacientes que apresentem angina/isquemia (alterações do segmento ST)/arritmia durante a realização do teste ergométrico ou ergoespirométrico devem ter seu limite superior de treinamento marcado pela FC de dez batidas por minuto (bpm) abaixo da FC de ocorrência da alteração ou na FC em que ocorre o "achatamento" do pulso de O_2 no teste cardiopulmonar (ver seção de exemplos).
- Quando o teste for realizado em esteira e o treinamento for realizado em bicicleta, deve-se reduzir em 10% o valor da FC máxima, antes de aplicar a fórmula para cálculo da FC de treinamento; em treinamentos em ambientes aquáticos, subtrair 10 bpm da FC máxima e aplicar a fórmula.

Tipo de exercício

- As atividades isotônicas ou dinâmicas, que utilizem grandes grupos musculares e podem ser mantidas por prolongado período de tempo, de forma rítmica, como caminhada, corrida e ciclismo, são recomendadas (habitualmente conhecidas como exercícios de predomínio aeróbico). Podem ser utilizadas tanto por cardiopatas como por indivíduos portadores de fatores de risco para doença cardiovascular (estratégia de prevenção).
- Exercício resistido dinâmico, isométrico ou estático (exercícios de força), de baixa a moderada intensidade (até 50 a 60% da contração voluntária máxima) é parte complementar. É importante realizar séries de dez a 15 repetições, com descanso entre as séries. Os profissionais devem estar atentos ao padrão respiratório durante as atividades, para que os doentes não realizem a manobra de Valsalva durante a prática.
- A maioria das atividades apresenta uma combinação destes dois tipos de exercícios em magnitudes variadas e a resposta hemodinâmica dependerá de qual será executado com maior intensidade.
- Exercícios de alongamento e aquecimento/desaquecimento também devem ser realizados no início e término das sessões.

Frequência de treinamento

- Pelo menos, três vezes na semana. Incentivar o paciente a realizar atividade física diária (caminhar, pedalar, subir escadas).

Duração da sessão de treinamento

- Quarenta a 60 minutos/dia de treino. Cada sessão é composta por um período de aquecimento (5-10 min), treinamento propriamente dito, com a realização de exercícios aeróbicos e resistidos (30-40 min), e desaquecimento (5-10 min).

Considerações especiais – para reabilitação semissupervisionada

Diabetes

- Não existe consenso com relação à frequência nem à indicação de monitoramento glicêmico prévio, durante ou após uma sessão de exercícios. Porém, sabe-se que é útil o monitoramento nas primeiras sessões para se conhecer a resposta glicêmica ao exercício.
- A glicemia prévia ao exercício deve ser maior que 100 mg/dL. Após uma sessão de exercício (deve ser medida 15 minutos após) os pacientes que apresentarem glicemia < 100 mg/dL ou > 300 mg/dL devem ter sua prescrição de antidiabéticos orais ou insulina ajustada. DM tipo 1 com glicemia > 300 mg/dL convém suspender o exercício, já que este pode piorar a cetose (sugerimos tal conduta pois, em ambiente não supervisionado, não se tem como medir a presença de cetose). DM tipo 2 pode realizar exercício com glicemia > 300 mg/dL, com precauções.
- Em caso de hipoglicemia, oferecer 15 g de carboidrato (uma fruta, um copo de suco adoçado, uma xícara de leite adoçada) e reavaliar a glicemia em 15 minutos.

Doença coronariana

- Depois de um evento coronário agudo, os pacientes começarão a realizar atividade física conforme sua tolerância e compatível com a gravidade do quadro clínico.
- Como regra geral, a atividade física deve reiniciar-se com 50% da capacidade máxima de exercício expressa em MET e ser aumentada gradativamente.
- Recomenda-se a realização de teste de esforço pré-início de atividade física. Caso o paciente comece a se exercitar sem o teste de esforço, este deve ser realizado entre 4-7 semanas para adequação da prescrição da atividade física.

Fibrilação atrial

- Pacientes com FA crônica, sem indicação de cardioversão, com controle adequado da FC podem realizar atividades físicas conforme cardiopatia de base. Entretanto, há dificuldade para controle da intensidade do esforço por meio da FC, visto a dificuldade da contagem pelo pulso ou mesmo detecção da FC pelos frequencímetros, sendo utilizados na maioria das vezes, os parâmetros do cansaço subjetivo.

Hipertensão arterial

- Os exercícios ideais para os hipertensos parecem ser os que predominam os componentes dinâmicos. Os benefícios começam a partir da 3ª semana de início do treinamento. Os exercícios de força muscular não têm demonstrado benefício sobre a HAS como método isolado, entretanto não são contraindicados (se HAS controlada/compensada). Sugerimos, como limite, não ultrapassar 50% de uma contração voluntária máxima, nos exercícios de força, para os pacientes hipertensos.

Insuficiência cardíaca

- Nesta população, para uma prescrição ideal de exercício, convém a realização de teste cardiopulmonar (ergoespirometria).
- Recomendam-se exercícios aeróbicos, tanto de forma contínua como intervalada, com incrementos leves e gradativos da frequência e intensidade; exercícios de força muscular também devem ser realizados, com um alto número de repetições e baixa carga.

Vulvopatias

- A literatura é escassa neste cenário. Sabe-se pouco da resposta e limitação ao exercício neste grupo.
- A principal causa da baixa indicação de atividade física nesse grupo é o temor com a segurança. Os pacientes com lesões leves ou moderadas podem realizar atividade aeróbica moderada e de força muscular leve; o mesmo vale para pacientes com lesões regurgitantes importantes, assintomáticos, sem hipertensão pulmonar significativa e sem critérios para intervenção cirúrgica ou percutânea; assintomáticos com indicação qualquer de intervenção não devem realizar atividade semissupervisionada. Não recomendamos a prática de atividade física semissupervisionada para pacientes portadores de lesões estenóticas graves, assintomáticas ou não.

Atividade sexual

- Após evento cardiovascular, se o paciente é capaz de atingir 6 MET em prova de esforço, ou o equivalente nas atividades do dia a dia, não deve ter restrições à atividade sexual. É recomendável adotar posturas que não resultem em um esforço exagerado do paciente. É importante que o paciente saiba que a maior parte dos infartos do miocárdio associados a atividade sexual parece ocorrer em situações de infidelidade conjugal (75% dos casos) e/ou uso concomitante de drogas/álcool em excesso e/ou em paciente vivenciando alto nível de estresse.
- Atividade sexual com parceiro habitual geralmente demanda o equivalente a 3-4 MET. A FC raramente ultrapassa 130 bpm e a PA sistólica raramente ultrapassa 170 mmHg em não hipertensos.
- A orientação psicológica (quase sempre disponível nos centros de reabilitação) é fundamental na recuperação da confiança do paciente para o ato sexual.
- Uso de sildenafil (Viagra®) e similares não é contraindicado em pacientes com doenças cardiovasculares, a menos que estejam em angina CCS 4, estenose valvular grave, arritmias ventriculares persistentes e/ou uso de nitrato regularmente.

Cardiopatia × esporte competitivo (as recomendações podem não valer para prática de esportes de forma recreacional, com orientação de limitação de intensidade)

- Serão comentadas somente as situações mais comuns. Para maiores detalhes, consultar referências ao final do texto. As recomendações atuais são menos restritivas do que as últimas recomendações, que datavam de 2005.
- De forma geral, deve-se agir mais de forma aconselhadora, buscando mostrar riscos x benefícios da atividade esportiva, para tentativa de tomada de decisão em conjunto. Muitos pacientes, a despeito da explicação dos riscos da atividade física, continuam a praticar atividades não recomendas/liberadas após um evento cardiovascular, a depender da sua autopercepção de risco; deixar orientação médica sugerida bem documentada em prontuário. Em caso de atletas profissionais, recomendamos que o mesmo seja avaliado por especialistas em cardiologia do esporte ou por uma junta médica, principalmente, quando se tratar de casos de inexigibilidade à prática do esporte pretendido.
- Atentar ao ambiente em que o esporte vai ser praticado, principalmente no que se refere a temperatura (extremos), poluição e altitude, fatores descompensadores da cardiopatia.
- Para o esporte competitivo o paciente deve ser capaz de realizar um teste funcional compatível com o nível de intensidade da atividade desejada.
- Ao analisar um cardiopata que deseja participar em atividades competitivas, sugerimos que as seguintes perguntas sejam respondidas:
  ○ Existem sintomas?
  ○ Qual esporte que o paciente deseja competir (Tabela 66.7)?
  ○ Qual a FEVE?
  ○ Se coronariopatia, como ficou a anatomia coronariana pós-evento/tratamento?
  ○ Presença de arritmias?
  ○ Como é o teste de exercício (ergométrico ou cardiopulmonar) pós-evento?
  ○ Risco alto de contato/trauma?
  ○ Paciente aderente à terapia clínica (não só medicações, mas também cessação do tabagismo, controle do peso, dieta, etc.)
  ○ Quais medicações em uso (atentar a anticoagulantes e dupla antiagregação)?
  ○ Qual o perfil psíquico do paciente?
  ○ Qual a relação risco × benefício do esporte pretendido?

Hipertensão arterial sistêmica

- Pacientes com HAS estágio 1 e sem lesão em órgão-alvo ou outra comorbidade cardiovascular podem participar de qualquer esporte competitivo. Devem ter sua pressão arterial reavaliada a cada 2 a 4 meses para monitorar o impacto do exercício. Pré-hipertensos (PA entre 120/80 e 139/89 mmHg) não devem ser impedidos de participação em qualquer esporte.
- Atletas com níveis tensionais mais elevados (estágio 2 em diante), mesmo sem a presença de lesões em órgão-alvo ou comorbidades, devem evitar esportes com componente estático elevado, IIIA a IIIC (vide Tabela 66.7) até que a hipertensão seja controlada com remédios e/ou por modificações no estilo de vida.
- Quando prescrever diuréticos a atletas, ver a lista dos permitidos pelas agências *antidoping* ou preencher e fornecer ao atleta o formulário de isenção/exceção terapêutica.

Tabela 66.7. Classificação dos esportes

Aumento do componente estático	III. alto (> 50% CVM)	Ginástica, artes marciais, vela, levantamento de peso, windsurfe, provas de arremesso (atletismo)	Musculação, andar de *skate*, luta livre, *snowboard* e esqui alpino	Boxe, canoagem/caiaque, remo, ciclismo, *decathlon*, triatlo, patinação (provas de velocidade)
	II. médio (20%-50% CVM)	Arco e flecha, automobilismo, hipismo, motociclismo	Futebol americano e provas de salto (atletismo), patinação (artística), provas de rodeio, surfe, nado sincronizado, corrida (curta distância)	Basquete, corrida (média distância), natação, *handball*
	I. Baixo (< 20% CVM)	Bilhar (sinuca), boliche, golfe, tiro ao alvo	*Baseball*, tênis de mesa, voleibol	Corrida de aventura, tênis, futebol, *squash*, *badminton*, corrida (longa distância), marcha atlética
		A. Baixo (< 40% de VO_2 máx.)	B. Moderado (40 a 70% de VO_2 máx.)	C. Alto (> 70% de VO_2 máx.)
		Aumento do Componente Dinâmico		
CVM: contração voluntária máxima; VO_2 máx.: consumo máximo de oxigênio.				

Adaptado de: Mitchell, et al. JACC. 2005.

- Quando HAS estiver associada a outra comorbidade cardiovascular, geralmente a outra comorbidade será o fator limitante da liberação do tipo de esporte que poderá ser realizado.

Arritmias e distúrbios de condução

Extrassístoles ventriculares

- Está indicada a realização de eletrocardiograma (ECG) e teste ergométrico; caso haja evidência sugestiva de doença estrutural, deve-se avaliar a realização de ecocardiograma, tomografia coronariana, ressonância cardíaca e Holter 24 h.
- Presença de > 2.000 extrassístoles ventriculares no Holter de 24 h de atleta está relacionada a maior chance de cardiopatia estrutural, 30% dos atletas com essa densidade de arritmia têm cardiopatia estrutural.
- Arritmias ventriculares complexas são comuns em atletas altamente treinados, sem doença estrutural subjacente, e costumam diminuir em frequência ou até mesmo desaparecer com o descondicionamento. Palpitações que acontecem em repouso e são suprimidas pelo exercício e não são acompanhadas por TVNS (acompanhadas no máximo por pares de extrassístoles) são habitualmente benignas e não devem limitar a participação do atleta em qualquer esporte.
- O descondicionamento faz com que a densidade de arritmia diminua em atletas sem cardiopatia estrutural e pode ser uma estratégia de investigação a ser adotada. Recomenda-se um intervalo de pelo menos 3 meses de descondicionamento antes de nova reestratificação.
- Atletas com extrassístoles ventriculares e sem doença cardíaca estrutural podem participar de todos os tipos de esporte. Caso a frequência de extrassístoles aumente durante o exercício ou no teste de esforço, a ponto de causarem sintomas como fadiga, dispneia e/ou alteração do nível de consciência, liberar para esportes no nível funcional abaixo do qual ocorre a intensificação das extrassístoles ou ocorrência dos sintomas no teste funcional.

Taquicardia ventricular não sustentada (TVNS)

- Quando padrão monomórfico e com FC < 150 bpm tem maior chance de ser alteração benigna.
- Atletas com coração estruturalmente normal, sem alterações de testes genéticos ou moleculares, sem doenças inflamatórias (mais comum miocardite) e que apresentam supressão da TVNS no esforço podem participar de qualquer esporte competitivo. Na presença de cardiopatia estrutural, apenas esportes IA podem ser considerados.

Taquicardia supraventricular

- Com exceção de fibrilação atrial (FA) e *flutter* atrial, as taquicardias supraventriculares não são mais comuns em atletas do que na população geral. Geralmente se opta por ablação dessas arritmias na população de atletas, pela possibilidade de cura permanente e dos possíveis efeitos negativos que a terapêutica medicamentosa pode trazer nessa população, tanto para o rendimento, quanto por questões ligadas ao *doping*.
- FA é mais frequente em atletas por tônus vagal aumentado (pelo treinamento), bem como pelas mudanças cardíacas estruturais induzidas pelo exercício, como o aumento do tamanho e das pressões camerais, o desenvolvimento de fibrose, inflamação e principalmente por "desbalanço autonômico". Pacientes com FA bem tolerada e autolimitada, com ECG, teste ergométrico, ecocardiograma, provas tireoidianas e demais provas laboratoriais normais podem participar de qualquer esporte competitivo. Entretanto, pela dificuldade do controle da FC e redução de *performance*, a ablação de FA deve sempre ser considerada nessa população.

Síncope

- Todo atleta que apresenta síncope esforço-induzida deve ser excluído de qualquer esporte, até esclarecimento diagnóstico e estratificação de risco. Os que apresentam síncope neuromediada podem realizar qualquer atividade competitiva, desde que bem orientados quanto às medidas preventivas de ocorrência da síncope (ver capítulo de Síncope).

BAV de primeiro grau

- Atletas assintomáticos, sem evidência de doença estrutural subjacente e que não tenham seu bloqueio prolongado durante o esforço, podem participar de todos os esportes de modo competitivo.
- Assintomáticos com BAV de 1º grau que desenvolvem BAV de 2º grau Mobitz 1 no esforço devem ser avaliados para doença intra ou infra-hissiana por estudo eletrofisiológico (EEF).

BAV de segundo grau Mobitz 1

- Assintomáticos com coração estruturalmente normal e que "melhoram" a condução durante o esforço ou fase de recuperação podem participar de qualquer esporte competitivo.

BAV de segundo grau Mobitz 2

- BAV de 2º grau tipo 2 é anormal em atletas. Os que possuem QRS alargado devem receber implante de marca-passo. Os que possuem QRS estreito associado podem ser mais bem avaliados por EEF antes de definição de implante de marca-passo. Entretanto, pelas Diretrizes Brasileiras de Dispositivos Cardíacos Eletrônicos Implantáveis, o tipo 2, mesmo com QRS estreito, deve receber o marca-passo.

BAVT adquirido

- Devem ser submetidos a implante de marca-passo e a doença estrutural subjacente vai determinar o esporte que podem participar.

Bloqueio de ramo direito completo

- Atletas com BRD que não fazem períodos de BAV 2º grau tipo 2 ou BAVT espontâneo ou durante prova funcional, assintomáticos e sem doença estrutural, podem competir em qualquer esporte.

Bloqueio de ramo esquerdo

- Atletas com BRE permanente ou frequência-dependente que não fazem períodos de BAV 2º grau tipo 2 ou BAVT espontâneo ou durante prova funcional, assintomáticos e sem doença estrutural, podem competir em qualquer esporte.
- Se possível, avaliar se a dissincronia induzida pelo BRE intraesforço não compromete a capacidade funcional, ou seja, sinais de disfunção intraesforço por meio do teste ergoespirométrico ou ecocardiograma com estresse físico.

BAVT congênito

- Atleta assintomático, sem doença estrutural, com FC de repouso > 40 bpm, ritmo de escape com QRS < 120 ms, FC que aumenta apropriadamente durante o esforço e atinge capacidade funcional em teste de esforço compatível com o esporte pretendido, pode ser liberado.

Presença de marca-passo e CDI

- Para pacientes com marca-passo, quem limita o nível de participação esportiva é a cardiopatia de base. Os atletas totalmente dependentes do marca-passo devem evitar esportes com risco alto de trauma ou contato.
- Atletas com CDI, sem terapia apropriada por 3 meses consecutivos, podem participar em esportes IA. Recomendamos, por questões legais e médicas, que para os demais esportes esses pacientes sejam avaliados por especialista.

Doenças valvares

Prolapso da valva mitral

- Morte súbita por PVM é um evento raro, principalmente em indivíduos jovens.
- Os indivíduos que não tiverem síncope prévia, taquicardia supraventricular sustentada ou episódios recorrentes de taquicardia paroxística supraventricular (TPSV) ou taquiarritmias ventriculares complexas no Holter, regurgitação mitral importante, disfunção ventricular esquerda, evento embólico prévio ou história familiar de morte súbita relacionada ao PVM podem participar de todos os esportes competitivos.
- Caso uma das situações anteriores esteja presente, apenas os esportes da classe IA podem ser realizados de forma competitiva.

Estenose mitral

- Atletas com estenose mitral discreta ou moderada (área valvar > 1,5 cm^2), gradiente médio < 10 mmHg e em ritmo sinusal podem participar de todas as modalidades competitivas. Devem passar por reavaliação anual e ter teste de esforço compatível com o esporte pretendido normal.
- Aqueles com estenose mitral moderada, quer esta esteja em ritmo sinusal ou fibrilação atrial, com pressão arterial sistólica pulmonar de pico < 50 mmHg, podem participar de esportes competitivos das classes IA, IB, IIA e IIB.
- Os que possuem estenose mitral importante, em ritmo sinusal ou fibrilação atrial, podem ser considerados para esportes IA.
- Pacientes com estenose mitral de qualquer gravidade e com fibrilação atrial ou história de fibrilação atrial com necessidade de anticoagulação não devem participar de esportes competitivos que tenham alto risco de contato/trauma corporal.

Insuficiência mitral

- Atletas com insuficiência mitral discreta ou moderada, em ritmo sinusal, com ventrículo esquerdo de tamanho e funções preservadas e com pressão arterial pulmonar normal podem participar de todas as modalidades de esporte competitivo. Devem passar por reavaliação anual e ter teste de esforço compatível com o esporte pretendido normal.
- Os que possuem insuficiência mitral moderada, em ritmo sinusal, com FEVE preservada, porém com aumento discreto da cavidade ventricular esquerda (diâmetro diastólico final do VE < 60 mm), podem participar de todas as modalidades de esporte competitivo.
- Os que possuem insuficiência mitral importante, em ritmo sinusal, com FEVE preservada, com aumento discreto da cavidade ventricular esquerda (diâmetro diastólico final do VE < 60 mm), podem participar de esportes IA, IB e IIA.
- Pacientes com insuficiência mitral importante ou aumento da cavidade ventricular esquerda > 60 mm, hipertensão pulmonar ou disfunção sistólica do VE não devem participar de nenhuma modalidade competitiva (alguns podem ser avaliados para esportes IA).
- Os que estiverem em fibrilação atrial ou com história de fibrilação atrial com necessidade de anticoagulação não devem participar de esportes competitivos que tenham alto risco de contato/trauma corporal.

Estenose aórtica

- Atletas com estenose aórtica discreta e teste de esforço máximo normal podem participar de todas as modalidades competitivas; devem ser reavaliados clinicamente, pelo menos anualmente.

- Aqueles com estenose aórtica moderada podem participar de esportes das classes IA, IB e IIA, desde que realizem teste de esforço compatível com o grau de esforço exigido pela atividade pretendida, sem apresentar sintomas, depressão do segmento ST, taquiarritmias ventriculares, e apresentem comportamento normal da pressão arterial. Os que apresentam taquicardia supraventricular ou múltiplas arritmias ventriculares complexas ao repouso ou durante o esforço devem participar, apenas, de esportes da classe IA. Estenose aórtica grave assintomática podem ser avaliados para esportes IA, os demais são contraindicados.
- Estenose aórtica grave ou moderada com sintomas contraindica todas as classes de esporte de forma competitiva.

Insuficiência aórtica

- Atletas com insuficiência aórtica leve a moderada e com diâmetro do VE de até 60 mm (que pode ser resultado do treinamento esportivo), além de FEVE preservada, podem participar de todas as modalidades competitivas desde que o teste de esforço compatível com a atividade pretendida seja normal. Devem ser reavaliados anualmente. Os que apresentam TVNS ao repouso ou durante o esforço, assintomáticos, podem participar de esportes da classe IA.
- Os que apresentam insuficiência aórtica importante ou diâmetro diastólico do VE > 65 mm e/ou aqueles com insuficiência aórtica moderada /importante sintomáticos (independentemente dos diâmetros cavitários) não devem realizar nenhuma classe de esporte competitivo.
- Os que tiverem insuficiência aórtica importante, assintomáticos, FEVE ≥ 50%, diâmetro diastólico final do VE < 50 mm em homens e < 40 mm em mulheres, com tolerância normal ao esforço pretendido e tiverem ecocardiograma seriado que não mostre evolução da doença podem ser considerados para a prática de qualquer atividade esportiva.

Bioprótese aórtica ou mitral

- Atletas que não estejam usando anticoagulante oral e que apresentem função ventricular esquerda preservada e próteses normofuncionantes podem competir em esportes das classes IA, IB, IC e IIA.

Prótese mecânica aórtica ou mitral (sempre usam anticoagulante)

- Atletas com próteses normofuncionantes e função ventricular esquerda preservada podem participar de esportes das classes IA, IB e IIA se baixa probabilidade de trauma e/ou contato corporal.
- Independentemente de possuírem prótese mecânica ou bioprótese, aórtica ou mitral, os pacientes em vigência de anticoagulação devem evitar esportes com alto risco de contato/trauma corporal.

Doença arterial coronariana (DAC)

- Todos os atletas com DAC devem ter ciência de que o risco de um evento cardíaco com atividades que levam à exaustão é, provavelmente, maior quando da existência de doença arterial coronariana de qualquer gravidade. Provavelmente, qualquer nível de exercício competitivo, mesmo transitoriamente, pode aumentar o risco de evento cardíaco. Os atletas devem, ainda, ser orientados sobre sintomas clássicos de doença coronariana e encaminhados para suspensão das atividades até nova avaliação médica, quando da ocorrência deles.
- É a principal causa de morte súbita em atletas > 35 anos.
- Os indivíduos com diagnóstico de DAC, quer seja por angiografia coronária, prova funcional demonstrando isquemia, evento coronário prévio, procedimentos de revascularização ou que tenham escore de cálcio > 100 devem ter avaliação da função ventricular e ter realizado teste de esforço máximo (com uso das medicações habituais) durante a avaliação pré-participação esportiva.
- De acordo com o resultado dos exames complementares, podem-se classificar esses pacientes como tendo baixo ou alto incremento de risco de complicações cardiovasculares para prática de atividade competitiva (Quadros 66.3 e 66.4).

QUADRO 66.3
Critérios de baixo risco de complicações cardiovasculares durante atividade competitiva para pacientes com DAC

- FEVE ≥ 50%
- Teste de esforço normal para a idade; > 10 MET em < 50 anos, > 9 MET entre 50 e 59 anos, > 8 MET entre 60 e 69 anos e > 7 MET em > 70 anos
- Ausência de isquemia induzida pelo esforço e de arritmias ventriculares complexas esforço-induzidas
- Ausência de estenose coronariana significativa (até 50% de redução luminal) por angiografia coronária
- Revascularização miocárdica cirúrgica ou percutânea bem-sucedida, caso um desses métodos de revascularização tenha sido empregado

Adaptado de: Thompson, et al. JACC. 2005.

QUADRO 66.4
Critérios de alto risco de complicações cardiovasculares durante atividade competitiva para pacientes com DAC

- FEVE < 50%
- Isquemia ou arritmia ventricular complexa esforço-induzida
- Estenose coronariana hemodinamicamente significativa

Adaptado de: Thompson, et al. JACC. 2005.

- Após realização da estratificação de risco os atletas devem decidir em conjunto com o médico assistente se os benefícios para a saúde, tanto física quanto mental, superam os riscos para a prática esportiva, visto que durante os esforços mais intensos os eventos coronarianos agudos estão mais relacionados com placas instáveis, não obstrutivas, que se mobilizam quando agredidas pelo estresse vascular/hemodinâmico (*shear stress*).
- Atletas que possuem baixo incremento de risco de complicações cardiovasculares para prática de esportes podem participar em qualquer classe de esporte. Devem evitar competição sob situações extremas, como altitudes e temperaturas elevadas.
- Os atletas com DAC devem ser reavaliados anualmente ou sempre que houver mudança de sintomatologia.
- Após um evento coronário agudo ou procedimento de revascularização os atletas devem ser excluídos de atividade competitiva por pelo menos 3 meses; sugere-se que se aguarde pelo menos 2 anos (tempo necessário para estabilização de placa coronariana sob terapia ótima com estatina, segundo alguns autores) para retorno à prática competitiva.
- Pacientes com ponte miocárdica e prova funcional com esforço compatível com a atividade pretendida sem evidência de isquemia podem participar de qualquer esporte competitivo.

Cardiomiopatia hipertrófica (CMH)

- Atletas assintomáticos, com teste genético positivo para CMH, com prova de esforço compatível com a atividade pretendida sem alterações, sem alteração ecocardiográfica ou à ressonância (preferível) e, principalmente, sem história familiar de morte súbita associada a CMH, podem ser considerados para qualquer prática esportiva.
- CMH manifesta, alguns atletas podem ser considerados para a prática de esportes do grupo IA.

Miocardite

- Todos os atletas devem ser submetidos a ECG, Holter 24 h e teste de esforço 6 meses após o evento agudo para avaliação de elegibilidade.
- Podem voltar a treinar e competir os atletas que apresentem FEVE preservada, marcadores de necrose miocárdica (CKMB, troponina) e de insuficiência cardíaca (BNP ou NT-pró-BNP) normais e que não apresentem arritmias clinicamente relevantes ao Holter e teste de esforço.
- Ainda não há consenso se há necessidade de resolução do realce tardio à ressonância para liberação ao retorno esportivo. Entretanto, recomendamos fortemente que os atletas com realce tardio não participem de atividades competitivas, mesmo que os critérios acima sejam preenchidos.

Pericardite

- Na fase aguda, os atletas ficam inelegíveis à qualquer esporte. Podem retornar à atividade competitiva aqueles com ausência de doença ativa, incluindo ausência de derrame pericárdico à ecocardiografia e com provas inflamatórias normalizadas.
- Desenvolvimento de doença pericárdica crônica e que resulte em constrição devem ser inelegíveis para qualquer tipo de esporte competitivo.

■ Casos clínicos

Caso 1

- Paciente do sexo masculino, 46 anos, obeso (IMC ~ 36 kg/m²) sedentário de longa data, com diagnóstico de miocardiopatia dilatada idiopática (FEVE: 0,34), intolerância à glicose e dislipidemia, em uso de furosemida 40 mg/dia; carvedilol 50 mg/dia, espironolactona 25 mg/dia; atorvastatina 40 mg/dia, losartana 100 mg/dia, foi encaminhado para programa de reabilitação cardíaca. Apesar da terapia medicamentosa otimizada e de não haver sinais de congestão, persistia com queixa de cansaço aos esforços habituais (IC CF III). Realizou teste ergoespirométrico que revelou baixa tolerância ao esforço; 100 Watts. FC de repouso: 60 bpm; FC máx.: 134 bpm; PA de repouso: 121 × 72 mmHg; PA máx.: 196 × 88 mmHg. ECG: ritmo sinusal; sem modificações significativas do segmento ST. Extrassístoles ventriculares monomórficas isoladas e raras durante o esforço e recuperação. VO_2 pico de 13,0 mL/kg/min (1,913 L/min). *Slope* VE/VCO_2 = 34, FC limiar anaeróbio (LA ou 1º limiar ventilatório): 97 bpm e FC ponto de compensação respiratória (PCR ou 2º limiar ventilatório): 126 bpm.
- Portanto, o paciente iniciou o programa supervisionado e sob monitoração contínua, com exercícios dinâmicos de caminhada/esteira, três vezes por semana, com objetivo de 40 minutos de duração, mas com aumento gradativo do tempo de acordo com a tolerância individual. FC de treino entre 97 a 126 bpm, associada a exercícios resistidos com baixa carga, utilizando-se grandes grupos musculares, exercícios de alongamento, flexibilidade e propriocepção.

Caso 2

- Paciente do caso 1 realizou 36 sessões do Programa de Reabilitação Cardíaca supervisionado. Reduziu 5% do peso corpóreo, aumentou em 32% a tolerância ao esforço e incremento de +25% VO_2 pico, sem arritmias esforço-induzidas ou alterações significativas do segmento ST. Solicitou liberação para realizar atividade complementar de natação.

- Visto paciente estável, com melhora significativa da capacidade funcional e da capacidade de automonitoração, paciente é orientado a realizar atividade de natação, não competitiva, mantendo FC 90-114 bpm (~10% FC esteira/caminhada).

Caso 3

- Paciente do sexo masculino de 58 anos de idade, com antecedente de DAC (ATC há 3 meses) sem disfunção ventricular, em uso de AAS, prasugrel, rosuvastatina e valsartana. Praticante de corrida de rua há 8 anos, foi encaminhado para orientação e liberação para retorno às atividades físicas.
- Realizou teste ergométrico de esforço máximo (por indisponibilidade do teste cardiopulmonar no serviço) por meio do protocolo de Ellestad, que revelou FC repouso: 76 bpm; FC máxima: 166 bpm; PA repouso: 138 × 79 mmHg; PA máxima: 203 × 82 mmHg. Ausência de arritmias esforço-induzidas ou alterações significativas do segmento ST. Boa capacidade física estimada 9 MET.
- Neste caso, apesar do antecedente de DAC, paciente apresenta baixo risco cardiovascular para atividades físicas, entretanto deve estar ciente que os exercícios devem fazer "parte do tratamento" como prevenção secundária, por isso as atividades aeróbias, de moderada intensidade, devem ser priorizadas. FC corrida: 130-148 bpm (fórmula de Karvonen indivíduos condicionados: 60-80%).

Leitura sugerida

- Black HR, Sica D, Ferdinand K, et al. Eligibility and Disqualification Recommendations for Competitive Athletes with Cardiovascular Abnormalities: Task Force 6: Hypertension. A Scientific Statement from the American Heart Association and American College of Cardiology. Circulation. 2015;132:e298-e302.
- Bonow RO, Nishimura RA, Thompson PD, et al. Eligibility and Disqualification Recommendations for Competitive Athletes with Cardiovascular Abnormalities: Task Force 5: Valvular Heart Disease. A scientific statement from the American Heart Association and American College of Cardiology. Circulation. 2015;132:e292-e297.
- Börjesson M, Assanelli D, Carré F, et al. ESC Study Group of Sports Cardiology: recommendations for participation in leisure-time physical activity and competitive sports for patients with ischaemic heart disease. Eur J Cardiovasc Prev Rehabil. 2006;13:137-49.
- Cortez AA, Ferraz A, Nóbrega ACL, et al. Diretriz de Reabilitação Cardiopulmonar e Metabólica: aspectos práticos e responsabilidades. Arq Bras Cardiol. 2006;86:74-82.
- Ghorayeb N, Costa RVC, Castro I, Daher DJ, Oliveira Filho JA, Oliveira MAB, et al. Diretriz em Cardiologia do Esporte e do Exercício da Sociedade Brasileira de Cardiologia e da Sociedade Brasileira de Medicina do Esporte. Arq Bras Cardiol. 2013;100(1 Supl. 2):1-41.
- Herdy AH, López-Jimenez F, Terzic CP, et al. Diretriz Sul-Americana de Prevenção e Reabilitação Cardiovascular. Arq Bras Cardiol. 2014;103(2 Supl. 1):1-31.
- Levine BD, Baggish AL, Kovacs RJ, et al. Eligibility and Disqualification Recommendations for Competitive Athletes with Cardiovascular Abnormalities: Task Force 1: Classification of Sports: Dynamic, Static, and Impact. A Scientific Statement from the American Heart Association and American College of Cardiology. Circulation. 2015;132:e262-e266.
- Maron BJ, Levine BD, Washington RL, et al. Eligibility and Disqualification Recommendations for Competitive Athletes with Cardiovascular Abnormalities: Task Force 2: Preparticipation Screening for Cardiovascular Disease in Competitive Athletes. A Scientific Statement from the American Heart Association and American College of Cardiology. Circulation. 2015;132:e267-e272.
- Maron BJ, Udelson JE, Bonow RO, et al. Eligibility and Disqualification Recommendations for Competitive Athletes with Cardiovascular Abnormalities: Task Force 3: Hypertrophic Cardiomyopathy, Arrhythmogenic Right Ventricular Cardiomyopathy and Other Cardiomyopathies, and Myocarditis. A Scientific Statement from the American Heart Association and American College of Cardiology. Circulation. 2015;132:e273-e280.
- Maron BJ, Zipes DP, Kovacs RJ. Eligibility and Disqualification Recommendations for Competitive Athletes with Cardiovascular Abnormalities: Preamble, Principles, and General Considerations. A Scientific Statement from the American Heart Association and American College of Cardiology. Circulation. 2015;132:e256-e261.
- Negrão CE, Barretto ACP. Cardiologia do exercício: do atleta ao cardiopata. 3ª ed. Barueri: Manole; 2010.
- O´Connor CM, Whellan DJ, Lee KL, et al. Efficacy and Safety of Exercise Training in Patients With Chronic Heart Failure – HF-ACTION Randomized Controlled Trial. JAMA. 2009;301(14):1439-1450.
- Pelliccia A, Zipes DP, Maron BJ. Bethesda #36 and the European Society of Cardiology Consensus Recommendations Revisited. J Am Coll Cardiol. 2008;52:1990-6.
- Thomas RJ, Beatty AL, Beckie TM, et al. Home-Based Cardiac Rehabilitation. Journal of the American College of Cardiology. May 2019;26027. DOI: 10.1016/j.jacc.2019.03.008.
- Thompson PD, Myerburg RJ, Levine BD, et al. Eligibility and Disqualification Recommendations for Competitive Athletes with Cardiovascular Abnormalities: Task Force 8: Coronary Artery Disease. A Scientific Statement from the American Heart Association and American College of Cardiology. Circulation. 2015;132:e310-e314.
- WislØff U, StØylen A, Loennechen JP, et al. Superior Cardiovascular Effect of Aerobic Interval Training Versus Moderate Continuos Training in Heart Failure Patients – A Randomized Study. Circulation. 2007;115:3086-3094.
- Zipes DP, Link MS, Ackerman MJ, et al. Eligibility and Disqualification Recommendations for Competitive Athletes with Cardiovascular Abnormalities: Task Force 9: Arrhythmias and Conduction Defects. A Scientific Statement from the American Heart Association and American College ofx Cardiology. Circulation. 2015;132:e315-e325.

67

Check-up Cardiovascular

Bruna Bernardes Henares • Eduardo Cavalcanti Lapa Santos

- As doenças cardiovasculares (DCV) continuam sendo a principal causa de morbidade e de mortalidade, apesar dos avanços no tratamento.
- Observa-se crescente prevalência de alguns fatores de risco, principalmente a obesidade e o diabetes.
- A importância da prevenção da DCV é inquestionável e deve ser distribuída em níveis diferentes: (a) na população em geral, promovendo comportamentos baseados num estilo de vida saudável; e (b) no nível individual, em indivíduos com risco moderado a elevado de DCV ou em doentes com DCV estabelecida, condenando um estilo de vida pouco saudável (p. ex., alimentação de má qualidade, sedentarismo, tabagismo) e reduzindo os fatores de risco como dislipidemia, hipertensão arterial e tabagismo.
- A prevenção é efetiva ao reduzir o impacto da DCV; a eliminação de comportamentos de risco para a saúde possibilitaria a prevenção de, pelo menos, 80% das doenças cardiovasculares e, pelo menos, 40% das neoplasias.
- Uma evidência considerável tem quantificado os esforços e os custos relativos quanto ao impacto na saúde. Os esforços podem ser retratados na pirâmide do impacto na saúde (Figura 67.1), em que as intervenções com maior impacto nas populações estão representadas na base e as intervenções com esforço individual considerável ficam no topo.
- O *check up* trata-se de uma avaliação médica periódica (história clínica e exame físico) associada a exames complementares indicados de acordo com sexo, idade e presença de fatores de risco dos pacientes. Visa primordialmente a promoção de saúde e prevenção de doenças.

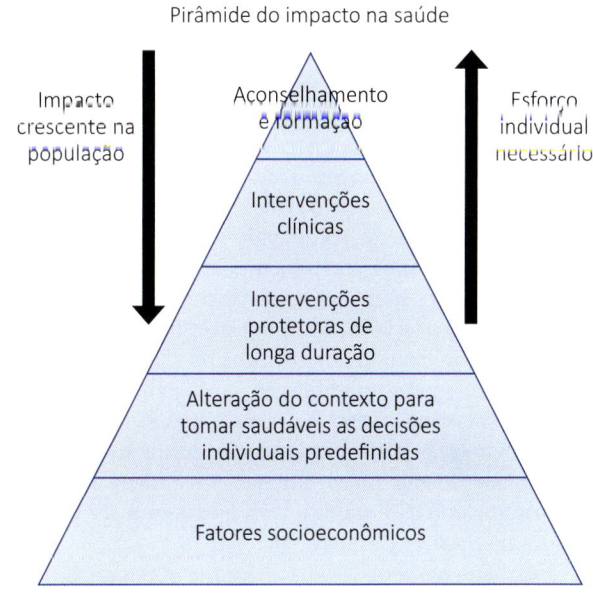

Adaptado de: Special Article The Future of Public Health. N Engl J Med. 2015;373:1748-1754.

Figura 67.1. Pirâmide do impacto das intervenções na prevenção das doenças.

- As diretrizes de estratificação de risco cardiovascular e de orientação de modificação de estilo de vida em adultos foram emitidas pelas seguintes organizações:

> 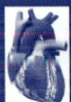 **Qual a diferença entre prevenção primária, secundária ou terciária?**
>
> A prevenção primária diz respeito às intervenções realizadas para se evitar o primeiro evento cardiovascular. Exemplo: tratar adequadamente fatores de risco como hipertensão arterial, diabetes *mellitus*, dislipidemia; orientar alimentação saudável e prática de exercícios físicos, etc.
>
> A prevenção secundária detecta doença precocemente em indivíduos assintomáticos através de exames de triagem, possibilitando tratamento precoce e redução de manifestação e progressão de doença. São exemplos de medidas deste grupo: uso de estatinas em doses moderadas/altas, associação de medicações com inibidores de ECA e betabloqueadores, etc.
>
> Prevenção terciária possibilita intervenções clínicas que reduzem as complicações de uma doença já manifesta. Por exemplo, inscrever o seu paciente em um programa de reabilitação cardiovascular com o objetivo de melhorar sua capacidade funcional, diminuir sintomas e restabelecer as atividades cotidianas que o paciente fazia antes do evento isquêmico.

1. *US Task Force* de Serviços Preventivos (USPSTF);
2. *American Heart Association* (AHA)/*American College of Cardiology* (ACC);
3. Sociedade Europeia de Cardiologia (ESC)/Sociedade Europeia de Aterosclerose (EAS).

- De uma forma geral, recomenda-se que o *check-up* seja feito a cada 2 anos em pacientes abaixo de 50 anos e anualmente nos pacientes acima de 50 anos.
- Durante a avaliação é fundamental a busca dos fatores de risco para doenças cardiovasculares (DCV). Estes são classificados como modificáveis e não modificáveis. Os não modificáveis incluem a idade e presença de doença em parentes de primeiro grau (principalmente no surgimento de doença precocemente). Os principais fatores de risco para DCV modificáveis que devem ser pesquisados no *check-up* cardiovascular são:
    - diabetes *mellitus*;
    - erros alimentares;
    - tabagismo;
    - hipertensão arterial;
    - dislipidemia;
    - obesidade;
    - sedentarismo.
- O exame físico deve fazer parte da rotina na primeira consulta e nos atendimentos seguintes. Recomenda-se que seja feita a aferição da pressão arterial, a medida do peso e da altura com o posterior cálculo do índice de massa corporal (IMC), a medida da circunferência abdominal e, em pacientes > 65 anos, o teste com a tabela de Snellen (avaliação de acuidade visual).
- Mesmo não existindo muitas evidências sobre as medidas não farmacológicas na prevenção primária, estas têm uma relação custo-benefício clara, devendo ser buscadas em todos os pacientes, independentemente de idade, sexo e risco cardiovascular.

■ Recomendações

Escores de risco cardiovascular

- Existem vários escores de risco cardiovascular, como o Escore de Risco de Framingham, o Escore de Risco de Reynolds, o Escore de Risco Global e o Escore de Risco pelo Tempo de Vida. A atualização da Diretriz Brasileira de dislipidemia e prevenção de aterosclerose (2017) recomenda a utilização do Escore de Risco Global (Quadro 67.2).
- Em 2019, o *American College of Cardiology* (ACC) e a *American Heart Association* (AHA) publicaram novo *guideline* de Prevenção Primária Cardiovascular (JACC) e mantiveram o mesmo algoritmo de pontuação que elaboraram em 2013 para estimar o risco de 10 anos de desenvolver um primeiro evento de doença cardiovascular aterosclerótica, que foi definido como infarto do miocárdio não fatal, morte por doença cardíaca coronária ou acidente vascular cerebral fatal ou não fatal, ao longo de um período de 10 anos, em indivíduos assintomáticos. No entanto, na diretriz de 2019 eles enfatizam o escore de cálcio na população de risco intermediário (7,5-20%) e alguns fatores estratificadores de risco. Na diretriz, as equações levam em conta o risco específico para raça e sexo. Existem aplicativos para celulares e calculadoras, na internet, para o escore de risco.

> **QUADRO 67.2**
> **Calculadoras de escores de risco cardiovascular**
>
> - A calculadora da maioria dos escores de risco cardiovascular pode ser encontrada no *site* do departamento de aterosclerose da Sociedade Brasileira de Cardiologia (SBC) – http://departamentos.cardiol.br/sbc-da/2015/CALCULADORAER2017/index.html
> - A calculadora do escore de risco de doença cardiovascular do *American College of Cardiology* (ACC) e da *American Heart Association* (AHA) (ASCVD *Risk Estimator*) pode ser encontrada no seguinte *site* da ACC – http://tools.acc.org/ASCVD-Risk-Estimator

Dieta

- É importante uma avaliação e orientação nutricional individualizada, no entanto as seguintes recomendações fazem parte de um padrão de alimentação saudável enquanto se mantêm dentro das suas necessidades calóricas:
    - aumentar a ingestão de vegetais e frutas;
    - ingestão de uma variedade de vegetais, especialmente vegetais verde-escuros, vermelhos e laranjas, como feijões e ervilhas;
    - metade dos grãos consumidos devem ser grãos integrais; substituir grãos refinados por grãos integrais;
    - aumentar a ingestão de leite e produtos lácteos sem gordura ou com baixo teor de gordura, como leite, iogurte, queijo ou bebidas de soja fortificadas;

- escolha uma variedade de alimentos proteicos como frutos do mar, carne magra e aves de capoeira, ovos, feijões e ervilhas, produtos de soja e nozes, além de sementes sem sal;
- aumentar a quantidade e a variedade de frutos do mar consumidos no lugar de algumas carnes e aves;
- substituir os alimentos proteicos que têm mais alto teor de gorduras sólidas, por outros com menor teor de gorduras sólidas e menos calorias e/ou as que são fontes de óleos;
- usar óleos para substituir gorduras sólidas sempre que possível;
- escolha alimentos que fornecem mais potássio, fibras, cálcio e vitamina D, que são nutrientes de interesse nas dietas americanas; esses alimentos incluem vegetais, frutas, grãos integrais, leite e produtos lácteos.

Obesidade

- Recomenda-se o cálculo do índice de massa corpórea (IMC) para todos os pacientes obesos. O tratamento deverá ser direcionado de acordo com o grau de obesidade e a presença dos fatores de risco.

Tabagismo

- Todo paciente deve ser questionado sobre o consumo regular de cigarros (tabagismo). Em caso afirmativo, recomenda-se a abordagem mínima por meio do mnemônico PAAPA (vide Capítulo 71 – Tabagismo).

Atividade física

- Todo indivíduo deve ser estimulado a praticar atividade física de pelo menos 150 minutos por semana de intensidade moderada acumulada ou pelo menos 75 minutos por semana de atividade física aeróbica de intensidade vigorosa. Atentar para as indicações de se realizar teste ergométrico antes de liberar o paciente para a prática de exercícios.

Hipertensão arterial

- As diretrizes da US *Task Force* de Serviços Preventivos (USPSTF) recomendam a triagem de hipertensão anual para adultos ≥ 40 anos e para aqueles com < 40 anos que estão com pressão arterial limítrofe (130-139/85-89 mmHg), que estão acima do peso e em afro-americanos. Os adultos com < 40 anos e com pressão arterial normal (< 130/85 mmHg) sem fatores de risco devem ser avaliados a cada 3-5 anos.
- As intervenções não farmacológicas são recomendadas para todos os adultos com hipertensão arterial. Para aqueles que requerem terapia farmacológica, a pressão arterial alvo deve ser geralmente < 130 x 80 mmHg.

Diabetes

- O USPSTF recomenda o rastreio de diabetes, como parte da avaliação de risco cardiovascular, em adultos entre 40 e 70 anos com sobrepeso ou obesidade. Esta recomendação aplica-se a adultos em ambientes de atenção primária e sem sintomas da doença. Para as pessoas que têm uma história familiar de diabetes, diabetes gestacional ou síndrome do ovário policístico ou membros de determinados grupos raciais/étnicos que são de maior risco de diabetes em uma idade mais jovem ou com um índice de massa corporal menor, deve-se considerar a triagem naquelas com uma ou mais dessas características.
- Novas orientações do *guideline* americano recomendam que, caso seja indicada medicação, a metformina deve ser a droga de primeira escolha, seguida pela consideração de um inibidor do cotransportador de sódio-glicose 2 (SGLT2) ou agonista de GLP1.
- A *American Diabetes Association* (ADA) recomenda que seja feito *screening* para diabetes nos seguintes grupos de pacientes e caso normal, os testes devem ser repetidos com intervalo mínimo de 3 anos, considerando repetir com mais frequência dependendo dos fatores de riscos e resultados iniciais.

Indicações de *screening* para diabetes *mellitus* (ADA – 2019)

1. Considerar o rastreamento em indivíduos adultos com obesidade ou sobrepeso (IMC >25) que possuem 1 ou mais dos fatores de riscos:
   - Histórico de doença cardiovascular
   - Hipertensão arterial (> ou igual 140 x 90 mmHg ou em tratamento)
   - HDL < 35 e ou Triglicérides > 250
   - Mulher com síndrome de ovários policísticos
   - Risco étnico/raça elevado
   - Sedentarismo
   - Outra situação associada com resistência à insulina como acantose *nigrans* ou obesidade importante
2. Pacientes com pré-diabetes (hemoglobina glicada maior ou igual a 5,7% ou alteração de teste de tolerância a glicose) devem fazer avaliação anualmente
3. Mulheres com histórico de diabetes gestacional devem fazer seguimento e rastreamento por até 3 anos
4. Para demais pacientes, deve-se iniciar o rastreio em indivíduos > 45 anos

- O exame solicitado nesses casos deve ser a glicemia de jejum. Caso esta seja inferior a 100 mg/dL, deve-se repetir o exame a cada 3 anos. Caso fique entre 100 mg/dL e 125 mg/dL, é recomendada a realização do teste oral de tolerância à glicose. Duas medidas iguais ou superiores a 126 mg/dL confirmam o diagnóstico de diabetes.

> **Todo diabético é considerado alto risco de doença cardiovascular? Não é bem assim...**
>
> Indivíduos diabéticos com calcificação coronária no escore de cálcio têm pior prognóstico, proporcional ao grau de calcificação coronária. Além disso, para um mesmo nível de calcificação coronária (mesmo valor de EC), indivíduos diabéticos apresentaram prognóstico muito pior do que os não diabéticos, podendo chegar a um aumento no risco em cerca de 30%. Interessantemente, diabéticos sem calcificação coronariana apresentaram curva de sobrevida muito semelhante à de indivíduos não diabéticos.
> Fonte: Raggi P, Shaw LJ, Berman DS, Callister TQ, Prognostic value of coronary artery calcium screening in subjects with and without diabetes. J Am Coll Cardiol. 2004;43(9):1663-9.

Dislipidemia

- Em pacientes jovens (17 a 21 anos) é recomendada triagem única para dislipidemia. Naqueles sem fatores de risco com valores normais nessa primeira triagem, novas triagens são recomendadas a partir dos 35 anos nos homens e após 45 anos nas mulheres. Naqueles com fatores de risco, novas triagens devem ser feitas a partir dos 25 anos nos homens e 35 anos nas mulheres.

Eletrocardiograma

- Existem poucas evidências em se realizar eletrocardiograma em todos os pacientes durante *check-up* (sensibilidade baixa). Por causa de sua disponibilidade, segurança, simplicidade e baixo custo é um exame geralmente realizado na prática clínica, mesmo em pacientes assintomáticos.
- É indispensável naqueles pacientes com doença cardíaca prévia ou suspeita, em pacientes de alto risco cardiovascular, na avaliação perioperatória de cirurgias, nos pacientes com história familiar de morte súbita, avaliação de miocardiopatias, síndrome do QT longo, displasia arritmogênica do VD, síndrome de Brugada e nas síndromes de pré-excitação.

Teste ergométrico

- As evidências da literatura são escassas na indicação em indivíduos assintomáticos e sem alterações em exame físico ou eletrocardiograma.
- De acordo com a Atualização da Diretriz Brasileira de Cardiologia do Esporte e Exercício de 2019, não se recomenda a realização de teste ergométrico para atividade de lazer ou intensidade leve a moderada em indivíduos assintomáticos e com fator de risco cardiovascular (grau de recomendação III e nível de evidência C)
- Recomenda-se em atividade física de alta intensidade, esportiva e competição em atletas profissionais (Grau de recomendação I e nível e evidência C) ou em sintomáticos.

Dosagem de PCR us/Lipoproteína A/Homocisteína

- Não se recomendam para pacientes de baixo risco medidas não tradicionais de estratificação de risco como, por exemplo, dosagem de proteína C-reativa, homocisteína ou de lipoproteína A, além de medida de espessura mediointimal da artéria carótida.

Doppler de carótidas

- De acordo com as novas diretrizes não há uma indicação formal para solicitação de ultrassonografia com Doppler de carótidas, mas pode ser utilizada para ajudar na estratificação de risco. Presença de obstrução maior ou igual a 50% indica indivíduo de muito alto risco (Classe IIa, Nível de evidência C) e em portadores de aterosclerose subclínica como ultrassonografia de carótidas com presença de placa, considera-se indivíduo de alto risco.

Vacinação

- Todo indivíduo adulto deve ser questionado sobre a situação de seu calendário vacinal. As indicações da vacina pneumocócica e contra influenza são bem similares: > 60 anos, pneumopatia, cardiopatia, insuficiência renal crônica, síndrome nefrótica, diabetes *mellitus*, hemoglobinopatias, asplenia, imunodeficiência congênita ou adquirida. Profissionais de saúde e gestantes também devem receber vacina contra influenza. A vacina pneumocócica é aplicada em dose única. Caso o paciente tenha recebido a mesma antes dos 65 anos, recomenda-se uma dose de reforço 5 anos após a aplicação inicial. A vacina contra influenza deve ser administrada anualmente. Lembrar-se de realizar reforço de vacina contra tétano a cada 10 anos. Orientar vacinação contra febre amarela para regiões de risco e não precisa da dose de reforço em 10 anos se já recebeu a dose completa da vacina. Avaliar vacinação para hepatites B e A e tríplice viral (sarampo, caxumba e rubéola), além de vacinação contra herpes zoster para pessoas acima de 50 anos.

Rastreamento de aneurisma de aorta

- Homens e mulheres entre 65 e 75 anos que já fumaram ou que fumam atualmente devem ser submetidos a ultrassom de abdome para rastreamento de aneurisma de aorta abdominal (recomendação do USPSTF).

Uso de estatinas

- Ver Capítulo 69.

Uso de aspirina

- Esse tema é controverso, diante das novas evidências e recomendações, o novo *guideline* de prevenção primária do *American College of Cardiology /American Heart Association* recomenda com cautela o uso de aspirina em pacientes sem histórico de doença cardiovascular como classe IIB, quando se admite risco baixo de hemorragia, além disso em pacientes com mais de 70 anos ou com alto risco de sangramento, o mesmo *guideline* considera classe III, ou seja, contraindica seu uso.

- No estudo ASPREE (NEJM), em pacientes com mais de 70 anos, o uso de aspirina em prevenção primária não reduziu eventos cardiovasculares e além disso se associou a aumento de mortalidade global. No estudo ARRIVE também é questionado o equilíbrio entre o risco e benefício na prevenção primária.
- O estudo ASCEND, apresentado no Congresso Europeu em 2018 e publicado no NEJM, incluiu 15.480 pacientes com mais de 40 anos, com diabetes, sem evidência de doença cardiovascular e randomizou para o uso de AAS 100 mg *versus* placebo. Conclusão: a aspirina reduz os eventos cardiovasculares no contexto da prevenção primária, mas o risco de sangramentos maiores é elevado, portanto não respalda o uso rotineiro. Com seguimento de 7,4 anos, a aspirina reduziu os eventos cardiovasculares maiores de 9,6% nos pacientes que receberam placebo para 9,5% naqueles que receberam AAS (OR 0,88; IC 95% 0,79-0,97). Entretanto, aumentou o risco de sangramentos maiores de 3,2 % nos pacientes que receberam placebo para 4,1% no grupo AAS (HR 1,29; IC 95% 1,09-1,52). Não foi encontrado um subgrupo de pacientes no qual o benefício justificasse amplamente o risco.
- Na prevenção secundária os benefícios absolutos são maiores que os riscos absolutos de sangramento maior.
- Resumindo: não há evidência científica atual que respalde o uso rotineiro de AAS na prevenção primária para todos os pacientes, apenas avaliar para alguns pacientes de alto risco.

Dicas

- Além da parte cardiológica, é sempre importante o médico avaliar o paciente como um todo, acolher e tentar sempre entender o que o levou a fazer o *check up*. Buscar outros fatores que podem estar associados:
    - saúde mental: estresse, ansiedade, insônia, depressão, síndrome de *burnout* ou até síndrome do pânico: muitos pacientes buscam o *check up* na expectativa de encontrar doenças cardiológicas, mas na realidade pode se tratar de depressão ou ansiedade. Importante individualizar cada caso e indicar psicoterapia e até avaliação com psiquiatra, se necessário;
    - apneia do sono: roncos e sinais de apneia do sono (questionário de Berlim) são importantes de serem questionados e investigados;
    - saúde bucal: orientar a avaliação periódica com o dentista e importância da escovação dentária;
    - questionar sobre o consumo de bebida alcoólica (questionário AUDIT) e drogas ilícitas;
    - orientar sobre rastreamento de câncer (mama, colo do útero, próstata, intestino, pele e em indivíduos tabagistas de câncer de pulmão) e aconselhamento genético para câncer;
    - questionar sobre medicamentos em uso, muitos usam fórmulas manipuladas, suplementos e até anabolizantes.

Curiosidades

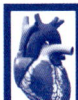 **É verdade que vinho faz bem ao coração?**

Pergunta recorrente no consultório do cardiologista.

O resveratrol, antioxidante presente na casca da uva, parece ser o ingrediente do vinho que exerce a função protetora como aumentar HDL, colesterol bom além da própria ação antioxidante, mas o vinho tinto tem uma pequena quantidade dessa substância que pode ser obtida de outras fontes como uva vermelha, amendoim e mirtilo, além disso a atividade física regular é uma forma segura de aumentar o colesterol bom (HDL).

Alguns estudos demonstram que consumo moderado de vinho tinto pode reduzir o risco cardiovascular, no entanto esse benefício pode ser atribuído aos flavonoides e antioxidantes, e alguns pesquisadores atribuem essa redução do risco a outros fatores como atividade física, dieta rica em frutas, verduras e com baixa gordura saturada.

Além disso, os estudos observacionais analisaram pessoas com consumo moderado de vinho com aqueles abstêmios (não bebiam), que talvez não consumissem vinho por já terem algum problema de saúde.

Sendo assim, ainda não há nenhuma evidência científica que recomende o consumo de vinho para esse objetivo. Nunca consumir se estiver grávida, pois há risco de malformação fetal.

De acordo com a *American Heart Association*, se a pessoa já tiver o costume de beber vinho, faça com moderação, e o recomendado para adultos saudáveis é de uma dose por dia para mulheres e de uma a duas doses por dia para homens menores de 65 anos. Uma dose equivale a 90-120 mL por dia de vinho.

Não se recomenda o incentivo ao consumo de bebidas alcoólicas, pois o benefício alcançado é quebrado pelo aumento de mortalidade por causas externas e por outras doenças, como as neoplasias e as doenças do aparelho digestivo. Além disso, ressaltamos que são estudos observacionais e que podem conter inúmeros vieses, mesmo após ajustes feitos pelos autores, pois os grupos não apresentam diferenças apenas na quantidade de bebida ingerida, mas também em outros aspectos.

Check-up cardiovascular

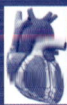

Ômega 3 e coração

Ainda há a crença de que a suplementação de ômega 3 ácidos graxos de origem marinha DHA (ácido docosa-hexaenoico) e EPA (ácido eicosapentaenoico) protege o coração.

Essa afirmação é incorreta. Não há evidência científica atual que recomende suplementação de ômega 3 para prevenção primária, ou seja, naqueles indivíduos que não possuem doença cardiovascular, com o intuito apenas de prevenção.

Para embasar essa afirmação, cito dois grandes estudos recém-publicados, como Estudo VITAL, publicado no NEJM, em que se analisaram 25.871 pessoas que não tinham histórico de doença cardiovascular e dividiram em grupos para receberem EPA e DHA e outro grupo recebeu placebo, após seguimento de 5,3 anos não houve diferença significativa nos dois grupos em eventos primários cardiovasculares (infarto do miocárdio, acidente vascular cerebral ou morte cardiovascular).

No estudo ASCEND (NEJM), realizado também avaliando prevenção primária e que envolveu pacientes com diabetes tipo II, também não houve benefício da suplementação de ômega 3.

Para prevenção secundária (pessoas que já tiveram eventos) estudos como REDUCE-IT demonstraram algum benefício do uso do EPA em pacientes com triglicérides elevados, porém há controvérsias nesse estudo.

Tomem cuidado, pois as doses usadas de EPA neste estudo foram elevadas e os suplementos vendidos na farmácia possuem 1 g de óleo de peixe em cada comprimido, mas se você ler o rótulo a quantidade de EPA e DHA é muito baixa, o resto é óleo!

Em casos selecionados de pacientes com triglicérides muito elevados e refratários ao tratamento tradicional há indicação sim do uso de ômega 3.

Resumindo: se você quer o benefício do ômega 3, tenha uma dieta saudável, com consumo de peixes regular e sem indicação de suplementação de rotina.

Novo *guideline* americano de prevenção resumido em uma figura

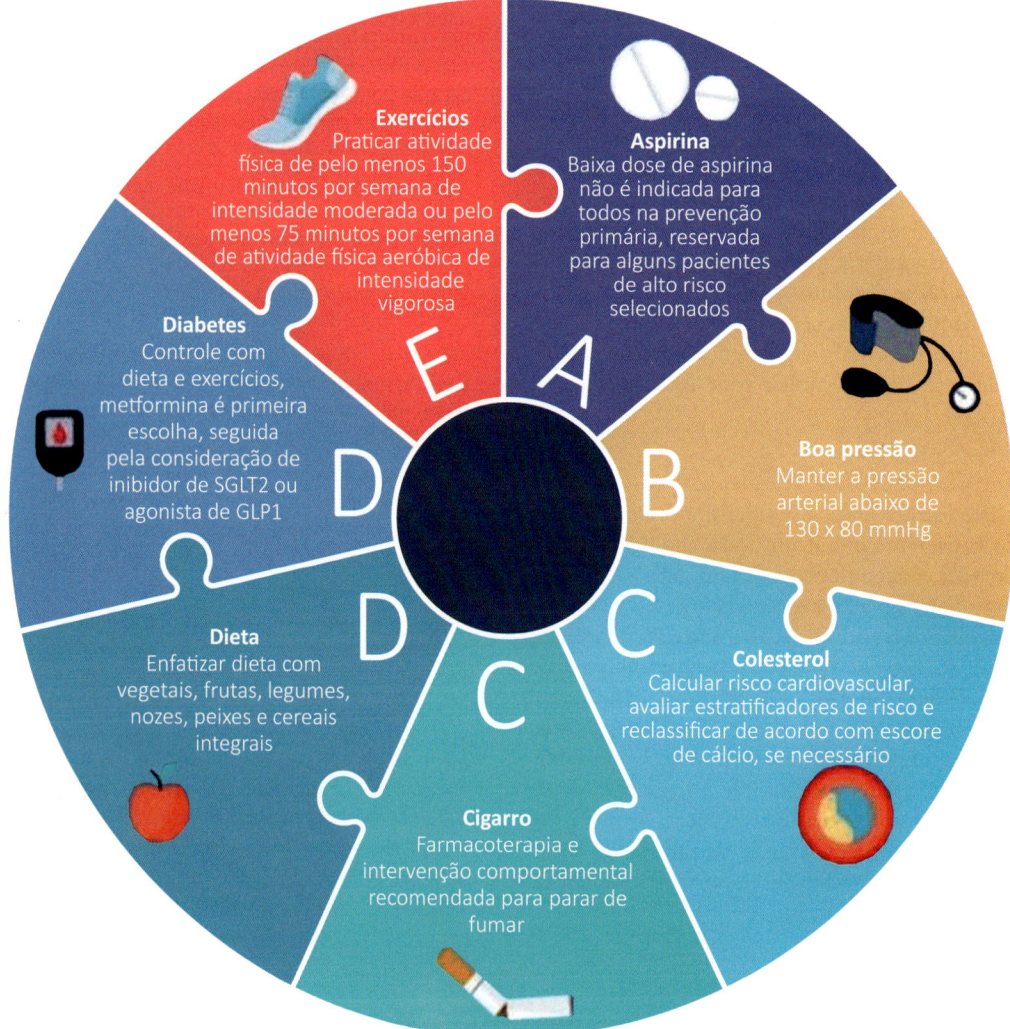

Adaptado de: 2019 ACC/AHA Guideline on the Primary Prevention of Cardiovascular Disease. Arnett DK, Blumenthal RS, Albert MA, et al. 2019.

Leitura sugerida

- American Diabetes Association.2. Classification and diagnosis of diabetes: Standards of Medical Care in Diabetes- 2019. Diabetes Care 2019;42 (Suppl.1):S13-S28.
- Arnett DK, Blumenthal RS, Albert MA, et al. 2019 ACC/AHA Guideline on the Primary Prevention of Cardiovascular Disease, Journal of the American College of Cardiology (2019). doi: http://doi.org/10.1016/j.jacc.2019.03.010.
- Bowman L, Mafham M, Stevens W, et al. ASCEND: A Study of Cardiovascular Events in Diabetes: Characteristics of a randomized trial of aspirin an of omega 3 fatty acid supplementation in 15.480 people with diabetes. American Heart Journal. 2018;198:135-144.
- Faludi AA, Izar MCO, Saraiva JFK, Chacra APM, Bianco HT, Afiune Neto A, et al. Atualização da Diretriz Brasileira de Dislipidemias e Prevenção da Aterosclerose – 2017. Arq Bras Cardiol. 2017;109(2Supl.1):1-76.
- Ghorayeb N, Stein R, Daher DJ, Silveira AD, Ritt LEF, Santos DFP, et al. Atualização da Diretriz em Cardiologia do Esporte e do Exercício da Sociedade Brasileira de Cardiologia e da Sociedade Brasileira de Medicina do Esporte - 2019. Arq Bras Cardiol. 2019;112(3):326-368.
- Greenland P, Alpert JS, Beller GA, et al. 2010 ACCF/AHA guideline for assessment of cardiovascular risk in asymptomatic adults: a report of the American College of Cardiology Foundation/American Heart Association Task Force on Practice Guidelines. J Am Coll Cardiol. 2010. doi: 10.1016/j.jacc.2010.09.001.
- Grundy SM, Stone NJ, Bailey AL, et al. 2018 AHA/ACC/AACVPR/AAPA/ABC/ACPM/ADA/AGS/APhA/ASPC/NLA/PCNA guideline on the management of blood cholesterol: a report of the American College of Cardiology/American Heart Association Task Force on Clinical Practice Guidelines [published online November 10, 2018]. Circulation J Am Coll Cardiol. Nov 2018. DOI: 10.1016/j.jacc.2018.11.003
- Harris R. Overview of preventive medicine in adults. 2009 Up-To-Date: http://www.uptodate.com. Software 17.3; 2009.
- Homepage do USPSTF http://www.ahrq.gov/clinic/uspstfix.htm.
- Mosca L, Benjamin EJ, Berra K, et al. Effectiveness-based guidelines for the prevention of cardiovascular disease in women – 2011 update: a guideline from the American Heart Association. Circulation. 2011;123.

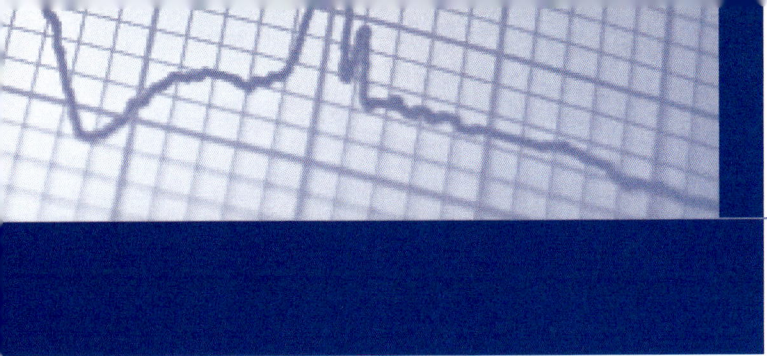

capítulo 68

Cardiopatia na Gestação

• Alexandre Jorge Gomes de Lucena • Bruna Bernardes Henares • Fernando Ramos de Mattos

■ Introdução

- A incidência de cardiopatia na gravidez chega a 4,2% no Brasil, e o nosso perfil ainda é de país em desenvolvimento com um número maior de pacientes valvulares de origem reumática, embora as cardiopatias congênitas venham ganhando espaço pela melhoria no tratamento na infância destas mulheres que chegam à idade reprodutiva em maior número, e das doenças de aorta e doença coronária, uma vez que as mulheres engravidam cada vez mais tarde.

■ Fisiopatologia na gestação

- As modificações hemodinâmicas adaptativas à gestação podem desencadear aparecimento de sintomas em cardiopatas previamente assintomáticas e está relacionado com o aumento da morbimortalidade materna, principalmente em condições em que as gestantes não toleram a taquicardia, vasodilatação ou sobrecarga de volume.
- Citam-se na Tabela 68.1 as principais alterações fisiológicas na gestação e na Tabela 68.2 os principais momentos de descompensação clínica.

Tabela 68.1. Principais alterações fisiológicas adaptativas à gestação.

Hemodinâmica	Modificação adaptativa
Débito cardíaco	Aumento – 30% a 50%
Frequência cardíaca	Aumento – 15% a 20%
Volume sanguíneo	Aumento – 20% a 30%
Pressão arterial média	Redução – < 5%
Resistência vascular sistêmica	Redução – 20% a 30%
Resistência vascular pulmonar	Redução – 30%
Pressão venosa central	Inalterada

Tabela 68.2. Principais momentos de descompensação clínica

Período	Causas de descompensação
Entre a 26ª e a 28ª semana	Devido à necessidade de aumento de débito e pressão arterial
Pré-parto e trabalho de parto	Devido a esforço físico, contração uterina e eventual hipotensão, ocorre aumento do consumo de oxigênio e do débito cardíaco em torno de 20%
Intraparto	Por sangramento e hipovolemia
Puerpério	Associado ao retorno de fluidos para o intravascular, especialmente nas primeiras 48 horas, recomendando-se alta mais tardia nesses casos

■ Cardiopatias que contraindicam a gestação

- A World Heart Association (WHO) publicou o escore de gravidade das cardiopatias na gestação mais utilizado. A classificação vai desde WHO I (sem aumento de morbimortalidade) até WHO IV (contraindicação à gestação) em graus ascendentes de gravidade. As pacientes com WHO IV tem um risco de morbimortalidade extremamente elevado (40 a 100%). Estas pacientes devem ser manejadas em centros terceários e por equipe multidisciplinar.
- A via de parto é de decisão do médico obstetra. Reserva-se a cesárea para indicações cardiovasculares em casos maternos muito específicos como em portadoras de próteses mecânicas anticoaguladas, doenças graves de aorta (coartação de aorta, arterite de Takayasu, dissecções de aorta, síndrome de Marfan), insuficiência cardíaca aguda de difícil manejo e situações clínicas em que a condição materna seja crítica.

Tabela 68.3. Contraindicações absolutas à gravidez segundo a Organização Mundial de Saude

WHO IV
• Hipertensão arterial pulmonar de qualquer causa
• Disfunção grave de ventrículo sistêmico (FEVE < 30%, NYHA III-IV)
• Cardiomiopatia periparto prévia com disfunção ventricular esquerda residual
• Estenose mitral grave, estenose aórtica grave sintomática
• Síndrome de Marfan com aorta dilatada > 45mm
• Dilatação de aorta associada a válvula bicúspide > 50mm
• Síndrome de Turner com aorta indexada > 25 mm/m²
• Tetralogia de Fallot com aorta > 50 mm
• Síndrome de Ehlers-Danlos
• Fontan com qualquer complicação
• (Re) coarctação de aorta grave

Adaptado de: ESC Guidelines on the Management of Cardiovascular Diseases During Pregnancy 2018.

- A seguir, serão exploradas algumas condições específicas durante a gestação.

Cardiopatias congênitas

- Hoje, com a melhoria das técnicas clínicas e cirúrgicas, um número cada vez maior de pacientes com cardiopatias congênitas (CC) chega a idade reprodutiva e nesse contexto vemos uma grande variedade de pacientes que vão desde cardiopatias simples corrigidas na infância que tem o risco habitual da gestação até gestantes com graves repercussões hemodinâmicas. De uma forma geral as CC corrigidas (mesmo parcialmente) tem um risco menor e as cianogênicas via de regra são mais graves que as CC acianogênicas. Lembrando que o tratamento deve ser sempre individualizado na dependência do tipo de cardiopatia, defeitos residuais e repercussão hemodinâmica.
- Existes situações críticas que são marcadores de pior prognóstico materno, segue abaixo:
  - Hipertensão pulmonar.
  - Cianose.
  - Lesões obstrutivas com gradientes importantes.
  - Disfunção ventricular.
  - Válvula aórtica bicúspide com dilatação de aorta ascendente.
  - Uso de anticoagulação.
  - Pacientes sintomáticas antes da gestação.
- A Tabela 68.4 mostra outras CC que aumentam consideravelmente o risco na gestação:

Síndrome de Eisenmenger

- A Síndrome de Eisenmenger é uma cardiopatia extremamente grave na gestação, com mortalidade, ainda

Tabela 68.4. Cardiopatias congênitas de risco aumentado para gestação

WHO III
• Ventrículo direito sistêmico
• Circulação de Fontan
• Doença cardíaca cianogênica (não reparada)
• Cardiopatias congênitas complexas
• Dilatação aórtica 40-45 mm em síndrome de Marfan
• Dilatação de aorta associada a válvula bicúspide 45-50 mm

hoje, entre 20 e 50%. Caracteriza-se pela inversão do *shunt* em cardiopatias congênitas inicialmente acianóticas (CIA, CIV, PCA, etc.) com *shunt* esquerda-direita, que pode levar ao aumento progressivo da pressão arterial pulmonar evoluindo com mudança da direção do fluxo do *shunt*, tornando-se da direita para a esquerda e ocasionando cianose. A passagem de sangue não arterializado para a circulação sistêmica favorece acidose e arritmias potencialmente fatais.
- A via de parto vaginal com fórceps de alívio é bem tolerada, e a maior mortalidade ocorre no puerpério.
- Deve ser oferecida a possibilidade de abortamento terapêutico no início da gestação (primeiro trimestre).

Infarto agudo do miocárdio na gestante

- A principal etiologia é a dissecção espontânea de coronárias (43% dos casos), seguida de doença aterosclerótica (27%), e na gestante há ainda participação aumentada de causas trombóticas por causa do estado de hipercoagulabilidade (17%).
- A dissecção espontânea de coronárias ocorre mais nas gestantes do que nas não gestantes, sendo sua maior frequência nos períodos periparto e pós-parto inicial.
- O diagnóstico de infarto pouco difere das pacientes não grávidas, com a peculiaridade de o marcador de escolha ser a troponina I, visto que ocorre a possibilidade de falsa elevação de marcadores inespecíficos em condições como anemia, síndrome HELLP ou parto.
- Tratamento (vide Tabela 68.5).

Insuficiência cardíaca (IC) descompensada

- A IC durante a gestação nem sempre é de fácil diagnóstico. Sintomas como dispneia aos esforços, tontura, taquicardia e edema de membros inferiores podem ser causados pela própria gestação. É importante conhecer se a IC possui componente sistólico (p. ex., cardiopatia isquêmica, miocardiopatia chagásica, periparto, dilatada idiopática), diastólico (p. ex., cardiopatia hipertensiva, miocardiopatia hipertrófica, estenose aórtica, tireotoxicose) ou ambos.
- Para o tratamento da IC não podemos usar espironolactona, ivabradina, IECA / BRA / Sacubitril com val-

Tabela 68.5. **Particularidades do tratamento do infarto agudo do miocárdio (IAM) na gestante**

Intervenção	Comentário
Garantir saturação normal de oxigênio e PaO$_2$ > 60 mmHg	• A queda do conteúdo arterial de O$_2$ relaciona-se à maior morbimortalidade materno-fetal
Analgesia cautelosa	• Morfina pode causar depressões respiratórias materna e fetal
Nitratos	• Podem ser utilizados, no entanto a hipotensão pode causar sofrimento fetal
Betabloqueadores	• Podem ser utilizados na gestante. Dar preferência aos mais cardiosseletivos pela menor passagem transplacentária (metoprolol e bisoprolol são boas opções).
Inibidores da enzima de conversão da angiotensina (IECA)/bloqueadores do receptor da angiotensina (BRA)	• Contraindicados na gestação e liberados durante o aleitamento.
Estatinas	• Não são recomendadas durante o período gestacional, nem no aleitamento.
Ácido acetilsalicílico (AAS)	• Seguro até 150 mg
Clopidogrel	• Pode ser utilizado na gestante, recomendando-se a dose de ataque de 300 mg, seguida da de manutenção de 75 mg/dia
Heparina	• Tanto a não fracionada quanto a de baixo peso molecular não atravessam a barreira placentária, podendo ser utilizadas com segurança. Recorde-se a vantagem de reversão mais rápida da heparina não fracionada, especialmente em pacientes próximas ao termo
Terapia de reperfusão	• Em IAM com supra, o método de escolha é a reperfusão percutânea em até 90 minutos, preferencialmente com *stents* não revestidos ou Stents farmacológicos de gerações mais novas (a depender da idade gestacional)
Trombólise sistêmica	• Contraindicação relativa. Considerar apenas em situações extremas nas quais não haja a possibilidade de tratamento percutâneo ou transferência em tempo hábil devendo ser os possíveis benefícios, nesses casos, maiores que os riscos

sartana que são contraindicados na gestação. Podemos contar com vasodilatadores (hidralazina com ou sem nitrato), digoxina, furosemida / hidroclorotiazida, e principalmente os betabloqueadores (carvedilol, bisoprolol e metoprolol) que são fármacos de primeira linha no tratamento na gestação por melhorar mortalidade e sintomas, além de reduzir internações (Tabela 68.6).

- A IC aguda deve ser tratada prontamente, visto que as gestantes descompensam de forma abrupta. De forma geral, se possível a compensação, a decisão quanto ao prosseguimento da gestação depende do perfil hemodinâmico, da causa subjacente da IC e da idade gestacional, o obstetra deve ser consultado sobre vitalidade e viabilidade do feto. O uso de inotrópicos e vasodilatadores venosos deve ser feito de forma convencional. O uso de Balão intra-aórtico e suporte hemodinâmico (como ECMO) como tratamento de resgate deve sempre priorizar a vida da gestante.

Miocardiopatia periparto

- Insuficiência cardíaca relacionada à gestação, que se inicia do final da gestação até 6 meses após o parto (diagnóstico de exclusão), sendo a maioria diagnosticada no primeiro mês do puerpério (mais de 90%).

Tabela 68.6. **Particularidades do tratamento da IC descompensada na gestante**

Intervenção	Comentário
Restrição hidrossalina	• ≤ 4 g/dia de sal em casos moderados, ≤ 2 g de sal/dia e ≤ 1,5 L/dia de água
Digitálicos	• Podem ser utilizados, mas seu nível sérico pode oscilar durante a gestação, devendo ser monitorado
Furosemida	• Não há restrição ao uso nas doses de 20 a 120 mg/dia
Espironolactona	• Não deve ser utilizada na gestação por causa do efeito antiandrogênico e feminilização dos fetos masculinos, estando liberada na amamentação
IECA/BRA	• Não são permitidos durante a gestação, mas são liberados na lactação
Hidralazina	• O uso é seguro na gestação
Nitratos	• Apresentam apenas poucas séries de casos em utilização nas descompensações agudas em gestantes. Pode ser usado dependendo do custo-benefício.
Betabloqueadores	• Os de uso em IC (carvedilol, bisoprolol e metoprolol) devem ser introduzidos em doses mínimas, progredidas em 2 a 4 semanas, devendo-se postergar sua dose máxima alvo para o puerpério

- O desbalanço angiogênico mediado pela placenta tem sido implicado como fator desencadeador da MCPP. A fração pequena (16kDa) da prolactina tem propriedades antiangiogênicas, pró-apoptóticas e pró-inflamatórias que induzem no endotélio a expressão de micropartículas (miR-146a) que no miocárdio alteram o metabolismo dos cardiomiócitos ocasionando a morte celular e a disfunção dos cardiomiócitos.
- O tratamento durante a gestação segue as regras da IC em gestantes, com suas limitações medicamentosas (vide tópico anterior), enquanto no puerpério o tratamento clássico deve ser seguido, acrescentando-se nos casos não responsivos e graves o bloqueio da prolactina com Cabergolina ou bromocriptina com bons resultados.
- Presença de clínica de IC associada à disfunção sistólica no ecocardiograma (FE < 45%). A maioria tem comportamento benigno e a recuperação completa pode ocorrer entre 6 meses e 1 ano.
- A presença de FE < 30%, DDVE > 60 mm e necessidade de droga vasoativa ao diagnóstico são fatores de mau prognóstico, com menor chance de recuperação.
- Pacientes com disfunção ventricular residual possuem contraindicação absoluta a novas gestações. Nos casos em que a fração de ejeção volta ao normal, a contraindicação é relativa.

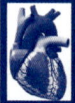

Podemos suspender os medicamentos nas pacientes que apresentam recuperação completa da disfunção?

Não há uma resposta definitiva para esta questão. Pequenos trabalhos sugerem que seria segura a suspensão dos medicamentos.
Caso a opção seja pela suspensão nas pacientes com FE ≥ 50% por mais de 6 meses e que já se encontram sem usar o diurético de alça, a sugestão é que seja retirado um medicamento por vez (primeiro espironolactona, depois IECA e por último o BB), esperando 6 meses para nova retirada (antes repetir ECO, de preferência o Strain Global Longitudinal que detecta alterações de forma mais precoce e dosar BNP). Caso apareçam alterações no ECO ou no BNP, retornar os medicamentos.

Valvopatias e gestação

- Causa mais frequente de cardiopatia na gravidez, com prevalência maior que 50%.
- O aumento em 50% do volume circulante e da FC possui papel importante na descompensação clínica dessas pacientes, principalmente nas gestantes com lesões estenóticas que tendem evoluir de forma pior.
- Atenção especial aos fatores de mau prognóstico:
  - Fibrilação atrial;
  - Hipertensão pulmonar;
  - Disfunção ventricular;
  - Doenças da aorta associadas;
  - Antecedentes de insuficiência cardíaca, tromboembolismo ou endocardite infecciosa.

Estenose mitral

- A etiologia reumática é a principal. Frequentemente se apresenta após a segunda metade da gestação como IC ou mesmo já como EAP.
- A paciente deve ser submetida a avaliação clínica detalhada e ecodopplercardiograma transtorácico, a fim de avaliar área valvar, gradientes e presença de hipertensão pulmonar. A disfunção de VD marca grande comprometimento clínico e pior prognóstico.
- Deve-se sempre comparar os exames gestacionais com os prévios, lembrando que na gestação comumente há aumento dos gradientes diastólicos em razão das alterações fisiológicas (taquicardia, hipervolemia), priorizando-se a avaliação de área valvar nesses casos.
- Áreas valvares menores que 1,5 cm² se associam à limitação do enchimento diastólico de ventrículo esquerdo (VE) e áreas abaixo de 1 cm² associam-se a necessidade do uso de mais drogas e internações (maior morbimortalidade).
- Pacientes com sinais de insuficiência cardíaca idealmente devem ser hospitalizadas e receber terapia otimizada para controle de frequência cardíaca (FC < 80 bpm) com betabloqueadores, verapamil ou digital; os diuréticos se impõem na dependência de volemia e congestão pulmonar.
- Na falha do tratamento clínico, ou em classes funcionais muito avançadas, deve ser avaliado o tratamento invasivo.
- Na ausência de contraindicações, pode-se realizar valvuloplastia percutânea, como medida paliativa para melhorar hemodinâmica permitindo melhor manejo no fim da gestação, o alvo da área valvar pós-procedimento deve ser em torno de 1,5 cm². A valvuloplastia percutânea deve ser evitada no primeiro trimestre e deve-se realizar proteção abdominal com colete de chumbo.

Estenose aórtica (EAo)

- Etiologia reumática é a principal, mas pode haver a presença de valva bicúspide.
- História natural geralmente mais longa em comparação com a patologia mitral.
- A paciente deve ser submetida a avaliação clínica detalhada e ecodopplercardiograma transtorácico, devendo-se ater ao fato de que na gestante se deve valorizar mais a área valvar que o gradiente, em razão da sobrecarga de volume nessas pacientes.
- As EAo leves com fração de ejeção normal tendem a ter boa evolução, podendo apenas ser seguidas clinicamente.
- As lesões moderadas devem ser acompanhadas de modo próximo, mas geralmente evoluem bem apenas com restrições às atividades físicas (repouso).
- Pacientes com EAo graves devem ser avaliadas quanto a presença de sintomas, que definem a morbimortalidade. As pacientes com síncope, sinais de IC e dor torácica

Cardiopatia na Gestação

anginosa devem ser consideradas para tratamento cirúrgico valvar, independentemente da idade gestacional. A valvoplastia por balão deve ser considerada apenas como medida de exceção e extrema, visto sua alta incidência de morbidade.

Insuficiências aórtica (IA) e mitral (IM)

- Patologias geralmente de bom prognóstico na gestação, visto que costumam ser bem toleradas por causa da vasodilatação fisiológica da gravidez. Necessitam de tratamento específico apenas em vigência da IC.
- Tratamento cirúrgico é raro em gestantes e apenas em evoluções graves e refratárias.
- O tratamento constitui-se essencialmente em restrição hidrossalina, e no uso de digoxina, furosemida e hidralazina, com possibilidade de associação aos nitratos.
- A indicação de antibiótico profilaxia para Endocardite infecciosa (EI) para procedimentos dentários e gastrointestinais seguem as mesmas recomendações para pacientes não grávidas. Com relação à profilaxia para EI na ocasião do parto, pela falta de evidências deve ser individualizada pela equipe. Pode ser feita em patologias com alto risco de EI como portadoras de próteses, EI prévia, cardiopatias congênitas cianogênicas não operadas e complexas. A profilaxia para febre reumática deve ser mantida durante toda a gestação nas pacientes que tem essa indicação.

Anticoagulação em gestantes

- Os anticoagulantes orais devem ser evitados no primeiro trimestre da gestação, por risco de embriopatia varfarínica.
- Recomenda-se programar a anticoagulação conforme esquema seguir descrito na Tabela 68.7.

Tabela 68.7. Anticoagulação no ciclo gravídico-puerperal

Primeiro trimestre	Heparina de baixo peso molecular (HBPM) (1 mg/kg/dose de 12/12 h) e controle da atividade anti-Xa entre 0,5 e 1,2 UI/mL ou Heparina não fracionada (HNF) venosa com TTPA 2-3 vezes.
Da 12ª à 34ª/36ª semana	Anticoagulação oral com varfarina e controle de tempo de protrombina monitorando INR-alvo de acordo com a indicação de anticoagulação
Duas semanas antes do parto (em torno de 36 semanas)	Reiniciar HBPM ou heparina não fracionada (HNF), EV, contínua, com controle de TTPA. Suspender HBPM 12 horas antes do parto e HNF 4-6 horas antes. Reiniciar 6 horas após se hemostasia permitir
Após 24 horas do parto	Na ausência de complicações hemorrágicas, iniciar transição para anticoagulação oral (sem contraindicação na amamentação)

Arritmias cardíacas

- As arritmias na gestação são frequentes e podem piorar ou aparecer durante este período. O sintoma palpitação junto com dispneia são as queixas mais comuns durante a gestação. Cabe na avaliação cardiológica estimar o risco de arritmias potencialmente graves com história de síncope ou morte súbita na família, bem como a presença de cardiopatias estruturais associadas. As arritmias mas frequentemente diagnosticadas durante a gestação são a TPSV e a FA.
- A grande maioria das arritmias durante a gestação não requer tratamento medicamentoso. Se os sintomas forem recorrentes ou com repercussão hemodinâmica, deve-se tratar a arritmia de forma usual. A CVE deve ser realizada sempre que houver instabilidade materna, com pequeno risco para o feto. Drogas como adenosina, betabloqueadores e propafenona devem ser prescritas em suas indicações usuais. Já a amiodarona como tem risco para o feto deve ser feita sempre no melhor custo benefício e pelo menor tempo possível. Importante frisar que gestantes tem um ponto de descompensação hemodinâmica diferente. Isso implica que elas podem ficar instáveis de forma abrupta, devendo arritmias graves ser prontamente revertidas.
- Procedimentos como ablação e implante de CDI devem ser feitos preferencialmente fora da gestação. Se for extremamente necessário, fazer com proteção abdominal com capote de chumbo e usando técnicas com menor radiação. O implante de marcapasso cardíaco é seguro durante a gestação.
- Em pacientes com FA / Flutter crônicos a decisão de anticoagular deve seguir o escore de risco CHA_2DS_2-VASc é controverso se a hipercoagulabilidade da gestação muda o risco. Já os novos anticoagulantes como dabigatrana, apixabana e rivaroxabana devem ser evitados durante a gestação.

■ Segurança farmacológica na gestação

- Estima-se que 10 a 15% das mulheres cardiopatas necessitam de tratamento com fármacos durante a gestação destacando-se a hipertensão arterial sistêmica, as arritmias cardíacas, a IC, valvulopatias e o tromboembolismo.
- No ciclo gravídico-puerperal as medicações podem ter efeito teratogênico, efeitos diretos sobre o concepto (restrição de crescimento, hipotiroidismo) e passagem pelo leite materno durante o aleitamento do neonato. Por esse motivo em 2015 a classificação (A, B, C, D e X) foi substituída pela denominada Pregnancy and Lactation Labelling Rule (PLLR), que atualmente tem sido mais aceita. Esta classificação fornece um resumo descritivo e informações detalhadas sobre estudos em animais e ensaios clínicos.
- Na Tabela 68.8 há um resumo dos principais fármacos em cardiologia com alto risco para se usar na gestação.

Cabe salientar que essas recomendações podem se modificar com novos estudos. Para drogas no aleitamento sugerimos um site (com um app fácil de usar = LactMed@ NIH) ligado ao governo americano (https://toxnet.nlm.nih.gov), que revisa e atualiza as recomendações das drogas.

- Durante a gestação a absorção, farmacocinética e eliminação (clearance hepático e renal) estão modificados, e podem influenciar na ação de algumas drogas. Uma recomendação básica é usar sempre a menor dose eficaz pelo menor tempo possível, já que a grande maioria das drogas atravessa a barreira placentária.

Tabela 68.8. **medicações cardiovasculares de alto risco na gestação.**

Fármaco	Uso na gravidez	Ação no feto	amamentação
IECA/BRA	Não	Digenesia e insuficiência renal/malformação cardíaca e neurológica	Compatível (enalapril/captopril/Losartana)
Atenolol	Não	Restrição de crescimento/hipoglicemia e bradicardia fetal	Compatível (passa no leite – usar alternativa)
espironolactona	Não	Ação antiandrogênica (feminilização de fetos masculinos)	Possivelmente compatível
Sotalol	Não	Restrição de crescimento/baixo peso/ torsade de pointes associado quando associado a hipomagnesemia	Não usar
amiodarona	Não	Hipo ou hipertiroidismo fetal/baixo peso/ QT longo	Não usar
Ivabradina	Não	Defeitos cardíacos em animais/restrição de crescimento e bradicardia fetal	Não usar
Ticagrelor/Prasugrel	Não (risco x benefício)	Sem dados em gestantes	Possivelmente compatível
Varfarina	Não (risco x benefício)	Síndrome varfarínica (malformação) no 1º trimestre	Compatível
Dabigatrana/apixabana/rivaroxabana	Não	Moderado risco em animais. Evidências não apoiam uso em gestantes	Não usar
Estatinas	Não	Baixo risco de teratogenicidade e toxicidade	Não usar
Fibratos	Não	Teratogenicidade em animais. Sem evidências em gestantes	Não usar
Ezetimiba	Não	Baixo risco em animais. Evidências não apoiam uso em gestantes	Não usar
Alirocumab	Não	Baixo risco em animais. Evidências não apoiam uso em gestantes	Não usar

▪ Leitura sugerida

- Bortolotto MRFL. Cardiopatias. In: Zugaib M. Protocolos assistenciais – Clínica Obstétrica FMUSP. 3ª ed. São Paulo: Atheneu; 2007. p. 211-23.
- Elkayam U, Jalnapurkar S, Barakkat MN, et al. Pregnancy-associated acute myocardial infarction: a review of comtemporary experience in 150 cases between 2006 and 2011. Circulation 2014;129(16):1695-1702.
- Regitz-Zagrosek V, Lundqvist CB, Borghi C, et al.; Task Force on the Management of Cardiovascular Diseases during Pregnancy of the European Society of Cardiology (ESC). ESC Guidelines on the management of cardiovascular diseases during pregnancy. Eur Heart J. 2011;32(24):3147-97.
- Tedoldi CL, Freire CMV, Bub TF, et al. Sociedade Brasileira de Cardiologia. Diretriz da Sociedade Brasileira de Cardiologia para Gravidez na Mulher Portadora de Cardiopatia. Arq Bras Cardiol. 2009;93(6 supl. 1):e110-e178.
- Regitz-Zagrosek V, Roos-Hesselink JW, et al. 2018 ESC Guideline for the management of cardiovascular diseases during pregnancy. European Heart Journal 2018 doi:10.1093/eurheartj/ehy340.
- Canobbio MM, Warnes CA, Aboulhosn J et al. Management of pregnancy in patients with complex congenital heart disease A Scientific Statement for Healthcare Professionals From the American Heart Association. Circulation. 2017; 135: e50 – e87.
- Sliwa K, Hilfiker-Kleiner D, Petrie MC, Mebazaa A, Pieske B, Buchmann E, Regitz-Zagrosek V, Schaufelberger M, Tavazzi L, van Veldhuisen DJ, Watkins H, Shah AJ, Seferovic PM, Elkayam U, Pankuweit S, Papp Z, Mouquet F, McMurray JJ; Heart Failure Association of the European Society of Cardiology Working Group on Peripartum Cardiomyopathy. Current state of knowledge on aetiology, diagnosis, management, and therapy of peripartum cardiomyopathy: a position statement from the Heart Failure Association of the European Society of Cardiology Working Group on peripartum cardiomyopathy. Eur J Heart Fail. 2010 Aug;12(8):767-78.
- Brucker MC, King TL. The 2015 US Food and Drug Administration Pregnancy and Lactation Labeling Rule. J Midwifery Womens Health 2017; 62: 308–16.

capítulo 69

Novos Anticoagulantes Orais

• Carlos Frederico Costa Lopes • Renato Delascio Lopes

▪ Introdução

- Existe uma tendência na literatura mais atualizada na substituição do termo "novos anticoagulantes orais" para "anticoagulantes orais não antagonistas da vitamina K" ou "anticoagulantes orais diretos", porém manteremos a primeira por ser a mais presente na nossa prática diária, além do fato de essas drogas realmente serem de uso recente no nosso meio, sendo algumas nem sequer lançadas no mercado nacional.
- Os novos anticoagulantes orais são uma alternativa aos antagonistas da vitamina K (Varfarina) na prevenção de acidente vascular cerebral isquêmico em pacientes com fibrilação atrial não valvar, além da prevenção e do tratamento de trombose venosa profunda e embolia pulmonar, e prevenção de eventos antitrombóticos nas doenças arteriais coronarianas. A mais recente diretriz publicada pela *American Heart Association*, em 2019, para o manejo dos pacientes com fibrilação atrial, já recomenda os NOACS como alternativa preferencial desses sobre a varfarina.
- Em vez dos tradicionais antagonistas da vitamina K, que previnem o processo de coagulação por suprimirem a síntese dos fatores vitamina K-dependentes, os novos anticoagulantes orais agem seletivamente em um fator específico da coagulação: a trombina (II), no caso da dabigatrana, e os inibidores diretos do fator X ativado (Xa), fazendo parte desse grupo a rivaroxabana, a apixabana e a edoxabana.
- Uma análise comparativa dos quatro novos anticoagulantes orais com a Varfarina confirmou que estes reduzem significativamente os eventos compostos de acidente vascular isquêmico e embolia sistêmica em 19%, e de mortalidade em 10%, associado a redução de 52% no acidente vascular hemorrágico, e uma redução não significativa de 14% nos sangramentos maiores. No entanto, houve um aumento de 25% no número de sangramentos gastrointestinais.
- Embora tenham um maior custo na aquisição, este pode ser suplantado pela redução na incidência de acidente vascular hemorrágico e na necessidade de monitoração ambulatorial do efeito anticoagulante, quando comparados à varfarina.
- É importante destacar que as pessoas que já estejam em uso da varfarina, confortáveis com a situação da medição periódica do INR, pelo menos com 65% das medidas anuais dentro da faixa terapêutica, são bons candidatos a continuar em uso do cumarínico, já que nenhum estudo científico comparou apenas pacientes que estavam na faixa correta do INR com a varfarina contra os novos anticoagulantes orais (a maioria dos estudos incluiu aproximadamente 25 a 30% de pacientes fora da faixa do INR).

▪ Vantagens do uso dos novos anticoagulantes sobre os antagonistas da vitamina K

Menor interação com outras drogas

- Em geral, existem poucas interações entre os novos anticoagulantes e outras drogas.
- Cetoconazol, verapamil, amiodarona, rifampicina, eritromicina e fenitoína estão entre as drogas de uso comum que interagem com anticoagulantes específicos, e devem ter sua posologia ou uso revisados.

Ausência de interação com alimentos

- Ao contrário dos antagonistas da vitamina K, que são afetados por vários tipos de alimentos, especialmente os que contêm vitamina K, a efetividade dos novos anticoagulantes não é alterada pelos alimentos.

Farmacocinética e farmacodinâmica previsíveis

- Alguns estudos têm indicado que a farmacocinética e farmacodinâmica dos novos anticoagulantes são consistentes, independentemente do peso corporal, da idade e do sexo.
- Os dados acima sugerem a possibilidade de usar uma dose fixa dessas drogas, independentemente das variações demográficas, sem necessidade de monitoração do efeito anticoagulante.

Rápidos início e término de ação

- Uma importante vantagem dos novos anticoagulantes sobre os antagonistas da vitamina K é o rápido início de ação após administração oral (1,5 a 3 horas), sem a necessidade de uso inicial de anticoagulante parenteral nos pacientes com trombose aguda. O término de ação mais rápido também é importante para os pacientes que requerem algum tratamento cirúrgico.

Ausência de necessidade de monitoração laboratorial de rotina

- Pela farmacocinética e farmacodinâmica previsíveis, a monitoração de rotina não é necessária, independentemente do peso, da idade e variação demográfica.

Maior eficácia para prevenção de acidente vascular cerebral em pacientes com fibrilação atrial, associada a menor risco de hemorragia intracraniana

- Em geral, os novos anticoagulantes são, pelo menos, não inferiores aos antagonistas da vitamina K na prevenção de AVC isquêmico nos pacientes com FA, e a dabigatrana (na dose de 150 mg, 2× ao dia) é mais eficaz que a varfarina. Também, em geral e de forma consistente, diminuem a chance de hemorragia intracraniana. O sangramento digestivo foi maior com a dabigatrana (na dose de 150 mg, 2× ao dia) e a rivaroxabana e não teve diferença com a apixabana.

Desvantagens dos novos anticoagulantes sobre os antagonistas da vitamina K

- Nenhum dos novos anticoagulantes está aprovado para uso na gravidez ou em crianças.
- Não devem ser utilizados em portadores de válvula mecânica ou estenose mitral moderada a grave:
  - dados de estudo com a dabigatrana nesse perfil de paciente reportam aumento das taxas de complicações tromboembólica e hemorrágica.
- Não devem ser utilizados em pacientes com doenças malignas ou outros estados de hipercoagulabilidade, principalmente relacionada a síndrome do anticorpo antifosfolípide (apesar de já existirem dados de uso dos NOACS em outras trombofilias).

Necessidade de ajustes nos pacientes com doença renal

- Aproximadamente 80% da dabigatrana, e menos com rivaroxabana e apixabana (33 e 25%, respectivamente) têm eliminação através dos rins. Sendo assim, a dabigatrana não é recomendada na insuficiência renal grave, enquanto a apixabana e a rivaroxabana devem ser usadas com cuidados, com ajuste da dose.

Ausência de testes específicos de coagulação disponíveis de rotina

- Em geral, não há necessidade de monitoração laboratorial no uso dos novos anticoagulantes. Em algumas situações, como a necessidade de intervenção cirúrgica de urgência, trombólise intravenosa em pacientes com AVC isquêmico agudo, casos de sangramento intracerebral e intoxicação por superdosagem, seria necessária a medida dessa atividade anticoagulante. O tempo de tromboplastina parcial ativado poderia ter alguma utilidade para os pacientes em uso de dabigatrana, porém normalmente não muda nem direciona o modo de abordagem dos pacientes com um evento de sangramento.

Tabela 69.1.

Medicamento/*Trial*	AVC/Tromboembolismo	AVC Hemorrágico	Sangramentos Maiores
Dabigatrana (RE-LY)	34% de redução (dose de 150 mg 2×d)	74% de redução (dose de 110 mg 2×d)	Similar
Rivaroxabana (ROCKET-AF)	Não inferior à varfarina	40% de redução	Similar
Apixabana (ARISTOTLE)	21% de redução	50% de redução	31% de redução
Edoxabana	Não inferior à varfarina	57% de redução	20% de redução

- Testes específicos ainda não disponíveis no nosso meio: HEMOCLOT (tempo de trombina diluída) para a dabigatrana e ensaios quantitativos antifator Xa para os inibidores do fator Xa (Tabela 69.2).

Tempo de meia-vida curto

- Pode ser uma desvantagem, pois a descontinuação da droga recoloca mais rapidamente o paciente em risco de novos eventos trombóticos.

Experiência clínica ainda limitada com as drogas

Adesão

- Uma análise recente revelou uma adesão menor ao correto uso dos NOACS, provavelmente devido à falta de monitoração rotineira e, no caso da dabigatrana e da apixabana, a necessidade de duas tomadas diárias. A taxa de uso correto da rivaroxabana na Inglaterra chega a 50% apenas, e para dabigatrana o número é ainda mais preocupante: apenas 34%. Nessa mesma análise, a varfarina teve um percentual de 74% de uso correto da medicação.

■ Indicações clínicas dos novos anticoagulantes orais

1. Prevenção de acidente vascular isquêmico e embolia sistêmica em pacientes adultos com fibrilação atrial não valvar, com base em escores de risco de acidente vascular isquêmico e embolia sistêmica.
2. Tratamento de trombose venosa profunda e embolia pulmonar, e prevenção de trombose venosa profunda recorrente, em pacientes cirúrgicos.
3. Prevenção de eventos aterotrombóticos em pacientes com síndrome coronariana aguda:
   - *para associação terapêutica nos casos de síndrome coronariana aguda sem fibrilação atrial:*
     - no estudo ATLAS ACS 2 a rivaroxabana recebeu a aprovação europeia, mas não foi incorporada ainda na nossa prática clínica;
     - o estudo APPRAISE 2, da associação de apixabana, em pacientes coronarianos agudos sem fibrilação atrial, aos antiagregantes plaquetários e, quando comparado com placebo, apenas aumentou a taxa de sangramento, sem melhora no desfecho cardiovascular ou de mortalidade.

Tabela 69.2. **Efeito dos novos anticoagulantes nos testes de coagulação**

Droga	Dabigatrana	Inibidores do Fator Xa
Efeito nos testes de coagulação	↑: dTT, ECT e aPTT ↑ ou sem mudança: PT (não recomendada)	↑: Antifator Xa ↑ ou sem mudança: PT, aPTT Sem mudança: dTT, ECT

PT: tempo de protrombina; aPTT: tempo da tromboplastina parcial ativada; dTT: tempo de trombina diluída; ECT: tempo de coagulação ecarina.

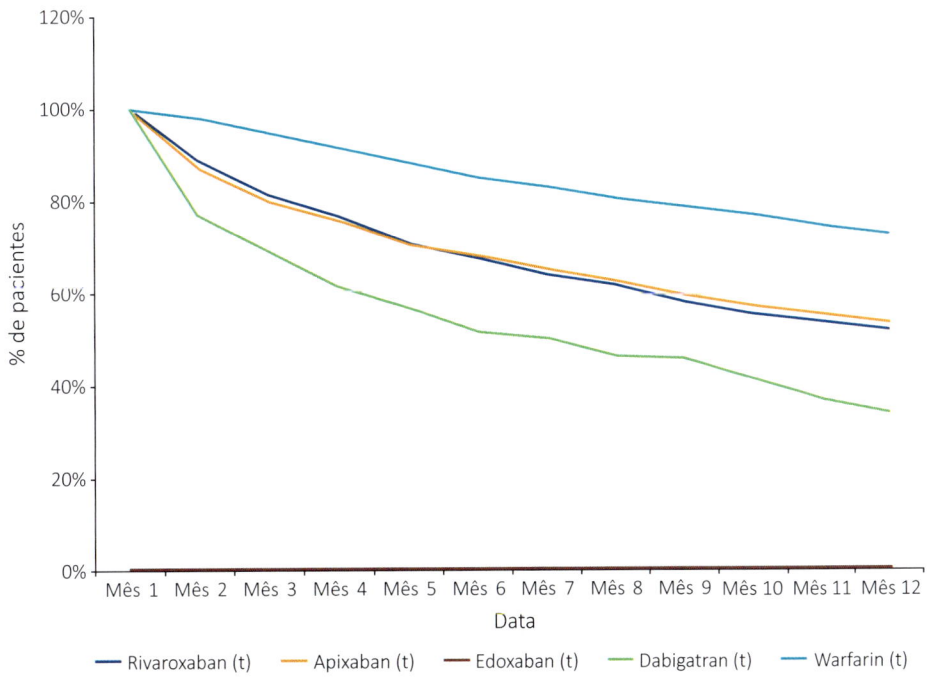

Figura 69.1. **Compliance - strict. AF patients.**

- *prevenção de eventos aterotrombóticos em pacientes com síndrome coronária aguda e com fibrilação atrial:*
  - o estudo REDUAL suporta o uso da dabigatrana em associação ao antiplaquetário pós-angioplastia coronariana em pacientes com síndrome coronariana aguda com fibrilação atrial;
  - o estudo PIONEER usou a rivaroxabana em associação com antiplaquetários (em baixa dose com um inibidor da P2Y12 ou numa dose mais alta em associação com aspirina + um inibidor da P2Y12) em pacientes com síndrome coronariana aguda, com menor taxa de sangramento quando comparada com a terapia padrão de varfarina + dupla antiagregação plaquetária.
  - O estudo AUGUSTUS demonstrou que, para pacientes em síndrome coronária aguda ou angioplastia recente, com fibrilação atrial e necessidade de anticoagulação, a associação de apixabana ao clopidogrel, sem aspirina, evoluiu com menos sangramentos quando comparada a um grupo que utilizou a varfarina como anticoagulante, além de menor sangramento e eficácia semelhante em relação ao grupo que utilizou a aspirina como segundo antiagregante.
4. Prevenção de novos eventos cardiovasculares em portadores de doença arterial coronariana estável sem fibrilação atrial:
   - para os pacientes coronarianos estáveis (prevenção secundária), a rivaroxabana em associação com a aspirina (estudo COMPASS) diminuiu novos eventos cardiovasculares, apesar de aumentar eventos hemorrágicos;

Seguimento ambulatorial

- Para estas medicações não é necessário realizar-se exames laboratoriais periódicos (p. ex., coagulograma) para medir a ação da droga. De toda forma, o paciente está em uso de uma medicação que aumenta o risco de sangramento. Assim, a diretriz europeia sugere que após a introdução do NOAC, o paciente seja reavaliado, caso não surjam intercorrências, após 1 mês. Se o paciente tolerou bem a medicação e não teve indícios de complicações, o *guideline* então sugere um seguimento periódico a cada 3 meses.
- Há vários escores que podem ser usados para se medir o risco de um paciente em uso de anticoagulação oral devido à fibrilação atrial (FA) vir a sangrar. O mais conhecido é o HAS BLED. Quando este escore alcança 3 ou mais pontos o risco de sangramento do paciente é considerado razoavelmente alto. Isto NÃO quer dizer que HAS BLED ≥ 3 = a contraindicar anticoagulantes: checar se a dose está ajustada para as características do paciente, considerar o uso de inibidores de bombas de prótons caso o paciente use antiagregação plaquetária associadamente, seguir o paciente mais de perto no ambulatório, corrigir os fatores que pontuaram para o HAS BLED elevado (uso de anti-inflamatórios, hipertensão não controlada). Conforme citado na sessão anterior, o estudo AUGUSTUS mostrou que, para pacientes com fibrilação atrial e necessidade de anticoagulação que foram submetidos a implante de *stents*, o uso da apixabana associado ao clopidogrel manteve a mesma eficácia clínica que o grupo que fez o esquema até então vigente da associação do novo anticoagulante ou varfarina + clopidogrel + AAS, com menor taxa de sangramento
- Em resumo, várias linhas de evidência agora sugerem que é seguro tratarmos os pacientes com fibrilação atrial que requerem terapia antiplaquetária com anticoagulação (varfarina no estudo WOEST, rivaroxabana no PIONEER AF-PCI, dabigatrana no RE-DUAL PCI e agora a apixabana no AUGUSTUS) e clopidogrel em monoterapia, sem necessidade da aspirina após os primeiros dias da síndrome coronariana aguda e/ou angioplastia.
- Não é necessária a suspensão dos NOACS para aplicação de injeções intramusculares.

Contraindicações gerais ao uso dos novos anticoagulantes orais

1. Sangramento ativo clinicamente significativo.
2. Doença hepática avançada com coagulopatia:
   - Child A – pode usar todos os quatro NOACs sem necessitar de ajuste de dose;
   - Child B – evitar rivaroxabana. Pode usar dabigatrana, apixabana e edoxabana com cautela;
   - Child C – não usar nenhum NOAC.
3. Hipersensibilidade a uma das drogas.
4. Pacientes portadores de válvulas mecânicas ou estenose mitral moderada a grave.
5. Pacientes com insuficiência renal:
   - se *clearance* de creatinina abaixo de 30 mL/min, a dabigatrana está contraindicada;
   - se *clearance* de creatinina abaixo de 15 mL/min, rivaroxabana, apixabana e edoxabana estão contraindicadas;
   - se *clearance* de creatinina acima de 95 mL/min, edoxabana está contraindicada nos Estados Unidos devido ao aumento do risco de acidente vascular cerebral isquêmico observado no estudo ENGAGE.

Situações especiais que podem influenciar a escolha entre os novos anticoagulantes

- Ainda não temos estudos que comparam diretamente um novo anticoagulante com outro, então, no momento, a estratégia para escolha entre eles é baseada em extrapolação dos estudos originais.
- A preferência deve levar em conta características individuais dos pacientes, incluindo risco de acidente vascular cerebral isquêmico ou trombose venosa, risco de sangramento e comorbidades, como a presença de insuficiência renal (Tabela 69.4).

Novos Anticoagulantes Orais

Tabela 69.3.

Estudo	Re-ly	Rocket AF	Aristotole	Engage-AF-TIMI 48
Critério de inclusão	Inclui pacientes com insuficiência mitral, insuficiência tricúspide, insuficiência aórtica, estenose aórtica e doença mitral leve	Inclui todos os pacientes com doença valvar, anuloplastia ou comissurotomia e valvuloplastia	Inclui pacientes com Iao, insuficiência mitral ou tricúspide	Inclui pacientes com Iao, insuficiência mitral ou tricúspide
Critério de exclusão	Exclui pacientes com prótese valvar, significante estenose mitral e/ou doença com previsão de intervenção	Exclui pacientes com estenose mitral significante, prótese metálica ou que tenha grande fator de risco para sangramento não controlado	Exclui pacientes com estenose mitral moderada a grave e prótese metálica	Exclui pacientes com estenose mitral moderada a grave, mixoma atrial e prótese metálica

Tabela 69.4. Determinação dos novos anticoagulantes de acordo com o perfil dos pacientes

Perfis dos pacientes	NOAC	Posologia
Alto risco de sangramento ou histórico de sangramentos maiores com risco de vida	Dabigatrana	110 mg 2×/d
	Apixabana	5 mg 2×/d
	Edoxabana	60 mg 1×d
Dispepsia	Rivaroxabana	20 mg 1×/d
	Apixabana	5 mg 2×/d
	Edoxabana	60 mg 1×d
Sangramento gastrointestinal	Apixabana	5 mg 2×/d
Idosos (≥ 80 aos) e insuficiência renal	Apixabana Edoxabana	Vide recomendações específicas de correção no bulário

Conduta nos pacientes que irão sofrer intervenção cirúrgica e estão em uso dos novos anticoagulantes

1. A estratégia mais adequada deve ser individualizada, dependendo do anticoagulante usado, do tipo de cirurgia, do tipo de anestesia e das características do paciente, particularmente naqueles com insuficiência renal (Tabela 69.5).
2. Para procedimentos mais simples (procedimentos odontológicos mais simples ou com extração de até três dentes, catarata, glaucoma, endoscopia sem biópsia, cirurgias superficiais): basta que o paciente tenha usado a última dose do NOAC há 24 h para poder ser submetido à intervenção.

Tabela 69.5. Conduta em relação ao uso de Noacs em pacientes que serão submetidos a procedimentos cirúrgicos

NOAC	Função renal	Cirurgia menor (a)		Cirurgia maior (b)	
		Manejo pré-operatório	Manejo pós-operatório	Manejo pré-operatório	Manejo pós-operatório
Dabigatrana	Normal ou levemente alterada (CrCl > 50 mL/min)	Parar 2 dias antes da cirurgia (pular 2 doses)	Reiniciar 24 h depois da cirurgia	Parar 3 dias antes da cirurgia (pular 4 doses)	Reiniciar 48 h após a cirurgia
	Disfunção moderada (CrCl 30-50 mL/min)	Parar 3 dias antes da cirurgia (pular 4 doses)		Parar 4-5 dias antes da cirurgia (pular 6-8 doses)	
Rivaroxabana	Normal, disfunção leve ou moderada (CrCl > 30 mL/min)	Parar 2 dias antes da cirurgia (pular 1 dose)	Reiniciar 24 h após a cirurgia	Parar 3 dias antes da cirurgia (pular 2 doses)	Reiniciar 48 h após a cirurgia
Apixabana	Normal, disfunção leve ou moderada (CrCl > 30 mL/min)	Parar 2 dias antes da cirurgia (pular 1 dose)	Reiniciar 24 h após a cirurgia	Parar 3 dias antes da cirurgia (pular 4 doses)	Reiniciar 48 h após a cirurgia

(a) Cirurgia menor: Endoscopia com biópsia; biópsia de próstata ou bexiga; estudo eletrofisiológico ou ablação por cateter de taquicardia simples; angiografia; implante de marca-passo ou cardiodesfibrilador implantável.

(b) Cirurgia maior: ablação complexa do lado esquerdo (isolamento de veias pulmonares e ablação de taquicardia ventricular); anestesia epidural ou espinal; punção lombar diagnóstica; cirurgia torácica; cirurgia abdominal; cirurgia ortopédica; biópsia hepática; ressecção prostática transuretral; biópsia renal.

Nos pacientes em uso de Rivaroxabana ou apixabana, com clearance abaixo de 30 mL/min, é aconselhável parar a medicação no mínimo 3 dias antes, independentemente se o procedimento é de baixo ou alto risco.

capítulo 69

Conduta nos pacientes que precisam de mudança do esquema de anticoagulação (Tabela 69.6)

Tabela 69.6. Orientações em relação à mudança de esquema de anticoagulação

Mudança	Como fazer?
Varfarina para NOAC	• INR < 2 – já pode iniciar o NOAC imediatamente • INR entre 2 e 2,5 – o mais recomendado é suspender a varfarina e iniciar o NOAC no dia seguinte • INR > 2,5 – rechecar o exame em 1 a 3 dias e seguir a conduta citada acima
Heparina não fracionada intravenosa para NOAC	Depois de 2 h de suspensão da heparina (um tempo maior nos casos de disfunção renal)
Heparina de baixo peso molecular para NOAC	Quando a próxima dose da heparina estava prevista
NOAC para varfarina	Tratamento conjunto até o INR atingir 2 a 3. Suspender o NOAC e no dia seguinte coletar novo INR. Lembrar que o NOAC pode alterar o INR. Como a meia-vida da medicação é curta (não costuma passar de 24 h), ao dosarmos um novo INR após 1 dia da suspensão do NOAC estaremos nos certificando de que o resultado mostrará apenas o feito da varfarina e não mais das duas medicações combinadas
NOAC para anticoagulante parenteral (heparina convencional ou de baixo peso)	Quando a próxima dose do NOAC estava prevista
Um NOAC para outro	Quando a próxima dose do NOAC estava prevista (tempo maior nos casos de disfunção renal)

NOAC: Novo anticoagulante oral.

O que fazer nos casos de sangramento na vigência dos novos anticoagulantes orais?

- Pacientes que se apresentam com sangramentos menores, ou simplesmente anemia sem evidência de sangramento, talvez não necessitem da reversão do efeito anticoagulante. Nesses casos, observação e medidas locais como gelo e compressão podem permitir a resolução do sangramento sem a necessidade de tratamento mais agressivo, que pode expor o paciente a riscos das estratégias de reversão e potencial trombose devido à retirada do anticoagulante.

- No caso de sangramentos maiores, as seguintes medidas devem ser tomadas (além da estabilização clínica de rotina para qualquer tipo de sangramento):
  - suspender o anticoagulante em questão e não substituir por nenhum de outra classe;
  - determinar se ainda existe efeito anticoagulante do agente em questão, com base na sua propriedade farmacológica: dabigatrana, até 2,5 a 3,5 dias; rivaroxabana, até 1 a 2 dias; apixabana, até 1,5 a 3 dias da última dose. Estes tempos podem ser maiores nos casos de disfunção renal ou hepática associado;
  - testes de coagulação: não refletem de forma fidedigna o *status* da coagulação atual do paciente, mas podem ser solicitados para monitoração periódica da homeostase e para avaliação de outras coagulopatias associadas:
  - teste de coagulação mais recomendado para observar a ação da dabigatrana é o tempo de trombina (TT), seguido pelo TTpA. Para apixabana e rivaroxabana, a princípio pode-se utilizar a atividade do fator Xa;
  - avaliar a necessidade transfusional com base nas diretrizes gerais de necessidade de hemoderivados (anemia severa, disfunção plaquetária ou trombocitopenia severa, plasma para coagulopatia associada ao trauma). A disfunção plaquetária pode ser encontrada em pacientes que estão usando agentes antiplaquetários associados aos novos anticoagulantes;

- para sangramentos relacionados à dabigatrana, podemos utilizar o carvão ativado (se a última dose tiver sido feita há poucas horas) e agentes antifibrinolíticos, como o ácido tranexâmico e o ácido épsilon-aminocaproico. Nos sangramentos com risco de vida podemos fazer o uso do seu reversor específico, o idarucizumab (Praxbind);

- a dose recomendada de Praxbind é de 5 g, ou seja, dois frascos de 50 mL (2 × 2,5 g). A dose completa de 5 g deve ser administrada pela via intravenosa, com duas infusões consecutivas durante 5 a 10 minutos cada ou como uma injeção em *bolus*. Na ausência deste, considerar o uso de complexo protrombínico e hemodiálise:
  - complexo protrombínico (CCP): os concentrados de complexo protrombínico podem ser utilizados na reversão de sangramentos mediados pelos novos anticoagulantes. Embora os dados na literatura sejam controversos, o uso dos mesmos apresenta potencial benefício, especialmente em quadros agudos como cirurgias de urgência e hemorragias graves. De uma maneira geral, o CCP reforça a hemostasia e melhora o quadro hemorrágico, mesmo que não atue diretamente na causa do problema, o anticoagulante;
  - para os demais agentes, seguir os mesmos passos que a dabigatrana, com exceção do reversor específico que no caso das drogas anti-Xa é o Andexanet, recentemente aprovado nos Estados Unidos e do fato de a hemodiálise ser ineficaz no sangramento relacionado a estas drogas;

- OBS.: plasma fresco, vitamina K e protamina – não adianta usar neste cenário;

Condutas nos pacientes que tiveram sangramento gastrointestinal na vigência dos novos anticoagulantes orais

- Paciente tem marcadores que indicam baixo risco de sangramento, como: havia uma causa bem definida para o sangramento (p. ex., úlcera péptica duodenal) e que foi tratada no evento agudo (p. ex., esclerosada a úlcera); pacientes mais jovens;
  - ausência de necessidade de dupla antiagregação plaquetária (DAPT) associada. A tendência é retornar-se com o NOAC após alguns dias do evento agudo (4-7 dias em geral).
- Pacientes que possuem um ou mais marcadores de risco para ressangramento: sem causa definida para o sangramento no TGI ou que possuem causa definida mas esta não pode ser tratada (p. ex., múltiplas angiodisplasias); necessidade de uso de DAPT associadamente (p. ex., stent farmacológico colocado recentemente); > 75 anos; alcoolistas crônicos; sangramento que ocorreu enquanto o paciente não estava efetivamente usando o NOAC:
  - nesse caso cabe ao médico avaliar o risco × benefício de manter a anticoagulação e discutir com o paciente a sua visão do assunto. Pode ser considerado nestes casos o emprego do dispositivo de oclusão do apêndice atrial esquerdo.

Condutas nos pacientes que tiveram sangramento intracerebral na vigência dos novos anticoagulantes orais

- O tempo ideal para reinício ou começo da terapia anticoagulante após um episódio de hemorragia intracraniana é desconhecido e varia de acordo com fatores específicos relacionados ao paciente (risco de tromboembolismo, característica da lesão). Outro fator a ser considerado é se foram usados agentes reversores, pois os mesmos podem causar um relativo estado de hipercoagulabilidade e aumentar o risco de tromboembolismo no período agudo e subagudo.
- O risco de expansão hemorrágica é maior nas primeiras horas e dias após o evento, enquanto o risco de tromboembolismo aumenta com o tempo.
- Na opinião da maioria dos especialistas, o anticoagulante pode ser reiniciado em 7 a 14 dias do evento, podendo ser mais precoce ou mais tardio levando em consideração o risco de trombose do paciente (se alto como nos casos de portadores de válvula metálica), e o risco de ressangramento (mais alto em hemorragias lobares associadas a angiopatia amiloide cerebral, pacientes idosos e frágeis ou com hipertensão fora de controle).
- Quando um início muito precoce é considerado apropriado (< 7 dias), o uso de heparina, que pode ser mais rapidamente revertida que anticoagulantes orais, é recomendado.

Orientação geral em casos de esquecimento da tomada da medicação no horário habitual

- Caso não tenha passado mais do que 50% do tempo de meia-vida da droga, tomá-la normalmente.
- Caso tenha passado mais que 50% do tempo de meia-vida da droga, "pular" a dose e retomar o uso normalmente no próximo horário.

Bulário

Dabigatrana (Pradaxa)

- Apresentação: comprimidos de 75 mg, 110 mg e 150 mg.
- Indicações: fibrilação atrial não valvar com escore de risco para AVC que indique prevenção de AVCi, tratamento e prevenção de trombose venosa profunda, prevenção de embolia pulmonar e trombose venosa profunda.
- Contraindicações: *clearance* de creatinina menor ou igual a 30 mL/min, sangramento patológico ativo ou condições de alto risco de sangramento, TGO/TGP acima de duas vezes o nível normal, história de hipersensibilidade a Dabigatrana, uso concomitante de algumas drogas (dronaderona, cetoconazol, voriconazol, posoconazol, rifampicina, carbamazepina, fenitoína e fenobarbital), AVC hemorrágico nos últimos 6 meses, pacientes com próteses de valvas cardíacas.
- Dose padrão para prevenção de acidente vascular isquêmico em portadores de fibrilação atrial não valvar: 150 mg de 12/12 h.
- Correção da dose:
  - Fazer 110 mg de 12/12 h se um dos seguintes presente:
    1. idade acima de 80 anos;
    2. tratamento concomitante com verapamil.
  - Fazer 110 mg de 12/12 h se dois ou mais dos seguintes presentes:
    1. idade entre 75 e 80 anos;
    2. peso menor que 60 kg;
    3. *clearance* de creatinina entre 30-49 mL/min;
    4. tratamento concomitante com antiplaquetários, anti-inflamatórios não hormonais, corticoides;
    5. trombocitopenia;
    6. história ou sangramento gastrointestinal não severo ativo;
    7. HAS BLED maior ou igual a 3.

Continua...

Dabigatrana (Pradaxa) (continuação)

- Dose padrão para trombose venosa aguda e embolia pulmonar: deixar 150 mg 2× ao dia após 5 dias de uso de um anticoagulante parenteral.
- Dose padrão para prevenção de trombose venosa profunda depois de cirurgia de prótese de joelho ou quadril (14 ou 30 dias, respectivamente): iniciar com 110 mg 1 a 4 h após o término da cirurgia. Após, tomar 220 mg (2 cápsulas de 110 mg) VO 1× por dia por mais 28 a 35 dias se cirurgia de quadril ou por mais 10 dias, se joelho. Se insuficiência renal (ClCr 30-50 mL/min), utilizar 150 mg (2 cápsulas de 75 mg) 1× por dia.
- Cuidados: pode ser ingerido com ou sem alimentos. O medicamento não pode ser aberto e armazenado em recipientes (tomada imediata) ou mastigado. Caso seja mastigada, partida ou aberta a absorção da droga pode aumentar em até 75%, causando assim aumento substancial do risco de sangramento.
- Troca de anticoagulantes:
  - AVK para dabigatrana: se o paciente estiver tomando algum antagonista da vitamina K (p. ex., varfarina), suspender a medicação e iniciar dabigatrana assim que o INR estiver ≤ a 2,0.
  - Dabigatrana para AVK: se ClCr > 50 mL/min, iniciar AVK 3 dias antes de descontinuar a dabigatrana. Se ClCr entre 30-50 mL/min, iniciar AVK 2 dias antes de descontinuar a dabigatrana.
  - Heparina não fracionada (HNF) EV para dabigatrana: iniciar dabigatrana 0 a 2 h antes de desligar a bomba de infusão contínua da heparina.
  - Heparina de baixo peso molecular (HBPM) SC para dabigatrana: iniciar dabigatrana 0 a 2 h antes do horário da próxima dose da HBPM.
  - Dabigatrana para heparina: iniciar heparina (HNF ou HBPM) 12 h após última dose da dabigatrana (ou 24 h, se ClCr < 30 mL/min).
- Efeitos colaterais: sangramentos, anemia, dor abdominal, diarreia, dispepsia, náuseas.
- Uso na gravidez: C. Não deve ser utilizada na gravidez ou durante o período de amamentação, a não ser por indicação médica, pensando o risco/benefício.
- Nomes comerciais: Pradaxa®.
- Estudo de referência: RE-LY (CHADS2 médio – 2,1), na prevenção de eventos isquêmicos em portadores de FA: dabigatrana 150 mg 2x ao dia reduziu AVCi e embolia sistêmica em 35%, quando comparada a Varfarina, sem diferença significativa em sangramentos maiores (incluindo AVC hemorrágico), porém com aumento na taxa de sangramento gastrointestinal em 50%. Já na dose de 110 mg 2x ao dia, foi não inferior à varfarina para prevenção de AVCi e embolia sistêmica, como diminuição de 20% de eventos maiores hemorrágicos.

Rivaroxabana (Xarelto)

- Apresentações: comprimidos de 10 mg, 15 mg ou 20 mg.
- Indicações: fibrilação atrial não valvar com escore de risco para AVC que indique prevenção de AVCi, tratamento e prevenção de trombose venosa profunda, prevenção de embolia pulmonar e trombose venosa profunda.
- Contraindicações: *clearance* de creatinina menor ou igual a 15 mL/min, sangramento patológico ativo ou condições de alto risco de sangramento, doença hepática crônica (Child-Pugh B/C) ou doença hepática com coagulopatia, história de hipersensibilidade a rivaroxabana, gravidez, lactação, uso concomitante de algumas drogas (cetoconazol, itraconazol, voriconazol, posoconazol, inibidores de protease – lopinavir, ritonavir e indinavir).
- Dose padrão na prevenção de AVCi em portadores de FA não valvar: 20 mg 1× ao dia (ou 15 mg 1× por dia se ClCr entre 30 e 50 mL/min).
- Correção adicional da dose:
  - Fazer 15 mg 1× ao dia na presença de dois ou mais dos seguintes:
    1. idade igual ou acima de 75 anos;
    2. peso menor que 60 kg;
    3. HAS BLED ≥ a 3;
    4. tratamento concomitante com quinidina, fluconazol, ciclosporina, tacrolimus, claritromicina, eritromicina, rifampicina, carbamazepina, fenitoína e fenobarbital.
- Dose padrão para trombose venosa aguda e embolia pulmonar: 15 mg 2× ao dia nos primeiros 21 dias; a partir daí 20 mg 1× ao dia.
- Dose padrão para prevenção de trombose venosa profunda depois de cirurgia de prótese de joelho ou quadril (14 ou 30 dias, respectivamente): 10 mg ao dia.
- Cuidados: tomar sempre após se alimentar. O comprimido pode ser triturado e misturado com água se dificuldade para deglutir ou se sondas gástricas.
- Em casos de cirurgia, interromper 24-48 h antes do procedimento.
- Em profilaxia de cirurgia ortopédica, reiniciar o uso da rivaroxabana 6 a 10 h após o término da cirurgia, contanto que tenha sido estabelecida a hemostasia.
- Troca de anticoagulantes:
  - AVK para rivaroxabana: se o paciente estiver tomando algum antagonista da vitamina K (p. ex., varfarina), suspender a medicação e iniciar rivaroxabana assim que o INR estiver ≤ a 3,0 se prevenção de AVC ou ≤ a 2,5 para profilaxia de TVP ou TEP recorrentes.
  - Rivaroxabana para AVK: nos primeiros dias tomar junto rivaroxabana e AVK. Suspender rivaroxabana quando INR ≥ a 2,0.
  - Heparina não fracionada (HNF) EV para rivaroxabana: iniciar rivaroxabana assim que desligar a bomba de infusão contínua da heparina.
  - Heparina de baixo peso molecular (HBPM) SC para rivaroxabana: iniciar rivaroxabana 0 a 2 h antes do horário da próxima dose da HBPM.
  - Rivaroxabana para heparina: iniciar heparina (HNF ou HBPM) no horário da próxima dose da rivaroxabana.
- Efeitos colaterais: sangramento, anemia. Cefaleia, boca seca, urticária.

Continua...

- Uso na gravidez: C. Não deve ser utilizada na gravidez ou durante o período de amamentação. Dados em animais sugerem que a rivaroxabana atravessa a barreira placentária e é secretada em pequenas quantidades no leite materno.
- Nomes comerciais: Xarelto®.
- Estudo de referência: ROCKET AF (CHADS2 médio – 3,5): na prevenção de eventos isquêmicos em portadores de FA. A rivaroxabana foi comparável à varfarina para prevenção de embolia sistêmica. Não houve diferença significativa no risco de sangramento maior (embora com aumento da taxa de sangramento gastrointestinal), contudo o sangramento intracraniano e o sangramento fatal ocorreram significativamente com menos frequência nos que usaram a rivaroxabana, quando comparada à varfarina.

Apixabana (Eliquis)

- Apresentações: comprimidos de 2,5 mg e 5 mg.
- Indicações: fibrilação atrial não valvar com escore de risco para AVC que indique prevenção de AVCi, tratamento e prevenção de trombose venosa profunda, prevenção de embolia pulmonar e trombose venosa profunda.
- Contraindicações: *clearance* de creatinina menor ou igual a 15 mL/min, sangramento patológico ativo ou condições de alto risco de sangramento, doença hepática crônica (Child Pugh B/C) ou doença hepática com coagulopatia, história de hipersensibilidade a apixabana, TGO ou TGP acima de 2 x o nível da normalidade, uso concomitante de algumas drogas (cetoconazol, itraconazol, voriconazol, posoconazol, indinavir, rifampicina, carbamazepina, fenitoína, fenobarbital; inibidores de protease – lopinavir, ritonavir e indinavir).
- Dose padrão na prevenção de AVCi em portadores de FA não valvar: 5 mg de 12/12 h.
- Correção da dose:
- Fazer 2,5 mg de 12/12 h se *clearance* de creatinina entre 15 e 29 mL/min ou na presença de dois ou mais dos seguintes:
  1. idade igual ou acima de 80 anos;
  2. creatinina acima de 1,5 mg/dL;
  3. peso menor ou igual a 60 kg.
- Dose padrão para trombose venosa aguda e embolia pulmonar: 10 mg 2× ao dia nos primeiros 7 dias; a partir daí 5 mg de 12/12 h.
- Dose padrão para prevenção de trombose venosa profunda depois de cirurgia de prótese de joelho ou quadril (14 ou 30 dias, respectivamente): 2,5 mg de 12/12 h. Iniciar o uso da apixabana 12 a 24hs após o término da cirurgia, contanto que tenha sido estabelecida a hemostasia.
- Troca de anticoagulantes:
  - AVK para apixabana: se o paciente estiver tomando algum antagonista da vitamina K (ex.: varfarina), suspender a medicação, e iniciar Eliquis® assim que o INR estiver ≤ a 2,0.
  - Apixabana para AVK: continuar a administração de apixabana associada à varfarina até INR > 2,0.
  - Heparina de baixo peso molecular (HBPM) SC para apixabana: iniciar apixabana no horário da próxima dose da HBPM.
  - Apixabana para heparina: iniciar heparina (HNF ou HBPM) no horário da próxima dose do Eliquis®.
- Cuidados: pode tomar a medicação com ou sem alimentos. O comprimido pode ser triturado e misturado com água se dificuldade para deglutir ou se sondas gástricas.

- Efeitos colaterais: sangramento, anemia, náuseas.
- Uso na gravidez: não deve ser utilizada na gravidez ou durante o período de amamentação, a não ser por indicação médica, analisando o risco/benefício.
- Nomes comerciais: Eliquis®.
- Estudo de referência: ARISTOTLE (CHADS2 médio – 2,1), na prevenção de eventos isquêmicos em portadores de FA. A apixabana reduziu AVCi ou embolia sistêmica em 21%, reduziu em 31% o número de sangramentos maiores (incluindo AVC hemorrágico) e reduziu em 11% a mortalidade por todas as causas quando comparada à Varfarina, todos com significância estatística. A taxa de sangramento gastrointestinal foi semelhante. Para cada 1.000 pacientes tratados por 1,8 anos, a apixabana preveniu seis acidentes vasculares isquêmicos, 15 episódios de sangramentos maiores e oito mortes.

Edoxabana (Lixiana)

- Apresentações: comprimidos de 15 mg, 30 mg e 60 mg.
- Indicações: fibrilação atrial não valvar com escore de risco para AVC que indique prevenção de AVCi, tratamento e prevenção de trombose venosa profunda e embolia pulmonar.
- Contraindicações: Lixiana® é contraindicada em pacientes com sangramento ativo clinicamente significativo e em pacientes com doença hepática associada à coagulopatia e a risco de hemorragia clinicamente relevante.
- Dose padrão na prevenção de AVCi em portadores de FA não valvar: 60 mg VO 1× ao dia.
- Correção da dose:
  1. A dose recomendada de Lixiana® é de 30 mg uma vez por dia nos pacientes com um ou mais dos seguintes fatores:
  2. insuficiência renal moderada a grave (CrCL de 15-50 mL/min);
  3. baixo peso corpóreo ≤ 60 kg;
  4. uso concomitante de inibidores da P-glicoproteína (P-gp), exceto a amiodarona.
- Dose padrão para trombose venosa aguda e embolia pulmonar: 60 mg VO 1x ao dia.
- Troca de anticoagulantes:
  - AVK para edoxabana: se o paciente estiver tomando algum antagonista da vitamina K (p. ex., varfarina), suspender a medicação, e iniciar Lixiana® assim que o INR estiver ≤ a 2,0.
  - edoxabana para AVK: diminuir a dose para 30 mg e continuar a administração de edoxabana associada a varfarina até INR > 2,0.
  - Heparina de baixo peso molecular (HBPM) SC para edoxabana: iniciar edoxabana no horário da próxima dose da HBPM.
  - Edoxabana para heparina: iniciar heparina (HNF ou HBPM) no horário da próxima dose da Lixiana®.
- Cuidados: Lixiana® deve ser utilizada por via oral, engolida com água, com ou sem alimentos.

Continua...

Edoxabana (Lixiana) (continuação)

- Efeitos colaterais: anemia, epistaxe, hemorragia do trato gastrointestinal superior, hemorragia do trato gastrointestinal inferior, hemorragia oral/faríngea, hemorragia em tecido subcutâneo, *rash*, hematúria macroscópica/uretral, hemorragia vaginal, hemorragia no local da punção, provas de função hepática anormais, aumento de bilirrubina sanguínea, aumento de gamaglutamil transferase (GGT), tontura, cefaleia, dor abdominal, náusea e prurido.
- Uso na gravidez: existem dados limitados do uso de Lixiana® em mulheres grávidas.
  Categoria de risco na gravidez: D.
- Nomes comerciais: Lixiana®.
- Estudo de referência: ENGAGE-AF (*Edoxaban versus Warfarin in Patients with Atrial Fibrillation*), duplo-cego e randomizado, com três braços (varfarina, edoxabana alta dose e edoxabana baixa dose), a edoxabana mostrou-se não inferior à varfarina, tanto no regime de alta dose (60 mg uma vez ao dia), quanto no regime de baixa dose (30 mg uma vez ao dia). Analisando-se o regime de alta dose da edoxabana, houve redução significativa na ocorrência de AVC (isquêmicos e hemorrágicos). Já no regime de baixa dose identificou-se aumento significativo de AVC isquêmico no grupo da edoxabana. Dessa forma, a melhor relação de eficácia e segurança ocorreu no regime de alta dose, enquanto o regime de baixa dose tende a perder em eficácia, conferindo maior segurança quanto ao risco de sangramentos maiores e AVC hemorrágicos.

▪ Casos clínicos

1. Paciente de 78 anos, feminina, hipertensa, portadora de fibrilação atrial, recebe indicação de anticoagulação oral contínua por apresentar CHA2DS2-VASc de 4. A paciente apresenta doença do refluxo gastroesofágico, em uso de omeprazol. Seu peso é 59 kg, tem creatinina sérica de 1,52 (*clearance* de 29 mL/min), transaminases normais. Não parece ter problemas de adesão a medicações. Pelo perfil apresentado pela paciente, é iniciada a apixabana, 2,5 mg, duas vezes ao dia.

2. Paciente usa apixabana 5 mg de 12/12 h. Costuma ingerir a medicação às 7 h e às 19 h. O tempo de meia-vida da droga é de 12 h, uma vez que a medicação é tomada 2× ao dia. Caso o paciente esqueça a dose das 7 h e se recorde disto às 11 h da manhã, por exemplo, pode tomar esta dose atrasada sem problemas. Passaram-se 4 h do horário normal, ou seja, menos de 50% da meia-vida da medicação. Já se o paciente se lembrar da dose perdida no meio da tarde, tomar a dose das 19 h normalmente "esquecendo" a dose das 7 h.

▪ Leitura sugerida

- Burn J, Pirmohamed M Direct oral anticoagulants versus warfarin: is new always better than the old? Open Heart. 2018;5:e000712. doi: 10.1136/openhrt-2017-000712.
- Connolly SJ, Ezekowitz MD, Yusuf S, et al. Dabigatrana versus warfarin in patients with atrial fibrillation. N Engl J Med. 2009;361(12):1139-1151.
- Eikelboom JW, Connolly SJ, Bosch J, et al.; COMPASS Investigators★, Rivaroxaban with or without Aspirin in Stable Cardiovascular Disease. N Engl J Med. 2017 Oct 5;377(14):1319-1330.
- Garcia DA, Crowther M. Management of bleeding in patients receiving direct oral anticoagulants. Crit Care. 2016;20:249. Uptodate Online; 20/07/2017.
- Granger CB, Alexander JH, McMurray JJ, et al. Apixaban versus warfarin in patients with atrial fibrillation. N Engl J Med. 2011;365(11):981-992.
- Hinojar R, Jiménez-Natcher JJ, Fernández-Golfín C, Zamorano JL. New oral anticoagulants: a practical guide for physicians. European Heart Journal - Cardiovascular Pharmacotherapy. 2015;1(2):134-145.
- January CT, Wann LS, Calkins H, et al. 2019 AHA/ACC/HRS Focused Update of the 2014 AHA/ACC/HRS Guideline for the Management of Patients With Atrial Fibrillation. A Report of the American College of Cardiology/American Heart Association Task Force on Clinical Practice Guidelines and the Heart Rhythm Society. Circulation. Originally published 28 Jan 2019. https://doi.org/10.1161/CIR.0000000000000665Circulation. 2019;0. Uptodate versão online / junho de 2019.
- Kirchhof P, Benussi S. 2016 ESC Guidelines for the management of atrial fibrillation developed in collaboration with EACTS. Eur Heart J. 2016 Oct 7;37(38):2893-2962.
- Koenig-Oberhuber MF. New antiplatelet drugs and new oral anticoagulants. BJA: British Journal of Anaesthesia. 2016;117(suppl._2):ii74-ii84.
- Lopes RD, Heizer G, Aronson R, et al., on behalf of the AUGUSTUS Investigators. Antithrombotic Therapy After Acute Coronary Syndrome or PCI in Atrial Fibrillation. N Engl J Med. 2019;380:1509-24.
- Mekaj YH, Mekaj AY, Duci SB, Miftari EI. New oral anticoagulants: their advantages and disadvantages compared with vitamin K antagonists in the prevention and treatment of patients with thromboembolic events. Ther Clin Risk Manag. 2015;11:967-977. Published online 2015 Jun 24.
- Patel MR, Mahaffey KW, Garg J, et al. ROCKET AF Investigators Rivaroxaban versus warfarin in nonvalvular atrial fibrillation. N Engl J Med. 2011;365(10):883-891.
- Ruff CT, Giugliano RP, Braunwald E, Hoffman EB, Deenadayalu N, Ezekowitz MD, et al. Comparison of the efficacy and safety of new oral anticoagulants with warfarin in patients with atrial fibrillation: a meta-analysis of randomised trials. Lancet. 2014;383:955-962.
- Salmonson T, Dogné JM, Janssen H, Burgos JG, Blake P. Non-vitamin-K oral anticoagulants and laboratory testing: now and in the future. Eur Heart J Cardiovasc Pharmacother. 2017 Jan;3(1):42-47.
- Steffel J, Verhamme P, Potpara TS, et al. The 2018 EuropeanHeart RhythmAssociation PracticalGuide on the use of non-vitamin K antagonist oral anticoagulants in patients with atrial fibrillation. European Heart Journal. 2018;00:1-64. doi: 10.1093/eurheartj/ehy136.
- Steinberg BA. How I use anticoagulation in atrial fibrillation. Prepublished online as Blood First Edition paper, 25 October 2016. DOI 10.1182/blood-2016-09-692996.

capítulo 70

Cardiopatias Congênitas em Adultos

• Cleusa Cavalcanti Lapa Santos • Aline Borges Maciel

■ Introdução

- A estimativa de prevalência das cardiopatias congênitas (CC) é de 8/1.000 nascidos vivos.
- Nos Estados Unidos, estimava-se em 2010 que 2,4 milhões de pessoas tinham cardiopatia congênita, sendo destes, 1,4 milhão de adultos.
- Avanços na cardiologia infantil e cirurgia cardíaca pediátrica nas últimas décadas levaram a mais de 85% de sobrevida destes pacientes na idade adulta, criando uma grande e crescente população de adultos com cardiopatia congênita, exigindo mudanças em sua abordagem.
- Apesar de a cirurgia precoce ter alterado o seguimento destes pacientes, tratam-se de reparos interferindo em sua história natural, porém sem caráter curativo. Faz-se necessário um acompanhamento em médio e longo prazos desses casos, a fim de minimizar os riscos e as complicações de suas lesões residuais.
- A maioria destes necessitará de acompanhamento especializado ao longo da vida, com perspectiva de cirurgia adicional, intervenções em arritmias e outras complicações que, se conduzidas inadequadamente, evoluirão para insuficiência cardíaca e morte prematura.
- Existe, portanto, a necessidade de integração contínua em todos os sistemas de saúde pediátricos e adultos.
- Urge, assim, a criação de centros de atenção especializados, que requerem uma avaliação inicial da cardiopatia congênita suspeita ou conhecida, cuidado contínuo dos pacientes com cardiopatia e suas complicações fisiológicas, necessidade de intervenção cirúrgica e não cirúrgica, avaliação de risco e suporte não cardíaco durante a gestação e, por fim, a integração de múltiplas especialidades (cardíacas e não cardíacas) no acompanhamento destes pacientes.

■ Comunicação interatrial (CIA)

- Comunicação entre os átrios permitindo o *shunt* intracardíaco.
- 6 a 10% das CC.
- Apresenta 10% de recorrência familiar em adultos com defeito do septo interatrial.

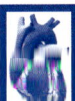

Ponto de apoio do TEP

1. Defeitos da fossa oval ou *ostium secundum*: ocorrem na região da fossa oval e correspondem a 70% dos casos.
2. *Ostium primum*: presente em 20% dos pacientes com diagnóstico de CIA e está localizado na porção baixa do septo interatrial.
3. Seio venoso: localizado próximo à desembocadura da veia cava superior. Associado com frequência a drenagem anômala da veia pulmonar superior direita. Raramente o defeito pode estar localizado na região da desembocadura da veia cava inferior, correspondendo a 10% de todas as CIA.
4. Seio coronário: pouco frequente (1%) e relacionado com qualquer deficiência entre a parede do seio coronário e o átrio esquerdo.

Achou difícil entender estas definições? Dê uma olhada na Figura 70.1 que ficará mais fácil.

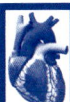

Qual a diferença entre CIA e forame oval patente?

O septo atrial é formado pela superposição do *septum primum* (SP) e do *septum secundum* (SS). Esta área de aposição é denominada fossa oval. Durante a vida fetal existe uma comunicação entre estes dois septos que é denominada forame oval. Após o nascimento, com o aumento da pressão no átrio esquerdo, o SP é empurrado contra o SS resultando no fechamento funcional deste pertuito. Eventualmente se desenvolve um tecido fibroso entre os septos que fecha definitivamente esta passagem. O forame oval patente (FOP) refere-se à persistência, após o nascimento, desta comunicação interatrial normal na vida intrauterina. Não é considerado um verdadeiro defeito e está presente em 25-30% da população em geral.

Para simplificar, o FOP funcionaria como uma passagem entre as duas membranas superpostas, enquanto a CIA seria um orifício propriamente dito (Figura 70.2).

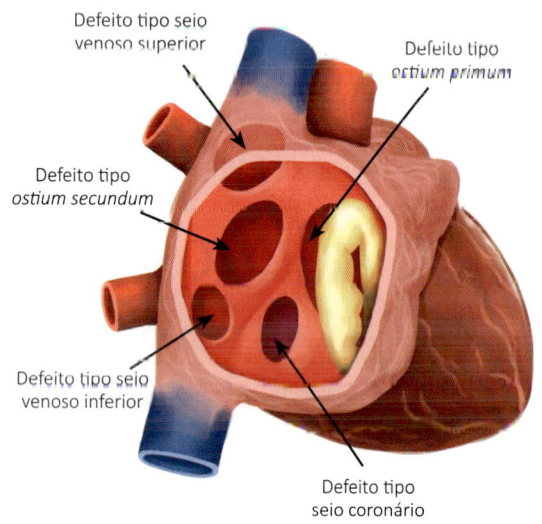

Figura 70.1. Resumo em uma figura apresentando os diferentes tipos de defeito do septo interatrial. Adaptado de Shankar Sridharan, Gemma Price, Oliver Tann, Marina Hughes, Vivek Muthurangu, Andrew M. Taylor Cardiovascular MRI in Congenital Heart Disease: An Imaging Atlas.

História natural

- O fechamento espontâneo da CIA *ostium secundum* (CIA OS) pode ocorrer até o segundo ano de vida. A maioria dos pacientes é assintomática até a segunda década de vida. Alguns defeitos podem aumentar seu tamanho na infância tardia e adolescência, devido ao crescimento somático. Há evidências de maior sobrevida em mulheres com comunicação interatrial. Intolerância progressiva aos esforços é evidenciada com a progressão da idade, havendo melhora após a oclusão do defeito.

- A evolução natural consiste em aumento do *shunt* direita-esquerda, progressão da classe funcional (NYHA) I para II nas primeiras 3 a 5 décadas de vida e aumento na regurgitação das valvas atrioventriculares. Os reparos antes dos 25 anos de idade estão associados a melhores resultados, enquanto a idade avançada da cirurgia está associada à morte prematura.

- Hipertensão pulmonar é encontrada com a progressão da resistência vascular pulmonar, não sendo alteração precoce desta cardiopatia.

- A sobrecarga ventricular direita e o aumento de seu volume diastólico final são bem tolerados durante anos; a diminuição da fração de ejeção do ventrículo direito, hipocinesia e falência ventricular direita tendem a ocorrer após a quinta e sexta décadas de vida.

- Regurgitação mitral importante é encontrada em alguns adultos, porém a insuficiência tricúspide é mais comum. Vinte por cento dos pacientes desenvolvem fibrilação atrial aos 40 anos e 60%, aos 60 anos de vida.

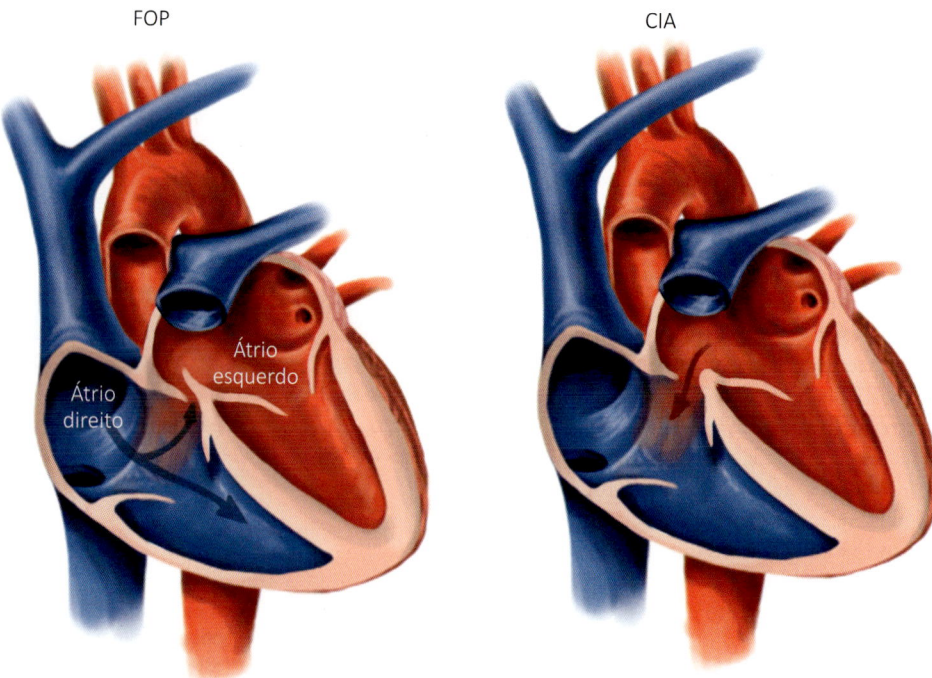

Figura 70.2. Diferença anatômica entre FOP e CIA *ostium secundum*.

Após fazer o diagnóstico de uma CIA, a que tenho que ficar atento?

À associação com síndromes genéticas e outros defeitos cardíacos, os quais podem estar presentes em até 30% dos casos. Exemplos:
- estenose pulmonar valvar, estenose mitral congênita, prolapso de valva mitral, comunicação interventricular, coarctação da aorta, conexão anômala parcial de veias pulmonares e canal arterial patente. Defeitos do septo interatrial são essenciais em cardiopatias como atresia tricúspide, anomalia de Ebstein da valva tricúspide, atresia pulmonar com septo interventricular íntegro, síndrome de hipoplasia do coração esquerdo, conexão anômala total de veias pulmonares e transposição das grandes artérias.
- Síndromes genéticas associadas: Down, DiGeorge, Holt Oram, Elis Van Creveld.

Quadro clínico

- O paciente portador de CIA OS geralmente é assintomático ou pouco sintomático na infância, exceto se for portador de um amplo defeito ou na presença de defeitos associados (p. ex., persistência do canal arterial ou coarctação de aorta).
- Sintomas, quando presentes, caracterizam-se por dispneia, taquipneia, fadiga, dificuldade de ganho de peso, infecções respiratórias de repetição e sinais clínicos de insuficiência cardíaca.
- No paciente adulto chama atenção a presença de dispneia relacionada com esforços, palpitação e fadiga.
- Cardiomegalia na radiografia de tórax de rotina, arritmias (*flutter*/fibrilação atrial), sopro auscultado durante a gestação são indícios frequentemente observados em adultos com defeito do septo interatrial. **Embolia paradoxal pode direcionar para a sua existência em pacientes previamente assintomáticos.**

Exame físico

- Os achados do exame físico são superponíveis aos encontrados na infância: impulsão sistólica do mesocárdio à inspeção e/ou à palpação. Na ausculta cardíaca **desdobramento amplo e fixo da segunda bulha, que não varia com a respiração nos casos de CIA moderada a ampla.**

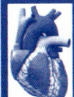
Por que CIA causa desdobramento fixo de B2?

A sobrecarga de volume imposta ao VD pela CIA tende a separar a A2 da P2, causando assim o desdobramento da segunda bulha. Mas por que ele é fixo? O que ocorre é que na inspiração, devido à pressão intratorácica negativa, tende a retornar mais sangue para o AD, com adicional aumento do volume do VD ocasionando um retardo no fechamento da valva pulmonar.

Na expiração, com o aumento da pressão intratorácica, ocorre um maior retorno venoso pulmonar para o átrio esquerdo, com aumento do *shunt* esquerda-direita pela CIA. Como consequência o VD está sempre com um volume que varia pouco com a respiração.

- Sopro sistólico ejetivo em área pulmonar decorrente do aumento de fluxo pela valva pulmonar (estenose relativa). Pode ser auscultado um sopro diastólico tipo ruflar em área tricúspide decorrente do aumento de fluxo pela valva tricúspide (estenose relativa).

Dica

Ratificando mais uma vez: o sopro sistólico audível na CIA não é consequência do fluxo de sangue entre os átrios. Este não é audível porque a diferença de pressão entre os átrios é pequena para gerar som audível pelo estetoscópio. O sopro que classicamente é auscultado na CIA decorre do aumento do fluxo ejetado pelo VD em direção à valva pulmonar e artéria pulmonar tendo, portanto, caráter ejetivo e suave.

- Nos casos que evoluem com hipertensão arterial pulmonar ocorre um aumento do componente pulmonar da segunda bulha com diminuição progressiva do sopro em área pulmonar. Aparecimento de sopro diastólico pulmonar pode ocorrer nestas situações.

Exames complementares

ECG

- Em geral o ritmo é sinusal.
- Fibrilação atrial e *flutter* atrial podem ser encontrados a partir da quarta década de vida.
- Intervalo PR pode ser normal ou alargado, especialmente nos casos de CIA OP.
- SÂQRS desviado para direita está relacionado com sobrecarga do VD.
- Apresentação de bloqueio da divisão anterossuperior esquerda sugere presença de CIA OP.
- Em V1 observa-se padrão rsR'.

Dica

CIA OP costuma desviar o eixo do QRS (SÂQRS) para a esquerda no plano frontal, pela associação frequente com BDAS esquerdo, enquanto na CIA OS o desvio é para a direita (Figura 70.3).

Radiografia de tórax

- Evidencia aumento atrial direito, segmento de artéria pulmonar proeminente e aumento na vasculatura pulmonar (Figura 70.4).

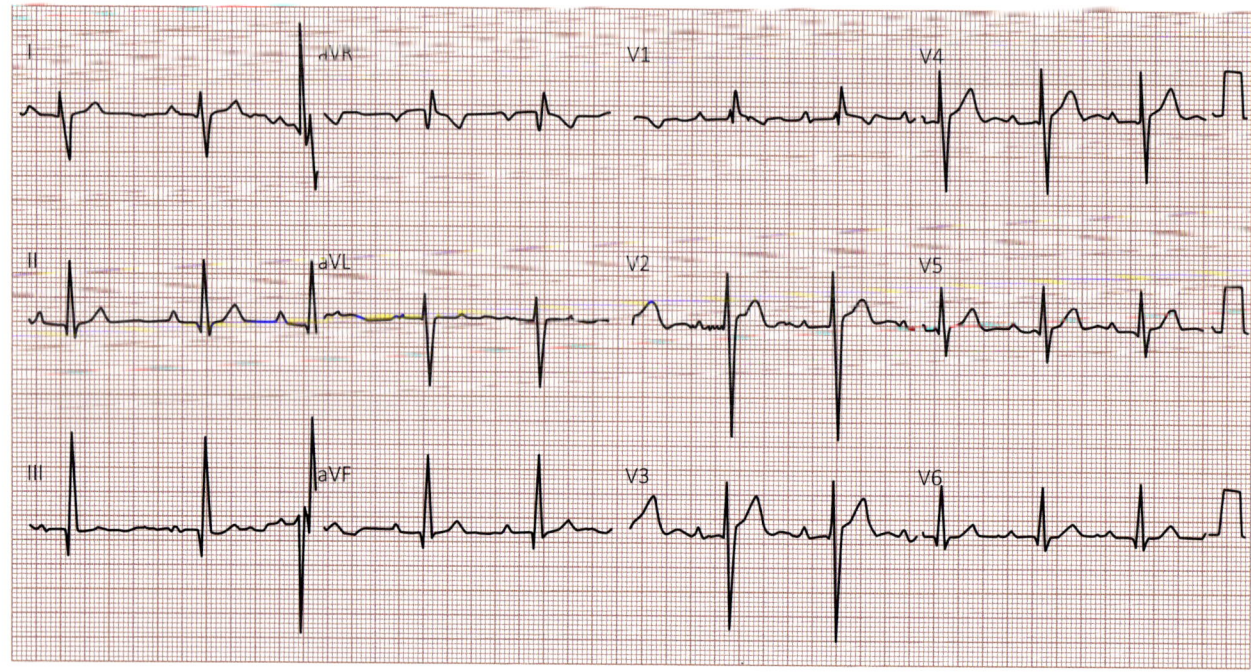

Figura 70.3. ECG de paciente com CIA *ostium secundum*. Notar o desvio do eixo do complexo QRS no plano frontal para a direita, o padrão rsR' em V1, a sobrecarga de átrio direito (porção positiva da onda P em V1 maior que 1,5 mm).

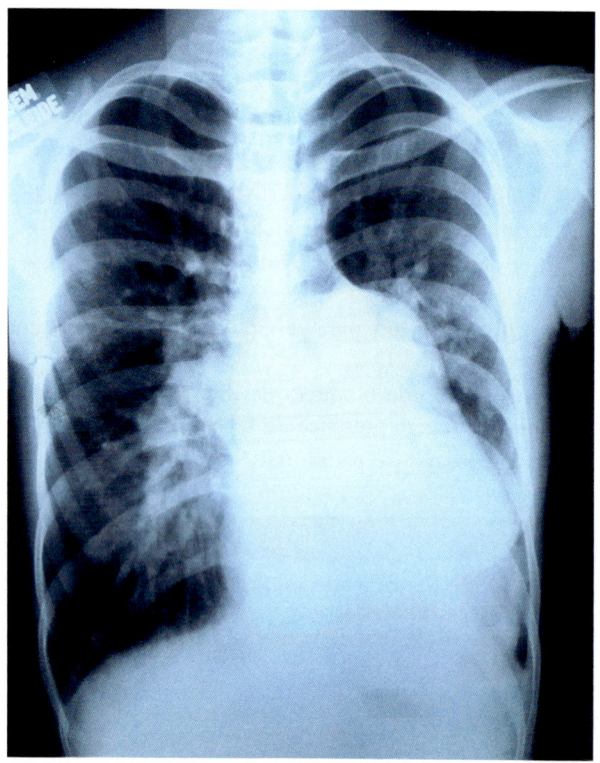

Figura 70.4. Radiografia de tórax de paciente com 35 anos portadora de ampla CIA + hipertensão arterial pulmonar severa.

Ecocardiograma

- O ecocardiograma transtorácico é a modalidade primária para o diagnóstico do defeito do septo interatrial. O estudo deve incluir duas imagens bidimensionais do septo atrial de visões paraesternal, apical e subcostal com demonstração do *shunt* ao Doppler colorido. O plano subcostal à inspiração profunda e o plano paraesternal direito superior podem ser particularmente úteis para a visualização do defeito em adultos (Figura 70.5).
- O ecocardiograma transesofágico pode ser necessário para identificar a conexão venosa pulmonar, bem como nos casos de difícil visualização do septo para posterior planejamento da oclusão transcateter.

Outros métodos complementares

- Angiotomografia de tórax – método adicional para definir a localização do defeito. Permite avaliar conexão venosa pulmonar. Indicado para avaliar doença arterial coronariana em pacientes acima de 40 anos.
- Ressonância magnética – fornece uma modalidade diagnóstica não invasiva se os achados ecocardiográficos forem incertos. Permite uma visualização direta do defeito e das veias pulmonares; o volume ventricular direito e sua função podem ser quantificados. Não é utilizado de rotina no diagnóstico (Figura 70.6).
- Holter de 24 h – avaliar arritmias.

Cardiopatias Congênitas em Adultos

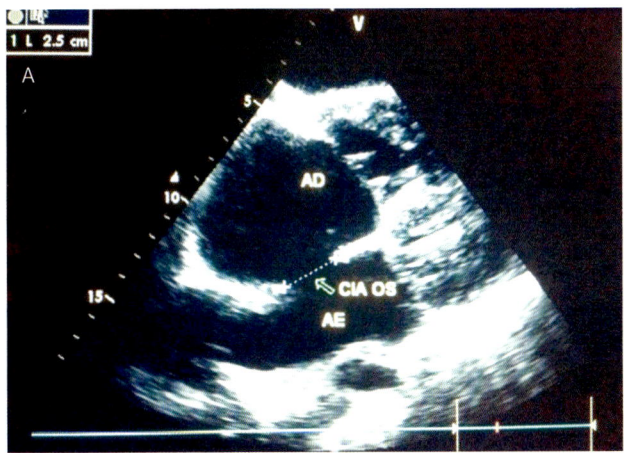
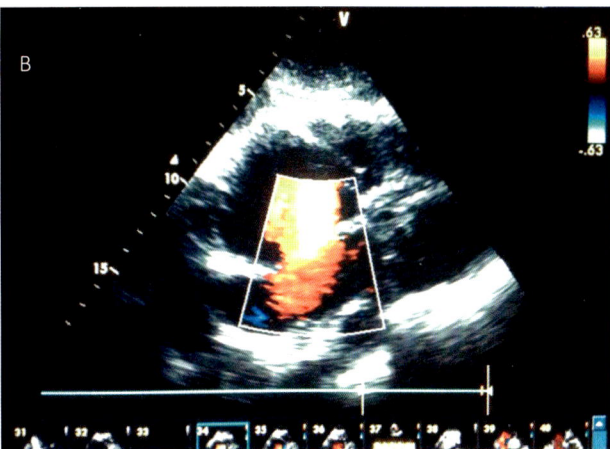

Figura 70.5. Em A, observamos a presença do defeito de septo interatrial tipo *ostium secundum* em imagem feita na janela subcostal. Em B, vemos o fluxo através do defeito, saindo do átrio esquerdo em direção ao átrio direito. AD: átrio direito; AE: átrio esquerdo; CIA OS: comunicação interatrial *ostium secundum*.

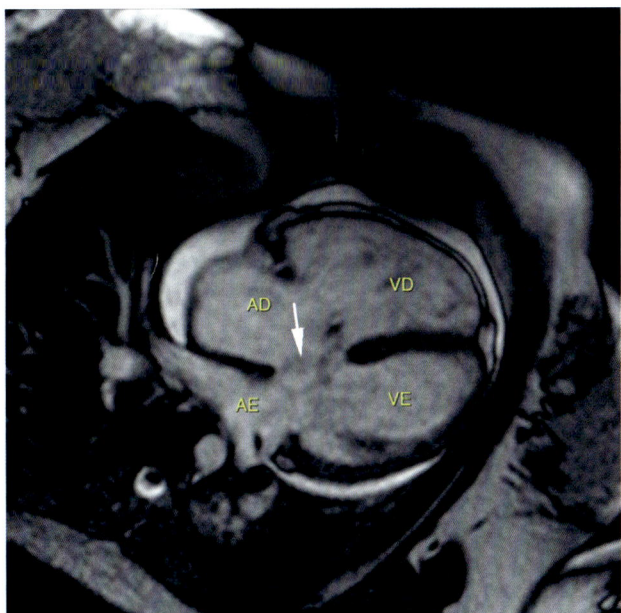

Figura 70.6. Imagem de ressonância magnética cardíaca do corte de quatro câmaras em paciente com comunicação interatrial tipo *ostium primum* (seta branca). Ventrículo esquerdo (VE); ventrículo direito (VD); átrio esquerdo (AE); átrio direito (AD). Imagem cedida por Dr. Mateus Fahel e pela Dra. Renata Avila.

- Cateterismo cardíaco – não é necessário em pequenos defeitos do septo interatrial não complicados em pacientes jovens com exames de imagem não invasivos adequados, estando reservado para investigação de pressões e resistência vascular pulmonar, bem como resposta ao oxigênio e óxido nítrico nos pacientes com hipertensão arterial pulmonar. Está indicado na investigação de doença arterial coronariana em pacientes com história familiar e acima de 40 anos. Na maioria das vezes é realizado em conjunção ao fechamento transcateter do defeito.

Tratamento

Terapia medicamentosa

- Pacientes com pequeno defeito do septo interatrial são geralmente assintomáticos e não necessitam de medicação; naqueles que apresentam arritmias atriais, o ritmo sinusal deve ser restaurado se possível. Nos casos de fibrilação atrial, antiarrítmicos e anticoagulação devem ser recomendados.
- Pacientes com sintomatologia de insuficiência cardíaca devem ter a terapia apropriada instituída.

 Quando indicar tratamento intervencionista na CIA?

Dilatação de câmaras direitas pela ecocardiografia, ressonância nuclear magnética ou tomografia computadorizada (na presença de comunicação interatrial com shunt da esquerda para direita e na ausência de hipertensão pulmonar importante, ou seja a PSAP deverá ser inferior a 2/3 da PAS) manifestada com um ou mais dos achados:
- diâmetro mínimo igual ou maior que 10 mm ao ecocardiograma;
- Qp/Qs maior que 1,5:1,0 ao ecocardiograma. (alguns autores utilizam valores de corte diferentes como 1,7:1,0). Na verdade o Qp/Qs é um índice que indica a magnitude do hiperfluxo pulmonar, demonstrando que o shunt é significativo. É um dado importante, mas seu cálculo não é obrigatório se a repercussão hemodinâmica do shunt for inequívoca.

capítulo 70

Cirúrgico

- Tratamento cirúrgico é indicado entre os 2 e 4 anos de idade.
- Raramente necessita ser feito no primeiro ano de vida.
- Taxa de mortalidade cirúrgica é baixa (abaixo de 1%).
- Resistência vascular pulmonar (RVP) elevada (≥ 8 UI/m²) é uma contra indicação à cirurgia.

Transcateter

- A oclusão percutânea do defeito do septo interatrial está bem definida, sendo específica para os defeitos da fossa oval (*ostium secundum*); deve haver uma borda livre de 4 a 5 mm entre o orifício e as valvas atrioventriculares ou entre o defeito e a entrada das valvas pulmonar e sistêmica.
- Defeitos até 40 mm podem ser ocluídos com esta técnica. Os dispositivos mais usados são o Amplatzer Septal Occluder, Occlutech ou Ceraflex. Mais recentemente o Hearthstitch tem sido utilizado.
- Em pequenos defeitos ou forame oval patente associados à embolia paradoxal, resultando em shunt direita-esquerda, pode ser realizada a oclusão transcateter considerando-se avaliação neurológica adequada.

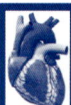

Quais complicações podem surgir em médio ou longo prazos nos pacientes submetidos a fechamento de CIA?

- Taquiarritmias (*flutter* e fibrilação atrial) – considerar arritmias cirúrgicas.
- Bradiarritmias com necessidade de implante de marcapasso permanente.
- Bloqueio atrioventricular total, naqueles pacientes com defeito do septo atrioventricular.
- Risco de acidente vascular cerebral e pacientes idosos; considerar tromboprofilaxia empírica nos pacientes acima de 40 anos e naqueles que requerem reparo complexo.

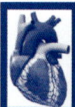

Quais defeitos residuais podem ocorrer em pacientes submetidos ao fechamento da CIA?

- Pequenos defeitos do septo interatrial são comuns por deiscência do *patch*.
- Insuficiência cardíaca direita ou hipertensão arterial pulmonar progressiva: risco relacionado à idade do paciente à época do fechamento do defeito.
- Regurgitação de valva atrioventricular ou estenose subaórtica (*ostium primum*).
- Migração do dispositivo ou erosão (oclusão percutânea).
- Hipertensão arterial sistêmica e congestão venosa pulmonar, complicação muito incomum, pode ocorrer em pacientes idosos com baixa complacência ventricular esquerda.

Situações especiais

Gestação

- Geralmente bem tolerada.
- Sintomas e complicações podem acontecer após a segunda ou terceira gestação.
- Evitar trombose venosa profunda e embolia.
- Contraindicação absoluta: hipertensão arterial pulmonar severa.

Endocardite infecciosa

- Rara antes e após o fechamento do defeito.

> **Dica**
> Pacientes com CIA não apresentam indicação de realizar profilaxia para endocardite infecciosa antes de procedimentos dentários, de acordo com as Diretrizes nacionais e internacionais sobre o assunto. A exceção é nos primeiros 6 meses após o tratamento intervencionista do defeito. Qual é o sentido disso? Nos primeiros meses após a colocação de prótese percutânea, por exemplo, temos um material estranho ao organismo que serve de ponto de ancoragem para bactérias que, porventura, entrem na corrente sanguínea. Após 6 meses é esperado que já tenha havido a endotelização de todo o dispositivo e assim não há mais contato do material protético com o sangue. A partir deste momento volta a não haver indicação para profilaxia de endocardite.

Atividade física

- Pacientes com pequeno defeito do septo interatrial e sem hipertensão pulmonar têm capacidade normal ao exercício, sem limitações à atividade física.
- Naqueles com amplo *shunt* esquerda-direita há limitação ao exercício devido à diminuição da função cardiopulmonar.
- Arritmias ventriculares ou supraventriculares sintomáticas também podem comprometer a capacidade ao exercício, impondo limitações à prática de esportes competitivos.
- Pacientes com hipertensão pulmonar significativa (PMAP acima de 40 mmHg) devem limitar suas atividades.
- Naqueles com hipertensão pulmonar severa com *shunt* direita esquerda, a prática de atividade física é contraindicada.

■ Comunicação interventricular (CIV)

- **Defeito cardíaco congênito mais comum na infância**, correspondendo a cerca de 20-25% de todas as cardiopatias congênitas, excluindo aquelas nas quais a CIV ocorre como parte de uma cardiopatia congênita cianótica.

- Pode ocorrer como defeito isolado ou em associação a outros defeitos cardíacos.
- Fechamento espontâneo pode ocorrer ao longo da vida, sendo mais frequente durante os primeiros anos de vida. A incidência de fechamento varia de acordo com o tamanho do defeito, variando de 5-10% nos defeitos grandes a moderados até cerca de 60% nos defeitos pequenos.
- Nos casos de CIV perimembranosa este fechamento é decorrente de aderência do folheto septal da valva tricúspide ao septo interventricular e proliferação de tecido nos bordos da CIV, nos casos de CIV muscular.
- Hipertrofia de graus variáveis da via de saída do VD pode ocorrer durante a evolução do paciente, levando a uma limitação do fluxo pulmonar (fallotização), inclusive com aparecimento de cianose.
- Insuficiência aórtica pode complicar a evolução destes pacientes, sendo decorrente de prolapso de uma cúspide da valva aórtica, ocorrendo em cerca de 5% dos pacientes e instalando-se na maioria dos casos entre os 2 e 10 anos de idade.
- Doença vascular pulmonar é uma importante causa de morbidade e mortalidade durante o acompanhamento e está associada a grandes defeitos e algumas situações, como pacientes portadores de síndromes genéticas, em especial na síndrome de Down.

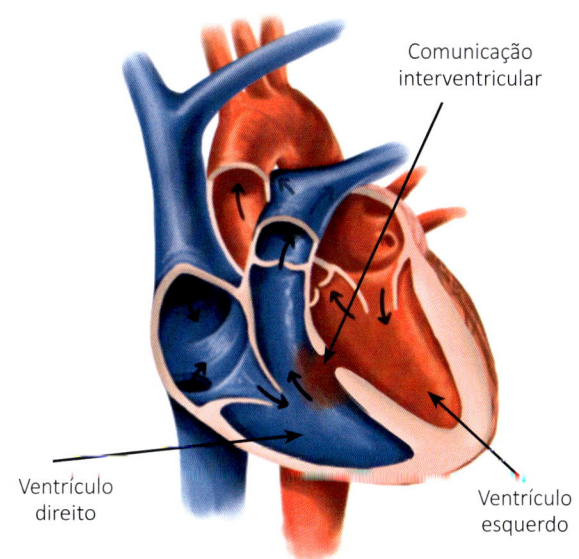

Figura 70.7. **Comunicação interventricular perimembranosa.**

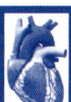

Como classificar os diferentes tipos de CIV?

- Perimembranosa: limitada pelo septo membranoso, tem continuidade fibrosa com as valvas aórtica e tricúspide. Frequentemente tem extensão para as vias de entrada, saída ou a porção trabecular (Figura 70.7).
- Muscular: limitada completamente por miocárdio. Pode estar localizada nas vias de entrada, saída ou na porção trabecular. Pode ser única ou múltipla.
- Subarterial ou duplamente relacionada: tem como parte dos seus bordos a continuidade fibrosa entre os folhetos das valvas semilunares. Localizada na via de saída da região septal.

Defeitos associados
- Persistência do canal arterial (PCA), CIA, estenose pulmonar (EP), coarctação de aorta (CoAo), estenose aórtica (EAo).

Diagnóstico clínico
- Defeitos pequenos ou restritivos acarretam significativo gradiente pressórico VE-VD e são acompanhados de pequeno *shunt* com Qp:QS ≤ 1,5:1. Via de regra os pacientes são assintomáticos e muitas vezes têm a suspeita diagnóstica pela presença de sopro detectada em consulta de rotina.
- Defeitos moderados são associados com Qp:Qs em torno de 1,5-2,5:1 e podem ocasionar uma moderada sobrecarga de volume ao VE. Pacientes podem ser sintomáticos precocemente com quadro de dispneia, baixo peso e infecções frequentes do trato respiratório.
- Defeitos amplos com baixa resistência vascular pulmonar apresentam um Qp:Qs > 2,5:1 e acarretam uma importante sobrecarga de volume ao VE. Estes pacientes apresentam sintomas precoces e podem evoluir com quadro de importante insuficiência cardíaca.
- A maioria dos pacientes portadores de CIV com repercussão hemodinâmica que chega à idade adulta já tem um reparo cirúrgico realizado ao longo das primeiras décadas de vida.
- Alguns destes pacientes podem ter uma pequena CIV com discreta repercussão hemodinâmica e leve aumento das cavidades esquerdas. Outros podem ser portadores de CIV moderada com moderado aumento das cavidades esquerdas e finalmente um outro grupo é o de portadores de ampla CIV que desenvolveu importante vasculopatia pulmonar e apresenta-se com cianose por inversão do *shunt* no nível do defeito (reação de Eisenmenger).

Quadro clínico e exame físico
- Depende do grau de repercussão do defeito: nos casos de defeitos pequenos os pacientes são assintomáticos e apresentam ao exame físico precórdio calmo, sem deformidades, frêmito sistólico pode estar presente em bordo esternal esquerdo baixo (BEEB), ausculta-se um sopro holossistólico 3-5/6+) e a B2 é normofonética em foco pulmonar.
- Defeitos moderados apresentam sintomas discretos a moderados de insuficiência cardíaca, necessidade de me-

dicação. Ao exame físico: impulsões sistólicas ao nível da região paraesternal, sopro holossistólico, podendo haver presença de B3 e sopro diastólico apical que corresponde ao hiperfluxo imposto à valva mitral pelo retorno excessivo de sangue através do leito vascular pulmonar em um pulmão de baixa resistência. A B2 pode ser normofonética.

- Defeitos grandes evoluem com quadro de franca insuficiência cardíaca e necessidade de medicação que pode ser ineficaz para o controle do quadro de IC. Nestes pacientes o precórdio apresenta deformidade (abaulamento precordial), é hiperdinâmico, o sopro pode ser holossistólico e a B2 já se torna hiperfonética.
- Os casos que desenvolvem importante hipertensão arterial pulmonar seguida de vasculopatia pulmonar apresentam melhora significativa e gradual dos sintomas congestivos, evoluindo em torno da segunda década de vida para aparecimento de cianose e suas complicações (eritrocitose secundária, deficiência de ferro, trombocitopenia, fenômenos tromboembólicos, baqueteamento digital).
- Nesses pacientes, existe uma mudança substancial na ausculta cardíaca com diminuição e desaparecimento do sopro da CIV, aparecimento de estalido de ejeção pela dilatação da artéria pulmonar, e aparecimento de sopro diastólico em foco pulmonar.

Exames complementares

ECG

- Os achados eletrocardiográficos variam de acordo com o tamanho da CIV e o grau de hipertensão pulmonar.
- Em defeitos pequenos o ECG pode ser normal (Figura 70.8).
- Casos com repercussão hemodinâmica podem apresentar taquicardia sinusal com sobrecarga de AE e ventricular esquerda ou sobrecarga biventricular.
- Casos com importante hipertensão arterial pulmonar podem apresentar apenas sinais de sobrecarga do VD (Figura 70.9).

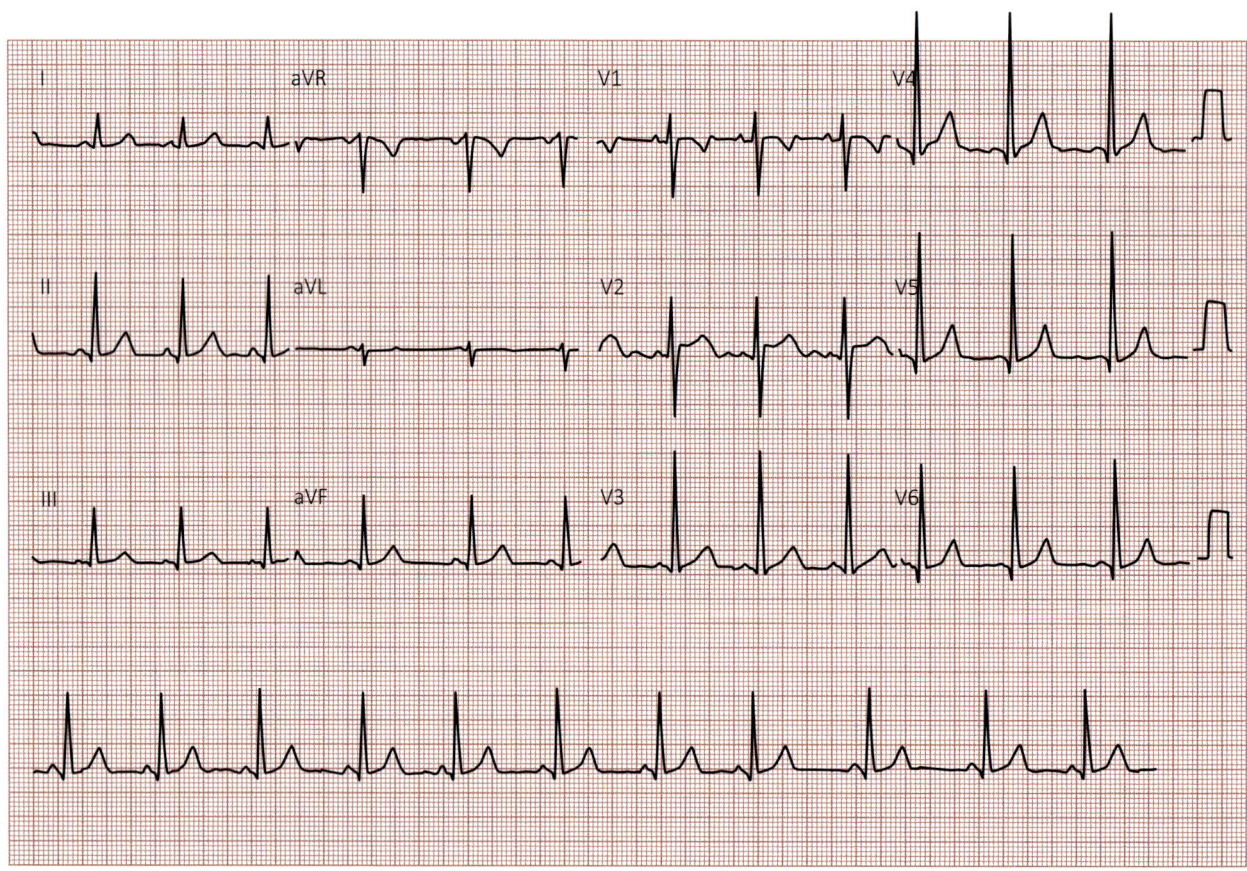

Figura 70.8. **CIV sem repercussão hemodinâmica. ECG normal.**

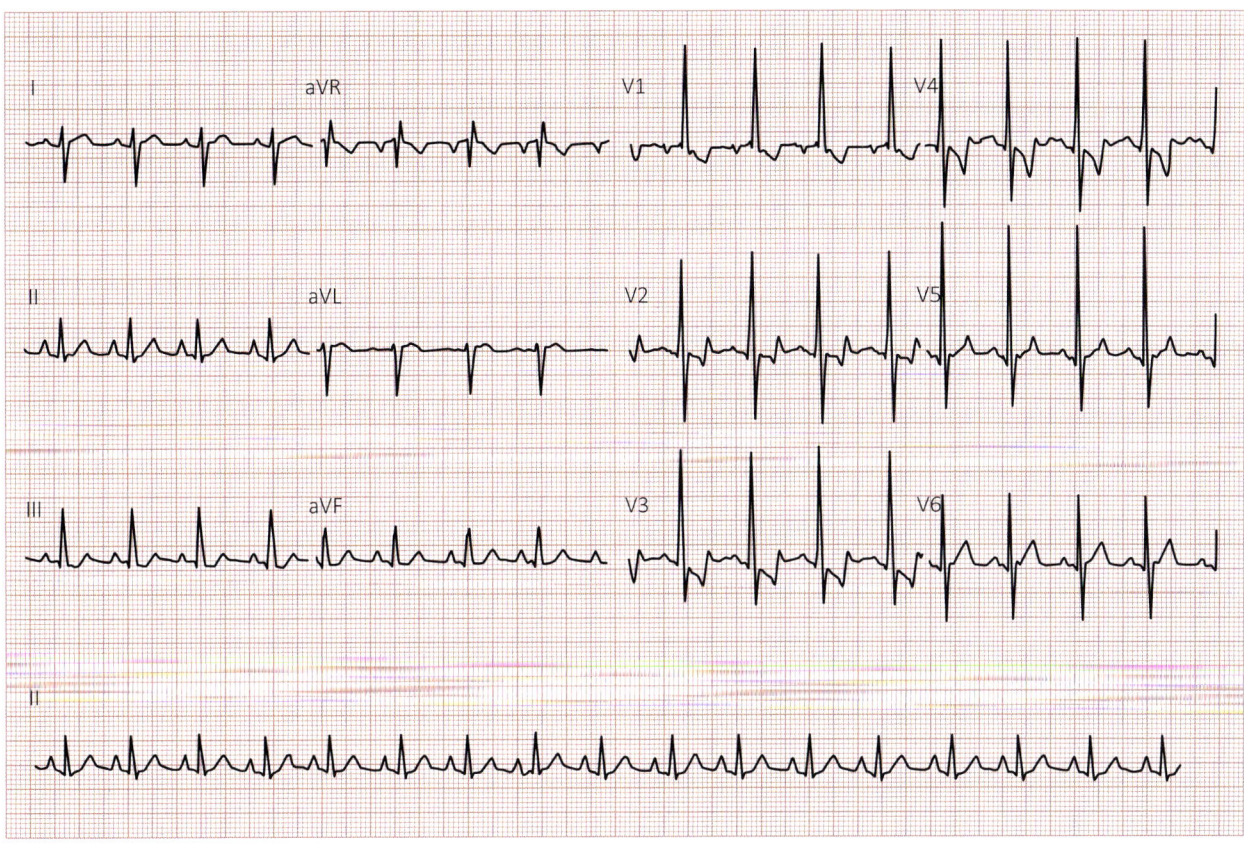

Figura 70.9. CIV com importante hipertensão arterial pulmonar. Padrão de sobrecarga do VD.

Radiografia do tórax

- De forma semelhante ao ECG, as alterações encontradas no estudo radiológico do tórax variam de acordo com o grau de repercussão hemodinâmica.
- Pode ser normal ou pouco alterado em casos de CIV pequena.
- Nos casos com repercussão hemodinâmica estão presentes cardiomegalia à custa das cavidades esquerdas, dilatação do tronco da artéria pulmonar e aumento da vasculatura pulmonar.
- Nos casos com doença vascular pulmonar estabelecida observa-se uma importante dilatação do tronco da artéria pulmonar, com pobreza da vasculatura pulmonar periférica.

Ecocardiograma

- O ecocardiograma transtorácico é o principal método diagnóstico em crianças, adolescentes e adultos com boa janela ecocardiográfica. Dados fornecidos incluem o tamanho, localização, número, dimensões das câmaras cardíacas, defeitos associados, função ventricular, estimativa da pressão sistólica do ventrículo direito e pressão média de artéria pulmonar (Figura 70.10).
- Em adultos, o ecocardiograma transesofágico pode ser necessário. O Doppler ecocardiográfico de pacientes já operados avalia a presença/ausência de *shunt* residual, evolução da pressão sistólica do ventrículo direito, de regurgitação aórtica, função ventricular e obstrução das vias de saída ventriculares.

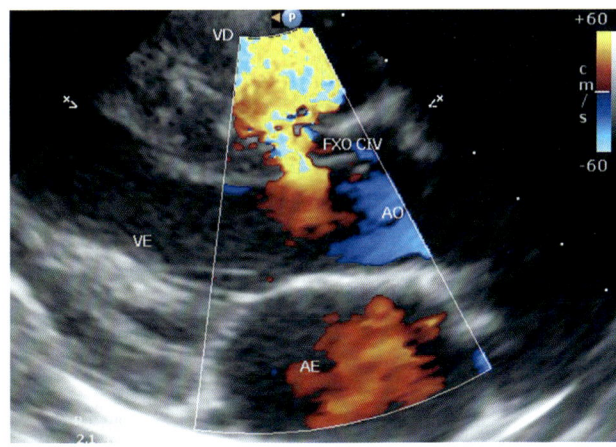

Figura 70.10. CIV perimembranosa ao ecocardiograma. VE: Ventrículo esquerdo; AE: átrio esquerdo; AO: aorta; VD: ventrículo direito; FXO CIV: fluxo através da CIV. Imagem gentilmente cedida pela Dra Cristina Ventura.

Tomografia computadorizada/ressonância magnética

- Estes exames, uma vez disponíveis, podem ser utilizados na avaliação da árvore arterial pulmonar, de veias pulmonares, anatomia da aorta e para confirmar anatomia incomum de defeitos, como os de via de entrada ventricular, não bem esclarecidos ao ecocardiograma (Figura 70.11).

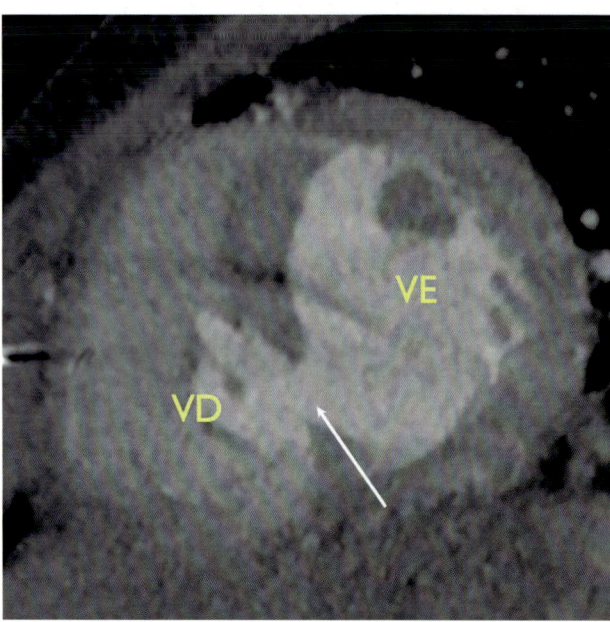

Figura 70.11. Imagem de ressonância magnética cardíaca em eixo curto. Observa-se presença de comunicação interventricular muscular (seta branca). Ventrículo esquerdo (VE); ventrículo direito (VD). Imagem cedida por Dr. Mateus Fahel e pela Dra. Renata Avila.

Cateterismo cardíaco

 Quando solicitar cateterismo cardíaco para paciente com CIV?

- A solicitação de estudo hemodinâmico para avaliação de CIV diminuiu consideravelmente nas últimas décadas, com o advento de outros métodos diagnósticos, como o ecocardiograma.
- Deverá ser solicitado nos casos em que outros defeitos associados não tenham sido convenientemente esclarecidos.
- Nos casos de doença vascular pulmonar, para avaliar cálculos de fluxo e resistência e verificar resposta de vasorreatividade vascular pulmonar.
- Realização de angiografia coronariana nos pacientes de risco para doença arterial coronariana ou nos pacientes acima de 40 anos que vão ser submetidos a tratamento cirúrgico.

■ Tratamento

Terapia medicamentosa

- O uso de vasodilatador pulmonar pode ser considerado em adultos com CIV e doença vascular pulmonar progressiva/severa.

Cirúrgico

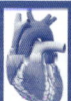 **Quais as indicações de tratamento intervencionista na CIV congênita?**

Está indicado quando a relação entre os fluxos sanguíneos pulmonar e sistêmico (Qp/Qs) for maior ou igual a 1,5/2,0:1,0, com evidências clínicas de sobrecarga de volume ventricular esquerdo, pressão de artéria pulmonar menor que 2/3 da pressão sistêmica e RVP menor que 2/3 da RVS (nível de evidência B). Têm indicação os defeitos com Qp/Qs maior que 1,5:1 na presença de disfunção sistólica ou diastólica ventricular esquerda (nível de evidência B). A indicação do fechamento do defeito em pacientes com história prévia de endocardite infecciosa (nível de evidência C) é controversa, devendo preferencialmente ter sua conduta individualizada.

- Cirurgiões com treinamento e experiência em cardiopatias congênitas devem ser requisitados (nível de evidência C).
- Quando a hipertensão arterial pulmonar severa está presente, o fechamento da CIV é considerado de alto risco e só deve ser indicado se o *shunt* é predominantemente E-D e existe uma resposta da vasculatura pulmonar no estudo hemodinâmico ou na evidência, através da biópsia pulmonar, de que as alterações no nível dos vasos pulmonares são passíveis de reversibilidade.
- A técnica primária do reparo inclui o fechamento do defeito com enxerto de pericárdio ou sutura contínua da lesão. O acesso pode ser por ventriculotomia direta ou atriotomia e desinserção da valva tricúspide; obstrução ventricular direita deve ser tratada com ressecção e ampliação da via de saída desta câmara com enxerto de pericárdio (usualmente bovino), além de o reparo de defeitos associados, como os valvares aórtico e tricúspide, dentre outros, poder ser necessário.
- A mortalidade precoce é de aproximadamente 1% na ausência de aumento da resistência vascular pulmonar. A sobrevida tardia é excelente quando a função ventricular é normal; hipertensão arterial pulmonar pode regredir, manter-se inalterada ou progredir.
- A oclusão transcateter é uma alternativa ao tratamento cirúrgico em pacientes com fatores de risco cirúrgico elevados, múltiplas cirurgias cardíacas prévias, desde que os critérios para tal procedimento sejam preenchidos. BAVT pode ocorrer após o reparo cirúrgico; arritmias ventriculares estão mais associadas ao reparo tardio.

Gestação

- Pacientes com CIV e hipertensão pulmonar severa/síndrome de Eisenmenger têm alto risco de mortalidade materno-fetal devendo a gestação, portanto, ser desencorajada.
- Mulheres com defeitos pequenos, sem doença vascular pulmonar e ausência de lesões associadas não têm risco aumentado na gestação, sendo esta geralmente bem tolerada. Apesar de o *shunt* E-D poder causar aumento do débito cardíaco durante a gestação, este é contrabalanceado pela queda na resistência vascular periférica.
- Mulheres com defeitos amplos podem apresentar arritmias, disfunção ventricular e progressão da hipertensão arterial pulmonar.

Atividade física

- Pacientes com defeitos pequenos sem lesões associadas e função ventricular normal não devem ter atividade física restrita. Se a doença vascular pulmonar está instalada, a atividade física geralmente é autolimitada e exercícios físicos extenuantes devem ser evitados, bem como viagens com altitudes acima de 5.000 pés. Em viagens aéreas de longa distância, precauções quanto à desidratação e recomendações específicas de suporte de oxigênio devem ser consideradas.

■ Persistência do canal arterial (PCA)

- Comunicação entre aorta e artéria pulmonar (Figura 70.12). Pode estar isolada ou em associação a outras cardiopatias congênitas (mais comumente a comunicação interventricular ou comunicação interatrial).
- Estrutura importante na circulação fetal, sendo responsável pelo desvio do fluxo do VD para a circulação sistêmica do feto.
- Fechamento antes do nascimento pode levar a quadro de insuficiência cardíaca no feto.
- Nas primeiras 24-72 horas após o nascimento ocorre o fechamento funcional do canal arterial, sendo o fechamento anatômico concluído até o terceiro mês de vida.
- Incidência elevada nos prematuros.
- Associação com rubéola congênita.

Manifestações clínicas

- Depende da magnitude do *shunt* E-D através do canal arterial e do comportamento do leito vascular pulmonar.
- Nos defeitos pequenos sem repercussão hemodinâmica o paciente é assintomático.
- Nos que apresentam repercussão observa-se dispneia, baixo ganho ponderal, infecções respiratórias de repetição e sinais de insuficiência cardíaca.

Diagnóstico

- O diagnóstico de um paciente com suspeita de persistência de canal arterial é direcionado para definir a

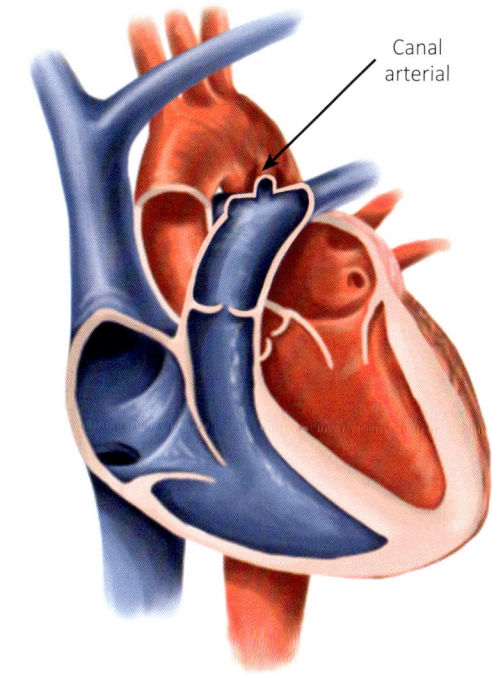

Figura 70.12. **Representação do canal arterial.**

presença e o seu tamanho, o efeito do *shunt* sobre as câmaras cardíacas esquerdas, a circulação pulmonar e lesões associadas.

- No exame físico pode estar presente aumento de amplitude dos pulsos, precórdio hiperdinâmico e um clássico **sopro contínuo em maquinaria em área infraclavicular esquerda**; sopro diastólico em área mitral pode ser audível nos pacientes com amplo canal arterial e baixa resistência vascular pulmonar. Se a hipertensão arterial pulmonar está presente, apenas um sopro sistólico de baixa amplitude pode estar audível, além do aumento da sonoridade da segunda bulha cardíaca, à custa do componente pulmonar.
- **Em pacientes com hipertensão pulmonar severa pode ser observada cianose diferencial com cianose presente em membros inferiores e ausente ou discreta em membros superiores** (parte do sangue do ventrículo direito que chega à artéria pulmonar é desviado através do canal arterial para a aorta descendente abaixo da artéria subclávia esquerda, causando cianose e frequentemente baqueteamento digital nas extremidades inferiores).

Exames complementares

Eletrocardiograma

- Em defeitos pequenos pode ser normal; pode mostrar aumento atrial esquerdo e hipertrofia ventricular esquerda nos defeitos moderados (Figura 70.13). Hipertrofia ventricular direita pode estar presente nos casos que desenvolvem hipertensão arterial pulmonar.

Ecocardiograma

- O ecocardiograma com Doppler a cores na visão do eixo curto paraesternal fornece o diagnóstico; a medida do gradiente transpulmonar através do ducto no Doppler contínuo pode estimar a pressão arterial pulmonar.

Tomografia computadorizada/ressonância magnética

- Usualmente não são necessárias no diagnóstico da persistência do canal arterial (Figura 70.14).

Cateterismo cardíaco

- Habitualmente não é necessário.
- Indicado nos casos suspeitos de doença vascular pulmonar obstrutiva para cálculo de fluxo e resistência.
- Outra indicação é o cateterismo intervencionista para fechamento percutâneo do canal.

Diagnóstico diferencial

- "Hum venoso".
- Fístula coronária cavitária.
- Rutura de seio de Valsalva.
- Janela aortopulmonar.

Tratamento

- A anatomia do canal arterial em adultos é marcada pela presença de calcificações e tecido friável em área do istmo aórtico e artéria pulmonar, dificultando a sua manipulação cirúrgica.
- Tratamento clínico na idade adulta é direcionado para insuficiência cardíaca ou arritmias, quando presentes.
- A indicação para fechamento do canal arterial nestes pacientes é semelhante àquela para idade pediátrica: qualquer paciente portador de canal arterial sintomático deve ter o canal fechado.
- Nos casos de defeitos pequenos, com ECG e radiografia do tórax normais e sem sinais de crescimento de câmaras no ecocardiograma, deve ser mantido em acompanhamento clínico.
- Pacientes com doença vascular pulmonar e resistência pulmonar > 8 U/m² não devem ser considerados para tratamento cirúrgico ou percutâneo.

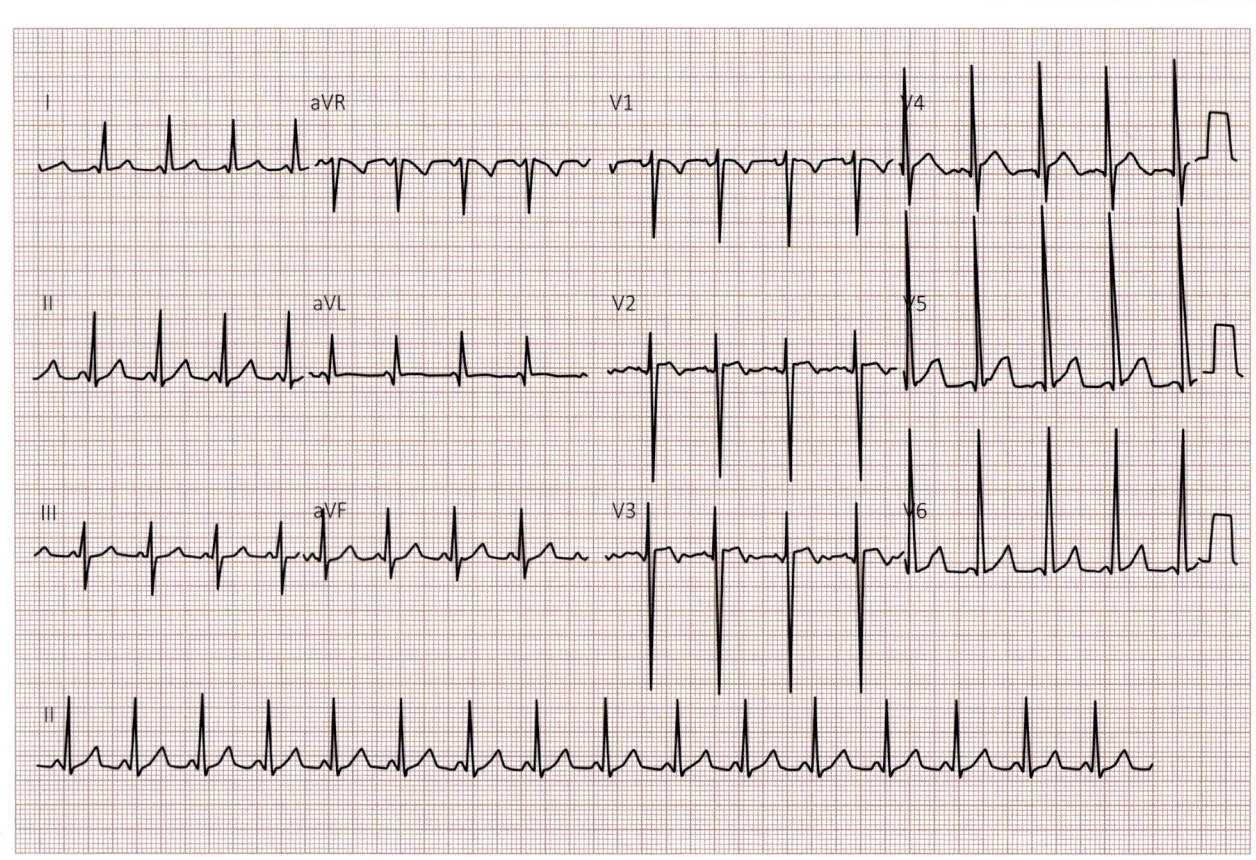

Figura 70.13. Paciente com 14 anos portador de CIV com repercussão hemodinâmica. ECG com padrão de sobrecarga do ventrículo esquerdo.

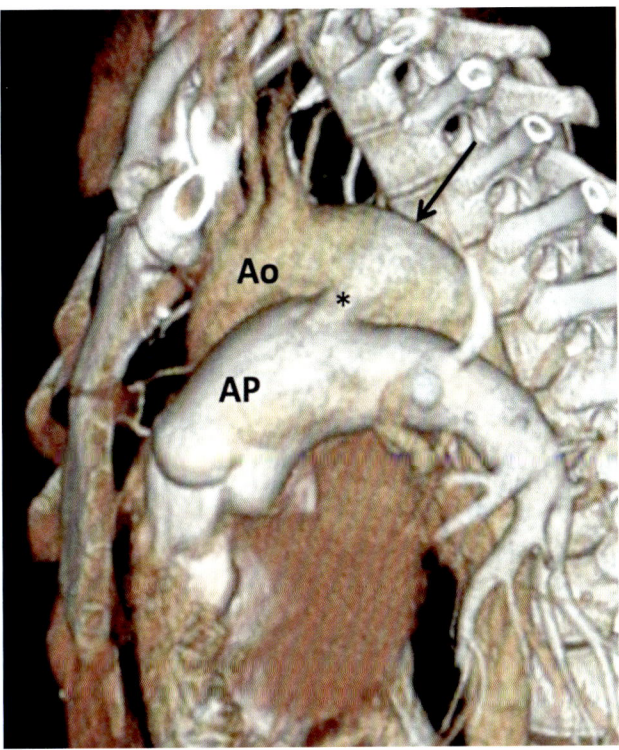

Figura 70.14. Reconstruções 3D de angiotomografia cardíaca. Presença de canal arterial patente (asterisco preto) conectando o tronco da artéria pulmonar (AP) à aorta (Ao). Note que a contrastação da Ao na região do istmo é similar à da AP, refletindo a passagem de fluxo sanguíneo neste local, comprovando a patência do canal (seta preta). Imagem cedida pelo Dr. Mateus Fahel.

- A abordagem primária é feita por toracotomia posterolateral esquerda ou esternotomia; é realizada a ligadura com fios, secção em dois cotos ou com clipes metálicos; a presença de calcificações está associada a aumento do risco cirúrgico.
- A mortalidade cirúrgica precoce da maioria dos defeitos é baixa; recanalização é rara. Complicações incluem lesão do nervo laríngeo recorrente, nervo frênico e do ducto torácico.

Oclusão percutânea

- Canais com diâmetro até 3 mm costumam ser ocluídos com *coil* de Gianturco; canais maiores podem ser tratados com próteses, sendo a de Amplatzer a mais utilizada. Complicações incluem *shunt* residual, migração da prótese e endarterite, sendo raras. Em geral, é o procedimento de escolha para tratamento do defeito isolado, apresentando baixa mortalidade.

Seguimento clínico

- É indicado o acompanhamento de pacientes com pequenos defeitos sem repercussão hemodinâmica ou sobrecarga de câmaras cardíacas esquerdas a cada 3 a 5 anos.
- Profilaxia para endocardite não é recomendada para aqueles com lesões reparadas sem *shunt* residual.

Coarctação de aorta (CoAo)

- Definida como um estreitamento na região da aorta descendente no local de inserção do canal arterial abaixo da artéria subclávia esquerda (Figura 70.15).
- Em alguns casos pode haver estreitamento do arco aórtico e do istmo.
- Quatro a 6% dos casos de CoAo ocorrem fora da localização classicamente descrita.
- Cerca de 40 a 50% dos casos são acompanhados de valva aórtica bicúspide (habitualmente por fusão dos folhetos coronariano direito e esquerdo).
- Associação com síndrome de Turner e síndrome de Williams-Beuren.

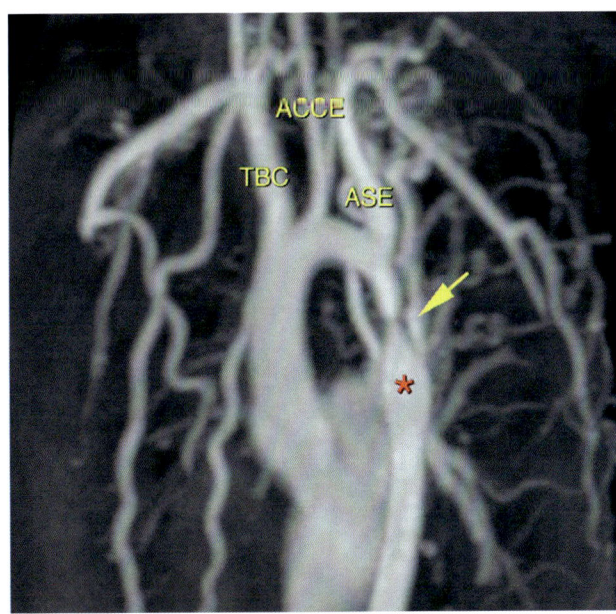

Figura 70.15. Imagem em visão oblíqua lateral esquerda de angiorressonância de aorta torácica de paciente com coarctação de aorta (seta amarela). Nota-se dilatação pós-coarctação na aorta descendente torácica (asterisco vermelho). TBC: Tronco braquiocefálico; ACCE: artéria carótida comum esquerda; ASE: artéria subclávia esquerda. Imagem gentilmente cedida pela Dra Renata Ávila.

Diagnóstico clínico

- Maioria dos pacientes adultos pode ser assintomática mas alguns apresentam queixa de cefaleia, fatigabilidade em membros inferiores ou claudicação.
- Associação de hipertensão arterial sistêmica e diminuição ou ausência de pulsos em membros inferiores.

- Há um atraso no pulso entre o braço direito e as artérias femoral ou poplítea; a medida da pressão arterial nos membros superiores e inferiores evidenciará um diferencial de pressão.

> **Dica**
> Coarctação de aorta é uma importante causa de hipertensão arterial sistêmica secundária, devendo ser considerada principalmente em indivíduos jovens sem outras causas que justifiquem a HAS. Nestes casos, o achado de pulsos reduzidos ou ausentes em MMII deve levar à consideração do diagnóstico.

Exames complementares

Eletrocardiograma

- Pode ser normal ou mostrar hipertrofia ventricular esquerda e anormalidades da onda T e do segmento ST.

Radiografia de tórax

- Área cardíaca pode ser normal ou aumentada à custa do ventrículo esquerdo.
- Dilatação da aorta ascendente pode estar presente.
- O sinal do 3 pode aparecer entre o arco transverso e sobre a artéria pulmonar principal.
- Imagem de corrosão do bordo inferior das costelas (sinal de Röesler) nos casos de circulação colateral por artérias intercostais calibrosas (Figura 70.16).

Ecocardiograma

- A coarctação da aorta pode ser demonstrada em visão supraesternal do arco aórtico, visualizando-se a turbulência ao Doppler na aorta descendente proximal e mostrando as características do fluxo diastólico (Figuras 70.17 e 70.18); fluxo anormal também pode ser visualizado em aorta abdominal (Figura 70.19), diminuição da pulsatilidade e ausência de fluxo diastólico reverso precoce; fluxo de vasos colaterais pode ser detectado pelo fluxo a cores e Doppler pulsado.
- Importante também se faz a medida das dimensões do anel aórtico, seio aórtico, junção sinotubular e aorta ascendente. A anatomia da valva aórtica também pode ser determinada, bem como o tamanho do ventrículo esquerdo, massa e função ventricular, além de lesões associadas.

Testes de estresse

- Utilizados para avaliar o comportamento da pressão arterial sistêmica em vigência de repouso e exercício, que pode indicar a evolução do gradiente da coarctação.

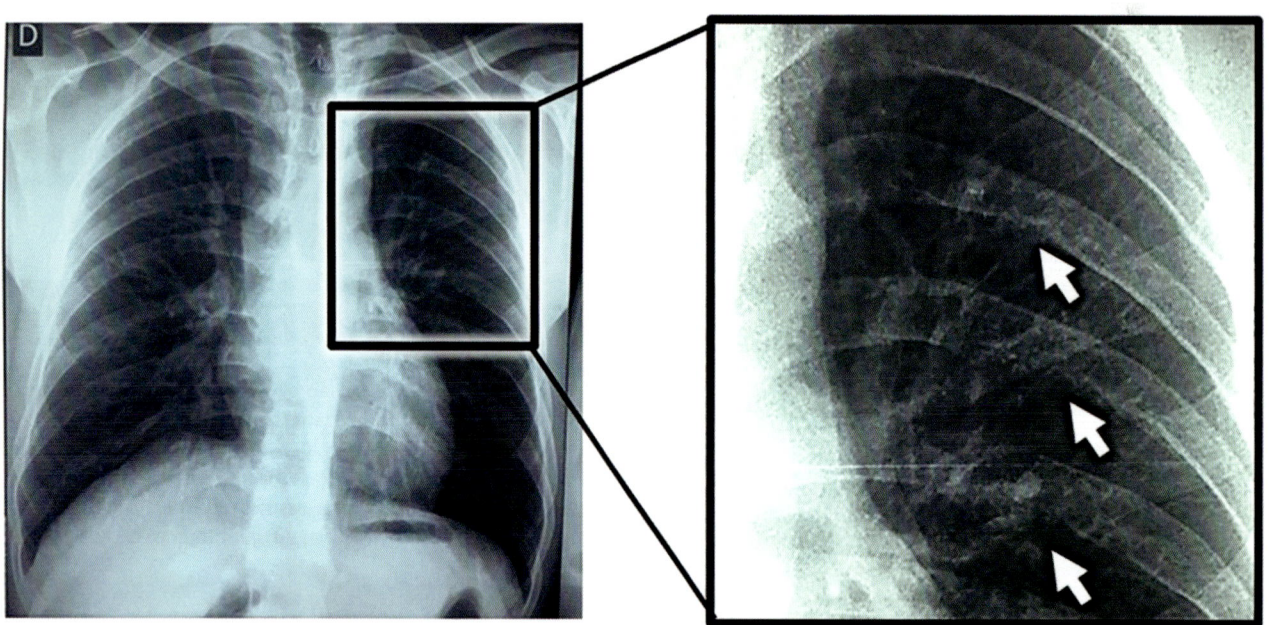

Figura 70.16. Radiografia de tórax de paciente com coarctação de aorta. Observa-se presença de sinal de Roesler (setas brancas), que é a corrosão das margens inferiores das costelas, resultado das artérias intercostais dilatadas e hiperpulsáteis. Normalmente é um sinal radiológico tardio, não sendo visto nos primeiros anos de vida. As duas ou três primeiras costelas são poupadas em razão das artérias subcostais destas costelas serem ramos de um tronco inominado, que tem origem na subclávia, de um lado e do outro, não tendo conexão com a aorta descendente.

Cardiopatias Congênitas em Adultos

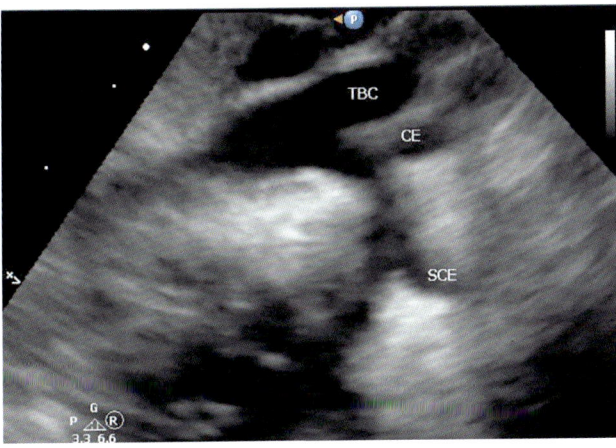

Figura 70.17. Ecocardiograma, janela supraesternal. Nota-se estreitamento da aorta em sua porção descendente. TBC: tronco braquicefálico; CE: artéria carótida esquerda; SCE: artéria subclávia esquerda. Imagem gentilmente cedida pela Dra Cristina Ventura.

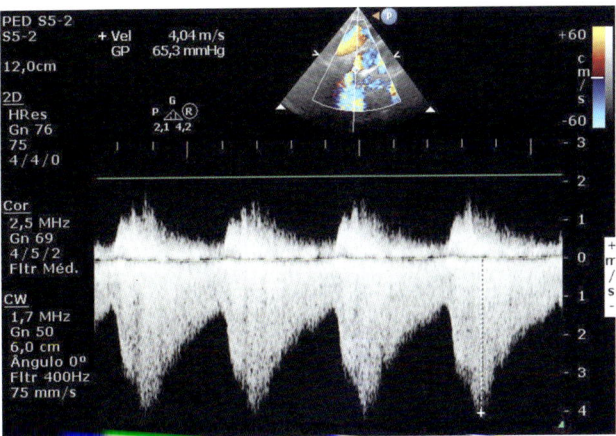

Figura 70.19. Aspecto típico do Doppler pulsado na aorta abdominal em casos de coarctação de aorta. Nota-se um fluxo contínuo, gerando um aspecto serrilhado ou em "dente de tubarão". Imagem gentilmente cedida pela Dra Cristina Ventura.

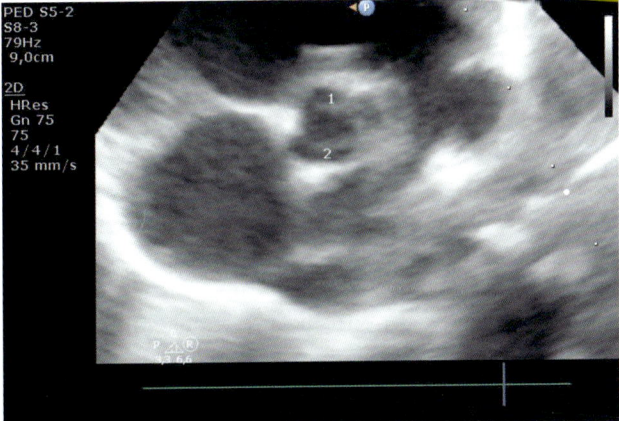

Figura 70.18. Mesmo caso da imagem anterior mostrando haver associação com valva aórtica bicúspide. Imagem gentilmente cedida pela Dra Cristina Ventura.

Tratamento – estratégias terapêuticas

- É indicado o tratamento (cirúrgico ou percutâneo) em pacientes com gradiente maior ou igual a 20 mmHg. Ou com gradiente menor, nos casos que apresentam disfunção ventricular ou circulação colateral significativa.
- Nos lactentes e crianças maiores a indicação para tratamento da coarctação nativa é cirúrgica, sendo o tratamento percutâneo indicado nos casos de recoarctação.
- Nos adolescentes e nos pacientes adultos a indicação para tratamento da coarctação nativa nos casos favoráveis é de dilatação percutânea com colocação de *stent* (Figura 70.20).

Seguimento clínico

- Pacientes com pequeno gradiente pós-intervenção cirúrgica ou sem intervenção devem ser acompanhados a cada 6-12 meses, respectivamente.
- Pacientes submetidos à intervenção percutânea devem ser acompanhados a cada 6 meses.
- HAS arterial mantém-se em aproximadamente 25% dos pacientes após intervenção.
- **Profilaxia para endocardite não é necessária nos pacientes portadores de lesões não tratadas ou tratadas com sucesso, exceto se história prévia de endocardite, enxerto cirúrgico de conduto e menos de 6 meses de cirurgia ou implante de *stent*.**

Gravidez

- Os riscos são proporcionais à severidade da coarctação e à presença de lesões associadas. Dissecção aórtica é uma complicação temível ao final da gestação; as pacientes

Angiotomografia computadorizada/ressonância nuclear magnética

- Identificam a localização precisa e a anatomia da coarctação, bem como a circulação colateral. Angiorressonância magnética para investigação de aneurismas de artérias intracranianas pode ser necessária.

Cateterismo cardíaco

- Indicado para intervenção (angioplastia com balão ou *stent*).

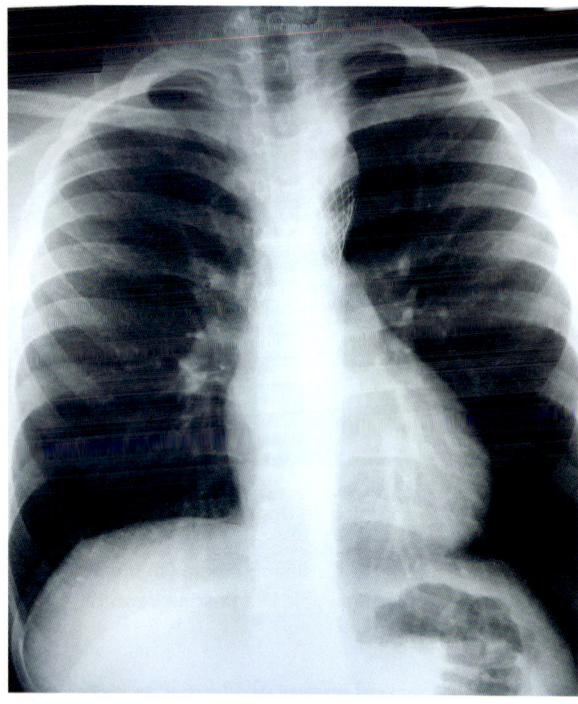

Figura 70.20. Paciente portador de coarctação da aorta, 14 anos, submetido a dilatação percutânea e colocação de *stent*.

com lesões importantes devem ser acompanhadas em centros de referência em cardiopatias congênitas.

Atividade física

- Pacientes com gradiente baixo, sem HAS ao repouso e esforço podem ter atividade física normalmente. Aqueles portadores de coarctação severa, HAS de difícil controle e lesões associadas devem ter a prática de esportes proibida. É prudente em todos os casos, submeter os pacientes à avaliação cardiológica, testes de estresse e ecocardiograma antes de permitir a prática de atividade física.

Estenose pulmonar valvar

- Geralmente ocorre como anomalia isolada.
- Corresponde a 7-10% de todas as cardiopatias congênitas.
- Pode ser classificada de acordo com o nível de obstrução em: subvalvar, valvar e supravalvar.
- De acordo com o grau de obstrução a estenose pode ser: leve, moderada ou importante.
- A repercussão do defeito depende do grau de obstrução.
- Maioria dos pacientes é assintomática.
- Pode estar associada a comunicação interatrial ou estenose periférica da artéria pulmonar.

- Associação com anomalias cromossômicas (síndromes de Noonan, Williams, Alagille).
- Na idade adulta a maioria dos pacientes já tem diagnóstico prévio e foi submetida a tratamento cirúrgico ou por via percutânea.
- Sinais e sintomas nos pacientes não tratados podem ser: intolerância ao exercício, dor torácica, dispneia, palpitação.

Exame físico

- Ritmo cardíaco geralmente é regular.
- Frêmito sistólico palpável em bordo esternal esquerdo alto (BEEA).
- Primeira bulha normal.
- Segunda bulha desdobra larga, variável, com componente pulmonar diminuído de intensidade.
- Clique de ejeção pode estar presente nos casos leves/moderados.
- Sopro sistólico ejetivo em BEEA.

Exames complementares

ECG

- Nos casos de estenose leve pode ser normal.
- Nos casos de estenose moderada/importante desvio do ÂQRS para direita e sinais de sobrecarga ventricular direita. Sobrecarga de átrio direito também pode ser encontrada (Figura 70.21).

Radiografia de tórax

- Área cardíaca com dimensões normais ou levemente aumentada.
- Abaulamento do tronco da artéria pulmonar (dilatação pós-estenótica).
- Desenho vascular pulmonar normal ou diminuído.

Ecocardiograma

- Permite uma análise precisa do nível da obstrução, da anatomia da valva pulmonar, assim como do grau de hipertrofia e da função do ventrículo direito.
- Nos casos de estenose pulmonar valvar observa-se a valva com abertura em cúpula (domo) na sístole.
- A quantificação do grau de estenose é feita através da estimativa do gradiente pela área estenótica realizada pelo Doppler contínuo e pulsado (Tabela 70.1).

Tabela 70.1. Classificação dos graus de estenose pulmonar

Velocidade de pico (m/s)	Gradiente de pico (mmHg)
Leve < 3	< 36
Moderada 3-4	36-64
Severa > 4	> 64

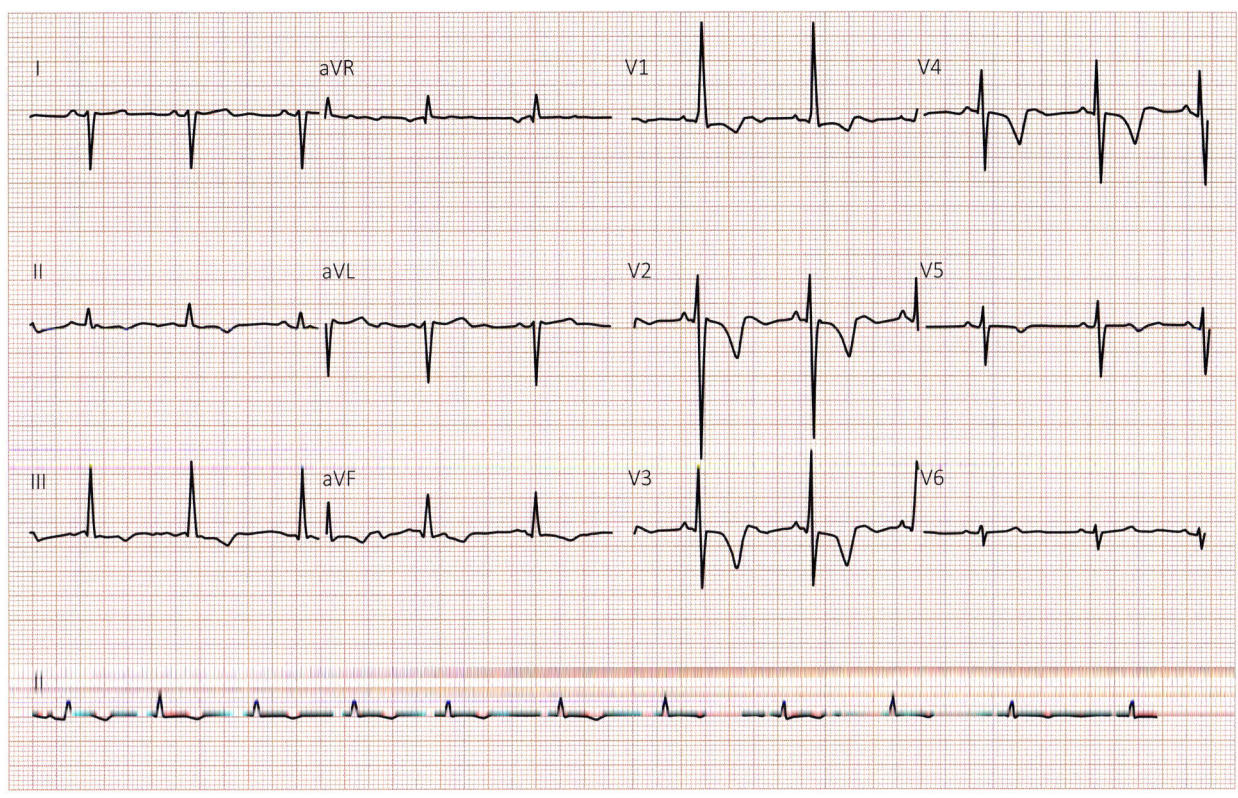

Figura 70.21. **Paciente com 16 anos portador de estenose pulmonar valvar severa com gradiente sistólico VD-TP = 120 mmHg e pequena comunicação interatrial.**

Dica

Estenose pulmonar é a única estenose valvar em que o gradiente máximo define a gravidade do acometimento valvopatia. Em todos os outros casos (estenose aórtica, estenose mitral, estenose tricúspide) o principal parâmetro pressórico para definir a severidade da valvopatia é o gradiente médio, e não o máximo.

Manuseio

- Estenose leve: pacientes são assintomáticos. Não é necessária intervenção.
- Estenose moderada a severa: procedimento de escolha é a valvuloplastia pulmonar por via percutânea.

Tetralogia de Fallot

- A tetralogia de Fallot (T4F) corresponde a aproximadamente 7 a 10% das cardiopatias congênitas, sendo a cardiopatia congênita cianótica mais comum após o primeiro mês de vida.
- A maioria dos pacientes chega à idade adulta com cirurgia prévia (paliativa ou reparo intracardíaco).

O que é a T4F?

Cardiopatia congênita caracterizada pela presença de defeitos que modificam a dinâmica do fluxo intracardíaco. Do ponto de vista anatômico observa-se:
- desvio anterior do septo infundibular;
- ampla comunicação interventricular perimembranosa;
- obstrução da via de saída do ventrículo direito, que pode ser no nível do infundíbulo, da valva pulmonar ou de ambos (Figura 70.22);
- graus variados de dextroposição da aorta;
- hipertrofia do ventrículo direito.

capítulo 70

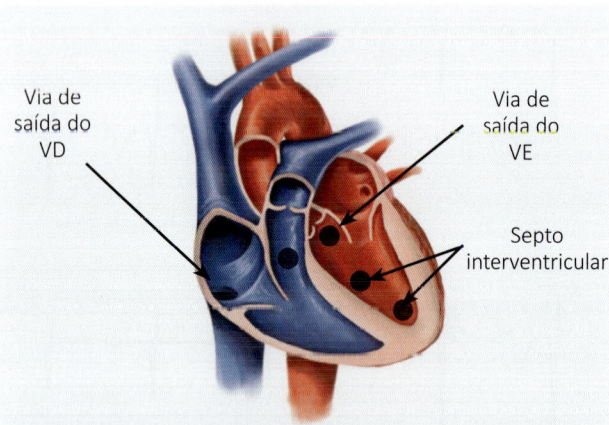

Figura 70.22. **Anatomia cardíaca normal.**

Pois bem, na T4F o que ocorre é que a porção do septo interventricular que se situa próxima às vias de saída do VD e do VE se desloca para frente (anteriormente) e para cima (superiormente). Mas, qual o ventrículo que se situa mais anteriormente, o VD ou o VE? O VD. Basta lembrar que na radiografia de tórax em perfil ele se localiza atrás do esterno. Ou seja, este desvio do septo interventricular faz com que ele se projete em direção à via de saída do VD (Figura 70.23).

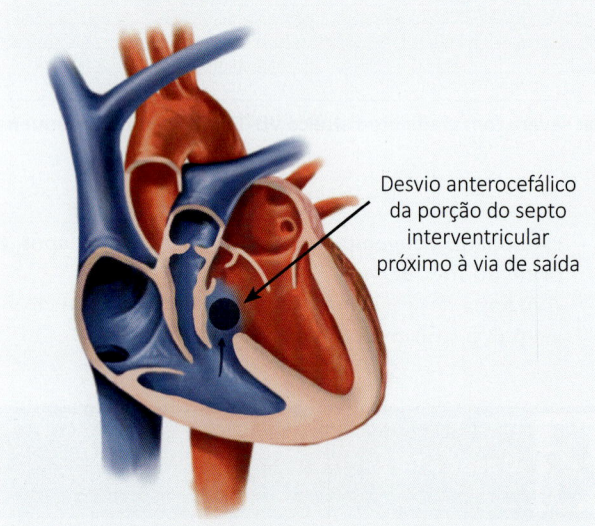

Figura 70.23. **Desvio anterocefálico da porção do septo interventricular próxima à via de saída.**

História natural

- A maioria dos pacientes é operada durante a infância e necessita do acompanhamento das lesões residuais; a apresentação clínica dependerá do grau de obstrução do trato de saída do ventrículo direito, podendo ser acianóticos (*pink* Fallot) ou com cianose em graus variáveis, além de taquipneia durante as crises de hipóxia; a maioria tem obstrução importante com *shunt* D-E e cianose.
- A sobrevida sem intervenção cirúrgica é de aproximadamente 60% até os 3 anos de idade, 30% antes de 10 anos e 5% antes dos 40 anos, ressaltando a importância do tratamento cirúrgico.

Diagnóstico clínico

- Ao nascimento algumas crianças podem ser severamente hipoxemiadas nos casos de T4F com estenose pulmonar crítica ou atresia pulmonar. A maioria apresenta cianose discreta ou é acianótica.
- Nos primeiros meses de vida, cianose de graus variados se instala e tende a progredir.
- Cerca de 40% dos pacientes desenvolvem episódios de crises de hipóxia no primeiro ano de vida. estes episódios são caracterizados taquipneia paroxística acompanhada de irritabilidade, piora da cianose e diminuição ou desaparecimento do sopro.
- Nos adolescentes e adultos a cianose central está presente, além de baqueteamento digital.
- Dispneia relacionada com esforços, policitemia.
- Exame clínico apresenta sopro sistólico ejetivo audível em bordo esternal esquerdo alto acompanhado de segunda bulha única e hiperfonética.

Diagnóstico – exames complementares

ECG

Ritmo sinusal. Sobrecarga do ventrículo direito (Figura 70.24).

Radiografia de tórax

- Área cardíaca de tamanho normal ou discretamente aumentada à custa do ventrículo direito com sobrecarga, ocasionando aspecto denominado de coração em "bota"; tronco da artéria pulmonar escavado; arco aórtico à direita em 25% dos casos. Hipofluxo pulmonar.

Ecocardiograma

- Identifica lesões residuais, tamanhos e função ventriculares, diâmetro da raiz aórtica e o grau de insuficiência valvar, além do gradiente sistólico através da via de saída do ventrículo direito.

Ressonância magnética (Figura 70.24)

- Embora não seja um exame solicitado rotineiramente na avaliação pré-operatória, é de extremo valor quando o ecocardiograma não consegue definir alguns aspectos anatômicos como, por exemplo, avaliação do grau de hipoplasia das artérias pulmonares, nos casos mais graves.
- **Na avaliação pós-operatória é importante na estimativa das alterações secundárias da insuficiência pulmonar residual, quando presentes. Cálculos dos volumes diastólico e sistólico finais do VD indexados pela superfície corpórea do paciente irão orientar o momento da reintervenção cirúrgica.**

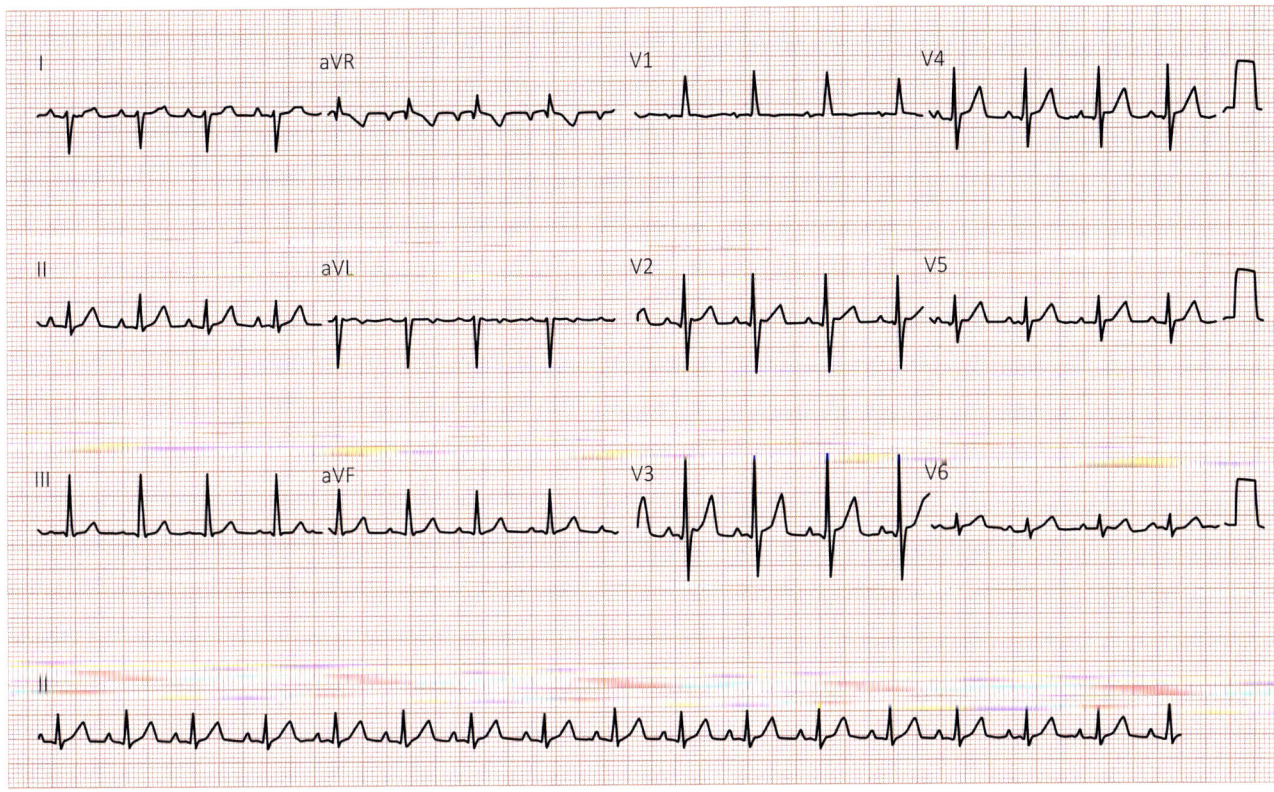

Figura 70.24. ECG de paciente portador de T4F. Observa-se sobrecarga do VD.

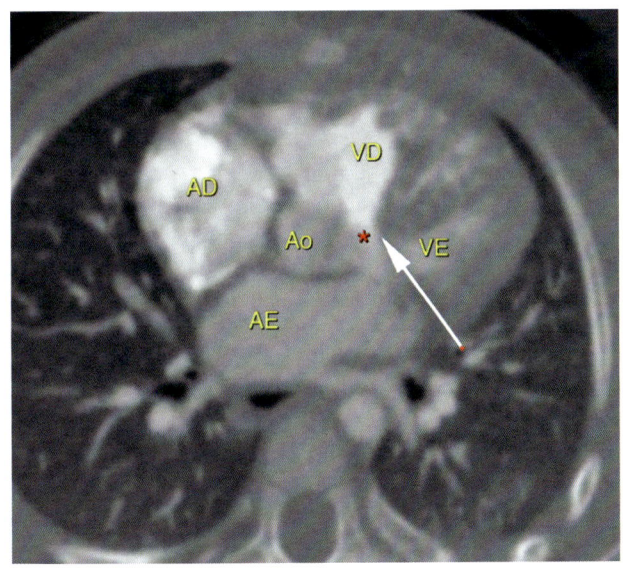

Figura 70.25. Corte axial de tomografia cardíaca de paciente portador de tetralogia de Fallot. Observa-se nesta imagem a aorta (Ao) cavalgando o septo interventricilar (seta branca) em até 50%, presença de comunicação interventricular subaórtica (asterisco vermelho) e hipertrofia do ventrículo direito (VD). VE: Ventrículo esquerdo; AE: átrio esquerdo; AD: átrio direito. Imagem cedida pelo Dr. Mateus Fahel e pela Dra. Renata Avila.

Cateterismo cardíaco

- Na maioria dos pacientes não é necessária a realização do cateterismo cardíaco em decorrência do diagnóstico ecocardiográfico ser muito acurado. Entretanto, em casos de circulação sistêmico-pulmonar, árvore pulmonar hipoplásica, anomalias de artérias coronárias, pacientes adultos com janela inadequada ou acima de 40 anos para avaliação de doença obstrutiva arterial coronariana, o estudo hemodinâmico pode ser necessário.

Tratamento cirúrgico

Procedimentos paliativos

- *Shunt* sistêmico pulmonar ou Blalock-Taussig (clássico ou modificado), que consiste na anastomose da artéria subclávia e do ramo arterial pulmonar direito ou esquerdo, com ou sem interposição de enxerto.

Reparo

- Fechamento da comunicação interventricular com enxerto de pericárdio bovino.
- Ressecção da musculatura infundibular, ampliação da via de saída do ventrículo direito e inserção de *patch* transanular ou valvoplastia pulmonar.

Complicações cirúrgicas tardias

- Insuficiência pulmonar (casos leves a moderados são bem tolerados. Insuficiência severa pode evoluir com dilatação e disfunção do ventrículo direito e regurgitação tricúspide).
- Insuficiência aórtica.
- Disfunção ventricular esquerda.
- Arritmias supra e ventricular.
- Morte súbita.

Troca valvar pulmonar em pacientes com reparo prévio de tetralogia de Fallot

- Deve ser considerada nos casos que evoluem com insuficiência severa com dilatação do VD.

Recomendações para acompanhamento clínico

Pacientes com cirurgias paliativas ou reparos devem ser acompanhados anualmente. No seguimento devem ser cuidadosamente observadas:
- lesões residuais como estenose e/ou insuficiência pulmonar;
- dilatação e função sistólica do VD nos casos que evoluem com insuficiência pulmonar;
- presença de arritmias.

Gravidez e contracepção

- Pacientes sem tratamento cirúrgico apresentam riscos materno e fetal elevados.
- Pacientes submetidas a reparo cirúrgico com boa evolução e sem lesões residuais significativas apresentam risco na gestação que se aproxima ao da população em geral. Naquelas com lesões residuais significativas (obstrução importante da via de saída do VD, insuficiência pulmonar severa), a sobrecarga volumétrica ocasionada pela gestação pode predispor a falência ventricular direita e arritmias.
- Todas as pacientes devem receber aconselhamento pré-concepção e acompanhamento durante a gestação por especialista em cardiopatia e gravidez, e em cardiopatia congênita do adulto.

■ Anomalia de Ebstein

- Cardiopatia congênita que acomete a valva tricúspide (VT) e o miocárdio do ventrículo direito (VD).
- Caracterizada por aderência dos folhetos septal e posterior, secundária a uma falha na delaminação do tecido da VT da camada interna do miocárdio durante o desenvolvimento embriológico do coração. Deslocamento apical dos folhetos septal e posterior da VT. Formação de uma cavidade atrial direita ampla por incorporação de parte do miocárdio do VD (porção atrializada do VD) que apresenta paredes finas em graus variados. O folheto anterior pode ser grande, redundante e também fenestrado ou encurtado. Os folhetos que estão aderidos possuem mobilidade reduzida, o que ocasiona insuficiência ou eventualmente estenose tricúspide, bem como dilatação da junção atrioventricular direita (anel tricúspide verdadeiro).
- Cardiopatia rara que ocorre em cerca de 1/200.000 nascimentos.
- Corresponde a menos de 1% de todas as cardiopatias congênitas.
- Uso materno de lítio pode ser um fator de risco para o desenvolvimento da anomalia de Ebstein no feto.
- Forame oval patente ou CIA está presente em cerca de 80 a 94% dos pacientes.
- Quadro clínico pode variar amplamente, desde um recém-nascido com sintomatologia severa, a um adulto pouco sintomático no qual a doença foi diagnosticada de forma incidental.
- Em adolescentes e adultos os achados mais frequentes são: arritmias (42%); diminuição da tolerância ao exercício; fadiga, sinais de insuficiência cardíaca direita; cianose.

Exame físico

- Inspeção do tórax pode ser normal.
- Presença de B3 e/ou B4 é achado frequente.
- Pode haver sopro sistólico de regurgitação em área tricúspide.

Exames complementares

ECG

- Achados variáveis (Figura 70.26).
- Complexos de baixa voltagem.
- Ondas "p" apiculadas em D2 e V1 (SAD).
- Intervalo PR pode ser alongado.
- Intervalo PR curto com presença de onda delta (pré-excitação) pode estar presente em 30% dos casos.
- Padrão RsR é tipicamente visto em V1.
- *Flutter* ou fibrilação atrial são achados comuns na idade adulta.

Radiografia do tórax

- Graus variados de cardiomegalia são a regra.
- Vasculatura pulmonar normal ou diminuída.

Ecocardiograma

- **Método não invasivo de escolha para avaliação desta cardiopatia.**
- Demonstra o grau de acolamento dos folhetos da VT.
- Doppler e o mapeamento de fluxo em cores permitem quantificar o grau de insuficiência valvar.
- Avaliação do septo interatrial.
- Permite afastar associação com outros defeitos cardíacos congênitos.

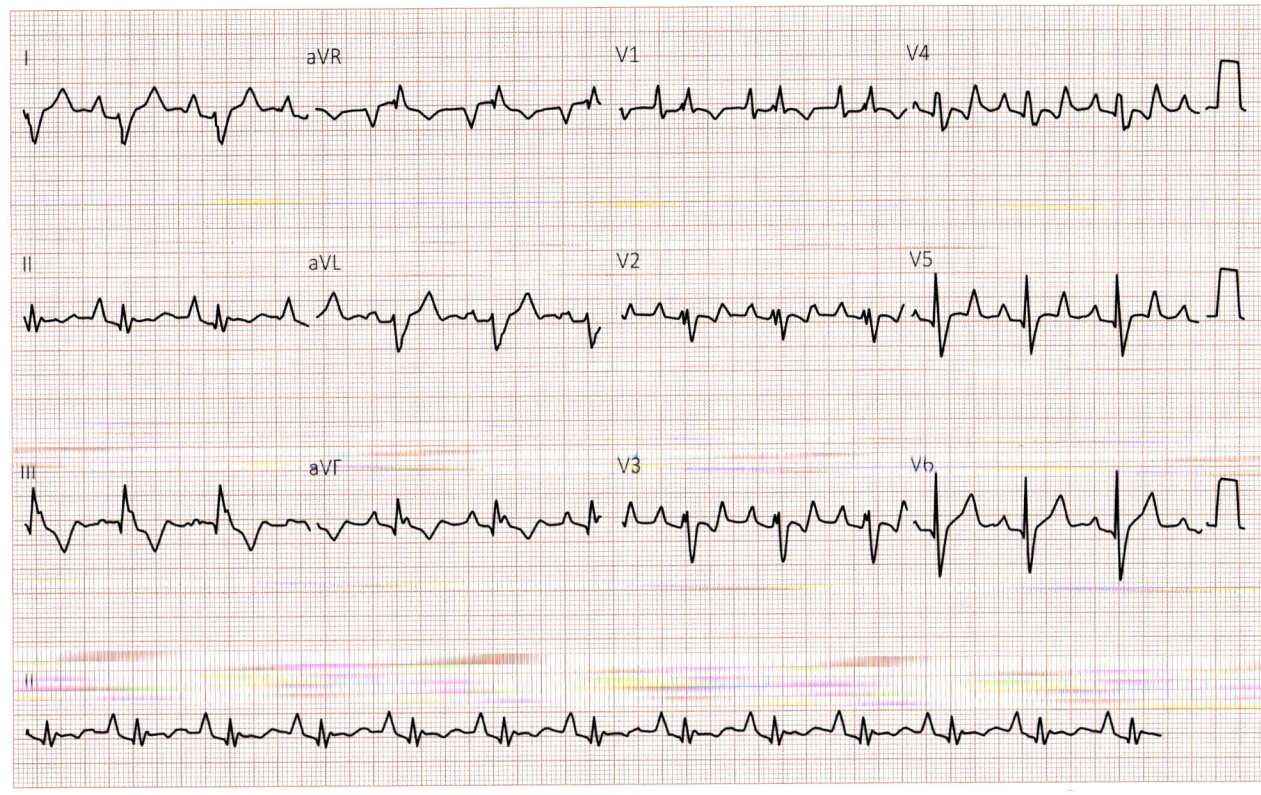

Figura 70.26. **ECG paciente 15 anos portador de anomalia de Ebstein.**

Holter/24 horas

- Indicado para pacientes com queixa de palpitações ou que apresentem no ECG de repouso pré-exci-tação.

Ressonância nuclear magnética (RM)

- Especialmente no paciente adulto pode ser um método diagnóstico importante para análise de volume regurgitante da VT, de áreas do átrio direito e dos ventrículos direito e esquerdo.

Cateterismo cardíaco

- Fica restrito a casos específicos que necessitam de avaliação da árvore arterial pulmonar ou da anatomia, nos casos mais complexos, e ainda para estudo angiográfico das artérias coronárias em pacientes mais velhos.

Estudo eletrofisiológico

- Indicado nos indivíduos que apresentam pré-excitação para avaliar se há indicação de ablação.

Tratamento

Médico

- Acompanhamento ambulatorial periódico, que deve ser individualizado de acordo com a situação clínica de cada paciente.
- Alguns pacientes necessitam do uso de drogas para controle de arritmias.

Cirúrgico

Indicações para tratamento cirúrgico incluem:
- pacientes com insuficiência cardíaca que evoluem com piora da classe funcional;
- pacientes em classes funcionais III e IV (NYHA);
- índice cardiotorácico ≥ 0,65%;
- cianose progressiva;
- ocorrência de embolia paradoxal;
- arritmia refratária a tratamento clínico ou ablação por radiofrequência ou presença de arritmia ventricular.

Devem ser observados os seguintes aspectos no planejamento cirúrgico:
- o tipo de cirurgia a ser realizado depende da anatomia da VT e do tamanho do ventrículo direito funcional;
- plastia da VT é preferível à troca. Caso seja necessária a troca, fazer opção por prótese biológica;
- ressecção da porção atrializada do VD;
- fechamento parcial ou total da CIA ou FOP, quando presentes;
- nas formas mais severas da doença, além da plastia da VT pode ser necessária uma cirurgia de Glenn bidirecional, com o objetivo de diminuir a pré-carga do VD e o grau de regurgitação valvar.

Gravidez
- Pacientes acianóticas, sem sinais de insuficiência cardíaca direita ou arritmias normalmente toleram bem a gravidez.

Complicações tardias
- Todos os pacientes devem ser mantidos em acompanhamento regular.
- Reoperação pode ser necessária se insuficiência tricúspide residual de grau importante persiste após reparo valvar ou disfunção de prótese após troca valvar tricúspide.
- Arritmias no período pós-operatório tardio podem ocorrer.

■ Leitura sugerida

- Appelboam A, Reuben AD, Mann C, et al. Postural modification to the standard Valsalva manoeuvre for emergency treatment of supraventricular tachycardias (REVERT): a randomised controlled trial. Lancet. 2015;386:1747-53.
- Olgin JE, Zipes DP. Specific arrhythmias: diagnosis and treatment. In: Bonow RO, Mann DL, Zipes DP, et al. Braunwald's heart disease. 10th ed. Philadelphia: Elsevier Saunders; 2015. p. 662-720.
- Page RL, Joglar JA, Caldwell MA, et al. 2015 ACC/AHA/HRS Guideline for the Management of Adult Patients with Supraventricular Tachycardia. Circulation. 2015;132:e000-e000.

capítulo 71

Endocrinologia: Dez Dicas que Todo Médico Deveria Saber

• Isabela Cardoso • Patricia Sampaio Gadelha

- A interação entre a cardiologia e a endocrinologia é cada vez maior, uma vez que comorbidades como diabetes mellitus e obesidade, comuns às duas especialidades, tornam-se cada vez mais prevalentes. Neste capítulo, iremos pontuar dez dicas que todo médico deveria saber sobre endocrinologia.

Hemoglobina glicada (HbA1C) pode ser usada para diagnóstico de diabetes mellitus (DM)

- A hemoglobina glicada, cujo terminal valina da cadeia beta da hemoglobina (Hb) está unido à glicose por meio de uma ligação estável, irreversível e de intensidade proporcional à glicemia, representa 4 a 6% da Hb total. O seu valor reflete a média das glicemias durante os últimos 2 a 3 meses, que é o tempo de sobrevida das hemácias.
- É considerada o padrão-ouro na avaliação do controle glicêmico, sendo recomendados como meta níveis de HbA1C < 7% para a população diabética em geral.
- Na última década, um comitê internacional de especialistas, convocado pela American Diabetes Association (ADA), International Diabetes Federation (IDF) e pela Associação Europeia para o Estudo do Diabetes (EASD), validou a HbA1C como método diagnóstico para DM, de tal forma que aqueles **indivíduos com HbA1C ≥ 6,5% sejam considerados portadores de diabetes e aqueles com valores de HbA1C entre 5,7 e 6,4% sejam classificados como pré-diabéticos** (Figura 71.1).
- Tem as vantagens de não precisar de jejum, ser um valor estável e por isso ser mais confiável em situações críticas. Entretanto, situações que alteram a sobrevida das hemácias ou a glicação da hemoglobina podem sub ou superestimar o seu valor (Tabela 71.1).

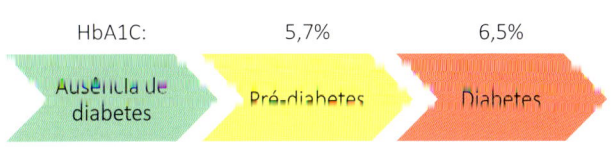

Figura 71.1. **Níveis de corte para o uso da HbA1c no diagnóstico do diabetes.** Obs.: Os pontos de corte mencionados referem-se à utilização de métodos laboratoriais certificados pelo *National Glycohemoglobin Standardization Program* (NGSP): *high performance liquid chromatography* (HPLC), que foi utilizado no estudo *Diabetes Control and Complications Trial* (DCCT).

Tabela 71.1. **Condições que levam a valores falsamente anormais para HbA1C**

Falsa elevação da HbA1C	Falsa diminuição da HbA1C
• Insuficiência renal crônica • Hipertrigliceridemia • Álcool • Esplenectomia	• Anemia, hemorragia ou hemoglobinopatias • Gravidez, parto recente • Altas doses de vitamina C ou E

A droga de escolha para iniciar o tratamento de DM2 é a metformina

- Para pacientes com diagnóstico recente, as diretrizes das sociedades americana, europeia e brasileira (ADA, EASD e SBD) são concordantes nas recomendações iniciais de modificações no estilo de vida associadas ao uso de metformina.
- Isso se dá porque a escolha do agente diabético deve levar em consideração: estado geral, idade e peso do paciente; comorbidades; eficácia do medicamento; risco

- de hipoglicemia; possíveis interações com outros medicamentos, reações adversas e contraindicações; custo e preferência do paciente.
- A metformina é um antidiabético oral que reduz a produção hepática de glicose, além de ter ação sensibilizadora periférica; é uma droga de baixo custo, alta eficácia (reduz, em média, a HbA1C em 1,5 a 2%), com baixo risco de hipoglicemia e efeito neutro sobre o peso.
- A dose utilizada é de 1.000 a 2.550 mg divididos em duas a três tomadas junto com as principais refeições, uma vez que sua absorção é retardada e os efeitos colaterais gastrointestinais, minimizados. Contudo, **não se costuma observar benefícios adicionais quando se usam doses > 2.000 mg/dia**. É disponibilizada no mercado a metformina em comprimidos de 500 mg, 850 mg e 1 g, além da **formulação de liberação estendida (Glifage XR® 500 mg, 750 mg e 1 g) que é preferível, já que é administrada em tomada única diária e é mais bem tolerada**.
- A metformina não é metabolizada pelo fígado, sendo excretada intacta na urina, de tal forma que é contraindicada em paciente com ClCr < 30 mL/min e deve-se considerar redução da dose (máximo de 1 g) se ClCr < 45 mL/min.
- Outras contraindicações à droga incluem condições que impliquem maior risco para o surgimento de acidose lática (efeito colateral bastante raro, porém temível devido à alta mortalidade): cirrose hepática, DPOC, ICC descompensada, fase aguda de doença miocárdica isquêmica, sepse e pacientes alcoolistas ou com história de acidose lática. É válido lembrar que é **recomendado suspender a metformina 1 a 2 dias antes da realização de exames com contrastes radiológicos**.

■ As três drogas que mostraram diminuir a mortalidade geral e cardiovascular no DM2, até o momento, são: empagliflozina, canagliflozina e liraglutide

- Até 2015 havia ausência de estudos que demonstrassem efeitos específicos de antidiabéticos orais em diminuir desfechos primários de mortalidade geral e cardiovascular. Assim, tratavam-se os diabéticos para reduzir HbA1C com a certeza de redução de eventos microvasculares, mas sem dados convincentes quanto ao desfecho macrovascular.
- Os *trials* LEADER (liraglutide), EMPA-REG (empagliflozina) e CANVAS (canagliflozina) avaliaram desfechos cardiovasculares em pacientes com DM2 e doença cardiovascular e demonstraram redução de desfechos como IAM, AVC e morte por causas cardiovasculares; portanto, hoje são drogas que devem ser priorizadas para pacientes diabéticos com doença cardiovascular aterosclerótica estabelecida.
- No *trial* LEADER (*Liraglutide and Cardiovascular Outcomes in Type 2 Diabetes*) 9.340 pacientes foram randomizados para receber liraglutide ou placebo em um seguimento médio de 3,8 anos. Observou-se que o uso de liraglutide reduziu em: 13% o desfecho primário (morte cardiovascular, IAM e AVC não fatal); 22% a morte por causa cardiovascular e em 15% a morte por qualquer causa.
- Sabe-se que liraglutide (0,6, 1,2 e 1,8 mg) é um análogo de GLP-1 que aumenta a síntese e secreção de insulina de forma glicose-dependente, além de reduzir glucagon e retardar o esvaziamento gástrico; reduz a HbA1C em 0,8 a 1,2%, raramente causa hipoglicemia e tem o potencial de reduzir peso e pressão arterial; seus efeitos adversos incluem: náuseas, aumento discreto da frequência cardíaca e têm o inconveniente de ter administração subcutânea.
- No *trial* EMPA-REG (*Empagliflozin, Cardiovascular Outcomes, and Mortality in Type 2 Diabetes*) 7.020 pacientes foram randomizados para receber empagliflozina (10 ou 25 mg) e placebo por um tempo médio de 3,1 anos. Foi visto que o uso da empagliflozina reduziu em: 14% o desfecho primário (morte por causas cardiovasculares, IAM e AVC não fatal); 38% morte por causa cardiovascular; 35% hospitalização por ICC e 32% morte por qualquer causa.
- No *trial* CANVAS (*Canagliflozin and Cardiovascular and Renal Events in Type 2 Diabetes*) 10.142 pacientes, seguidos por uma média de 3,9 anos, foram randomizados para receber canagliflozina (100 ou 300 mg) ou placebo; foi possível observar, no grupo canagliflozina, redução de 14% no desfecho primário (morte por causas cardiovasculares, IAM e AVC não fatal) e 33% em hospitalização por ICC. Entretanto, um aumento do número de amputações (6,3 casos/1.000 pacientes/ano) entre os usuários de canagliflozina foi observado quando comparado ao grupo-placebo (3,4 casos/1.000 pacientes/ano); vale ressaltar que o maior risco absoluto de amputação ocorreu entre os pacientes que tinham história de amputação ou doença vascular periférica.
- A empagliflozina (10 e 25 mg/dia) e a canagliflozina (100 e 300 mg/dia) são inibidores de receptor SGLT2 que previnem a reabsorção de glicose no túbulo proximal renal e promovem glicosúria, reduzindo a HbA1C em torno de 0,5 a 1%; raramente causam hipoglicemia e têm o potencial de induzir perda de peso e redução de pressão arterial. Dentre os efeitos adversos destacam-se infecção urogenital e cetoacidose diabética normoglicêmica.

■ A maioria dos antidiabéticos orais é contraindicada em pacientes com ClCr < 30 mL/min

- Apenas os inibidores de DPP-IV, sulfonilureias (exceto glibenclamida) e glitazonas podem ser utilizados na doença renal crônica classes IV e V.
- Atentar para o fato de que entre os inibidores de DPP-IV, a única medicação que não precisa de ajuste de dose é a linagliptina.
- Segue na Figura 71.2 a orientação sobre a necessidade de ajuste ou suspensão dos antidiabéticos orais conforme ClCr estimada.

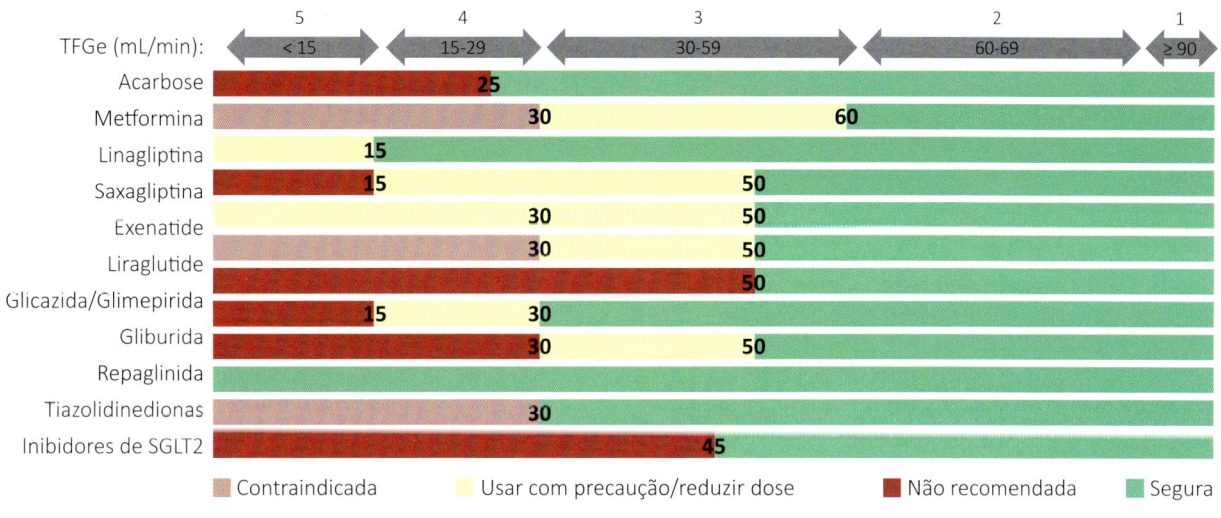

Figura 71.2. **Recomendações de uso dos antidiabéticos conforme taxa de filtração glomerular.**

Todo paciente que usa metformina cronicamente deve dosar vitamina B_{12}

- A metformina reduz a absorção de cianocobalamina (vitamina B_{12}) no íleo distal, e seu uso crônico pode levar à deficiência dessa vitamina e, consequentemente, à anemia megaloblástica e neuropatia.
- Dessa forma, é necessária a dosagem periódica dos níveis de vitamina B_{12} nos pacientes tratados com essa droga, principalmente naqueles com anemia ou neuropatia periférica, já que a sua deficiência pode ser a causa da última ou pode ao menos agravar a polineuropatia sensitivomotora específica do DM.

Lembrar que várias endocrinopatias podem causar hipertensão arterial sistêmica secundária

- A investigação de hipertensão arterial secundária deve ser feita naqueles pacientes que têm HAS não controlada apesar do uso de três ou mais anti-hipertensivos em doses adequadas, incluindo-se preferencialmente um diurético, ou em uso de quatro ou mais medicamentos com controle pressórico.
- A Tabela 71.2 resume as endocrinopatias que podem cursar com HAS resistente, a investigação laboratorial e conduta diante de cada situação. É importante lembrar dessas etiologias de hipertensão endócrina porque muitas delas podem ser curadas cirurgicamente, ou se não curadas, os pacientes ao menos podem ter o número de medicações anti-hipertensivas drasticamente reduzido.
- Como é possível observar, **em Endocrinologia é necessário primordialmente diagnóstico bioquímico para** posterior realização de exame de imagem, o inverso não deve ser feito, pois atrapalha a investigação diagnóstica!

Nem todo nódulo tireoidiano precisa ser puncionado

Afinal, é um achado clínico comum com etiologias diversas e preponderantemente *benignas*, mais corriqueiro em mulheres, idosos e em regiões com deficiência de iodo.

A grande importância do seu manuseio é caracterizar o *status* funcional da glândula e descartar a possibilidade de carcinoma (CA) de tireoide, que ocorre em 5 a 10% dos casos em adultos.

Dessa forma, a dosagem de TSH e T_4 livre deve obrigatoriamente fazer parte da avaliação inicial, uma vez que a maioria dos pacientes com CA de tireoide se apresenta eutireóidea; naqueles casos em que há hipertireoidismo deve-se realizar cintilografia de tireoide e prosseguir investigação invasiva apenas se houver nódulo hipocaptante.

Assim, o prosseguimento da investigação com punção aspirativa com agulha fina (PAAF) deve ser feito nas seguintes situações:

- nódulos ≥ 1 cm de intermediária ou alta suspeição para malignidade, isto é, sólido, hipoecoico, com margens irregulares, microcalcificações, mais alto que largo, com extensão extratireoidiana ou linfonodo ipsolateral;
- nódulos ≥ 1,5 cm de baixa suspeição, ou seja, se isoecoico, hiperecoico ou misto sem as características citadas acima;
- nódulos ≥ 2 cm de muito baixa suspeição que incluem os espongiformes.

Tabela 71.2. **Endocrinopatias que podem ocasionar hipertensão arterial sistêmica secundária**

Endocrinopatia	Diagnóstico	Conduta
Hiperaldosteronismo primário	• *Screening*: dosagem de aldosterona (> 15 ng/dL) e atividade plasmática de renina (APR); cálculo da relação aldosterona/APR > 30 • Testes confirmatórios: sobrecarga de sódio, infusão salina, fludrocortisona ou captopril • Após confirmação: TC ou RNM com protocolo para adrenal	• Adrenalectomia se adenoma ou espironolactona se hiperplasia
Síndrome de Cushing	• Cortisol após 1 mg de dexametasona; cortisol salivar ou cortisol livre urinário • Após confirmação de hipercortisolismo: ACTH para definição se ACTH dependente ou não • Se ACTH dependente: RNM de sela túrcica com contraste • Método mais confiável para diferenciação se doença de Cushing ou produção ectópica de ACTH: cateterismo bilateral dos seios petrosos inferiores • Se ACTH independente: TC ou RNM com protocolo para adrenal	• Se etiologia hipofisária: Cirurgia transesfenoidal, cabergolina, cetoconazol, radioterapia ou adrenalectomia bilateral • Se etiologia adrenal: adrenalectomia
Feocromocitoma	• Catecolaminas e metanefrinas na urina de 24 h. Ideal: metanefrinas plasmáticas • Após confirmação: TC ou RNM com protocolo para adrenal	• Adrenalectomia
Hipotireoidismo	• TSH, T_4 livre	• Reposição de levotiroxina
Hipertireoidismo	• TSH, T_4 livre	• Tionamida, radioiodoterapia ou tireoidectomia
Hiperparatireoidismo	• PTH • *Excluir causas de hiperparatireoidismo secundário • Após confirmação: US cervical, cintilografia de paratireoides com sestamibi marcado com tecnécio	• Paratireoidectomia se: nefrolitíase, osteíte fibrosa cística, idade < 50 anos, cálcio sérico > 1 mg/dL do limite superior do normal, ClCr < 60 mL/min/1,73 m², osteoporose ou calciúria de 24 h > 400 mg
Acromegalia	• IGF-1, avaliação do nadir do GH durante teste oral de tolerância a glicose com 75 g de dextrose • Após confirmação bioquímica: RNM de sela túrcica com contraste	• Cirurgia transesfenoidal, análogos de somatostatina, agonistas dopaminérgicos, antagonistas do receptor de GH, radioterapia

- É válido ressaltar que não há necessidade de punção de nódulos puramente císticos, independentemente do tamanho, a não ser para descompressão ou fins estéticos.
- *Nota:* esses critérios não valem para familiares de primeiro grau de pacientes com câncer de tireoide, nem aqueles pacientes que já tenham se submetido a radioterapia cervical, tireoidectomia parcial por câncer, mas essas, claramente, são exceções muito pontuais.

■ Pacientes usuários crônicos de amiodarona devem ter a sua função tireoidiana monitorada

- A toxicidade tireoidiana da amiodarona ocorre por sua molécula ser rica em iodo; assim um único comprimido de 200 mg de amiodarona contém 75 mg de iodo, isto é, 20 vezes a quantidade de uma dieta habitual.
- O seu uso prolongado pode causar tanto hipotireoidismo como hipertireoidismo (franco ou subclínico) em 15-30% dos pacientes, o que torna importante a monitoração periódica dos níveis de TSH e T_4 livre.
- O hipotireoidismo é mais frequente em áreas suficientes em iodo (como o Brasil) e o tratamento envolve a reposição de levotiroxina.
- Já o hipertireoidismo, denominado tireotoxicose induzida pela amiodarona (AIT), pode ser decorrente tanto do aumento da biossíntese dos hormônios tireoidianos (AIT tipo 1) quanto de um processo destrutivo da glândula (AIT tipo 2), cuja diferenciação se faz necessária uma vez que a conduta terapêutica será direcionada para o uso de tionamidas (metimazol) em caso de aumento da síntese dos hormônios tireoidianos (AIT tipo 1) ou para a prescrição de glicocorticoides em caso de destruição da glândula (AIT tipo 2).
- É válido ressaltar que a AIT pode se manifestar até 16 meses ou mais após a retirada da amiodarona (principalmente AIT tipo 2), devido à longa meia-vida do fármaco e seus metabólitos se acumularem em diversos tecidos, sobretudo nos adipócitos.

- Dessa forma, deve-se lembrar de suspeitar de hipertireoidismo induzido por amiodarona sempre que um paciente previamente controlado de uma taquiarritmia começar a apresentar descompensação do quadro sem causa aparente.
- A Tabela 71.3 resume a diferenciação entre as tireotoxicoses que podem ser causadas pelo uso de amiodarona.

Tabela 71.3. Diferenças entre tireotoxicose induzida por amiodarona (AIT) tipos 1 e 2

	AIT Tipo 1	AIT Tipo 2
Fisiopatologia	↑ biossíntese	Destruição
Bócio/autoanticorpos	+	-
↑ vascularização na US	+	-
RAIU/24 h	Normal ou ↑	↓
Terapêutica	Tionamidas	Glicocorticoides

AIT: tireotoxicose induzida por amiodarona; US: ultrassonografia; RAIU/24 h: captação do iodo radioativo nas 24 horas.

Não há necessidade de dosar o repor vitamina D rotineiramente para todos os pacientes

- A dosagem e consequente reposição de vitamina D têm sido feitas indiscriminadamente na última década; a rigor, só há benefícios inequívocos da sua reposição para a saúde óssea e apenas para melhorar a densidade mineral óssea se os pacientes forem deficientes e tiverem baixa massa óssea por qualquer motivo.
- Dessa forma, é recomendada a dosagem de 25OH vitamina D em pacientes com risco de deficiência que incluem:
  - idosos;
  - indivíduos que não se expõem ao sol;
  - pessoas com história de fratura ou quedas recorrentes;
  - gestantes e lactantes;
  - pacientes com diagnóstico de doença óssea (osteoporose, osteomalácia, hiperparatireoidismo);
  - portadores de doença renal crônica;
  - obesos;
  - síndrome de má absorção (após cirurgia bariátrica, doença inflamatória intestinal);
  - uso de terapia antirretroviral, glicocorticoides e anticonvulsivantes.
- E uma vez solicitado, qual seria o valor de referência? Recentemente a Sociedade Brasileira de Patologia Clínica/Medicina Laboratorial (SBPC/ML) anunciou a mudança do valor de referência da Vitamina D. Segundo a nota publicada pela Sociedade, até então o valor normal era acima de 30 ng/mL; porém, atualmente estão sendo aceitos valores a partir de 20 ng/mL. O posicionamento do Departamento de Metabolismo Ósseo e Mineral da Sociedade Brasileira de Endocrinologia e Metabologia (SBEM) após essa alteração é de que:
  - níveis maiores que 20 ng/mL são desejáveis para a população geral saudável;
  - entre 30 e 60 ng/mL são recomendados para grupos de risco como idosos, gestantes, pacientes com osteomalácia, raquitismos, osteoporose, hiperparatireoidismo secundário, doenças inflamatórias, doenças autoimunes e renal crônica e pré-bariátricos;
  - entre 10 e 20 ng/mL são considerados baixos, com risco de aumentar a remodelação óssea e, com isso, perda de massa óssea, além do risco de osteoporose e fraturas;
  - menores que 10 ng/mL são considerados muito baixos e com risco de evoluir com defeito na mineralização óssea, que é a osteomalácia, e raquitismo;
  - acima de 100 ng/mL são considerados elevados, com risco de hipercalcemia e intoxicação.

Não há indicação de reposição de testosterona para todos os homens idosos

- A reposição de testosterona só está indicada quando há deficiência de testosterona, isto é, na vigência de hipogonadismo, que é definido como:
  - suspeita clínica (diminuição da libido e disfunção erétil, que são mais específicas; fadiga, depressão e alterações cognitivas, que são menos específicas e podem ter outras etiologias), na ausência de doença aguda;
  - redução de testosterona total e/ou livre em mais de uma ocasião (há divergência entre as sociedades, mas no geral valores de testosterona total < 250-300 ng/dL e livre < 6,5 ng/dL).
- É necessário, portanto, *suspeição clínica e confirmação laboratorial* para justificar o tratamento!
- Vale lembrar as condições que contraindicam a reposição de testosterona, tais como câncer de próstata ou mama, níveis elevados de PSA > 4 ng/mL e de hematócrito > 50%, apneia obstrutiva do sono não tratada, dentre outros.
- Assim, torna-se fundamental ponderar e selecionar corretamente o paciente que terá benefício de tal reposição.

Leitura sugerida

- 2015 American Thyroid Association Management Guidelines for Adult Patients with Thyroid Nodules and Differentiated Thyroid Cancer: Thyroid. 2016;26(1).
- 7ª Diretriz Brasileira de Hipertensão Arterial. Arq Bras Cardiol. 2016;107(3, Supl. 3).
- American Diabetes Association: Standards of Medical Care in Diabetes. Diabetes Care. 2018;41(Supl. 1).

- Diretrizes da Sociedade Brasileira de Diabetes 2017-2018. São Paulo: Clannad; 2017.
- Marso SP, Poulter NR, Nissen SE, et al. Liraglutide and Cardiovascular Outcomes in Type 2 Diabetes. N Engl J Med. 2016;375:311-322. DOI: 10.1056/NEJMoa1603827.
- Neal B, Perkovic V, de Zeeuw D, et al. Canagliflozin and Cardiovascular and Renal Events in Type 2 Diabetes. N Engl J Med. 2017;377:644-657. DOI: 10.1056/NEJMoa1611925.
- Marín-Peñalver JJ, Martín-Timón I, Sevillano-Collantes C, et al. Update on the treatment of type 2 diabetes mellitus. World J Diabetes. 2016;7(17):354-395.
- Vilar L. Endocrinologia Clínica. 6ª ed. Rio de Janeiro: Guanabara Koogan; 2016.
- Zinman B, Wanner C, Lachin JM, et al. Empagliflozin, Cardiovascular Outcomes, and Mortality in Type 2 Diabetes. N Engl J Med. 2015 Nov 26;373(22):2117-28. doi: 10.1056/NEJMoa1504720. Epub 2015 Sep 17.

capítulo 72

Dicas Práticas em Nefrologia para Cardiologistas

- Luis Henrique Bezerra Cavalcanti Sette • Maria Carolina Romeiro Figueirôa Benício Coelho

- O cardiologista cada vez mais trata pacientes com algum grau de nefropatia, aguda ou crônica. Por este motivo é fundamental que este profissional domine alguns conceitos de nefrologia de forma a facilitar a condução de seus pacientes tanto ambulatoriais quanto internados. Neste capítulo abordaremos os principais aspectos da nefrologia que o cardiologista (assim como o clínico geral) deve saber.

Pacientes nefropatas devem ser classificados quanto ao ritmo de filtração glomerular e albuminúria

- A classificação da doença renal crônica (DRC) é estratificada com base na gravidade da doença, expressa por meio da taxa de filtração glomerular (TFG) e do nível de albuminúria (Figura 72.1). Esta forma de categorização permite identificar os pacientes com maior risco de progressão e de piores desfechos.

- A estimativa da TFG deve ser feita a partir da creatinina sérica como o melhor método para o diagnóstico, classificação e acompanhamento da progressão da DRC. A TFG (descrita em mL/min/1,73 m^2) é dividida nas categorias de G1 (> 89), G2 (60-89), G3a (45-59), G3b (30-44), G4 (15-29) e G5 (< 15). Tal divisão foi realizada com o intuito de uniformizar a classificação da DRC e facilitar a comunicação entre os profissionais. A albuminúria está incluída como um marcador adicional de severidade de doença por estar fortemente associada com a progressão mais rápida da doença renal crônica. **É como se a TFG fosse uma foto da situação e a albuminúria revelasse a velocidade com que a DRC irá progredir.**

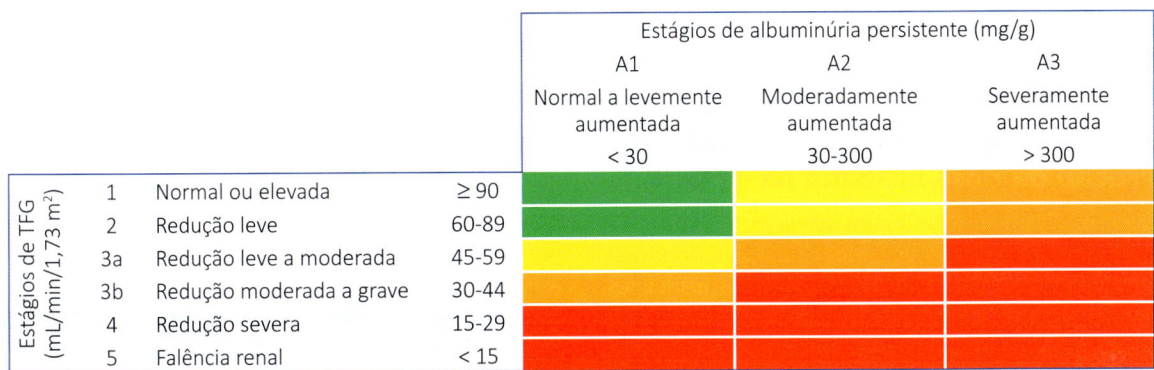

Figura 72.1. **Prognóstico da DRC pela TFG e albuminúria.**

Não se deve mais utilizar a fórmula de Cockroft-Gault para estimativa de TFG nos pacientes ambulatoriais

- Os dados mais atuais relatam que as equações do *Chronic Kidney Disease Epidemiology Collaboration* (CKD-EPI) e do estudo *Modification of Diet in Renal Disease* (MDRD) são mais acuradas em estimar a TFG quando comparadas à fórmula de Cockroft-Gault ou ao uso isolado da medida de creatinina sérica. As fórmulas do CKD-EPI e do MDRD utilizam variáveis de creatinina sérica, idade, sexo e raça para o cálculo de TFG.
- Podem ser feitos adicionalmente testes como dosagem da cistatina C ou de sua *clearance* em circunstâncias específicas, quando a TFG baseada na creatinina sérica for menos fidedigna, como em extremos de peso ou idade.

Pacientes com DRC devem ser encaminhados à nefrologia quando a TFG estiver menor que 30 mL/min/1,73m² ou com achado de albuminúria significativa

- Em geral, o encaminhamento para o nefrologista pode variar, mas deve ser referido ao especialista quando a TFG for menor que 30 mL/min/1,73m², houver achado de albuminúria significativa (maior que 300 mg/dL), progressão rápida da DRC (> 5 mL/min/1,73m²/ano), hematúria persistente não justificável, alterações persistentes em potássio sérico, entre outras indicações.
- O acompanhamento pelo médico nefrologista tem como função retardar a progressão da DRC, identificar e prevenir complicações da doença, além de realizar o planejamento da terapia renal substitutiva (escolha de modalidade, tipos de acessos, transplante preemptivo, entre outros).

Drogas utilizadas na prática clínica podem ter os níveis séricos aumentados nos pacientes renais crônicos. Considerar utilizar, então, correção da dose baseada na TFG

- Vários medicamentos utilizados na prática clínica são constituídos por drogas que são eliminadas do organismo por via renal, através de seus próprios princípios ativos ou de seus produtos de metabolização. Em situações de défice de função renal, o balanço corporal dessas substâncias pode alterar-se, resultando em quadros clínicos de intoxicação medicamentosa.
- Após cálculo de *clearance* de creatinina (ClCr), deve-se avaliar a droga que será utilizada e individualizar seu uso para o paciente com DRC, seguindo parâmetros farmacocinéticos, levando em consideração a metabolização, biodisponibilidade e excreção da medicação prescrita. Segue na Tabela 72.2 a correção de anti-hipertensivos e estatinas para os pacientes com DRC.

Em paciente com DRC estágio 4 (TFG 29-15 mL/min/1,73 m²) secundária à hipertensão deve ser tentado o uso de inibidores da enzima conversora da angiotensina (IECA) ou bloqueadores do receptor de angiotensina II (BRA)

- Vários trabalhos já indicaram que o bloqueio do sistema renina-angiotensina-aldosterona traria benefício para pacientes com DRC, mesmo em casos de doença avançada (ClCr entre 29-15 mL/min/1,73 m²), independentemente de serem diabéticos ou não. Mecanismos pressupostos suplantariam o controle pressórico mais adequado, sendo relacionado principalmente ao efeito antiproteinúrico, diminuindo assim a progressão da DRC.
- O uso de IECA ou BRA por pacientes com DRC estágio 4 deve ser monitorado com cautela para eventos como hipercalemia, piora aguda da função renal e tosse seca. Na maioria dos pacientes, IECA ou BRA podem ser mantidos se a queda da TFG, em 4 meses, for menor que 30% em relação ao valor basal e não houver aumento no potássio sérico. Os efeitos adversos geralmente ocorrem nos primeiros 2 meses do uso, entretanto essas classes de medicações são em geral bem toleradas.

Apenas poucos pacientes apresentam benefícios de intervenção no tratamento da estenose de artéria renal

- Estudos recentemente publicados evidenciaram que, em paciente com hipertensão e estenose de artéria renal, o tratamento farmacológico foi tão efetivo quanto o tratamento intervencionista. O estudo ASTRAL (*Angioplasty and Stenting for Renal Artery Lesions*) foi desenvolvido para comparar revascularização renal associada a tratamento clínico *versus* tratamento clínico isolado para pacientes com estenose de artéria renal de etiologia aterosclerótica. Comparando-se ambos os grupos do trabalho, não houve diferença significativa na evolução do nível de creatinina (IC 95% 0,1-0,06; p = 0,64). Os desfechos secundários também não apresentaram diferença significativa na pressão sistólica (p = 0,63), em eventos renais (p = 0,88), em eventos cardiovasculares (p = 0,61) ou em mortalidade geral (p = 0,46).
- Já o Estudo CORAL (*Cardiovascular Outcomes in Renal Atherosclerotic Lesions*) também obteve resultados semelhantes, mostrando ausência de benefício na terapia com

Tabela 72.2. Correção da dose de anti-hipertensivos e estatinas conforme TFG

Classe	Droga	Dose habitual	Clearance de creatinina	
			Entre 10 e 50	Menor que 10
IECA	Captopril	25 mg de 8/8 h	75%	50%
	Enalapril	5-10 mg de 12/12 h	75-100%	50%
	Lisinopril	5-10 mg dia	50-75%	25-50%
	Ramipril	5-10 mg dia		
BRA	Candesartana	16 mg	8 mg/dia	
	Losartana	25-50 mg dia	Ajustar dose em casos de hipovolemia	
	Olmesartana	20 mg dia	Não ajustar	
	Telmisartana	40 mg dia	Não ajustar	
	Valsartana	80-160 mg dia	100%	Evitar nesta fase
Betabloqueadores	Atenolol	50-100 mg dia	50%	25%
	Bisoprolol	10 mg dia	50%	50%
	Nadolol	40-80 mg dia	50%	25%
Diuréticos	Amilorida	5 mg dia	50%	Evitar nesta fase
	Furosemida		Não é necessário ajuste	
	Espironolactona	50-100 mg dia	Reduzir a 1-2× ao dia	Evitar nesta fase
	Tiazídicos	25-50 mg dia	Não ajustar	Evitar nesta fase
Estatinas	Atorvastatina		Não é necessário ajuste	
	Fluvastatina	20-80 mg	Reduzir 5% se ClCr < 30 mL/min/1,73 m^2	
	Pravastatina	10-40 mg dia	Não exceder 10 mg/dia quando o ClCr < 30 mL/min/1,73 m^2	
	Rosuvastatina	5-40 mg dia	Não exceder 10 mg dia quando o ClCr < 30 mL/min/1,73 m^2	
	Sinvastatina	10-40 mg dia	Dose inicial de 5 mg quando o ClCr for menor que 10	

* ClCr acima de 50 mL/min/1,73 m^2 não justifica ajuste na dose dos medicamentos descritos acima.

stent, em comparação com terapia farmacológica no desfecho de eventos cardiovasculares ou renais.

- Portanto, a evidência atual é que para pacientes com estenose de causa aterosclerótica em artéria renal, deverá ser optado inicialmente pelo tratamento farmacológico para todos os pacientes. Apesar de não haver consenso, a maioria dos *guidelines* orienta que o tratamento com revascularização (cirúrgica ou *stent*) deva ser reservado para casos selecionados, como:
    - falência no controle pressórico com tratamento clínico;
    - intolerância ao tratamento clínico (deterioração da função renal com tratamento medicamentoso);
    - edema agudo de pulmão (EAP) em *flash* recorrente;
    - insuficiência cardíaca (IC) refratária;
    - piora renal progressiva não explicada.

Deve-se estimar o risco de o paciente desenvolver lesão renal aguda dialítica após cirurgias cardíacas

- A injúria renal aguda com necessidade de diálise permanece um dos efeitos adversos pós-operatórios mais importantes, variando entre 1,1-3,0% das cirurgias cardíacas. A lesão renal no pós-operatório de cirurgia cardíaca se associou a aumento da mortalidade, prolongamento no tempo de internação e diminuição na qualidade de vida, apesar de menos de ¼ dos pacientes nesse contexto necessitar de terapia renal substitutiva.
- Os principais fatores de risco encontrados nestes pacientes parecem ser diminuição da TFG pré-cirurgia, idade avançada, raça, diabetes *mellitus* insulino-dependente,

tipo de cirurgia cardíaca (cirurgia valvar ou *bypass*), choque cardiogênico, ressuscitação cardíaca, classe da insuficiência cardíaca, doença pulmonar crônica, infarto do miocárdio recente e cirurgia cardiovascular prévia.
- A estimativa de um risco de hemodiálise ainda no pré-operatório pode trazer informações para identificar pacientes de alto risco e para tomar estratégias terapêuticas na tentativa de redução do número de complicações.

As troponinas I e T apresentam utilidade limitada no diagnóstico de IAM em pacientes nefropatas

- A doença cardiovascular ainda é a principal causa de óbito nos pacientes com DRC, sendo aproximadamente 20% destes representados por doença arterial coronariana. O diagnóstico de infarto agudo do miocárdio (IAM) neste subgrupo de pacientes é um desafio, pois frequentemente apresentam sintomatologia atípica. Além disso, a hipertrofia ventricular esquerda é comum nos pacientes, podendo mimetizar ou dificultar achados eletrocardiográficos sugestivos, e pela elevação crônica da troponina (Tn).
- O aumento da Tn nos pacientes com DRC ainda apresenta mecanismo fisiopatológico incerto. Estudos recentes levantaram a hipótese de que o aumento crônico da Tn estaria relacionado a formas de síndrome cardiorrenal ativadas por processos inflamatórios, levando a disfunção miocárdica nos pacientes com DRC. A redução de *clearance* renal provavelmente não é o principal mecanismo do aumento da Tn. O tamanho de sua molécula intacta impede a filtração livre pelo glomérulo e, mesmo quando degradada em tamanhos menores, a eliminação renal e o tempo de meia-vida destes fragmentos não apresentam diferença entre pacientes com disfunção renal ou função renal normal.
- Apesar da dificuldade na interpretação de resultados nos pacientes renais crônicos, deve-se considerar os valores isolados muito alterados (maiores que dez vezes o percentil 99) no diagnóstico de IAM. Apesar de não haver consenso para a alteração dinâmica dos valores de Tn, recomenda-se que haja pelo menos um valor acima do percentil 99 para o diagnóstico de IAM, e para pacientes com DRC em que os valores de troponina de base já estão acima do percentil 99, um aumento de 20% é o limite mínimo esperado para um evento agudo.

Avaliar o consumo de sal dos pacientes em urina de 24 horas

- A redução do consumo de sal já comprovou diminuir níveis pressóricos e, em termos de saúde pública, é uma das medidas mais custo-efetivas para redução do risco cardiovascular. A avaliação do consumo de sal na população é fundamental para monitorar e planejar políticas de saúde.
- Níveis tensionais dos pacientes renais crônicos são mais sensíveis à alta ingesta de sódio do que de pessoas hígidas, devido à diminuição da capacidade de excretar sódio. A maior parte da literatura orienta uma ingestão ideal de sódio < 2 g ou de cloreto de sódio (NaCl) < 5 g ao dia.
- O exame padrão-ouro para monitoração da ingesta de sal é realizado através da medida de sódio em amostra de urina de 24 horas. Os resultados podem ser expressos em mEq/24 h, podendo ser convertidos para grama através da equivalência de 1 g de NaCl corresponder a 17 mEq de sódio. Sempre se deve questionar se a coleta da urina foi adequada, checando-se o volume urinário da amostra e o valor da creatinina urinária, que possui excreção fixa nas 24 horas e não sofre influência da dieta.

A eritropoetina deve ser utilizada apenas nos pacientes nos quais outras causas de anemia foram descartadas

- Nos pacientes renais crônicos a anemia é bastante frequente e geralmente de etiologia multifatorial. Deve-se sempre investigar através de cinética de ferro (ferritina, índice de saturação de transferrina), contagem de reticulócitos, dosagem de vitamina B_{12} e folato, para excluir outras causas que possam estar associadas à anemia de doença crônica normalmente encontrada nos pacientes com DRC. Após exclusão de outras etiologias, a eritropoetina recombinante humana poderá ser utilizada para tratar renais crônicos com anemia persistente.
- Entretanto, estudos já mostraram que manter o alvo de hemoglobina (Hb) > 11,5 g/dL não beneficiou este subgrupo de pacientes, não devendo, portanto, ser iniciada a eritropoetina. Concentrações mais altas de Hb foram associadas a risco de hipertensão, trombose de acesso vascular e aumento da mortalidade. Além disso, também deverá ser utilizada com cautela em pacientes com neoplasias ativas, histórico de neoplasias ou histórico de acidente vascular encefálico.

Pacientes de alto risco submetidos a exames com contraste iodado deverão realizar profilaxia para nefropatia induzida por contraste

- A nefropatia induzida por contraste (NIC) é definida por um aumento da creatinina sérica superior a 0,5 mg/dL ou um aumento de pelo menos 25% em relação à creatinina basal após 48 ou 72 h da infusão intravascular de contraste iodado e que se mantém por 2 a 5 dias na ausência de outras causas atribuíveis.

- A NIC é considerada de alto risco em pacientes com TGF inferior a 45 mL/min/1,73 m² com proteinúria, diabetes ou outras comorbidades e para todos os pacientes com DRC estágios 4 e 5. Fatores de risco adicionais incluem idade acima de 70 anos, estados de hipovolemia ou uso de medicações nefrotóxicas concomitante, além de fatores relacionados ao procedimento como dose elevada do contraste, tipo do contraste iodado (maior no tipo iônico hiperosmolar) e relativos à técnica (maior em técnicas intervencionistas e arteriais).
- A recomendação geral para profilaxia de NIC engloba hidratação venosa (1 mL/kg/h com salina isotônica entre 6 a 12 horas pré e pós-procedimento para pacientes internados). O bicarbonato pode ser usado, porém não traz nenhum benefício adicional, sendo então preferível o uso de salina.
- As estatinas, principalmente as de alta potência como a rosuvastatina, também mostraram benefício na redução da nefropatia induzida por contraste, como evidenciado no estudo PRATO-ACS.
- Não há indicação para uso de N-acetilcisteína, diuréticos, dopamina ou outros.

Leitura sugerida

- Bortolotto LA. Hipertensão arterial e insuficiência renal crônica. Rev Bras Hipertens. 2008;15(3):152-155.
- Cooper CJ, Murphy TP, Cutlip DE, et al. Stenting and medical therapy for atherosclerotic renal-artery stenosis. N Engl J Med. 2014;370:13.
- Hou FF, Zhang X, Zhang GH, et al. Efficacy and safety of benazepril for advanced chronic renal insufficiency. N Engl J Med. 2006;354:131.
- Kidney Disease: Improving Global Outcomes (KDIGO) CKD Work Group. KDIGO 2012 Clinical Practice Guideline for the Evaluation and Management of Chronic Kidney Disease. Kidney inter. 2013;3(Suppl.):1-150.
- Kirsztajn GM, Salgado Filho N, Draibe SA, et al. Leitura rápida do KDIGO 2012: Diretrizes para avaliação e manuseio da doença renal crônica na prática clínica. J Bras Nefrol. 2014;36(1):63-73.
- Levey AS, Stevens LA, Schmid CH, Zhang YL, Castro AF 3rd, Feldman HI, et al. A new equation to estimate glomerular filtration rate. Ann Intern Med. 2009;150(9):604-12.
- Mehta RH, Grab JD, O'Brien SM, et al. Bedside Tool for Predicting the Risk of Postoperative Dialysis in Patients Undergoing Cardiac Surgery. Circulation. 2006;114:2208-2216.
- Michels WM, Grootendorst DC, Verduijn M, Elliott EG, Dekker FW, Krediet RT. Performance of the Cockcroft-Gault, MDRD, and New CKD-EPI Formulas in Relation to GFR, Age, and Body Size. Clinical Journal of the American Society of Nephrology: CJASN. 2010;5(6):1003-1009.
- Mikhail A, Brown C, Williams JA, et al. Kidney Disease: Improving Global Outcomes (KDIGO) Anemia Work Group. KDIGO Clinical Practice Guideline for Anemia in Chronic Kidney Disease. Kidney inter.. 2012;2(Suppl):279-335.
- Mills KT. Sodium Excretion and the Risk of Cardiovascular Disease in Patients with Chronic Kidney Disease JAMA. 2016;315(20):2200-2210.
- Stacy SR, Suarez-Cuervo C, Berger Z, Wilson LM, Yeh HC, Bass EB, et al. Role of Troponin in Patients with Chronic Kidney Disease and Suspected Acute Coronary Syndrome: A Systematic Review. Ann Intern Med. 2014;161:502-512.
- The ASTRAL Investigators. Revascularization versus medical therapy for renal-artery stenosis. N Engl J Med. 2009;361:1953-1962.
- Twerenbold R, Boeddinghaus J, Nestelberger T, et al. Clinical Use of High-Sensitivity Cardiac Troponin in Patients With Suspected Myocardial Infarction. J Am Coll Cardiol. 2017;70(8):996-1012.

capítulo 73

Dicas de Pneumologia que Todo Cardiologista Deve Saber

• Thulio Marquez Cunha • Adriana Castro de Carvalho

Introdução

- Cardiologia e pneumologia são 2 especialidades que interagem bastante. Muitas vezes o paciente vai ao pneumologista devido a quadro de dispneia e no final o diagnóstico acaba sendo uma cardiopatia, ou vice-versa. Além disso, o tabagismo é um fator de risco em comum para doenças que acometem estes dois sistemas. Dessa forma, elaboramos este capítulo para dar dicas que todo o cardiologista deve saber para manejar seus pacientes.

Dica 1 – interpretação simplificada de espirometria

- Espirometria é um exame de função pulmonar que mede a quantidade (volume) e taxa/velocidade (fluxo) do ar que entra e sai dos pulmões.
- Está indicada para diagnóstico de distúrbios pulmonares; diagnóstico diferencial de doenças respiratória e de dispneia; monitoramento de evolução e tratamento de doenças respiratórias; ajuda a estabelecer gravidade, estadiamento e prognóstico de doenças; utilizado com exame admissional; *check-up* de pacientes tabagistas ou ex-tabagistas; e como avaliação pré-operatória.
- São obtidas duas curvas durante o exame, a fluxo/volume e volume/tempo que auxiliam na análise da qualidade das manobras e ajudam definir o padrão funcional.
- São obtidas várias variáveis funcionais. Queremos destacar três, que simplificadamente ajudarão na fácil interpretação do exame:
  1) Capacidade Vital Forçada (CVF): quantidade total de ar que consegue sair do pulmão em uma manobra forçada (da Capacidade Pulmonar Total [inspiração máxima] até Volume Residual [expiração máxima]);
  2) Volume Expiratório Forçado no Primeiro Segundo (VEF_1): Volume expirado no primeiro segundo em uma manobra expiratória forçada;
  3) VEF_1/CVF: relação entre a quantidade de ar que sai no primeiro segundo em relação ao total de ar que sai dos pulmões.
- Os valores obtidos, são comparados com equações de normalidade definidas para populações específicas. As características que determinam os valores previsto são: idade, gênero masculino ou feminino, peso e altura. Em algumas equações do mundo a etnia também influencia, o que não é o caso nas equações para população brasileira. Normalmente estes dados aparecem no exame como valores preditos e limite inferior da normalidade. Dessa forma valores abaixo do limite inferior da normalidade são considerados inalterados. Quanto estes dados eventualmente não estão disponíveis (limite inferior da normalidade), considera-se valores abaixo de 75-80% do valor predito como alterados.
- Existem 6 padrões possíveis determinados pela espirometria:
  1) Espirometria normal: quando todos os valores estão dentro dos limites de normalidade;
  2) Distúrbio Ventilatório Obstrutivo: quando há redução desproporcional dos fluxos máximos em relação ao volume máximo (CVF), desde que a CVF seja normal. A presença de resposta ao broncodilatador também determina o distúrbio ventilatório obstrutivo. Algumas doenças que cursam com este padrão: asma, DPOC, bronquiectasia, sequela de tuberculose, bronquiolite, dentre outros;
  3) Distúrbio Ventilatório Obstrutivo com Redução da CVF: quando há obstrução associado a redução da CVF (volume funcional) devido a alçaponamento

aéreo ou a hiperinsuflação, como visto na DPOC mais avançada;

4) Distúrbio Ventilatório Restritivo: quando há redução de fluxos e volumes, mantendo a relação VEF$_1$/CVF normal. Como a espirometria tem baixa sensibilidade para diagnosticar este padrão funcional (padrão ouro é quando observamos Capacidade Pulmonar Total baixa, medida pela pletismografia de corpo inteiro, pouco disponível), considera-se restrição, quando a CVF é menor que 50% em relação ao valor predito para o paciente ou quando a história clínica do paciente é compatível com a presença de distúrbios restritivo. Alguns exemplos de doenças que apresentam este padrão: doenças intersticiais pulmonares, doenças neuromusculares, deformidades de caixa torácica, congestão pulmonar, ascite, gestação, pós-operatório, obesidade, derrames pleurais;

5) Distúrbios Ventilatório Inespecífico: quando há redução de fluxos e volumes, mantendo a relação VEF$_1$/CVF normal, sem história clínica compatível com doenças restritivas, ou com CVF maior que 50% em relação ao valor predito para o paciente. Neste caso não é possível definir com segurança o distúrbios em questão apenas com a espirometria. Nesta situação, 1/3 dos pacientes apresentam uma restrição leve, 1/3 são uma variação do normal e 1/3 estão relacionados com asma e/ou obesidade;

6) Distúrbios Ventilatório Misto: quando há presenta de obstrução associado a restrição (Capacidade Pulmonar Total reduzida). Algumas situações características: sarcoidose, DPOC associado a sequela de tuberculose, sequela de tuberculose, DPOC associado a doença fibrosante, doença obstrutiva em paciente submetido a ressecção pulmonar. Diferencia-se pela espirometia este padrão do Distúrbios Ventilatório Obstrutivo com Redução da CVF realizando a subtração da CVF em % do predito e VEF$_1$ em % do predito. Se a diferença for < 12% provavelmente se trata de um distúrbio ventilatório misto.

- Após caracterização do distúrbio ventilatório, o próximo passo é determinar a gravidade, conforme a tabela abaixo. Deve-se sempre levar em conta o pior resultado em relação ao predito.
- A última etapa da análise é determinas se há ou não presença de resposta ao broncodilatador. Se houver aumento da CVF ou do VEF$_1$ de 200 ml e 7% após uso de 400 mcg de sabutamol inalatório, dizemos que houve resposta ao broncodilatador.

Abaixo segue algoritmo para interpretação simplificada da espirometria.

Tabela 73.1. **Determinação da gravidade dos distúrbios ventilatórios pela espirometria**

	Leve	Moderado	Grave
VEF$_1$ (% predito)	LI-60%	41-59%	≤ 40%
CVF (% predito)	LI-60%	51-59%	≤ 50%

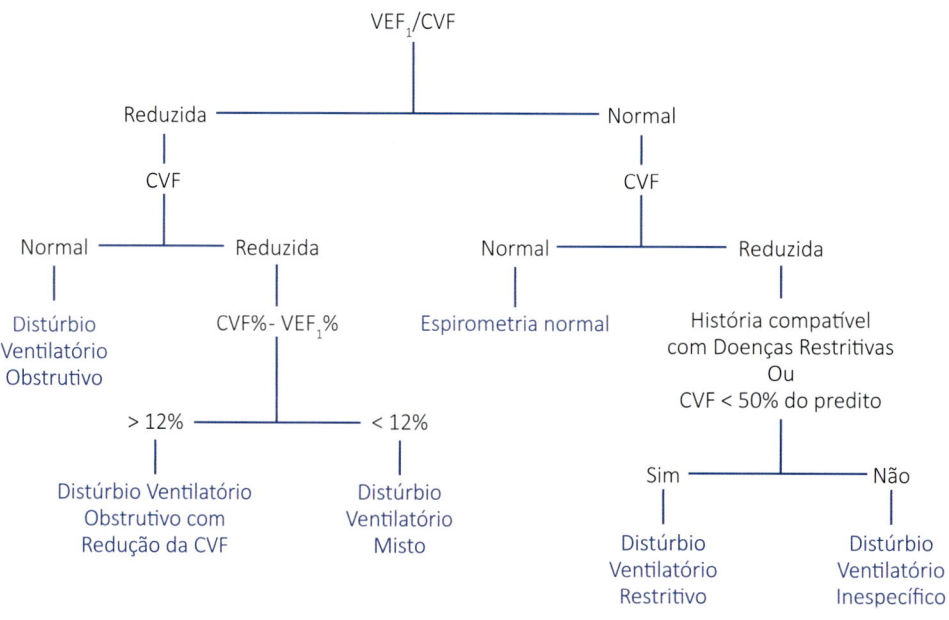

Figura 73.1. **Algoritmo. Interpretação simplificada da espirometria.**

Dica 2 – Dicas sobre doença pulmonar obstrutiva crônica

- Doença Pulmonar Obstrutiva Crônica (DPOC) é uma doença inflamatória sistêmica comum, prevenível e tratável, causada pela inalação a partículas ou gases tóxicos, em especial a fumaça do cigarro. Sua principal alteração fisiopatológica é a limitação ao fluxo expiratório que não é totalmente reversível ao broncodilatador. É causada pelo acometimento das vias aéreas (bronquite crônica e bronquiolite e pelo aprisionamento aéreo (enfisema). Atualmente é a quarta causa de morte no mundo, com previsão para se tornar a terceira já em 2020.
- Os principais sintomas são dispneia progressiva aos esforços e tosse crônica, com ou sem broncoespasmo.
- O diagnóstico deve ser sempre considerado quando houver quadro clínico compatível associado a uma exposição. Carga tabágica acima de 10 maços/ano é suficiente para estabelecer nexo causal. A confirmação diagnóstica é feita pela espirometria obrigatoriamente. Relação $VEF_1/CVF < 0,7$ pós broncodilatador confirma o diagnóstico. A radiografia de tórax tem como principal objetivo nestes pacientes detectar doenças associadas, não sendo suficiente para fechar o diagnóstico. Achados de enfisema na tomografia de alta resolução de tórax, sem confirmação funcional com espirometria não são suficientes para fechar o diagnóstico de DPOC.
- A classificação da doença se dá para gravidade de comprometimento funcional pulmonar (1 = leve; 2 = moderado; 3 = grave; e 4 = muito grave de acordo com o VEF_1 pós broncodilatador), pela presença de sintomas (avaliado pela escala de dispneia da Medical Research Council modificada [mMRC] ou pelo questionário COPD Assessment Test [CAT]) de e pelo risco de exacerbação (figura). Paciente A é aquele pouco sintomático e com baixo risco de exacerbação; B sintomático com baixo risco de exacerbação; C pouco sintomático com alto risco de exacerbação; e D sintomático e com alto risco de exacerbação.
- O tratamento baseia-se em medidas gerais e tratamento farmacológico. Cabe ressaltar que as medidas terapêuticas que reduzem mortalidade neste grupo de pacientes são cessação do tabagismo, vacina antigripal e uso de oxigenioterapia prolongada naqueles pacientes com indicação.
- Medidas Gerais:
  1) Cessação do tabagismo: parte fundamental do tratamento da DPOC. Não há contraindicações para uso de terapia farmacológica para cessação do tabagismo nestes pacientes;
  2) Atividades físicas para todos os pacientes;
  3) Reabilitação pulmonar para pacientes a partir da classificação B. Lembrando que reabilitação pulmonar se trata de treinamento aeróbico e resistivo/de força;
  4) Vacinação anti-influenza e anti-pneumococica;
  5) Oxigenoterapia prolongada 15-24 horas/dia, sendo período noturno obrigatório ($PaO_2 < 55$ mmHg ou $SaO_2 < 88\%$; ou $PaO_2 < 60$ mmHg ou $SaO_2 < 90\%$ se *cor pulmonale* ou policitemia). A quantidade de oxigênio deve ser titulada no repouso com objetivo de manter a SpO_2 em torno de 90%. Deve-se acrescentar 1 l/min ao fluxo titulado no repouso quando o paciente vai dormir, e mais 1 l/min quando o paciente vai fazer atividades físicas.

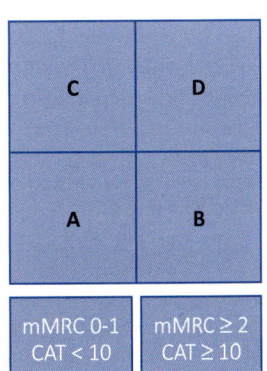

Figura 73.2. Classificação da Doença Pulmonar Obstrutiva Crônica.

- Pedra fundamental no tratamento da DPOC é o uso de broncodilatadores em monoterapia ou em associação.
- Estão atualmente disponíveis no Brasil os seguintes broncodilatadores:
    1) Beta-2-agonistas de curta duração (SABA): fenoterol, salbutamol e terbutalina;
    2) Anticolinérgicos de curta duração (SAMA): ipratrópio;
    3) Beta-2-agonistas de longa e ultra-longa duração (LABA): formoterol e salmeterol de longa duração, e vilanterol, olodaterol e indacaterol de ultra-longa duração;
    4) Anticolinérgicos de longa duração (LAMA): tiotropio, umeclidineo, aclidineo e ácido glicopirrônio;
    5) Metilxantinas: aminofilina, teofilina e bamifilina.

QUADRO 73.1
Tratamento farmacológico de paciente com DPOC

GOLD A	• SAMA e/ou SABA de resgate
GOLD B	• LABA ou LAMA inicialmente em monoterapia • LABA + LAMA se houver persistência de dispneia • Metilxantinas – acrescentar se a combinação LAB + LAMA for insuficiente
GOLD C e D	• LABA + LAMA associados (se estiverem em monoterapia) • Acréscimo do corticóide Inalatório • Roflumilaste: paciente com tosse com expectoração e que se mantém exacerbadores com uso de LABA + LAMA + corticoide inalatório • Macrolídeos (aziromicina 500 mg 3 vezes/semana)

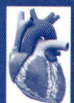

O que eu preciso saber sobre DPOC x betabloqueadores?

É sabido que o uso de beta-bloqueadores pode reduzir a função pulmonar e induzir broncoespasmo em pacientes com DPOC. Porém diversos estudos têm demonstrado redução da mortalidade (22-61%) e do número de exacerbações (29-38%) com o uso de beta-bloqueadores nestes pacientes. Grandes estudos prospectivos recentes, vêm demonstrando segurança a estabilidade de função pulmonar em pacientes com DPOC com alguma comorbidade cardiovascular associada em uso desta classe de medicamentos.

Desta forma, **não há evidência até o momento que indique que os pacientes portadores de insuficiência cardíaca devam ser tratados de modo diferente quando portadores DPOC. Os agentes cardiosseletivos mostraram maiores benefícios em mortalidade e na redução das exacerbações pela DPOC**, além de menor comprometimento da função pulmonar. Não há evidências que suporte seu uso em pacientes com DPOC e disfunção diastólica isolada.

Recomenda-se, quando indicado o uso de beta-bloqueadores cardiosseletivos, sendo a droga de escolha para pacientes com DPOC associado o bisoprolol. Deve-se ajustar lentamente a dose para melhorar a tolerabilidade cardiovascular e pulmonar. Descontinuar imediatamente a droga se os sintomas pulmonares persistirem ou piorarem.

Dica 3 – Dicas sobre asma brônquica

A asma é uma doença inflamatória crônica das vias aéreas fruto da interação de fatores genéticos com exposição ambiental. Os principais sintomas são sibilos (broncoespasmo) dispnéia, aperto no peito e tosse, que variam durante o tempo e na sua intensidade, associada a limitação ao fluxo aéreo variável. Os sintomas geralmente são piores durante a noite e no início da manhã.

Os principais fatores desencadeantes são fumaça, pólen, ácaros, poeiras, mofo, mudanças de temperatura principalmente para o frio, infecções virais e exercício físico.

O diagnóstico baseia-se na caracterização dos sintomas e na evidência de obstrução ao fluxo aéreo variável que pode ser determinado pela resposta broncodilatadora positiva (aumento de 12% e 200 mL de ganho no VEF_1 após a administração de um broncodilatador de curta duração) na espirometria ou em outros testes como a broncoprovocação e indução de broncoespasmo induzido pelo exercício. Não é obrigatório a presença de resposta ao broncodilatador, visto que alguns pacientes com asma podem ter remodelamento das vias aéreas e não ser observada variação do VEF_1 na espirometria.

Há duas classificações: quanto ao controle e quanto a gravidade. O mais importante é estabelecer se o paciente está controlado, parcialmente controlado ou não controlado, o que auxilia na determinação do tratamento (Quadro 73.2). A gravidade da asma se dá pela quantidade de medicamento necessário para se estabelecer o controle da doença (Quadro 73.3).

É importante lembrar que uso incorreto de dispositivos inalatórios, a má aderência ao tratamento, exposição ambiental a alérgenos ou irritantes, presença de comorbidades (principais refluxo gastroesofágico e rinite) e diagnósticos incorretos são causas comuns de asma não controlada.

O tratamento não farmacológico baseia-se em medidas para higiene ambiental, vacinação contra Influenza, ensino das técnicas de uso dos dispositivos inalatórios, educação sobre doença. Contribuem para redução do risco de exacerbações: cessação do tabagismo, atividade física, evitar exposições ocupacionais e evitar medicamentos que possam piorar a asma (anti-inflamatórios não esteroidais, betabloqueadores e aspirina).

O tratamento farmacológico divide-se em duas categorias: tratamento de resgate e tratamento de manutenção. O tratamento de resgate é realizado pelos broncodilatadores de curta duração. No esquema de manutenção, o principal tratamento são os corticoides inalatórios. Pode-se associar outros medicamentos em etapas de tratamento (Quadro 73.5) com o objetivo de alcançar melhora controle da doença.

Após três meses do controle atingido da doença, deve-se avaliar o desescalonamento da medicação até a menor dose capaz de manter o controle do paciente.

A exacerbação da asma caracteriza-se pela piora dos sintomas basais do paciente e pela piora de função pulmonar, que pode ser medida pela queda de VEF1 ou pela redução no pico de fluxo expiratório (PFE). Recomenda-se que o manejo da crise na emergência seja guiado não somente pela melhora sintomática mas também pela melhora do PFE.

QUADRO 73.2
Parâmetros avaliados para definir o controle sintomático da asma.

1. Nas últimas 4 semanas o paciente apresentou:
   - sintomas durante o dia mais de 2 vezes na semana? Sim ( ) Não ( )
   - Despertares noturnos pela asma? Sim ( ) Não ( )
   - necessidade de medicação de resgate mais de 2 vezes na semana ? Sim ( ) Não ( )
   - limitação de suas atividades? Sim ( ) Não ( )

Asma bem controlada = nenhuma das respostas positivas; Asma parcialmente controlada= 1-2 respostas positivas; Asma não controlada= 3 ou mais respostas positivas.

QUADRO 73.4
Classificação da gravidade da asma de acordo com o controle atingido nas etapas de tratamento.

Gravidade	Etapa de tratamento
Asma Leve	Etapas 1 e 2
Asma Moderada	Etapa 3
Asma Grave	Etapas 4 e 5 ou asma que permanece descontrolada a despeito dessas terapêuticas

QUADRO 73.5
Etapas do tratamento de manutenção da asma.

Etapas de Tratamento	Medicamentos Utilizados
Etapa 1	LABA + corticoide inalatório se necessário
Etapa 2	Corticoides inalatórios em baixas doses. Considerar antileucotrienos
Etapa 3	Corticóides inalatórios em associação com LABA em baixas doses
Etapa 4	Corticóides inalatórios com LABA em altas doses. Considerar Tiotrópio
Etapa 5	Anti-IGE – Omalizumabe. Anti-IL5 Benralizumabe, Mepolizumabe. Considerar corticoide oral

LABA= Broncodilatadores de longa duração;

Além do ajuste da medicação inalatória de manutenção e de resgate, os pacientes devem receber um curso de corticoide oral por um curto período de tempo (5-7 dias) para melhora da exacerbação e antibióticos somente se confirmada infecção bacteriana concomitante.

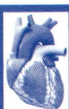 **Posso usar betabloqueadores em pacientes com asma?**

O uso de betabloqueadores em asmáticos pode desencadear crises de broncoespasmo e pode levar a morte inclusive. A decisão do uso de medicamentos tais como beta-bloqueadores orais ou intra-oculares, deve ser feita caso a caso, e o seguimento desses pacientes deve ser feito de perto por um especialista para que a exacerbação da asma seja controlada.

O uso dos betabloqueadores cardiosseletivos, quando necessários, como por exemplo na Síndrome Coronariana Aguda, não são contraindicados de forma absoluta, no entanto seus riscos e benefícios relativos devem ser considerados. Estudos recentes evidenciam que pacientes asmáticos que receberam betabloqueadores cardiosseletivos nas primeiras 24 horas da admissão apresentaram menor mortalidade.

Dica 4 – O que o cardiologista precisa saber sobre nódulo pulmonar?

- Com o avanço das técnicas de exames de imagem, cada vez mais o médico se depara com achados inesperados e muitas vezes inespecíficos na tomografia de Tórax. O achado de nódulos solitários em tomografias de tórax e bastante comum e cabe ao médico que está seguindo o paciente a decisão de prosseguir a investigação ou não, lembrando que quanto mais precoce a intervenção no caso de um nódulo tumoral, maior a chance daquele paciente apresentar chance de cura.
- Quando nos deparamos com um nódulo isolado acidental na tomografia de tórax inicialmente devemos identificar quem é o paciente de risco para o desenvolvimento de um câncer e quais as características de um nódulo que nos levam a pensar em uma maior probabilidade de desenvolvimento de um tumor maligno. Na Tabela 73.2 destacam-se as características inerentes ao nódulo e ao paciente que definem um maior risco para malignidade.
- Os nódulos podem se apresentar com densidade sólida, semissólida e em vidro fosco. Em geral, nódulos sólidos solitários menores que 6 mm não necessitam de investigação posterior em pacientes de baixo risco. Em pacientes com alto risco com nódulo menor do que 6mm mas com localização em lobos superiores e morfologia suspeita pode-se seguir esse nódulo com tomografias anuais. Quando os nódulos são múltiplos deve-se considerar o nódulo mais suspeito para definir o seguimento. Na Tabela 73.2, estão as recomendações para prosseguir investigação de nódulos incidentais sólidos de acordo com a sociedade Fleischner de Radiologia. Essas recomendações não são válidas para pacientes em screening de câncer de pulmão, imunossuprimidos ou pacientes que já possuem um câncer primário.
- Nódulos solitários de densidade semissólida e em vidro fosco também menores que 6 mm não necessitam prosseguir a investigação ou exames seriados. No entanto

Dicas de Pneumologia que Todo Cardiologista Deve Saber

Tabela 73.2. **Aspectos que definem um nódulo com maior risco para malignidade.**

Características do Nódulo	Características do Paciente
Tamanho > 6 mm	Idade avançada
Densidade sólida	Sexo feminino
Presença de espiculações	Raça negra
Localização em lobos superiores	Carga tabágica elevada
Nódulos isolados	História familiar de câncer
Velocidade de crescimento	Exposição a asbestos, urânio e radônio
Associação com fibrose	
Associação com enfisema	

Tabela 73.3. **Recomendações da Sociedade Fleischner para prosseguir investigação de nódulos incidentais sólidos na Tomografia de Tórax.**

Tipo de Nódulo	Tamanho do Nódulo	Seguimento
Solitário	< 6 mm	Baixo risco – nenhum Alto risco – TC tórax anual
	6-8 mm	Baixo risco - TC tórax a cada 6 meses por 2 anos Alto risco – TC tórax a cada 6 meses por 2 anos
	> 8 mm	Baixo risco – TC tórax ou PET CT a cd 3 meses Alto risco – TC tórax ou PET CT a cd 3 meses Ou ainda considerar biópsia
Múltiplo	< 6 mm	Baixo risco – nenhum Alto risco – TC tórax anual
	> 6 mm	Baixo risco – TC com 3 e 6 meses, 18 e 24 meses. Alto risco – TC com 3 e 6 meses, 18 e 24 meses.

TC= tomografia de tórax ; PET-CT= tomografia de tórax com técnica por emissão de pósitrons.

nódulos semissólidos ou em vidro fosco maiores que 6 mm necessitam de seguimento seriado com tomografias a cada 3 a 6 meses e por um período de tempo mais prolongado geralmente recomendado por 5 anos, se a parte solida se mantiver inalterada e menor do que 6 mm. No entanto, se a parte sólida do nódulo semissólido é maior do que 6 mm deve ser considerado altamente suspeito. Nódulos múltiplos em vidro fosco no geral são benignos mas em pacientes de alto risco devem ser seguidos também por 2-4 anos.

- Quando o objetivo é rastreamento de um câncer de pulmão existem vários guidelines internacionais. Não existe evidência atualmente que justifique rastreamento de câncer de pulmão com raio-x de tórax. Um estudo evidenciou que a tomografia computadorizada de baixa radiação anual pode detectar o câncer de pulmão precocemente e diminuir a mortalidade nestes pacientes. A recomendação do National Lung Screening Trial (NLST) é que pacientes entre 55-74 anos que apresentam carga tabágica acima de 30 maços/ano e que já suspenderam o hábito até há 15 anos devem fazer uma tomografia computadorizada de baixa radiação anual.

■ Leitura sugerida

- Baker JG. The selectivity of beta-adrenoceptor antagonists at the human beta1, beta2 and beta3 adrenoceptors. Br J Pharmacol 2005; 144: 317–322.
- Bar RG, et al. Percent emphysema, airflow obstruction, and impaired left ventricular filling. N Engl J Med 2010;362:217-27.
- Curkendall SM, et al. Cardiovascular disease in patients with chronic obstructive pulmonary disease, Saskatchewan Canada cardiovascular disease in COPD patients. Ann Epidemiol. 2006;16:63-70.
- Dransfield MT et al. Use of b blockers and the risk of death in hospitalised patients with acute exacerbations of COPD. Thorax 2008;63:301–305.
- Fernandes FLA, Cukier A, Camelier AA, Fritscher CC, Costa CH, et al. Recomendações para o tratamento farmacológico da DPOC: perguntas e respostas. J Bras Pneumol. 2017;43(4):290-301.
- Global Initiative for Asthma. Global Strategy for Asthma Management and Prevention, 2019. Available from: www.ginasthma.org
- Global Strategy for the Diagnosis, Management, and Prevention of Chronic Obstructive Pulmonary Disease (GOLD). 2019 Report, 2019. Disponível em: www.goldcopd.org/ Acesso em: 20 mar. 2019.
- Iwamoto H, et al. Airflow limitation in smokers is associated with subclinical atherosclerosis. Am J Respir Crit Care Med 2009;179:35-40
- Kazerooni EA, Armstrong MR, Amorosa JK, et al. ACR CT Accreditation Program and the Lung Cancer Screening Program Designation. J Am Coll Radiol 2016;13(2 Suppl):R30–R34.
- Le Jemtel TH, et al. Diagnostic and therapeutic challenges in patients with coexistent chronic obstructive pulmonary disease and chronic heart failure. J Am Coll Cardiol. 2007 Jan 16; 49(2):171-80.
- Maltais,F, et al. -Blockers in COPD: A Cohort Study from the TONADO Research program.. Chest. 2018. 153(6):1315-25.
- Mc Mahon et al. Guidelines for Management of Incidental Pulmonary Nodules Detected on CT Images: From the Fleischner Society 2017. Radiology 2017; vol 0(0) :1-16.
- McWilliams A, Tammemagi MC, Mayo JR, et al. Probability of cancer in pulmonary nodules detected on first screening CT. N Engl J Med 2013;369(10):910–919.
- Miller M et al. ATS/ERS TASK FORCE: Standardisation of Lung FunctIon Testing. Standardisation of spirometry. Eur Respir J, p. 319–338, 2005.

- National Lung Screening Trial Research Team, Aberle DR, Adams AM, et al. Reduced lung-cancer mortality with low-dose computed tomographic screening. N Engl J Med 2011;365(5):395–409.
- Pickard AS, et al. Coded cause of death and timing of COPD diagnosis. COPD. 2009;6:41-47.
- Rusinaru D et al. Impact of chronic obstructive pulmonary disease on long-term outcome of patients hospitalized for heart failure. Am J Cardiol. 2008;101(3):353–8.
- Rutten FH, et al. Beta-blockers may reduce mortality and risk of exacerbations in patients with chronic obstructive pulmonary disease. Arch Intern Med 2010; 170: 880–887.
- SBPT. Sociedade Brasileira Pneumologia e Tisiologia. Espirometria. Diretrizes para Testes de Função Pulmonar. Jornal Pneumologia, v. 28, S3, 2002a.
- SBPT. Sociedade Brasileira Pneumologia e Tisiologia. Volumes pulmonares estáticos. Diretrizes para Testes de Função Pulmonar. Jornal Pneumologia, v. 63, S3, 2002e.
- Short PM, et al. Effect of beta blockers in treatment of chronic obstructive pulmonary disease: a retrospective cohort study. BMJ 2011; 342: d2549.
- Su VYF, et al. Carvedilol, Bisoprolol, and Metoprolol Use in Patients With Coexistent Heart Failure and Chronic Obstructive Pulmonary Disease. Medicine 2016. 95(34):e87c1.

capítulo 74

Acometimento Cardiovascular nas Doenças Reumatológicas

• Ferdinand Saraiva Maia • Fabio Mastrocola

■ Risco cardiovascular e doenças reumatológicas

- As doenças reumáticas estão entre as mais prevalentes no mundo desenvolvido e estima-se que até 1/3 da população terá algum acometimento reumático ao longo da vida. A artrite reumatoide acomete entre 0,5 a 1% da população e a osteoartrite, um número ainda maior. O acometimento dessas doenças não se restringe ao sistema musculoesquelético e, não raramente, há envolvimento de outros órgãos e sistemas, sendo as alterações no sistema cardiovascular de importância significativa.
- Há aumento de risco cardiovascular e aterogênese acelerada em diversas doenças habitualmente tratadas pelo reumatologista. Esse aumento de risco é bem evidente para artrite reumatoide (AR), com uma magnitude semelhante, por exemplo, ao impacto do diabetes, recomendando-se o ajuste nos modelos de risco multiplicando-se por um fator de 1,5. Provavelmente, o mesmo se aplica a espondilite anquilosante (EA) e artrite psoriásica (AP), embora as evidências para essas condições sejam menos robustas.
- Diversos fatores foram postulados como causas para esse aumento, entre os quais a inflamação sistêmica (TNF-α, IL-6), aumento de expressão de moléculas de adesão (VCAM-1) e ativação de leucócitos. Evidências recentes demonstraram, de forma elegante, redução de placas coronarianas de alto risco em pacientes com psoríase com o controle inflamatório da doença.
- Esse aumento de risco levou a *European League Against Rheumatism* (EULAR) a publicar recomendações específicas para manejo de risco cardiovascular nos pacientes com artrite reumatoide e síndromes afins a partir de 2009, com a última atualização em 2015.

Recomendações da EULAR para manejo do risco cardiovascular em artrite reumatoide e doenças articulares inflamatórias

1. A atividade de doença deve ser controlada para reduzir o risco de doença cardiovascular em todos os pacientes com artrite reumatoide, espondilite anquilosante e artrite psoriásica.
2. A avaliação de risco cardiovascular deve ser realizada pelo menos a cada 5 anos e deve ser reconsiderada conforme a mudança na terapia antirreumática.
3. A avaliação do risco cardiovascular deve ser realizada de acordo com as Diretrizes nacionais.
4. Colesterol total e HDL devem ser usados para estratificação de risco cardiovascular. Idealmente, os níveis de lipídeos devem ser medidos com a doença estável ou em remissão.
5. Os modelos de predição de risco cardiovascular devem ser adaptados para pacientes com artrite reumatoide, com a multiplicação por um fator de 1,5, se este acréscimo de risco já não estiver incluído no algoritmo.
6. *Screening* de placas ateroscleróticas assintomáticas pode ser considerado como parte da avaliação de risco em AR.
7. Recomendações de mudança de estilo de vida devem enfatizar os benefícios de dieta saudável, exercício regular e cessação do tabagismo.
8. O uso de anti-hipertensivos e estatinas deve seguir as mesmas recomendações da população geral.
9. A prescrição de AINE deve ser feita com cuidado, especialmente para pacientes com doença cardiovascular documentada ou na presença de fatores de risco cardiovascular.
10. O uso prolongado de corticoides deve ser na menor dose possível e devem ser realizadas tentativas de desmame do corticoide em caso de remissão ou baixa atividade de doença. As razões para continuar o uso de corticoides devem ser reavaliadas regularmente.

- Dessa forma, recomenda-se o controle adequado de atividade da doença autoimune, mas também a reestratificação do risco cardiovascular e a abordagem otimizada dos fatores de risco tradicionais (controle de hipertensão, diabetes, cessação de tabagismo e modificação de estilo de vida).
- A terapia para as doenças autoimunes também pode contribuir para esse aumento do risco. **O uso de corticoides é associado de forma dose e duração-dependente ao aumento do risco cardiovascular e, portanto, deve ser usado na menor dose e pelo menor tempo possível.** Também é preciso cautela na prescrição dos anti-inflamatórios não esteroides (AINE), relacionados a aumento de pressão arterial, trombogenicidade e, de fato, eventos duros, incluído infarto e AVC. Ao longo do tempo, diversos AINE foram retirados do mercado por preocupações com a segurança cardiovascular (p. ex., o rofecoxibe, em 2004). Classicamente, havia a noção de que o uso de inibidores de Cox-2 seria mais deletério que o uso de inibidores não seletivos, e de que talvez houvesse maior segurança cardiovascular com o naproxeno, conforme publicação realizada no Circulation, em 2009, baseada em coorte retrospectiva de quase 50 mil pacientes. Entretanto, metanálises recentes desafiam essa ideia. **O uso de qualquer dose de AINE por mais de 1 semana já está relacionado com aumento de eventos cardiovasculares.** A *odds ratio* correspondente é de 1,24 para o celecoxibe, 1,48 para o ibuprofeno, 1,50 para o diclofenaco, 1,53 para o naproxeno e 1,58 para o rofecoxibe (fora de comercialização). Em estudo randomizado publicado em 2016 no NEJM o celecoxibe 100 mg 12/12 h foi não inferior ao naproxeno e ao ibuprofeno.

> **Informação importante**
>
> Evitar o uso de anti-inflamatórios, especialmente em pacientes que já possuem o risco cardiovascular aumentado, pois a utilização por mais de 1 semana aumentou a incidência de IAM, AVCi e morte cardiovascular.

■ Vasculites de grandes vasos

- As vasculites são caracterizadas pela presença de infiltrado inflamatório nas paredes vasculares, com danos às estruturas murais. São classificadas pelo predomínio dos vasos envolvidos em vasculites de grandes, médios e pequenos vasos.
- **As vasculites de grandes vasos (VGV) merecem destaque para o cardiologista, pois apresentam acometimento preferencial da aorta e de seus ramos. O comprometimento da aorta pode, inclusive, manifestar-se como lesão coronariana ostial.**
- Arterite de Takayasu (AT) é uma forma de VGV que afeta predominantemente mulheres (80-90% dos casos) entre 10 e 40 anos. Ocorre no mundo todo, com maior prevalência na Ásia. O acometimento vascular pode envolver toda a aorta ou ser limitado às porções torácica ou abdominal, mas costuma iniciar pela artéria subclávia esquerda e progredir para artérias carótidas, vertebrais, braquiocefálica, subclávia direita e aorta. Em 50% dos pacientes há envolvimento de aorta abdominal e artérias pulmonares. O processo inflamatório pode levar à estenose, oclusão ou dilatação dos vasos envolvidos, com manifestações variáveis.
- Os sintomas se apresentam de forma subaguda. Costumam ocorrer sintomas constitucionais como fadiga, perda de peso e febre baixa. Artralgia está presente em 50% dos casos, mas achados evidentes de sinovite são raros, assim como lesões cutâneas (eritema nodoso e pioderma gangrenoso). Os sintomas de natureza vascular são extremamente variáveis, e altera-se entre assimetria de pulsos e níveis pressóricos (ou mesmo ausência de pulso periférico), claudicação de membros, síndrome de roubo da subclávia, hipertensão (por estenose de artérias renais ou redução da elasticidade da aorta), angina (por acometimento de coronárias), dor abdominal ou hemorragia digestiva (por isquemia mesentérica) e sintomas neurológicos como cefaleia, convulsões, síncope, vertigem e AVC (por acometimento de carótidas e vertebrais).
- Ao exame físico, deve-se estar particularmente atento para a assimetria de pressão e para a ausculta de sopro (em artérias subclávias, axilares, carótidas, renais e femorais).
- Os achados laboratoriais são inespecíficos, refletindo a inflamação sistêmica (elevação de velocidade de hemossedimentação (VHS), PCR, anemia normocítica normocrômica, leucocitose e trombocitose).
- Os achados de imagem são fundamentais para o diagnóstico e a determinação do grau de comprometimento. Angiotomografia e angiorressonância arteriais são os métodos de escolha. A ultrassonografia pode oferecer algumas informações, sobretudo em relação a carótidas e subclávias, mas é limitada na avaliação dos vasos profundos. A angiografia permite a avaliação da luz, mas não da parede vascular e, quando não se planeja uma intervenção terapêutica, os métodos não invasivos devem ser preferidos.
- O critério diagnóstico mais adotado é o proposto pelo *American College of Rheumatology* (ACR), considerando-se positivo quando três dos seis itens estão presentes.

> **Arterite de Takayasu – Critérios do *American College of Rheumatology* (ACR)**
>
> 1. Idade de início menor que 40 anos.
> 2. Claudicação de extremidades.
> 3. Redução de pulso em artéria braquial.
> 4. Diferença de pelo menos 10 mmHg na pressão sistólica dos braços.
> 5. Sopro em artéria subclávia ou aorta abdominal.
> 6. Estenose ou oclusão de aorta, seus ramos ou grandes vasos proximais de membros, não atribuíveis a aterosclerose, displasia fibromuscular ou outras causas.

- O uso de corticoides é a base do tratamento, iniciando-se com 60 mg de prednisona por dia, com reduções

graduais conforme controle da doença (avaliado pela presença de sintomas sistêmicos e marcadores de atividade inflamatória). Terapia em longo prazo com baixas doses de corticoide pode ser necessária para evitar a progressão das estenoses arteriais.
- Para pacientes refratários a corticoides, azatioprina, micofenolato, metotrexate, tocilizumabe e leflunomida já foram propostos. Ciclofosfamida pode ser utilizada como medicação de resgate aos que ainda assim não respondem. Agentes biológicos anti-TNF já foram usados com sucesso, mas a evidência é limitada.
- Procedimentos de revascularização (angioplastia percutânea ou enxertos/*bypass*) podem ser necessários quando houver estenose arterial irreversível. Angioplastia percutânea é o procedimento de escolha, mas pode ser tecnicamente difícil em vasos com lesões longas ou com artérias muito danificadas. Troca valvar aórtica pode ser necessária nos casos em que o acometimento da raiz da aorta leva a insuficiência valvar aórtica progressiva.

Dica: Não esquecer de aferir a pressão nos dois membros superiores

- Diferença da PA acima de 10 mmHg entre os membros superiores:
  - Nos pacientes < 40 anos (principalmente mulheres) = pensar em arterite de Takayasu.
  - Nos > 40 anos pensar em doença aterosclerótica (obstrução mais frequente em artéria subclávia) ou dissecção de aorta.

- **Arterite de células gigantes (ACG) ou arterite temporal acomete preferencialmente grandes e médios vasos, e é a vasculite sistêmica mais frequente.** Afeta principalmente mulheres (proporção de 3:1) e idosos (pico de incidência entre 70 e 79 anos) de raça branca.
- Os sintomas costumam ser subagudos e, raramente, de apresentação abrupta. Sintomas constitucionais também são frequentes, e febres mais altas (acima de 39°) podem levar ao erro diagnóstico de uma infecção. Quarenta a 50% dos pacientes com ACG apresentam "polimialgia reumática", caracterizada por dor e rigidez matinal de ombros, quadris, pescoço e dorso. Cefaleia está presente em 2/3 dos casos e, com frequência, é o sintoma que prepondera. Costuma ser localizada em região temporal (mas pode também ser frontal, occipital ou holocraniana), sem maiores particularidades. Claudicação de mandíbula também é frequente (50% dos casos), iniciada logo após a mastigação. Perdas visuais transitórias ("amaurose fugaz") podem acontecer, e a perda visual permanente é uma complicação temida, ocorrendo em 15-20% dos pacientes. Acidente vascular encefálico ocorre em 3% dos pacientes, por comprometimento de carótidas ou vertebrais.
- O envolvimento vascular frequentemente se manifesta como aneurismas e dissecções, assim como estenose, oclusão e ectasia de grandes vasos. Aneurisma de aorta está presente em 10-20% dos casos e a porção torácica é mais afetada que a abdominal. Dissecção de aorta ocorre entre 1 e 6% dos casos.
- O exame físico deve ser voltado para as assimetrias de pulsos e níveis tensionais, assim como para os pulsos temporais (artérias temporais aumentadas, dolorosas ou sem pulso) e para a ausculta de sopros em territórios vasculares e em foco aórtico (a presença de insuficiência valvar aórtica deve chamar a atenção para a presença de aneurisma de aorta).
- Os achados laboratoriais são inespecíficos, refletindo a inflamação sistêmica (elevação de VHS, PCR, anemia normocítica normocrômica, trombocitose). A contagem leucocitária costuma ser normal.
- A biópsia da artéria temporal é recomendada de forma rotineira nos pacientes com suspeita de ACG. Podem ocorrer resultados falso-negativos em até 45% dos casos, quando há falha de amostra (biópsia de um segmento vascular normal). A realização de biópsia na artéria contralateral pode melhorar a sensibilidade diagnóstica e deve ser considerada quando a biópsia inicial é negativa, mas a suspeita clínica permanece elevada. Outros sítios vasculares também podem ser biopsiados.
- Apesar de a biópsia ser considerada o padrão-ouro, alguns serviços utilizam a ultrassonografia com Doppler dos vasos cervicais, com enfoque especial na artéria temporal, para avaliação diagnóstica inicial da ACG. Caso estejam presentes as alterações características na imagem como o sinal do halo (presença de área hipoecoica circundando o lúmen do vaso, que representaria o edema decorrente de processo inflamatório na parede da artéria) associado a quadro clínico bem sugestivo, a biópsia poderá ser dispensada.
- Angiotomografia e angiorressonância arteriais são os métodos de escolha para o estudo dos grandes vasos. A ultrassonografia com Doppler é limitada na avaliação dos vasos profundos. A angiografia permite a avaliação da luz, mas não da parede vascular e, quando não se planeja uma intervenção terapêutica, os métodos não invasivos devem ser preferidos.
- Foram propostos critérios diagnósticos pelo ACR em 1990, sendo considerada positiva a presença de três ou mais critérios. Entretanto, são mais úteis para diferenciar de outras formas de vasculite que para definir o diagnóstico em pacientes individuais. O diagnóstico deve ser necessariamente ancorado em evidência histopatológica de biópsia ou na imagem de grandes vasos.

Arterite de células gigantes – Critérios do *American College of Rheumatology* (ACR)

1. Idade de início maior que 50 anos.
2. Nova cefaleia localizada.
3. Dor em região temporal ou redução de pulso temporal.
4. VHS > 50 mm/h.
5. Biópsia de artéria temporal, evidenciando pan-arterite com predomínio de infiltrado mononuclear ou processo granulomatoso com células gigantes multinucleadas.

- O uso de corticoides é a base do tratamento, iniciando-se com 60 mg de prednisona por dia, com reduções graduais conforme o controle da doença (avaliado pela presença de sintomas sistêmicos e marcadores de atividade inflamatória). Recomenda-se o uso de aspirina (81-100 mg/dia) para reduzir risco de AVC e perda visual. Em pacientes refratários ao corticoide, ou como parte de estratégia para reduzir o uso de corticoide, tocilizumabe, metotrexate e ciclofosfamida podem ser empregados.
- Os procedimentos de revascularização raramente precisam ser empregados, em razão do desenvolvimento frequente de circulação colateral e da melhora com o tratamento clínico, mas podem ser empregados quando houver refratariedade de sintomas isquêmicos.

Hipertensão pulmonar

- A hipertensão pulmonar (HP) é uma complicação de múltiplas doenças reumatológicas – classicamente esclerose sistêmica (ES), lúpus eritematoso sistêmico (LES), doença mista do tecido conjuntivo (DMTC) e, em menor grau, artrite reumatoide (AR), dermatomiosite e síndrome de Sjögren – que, conjuntamente, correspondem à segunda causa de hipertensão arterial pulmonar nos países desenvolvidos (após a hipertensão arterial pulmonar idiopática). O impacto é particularmente importante na esclerose sistêmica, em que a prevalência de hipertensão pulmonar pré-capilar chega a 12%.
- Nesses pacientes, a HP pode ter vários componentes: a doença vascular pulmonar propriamente dita (grupo I), a doença pulmonar intersticial (grupo III) e mesmo a doença cardíaca esquerda (grupo II). É necessário compreender qual é o mecanismo preponderante para definir o melhor tratamento.
- Quando comparados aos pacientes com hipertensão arterial pulmonar idiopática, os pacientes com HP e doenças de tecido conjuntivo são mais frequentemente mulheres (proporção 4:1), mais velhas, com outras condições associadas (p. ex., doença pulmonar intersticial) e com menor sobrevida.
- Os sintomas e a apresentação inicial são semelhantes aos demais casos de hipertensão pulmonar (ver capítulo específico). O ecocardiograma é o exame para avaliação inicial e, nos casos de esclerose sistêmica, deve ser realizado mesmo em pacientes assintomáticos e repetido anualmente. O diagnóstico específico pode ser definido pelo quadro clínico e por testes sorológicos especiais (FAN; anti-DNA e anti-Sm para LES; anti-Scl e anti-centrômero na ES; anti-RNP na DMTC); a tomografia de tórax de alta resolução é importante para avaliar a presença de doença pulmonar intersticial e doença pulmonar veno-oclusiva. E o cateterismo cardíaco direito é recomendado, em todos os casos suspeitos, para confirmar o diagnóstico e guiar o tratamento.
- O tratamento é mais complexo que na hipertensão pulmonar idiopática. O uso de imunossupressores, frequentemente combinando corticoides e ciclofosfamida, pode resultar em melhora, especialmente no LES e na DMTC. O uso de anticoagulantes parece menos favorável em relação à hipertensão arterial pulmonar (HAP) idiopática e deve ser pesado em cada paciente, levando em consideração a presença de trombofilia e o risco aumentado de sangramento. O tratamento específico da HP segue o mesmo algoritmo para as demais etiologias do grupo I.

Envolvimento pericárdico nas doenças autoimunes

- Diversas doenças autoimunes acometem o pericárdio, e a apresentação é mais frequentemente como pericardite aguda ou recorrente e derrames pericárdicos assintomáticos. Os sintomas podem se desenvolver tanto agudamente como de forma insidiosa. De qualquer modo, complicações graves, como tamponamento cardíaco e pericardite constritiva, são raras.
- O envolvimento do pericárdio ocorre com frequência no lúpus eritematoso sistêmico (LES), com derrames pericárdicos, habitualmente assintomáticos, sendo encontrados em até 50% dos pacientes. Derrames grandes, com repercussão hemodinâmica e tamponamento, ou pericardite constritiva, são raros. Pericardite pode estar ou não associada a outras serosites (derrame pleural e ascite), e o curso é geralmente benigno.
- Os derrames pericárdicos assintomáticos também podem se fazer presentes na artrite reumatoide (AR) em até 35% dos pacientes, mas menos de 10% apresentam pericardite, geralmente no contexto de doença ativa com outras manifestações extra-articulares. Raramente pode haver pericardite constritiva.
- Pericardite também se faz presente na doença de Still (artrite inflamatória sistêmica juvenil) em até 1/3 dos pacientes, com miocardite também em 10%. A doença é caracterizada por febre, artrite e um discreto exantema cor de salmão no tronco, geralmente acompanhado de uma ferritina alta.
- Envolvimento pericárdico também pode estar presente na esclerose sistêmica (pericardite em até 20% dos pacientes), doença mista do tecido conjuntivo (10-30%), dermatomiosite/polimiosite (menos de 10%), síndrome de Sjögren, sarcoidose, vasculites de pequenos vasos (vasculites associadas a ANCA e Kawasaki) e doença de Behçet.
- **A avaliação para autoimunidade não deve ser realizada de forma sistemática em todos os casos de pericardite aguda, mas precisa ser feita em pacientes com pericardite ou derrame pericárdico recorrente e na presença de sintomas sistêmicos.**
- O tratamento é dependente dos sintomas. Os pacientes assintomáticos devem receber tratamento direcionado para a doença de base. A maior parte dos pacientes com pericardite aguda deve ser tratada com anti-inflamatórios não esteroidais (AINE) e colchicina e, nos casos refratários ou com contraindicações a AINE, corticoides.

> **Informação importante**
> - O acometimento pericárdico é frequente em muitas doenças reumáticas, sendo o derrame pericárdico assintomático a apresentação mais frequente.
> - Pericardite aguda em mulheres jovens, quando associada a sintomas sistêmicos, pensar em lúpus e solicitar FAN e complemento para o diagnóstico diferencial. Nestes casos, o complemento costuma estar baixo, diferentemente das outras etiologias da pericardite.

Lúpus eritematoso sistêmico (LES)

- LES está relacionado a múltiplas possibilidades de comprometimento cardíaco, podendo se manifestar como doença pericárdica, valvar, miocárdica, coronariana ou arrítmica.
- O acometimento valvar varia de espessamento até grandes vegetações verrucosas. Até 44% dos pacientes podem apresentar sopro sistólico, seja por dano valvar estrutural ou por sopros funcionais na presença de anemia, febre, taquicardia e cardiomegalia. O envolvimento mais frequente é da valva mitral. A endocardite de Libman-Sacks é caracterizada por vegetações verrucosas estéreis localizadas nas bordas das valvas, consistindo de depósitos de imunocomplexos, células mononucleares, fibrina e trombo plaquetário, e está presente em até 11% dos pacientes. A cicatrização dessas lesões leva a fibrose, calcificação e mesmo deformação, podendo determinar regurgitações valvares ou, raramente, estenoses. Geralmente são lesões assintomáticas, mas podem fragmentar e produzir êmbolos sistêmicos ou servir como substrato para o desenvolvimento de endocardite infecciosa. Podem mudar ao longo do tempo (regredir e/ou progredir) e a mudança não está claramente relacionada com a atividade de doença, terapia ou duração do LES. A indicação de profilaxia de endocardite em procedimentos não é clara, e pode ser definida individualmente. Cirurgia cardíaca pode ser necessária para lesões regurgitantes severas ou, raramente, para lesões estenóticas.
- **O envolvimento pericárdico é a manifestação cardíaca mais frequente, afetando até 50% dos pacientes, na forma de derrames pericárdicos ou de pericardite aguda.** Complicações mais sérias, como pericardite constritiva ou tamponamento, são infrequentes. Geralmente a pericardite sintomática responde ao tratamento com AINE e colchicina, e o corticoide é usado nos pacientes que não toleram ou não respondem ao tratamento inicial.
- Também é possível haver miocardite em 8-25% dos pacientes, que pode se manifestar como taquicardia desproporcional à situação clínica, alterações eletrocardiográficas, ecocardiográficas ou cardiomegalia, acompanhada ou não de pericardite. Miocardite foi associada em alguns casos ao anticorpo anti-RNP. Adicionalmente, hidroxicloroquina, uma droga frequente usada no tratamento do LES, está associada a uma rara e idiossincrática cardiotoxicidade, definida apenas microscopicamente como vacuolização difusa de miócitos sem miocardite. O tratamento da miocardite é feito com pulsoterapia de corticoide (p. ex., 1 g/dia de metilprednisolona por 3 dias) e a terapia habitual para insuficiência cardíaca (betabloqueadores, IECA, antagonista de receptor mineralocorticoide, etc.).
- Arritmias e alterações eletrocardiográficas também podem estar presentes. Cerca de 35% dos pacientes podem ter algum grau de distúrbio de condução, muitas vezes como marca da presença atual ou prévia de miocardite. Além disso, anticorpos anti-Ro/SSA estão associados a prolongamento do intervalo QT e podem causar BAVT congênito pela transmissão dos anticorpos para o feto.
- **Finalmente, uma das marcas do envolvimento cardíaco do LES é a aterosclerose acelerada. Revisões sistemáticas apontam que o risco de doença cardiovascular é pelo menos dobrado em relação à população geral.** Embora raramente um infarto do miocárdio em um paciente lúpico possa se dever a vasculite coronariana, embolia ou trombose arterial, a aterosclerose é o fenômeno predominante. Pacientes com LES têm prevalência aumentada de fatores de risco tradicionais, a própria inflamação sistêmica e o uso de corticoide como aceleradores para a doença coronariana. A prevenção precisa ser multifatorial e levar em conta cessação de tabagismo, controle de hipertensão, otimização dos níveis lipídicos, minimização do uso de corticoides e, quando pesados os riscos de eventos ateroscleróticos e de sangramento, o uso de baixa dose de aspirina.

Lúpus induzido por fármacos

- Lúpus induzido por fármacos (LIF) é uma reação adversa idiossincrática de natureza autoimune de diversos medicamentos, com sintomas semelhantes ao do LES.
- A patogênese é multifatorial, envolvendo fatores imunogenéticos, o metabolismo dos fármacos (fenótipo de "acetilador lento") e dose. Geralmente ocorre em pacientes mais velhos (maiores que 50 anos) e tem distribuição igualitária entre os sexos (enquanto o LES tem clara predominância feminina).
- Os sintomas mais comuns são febre, mialgia, artralgia/artrite e serosite. Os sintomas cutâneos são menos comuns no LIF que no LES, assim como manifestações renais, neurológicas e hematológicas. O perfil sorológico também tem diferenças, com frequência maior de anticorpos anti-histonas (90-95% em LIF vs. 60-80% no LES). São menos frequentes anticorpos anti-DNA (50-80% vs. menos que 5%), anti-Smith (20-30% vs. menos que 5%) e baixos níveis de complemento.
- Diversos fármacos utilizados são implicados no desenvolvimento de lúpus induzido por fármacos, vários dos quais com uso em cardiologia:
  - definitivo: *procainamida*, *hidralazina*, *diltiazem*, minociclina, penicilamina, isoniazida, *quinidina*, anti-TNF

(infliximab, etanercepte), interferon, *metildopa* e clorpromazina.
- provável: anticonvulsivantes (fenitoína, carbamazepina), antitireoidianos, antibióticos (rifampicina, nitrofurantoína), *betabloqueadores*, lítio, *captopril, hidroclorotiazida, amiodarona, ticlopidina*, sulfassalazina, terbinafina, docetaxel.
- possível: sais de ouro, penicilina, tetraciclina, reserpina, valproato, *estatinas* (sinvastatina, atorvastatina), *gemfibrozil*, lamotrigina, etc.

- O mais importante do tratamento é descontinuar o uso do fármaco associado. O tratamento sintomático deve ser feito do mesmo modo que no LES idiopático (p. ex., anti-inflamatórios para artrite e serosite, corticoide tópico para manifestações cutâneas, etc.). Pacientes com sintomas refratários podem se beneficiar do uso de hidroxicloroquina e, raramente, pode ser necessário o uso de corticoides.

■ Esclerose sistêmica

- Esclerose sistêmica (ES) é uma doença caracterizada por espessamento da pele (esclerodermia) e acometimento de múltiplos órgãos (trato gastrointestinal, pulmão, coração, rim). Sua patogênese envolve mecanismos imunológicos que levam a dano endotelial, microangiopatia e ativação de fibroblastos com formação de fibrose.
- O envolvimento cardíaco pode ser primário (miocárdio, sistema de condução, pericárdio ou endocárdio valvular) ou secundário ao envolvimento pulmonar (hipertensão arterial pulmonar) e renal (crise renal esclerodérmica). As múltiplas possibilidades de apresentação clínica e a possibilidade de doença assintomática tornam muito difícil definir a prevalência de alterações cardíacas, mas até 75% dos pacientes apresentam alterações à ressonância magnética cardíaca. Com o melhor tratamento da crise renal esclerodérmica, os comprometimentos cardíaco e pulmonar são as mais importantes causas de mortalidade da ES.
- A doença microvascular (episódios repetidos de vasoespasmo, inicialmente funcionais e posteriormente com remodelamento e dano vascular) e o acúmulo de colágeno estão envolvidos na formação de lesões isquêmicas, inflamatórias e fibróticas que afetam o miocárdio, levando a fibrose miocárdica com padrão "em mosaico". Pode haver angina ou infarto do miocárdio na presença de coronárias epicárdicas normais por vasoespasmo de arteríolas ("fenômeno de Raynaud miocárdico") e, raramente, miocardite, com possível resposta a tratamento imunossupressor. Disfunção sistólica do ventrículo esquerdo é pouco frequente (menos que 6% dos pacientes).
- Arritmias e distúrbios de condução também podem fazer parte do quadro clínico, por fibrose do sistema de condução. Os achados eletrocardiográficos mais frequentes são bloqueios fasciculares do ramo esquerdo (16%) e BAV de 1º grau (8%), e o bloqueio de ramo esquerdo, quando presente, está associado a disfunção ventricular. O Holter apresenta alterações em mais de 60% dos pacientes, incluindo taquicardias supraventriculares (32%), distúrbios de condução (14%), extrassístoles ventriculares (20%) e mesmo taquicardia ventricular (10%), e deve ser solicitado em pacientes com palpitações, tontura e síncope. O teste ergométrico pode auxiliar no diagnóstico de sintomas induzidos pelo esforço.
- O envolvimento pericárdico se faz presente clinicamente em até 20% dos casos, sob as formas de pericardite fibrinosa, adesões pericárdicas, derrame pericárdico e, raramente, tamponamento pericárdico ou pericardite constritiva. O comprometimento pericárdico na ES tem menos caráter inflamatório que no LES e, dessa forma, o benefício do uso de corticoides é limitado.
- Raramente, há comprometimento do endocárdio levando a vegetações valvulares. O significado dessas lesões é incerto, mas pode haver endocardite em associação a comprometimento miocárdico severo.
- Hipertensão pulmonar (HP), com posterior desenvolvimento de insuficiência cardíaca direita, está presente em até 25% dos pacientes, dependendo da metodologia diagnóstica empregada, e pode se dever tanto ao acometimento da artéria pulmonar (grupo I) como por fibrose pulmonar (grupo III). Geralmente a HP secundária à fibrose pulmonar é menos intensa e desenvolve-se de forma mais insidiosa que a secundária à doença arterial pulmonar. É recomendado o rastreio de hipertensão pulmonar com ecocardiograma de forma anual.
- Finalmente, o comprometimento renal na "crise renal esclerodérmica (CRE)" (10% dos pacientes, na maior parte das vezes com envolvimento cutâneo difuso), leva a hipertensão arterial sistêmica severa e desenvolvimento frequente de insuficiência cardíaca. A fisiopatologia da crise renal tem importante contribuição do eixo renina-angiotensina e, dessa forma, responde de forma dramática ao uso de IECA.

Critérios para definição de crise renal esclerodérmica (CRE)

Na presença de doença cutânea difusa ou limitada.
Novo achado de pressão arterial > 150 x 85 mmHg em pelo menos duas medidas dentro de 24 horas.
Redução documentada de pelo menos 30% da taxa de filtração glomerular.
Para corroborar os achados, é desejável que um dos seguintes esteja presente:
anemia hemolítica microangiopática no esfregaço sanguíneo;
retinopatia típica de crise hipertensiva;
edema pulmonar;
oligúria ou anúria;
biópsia renal com achados característicos.

- A administração de vasodilatadores, notadamente os bloqueadores de canais de cálcio (nifedipino e anlodipino são os mais estudados) e IECA, tem efeito benéfico na progressão dos défices perfusionais cardíacos. O uso de bloqueadores de canais de cálcio no curso da doença parece proteger da disfunção sistólica do ventrículo esquerdo em longo prazo, e estes fármacos devem ser usados nos pacientes com comprometimento cardíaco, se não houver contraindicações. A base do tratamento da CRE é o uso de IECA, que deve ser iniciado imediatamente após o diagnóstico, aumentado gradualmente até dose máxima, continuados por período indefinido para evitar recorrência. O tratamento específico da hipertensão pulmonar segue o mesmo algoritmo que as demais etiologias.

Sarcoidose

- Sarcoidose é uma doença sistêmica de etiologia incerta com comprometimento de múltiplos órgãos e sistemas, mais frequentemente pele, linfonodos, pulmões e olhos. O envolvimento cardíaco é diagnosticado clinicamente em 5% dos pacientes e em até 25% das autópsias e, quando presente, determina importante morbimortalidade.
- A fisiopatologia envolve a formação de granulomas não caseosos. À histologia, os achados caracterizam três fases sucessivas: edema, processo inflamatório granulomatoso e fibrose. O ventrículo esquerdo é a câmara cardíaca mais afetada.
- As manifestações clínicas mais frequentes são bloqueios atrioventriculares, arritmias, insuficiência cardíaca e morte súbita.
- **Os bloqueios atrioventriculares (BAV) são a manifestação cardíaca mais frequente** (sintomáticos em 44% dos casos de sarcoidose cardíaca), costumam ser progressivos e ocorrem em idades mais precoces. Taquiarritmias, tanto supraventriculares quanto ventriculares, também são comuns e originam-se quando granulomas no miocárdio se tornam focos de automatismo ou reentrada. Morte súbita, por taquiarritmia ou BAV, é a responsável por 25-60% das mortes na sarcoidose cardíaca e pode ocorrer mesmo na ausência de eventos cardíacos prévios.
- Insuficiência cardíaca (IC) é a primeira manifestação cardíaca em 20% dos casos e pode se apresentar como cardiomiopatia dilatada ou restritiva. Mais raramente, pode haver predomínio de IC direita, por acometimento preferencial do ventrículo direito, da valva tricúspide ou, ainda, por hipertensão pulmonar secundária ao acometimento pulmonar.
- Pode haver, ainda, acometimento coronariano na forma de vasculite ou, simplesmente, como doença aterosclerótica coexistente.
- Os achados eletrocardiográficos são inespecíficos e pouco sensíveis, incluindo diversos graus de bloqueio AV, prolongamento do PR ou do QRS, arritmias atriais, extrassístoles, ondas Q patológicas e alterações de ST e T. A radiografia de tórax faz parte da avaliação para o comprometimento pulmonar e pode ter características sugestivas de IC, mas um resultado normal não exclui o diagnóstico de sarcoidose cardíaca. Níveis elevados de enzima conversora de angiotensina e cálcio urinário podem ser encontrados, mas não têm papel no *screening* ou no diagnóstico.
- Pacientes com diagnóstico de sarcoidose extracardíaca devem fazer avaliação cardíaca ao surgimento de sinais e sintomas. Avaliação sistemática com ecocardiograma e Holter é discutível, mas recomendada por alguns autores. Estudos de imagem avançados (ressonância cardíaca ou PET-FDG) são indicados em pacientes com sarcoidose conhecida que desenvolvem palpitações, pré-síncope, síncope, anormalidades do ECG (bloqueios de ramo, bloqueios atrioventriculares, ondas Q patológicas e taquicardia ventricular) ou achados ecocardiográficos de risco (défice segmentar, aneurisma ventricular, redução de fração de ejeção). Pacientes sem diagnóstico prévio de sarcoidose extracardíaca também devem se submeter a exames avançados de imagem na presença de BAV de 2° grau Mobitz II ou de 3° grau quando menores de 60 anos ou na presença de TV na ausência de uma etiologia conhecida. A ressonância magnética cardíaca (RMC) fornece uma avaliação não invasiva de detecção de fibrose, edema, défices perfusionais e função biventricular (Figura 74.1). O achado principal é o realce tardio, indicando a presença de fibrose, mais frequentemente com padrão subepicárdico ao longo do septo basal ou da parede inferolateral. A presença de realce tardio é um importante marcador prognóstico, determinando um aumento de nove vezes na probabilidade de morte, necessidade de desfibrilação ou uso de marca-passo. A localização do realce também pode ser usada para guiar uma possível biópsia endomiocárdica. A PET-FDG, por sua vez, é uma técnica de medicina nuclear capaz de avaliar a presença de fibrose e de inflamação ativa, com a possibilidade, ainda, de servir como parâmetro para avaliar a resposta a terapêutica.
- O método definitivo de se diagnosticar sarcoidose é o histopatológico. A biópsia endomiocárdica apresenta baixa positividade (20-30%) por limitação de amostra e envolve importantes riscos. Biópsia de outros sítios tem maior sensibilidade e deve ser preferível quando possível.
- Pela dificuldade em se obter o diagnóstico histopatológico definitivo, diversos critérios diagnósticos foram propostos. Os critérios do *Japanese Ministry of Health and Welfare* (2006) e da *Heart Rhythm Society* são os mais utilizados.

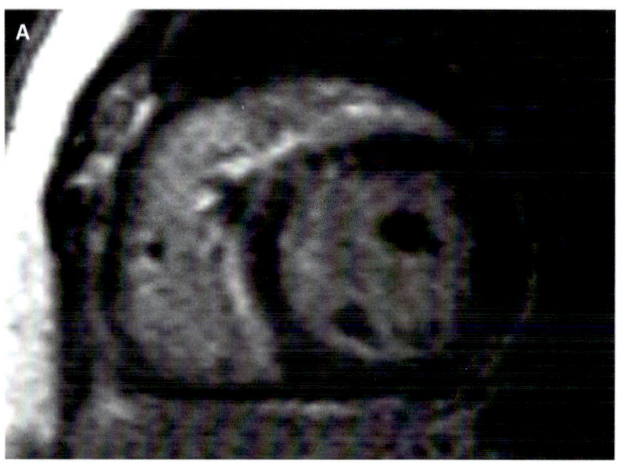 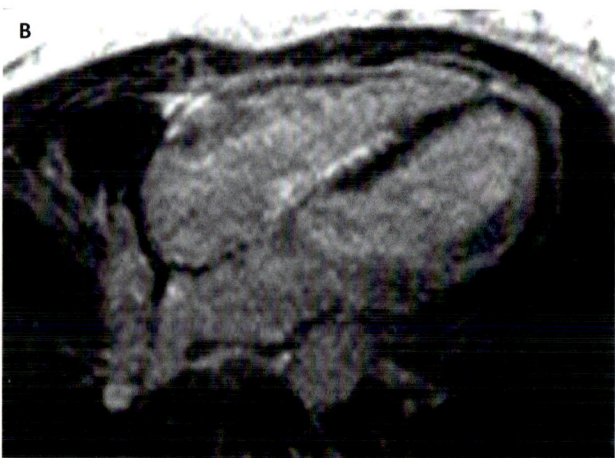

Figura 74.1. Imagem em eixo curto da região basal do ventrículo esquerdo (A) e em quatro câmaras (B) na sequência de realce tardio com presença de fibrose mesoepicárdica no septo interventricular. Este padrão é sugestivo de sarcoidose cardíaca. Imagem gentilmente cedida pelo Dr. Ricardo Rocha.

Sarcoidose cardíaca – Critérios do *Japanese Ministry of Health and Welfare*

Grupo de diagnóstico histológico
- Sarcoidose cardíaca confirmada por biópsia endomiocárdica demonstrando granulomas não caseosos com diagnóstico clínico ou histológico de sarcoidose extracardíaca.

Grupo de diagnóstico clínico
- Achados de biópsia endomiocárdica não demonstram granulomas não caseosos, mas há evidência histológica ou clínica de sarcoidose extrapulmonar que satisfaz os seguintes critérios:
  I – dois ou mais dos quatro critérios maiores;
  II – um em quatro critérios maiores e dois ou mais dos cinco critérios menores.

- Critérios maiores:
  - BAV avançado;
  - estreitamento do septo basal interventricular;
  - cintilografia com captação de gálio-67;
  - fração de ejeção reduzida (< 50%).

- Critérios menores:
  - achados eletrocardiográficos anormais: arritmia ventricular (TV ou extrassístoles ventriculares multifocais ou frequentes), BRD, desvio de eixo ou onda Q patológica);
  - achados ecocardiográficos anormais: défice segmentar ou anormalidade morfológica (aneurisma, espessamento ou dilatação ventricular);
  - défice perfusional na cintilografia com tálio-201 ou tecnécio-99m;
  - realce tardio na ressonância magnética cardíaca;
  - fibrose intersticial ou infiltrado monocitário na biópsia cardíaca.

Critérios da *Heart Rhythm Society* (2014)

Diagnóstico histológico de sarcoidose cardíaca
- Biópsia endomiocárdica com granulomas não caseosos sem causa alternativa identificada.

Diagnóstico clínico de sarcoidose cardíaca possível
- Diagnóstico histológico de sarcoidose extracardíaca e um ou mais dos seguintes achados presentes, com outras potenciais causas cardíacas excluídas:
  - cardiomiopatia ou bloqueio atrioventricular responsivo a terapia imunossupressora;
  - fração de ejeção reduzida (< 40%) sem causa aparente;
  - BAV de 2º grau Mobitz II ou de 3º grau;
  - redução da fração de ejeção (< 50%);
  - padrão de captação do PET-FDG compatível com sarcoidose cardíaca;
  - padrão de captação de gadolínio na cintilografia compatível com sarcoidose cardíaca;
  - presença de realce tardio na ressonância magnética, com padrão compatível com sarcoidose cardíaca.

- O tratamento é feito com corticoides, tradicionalmente com uma dose de 40-60 mg/dia de prednisona, com redução gradual das doses ao longo de 6 a 12 meses. Vários outros imunossupressores já foram utilizados como estratégia de poupar corticoides, incluindo metotrexate, infliximabe, adalimumabe, azatioprina, ciclosporina, talidomida e antimaláricos. A terapia direcionada para IC (IECA, betabloqueador, diuréticos) deve fazer parte do tratamento quando determinado pelos sintomas. O uso de marca-passo segue as indicações habituais e, embora os variados graus de bloqueios possam melhorar após a terapia imunossupressora, o implante de marca-passo não deve ser postergado por uma possibilidade de recuperação transitória, dado o curso imprevisível da doença. Pode ser apropriado implantar cardiodesfibrilador implantável (CDI) por ocasião do implante de marca-passo, dado o alto risco de morte súbita. Transplante de coração ou pulmão deve ser considerado em pacientes selecionados, embora recorrência após transplante tenha sido relatada.

Doença de Kawasaki

- Doença de Kawasaki (antigamente, chamada síndrome "linfomucocutânea") é uma das vasculites mais comuns na infância, sobretudo em pacientes menores de 5 anos, e pode, eventualmente, acometer adultos. Tipicamente, é uma doença autolimitada, mas pode apresentar complicações como aneurismas de coronárias, insuficiência cardíaca, isquemia e infarto do miocárdio, arritmias, etc.
- Os sintomas refletem inflamação sistêmica e vasculite de médios vasos e incluem: febre (maior que 38.5°C, por mais de 5 dias, é o achado mais frequente), conjuntivite (em 90% dos pacientes, geralmente bilateral e exsudativa, muitas vezes acompanhada de uveíte anterior), mucosite (lábios vermelhos e rachados, "língua em framboesa"), exantema polimorfo, alterações de extremidades (eritema das palmas e plantas, edema de mãos e pés na fase aguda, descamação periungueal na fase convalescente) e linfadenopatia (ausente em até metade dos pacientes). O diagnóstico pode ser feito na presença de pelo menos quatro desses seguintes critérios.

Critérios diagnósticos para doença de Kawasaki

Presença de febre há pelo menos 5 dias sem outra explicação, combinada com quatro dos seguintes critérios
Conjuntivite bulbar bilateral.
Alterações de mucosa oral (lábios vermelhos e rachados, hiperemia de faringe, língua em framboesa).
Alterações de extremidades (eritema de palmas e plantas, edema de mãos e pés, descamação periungueal).
Exantema polimorfo.
Linfadenopatia cervical (pelo menos um linfonodo > 1,5 cm).

- As **manifestações cardiovasculares,** conquanto não sejam parte dos critérios diagnósticos, são muito características e contribuem de forma capital para a morbimortalidade da doença. A principal complicação são os aneurismas de artérias coronárias, que podem resultar em isquemia, infarto e morte súbita, e estão presentes em até 25% dos pacientes não tratados. Outras complicações cardiovasculares incluem insuficiência cardíaca, insuficiência valvar, derrame pericárdico e aneurisma de artérias periféricas.
- Os aneurismas de artérias coronárias podem ser de várias formas (saculares, fusiformes, ectásicos) e evoluir ao longo do tempo. Costumam ser proximais, afetando principalmente a descendente anterior e coronária direita e, em menor frequência, tronco de coronária esquerda, circunflexa e coronária direita distal. Os aneurismas tendem a aumentar de diâmetro nas 4-6 primeiras semanas e, após atingir o pico, 50-75% dos aneurismas regridem de tamanho nos primeiros 2 anos.
- A avaliação inicial é feita com o ecocardiograma em todos os pacientes, que consegue avaliar adequadamente a dilatação coronariana proximal. A luz interna do vaso deve ser normatizada para a área de superfície corporal, por meio de tabelas de Z-escore (Z escore < 2 mm: sem envolvimento; entre 2-2,5 mm: dilatação; entre 2,5-5 mm: pequeno aneurisma; entre 5-10 mm e dimensão absoluta < 8 mm: aneurisma médio; > 10 mm ou dimensão absoluta > 8 mm: aneurisma gigante). O ecocardiograma deve ser repetido com 2 e 6 semanas após a alta em pacientes sem comprometimento inicial e duas vezes por semana nos pacientes com aneurisma de coronária até que haja estabilização do crescimento. Quando o ecocardiograma não é suficiente, angiotomografia (ou angiorressonância) pode ser utilizada de forma não invasiva ou se optar pela coronariografia invasiva (Figura 74.2). Testes de isquemia (ecocardiograma ou ressonância de estresse, cintilografia ou PET) são indicados periodicamente em pacientes com aneurismas.
- O tratamento é feito com aspirina (30-50 mg/kg/dia divididos em quatro tomadas) e imunoglobulina intravenosa (2 g/kg administrados em uma única infusão de 8-12 horas). A administração de imunoglobulina reduz o risco de formação de aneurismas coronarianos de 25 para 4% e é mais efetiva quando realizada nos primeiros

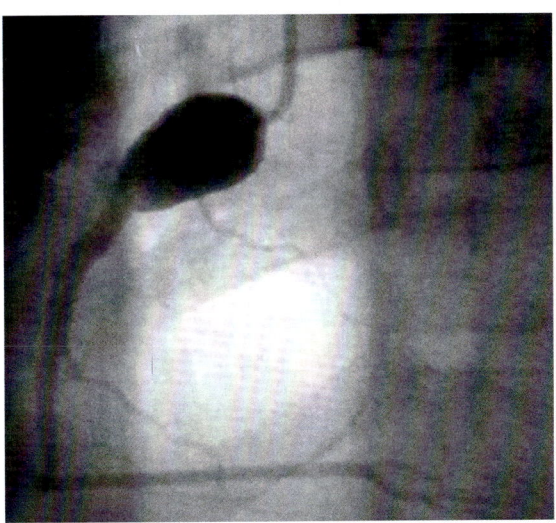

Figura 74.2. **Cinecoronariografia demonstrando imagem da artéria coronária direita com aneurisma em sua porção proximal em decorrência da doença de Kawasaki. Imagem gentilmente cedida pelo Dr. Eduardo Alberto de Castro Roque.**

10 dias de doença. Uso de corticoides é controverso, mas parece benéfico em pacientes de ascendência japonesa ou de alto risco. Em pacientes com aneurismas coronarianos rapidamente progressivos ou gigantes, deve-se considerar a anticoagulação com heparina de baixo peso molecular ou varfarina. Tromboses coronarianas devem ser tratadas com trombolítico ou, em crianças com tamanho suficiente, angioplastia.

> **Dica**
> - Aneurismas coronarianos em artérias sem aterosclerose evidente = lembrar de doença de Kawasaki.

■ Síndrome do anticorpo antifosfolípide

- Síndrome do anticorpo antifosfolípide (SAAF) é uma condição autoimune protrombótica caracterizada por eventos tromboembólicos venosos, arteriais ou morbidade gestacional. É de especial interesse para o cardiologista porque, de fato, está ligada a eventos arteriais, ao contrário da maior parte das trombofilias, associadas a eventos venosos.

> **Critérios diagnósticos para síndrome de anticorpo antifosfolipídeo**
> Necessário pelo menos um critério clínico e um critério laboratorial.
>
> Critérios Clínicos
> 1. Trombose vascular: um ou mais episódios de trombose arterial, venosa ou de pequenos vasos em qualquer órgão ou tecido, validado por critérios objetivos (em exames de imagem ou histopatológico). Para confirmação histopatológica, é preciso a presença de trombo sem evidência de vasculite significativa.
> 2. Morbidade gestacional:
>   a. uma ou mais perdas de fetos morfologicamente normais a partir da décima semana de gestação; ou
>   b. um ou mais partos prematuros de neonatos morfologicamente normais antes da 34ª semana por: (1) eclâmpsia ou pré-eclâmpsia ou (2) insuficiência placentária;
>   c. três ou mais abortos consecutivos antes da décima semana de gestação, após exclusão de alterações cromossômicas no feto e anormalidades anatômicas e hormonais maternas.
>
> Critérios Laboratoriais
> 1. Presença de anticoagulante lúpico no plasma em pelo menos duas ocasiões separadas por pelo menos 12 semanas.
> 2. Presença de anticorpo anticardiolipina IgM ou IgG em títulos elevados (> 40 ou > percentil 99) em duas ou mais ocasiões separadas por pelo menos 12 semanas.
> 3. Presença de anticorpo anti-β2 glicoproteína 1 IgM ou IgG (acima do percentil 99) em duas ou mais ocasiões separadas por pelo menos 12 semanas.

- Tipicamente, a SAAF se apresenta a partir da quarta década de vida e é classificada como primária ou secundária (a uma segunda doença autoimune, hematológica ou neoplásica). Até 40% dos pacientes com LES e 20% dos pacientes com artrite reumatoide possuem sorologias positivas para SAAF. É importante a repetição dos anticorpos após 12 semanas porque diversas condições, como medicamentos e infecções, podem levar a títulos positivos transitórios.
- Trombose venosa é a apresentação mais comum (39% dos pacientes com anticorpos positivos desenvolvem trombose venosa em 10 anos), seguida por livedo reticular (24%), AVC (20%), embolia pulmonar (14%) e infarto do miocárdio (6%).
- A forma mais severa, chamada de "SAAF catastrófica", é definida como trombose microvascular de mais de três órgãos desenvolvendo-se em menos de 1 semana e, embora rara (< 1% de incidência), apresenta alta mortalidade (> 50%).
- Cada vez mais se reconhece a importância da disfunção endotelial no desenvolvimento de trombose. Por isso, recomenda-se o manejo agressivo dos fatores de risco cardiovascular tradicionais nos pacientes com SAAF e, possivelmente, uso de estatina.
- A prevenção primária de eventos nos pacientes com sorologias positivas se baseia no uso de aspirina (75-100 mg) em pacientes com perfil sorológico de alto risco (positivos para os três autoanticorpos), heparina de baixo peso molecular em situações de alto risco (puerpério, cirurgia e imobilização prolongada) e no uso combinado de aspirina e hidroxicloroquina nos pacientes com LES.
- A prevenção secundária de eventos deve ser feita com anticoagulação por tempo indeterminado com varfarina para um INR entre 2-3 no caso de eventos venosos e varfarina com uma meta de INR maior que 3 OU meta entre 2-3 associada ao uso de aspirina (ou outro antiagregante) no caso de eventos arteriais. O uso de anticoagulantes diretos (DOAC) ainda é incerto, e uma metanálise recente mostrou taxa de recorrência de eventos de até 20% em 12 meses.
- Em pacientes com SAAF catastrófica, pode-se acrescentar corticoides e imunoglobulina intravenosa. Em situações especiais, o acréscimo de estatina, rituximabe, eculizumabe e corticoides + imunoglobulina pode ser tentado.

> **Dica**
> - Acidente vascular encefálico em pacientes jovens sem cardiopatia estrutural, arritmias ou doença carotídea, não esquecer de investigar SAAF.

■ Hiperuricemia e gota

Há aumento de prevalência de hiperuricemia e gota em decorrência dos hábitos de vida contemporâneos. A hiperuricemia (ácido úrico > 7 mg/dL) frequentemente está acompanhada de hipertensão, diabetes, dislipidemia, doença renal crônica e obesidade, e o nível de ácido úrico varia ainda com a dieta, o estilo de vida, gênero e uso de diuréticos. Pela presença de múltiplos fatores de confusão, é difícil avaliar precisamente o impacto no risco cardiovascular. A hiperuricemia esteve associada a eventos cardiovasculares nos estudos de Rotterdam e NHANES I, mas não no *Framingham Heart Study* e no NIPPON DATA 80.

A hiperuricemia não só é bastante prevalente nos pacientes hipertensos, como o uso de anti-hipertensivos pode alterar os níveis séricos de ácido úrico. Os diuréticos (tiazídicos, tiazida-*like* e de alça, mas não diuréticos poupadores de potássio) aumentam os níveis de ácido úrico e estão associados a crises de gota. O losartan tem um efeito uricosúrico que atinge um platô a partir de 50 mg e que não é observado com outros BRA ou IECA. Betabloqueadores também parecem aumentar os níveis de ácido úrico, enquanto os bloqueadores de canais de cálcio levam à redução.

O benefício de tratar hiperuricemia assintomática ainda não é bem definido e, de forma geral, não é recomendado. Mas na presença de artrite gotosa, cálculos renais por urato e nefropatia por ácido úrico, o tratamento da hiperuricemia encontra indicação.

O alopurinol, fármaco inibidor da xantina oxidase, é o agente mais usado para tratar a hiperuricemia, e vem encontrando outros usos em cardiologia. Pequenos ensaios clínicos com doses mais elevadas (600 mg/dia) demonstraram benefício no controle de angina e em lesões de isquemia-reperfusão em cirurgia cardíaca e angioplastia coronariana. Os potenciais mecanismos para esse benefício incluem a redução da degradação de formas de fosfatos de adenosina de alta energia (ATP, etc.) e melhora na função endotelial.

Leitura sugerida

- Agca R, Heslinga SC, Rollefstad S. EULAR recommendations for cardiovascular disease risk management in patients with rheumatoid arthritis and other forms of inflammatory joint disorders: 2015/2016 update. Annals of the Rheumatic Diseases 2016;0:1-12.
- Bally M, Dendukuri N, Rich B, et al. Risk of acute myocardial infarction with NSAIDs in real world use: Bayesian meta-analysis of individual patient data. BMJ. 2017;357:1909.
- Borghi C, Rosei EA, Bardin T, et al. Serum uric acid and the risk of cardiovascular and renal disease. J Hypertension. 2015;33(9):1729-41.
- Corban MT, Duarte-Garcia A, McBane RD, et al. Antiphospholid Syndrome: Role of Vascular Endothelial Cells and Implications for Risk Stratification and Targeted Therapeutics. JACC. 2017;69(18):2317-30.
- Costenbader KH. Non coronary cardiac manifestations of systemic lupus erythematous in adults. UpToDate. Janeiro de 2018.
- Docken WP, Rosenbaum JT. Clinical manifestations of giant cell (temporal) arteritis. Janeiro de 2018.
- Galié N, Humbert M, Vachiery JL, et al. 2015 ESC/ERS Guidelines for the diagnosis and treatment of pulmonary hypertension. European Heart Journal. 2016;37:67-119.
- Hulten E, Aslam S, Osborne M, et al. Cardiac Sarcoidosis – state of the art review. Cardiovascular Diagnosis and Therapy. 2016;6(1):50-63.
- Imazio M. Pericardial involvement in systemic autoimmune diseases. UpToDate. Janeiro de 2018.
- Lambova S. Cardiac manifestations in systemic sclerosis. World J Cardiol. 2014;6(9):993-1005.
- McCrindle BW, Rowley AH, Newburger JW, et al. Diagnosis, Treatment and Long-Term Management of Kawasaki Disease. Circulation. 2017;135:e1-e73.
- Merkel PA. Clinical Features and diagnosis of Takayasu arteritis. UpToDate. Janeiro de 2018.
- Merola JF. Drug-induced Lupus. UpToDate. Janeiro 2018.
- Roubille C, Richer V, Starnino T, et al. The effects of tumour necrosis factor inhibitors, methotrexate, non-steroidal anti-inflammatory drugs and corticosteroids on cardiovascular events in rheumatoid arthritis, psoriasis and psoriatic arthritis: a systematic review and meta-analysis. Annals of the Rheumatic Diseases. 2015;74-480-489.

capítulo 75

Tromboembolia Pulmonar Aguda

• Fabrício Martino Valoio

■ Manejo da tromboembolia pulmonar aguda

Introdução

- A tromboembolia pulmonar (TEP) é condição clínica frequente no ambiente hospitalar – no setor de urgências e nas enfermarias–, e representa um importante diagnóstico diferencial das emergências cardiopulmonares. A doença apresenta mortalidade de cerca de 30% dos casos quando não tratada; com tratamento, cai substancialmente para 8%, o que ainda assim é significativo e explicita bem a relevância de ser adequadamente manejada.

Aspectos fisiopatológicos essenciais

- A TEP decorre de obstrução da artéria pulmonar por êmbolo proveniente do território venoso profundo, principalmente íleo-femoral. No entanto, mais relevante que definir a origem anatômica do trombo, é de reconhecer que há um estado pró-trombótico, favorecido por combinação de dois dos elementos da Tríade de Virchow: estase venosa, lesão endotelial e estado de hipercoagulabilidade. Na prática existem diversas condições, hereditárias ou adquiridas, que são reconhecidas como fatores de risco para TEP (Quadro 75.1).
- A obstrução de ramos da artéria pulmonar interfere nas trocas gasosas, podendo inclusive promover insuficiência respiratória em casos mais graves. No entanto, os desfechos negativos da TEP não apresentam relação direta com esse fenômeno, mas sim com o grau de sobrecarga no ventrículo direito (VD). É que dependendo da reserva cardiopulmonar do paciente e do volume dos trombos na circulação pulmonar – e consequente aumento da resistência vascular pulmonar–, pode sobrevir disfunção do VD culminando com parada cardiorrespiratória e óbito.

QUADRO 75.1
Fatores de risco para tromboembolia pulmonar

- *Odds ratio* > 10
  - fratura de membro inferior
  - artroplastia de joelho/quadril
  - trauma maior
  - IAM (3m)
  - TEV prévio

- *Odds ratio* 2-9
  - câncer/quimioterapia
  - contraceptivo oral/TRH
  - trombofilia
  - gestação/puerpério

- *Odds ratio* < 2
  - imobilização > 3 dias
  - diabetes mellitus
  - hipertensão arterial sistêmica
  - obesidade
  - idade avançada
  - posição sentada prolongada

Adaptado de ERS Guidelines, 2014.

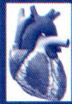 **Nos casos de TEP sem fator de risco aparente, há indicação de investigação de trombofilias ou neoplasias ocultas?**

Não existe recomendação de investigação rotineira de trombofilias e neoplasias em pacientes com TEP. O rastreamento para câncer deve ser feito se houver indicação por critérios corriqueiros (como feito para câncer de mama, colorretal etc); no caso de trombofilias, a pesquisa pode ser considerada na TEP idiopática associada a: idade inferior a 45 anos, história familiar ou quadros recorrentes.

Tromboembolia Pulmonar Aguda

Quadro clínico

- Não existem manifestações clínicas específicas de TEP. Os sintomas mais comuns são dispneia, tosse, dor pleurítica e hemoptise, isolados ou em conjunto. Ao exame físico, frequentemente há taquipneia e/ou taquicardia, sendo menos frequente o achado de sinais de trombose venosa profunda, cianose e anormalidades na ausculta pulmonar. A rigor, a suspeita acaba sendo feita pelo surgimento de quadro respiratório súbito, principalmente se associado a fatores de risco conhecidos para eventos trombóticos.
- No entanto, o mesmo quadro que gerou a suspeita de TEP valoriza outras hipóteses como asma/DPOC exacerbados, pneumotórax, pneumonia e edema agudo dos pulmões cardiogênico. Sendo assim, a definição diagnóstica exigirá o uso de metodologia complementar.

Exames complementares

Testes inespecíficos

- Diante da necessidade de definir rapidamente o diagnóstico nas urgências cardiopulmonares num cenário habitual de relativa pobreza de dados clínicos específicos, muitos testes são solicitados para auxiliar a elucidação do caso. Hemograma, eletrocardiograma e radiografia de tórax, por exemplo, podem demonstrar anormalidades que não são capazes de definir a presença de TEP, mas precisam ser reconhecidas para evitar confusão com outras etiologias (Tabela 75.1).

Testes específicos – visualização do trombo

- A investigação diagnóstica da TEP tem como objetivo central a identificação da obstrução vascular. Embora tenhamos vários métodos disponíveis, como a cintilografia pulmonar de ventilação e perfusão, a ultrassonografia de membros inferiores e a arteriografia, nas últimas décadas a angiotomografia (angioTC) se consolidou como o principal teste para avaliação da TEP.
- A angioTC tem excelente acurácia para o diagnóstico, permitindo visualizar a obstrução vascular (figura 1), mas também auxilia no diagnóstico diferencial (especialmente com doenças parenquimatosas e pleurais), e na definição prognóstica, ao avaliar indiretamente a sobrecarga de ventrículo direito (já que a relação dos diâmetros de VD e VE superior a 0,9 pode sugerir maior gravidade).
- No entanto, mesmo com aparelhos mais modernos, a sensibilidade para avaliar trombos menores e mais periféricos é limitada, e dependendo da suspeita clínica a angioTC negativa pode não ser suficiente para afastar o diagnóstico, o que exigirá realização de outro método complementar. Ademais, existem limitações para o exame nos casos de instabilidade hemodinâmica (por impossibilidade de transportar o paciente até a máquina), alergia a contraste, e também na insuficiência renal.

Tabela 75.1. Exames subsidiários na embolia pulmonar

Hemograma e DHL	Pode existir discreta leucocitose e elevação de desidrogenase lática
Gasometria arterial	A anormalidade mais comum é a hipocapnia com ou sem alcalemia; hipoxemia pode estar presente em casos mais graves, geralmente necessitando de fluxos mais altos de oxigênio suplementar para controle
Eletrocardiograma	Na TEP, os achados mais comuns são taquicardia sinusal e alterações inespecíficas do segmento ST. Eventualmente podem ser identificados padrões de sobrecarga de câmaras direitas, como o S1Q3T3 (onda S profunda em D1; onda Q e onda T invertida em D3), mas que têm acurácia insuficiente para auxiliar no diagnóstico definitivo.
Radiografia de tórax	A radiografia pode ser normal, já que inexiste doença parenquimatosa intrínseca. Sinais clássicos como a corcova de Hampton (imagem triangular com a base voltada para a periferia, indicativo de infarto pulmonar), sinal de Westermark ou oligoemia focal (hipertransparência focal por pobreza vascular) ou sinal de Fleischner (dilatação das artérias pulmonares) ocorrem em menos de 15% dos casos.

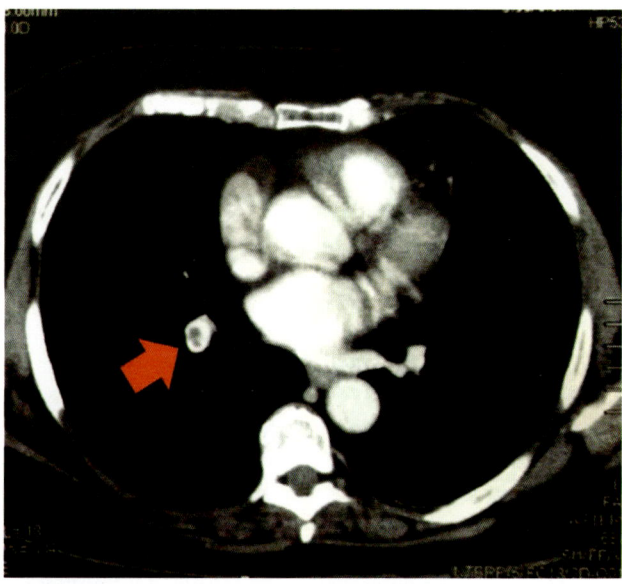

Figura 75.1. Angiotomografia de tórax em janela de mediastino demonstrando falha de perfusão central em ramo lobar da artéria pulmonar direita (seta).

- A ultrassonografia de membros inferiores é uma excelente alternativa diagnóstica quando nos deparamos com o cenário descrito anteriormente. É não-invasiva, pode ser realizada sem necessidade de transporte do paciente, e tem boa acurácia para o território íleo-femoral. Na prática, se houver sinais de trombose profunda, o tratamento já estará indicado; se negativa, no entanto, não permite afastar o diagnóstico.
- Outros exames como cintilografia e arteriografia são muito pouco utilizados atualmente. A cintilografia tem como princípio a identificação de déficit de perfusão segmentar em área com ventilação normal – esse achado sugere o diagnóstico; quando normal, afasta TEP. No entanto, tem limitações importantes: (a) a interpretação é difícil se já houver doença parenquimatosa (interfere na fase de ventilação), (b) não auxilia no diagnóstico diferencial, (c) não tem disponibilidade ampla.
- A arteriografia foi, por muitos anos, considerada o padrão-ouro no diagnóstico de TEP. No entanto, é teste pouco disponível e com taxa de complicações não desprezível, de cerca de 1,5%. De fato, mesmo outrora, quando os protocolos de angioTC eram incipientes, o exame já era muito pouco solicitado, com uso hoje infinitamente incomum.

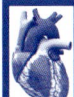

É possível realizar angioTC em gestantes?

A gestação não representa uma contraindicação absoluta para a realização de angioTC, e há respaldo na literatura para uso do exame nesse cenário. No entanto, sempre que possível, deve-se priorizar testes na investigação que prescindam de radiação – como dímero-D e ultrassonografia de membros inferiores.

Testes específicos – dímero-D

- O dímero-D é um produto da degradação da fibrina. Seus níveis guardam relação com a carga de trombos na circulação. O racional para uso na TEP é simples: como na doença há volume maior de trombos que o habitual, o dímero-d sérico se elevaria; na ausência de TEP, permaneceria normal. No entanto, o uso clínico não é tão amplo.
- É que o dímero-D tem especificidade limitada. Diversos fatores estão associados à sua elevação: Idade avançada, gestação, atividade física intensa, sepse, trauma, entre outros. De fato, níveis elevados de dímero-D, independente da magnitude, jamais definem o diagnóstico de TEP.
- A rigor, a dosagem de dímero-D é interessante por outra característica do teste: possui elevada sensibilidade. Sendo assim, a taxa de falsos negativos é muito baixa, e um resultado normal pode ser útil para afastar o diagnóstico, prescindindo de avaliação adicional com métodos de imagem.

- No entanto, uma ressalva: como a sensibilidade não é de 100%, é possível a ocorrência de resultado falso negativo. Sendo assim, recomenda-se restringir o teste para os casos com probabilidade clínica pré-teste baixa a intermediária, evitando seu uso nos cenários de elevada probabilidade, como discutido a seguir.

Os níveis de dímero-D normais são iguais para todos os indivíduos?

Ainda que saibamos que vários fatores interferem nos níveis de dímero-D, a única situação em que se considera um ajuste no ponto de corte é a idade acima de 50 anos. Nessa situação, para cada ano adicional, acrescenta-se 10ng/dL ao valor de normalidade (que habitualmente é de 500ng/dL).

Diagnóstico

- O primeiro passo na abordagem diagnóstica da TEP é estimar a probabilidade clínica da doença. É que, como dito, nos casos de probabilidade baixa a intermediária, o dímero-D pode ser solicitado, e se negativo, afasta o diagnóstico, prescindindo de exame de imagem.
- Para tanto, existem diversos escores validados, como o de Wells (TABELA 2), que é mais utilizado na prática por prescindir de métodos laboratoriais. No entanto, o uso de critérios específicos não é obrigatório; já foi demonstrado que um médico assistente experiente pode, através de sua impressão subjetiva, definir a probabilidade pré-teste.

Tabela 2. **Escore de Wells para avaliação da probabilidade clínica de TEP**

Critérios	Pontos
Sinais e sintomas de TVP	3
Outro diagnóstico pouco provável	3
Antecedente de TVP ou TEP	1,5
Taquicardia (FC >100 bpm)	1,5
Imobilização ou cirurgia recente (últimas 4 semanas)	1,5
Hemoptise	1
Neoplasia diagnosticada ou em tratamento (últimos 6 meses)	1
Probabilidades clínicas	
Baixa (TEP em 5 a 13%)	<2 pontos
Intermediária (TEP em 38 a 40%)	2 a 6 pontos
Elevada (TEP em 67 a 91%)	>6 pontos

- Sendo assim, são dois os cenários possíveis:
    a. Probabilidade elevada: angioTC; se negativa, considerar ultrassonografia ou cintilografia ventilação perfusão;

b. Probabilidade baixa a intermediária: solicitar dímero-D; se negativo, afasta o diagnóstico. Do contrário, angio-TC estará indicada.

Tratamento

- A conduta terapêutica na TEP depende, fundamentalmente, da estratificação do risco de morte, o que possibilita a identificação de pacientes com prognóstico bom – possíveis candidatos à alta precoce e ao tratamento domiciliar – e indivíduos instáveis para os quais terapias mais agressivas têm que ser consideradas, como o uso de trombolíticos.
- Diretrizes internacionais recomendam categorizar os pacientes com TEP em 3 grupos, o que é fundamentado no grau de repercussão nas câmaras direitas, utilizando-se variáveis que avaliam o VD de forma direta ou indireta (Figura 75.2). A principal delas é a hipotensão, que classifica o paciente como portador de TEP de risco elevado; inexistindo hipotensão, marcadores biológicos (BNP e troponinas) e métodos de imagem (ecocardiograma ou angioTC) podem sugerir disfunção ventricular direita.
- No entanto, esses métodos complementares têm valor preditivo positivo muito baixo, com muitos falso-positivos. Além disso, como a repercussão de VD é incomum na TEP, tem sido sugerido que somente sejam utilizados caso existam dados clínicos que infiram maior mortalidade. Para tanto alguns escores foram propostos, e o mais usado é o *Pulmonary Embolism Severity Index* (PESI) simplificado (Figura 75.2). Caso uma ou mais de suas variáveis estiverem presentes, a mortalidade estimada em 30 dias é de 10,9%, sendo indicada avaliação complementar do VD. Do contrário, se não houver pontuação, o risco de evolução desfavorável é menor que 1%, o paciente é classificado como de risco baixo, prescindindo de avaliação complementar, sendo considerado candidato a tratamento domiciliar precoce (Figura 75.2).

Anticoagulação na TEP

- O advento dos NOACs (anticoagulantes orais não-antagonistas da vitamina K) modificou substancialmente a abordagem terapêutica da TEP. Desde 2016 que diretrizes internacionais (ACCP – American College of Chest Physicians) passaram a recomendá-los como terapia anticoagulante preferencial em pacientes com TEP estável (risco baixo ou intermediário-baixo) e sem neoplasia (Figura 75.2). A proposta tradicional, com heparina seguida por varfarina associa-se a risco maior de sangramento, sendo opção secundária (tabela 3).
- Os dados disponíveis para análise nas diretrizes envolviam um número pequeno de pacientes com instabilidade (risco intermediário-elevado ou elevado). Assim, nesse cenário, a recomendação é utilizar heparina como primeira opção de anticoagulação. Do mesmo modo, pacientes com câncer necessitam de abordagem individualizada. Ainda que tenhamos dados mais recentes favoráveis ao uso de NOACs, a população é muito heterogênea em relação aos riscos de trombose e de sangramento. As diretrizes em vigor da ACCP (2016) recomendam preferencialmente o uso de heparina de baixo peso molecular por todo o período de tratamento,

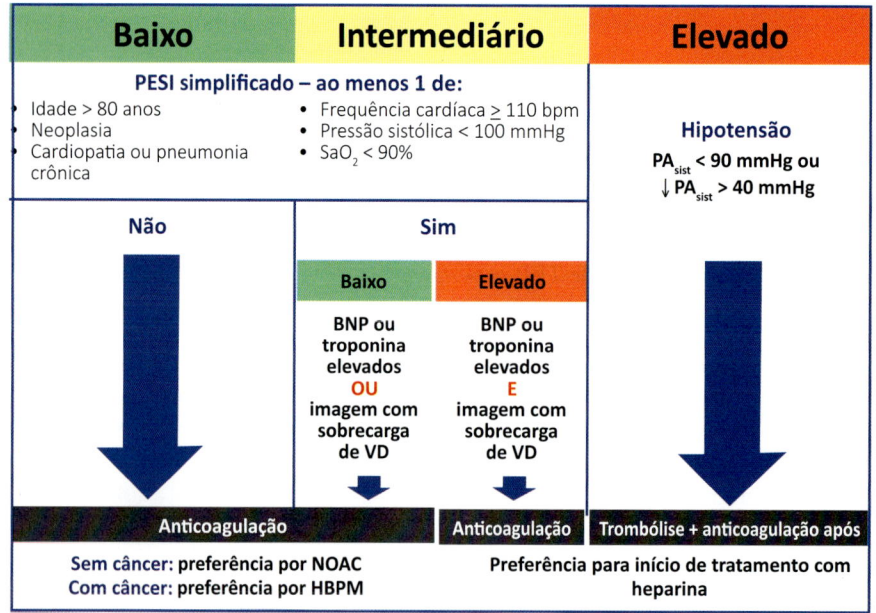

Figura 75.2. Algoritmo de tratamento da TEP conforme estratificação de risco. (Adaptado de ERS Guidelines, 2014; ACCP Guidelines, 2016).

com NOACs e varfarina sendo considerados alternativas secundárias.

- O advento dos NOACs tornou possível o tratamento domiciliar da TEP. De fato, nos pacientes estratificados como risco baixo, a internação não será obrigatória se a reserva cardiopulmonar for boa, a adesão ao tratamento pareça satisfatória e inexista condição predisponente a sangramento (como plaquetopenia); nesses casos, obviamente, deve ser utilizado um NOAC que prescinda de heparina prévia. Em qualquer outro cenário, a internação é recomendada, com período mínimo de monitorização de 24 a 48 horas.

Trombólise na TEP

- A trombólise química tem recomendações muito específicas na TEP. Existem evidências de benefício significativo apenas para casos de TEP de risco elevado, nos primeiros 14 dias após a instalação do quadro. Nesse cenário, na ausência de contraindicações, o trombolítico pode ser considerado (Tabela 75.3). Se houver limitação para a trombólise química, métodos mecânicos, como a trombectomia por cateter podem ser considerados se disponíveis no serviço.
- Não há evidências suficientes para indicar trombólise química rotineira para os pacientes com TEP de risco intermediário-elevado. Nesse cenário a definição deve ser individualizada, ponderando muito o risco de sangramento.

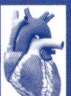

Por quanto tempo a anticoagulação deve ser mantida?

A tendência atual é de se manter o tratamento da TEP por tempo indefinido. Exceção é quando há um fator de risco identificável e que já foi removido: nesse cenário a anticoagulação será mantida por 3 meses.

Exemplo de prescrição

- Paciente feminina, 49 anos, internada no 2º dia pós-operatório de histerectomia por mioma uterino, apresenta quadro súbito de síncope e dispneia na enfermaria. Sem dor, febre, edema periférico ou sangramento exteriorizado. Na avaliação inicial estava orientada, afebril, taquipneica, com pressão arterial de 110x70mmHg, frequência cardíaca de 122bpm; a SpO_2 era de 88% em ar ambiente; inexistiam estigmas patológicos adicionais na propedêutica cardiopulmonar.
- Um eletrocardiograma demonstrou taquicardia sinusal. Considerando a hipótese de TEP foi administrado 60mg de enoxaparina (1mg/kg) e realizada angioTC, que demonstrou falhas de perfusão bilateralmente em ramos lobares das artérias pulmonares, sem dilatação do ventrículo direito. Como havia dois itens positivos no escore PESI simplificado (taquicardia e hipoxemia), foram avaliados ecocardiograma (normal) e BNP (elevado – 350pg/mL). A paciente foi estratificada como TEP de

Tabela 75.3. **Principais fármacos utilizados no tratamento da TEP**

Nome da medicação	Administração	Dose inicial	Dose de manutenção
Anticoagulantes injetáveis			
Heparina não fracionada	Intravenosa, em bomba de infusão	80 U/kg em bolus	18U/kg/h (ajuste conforme TTPA)
Enoxaparina	subcutâneo	1mg/kg 2 vezes ao dia	
Fondaparinux	subcutâneo	Ajuste pelo peso: <50kg – 5mg/dia; 50-100kg – 7,5mg/dia; >100kg – 10mg/dia	
NOACs			
Apixabana	Oral, sem necessidade de heparina prévia	10mg 2 vezes ao dia por 7 dias	5mg 2 vezes ao dia
Dabigatrana	Oral, com heparina prévia por 5 dias	150mg 2 vezes ao dia	
Edoxabana	Oral, com heparina prévia por 5 dias	60mg 1 vez ao dia	
Rivaroxabana	Oral, sem necessidade de heparina prévia	15mg 2 vezes ao dia por 21 dias	20mg 1 vez ao dia
Antagonista da vitamina K			
Varfarina	oral	5mg 1 vez ao dia (ajustar conforme RNI)	
Trombolítico			
Alteplase	Intravenoso, em bomba de infusão	100mg em 2 horas	
Estreptoquinase	Intravenoso, em bomba de infusão	250.000 U em 30min	100.000 U/h por 24 horas

risco intermediário-baixo, sendo mantida com enoxaparina 60mg subcutâneo duas vezes ao dia por 48 horas, com transição para rivaroxabana 15mg duas vezes ao dia no terceiro dia pós-evento (iniciada no horário em que seria administrada a próxima dose de enoxaparina).
- A paciente recebeu alta com seguimento ambulatorial. A dose da rivaroxabana foi ajustada após 3 semanas para 20mg/dia, mantida até 3 meses após a remoção do fator de risco (a cirurgia ginecológica). Assintomática, recebeu alta ambulatorial, sem necessidade de exame adicional.

Leitura sugerida

- Kearon C, Akl EA, Omelas J, Blaivas A, et al. Antithrombotic therapy for VTE disease: CHEST guideline and expert panel report. Chest. 2016;149(2):315-352.
- Konstantinides SV, Torbicki A, Agnelli G, Danchin N, et al; Task Force for the Diagnosis and Management of Acute Pulmonary Embolism of the European Society of Cardiology (ESC). 2014 ESC guidelines on the diagnosis and management of acute pulmonary embolism. Eur Heart J. 2014;35(43):3033-69, 3069a-3069k.
- Tamizifar B, Fereyduni F, Esfahani MA, Kheyri S. Comparing three clinical prediction rules for primarily predicting the 30-day mortality of patients with pulmonary embolism: The "Simplified Revised Geneva Score," the "Original PESI," and the "Simplified PESI". Adv Biomed Res. 2016;5:137.

76 Hipertensão Pulmonar

Fabrício Valois • Olivia Meira Dias

Manejo da hipertensão pulmonar

Introdução

- A hipertensão pulmonar (HP) é uma síndrome que denota aumento de pressão na artéria pulmonar, manifestando-se clinicamente através de sinais e sintomas de insuficiência cardíaca direita. A definição de HP é hemodinâmica, com pressão média de artéria pulmonar maior que 20mmHg, conforme atualização recente do 6º Simpósio Mundial de Hipertensão Pulmonar (Nice, 2018).
- A síndrome tem recebido muita atenção nas últimas décadas pelo melhor entendimento de uma das causas, a Hipertensão Arterial Pulmonar (HAP); embora rara (cerca de 20 casos por milhão de habitantes), a doença promove arteriopatia pulmonar significativa, com evolução progressiva e sobrevida média de 2,8 anos quando não tratada. Houve otimização da abordagem clínica, e surgimento de terapia específica, com fármacos vasodilatadores e antiproliferativos.
- No entanto, o universo da HP é muito mais amplo. A HP pode estar associada a diversas etiologias, com comportamentos e abordagens distintas; a maioria, por sinal, prescinde de avaliação hemodinâmica e de tratamento específico, pois a elevação de pressão na artéria pulmonar é apenas um marcador secundário de uma doença já instalada. Fica claro que a síndrome possui um espectro prognóstico muito amplo, e por isso o entendimento fisiopatológico é fundamental para o manejo adequado da doença.
- Como todo sistema fechado, a pressão na artéria pulmonar é determinada pelo produto do fluxo (débito cardíaco - DC) pela resistência (resistência vascular pulmonar - RVP), acrescidos da pressão intrínseca do sistema (pressão do átrio esquerdo, estimada pela pressão de oclusão da artéria pulmonar - POAP):

Pressão da artéria pulmonar = (DC × RVP) + POAP

- Sendo assim, causas possíveis de HP são situações que:
  - elevem o débito cardíaco: tireotoxicose, sepse, gravidez, cardiopatia congênita em fases iniciais (fluxo esquerda-direita), fístula arteriovenosa;
  - elevem a resistência vascular pulmonar (HP pré-capilar): doença pulmonar/hipóxia, tromboembolia crônica, hipertensão arterial pulmonar;
  - elevem a pressão de oclusão da artéria pulmonar (HP pós-capilar): doença cardíaca esquerda, hipervolemia.
- Esse raciocínio se associa aos componentes fisiopatogênicos de cada etiologia para alinhar a classificação fisiopatológica da HP, que agrupa as mais diversas causas conforme comportamento clínico e proposta terapêutica (Quadro 76.1).

Apresentação clínica

 Qual o sintoma mais comum da HP?

A manifestação clínica mais comumente observada é dispneia progressiva aos esforços

- Em casos mais graves, podem estar presentes síncope, angina *pectoris* (por isquemia relativa do ventrículo direito), e sinais sugestivos de insuficiência ventricular direita: estase jugular, terceira bulha, hepatomegalia, refluxo hepatojugular, edema de membros inferiores e ascite. No entanto, na maioria das vezes o quadro é frustro e inespecífico, e o que suscita a hipótese diagnóstica é a identificação de estigmas de HP através do ecocardiograma.

Hipertensão Pulmonar

QUADRO 76.1
Classificação da hipertensão pulmonar (6º Simpósio Mundial de Hipertensão Pulmonar)

Grupo 1 – Hipertensão arterial pulmonar
1.1. Idiopática
1.2. Hereditária
1.3. Induzida por drogas ou toxinas
1.4. Associada a:
    1.4.1. Doenças do tecido conectivo
    1.4.2. Infecção pelo vírus da imunodeficiência humana (HIV)
    1.4.3. Hipertensão portal
    1.4.4. Doença cardíaca congênita
    1.4.5. Esquistossomose
1.5. HAP com resposta sustentada a antagonistas de canal de cálcio
1.6. HAP com evidências de doença veno-oclusiva (PVOD) ou hemangiomatose capilar pulmonar
1.7. Síndrome de HP persistente do neonato

Grupo 2 – HP devido a doença cardíaca esquerda (disfunção ventricular sistólica, disfunção ventricular diastólica, doenças valvares, doenças congênitas ou adquiridas associadas a HP pós-capilar)

Grupo 3 – HP associada a doença pulmonar/hipóxia (doença obstrutiva, doença restritiva, doenças com padrão misto, hipóxia sem doença pulmonar)

Grupo 4 – HP por obstrução da artéria pulmonar (tromboembolia crônica, outras obstruções)

Grupo 5 – HP sem causa conhecida ou com etiologia multifatorial: anemia hemolítica crônica, sarcoidose, neurofibromatose, cardiopatia congênita complexa

Tabela 76.1.

Interpretação	VRT (m/s)	PSAP (mmHg)	Outros sinais de HP (dilatação VD, abaulamento de septo)
Improvável	≤ 2,8	≤ 35	Não
Possível	≤ 2,8 2,9-3,4	≤ 35 36-50	Sim Sim/não
Provável	> 3,4	> 50	Sim/não

Adaptado de ERS guidelines, 2009.

pré-capilar). De outro modo, é fundamental lembrar que a simples presença de alguma das doenças listadas no quadro 76.1 não é suficiente para classificar a HP dentro de um grupo específico. Por exemplo, embora a esclerose sistêmica seja causa possível de HP do grupo 1 (arterial), pode causar, em igual frequência, doença cardíaca esquerda (grupo 2) e pneumopatia intersticial (grupo 3).

O cenário é complexo: etiologias diversas, algumas com mecanismos múltiplos para promover HP, exames inconclusivos, prognósticos variados. É fundamental lançar mão de uma estratégia organizada de investigação, e proposta mais aplicada na prática usa um racional clínico clássico: valorizar as etiologias mais comuns (Figura 76.1) numa sequência de passos alinhados a seguir (Figura 76.2).

Investigação diagnóstica

Qual o principal exame complementar na suspeita de HP?

Apesar de alguns testes poderem demonstrar indícios de sobrecarga de câmaras direitas, como o eletrocardiograma (desvio do eixo para direita, bloqueio de ramo direito etc), e a radiografia de tórax (abaulamento do tronco da artéria pulmonar etc), o ecocardiograma é, de fato, o principal exame na suspeita de HP. Podem ser avaliados a pressão sistólica da artéria pulmonar (PSAP), a velocidade de refluxo tricúspide (VRT), e sinais variados de sobrecarga de câmaras direitas. Em conjunto, essas variáveis podem estimar a probabilidade de HP (Tabela 76.1); no entanto, o teste não tem a capacidade de confirmar o diagnóstico, tampouco de identificar a etiologia.

- Conquanto a confirmação diagnóstica de HP somente seja possível com avaliação hemodinâmica invasiva, o cateterismo não é capaz de distinguir muitas etiologias. Por exemplo, o comportamento hemodinâmico das doenças dos grupos 1, 3 e 4 habitualmente é similar, com elevações da PAPm e da RVP, e POAP normal (HP

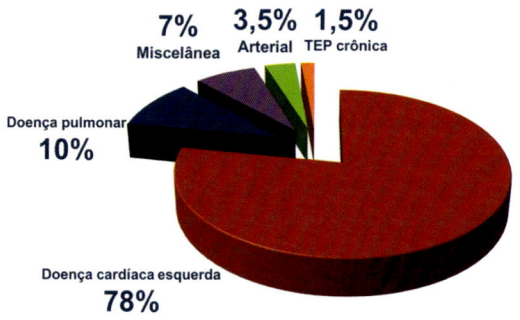

Figura 76.1 Etiologias mais comuns de HP (Adaptado de Gabbay *et al.*, ATS 2007).

- Assim sendo, a proposta atual de investigação diagnóstica é a seguinte (Figura 76.1):
1. Há doença cardíaca esquerda?
É a causa mais comum de HP, e portanto deve sempre ser valorizada como hipótese diagnóstica, principalmente em idosos, hipertensos e/ou diabéticos, portadores de arritmias, ou naqueles em que exista documentação de melhora significativa com uso de diuréticos. A avaliação pode ser facilitada pelo fato de o ecocardiograma já poder trazer consigo indícios sugestivos, como valvopatias moderadas a graves,

redução da fração de ejeção do ventrículo esquerdo e/ou aumento do átrio esquerdo. Nesse cenário, não há indicação de avaliação hemodinâmica, já que inexiste recomendação de uso de vasodilatadores específicos para a circulação pulmonar nesses casos. A conduta terapêutica deverá ser direcionada para a doença de base. Caso seja improvável a presença de doença cardíaca esquerda, ou naqueles em que o grau de sintomas pareça desproporcional ao comprometimento cardíaco, a investigação deverá prosseguir.

2. Há doença pulmonar e/ou hipóxia?
Tanto exames de imagem, quanto espirometria são importantes na avaliação complementar. Outros testes devem ser solicitados conforme a suspeita clínica, como gasometria (se houver hipoxemia ou possibilidade de hipoventilação) e polissonografia (na suspeita de apneia do sono). Assim como discutido nas doenças cardíacas esquerdas, se houver evidência de doença pulmonar, o tratamento deve ser dirigido à causa base; ademais, como o principal mecanismo relacionado ao desenvolvimento de HP nesses casos é a vasoconstricção hipóxica, poderá ser necessário oxigenoterapia prolongada se houver hipoxemia persistente.

Vasodilatadores específicos da circulação pulmonar não estão indicados nesse cenário – além da falta de benefício clínico documentado, há risco potencial de deterioração clínica pela inibição da vasoconstricção hipóxica. Sendo assim, não há também indicação de estudo hemodinâmico invasivo nesses casos.

Assim como alinhado no item (a), se não houver evidências de doença pulmonar e/ou hipóxia, ou se o grau de comprometimento da circulação pulmonar for considerado desproporcional, a investigação deverá ser continuada.

3. Avaliar a presença de hipertensão pulmonar tromboembólica crônica.
Ainda que seja menos frequente que a HAP, a tromboembolia crônica representa a única causa potencialmente curável de HP, através da tromboendarterectomia, e deve ser investigada precocemente com uso de métodos complementares. A história clínica é insuficiente, pois 50%-60% dos pacientes não relatam evento tromboembólico prévio.

O melhor teste para a avaliação inicial é a cintilografia pulmonar ventilação-perfusão, que tem sensibilidade superior à angiotomografia de tórax na embolia crônica; se normal, o diagnóstico estará afastado. Caso exista achado compatível – área de hipoperfusão com ventilação normal–, a angiotomografia deverá ser solicitada para definição diagnóstica.

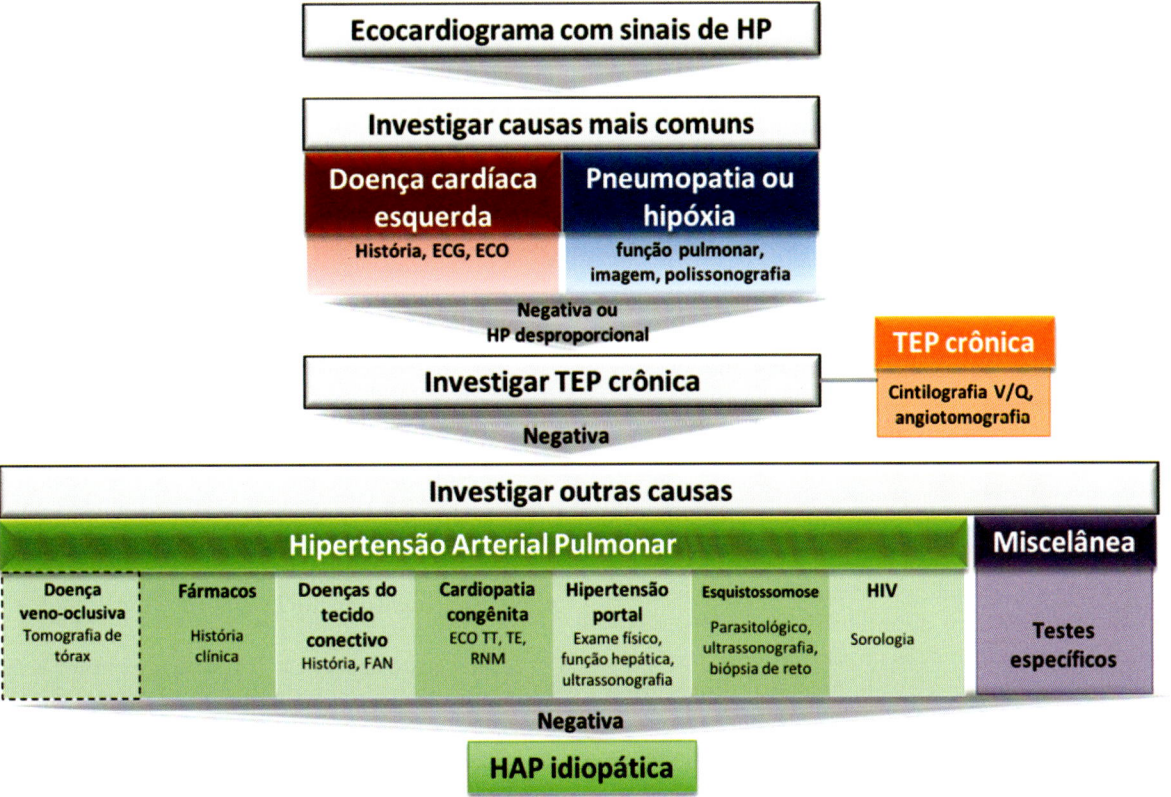

Figura 76.2. Abordagem diagnóstica da hipertensão pulmonar.

Tão logo seja definido o diagnóstico de HPTEC, o paciente deverá ser anticoagulado e encaminhado para centro de referência de Hipertensão Pulmonar, onde realizará avaliação hemodinâmica invasiva para definição de viabilidade cirúrgica curativa.

4. Avaliar possibilidade de HAP.

Afastadas as possibilidades anteriores, a avaliação de HAP é fundamental, preferencialmente em um Centro de Referência. Para tanto, deve-se proceder ao cateterismo cardíaco direito. De acordo com as novas definições propostas no 6º Simpósio Mundial de Hipertensão Pulmonar (Nice, 2018), o diagnóstico será confirmado se houver PAPM > 20mmHg, com resistência vascular pulmonar > 3W e pressão de oclusão de artéria pulmonar < 15 mmHg.

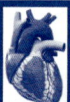
Quando pedir cateterismo direito?

O cateterismo direito está indicado para os pacientes nos quais a avaliação diagnóstica tenha afastado doença cardíaca esquerda e pneumopatia e/ou hipóxia. O exame é ferramenta diagnóstica e fornece informações sobre o grau de comprometimento hemodinâmico, documenta as respostas à terapia, estabelece prognóstico e auxilia no manejo clínico

- O teste de vasorreatividade pode ser realizado com o objetivo de identificar pacientes que possam apresentar resposta a longo prazo com antagonistas de canal de cálcio. Pacientes com HAP hereditária, idiopática ou secundária ao uso de anorexígenos são candidatos ao teste de vasorreatividade durante o cateterismo direito; no entanto, o teste não é obrigatório, e a incapacidade do serviço em executá-lo não deve retardar a avaliação hemodinâmica.
- Considera-se uma resposta positiva ao teste quando, após o uso de um vasodilatador de curta duração (habitualmente, óxido nítrico a 20 ppm, mas pode-se utilizar doses de 10 a 80 ppm), há uma queda da pressão arterial média de artéria pulmonar de pelo menos 10 mmHg, fazendo com que os valores de PAPm estejam < 40 mmHg, *sem que haja queda ou alteração no débito cardíaco*.
- Confirmado o diagnóstico de HAP, a busca por etiologia específica estará indicada (Figura 76.2). Na ausência de justificativa clara, o diagnóstico será de HAP idiopática. Nesse momento, já no Centro de Referência, é fundamental avaliar o estado funcional do paciente: classe funcional (NYHA), teste de caminhada de 6 minutos, NT-proBNP e teste de exercício cardiopulmonar; esses parâmetros serão fundamentais para guiar a abordagem terapêutica inicial e definir intervenções futuras conforme a evolução.

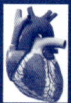
E nos casos com cardiopatia esquerda em que houver suspeita de HAP associada?

Como a associação das doenças é incomum, a presença de cardiopatia esquerda deve motivar, sempre, otimização terapêutica antes de se realizar avaliação hemodinâmica. Se não houver resposta clínica, ou nos casos em que houver clara desproporção das manifestações para o esperado pela doença de base, o cateterismo deverá ser realizado. Nesse caso, o gradiente de pressão diastólico deve ser mensurado (PAP diastólica – POAP): se inferior a 7mmHg sugerirá cardiopatia esquerda isolada; do contrário, possivelmente há HAP associada. A abordagem terapêutica deverá ser individualizada e definida por Centro de Referência.

Tratamento

- O diagnóstico e tratamento precoces da hipertensão pulmonar associam-se a melhor prognóstico. Os grupos 2, 3 e 5 não apresentam indicação de uso de terapia específica para a circulação pulmonar, e o foco deve ser a doença de base.

Tratamento específico

- Terapia específica é proposta para aqueles com HAP e HPTEC.

Tratamento da HAP

- Os vasodilatadores/antiproliferativos podem ser utilizados no tratamento de pacientes com HAP sintomáticos. Existem vários fármacos disponíveis, agindo em vias distintas da cascata fisiopatológica da doença (Tabela 76.2). O tratamento pode ser iniciado com monoterapia, que atualmente é restrita a pacientes com estado funcional muito pouco alterado; na maioria dos casos avaliados nos Centros de Referência, a abordagem inicial já envolverá associação de fármacos que agem em vias distintas.
- O uso de antagonista de canal de cálcio em doses altas pode ser tentado nos raros casos de positividade do teste de vasorreatividade, sendo obrigatória a monitorização clínica; se não houver resposta sustentada, o fármaco deve ser suspenso, iniciando-se um vasodilatador específico.
- O seguimento exige avaliação rotineira da capacidade funcional, mormente com CF-NYHA, teste de caminhada de 6 minutos e BNP/NT-proBNP; teste de exercício cardiopulmonar e reavaliação hemodinâmica podem ser considerados na dúvida sobre o caráter evolutivo da doença.
- A anticoagulação foi recomendada por muito tempo como medida adjuvante no tratamento; no entanto, as evidências de benefício são escassas na maioria das etiologias. O uso nas formas idiopática, hereditária e associada a fármacos, pode ser considerado, mas a indicação deve ser individualizada.
- Diuréticos são frequentemente utilizados na rotina, mas não apresentam impacto em sobrevida. De fato, seu benefício é restrito ao controle da pré-carga em períodos

de descompensação. Da mesma forma, digitálicos podem ser considerados em casos graves refratários, principalmente no controle de taquiarritmias supraventriculares.
- Medidas não farmacológicas são fundamentais, como vacinação (anti-influenza e pneumocócica), contracepção em mulheres em idade fértil e reabilitação cardiopulmonar.
- Em casos refratários, as alternativas terapêuticas incluem transplante pulmonar e septostomia atrial.

Tratamento da HPTEC

- Na HPTEC há proposta curativa, com realização de tromboendarterectomia pulmonar. Todos os pacientes devem ser avaliados por equipe multidisciplinar em centro de referência. Caso a cirurgia não seja possível, o tratamento farmacológico pode ser considerado. No entanto, as evidências de benefícios com vasodilatadores são escassas, e o único fármaco liberado no Brasil para uso nesse cenário é o riociguate (via do óxido nítrico). Outra opção para os casos sem indicação cirúrgica, mas não disponível na maioria dos centros, é a angioplastia com balão.

Devo usar drogas específicas nos pacientes com hipertensão pulmonar secundária à doença cardíaca (grupo II)?

Até o momento, não há estudos de boa qualidade demonstrando benefício relevante do uso das medicações específicas para hipertensão pulmonar (inibidores da fosfodiesterase, antagonistas da endotelina, entre outras) nos pacientes do grupo II. Entretanto, existe um subgrupo de pacientes cardiopatas que devem ser tratados como HAP (grupo I), que são os portadores da síndrome de Eisenmenger, na qual uma cardiopatia congênita acianogênica (CIA, CIV, PCA) evolui com hipertensão pulmonar de grande magnitude e o *shunt* intracardíaco, que inicialmente era da esquerda para direita inverte-se, tornando-se da direita para esquerda, levando o paciente a apresentar cianose

Tabela 76.2. Medicações utilizadas no tratamento da hipertensão arterial pulmonar padronizadas no Brasil

Nome da medicação	Via de administração	Dose	Efeitos colaterais
Agonistas da prostaciclina			
Epoprostenol (ainda sem submissão à Anvisa)	Infusão contínua por cateter central	2-4 ng/kg/min inicialmente; dose titulada a cada 2 semanas, até dose de manutenção em torno a 20-40 ng/kg/min. Doses crescentes são necessárias para manutenção do efeito. Não há dose máxima estudada	Atenção a infecções do acesso central ou mau funcionamento do cateter: podem interromper a infusão da medicação, com HP rebote e risco de óbito. Efeitos colaterais: cefaleia, náusea, rubor cutâneo, mialgia
Iloprost (Ventavis®)	Inalatório	2,5 a 5 µg, 6 a 9 vezes ao dia	Tosse, hipotensão, cefaleia
Antagonistas do receptor de endotelina			
Bosentana (Tracleer®)	Oral	62,5 a 125 mg, 2× ao dia (inicia-se com a menor dose, e se não houver eventos adversos ou aumento maior do que 3× nas transaminases após 30 dias, aumentar para dose-alvo)	Hepatotoxicidade em até 10% dos pacientes (requer monitoração de transaminases mensalmente durante os primeiros 12 meses, e posteriormente, a cada 3 meses). Anemia, edema, teratogenicidade
Ambrisentana (Volibris®)	Oral	5 a 10 mg/dia	Congestão nasal, edema, cefaleia. Menos efeito hepatotóxico
Estimulantes solúveis da guanilato ciclase			
Riociguate (Adempas®)	Oral	1,0 a 2,5 mg via oral 3× ao dia – necessário titulação	Cefaleia, hipotensão
Inibidores da fosfodiesterase 5			
Sildenafila (Revatio®, genéricos)	Oral	Dose inicial 20 mg 3× ao dia; dose máxima 80 mg 3× ao dia	Cefaleia, mialgia, epistaxe, insônia, alterações visuais, gastrite, hipotensão, neuropatia, isquemia óptica
Tadalafila (Cialis®)	Oral	40 mg/dia	Efeitos colaterais semelhantes aos da sildenafila
Bloqueadores de canal de cálcio			
Nifedipina de longa duração	Oral	Dose inicial 30 mg/dia. Dose máxima: 240 mg/dia	Edema periférico, tontura
Diltiazem	Oral	120 mg/dia até a máxima dose tolerada (900 mg/dia)	Edema periférico
Anlodipino	Oral	Dose inicial 5 mg/dia; dose máxima: 20 mg/dia	Edema periférico

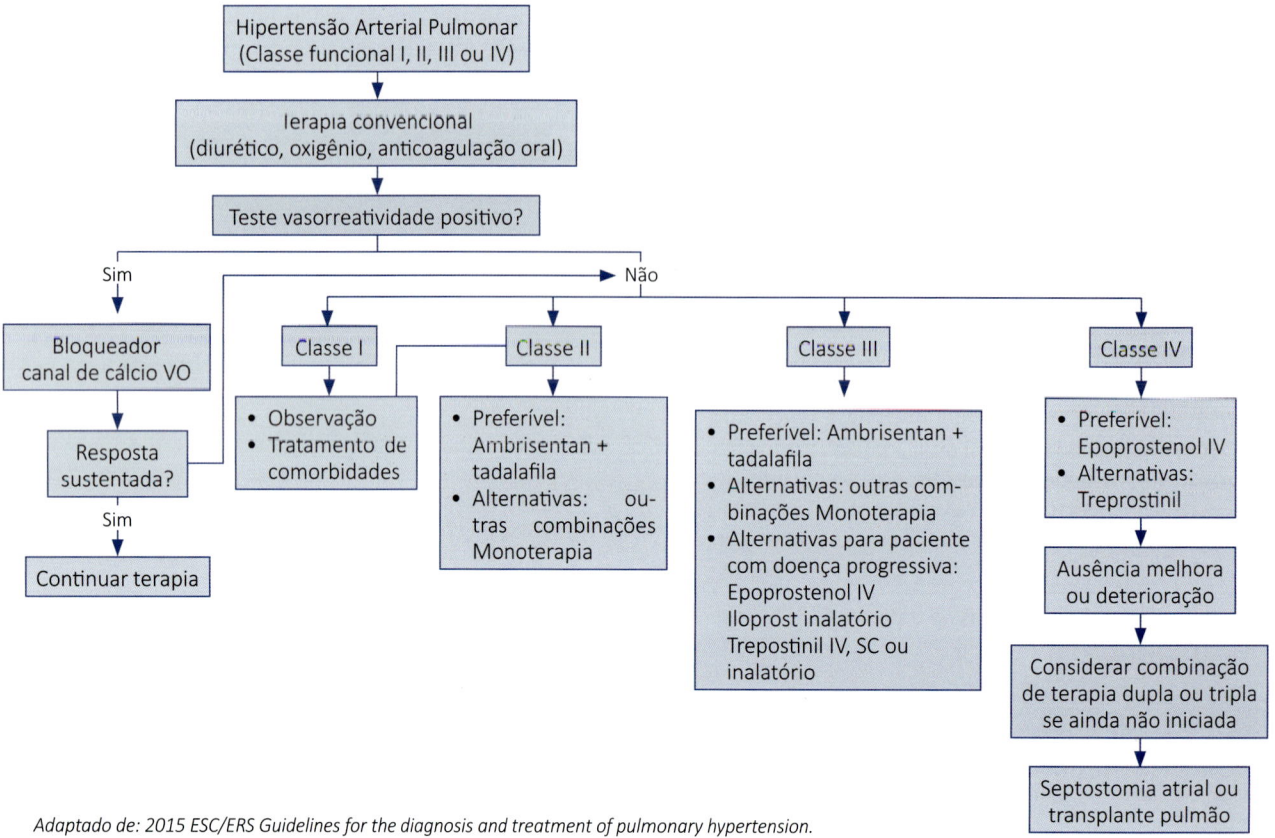

Adaptado de: 2015 ESC/ERS Guidelines for the diagnosis and treatment of pulmonary hypertension.

Figura 76.3. Algoritmo de tratamento da hipertensão pulmonar.

Leitura sugerida

- Galiè N, McLaughlin V., Rubin J, et al. An overview of the 6th World Symposium on Pulmonary Hypertension. ERJ. 2019;53 (1): 1802148.
- Galiè N, Channick RN, Frantz RP, et al. Risk stratification and medical therapy of pulmonary arterial hypertension. Eur Respir J. 2019 Jan; 53(1): 1801889.
- Frost A, Badesch D, Gibbs JSR, et al. Diagnosis of pulmonary hypertension. Eur Respir J. 2019 Jan; 53(1): 1801904.
- Vachiery JL, Tedford RJ, Rosenkranz S, et al. Pulmonary hypertension due to left heart disease. 24;53(1): 1801897.
- Galiè N, Humbert M, Vachiery JL, et al. 2015 ESC/ERS Guidelines for the diagnosis and treatment of pulmonary hypertension: The Joint Task Force for the Diagnosis and Treatment of Pulmonary Hypertension of the European Society of Cardiology (ESC) and the European Respiratory Society (ERS): Endorsed by: Association for European Paediatric and Congenital Cardiology (AEPC), International Society for Heart and Lung Transplantation (ISHLT). Eur Heart J. 2016;37:67.
- Rosenkranz S, Preston IR. Right heart catheterisation: best practice and pitfalls in pulmonary hypertension. Eur Respir Rev. 2015;24:642-652.

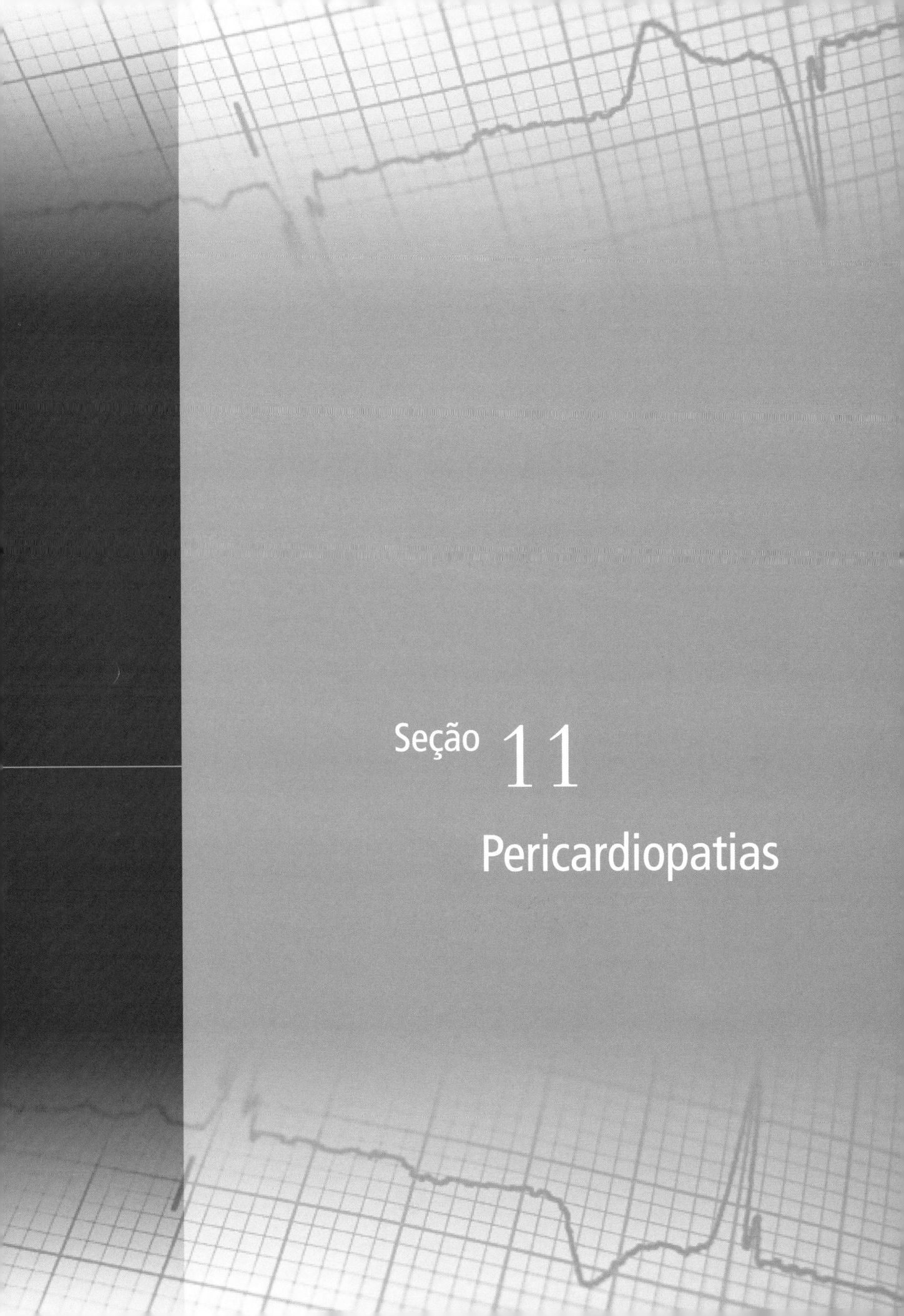

Seção 11

Pericardiopatias

capítulo 77

Pericardite Aguda

• Dirceu Thiago Pessoa de Melo • Fabio Mastrocola

■ Introdução

- A pericardite aguda é uma doença comum causada pela inflamação do pericárdio e representa 5% de todas as causas não isquêmicas de dor torácica na sala de emergência. Sua principal causa são as infecções virais, que representam 85 a 90% dos casos, embora também possa ser secundária a afecções sistêmicas e infecções bacterianas. Por definição, as pericardites são consideradas agudas quando a duração é até 4-6 semanas.
- Quadro clínico: O quadro clínico depende essencialmente da etiologia. A maioria dos casos de pericardite aguda é de etiologia viral/idiopática e, muitas vezes, é composto por pródromos virais como febre, mialgia e sintomas de vias aéreas superiores ou trato gastrointestinal. Em pacientes com etiologia neoplásica, autoimune ou tuberculosa a febre e a toxemia são menos frequentes.

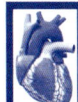

A dor torácica da pericardite aguda possui que características?

A dor torácica tem característica pleurítica, início súbito, de forte intensidade, que piora com a inspiração profunda e irradia para o pescoço e músculo trapézio. A dor comumente tem caráter postural, com piora em decúbito dorsal e melhora ao sentar. Ou seja, a sintomatologia é bastante distinta da dor anginosa.

- Exame físico: pode revelar paciente febril, com toxemia, taquicardia e propedêutica pulmonar sugestiva de derrame pleural. O atrito pericárdico está presente em 85% dos casos e caracteriza-se por som rude, irregular, mais bem audível na borda esternal esquerda. Pode possuir caráter intermitente, por isso é importante a realização de exame físico seriado.
- Diagnóstico: é realizado por meio dos critérios descritos a seguir.

Critérios diagnósticos de pericardite aguda

1. Dor torácica sugestiva.
2. Atrito pericárdico.
3. Alterações eletrocardiográficas sugestivas.
4. Derrame pericárdico novo ou aumento do preexistente.

Diagnóstico se dois ou mais critérios estiverem presentes.

Principais etiologias das doenças pericárdicas

Pericardite infecciosa:
- Viral: Coxsackie, Echo, EBV, CMV, HIV, parvovírus B19.
- Bacteriana: meningo, pneumo, gonococo, tuberculose, clamídia, borreliose.
- Fúngica: cândida, histoplasma.
- Parasitária: *Toxoplasma, Entamoeba histolytica, Echinococcus.*

Doença pericárdica neoplásica:
- Tumores primários.
- Metástases de tumores secundários:
  - pulmão;
  - mama;
  - linfoma;
  - TGI;
  - sarcomas/melanoma;
  - outros.

Doenças autoimunes:
- lúpus;
- artrite reumatoide;
- espondilite anquilosante;
- esclerose sistêmica, dermatomiosite, poliarterite nodosa, febre familiar do Mediterrâneo, síndrome de Reiter.

Processos autoimunes:
- febre reumática;
- síndrome pós-pericardiotomia;
- pós-infarto agudo do miocárdio (IAM) (Dressler);
- pericardite crônica autorreativa;
- toxicidade por drogas.

Pericardite Aguda

Pericardite associada a doenças de órgãos adjacentes:
- IAM (pericardite epistenocárdica);
- miocardite;
- dissecção de aorta;
- infarto pulmonar;
- insuficiência cardíaca (hidropericárdio);
- pneumonia.

Desordens metabólicas:
- insuficiência renal;
- hipotireoidismo/mixedema;
- doença de Addison;
- cetoacidose diabética;
- pericardite por colesterol.

Trauma:
- trauma penetrante;
- ruptura esofágica;
- pós-procedimentos invasivos: passagem de marca-passo, estudo eletrofisiológico, biópsia endomiocárdica, intervenções valvares e coronárias percutâneas.

Gravidez.

Idiopática.

Exames complementares

- Eletrocardiograma (ECG): as alterações típicas incluem supradesnivelamento do segmento ST com concavidade para cima e infradesnivelamento de PR (Figura 77.2). Tipicamente, há envolvimento mais frequente das derivações DI, DII, aVF e V3-V6. A evolução eletrocardiográfica é altamente variável e sofre influência do tratamento; de maneira didática, quatro estágios são descritos (Tabela 77.1).

Tabela 77.1. Estágios eletrocardiográficos da pericardite aguda

Estágio	
Estágio I	Supra de ST difuso com concavidade para cima. Desvio de segmento PR com polaridade oposta à da onda P
Estágio II	Precoce: reversão das alterações do segmento ST, segmento PR desviado. Tardio: progressivo achatamento e inversão de onda T
Estágio III	Inversão de T generalizada
Estágio IV	Eletrocardiograma retorna ao traçado basal/ persistência da T invertida

- Laboratório: leucocitose e elevação de PCR e VHS são comuns. A alteração dos marcadores de necrose miocárdica (CK-MB e troponina) pode ocorrer por comprometimento miocárdico e deve sugerir o diagnóstico de miopericardite. A realização de sorologias virais e cultura para vírus tem baixo rendimento diagnóstico e não altera a conduta. As provas de atividade reumatológica, como FAN e FR, não devem ser realizadas rotineiramente, mas apenas guiadas pela suspeita clínica de doença autoimune.
- Radiografia de tórax: normal na maioria dos pacientes, entretanto aumento da área cardíaca pode ocorrer na presença de derrame pericárdico > 200 mL ou nos casos de miopericardite com insuficiência cardíaca aguda.
- Ecocardiograma: importante para detectar a presença de derrame pericárdico, sinais de tamponamento ou alterações de contratilidade segmentar. Está indicado em todos os casos, especialmente quando há alteração dos marcadores de necrose miocárdica ou sinais de comprometimento hemodinâmico.

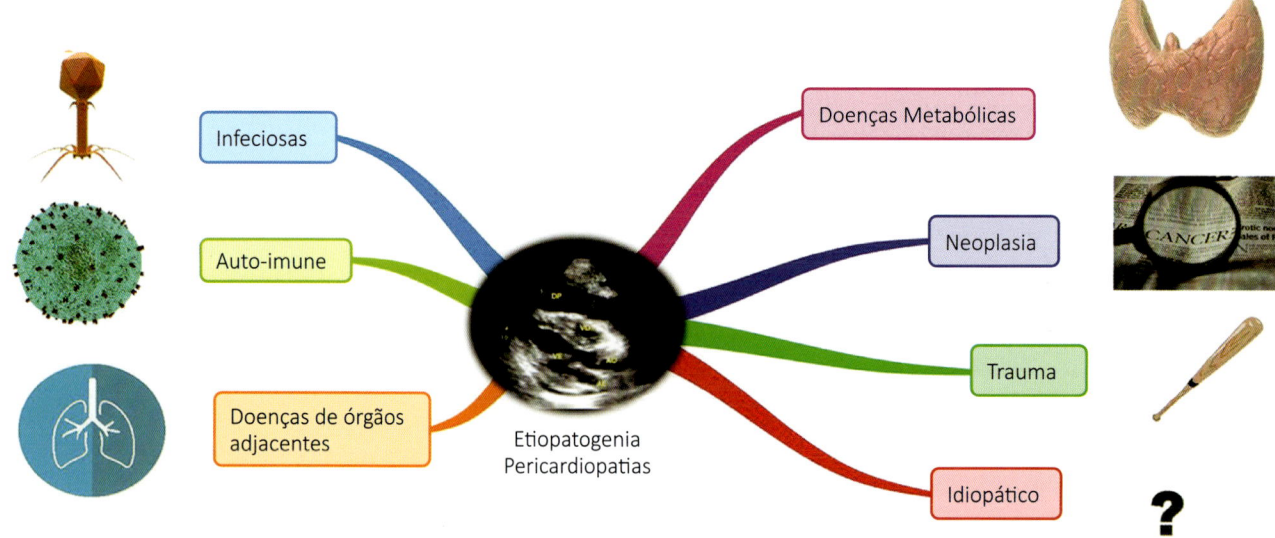

Figura 77.1. **Etiopatogenia das pericardiopatias.**

Pericardite Aguda

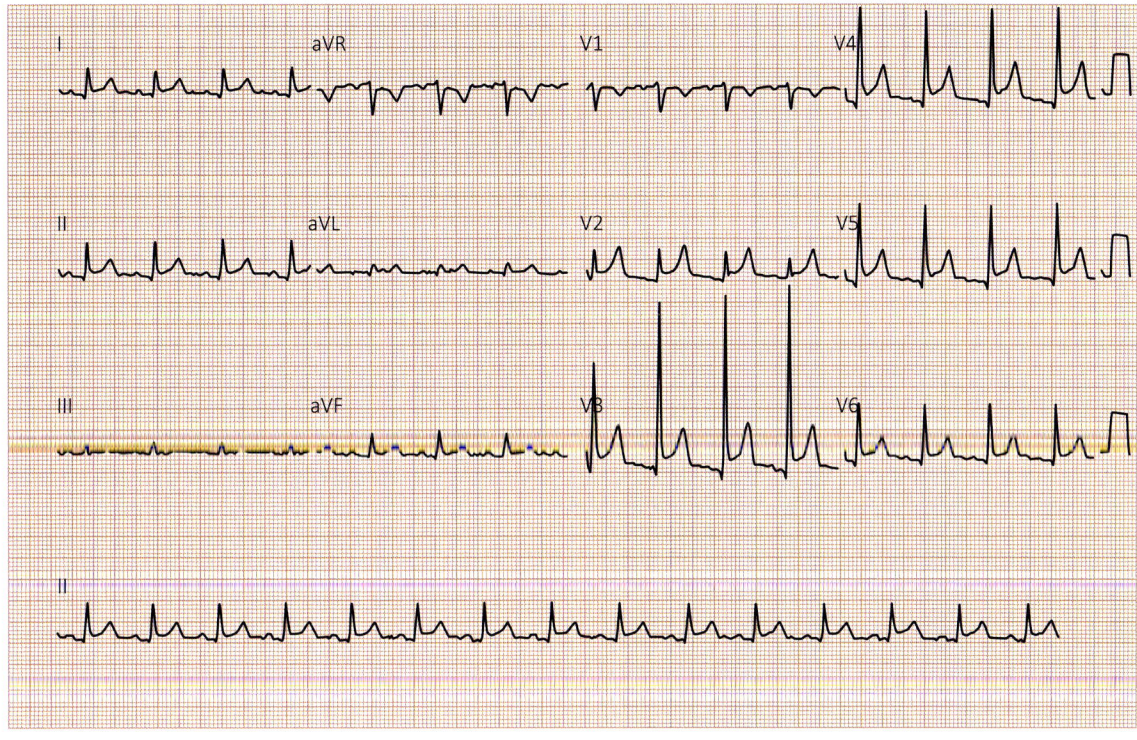

Figura 77.2. Eletrocardiograma de paciente com pericardite aguda: supradesnivelamento de ST difuso (exceto V1 e aVR) com concavidade para cima e infradesnivelamento do segmento PR.

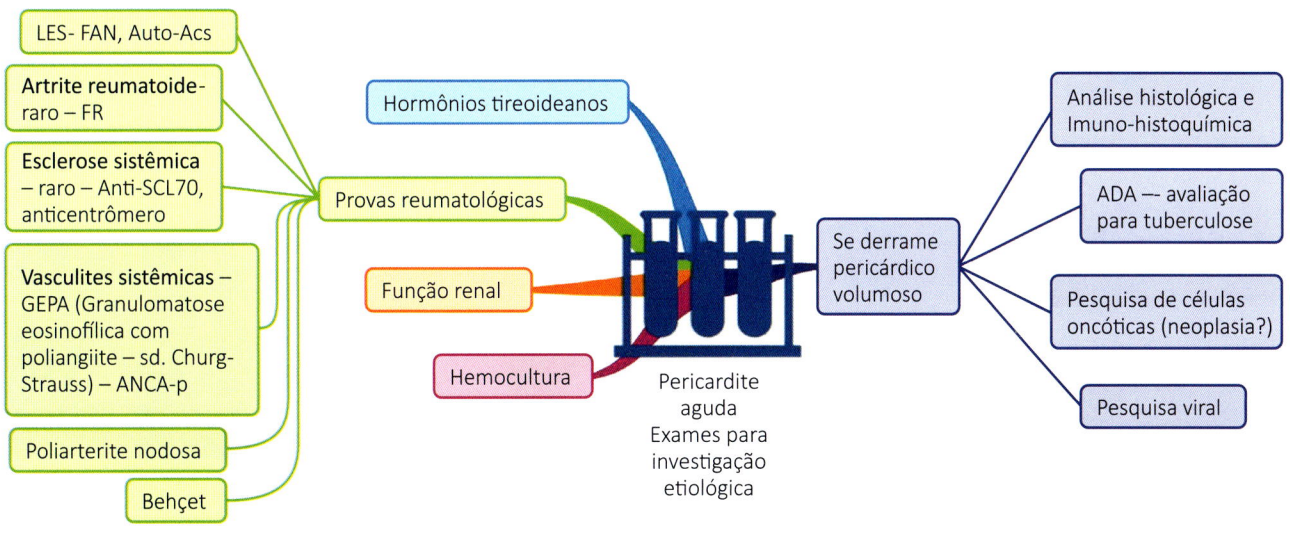

Figura 77.3. Exames para investigação etiológica.

capítulo 77

Pericardite Aguda

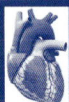

Qual exame não invasivo é considerado o padrão-ouro para diagnóstico de pericardite aguda?

Ressonância magnética cardíaca! Tem boa sensibilidade para detecção de derrame pericárdico, avaliação da espessura do pericárdio e comprometimento do miocárdio. Além disso, a presença de realce tardio pericárdico pelo gadolínio pode sugerir inflamação aguda, dado que tem importância prognóstica e terapêutica (Figuras 77.4 e 77.5).

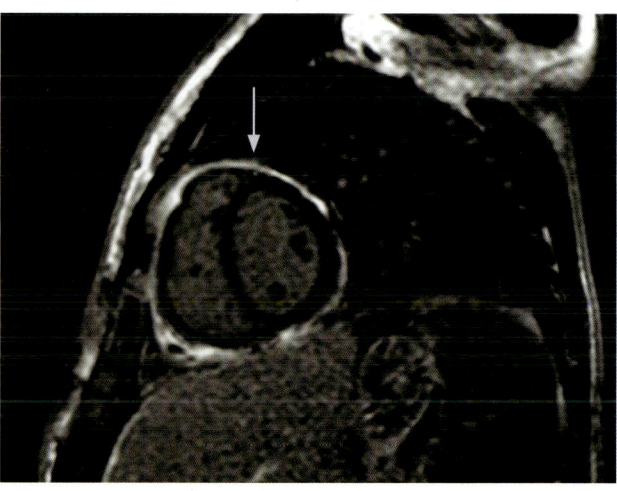

Figura 77.5. Ressonância cardíaca revelando realce tardio pericárdico (seta) sugestivo de inflamação. Imagem gentilmente cedida pelo Dr. Alexandre Volney Villa.

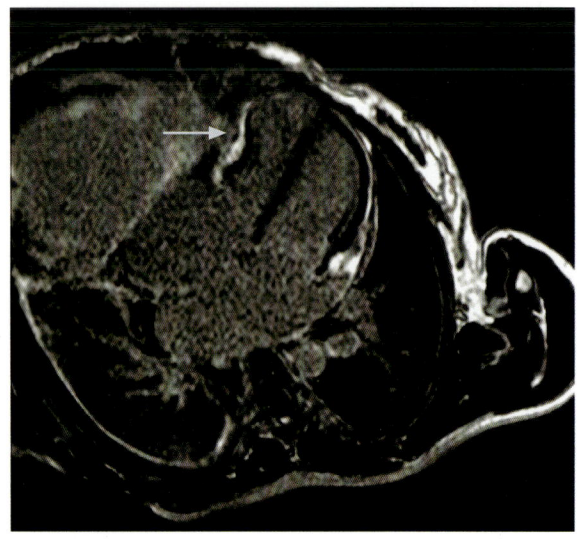

Figura 77.4. Ressonância cardíaca revelando realce tardio pericárdico (seta) sugestivo de inflamação.

■ Tratamento

- A maioria dos casos de pericardite aguda viral ou idiopática apresenta bom prognóstico, com curso autolimitado. Entretanto, é importante que o médico esteja atento aos sinais de alto risco de complicações e às evidências clínicas de etiologia não viral, que apresentam evolução e tratamento específicos (Figura 77.6).

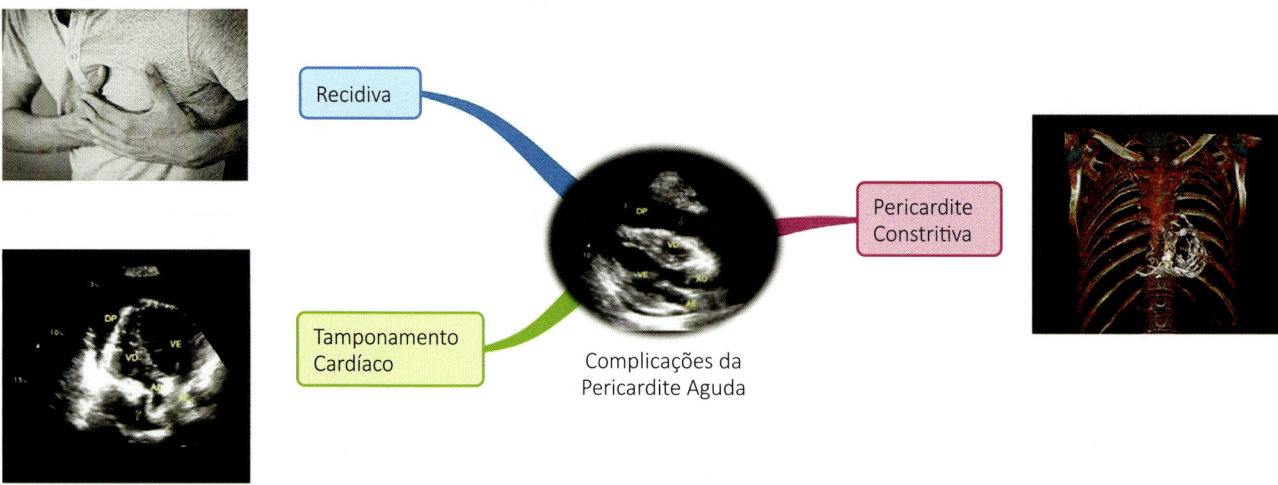

Figura 77.7. Quais as três principais complicações da pericardite aguda?

Sinais de alto risco de complicações

- Pulso paradoxal.
- Sinal de Kussmaul.
- Derrame pericárdico moderado a importante.
- Imunossupressão.
- Uso de anticoagulante oral.
- Trauma torácico recente.
- Pericardite recorrente.
- Falha terapêutica após 7 dias de tratamento.

Sinais sugestivos de etiologia não viral

- Anemia.
- Emagrecimento.
- Sudorese noturna.
- Pneumonia bacteriana em tratamento.
- Imunossupressão.
- IAM recente.
- Neoplasia prévia.
- Tuberculose prévia.
- Doenças autoimunes.
- Cirurgia cardíaca.
- Radioterapia.

Medidas gerais

- Anamnese e exame físico detalhados.
- ECG, radiografia de tórax.
- HMG, PCR, VHS, CK-MB, troponina.
- Ecocardiograma, especialmente nos casos com alteração de marcadores de necrose ou instabilidade hemodinâmica.
- Ressonância cardíaca nos casos duvidosos.

Anti-inflamatórios não hormonais

- Têm como objetivo o alívio dos sintomas, já que não alteram a história natural da doença.
- Ibuprofeno na dose de 600 mg 8/8 h. Essa dose deve ser mantida até o desaparecimento dos sintomas e normalização da PCR (duração normalmente de 1 a 2 semanas). Após essa etapa, reduzir 1/3 da dose por semana até a retirada completa (usualmente em 2 a 4 semanas). Tem bom perfil de segurança com poucos efeitos colaterais e efeito favorável no fluxo coronariano.

- Em pacientes com DAC, o ácido acetilsalicílico (AAS) é o agente de escolha.
- A todos os pacientes está indicada a proteção gástrica com inibidores de bomba de prótons.

Colchicina

- Testada no estudo COPE *Trial* (*Colchicine for Acute Pericarditis*). Trata-se de estudo prospectivo, aberto, que selecionou 120 pacientes com primeiro episódio de pericardite aguda, divididos em dois grupos de tratamento: 1) AAS e colchicina; 2) AAS sem colchicina. No grupo com colchicina foram observadas redução dos sintomas nas primeiras 72 horas e menor taxa de recidiva em 18 meses.
- Colchicina 0,5 mg duas vezes ao dia, por 3 meses. Utilizar 1 x/dia em pacientes com menos de 70 kg.
- Diarreia é frequente. Cautela em pacientes com insuficiência renal e hepática, discrasias sanguíneas, distúrbios da motilidade gastrointestinal e em uso de drogas metabolizadas pelo citocromo P450.

Corticoide

- Associado a melhora rápida dos sintomas, mas com aumento das taxas de recidiva, portanto seu uso precoce deve ser evitado.
- No COPE *Trial*, a prednisona aumentou em quatro vezes a chance de recidiva em relação ao grupo sem corticoide.
- Indicado nos casos de pericardite secundária a tuberculose, doenças autoimunes, uremia e também na pericardite durante a gravidez. Pode ser considerado nos casos de pericardite viral ou idiopática, com falha terapêutica ao uso de anti-inflamatórios não hormonais (AINH).
- Iniciar com prednisona na dose 0,2-0,5 mg/kg. Nos casos de tuberculose e doenças autoimunes, doses mais elevadas podem ser necessárias (1-2 mg/kg). O desmame da prednisona dever ser lento, na dose de 2,5 mg por semana.

Imunossupressores/Imunomoduladores

- Imunoglobulina, azatioprina, ciclosporina e antagonistas da interleucina-1 (anakinra) podem ser considerados em casos de pericardite incessante ou recorrente com falha documentada às terapias anteriormente descritas.

Leitura sugerida

- Adler Y, Charron P, Imazio M, Badano L, Barón-Esquivias G, Bogaert J, et al. 2015 ESC Guidelines for the diagnosis and management of pericardial diseases: The Task Force for the Diagnosis and Management of Pericardial Diseases of the European Society of Cardiology (ESC) Endorsed by: The European Association of Cardio-Thoracic Surgery (EACTS). Eur Heart J. 2015;36(42):2921-64.
- Imazio M, Gaita F. Diagnosis and treatment of pericarditis. Heart 2015; 101(14):1159-68.
- Imazio M. Acute pericarditis: Clinical presentation and diagnostic evaluation. UpToDate, abril de 2018.
- Imazio M. Acute pericarditis: Treatment and prognosis. UpToDate, abril de 2018.
- Imazio M. Contemporary management of pericardial diseases. Curr Opin Cardiol. 2012;27:308.
- Klein AL, Abbara S, Agler DA, Appleton CP, Asher CR, Hoit B, et al. American Society of Echocardiography clinical recommendations for multimodality cardiovascular imaging of patients with pericardial disease: endorsed by the Society for Cardiovascular Magnetic Resonance and Society of Cardiovascular Computed Tomography. J Am Soc Echocardiogr. 2013;26(9):965-1012.
- LeWinter M. Clinical practice. Acute pericarditis. N Engl J Med 2014;371:2410.
- Montera MW, Mesquita ET, Colafranceschi AS, Oliveira Jr AC, Rabischoffsky A, Ianni BM, et al. Sociedade Brasileira de Cardiologia. I Diretriz Brasileira de Miocardites e Pericardites. Arq Bras Cardiol. 2013;100(4 supl. 1):1-36.

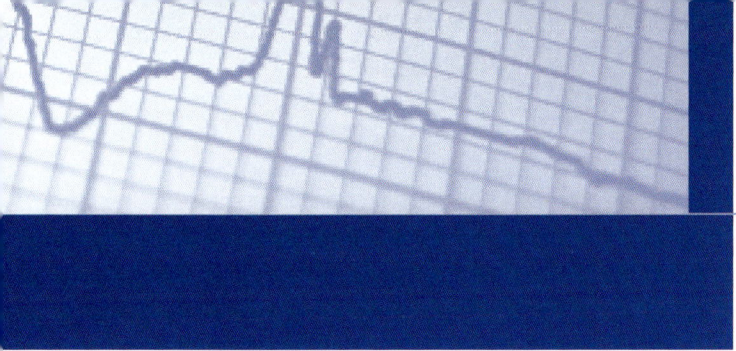

capítulo 78

Derrame Pericárdico e Tamponamento Cardíaco

• Dirceu Thiago Pessoa de Melo

■ Derrame pericárdico

- Em pacientes com derrame pericárdico sem sinais de instabilidade, a abordagem deve se basear na avaliação etiológica e no monitoramento do tamanho do derrame.
- O contexto clínico em que o derrame ocorre pode fornecer pistas: presença de neoplasias, colagenoses, tuberculose, infarto do miocárdio, pericardite aguda, hipotireoidismo ou insuficiência renal.

Principais etiologias do derrame pericárdico

- Pericardite infecciosa: viral, tuberculose.
- Doença pericárdica neoplásica: mama, pulmão, linfoma, tumores do TGI, melanoma.
- Doenças autoimunes: LES, AR, esclerodermia.
- Pericardite associada a doenças de órgãos adjacentes: IAM (pericardite epistenocárdica), miocardite, dissecção de aorta, infarto pulmonar, insuficiência cardíaca (hidropericárdio), pneumonia.
- Desordens metabólicas: insuficiência renal, hipotireoidismo/mixedema, doença de Addison, cetoacidose diabética, pericardite por colesterol.
- Trauma: trauma penetrante, ruptura esofágica.
- Pós-procedimentos invasivos: passagem de marca-passo, estudo eletrofisiológico, biópsia endomiocárdica, intervenções valvares e coronárias percutâneas.
- Gravidez.
- Idiopática.

 Tenho que investigar a fundo todo paciente com derrame pericárdico para definir a etiologia?

Não. Em pacientes com derrame pericárdico pequeno, sem repercussão hemodinâmica, sinais inflamatórios ou suspeita de doenças sistêmicas potencialmente tratáveis, a investigação etiológica usualmente não é necessária.

- Em pacientes com derrame pericárdico idiopático volumoso (≥ 20 mm durante a diástole) ou relacionado a colapso de câmaras cardíacas, a maioria dos especialistas indica drenagem (percutânea ou cirúrgica), por causa do risco de tamponamento que ocorre subitamente em até 1/3 dos casos. Nos casos sem comprometimento hemodinâmico, a drenagem com biópsia pericárdica pode ser indicada quando considerada fundamental para definição da etiologia e terapêutica específica (quimioterapia, imunossupressão, etc.).
- Em pacientes com neoplasia, HIV, doenças autoimunes ou em uso de terapia imunossupressora, o derrame pericárdico deve ser avaliado com cautela, levando em conta o *status* funcional do paciente, estado nutricional e prognóstico. Nesses casos, o derrame pericárdico pode ser causado tanto pela doença de base como por infecções oportunistas. Muitas vezes a distinção entre essas duas entidades mediante avaliação clínica e não invasiva é difícil e, mais uma vez, a pericardiocentese com biópsia pode ser necessária em casos selecionados para definir o tratamento.

Indicações para puncionar derrame pericárdico significativo

- Sinais/sintomas de tamponamento cardíaco.
- Tuberculose.
- Neoplasia.
- Pericardite bacteriana (derrame purulento).
- Paciente HIV-positivo.
- Na suspeita de etiologia com tratamento específico.

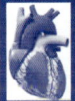

Resolvi drenar o derrame do meu paciente. Que via escolher? Punção percutânea, cirurgia aberta, videopericardioscopia?

Em derrames pericárdicos bacterianos, traumáticos, loculados ou de localização posterior a pericardiocentese percutânea é tecnicamente mais difícil, sendo mais adequada a abordagem cirúrgica, que pode ser aberta ou por videopericardioscopia.
Nos casos de derrame sem diagnóstico definido a abordagem cirúrgica é mais adequada, por permitir a inspeção direta e biópsia guiada de regiões suspeitas do pericárdio.
A pericardiocentese deve ser reservada para os casos instáveis ou naqueles em que a etiologia já está definida e o objetivo é apenas a punção para esvaziamento do derrame. Idealmente fazer guiado pelo ecocardiograma.

- A avaliação com exames complementares é discutida no tópico a seguir.

Análise de líquido e biópsia pericárdica

- Líquido pericárdico: a avaliação bioquímica é semelhante a dos derrames pleurais, sugerindo exsudato: proteínas no líquido > 3,0 g/dL e proteínas no líquido > 0,50, LDH no líquido > 200 mg/dL e LDH no líquido/soro > 0,60. Deve-se também analisar a celularidade, glicose, marcadores tumorais (CEA, AFP, CA19-9, CA-125), cultura para fungos, bactérias e micobactérias, além de reação em cadeia polimerase (PCR) para vírus cardio-trópicos e o bacilo da tuberculose.
- Níveis de adenosina deaminase (ADA) > 40 U/L no líquido pericárdico são sugestivos de TB.
- Biópsia pericárdica: usualmente tem baixo rendimento, sendo inespecífica na maioria dos casos. O uso da videotoracoscopia com biópsia guiada por visualização direta aumenta a acurácia do método e deve ser considerada nos pacientes estáveis.

■ Tamponamento cardíaco

- O tamponamento cardíaco se caracteriza pela restrição ao enchimento das câmaras cardíacas causada pelo acúmulo de líquido e aumento da pressão no espaço intrapericárdico. O aumento da pressão intrapericárdica determina redução da pressão miocárdica transmural e da complacência das câmaras cardíacas. O resultado é redução do enchimento diastólico e queda do débito cardíaco e da pressão arterial.

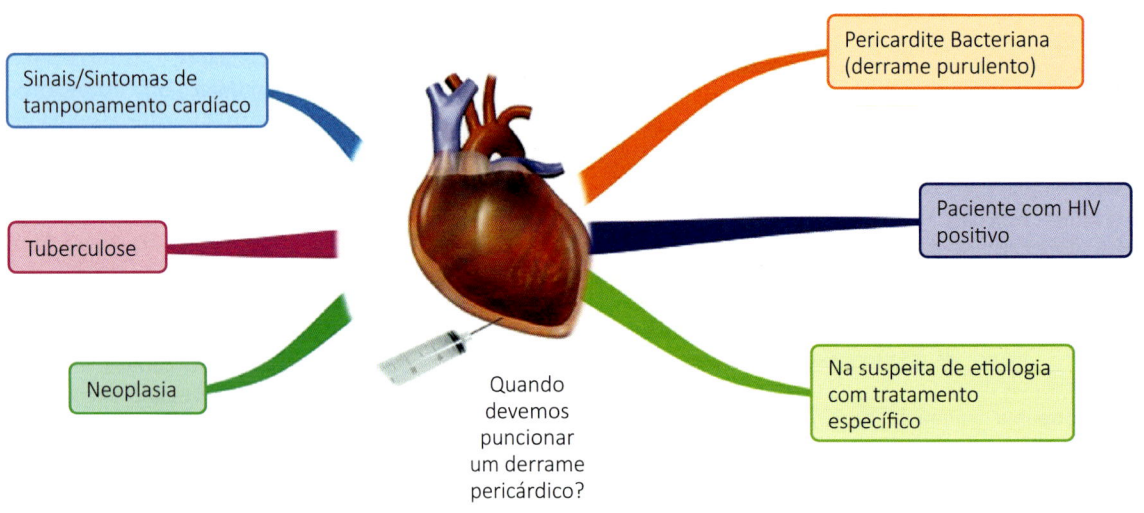

Figura 78.1. **Indicações para puncionar derrame pericárdico significativo.**

Derrame Pericárdico e Tamponamento Cardíaco

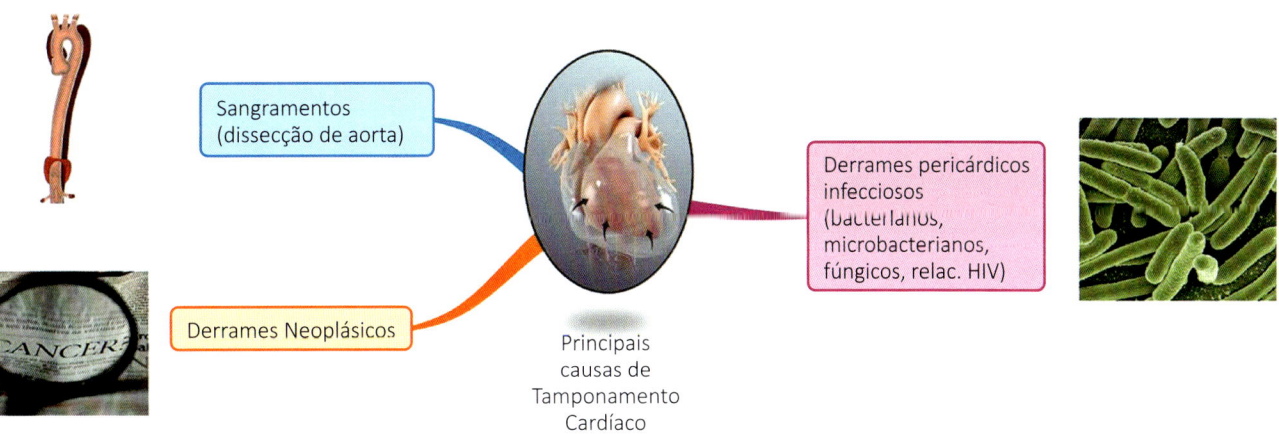

Figura 78.2. Principais causas de tamponamento cardíaco.

- Quadro clínico: depende da etiologia e da velocidade de acúmulo de líquido no espaço pericárdico. Nas patologias que ocasionam hemorragia (dissecção, trauma, iatrogênicas, rotura miocárdica), a pressão intrapericárdica aumenta rapidamente em questão de minutos a horas, com quadro clínico de choque cardiogênico e até parada cardiorrespiratória em AESP ou assistolia. Em processos inflamatórios de baixa intensidade a compressão cardíaca ocorre em questão de dias a semanas, e os sinais e sintomas de pericardite podem preceder o quadro de instabilidade hemodinâmica (Figura 78.3).
- Em alguns casos pode ocorrer derrame pericárdico com baixa pressão.
- Nessa condição, um derrame que, em condições normais, não causaria tamponamento o faz em decorrência da redução das pressões intracardíacas ou da volemia (p. ex., hemodiálise, perdas sanguíneas, uso excessivo de diuréticos em pacientes com derrame). Como não há estase jugular ou sinais de pressão de enchimento elevada, o diagnóstico clínico é bem mais difícil.
- Exame físico: taquipneia com pulmões limpos, taquicardia, hipotensão arterial, abafamento de bulhas, estase jugular e pulso paradoxal. Em alguns casos, o sinal de Kussmaul, caracterizado pela distensão venosa jugular durante a inspiração, pode estar presente, embora seja mais frequente em pacientes com pericardite constritiva. A hipotensão associada a abafamento de bulhas e turgência jugular é conhecida como a tríade de Beck que, embora seja pouco sensível, é sugestiva do diagnóstico de tamponamento cardíaco.

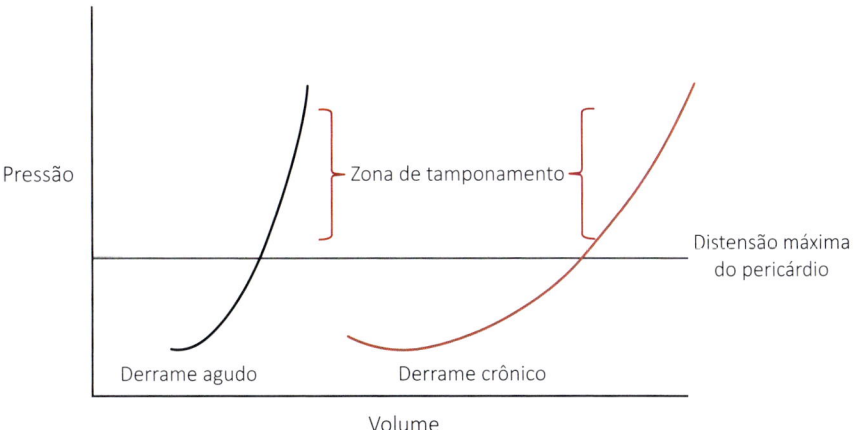

Figura 78.3. Em derrames agudos pequenas variações de volume causam rápida elevação da pressão e tamponamento em minutos a horas. Em derrames crônicos, em decorrência dos mecanismos de adaptação, maior variação de volume é necessária para atingir a zona de tamponamento.

capítulo 78

Considerações sobre o pulso paradoxal

Em condições normais, a inspiração determina queda da pressão intratorácica, aumento do retorno venoso e distensão do ventrículo direito (VD). Entretanto, em vigência do tamponamento, a pressão intrapericárdica aumentada impede a distensão da parede livre do VD, restringindo sua expansão. Com isso, o septo interventricular se desloca em direção ao ventrículo esquerdo (VE). O resultado é a disfunção diastólica do VE, queda do débito cardíaco e pulso paradoxal, definido como a queda da pressão arterial sistólica ≥ 10 mmHg durante a inspiração.

O pulso paradoxal tem alto valor preditivo para a presença de tamponamento, e por isso deve ser pesquisado em todos os pacientes. No entanto, deve-se ressaltar que também pode ser causado por doenças que levam a sobrecarga do VD (infarto de VD, embolia pulmonar) ou pressão intratorácica muito negativa durante a inspiração (asma, obesidade).

A melhor maneira de quantificar o pulso paradoxal é utilizando o esfigmomanômetro. Deve-se insuflar o manguito acima da PA sistólica (ausência de pulsos) e desinsuflar lentamente. Quando auscultar os primeiros batimentos, perceber que serão fásicos e variando com a respiração (durante a inspiração desaparecem e são auscultados novamente durante a expiração) – anotar esta PA (exemplo PAS 110 mmHg). Continuar desinsuflando lentamente (continuará percebendo batimentos fásicos) até que os batimentos que anteriormente variavam com a respiração, permanecem audíveis durante todo o ciclo cardíaco. Anotar esta PA (p. ex., PAS: 80 mmHg). A quantificação do pulso paradoxal será a diferença entre o primeiro nível de PA e o segundo (Figuras 78.4 e 78.5), ou seja, PA variável com a respiração e PA com batimentos contínuos (p. ex., 110-80 mmHg = 30 mmHg).

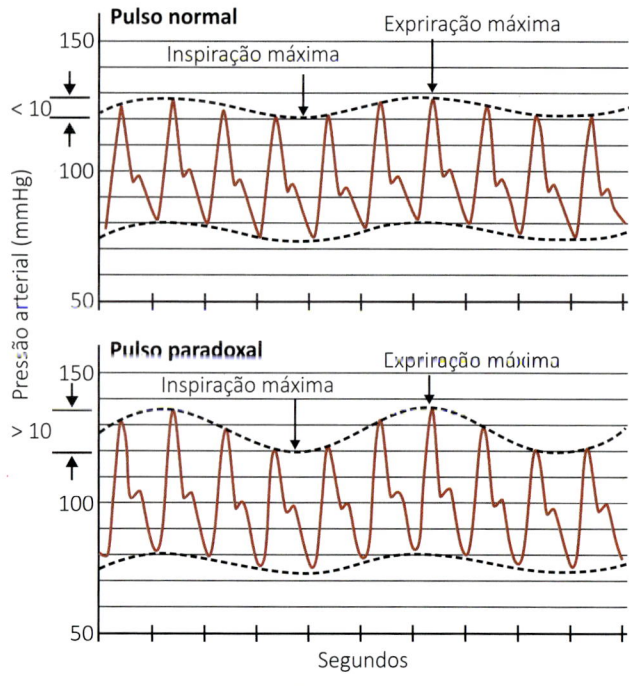

Figura 78.4. Representação do pulso paradoxal mostrando a variação significativa da PA com a respiração. Adaptado de: Roy C.L et al. Does This Patient With Pericardial Effusion Have Cardiac Tamponade? JAMA, abril 2007.

Exames complementares

- Eletrocardiograma: taquicardia sinusal, complexos QRS de baixa voltagem, com amplitude máxima de 5 mm em derivações do plano frontal e 10 mm no plano horizontal. Alternância elétrica definida como alteração da amplitude do QRS a cada batimento em decorrência da mobilidade do coração no fluido pericárdico (*swinging heart syndrome*) (Figura 78.4). Achados compatíveis com pericardite podem estar presentes.
- Radiografia de tórax: normal na maioria dos pacientes. Usualmente, 200 mL de líquido são necessários para determinar aumento da área cardíaca. Em pacientes com derrames de lenta instalação, pode haver grande aumento de área cardíaca com morfologia globosa. O exemplo clássico é o derrame secundário a hipotireoidismo (Figura 78.7).
- Ecocardiograma: é o exame mais importante para pacientes com suspeita de tamponamento cardíaco (Figuras 78.8 e 78.9). Seus achados podem preceder o surgimento de hipotensão arterial e pulso paradoxal, permitindo diagnóstico e tratamento precoce. Em casos duvidosos, o uso do ecocardiograma transesofágico poderá ser considerado.
- Tomografia e ressonância cardíaca: são exames pouco utilizados em pacientes com suspeita de tamponamento em razão da necessidade de transporte do paciente e uso de

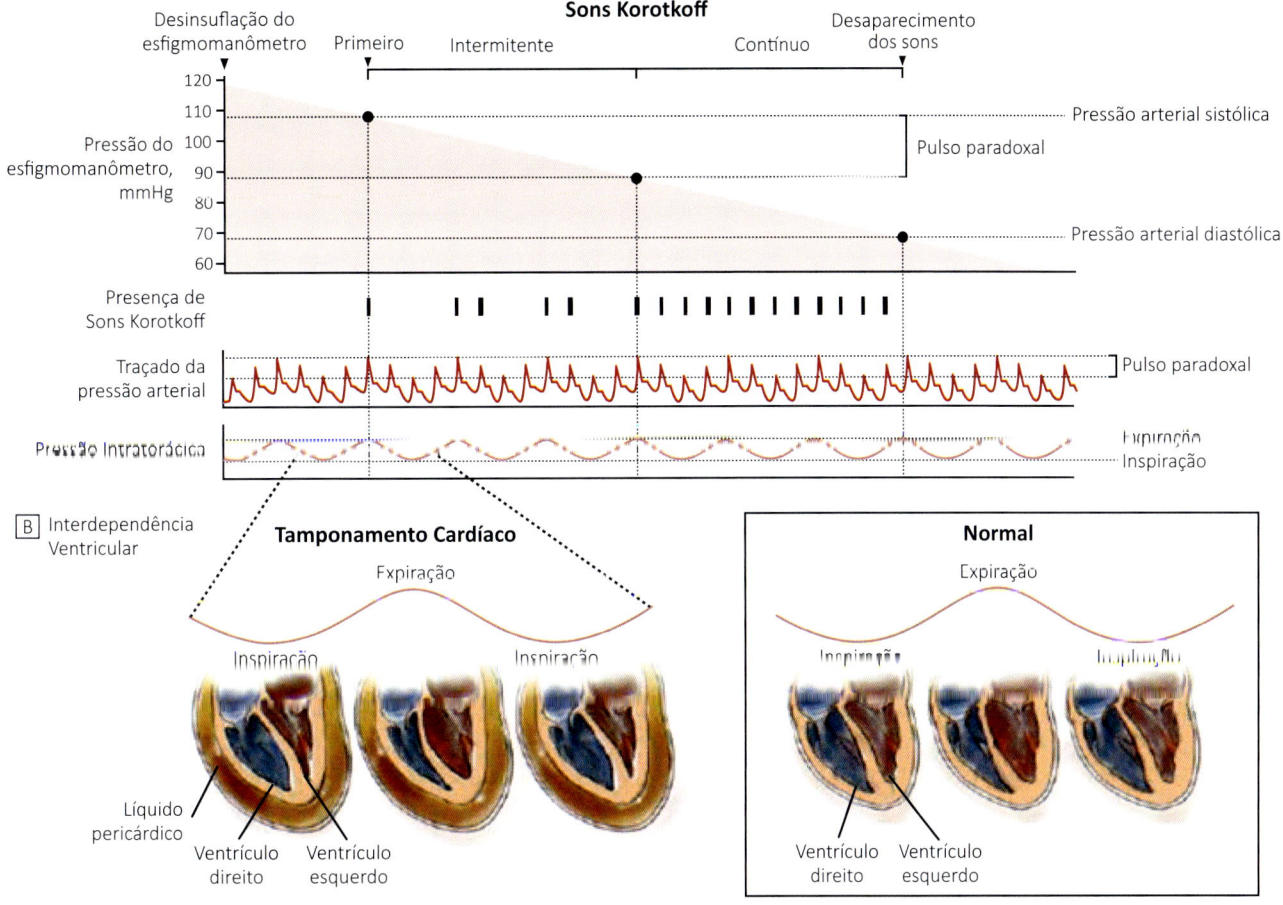

Figura 78.5. Fisiopatologia do pulso paradoxal no tamponamento. Referência: Roy CL, et al. Does This Patient With Pericardial Effusion Have Cardiac Tamponade? JAMA, abril 2007.

contraste endovenoso. Em pacientes com janela ecocardiográfica desfavorável, podem ser úteis para detectar derrames loculados, espessamento e calcificação pericárdica, colapso de câmaras cardíacas e dilatação da veia cava inferior.
- Cateterismo cardíaco direito: não é indicado de rotina para o diagnóstico de tamponamento, entretanto é útil quando o cateter de artéria pulmonar foi utilizado por outros motivos. O padrão clássico é composto de pulso paradoxal, queda do débito cardíaco, perda do descendente Y e equalização das pressões de enchimento nas quatro câmaras cardíacas.

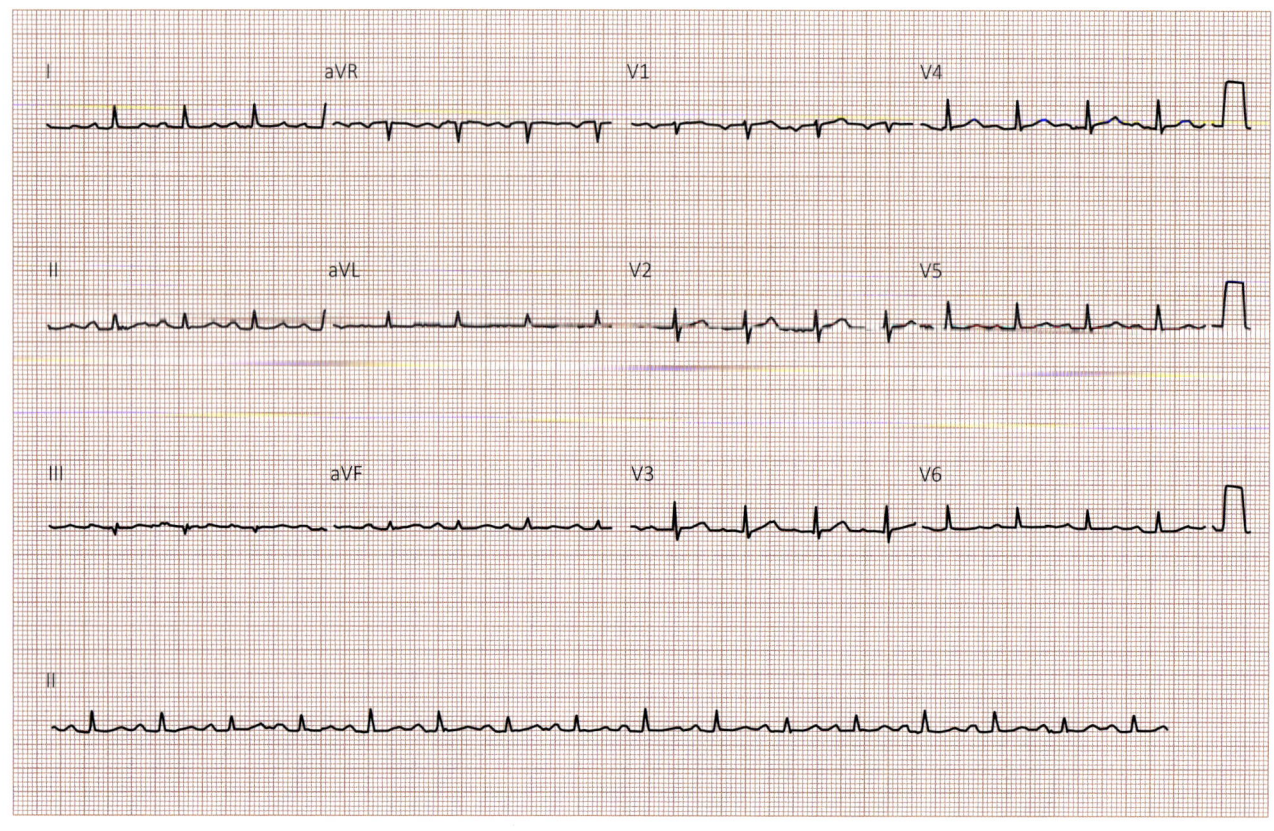

Figura 78.6. Eletrocardiograma: Baixa voltagem e alternância elétrica em paciente com derrame pericárdico importante.

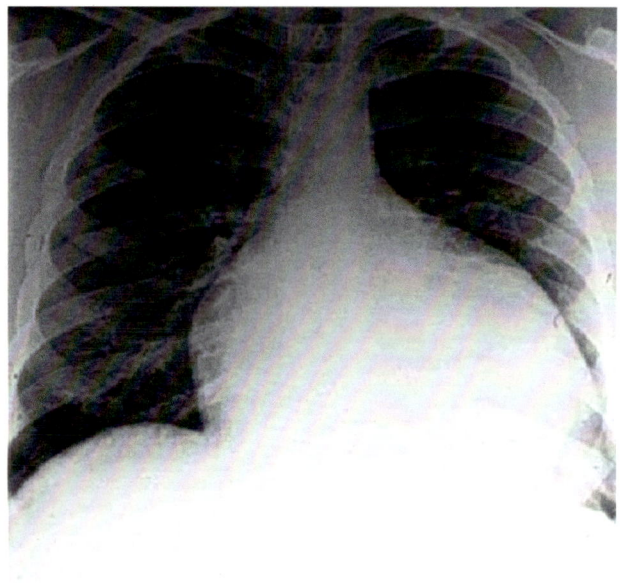

Figura 78.7. Radiografia de tórax: aumento da área cardíaca em paciente com derrame pericárdico volumoso.

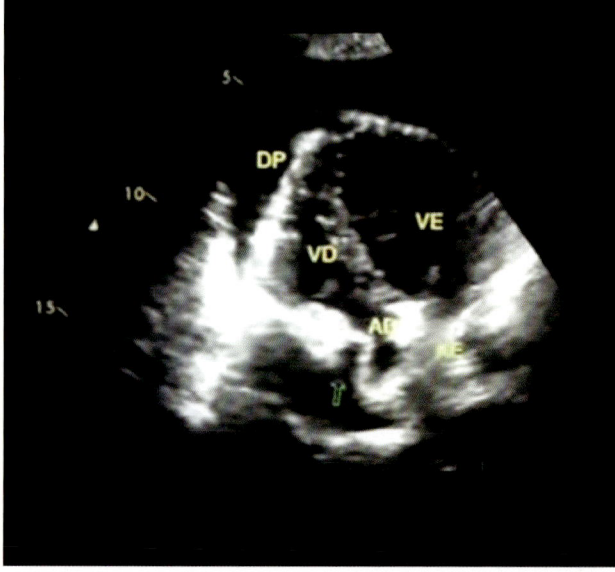

Figura 78.8. Ecocardiograma com derrame pericárdico importante (DP) com colabamento evidente do átrio direito (AD).

Derrame Pericárdico e Tamponamento Cardíaco

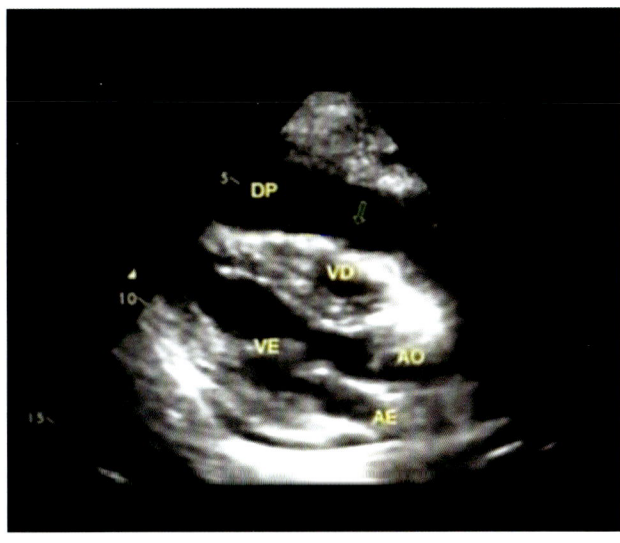

Figura 78.9. Eixo paraesternal longitudinal mostrando colabamento do ventrículo direito (VD), indicando repercussão hemodinâmica significativa do derrame pericárdico (DP).

Tratamento do tamponamento

Medidas gerais no tamponamento

- Repouso no leito, monitor cardíaco, oxigênio, acesso venoso.
- Infusão de SF a 0,9%, IV. O aumento da pré-carga pode elevar as pressões de enchimento e evitar o colapso precoce das câmaras cardíacas.
- Evitar ventilação mecânica não invasiva (VNI), por reduzir a pré-carga e as pressões de enchimento, precipitando o colapso das cavidades.
- Pela mesma razão não se devem usar diuréticos.
- Os pacientes betabloqueados podem apresentar deterioração hemodinâmica mais precoce, pela perda da taquicardia compensatória que mantém o débito cardíaco nas fases iniciais.
- O uso de drogas vasoativas/inotrópicos tem pouco benefício.

Dica

Em pacientes com forte suspeita clínica, ou seja, alta probabilidade pré-teste, o ecocardiograma não deve ser usado para descartar o diagnóstico de tamponamento que é, em última análise, eminentemente clínico. Nesses casos, o tratamento com drenagem do líquido (percutânea ou cirúrgica) não deve ser retardado, e a melhor forma de comprovar o tamponamento é mediante a melhora hemodinâmica que ocorre após a intervenção.

Pericardiocentese percutânea

Deve ser realizada com o uso de agulha e fio-guia, através do acesso subxifoide. A agulha deve ser direcionada para o ombro esquerdo, mantendo ângulo de 30º com a pele. Esse posicionamento é extrapleural e evita lesões de coronárias, do epicárdio e das artérias mamárias. Após posicionamento da agulha, introduz-se um fio-guia através do qual um cateter *pigtail* será posicionado para drenagem. Em derrames volumosos recomenda-se a drenagem lenta para evitar a síndrome de descompressão aguda do ventrículo direito. O procedimento pode ser guiado pelo ecocardiograma à beira do leito ou por radioscopia no laboratório de hemodinâmica. As complicações graves têm prevalência de 1,3 a 1,6% e incluem perfuração do miocárdio e das artérias coronárias, embolia de ar, pneumotórax e perfuração de vísceras abdominais e cavidade peritoneal.

Contraindicações: pós-operatório de cirurgia cardíaca, ruptura de parede livre ventricular, dissecção de aorta, derrame loculado e de difícil acesso (posterior). Nesses casos, a formação de coágulos torna impossível a remoção de material com o uso de agulhas e a drenagem cirúrgica deve ser indicada.

Considerações sobre causas específicas de derrame pericárdico

1. Tuberculose. Comumente associada a estados de imunossupressão (HIV, uso de corticoides, etilismo, uso de drogas), apresenta mortalidade de 85% em casos não tratados e evolução para pericardite constritiva em 30-50% dos casos. A apresentação clínica é variável e pode incluir: sinais de pericardite aguda, derrame pericárdico, constrição ou tamponamento. O diagnóstico é feito pela identificação do *Micobacterium tuberculosis* no tecido ou líquido pericárdico em associação com granulomas caseosos na análise histológica. Em muitos casos a identificação do agente não é possível, e os sinais de tuberculose extracardíaca são usados para realização de diagnóstico presuntivo. A pericardiocentese em geral revela líquido pericárdico com alto teor de proteínas e leucócitos. A dosagem no líquido da adenosina deaminase (ADA) > 40 U/L tem sensibilidade de 83% e especificidade de 78% para o diagnóstico, enquanto a PCR (*polimerase chain reaction*) para *Micobacterium tuberculosis* tem 75% e 100%, respectivamente. A biópsia pericárdica tem baixo rendimento e recomenda-se que seja realizada sob videopericardioscopia sempre que possível. O tratamento deve ser realizado com quatro drogas: rifampicina, isoniazida, pirazinamida, etambutol (RHZE) pelo período de 2 meses, seguido por isonizida e rifampicina por mais 4 meses. A associação de corticoide é controversa e não reduz mortalidade ou risco de tamponamento. No entanto, pode reduzir a evolução para pericardite constritiva. Quando recomendado, utiliza-se prednisolona por

6 semanas da seguinte forma: 120 mg/dia na primeira semana, 90 mg/dia na segunda semana, 60 mg/dia na terceira semana, 30 mg/dia na quarta semana, 15 mg/dia na quinta semana, 5 mg/dia na sexta semana. Evitar o uso em pacientes HIV-positivo pelo risco aumentado de neoplasias com a terapia.

2. Neoplasias: Em pacientes com neoplasia o derrame pericárdico pode ocorrer por três causas básicas: 1) invasão direta pela neoplasia; 2) radioterapia/quimioterapia; 3) infecção. A diferenciação entre essas três condições é essencial e envolve a análise de dados clínicos, exames de imagem e do líquido pericárdico. Os tumores primários do pericárdio são raros, os principais são: mesotelioma, fibrossarcomas, linfangiomas, teratomas, hemangiomas e lipomas. Entretanto, o acometimento pericárdico por metástases tumorais é frequente, sendo importante causa de derrame pericárdico e a principal causa de tamponamento cardíaco em países desenvolvidos. Metástases pericárdicas são encontradas em 15-30% das autópsias de pacientes com doenças neoplásicas. O carcinoma de pulmão é responsável por 40% dos derrames neoplásicos; o câncer de mama e o linfoma determinam outros 40%. Os tumores do trato gastrointestinal, melanoma e sarcoma são menos frequentes. Em pacientes com HIV o sarcoma de Kaposi tem incidência aumentada. Os pacientes são assintomáticos na maioria dos casos, embora possa ocorrer dispneia, tosse, dor torácica, atrito pericárdico, sinais de tamponamento ou de síndrome constritiva. O diagnóstico é feito através da confirmação de células neoplásicas em líquido ou tecido pericárdico. A tomografia e a ressonância magnética cardíaca podem revelar massas mediastinais, derrames pericárdico e pleural. O tratamento da pericardite neoplásica depende do quadro clínico, do tipo histológico do tumor e do prognóstico da doença de base do paciente. Para pacientes com derrame leve/moderado e estabilidade hemodinâmica recomenda-se como primeira opção o tratamento da neoplasia de base com quimioterápicos/radioterapia, o que pode reduzir a taxa de recidiva em até 67%. Para os pacientes com derrames volumosos (> 20 mm) deve ser considerada a drenagem cirúrgica ou percutânea, pelo alto risco de tamponamento. Nos pacientes com derrames recorrentes e sem resposta ao tratamento da doença de base, as seguintes opções terapêuticas podem ser consideradas: 1) instilação intrapericárdica de agentes citostáticos/esclerosantes/imunomoduladores; 2) colocação de cateter intrapericárdico para drenagem permanente; 3) pericardiectomia.

■ Leitura sugerida

- Adler Y, Charron P, Imazio M, Badano L, Barón-Esquivias G, Bogaert J, et al. 2015 ESC Guidelines for the diagnosis and management of pericardial diseases: The Task Force for the Diagnosis and Management of Pericardial Diseases of the European Society of Cardiology (ESC) Endorsed by: The European Association of Cardio-Thoracic Surgery (EACTS). Eur Heart J. 2015;36(42):2921-64.
- Klein AL, Abbara S, Agler DA, Appleton CP, Asher CR, Hoit B, et al. American Society of Echocardiography clinical recommendations for multimodality cardiovascular imaging of patients with pericardial disease: endorsed by the Society for Cardiovascular Magnetic Resonance and Society of Cardiovascular Computed Tomography. J Am Soc Echocardiogr. 2013;26(9):965-1012.
- Montera MW, Mesquita ET, Colafranceschi AS, Oliveira Jr AC, Rabischoffsky A, Ianni BM, et al. Sociedade Brasileira de Cardiologia. I Diretriz Brasileira de Miocardites e Pericardites. Arq Bras Cardiol. 2013;100(4 supl. 1):1-36.

capítulo 79

Pericardite Constritiva

• Dirceu Thiago Pessoa de Melo

■ Introdução

- A pericardite constritiva é consequência da inflamação e perda da elasticidade do pericárdio, levando a restrição do enchimento diastólico dos ventrículos, queda do volume sistólico e baixo débito cardíaco. Pode ser classificada quanto ao tempo de evolução em aguda/subaguda (potencialmente reversíveis) e crônica.
- Marcos fisiopatológicos da doença: câmaras cardíacas passam a funcionar dentro de uma cavidade rígida e inelástica, competindo por espaço. Como resultado ocorre exacerbação da interdependência ventricular e variação respiratória das pressões de enchimento. Em condições normais a inspiração determina aumento do retorno venoso para as câmaras direitas do coração e diminuição para as câmaras esquerdas. Em pacientes com fisiologia constritiva o ventrículo direito, ao receber maior volume sanguíneo durante a diástole, é impedido pelo pericárdio espessado de expandir sua parede livre. Como resultado, ocorre desvio do septo interventricular em direção ao ventrículo esquerdo, com consequente redução de seu enchimento diastólico, volume e pressão sistólicos. Assim, na inspiração ocorre aumento das pressões de enchimento em câmaras direitas associado à redução da pré-carga em câmaras esquerdas e do débito cardíaco. O fenômeno oposto ocorre na expiração.
- Quadro clínico: O diagnóstico de pericardite constritiva deve ser suspeitado em todo paciente com insuficiência cardíaca de predomínio à direita e fração de ejeção preservada. Em nosso meio, história pessoal de tuberculose e cirurgia cardíaca prévia são dados relevantes. O quadro clínico costuma ser insidioso e inclui fadiga, anorexia, náuseas e perda de peso. Insuficiência cardíaca direita com anasarca, ascite, distensão abdominal e edema de membros inferiores, que podem ser agravados por enteropatia perdedora de proteínas.

Dica

Sempre que vir um paciente com ascite e/ou anasarca, procure ativamente se o paciente possui ou não turgência jugular. Ascite + turgência jugular = pensar em cardiopatia!

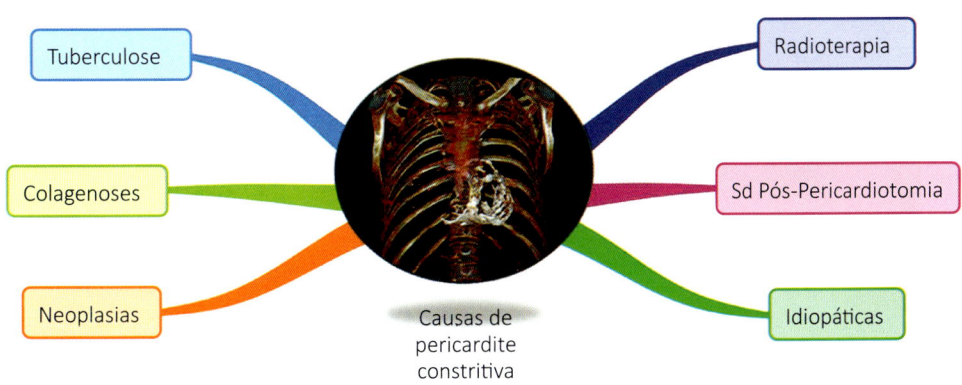

Figura 79.1 – **Causas de pericardite constritiva.**

Pericardite Constritiva

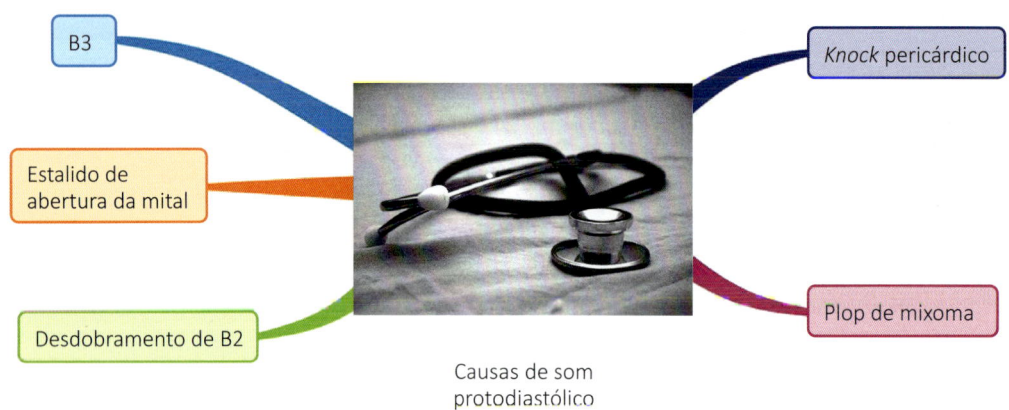

Figura 79.2. Além de B3 e knock pericárdico, quais são os outros sons protodiastólicos existentes? Obviamente não é simples diferenciar tais hipóteses apenas pelo exame físico, mas o primeiro passo para o diagnóstico diferencial é levantar mentalmente as diferentes possibilidades.

- Exame físico: caquexia cardíaca, estase jugular e sinal de Kussmaul (20% dos casos), que consiste no aumento da distensão venosa jugular durante a inspiração profunda. Ascite e edema de membros inferiores são comuns. O *knock* pericárdico é muito sugestivo; trata-se de som rude, protodiastólico, que ocorre devido à vibração da parede ventricular na fase de enchimento rápido. Por causa da fisiopatologia semelhante, por vezes é difícil diferenciá-lo da terceira bulha cardíaca (B3).

■ Exames complementares

- Eletrocardiograma: alterações inespecíficas do segmento ST e onda T, ondas Q patológicas, complexos QRS de baixa voltagem, bloqueio atrioventricular, fibrilação atrial, sinais de sobrecarga atrial ou distúrbios da condução intraventricular.
- Radiografia de tórax: calcificações pericárdicas (30% dos casos), derrame pleural (Figura 79.3).
- Ecocardiograma: o ecocardiograma tipicamente identifica pacientes com função ventricular preservada e pericárdio espessado, embora a ausência desse achado não descarte o diagnóstico. Os principais achados incluem: espessamento pericárdico, movimentação anormal do septo interventricular, dilatação e ausência de colapso inspiratório da veia cava inferior, variação respiratória dos fluxos mitral e tricúspide, ondas e' com velocidade normal ou aumentada. Além disso, pela perda da mobilidade da parede lateral do ventrículo, comumente o e' septal é maior que o lateral (*annulus reversus*).

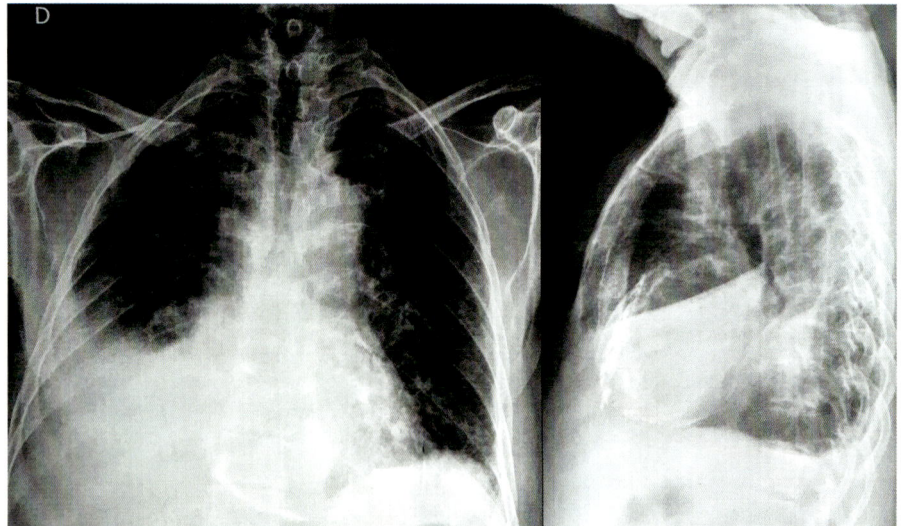

Figura 79.3. Calcificação pericárdica na radiografia de tórax. Observar o derrame pleural à direita.

- Ressonância e tomografia cardíacas: a ressonância cardíaca com pesquisa de realce tardio pelo gadolínio é o exame não invasivo padrão-ouro para o diagnóstico da pericardite constritiva. O exame permite identificar o grau de espessamento e inflamação do pericárdio, além de parâmetros sugestivos da fisiologia constritiva (*bounce* septal, dilatação da veia cava inferior). Pode também ser útil no diagnóstico diferencial com as miocardiopatias restritivas (p. ex., amiloidose, sarcoidose, endomiocardiofibrose). O pericárdio com espessura normal não descarta o diagnóstico, pois em até 20% dos casos não se encontra espessado. A tomografia é útil nos casos em que a ressonância não está disponível e pode revelar calcificações e espessamento do pericárdio (Figura 79.4).
- Estudo hemodinâmico invasivo: na pericardite constritiva o pericárdio espessado limita a expansão dos ventrículos durante a diástole. Desse modo, no momento em que se abrem as valvas atrioventriculares ocorre rápido enchimento dos ventrículos e aumento abrupto da pressão diastólica. Como resultado, observa-se que a maior parte do enchimento ventricular ocorre no terço inicial da diástole, e a partir do momento em que o pericárdio determina a máxima expansão da cavidade, cessa o aumento de volume e de pressão em seu interior. Essas alterações determinam no cateterismo direito o padrão chamado de *dip* (descenso Y rápido) e *plateau* ou "sinal da raiz quadrada" na curva de pressão venosa devido à queda inicial da pressão, aumento abrupto e estabilização. Além disso, pode-se observar aumento das pressões de átrio direito, ventrículo direito e pressão capilar pulmonar, culminando com a equalização das pressões de enchimento nas quatro câmaras cardíacas.

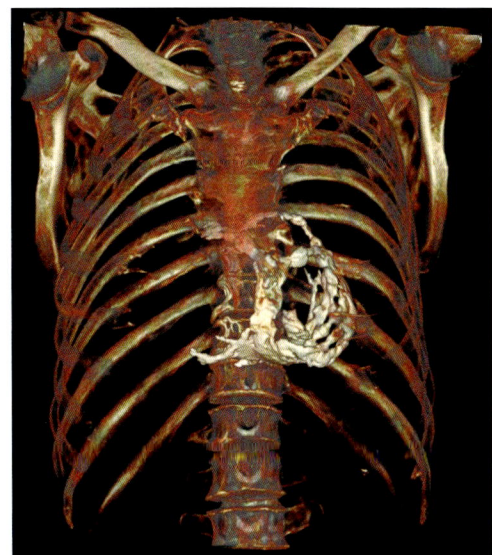

Figura 79.4. Calcificação pericárdica na tomografia de tórax de paciente com pericardite crônica tuberculosa. Fonte: Ambulatório do InCor, 2013.

Diagnóstico diferencial

- O principal diagnóstico diferencial da pericardite constritiva são as miocardiopatias restritivas, como amiloidose, sarcoidose, endomiocardiofibrose, síndrome hipereosinofílica e desordens secundárias a quimioterapia ou radiação (Tabela 79.1).

Tabela 79.1. Diagnóstico diferencial entre pericardite constritiva e miocardiopatias restritivas

	Constrição	Restrição
Pulso paradoxal	1/3 dos casos	Ausente
Knock pericárdico	Presente	Ausente
B3, B4, sopro regurgitativo	Raro	Comum
Eletrocardiograma: baixa voltagem	Comum	Comum na amiloidose Rara nas demais etiologias
Radiografia de tórax	Calcificação	–
BNP	Normal/Pouco aumentado	Aumentado
Variação respiratória das pressões/fluxos esquerda-direita	Aumentada	Normal
Desvio do septo interventricular	Presente	Ausente
Espessura da parede do ventrículo	Normal	Aumentada
Doppler tecidual – velocidade da onda e'	Aumentada	Reduzida
Hipertensão pulmonar	Ausente	Presente
Equalização das pressões de enchimento esquerda-direita	Presente	Esquerda > direita mais que 5 mmHg
Pressão de enchimento > 25 mmHg	Rara	Comum
Sinal da raiz quadrada	Presente	Variável

▪ Tratamento

- Nos pacientes com quadro de pericardite constritiva aguda/subaguda, ausência de calcificação e sinais de inflamação ativa na ressonância cardíaca ou biópsia, o tratamento etiológico com anti-inflamatórios ou corticoides deve ser considerado. O mesmo se aplica nos casos de tuberculose ativa.
- Nos casos crônicos, de longa evolução, sem evidência de inflamação e com calcificação presente nos exames de imagem, o tratamento clínico não apresenta bons resultados e a pericardiectomia não deve ser adiada.
- Até que a cirurgia seja realizada, diuréticos podem auxiliar no controle dos sinais de congestão.
- Betabloqueadores devem ser evitados. Como o volume sistólico é usualmente baixo, o débito cardíaco é mantido à custa de aumento da frequência cardíaca.

Pericardiectomia

Na constrição pericárdica a indicação cirúrgica clássica ocorre nos casos em que há insuficiência cardíaca clínica. Nessa condição a intervenção não deve ser adiada, pois pacientes em classe funcional avançada (III-IV da *New York Heart Association* – NYHA) apresentam maior mortalidade (30 a 40% x 6 a 19%) e o benefício cirúrgico é menor. Existem dois tipos de abordagem cirúrgica para ressecção do pericárdio: 1) toracotomia anterolateral; 2) esternotomia mediana. O sucesso do procedimento depende diretamente do grau de atrofia e fibrose miocárdica, assim como do grau de calcificação e adesão entre epicárdio e pericárdio, que dificultam o desbridamento cirúrgico. A mortalidade relacionada ao procedimento varia de 6 a 12%, e as principais complicações incluem disfunção ventricular esquerda aguda, sangramento e ruptura de parede ventricular. Em pacientes com indicação precoce do procedimento é frequente a remissão completa dos sintomas, e a sobrevida em longo prazo é igual à da população geral. Entretanto, nos pacientes com intervenção tardia pode não haver remissão completa. Segundo dados da literatura, apenas 40% dos pacientes apresentam normalização da hemodinâmica cardíaca no pós-operatório em 3 meses, podendo chegar a 60% em 2 anos.

Pericardite efusivo-constritiva

Ocorre nos casos em que há associação de derrame pericárdico à pericardite constritiva. A causa mais comum em países em desenvolvimento é a tuberculose, mas pode ser causada também por neoplasias, pericardites bacterianas e síndrome pós-pericardiotomia. O diagnóstico deve ser suspeitado basicamente nos casos de derrame pericárdico em que, após drenagem e redução da pressão intrapericárdica, persistem em níveis elevados as pressões em átrio direito e ventrículo direito. Como consequência, os pacientes continuam com sintomas de insuficiência cardíaca após o procedimento. A confirmação do diagnóstico pode ser realizada com o ecocardiograma e ressonância cardíaca, que revelam achados sugestivos de fisiologia constritiva (espessamento pericárdico, variação respiratória do Doppler mitral, *bounce* septal). O tratamento segue as mesmas recomendações da pericardite constritiva.

▪ Leitura sugerida

- Adler Y, Charron P, Imazio M, Badano L, Barón-Esquivias G, Bogaert J, et al. 2015 ESC Guidelines for the diagnosis and management of pericardial diseases: The Task Force for the Diagnosis and Management of Pericardial Diseases of the European Society of Cardiology (ESC) Endorsed by: The European Association of Cardio-Thoracic Surgery (EACTS). Eur Heart J. 2015;36(42):2921-64.
- Khandaker MH, Espinosa RE, Nishimura RA, et al. Pericardial disease: diagnosis and management. Mayo Clin Proc. 2010;85(6):572-93.
- Montera MW, Mesquita ET, Colafranceschi AS, Oliveira Jr AC, Rabischoffsky A, Ianni BM, et al. Sociedade Brasileira de Cardiologia. I Diretriz Brasileira de Miocardites e Pericardites. Arq Bras Cardiol. 2013;100(4 supl. 1):1-36.

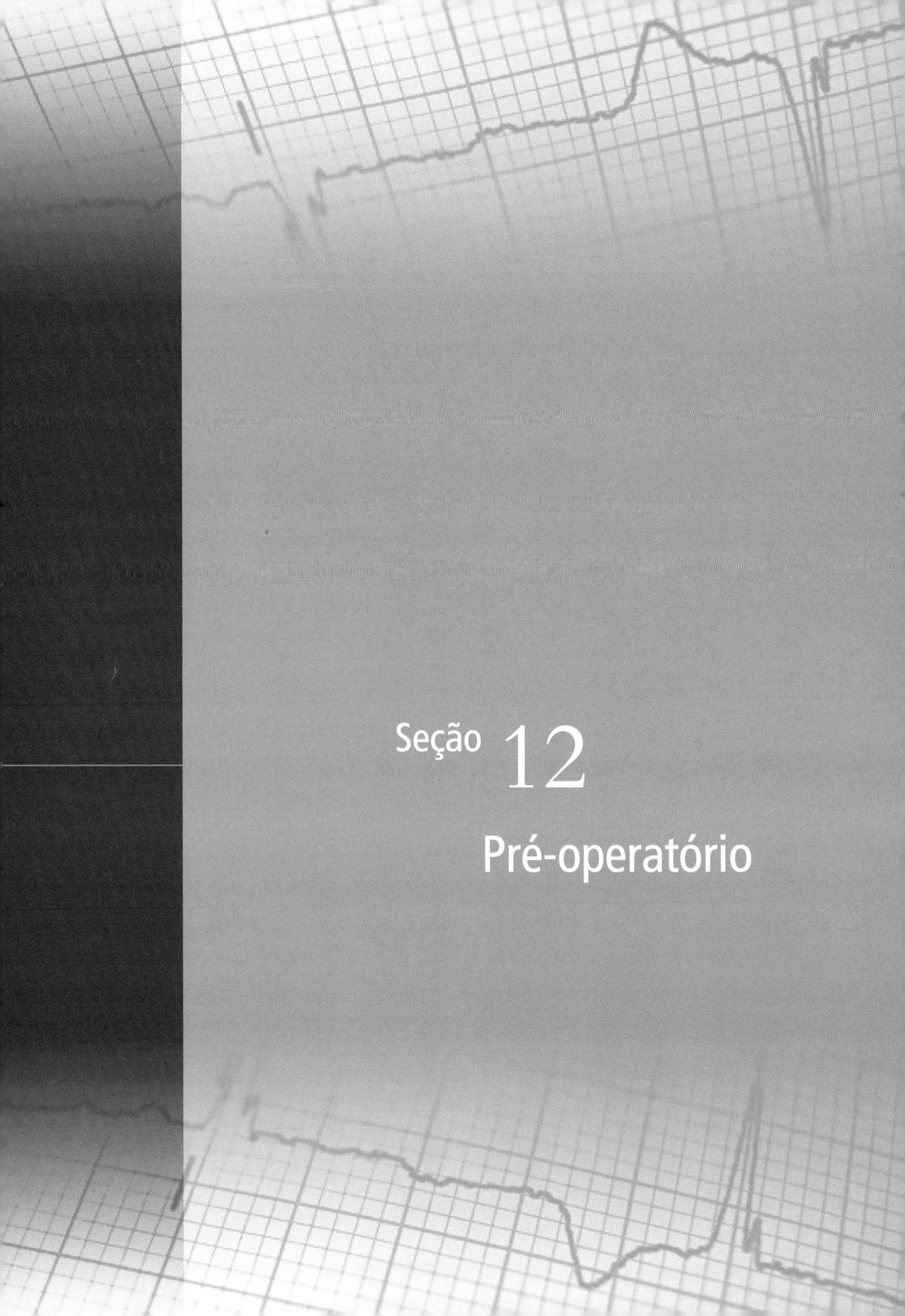

Seção 12

Pré-operatório

capítulo 80

Avaliação Perioperatória em Cirurgia Cardíaca

- Ivson Cartaxo Braga

Introdução

- A morbimortalidade em cirurgia cardíaca é de 1% em pacientes de baixo risco e varia de 2 a 7% em pacientes de alto risco, sendo essa uma estatística variável, uma vez que os resultados dependem da experiência do cirurgião, do volume cirúrgico do centro em que ocorre a cirurgia e dos cuidados perioperatórios instituídos.
- Várias condições clínicas estão diretamente relacionadas a morbimortalidade de pacientes submetidos a cirurgia cardíaca. Vários modelos de estratificação de risco foram validados e são úteis na indicação, avaliação, no planejamento dos cuidados, além de poderem contribuir na prevenção das complicações.
- Os escores de risco atualmente disponíveis apresentam limitações que reduzem seu valor prognóstico, pois são capazes de predizer melhor a mortalidade do que a morbidade. Os atuais modelos deixam de incluir variáveis clínicas relevantes, incluem condições clínicas incompletas (incertas), usam definições variáveis, não são validados e reproduzíveis em todas as populações (características epidemiológicas), além de não incluírem variáveis clínicas difíceis de se aferir, como o grau de fragilidade ou de nutrição.
- A maioria dos modelos atuais de estratificação de risco também não inclui a presença de hipertensão arterial pulmonar, calcificação significativa da aorta ascendente (aorta de porcelana) ou do anel mitral, condições que estão associadas a uma elevada morbidade e mortalidade operatória.
- As variáveis não diretamente relacionadas às características pré-operatórias também não são levadas em consideração. Essas variáveis incluem fatores relacionados à habilidade e experiência das equipes de cuidados cirúrgicos e de pós-operatórios que, por sua vez, influenciam vários aspectos do período pós-operatório e do pós-operatório imediato. O conhecimento de eventos intraoperatórios adversos mostrou aumentar a previsão de risco pré-operatório, e é razoável e necessário incluir essas variáveis em modelos de risco.
- Além disso, acredita-se que os modelos de risco geralmente predizem o resultado com mais precisão, na configuração onde foi originalmente desenvolvido. As condições socioeconômicas, os padrões de vida, o financiamento da saúde e as origens geográficas e étnicas afetam a aplicabilidade de modelos de risco em diferentes regiões.
- A utilização de exames complementares na avaliação perioperatória deve ser individualizada e ter objetivos definidos. Uma vez conhecidos os riscos do paciente, cabe à equipe assistente utilizar-se das estratégias atualmente conhecidas, a fim de minimizar complicações no pós-operatório, estratégias essas que serão citadas neste capítulo.

Escores de risco

- Existem mais de dez escores de risco para avaliação pré-operatória. Os mais utilizados para avaliação em cirurgia cardíaca, em nosso meio, são o *European System for Cardiac Operative Risk Evaluation* (EuroSCORE) e o STS (*Society of Thoracic Surgeons Score*).
- Recentemente, com o progressivo aumento da expectativa de vida da população e aumento no número de implantes de prótese aórtica percutânea para tratamento de estenose aórtica grave em pacientes mais idosos e/ou em condições clínicas críticas, houve a necessidade de avaliações mais criteriosas para as quais esses escores de risco não estão validados. Deve-se ressaltar, no entanto, que os idosos constituem um grupo heterogêneo

de indivíduos e que **a idade biológica, a qual traduz o estado funcional do paciente, é mais importante que a idade cronológica propriamente dita.** Nesse contexto surgiu a avaliação do grau de fragilidade ou de vulnerabilidade que pode ser definido utilizando escores de avaliação da função cognitiva, teste de força muscular, de fadiga, de capacidade funcional e emocional. Teste de caminhada pode ser empregado para avaliar capacidade funcional, o TC *scan*, para avaliação da sarcopenia, a densitometria, para diagnóstico da osteopenia, além da solicitação de albumina sérica para avaliação de alterações nutricionais.

EuroSCORE

- Idealizado em 1995, sem atualizações até março de 2011, quando foi divulgada a sua segunda versão (EuroSCORE II).
- O EuroSCORE original (EuroSCORE I) possui duas formas de cálculo: a aditiva – na qual se somam pontos, cujo resultado estratificará o risco do paciente em baixo (escore de 0 a 2), médio (escore de 3 a 5) e alto risco (escore ≥ 6) – e a logarítmica.
- O EuroSCORE aditivo é simples de ser aplicado, porém não discrimina risco por tipo de cirurgia e tende a subestimar o paciente de muito alto risco (EuroSCORE > 13), superestimar a mortalidade nos escores mais baixos (EuroSCORE < 6), o que pode ser corrigido aplicando a forma logarítmica.
- EuroSCORE logístico não possui a previsão de uma possível morbidade e não inclui variáveis intraoperatórias.
- É mais preciso na predição de mortalidade perioperatória pós-cirurgia de revascularização miocárdica. Também pode ser útil na avaliação de mortalidade em 3 meses, tempo de internação, complicações perioperatórias e custos com UTI.
- Foi validado em diversas populações além da original, no entanto possui como desvantagem não estratificar adequadamente a morbidade pós-operatória.

STS Score

- O STS foi desenhado em 1989 para a população norte-americana, com o objetivo de avaliar a evolução dos pacientes no pós-operatório de cirurgia cardíaca, bem como de tornar-se base de dados.
- É um modelo de previsão de risco validado em pacientes submetidos a cirurgia cardíaca, com um modelo específico para cirurgia de revascularização do miocárdio (CRM), cirurgia valvar e CRM combinada com cirurgia valvar.
- É validado em outras populações, é amplamente utilizado e possui estudos mostrando superioridade em relação a outros escores, principalmente por levar em consideração o tipo de cirurgia a ser realizado.
- Além de poder ser usado para prever morbimortalidade hospitalar e em 30 dias, é possível obter estimativa de risco de acidente vascular cerebral, de ventilação mecânica prolongada, de infecção, de insuficiência renal e de reoperação.

SYNTAX Score

- O escore SYNTAX é um complexo método de avaliação de gravidade da lesão coronariana, a partir do qual se pode decidir a intervenção a ser realizada.
- Esse escore classifica as lesões coronarianas em baixo SYNTAX *Score* (0-22 pontos), intermediário (23-32 pontos) e alto (≥ 33), tendo sido utilizada como ***end point*** para as avaliações a ocorrência de evento maior cardiovascular após cada intervenção coronariana.
- Pacientes cujas lesões possuem SYNTAX *Score* baixo são os ideais para intervenção coronariana percutânea, enquanto lesões de SYNTAX *Score* intermediário ou alto são elegíveis preferencialmente para a cirurgia, com base nos eventos pós-intervenção. Pacientes multiarteriais com SYNTAX *Score* baixo apresentam desfechos semelhantes entre a cirurgia e a angioplastia.
- O SYNTAX não incluiu nenhuma variável clínica. Na tentativa de melhorar a capacidade preditiva, o escore SYNTAX II foi desenvolvido usando banco de dados do SYNTAX anatômico, incluindo oito preditores: o escore SYNTAX anatômico, idade, depuração da creatinina, fração de ejeção do ventrículo esquerdo, presença de lesão de tronco de coronária esquerda desprotegida, doença arterial periférica, sexo feminino e doença pulmonar obstrutiva crônica.
- O índice SYNTAX II foi validado externamente usando um registro grande de todos os lugares (DELTA) de pacientes com DAC de três vasos ou complexa. O índice SYNTAX II foi capaz de prever a mortalidade em longo prazo em pacientes com DAC complexa maior que o escore angiográfico SYNTAX. Embora promissor, são necessárias novas validações para a maior recomendação desse novo escore.

ACEF Score

- A idade, a creatinina, a fração de ejeção do ventrículo esquerdo (ACEF *Score*) é um escore simples, pois contém apenas três variáveis.
- Foi desenvolvido usando dados de uma coorte de pacientes cirúrgicos. Também foi validado para prever a mortalidade em pacientes submetidos a intervenção percutânea.

- Nas análises de subgrupos com base no escore SYNTAX, maior benefício na cirurgia de revascularização miocárdica ocorreu naqueles com SYNTAX *Score* intermediário (22-32 pontos) ou com doença complexa (SYNTAX *Score* ≥ 33). No período em longo prazo (3 e 5 anos), a cirurgia de revascularização está relacionada a um benefício de redução de mortalidade no subgrupo SYNTAX *Score* alto.
- A combinação do SYNTAX com o EuroSCORE aditivo, escore intitulado GRC *Score* (*Global Risk Classification*) pode ser usada na tomada de decisão entre CRM e angioplastia percutânea, também validada na avaliação de angioplastia com *stent* farmacológico de lesão de tronco de coronária esquerda não protegida. O

novo escore mostrou um incremento no poder discriminatório do SYNTAX *Score* (Tabela 80.1).

Tabela 80.1. **Classificação de risco global (GRC *Score*)**

EuroSCORE	SYNTAX *Score*		
	≤ 22	23-32	≥ 33
0 – 2	Baixo	Baixo	Intermediário
3 – 5	Baixo	Baixo	Intermediário
≥ 6	Intermediário	Intermediário	Alto

BAIXO: SYNTAX *Score* < 33 e EuroSCORE < 6
INTERMEDIÁRIO: SYNTAX *Score* < 33 e EuroSCORE ≥ 6 ou SYNTAX *Score* ≥ 33 e EuroSCORE < 6
ALTO: SYNTAX *Score* ≥ 33 e EuroSCORE ≥ 6

- As diretrizes ACC/AHA e ESC/EACTS dão uma recomendação classe I para o uso de uma abordagem heart team na determinação da estratégia de tratamento e seleção do procedimento de revascularização apropriado (p. ex., intervenção coronária percutânea ou revascularização do miocárdio). As diretrizes do ACC/AHA definem o *heart team* como a equipe composta por um cardiologista intervencionista e um cirurgião cardíaco que, em conjunto, 1) revisam a condição médica do paciente e a anatomia coronária, 2) determinam se ICP e/ou CRM são tecnicamente viáveis e razoáveis, e 3) discutem opções de revascularização com o paciente antes que uma estratégia de tratamento seja selecionada.
- Como já citado, todos os escores possuem vieses e são estimativas de risco. Cabe à equipe, em especial ao cardiologista assistente e ao cirurgião, identificar o risco individual e traçar estratégias que minimizem os danos teoricamente previstos.

Calculadoras dos principais Escores de Risco Perioperatórios

http://www.euroscore.org/calc.html
http://riskcalc.sts.org/
http://www.syntaxscore.com/calculator/start.htm

Exames de rotina antes de cirurgia cardiovascular

- Hemograma.
- Coagulograma.
- Tipagem sanguínea ABO + Rh.
- Sorologias para HIV.
- Sorologias para hepatites B e C.
- Função renal (ureia e creatinina).
- Eletrólitos séricos (sódio, potássio, cálcio).
- Glicemia.
- Sumário de urina.

■ Quando solicitar exames complementares de imagem na avaliação perioperatória

- A realização da radiografia de tórax deve ser considerada em todos os pacientes tabagistas, com doença pulmonar crônica e indivíduos com mais de 40 anos. Os pacientes com calcificação relevante na aorta devem ser submetidos a tomografia de tórax sem contraste com objetivo de estratificar mais detalhadamente a aorta torácica. Nos casos de calcificação importante da aorta, a estratégia cirúrgica com a técnica no touch pode ser empregada com objetivo de reduzir complicações neurológicas perioperatórias.

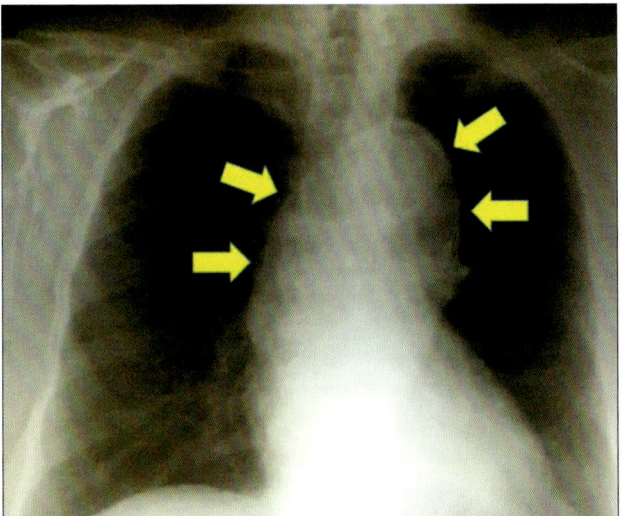

Figura 80.1. **Radiografia de tórax evidenciando importante calcificação da aorta ascendente e croça da aorta (aorta de porcelana).**

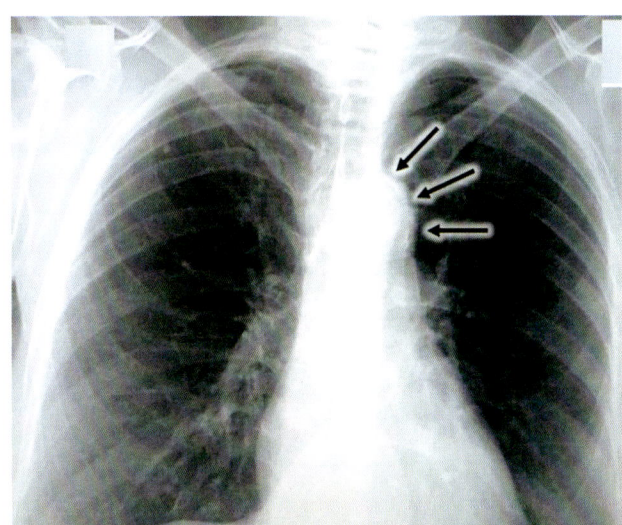

Figura 80.2. **Radiografia de tórax evidenciando calcificação na croça da aorta.**

- Pacientes que serão submetidos a cirurgias com necessidade de circulação extracorpórea, pela manipulação da aorta ascendente, podem evoluir com acidente vascular encefálico (AVE) ou ataques isquêmicos transitórios (AIT). Além disso, pacientes com doença grave carotídea possuem risco elevado de eventos cerebrovasculares.
- O *guideline* do ESC recomenda solicitar ultrassonografia com Doppler de carótidas em pacientes maiores que 70 anos, com doença arterial periférica, sopro carotídeo audível, lesão de tronco de coronária esquerda ou AVE/AIT prévios. As diretrizes do ACC/AHA recomendam o rastreio com Doppler de carótidas nos pacientes com características de alto risco (ou seja, idade maior do que 65 anos, estenose do tronco da coronária esquerda, presença de doença arterial periférica, hipertensão, tabagismo, diabetes *mellitus*, história de AVC/AIT) (Tabela 80.2).
- Mesmo que não haja intervenção carotídea planejada, há indicação dessa "busca ativa" para planejamento intraoperatório, pois ações como evitar períodos prolongados de hipotensão e manter a pressão arterial média elevada durante o ato cirúrgico (90 mmHg) e no pós-operatório imediato, provendo adequada pressão de perfusão cerebral, podem reduzir risco de AVE nessa fase.
- É recomendável que a indicação de revascularização carotídea seja individualizada após discussão da equipe multidisciplinar (incluindo neurologista). Em pacientes com antecedentes de AIT/AVC com menos de 6 meses, recomenda-se a revascularização quando a estenose carotídea for > 70% (Classe I - Nível C). Nos casos de estenoses entre 50-69%, a revascularização carotídea pode ser considerada, dependendo de fatores específicos e do quadro clínico do doente.

Tabela 80.2. **Resumo das recomendações para o rastreio de doença carotídea antes de cirurgia de revascularização miocárdica**

	Classe de recomendação
Antecedentes de AVC/AIT ou sopro carotídeo	Classe I
Doença aterosclerótica multiarterial, doença aterosclerótica periférica ou idade > 70 anos	Classe IIa
Não é indicado o rastreio de estenose carotídea em doentes com DAC instável que necessitem urgentemente de cirurgia de revascularização miocárdica, na ausência de acidente vascular cerebral/AIT recentes	Classe III
Pacientes com características de alto risco (ou seja, idade maior do que 65 anos, estenose do tronco da coronária esquerda, presença de doença arterial periférica, hipertensão, tabagismo, diabetes *mellitus*, história de AVC/AIT)	Classe IIa

Fonte: *Guideline da Sociedade Europeia de Cardiologia (ESC)/Associação Europeia de Cirurgia Cardiotorácica (EACTS) – 2014*
Fonte: *American College of Cardiology (ACC)/American Heart Association (AHA)*

- Nos pacientes sem AIT/AVC nos últimos 6 meses, pode ser considerada a revascularização carotídea em homens com estenose carotídea bilateral entre 70-99% ou estenose entre 70-90% e oclusão contralateral (Classe IIb - Nível C). Também pode ser considerada em homens com estenose carotídea entre 70-99% e infarto cerebral silencioso prévio ipsolateral.
- A escolha para a modalidade de revascularização carotídea (endarterectomia ou angioplastia carotídea) em doentes submetidos a cirurgia de revascularização miocárdica deve ser baseada nas comorbidades, na anatomia dos vasos supra-aórticos, na urgência da cirurgia e na experiência do serviço.

A angioplastia carotídea é preferencial a endarterectomia nas seguintes situações

- Pós-radiação ou estenose pós-cirúrgica.
- Obesidade.
- Pescoço curto/tecnicamente difícil.
- Traqueostomia.
- Paralisia.
- Estenose em diferentes níveis de carótida ou estenose da artéria carótida interna maior.
- Comorbidades graves contraindicando endarterectomia.

- No caso de angioplastia carotídea se recomenda dupla antiagregação com aspirina e clopidogrel por pelo menos 1 mês (Classe I - Nível B), o que representaria uma dificuldade na realização da cirurgia de revascularização miocárdica precocemente.
- Em doentes com síndrome coronariana aguda, a cirurgia vascular deve ser adiada e a doença coronária deve ser tratada em primeiro lugar, exceto quando a cirurgia vascular não pode ser adiada devido a uma situação de risco de vida ou de risco de amputação de um membro (Tabela 80.3).
- Pacientes com mais de 40 anos que serão submetidos a cirurgia de reparação/troca valvar ou de aorta eletivas, deverão rotineiramente ser submetidos à cineangiocoronariografia. A doença arterial coronariana e a doença valvar possuem diversos sinais e sintomas comuns, o que torna os métodos de avaliação não invasivos pouco específicos.

Outras recomendações

Recomenda-se avaliação odontológica rotineira no caso de cirurgias valvares.

Recomenda-se manter o uso de ácido acetilsalicílico (AAS) e estatinas para cirurgia de revascularização miocárdica.

São recomendados os betabloqueadores para diminuir a incidência de fibrilação atrial após CRM, caso não haja contraindicações (Classe I- nível A).

Deve ser considerada a administração pré-operatória da amiodarona, como terapêutica profilática, em doentes com alto risco de fibrilação atrial (Classe IIa- Nível A).

Tabela 80.3. Resumo das recomendações para tratamento de doença carotídea antes de cirurgia de revascularização miocárdica

	Classe de recomendação
As indicações para a revascularização carotídea devem ser individualizadas após discussão por uma equipe multidisciplinar, incluindo um neurologista	Classe I
Em pacientes com história de AVC/AIT, a revascularização carotídea é recomendada para a estenose carotídea de 70-99%	Classe I
Em pacientes com história de AVC/AIT, a revascularização carotídea pode ser considerada para estenose carotídea entre 50-69%, dependendo de fatores específicos do paciente e apresentação clínica	Classe II b
Em pacientes sem história de AVC/AIT, a revascularização carotídea pode ser considerada em pacientes com estenose carotídea bilateral entre 70-99%, estenose carotídea entre 70-99% e oclusão contralateral, ou estenose carotídea entre 70-99% com infarto cerebral silencioso anterior ipsolateral	Classe II b
Ácido acetilsalicílico (AAS) imediatamente antes e após a revascularização carotídea	Classe I
Dupla antiagregação plaquetária com AAS e clopidogrel durante pelo menos 1 mês em pacientes submetidos a angioplastia carotídea	Classe I
Os pacientes com doença arterial carotídea significativa requerem uma abordagem multidisciplinar (cardiologista, cirurgião cardíaco, cirurgião vascular e neurologista)	Classe I
A revascularização carotídea pode ser considerada em pacientes com AIT ou AVC prévios e estenose significativa da artéria carótida (50-99%)	
O tempo de intervenção carotídea deve basear-se na magnitude relativa da isquemia cerebral, na isquemia miocárdica ou naquela que oferecer maior risco	Classe II a
A revascularização carotídea pode ser considerada em pacientes sem história de AIT ou AVC, mas com estenose carotídea bilateral grave (70-90%) ou estenose carotídea severa unilateral com oclusão contralateral	Classe II b

Fonte: Guideline da Sociedade Europeia de Cardiologia (ESC)/Associação Europeia de Cirurgia Cardiotorácica (EACTS) – 2014
Fonte: American College of Cardiology (ACC)/American Heart Association (AHA)

Cuidados e manejo no perioperatório

As ações que reduzem morbimortalidade no perioperatório são descritas a seguir.

Medidas gerais

- Utilização de antibiótico como profilaxia.
- Evitar hipervolemia – leva a aumento do tempo de ventilação mecânica e de dano intracelular e à disfunção orgânica. Utilizar monitoração hemodinâmica invasiva (variação de pressão de pulso, Vigileo®, cateter de artéria pulmonar) e medidas não invasivas como o *passive leg raising rasing* para avaliar responsividade à fluidoterapia e evitar o excesso de reposição volêmica.
- Realizar hemotransfusão judiciosa. A estratégia liberal de hemotransfusão no perioperatório demonstrou maior morbimortalidade, tanto em grupos de maior como de menor gravidade (Apache II *Score* > 20 e < 20, respectivamente). Não transfundir apenas com base em valores isolados, utilizar critérios hemodinâmicos e avaliar oferta x consumo/demanda de O_2. Em geral, transfundir quando Hb < 7,0, especialmente no caso de anemia aguda, entre 7,0 e 10 mg/dL – avaliar se há hipoperfusão ou instabilidade hemodinâmica, Hb > 10 mg/dL, não transfundir.
- Identificação precoce de disfunção do sistema cardiovascular: identificar a causa do choque e iniciar terapêutica adequada prontamente, evitando perpetuação da hipoperfusão tecidual e evolução para disfunção de múltiplos órgãos e sistemas.
- Profilaxia de tromboembolismo venoso: iniciar precocemente medidas mecânicas (caneleiras pneumáticas, meias elásticas e deambulação precoce) e, após redução da fase de risco de sangramento e retirada de drenos, adicionar medidas farmacológicas.
- Evitar hipotermia no pós-operatório.
- Evitar hiperglicemia (o alvo da glicemia sugerido após o estudo *Nice Sugar* é mantê-la inferior a 180 mg/dL. Alguns autores recomendam deixar, idealmente, entre 110 e 150 mg/dL) e, mais importante, evitar variações acentuadas dos níveis séricos de glicose – aumento de mortalidade em unidade de terapia intensiva.
- Utilizar a estratégia de ventilação protetora, além de utilizar pressão positiva no intra e no pós-operatório. Utilizar a estratégia de extubação precoce no pós-operatório (na sala de cirurgia ou até 6 horas do pós-operatório).
- Recomenda-se manter o uso de ácido acetilsalicílico (AAS) e estatinas para cirurgia de revascularização miocárdica. O uso de betabloqueador no pré-operatório é controverso, uma vez que o seu efeito inotrópico negativo pode dificultar a transição/saída da circulação extracorpórea.
- São recomendados os betabloqueadores para diminuir a incidência de fibrilação atrial após CRM caso não haja contraindicações (Classe I Nível A).
- Deve ser considerada a administração pré-operatória da amiodarona, como terapêutica profilática, em doentes com alto risco de FA (Classe IIa Nível A).

Conclusões

- Conforme citado, os escores de risco pré-operatórios são ferramentas para estratificar o paciente no contexto da cirurgia à qual será submetido. Uma vez identificado o risco, há a necessidade de adequar o monitoramento e a terapêutica a ser realizada de forma individualizada. Deve-se atentar para as medidas que reduzem a morbimortalidade em curto e longo prazos. Deve-se fazer "busca ativa" de complicações, e os eventos adversos devem ser prontamente tratados. Embora muito já tenha sido elucidado e evoluído quanto aos cuidados no perioperatório, esse ainda é um caminho árido a ser percorrido.

Leitura sugerida

- Aldea GS, Bakaeen FG, Pal J, Fremes S, Head SJ, Sabik J, et al. The Society of Thoracic Surgeons Clinical Practice Guidelines on Arterial Conduits for Coronary Artery Bypass Grafting. Ann Thorac Surg. 2016 Feb;101(2):801-9.
- Casalino R, Tarassoutchi F. Escores de risco nas intervenções em valvopatia. Arq Bras Cardiol. 2012;98(5):e84-6.
- D'Agostino RS, Svensson LG, Neumann DJ, et al. Screening carotid ultrasonography and risk factors for stroke in coronary artery surgery patients. Ann Thorac Surg. 1996;62:1714.
- Fihn SD, Blankenship JC, Alexander KP, Bittl JA, Byrne JG, Fletcher BJ, et al. 2014 ACC/AHA/AATS/PCNA/SCAI/STS focused update of the guideline for the diagnosis and management of patients with stable ischemic heart disease: a report of the American College of Cardiology/American Heart Association Task Force on Practice Guidelines, and the American Association for Thoracic Surgery, Preventive Cardiovascular Nurses Association, Society for Cardiovascular Angiography and Interventions, and Society of Thoracic Surgeons. Circulation. 2014 Nov 4;130(19):1749-67.
- Geissler HJ, Hölzl P, Marohl S, et al. Risk stratification in heart surgery: comparison of six score systems. Eur J Cardiothorac Surg. 2000;17:400-6.
- Moraes F, Duarte C, Cardoso E, et al. Avaliação do EuroSCORE como preditor de mortalidade em cirurgia cardíaca de revascularização miocárdica no Instituto do Coração de Pernambuco. Braz J Cardiovasc Surg, 2006;21(1):29-34.
- Nashef SA, Roques F, Hammill BG, et al. Validation of European System for Cardiac Operative Risk Evaluation (EuroSCORE) in North American cardiac surgery. Eur J Cardiothoracic Surg. 2002;22:101-5.
- Ribeiro AL, Gagliardi SP, Nogueira JL, et al. Mortality related to cardiac surgery in Brazil, 2000-2003. J Thorac Cardiovasc Surg. 2006;131(4):907.
- Windecker S, Kolh P, Alfonso F, et al. 2014 ESC/EACTS Guidelines on myocardial revascularization: the Task Force on Myocardial Revascularization of the European Society of Cardiology (ESC) and the European Association for Cardio-Thoracic Surgery (EACTS)Developed with the special contribution of the European Association of Percutaneous Cardiovascular Interventions (EAPCI). Eur Heart J. 2014;35:2541-619.

81

capítulo

Perioperatório de Cirurgia Não Cardíaca

• Eduardo Cavalcanti Lapa Santos • Gabriel Assis Lopes do Carmo • Fernando Côrtes Remisio Figuinha

■ Introdução

- Os eventos cardiovasculares como o infarto agudo do miocárdio (IAM) são a principal causa de morte no período perioperatório.

- Termos como "paciente liberado para a cirurgia" devem ser evitados pelo cardiologista. O mais apropriado é dizer se o risco cardiológico do paciente é baixo, intermediário ou alto e quais as medidas que podem ser tomadas para minimizar tal risco.

■ Risco intrínseco da cirurgia

- O procedimento cirúrgico por si só traz riscos de eventos cardiovasculares perioperatórios. A Figura 81.1 resume como classificar os diferentes procedimentos em relação a este risco.

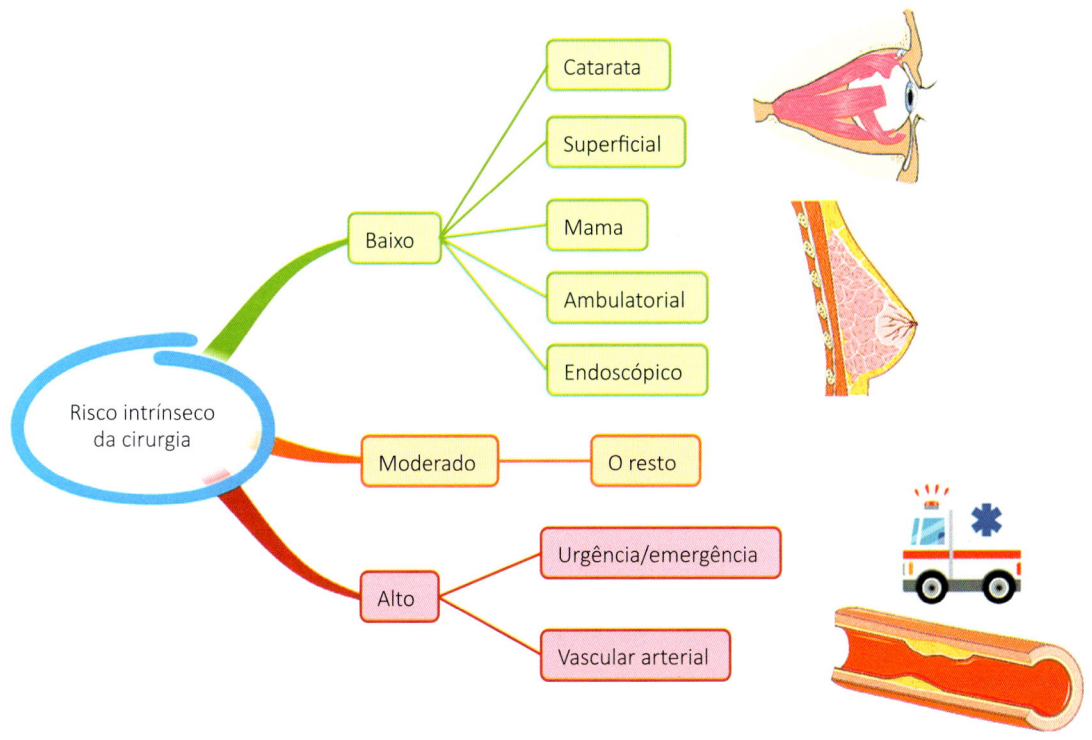

Figura 81.1. Risco intrínseco de complicações cardiovasculares de diferentes tipos de procedimentos.

Perioperatório de Cirurgia Não Cardíaca

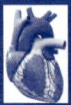

Por que cirurgias vasculares arteriais são consideradas de alto risco de complicações cardiovasculares?

Porque nestes casos o mecanismo causador da cirurgia costuma ser aterosclerose, a qual é uma doença sistêmica, não fica restrita apenas ao sítio que será operado. Desta forma, a prevalência de coronariopatia concomitante é elevada.

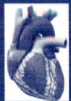

Todos os procedimentos arteriais são considerados de alto risco?

Não. Endarterectomia de carótidas e correção endovascular de aneurisma de aorta mostraram ter risco moderado de complicações.

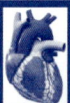

Como saber se uma cirurgia é considerada eletiva, de urgência ou de emergência?

Cirurgia de emergência: são intervenções cirúrgicas que não podem ser postergadas, devido ao risco de morte do paciente, devendo ser realizadas normalmente dentro de 6 horas.

Cirurgia de urgência: há risco de vida caso o paciente não seja operado logo, normalmente entre 6 e 24 horas do momento da indicação.

Cirurgia eletiva: são procedimentos que podem ser postergados normalmente por até 1 ano sem que haja prejuízo ao paciente.

Cirurgia sensível ao tempo: são procedimentos que, caso sejam adiados por algumas semanas, podem acarretar prejuízos ao paciente, como em algumas cirurgias oncológicas.

■ Exames complementares

- Ao iniciar uma consulta de pré-operatório devem-se solicitar os exames gerais de forma racional, pedindo somente aqueles que poderão definir melhor os riscos do paciente. A solicitação de exames em excesso e que são, em geral, desnecessários, não irá alterar as condutas orientadas e também não protegerá o médico do ponto de vista legal.

Creatinina e eletrólitos

- Pacientes > 40 anos.
- Portadores de nefropatia, diabetes *mellitus*, hipertensão arterial sistêmica, insuficiência hepática ou insuficiência cardíaca caso não haja resultado desse exame nos últimos 12 meses.
- Uso de determinadas medicações como diuréticos, inibidores da enzima conversora de angiotensina, bloqueadores do receptor de angiotensina, anti-inflamatórios não esteroidais, digoxina, etc.
- Pacientes que vão ser submetidos a intervenções de médio e grande portes.

Glicemia de jejum e hemoglobina glicada

- Pacientes com risco aumentado de diabetes com base na história, no exame físico e uso de determinadas medicações como corticoides podem se beneficiar da solicitação de glicemia de jejum ou glicemia aleatória.
- Diabéticos se beneficiariam mais da hemoglobina glicada, uma vez que o exame de glicemia reflete apenas o controle glicêmico nas últimas horas.

Hemograma

- Indivíduos que apresentem suspeita clínica de anemia no exame físico ou de presença de doença crônica relacionada à anemia (doença inflamatória crônica, insuficiência renal crônica, cirrose, etc.).
- Pacientes que vão ser submetidos a intervenções de médio a grande porte, ou aqueles procedimentos em que é esperada uma perda sanguínea significativa.

Testes da coagulação/hemostasia

- Pacientes anticoagulados.
- Pacientes com insuficiência hepática, doenças hematopoiéticas ou antecedente de sangramento aumentado, associado ou não a procedimentos cirúrgicos.
- Portadores de distúrbios da coagulação.
- Em intervenções de médio ou grande porte.

Exame de urina (Urina 1)

- Pacientes com sintomas sugestivos de infecção do trato urinário.
- Pacientes assintomáticos que serão submetidos a procedimentos com implante de materiais protéticos (próteses ortopédicas, valvas cardíacas, etc.) ou procedimentos urológicos invasivos.

Eletrocardiograma (ECG)

- Pacientes > 40 anos.
- Pacientes com sinais ou sintomas de doença cardiovascular.
- Pacientes submetidos a procedimento cirúrgico de risco intrínseco elevado (ver Figura 81.1).
- Pacientes submetidos a procedimentos de risco intrínseco intermediário, mas com algum fator de risco do escore de Lee (Figura 81.2).
- Diabéticos.
- Pacientes com história de dor torácica provável ou definitivamente anginosa recorrente.

Radiografia de tórax

- Considerar nos acima de 60 anos (não é necessária na maioria dos casos).
- Pacientes que apresentem anormalidades relacionadas ao tórax na história ou no exame físico.
- Intervenções de médio a grande porte, principalmente as cirurgias intratorácicas e intra-abdominais.

> **Ecocardiograma**
>
> - Quando solicitado de forma indiscriminada, associa-se a pior prognóstico no pós-operatório.
> - Pacientes com insuficiência cardíaca que serão submetidos a cirurgias de risco intermediário ou alto e que não tenham ecocardiograma nos últimos 12 meses, ou que apresentaram piora clínica.
> - Pacientes portadores ou com suspeita de alteração anatômica valvar moderada/importante e que serão submetidos à cirurgia de risco intermediário ou alto, sem avaliação no último ano ou que apresentaram piora clínica.
> - Pacientes portadores de prótese intracardíaca que serão submetidos a cirurgia de risco intermediário ou alto e sintomáticos ou sem avaliação no último ano.
> - Pré-operatório de transplante hepático (avaliar presença de hipertensão pulmonar).

Adaptado de: Gualandro DM, et al. Arq Bras Cardiol. 2017; Cohn SL, et al. Am Fam Physician. 2013;87(6):414-418 e Kristensen SD, et al. Eur Heart J. 2014;35:2383-2431.

Estratificação de risco

- Existem várias formas de estimar o risco cardiológico perioperatório de um paciente. Quando se deseja estimar o risco global, e não apenas o cardiovascular, pode-se usar o escore desenvolvido pelo Colégio Americano de Cirurgiões (ACS NSQIP *Surgical Risk Calculator* – www.riskcalculator.facs.org).
- Para a avaliação do risco cardiovascular os escores mais utilizados são o de Lee (*Revised Cardiac Risk Index* – RCRI) e o do *American College of Physicians* (ACP).
- Não existe superioridade de um escore sobre o outro. Cada um tem suas vantagens e desvantagens e nenhum deles é perfeito. Caso a impressão subjetiva do médico seja discordante do escore, sua impressão pessoal deve ser seguida, tomando-se o cuidado de sempre deixar registrados os motivos.

> **Escore baseado no trabalho de Lee (*Revised Cardiac Risk Index* – RCRI)**
>
> - Fatores de risco:
>   1. Cirurgia intraperitoneal, intratorácica ou vascular suprainguinal.
>   2. Doença arterial coronária (ondas Q no ECG, e/ou sintomas de isquemia, e/ou teste não invasivo para isquemia alterado, e/ou uso de nitrato).
>   3. Insuficiência cardíaca congestiva (quadro clínico sugestivo e/ou radiografia de tórax com congestão pulmonar).
>   4. Doença cerebrovascular.
>   5. Diabetes *mellitus* em uso de insulinoterapia.
>   6. Creatinina pré-operatória > 2 mg/dL.
> - Estratificação de risco cardiovascular perioperatório:
>   - Classe I: nenhuma variável – baixo risco cardiovascular (0,4%).
>   - Classe II: uma variável – baixo risco cardiovascular (0,9%).
>   - Classe III: duas variáveis – risco cardiovascular intermediário (7%).
>   - Classe IV: três ou mais variáveis – alto risco cardiovascular (11%).

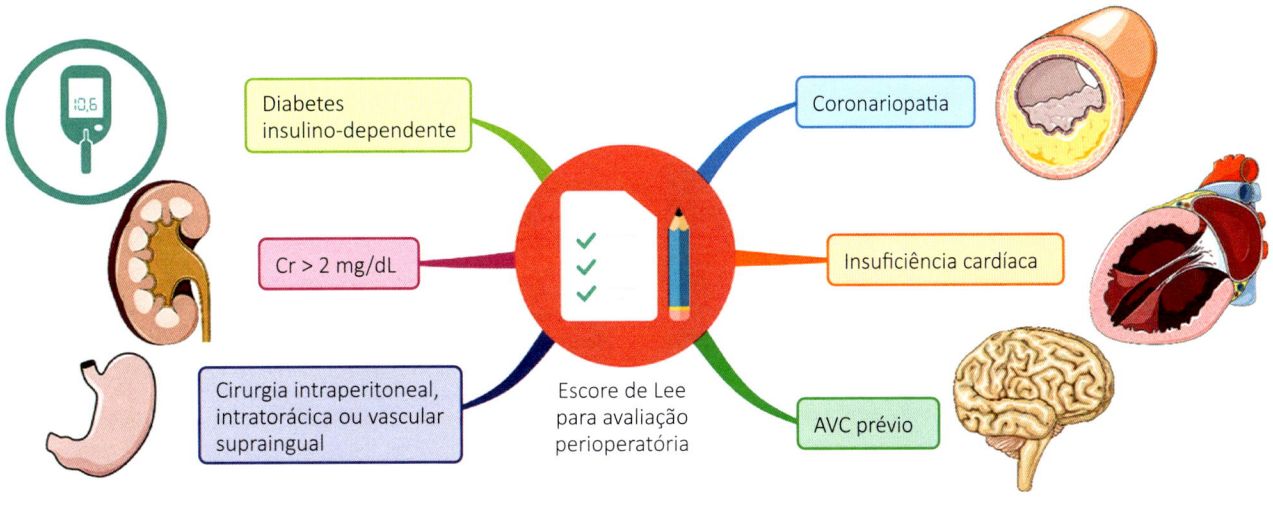

Figura 81.2. Variáveis do escore de Lee.

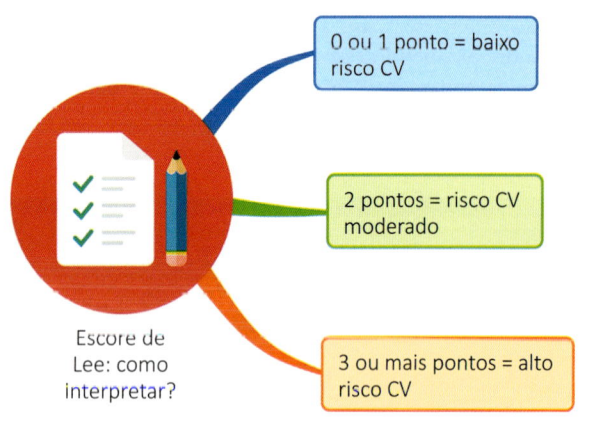

Figura 81.3. **Interpretação do escore de Lee.**

Algoritmo do *American College of Physicians*

- Avaliar a pontuação abaixo:
- Infarto agudo do miocárdio há < 6 meses (10 pontos).
- Infarto agudo do miocárdio há > 6 meses (5 pontos).
- Angina classe III (10 pontos).
- Angina classe IV (20 pontos).
- Edema agudo de pulmão na última semana (10 pontos).
- Edema agudo de pulmão há mais de 1 semana (5 pontos).
- Estenose aórtica importante (20 pontos).
- ECG com ritmo não sinusal ou com extrassístoles supraventriculares (5 pontos).
- ECG com > cinco extrassístoles ventriculares (5 pontos).
- $PaO_2 < 60$, $PaCO_2 > 50$, $K < 3$, $U > 50$, $Cr > 3$ ou restrito ao leito (5 pontos).
- Idade > 70 anos (5 pontos).
- Cirurgia de emergência (10 pontos).

Estratificação de risco cardiovascular perioperatório:
- Se ≥ 20 pontos – alto risco.
- Se < 20 pontos (0 a 15) – avaliar as variáveis de Eagle e Vanzetto para discriminar os pacientes de risco intermediário e baixo:
  - Idade > 70 anos.
  - História de angina.
  - Diabetes *mellitus*.
  - Ondas Q no ECG.
  - História de ICC.
  - História de infarto.
  - Alterações isquêmicas de ST no ECG.
  - Hipertensão arterial com hipertrofia ventricular esquerda importante.
- Se até uma variável presente – risco cardiovascular perioperatório baixo.
- Se duas ou mais variáveis presentes – risco cardiovascular perioperatório intermediário.

- Após estratificar o risco do paciente, define-se a conduta perioperatória cardiovascular através de cinco passos e do risco do paciente.

Passos para a decisão de proceder ou não com a cirurgia

Passo 1: Avaliar se a cirurgia é uma urgência/emergência
Em caso de emergência proceder com a cirurgia, tomando-se o cuidado de indicar monitoração em UTI, dosagem de marcadores de necrose miocárdica e realização de ECG quando necessário.

Passo 2: Avaliar a presença de condições cardíacas ativas
Se a cirurgia proposta não for uma emergência, avaliar a presença de condições cardíacas ativas (Tabela 81.1). Caso alguma esteja presente, cancelar o procedimento e tratar a doença cardíaca.

Passo 3: Estimar o risco intrínseco do procedimento
Caso não haja nenhuma condição cardíaca ativa e o procedimento seja de risco cardiovascular intrínseco baixo, proceder com a cirurgia.

Passo 4: Avaliar a capacidade funcional do paciente
Se o paciente tiver boa capacidade funcional (> 4 MET) e ausência de sintomas cardiovasculares, deve-se prosseguir com o procedimento cirúrgico (ver na Tabela 81.2 a equivalência dos MET).

Passo 5: Determinar a necessidade de testes de isquemia
Caso a capacidade funcional seja ruim ou desconhecida, por limitações físicas do paciente, deve-se avaliar a presença de variáveis de risco pelo escore de Lee ou do ACP. Na presença de algum fator de risco e se o exame solicitado impactar na decisão de prosseguir com o procedimento cirúrgico, pode-se considerar a realização de testes isquêmicos não invasivos. Se o risco cardiovascular isquêmico for alto, pode-se indicar diretamente o cateterismo cardíaco.

Adaptado de: Gualandro DM, et al. 3ª *Diretriz de Avaliação Cardiovascular Perioperatória da Sociedade Brasileira de Cardiologia. Arq Bras Cardiol. 2017.*

Tabela 81.1. **Conduta preconizada para o risco do paciente**

Pacientes de baixo risco	Podem ser submetidos à intervenção cirúrgica não cardiológica sem necessidade de procedimentos diagnósticos ou terapêuticos adicionais
Pacientes de risco intermediário	No caso de cirurgia vascular arterial, realizar prova não invasiva de isquemia caso isso altere a conduta (recomendação 2A) No caso de cirurgias de médio risco, o nível de evidência para realização de prova não invasiva de isquemia é menor (recomendação 2B)
Pacientes de alto risco	Sempre que possível, adiar a operação até estabilizar a condição cardíaca. Se a natureza do risco for isquêmica, solicitar cateterismo cardíaco para melhor estratificação do risco

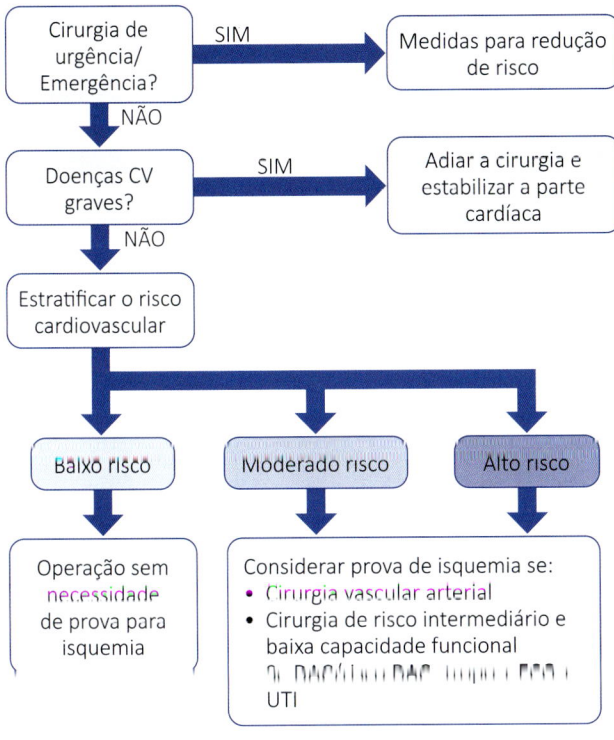

Figura 81.4. Fluxograma para decidir sobre necessidade de realização de testes para coronariopatia antes de cirurgias não cardíacas.

- Pacientes de risco moderado ou alto devem idealmente ter o pós-operatório realizado em unidade de terapia intensiva (UTI) ou semi-intensiva com a realização de ECG e troponina diários nos 3 primeiros dias. Isso se deve ao fato de a maioria dos IAM perioperatórios ocorrer nos 3 primeiros dias de pós-operatório, sendo na maior parte dos casos assintomáticos por diversos motivos (p. ex., uso de analgesia).

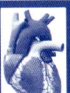 **O que fazer em casos de cirurgia de urgência ou emergência?**

Nos casos de cirurgia de emergência, o procedimento não poderá ser postergado, independentemente do risco. Desta forma, o médico deverá atuar para antecipar complicações e/ou minimizar o seu risco indicando, por exemplo, pós-operatório em UTI, realização de ECG e troponina diariamente e medidas farmacoprotetoras, quando indicadas.

Já nos casos de cirurgia de urgência, normalmente há tempo suficiente para a realização de alguns exames complementares, quando indicados, que, apesar de em si não serem responsáveis pela redução do risco, servem apenas na detecção de algumas situações ou dúvidas diagnósticas que ajudam no manejo do paciente. Um exemplo seria o ecocardiograma em um paciente com sopro de estenose aórtica grave e uma apendicite não complicada.

Tabela 81.2. Questionário para a avaliação da capacidade funcional

Você consegue?	MET
Cuidar de si mesmo: vestir-se, alimentar-se, tomar banho?	2,75
Caminhar uma quadra ou duas, no plano?	2,75
Subir um lance de escadas ou caminhar numa subida?	5,50
Correr uma distância curta?	8,00
Fazer trabalhos leves em casa tais como juntar o lixo ou lavar a louça?	2,70
Fazer trabalhos moderados em casa tais como passar o aspirador de pó; varrer o chão ou guardar/carregar mantimentos?	3,50
Fazer trabalhos pesados em casa tais como esfregar/lavar o piso; ou levantar ou deslocar móveis pesados?	8,00
Fazer trabalhos no jardim/quintal, tais como usar o rastelo, juntar folhas ou usar a máquina de cortar grama?	4,50
Ter atividade sexual?	5,25
Participar de atividades recreacionais moderadas tais como jogar boliche, dançar, jogar tênis em dupla?	6,00
Participar de atividades esportivas tais como natação, ou tênis individual, ou futebol?	7,50

- Com exceção de cirurgias de emergência, pacientes com condições cardíacas agudas (ver abaixo) não devem ser submetidos a procedimentos cirúrgicos, os quais devem ser postergados até a compensação da cardiopatia (ver Figura 81.5).
- Pacientes que foram submetidos a alguma forma de avaliação funcional nos últimos 2 anos através de cintilografia miocárdica com dipiridamol ou ecocardiograma com estresse farmacológico e que não tiveram alteração da sintomatologia desde então podem ir para cirurgia sem necessidade de repetição do exame, caso o exame tenha sido normal. Isso também se aplica a pacientes que tiveram revascularização cirúrgica completa realizada há mais de 6 meses e menos de 5 anos e que estão estáveis clinicamente.
- Pacientes com estenose aórtica grave assintomática e com indicação de cirurgia não cardíaca são motivo de discussão sobre a melhor conduta a ser seguida. Enquanto as diretrizes internacionais tendem a ser mais conservadoras neste cenário a diretriz da SBC de 2017 orienta indicar intervenção caso o paciente se encontre em pré-operatório de cirurgias de moderado ou alto risco. A Figura 81.6 indica a conduta a ser seguida nos casos de valvopatia importante no cenário perioperatório.

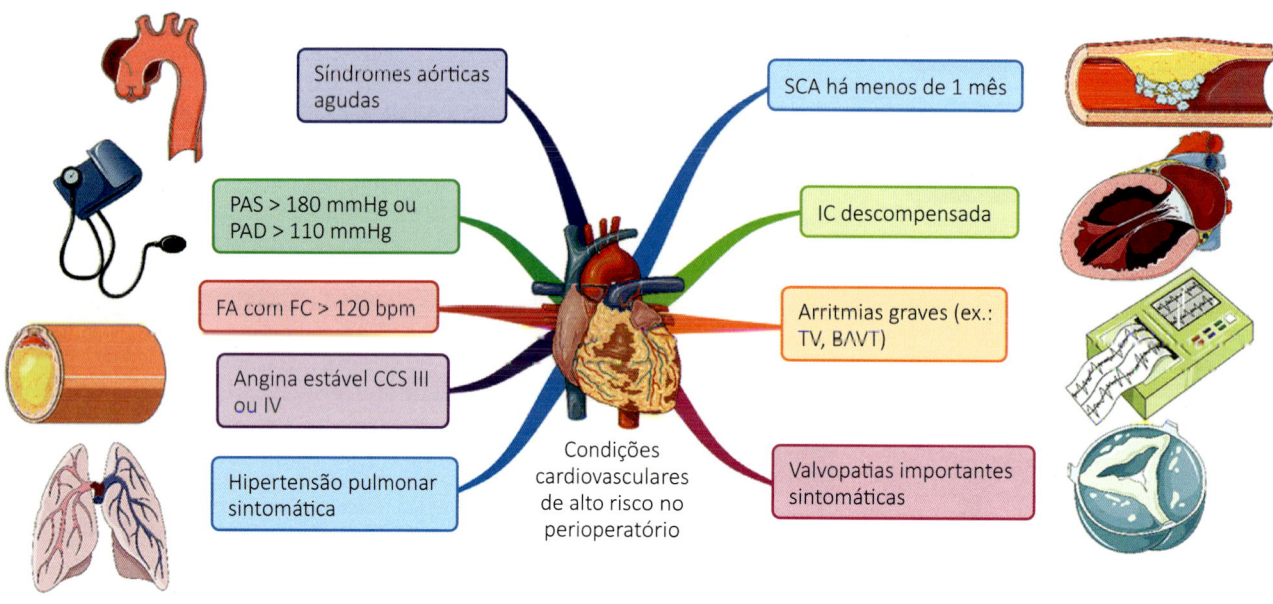

Figura 81.5. **Condições cardiovasculares de alto risco no perioperatório.**

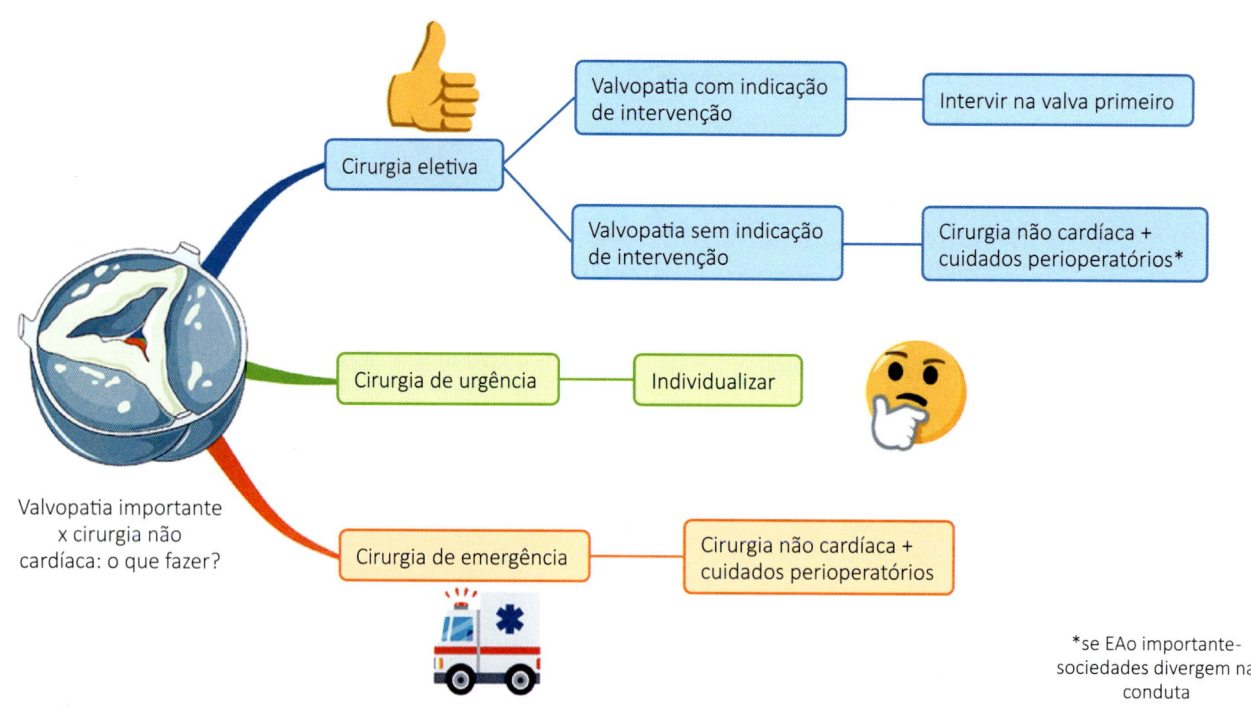

Figura 81.6. **Conduta a ser tomada em casos de valvopatia importante e necessidade de realização de cirurgia não cardíaca.**

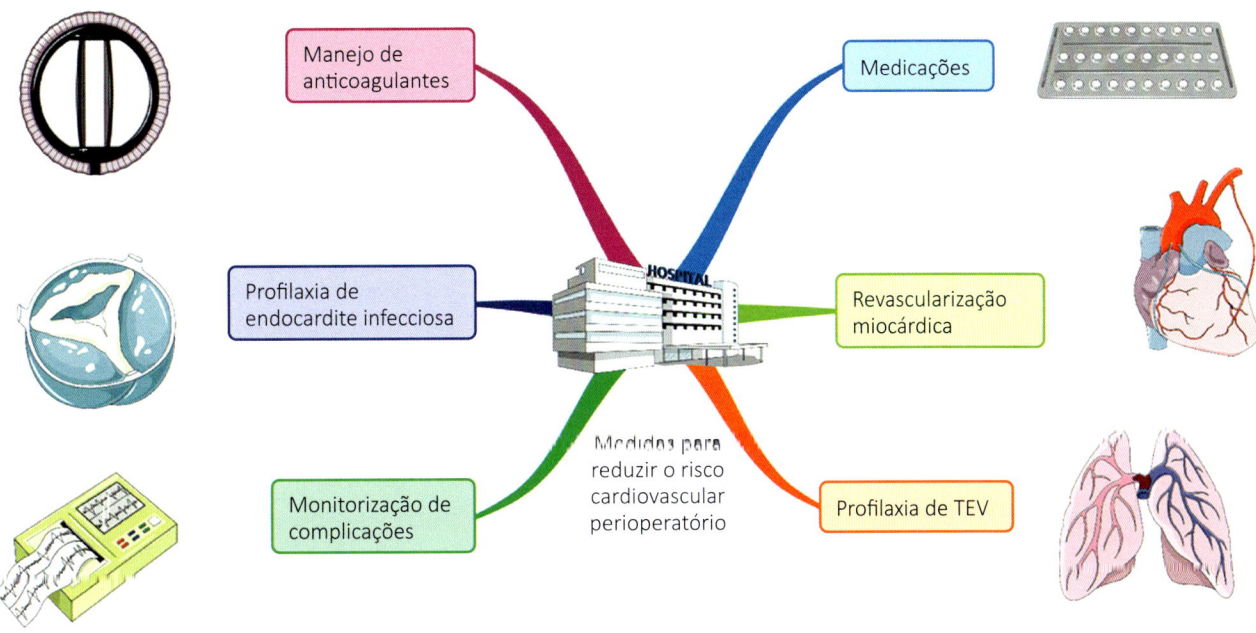

Figura 81.7. Estratégias para reduzir o risco cardiovascular perioperatório.

▪ Estratégias para redução do risco cardiovascular perioperatório

- As indicações de betabloqueador no perioperatório, de acordo com a terceira Diretriz de Avaliação Perioperatória da Sociedade Brasileira de Cardiologia, são descritas a seguir.
- Pacientes coronariopatas que já usam AAS em doses iguais ou menores a 100 mg por dia devem ter a medicação continuada no período perioperatório, sempre que possível.
- Nas neurocirurgias e na ressecção transuretral da próstata, nas quais não é possível a hemostasia primária por compressão, o AAS deve ser suspenso.
- As indicações do uso de AAS e outros antiagregantes plaquetários no perioperatório são descritas a seguir.

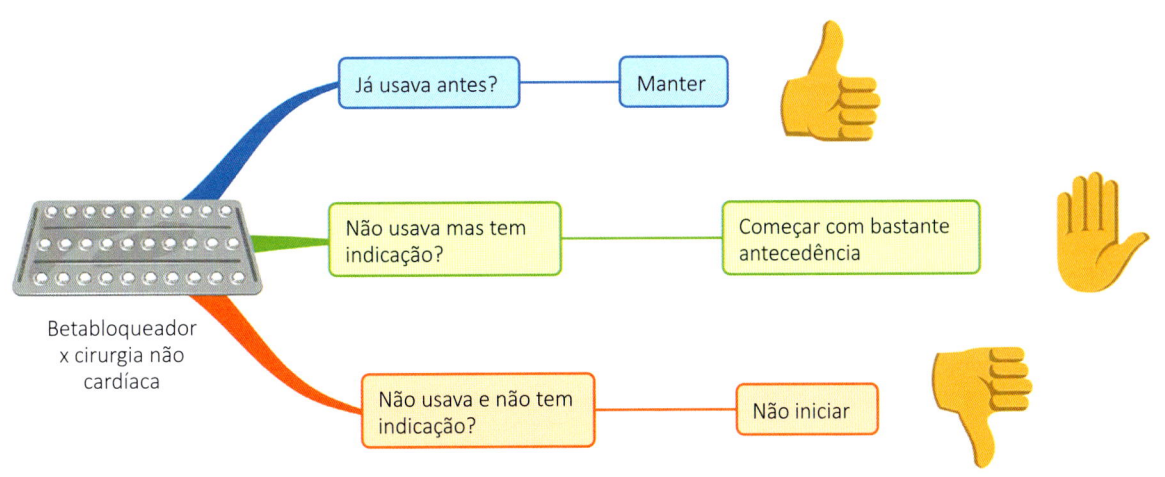

Figura 81.8. Resumo do que fazer com o betabloqueador antes de cirurgia não cardíaca.

Indicações do uso de betabloqueadores no perioperatório

- Pacientes que já recebem betabloqueadores cronicamente devem manter seu uso em todo o perioperatório.
- Pacientes com isquemia sintomática ou evidenciada por prova funcional.
- Pacientes para os quais o betabloqueador for iniciado, realizar titulação progressiva até FC 55 a 65 bpm e evitando hipotensão.
- Evitar iniciar o betabloqueador no período de tempo inferior a 1 semana do procedimento cirúrgico.
- Evitar o uso de betabloqueador venoso no perioperatório.

Manejo do AAS e da dupla antiagregação plaquetária no perioperatório

- Suspender AAS 7 dias antes de neurocirurgias ou ressecção transuretral de próstata, pela técnica convencional.
- Pacientes com dupla antiagregação plaquetária (DAP) após angioplastia coronária não devem ser submetidos a operações eletivas no período de duração ideal da DAP: 6 semanas após stent convencional, 6 meses após stent farmacológico ou 1 ano após angioplastia no contexto de insuficiência coronária aguda.
- Prasugrel (em pacientes com DAP) deve ser suspenso 7 dias antes de operações não cardíacas com risco moderado ou alto de sangramento.
- Clopidogrel e ticagrelor (em pacientes com DAP) devem ser suspensos 5 dias antes de operações não cardíacas com risco moderado ou alto de sangramento.
- Pacientes que precisam ser operados antes do término previsto da DAP após angioplastia devem receber AAS 100 mg/dia em todo perioperatório, com suspensão do clopidogrel 5 dias antes do procedimento e reintrodução o mais precoce possível, idealmente até o quinto pós-operatório.
- Pode-se considerar a manutenção da DAP para pacientes que precisam ser operados antes do término previsto da DAP após angioplastia, cujos procedimentos serão realizados em sítios compressíveis ou por técnica endovascular e com estimativa de baixo risco de sangramento, a depender de consenso multidisciplinar.
- Pacientes com risco muito elevado de trombose de stent, como os diabéticos, angioplastia em enxertos, angioplastia no contexto de insuficiência coronária aguda ou angioplastia complicada, podem ser considerados para terapia "de ponte" com antiagregante parenteral: inibidor de glicoproteína IIb/IIIa.

Tabela 81.3. **Definição do risco trombótico de paciente que colocou *stent* e vai ser submetido a cirurgia não cardíaca. Adaptado de Banerjee et al. Use o antiplatelet therapy/DAPT for post-PCI patients undergoing noncardiac surgery. J Am Coll Cardiol 2017.**

Determinação de risco trombótico		
Baixo risco (< 1% em 30 dias)	Risco moderado (1-5% em 30 dias)	Alto risco (> 5% em 30 dias)
> 4 semanas após angioplastia com balão	> 2 semanas e ≤ 4 semanas após angioplastia com balão	≤ 2 semanas após angioplastia com balão
> 6 meses após angioplastia com *stent* não farmacológico	> 1 mês e ≤ 6 meses após angioplastia com *stent* não farmacológico	≤ 1 mês após angioplastia com *stent* não farmacológico
> 12 meses com *stent* farmacológico	> 6 meses e ≤ 12 meses após angioplastia com *stent* farmacológico	≤ 6 meses após angioplastia com *stent* farmacológico
	≥ 12 meses após angioplastia complexa com *stent* farmacológico (*stent* longo, múltiplos *stents*, vasos finos, bifurcações, lesão de tronco, vaso derradeiro)	≤ 12 meses após angioplastia complexa com *stent* farmacológico (*stent* longo, múltiplos *stents*, vasos finos, bifurcações, lesão de tronco, vaso derradeiro)
		≤ 6 meses após angioplastia devida à trombose de *stent*

- As indicações de estatinas no perioperatório são descritas a seguir.

Indicações de estatinas no perioperatório de cirurgia não cardíaca

- Pacientes que já usam a medicação (não suspender).
- Pacientes que serão submetidos a cirurgias vasculares arteriais. Iniciar preferencialmente 15 dias antes do procedimento.
- Pacientes sabidamente coronariopatas.

Perioperatório de Cirurgia Não Cardíaca

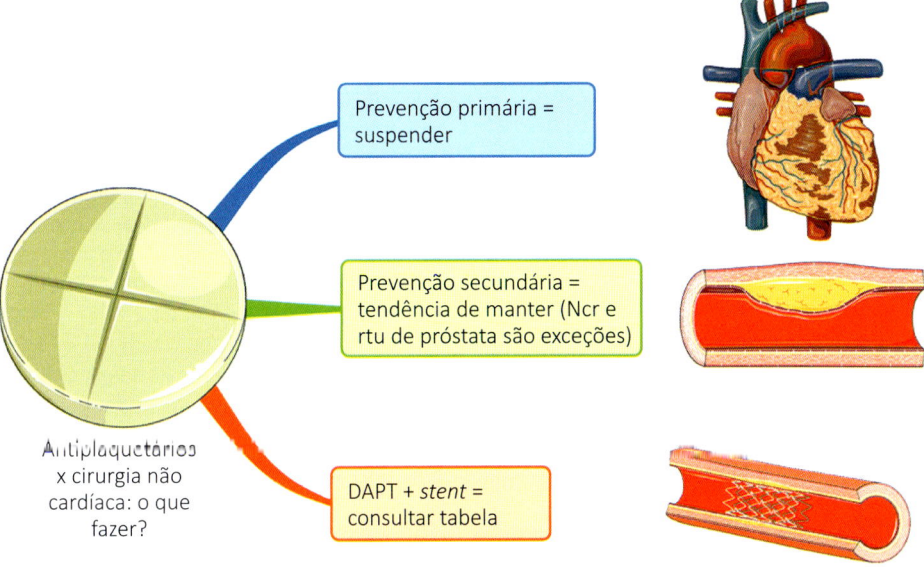

Figura 81.9. Resumo do que fazer com antiplaquetários antes de cirurgia não cardíaca.

Tabela 81.4. Definição do risco de sangramento de paciente que será submetido a procedimentos invasivos. Adaptado de Banerjee et al. Use o antiplatelet therapy/DAPT for post-PCI patients undergoing noncardiac surgery. J Am Coll Cardiol 2017.

	Determinação de risco de sangramento durante cirurgias		
	Baixo risco	**Risco moderado**	**Alto risco**
Cirurgias em geral	Hernioplastia, colecistectomia, apendicectomia, colectomia, gastrectomia parcial, ressecção intestinal, cirurgia de mama, cirurgia de mão, artroscopia, cistoscopia, ureteroscopia	Hemorroidectomia, esplenectomia, gastrectomia, cirurgia bariátrica, ressecção retal, tireoidectomia, prótese de ombro/joelho/pé/coluna, biópsia prostática, orquiectomia	Hepatectomia, duodenopancreatectomia, fratura de quadril, fratura de fêmur proximal, nefrectomia, cistectomia, ressecção transuretral de neoplasia de bexiga, ressecção transuretral de próstata, prostatectomia
Cirurgia vascular	Endarterectomia de carótida, *bypass* de membros inferiores, reparo endovascular de aneurisma de aorta, amputação de membros	Cirurgia aberta de aorta abdominal	Cirurgia aberta torácica ou toracoabdominal
Cirurgia cardíaca		Minitoracotomia, TAVI transapical, cirurgia de revascularização miocárdica, troca valvar	Reoperação, endocardite, cirurgia de revascularização miocárdica em paciente que já fez angioplastia, a qual não resolveu o problema, dissecção de aorta

- As indicações de revascularização no período perioperatório são as mesmas do paciente em geral (angina estável e lesão de tronco de coronária esquerda, doença trivascular com FE < 50%). Não devem ser realizadas de forma rotineira antes de cirurgias não cardíacas.
- Níveis de PAS < 180 mmHg e de pressão arterial diastólica (PAD) < 110 mmHg não contraindicam procedimentos eletivos. Caso a PA esteja em níveis maiores do que esses, recomenda-se um melhor controle antes da cirurgia. Deve-se continuar com todos os anti-hipertensivos do paciente, mesmo no dia da cirurgia. A ingestão de comprimidos com pequeno volume de água não atrapalha o jejum necessário antes do procedimento.
- Pacientes que colocaram marca-passo definitivo nos últimos 60 dias devem ter procedimentos eletivos postergados, uma vez que há risco de episódio de bacteremia com consequente infecção do sítio de implantação do marca-passo.

Tabela 81.5. **Conduta em relação à dupla antiagregação plaquetária antes de cirurgias. Adaptado de: Banerjee et al. Use o antiplatelet therapy/DAPT for post-PCI patients undergoing noncardiac surgery. J Am Coll Cardiol 2017.**

	Conduta em relação à dupla antiagregação plaquetária antes de cirurgias		
	Risco de trombose		
Risco de hemorragia	**Baixo risco**	**Risco moderado**	**Alto risco**
Baixo risco	Continuar AAS; suspender inibidor do P2Y12. Retornar a medicação com dose de ataque após 24-72 h da cirurgia	Postergar cirurgia eletiva. Se a cirurgia não puder ser postergada – continuar AAS; suspender inibidor do P2Y12. Retornar a medicação com dose de ataque após 24-72 h da cirurgia	Postergar cirurgia. Se a cirurgia não puder ser postergada – continuar o AAS e o inibidor do P2Y12 durante o perioperatório
Risco moderado	Continuar AAS; suspender inibidor do P2Y12. Retornar a medicação com dose de ataque após 24-72 h da cirurgia	Postergar cirurgia eletiva. Se a cirurgia não puder ser postergada – continuar AAS; suspender inibidor do P2Y12. Retornar a medicação com dose de ataque após 24-72 h da cirurgia	Postergar cirurgia eletiva. Se a cirurgia não puder ser adiada – continuar o AAS; suspender o inibidor de P2Y12. Retornar a medicação com dose de ataque após 24-72 h da cirurgia. Considerar ponte com medicação IV de curta duração.
Alto risco	Continuar AAS; suspender inibidor do P2Y12. Retornar a medicação com dose de ataque após 24-72 h da cirurgia	Postergar cirurgia eletiva. Se a cirurgia não puder ser postergada – continuar AAS; suspender inibidor do P2Y12. Retornar a medicação com dose de ataque após 24-72 h da cirurgia	Postergar cirurgia eletiva. Se a cirurgia não puder ser adiada – continuar o AAS; suspender o inibidor de P2Y12. Retornar a medicação com dose de ataque após 24-72 h da cirurgia. Considerar ponte com medicação IV de curta duração.

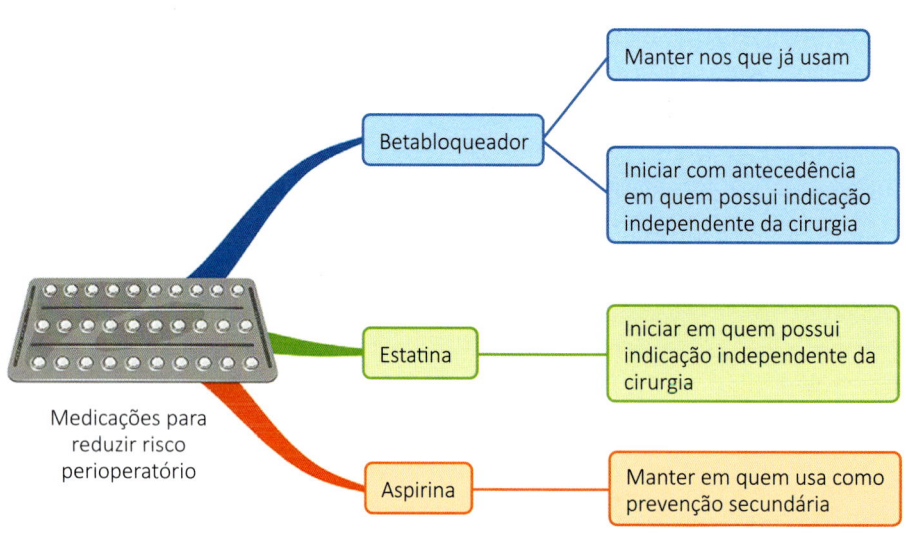

Figura 81.10. **Resumo das intervenções farmacológicas que podem ser indicadas em pacientes em pré-operatório de cirurgia não cardíaca com o intuito de reduzir risco cardiovascular.**

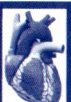
Como manejar os novos anticoagulantes orais antes de procedimentos invasivos?

Para decidir sobre o que fazer com NOACs antes de procedimentos invasivos, é necessário saber o risco de sangramento do procedimento e o tipo de NOAC usado.

Risco de sangramento em cirurgias eletivas		
Mínimo	**Baixo**	**Alto**
Procedimentos odontológicos mais simples (ex.: extração de até 3 dentes)	Endoscopia com biópsia	O resto (cirurgias abdominais, ortopédicas, torácicas, biópsia de rim ou fígado)
Catarata	Biópsia de próstata ou de bexiga	
Glaucoma	Estudo eletrofisiológico	
Endoscopia sem biópsia	Implante de marca-passo ou CDI	
Cirurgias superficiais		

Quanto tempo antes de uma cirurgia é necessário suspender o NOAC?				
	Dabigatrana		**Rivaroxabana - Apixabana - Edoxabana**	
Mínimo	Baixo risco	Alto risco	Baixo risco	Alto risco
CrCl > 80 mL/min	> 24 h	> 48 h	> 24 h	> 48 h
CrCl 50-79 mL/min	> 36 h	> 72 h	> 24 h	> 48 h
CrCl 30-49 mL/min	> 48 h	> 96 h	> 24 h	> 48 h
CrCl 15-29 mL/min	Não indicado	Não indicado	> 36 h	> 48 h
CrCl < 15 mL/min	Com exceção da apixabana, uso não indicado com esta função renal			

Figura 81.11. Avaliação de risco de sangramento e conduta a ser tomada com cada NOAC a depender disto. OBS: em casos de procedimentos de risco mínimo de sangramento, recomenda-se que o paciente fique ao menos 24 h sem usar o anticoagulante.

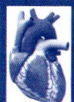
E com relação à profilaxia para endocardite infecciosa? Como proceder?

Consulte o Capítulo 88 de endocardite.

Casos clínicos

Caso clínico 1

- Paciente do sexo masculino, 65 anos, com diagnóstico prévio de hipertensão arterial sistêmica, diabetes *mellitus* e dislipidemia, comparece ao hospital com quadro de angina instável de alto risco. Optado por estratificação invasiva precoce com realização de cineangiocoronariografia em 24 horas. Paciente informa ao médico que há cerca de 30 dias teve diagnóstico de neoplasia de cólon não metastática e sem invasão local, com indicação de cirurgia. Diante dessa informação, qual a melhor conduta a ser tomada?
- Neste caso deve-se manter todas as medicações do protocolo de síndrome coronariana aguda, tomando-se o cuidado de monitorar sangramento devido à neoplasia de cólon. Em condições normais, caso o paciente tenha indicação de angioplastia coronariana, deve-se optar pelo *stent* não farmacológico, uma vez que o uso da dupla antiagregação plaquetária poderá ser interrompido após 4 semanas, mantendo-se somente o AAS, de forma a diminuir o risco de sangramento durante a cirurgia oncológica.

Caso clínico 2

- Paciente do sexo masculino, 60 anos, hipertenso de longa data, diabético sem necessidade de insulinoterapia, dislipidêmico e tabagista cerca de 30 cigarros por dia durante 40 anos. Faz tratamento para doença pulmonar obstrutiva crônica com beta-2 agonista de longa duração. Boa capacidade funcional. Ao exame não apresenta alterações dignas de nota. Exames laboratoriais normais, incluindo função renal. Comparece ao consultório para avaliação perioperatória de *bypass* femoropoplíteo. Qual o risco do paciente? Como você faria um laudo para apresentar ao cirurgião?
- De acordo com o escore de risco revisado de Lee, o paciente seria considerado de baixo risco (escore igual a zero, uma vez que a cirurgia arterial é infrainguinal). Entretanto, o médico assistente pode questionar a capa-

cidade deste escore em avaliar corretamente este paciente e tomar uma conduta diferente do que sugerem as diretrizes, levando-se em consideração que o paciente apresenta vários fatores de risco cardiovasculares, já com lesão pulmonar secundária à exposição prolongada ao tabaco e aterosclerose extracardíaca. É possível que esse paciente apresente lesão aterosclerótica coronariana e, caso o médico considere, subjetivamente, este risco elevado, poderá solicitar prova de isquemia para avaliar melhor o risco cardiovascular.

Sugestão de laudo

- O paciente apresenta baixo risco de complicações cardiovasculares de acordo com o escore de Lee. Entretanto, o exame clínico sugere que o risco do paciente pode estar subestimado, uma vez que o mesmo apresenta aterosclerose extracardíaca e DPOC (secundária ao uso do tabaco), podendo apresentar também doença aterosclerótica coronariana importante. Diante dessa possibilidade sugiro a realização de cintilografia de perfusão miocárdica para melhor elucidação do quadro.

■ Leitura sugerida

- Feely MA, Collins CS, Daniels PR, Kebede EB, Jatoi A, Mauck KF. Preoperative testing before noncardiac surgery: guidelines and recommendations. Am Fam Physician. 2013;87(6):414-8.
- Fleisher LA, Fleischmann KE, Auerbach AD, Barnason SA, Beckman JA, Bozkurt B, et al. 2014 ACC/AHA Guideline on Perioperative Cardiovascular Evaluation and Management of Patients Undergoing Noncardiac Surgery: A Report of the American College of Cardiology/American Heart Association Task Force on Practice Guidelines. Circulation. 2014.
- Gualandro DM, Yu PC, Caramelli B, Marques AC, Calderaro D, Fornari LS, et al. 3rd Guideline for Perioperative Cardiovascular Evaluation of the Brazilian Society of Cardiology. Arq Bras Cardiol. 2017;109(3 Supl. 1):1-104.
- Kristensen SD, Knuuti J, Saraste A, Anker S, Bøtker HE, Hert SD, et al. 2014 ESC/ESA Guidelines on non-cardiac surgery: cardiovascular assessment and management: The Joint Task Force on non-cardiac surgery: cardiovascular assessment and management of the European Society of Cardiology (ESC) and the European Society of Anaesthesiology (ESA). Eur Heart J. 2014;35(35):2383-431.
- Lee TH, Marcantonio ER, Mangione CM, Thomas EJ, Polanczyk CA, Cook EF, et al. Derivation and prospective validation of a simple index for prediction of cardiac risk of major noncardiac surgery. Circulation. 1999;100(10):1043-9.

Seção 13

Terapia Intensiva

capítulo 82

Pós-operatório de Cirurgia Cardíaca

• Fábio Figueiredo Costa • Dirceu Thiago Pessoa de Melo • Eduardo Atsushi Osawa

■ Introdução

- Apesar dos avanços tecnológicos associados ao tratamento de doenças cardiovasculares, em particular a introdução de métodos minimamente invasivos, a cirurgia cardíaca ainda constitui uma opção terapêutica em todos os centros do mundo.
- A cirurgia cardíaca se caracteriza por ser um procedimento de baixa mortalidade, entretanto é responsável por uma elevada taxa de complicações.
- As principais complicações no pós-operatório são: arritmias, síndrome do baixo débito cardíaco, insuficiência renal aguda, síndrome vasoplégica, infecções e eventos tromboembólicos.
- A redução da incidência de complicações no perioperatório de cirurgia cardíaca está associada à integração entre as equipes médica (cardiologista clínico, cirurgião, anestesiologista e intensivista) e multiprofissional (enfermagem, fisioterapia, farmácia e fonoaudiologia).
- As complicações perioperatórias podem ser reduzidas quando houver o diagnóstico precoce de uma determinada injúria acompanhado do tratamento correto. Para que isso ocorra, uma perfeita sincronia entre as equipes se faz necessária para o compartilhamento de informações e uma decisão conjunta sobre as estratégias diagnósticas e terapêuticas.

Principais fatores de risco para complicações no pós-operatório (PO) de cirurgia cardíaca

- Fração de ejeção < 30%.
- Diabetes *mellitus*.
- Lesão de tronco de coronária esquerda.
- Insuficiência renal.
- Doença pulmonar.
- Idade avançada.
- Tempo prolongado de circulação extracorpórea (CEC).

■ Alterações fisiológicas no pós-operatório

- A Tabela 82.1 resume as principais alterações fisiológicas no pós-operatório.

Tabela 82.1. **Alterações fisiológicas no pós-operatório**

Sistema cardiovascular	Atrito pericárdico Pneumopericárdio Vasodilatação Disfunção miocárdica Alterações do sistema de condução
Sistema respiratório	Atelectasia Derrame pleural Radiografia de tórax com sinais de congestão, a despeito de pressões de enchimento normais ou baixas, devido a alterações de permeabilidade vascular
Sistema nervoso	Lesão de nervos ulnar e mediano devida a: • Fratura do 1º arco costal após esternotomia • Lesão de plexo braquial • Trauma por punção de veia jugular interna • Posicionamento inadequado do membro superior Neuropatia do nervo radial após retirada da artéria radial, em geral de curso benigno Distúrbios visuais transitórios: perda de acuidade visual, ofuscamento e escotomas Disfunção cognitiva, em geral transitória *Delirium*
Tratos gastrointestinal e genitourinário	Náuseas e vômitos Constipação e retenção urinária Inapetência Disgeusia (alteração do paladar) Íleo paralítico

Continua...

Tabela 82.1. **Alterações fisiológicas no pós-operatório (continuação)**

Alterações laboratoriais	Anemia devida a perdas e hemodiluição Plaquetopenia < 100.000, redução da meia-vida das plaquetas induzida pela CEC Leucocitose Hiperglicemia Hipercortisolismo Acidose metabólica Hipo/hipercalemia Hipocalcemia Hipofosfatemia Redução do nível sérico de folato e homocisteína

Admissão na unidade de terapia intensiva (UTI)

- Na chegada do paciente à unidade de terapia intensiva deve-se proceder a uma abordagem sistemática, com objetivo de identificar e tratar prontamente o surgimento de disfunções orgânicas.
- Avaliar o histórico pré-operatório do paciente (comorbidades, indicação cirúrgica, função ventricular pré-operatória, medicações de uso prévio tais como anticoagulantes e intercorrências no pré-operatório).
- Obter os principais dados referentes ao ato anestésico-cirúrgico (Tabela 82.2).

Tabela 82.2. **Admissão na UTI – Dados do intraoperatório**

Anestesia	Cirurgia	Perfusão
Tipo	Procedimento	Duração da CEC
Monitoração	Duração	Proteção miocárdica
Intercorrências	Intercorrências	Hipotermia
Balanço hídrico	Drenos	Tempo de anóxia
Via aérea	Esterno aberto	Antifibrinolíticos
Drogas vasoativas	Assistência ventricular	Hemoderivados
Profilaxia antimicrobiana	Marca-passo epicárdico	TCA

TCA: Tempo de coagulação ativado.

- Após a chegada do paciente à UTI e a coleta de dados e minucioso exame físico, procede-se à realização de eletrocardiograma, radiografia de tórax e exames laboratoriais (Tabelas 82.3 e 82.4).

Tabela 82.3. **Admissão na UTI – Peculiaridades do exame físico**

Inspeção geral	Checar débito de sondas e drenos, posicionamento correto do cateter central, marca-passo (MP) epicárdico, tubo orotraqueal e pressão arterial invasiva
Neurológico	Avaliar nível de sedação e curarização, pupilas e défices neurológicos focais
Cardiovascular	Avaliar coloração da pele e temperatura, perfusão periférica, pressão arterial, frequência cardíaca e ritmo. Ausculta cardíaca à procura de sopros, abafamento de bulhas e atrito pericárdico. Checar dose de drogas vasoativas. Em conjunto com a equipe de enfermagem, estabelecer um plano para monitoração sistemática da perfusão de membros com dispositivos arteriais (PA invasiva, balão intra-aórtico ou ECMO)
Respiratório	Ausculta pulmonar, avaliar oxigenação (relação PaO_2/FiO_2), sincronia paciente-ventilador, parâmetros ventilatórios, presença de dreno pleural
Trato digestivo	Avaliar débito pela sonda nasogástrica, sinais de distensão abdominal e redução de ruídos hidroaéreos
Trato genitourinário	Avaliar volume urinário, presença de hematúria e sinais de retenção urinária
Hematológico	Monitorar sinais de sangramento em ferida operatória e débito dos drenos

ECMO: Oxigenação por membrana extracorpórea.

- Em relação à dosagem da glicemia no POi, é recomendada inicialmente de 2/2 h e caso o paciente necessite de bomba de insulina para controle da hiperglicemia, o dextro/HGT deverá ser realizado de 1/1 h. A partir do 1º PO a periodicidade da realização do dextro vai depender dos níveis de glicemia no POi e das comorbidades como a presença de diabetes. Nos pacientes diabéticos com alimentação VO, a partir do 1º PO sugere-se medir antes das principais refeições e 2 h após.

Sugestões adaptadas do esquema utilizado na UTI cirúrgica do Instituto do Coração (InCor) do Hospital das Clínicas da Faculdade de Medicina da Universidade de São Paulo (HC-FMUSP).
- A Tabela 82.5 mostra um exemplo de prescrição para pacientes no pós-operatório imediato de cirurgia cardíaca.

Pós-operatório de Cirurgia Cardíaca

Tabela 82.4. **Rotina de exames laboratoriais no pós-operatório de cirurgia cardíaca**

Exames	POi	1 PO	2 PO
Na/K	6/6 h e ACM	12/12 h e ACM	1 x ao dia
Hb/Ht	6/6 h e ACM	2 x ao dia	1 x ao dia
Dextro/HGT	2/2 h	4/4 h*	4/4 h*
Cálcio iônico	2 x ao dia	1 x ao dia	1 x ao dia
Mg	1 x ao dia	ACM	ACM
Ur/Cr	1 x ao dia	1 x ao dia	1 x ao dia
Gasometria arterial	6/6 h e ACM	12/12 h	ACM
Gasometria venosa	6/6 h e ACM	ACM	ACM
Lactato	6/6 h e ACM	1 x ao dia e ACM	ACM
Contagem de plaquetas	1 x ao dia	1 x ao dia	ACM
Coagulograma	1 x ao dia	ACM	ACM
Radiografia de tórax	1 x ao dia	1 x ao dia	1 x ao dia
Eletrocardiograma	1 x ao dia e ACM	1 x ao dia e ACM	1 x ao dia e ACM

PO: Pós-operatório; POi: pós-operatório imediato; ACM: a critério médico.

Tabela 82.5. **Prescrição médica no pós-operatório de cirurgia cardíaca**

Dieta	Jejum. Aporte contínuo de glicose endovenosa (p. ex., glicose a 50%, 10 mL/h por acesso central). Iniciar dieta oral leve 6 horas após extubação. Avaliação fonoaudiológica se houver dúvida em relação à capacidade de deglutição
Profilaxia para úlceras de estresse	Omeprazol 40 mg, IV, uma vez dia ou ranitidina 50 mg IV 8/8 h
Analgesia após a extubação	Dipirona 1-2 g IV 6/6 h + tramadol 50 mg IV 6/6 h SN
Protocolo de controle glicêmico	Insulina regular 100 UI + SF a 0,9%, 100 mL, IV, conforme dextro de 1/1 h, se duas glicemias capilares consecutivas 180 mg/dL. Se usuário prévio de insulina, reiniciar no primeiro PO
Antibiótico profilático	Cefuroxima 1,5 g, IV, na indução anestésica e 750 mg, IV, 6/6 h, por 24 horas. Normalmente são 6 doses (indução, final da CEC e mais 4 doses na UTI)
Profilaxia de tromboembolismo venoso	Em geral, não é utilizada nas primeiras 24 horas. No segundo dia de pós-operatório iniciar heparina não fracionada (heparina 5.000 U 12/12 h) ou heparina de baixo peso molecular (enoxaparina 40 mg, SC, uma vez/dia). Observar contagem plaquetária e função renal para decisão sobre indicação e tipo de profilaxia. Caso haja contraindicação ao uso de heparina, considerar o uso de meia elástica ou compressor pneumático
Anticoagulação	Em geral, não é utilizada nas primeiras 48 horas. Nos pacientes sem sangramento ativo, com baixo débito dos drenos e indicação de anticoagulação plena, como os portadores de válvulas metálicas, dever-se-á administrar heparina não fracionada em bomba de infusão contínua a partir do primeiro PO. Ajustar dose conforme tempo de tromboplastina parcial ativada (TTPa) de 6/6 h com alvo terapêutico da R entre 2,0 e 3,0

Monitoração

- A monitoração do paciente deve incluir temperatura, ritmo e frequência cardíaca, oximetria de pulso, cateter venoso central, pressão arterial invasiva e cateter de artéria pulmonar em casos selecionados.
- Parâmetros de macro e micro-hemodinâmica são importantes para a adequada reposição volêmica, manejo de drogas vasoativas e diagnóstico precoce de complicações (Tabela 82.6).
- O cateter de artéria pulmonar é frequentemente utilizado no pós-operatório para avaliação do débito cardíaco, pressão de artéria pulmonar e pré-carga ventricular. Tipicamente, é inserido no pré-operatório em pacientes com maior risco de complicações, em especial portadores de disfunção ventricular, cirurgia combinada de valva e *bypass* coronariano, reoperação, cirurgia de aorta, hipertensão pulmonar e portadores de comorbidades graves.
- O ecocardiograma é uma ferramenta útil para o diagnóstico de complicações no pós-operatório, como dis-

Tabela 82.6. **Parâmetros a serem monitorados no pós-operatório de cirurgia cardíaca**

Parâmetros de macro-hemodinâmica	• Pressão arterial média • Perfusão periférica/tempo de enchimento capilar • Diurese • Pressão venosa central • Débito cardíaco
Parâmetros de micro-hemodinâmica	• Saturação venosa central • Lactato arterial • Excesso de bases • Diferença venoarterial de CO_2

função ventricular, alterações segmentares sugestivas de isquemia, tamponamento cardíaco e disfunções valvares. Não deve, entretanto, ser indicado de rotina, mas apenas de acordo com a suspeita clínica.

■ Ressuscitaçao hemodinâmica

- A ressuscitação hemodinâmica no pós-operatório tem por objetivo manter adequadas a oferta de oxigênio e a perfusão tecidual.
- Os principais componentes da ressuscitação hemodinâmica são:
  - administração de fluidos;
  - inotrópicos;
  - transfusão de hemácias;
  - suporte mecânico.
- Administração de fluidos:
  - alguns fatores podem indicar que o paciente tenha uma resposta benéfica à administração de fluidos, tais como: jejum, tempo cirúrgico prolongado, perdas na circulação extracorpórea e resposta inflamatória;
  - os cristaloides são habitualmente utilizados como fluidos de primeira escolha na ressuscitação hemodinâmica. Não existe um estudo de forte evidência que demonstre a superioridade deste tipo de fluido em relação aos coloides;
  - dentre os cristaloides, evita-se o uso de soro fisiológico devido ao risco de acidose metabólica hiperclorêmica. O Plasmalyte parece ser o fluido mais balanceado, entretanto o alto custo limita o uso em larga escala. Recomendamos o uso do Ringer lactato como cristaloide de escolha;
  - diante dos resultados do estudo CHEST, sugere-se limitar o uso de coloides à base de amido no perioperatório de cirurgia cardíaca;
  - não utilizar hemoderivados com o objetivo de reposição volêmica;
  - sede é um sintoma muito comum no pós-operatório de cirurgia cardíaca, entretanto não deve ser utilizado como critério para administração de fluidos;
  - recomenda-se a administração criteriosa de fluidos, idealmente guiada por algum parâmetro dinâmico de ressuscitação hemodinâmica.
- Inotrópicos:
  - o uso de inotrópico no pós-operatório de cirurgia cardíaca é controverso, e o racional de seu uso é o tratamento da síndrome do baixo débito cardíaco;
  - alguns estudos demonstraram que, após a circulação extracorpórea, ocorre uma depressão transitória da função miocárdica. Dessa forma, alguns centros utilizam inotrópicos de forma preemptiva, após a saída de circulação extracorpórea. Não existe evidência conclusiva se essa prática resulta em melhores desfechos no pós-operatório de cirurgia cardíaca;
  - recomenda-se o uso de inotrópico sempre que houver o diagnóstico de síndrome do baixo débito cardíaco. Esta condição é determinada pela avaliação conjunta de sinais clínicos e laboratoriais, entretanto nem todos estão presentes, tampouco são específicos para o diagnóstico:
    • má perfusão periférica;
    • mal-estar;
    • oligúria;
    • redução do nível de consciência;
    • náuseas e vômitos;
    • distensão abdominal;
    • taquicardia;
    • hipotensão arterial;
    • piora da função renal;
    • elevação de transaminases;
    • baixo débito cardíaco;
    • elevação de lactato;
    • redução da saturação venosa de oxigênio;
    • acidose metabólica;
  - o tipo de inotrópico utilizado é variável conforme a prática institucional. O uso de dobutamina parece ser seguro em pacientes com síndrome do baixo débito cardíaco no pós-operatório de cirurgia cardíaca. Recomendamos o uso na dose de 5 a 10 µg/kg/min, que deve ser titulado conforme a presença dos parâmetros citados;
  - o milrinone constitui uma opção de agente inotrópico, entretanto apresenta ação inodilatadora. É o inotrópico de escolha em pacientes com disfunção de ventrículo direito e hipertensão pulmonar. O uso deve ser evitado em pacientes com necessidades crescentes de doses elevadas de vasopressores;
  - a adrenalina é um agente inotrópico que pode ser utilizado em pacientes bradicárdicos e não hipertensos. Devido ao maior risco de taquiarritmias, recomendamos o uso inicial de dobutamina.
- Transfusão de hemácias:
  - grandes estudos de transfusão de hemácias foram conduzidos no perioperatório de cirurgia cardíaca, porém ainda não responderam definitivamente qual deve ser a prática transfusional mais adequada. Isso se

deve à necessidade de randomização de um grande número de participantes para demonstrar impacto em mortalidade;
- a transfusão de hemácias deve ser prescrita de forma cautelosa para evitar complicações, dentre elas infecções, reações hemolíticas, sobrecarga volêmica e injúria pulmonar;
- na presença de síndrome do baixo débito cardíaco ou piora de instabilidade hemodinâmica, recomendamos a transfusão de hemácias para atingir uma hemoglobina sérica acima de 9 g/dL;
- em pacientes estáveis, recomendamos uma prática transfusional individualizada. O valor de hemoglobina sérica entre 7 e 8 g/dL parece ser uma prática segura.
- Suporte mecânico
  - balão intra-aórtico (BIA): utilizado em pacientes com resposta clínica inadequada à otimização volêmica e terapia inotrópica/vasodilatadora. Além do contexto do baixo débito cardíaco pós-operatório, pode ser utilizado no perioperatório de pacientes com disfunção acentuada do VE, na presença de isquemia miocárdica, em arritmias ventriculares recorrentes, na presença de insuficiência mitral isquêmica e na comunicação ventricular pós-infarto;
  - dispositivos de assistência ventricular: seu uso pode ser considerado nos casos de baixo débito refratário ao tratamento farmacológico e uso de BIA. A assistência ventricular pode ser de ventrículo direito, esquerdo ou biventricular. Pode ser utilizado como ponte para transplante nos refratários;
  - ECMO: seu uso é reservado a condições de baixo débito cardíaco refratário.

▪ Sedação e analgesia

- A sedação deve ser realizada visando ao bom acoplamento paciente/ventilador e à redução da ansiedade. Escalas de monitoração da sedação devem ser aplicadas diariamente, para evitar a sedação excessiva dos pacientes e seus consequentes malefícios, como a ventilação mecânica prolongada. O despertar diário (desligar a sedação) deve ser realizado em todos que não tenham contraindicação.
- Quando houver necessidade de sedação por período prolongado, deve-se dar preferência à utilização do midazolam.
- **Evitar a utilização do propofol em pacientes hemodinamicamente instáveis.**
- A cetamina pode ser uma boa alternativa de sedação para pacientes hemodinamicamente instáveis que necessitam realizar procedimentos, como intubação orotraqueal.
- Utilização de dexmedetomidina parece ser segura em pacientes em pós-operatório de cirurgia cardíaca, porém pode-se reservar o seu uso para os pacientes com desmame difícil de ventilação mecânica decorrente de agitação psicomotora. Deve-se, porém, estar atento à possibilidade de ocorrência de hipotensão e bradicardia.
- Após a retirada do tubo endotraqueal, dar preferência à realização de analgesia em intervalos regulares, sendo necessária reavaliação frequente para a titulação das doses a serem utilizadas.

Sugestão de analgesia no pós-operatório de cirurgia cardíaca
• Dipirona, IV, 30 mg/kg de 6/6 h associada a tramadol 50-100 mg, IV, de 6/6 h. • Paracetamol 750 mg VO 6/6 h. • Casos de dor moderada: morfina, IV, em doses fracionadas para evitar depressão respiratória e instabilidade hemodinâmica. • A oxicodona pode ser uma alternativa como tratamento adjuvante da dor moderada a grave.

- Em casos de alergias ou instabilidade hemodinâmica que contraindiquem a utilização desses fármacos, pode-se utilizar o paracetamol 750 mg/dose, 6/6 h. Os anti-inflamatórios não hormonais possuem indicação restrita no pós-operatório de cirurgia cardíaca.

▪ Diagnóstico e tratamento das disfunções orgânicas no pós-operatório de cirurgia cardíaca

Disfunções cardiovasculares

Hipertensão arterial

- Definida como pressão arterial média (PAM) acima de 105 mmHg, ou um aumento maior que 20 mmHg acima do basal, ou pressão arterial sistólica acima de 140 mmHg.
- É especialmente comum e grave em cirurgias valvares, sobretudo após correção de estenose aórtica.
- Costuma aparecer de forma precoce no PO (entre 1 e 2 horas) e ocorre mais comumente em pacientes com história prévia de hipertensão arterial sistêmica (HAS), uso pré-operatório de betabloqueador e função ventricular normal antes da cirurgia.

Possíveis complicações causadas por níveis de pressões elevadas no pós-operatório de cirurgia cardíaca
• Ruptura de anastomoses arteriais. • Sangramento mediastinal. • Isquemia miocárdica pela pós-carga excessiva. • Acidente vascular cerebral (AVC). • Perda da integridade dos enxertos de veia safena e da artéria torácica interna (mamária). • Aumento do risco de sangramento. • Dissecção de aorta. • Prolongamento de permanência em UTI.

- Para o tratamento são utilizados vasodilatadores IV, preferencialmente o nitroprussiato de sódio.
- Deve-se atentar para a possibilidade de redução excessiva da PA diastólica, o que pode acarretar diminuição da pressão de perfusão coronariana com consequente isquemia miocárdica. Por esse motivo, nitroglicerina IV deve ser o agente de escolha para o PO de revascularização miocárdica.
- Em pacientes que apresentaram síndrome vasoplégica ou apresentam uma pressão arterial limítrofe, recomenda-se aguardar alguns dias antes de reintroduzir os anti-hipertensivos orais.

Isquemia miocárdica

- Lesão isquêmica miocárdica perioperatória é uma complicação da cirurgia cardíaca que pode ocorrer entre 3 e 30% dos casos.
- A ocorrência desse evento está relacionada ao aumento da mortalidade, e suas principais causas incluem revascularização incompleta, hipotensão e hipertensão arterial e taquicardia, além de espasmo coronariano, trombose distal ou do próprio enxerto, anemia e problemas técnicos. Isquemia miocárdica que ocorre no período de dias a semanas após o procedimento geralmente se deve à oclusão do enxerto.
- Como no pós-operatório, a maioria dos pacientes encontra-se sob efeitos de anestésicos, analgésicos e sedativos, por isso a presença de dor torácica não deve servir de base para suspeição de isquemia miocárdica.
- A busca dessa complicação deve sempre fazer parte do diagnóstico diferencial de pacientes que evoluem com instabilidade hemodinâmica no pós-operatório (Tabela 82.7).

Tratamento da isquemia miocárdica perioperatória

- Garantir oxigenação adequada; saturação arterial de oxigênio > 95% e níveis de hemoglobina > 9 g/dL.
- Adequar a volemia do paciente. Em algumas situações, o espasmo de enxerto se resolve com medidas de suporte clínico.
- Iniciar nitroglicerina IV se não houver hipotensão arterial.
- Em casos de estabilidade hemodinâmica, considerar o início de inibidores da enzima conversora de angiotensina (IECA) e estatinas, além de discutir com equipes clínica e cirúrgica a indicação de coronariografia.

Síndrome vasoplégica

- Caracteriza-se pela ocorrência de resposta inflamatória sistêmica secundária ao procedimento cirúrgico, geralmente aparente nas primeiras 72 horas de pós-operatório.
- A fisiopatologia dessa complicação é multifatorial, envolvendo a ação de citocinas inflamatórias, a ativação do sistema complemento, a ativação leucocitária e o óxido nítrico.
- Achados clínicos – hipotensão, vasodilatação periférica, queda da resistência vascular sistêmica, débito cardíaco normal ou elevado, febre e leucocitose.
- O tratamento é usualmente guiado por pressão arterial invasiva, entretanto na presença de choque e uso de vasopressores, torna-se essencial a vigilância constante do membro com o cateter arterial. A meta de pressão arterial é variável conforme os valores basais referidos pelo paciente; em geral, uma meta de PAM ≥ 65-70 mmHg parece ser segura. Após reposição volêmica guiada, recomenda-se iniciar tratamento com droga vasopressora.

Tabela 82.7. Exames complementares na avaliação de isquemia miocárdica perioperatória

Eletrocardiograma	• Obter ECG imediatamente após a chegada do paciente à UTI • Na presença de supradesnivelamento do segmento ST, recomenda-se uma discussão conjunta entre cardiologista, intensivista, hemodinamicista e cirurgião cardíaco. Alguns aspectos devem ser abordados, tais como estabilidade hemodinâmica, risco-benefício do transporte, possibilidade técnica de tratamento percutâneo, viabilidade do segmento comprometido e dificuldades técnicas apresentadas durante o procedimento cirúrgico. A decisão envolve manutenção de tratamento de suporte clínico, transporte para estudo angiográfico ou transporte para centro cirúrgico para reabordagem cirúrgica • Aparecimento de bloqueios de ramo direito ou esquerdo novos também deve suscitar a possibilidade de isquemia miocárdica
Marcadores de necrose miocárdica	• Para o diagnóstico de infarto pós-operatório, a elevação de marcadores de necrose, isoladamente, não é suficiente. A presença de valores dez vezes acima do percentil 99 do limite superior de referência do marcador deve estar associada a pelo menos um dos seguintes, nas primeiras 72 h, para o diagnóstico de infarto (tipo 5): surgimento de novas ondas Q patológicas e/ou novo BRE e/ou perda de miocárdio viável (contratilidade segmentar) em exame de imagem e/ou documentação angiográfica de oclusão arterial nativa ou do enxerto
Ecocardiograma	• A presença de novas alterações de contratilidade segmentar do miocárdio é um dos critérios para o diagnóstico de isquemia perioperatória

BRE: Bloqueio de ramo esquerdo.

- Dentre as drogas vasopressoras, a noradrenalina é o agente de primeira escolha e deve ser titulada para se atingir a pressão arterial alvo. Na vigência de doses elevadas de noradrenalina (> 0,5 μg/kg/min), recomenda-se a associação de vasopressina com doses de até 0,06 UI/min. Sugestão: diluir duas ampolas de vasopressina (20 UI/mL cada ampola) em 98 mL de SG 5% e iniciar a 6 mL/h (0,04 UI/min).
- Considerar o uso do azul de metileno IV (1,5 mg/kg infundido em 1 hora) em pacientes com síndrome vasoplégica refratária às medidas descritas anteriormente.
- O diagnóstico de infecção é desafiador, visto que as alterações laboratoriais não se distinguem da síndrome vasoplégica. A introdução de antibióticos deve ser criteriosa e fundamentada por sinais que sugiram foco infeccioso, tais como tosse produtiva com alteração de coloração, leucocitúria e drenagem de pus em ferida cirúrgica.

Tamponamento cardíaco

- É caracterizado por elevação das pressões intracardíacas, limitação do enchimento diastólico, redução do volume sistólico e débito cardíaco.
- O achado clássico do tamponamento no PO é o aumento e a equalização das pressões de enchimento, vistas nas medidas do cateter de artéria pulmonar (pressão atrial direita ≈ capilar pulmonar ≈ pressão atrial esquerda ≈ pressão diastólica ventricular). Entretanto, algumas vezes este achado não está presente no pós-operatório de cirurgia cardíaca.

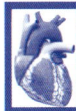

Quando suspeitar de tamponamento cardíaco no pós-operatório de cirurgia cardíaca?

- Hipotensão.
- Estase de jugulares.
- Abafamento de bulhas.
- Baixo débito.
- Pulso paradoxal.
- Cessação ou redução abrupta da drenagem pericárdica.
- Parada cardiorrespiratória em ritmo de atividade elétrica sem pulso (AESP).
- Alargamento mediastinal na radiografia de tórax.
- Redução da voltagem no ECG.
- Achado de líquido pericárdico que causa restrição ao enchimento das câmaras no ecocardiograma.

- Na suspeição clínica dessa complicação, o tratamento deve ser rapidamente instituído, visto que o baixo débito cardíaco prolongado acarreta acúmulo de disfunções orgânicas.
- A radiografia de tórax é um exame complementar útil para o diagnóstico, uma vez que demonstra alteração da silhueta cardíaca.
- A realização de ecocardiograma à beira-leito pelo intensivista permite o diagnóstico precoce do tamponamento cardíaco. Quando não houver janela adequada, o ecocardiograma transesofágico pode ser realizado.
- A pericardiotomia cirúrgica com lavagem da cavidade, retirada de coágulos e drenagem constitui o tratamento de escolha.

Fibrilação atrial

- A fibrilação atrial (FA) é a complicação mais comum em pacientes submetidos à cirurgia cardíaca, com incidência que varia entre 30 e 50%.
- A incidência dessa complicação tem aumentado nas últimas décadas, principalmente pela maior prevalência de idosos submetidos à cirurgia cardíaca.
- Está associada a aumento importante das taxas de mortalidade e morbidade, predispõe os pacientes a maior risco de AVC e aumenta de forma importante os custos do tratamento hospitalar.
- A FA costuma ocorrer entre o segundo e o quarto dia PO, com pico de incidência no segundo pós-operatório.
- Geralmente é uma complicação bem tolerada na maioria dos indivíduos e costuma ser um problema temporário relacionado à cirurgia. Entretanto, em pacientes limítrofes e/ou com disfunção ventricular esquerda (VE), pode ser uma complicação ameaçadora à vida.
- O tratamento visa ao controle da frequência cardíaca, à reversão e à manutenção do ritmo sinusal e à prevenção de embolias.
- Hipóxia e distúrbios hidroeletrolíticos (especialmente do magnésio e do potássio) e ácido-básicos devem ser sempre corrigidos.
- Um estudo multicêntrico recente, conduzido em mais de 2.000 pacientes, demonstrou que não houve superioridade de uma estratégia de manejo da FA em relação à outra [controle de ritmo versus controle da frequência cardíaca (FC)].
- Quando o tempo de início da FA é inferior a 48 horas, recomendamos uma estratégia de controle de ritmo com tratamento farmacológico. A droga com maior perfil de segurança parece ser a amiodarona, que pode ser utilizada em infusão contínua na dose de 900 mg/dia (normalmente após dose de ataque de 300 mg IV em 30 minutos).
- A cardioversão elétrica deve ser considerada nos pacientes que evoluem com instabilidade secundária à arritmia e eletivamente utilizada para reversão ao ritmo sinusal quando uma tentativa de reversão farmacológica não obtiver sucesso. Os aparelhos bifásicos são associados à utilização de doses de energia mais baixas, maiores taxas de cardioversão e menor incidência de lesões de pele. Sedativos de curta duração devem ser preferencialmente utilizados, nossa preferência é o midazolam.
- Quando se optar pela estratégia de controle de ritmo, se o paciente apresentar marca-passo epicárdico, reco-

mendamos avaliar o limiar/sensibilidade do marca-passo e acionar um sistema de *backup* antes de iniciar o tratamento. Dependendo do tipo do procedimento e da cardiopatia prévia, existe um risco de bradiarritmias com instabilidade hemodinâmica e assistolia acarretado pela terapêutica de cardioversão farmacológica ou elétrica.
- Quando se optar pela estratégia de controle da FC, recomendamos iniciar anticoagulação plena e atentar para as condições hemodinâmicas antes da introdução de betabloqueadores ou bloqueadores de canal de cálcio, e para a função renal antes do uso de digitálicos.
- O uso de corticoterapia pode estar associado à redução de taquiarritmias. Entretanto não se conhece a dose ideal, o momento de início e a duração do tratamento para a redução do risco de taquiarritmias. Em casos de FA e presença de sinais clínicos de síndrome pós-pericardiotomia (febre ou leucocitose sem evidência de foco infeccioso), recomendamos uso de corticoterapia (prednisona 40 mg/dia) por 3 a 5 dias.
- A eficácia e a segurança da terapia de anticoagulação para FA, complicação que geralmente se resolve de forma espontânea em 4 a 6 semanas, ainda não são completamente estabelecidas.
- **Como regra geral, desde que não haja contraindicação, costuma-se anticoagular os pacientes com FA prolongada (> 48 h) e/ou com episódios frequentes de FA, além dos pacientes com história prévia de acidente vascular cerebral/acidente isquêmico transitório.**
- Nesses pacientes, recomenda-se que a anticoagulação seja mantida por até 30 dias após a reversão ao ritmo sinusal.

Arritmias ventriculares

- Extrassístoles ventriculares e taquicardia ventricular não sustentada (TVNS), que requerem um curto curso de tratamento, são relatadas em até 50% dos pacientes submetidos à cirurgia cardíaca, com pico de incidência ocorrendo entre o terceiro e o quinto PO.
- A presença de níveis elevados de catecolaminas, necrose miocárdica e alterações eletrolíticas é uma explicação possível para a ocorrência dessas arritmias.
- A terapêutica utilizada deve ser individualizada e baseada na suspeição da presença de fatores de risco, tais como disfunção ventricular esquerda. Hipoxemia e distúrbios eletrolíticos e ácido-básicos devem ser corrigidos em todos os pacientes.
- Para taquicardia ventricular sustentada, dependendo da presença ou não de instabilidade clínica, pode-se utilizar cardioversão elétrica, amiodarona IV, lidocaína IV ou *overdrive pacing*.

Distúrbios de condução

- Bloqueios atrioventriculares (BAV) podem ser causados por *clearance* incompleto da solução de cardioplegia, drogas antiarrítmicas ou secundários ao procedimento cirúrgico.
- **A cirurgia que mais cursa com BAV é a troca de válvula aórtica e, nesse contexto, tendem a ser temporários.** Quando causados por trauma ou manipulação cirúrgica na área do nó atrioventricular (AV) ou feixe de His, podem ser temporários, mas costumam durar vários dias.
- A transecção completa do nó AV, durante a cirurgia de troca de válvula aórtica, é uma complicação bem estabelecida e leva a BAV permanente.
- Nessas condições, o paciente normalmente é admitido na UTI com a presença de marca-passo epicárdico. Existe uma necessidade de abordagem multiprofissional para o cuidado específico dos fios de marca-passo.
- É necessário que a sensibilidade/limiar do marca-passo sejam checados duas vezes ao dia rotineiramente, ou a cada 6 horas se houver dependência do dispositivo.

> **Principais fatores de risco para BAV permanente e potencial necessidade de implante de MP definitivo**
> - Nó AV ou anel valvar aórtico com calcificação extensa.
> - Aparecimento do BAV horas ou dias após a cirurgia.
> - Defeito de condução significativo presente no pré-operatório.

- Devem-se suspender as medicações que atuem negativamente na condução AV.
- A necessidade da utilização de marca-passo vai depender do mecanismo de escape e da adequação da FC.
- **Na ausência de calcificação excessiva, pode-se esperar pela recuperação dos BAV por até 10 a 14 dias antes do implante do MP definitivo. Entretanto, estudos mais recentes mostraram que aproximadamente 90% dos pacientes que se recuperam do BAV total, o fazem até o sétimo dia de pós operatório e por isso as diretrizes atuais sugerem esperar apenas 7 dias antes da definição sobre o marca-passo definitivo.**

Disfunções pulmonares

- A maioria dos pacientes é extubada entre 4 e 6 horas após o ato cirúrgico.
- Após a chegada à UTI, é fundamental a avaliação da posição do tubo orotraqueal/drenos e presença de pneumotórax/hemotórax na radiografia de tórax, gasometria arterial e cuidadoso exame físico pulmonar. Outro ponto que merece atenção é a avaliação de enfisema subcutâneo, que pode ser um sinal de escape aéreo por algum dreno.

> **Critérios para extubação do paciente no pós-operatório de cirurgia cardíaca**
> - Estabilidade hemodinâmica.
> - Ausência de sangramentos.
> - Ausência de complicações neurológicas e adequado nível de consciência.
> - Adequada troca gasosa.

- As principais **complicações pulmonares** são SARA/edema pulmonar (4,9%) e pneumonia (0,8%), excluídos os casos de atelectasia. A presença dessas complicações está associada a maior tempo de ventilação mecânica e maiores taxas de mortalidade. **O principal fator de risco é a disfunção ventricular pré-operatória, sendo mais importante que a disfunção pulmonar.**
- O manejo das disfunções pulmonares baseia-se em suporte ventilatório adequado, analgesia e fisioterapia respiratória. Não existem evidências de superioridade entre ventilação mecânica controlada a volume ou pressão, optando-se por este último nos casos associados a pressões elevadas e complacência pulmonar reduzida.
- A manobra de recrutamento alveolar em pacientes hipoxêmicos demonstrou ser segura e reduziu complicações pulmonares no pós-operatório de cirurgia cardíaca.

Preditores de ventilação mecânica prolongada (> 48 h)

- Baixo débito cardíaco.
- Hipoalbuminemia.
- Sangramentos.
- Complicações neurológicas.
- Infecção de corrente sanguínea.
- Fibrilação atrial com instabilidade hemodinâmica.
- Complicações intra-abdominais.
- Obesidade.
- Tempo de CEC prolongado.

Disfunção renal

- A insuficiência renal é um fator de risco independente para morbidade e mortalidade em curto e longo prazos no pós-operatório de cirurgia cardíaca. A incidência varia entre 2,9 e 7,7%, com um aumento do risco de morte que pode variar de oito a 27 vezes quando comparado ao dos pacientes que não desenvolvem insuficiência renal.

Principais fatores de risco para disfunção renal no pós-operatório de cirurgia cardíaca

- Idade > 75 anos.
- Insuficiência renal pré-operatória.
- Diabetes.
- Disfunção ventricular.
- Cirurgia de emergência.
- Tempo de CEC > 88 minutos.
- Sopro carotídeo.
- Baixo débito cardíaco.
- Reoperação.
- Sepse.
- Cirurgia combinada de revascularização e troca valvar.

- A maioria dos pacientes não apresenta sinais e sintomas ao diagnóstico, que é baseado quase sempre nos exames laboratoriais.

Manejo da insuficiência renal aguda no pós-operatório de cirurgia cardíaca

- Balanço hídrico: monitorar peso diário, diurese e aporte hídrico.
- Ressuscitação hemodinâmica: manter PAM > 70 mmHg, IC > 2,2 L/min/m² e ressuscitação volêmica adequada.
- Correção de hipervolemia: o uso de diuréticos de alça IV (p. ex., furosemida) está indicado para o tratamento da hipervolemia.
- Drogas nefrotóxicas: ajustar dose de antibióticos pela função renal. Evitar o uso de IECA e anti-inflamatórios não hormonais.
- Hemodiálise: a hemodiálise está indicada nos casos de acidose metabólica, hipercalemia, uremia e hipervolemia refratários. É importante ressaltar que não está isenta de efeitos adversos. Pode causar instabilidade hemodinâmica, hipoxemia, isquemia visceral e arritmias ventriculares. Além disso, altera a resposta imunológica, aumentando o risco de infecções. Portanto, sua indicação deve ser criteriosa. O método contínuo deve ser optado em pacientes hemodinamicamente instáveis ou com baixa reserva funcional.

Sangramento no pós-operatório

- Sangramento e coagulopatia são eventos comuns no pós-operatório de cirurgia cardíaca, especialmente em procedimentos com uso de CEC (Tabela 82.8).
- A melhor forma de monitoração do sangramento é a rigorosa observação do débito e aspecto dos drenos mediastinais e pleurais nas primeiras horas após o ato cirúrgico, bem como o controle de hemoglobina, pla-

Tabela 82.8. Fatores de risco para sangramento no pós-operatório de cirurgia cardíaca

Pré-operatórios	• Cirurgia de urgência Uso de antiagregantes e anticoagulantes
	• Uso crônico de corticoides
	• Discrasias sanguíneas
	• Hepatopatia
	• Cirurgia prévia
	• Idade avançada
	• Insuficiência renal
	• Infecção
Intraoperatórios	• Redução dos fatores de coagulação
	• Fibrinólise
	• Reversão inadequada da heparinização
	• Trombocitopenia
	• Dificuldade técnica

quetas e coagulograma seriados. Na chegada do paciente à UTI devem-se obter informações sobre a hemostasia na sala de cirurgia, dose de heparina utilizada, protamina, antifibrinolíticos e hemoderivados. Não há consenso em relação à definição de débito excessivo dos drenos. Normalmente, não excede 500 mL nas primeiras 24 horas. Caso o débito exceda 150 mL/h, sugerem-se seguir as orientações da Tabela 82.9.
- Observar se há indicação de reabordagem cirúrgica.

Indicação de reabordagem cirúrgica no tratamento de sangramento no pós-operatório de cirurgia cardíaca

- Taxas de sangramento maiores que 200 mL/h de 4 a 6 horas.
- Taxas de sangramento maiores que 1.500 mL em 12 h.
- Súbito aumento no débito dos drenos (300 a 500 mL).
- Suspeita clínica de tamponamento.

Infecções

- O aparecimento de complicações infecciosas no PO de cirurgia cardíaca está associado a altas taxas de morbidade e mortalidade.
- Infecção profunda da ferida operatória é uma complicação séria e dispendiosa, com taxas de mortalidade que variam de 15 a 20%, a despeito de terapêutica apropriada.
- **A obesidade é o principal fator de risco para o surgimento de deiscência esternal, com ou sem infecção, e após qualquer tipo de cirurgia cardíaca.**
- **Diabetes, utilização das duas artérias torácicas internas e a presença de insuficiência renal são outros fatores de risco comuns para o surgimento de infecção.**
- Tipos comuns de infecções no PO de cirurgia cardíaca: infecção da ferida operatória de retirada da veia safena, arterite relacionada à cateterização arterial, infecção da ferida esternal, mediastinite.

- Achados clínicos/laboratoriais: febre ou hipotermia, hiperemia e/ou calor e/ou rubor na ferida, drenagem de secreção pela ferida, deiscência, taquicardia/taquipneia, instabilidade esternal, leucocitose/leucopenia, presença de coleções em exames de imagem.
- A suspeita de presença de complicações infecciosas deve levar à rápida instituição de terapêutica apropriada. Culturas, tanto de material da ferida quanto sanguíneas, devem sempre ser colhidas. Guiar antibioticoterapia conforme resultado de culturas sempre que possível, ou de acordo com o perfil de organismos patogênicos da instituição, quando não for possível o isolamento do agente causador. Frequentemente será necessária associação de terapêutica cirúrgica (drenagem, desbridamento, terapia de feridas por pressão negativa, ressecção esternal e/ou outros). Em casos complicados existe a abordagem cirúrgica concomitante entre as equipes de cirurgia cardíaca e cirurgia plástica.

Disfunções gastrointestinais

- Morbidade abdominal ocorre em cerca de 0,2 a 5,5% dos pacientes em PO de cirurgia cardíaca, com taxa de mortalidade média de cerca de 33% sendo responsável, no total, por aproximadamente 15% de todos os óbitos dos pacientes de cirurgia cardíaca.

Tipos de complicações gastrointestinais no pós-operatório de cirurgia cardíaca

- Sangramento gastrointestinal.
- Isquemia mesentérica.
- Pancreatite.
- Colecistite.
- Íleo paralítico.
- Úlcera péptica perfurada.
- Insuficiência hepática.

Tabela 82.9. **Manejo de sangramento no pós-operatório de cirurgia cardíaca**

Medidas gerais	Aquecimento Administração de cálcio (cofator do sistema de coagulação)
Para sangramentos maiores que 150 mL/h	Ácido tranexâmico 2 g IV. Cada ampola tem 250 mg/5 mL; diluir 8 ampolas em 100 mL de SF 0,9% e infundir em 40 minutos Coleta de coagulograma e plaquetas Notificar a equipe cirúrgica
Se houver prolongamento do TTPa	Protamina 25 a 50 mg, IV, diluídos em 100 mL de soro fisiológico em 20 minutos Desmopressina: opção terapêutica para sangramentos associados à uremia ou à disfunção plaquetária (especialmente a deficiência do fator de Von Willebrand em pacientes com EAo) – dose de 0,3 µg/kg diluída em 50 mL de salina infundida em 15 minutos
Na persistência de sangramento:	Concentrado de plaquetas 1 U a cada 10 kg de peso se houver persistência de sangramento após antifibrinolítico. Normalmente se utiliza o valor < 100.000 para transfusão, porém em cirurgias com CEC, recomenda-se transfundir independentemente da contagem devido à disfunção plaquetária Se fibrinogênio < 150 mg/dL, administrar crioprecipitado 1 U a cada 10 kg
Na persistência de sangramento	Alargamento do INR: plasma fresco, 2 a 4 unidades ou complexo protrombínico (uso *off-label*) Discussão conjunta com equipe cirúrgica sobre risco-benefício de reabordagem cirúrgica, além da possibilidade de causa cirúrgica para o sangramento. Em alguns casos a presença de coágulo retido perpetua o consumo de fatores de coagulação e o sangramento. Ordenha dos drenos: não é isenta de complicações, realizar apenas na suspeita de obstrução por coágulos

- Causas de agressão aos órgãos abdominais durante cirurgia cardíaca: ateroembolismo, hipoperfusão causada após circulação extracorpórea, instabilidade hemodinâmica no perioperatório, levando a baixo fluxo sanguíneo, à isquemia da mucosa e à liberação de mediadores inflamatórios durante a CEC.

Fatores de risco para a ocorrência de complicações gastrointestinais no pós-operatório de cirurgia cardíaca

- Ventilação mecânica prolongada.
- Idade avançada.
- Fração de ejeção reduzida.
- Suporte inotrópico ou mecânico no perioperatório.
- Arritmias.
- Transfusões.
- Insuficiência renal.
- Reoperação.
- Cirurgia de emergência.

- A distensão abdominal é uma complicação frequente do pós-operatório de cirurgia cardíaca. A principal causa é a pseudo-obstrução colônica aguda (Síndrome de Ogilvie), e para esta condição a avaliação clínica, o diagnóstico e tratamento precoces reduzem o risco de perfuração. A apresentação clínica se caracteriza por distensão abdominal, redução dos ruídos hidroaéreos, dor abdominal, náuseas e vômitos. O diagnóstico é demonstrado por exame de imagem (radiografia de abdome ou tomografia de abdome) que mostra dilatação colônica. Um diâmetro cecal > 11 cm está associado a um elevado risco de perfuração.
- O manejo da pseudo-obstrução colônica aguda (síndrome de Ogilvie) inclui os seguintes passos:
  - avaliação sistemática para afastar o diagnóstico de obstrução mecânica, isquemia ou perfuração;
  - tratar condições clínicas agudas e infecção, se estiver presente;
  - correção de distúrbios hidroeletrolíticos, especialmente ácido-básicos;
  - sondagem nasogástrica;
  - avaliação de equipe de cirurgia do aparelho digestivo;
  - evitar/suspender medicamentos que reduzam o trânsito do trato gastrointestinal;
  - considerar neostigmina IV – possíveis efeitos adversos: bradicardia, assistolia, hipotensão, broncoespasmo, broncorreia;
  - na falência de tratamento conservador:
    - colonoscopia descompressiva;
    - descompressão cirúrgica.
- O diagnóstico precoce das complicações abdominais pode ser difícil, especialmente da isquemia intestinal. Alterações sugestivas de isquemia são: níveis bastante elevados de lactato, acidose metabólica persistente, leucocitose e íleo.

- Na suspeita clínica, devem-se utilizar precocemente os recursos complementares disponíveis para o diagnóstico e tratamento dessa afecção, como a colonoscopia, o estudo angiográfico intervencionista com dilatação ou infusão de papaverina e/ou intervenção cirúrgica.

Complicações neurológicas

- Acidente vascular cerebral é a mais grave e temida complicação neurológica no pós-operatório de cirurgia cardíaca.
- O desenvolvimento de AVC no pós-operatório da cirurgia de revascularização do miocárdio varia de 0,8 a 5% nos diferentes estudos.
- A maioria dos eventos ocorre nos primeiros 2 dias após a cirurgia. É importante ressaltar que muitos dos eventos têm apresentação silenciosa, em decorrência de microembolização, contribuindo para a disfunção cognitiva em longo prazo.

Fatores de risco para ocorrência de complicações neurológicas no pós-operatório de cirurgia cardíaca

- História de doença cerebrovascular.
- Doença arterial periférica.
- Diabetes.
- Hipertensão.
- Reoperação.
- Cirurgia de urgência.
- CEC prolongada.
- Politransfusão.
- Idade > 70 anos.
- Doença ateromatosa em aorta ascendente.
- Manipulação da aorta ascendente.
- Fibrilação atrial pós-operatória.
- Valvas metálicas.

Disfunções endocrinológicas

Glicemia

- A hiperglicemia é um fator de risco bem estabelecido para morbidade e mortalidade em pacientes no PO de cirurgia cardíaca. Ela provoca, direta ou indiretamente, disfunção endotelial, aumento da trombogênese, prejuízo na cicatrização, distúrbios hidroeletrolíticos, depressão do sistema imune, além de interferência negativa em outros sistemas como o pulmonar, o neurológico e o renal.
- O controle glicêmico adequado pode diminuir as taxas pós-operatórias de infecção, principalmente mediastinite. Esse efeito benéfico pode ser visto tanto em pacientes diabéticos como em não diabéticos que apresentem níveis glicêmicos alterados no PO. Recomendamos um alvo terapêutico de glicemia < 150 mg/dL. Sugerimos iniciar bomba de insulina após duas glicemias acima de 180 mg/dL.

- Protocolos agressivos de controle glicêmico podem aumentar o risco de hipoglicemia, cujos efeitos em longo prazo ainda não foram demonstrados por estudos clínicos de larga escala nesta população.

Insuficiência adrenal

- Complicação presente em até 0,1% dos pacientes submetidos à cirurgia cardíaca e que pode ser exacerbada pela circulação extracorpórea.
- Pacientes usuários crônicos de corticoterapia devem receber reposição de dose de estresse para evitar crise adrenal; como a cirurgia cardíaca é considerada um estresse grave, deve-se repor hidrocortisona 50 mg, IV, de 6/6 h.
- Em caso de suspeita clínica, a coleta de exames laboratoriais (teste do ACTH e coleta do cortisol) não deve retardar o início do tratamento, que deve ser imediato.

Disfunção tireoidiana

- Os níveis séricos de T_3 livre no PO de cirurgia cardíaca estão frequentemente reduzidos. A despeito de seus efeitos benéficos sobre o débito cardíaco e sobre a resistência vascular sistêmica, não há na literatura, até o presente momento, dados convincentes de que a reposição desse hormônio traga benefícios. Parece que a reposição de T_3 no PO de pacientes com função tireoidiana normal no pré-operatório deve ser reservada aos casos de baixo débito refratário.
- Para pacientes que recebiam hormônio tireoidiano no pré-operatório, deve-se reiniciar a reposição dele o mais precocemente possível no PO.

■ Conclusões

- A cirurgia cardíaca incorporou o avanço tecnológico das últimas décadas e constitui uma modalidade terapêutica de baixa mortalidade. Entretanto, complicações são frequentes e a redução da morbimortalidade está associada a um trabalho multiprofissional envolvendo enfermeiros, técnicos, fisioterapeutas, psicólogos e nutricionistas.
- O exame clínico ainda é essencial na avaliação do pós-operatório, assim como é fundamental uma equipe multiprofissional que atue em conjunto para a detecção precoce e o tratamento de complicações.

■ Casos clínicos

Caso clínico 1

Paciente com 61 anos, sexo masculino, admitido na UTI após cirurgia de revascularização do miocárdio em que foram anastomosados um enxerto de artéria mamária para descendente anterior, um enxerto de safena para artéria marginal esquerda e um enxerto de veia safena para artéria coronária direita. Antecedentes de hipertensão arterial e diabetes *mellitus* em uso de hipoglicemiantes orais, ex-tabagista. Exames pré-operatórios demonstraram creatinina 0,8 mg/dL, ecocardiograma com FEVE 60% e disfunção diastólica grau I. Cirurgia sem intercorrências, tempo de circulação extracorpórea de 85 minutos, não recebeu hemoderivados. Qual é a prescrição padrão do pós-operatório imediato?

1. Dieta zero até 6 horas após extubação.
2. Cefuroxima 750 mg 6/6 h por 24 horas.
3. Omeprazol 40 mg IV uma vez ao dia.
4. Dipirona 1 g IV 6/6 horas.
5. AAS 100 mg VO/SNG em até 6 horas após admissão.
6. Tramadol 50 mg IV 8/8 h se tiver dor.
7. ECG e radiografia de tórax à admissão e uma vez ao dia.
8. Hemograma/plaquetas/coagulograma/AST/ALT/bilirrubinas/U/Cr uma vez ao dia.
9. Gasometria arterial e venosa/lactato arterial à admissão e a cada 6 horas. A frequência de avaliação pela gasometria é variável conforme a evolução clínica do paciente. Pacientes hemodinamicamente instáveis ou que evoluem com sangramento necessitarão de avaliação mais frequente de parâmetros de perfusão demonstrados pela gasometria.

Caso clínico 2

Paciente com 57 anos, sexo feminino, admitida no pós-operatório de revascularização do miocárdio (um enxerto de mamária para DA e um de safena para Mg). Tempo de CEC 58 minutos, anóxia 37 minutos. Antecedentes de HAS, dislipidemia e hipotireoidismo. Previamente à cirurgia cardíaca, internação na UCO por IAM sem supra de ST, onde realizou um CATE que demonstrou lesão 80% em terço proximal de DA, 70% CX médio e 30% CD. Recebeu clopidogrel em outro serviço, última dose há 3 dias. Cirurgia sem intercorrências, relato de sangramento difuso discreto revertido após administração de protamina.

Na primeira hora de pós-operatório imediato na UTI apresentou sangramento com débito de 50 mL pelo dreno mediano e 100 mL pelo dreno pleural esquerdo.

> Neste primeiro momento, é importante que seja avaliado o aspecto da drenagem (presença de coágulos, débito por hora ou débito contínuo/intermitente pelos drenos). Algumas medidas gerais podem ser instituídas, tais como: aquecimento, administração empírica de cálcio e correção de acidose). À admissão é solicitada uma avaliação laboratorial da hemostasia, mais comumente contagem de plaquetas e coagulograma. Em centros com maiores recursos, é desejável a realização de tromboelastograma. Na suspeita de sangramento é importante a interação com a equipe cirúrgica para que seja realizada uma avaliação conjunta e todos estejam cientes de uma possível reabordagem cirúrgica.

Após as medidas iniciais, paciente apresentou diminuição aparente da velocidade de drenagem, entretanto manifestou um débito adicional na segunda e terceira horas de PO de 150 mL pelo dreno mediano e 100 mL pelo dreno pleural esquerdo. Exames laboratoriais: contagem plaquetária de 180.000, INR 1,6 e relação TTPa 1,2.

Na persistência de sangramento, algumas medidas adicionais tornam-se necessárias. A fibrinólise é uma das causas mais comuns de sangramento perioperatório na nossa prática e muitas vezes tratamos empiricamente com antifibrinolíticos, mesmo na ausência de comprovação diagnóstica com tromboelastograma. Em cirurgias com CEC existe o potencial do DDAVP auxiliar no tratamento da disfunção plaquetária, apesar de não haver um forte grau de evidência. Estas medidas farmacológicas são utilizadas visando controlar o sangramento e evitar a exposição do paciente a hemoderivados. Quando houver prolongamento da TTPa, infere-se que seja efeito residual da heparina utilizada durante a CEC. Está recomendada neste caso a administração de protamina.

Na quarta hora, paciente apresentou melhora do sangramento, mas ainda um débito de 50 mL pelo dreno pleural esquerdo e 100 mL pelo dreno mediano.

Neste momento, é importante considerar que o paciente fez uso de clopidogrel e sua cirurgia teve que ser realizada antes do tempo recomendado de 5 dias. Recomenda-se neste caso a administração de concentrado de plaquetas, independentemente da sua contagem laboratorial.

Paciente evoluiu com melhora completa do sangramento pós-operatório, estabilidade hemodinâmica e extubação com sucesso. Alta da UTI no segundo PO.

É importante ressaltar que o paciente apresentou alargamento do INR que não necessitou de administração de plasma fresco ou complexo protrombínico para o controle do sangramento. Na nossa prática, não recomendamos o tratamento imediato com plasma fresco congelado, visto que na fisiopatologia do sangramento perioperatório, os níveis de trombina normalmente se encontram adequados.

■ Leitura sugerida

- Gillinov AM, Bagiella E, Moskowitz AJ, et al. Rate Control versus Rhythm Control for Atrial Fibrillation after Cardiac Surgery. N Engl J Med. 2016;374:1911-1921.
- Hajjar LA, Vincent JL, Galas FR, et al. Transfusion requirements after cardiac surgery: the TRACS randomized controlled trial. JAMA. 2010;304:1559.
- Kozek-Langenecker SA, Ahmed AB, Afshari A, et al. Management of severe perioperative bleeding: guidelines from the European Society of Anaesthesiology. Eur J Anaesthesiol. 2017;34:332-395.
- Leme, AC, Hajjar LA, Volpe MS, et al. Effect of Intensive vs Moderate Alveolar Recruitment Strategies Added to Lung-Protective Ventilation on Postoperative Pulmonary Complications. JAMA. 2017;317(14):1422-1432.
- Murphy GJ, Pike K, Rogers CA, et al. Liberal or Restrictive Transfusion after Cardiac Surgery. N Engl J Med. 2015;372:997-1008.

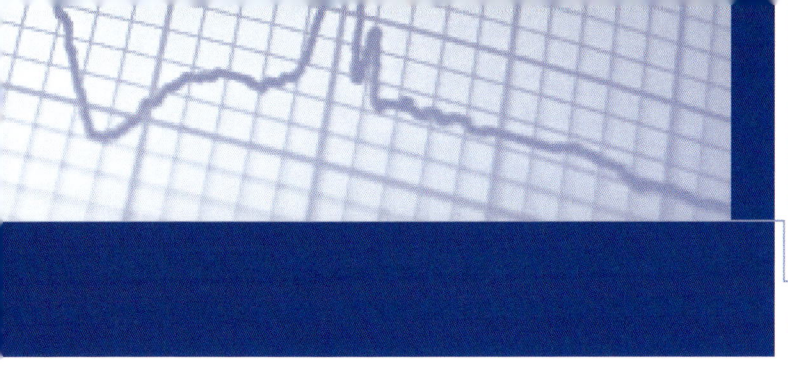

capítulo 83

Balão Intra-aórtico

• Cristiano Guedes Bezerra • Eduardo França Pessoa de Melo • Fábio Augusto Pinton

■ Introdução

- Introduzido há mais de 50 anos, o balão intra-aórtico (BIA) ainda é o **dispositivo de suporte circulatório mais utilizado no mundo para o tratamento do choque cardiogênico.**
- A mortalidade no grupo de pacientes com infarto agudo do miocárdio (IAM) e choque cardiogênico ainda é alta, sendo cerca de 55% no estudo GUSTO-1 (1997) e de 54,6% no APEX-AMI (2011).
- De acordo com dados do registro TBRIDGE (*The Brazilian Registry of Intra-aortic balloon pump in Decompensated heart failure – Global Evaluation*), que incluiu pacientes com miocardiopatia avançada em choque cardiogênico tratados com BIA em unidade de terapia intensiva de hospital quaternário brasileiro, a mortalidade em 30 dias foi de 36,1%, sendo que a mortalidade intra-hospitalar foi de 75%, com redução drástica para 29% se os pacientes fossem submetidos a transplante cardíaco.
- Apesar de não haver na literatura estudos randomizados que demonstrem redução de mortalidade, o BIA é frequentemente indicado em pacientes com IAM e instabilidade hemodinâmica, em que se espera recuperação do miocárdio atordoado. Por outro lado, sua utilização na insuficiência cardíaca (IC) avançada é controversa, porém está associada à estabilização clínica e manutenção da perfusão tecidual durante as fases avançadas da doença, podendo ser indicado como ponte para recuperação ou transplante cardíaco.
- Com a correta seleção dos pacientes e início precoce da terapia com BIA, um benefício significativo a muitos pacientes com disfunção ventricular esquerda é atingido.
- O funcionamento do BIA é baseado no princípio da contrapulsação, em que o sangue é impulsionado também durante a diástole e o desempenho ventricular esquerdo é facilitado pela deflação do BIA imediatamente antes da próxima sístole ventricular.
- Este dispositivo pode ser inserido, de forma rápida e percutânea, na sala de hemodinâmica, no centro cirúrgico ou ambiente de terapia intensiva (à beira do leito) por equipe habilitada.

■ Mecanismo de ação

- A insuflação do BIA durante a diástole aumenta a perfusão coronariana e a oferta de oxigênio, ao passo que sua desinsuflação imediatamente antes da próxima sístole ventricular diminui subitamente a pós-carga, facilitando o trabalho cardíaco, aumentando a ejeção ventricular e diminuindo a tensão nas paredes do ventrículo esquerdo (VE) e o consumo de oxigênio (Tabela 83.1).
- Portanto, a terapia de contrapulsação exerce efeitos benéficos tanto na sístole quanto na diástole.

Tabela 83.1. **Mecanismo de ação do BIA**

Insuflação na diástole	Desinsuflação na sístole
Aumento da pressão diastólica na raiz da aorta	Redução da pós-carga por efeito de "vácuo"
Aumento da perfusão coronária	Redução do trabalho cardíaco e do consumo miocárdico de O_2
Aumento da oferta de O_2 ao miocárdio	Aumento do débito cardíaco

Balão Intra-aórtico

■ Indicações e contraindicações

Indicações (Tabela 83.2)

Síndrome coronária aguda
- Angina instável refratária
- Angina pós-IAM
- Complicações do IAM (comunicação interventricular, insuficiência mitral importante com ou sem ruptura de cordoalha)
- Suporte para procedimentos diagnósticos ou terapêuticos na sala de hemodinâmica
- Arritmias ventriculares refratárias relacionadas à isquemia

Cirurgias cardíacas e não cardíacas em pacientes com disfunção sistólica importante do VE (indicação em casos excepcionais)
- Suporte profilático para cirurgia cardíaca (Figura 83.1)
- Desmame de circulação extracorpórea
- Pós-operatório de cirurgia cardíaca
- Suporte profilático para cirurgias não cardíacas de grande porte
- Ponte para dispositivos de assistência ventricular de longa permanência

Miocardiopatia isquêmica ou não isquêmica
- Choque cardiogênico
- IC refratária ao tratamento clínico
- Ponte para o transplante cardíaco
- Contusão cardíaca com disfunção ventricular esquerda

Contraindicações

Insuficiência aórtica (IAo) importante
Dissecção/aneurisma de aorta abdominal e torácica.
Calcificação aortoilíaca importante ou doença arterial periférica grave
Diátese hemorrágica
Trombocitopenia grave

- Com a insuflação do BIA na diástole ocorre aumento da pressão na raiz da aorta e se a válvula aórtica não for competente ocorre piora da regurgitação aórtica, sobrecarga do ventrículo esquerdo e piora hemodinâmica e da congestão pulmonar. É importante ressaltar que o **refluxo aórtico discreto não é contraindicação ao uso do BIA.**

Tabela 83.2. **Diretriz de assistência circulatória mecânica da Sociedade Brasileira de Cardiologia – 2016**

Recomendações para implante de BIA	Classe	Nível de evidência
Choque cardiogênico pós-IAM	IIa	B
Complicação mecânica pós-IAM com choque cardiogênico	IIa	C
Angina refratária após tratamento clínico otimizado	IIa	C
Choque cardiogênico em miocardiopatia crônica isquêmica ou não isquêmica	IIa	C
Suporte em intervenções de pacientes de alto risco cardíaco	IIb	C

■ Técnica de inserção

- Precauções de barreira máxima: campos estéreis amplos – cobrir todo o corpo do paciente, máscara, gorro, avental, lavar as mãos com degermante.
- Após anestesia local, puncionar com uma agulha 18 gauge, em um ângulo de 45°, a artéria femoral comum,

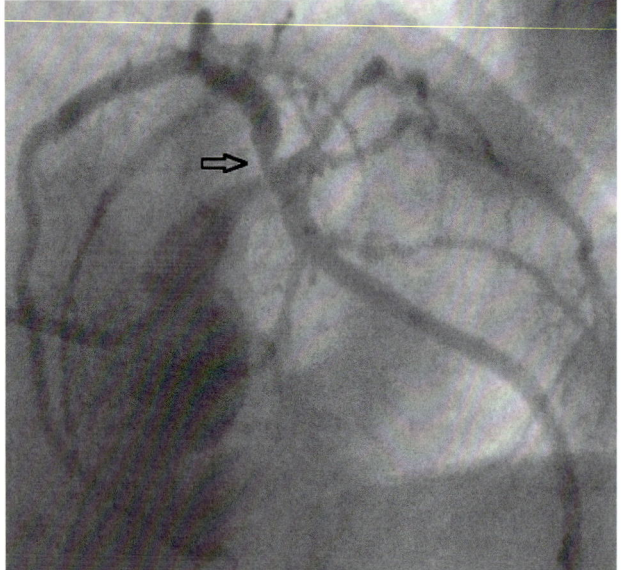 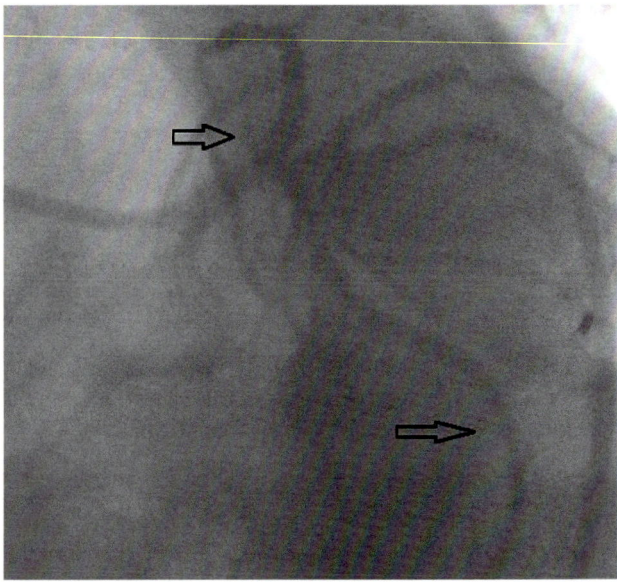

Figura 83.1. Uso do BIA durante angioplastia de alto risco em paciente com disfunção ventricular esquerda grave e lesão de tronco da coronária esquerda trifurcado distal e artéria descendente anterior. Setas indicam a lesão-alvo antes e após angioplastia e o BIA insuflado (chamar atenção para a marca radiopaca na extremidade distal do BIA).

cerca de 2 cm abaixo do ligamento inguinal (espinha ilíaca anterossuperior e tubérculo púbico), lembrando as possíveis complicações relacionadas à técnica da punção (**a punção alta pode ocasionar hematoma retroperitoneal, ao passo que a punção baixa pode estar associada a pseudoaneurisma**).
- Após punção, deve-se avançar o fio-guia pela agulha até o nível aproximado da aorta torácica proximal, remover a agulha (deixando apenas o fio-guia) e fazer pequena incisão local com o bisturi.
- É importante ressaltar que se houver qualquer dificuldade ou resistência ao avanço do fio-guia, este não deve ser forçado, sendo recomendada a utilização da fluoroscopia (raios X) ou de guias hidrofílicos dedicados no laboratório de hemodinâmica.
- O tamanho do balão deve ser escolhido de acordo com a altura do paciente, conforme orientações do fabricante.

Técnica de inserção do BIA com introdutor
- Avançar o introdutor acoplado no dilatador pelo fio-guia.
- Avançar o BIA através do fio-guia por dentro do introdutor apenas após visualizar o fio-guia na extremidade distal do BIA. Deve-se ter certeza de que toda a membrana do BIA está livre da borda proximal do introdutor.
- Após localização correta do BIA (por meio de radiografia de tórax ou medições feitas previamente ao procedimento), suturar o introdutor e o "Y" na pele e avançar a capa de segurança até o introdutor.
- A ponta do BIA deve ser posicionada cerca de 2 cm distalmente à artéria subclávia esquerda.
- Em caso de passagem à beira do leito, deve-se medir a distância entre o ângulo de Louis, cicatriz umbilical e obliquamente em direção à artéria femoral.
- **Na radiografia de tórax visualiza-se a ponta radiopaca do BIA entre o segundo e o terceiro espaços intercostais (aproximadamente na altura da carina da traqueia). Se o BIA estiver muito inserido, pode ocorrer prejuízo do fluxo para a artéria subclávia esquerda, ao passo que se estiver pouco inserido pode ocorrer diminuição do desempenho de suporte circulatório, portanto, seu posicionamento deve ser acompanhado com radiografias de tórax.**

Técnica de inserção do BIA sem introdutor
- Antes da punção é preciso aplicar anestesia local e divulsionar a pele e o tecido subcutâneo para diminuir aderências no momento em que o BIA é inserido.
- Após punção e inserção do fio-guia, avançar o BIA apenas após visualizar o fio-guia na extremidade distal do BIA.
- Após localização correta do BIA (por meio de radiografia de tórax ou medições feitas previamente ao procedimento), suturar o "Y" na pele e avançar a capa de segurança.

Ciclagem
- O sistema precisa de um sinal (*trigger*) para identificar o início do ciclo cardíaco e coordenar a contrapulsação. O modo de ciclagem preferido é pelo eletrocardiograma (ECG) (o sistema usa a onda R como *trigger*).
- A insuflação do BIA ocorre no início da diástole e a desinsuflação, um pouco antes da sístole ventricular. A insuflação máxima do BIA com 40 cc alcança 15 mm de diâmetro e preenche 70 a 80% da luz da aorta, "deslocando" o sangue proximalmente e aumentando as perfusões cerebral e coronariana e a pressão diastólica.
- A desinsuflação imediatamente antes da sístole cardíaca resulta em diminuição de consumo de oxigênio e aumento de débito cardíaco por diminuição de pós-carga.

Ajustes e funcionamento do BIA
- A insuflação e a desinsuflação devem ser bem sincronizadas com o ciclo cardíaco, que é monitorado continuamente pelas curvas de ECG e de pressão arterial (PA).
- A insuflação do BIA ocorre no início da diástole (nó dicrótico da curva de pressão arterial). Um "V" profundo deve ser observado no nó dicrótico da curva de pressão arterial quando o balão infla.
- Com a insuflação do balão, a pressão diastólica aórtica aumenta e um segundo pico de pressão é observado (o chamado aumento diastólico, que é idealmente maior que a pressão sistólica).
- Para avaliar o funcionamento do BIA e otimizar o sincronismo preciso, é necessário observar o traçado da curva de pressão arterial e conhecer seus efeitos hemodinâmicos (Tabela 83.3).
- O BIA normofuncionante resultará em redução da pressão sistólica assistida, redução da pressão diastólica final assistida e o pico do aumento diastólico será maior que a pressão sistólica não assistida, como se pode observar na Figura 83.2.

Balão Intra-aórtico

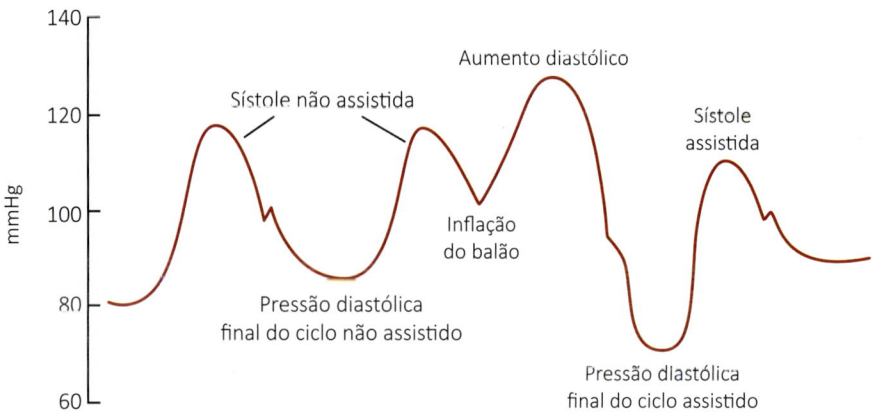

Figura 83.2. BIA normofuncionante resulta em redução da pressão sistólica assistida, redução da pressão diastólica final assistida e o pico do aumento diastólico será maior que a pressão sistólica não assistida.

Tabela 83.3. Efeitos indesejáveis do BIA – Ajuste inadequado de ciclagem

Ajuste inadequado	Curva pressórica	Efeitos
Insuflação precoce	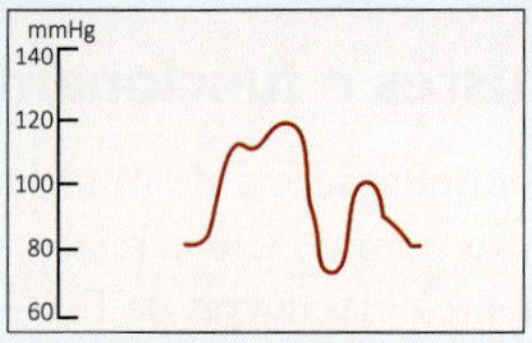	• Sístole cardíaca contra o balão insuflado • Aumento da pós-carga • Aumento do consumo miocárdico de O_2 • Redução do débito cardíaco
Desinsuflação precoce	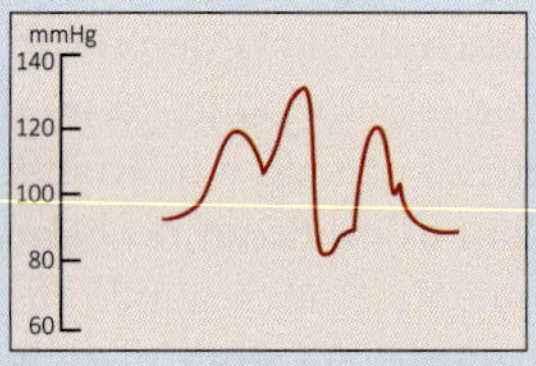	• Redução do tempo de aumento diastólico • Queda na PA diastólica com reversão de fluxo nas carótidas e coronárias • Isquemias cerebral e miocárdica
Insuflação tardia	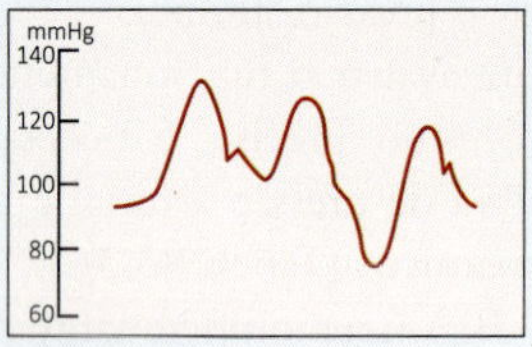	• Redução do aumento diastólico • Redução da perfusão coronária • Redução da efetividade da assistência circulatória
Desinsuflação tardia	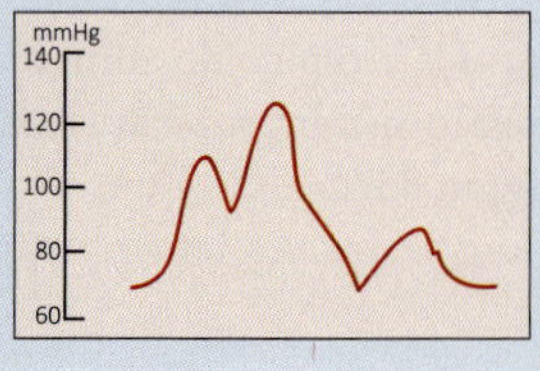	• Sístole cardíaca contra o balão insuflado • Aumento da pós-carga • Aumento do consumo miocárdico de O_2 • Redução do débito cardíaco

Adaptado de Trost JC, et al., 2006.

Fatores que interferem no aumento diastólico

Relacionados à ciclagem.
Diminuição do volume sistólico (taquicardia ou baixa fração de ejeção).
Aumento da resistência vascular periférica.
Drogas vasoativas.
Temperatura corporal.
BIA dentro do introdutor.
Posição inadequada.
Dobra no cateter.
Vazamento de gás pela membrana do BIA.
Baixo suprimento de hélio.

Complicações

- Com o desenvolvimento da tecnologia e preparo da equipe, as complicações vêm diminuindo perfazendo uma incidência de apenas 6,2% no registro Benchmark (1997-2005) com 37 mil pacientes, sendo 2,6% de sangramento em local de punção, 2,5% por isquemia de membro inferior e 1% de outras complicações.
- Os fatores de risco para isquemia de membro inferior após BIA são idade acima de 75 anos, doença vascular periférica, diabetes *mellitus*, sexo feminino, superfície corporal diminuída (< $1,65\ m^2$).

Complicações

Sangramento local.
Hematoma de retroperitônio.
Isquemia de membro inferior e amputação.
Dissecção ou ruptura de aorta.
Infecção (na ausência de outro foco provável para um quadro febril, considerar remover o BIA e trocar o sítio de inserção).
Trombocitopenia.
Ruptura do balão.

Manejo

Quais cuidados tenho que tomar com o meu paciente com BIA?

O paciente deve permanecer em decúbito horizontal com o membro inferior restrito.
Ao trocar curativo do sítio de inserção, pesquisar sinais de sangramento ou secreção que possam sugerir infecção.
Avaliar sinais de isquemia do membro inferior a cada 6 horas (checar pulso, utilizar Doppler, avaliar cor e temperatura do membro).
Verificar hemograma com plaquetas, coagulograma (avaliar hemólise, plaquetopenia, ação de anticoagulantes).
Checar sinal do eletrocardiograma e a atuação do BIA nas curvas de pressão para avaliar efeito hemodinâmico do mesmo e escolher modo de ciclagem ótimo para o paciente.
Checar a quantidade de gás hélio no monitor do BIA.
Avaliar a posição da ponta radiopaca do cateter de BIA a cada 12-24 horas na radiografia de tórax.

Retirada e desmame

Quando e como fazer o desmame do BIA?

1. Após melhora dos parâmetros de macro-hemodinâmica (diurese, pressão arterial, frequência cardíaca, perfusão tecidual) e micro-hemodinâmica (saturação venosa central, lactato, *base excess*, CO_2 *gap*, bicarbonato), pode-se começar a diminuir o suporte mecânico.
2. Inicialmente, é recomendado que seja diminuída a dose de inotrópico pela metade para possível *backup* após desligado o suporte circulatório mecânico.
3. O suporte com BIA pode ser diminuído de duas formas, sendo a primeira a mais usada rotineiramente: diminuir a frequência da assistência (1:2, 1:4, 1:8) ou a intensidade da assistência (grau de insuflação do BIA).
4. Com o paciente em uso de doses no máximo moderadas de inotrópicos (p. ex., dobutamina 10 µg/kg/min), passa-se o BIA para 1:2 e, após 3 a 6 horas, reavaliam-se os parâmetros de macro e micro-hemodinâmica e, se houver boa tolerância, prossegue-se o desmame, deixando o BIA em 1:3 por mais 3 a 6 horas. Caso ocorra evolução favorável após diminuição do suporte (BIA 1:3, dobutamina em doses moderadas), o BIA poderá ser retirado. Ou seja, durante o desmame do suporte circulatório deve-se deixar o BIA em 1:2 ou 1:3 por apenas 6-12 horas, devendo, ao final do período, o BIA ser retirado se desmame bem tolerado ou retornar à assistência em 1:1 para se tentar desmame posteriormente.
5. Alguns serviços utilizam heparina não fracionada (HNF) em dose plena por causa do possível efeito pró-trombótico que o BIA pode apresentar. Se esse for o caso, o ideal é manter a HNF ligada enquanto o BIA estiver em 1:2 e 1:3, já que o risco de trombose é maior nesse momento.
6. Após desligar HNF e avaliar as provas de coagulação, deve-se tracionar o cateter até travar no introdutor, retirando o conjunto cateter-introdutor, pressionando a artéria femoral.
7. Permitir um jato de sangue para drenagem de possíveis coágulos e comprimir por cerca de 30 minutos proximalmente à punção. É importante ressaltar que **nunca se deve tentar retirar o BIA através do introdutor, uma vez que ele entra pelo introdutor, porém não consegue sair através dele**. O paciente deve ficar em repouso por 6 horas após a retirada.

O BIA na miocardiopatia avançada

- Os pacientes coronariopatas em choque cardiogênico habitualmente recebem assistência circulatória com BIA no laboratório de hemodinâmica. Por sua vez, os pacientes com IC avançada encontram-se internados na unidade de terapia intensiva (UTI) sob suporte de inotrópicos, vasopressores e, por vezes, ventilação mecânica e terapia substitutiva renal.
- Uma das vantagens do BIA é que esse dispositivo pode ser inserido à beira do leito, em ambiente de terapia intensiva, por médicos habilitados em pacientes que necessitam de aumento de suporte hemodinâmico.

- O registro brasileiro TBRIDGE incluiu 223 pacientes com miocardiopatia avançada (fração de ejeção do ventrículo esquerdo de 24 ± 10%, sendo 30% acometidos por doença de Chagas) internados em UTI cardiológica que receberam suporte circulatório com BIA.
- Analisou-se a mortalidade em 30 dias, bem como variações na saturação venosa central de oxigênio (SVO_2), lactato arterial e uso de fármacos vasoativos 48 horas após instalação do dispositivo. Em comparação à pré-instalação do BIA, após a instalação houve aumento da SVO_2 (51% vs. 66%, p < 0,001) e no uso de nitroprussiato (34% vs. 48%, p < 0,001), além de redução do lactato (31 vs. 17 mg/dL, p < 0,001) e no uso de vasopressores (36% vs. 26%, p = 0,003). A sobrevida em 30 dias foi de 69%, com menor mortalidade nos pacientes chagásicos comparativamente aos não chagásicos (p = 0,008). A terapia de contrapulsação aórtica mostrou-se opção eficaz de suporte circulatório mecânico para pacientes em espera do transplante cardíaco, possibilitando a mudança no perfil de fármacos vasoativos e melhora da perfusão tecidual.

Suporte circulatório no infarto com supra e choque cardiogênico

- Em pacientes sem complicação mecânica, o uso rotineiro do BIA no cenário de IAM com supra e choque cardiogênico não está relacionado a melhores desfechos clínicos. Porém, seu uso deve ser considerado para suporte hemodinâmico em pacientes selecionados, como no choque cardiogênico de rápida evolução, refratário a drogas vasoativas, insuficiência mitral importante ou CIV peri-infarto.
- Apesar de pequeno estudo exploratório não ter mostrado benefício do Impella® em relação ao BIA em pacientes com IAM e choque cardiogênico, seu uso pode ser considerado individualmente em pacientes hipotensos não respondedores a inotrópicos, volume e terapia com BIA como ponte para recuperação do miocárdio atordoado, ponte para transplante cardíaco ou uso de dispositivos de assistência circulatória de longa permanência.
- O estudo IABP SHOCK II randomizou 600 pacientes com IAM e choque cardiogênico para receber BIA ou placebo, além de todo o tratamento padrão usado nesta situação. O *endpoint* primário foi mortalidade em 30 dias. Observou-se que não houve diferença de mortalidade com o uso do BIA. Quando avaliados os vários desfechos secundários (função renal, níveis de lactato, escores de prognóstico, etc.) também não foram encontradas diferenças significativas.
- A diretriz da Sociedade Europeia de Cardiologia (ESC 2017) para manejo do infarto com supra faz as seguintes recomendações: o uso do BIA deve ser considerado em pacientes com instabilidade hemodinâmica/choque cardiogênico devido a complicações mecânicas do infarto (classe de recomendação IIa, nível de evidência C); o uso de suporte circulatório mecânico de curta duração pode ser considerado em choque refratário (classe de recomendação IIb, nível de evidência C); o BIA não deve ser utilizado de forma rotineira (classe III, nível de evidência B).

Impella®

- É um dispositivo de suporte circulatório avançado que pode ser inserido no laboratório de hemodinâmica.
- Tem a finalidade de melhorar o débito cardíaco, a perfusão coronariana e tecidual, além de diminuir o trabalho miocárdico (MVO_2) e o consumo de oxigênio.
- Composto por uma bomba de fluxo axial contínuo, sua porção distal é colocada na cavidade ventricular esquerda e sua porção proximal, na aorta ascendente (por onde é ejetado parte do débito cardíaco). Permite fluxos de 2,5 L/min (Impella® 2.5), 4 L/min (Impella® CP) ou 5,0 L/min (Impella® 5.0). No Brasil, atualmente, o modelo disponível é o Impella® CP.
- É realizada a canulação da artéria femoral seguida da passagem retrógrada do dispositivo pela válvula aórtica e do posicionamento da bomba microaxial na aorta ascendente por fluoroscopia. É necessária a anticoagulação plena com HNF. O tempo de permanência com o dispositivo pode ser de até 4-7 dias.
- Suas indicações são semelhantes às do BIA, recebendo destaque para choque cardiogênico pós-IAM, assistência durante cirurgia cardíaca e na angioplastia de alto risco.
- A angioplastia de alto risco é caracterizada pelo grande território miocárdico em risco durante abordagem (lesões de tronco, multiarteriais com oclusões crônicas, lesões calcificadas que necessitam de aterectomia) e pela baixa reserva miocárdica (disfunção ventricular esquerda importante). Na angioplastia de alto risco o procedimento é feito sob suporte circulatório e este é retirado imediatamente após o término ou nas 6-12 horas seguintes. O uso do Impella® CP nesses pacientes tem a finalidade de prevenir instabilidade hemodinâmica no procedimento devido à manipulação de cateteres e materiais durante o tratamento, podendo reduzir eventos adversos durante e após o procedimento e facilitar uma revascularização completa (Figura 83.3).
- Dentre as angioplastias de alto risco destaca-se a intervenção no tronco da coronária esquerda devido ao grande território de isquemia em risco. O exemplo clássico é a lesão de tronco distal, que envolve a bifurcação entre as artérias descendente anterior e circunflexa, com associação de oclusão crônica da artéria coronária direita em paciente com disfunção ventricular esquerda, na qual a utilização de suporte hemodinâmico com BIA ou Impella® pode ser benéfica.
- Alguns trabalhos mostram superioridade desse dispositivo em relação ao BIA. Nos registros americanos multicêntricos (USpella) em pacientes com IAM, esse

dispositivo se mostrou eficaz em otimizar a hemodinâmica dos pacientes nos quais a terapia convencional foi insuficiente para suporte adequado (88% após revascularização miocárdica, 88% após uso de altas doses de inotrópicos e 68% após uso de BIA). O Impella® melhorou a IC de 1,9 para 2,5 L/min/m², a PAM de 73 para 87 mmHg, e a fração de ejeção de 29 para 37%.

- A superioridade do Impella® em relação ao BIA precisa ser mais bem demonstrada, mas esse dispositivo parece ser uma alternativa interessante a ser usada em pacientes que não respondem bem à terapêutica habitual, inclusive com o suporte do BIA.

- Suas contraindicações são: trombo mural no VE, prótese aórtica mecânica, estenose aórtica grave; insuficiência aórtica moderada a importante; doença arterial periférica grave, disfunção importante de ventrículo direito, comunicação interatrial ou comunicação interventricular (CIV), incluindo CIV pós-IAM; ruptura de parede livre de VE e tamponamento cardíaco.

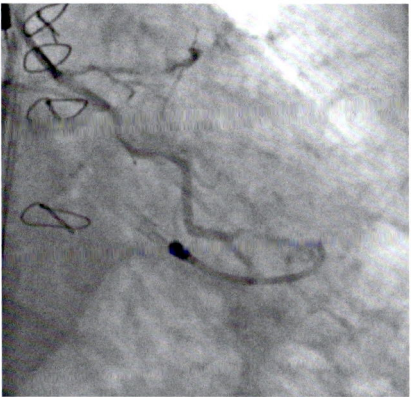 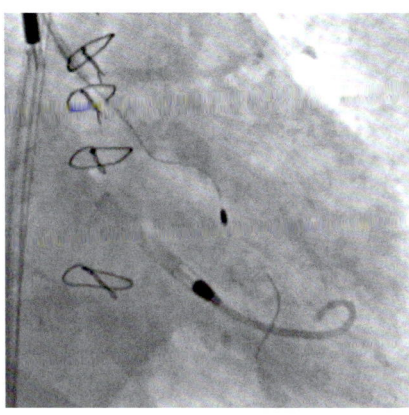 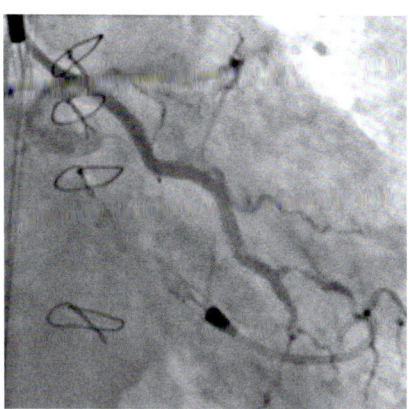

Figura 83.3. Uso do Impella® CP durante angioplastia de alto risco com aterectomia rotacional em paciente revascularizado, com disfunção ventricular esquerda grave e lesão calcificada de tronco da coronária esquerda e artéria circunflexa. As fotos representam, respectivamente: A. angiografia pré-intervenção mostrando lesão acentuada de artéria circunflexa tortuosa e calcificada; B. uso da aterectomia rotacional (*rotablator*) para tratamento da acentuada calcificação coronária; e C. resultado final da angioplastia após implante de *stents*.

▪ Leitura sugerida

- Anderson RA, Ohman EM, Holmes DR Jr, et al. Use of intra-aortic balloon counterpulsation in patients presenting with cardiogenic shock: observations from the GUSTO-I Study. Global utilization of streptokinase and TPA for occluded coronary arteries. J Am Coll Cardiol. 1997;30:708-15.
- Ayub-Ferreira SM, Souza Neto JD, Almeida DR, Biselli B, Avila MS, Colafranceschi AS, et al. Diretriz de Assistência Circulatória Mecânica da Sociedade Brasileira de Cardiologia. Arq Bras Cardiol. 2016;107(2 Supl. 2):1-33.
- Bezerra CG, Adam EL, Baptista ML, Ciambelli GS, Kopel L, Bernoche C, et al. Aortic Counterpulsation Therapy in Patients with Advanced Heart Failure: Analysis of the TBRIDGE Registry. Arq Bras Cardiol. 2016 Jan;106(1):26-32.
- Briguori C, Sarais C, Pagnotta P, et al. Elective versus provisional intra-aortic balloon pumping in high-risk percutaneous transluminal coronary angioplasty. Am Heart J. 2003;145:700-7.
- Chen EW, Canto JG, Parsons LS, et al. Relation between hospital intra-aortic balloon counterpulsation volume and mortality in acute myocardinal infarction complicated by cardiogenic shock. Circulation. 2003;108:951-7.
- Cheng JM, den Uil CA, Hoeks SE, van der Ent M, Jewbali LS, van Domburg RT, et al. Percutaneous left ventricular assist devices vs. intra-aortic balloon pump counterpulsation for treatment of cardiogenic shock: a meta-analysis of controlled trials. Eur Heart J. 2009;30(17):2102-2108.
- Donelli A, Jansen JRC, Hoeksel B, et al. Performance of a real-time dicrotic notch detection and prediction algorithm in arrhythmic human aortic pressure signals. J Clin Monit. 2002;17:181-5.
- FDA Executive Summary, Classification of Intra-Aortic Balloon Pump Devices. Dec. 5, 2012. p. 15.
- Feres F, Costa RA, Siqueira D, Costa Jr JR, Chamié D, Staico R et.al. Diretriz da Sociedade Brasileira de Cardiologia e da Sociedade Brasileira de Cardiologia Intervencionista sobre Intervenção Coronária Percutânea. Arq Bras Cardiol. 2017;109(1 Supl. 1):1-81.
- Ferguson JJ, Cohen M, Freedman RJ Jr, et al. The current practice of intra-aortic balloon counterpulsation: results from Benchmark Registry. J Am Coll Cardiol. 2001;38:1456-62.
- French JK, Armstrong PW, Cohen E, et al. Cardiogenic shock and heart failure post-percutaneous coronary intervention in ST-elevation myocardial infarction: observations from "Assessment of Pexelizumab in Acute Myocardial Infarction". Am Heart J. 2011;162:89-97.
- Ibanez B, James S, Agewall S, et al. 2017 ESC guidelines for the management of acute myocardial infarction in patients pre-

senting with ST-segment elevation. Eur Heart J. 2017;Epub ahead of print.
- Kahn JK. Intra-aortic balloon pumping. Theory and clinical applications in the 21st century. A monograph for the clinician. US Cardiology. 2004;1(1):1-6.
- Ouweneel DM, Eriksen E, Sjauw KD, van Dongen IM, Hirsch A, Packer EJ, et al. Percutaneous mechanical circulatory support versus intra-aortic balloon pump in cardiogenic shock after acute myocardial infarction. J Am Coll Cardiol. 2017;69(3):278-287.
- Sanborn TA, Sleeper LA, Bates ER, et al. Impact of thrombolysis, intra-aortic balloon pump counterpulsation, and their combination in cardiogenic shock complicating acute myocardial infarction: a report from the SHOCK Trial Registry. Should we emergently revascularize occluded coronaries for cardiogenic shock? J Am Coll Cardiol. 2000;36:1123-9.
- Stone GW, Ohman EM, Miller MF, et al. Contemporary utilization and outcomes of intra-aortic balloon counterpulsation in acute myocardial infarction. The Benchmark Registry. J Am Coll Cardiol. 2003;41:1940-5.
- Thiele H, Zeymer U, Neumann FJ, Ferenc M, Olbrich HG, Hausleiter J, et al.; IABP-SHOCK II Trial Investigators. Intraaortic balloon support for myocardial infarction with cardiogenic shock. N Engl J Med. 2012;367(14):1287-1296.
- Trost JC, Hillis LD. Intra-aortic balloon counterpulsation. Am J Cardiol. 2006;97:1391-8.

Marca-passo Provisório

• Marco Túlio Hercos Juliano

Introdução

- As modalidades de estimulação cardíaca temporária comumente usadas são a esofágica, a transcutânea, a endocárdica e a epimiocárdica.
- As indicações de estimulação cardíaca temporária não são tão consensuais quanto as de estimulação definitiva.

Abordagem inicial das bradicardias na emergência ou terapia intensiva

- A abordagem inicial das bradicardias envolve cuidados básicos sugeridos pelo suporte avançado de vida em cardiologia (monitoração dos sinais vitais e eletrocardiograma, suplementação de oxigênio e acesso venoso periférico), detecção dos sinais de repercussão hemodinâmica (hipotensão, angina, ICC ou síncope) e a pesquisa por causas e doenças subjacentes (Figura 84.1).
- Bradicardias sintomáticas em geral devem ser tratadas inicialmente com atropina. Não havendo resposta, deve-se promover infusão endovenosa de dopamina ou adrenalina ou acoplar o paciente ao marca-passo transcutâneo (MPTC).
- Se a causa da bradicardia for transitória, com expectativa de rápida resolução, o MPTC pode ser considerado a melhor estratégia. Se a bradicardia for permanente ou sem expectativa de resolução em curto prazo, recomenda-se o implante do marca-passo temporário endocárdico transvenoso (MPTV), visto que a estimulação pelo MPTC pode provocar dor e desconforto, necessitando frequentemente de sedação e analgesia.
- Deve-se lembrar que **a atropina costuma ter efeito em bradicardias sinusais ou bloqueios atrioventriculares (BAV) nodais, devendo ser evitada nos bloqueios infranodais pelo risco de exacerbar a dissociação atrioventricular.** Usar com cautela nas bradicardias associadas a infarto, pois o aumento da frequência cardíaca pode piorar a isquemia miocárdica.

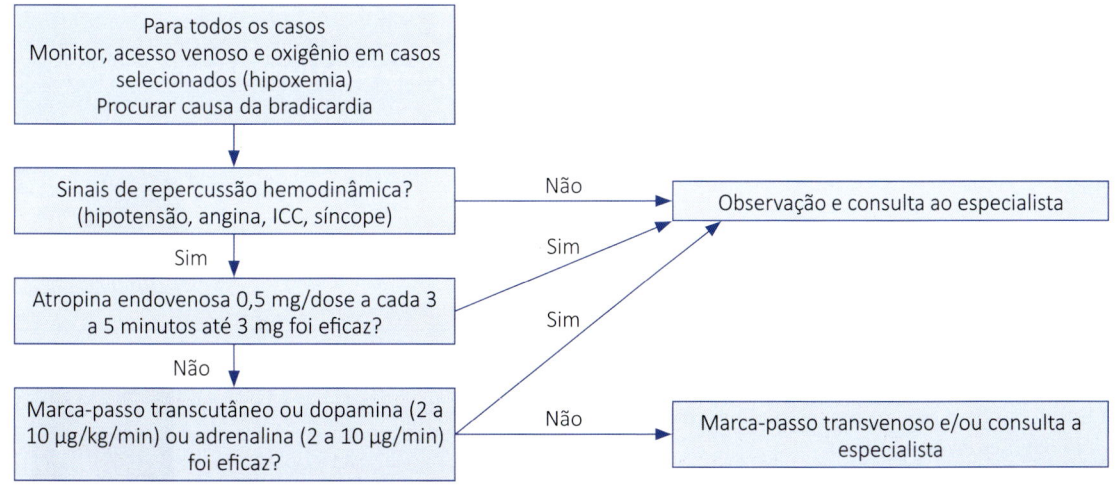

Figura 84.1. **Bradicardia no adulto.** Adaptado de: Neumar RW, et al., 2010.

Indicações

Distúrbios do ritmo na fase aguda do infarto agudo do miocárdio (IAM) (Tabela 01.1)

- Infartos inferiores com frequência cursam com bradicardia ou BAV, visto que o nó sinusal e o nó atrioventricular são geralmente irrigados pela coronária direita ou circunflexa. Não obstante, a isquemia da parede inferior induz aumento do tônus vagal e inibição do tônus simpático (reflexo de Bezold-Jarisch). Esses distúrbios do ritmo costumam ser transitórios, revertendo com a recanalização da artéria culpada. Os BAV associados a infartos anteriores guardam pior prognóstico. Denotam grande massa ventricular em risco e maior

Tabela 84.1. Condutas perante distúrbios do ritmo na fase aguda do IAM

Atropina	• Bradicardia sinusal sintomática (geralmente no infarto inferior) • BAV nodal sintomático (segundo grau tipo I ou terceiro grau com escape juncional e QRS estreito)
Marca-passo	• Bradicardia sinusal sintomática não responsiva à atropina • BAV de segundo grau tipo I (Wenckebach) sintomático, BAV de segundo grau 2:1 fixo e BAV de segundo grau tipo II (Mobitz II) • BAV de terceiro grau (total) • Bloqueio de ramo alternante [alternância de BRD e BRE ou BRD fixo com alternância de bloqueios fasciculares (BDAS e BDPI)] • Surgimento de bloqueio bifascicular • Arritmia ventricular dependente de bradicardia e TV incessante por mecanismo de reentrada

Adaptado de: Piegas LS, et al., 2015.

chance de o distúrbio ser persistente e necessitar de marca-passo definitivo.

Bradicardias não associadas ao infarto agudo do miocárdio

a. Bradicardias sintomáticas refratárias a medicações (doença do nó sinusal, BAV de segundo e terceiro graus).
b. BAV do terceiro grau com QRS largo (a origem do escape tem mais importância que o valor isolado da frequência cardíaca [FC]).
c. Disfunções de marca-passos definitivos em pacientes dependentes da estimulação.

Considerar o uso profilático em situações especiais

a. Durante cateterização cardíaca direita (Swan-Ganz ou biópsia endocárdica) em pacientes com bloqueio de ramo esquerdo preexistente [a manipulação do ventrículo direito (VD) pode causar BRD e, assim, BAV de terceiro grau].
b. Cardioversão elétrica em pacientes com disfunção ou doença do nó sinusal.
c. BAV ou bloqueio de ramo novo na vigência de endocardite aguda, principalmente de válvula aórtica.
d. Suporte terapêutico para tratamentos farmacológicos que podem piorar a bradicardia vigente.
e. Antes de cirurgias de grande porte em pacientes com BAV de segundo grau tipo II ou bloqueio bifascicular e histórico de síncope inexplicada.
f. No intraoperatório de cirurgias cardíacas com risco de lesão direta ou indireta do sistema de condução.

No tratamento de taquiarritmias

a. Para reversão de taquicardias ventriculares recorrentes, estimulando o ventrículo por curto intervalo de tempo em frequência acima da taquicardia (*overdrive supression*).
b. Supressão de taquicardias dependentes de bradicardia, estimulando o coração em frequência mais alta que o ritmo próprio do paciente (*overpacing*).

Aplicando a estimulação temporária

- As modalidades de estimulação cardíaca temporária que mais interessam no ambiente de terapia intensiva ou emergência são a estimulação transcutânea e a endocárdica.

Marca-passo transcutâneo

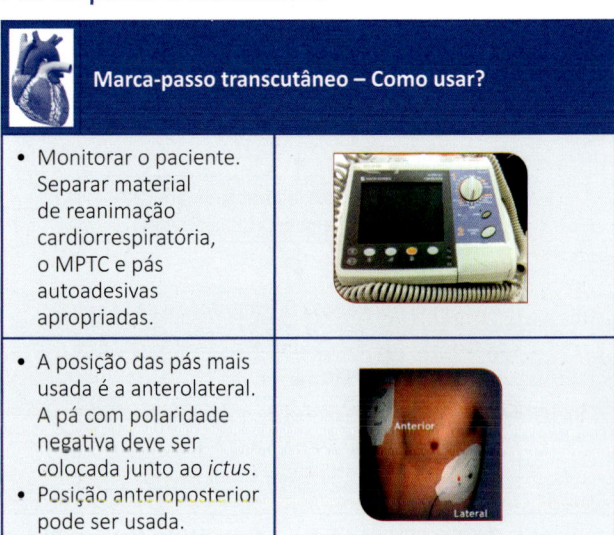

Marca-passo transcutâneo – Como usar?

- Monitorar o paciente. Separar material de reanimação cardiorrespiratória, o MPTC e pás autoadesivas apropriadas.
- A posição das pás mais usada é a anterolateral. A pá com polaridade negativa deve ser colocada junto ao *ictus*.
- Posição anteroposterior pode ser usada.

- Os MPTC funcionam com frequência de 30 a 180 bpm e energias de 0 a 200 miliamperes (mA), com largura de pulso (duração do estímulo) fixa.

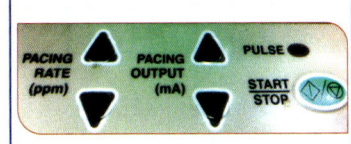

- Operam em modo assíncrono (fixo) ou em demanda, estimulando apenas quando a frequência do paciente ficar abaixo de um valor de segurança selecionado pelo médico.

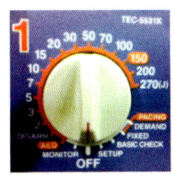

- Em emergências bradicárdicas, seleciona-se a energia máxima para garantir captura ventricular, confirmada por meio do eletrocardiograma (ECG) e da palpação de pulsos (femoral). Diminui-se a energia até que não haja captura. O menor valor de energia capaz de produzir captura é o limiar de estimulação ou captura. Programa-se uma energia ao redor de 10 a 20% acima do limiar e a FC apropriada para a condição clínica.
- No paciente estável, seleciona-se uma FC cerca de 10 batimentos acima do ritmo próprio e energias progressivamente maiores até que ocorra captura. Programa-se energia 10 a 20% acima do limiar e a FC apropriada à situação. Se a bradicardia for intermitente ou iminente, seleciona-se uma FC mínima para que o marca-passo opere em demanda.

Os principais problemas encontrados durante a estimulação transcutânea são o desconforto produzido por ela e a falha de captura (Tabela 84.2).

Marca-passo endocárdico transvenoso

Pode ser passado à beira do leito com auxílio do eletrocardiograma (ECG) endocavitário ou ecocardiograma ou, ainda, sob visão direta, utilizando-se a fluoroscopia.

Monitorar e preparar o paciente com atenção ao local escolhido para a obtenção do acesso venoso central. Separar o marca-passo externo (gerador de pulsos), o cabo-eletrodo bipolar de marca-passo provisório e material para punção venosa central.

O MPTV é um gerador de pulsos geralmente unicameral que permite ajuste de frequência (em geral de 30 a 180 bpm), energia de estimulação (0,1 a 20 mA com largura de pulso fixa de 1 a 2 ms) e sensibilidade (0,1 mV até modo assíncrono). Alguns geradores expressam a energia de estimulação em volts (V). Os geradores de dupla câmara têm seu uso praticamente restrito à estimulação temporária em pós-operatório de cirurgia cardíaca, em que a exposição do coração facilita o implante de eletrodos no átrio e ventrículo.

Para passagem do marca-passo à beira do leito, faz-se necessário um cabo intermediário que liga o cabo-eletrodo ao ECG.

As veias jugular interna, subclávia e femoral são as mais usadas para o acesso do eletrodo ao coração. Destas veias, a mais recomendada é a jugular interna direita, seguida pela subclávia esquerda. A escolha deve levar em consideração fatores ligados ao paciente, à experiência do médico e à rotina do serviço em que se trabalha.

As veias femorais são seguras em pacientes com coagulopatia, mas se prestam a pouco tempo de uso, pois infectam e trombosam com mais facilidade.

Tabela 84.2. Causas e soluções para problemas durante a estimulação transcutânea

Não há aparente captura	
Causas	Soluções
Má posição das pás	Reposicionar as pás evitando escápula, esterno e coluna
Eletrodo negativo posicionado posteriormente	Posicionar o eletrodo negativo anteriormente junto ao *ictus* em V3
Mau contato entre a pele e o eletrodo	Limpar a pele, retirar debris, fazer tricotomia
Mau contato entre as peças envolvidas	Checar conexões
Bateria descarregada	Trocar a bateria ou o gerador todo
Aumento de ar intratorácico	Reduzir a pressão positiva da ventilação, drenar pneumotórax
Derrame pericárdico	Drenagem pericárdica
Isquemia miocárdica, distúrbio metabólico	Suporte básico e avançado de vida, correção dos distúrbios metabólicos e eletrolíticos, corrigir hipóxia, isquemia
Limiar alto	Tricotomia, aplicar pressão e gel fresco às pás
Estimulação é dolorosa	
Causas	Soluções
Corpo estranho com capacidade de condução entre os eletrodos	Retirar corpo estranho
Eletrodo sobre lesões, abrasões na pele	Reposicionar os eletrodos, cuidado durante a tricotomia
Ansiedade ou baixa tolerância à dor	Sedativos, analgésicos (benzodiazepínicos, opioides)
Suor ou depósitos na pele	Limpar a pele, remover debris
Limiar alto	Aplicar pressão às pás e gel fresco às pás

Adaptado de: Peters RW, et al., 2008.

Marca-passo Provisório

Marca-passo transvenoso – Como implantar utilizando o eletrocardiograma endocavitário?

- Conecta-se o polo distal (negativo) do cabo-eletrodo do marca-passo a uma derivação precordial (V) do ECG usando o cabo intermediário para que a ponta do cabo-eletrodo explore a atividade elétrica intracardíaca. Registra-se desta forma um eletrocardiograma endocavitário.
- Quando o cabo-eletrodo entra no VD, alguns padrões eletrocardiográficos definem regiões específicas. Os complexos rS caracterizam a região subtricuspídea; os complexos RS, a ponta do VD; os complexos RSR'S' ou complexo em W, a via de saída do VD; e os complexos rsr's' alargados, o seio coronário.
- Quando o eletrodo tocar a parede do ventrículo, haverá inscrição de um supradesnivelamento do segmento ST, devendo-se proceder aos testes de captura e sensibilidade. Ficar atento quando a corrente de lesão for muito grande ou ocorrer infradesnivelamento do segmento ST; pode ter ocorrido perfuração ventricular.

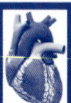
Marca-passo transvenoso – Como implantar utilizando o fluoroscópio?

É o modo mais seguro e eficaz de implantar o MPTV. É possível visualizar a progressão do eletrodo e deixá-lo em posição estável e segura (Figura 84.3).

Alguma familiaridade com o fluoroscópio é necessária.

Após posicionamento do eletrodo, fazer os cálculos de limiares.

Após o procedimento, fazer exame físico dirigido, ECG de 12 derivações e radiografia de tórax (PA e perfil). Se o cabo-eletrodo estiver adequadamente posicionado no VD, a estimulação artificial produzirá QRS com morfologia de BRE. Caso o QRS produzido tenha morfologia de BRD, considerar algumas possibilidades.

Causas de QRS com morfologia de BRD após colocação de marca-passo provisório

- Perfuração do septo interventricular com estimulação do ventrículo esquerdo (VE).
- Cateterização inadvertida do seio coronário (estimulando VE).
- Ativação septal preferencialmente esquerda (não patológica).

Com a radiografia do tórax, avalia-se a posição do cabo-eletrodo e a ocorrência de lesões relacionadas à punção e manipulação do eletrodo. Se este estiver no seio coronário ou no VE, seu trajeto será posterior na radiografia de tórax em perfil. Complementar investigação com ecocardiograma, se necessário.

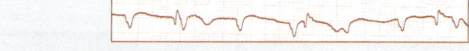
1. Veia cava superior
   Onda P negativa, menor que no átrio e QRS pequeno.

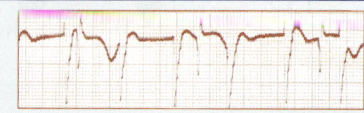
2. Átrio alto
   Onda P grande, negativa e QRS pequeno em relação à onda P.

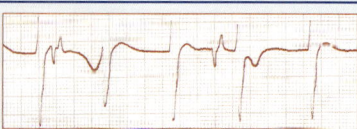
3. Átrio médio
   Onda P torna-se bifásica, mantém sua dimensão e o QRS permanece pequeno.

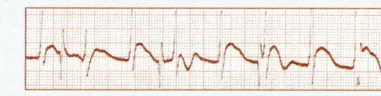
4. Átrio baixo
   Onda P torna-se positiva, ainda grande em relação ao QRS. Note a corrente de lesão atrial no final do traçado.

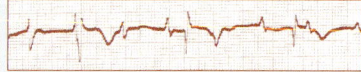
5. Veia cava inferior
   Note que a onda P torna-se menor, positiva, e o QRS não aumenta como esperaríamos se o cabo entrasse no VD.

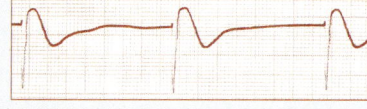
6. Ventrículo direito
   QRS de grandes proporções com pequena corrente de lesão. Ritmo atrial nesse caso é de fibrilação atrial.

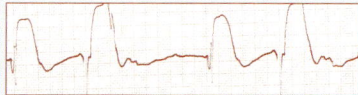
7. Ventrículo direito (má impactação)
   QRS grande, corrente de lesão visível, porém muito variável. O supradesnível do ST muda de um QRS para outro.

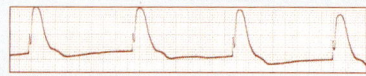
8. Ventrículo direito (boa impactação)
   QRS grande, corrente de lesão visível e homogênea entre os vários QRS. É o mesmo paciente do item 6.

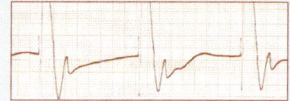
9. Via de saída do ventrículo direito (introdução excessiva)
   Além do supradesnível do ST excessivo, notar os complexos em W.

Figura 84.2. Eletrocardiograma endocavitário.

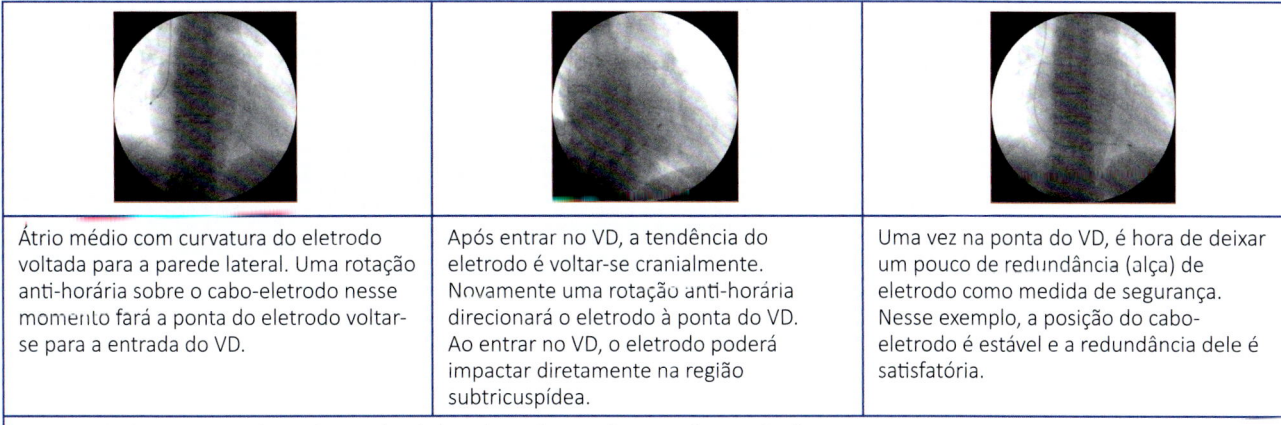

Átrio médio com curvatura do eletrodo voltada para a parede lateral. Uma rotação anti-horária sobre o cabo-eletrodo nesse momento fará a ponta do eletrodo voltar-se para a entrada do VD.	Após entrar no VD, a tendência do eletrodo é voltar-se cranialmente. Novamente uma rotação anti-horária direcionará o eletrodo à ponta do VD. Ao entrar no VD, o eletrodo poderá impactar diretamente na região subtricuspídea.	Uma vez na ponta do VD, é hora de deixar um pouco de redundância (alça) de eletrodo como medida de segurança. Nesse exemplo, a posição do cabo-eletrodo é estável e a redundância dele é satisfatória.

Imagens obtidas no centro cirúrgico do InCor (Unidade Cirúrgica de Estimulação Cardíaca Artificial).

Figura 84.3. Posicionamento do cabo eletrodo com auxílio da fluoroscopia com punção de veia jugular interna direita.

Tabela 84.3 Marca-passo transvenoso – Como calcular os limiares?

Limiar de sensibilidade	• Para calcular o limiar de sensibilidade, é necessário que o paciente apresente escape acima do valor mínimo de frequência do marca-passo, em geral 30 bpm. Assim, recomenda-se fazer o teste de sensibilidade antes do de captura, visto que a estimulação em frequência acima do escape pode inibi-lo definitivamente • Programa-se, então, a frequência do marca-passo abaixo da frequência de escape do paciente. A sensibilidade do aparelho é então ajustada ao máximo (o menor valor numérico). Diminui-se progressivamente a sensibilidade (aumentando o valor numérico) até o marca-passo deixar de sentir o ritmo próprio do paciente e começar a emitir espículas desnecessárias. O último valor de sensibilidade com a qual o marca-passo apropriadamente se inibiu diante do ritmo próprio é o limiar de sensibilidade. Recomenda-se programá-la em 50 a 25% do valor encontrado • Um método fácil para memorizar esse procedimento é pensar na sensibilidade como a altura de um muro que se interpõe entre o marca-passo (observador) e o batimento próprio do paciente. Um muro baixo permite que o marca-passo enxergue normalmente toda a atividade elétrica do coração (sensibilidade alta significa baixo valor numérico). Um muro alto impede o marca-passo de enxergar a mesma atividade elétrica (sensibilidade baixa significa alto valor numérico) (Figura 84.4)
Limiar de comando ou captura	• Para cálculo do limiar de captura, ajusta-se a frequência do marca-passo para um valor cerca de 10 bpm acima do escape. Verifica-se a presença de captura com a energia inicialmente selecionada e diminui-se progressivamente até que se notem espículas não seguidas de despolarização ventricular (perda de captura). O menor valor de energia capaz de produzir a captura é o limiar. Recomenda-se programar a energia de estimulação cerca de três até cinco vezes o limiar encontrado, visto que este deverá se elevar nos dias seguintes pelo edema e inflamação na interface eletrodo-coração (Figura 84.5)

A estimulação cardíaca temporária também pode produzir complicações, como infecção, trombose venosa e outras relacionadas ao seu funcionamento. Serão citados os problemas mais comuns relacionados ao funcionamento do sistema de estimulação e a sugestão de solução (Tabela 84.4).

Tabela 84.4 – Problemas relacionados ao funcionamento da estimulação cardíaca endocárdica temporária. Causas e soluções

Problemas	Causas	Soluções
Não há espícula	1. Fios soltos, danificados 2. Esgotamento da bateria 3. *Oversensing* (sensibilidade excessiva) 4. Curto-circuito entre os fios	1. Conectar, consertar ou trocar os fios 2. Trocar a bateria 3. Ajustar a sensibilidade (diminuí-la) 4. Isolar os fios
Falha de captura (espícula sem comando)	1. Deslocamento do cabo-eletrodo ou perfuração do VD 2. Baixa energia programada 3. Desgaste de bateria 4. Cabo-eletrodo danificado 5. Aumento do limiar de captura	1. Reposicionar o cabo-eletrodo 2. Aumentar a energia de estimulação 3. Trocar a bateria 4. Trocar o cabo-eletrodo 5. Aumentar a energia de estimulação, testar inversão de polaridade, reposicionar eletrodo, procurar distúrbios metabólicos e eletrolíticos ou drogas que possam alterar o limiar de estimulação

Continua...

Tabela 84.4 – **Problemas relacionados ao funcionamento da estimulação cardíaca endocárdica temporária. Causas e soluções** *(continuação)*

Perda de sensibilidade	1. Má posição do cabo-eletrodo 2. *Undersensing* (sensibilidade muito baixa) 3. Desgaste de bateria 4. Marca-passo externo defeituoso 5. Interferência elétrica, causando reversão para modo assíncrono	1. Reposicionar o cabo-eletrodo 2. Aumentar a sensibilidade 3. Trocar a bateria 4. Trocar o marca-passo externo 5. Corrigir a causa da interferência, aterrar monitor e eletrocardiógrafo
Estimulação diafragmática ou do nervo frênico	1. Energia de estimulação muito alta 2. Cabo-eletrodo em posição inadequada 3. Perfuração ventricular	1. Reduzir energia de estimulação 2. Checar Rx e reposicionar cabo-eletrodo 3. Avaliar sinais de tamponamento e reposicionar o cabo-eletrodo

Adaptado de: Andrade JCS, et al., 2007.

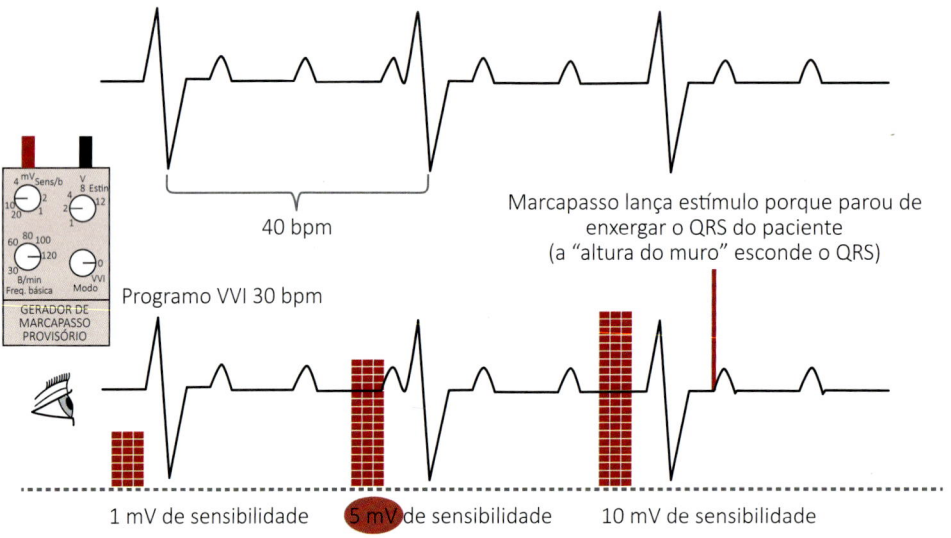

Figura 84.4. **Calculando o limiar de sensibilidade.**

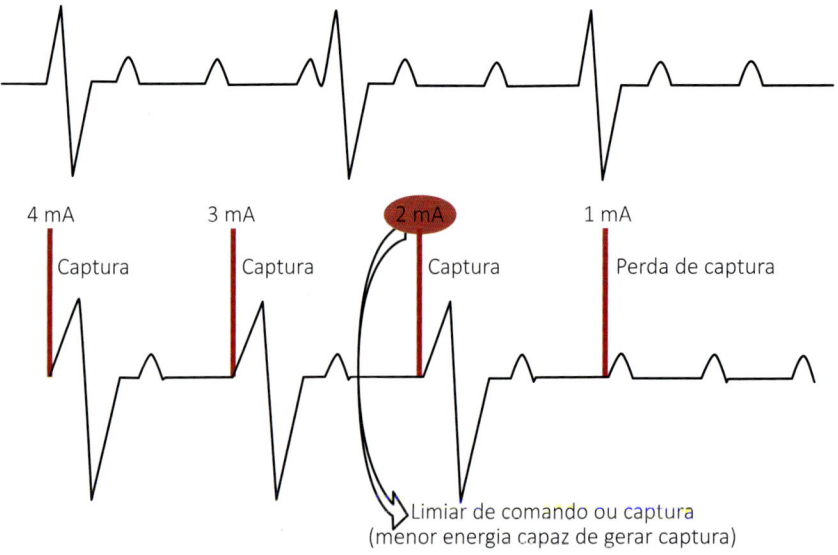

Figura 84.5. **Calculando o limiar de comando.**

Leitura sugerida

- Andrade JCS, Benedetti H, Andrade VS. Marca-passo provisório e estimulação cardíaca temporária. In: Melo CS, Pachón MJC, Greco OT, et al., org. Temas de marca-passo. 3ª ed. São Paulo: Casa Editorial Lemos; 2007. v. 1, p. 211-22.
- Andrade JCS, Cal RGR, Cirenza C, et al. Marca-passo cardíaco. In: Elias Knobel (Org.). Condutas no paciente grave. 3ª ed. São Paulo: Atheneu; 2006. v. 2, p. 2307-18.
- Gonzales MM, Timmerman S, Gianotto-Oliveira R, Polastri TF, Canesin MF, Lage SG, et al. Sociedade Brasileira de Cardiologia. I Diretriz de Ressuscitação Cardiopulmonar e Cuidados Cardiovasculares de Emergência da Sociedade Brasileira de Cardiologia. Arq Bras Cardiol. 2013;101(2 Supl. 3):1-221.
- Hayes DL, Ganz LI, Downey BC. Temporary cardiac pacing. Disponível em: <http://www.uptodate.com>, Acessado em: 17 jul. 2017.
- Neumar RW, Otto CW, Link MS, et al. Part 8: Adult Advanced Cardiovascular Life Support: 2010 American Heart Association Guidelines for Cardiopulmonary Resuscitation and Emergency Cardiovascular Care. Circulation. 2010;122(suppl. 3):S729-67.
- Peters RW, Vijayaraman P, Ellenbogen KA. Indications for permanent and temporary cardiac pacing. In: Ellenbogen KA, Wood MA. Cardiac pacing and ICDs. 5th ed. Oxford: Blackwell Publishing; 2008. v. 1, p. 1-45.
- Piegas LS, Timmerman A, Feitosa GS, Nicolau JC, Mattos LAP, Andrade MD, et al. V Diretriz da Sociedade Brasileira de Cardiologia sobre Tratamento do Infarto Agudo Do Miocárdio com Supradesnível do Segmento ST. Arq Bras Cardiol. 2015;105(2)1-105.

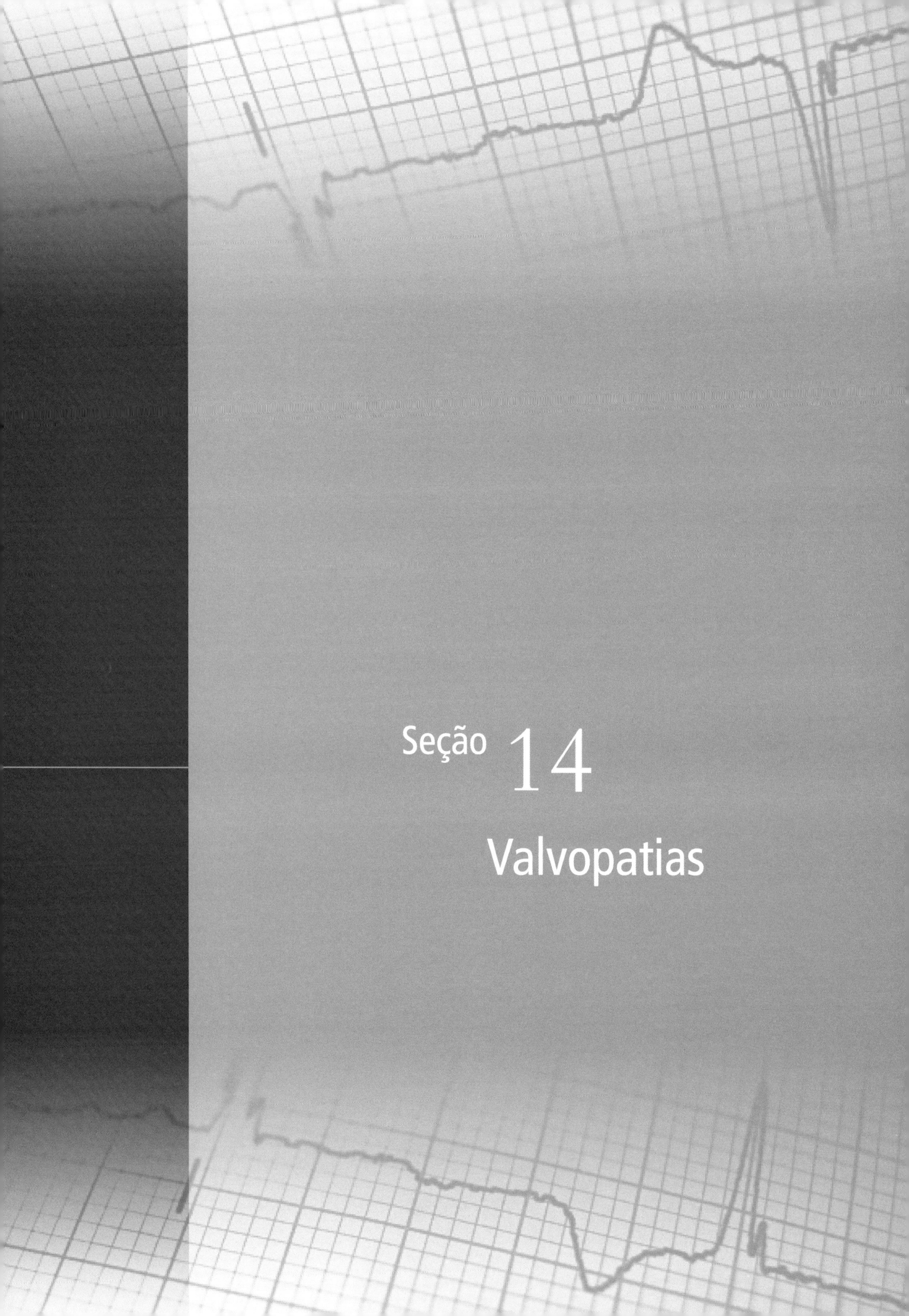

Seção 14

Valvopatias

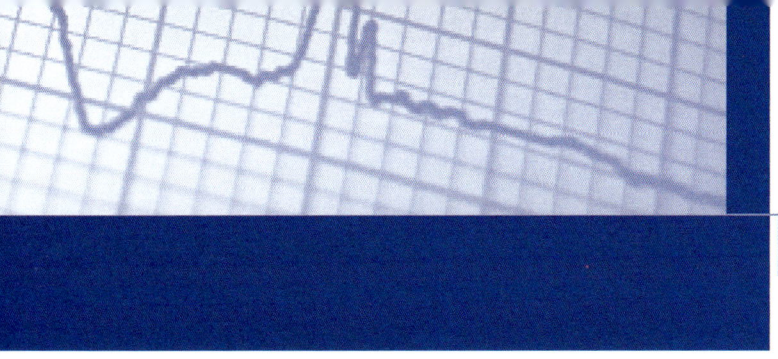

capítulo 85

Estenose Aórtica

Eduardo Cavalcanti Lapa Santos • Fernando Côrtes Remisio Figuinha
• Guy Fernando de Almeida Prado Junior • Fabio Mastrocola

■ Etiologia

- As etiologias mais comuns da estenose aórtica (EAo) são: febre reumática, congênita e degeneração senil (Tabela 85.1).

Tabela 85.1. Etiologia da estenose aórtica

Febre reumática	• EAo em geral não ocorre isolada. Ocorre, frequentemente, acometimento da valva mitral. Além disso, já que o mecanismo da estenose é por fusão das comissuras, é comum encontrar algum grau de insuficiência aórtica associado
Congênita	• Valva bicúspide – alteração congênita mais comum, presente em 2% da população. Com 50 anos de idade, metade desenvolve algum grau de EAo • A hipertrofia na EAo congênita é mais exuberante; aparece com menos sintomas. Em 15% pode ocorrer morte súbita sem sintomas premonitórios • Associação com alterações da aorta em até 70% dos casos. É uma das causas mais importantes dos aneurismas da aorta ascendente
Degeneração senil	• Relacionada à calcificação valvar aórtica e apresenta forte associação com a senilidade. Tem alta prevalência – 5% da população idosa (> 75 anos) • Mesmos desencadeantes de aterosclerose – hipercolesterolemia, diabetes *mellitus* (DM). Forma mais comum nos países desenvolvidos

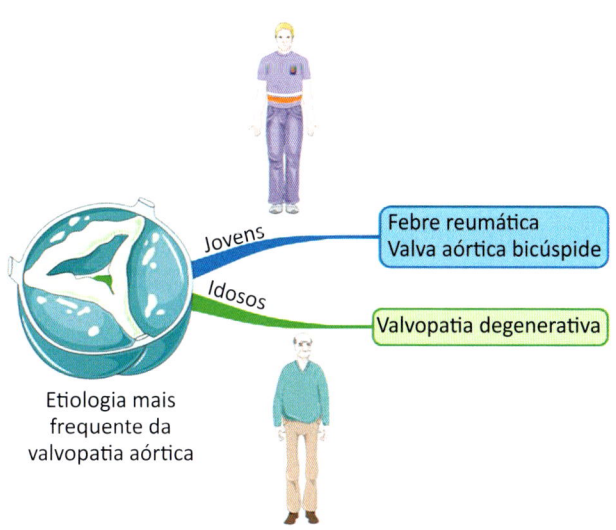

Figura 85.1. Etiologias mais frequentes de estenose aórtica de acordo com a faixa etária do paciente.

■ Fisiopatologia

- Devido à obstrução na via de saída do ventrículo esquerdo (VE), há aumento da pressão sistólica deste (levando à hipertrofia concêntrica) e diminuição da pressão na raiz da aorta (redução da pressão de perfusão coronária). Em fases mais avançadas evolui com dilatação ventricular e queda da fração de ejeção.
- A EAo grave geralmente é associada à presença de área valvar aórtica reduzida (AVA $\leq 1,0$ cm², conforme as diretrizes brasileira e americana, e $\leq 0,8$ cm² na euro-

Estenose Aórtica

peia) e elevação do gradiente transvalvar médio (≥ 40 mmHg). Recomendamos que seja utilizada a medida indexada para a superfície corpórea, principalmente em pacientes muito altos ou baixos (≤ 0,6 cm²/m²).
- Com o desenvolvimento de disfunção ventricular esquerda, seja por evolução da doença ou outro acometimento (p. ex., isquêmico), poderemos ter uma EAo de baixo gradiente, caracterizada por fração de ejeção (FE) abaixo de 50%, gradiente aórtico < 40 mmHg e área valvar (AVA) ≤ 1,0 cm².
- É possível que pacientes mesmo com FE normal tenham EAo importante com gradiente médio reduzido, criando assim uma subclassificação da EAo de baixo gradiente (note que todas têm AVA ≤ 1 cm²) (Tabela 85.2).

Estágios das valvopatias

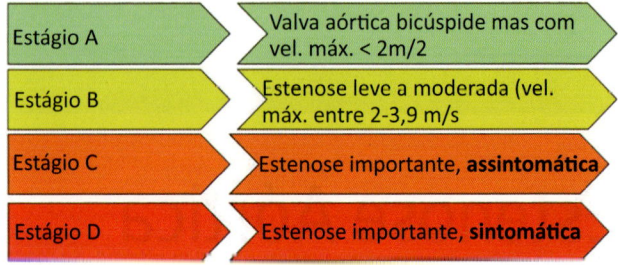

Figura 85.2 Exemplo de classificação da estenose aórtica por estágios.

Tabela 85.2. Tipos de estenose aórtica com baixo gradiente

EAo importante de baixo fluxo/ baixo gradiente, "clássica"	• FE abaixo de 50%, área valvar ≤ 1,0 cm² ou ≤ 0,6 cm²/m², com gradiente médio reduzido (< 40 mmHg). Ao se realizar o ecocardiograma com dobutamina, há aumento significativo do gradiente (≥ 10 mmHg) sem alterações relevantes na área valvar
EAO importante de baixo gradiente paradoxal	• FE acima de 50%, área valvar ≤ 1,0 cm² ou ≤ 0,6 cm²/m², cavidade ventricular reduzida (p. ex., por hipertrofia) e gradiente reduzido. Um volume sistólico ejetado abaixo de 35 mL/m² pode não ser o suficiente para gerar um gradiente significativo • Impedância valvuloarterial aumentada (> 5 mmHg/mL/m²). • Escore de cálcio bem elevado na TC, > 2.000 Agatston em homens e > 1.250 em mulheres seriam correlacionados a EAo importante (na diretriz brasileira de 2017, o valor de corte é de 1.650 UA, independentemente do sexo)
EAo "importante" de baixo gradiente e fluxo normal	• FE acima de 50%, área valvar ≤ 1,0 cm² ou ≤ 0,6 cm²/m², gradiente reduzido, com cavidade ventricular normal (volume sistólico também normal: acima de 35 mL/m²). • Normalmente esses pacientes possuem apenas estenose aórtica moderada. É Importante excluir erros de medida e avaliar a possibilidade de realização de exames adicionais como o ECO 3D.

Quadro clínico

- Início dos sintomas amplamente variável, dependendo da etiologia, podendo se apresentar desde a infância na estenose aórtica congênita, usualmente em adultos jovens na reumática e após a sétima década na degenerativa (Figura 85.3).
- Trinta e cinco por cento se apresentam com angina (por aumento da demanda de O_2 decorrente da hipertrofia, e por redução da oferta de O_2, por redução da pressão de perfusão coronariana); apesar disso, sempre é necessário avaliar insuficiência coronariana, principalmente se EAo degenerativa (cerca de 37% dos pacientes com EAo degenerativa apresentam também doença coronariana).
- Quinze por cento dos pacientes se apresentam com síncope aos esforços, por redução da perfusão cerebral, com vasodilatação periférica sem aumento do débito cardíaco. Pode ocorrer síncope também ao repouso; nesses casos, deve-se descartar a presença de arritmias, como fibrilação atrial ou taquicardia ventricular.
- Aproximadamente 50% dos pacientes sintomáticos possuem quadro clínico de IC. O início dos sintomas aumenta dramaticamente a taxa de mortalidade para quem não realiza troca valvar.
- Pode haver sangramentos gastrointestinais associados à EAo grave por diminuição do fator de Von Willebrand e pela presença de angiodisplasia intestinal (síndrome de Heyde). A cirurgia de troca valvar em geral resolve esse distúrbio de coagulação.
- Exame físico
- Ausculta cardíaca: sopro sistólico rude, ejetivo, em diamante (crescendo e decrescendo), com irradiação para fúrcula e carótidas. Se auscultado no ápice, fenômeno de Gallavardin (diferenciar de insuficiência mitral).
- Sinais de gravidade: sopro com pico tardio, desdobramento paradoxal da segunda bulha (B2) ou B2 inaudível, pulso *parvus et tardus* (atraso no pico de fluxo carotídeo e com amplitude reduzida), presença de B4.

> **Como diferenciar o sopro da estenose aórtica da cardiomiopatia hipertrófica?**
>
> A dica aqui é entender que tudo que diminui o volume do ventrículo esquerdo tende a aumentar o sopro da cardiomiopatia hipertrófica. Por quê? O sopro desta cardiopatia ocorre porque o aparato subvalvar mitral "cola" no septo interventricular durante a sístole. Quanto mais "seca" estiver a cavidade do VE, mais este fenômeno é exacerbado. Quando o paciente faz manobra de Valsalva, por exemplo, há diminuição do retorno venoso para o coração, o que deixa os ventrículos mais "secos". O mesmo ocorre quando o paciente que estava deitado fica em pé ou senta-se de forma abrupta. Já para a estenose aórtica, o mecanismo é inverso. Quanto mais "cheio" estiver o ventrículo esquerdo, mais sangue ele ejetará durante a sístole. Quanto mais sangue é ejetado na sístole através da valva estenosada, maior é a intensidade do sopro que o examinador consegue auscultar (Tabela 85.3).

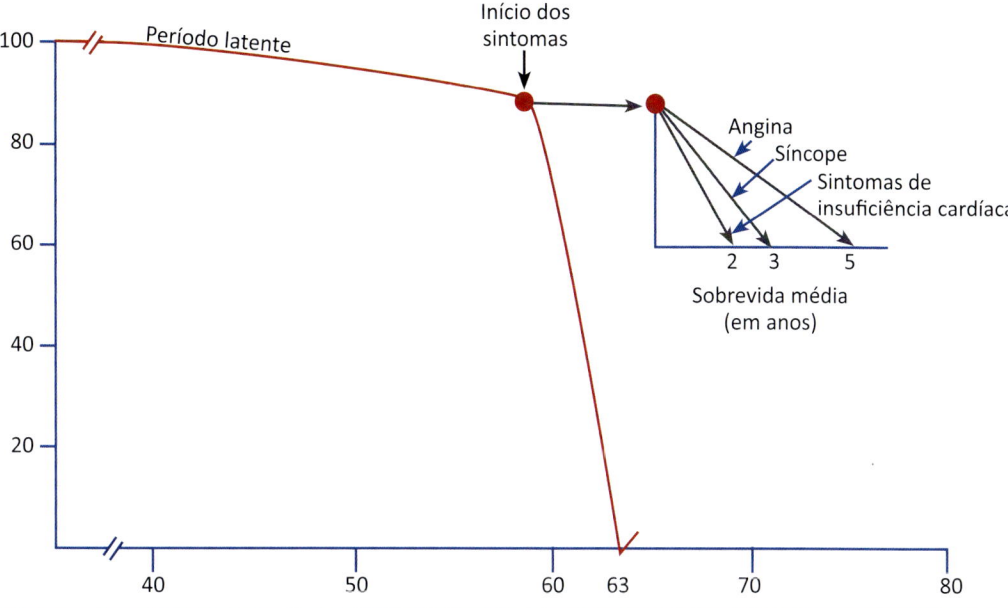

Figura 85.3. **Tríade clássica: angina pectoris + síncope aos esforços + dispneia [insuficiência cardíaca (IC)]. A sobrevida média em anos é de 5 anos para aqueles que se apresentam com angina, 3 anos, com síncope e 2 anos, com sintomas de IC. Pode evoluir com morte súbita.**

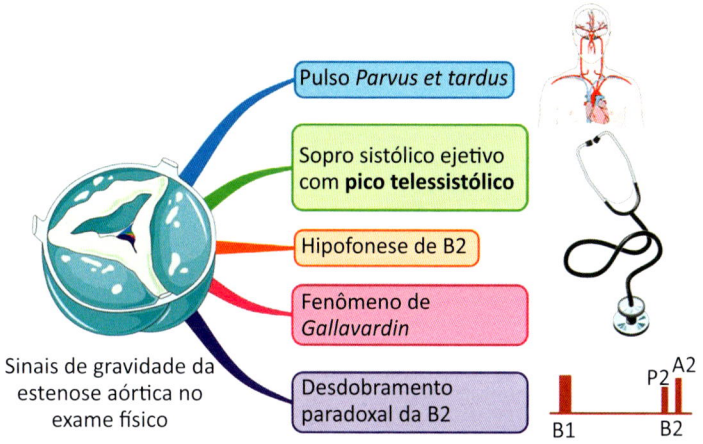

Figura 85.4. **Sinais de gravidade da estenose aórtica no exame físico.**

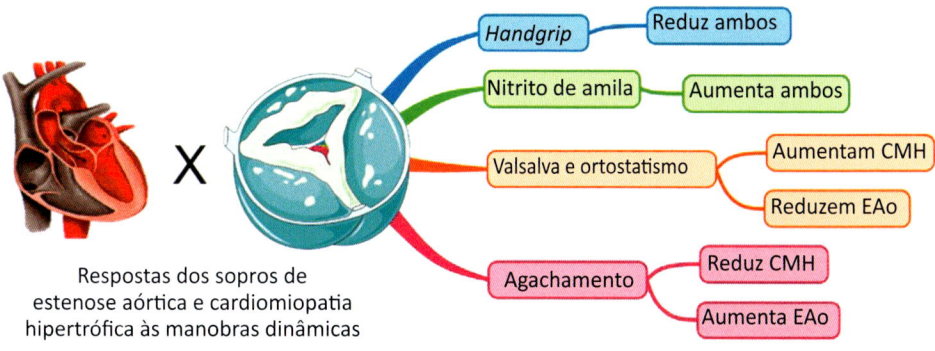

Figura 85.5. **Resposta dos sopros de estenose aórtica e cardiomiopatia hipertrófica às manobras dinâmicas do exame físico.**

Estenose Aórtica

■ Exames complementares

Eletrocardiograma (ECG)

Sobrecarga ventricular esquerda (85% se EAo grave). Pode haver bloqueio de ramo ou bloqueio atrioventricular. Alterações de repolarização ventricular (Figura 85.6). Inespecífico.

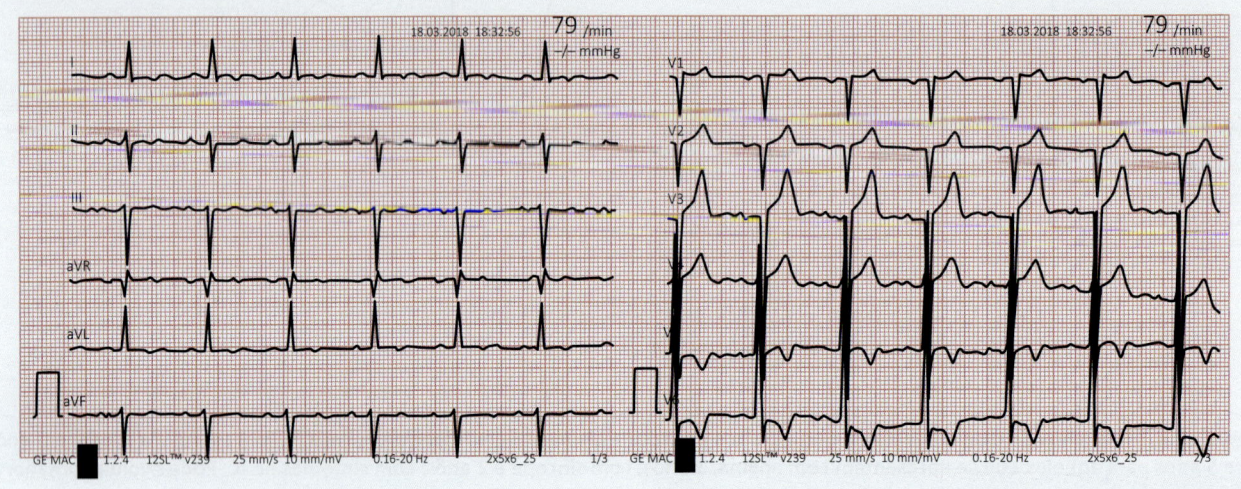

Figura 85.6. ECG mostrando sinais típicos de estenose aórtica – sobrecarga de ventrículo esquerdo, padrão *strain* em derivações laterais, desvio do eixo do QRS para a esquerda.

Tabela 85.3. Diferenças entre o sopro da EAo e o da cardiomiopatia hipertrófica

	Estenose aórtica	Cardiomiopatia hipertrófica
Manobra de Valsalva	Diminui	Aumenta
Ortostase	Diminui	Aumenta
Posição de cócoras	Aumenta	Diminui

Radiografia de tórax

- Área cardíaca normal ou pouco aumentada.
- Alargamento da sombra aórtica (dilatação pós-estenótica).
- Calcificação da aorta.

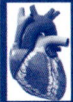 **Teste ergométrico – é contraindicado em pacientes com estenose aórtica importante?**

Não! O exame deve sim ser evitado em pacientes com EAo importante sintomática. Isto porque há aumento do risco de eventos adversos durante o exame e, como o paciente é sintomático, a conduta intervencionista já está decidida, como será visto mais à frente neste capítulo.
Contudo, em pacientes com EAo importante sem sintomas, o teste ergométrico não só pode ser realizado, como ajuda na tomada de decisão clínica. Achados como queda da pressão arterial sistólica durante o exame sugerem que a valvopatia deve ser tratada de forma invasiva.

Ecocardiograma

- É o exame diagnóstico principal. Pode confirmar a presença de estenose aórtica; avaliar graduação de calcificação valvar; função ventricular e hipertrofia ventricular; verificar a presença de outra valvopatia associada ou doença de aorta ascendente (Tabela 85.4).
- Achado de folhetos valvares aórticos espessados, mobilidade reduzida. Medida dos gradientes de pressão, área valvar e velocidade máxima de fluxo. Hipertrofia ventricular.
- Deve ser solicitado a cada 6 meses para reavaliação de pacientes assintomáticos com EAo grave, a cada 1 ano se EAo moderada e a cada 2 a 3 anos se EAo leve. Solicitar também após intervenções percutâneas ou cirúrgicas.

Tabela 85.4. Critérios ecocardiográficos para o diagnóstico de estenose aórtica

	Leve	Moderada	Grave
Gradiente médio (mmHg)	< 25	25 a 40	≥ 40
Velocidade do jato (m/s)	< 3,0	3,0 a 4,0	≥ 4,0
Área valvar (cm²)	> 1,5	1 a 1,5	≤ 1
Índice de área valvar (cm²/m²)			≤ 0,6

Estenose Aórtica

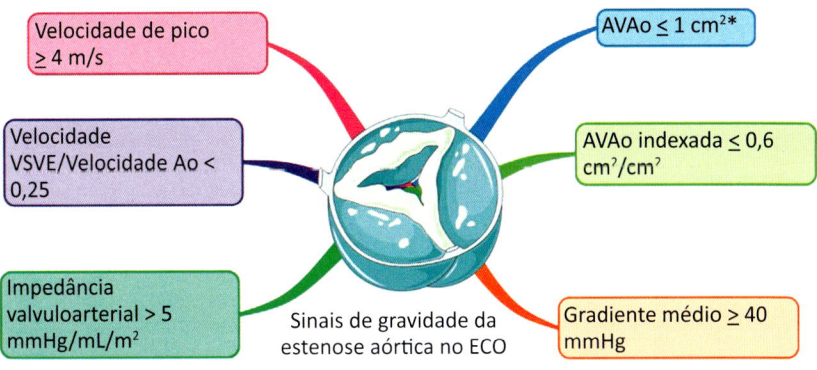

*Algumas fontes cintam ≤ 0,8 cm²

Figura 85.7. **Sinais de gravidade da estenose aórtica ao ecocardiograma.**

Qual a diferença do Doppler contínuo na estenose aórtica e na cardiomiopatia hipertrófica?

- Um aspecto clássico do ecocardiograma e frequentemente pedido em provas de cardiologia é a diferença entre o aspecto do Doppler contínuo na EAo e na cardiomiopatia hipertrófica. No primeiro caso, o aspecto do envelope é similar a um morro.
- Já na cardiomiopatia hipertrófica o aspecto é chamado "em adaga", uma vez que o pico do gradiente ocorre de forma mais tardia.

Ecocardiograma com dobutamina

- Em pacientes com disfunção ventricular esquerda (principalmente quando a FEVE é < 40%, mas a Diretriz brasileira e a europeia já sugerem sua realização em pacientes com FE < 50%), a avaliação da estenose aórtica importante deve ser mais criteriosa, pois pode haver duas situações:
  1. Estenose aórtica verdadeiramente importante: a valvopatia aórtica leva a repercussões hemodinâmicas a tal ponto que a disfunção ventricular se deve principalmente pela resistência valvar ao fluxo. As cúspides são rígidas e o baixo fluxo pela valva estenótica gera baixos gradientes. Trocando a valva, provavelmente melhorará a função ventricular.
  2. Pseudoestenose aórtica importante: nessa situação há um comprometimento intrínseco do miocárdio, que produz baixo fluxo transvalvar e consequentemente reduz a amplitude de abertura das valvas, podendo simular estenose valvar (área ≤ 1 cm² e baixos gradientes). A troca valvar nessa situação não melhorará a função ventricular e pode até aumentar a mortalidade.
- O estudo ecocardiográfico com dobutamina baseia-se no aumento do débito cardíaco, podendo discriminar a estenose aórtica verdadeiramente importante da pseudoestenose aórtica importante.
- Indicações: FEVE < 40% (considerar nos com FE < 50% conforme a Diretriz brasileira), área valvar < 1 cm², gradiente médio VE-Ao < 40 mmHg.

- Se EAo verdadeiramente importante, não haverá alterações significativas da dimensão valvar (aumento ≤ 0,2 cm²). Se pseudo-EAo importante, haverá um aumento do orifício efetivo valvar (aumento ≥ 0,3 cm² e a área ficará > 1 cm²).
- Se velocidade de jato da estenose > 4 m/s ou gradiente VE-Ao médio > 40 mmHg, não há necessidade de realização do ecocardiograma com dobutamina. A troca valvar pode ser benéfica nesses casos.
- Limitação do exame: alguns pacientes, mesmo com dobutamina, não aumentam o débito cardíaco por apresentarem baixa reserva contrátil (< 20%). O volume ejetado depende de duas variáveis – o diâmetro da via de saída do VE (que não altera com a dobutamina) e a velocidade do sangue na via de saída do VE. Caso ela aumente mais do que 20%, o volume ejetado também aumenta > 20% – isso define reserva contrátil.
- Portanto, após a realização do ECO com dobutamina, o que indica EAO importante em paciente com FE reduzida, área ≤ 1 cm² e gradiente médio < 40 mmHg é o aumento ≥ 20% no volume ejetado, velocidade de jato aórtico ≥ 4 m/s ou incremento ≥ 10 mmHg no gradiente, sem alteração significativa na área valvar (aumento ≤ 0,2 cm²).
- Em pacientes com baixa superfície corpórea, sempre utilizar a área valvar aórtica indexada (ponto de corte de 0,6 cm²/m²). Para pacientes muito obesos, considerar indexar pela altura: ponto de corte de 0,45 cm²/m.

■ Tratamento clínico

- O tratamento medicamentoso é pouco efetivo e não altera a mortalidade, só auxilia na redução de sintomas. É voltado para pacientes não candidatos ao tratamento cirúrgico/intervencionista ou como ponte para o tratamento cirúrgico.
- Podem-se utilizar diuréticos, como a furosemida, para alívio de sintomas, com cuidado quanto a hipovolemia e hipotensão. Evitar o uso de betabloqueadores, principalmente em pacientes com EAo importante e disfunção ventricular (só iniciar após correção da valvopatia).
- Cuidado com o uso de vasodilatador [inibidores da enzima de conversão da angiotensina (IECA)]. Os vaso-

Estenose Aórtica

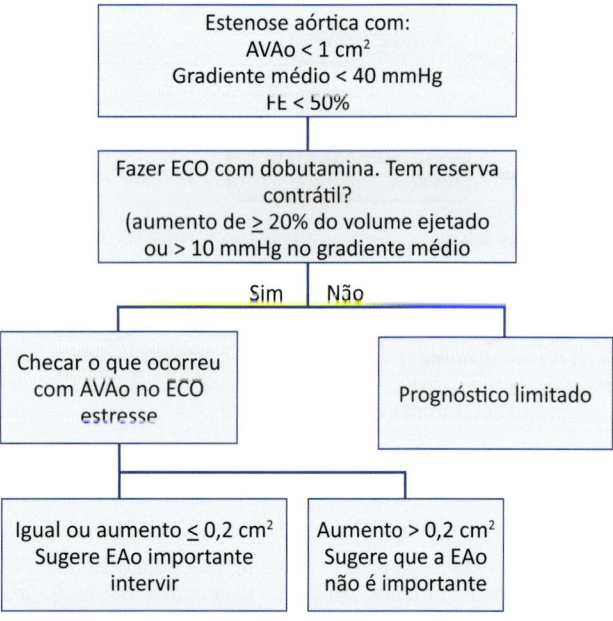

Figura 85.8. **Interpretação do ecocardiograma com estresse na estenose aórtica** *low gradient/low flow*.

Cateterismo cardíaco

- Cineangiocoronariografia deve ser realizada nas seguintes situações:
  1. pré-operatório para troca valvar aórtica a todos os pacientes homens com idade superior a 40 anos, mulheres pós-menopausa, adultos com um ou mais fatores de risco cardiovascular ou história de DAC prévia;
  2. pré-operatório para implante percutâneo valvar aórtico (TAVI);
  3. sintomas anginosos ou provas de isquemia positivas.
- Cateterismo cardíaco esquerdo com medida de gradiente pressórico e registro da curva de pressão pode ser utilizado se houver discrepância entre quadro clínico e achados ecocardiográficos para o diagnóstico da EAo.
- Prova com dobutamina é uma opção durante o cateterismo cardíaco na EAo com disfunção ventricular esquerda e baixo débito se existir dúvida quanto à gravidade da valvopatia (pouco utilizado).
- O gradiente avaliado pelo cateterismo, realizado pico a pico, não se correlaciona ao gradiente máximo do ecocardiograma. De toda forma, a diretriz brasileira de 2017 coloca como sinal de estenose aórtica grave um gradiente VE-aorta ≥ 50 mmHg no cateterismo.

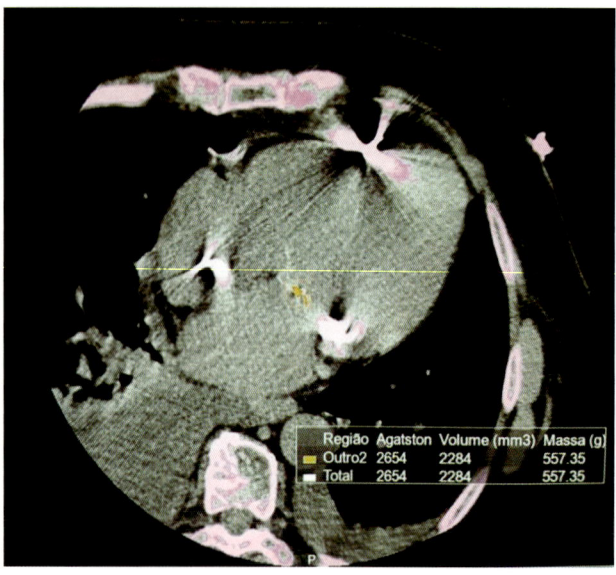

Figura 85.9. **Exemplo de escore cálcio da valva aórtica de valor elevado (2.654 Agatston).**

Tomografia computadorizada multidetectores

- A presença de calcificação significativa demonstrada na TC com multidetectores nos pacientes com EAo degenerativa constitui indício indireto de EAo significativa (se acima de 1.650 AU em homens e 1.200 AU em mulheres).
- Além disso, a TC é o método de imagem de escolha para avaliar a anatomia e as dimensões do arco aórtico, o tamanho e a forma do anel valvar aórtico, sua distância com óstios coronarianos, a distribuição das calcificações e o número de cúspides valvares aórticas, informações fundamentais para decisão e planejamento do implante percutâneo de prótese aórtica (TAVI). Permite também avaliar a viabilidade de vários acessos vasculares, placas ateroscleróticas, presença de aneurismas ou trombos, tortuosidades vasculares e torácicas, e a anatomia de ápice do VE.
- Ressonância magnética pode ser uma alternativa, mas para esse fim é inferior à TC multidetectores.

dilatadores reduzem a resistência vascular periférica, o que normalmente aumentaria o débito cardíaco (DC). Em pacientes com EAo grave, como há obstrução importante na via de saída do VE, não ocorre aumento do DC, e isso pode levar à piora da hipotensão. Pode ser usado com cautela se houver hipertensão arterial ou presença de disfunção ventricular esquerda. Reavaliar frequentemente.

- Manter se possível em ritmo sinusal. Realizar anticoagulação se associado à fibrilação atrial.
- Alguns trabalhos indicavam que o uso de estatinas poderia diminuir a progressão da calcificação da EAo, mas estudos randomizados recentes mostraram de forma consistente que o uso de estatina não afeta a progressão da estenose aórtica.
- Na descompensação clínica grave, é discutível o uso de vasodilatador endovenoso, como o nitroprussiato.
- Deve-se lembrar sempre de realizar profilaxia para endocardite infecciosa e profilaxia secundária de febre reumática se indicada. Ver Capítulo 88 – Endocardite infecciosa.

Estenose Aórtica

■ Tratamento intervencionista

- A troca valvar ou o implante de prótese percutâneo são os únicos tratamentos realmente efetivos para alívio da obstrução mecânica da valva estenótica.

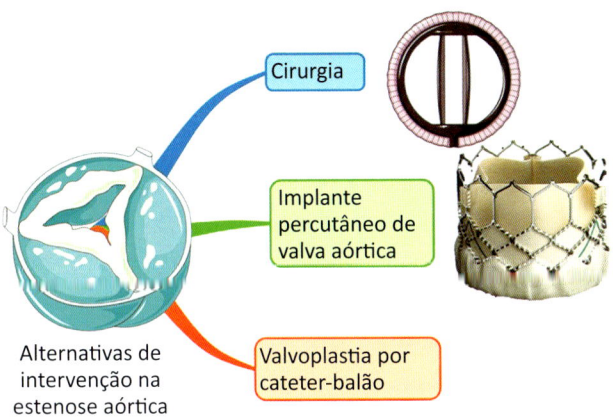

Figura 85.10. **Alternativas de intervenção na estenose aórtica importante.**

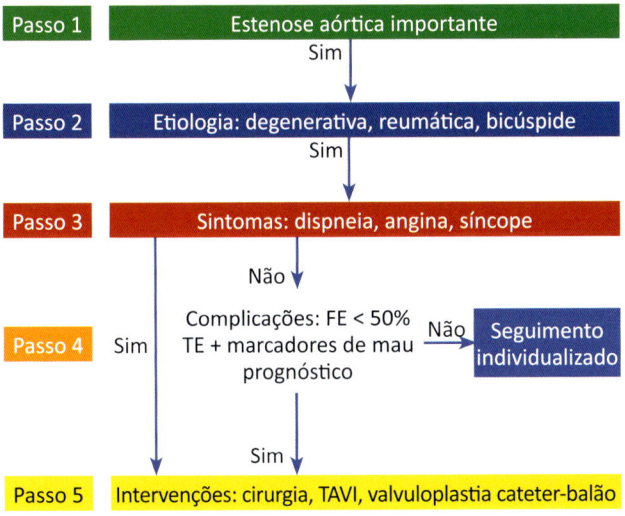

Figura 85.11. Algoritmo para definir intervenção na estenose aórtica importante. Adaptado de Tarasoutchi et al. Atualização da Diretriz de Valva SBC 2017.

- Valvoplastia percutânea com balão: pode ser indicada a pacientes de alto risco ou sem condições cirúrgicas por causa da presença de comorbidades, como tratamento paliativo (classe IIb), ou como ponte para cirurgia em pacientes com EAo e instabilidade hemodinâmica, de alto risco para troca valvar (classe IIa) (Tabela 85.7).

Tabela 85.5. **Indicações cirúrgicas – Estenose aórtica**

Classe I	• Se o paciente for sintomático com EAo importante-Se EAo for importante e tiver indicação de cirurgia de revascularização miocárdica, de aorta ou de outra troca valvar • Se EAo for importante com disfunção sistólica (FE < 50%)
Classe IIa	• Se EAo for moderada e tiver indicação de cirurgia de revascularização miocárdica, de aorta ou de outra troca valvar • Se EAo for importante em indivíduos assintomáticos, mas com resposta anormal ao exercício (desenvolvimento de sintomas ou hipotensão assintomática) • Se EAo for importante, assintomática, com indicadores de mau prognóstico (área valvar < 0,7 cm², gradiente médio > 60 mmHg, velocidade de jato transvalvar aórtico > 5 m/s), se paciente de baixo risco cirúrgico • EAo importante baixo fluxo-baixo gradiente com reserva contrátil (IIa-B) • EAo importante paradoxal com sintomas (IIa-C) • EAo importante baixo fluxo-baixo gradiente sem reserva contrátil, mas com escore de cálcio elevado (IIa-C)
Classe IIb	• Se EAo for importante, assintomática, mas com alta probabilidade de progressão rápida (idade, calcificação) ou se houver possibilidade de atraso na cirurgia uma vez que se iniciem os sintomas
Classe III	• Não é indicada para prevenção de morte súbita em pacientes assintomáticos que não preencham nenhum dos critérios acima

Adaptado de: Tarasoutchi F, Montera MW, Ramos AIO, Sampaio RO, Rosa VEE, Accorsi TAD et al. Atualização das Diretrizes Brasileiras de Valvopatias: Abordagem das Lesões Anatomicamente Importantes. Arq Bras Cardiol. 2017;109(6 Supl. 2):1-34.

Tabela 85.6. **Próteses valvares utilizadas na cirurgia convencional**

Biológica	Indicada àqueles que não podem ou não aceitam tratamento com anticoagulante (dicumarínico). Ou, então, a pacientes com ≥ 65 anos que precisam de troca valvar aórtica ou ≥ 70 anos que necessitam de troca valvar mitral, sem fatores de risco para tromboembolismo (como FA, disfunção grave de VE, tromboembolismo anterior ou hipercoagulação por trombofilias)
Metálica	Indicada a pacientes com longa expectativa de vida, ou que tenham indicação do uso de anticoagulante por causa de outros fatores de risco para tromboembolismo, principalmente a fibrilação atrial A indicação desse tipo de prótese para a população de baixa renda pode não ser uma boa opção, pela dificuldade de acesso à saúde e pela dificuldade para conseguir um adequado controle da anticoagulação

Estenose Aórtica

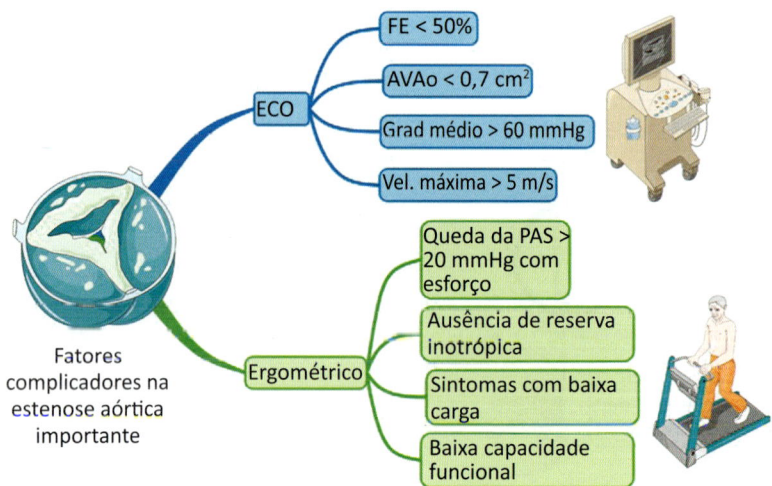

Figura 85.12. **Fatores complicadores na estenose aórtica importante.**

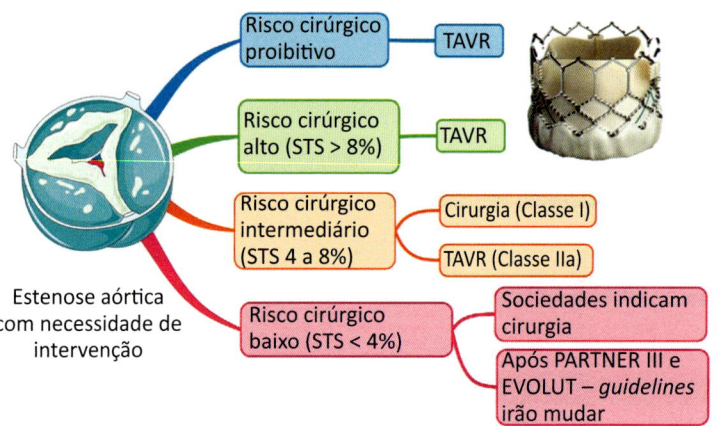

Figura 85.13. **Alternativas de tratamento intervencionista na estenose aórtica importante.**

Tabela 85.7. **Condutas de acordo com o tipo de estenose aórtica**

EAo importante de baixo gradiente "clássica"	• FE abaixo de 50%, com gradiente reduzido • CONDUTA: muitos desses devem realizar ecocardiograma com dobutamina para descartar pseudoestenose aórtica (durante o estresse a AVA ficará acima de 1,0 cm²) e documentar ausência de reserva miocárdica (útil nos pacientes de elevado risco cirúrgico para contraindicar cirurgia aberta)
EAO importante de baixo gradiente paradoxal	• FE acima de 50%, cavidade ventricular reduzida e gradiente reduzido. • CONDUTA: apesar de o tratamento ser controverso, a abordagem cirúrgica nos sintomáticos é indicada. Casos duvidosos em relação à veracidade do cálculo da AVA podem ser mais bem documentados com uso de eco tridimensional ou mesmo quantificação do cálcio por tomografia computadorizada
Dicas e sugestões para avaliar paciente com EAo importante com baixo gradiente	

- Em pacientes com baixa superfície corpórea sempre utilize a AVA indexada (ponto de corte 0,6 cm²/m²).
- Pacientes muito obesos, procurar indexar a AVA pela altura: ponto de corte abaixo de 0,45 cm²/m.
- Várias situações além da cavidade ventricular reduzida podem diminuir o débito sistólico do VE: valvopatias mitrais, FA, hipovolemia, HP e/ou doença de câmaras direitas, além de HAS descontrolada.
- O comportamento da área valvar, gradientes e débito sistólico durante o ecoestresse com dobutamina é de grande utilidade na melhor caracterização destes pacientes. O valor da ausência de reserva contrátil tem sido reduzido, uma vez que é possível indicar o procedimento percutâneo (TAVI) naqueles com elevado risco cirúrgico.
- Como comentado anteriormente, a presença de calcificação significativa demonstrada na TC com multidetectores nos pacientes com EAo degenerativa constitui indício indireto de EAo significativa (acima de 2.000 AU em homens e 1.200 AU nas mulheres). Além disso, uma melhor caracterização da valva aórtica e medição direta da área valvar pode ser feita pelo eco 3D, ou pelo transesofágico (2D ou, idealmente, 3D).

Estenose Aórtica

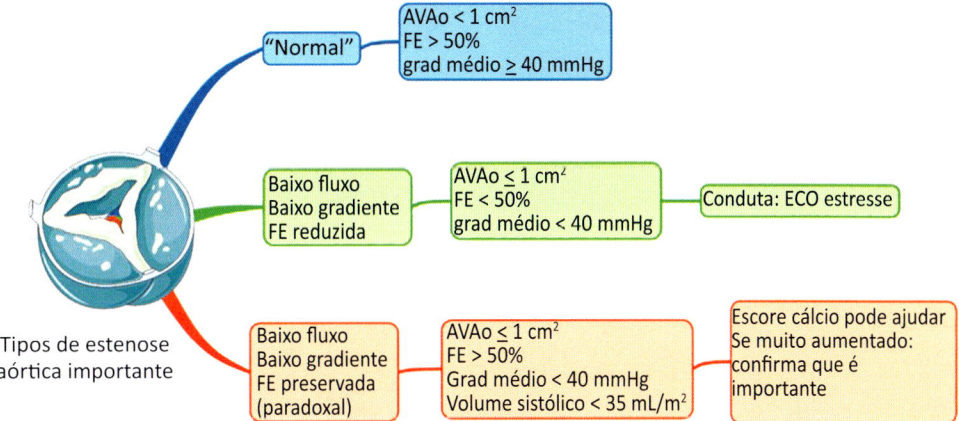

Figura 85.14. Diferentes tipos de estenose aórtica importante e o que fazer para definir o diagnóstico nos casos de dúvida.

Implante percutâneo de prótese aórtica (TAVI – *Transcatheter Aortic Valve Implantation*)

Diretriz Europeia:
1. Indicação classe I para portadores de EAo importante sintomáticos com recomendação de cirurgia de troca valvar, mas com contraindicação à realização do procedimento convencional. Importante ressaltar que os pacientes devem ter expectativa de vida acima de 1 ano.
2. Indicação classe I para os pacientes de risco cirúrgico intermediário ou alto (STS ou EuroSCORE II ≥ 4% ou EuroSCORE I logístico ≥ 10% ou outros fatores de risco não incluídos nesses escores, tais como fragilidade, aorta em porcelana ou sequela de radiação torácica), como alternativa à cirurgia convencional, de acordo com decisão de um heart team, com base nas características individuais do paciente.

Diretriz americana:
1. Classe I para pacientes de risco proibitivo à cirurgia convencional e como opção nos pacientes de alto risco.
2. Classe IIa para pacientes de risco intermediário (STS 4-8%) como alternativa à cirurgia convencional.

Diretriz Brasileira, 2017:
1. Sintomático com expectativa > 1 ano e:
   1.1. com contraindicações ou risco proibitivo a cirurgia convencional ou de alto risco cirúrgico (STS > 8% ou EuroSCORE logístico > 20%) – IA;
   1.2. Risco intermediário (STS de 4 a 8%) – IIa-A.

Via transfemoral é a preferida, sendo as vias transapical e transaórtica associadas a piores desfechos.
- Tomografia computadorizada (protocolo para plano valvar, aorta e vasos ilíacos-femorais) é obrigatória para programação de todo procedimento.
- Antiagregação tem sido motivo de controvérsia recentemente. No momento desta publicação, a recomendação é manter dupla antiagregação (AAS 100 mg + Clopidogrel 75 mg) por 3 a 6 meses e AAS indefinidamente após.
- Anticoagulação não é necessária, somente conforme indicação clínica (FA, etc.).
- Complicações: acidente vascular cerebral, oclusão de óstios coronarianos, distúrbios de condução atrioventricular, lesões de valva mitral, lesões de parede ventricular esquerda e escapes periprotéticos, complicações vasculares do sítio de punção/dissecção e sangramentos maiores.

Próteses disponíveis no Brasil
- As próteses disponíveis apresentam resultados clínicos similares no que diz respeito à ocorrência de desfechos adversos maiores, como óbito cardiovascular e acidente vascular cerebral. Existem algumas diferenças em relação a eventos adversos como distúrbios de condução, necessidade de marca-passo ou complicações, como rotura do anel valvar aórtico e oclusão coronária. Devido às suas diferenças, a decisão de qual prótese usar deve ser feita caso a caso, de acordo com as características clínicas e/ou anatômicas de cada paciente. As próteses disponíveis para uso comercial no Brasil, até o momento, são:

1. Sapien™ (Edwards Lifesciences, modelos XT e Sapien 3): prótese-balão expansível. Vias possíveis: transfemoral, transapical ou transaórtica. Principais estudos foram: PARTNER 1B (pacientes com risco cirúrgico extremo, comparada com tratamento clínico – redução de 50% da mortalidade em 5 anos, com NNT de 5), PARTNER 1A (alto risco – mortalidade em 1 ano de 24,2% *vs*. 26,8% cirurgia – p NS), PARTNER 2 (risco intermediário – mortalidade em 1 ano de 12,3% *vs*. 12,9% cirurgia – p NS).
2. CoreValve™ (Medtronic Inc., modelos CoreValve e Evolute R): sistema autoexpansível. Vias possíveis: somente transfemoral. Principais estudos foram: CoreValve Pivotal (alto risco cirúrgico – morte e AVC em 3 anos foi de 37,3% *vs*. 46,7% cirurgia; p = 0,006); SURTAVI (risco cirúrgico intermediário – morte e AVC debilitante em 2 anos de 12,6% *vs*. 14% cirurgia; p NS).
3. ACCURATE neo™ (Boston Scientific): sistema autoexpansível. Vias possíveis: transfemoral ou transapical. Principais estudos foram: SAVI TF *registry* (risco cirúrgico intermediário, estudo tipo registro sem comparações – morte em 30 dias 1,3% e em 12 meses 8,4%); MORENA (ACCURATE neo *vs*. SAPIEN3 mortalidade em 30 dias 2,3% *vs*. 1,9% p NS) a prótese em estudo apresentou mais *leak* paravalvar e menos necessidade de implante de marca-passo definitivo pós-procedimento com mesmos desfechos de segurança (AVC, sangramentos e complicações vasculares) em relação à SAPIEN 3.
4. INOVARE® (Braile biomédica): Vias possíveis: transapical ou transaórtica. Prótese-balão expansível. Principal estudo (*New Braile Inovare transcatheter aortic prosthesis: clinical results and follow-up*). Noventa pacientes de alto risco ou inoperáveis submetidos ao implante. Mortalidade em 30 dias de 13,3%; *leak* paravalvar 29,7% (maioria discreto); dois casos de AVC maior e em dois casos foi necessário implante de marca-passo definitivo; queda de gradiente ao ecocardiograma de 44,8 ± 15,3 para 14,1 ± 8,0 mmHg.

capítulo 85

Estenose Aórtica

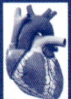
Já há estudos sobre o uso de TAVI em pacientes de baixo risco cirúrgico?

Foram publicados no início de 2019, no *New England Journal of Medicine*, dois artigos sobre o implante percutâneo de valva aórtica em pacientes de baixo risco cirúrgico.

Estudo **PARTNER 3**
- Os pacientes possuíam EAo importante com indicação de intervenção E eram considerados de baixo risco cirúrgico (mortalidade em 30 dias após o procedimento estimada em < 4% pelo STS).
- Pacientes considerados frágeis ou com valva aórtica bicúspide foram excluídos.
- Os pacientes então eram randomizados para receberem ou uma prótese biológica por via cirúrgica ou uma prótese de terceira geração SAPIEN 3 no grupo TAVR.
- *Endpoint* primário de morte + AVC + reospitalização em 1 ano.
- 1.000 pacientes foram randomizados.
- Os pacientes deste estudo eram mais jovens que os avaliados nos *trials* prévios de TAVI (73 anos) e possuíam risco cirúrgico de fato baixo (STS médio de 1,9%).
- E os resultados? **Após 1 ano a taxa de eventos foi menor no grupo percutâneo (8,5% x 15,1% no grupo cirúrgico), tendo esses números preenchido os critérios não apenas de não inferioridade, mas também de superioridade para o grupo percutâneo.**
- Na divisão dos componentes do *endpoint* primário a mortalidade geral não teve diferença estatisticamente significante entre os dois grupos. AVC e reospitalização é que ficaram limítrofes a favor do grupo percutâneo.
- Como esperado, os pacientes do grupo TAVI ficaram menos dias internados (3 x 7 dias no grupo cirúrgico).

Estudo **EVOLUT**
- *Endpoint* primário foi morte por qualquer causa + AVC com sequelas debilitantes em 24 meses.
- 1.468 pacientes incluídos.
- Idade média de 74 anos.
- Trata-se de uma **análise interina**. Enquanto o *trial* foi desenhado para avaliar *endpoints* em 2 anos, essa análise agora, por exemplo, só tinha 137 pacientes com *follow-up* de 24 meses. Ou seja, menos de 10% da população total do estudo. O *follow-up* médio neste estudo foi de 12,2 meses.
- Resultados: TAVI foi não inferior à cirurgia nesse tempo de seguimento (5,3% de eventos no grupo percutâneo x 6,7% no grupo cirúrgico). Os critérios de superioridade, diferentemente do PARTNER 3, não foram atingidos.

Cirurgia não cardíaca em portadores de estenose aórtica

- No caso de estenose aórtica importante sintomática, há alto risco de complicações cardíacas perioperatórias quando os portadores são submetidos à cirurgia não cardíaca. Eles devem, portanto, prioritariamente tratar a valvopatia para posteriormente ser submetidos à cirurgia não cardíaca.
- Se houver estenose aórtica importante assintomática, avaliar se de fato não há indicação de tratamento cirúrgico valvar de acordo com as recomendações vigentes. É aceitável a realização de cirurgia valvar prioritária quando o risco da cirurgia é baixo e o paciente necessita de cirurgia não cardíaca de grande porte, com grande benefício previsto.
- Pacientes portadores de valvopatia anatomicamente leve a moderada apresentam baixo risco de complicações perioperatórias, tendo em vista pouca ou nenhuma repercussão hemodinâmica.
- Pacientes com estenose aórtica submetidos à cirurgia não cardíaca devem tomar os seguintes cuidados:
  1. manutenção do ritmo sinusal;
  2. evitar variações de volemia (hipo e hipervolemia);
  3. evitar raquianestesia pela vasodilatação consequente.
- Sempre avaliar a necessidade de profilaxia para endocardite infecciosa.

■ Caso clínico

- Exemplo de prescrição-padrão
- Paciente do sexo masculino, de 71 anos, 68 kg, procura serviço médico com história de dispneia aos esforços habituais há 2 meses, além de um episódio recente de perda de consciência. Ao exame físico, pressão arterial de 150 x 90 mmHg, frequência cardíaca de 84 batidas por minuto (bpm) e presença de sopro sistólico ejetivo em foco aórtico 3+/6+, com B2 hipofonética e irradiação para região de fúrcula. Ecocardiograma mostrou estenose aórtica importante, com gradiente VE-Ao médio de 58 mmHg, área valvar estimada de 0,8 cm^2 e FE de 63%. A conduta inicial a ser tomada enquanto aguarda decisão quanto à intervenção cirúrgica é:

Exemplo de prescrição-padrão – Estenose aórtica sintomática

1. Dieta geral hipossódica com restrição hídrica.
2. Furosemida 40 mg, VO, uma vez ao dia.
3. Enalapril 5 mg, VO, duas vezes ao dia (com cautela).
- Solicitar exames laboratoriais, cinecoronariografia e Doppler de carótidas.
- Após o resultado dos exames, estimar o risco relacionado à cirurgia cardíaca calculando os escores STS e EuroSCORE. Discutir caso com *heart team* para avaliar a melhor forma de tratamento cirúrgico..

Leitura sugerida

- Baumgartner H, Falk V, Bax JJ, et al. 2017 ESC/EACTS Guidelines for the management of valvular heart disease. European Heart Journal. 2017;38:2739-2786.
- Deeb GM, Reardon MJ, Chetcuti S, et al. CoreValve US Clinical Investigators. 3-year outcomes in high-risk patients who underwent surgical or transcatheter aortic valve replacement. J Am Coll Cardiol. 2016;67:2565-2574.
- Gaia DF, Breda JR, Duarte Ferreira CB, et al. New Braile Inovare transcatheter aortic prosthesis: clinical results and follow-up. Euro Intervention. 2015 Oct;11(6):682-9.
- Husser, O, Won-Keun K, Pellegrini C, et al. Multicenter Comparison of Novel Self-Expanding Versus Balloon-Expandable Transcatheter Heart Valves. JACC: Cardiovascular Interventions. 2017;10(20):2078-2087.
- Leon MB, Smith CR, Mack M, et al. Transcatheter aortic-valve implantation for aortic stenosis in patients who cannot undergo surgery. N Engl J Med. 2010;363:1597.
- Nishimura RA, Otto CM, Bonow RO, et al. 2017 AHA/ACC Focused Update of the 2014 AHA/ACC Guideline for the Management of Patients With Valvular Heart Disease. Journal of the American College of Cardiology. 2017;70(2):252.
- Reardon MJ, Van Mieghem NM, Popma JJ, et al. SURTAVI Investigators. Surgical or transcatheter aortic-valve replacement in intermediate-risk patients. N Engl J Med. 2017;376:1321-1331.
- SEAS Investigators. Intensive lipid lowering with simvastatin and ezetimibe in aortic stenosis. N Engl J Med. 2008;359:1343-1356.
- Smith CR, Leon MB, Mack MJ, et al. Transcatheter versus surgical aortic-valve replacement in high-risk patients. N Engl J Med. 2011;364:2187.
- Tarasoutchi F, Montera MW, Grinberg M, et al. Diretriz Brasileira de Valvopatias – SBC 2011 / I Diretriz Interamericana de Valvopatias – SIAC 2011. Arq Bras Cardiol. 2011;97(5 supl. 3):1-67.
- Tarasoutchi F, Montera MW, Ramos AIO, Sampaio RO, Rosa VEE, Accorsi TAD, et al. Atualização das Diretrizes Brasileiras de Valvopatias: Abordagem das Lesões Anatomicamente Importantes. Arq Bras Cardiol. 2017;109(6 Supl. 2):1-34.

capítulo 86

Insuficiência Aórtica

• Eduardo Cavalcanti Lapa Santos • Fernando Côrtes Remisio Figuinha • Fabio Mastrocola

■ Etiologia

- A insuficiência aórtica (IAo) pode ser provocada por doença primária dos folhetos da valva aórtica e/ou da parede da raiz aórtica (Tabela 86.1).

Dica

- Sempre, ao avaliar um paciente com insuficiência aórtica, é necessário questionar qual dos dois mecanismos etiológicos está gerando o refluxo: se acometimento da valva propriamente dita ou da artéria aorta.
- E por que isto é importante?
- A determinação do mecanismo etiológico pode mudar significativamente a conduta, como veremos mais à frente nesse capítulo.
- E pode haver os dois comprometimentos de forma simultânea?
- Sim. Um exemplo clássico é a dissecção aguda de aorta, na qual pode ocorrer dilatação da aorta associada a desabamento de um ou mais folhetos da valva aórtica.

Tabela 86.1. Etiologia da insuficiência aórtica

Doenças da raiz de aorta	• Dissecção aórtica • Síndrome de Marfan • Aortite sifilítica • Espondilite anquilosante • Osteogênese imperfeita • Síndrome de Ehlers-Danlos • Aneurismas relacionados à HAS
Doença valvar	• Febre reumática (aproximadamente 80% dos casos no Brasil) • Degenerativa • Pós-endocardite infecciosa • Trauma • Congênita (valva bicúspide) • Degeneração mixomatosa das valvas • No lúpus eritematoso sistêmico, na artrite reumatoide, doença de Whipple, Crohn, síndrome de Ehler-Danlos, síndrome de Marfan

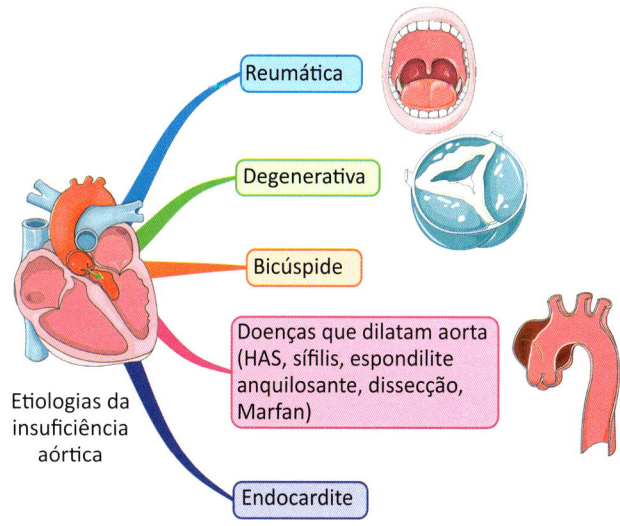

Figura 86.1. Principais etiologias de insuficiência aórtica.

■ Quadro clínico

- A insuficiência aórtica pode causar sintomas de insuficiência cardíaca, como dispneia aos esforços; sintomas de baixo débito, como lipotimia e síncope; angina (por diminuição de fluxo coronariano e aumento de consumo de oxigênio pela hipertrofia ventricular) e palpitações.
- Insuficiência aórtica aguda pode se apresentar com insuficiência cardíaca rapidamente progressiva, com quadro de fraqueza, dispneia e hipotensão.

■ Exame físico

- À ausculta cardíaca observa-se sopro diastólico, aspirativo, de alta frequência, decrescente. Além disso, há normalmente sopro mesossistólico decorrente do hiperfluxo pela valva aórtica (Figura 86.2).

Quando pensar em insuficiência aórtica aguda?

Normalmente valvopatias regurgitativas crônicas costumam manifestar sintomas de forma mais insidiosa e progressiva. Quando estamos frente a um paciente com quadro de insuficiência aórtica aguda, a instalação dos sintomas surge de forma abrupta. Frequentemente o paciente relata o dia exato em que surgiram os sintomas. Nestes casos, sempre levantar duas hipóteses diagnósticas: endocardite infecciosa e dissecção aórtica aguda.

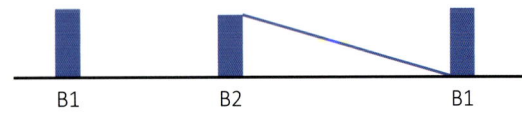

Figura 86.2. Insuficiência aórtica: sopro protodiastólico em decrescendo, nos focos da base.

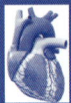
Como estimar a gravidade do refluxo aórtico pelo exame físico?

- Quanto maior for a duração do sopro, mais grave a valvopatia.
- Ou seja, sopros que ocupam toda a diástole tendem a indicar valvopatia de grau importante, ao passo que sons que se limitam ao início ou até o meio da diástole sugerem acometimento menos intenso.
- Em casos muito graves, o sopro pode praticamente desaparecer, cursando com elevação da pressão diastólica final do ventrículo esquerdo (VE). A presença do sopro de Austin-Flint também indica gravidade.

- Pulsos arteriais amplos (pulso em martelo d'agua ou de Corrigan) e visíveis. Pode haver alargamento da pressão de pulso (aumento da pressão sistólica e redução da diastólica). *Ictus* desviado para esquerda e para baixo, hiperdinâmico.
- Sopro de Austin-Flint: sopro mesodiastólico em foco mitral, com primeira bulha (B1) normofonética e ausência de estalido de abertura (diferente da estenose mitral orgânica). Trata-se de uma estenose mitral funcional devido ao grande volume de sangue que retorna pela valva aórtica durante a diástole, dificultando a abertura da valva mitral.

Dica

- Paciente com IAo importante apresenta-se com uma pressão de pulso elevada, ou seja, uma diferença importante entre a pressão arterial sistólica e diastólica.
- Isso leva a um exame físico repleto de sinais clínicos que sugerem IAo, que é provavelmente a valvopatia com achados de exame físico mais ricos da cardiologia.
- A pressão de pulso elevada justifica esses sinais clássicos, como o pulso em martelo-d'água, sinal de Musset, sinal de Quincke, sinal de Minervini e o *pistol shot*, como descritos abaixo (Tabela 86.2).

Tabela 86.2. Sinais clássicos da insuficiência aórtica

Corrigan	Pulso em martelo-d'água
Musset	Oscilações da cabeça para baixo e para frente
Quincke	Oscilação (pulsação) vista no leito ungueal
Minervini	Pulsação da base da língua
Duroziez	Duplo sopro à compressão da artéria femoral
Pistol shot	Sensação de choque à ausculta de certas artérias
Muller	Pulsação da úvula
Landolfi	Pulsação das pupilas

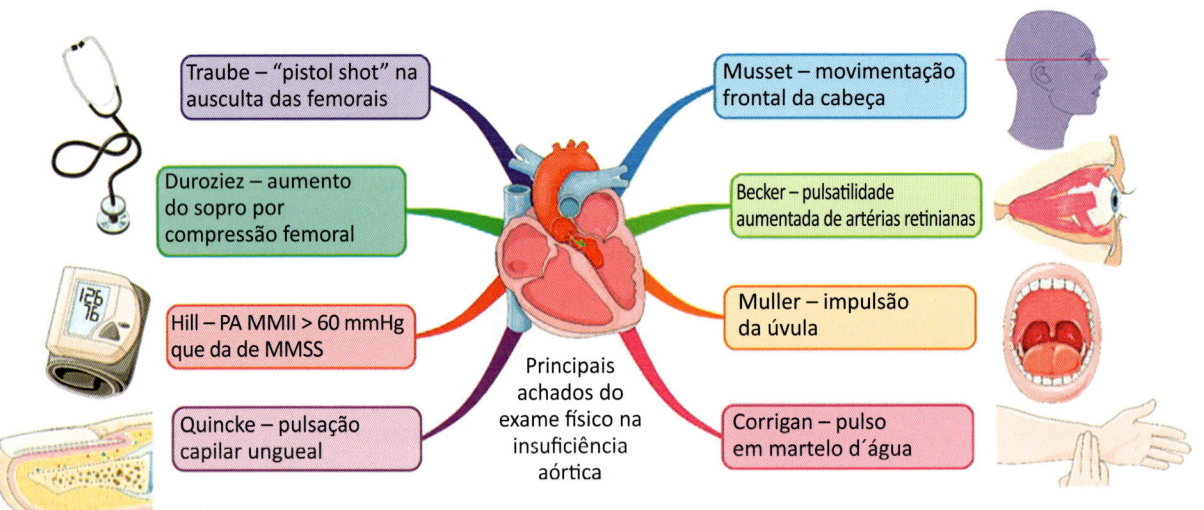

Figura 86.3. Alguns dos sinais clássicos de insuficiência aórtica importante ao exame físico.

Insuficiência Aórtica

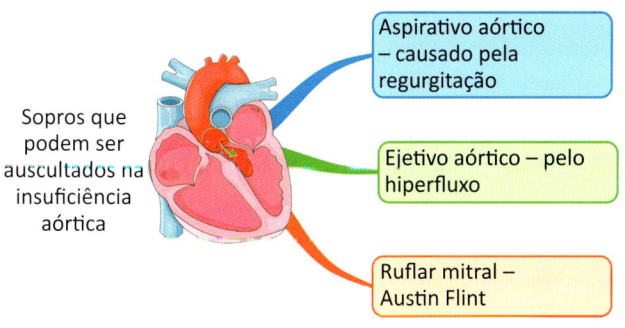

Figura 86.4. **Sopros que podem ser auscultados na insuficiência aórtica importante.**

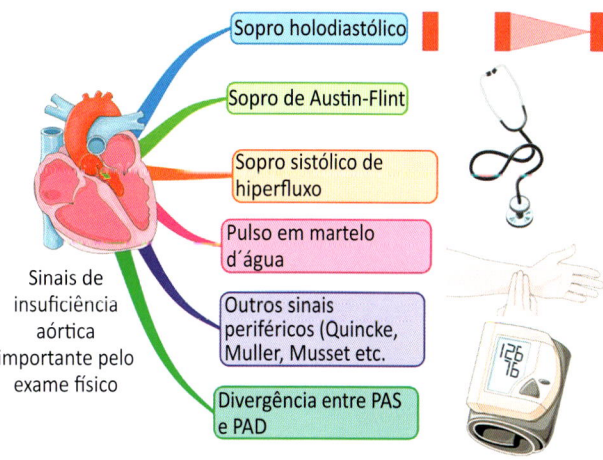

Figura 86.5. **Sinais de insuficiência aórtica importante ao exame físico.**

Exames complementares

Eletrocardiograma (ECG)

Sobrecarga de câmaras esquerdas (sobrecarga de átrio somente em casos avançados) (Figura 86.6).

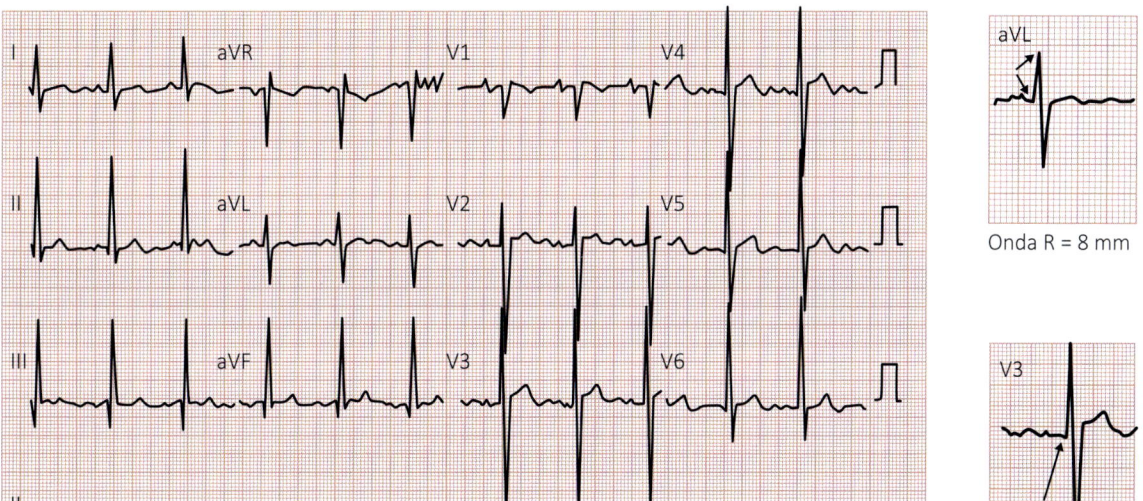

Figura 86.6. **Diagnóstico de SVE pelo critério de Cornell.** Trata-se de homem com insuficiência aórtica importante. Ao somarmos a amplitude da onda R de aVL (8 mm) com a amplitude da onda S em V3 (31 mm) chegamos a 39 mm, superior, portanto, ao limite de 28 mm proposto pelo critério de Cornell.

Insuficiência Aórtica

Radiografia de tórax

- Aumento da área cardíaca. Avaliar a presença de dilatação de aorta – pode sugerir insuficiência aórtica por aortopatia (Figura 86.7).

Ecocardiograma

- Permite avaliar o grau de insuficiência valvar, a função ventricular e os diâmetros, além de avaliar também a raiz da aorta.

Dica

Como geralmente ocorre em medicina, quando temos vários parâmetros distintos para graduar a severidade de uma doença, é sinal de que nenhum deles isoladamente é acurado o suficiente para fechar a questão (Tabela 86.3).
De fato, isto ocorre não só com a insuficiência aórtica, mas também com outras valvopatias.
Algumas dicas de ecocardiograma na IAo:
1. refluxos crônicos são usualmente associados a aumento do ventrículo esquerdo e comumente do átrio esquerdo também. Se estiver frente a um eco com laudo de insuficiência aórtica importante e com VE de dimensões normais há duas hipóteses principais: ou o paciente possui uma IAo aguda (e neste caso o quadro clínico costuma ser bastante grave) ou o exame pode estar errado. O que fazer se o paciente claramente não tiver quadro clínico compatível com IAo aguda? Primeiro passo é repetir o ecocardiograma com um examinador de sua confiança. Se mesmo assim persistir a dúvida, pode-se optar por outros métodos diagnósticos (ecocardiograma transesofágico, cateterismo cardíaco, ressonância magnética cardíaca, etc.);
2. um critério ecocardiográfico bastante relevante na graduação da insuficiência aórtica é a presença de refluxo holodiastólico em aorta descendente. O raciocínio é o mesmo mencionado na parte de exame físico. Valvopatias mais graves tendem a causar refluxo que ocupa toda a extensão da diástole. Mais especificamente, refluxos holodiastólicos que possuem velocidade final acima de 20 cm/s corroboram o diagnóstico de IAo importante.

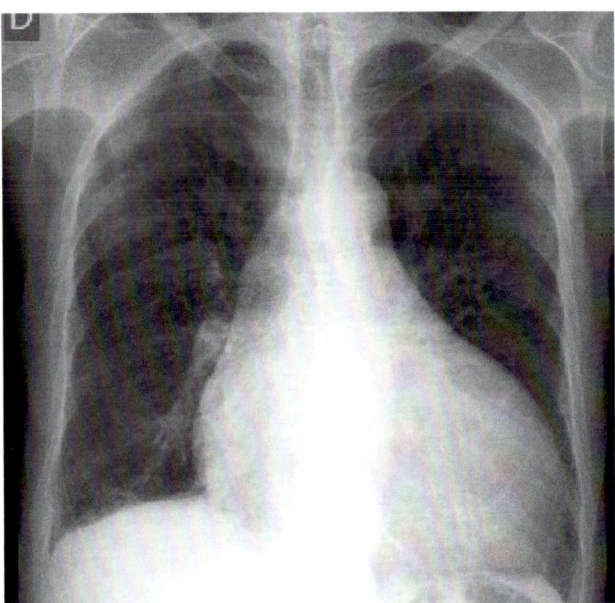

Figura 86.7. Radiografia de tórax de paciente com insuficiência aórtica importante mostrando aumento da área cardíaca às custas do crescimento do ventrículo esquerdo.

Tabela 86.3. Classificação de gravidade da insuficiência aórtica

	Leve	Moderada	Grave
Qualitativo			
Grau angiográfico	1+	2+	3+ a 4+
Diâmetro do jato regurgitante em relação ao diâmetro da via de saída do VE	Pequeno, central (< 25%)	Maior que leve, sem critério para grave	Jato central, > 65% da LVOT
Vena contracta (cm)	< 0,30	0,30-0,60	> 0,60
Quantitativo			
Volume regurgitante (mL/bat)	< 30	30-59	≥ 60
Fração regurgitante (%)	< 30	30-49	≥ 50
Área do orifício regurgitante (cm²)	< 0,10	0,10-0,29	≥ 0,30
Critérios adicionais			
Tamanho do VE			Aumentado

Insuficiência Aórtica

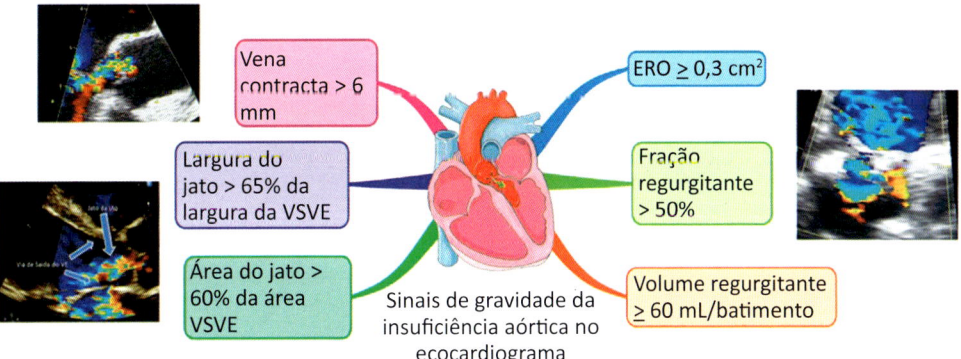

Figura 86.8. **Principais sinais de gravidade da insuficiência aórtica ao ecocardiograma.**

Cateterização cardíaca

Indicada para:
1. Descartar coronariopatia associada em pacientes com sintomas sugestivos de insuficiência coronariana.
2. Descartar coronariopatia em pacientes homens acima de 40 anos; em mulheres pré-menopausa acima de 40 anos com fatores de risco para doença coronariana; ou em mulheres pós-menopausa.
3. Avaliação da gravidade da valvopatia caso haja discrepância clínico-radiológica.

Tratamento clínico

- Vasodilatadores arteriais [p. ex., inibidores da enzima conversora da angiotensina (IECA)] se houver sintomas e/ou disfunção ventricular esquerda. Indicação classe I se estiver contraindicada cirurgia ou se utilizados como terapêutica pré-operatória para melhorar perfil hemodinâmico até intervenção cirúrgica. Não devem ser usados como teste terapêutico ou para adiar a cirurgia.
- Os vasodilatadores podem reduzir a pós-carga, buscando aumentar o volume sistólico anterógrado, visando diminuir o volume diastólico final do VE, e assim, a sobrecarga volumétrica. Os vasodilatadores podem ser usados também em casos de IAo acentuada em indivíduos assintomáticos e com função ventricular normal, mas com dilatação de VE, com objetivo de tentar retardar a evolução da doença (classe IIb. É uma indicação controversa e não recomendada pela maioria dos autores, exceto se HAS associada). Estudos com o uso de IECA, antagonista de cálcio (nifedipina ou felodipina) ou hidralazina em pacientes com esse perfil apresentam resultados conflitantes quanto ao benefício do desenvolvimento de sintomatologia, disfunção ventricular ou necessidade de cirurgia.

Resumindo

- A insuficiência aórtica é causada por um problema mecânico na valva aórtica e/ou na aorta.
- Assim sendo, apenas uma intervenção mecânica (cirurgia) pode resolver a causa do problema.
- Medicações não substituem o tratamento invasivo!
- Os vasodilatadores podem ter algum papel em aliviar os sintomas dos pacientes no período entre a indicação da intervenção invasiva e a sua realização de fato ou em pacientes que apresentam contraindicação à cirurgia devido ao risco cirúrgico elevado.

- Sempre se acreditou que o uso de betabloqueadores deveria ser evitado em pacientes com IAo, já que eles poderiam aumentar o tempo de diástole e, assim, piorar a regurgitação valvar. Estudo publicado no *Journal of the American College of Cardiology*, em 2009, sugere que o uso de betabloqueador em pacientes com IAo grave pode levar a benefícios em sobrevida. Apesar disso, esse foi um estudo observacional retrospectivo. Assim, esses resultados não permitem alterar a prática clínica, mas fazem questionar quanto à contraindicação de betabloqueadores nesses pacientes.
- Diuréticos como a furosemida no caso de congestão. Restrição de sal se necessário.
- Profilaxia secundária para febre reumática, se indicada.
- Profilaxia para endocardite infecciosa em procedimentos cirúrgicos ou odontológicos. Segundo a última Diretriz brasileira de valvopatias, a indicação de profilaxia nesses casos é IIa ou IIb, a depender do caso. Segundo a Diretriz norte-americana, não se indica profilaxia para pacientes com insuficiência aórtica com valva nativa.

Insuficiência Aórtica

▪ Tratamento intervencionista

O procedimento cirúrgico consiste em troca valvar. Em casos selecionados, pode-se realizar plástica valvar (Tabela 86.4).

Tabela 86.4. Indicações cirúrgicas – Insuficiência aórtica

Classe I	• Se presença de sintomas e IAo importante – IB • Se IAo for importante e tiver indicação de outra cirurgia cardíaca (revascularização miocárdica, de aorta ou valvar) • Se o paciente for assintomático, mas com disfunção ventricular (FE < 50%) – IB
Classe IIa	• Se assintomático, etiologia não reumática, com FE ≥ 50%, mas dilatação de VE importante (DDVE > 70 mm ou DSVE > 50 mm ou DSVE indexado > 25 mm/m²) – IIa-B • Se assintomático, etiologia reumática, com FE ≥ 50%, mas dilatação de VE importante (DDVE > 75 mm ou DSVE > 55 mm) – IIa-B • Se IAo moderada e programação de cirurgia de revascularização miocárdica ou de aorta ascendente – IIa-C
Classe IIb	• Assintomático, com FE > 50%, com dilatação progressiva do VE (DDVE > 65 mm) e baixo risco cirúrgico. IIb-C (referência Diretriz americana)

IAo: Insuficiência aórtica; FE: fração de ejeção; DSVE: diâmetro sistólico de ventrículo esquerdo; DDVE: diâmetro diastólico de ventrículo esquerdo.
Adaptado de: Tarasoutchi F, et al. Atualização das Diretrizes Brasileiras de Valvopatias, 2017.

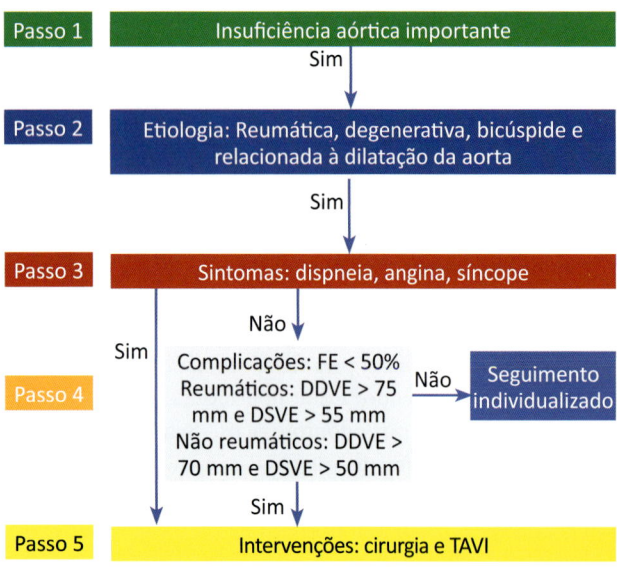

Figura 86.9. Algoritmo para definir intervenção na insuficiência aórtica importante. Adaptado de: Tarasoutchi et al. Atualização da diretriz de valva SBC 2017.

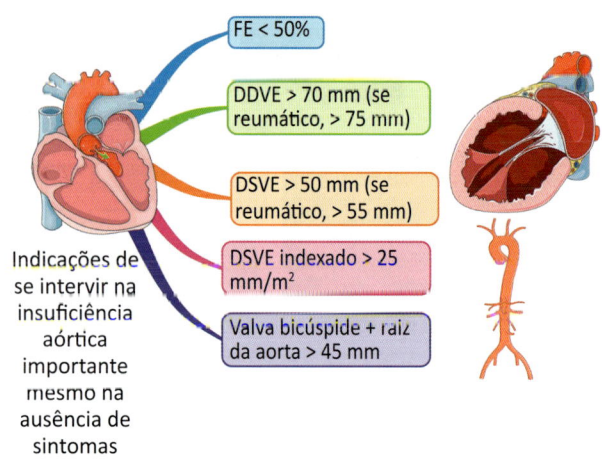

Figura 86.10. Indicações de se intervir na insuficiência aórtica importante mesmo na ausência de sintomas.

- A disfunção ventricular geralmente melhora após procedimento cirúrgico, podendo até normalizar.
- Na hipótese de IAo secundária à doença de raiz de aorta, deve-se indicar cirurgia se houver dilatação ≥ 55 mm e/ou expansão progressiva da raiz da aorta (aumento ≥ 5 mm/ano), com qualquer grau de regurgitação. Na síndrome de Marfan, operar se ≥ 50 mm.
- Técnica de Bentall De Bono: indicada para correção de problemas na raiz da aorta, como dilatação de aorta ascendente com insuficiência aórtica, síndrome de Marfan ou dissecção de aorta ascendente com disfunção valvar. Consiste na substituição da raiz da aorta por um enxerto composto, formado por uma prótese aórtica (tubo de Dacron), acoplado a uma prótese valvar mecânica ou biológica, reimplantando os óstios das artérias coronárias.
- Implante transcateter de válvula aórtica (TAVI): TAVI é uma opção bem estabelecida para o tratamento da estenose aórtica importante sintomática em pacientes com risco cirúrgico elevado. Estudo publicado em 2017 no JACC mostrou que a estratégia de TAVI para procedimento *valve-in-valve* (por degeneração de bioprótese aórtica implantada cirurgicamente) parece ser uma estratégia factível e com bons resultados, em pacientes com idade média de 79 anos, com risco cirúrgico elevado. Taxas de mortalidade em 30 dias e em 1 ano foram superponíveis aos principais registros de TAVI em válvula nativa. Mas nem toda bioprótese será adequada para a realização de TAVI *valve-in-valve*, e essa opção terapêutica é válida somente para próteses biológicas.

Insuficiência aórtica aguda

- Possíveis causas: dissecção de aorta ascendente, endocardite infecciosa, trauma.
- Tratamento: vasodilatadores arteriais e venosos, como nitroprussiato de sódio. Inotrópico se necessário. Diurético para diminuir a pré-carga. Cirurgia de urgência.
- Lembrar que o uso de balão intra-aórtico é contraindicado nessa situação.

Caso clínico

- Paciente do sexo feminino, de 54 anos, 70 kg, procura serviço médico com história de dispneia aos esforços habituais há 3 meses. Ao exame físico, pressão arterial de 140 x 50 mmHg, frequência cardíaca de 76 batidas por minuto (bpm) e presença de sopro diastólico aspirativo em foco aórtico. Ecocardiograma mostrou insuficiência aórtica importante, com fração regurgitante de 55% e aumento da cavidade ventricular esquerda. A conduta inicial a ser tomada enquanto aguarda decisão quanto à intervenção cirúrgica é:

Exemplo de prescrição-padrão – Insuficiência aórtica sintomática

1. Dieta geral hipossódica com restrição hídrica.
2. Enalapril 5 mg, VO, duas vezes ao dia.
3. Furosemida 40 mg, VO, uma vez ao dia.

Leitura sugerida

- Baumgartner H, Falk V, Bax JJ, et al. 2017 ESC/EACTS Guidelines for the management of valvular heart disease. European Heart Journal. 2017;38:2739-2786.
- Nishimura RA, Otto CM, Bonow RO, et al. 2017 AHA/ACC Focused Update of the 2014 AHA/ACC Guideline for the Management of Patients With Valvular Heart Disease. Journal of the American College of Cardiology. 2017;70(2):252.
- Tarasoutchi F, Montera MW, Grinberg M, et al. Diretriz Brasileira de Valvopatias - SBC 2011 / I Diretriz Interamericana de Valvopatias – SIAC 2011. Arq Bras Cardiol. 2011;97(5 suppl. 3):1-67.
- Tarasoutchi F, Montera MW, Ramos AIO, Sampaio RO, Rosa VEE, Accorsi TAD, et al. Atualização das Diretrizes Brasileiras de Valvopatias: Abordagem das Lesões Anatomicamente Importantes. Arq Bras Cardiol. 2017;109(6 Supl. 2):1-34.
- Webb J, Mack M, Leon MB, et al. Transcatheter Aortic Valve Implantation within Degenerated Aortic Surgical Bioprostheses. PARTNER 2 Valve-in-Valve Registry. JACC. May 2017;69(18).

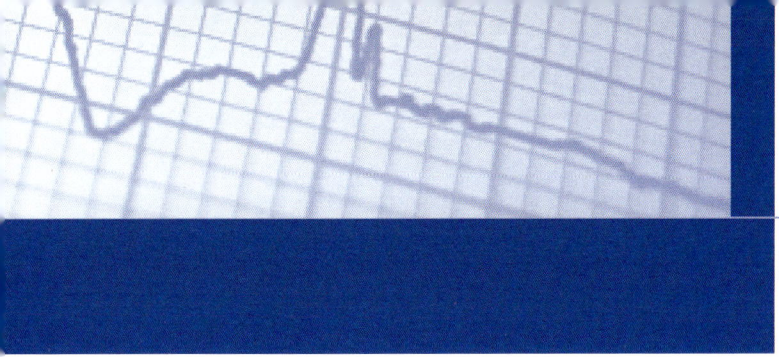

capítulo 87

Estenose Mitral

• Eduardo Cavalcanti Lapa Santos • Fernando Côrtes Remísio Figuinha • Fabio Mastrocola

▪ Etiologia

- A causa predominante da estenose mitral (EMi) é a febre reumática, sendo responsável por 95% dos casos nos países em desenvolvimento (Tabela 87.1).

Tabela 87.1. **Etiologia da estenose mitral**

Febre reumática (95% dos casos)	Espessamento dos folhetos valvares e fusão das comissuras devido à reação inflamatória autoimune que ocorre após infecção pelo estreptococo beta-hemolítico do grupo A de Lancefield. É a lesão mais característica da febre reumática. Mais comum nos países em desenvolvimento
Congênita	Hipoplasia mitral típica com músculos papilares simétricos (52% dos casos de etiologia congênita), anel supravalvar (20%), duplo orifício (11%), hipoplasia mitral com assimetria de músculos papilares (8%), valva mitral em paraquedas (8%)
Valvulites	Lúpus eritematoso sistêmico; amiloidose; mucopolissacaridoses: síndrome de Hurler; síndrome carcinoide
Massas	Mixoma, abscesso miocárdico
Idosos ou renais crônicos dialíticos	Pode haver calcificação do anel valvar mitral em pacientes idosos ou renais crônicos dialíticos, mas dificilmente leva à estenose mitral, uma vez que a abertura valvar em geral fica preservada

- Dos pacientes com doença cardíaca reumática, 25% apresentam EMi pura e outros 40% apresentam dupla lesão mitral (estenose mitral associada à insuficiência mitral).
- Dois terços dos pacientes são mulheres. É a valvopatia mais comum na gestação.
- A incidência da estenose mitral reumática diminuiu bastante em países desenvolvidos, onde tem sido cada vez mais comum o diagnóstico de doença valvar mitral degenerativa calcificada em idosos. Já em países em desenvolvimento, continuam sendo frequentes os casos de pacientes com estenose mitral reumática.

▪ Quadro clínico

- Os pacientes podem apresentar dispneia e edema pulmonar. O aumento da pressão em átrio esquerdo (AE) é transmitido ao sistema vascular pulmonar, levando à hipertensão pulmonar secundária. Podem ocorrer hemoptise, dor torácica [por aumento da pressão no ventrículo direito (VD)] e fadiga.
- Pode ocorrer embolia sistêmica – 50% para sistema nervoso central (SNC).

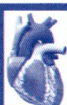 **Que diagnósticos devemos considerar em paciente jovem com quadro de acidente vascular cerebral isquêmico?**

Inúmeras cardiopatias podem evoluir com embolização para o sistema nervoso central, tais como o mixoma atrial esquerdo, disfunção sistólica relevante de ventrículo esquerdo e fibrilação atrial.
Em pacientes jovens (entre 20 e 40 anos), contudo, sempre lembrar de duas etiologias:
• estenose mitral;
• endocardite infecciosa;
• outra causa mais rara é a SAAF (síndrome do anticorpo antifosfolípide)

- Sintomas podem ser precipitados pelo início de fibrilação atrial (FA), de gestação, infecções, estresse emocional. O aumento da frequência cardíaca (FC) diminui o

Estenose Mitral

tempo diastólico e aumenta o gradiente mitral, podendo precipitar edema pulmonar.

Exame físico

- Ausculta cardíaca: primeira bulha hiperfonética, estalido de abertura; sopro diastólico em ruflar, com reforço pré-sistólico (contração atrial). Manobras que aumentam o retorno venoso e exercícios breves, como sentar-se, podem acentuar o sopro. Pode haver B2 hiperfonética devida à hipertensão pulmonar (Figura 87.1).

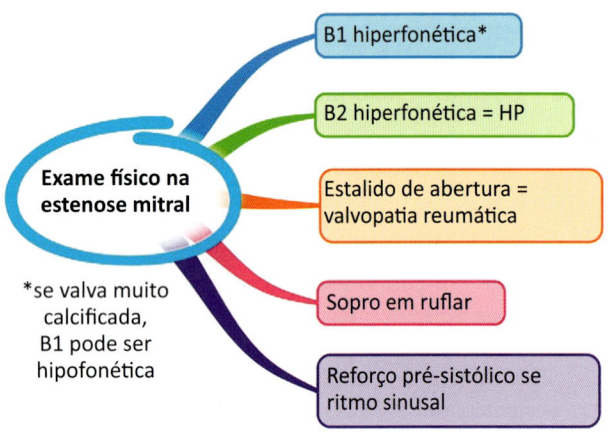

Figura 87.1. Principais achados do exame físico na estenose mitral.

Dica
• Estalido de abertura é sinal de que a etiologia da estenose mitral é reumática. Da forma similar, causas de estenose mitral funcional, como o sopro de Austin-Flint, não causam B1 hiperfonética ou presença de reforço pré-sistólico. • Não esqueça: Austin-Flint NÃO causa B1 hiperfonética ou estalido de abertura de mitral.

Dica
• Auscultei reforço pré-sistólico em paciente com estenose mitral? Posso afirmar que o ritmo não é de fibrilação atrial. Isso porque para haver o reforço antes da sístole há a necessidade de haver contração atrial efetiva, fato que não está presente na arritmia citada.

Dica

• Há várias medidas que podem fazer com que o sopro em ruflar da estenose mitral fique mais audível. Exemplos:
  – usar a campânula do estetoscópio para auscultar;
  – colocar o paciente em decúbito lateral esquerdo;
  – fazer com que o paciente se exercite (isto irá aumentar o fluxo transvalvar mitral).

 Como diferenciar o sopro da estenose mitral do da estenose tricúspide?

Além do fato de o sopro de estenose tricúspide ser mais audível no foco tricúspide, há também o fato de ele aumentar com a inspiração profunda (manobra de Rivero-Carvallo), fato não observado na estenose mitral.

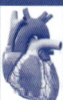 **Como determinar a gravidade da estenose mitral pelo exame físico?**

- Quanto menor o tempo entre a B2 e o estalido de abertura, mais grave a lesão. Isto ocorre devido ao fato de quanto maior a pressão no interior do átrio esquerdo, maior a repercussão da valvopatia. Pressões elevadas nesta câmara fazem com que a valva mitral se abra mais rapidamente na fase diastólica, aproximando assim o estalido de abertura da segunda bulha.
- Se a primeira bulha for hipofonética, sinal de gravidade (calcificação importante).
- A presença de B2 hiperfonética costuma sugerir gravidade, já que indica hipertensão pulmonar.
- A intensidade do sopro não tem relação com a gravidade da valvopatia.

- Pulso venoso jugular: onda "a" proeminente (por hipertensão pulmonar e sobrecarga de VD).
- Bochechas com coloração rósea: fácies mitral – se estenose mitral grave (com quadro de baixo débito).

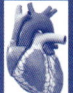 **O que é a Síndrome de Lutembacher?**

- A síndrome de Lutembacher foi descrita inicialmente em 1916. Refere-se a casos de estenose mitral (geralmente reumática, mas ocasionalmente congênita) associada a *shunt* esquerda-direita devido a um defeito de septo atrial. Este geralmente é uma comunicação interatrial tipo *ostium secundum*, mas também pode surgir de iatrogenia (p. ex., punção transeptal para realizar valvoplastia percutânea de valva mitral estenosada).
- Qual a relevância desta síndrome? O interessante é que, dependendo do tamanho do defeito do septo atrial, o paciente pode não evoluir com a clínica clássica de estenose mitral (basicamente congestão pulmonar). Isto porque o fluxo de sangue em vez de ser direcionado para o pulmão, termina passando para o lado direito do coração, gerando em longo prazo um quadro clínico mais típico de CIA (sobrecarga de câmaras direitas – insuficiência cardíaca direita). Eisenmenger não é comum de ocorrer nestes casos.
- No exame físico, além dos achados clássicos de estenose mitral (tríade – hiperfonese de primeira bulha, ruflar diastólico e estalido de abertura) é comum auscultar-se o desdobramento fixo de B2 típico de CIA.
- Em casos raros pode ocorrer a chamada de síndrome de Lutembacher reversa. Esta ocorre quando há estenose tricúspide associada a *shunt* direita-esquerda através de um defeito do septo atrial.

Exames complementares

Eletrocardiograma (ECG)

Sobrecarga de átrio esquerdo – *p mitralis*; se (se?) hipertensão pulmonar, desvio do eixo para direita e sobrecarga de VD. Pode haver FA (Figura 87.2).

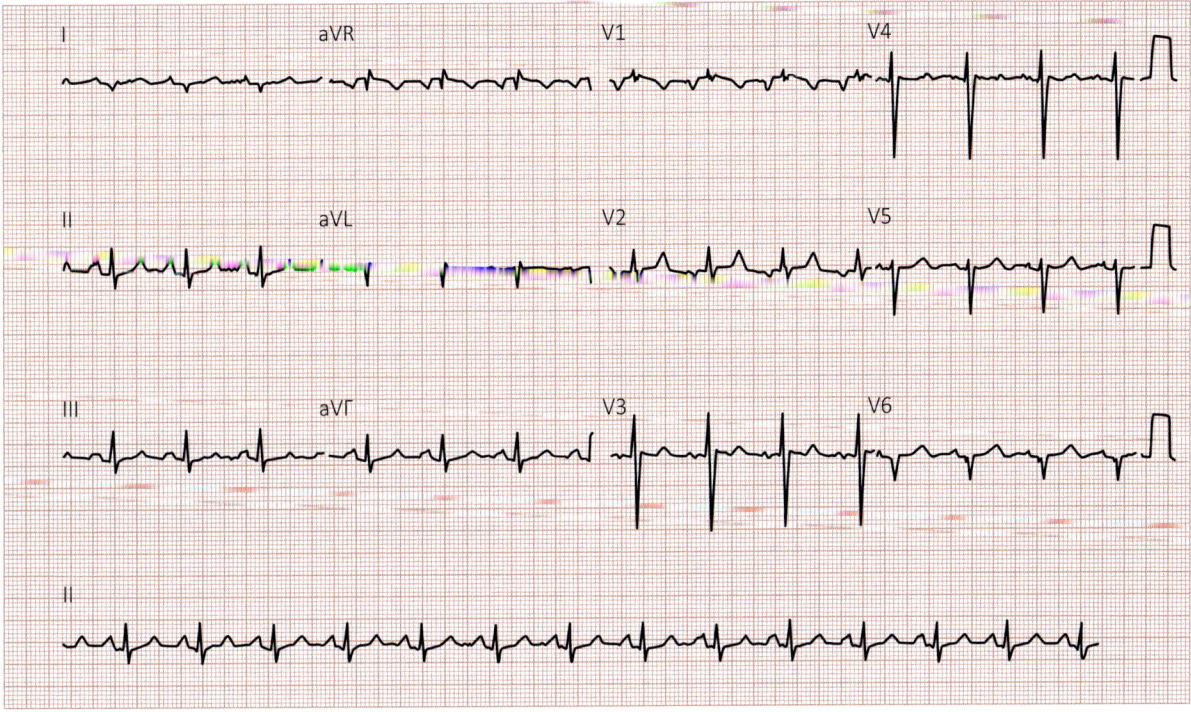

Figura 87.2. Paciente com estenose mitral e hipertensão pulmonar. Observe o desvio do eixo para direita (> +90°) e para frente, ondas S profundas (> 10 mm) em V5 e a presença do índice de Morris em V1, sobrecarga do átrio esquerdo (SAE). Notar que não há sinais de acometimento do VE (a estenose mitral isolada "poupa" o VE).

Radiografia de tórax

Área cardíaca geralmente normal (exceto se aumento acentuado do AE e/ou VD).
Sinais de aumento do AE, como o duplo contorno, e "sinal da bailarina" (Figura 87.3).

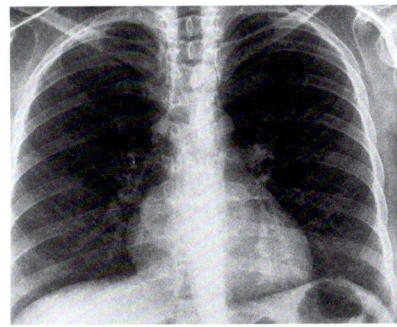

Figura 87.3. Radiografia de paciente de 23 anos com estenose mitral importante de etiologia reumática. Observe os sinais de aumento de átrio esquerdo como duplo contorno e elevação do brônquio-fonte esquerdo (sinal da bailarina), sem sinais de aumento do VE.

Ecocardiograma

- Confirma diagnóstico e quantifica a lesão.
- Um laudo completo de ecocardiograma para pacientes com EMi deve conter: área valvar e método utilizado para calculá-la, gradientes diastólicos, pressão sistólica de artéria pulmonar, função do ventrículo direito, descrição detalhada da valva e aparato subvalvar, presença de insuficiência mitral (IMi) associada ou não, presença de insuficiência tricúspide ou não (de preferência com tamanho do anel tricúspide para avaliar possibilidade de realização de plastia tricúspide associada a possível intervenção cirúrgica).
- Sempre tentar realizar o ecocardiograma com a frequência cardíaca controlada. Taquicardia (p. ex., febre, taquiarritmia) pode superestimar os gradientes diastólicos.

Estenose Mitral

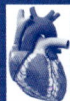
Quais achados do ecocardiograma sugerem que a etiologia da estenose mitral é reumática?

Vários aspectos do ecocardiograma sugerem o diagnóstico de valvopatia reumática. O diagnóstico de certeza, contudo, só pode ser dado pela avaliação anatomopatológica da peça cirúrgica.
Sugerem valvopatia reumática pelo ecocardiograma:
- abertura em domo da valva mitral;
- mobilidade reduzida da cúspide mitral posterior;
- acometimento simultâneo de valvas mitral e aórtica.

Em nosso meio, como já citado previamente, a maioria dos casos de estenose mitral tem como etiologia a febre reumática. Contudo, cada vez mais vemos casos de estenose, geralmente de grau discreto, de etiologia degenerativa. Comumente são pacientes idosos, com doença renal crônica associada. Como diferenciar então a estenose reumática da estenose degenerativa? Enquanto o processo degenerativo costuma ser mais intenso na base das cúspides, o acometimento reumático tipicamente se inicia na extremidade das cúspides mitrais. Além disso, como já dito, geralmente a estenose degenerativa não gera repercussão hemodinâmica relevante.

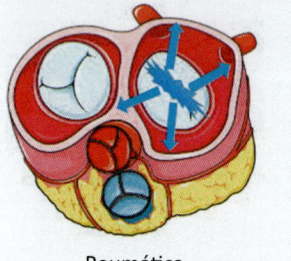 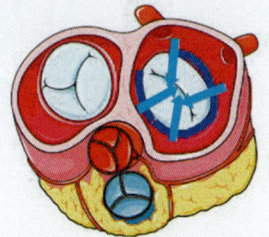

Reumática   Degenerativa

Figura 87.4. Diferença entre os acometimentos reumático e degenerativo da valva mitral.

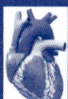
Quando pedir ecocardiograma transesofágico (ETE) para um paciente com estenose mitral (Tabela 87.2)

- A principal indicação de ETE nestes pacientes é no contexto de pré-operatório de valvoplastia mitral percutânea por balão. O objetivo neste caso é o de excluir a presença de trombos em apêndice atrial esquerdo, já que esta é uma contraindicação ao procedimento.
- Ainda no contexto de avaliação para valvoplastia percutânea, o ETE pode ser indicado quando há dúvida pelo exame transtorácico acerca da gravidade da insuficiência mitral. Como regurgitações mitrais moderadas ou mais intensas contraindicam o procedimento percutâneo, o grau do refluxo tem que ser adequadamente definido no pré-operatório.
- A presença de estase ou fluxo lento de sangue no AE, descrita pelo ecocardiograma, é uma situação que predispõe à formação de trombos.

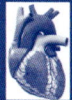
O que fazer quando há discordância em relação à gravidade da estenose mitral pelos parâmetros do ecocardiograma?

- Se um paciente com dispneia traz um laudo de ecocardiograma com área valvar sugestiva de estenose mitral moderada e gradiente diastólico médio sugestivo de valvopatia importante, qual o parâmetro seria mais confiável para definir a gravidade da valvopatia?
- O parâmetro mais confiável é a área valvar mitral, principalmente se estimada pela planimetria. Isso ocorre porque os gradientes diastólicos máximo e médio apresentam grande variação de acordo com modificações hemodinâmicas, como alteração de volemia ou frequência cardíaca.

Tabela 87.2. Estágios da estenose mitral

Estágio	Definição	Anatomia valvar	Hemodinâmica valvar	Consequências hemodinâmicas	Sintomas
A	Em risco de EMi	Abertura em domo discreto durante a diástole	Velocidade de fluxo transmitral normal	Nada	Nada
B	EMi progressiva	Alterações valvares reumáticas com fusão comissural e abertura em domo dos folhetos valvares AVM > 1,5 cm²	Aumento das velocidades de fluxo transmitral AVM > 1,5 cm² PHT < 150 ms	Aumento leve a moderado de átrio esquerdo PSAP normal ao repouso	Nada
C	EMi grave assintomática	Alterações valvares reumáticas com fusão comissural e abertura em domo dos folhetos valvares AVM ≤ 1,5 cm² (AVM ≤ 1,0 cm² – EMi muito grave)	- AVM ≤ 1,5 cm² (AVM ≤ 1,0 cm² – EMi muito grave) PHT ≥ 150 ms (PHT ≥ 220 ms – Emi muito grave)	Aumento importante do átrio esquerdo PSAP > 30 mmHg	Nada
D	EMi grave sintomática	Alterações valvares reumáticas com fusão comissural e abertura em domo dos folhetos valvares AVM ≤ 1,5 cm²	AVM ≤ 1,5 cm² (AVM ≤ 1,0 cm² – EMi muito grave) PHT ≥ 150 ms (PHT ≥ 220 ms – EMi muito grave)	Aumento importante do átrio esquerdo PSAP > 30 mmHg	Redução da tolerância ao exercício Dispneia aos esforços

AVM: Área valvar mitral; EMi: estenose mitral; PHT: pressure half-time (tempo de meia pressão); PSAP: pressão sistólica de artéria pulmonar.

Outros métodos de imagem

Teste ergométrico/Cardiopulmonar

Pode ser indicado em pacientes assintomáticos ou com sintomas duvidosos, que podem ter limitado suas atividades físicas habituais de forma significativa.

Cateterismo cardíaco

- Para avaliar doença coronariana associada, geralmente após decisão de intervenção cirúrgica, para homens com mais de 40 anos, mulheres pós-menopausa ou que tenham mais de um fator de risco coronariano. Auxilia na avaliação do grau de regurgitação.
- Indicado quando exames não invasivos são inconclusivos ou quando há discrepância entre exames e achados clínicos de gravidade da EMi.
- Cálculo do gradiente: a forma mais exata é a medida da pressão de átrio esquerdo (por técnica transeptal) com medida simultânea da pressão ventricular esquerda e com planimetria da área limitada pelas pressões ventricular esquerda e atrial esquerda em diástole.
- Fórmula de Gorlin para cálculo da área valvar mitral:

$$\text{Área valvar mitral} = \frac{DC/(PED \times FC)}{43,3 \times C\sqrt{\Delta P}}$$

- DC: débito cardíaco (cm³/min); PED: pressão de enchimento diastólico; FC: frequência cardíaca; C: constante (para AV mitral, geralmente 0,85); ΔP: gradiente de pressão (mmHg).

Tratamento clínico

- O tratamento medicamentoso pode ajudar a melhorar os sintomas. Não tem efeitos diretos sobre a obstrução fixa.
- Restrições hídrica e salina.
- Diuréticos: para controle de sintomas de congestão e de insuficiência cardíaca. Exemplos: furosemida 40 a 160 mg/dia, hidroclorotiazida 25 a 50 mg/dia, clortalidona 25 a 50 mg/dia. Usar de preferência diuréticos de alça.
- Betabloqueadores para controle de frequência cardíaca, aumentando o tempo de diástole e enchimento ventricular. Diminuem o gradiente transmitral e a pressão capilar pulmonar. Podem melhorar a tolerância aos esforços. Exemplos: atenolol 25 a 100 mg/dia, propranolol 20 a 160 mg/dia e metoprolol 25 a 100 mg/dia.
- Digitais: para controle de frequência cardíaca em pacientes com FA ou insuficiência cardíaca (IC). Exemplo: digoxina 0,125 a 0,5 mg/dia.
- Profilaxia para febre reumática – ver Capítulo 89 – Febre reumática.
- Profilaxia para endocardite infecciosa.
- Anticoagulação: quando há presença de FA (não se usa o CHADS2 ou CHA2DS2-VASc), evento embólico prévio ou trombo ao ecocardiograma. A associação de aspirina em baixas doses (50-100 mg) à anticoagulação pode ser considerada após ocorrência de evento embólico ou trombo atrial esquerdo em pacientes adequadamente anticoagulados.
- Métodos contraceptivos: pacientes com estenose mitral sem hipertensão pulmonar são consideradas cardiopatas de risco intermediário à gestação. Nessas pacientes, podem-se utilizar contraceptivos reversíveis. Preferir medicamentos com menor risco de eventos tromboembólicos, como aqueles com progesterona isolada. Evitar uso de dispositivos intrauterinos (DIU) pelo risco de endocardite infecciosa.
- Marcadores de mau prognóstico: desenvolvimento de sintomas, presença de FA e evolução para hipertensão pulmonar (HP) (se pressão sistólica de artéria pulmonar > 80 mmHg; sobrevida média de 2,4 anos).

Tratamento cirúrgico

- Valvoplastia mitral por cateter-balão é o tratamento de escolha na estenose mitral importante sintomática de etiologia reumática, desde que a anatomia seja favorável (escore de Willkins ≤ 8), na ausência de contraindicações como: trombo em átrio esquerdo, insuficiência mitral moderada ou importante associadas, aparelho subvalvar ou calcificação acima de 2 no escore ecocardiográfico (Figura 87.6).

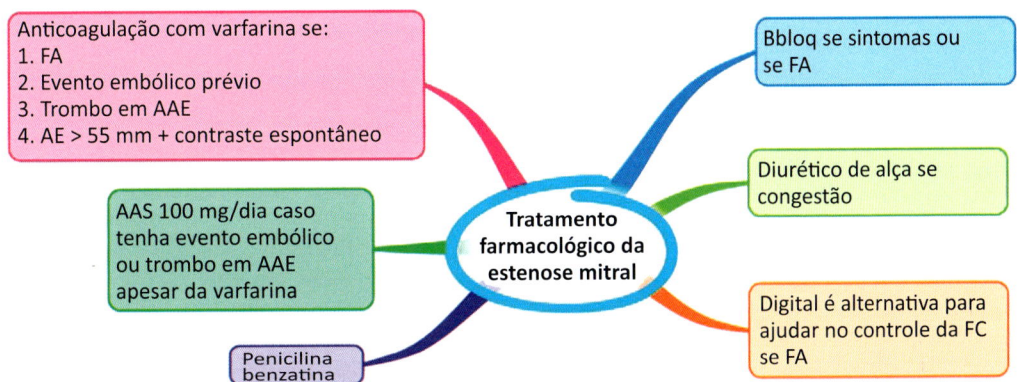

Figura 87.5. Resumo do tratamento clínico do paciente com estenose mitral importante.

Estenose Mitral

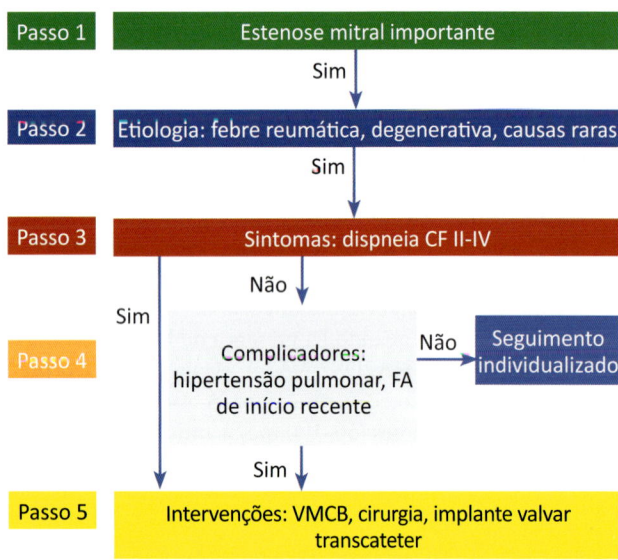

Figura 87.6. Fluxograma da abordagem da estenose mitral reumática. Adaptado de: Tarasoutchi, *et al.* Atualização da Diretriz Brasileira de Valvopatias, 2017.

Tabela 87.3. **Indicações cirúrgicas – estenose mitral**

Classe I	• Valvoplastia mitral por cateter-balão (VMCB) na estenose mitral reumática importante, classe funcional II–IV, na ausência de contraindicações e com escore ecocardiográfico favorável (≤ 8) – IA • VMCB na estenose mitral reumática importante, assintomática, com fatores complicadores (hipertensão pulmonar ≥ 50 mmHg ou FA de início recente) e escore ecocardiográfico favorável (≤ 8), na ausência de contraindicações – IC • Tratamento cirúrgico (comissurotomia/troca valvar) na estenose mitral reumática importante, classe funcional III-IV com contraindicações à valvuloplastia mitral por cateter-balão – IB
Classe IIa	• Tratamento cirúrgico (comissurotomia/troca valvar) na estenose mitral reumática importante assintomática com fatores complicadores (HP, FA de início recente e/ou embolia recorrente), não elegíveis para valvuloplastia mitral por cateter-balão – IIa-C • Tratamento cirúrgico (comissurotomia/troca valvar) na Estenose mitral reumática importante, classe funcional II, com contraindicações à valvuloplastia mitral por cateter-balão. IIa-C (sugestão dos autores, não contemplada na diretriz brasileira)
Classe IIb	• Se assintomático, com EMi moderada a grave e eventos embólicos recorrentes, apesar de anticoagulação adequada, a valvoplastia cirúrgica pode ser uma opção, se a morfologia for favorável
Classe III	• Não indicar procedimento em caso de EMi leve • Comissurotomia fechada não deve ser realizada em pacientes candidatos a reparo valvar mitral. Preferir comissurotomia aberta

Adaptado de: Tarasoutchi, et al. Atualização da Diretriz Brasileira de Valvopatias, 2017.

Estenose mitral sintomática durante a gestação

- Valvopatia reumática é a cardiopatia mais comum durante a gestação no Brasil.
- Estenose mitral é a valvopatia mais comum em gestantes no nosso país.
- Caso a gestante se apresente com estenose mitral sintomática, o que deve ser feito?
- A primeira medida é otimizar o tratamento clínico. É possível o uso de diurético (p. ex., furosemida) e certos tipos de betabloqueadores (p. ex., metoprolol, propranolol e atenolol) com segurança durante a gravidez. Esses são a base do tratamento medicamentoso desta valvopatia.
- O metoprolol seria o betabloqueador de escolha, uma vez que estudos sugerem menor risco de retardo do crescimento intrauterino com essa medicação.
- Se mesmo com o tratamento clínico otimizado a paciente persistir sintomática, a melhor forma de tratamento invasivo é a valvoplastia percutânea, por balão caso o escore ecocardiográfico seja favorável (≤ 8, podendo considerar a valvoplastia em casos selecionados com escore < 11). Esta deve ser evitada no primeiro trimestre da gravidez devido ao risco de malformação no feto exposto à radiação durante o procedimento. Pode-se utilizar avental de chumbo cobrindo a região pélvica para reduzir ao máximo a dose de radiação a que o feto é exposto.
- Caso a anatomia não seja favorável ao procedimento percutâneo, por escore de Wilkins elevado, a solução seria a cirurgia. O problema é que o procedimento leva a um risco de óbito fetal de até 30%.

- Se não houver contraindicações, deve-se preferir valvoplastia por cateter-balão. Se tratamento cirúrgico for necessário, pode-se optar por comissurotomia aberta (mortalidade de 1 a 3%) e anuloplastia ou, como última opção, troca valvar mitral.
- Comissurotomia mitral percutânea por balão: indicada se o paciente for sintomático [*New York Heart Association* (NYHA II-IV)] ou assintomático com hipertensão pulmonar (PSAP > 50 mmHg ao repouso ou > 60 mmHg ao exercício), em pacientes com EMi moderada a importante e morfologia favorável (classe I). Considerar também em pacientes com alto risco tromboembólico (história de embolia sistêmica, contraste espontâneo denso ao ecocardiograma, fibrilação atrial nova) ou em pacientes com alto risco de descompensação hemodinâmica (necessidade de outra cirurgia não cardíaca, desejo de engravidar, PSAP > 50 mmHg).
- Avaliar presença de contraindicações, como trombo em AE (solicitar ecocardiograma transesofágico) ou presença de insuficiência mitral moderada a importante. No caso de EMi moderada a importante e CF III-IV, sem condições ou em alto risco para cirurgia (classe IIa). Taxa de sucesso de 80 a 95% (considerada sucesso se houver redução de 50 a 60% no gradiente transmitral, área valvar mitral final acima de 1,5 cm² e decréscimo da pressão capilar pulmonar para níveis abaixo de 18 mmHg).

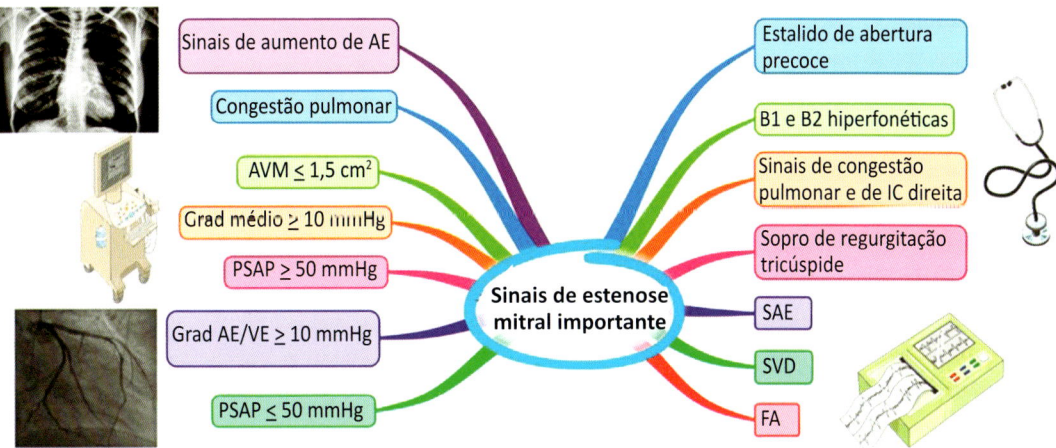

Figura 87.7. Sinais de estenose mitral importante (passo 1 da Figura 87.8).

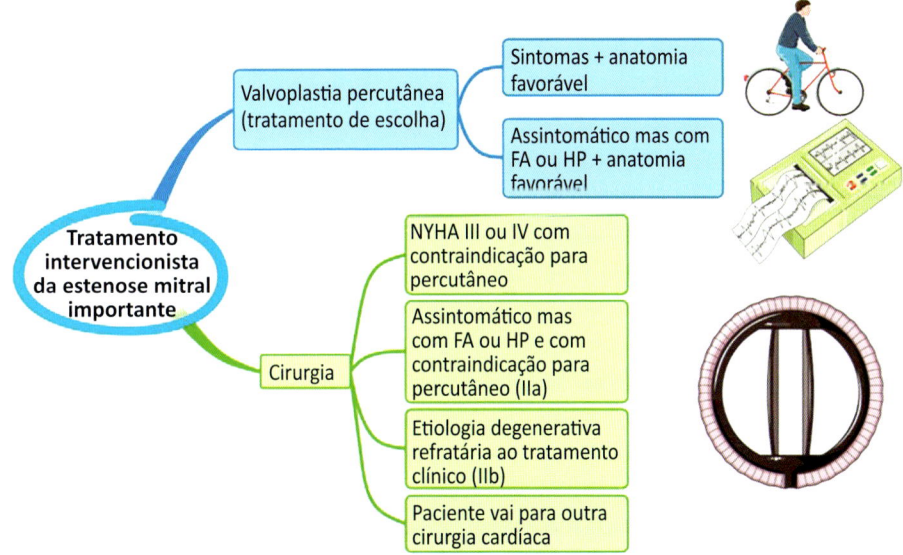

Figura 87.8. **Resumo de como escolher a melhor forma de tratamento intervencionista na estenose mitral importante.**

- Complicações: acidente vascular cerebral, tamponamento cardíaco, insuficiência mitral importante. Mortalidade < 0,5%.

Caso clínico

- Paciente do sexo feminino, de 28 anos, 64 kg, procura serviço médico com história de dispneia aos esforços habituais há 2 meses. Ao exame físico, pressão arterial de 120 × 70 mmHg, frequência cardíaca de 88 batidas por minuto (bpm) e presença de sopro diastólico em ruflar 2+/6+ em foco mitral, estalido de abertura e B1 hiperfonética, ausculta pulmonar com estertores crepitantes em bases. Ecocardiograma mostrou estenose mitral importante, com gradiente médio de 16 mmHg e escore de Wilkins de 6 (mobilidade - 2 pontos, aparelho subvalvar - 1, espessamento das cúspides - 2, calcificação - 1), PSAP de 60 mmHg, insuficiência tricúspide leve, ausência de trombos. A conduta inicial a ser tomada enquanto aguarda a valvoplastia por cateter-balão é:

Exemplo de prescrição-padrão – EMi
1. Dieta geral hipossódica com restrição hídrica.
2. Atenolol 25 mg, VO, uma vez ao dia.
3. Furosemida 40 mg, VO, uma vez ao dia.
4. Penicilina G benzatina 1.200.000 UI, IM uma vez agora e a cada 21 dias.
5. Amoxicilina 500 mg – 4 comprimidos, VO, 1 hora antes de procedimentos dentários.
6. Sugerir contraceptivos somente com progesterona.

Leitura sugerida

- Baumgartner H, Falk V, Bax JJ, et al. 2017 ESC/EACTS Guidelines for the management of valvular heart disease. European Heart Journal. 2017;38:2739-2786.
- Nishimura RA, Otto CM, Bonow RO, et al. 2017 AHA/ACC Focused Update of the 2014 AHA/ACC Guideline for the Management of Patients With Valvular Heart Disease. Journal of the American College of Cardiology. 2017;70(2):252.
- Tarasoutchi F, Montera MW, Ramos AIO, Sampaio RO, Rosa VEE, Accorsi TAD, et al. Atualização das Diretrizes Brasileiras de Valvopatias: Abordagem das Lesões Anatomicamente Importantes. Arq Bras Cardiol. 2017;109(6 Supl. 2):1-34.
- Wilkins GT, Weyman AE, Abascal VM, et al. Percutaneous balloon dilatation of the mitral valve: an analysis of echocardiographic variables related to outcome and the mechanism of dilatation. Br Heart J. 1988;60:299.

capítulo 88

Insuficiência Mitral

- Eduardo Cavalcanti Lapa Santos • Fernando Côrtes Remísio Figuinha • Fabio Mastrocola
- Cristiano Guedes Bezerra

Etiologia

- Os componentes da valva mitral são os músculos papilares e o miocárdio abaixo deles, parede atrial esquerda, cordoalhas, folhetos e anel valvar (Figura 88.1). Qualquer alteração em um desses componentes pode levar à regurgitação valvar. A regurgitação mitral leva a um aumento da pré-carga e diminui a pós-carga. Isso leva a um incremento do ventrículo esquerdo (VE) e aumento inicial da fração de ejeção (FE); em longo prazo, devido à disfunção ventricular, leva a queda da FE e aumento do volume sistólico final de VE.

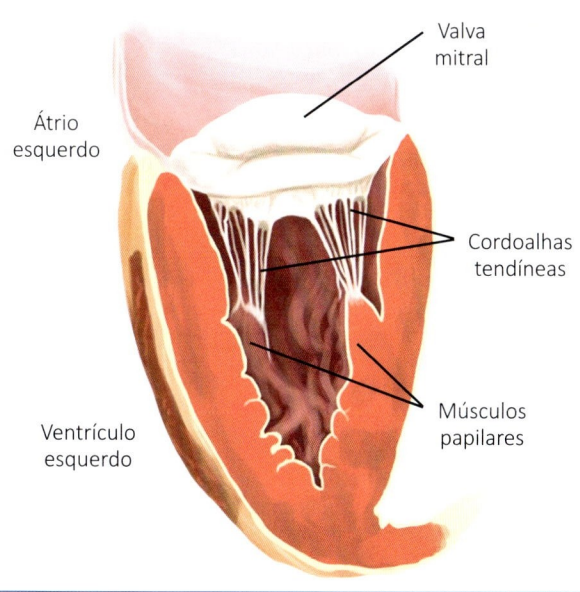

Figura 88.1. Detalhamento dos componentes do aparato valvar e subvalvar mitral. Adaptado de Carpentier A, Adams DH, Filsoufi F. Carpentier's Reconstructive Valve Surgery. From Valve Analysis to Valve Reconstruction. 2010 Saunders Elsevier.

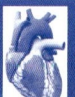 **Dilatação do átrio esquerdo pode causar insuficiência mitral?**

Sim! Doenças que levam a um aumento do átrio esquerdo, como a fibrilação atrial, podem causar uma dilatação do anel mitral, gerando assim refluxo valvar. Outra situação que pode levar a esse quadro é a amiloidose cardíaca, que gera uma disfunção diastólica importante do VE, sem geralmente levar a dilatação de câmaras ventriculares. Ocorre dilatação importante do átrio esquerdo nesses casos devido ao aumento das pressões de enchimento de VE.

- Assim, podemos classificar a doença valvar mitral em orgânica (ou primária) e funcional (ou secundária) (Tabelas 88.1 e 88.2). A diferença entre elas é o mecanismo causador da alteração valvar. Na valvopatia orgânica ocorre acometimento direto das cúspides valvares, como por exemplo em casos de prolapso da valva mitral, valvopatia mitral reumática, destruição valvar secundária à endocardite. Já na valvopatia funcional, as cúspides valvares são normais. O refluxo ocorre devido às alterações das câmaras cardíacas, como em pacientes com dilatação importante do VE, o que faz com que os músculos papilares sejam deslocados para longe da mitral, tracionando assim as cúspides mitrais e evitando o fechamento adequado durante a contração ventricular. Isso é importante para o cardiologista clínico, já que as valvopatias funcionais são geralmente tratadas de forma clínica, enquanto as valvopatias orgânicas importantes que causam sintomas são geralmente tratadas de forma invasiva através de cirurgia ou cateterismo.
- A classificação de Carpentier pode auxiliar na definição do mecanismo causador da insuficiência mitral, e deve idealmente constar no laudo ecocardiográfico de

Insuficiência Mitral

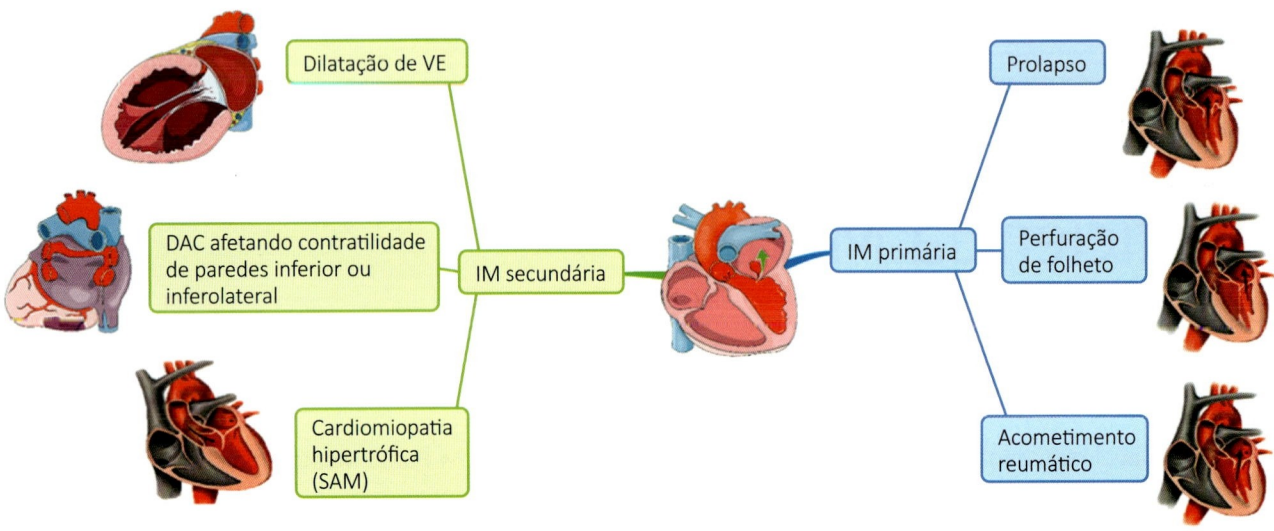

Figura 88.2. **Causas primárias e secundárias de insuficiência mitral.**

Tabela 88.1. **Etiologia da insuficiência mitral (IMi) primária**

Febre reumática	• Principal causa de IMi crônica importante no Brasil • Frequente acometimento concomitante da valva aórtica • Apresentação clínica mais frequente em adultos jovens • Lesão mais comum na febre reumática aguda
Prolapso da valva mitral	• Segunda causa mais comum de insuficiência mitral no Brasil • Protrusão das cúspides para o átrio esquerdo ≥ 2 mm • Apresentação clínica mais frequente em indivíduos de meia-idade
Endocardite infecciosa	• Pode causar IMi por destruição das cúspides valvares ou do aparato subvalvar
Rotura de cordoalha tendínea	• Geralmente idiopática; pode ocorrer por degeneração mixomatosa da cordoalha em prolapso de valva mitral
Outras causas	• Lúpus eritematoso sistêmico • Síndrome de Marfan • Secundária a trauma • Malformações congênitas

regurgitações mitrais relevantes. É recomendada pelas Diretrizes europeia e americana de valvopatia para melhor caracterizar o mecanismo fisiopatológico causador da valvopatia (Tabela 88.3).

Tabela 88.2. **Etiologia da insuficiência mitral (IMi) secundária**

Cardiomiopatia dilatada	• Dilatação do anel, disfunção dos músculos papilares – regurgitação mitral secundária
Doenças isquêmicas	• Pode causar disfunção de músculo papilar. Mais comum disfunção de papilar posterior, por infarto inferior
Cardiomiopatia hipertrófica	• Em alguns casos ocorre o movimento sistólico anterior da mitral (SAM, em inglês) o qual dificulta a coaptação desta valva, gerando assim um refluxo excêntrico direcionado para a parede posterior do átrio esquerdo.

Tabela 88.3. **Classificação de Carpentier (ver Figura 88.3)**

Tipo I	A mobilidade dos folhetos da mitral é normal. Exemplo: paciente com perfuração da cúspide mitral devido à endocardite. A movimentação do folheto é normal, mas há um orifício na cúspide
Tipo II	A movimentação dos folhetos é excessiva. O exemplo clássico é o prolapso de valva mitral, em que um ou ambos os folhetos da valva se voltam para o interior do átrio esquerdo em grau maior do que o esperado durante a sístole ventricular
Tipo III	A movimentação dos folhetos é reduzida. Essa restrição da movimentação pode ocorrer tanto durante a sístole quanto durante a diástole, e nesse caso é chamada de IIIa. Isso pode ocorrer em pacientes com valva mitral acometida por doença reumática com calcificação valvar importante. A tipo IIIb ocorre quando há restrição da movimentação apenas durante a sístole ventricular. É o que ocorre em casos de valvopatia secundária à dilatação do VE

A insuficiência mitral pode gerar mais insuficiência mitral?

Sim. A regurgitação mitral seria capaz de se retroalimentar, promovendo assim sua acentuação com o passar do tempo. Sabe-se que a insuficiência mitral leva a uma sobrecarga crônica de volume sobre o ventrículo esquerdo. Quanto mais sobrecarga de volume, maior é a chance de haver dilatação do VE.
A dilatação do VE pode intensificar a IMi por dois motivos:
- Causa o deslocamento apical dos músculos papilares, os quais, por sua vez, tracionam os folhetos da mitral em direção ao VE. Este é o chamado *tethering*, que resulta em diminuição da coaptação das cúspides da valva mitral e, como resultado, piora da IMi.
- Também pode haver dilatação do anel mitral, o qual também diminui a eficácia do fechamento das cúspides mitrais durante a sístole ventricular.

Quadro clínico

- O paciente pode permanecer longo período assintomático; pode levar à insuficiência cardíaca (IC) esquerda.
- No caso de insuficiência mitral (IMi) aguda, há aumento abrupto de pressão no átrio esquerdo (AE), podendo levar a edema pulmonar.
- Sintomas: dispneia aos esforços, fraqueza (baixo débito) progressiva, palpitações, dor torácica atípica.
- Pode haver fibrilação atrial (FA), mas o risco de embolização é menor que na estenose mitral.
- Sintomas de IC direita, com edema de membros inferiores e ascite, sugerem estágios avançados, em associação com hipertensão pulmonar.

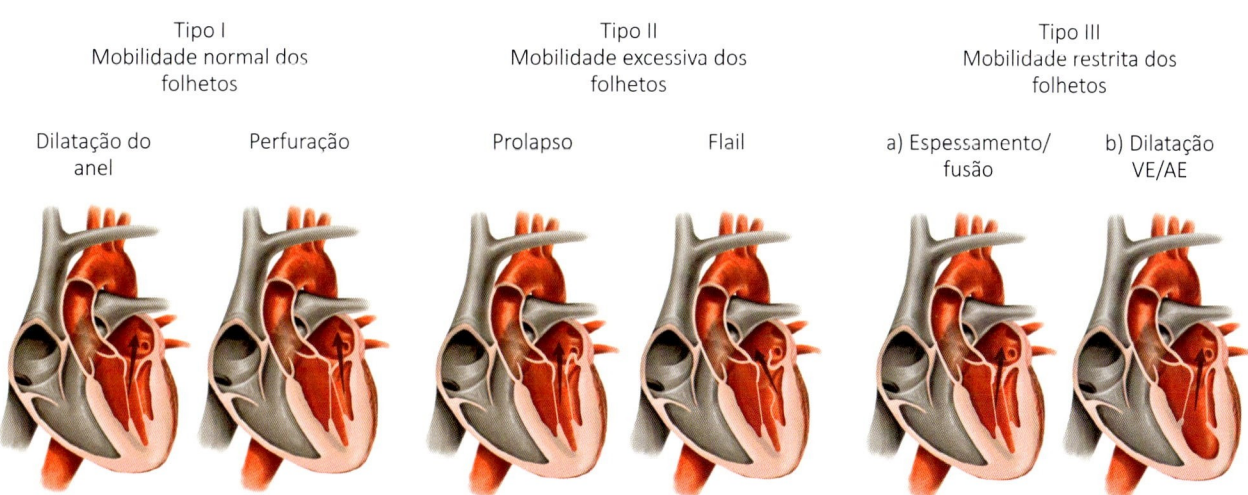

Figura 88.3. **Classificação de Carpentier de insuficiência mitral.**

Figura 88.4. **Classificação da insuficiência mitral por estágios usando o prolapso de valva mitral (PVM) como exemplo.**

Insuficiência Mitral

■ Exame físico

- Ausculta cardíaca: sopro sistólico regurgitativo (normalmente holossistólico na IMi secundária e mesotelessistólico no prolapso mitral), que irradia para axila, mais audível em decúbito lateral esquerdo; primeira bulha (B1) hipofonética [normofonética se prolapso de válvula mitral (PVM) ou dupla lesão]. A intensidade não necessariamente tem relação com a gravidade.
- Pode haver presença de terceira bulha (B3) se houver grande volume regurgitante.
- Ictus cardíaco desviado para esquerda, amplo e hiperdinâmico, associado a frêmito ou regurgitação palpável (*ictus valvar*).
- Sopro piante pode sugerir rotura de cordoalha – se houver irradiação anterior, deve-se pensar em rotura de cordoalha posterior.

■ Exames complementares

Marcadores séricos

- BNP (peptídeo natriurético cerebral): estudos avaliando o uso de BNP em IMi degenerativa sugerem que seu nível plasmático pode se elevar conforme aumenta a gravidade da IMi, com o remodelamento ventricular e com sintomas, e que poderia predizer desfechos em pacientes em tratamento conservador.
- Estudo publicado mostrou que um valor baixo de BNP (taxa de BNP < 1,0 – taxa do BNP medido pelo valor máximo do BNP esperado para a idade e sexo) poderia nos dar mais segurança para manter o tratamento clínico do nosso paciente, em casos sem outras indicações claras de cirurgia (J Am Coll Cardiol. 2016;68:1297-307).

Eletrocardiograma (ECG)

- Sobrecarga de VE: sobrecarga de AE (*p. mitralis*); pode haver fibrilação atrial. Sobrecarga de câmaras direitas se hipertensão pulmonar.

Radiografia de tórax

- Aumento da área cardíaca. Aumento de AE (duplo contorno). Calcificação de valva mitral. Sinais de congestão pulmonar.

Ecocardiograma

- Tem papel central no diagnóstico da IMi e auxilia na avaliação da gravidade e na identificação da etiologia da doença valvar.
- Nos pacientes com IMi importante, o ecocardiograma pode mostrar um aumento do átrio e ventrículo esquerdos.
- Permite graduar de várias formas a insuficiência mitral (PISA, *vena contracta*, presença de fluxo sistólico reverso em veias pulmonares).
- As causas subjacentes de insuficiência, como ruptura de cordoalha tendínea, prolapso de valva mitral, doença reumática mitral, um folheto instável, vegetações ou dilatação de VE com *tethering* podem ser determinadas por esse método.

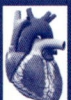

Classificação da insuficiência mitral – o que mudou na Diretriz norte-americana de 2017?

A nova Diretriz de doença valvar de 2017 facilitou a classificação da IMi importante, passando a usar o mesmo critério para IMi primária ou secundária.
Considerada IMi importante se: área de orifício regurgitante efetivo (ERO em inglês) ≥ 0,4 cm² ou volume regurgitante efetivo ≥ 60 mL (Tabela 88.4).

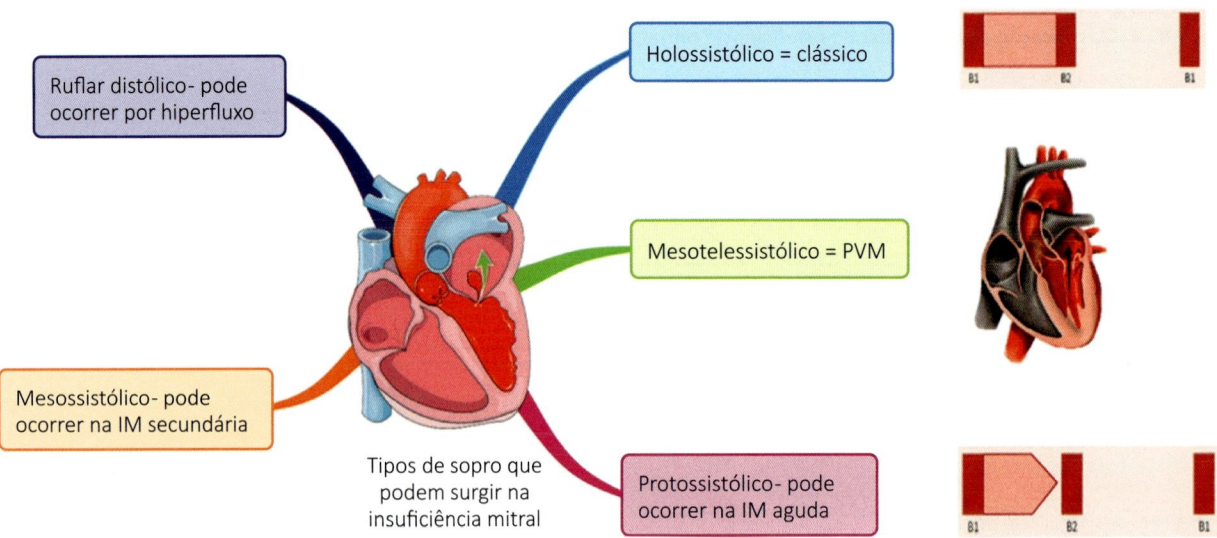

Figura 88.5. **Tipos de sopro que podem ocorrer na insuficiência mitral.**

Tabela 88.4. **Classificação de gravidade da insuficiência mitral**

	Leve	Moderado	Grave
Qualitativo			
Grau angiográfico	1+	2+	3+ a 4+
Área de jato ao Doppler	Pequeno, central (< 4 cm² e < 20% da área AE)	Sinais de IMi maiores que leve, sem critério para grave	*Vena contracta* > 0,7 cm com grande jato central (> 8 cm² e > 40% da área AE)
Doppler *vena contracta* (cm)	< 0,30	0,30-0,69	≥ 0,70
Quantitativo			
Volume regurgitante (mL/bat)	< 30	30-59	≥ 60
Fração regurgitante (%)	< 30	30-49	≥ 50
Área do orifício regurgitante (cm²)	< 0,20	0,20-0,39	≥ 0,40
Critérios adicionais			
Tamanho do AE			Aumentado
Tamanho do VE			Aumentado

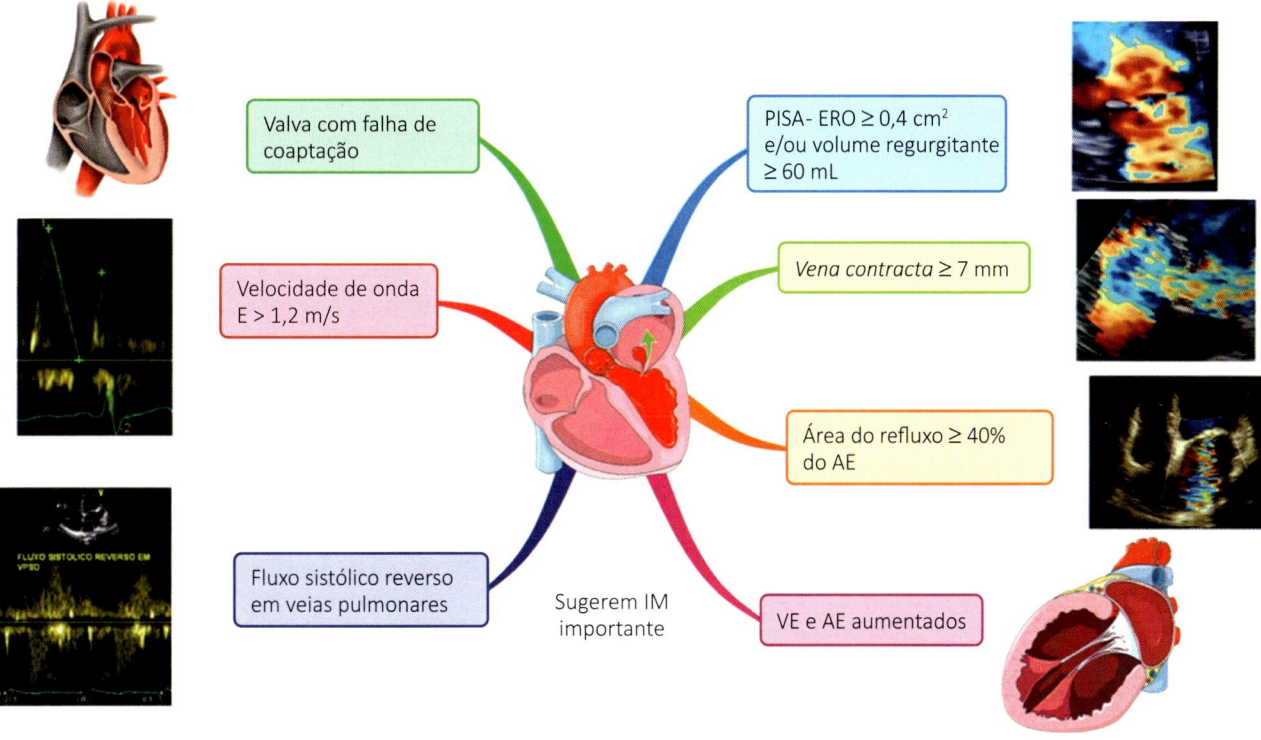

Figura 88.6. **Alguns dos principais parâmetros ecocardiográficos que indicam que a insuficiência mitral é importante.**

capítulo 88

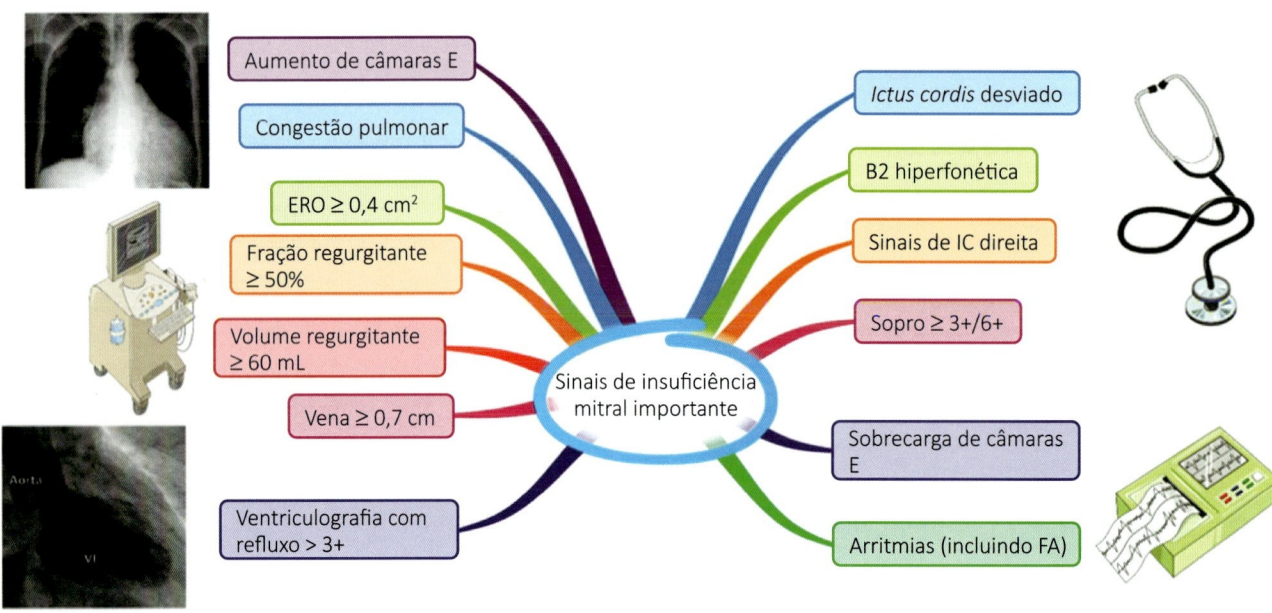

Figura 88.7. Resumo dos sinais de insuficiência mitral importante pelo exame físico e pelos diferentes métodos complementares.

■ Tratamento clínico

- O tratamento medicamentoso não apresenta benefícios em morbimortalidade. Indicado como ponte para cirurgia, se paciente sintomático. Visa reduzir a pós-carga. Podem-se utilizar vasodilatadores [p. ex., inibidores da enzima de conversão da angiotensina (IECA)] e diuréticos, associados à restrição hidrossalina. Se FA associada, pode-se utilizar digoxina (principalmente se disfunção de VE e/ou VD).
- Profilaxia para endocardite infecciosa e para febre reumática se indicada (Tabela 88.5).

■ Tratamento intervencionista

- Nos casos em que a insuficiência mitral importante de etiologia primária começa a cursar com sintomas, está indicado o tratamento intervencionista.
- Tentar preservar, sempre que possível, a valva mitral: valvoplastia. Há estudos que mostram melhor sobrevida dos pacientes submetidos à valvoplastia quando comparados àqueles submetidos à troca valvar. A valvoplastia preserva o arcabouço fibroso da sustentação cardíaca. É mais factível em casos de prolapso do folheto posterior da valva mitral. Nos pacientes com valvopatia reumática, a preservação valvar tem menor probabilidade de ser realizada com sucesso, sendo necessária a troca valvar na maioria dos casos (Tabela 88.6).
- Se FE < 30% e não for conseguir preservar a valva, optar por não operar, já que geralmente há redução na fração

Tabela 88.5. **Insuficiência mitral aguda**

Causas	• Ruptura espontânea da cordoalha tendínea • Endocardite infecciosa com rompimento dos folhetos valvares ou ruptura das cordas • Disfunção isquêmica ou ruptura de um músculo papilar • Mau funcionamento de prótese valvar
Tratamento	• Redução de pós-carga com agentes vasodilatadores (nitroprussiato ou nitroglicerina) pode salvar a vida de pacientes com IMi aguda causada, por exemplo, por ruptura da extremidade do músculo papilar durante um infarto agudo do miocárdio, permitindo estabilização clínica para que o paciente possa ser submetido à angiografia coronariana e cirurgia. • Suporte com balão intra-aórtico (que também diminui a pós-carga) para redução do volume regurgitante valvar • Inotrópicos, se necessário (p. ex., dobutamina).

Insuficiência Mitral

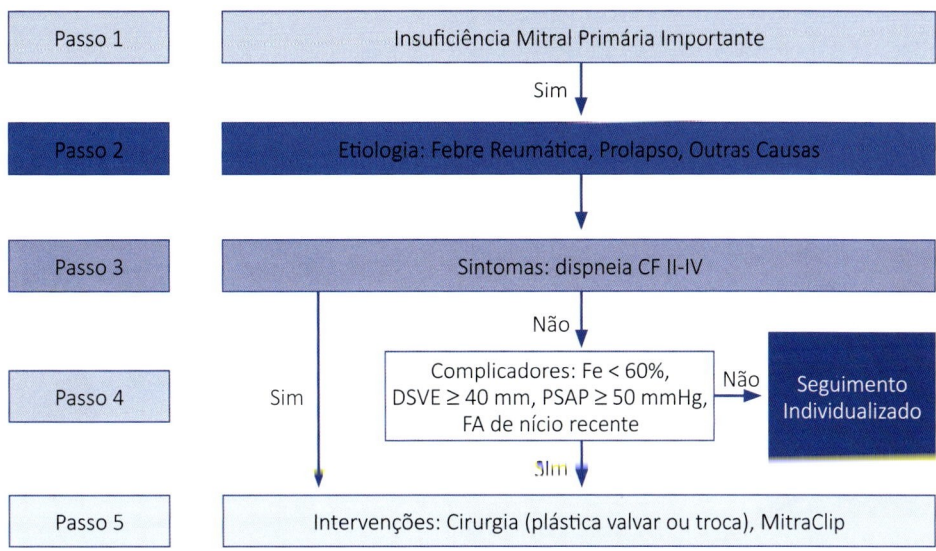

Figura 88.8. Algoritmo para definir intervenção na insuficiência mitral importante de etiologia primária. Adaptado de: Tarasoutchi F, et al. Atualização da Diretriz de Valva SBC, 2017.

Tabela 88.6. Indicações cirúrgicas – insuficiência mitral primária

Classe I	• Se IMi aguda importante sintomática • Se IMi crônica importante, com NYHA CF II, III ou IV, se FE > 30% • Se IMi crônica importante, com disfunção de VE leve a moderada (FE 30-60%), e/ou DSVE ≥ 40 mm em pacientes assintomáticos • Preferir plástica da valva mitral à troca valvar na maioria dos pacientes com IMi crônica que precisam de cirurgia (especialmente no prolapso de valva mitral, sendo tecnicamente mais difícil nos reumáticos) • Plástica ou troca valvar em pacientes com IMi importante que serão submetidos a outra cirurgia cardíaca (RVM, aorta, outra valvopatia)
Classe IIa	• Se IMi crônica importante, assintomático, com função do VE preservada e novo episódio de FA ou hipertensão pulmonar (PSAP > 50 mmHg ao repouso ou 60 mmHg ao exercício) – IIa-C • Plástica valvar na IMi moderada quando será realizada outra cirurgia cardíaca
Classe IIb	• Se IMi crônica importante devido à alteração primária do aparato mitral e CF III-IV, com FE < 30%, quando o reparo valvar for altamente provável – IIb-c • Clipagem percutânea da valva mitral (MitraClip) em pacientes com alto risco ou contraindicação à cirurgia e com sintomas refratários
Classe III	• Não realizar se pacientes assintomáticos com IMi e função do VE preservada (FE > 60%) e DSVE < 40 mm, se houver dúvida quanto à possibilidade de realização de plástica valvar • IMi reumática assintomática e sem complicadores (FE < 60%, HP, FA de início recente, DSVE ≥ 40 mm) • Não realizar cirurgia valvar mitral isolada se IMi leve ou moderada

Adaptado de: Tarasoutchi F, et al. Diretrizes de valvopatias, 2017 e Diretriz Americana de Valvopatias, 2014, atualizada em 2017.

de ejeção após o procedimento, ou seja, o paciente já apresenta disfunção do VE muito grave e, provavelmente, não reversível e com risco maior que o benefício proporcionado pela cirurgia.

- Em casos de IMi funcional secundária à IC, pacientes devem ser tratados com os medicamentos indicados para essa condição (Tabela 88.7). A terapia de ressincronização elétrica, quando indicada, pode melhorar substancialmente a fração regurgitante e os sintomas.

Tabela 88.7. Indicações cirúrgicas – insuficiência mitral secundária

Classe IIa	• IMi importante de etiologia isquêmica em paciente que será submetido a cirurgia de revascularização miocárdica – IIa-B
Classe IIb	• IMi importante secundária com sintomas refratários ao tratamento clínico otimizado (CF III ou IV)
Classe III	• IMi importante secundária com boa resposta ao tratamento clínico da insuficiência cardíaca

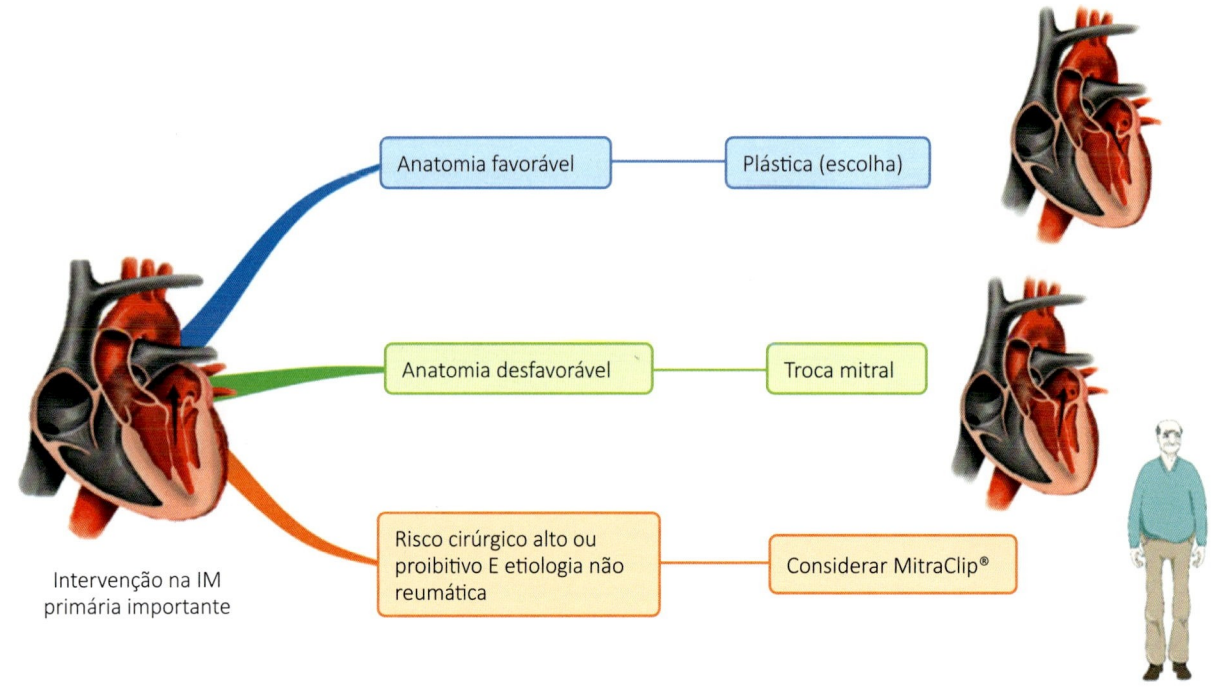

Figura 88.9. Resumo de como escolher a melhor forma de tratamento para a insuficiência mitral importante de etiologia primária.

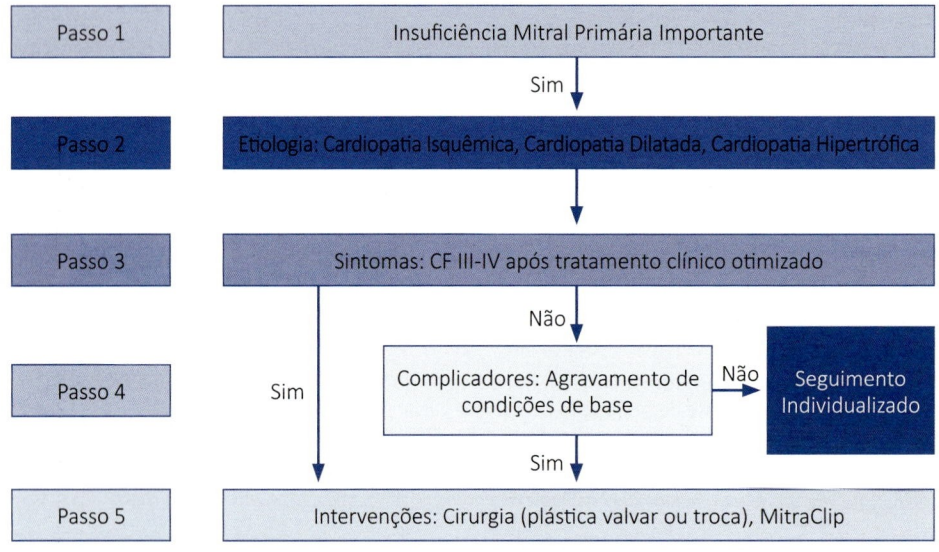

Figura 88.10. Algoritmo para definir intervenção na insuficiência mitral importante de etiologia secundária. Adaptado de: Tarasoutchi F, et al. Atualização da Diretriz de Valva SBC, 2017.

Vale a pena operar um paciente com insuficiência mitral importante assintomático?

- Fatores que podem influenciar nesta decisão:
  - Fração de ejeção do VE: IMi com FE < 60% já pode ser considerada disfunção de VE. Isso porque nos casos de IMi há uma superestimativa da FE. Se a IMi já está relevante o suficiente para começar a gerar déficit contrátil do VE, deve-se considerar corrigi-la.
  - Tamanho do ventrículo: diâmetro sistólico final do VE (DSVE) ≥ 40 mm também sugere que a IMi pode estar levando a uma disfunção do VE. Quando factível tecnicamente, costuma-se optar por plástica mitral.
  - Presença de hipertensão pulmonar (HP): assim como nos casos de surgimento de FA nova, HP com níveis acima de 50 mmHg indica que a doença pode estar em um grau mais avançado, com importante sobrecarga de átrio esquerdo e aumento da pressão venocapilar. Nesses casos, a cirurgia está indicada principalmente se a plástica mitral for provável.
- A cirurgia também pode ser sugerida nos pacientes com IMi importante sem os complicadores descritos acima (queda da FE, HP ou FA), desde que a plástica valvar seja tecnicamente factível e o serviço tenha ótimos resultados (mortalidade perioperatória < 1% e sucesso da plástica – ausência de refluxo significativo – > 95%). Se não houver resultados ótimos com a plástica, acompanhar periodicamente para indicar troca valvar quando iniciar dilatação do VE, queda da FE ou surgimento de sintomas.

Se o paciente apresentar insuficiência mitral isquêmica e for submetido à cirurgia de revascularização miocárdica – o que fazer?

Pacientes com insuficiência mitral isquêmica são aqueles com IMi secundária ou funcional – a valva está normal ou pouco acometida, e o refluxo se deve basicamente por problemas em outras partes do VE – nesses casos, secundário à alteração contrátil das paredes inferior e inferolateral onde se inserem os músculos papilares.

- A Diretriz norte-americana de 2017 recomenda:
  - se o refluxo mitral for de grau importante, e o paciente for submetido à cirurgia de revascularização miocárdica, recomenda-se operar também a valva (recomendação IIa)
  - se o refluxo mitral for de grau moderado, e o paciente for submetido à cirurgia de revascularização miocárdica, o papel da cirurgia é incerto (recomendação IIb).

Tratamento percutâneo

- Existem técnicas percutâneas de reparo valvar que se colocam como alternativas ao tratamento cirúrgico em cenários específicos.
- Dentre elas, a que apresenta maior experiência acumulada é a clipagem mitral, com o dispositivo MitraClip®. Tem como base a apreensão de ambos os folhetos mitrais localizados nos scallops medianos (segundo o racional técnico da cirurgia de Alfieri), criando-se dessa maneira um orifício valvar duplo durante a diástole, mantendo a proximidade da coaptação dos folhetos durante a sístole, reduzindo assim o volume regurgitante (Figura 88.11).
- O principal estudo randomizado utilizando esse dispositivo no contexto de IM primária foi o EVEREST II (*Endovascular Valve Edge-to-Edge Repair Study*), que demonstrou uma segurança inicial do procedimento superior à do tratamento cirúrgico (apesar de maior IMi residual), com benefício importante na melhora da classe funcional desses pacientes e manutenção dos benefícios do tratamento ao final de 2 anos de seguimento.
- Em 2018 foram publicados dois estudos sobre o uso de MitraClip no contexto de insuficiência mitral secundária. Um destes estudos foi negativo (MITRA-FR) e o outro, positivo (COAPT). Sobre este, alguns pontos relevantes:
  - Inclusão de 614 pacientes, em 78 centros (Estados Unidos e Canadá), que foram randomizados para tratamento transcateter com o dispositivo MitraClip +

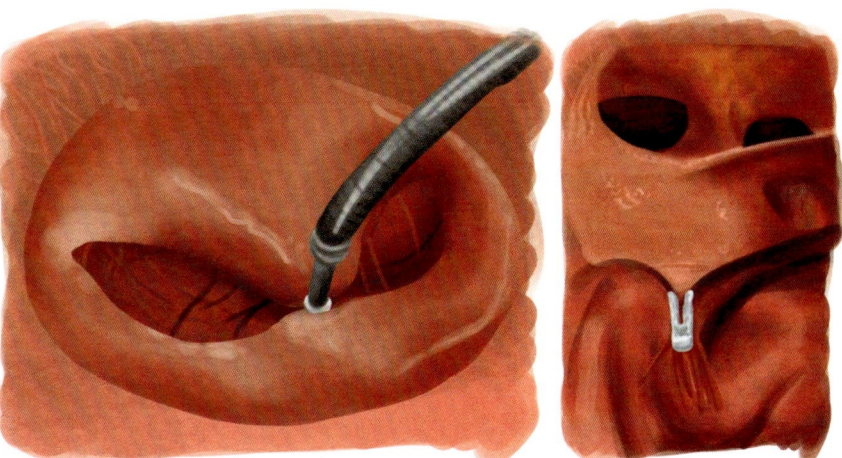

Figura 88.11. MitraClip – observe a presença de sutura central das cúspides mitrais, criando uma válvula com duplo orifício. Adaptado de: Abbott vascular.

- terapia medicamentosa otimizada ou terapia medicamentosa otimizada de forma isolada.
- Eram pacientes com IC (61% de etiologia isquêmica) acompanhados por cardiologista especialista em IC, sendo selecionados apenas pacientes que permaneciam sintomáticos (CF II-IV) a despeito do uso das doses máximas toleradas das medicações preconizadas pelos *guidelines*, além de terapia de ressincronização cardíaca (TRC) ou revascularização, se indicada.
- O ECO mostrava IM moderada (3+) ou grave (4+), sendo confirmada por ECO Corelab independente e conforme os critérios de inclusão da FEVE 20-50% e diâmetro sistólico final do VE (DSVE) ≤ 70 mm.
- Os pacientes não eram elegíveis para procedimento cirúrgico conforme avaliação da cirurgia cardíaca e o cardiologista intervencionista considerava o caso favorável ao tratamento transcateter através da clipagem mitral.
- No estudo, a clipagem mitral foi tecnicamente bem executada: foram implantados em média 1,7 ± 0,7 clipes por paciente, com taxa de sucesso de 98%, sendo que 95% dos pacientes apresentavam IM leve (82,3%) a moderada (12,7%) na alta hospitalar. O desfecho primário de segurança foi atingido uma vez que a taxa de ausência de complicações relacionadas ao dispositivo em 12 meses foi de 96,6% (margem inferior do IC 95% foi de 94,8%, superior à *performance* esperada de 88% – p < 0,001).
- As taxas anualizadas de internações foram de 35,8% *versus* 67,9% para o grupo MitraClip e tratamento clínico, respectivamente (HR = 0,53 [IC 95% 0,40-0,70]; P < 0,001). Mortalidade por todas as causas passados 24 meses ocorreu em 29,1% no grupo MitraClip *versus* 46,1% no grupo controle (HR 0,62; IC 95% 0,46-0,82; p < 0,001).
- Já o estudo MITRA-FR foi negativo (não houve diferença no desfecho primário composto de morte ou hospitalização em 1 ano, 54,6% no grupo MitraClip *vs.* 51,3% no grupo conservador, p 0,53). Este estudo (n = 304) incluiu pacientes com IM menos grave (EROA) 31 ± 10 mm^2 *vs.* 41 ± 15 mm^2 no estudo COAPT, além de apresentar VE mais dilatado (volume diastólico final do VE indexado = 135 ± 35 mL/m^2 no MITRA-FR *vs.* 101 ± 34 mL/m^2 no COAPT). Outro ponto é que o tratamento medicamentoso seguia a prática do mundo real no estudo MITRA-FR, permitindo mais variações nas medicações, ao passo que o estudo COAPT seguia protocolo rigoroso de doses máximas toleradas conforme guideline com poucas modificações durante o seguimento em ambos os grupos. Além disso, o procedimento foi menos bem-sucedido no MITRA-FR com resultado agudo pior. Taxa de não colocação de clipe/IM > moderada = 9%/9% no MITRA-FR vs. 5%/5% no COAPT e complicações periprocedimento de 14,6% MITRA-FR vs. 8,5% no COAPT. Aos 12 meses, 17% tinham IM moderada a grave (≥ 3+) no MITRA-FR vs. 5% no COAPT.
- Os dados do COAPT ainda não foram incorporados pelas diretrizes atuais.
- Indicação nas atuais diretrizes da SBC de 2017: pacientes portadores de refluxo mitral graus 3+/4+ ou 4+/4+, de etiologias tanto primária como secundária, com elevado ou proibitivo risco cirúrgico.
- Não elegíveis: FEVE < 25% e/ou DSVE > 55 mm; etiologia reumática, estenose valvar mitral, IAM recente, endocardite ativa e morfologia valvar inadequada.
- Segundos os consensos norte-americano e europeu de 2017, considerada indicação IIb a realização do procedimento percutâneo em pacientes com insuficiência mitral primária grave sintomáticos, que preenchem critérios de elegibilidade ecocardiográficos e que são considerados inoperáveis ou de alto risco cirúrgico pelo *heart team*. Considerado também IIb para insuficiência mitral secundária com FEVE > 30%, apesar de terapia otimizada (incluindo ressincronização cardíaca, se indicada), e que tem morfologia favorável no ecocardiograma.
- Além do MitraClip há inúmeros outros dispositivos de implante percutâneo sendo desenvolvidos e testados. Os com maior experiência atualmente são o CARILLON e o Cardioband que, de formas diferentes, reduzem a dilatação do anel mitral. Existem também próteses para implante percutâneo como a CardiAQ (Edwards), Intrepid (Medtronic), Tendyne (Abbot), Neovasc Tiara, entre outras. Entretanto, devido à complexidade do arcabouço mitral, o resultado ainda não é tão satisfatório como na TAVI, além de poder apresentar como uma importante complicação a obstrução da via de saída do VE.

Prolapso de valva mitral (PVM)

- Prevalência de cerca de 2% da população. Geralmente assintomático, mas pode estar associado à dor torácica inespecífica, dispneia, fadiga ou palpitações. Pode estar associado a deformidades da caixa torácica, como *pectus excavatum*, ou outras condições, como defeito do septo atrial, síndrome de Turner, persistência do ducto arterial, síndrome de Marfan, cardiomiopatias, síndrome de Wolff-Parkinson-White e pseudoxantoma elástico.
- Ausculta cardíaca: clique mesossistólico. Pode haver sopros sistólicos tardios. Manobras que reduzem o volume do VE (p. ex., Valsalva) trazem o estalido mais próximo da B1. Manobras que aumentam volume do VE, como agachamento, atrasam o clique, reduzindo, assim, a duração do sopro. Em geral, as manobras que aumentam o sopro da cardiomiopatia hipertrófica aumentam também a duração do sopro do PVM.
- Diagnóstico é suspeitado ao exame físico, devendo ser confirmado pelo ecocardiograma – prolapso de uma ou ambas as cúspides de pelo menos 2 mm além do plano valvar no eixo longo, com ou sem espessamento. Espessamento valvar ≥ 5 mm reforça a possibilidade do diagnóstico.

- Pode haver piora importante do quadro clínico se houver ruptura de cordoalha tendínea.
- Plástica valvar é preferida à troca valvar quando há indicação cirúrgica.
- A última diretriz da *American Heart Association* excluiu o prolapso de valva mitral, mesmo com regurgitação, da indicação de realização de profilaxia para endocardite. Esse tema, porém, é controverso. Portanto, pode-se considerar a realização de profilaxia para endocardite infecciosa nesses pacientes, em especial no caso de paciente com quadro prévio de endocardite. Ver mais informações no Capítulo 88 – Endocardite infecciosa.

Caso clínico

Paciente do sexo feminino, de 61 anos, 55 kg, procura serviço médico com história de dispneia aos esforços habituais há 3 meses.

Ao exame físico, pressão arterial de 130 x 80 mmHg, frequência cardíaca de 76 batidas por minuto (bpm) e presença de sopro mesotelessistólico 3+/6+ em foco mitral. Ausculta pulmonar com estertores crepitantes em bases pulmonares bilateralmente.

Ecocardiograma mostrou insuficiência mitral importante secundária a prolapso de valva mitral, FE de 58%, PSAP 46 mmHg, insuficiência tricúspide leve. A conduta inicial a ser tomada enquanto aguarda a intervenção cirúrgica (plástica mitral preferencialmente) é:

Exemplo de prescrição-padrão

1. Dieta geral hipossódica com restrição hídrica.
2. Enalapril 5 mg, VO, duas vezes ao dia.
3. Furosemida 40 mg, VO, uma vez ao dia.

Insuficiência tricúspide

- Apesar de ser um capítulo dedicado à insuficiência mitral, comentaremos rapidamente sobre a insuficiência tricúspide que, na grande maioria das vezes, ocorre por dilatação do anel tricúspide, normalmente secundária a sobrecarga das câmaras direitas pela hipertensão pulmonar ocasionada por outras valvopatias ou doenças do lado esquerdo do coração (Tabela 88.8).
- Os sinais e sintomas são relacionados a insuficiência cardíaca direita como fadiga, dispneia aos esforços, edema de membros inferiores, hepatomegalia, estase jugular, ascite, entre outros.
- A avaliação da gravidade da insuficiência tricúspide pelo ecocardiograma usa parâmetros similares aos da insuficiência mitral. Segue um resumo na Figura 88.12.

Tabela 88.8. Etiologia da insuficiência tricúspide

Primária	• Congênita (Ebstein) • Síndrome carcinoide • Eletrodo de marca-passo • Biópsias endomiocárdicas de repetição • Reumática • Prolapso e degeneração mixomatosa • Trauma torácico fechado • Pós-radioterapia
Secundária	• Dilatação do ânulo tricúspide (> 40 mm ou > 21 mm/m^2) • Doença valvar do lado esquerdo • Hipertensão arterial pulmonar • Pericardite constritiva • Cardiomiopatias que acometem o VD como a displasia arritmogênica

Adaptado de: Tarasoutchi F, et al. Diretrizes de Valvopatias, 2017.

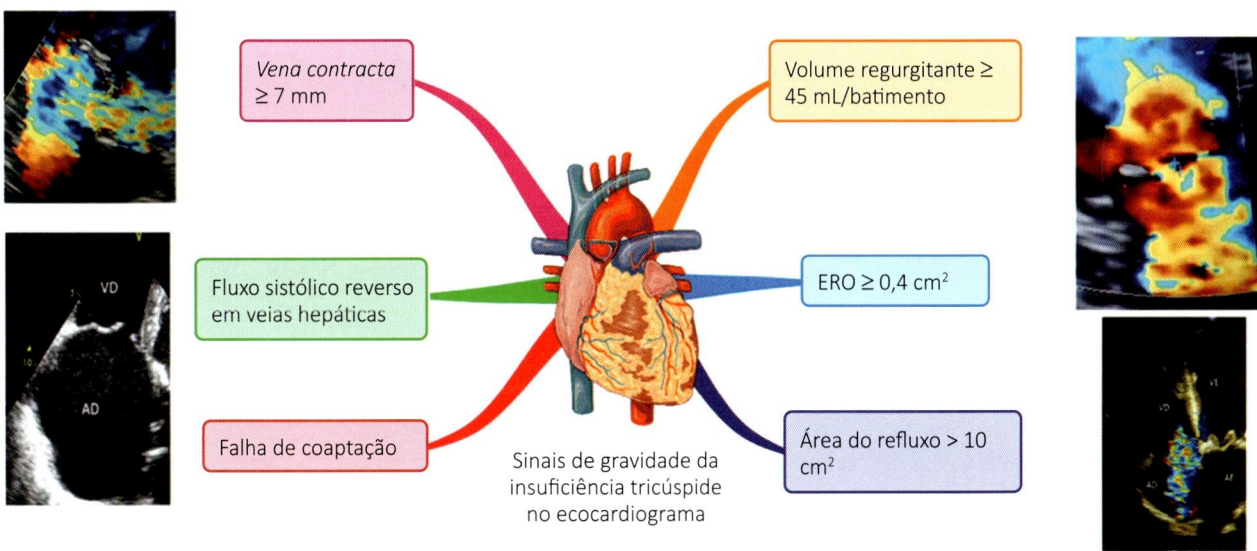

Figura 88.12. Principais sinais de gravidade da insuficiência tricúspide ao ecocardiograma.

Insuficiência Mitral

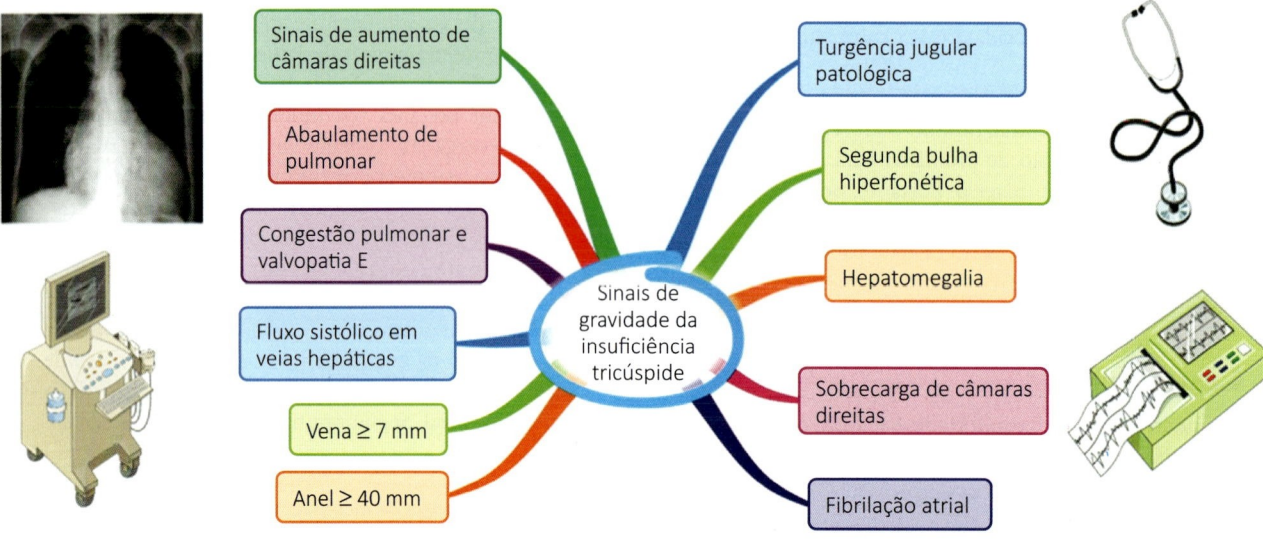

Figura 88.13. Sinais de gravidade da insuficiência tricúspide ao exame físico e nos diferentes exames complementares.

- O tratamento medicamentoso é basicamente através do uso de diuréticos (principalmente a furosemida), podendo associar digoxina na presença de disfunção de VD e IC direita.

■ Tratamento cirúrgico

- O tratamento de escolha na insuficiência tricúspide é a plástica tricúspide com colocação de anel protético (anuloplastia).
- Quando não for possível a realização da plástica valvar, dar preferência pela troca valvar por prótese biológica (Tabela 88.9).

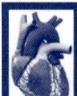 **Qual o tratamento intervencionista de escolha na insuficiência tricúspide secundária?**

Plástica valvar com colocação de anel protético. Se a anatomia não for favorável para a plástica, o ideal é colocar-se uma prótese biológica. Deve-se evitar prótese mecânica devido ao maior risco de trombose no lado direito do coração.

Tabela 88.9. **Indicações cirúrgicas – insuficiência tricúspide**

Classe I	• Abordagem cirúrgica de outra valvopatia e insuficiência tricúspide importante – IC • Abordagem cirúrgica de outra valvopatia e anel tricúspide ≥ 40 mm (nas Diretrizes americana e europeia, esta indicação é IIa)
Classe IIa	• Abordagem de outra valvopatia, insuficiência tricúspide importante e sinais de disfunção de ventrículo direito • Abordagem de outra valvopatia, insuficiência tricúspide moderada a importante e/ou anel ≥ 40 mm com pressão sistólica da artéria pulmonar ≥ 70 mmHg • Insuficiência tricúspide importante isolada refratária ao tratamento clínico – IIa-C • Insuficiência tricúspide importante primária assintomática isolada com dilatação ou perda de função progressiva de ventrículo direito – IIb-C (IIa-C na diretriz europeia)
Classe III	• Insuficiência tricúspide importante assintomática sem dilatação ou disfunção do VD

Adaptado de: Tarasoutchi F, et al. Diretrizes de Valvopatias, 2017.

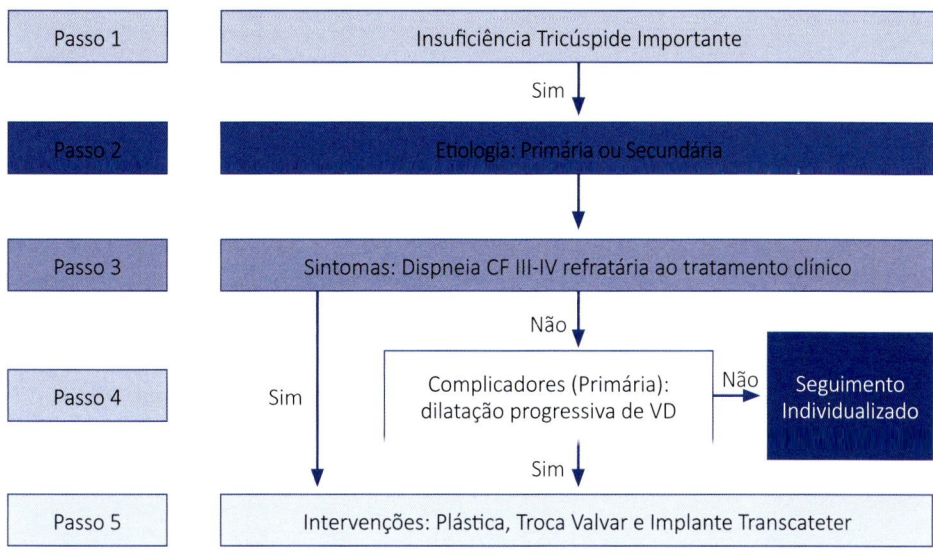

Figura 88.14. Fluxograma de tratamento da insuficiência tricúspide importante. Adaptado de: Tarasoutchi F, et al. Atualização da Diretriz de Valva SBC, 2017.

Leitura sugerida

- Baumgartner H, Falk V, Bax JJ, et al. 2017 ESC/EACTS Guidelines for the management of valvular heart disease. European Heart Journal. 2017;38:2739-2786.
- Feldman T, Foster E , Glower DD, et al. EVEREST II Investigators. Percutaneous repair or surgey for mitral regurgitation. N Engl J Med. 2011;364:1395-406.
- Nishimura RA, Otto CM, Bonow RO, et al. 2017 AHA/ACC Focused Update of the 2014 AHA/ACC Guideline for the Management of Patients With Valvular Heart Disease. Journal of the American College of Cardiology. 2017;70(2):252.
- Rosenhek R, Rader F, Klaar U, et al. Outcome of watchful waiting in asymptomatic severe mitral regurgitation. Circulation. 2006;113:2238.
- Tarasoutchi F, Montera MW, Grinberg M, et al. Diretriz Brasileira de Valvopatias – SBC 2011/I Diretriz Interamericana de Valvopatias – SIAC 2011. Arq Bras Cardiol. 2011;97(5 suppl. 3):1-67.

capítulo 89

Endocardite Infecciosa

- Diana Lamprea Sepulveda • Eugenio S. de Albuquerque • Eduardo Cavalcanti Lapa Santos
- Fernando Côrtes Remisio Figuinha

■ Introdução
- É uma infecção microbiana da superfície endotelial do coração, normalmente acometendo as valvas cardíacas.
- Apesar dos avanços da medicina, a incidência e a mortalidade da endocardite infecciosa praticamente não mudaram nos últimos 30 anos.
- Continua sendo uma doença fatal e associada a graves complicações.

■ Epidemiologia
- A incidência está em torno de três a dez casos a cada 100 mil habitantes por ano.
- Nos últimos anos, o perfil epidemiológico da endocardite infecciosa vem mudando sensivelmente nos países desenvolvidos.
- Nesses locais, notou-se uma diminuição dos casos associados à valvopatia reumática, enquanto houve um aumento significativo de infecções relacionadas a próteses valvares, dispositivos intracardíacos [p. ex., marca-passo, cardioversor-desfibrilador implantável (CDI), etc.], uso de drogas intravenosas, hemodiálise e acessos venosos centrais (Quadro 89.1).
- Em vários países, foi notada uma ascensão dos estafilococos como principal agente causador de endocardite infecciosa, substituindo os estreptococos. Isso se deve em grande parte à modificação dos fatores de risco associados à infecção.
- No Brasil, contudo, como o principal fator de risco para a endocardite continua sendo a doença valvar reumática, o agente etiológico mais frequente ainda é o *Streptococcus viridans* (Tabela 89.1).
- A abordagem e o tratamento dos pacientes com endocardite infecciosa devem ser realizados por uma equipe multidisciplinar que envolva cardiologistas, infectologistas, cirurgiões cardíacos, neurologistas (em casos selecionados), ecocardiografistas e especialistas em imagem (*heart team*). É importante que todos os pacientes com endocardite sejam encaminhados para um hospital de referência em tratamento de endocardite infecciosa.

QUADRO 89.1
Classificação de endocardite infecciosa

Classificação de acordo com a localização, presença ou ausência de dispositivo intracardíaco

1. Endocardite do lado esquerdo em valva nativa
2. Endocardite do lado esquerdo em prótese valvar
   - precoce < 1 ano após a cirurgia
   - tardia > 1 ano após a cirurgia
3. Endocardite do lado direito
4. Endocardite relacionada a dispositivos (marca-passos ou cardioversores ou desfibriladores)

Adaptado de: Habib, et al., 2009.

■ Fisiopatologia
- A sequência descrita classicamente como causadora da endocardite infecciosa é:
  1. presença de lesão do endotélio (por jatos turbulentos secundários a valvopatias, trauma ocasionado por cateteres intravasculares, impurezas contidas em drogas injetadas na veia, etc.);
  2. deposição de fibrina e plaquetas no local da lesão endotelial como parte do mecanismo natural do organismo de responder à injúria. Esse depósito gera o que se chama de vegetação trombótica não bacteriana;
  3. episódio transitório de bacteremia (por procedimentos invasivos como extração dentária ou mesmo por atividades cotidianas como escovar os dentes);
  4. colonização da vegetação trombótica por bactérias circulantes no sangue;
  5. proliferação da vegetação bacteriana (Figura 89.1).

Endocardite Infecciosa

Tabela 89.1. Microbiologia

Microbiologia da endocardite infecciosa	
Casos com hemoculturas positivas	• Em 85% dos casos de acordo com a literatura internacional • Os agentes mais comuns são os estafilococos, estreptococos e enterococos (*E. faecalis, E. faecium* e *E. durans*) • Há dados da literatura brasileira sugerindo taxas de positividade bem inferiores (cerca de 30 a 40%)
Casos com hemoculturas negativas devido ao uso prévio de antibiótico	• As hemoculturas podem ficar negativas por vários dias • A maior parte é causada por estreptococos da flora bucal e por estafilococos coagulase-negativos
Casos que frequentemente cursam com hemoculturas negativas	• Causados por agentes fastidiosos como o grupo HACEK (*Haemophillus parainfluenzae, H. aphrophilus, H. paraphrophilus, H. influenzae, Actinobacillus actinomycetemcomitans, Cardiobacterium hominis, Eikinella corrodens, Kingella kingae* e *K. denitrificans*), *Brucella* e fungos
Casos que sempre cursam com hemoculturas negativas	• Causados por bactérias intracelulares, as quais não crescem em meios de cultura. Exemplos: *Coxiella burnetii, Bartonella* spp., *Chlamydia* spp., *Tropheryma whipplei* • Responsáveis por mais de 5% dos casos de endocardite infecciosa • Para o diagnóstico etiológico é necessário o uso de outros métodos como testes sorológicos, amplificação de genes ou cultura de células

Adaptado de: Habib, et al., 2009.

■ Quadro clínico

- O quadro clínico é muito variável e depende de vários fatores, como: agente etiológico, presença ou ausência de cardiopatia prévia, de próteses ou dispositivos intracardíacos.
- Pode apresentar-se de uma forma aguda, como infecção rapidamente progressiva, mas também na forma subaguda ou de uma doença crônica com febre baixa e sintomas inespecíficos que podem confundir a avaliação inicial.
- Febre é o sintoma mais comum (presente em > 90% dos casos).
- Outros sintomas como calafrios, anorexia e perda de peso geralmente estão associados.
- O idoso pode ter uma apresentação atípica, sendo a febre menos comum.
- Pensar em endocardite em pacientes que apresentam febre e fenômenos embólicos (Quadro 89.2 e Figuras 89.2 a 89.5).

FISIOPATOLOGIA

Condição predisponente
↓
Lesão endocárdica
↓
Exposição da matriz proteica tissular
↓
Inflamação: deposição de fibrina e plaquetas
↓
Endocardite: trombótica não bacteriana (ETNB)
↓
Colonização de bactérias
↓
Invasão tecidual e crescimento da vegetação

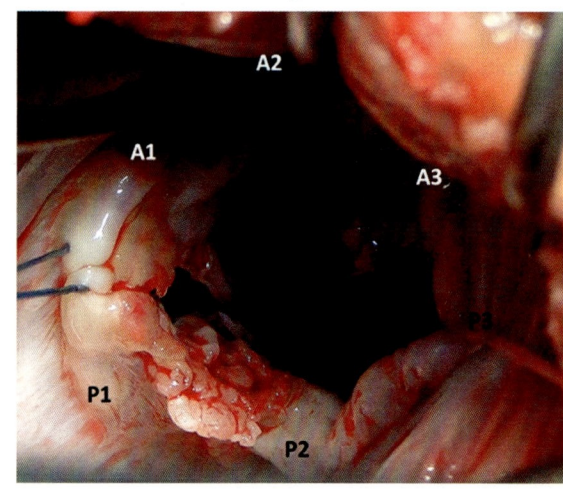

Figura 89.1. Valva mitral com vegetações.

QUADRO 89.2
Quadro clínico da EI

ATENÇÃO
Pensar em endocardite caso haja febre associada a um dos seguintes fatores

a. História prévia de endocardite
b. Presença de prótese valvar ou de dispositivo intracardíaco (p. ex.: marca-passo)
c. Presença de novo sopro de regurgitação valvar
d. Doença valvular ou congênita preexistente
e. Condições predisponentes (SIDA, pacientes imunodeprimidos)

f. Predisposição e recente intervenção associada à bacteremia
g. Sinais de ICC
h. Novo distúrbio de condução (p. ex., BAV de primeiro grau, BAVT)
i. Hemoculturas positivas para patógenos típicos de endocardite
j. Fenômenos vasculares ou imunológicos; eventos embólicos, manchas de Roth (manchas retinianas hemorrágicas com centro esbranquiçado), lesões de Janeway (pequenas *lesões* eritematosas ou hemorrágicas nas palmas das mãos e plantas dos pés, consequentes a embolia séptica, são normalmente indolores) e nódulos de Osler (são pequenas elevações dolorosas na face anterior da ponta dos dedos, decorrentes de deposição de imunocomplexos).

Tanto as manchas de Roth, lesões de Janeway, quanto os nódulos de Osler são classicamente descritos na endocardite infecciosa, mas não são patognomônicos da doença, podendo ser encontrados em outras doenças infecciosas ou reumatológicas
k. Sintomas ou sinais focais neurológicos
l. Evidência de embolia pulmonar, infiltração (endocardite do lado direito)
m. Abscessos periféricos (renal, esplênico, cerebral, vertebral) de causa desconhecida
n. Uso de drogas intravenosas

Adaptado de: Habib, et al., 2009.

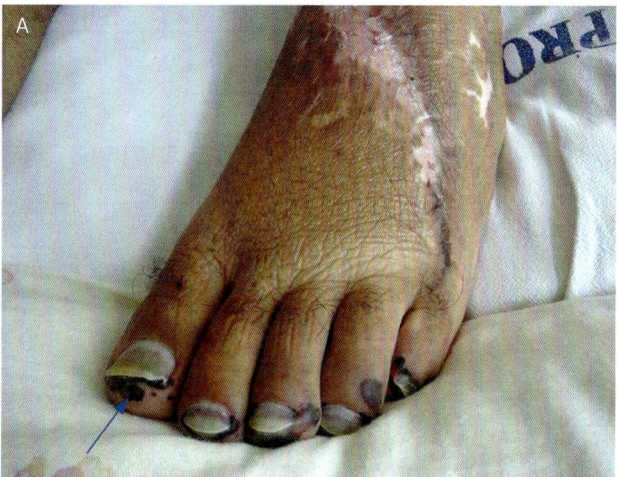
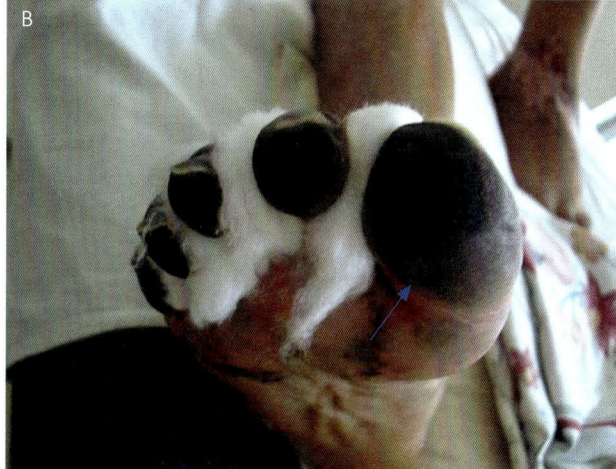

Fonte: Pronto-Socorro Cardiológico de Pernambuco (Procape/UPE).

Figura 89.2. Embolizações periféricas para quirodáctilos causadas por *Enterococcus*.

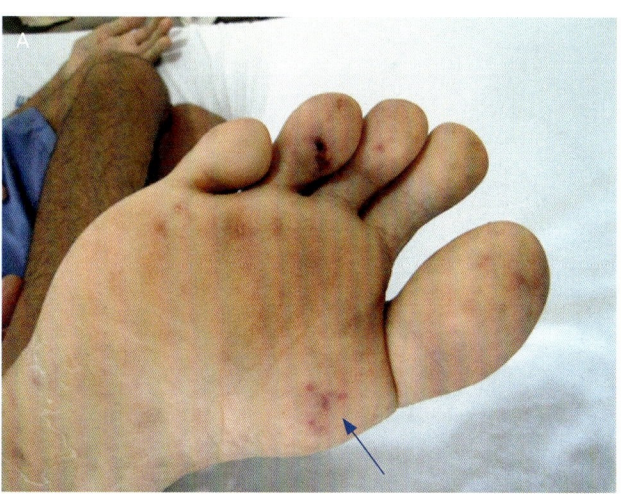
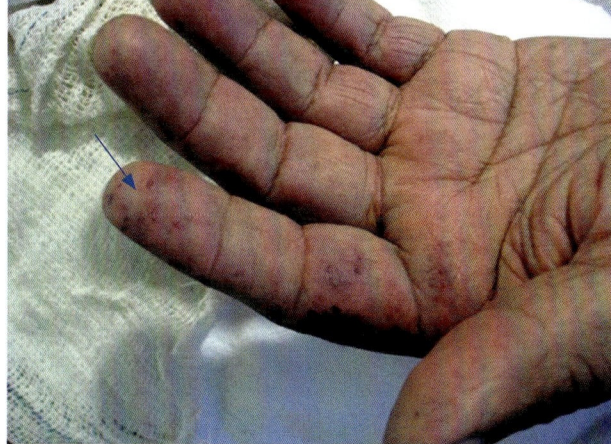

Fonte: Pronto-Socorro Cardiológico de Pernambuco (Procape/UPE).

Figuras 89.3. Embolizações periféricas para pés (A) e mãos (B).

capítulo 89

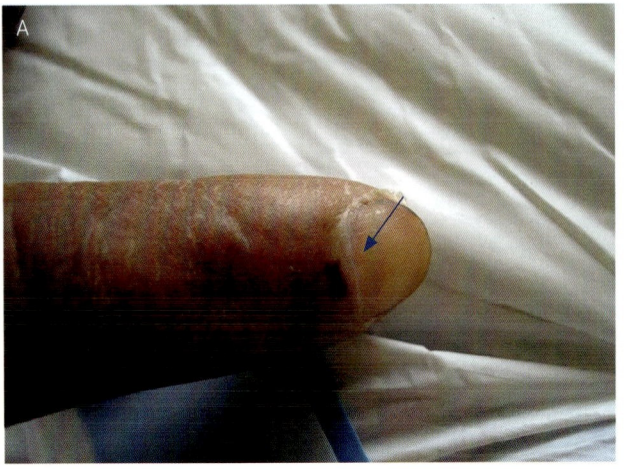
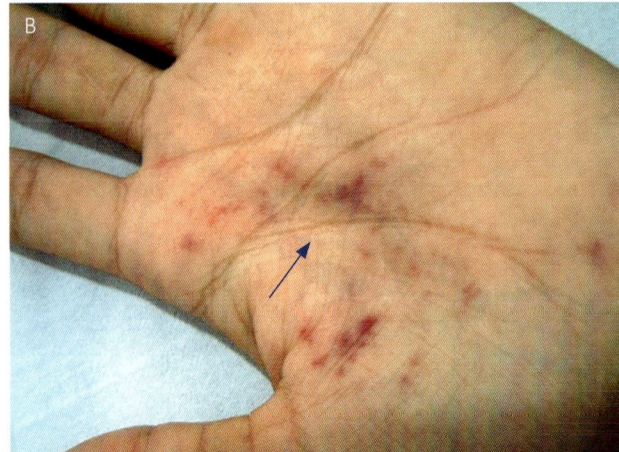

Fonte: Pronto-Socorro Cardiológico de Pernambuco (Procape/UPE).

Figuras 89.4. Embolizações periféricas.

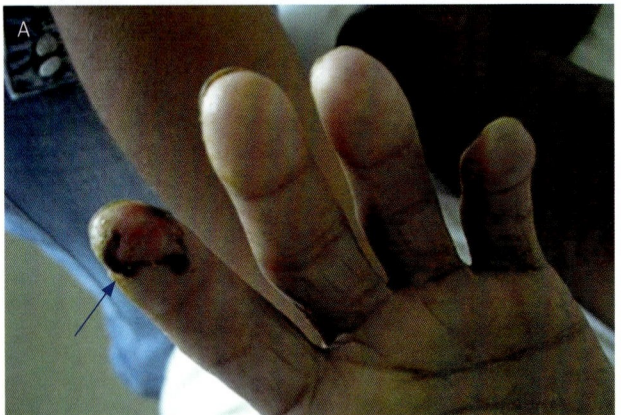
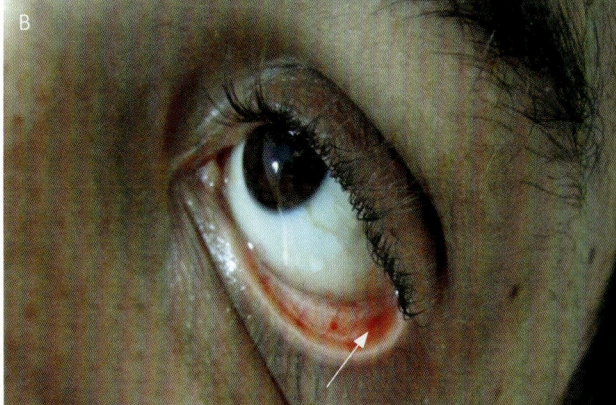

Fonte: Pronto-Socorro Cardiológico de Pernambuco (Procape/UPE).

Figuras 89.5. Embolizações periféricas e hemorragia conjuntival.

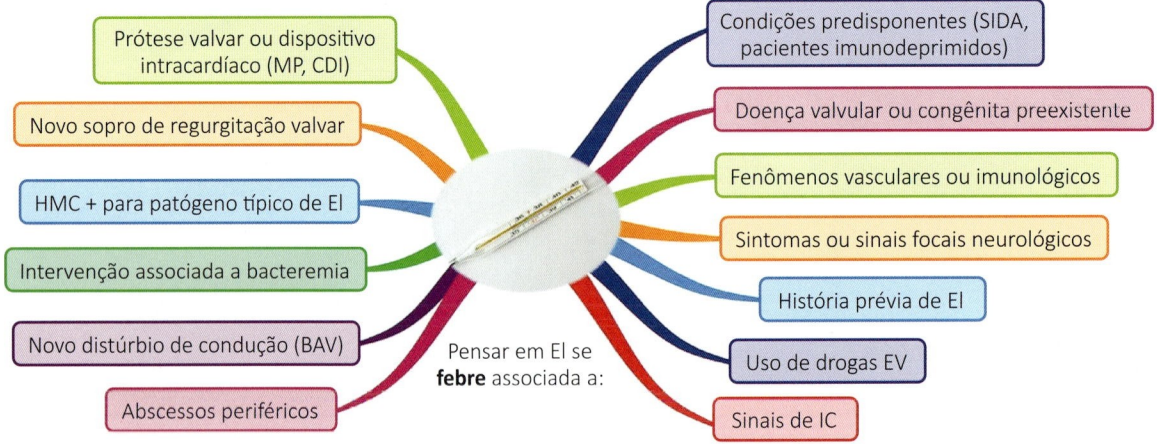

Figura 89.6. Quando pensar em endocardite infecciosa?

Endocardite Infecciosa

Diagnóstico

Exame físico

O exame físico de pacientes com suspeita de endocardite pode mudar de um dia para outro e é muito importante examinar o paciente diariamente, procurando sinais de embolização periférica, mudanças na ausculta cardíaca, avaliação de pulsos, de conjuntivas.

Os achados mais frequentes são:
- presença de sopro audível em mais de 80% nos casos de endocardite do lado esquerdo;
- aparecimento de um novo sopro;
- piora de um sopro preexistente em 20% dos casos;
- presença de B3 em galope de IGG;
- presença de nódulos de Osler, manchas de Janeway;
- alterações neurológicas podem ser a manifestação inicial com défice focal em 10-20%;
- desconforto abdominal decorrente de embolizações, infartos ou abscesso e presença de esplenomegalia.

Dica

Em nosso meio, são frequentes as péssimas condições dentárias e sempre devemos investigar focos de infecção que possam ter sido a origem da bacteremia que causou a endocardite. Avaliar com cuidado a cavidade oral do paciente procurando lesões predisponentes. Caso nada seja achado, solicitar radiografia panorâmica da mandíbula para pesquisar focos dentários ocultos.

Exames complementares

Exames laboratoriais

- As anormalidades laboratoriais são achados frequentes, porém não são específicos. A anemia é encontrada em até 90% dos casos, especialmente quando a sintomatologia é prolongada, tendo o padrão hematológico das anemias de doenças crônicas.
- Nos casos agudos, quase sempre há leucocitose, sendo a leucopenia rara e associada a esplenomegalia ou a toxicidade por drogas.
- As provas de atividade inflamatória são positivas em praticamente todos os casos, tendo a VHS (velocidade de hemossedimentação das hemácias) e a PCR (proteína C-reativa) valores bastante aumentados, colocando em dúvida o diagnóstico nos casos em que a VHS e a PCR se encontram normais.
- Alguns outros achados são a hipergamaglobulinemia (23 a 30% dos casos), a hipocomplementemia (5 a 10% dos casos) e a positividade do fator reumatoide (até 50% dos casos).
- O exame da urina pode mostrar hematúria microscópica, proteinúria, cilindros hemáticos, piúria, cilindros leucocitários e bacteriúria.
- Alguns exames complementares são fundamentais para a confirmação do diagnóstico: o ecocardiograma e as hemoculturas (Quadro 89.3).

QUADRO 89.3
Hemoculturas

Hemoculturas na suspeita de endocardite infecciosa

- Colher três pares de hemoculturas – cada par é constituído por duas amostras contendo 10 mL de sangue (uma amostra para detectar agentes aeróbios e outra para detectar organismos anaeróbios como *Bacteroides* ou *Clostridium species*). Assim, colhem-se seis garrafas de hemoculturas.
- Colher cada par de hemoculturas de uma veia periférica diferente com técnicas adequadas de assepsia. Evitar a coleta por acesso central, já que isso aumenta o risco de contaminação, levando a resultados falso-positivos.
- O ideal é aguardar pelo menos 30 minutos entre a coleta de cada par de hemoculturas.
- A bacteremia na endocardite é contínua, por esse motivo não há necessidade de aguardar o momento da febre para coletar hemoculturas.
- As hemoculturas devem ser repetidas após 48-72 horas do início da antibioticoterapia para verificar a eficácia do tratamento.
- Hemoculturas negativas na endocardite infecciosa (BCNIE – *Blood culture–negative* IE) podem ocorrer em até 31% de todos os casos. Geralmente ocorrem devido à prévia administração de antibióticos, mas também podem ser causadas por fungos ou bactérias fastidiosas (*Coxiella burnetii, Bartonella* spp., *Aspergillus* spp., *Mycoplasma pneumonia, Brucella* spp. e *Legionella pneumophila*). O isolamento destes microrganismos requer cultura especializada e seu crescimento é relativamente lento. Em alguns casos é necessário realizar a dosagem de PCR e/ou sorologias.

Com relação às hemoculturas, algumas dicas são importantes
- Suspeitar de contaminação se apenas uma amostra estiver positiva.
- Repetir hemoculturas a cada 5-7 dias.

Diagnóstico histológico

- O exame patológico de tecido valvular ou fragmentos embólicos continua a ser o padrão-ouro para o diagnóstico da endocardite infecciosa.
- Todo material cirúrgico deve ser colocado em um recipiente estéril com soro fisiológico, sem fixador ou meio de cultura.
- O padrão-ouro para o diagnóstico de endocardite infecciosa é a avaliação patológica da válvula acometida. Assim sendo, nos casos em que for necessária a troca valvar, sempre lembrar de encaminhar a válvula nativa retirada para a anatomia patológica (avaliação microscópica, realização de culturas e, se possível, de exames moleculares como PCR).
- A identificação das bactérias envolvidas na endocardite infecciosa após a cirurgia é muito complicada porque os tratamentos antibióticos tornam o crescimento bacteriano difícil tanto nas hemoculturas como na cultura convencional (1). A Introdução da técnica de detecção e identificação Bacteriana por PCR em tempo real do gene ARNr 16S, permite identificar na maioria dos casos a bactéria envolvida (2-3,4).

Endocardite Infecciosa

Ecocardiograma

- O ecocardiograma tem papel fundamental no curso da endocardite, tanto para o seu diagnóstico precoce como para predizer riscos de embolização, identificar outras complicações, observar a repercussão hemodinâmica da doença, a resposta terapêutica, indicar procedimentos cirúrgicos e avaliar seus resultados.
- O exame inicial deve ser o ecocardiograma transtorácico. A utilização da ecocardiografia transesofágica pode ser dispensada em algumas circunstâncias, a depender da qualidade da imagem do ecocardiograma transtorácico, do tipo de endocardite e da disponibilidade do exame transesofágico. Entretanto, apesar dos avanços tecnológicos recentes em relação à qualidade das imagens do ecocardiograma transtorácico, é inegável a superioridade do estudo transesofágico para os pacientes com endocardite infecciosa, sobretudo nos portadores de próteses valvares ou de outros dispositivos intracardíacos, nos casos com potencial para complicações, como na endocardite por *Staphylococcus aureus* ou fungos, nos pacientes imunossuprimidos ou nos pacientes portadores de cardiopatias congênitas. Mais recentemente, foi incorporada ao ecocardiograma a tecnologia tridimensional, especialmente a transesofágica, que oferece qualidade superior de imagens e um melhor entendimento das relações anatômicas entre as diversas estruturas do coração proporcionando, em muitas situações, um diagnóstico mais preciso da doença, a localização mais exata da vegetação, as dimensões da vegetação e uma melhor análise das complicações da doença.
- Dentre os inúmeros algoritmos publicados na literatura para guiar as indicações do ecocardiograma na endocardite infecciosa, sugerimos um dos mais recentes, publicado em 2015 pelo ESC e demonstrado a seguir (Figura 89.7).
- Alguns exemplos de casos de endocardite infecciosa com as diversas modalidades da ecocardiografia estão demonstrados a seguir (Figuras 89.8 a 89.16). Todos estes casos pertencem ao arquivo pessoal do Dr. Eugenio S. de Albuquerque (Serviço de Ecocardiografia do Procape/UPE).

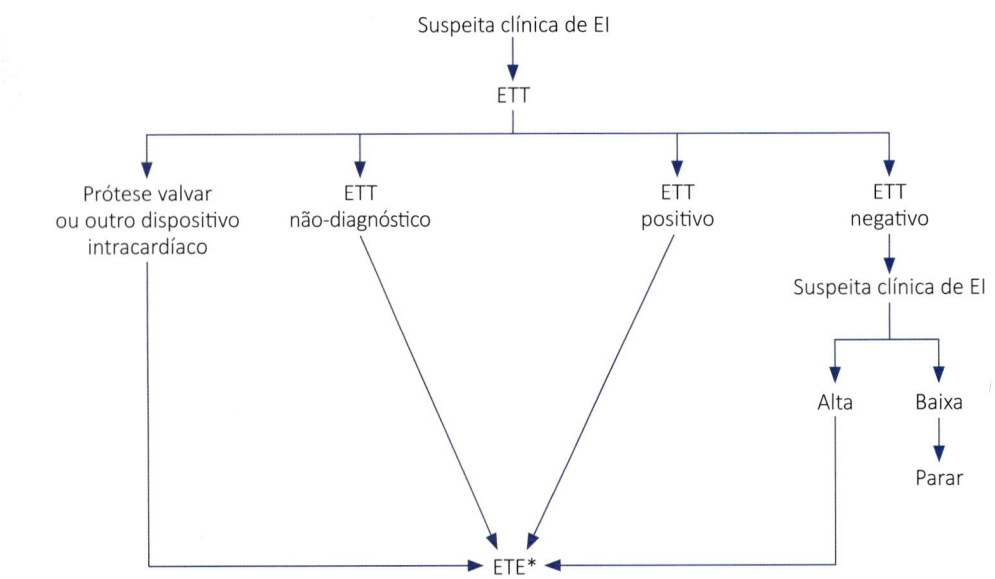

Figura 89.7. Fluxograma mostrando os passos a serem seguidos diante de suspeita clínica de endocardite infecciosa.

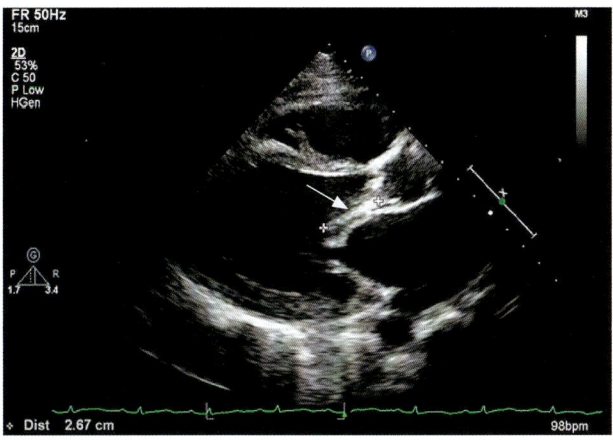

Figura 89.8. **ETT 2D, posição paraesternal longitudinal** demonstrando uma vegetação filamentar (seta) na face ventricular da cúspide não coronariana da valva aórtica medindo cerca de 2,67 cm de extensão. Note que a vegetação está em contato com o folheto anterior da valva mitral (diástole). Figura 89.5. Embolizações periféricas e hemorragia conjuntival.

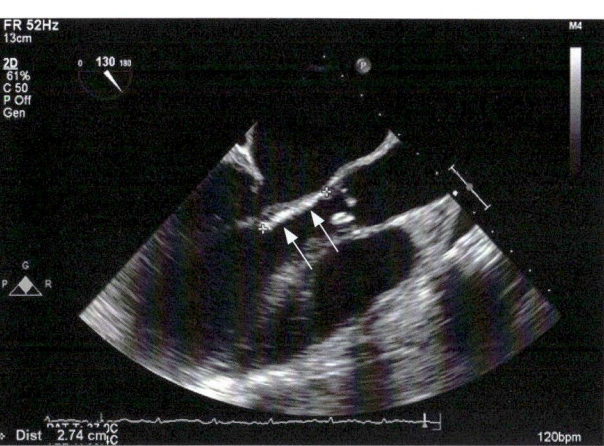

Figura 89.9. **ETE 2D, a 130°.** Este corte demonstra as mesmas estruturas da Figura 89.8. A vegetação filamentar (setas) da cúspide não coronariana da valva aórtica está em contato com o folheto anterior da valva mitral em sua face ventricular.

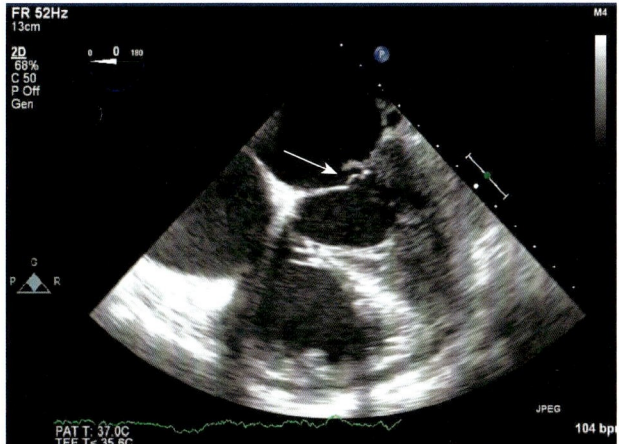

Figura 89.10. **ETE 2D a 0° (posição de quatro câmaras)** demonstrando uma vegetação na face atrial do folheto posterior da valva mitral (seta).

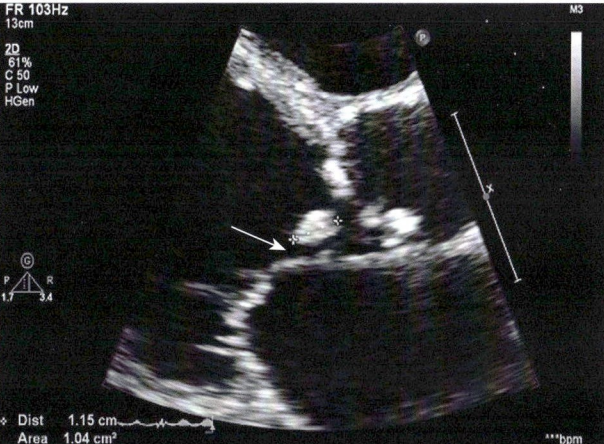

Figura 89.11. **ETT 2D, posição paraesternal longitudinal.** Imagem em *zoom* demonstrando vegetação na face ventricular da cúspide não coronariana da valva aórtica (seta) medindo cerca de 1,15 cm de extensão.

Endocardite Infecciosa

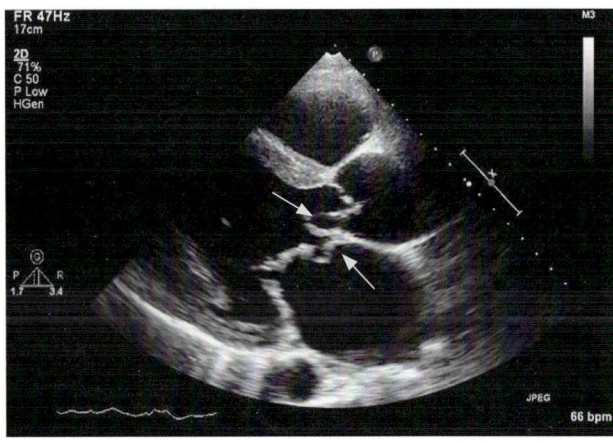

Figura 89.12. ETT 2D, posição paraesternal longitudinal demonstrando complicações graves da endocardite, perfuração da cúspide não coronariana da valva aórtica e perfuração da fibrosa mitroaórtica (setas).

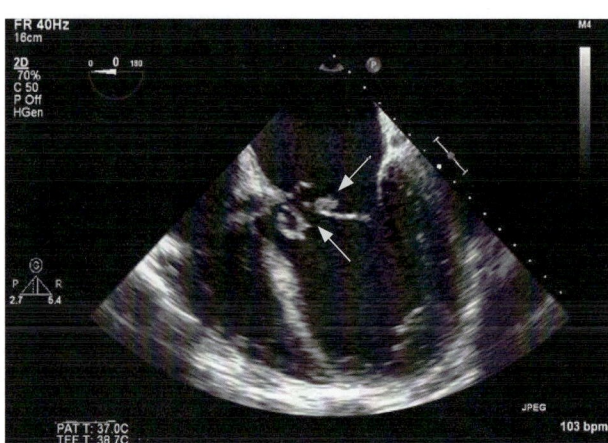

Figura 89.13. ETE 2D a 0° (posição de quatro câmaras) do paciente da Figura 89.12 demonstrando com mais detalhes complicações graves da endocardite, perfuração da cúspide não coronariana da valva aórtica e perfuração da fibrosa mitroaórtica (setas).

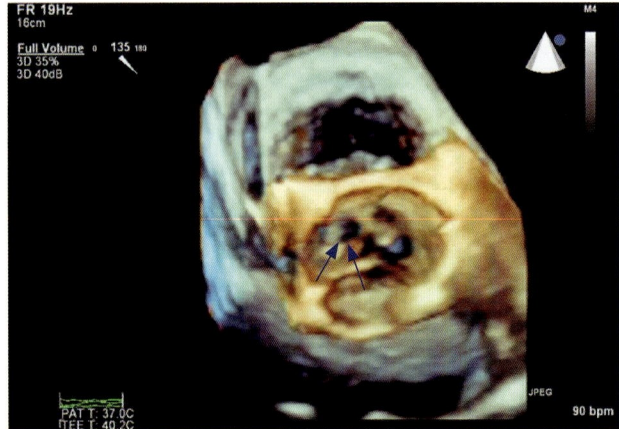

Figura 89.14. ETE 3D correspondente às Figuras 89.12 e 89.13. Visão da raiz da aorta demonstrando as três cúspides da valva aórtica. As setas apontam para a cúspide não coronariana que está perfurada como consequência de complicação da endocardite,

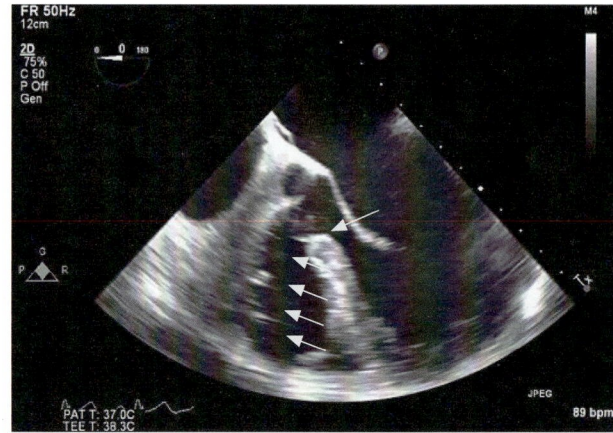

Figura 89.15. ETE 2D a 0° (corte de quatro câmaras) evidenciando solução de continuidade na região perimembranosa do septo ventricular [comunicação interventricular (CIV) – seta maior] e uma grande vegetação que se origina na CIV e penetra na cavidade ventricular direita (setas menores).

Endocardite Infecciosa

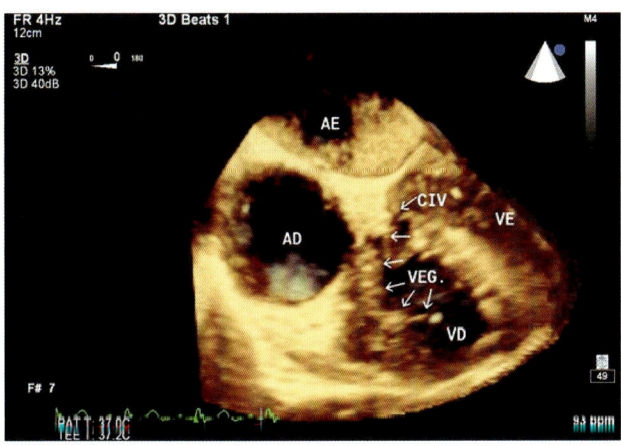

Figura 89.16. ETE 3D (visão de quatro câmaras) evidenciando solução de continuidade na região perimembranosa do septo ventricular e uma grande vegetação que se origina na CIV e penetra na cavidade ventricular direita (imagem em 3D correspondente à Figura 89.15). AE: átrio esquerdo; AD: átrio direito; CIV: comunicação interventricular; VE: ventrículo esquerdo; VEG: vegetações; VD: ventrículo direito.

Exames de imagem

Tomografia computadorizada

- Utilizada para detectar abscessos, pseudoaneurismas.
- Tem acurácia semelhante à do ecocardiograma transesofágico.
- Superior em informações sobre extensão perivalvar.
- Em casos de EI aórtica define tamanho, anatomia.

Medicina nuclear

- **18 F-FDG PET-TC** (Tomografia por emissão de pósitrons – tomografia computadorizada com fluorodesoxiglicose)
- As técnicas de medicina nuclear evoluíram como um importante método complementar diagnóstico em pacientes com suspeita de EI e dificuldades diagnósticas. A imagem por SPECT/TC é baseada no uso de leucócitos autólogos marcados com isótopos que se acumulam ao longo do tempo nas imagens tardias, em comparação com as precoces, enquanto o Pet/TC é realizada geralmente usando um único momento de aquisição (geralmente após 1 h) após a administração de 18F-FDG, que é ativamente incorporada *in vivo* nos leucócitos ativados, monócitos-macrófagos e linfócitos T CD4+ que se acumulam no lugar da infecção. Esta técnica ajuda no diagnóstico daqueles pacientes considerados como "EI possível", de acordo com os Critérios de Duke, no diagnóstico da endocardite de prótese valvar ou de dispositivos intracardíacos, principalmente quando o ecocardiograma é normal ou gera dúvidas, e também ajuda na detecção de complicações embólicas periféricas e infecciosas metastáticas.(2)

Mas, atenção! Dica – cuidado

- Os resultados de 18F-FDG PET/TC de pacientes recentemente submetidos à cirurgia cardíaca devem ser interpretados com cautela, uma vez que a resposta inflamatória pós-operatória pode resultar em captação não específica de 18F-FDG no pós-operatório imediato.(1)

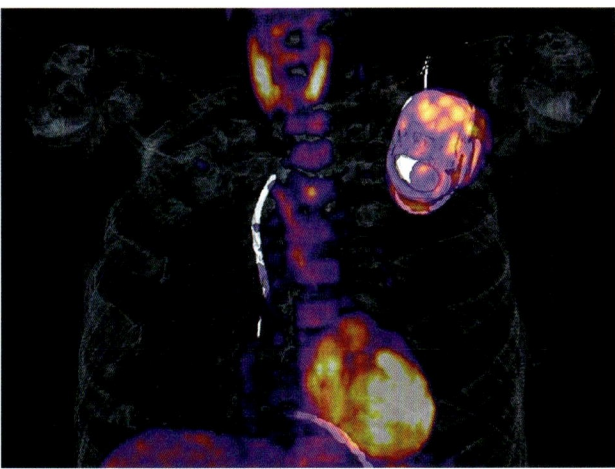
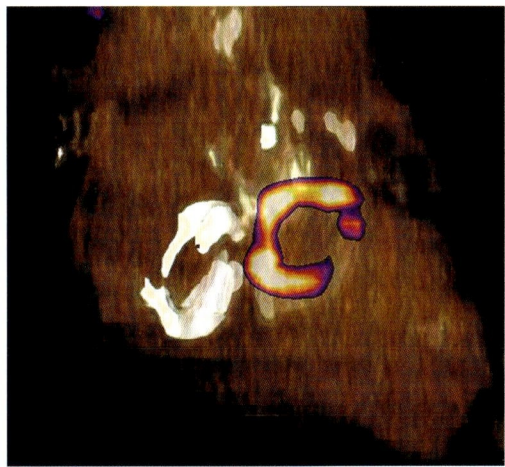

Figura 89.17. Imagens de PET mostrando hipercaptação em cabo de marca-passo e em valva aórtica. Imagens cedidas como cortesia por Andrés Perissinotti, M.D., Especialista en Medicina Nuclear, Hospital Clínic Barcelona.

Critérios de Duke

- Em 2000, os critérios de Duke modificados foram recomendados para a classificação diagnóstica. Esses critérios são baseados em achados clínicos, ecocardiográficos, biológicos, hemoculturas e sorologias (Tabela 89.2).
- Os critérios modificados de Duke são os mais utilizados para o diagnóstico de endocardite. Têm especificidade e sensibilidade ao redor de 80%, ou seja, servem como um guia para o diagnóstico, não devendo substituir o julgamento clínico.
- Em alguns casos de EI de prótese valvar ou de marca-passo ou de CDI (cardiodesfibrilador implantável), o ecocardiograma pode ser normal ou inconclusivo. Os avanços recentes em técnicas de imagem resultaram em uma melhoria na identificação de envolvimento cardíaco e complicações extracardíacas da EI. Alguns estudos demonstraram que a tomografia computadorizada cardíaca, a ressonância magnética cerebral e o 18F-FDG são importantes para algumas dessas situações.
- A PET-TC e a SPECT-TC (tomografia computadorizada por emissão de fóton único) leucocitário radiomarcado podem melhorar a detecção de fenômenos vasculares silenciosos (eventos embólicos e aneurismas infecciosos).
- Algumas publicações propõem adicionar mais três pontos aos critérios diagnósticos:
  1. a identificação de lesões paravalvulares utilizando a tomografia cardíaca (TC), devendo ser considerada como um critério maior;
  2. em casos de suspeita de endocardite em prótese, realizar 18F-FDG PET-TC (somente após 3 meses do implante da prótese) ou utilizar leucócito radiomarcado SPECT/TC. Caso seja positivo deve ser considerado como um critério maior.
  3. a identificação de eventos embólicos recentes ou de aneurismas infecciosos apenas por imagens (eventos silenciosos) deve ser considerada como critério menor.

Tabela 89.2. Critérios de Duke modificados

Critérios maiores de Duke	
Hemoculturas positivas	• Agentes típicos de endocardite em duas amostras separadas (*Estreptococcus viridans*, *Streptococcus bovis*, bactérias do grupo HACEK; *Staphylococcus aureus* ou enterococos adquiridos na comunidade sem evidência de outro foco de infecção; ou • Agentes que podem causar endocardite isolados de forma persistente nas hemoculturas – duas amostras positivas colhidas com pelo menos 12 horas de diferença ou três ou mais amostras positivas; ou • Hemocultura positiva para *Coxiella burneii* ou IgG > 1:800.
Métodos de imagem positivos para endocardite	• Ecocardiograma revelando vegetação, abscesso, fístula, pseudoaneurisma, perfuração de válvula ou folheto de prótese ou nova deiscência parcial de prótese valvar • Atividade anormal em torno do local da implantação da válvula protética detectada por 18F-FDG PET/TC (somente após 3 meses do implante da prótese) ou leucócitos radiomarcados SPECT/TC • Lesões paravalvulares detectadas por TC cardíaca
Critérios menores de Duke	
Fatores predisponentes	• Uso de drogas intravenosas ou cardiopatia predisponente
Febre	• Temperatura superior a 38 graus
Fenômenos vasculares	• Fenômenos vasculares (incluindo aqueles detectados somente por imagem) • Embolia arterial, embolia séptica para os pulmões, aneurisma micótico, hemorragia intracraniana, hemorragia conjuntival, manchas de Janeway
Fenômenos imunológicos	• Glomerulonefrite, nódulos de Osler, manchas de Roth, presença de fator reumatoide
Evidência microbiológica	• Hemoculturas positivas, mas que não preencham critérios maiores

Diagnóstico de endocardite infecciosa (ver Tabela 89.3) definido se:
  ◦ dois critérios maiores; ou
  ◦ um critério maior e três menores; ou
  ◦ cinco critérios menores	

PET: Tomografia por emissão de pósitrons.
Adaptado de: Li, et al.

Tabela 89.3. Definição de endocardite infecciosa de acordo com os critérios modificados de Duke (Adaptados de Li) (Figura 89.18)

Endocardite definitiva	
Critérios patológicos	Microrganismo demonstrado por cultura ou por exame histológico de uma vegetação ou abscesso intracardíaco ou Lesões patológicas; vegetação ou abscesso intracardíaco confirmados por exame histológico
Critérios clínicos	Dois critérios maiores ou um maior e três critérios menores ou cinco critérios menores
Endocardite provável	Um critério maior e um critério menor ou três critérios menores
Endocardite rejeitada	Nenhuma evidência patológica de EI na cirurgia ou autópsia Resolução de sintomas sugestivos de EI com antibióticos por menos de 4 dias Não preenche os critérios de EI provável
EI: endocardite infecciosa	

Adaptado de: Habib, et al., 2015.

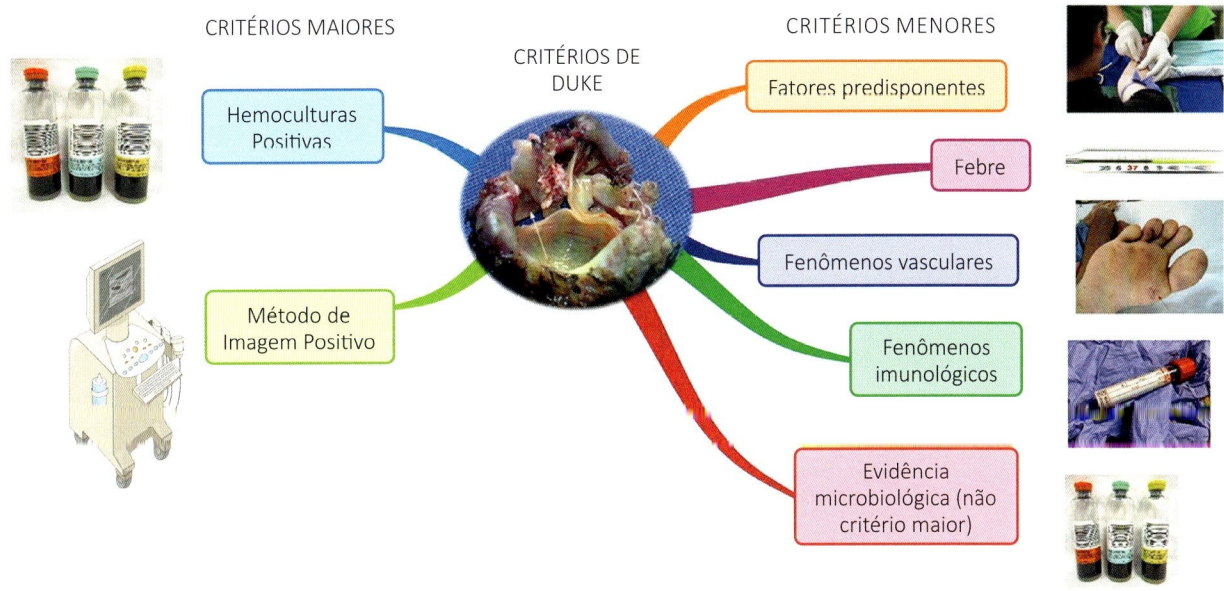

Figura 89.18. **Critérios de Duke.**

Importante

O ecocardiograma transtorácico ou transesofágico, hemoculturas positivas e as manifestações clínicas continuam sendo a principal ferramenta para o diagnóstico da EI. Quando as culturas sanguíneas são negativas, outros estudos microbiológicos são necessários. A sensibilidade dos critérios do Duke pode ser melhorada com as novas modalidades de imagem (TC, PET-TC), que permitem o diagnóstico de eventos embólicos e envolvimento cardíaco quando os achados ecocardiográficos são negativos ou duvidosos. Esses critérios são úteis, mas não substituem o julgamento clínico da equipe de endocardite.

Endocardite infecciosa de próteses

Endocardite de prótese valvar

- Representa 20% de todos os casos de EI, com um aumento da incidência nos últimos anos.
- Afeta igualmente próteses biológicas e mecânicas.
- Infecções mais precoces (< 1 ano após a cirurgia) frequentemente se localizam na região de implante do anel da prótese, envolve a junção e leva a formação de abscessos, deiscência, fístulas e pseudoaneurismas. Os germes mais comuns são *Staphylococcus* coagulase-negativos, fungos e gram-negativos (Figuras 89.19 a 89.24).
- As indicações de cirurgia na endocardite de prótese são similares às da endocardite de valva nativa. A maioria das infecções causadas por *Staphylococcus aureus* tem indicação cirúrgica. O mesmo pode ser dito das infecções que ocorrem menos de 1 ano após o implante da prótese valvar.
- EI complicada e EI por *Staphylococcus aureus* estão associadas a um pior prognóstico se tratadas sem cirurgia. Estas formas de endocardite devem ser tratadas de forma agressiva.
- EI de próteses mais tardias tendem a acometer mais os folhetos da prótese, levando à ruptura ou perfuração dos mesmos. Os germes mais frequentes são *Staphylococcus*, *Enterococcus*, estreptococos, *S. bovis*.
- Recentemente, novos métodos, em particular 18F-FDG PET-TC, mostraram ser úteis para o diagnóstico de EI de prótese.
- Os critérios de Duke perdem sensibilidade no diagnóstico de endocardite de prótese.
- Apresentação clínica é atípica, particularmente no pós-operatório precoce, em que febre e síndromes inflamatórias são comuns.
- O ecocardiograma transesofágico ocupa lugar de destaque no diagnóstico de endocardite de prótese valvar.
- Nas infecções por *S. aureus*, em que é necessário usar gentamicina por um período mais prolongado (2 semanas em vez de 3 a 5 dias), além de ser necessário o uso de rifampicina durante todo o esquema de tratamento (pelo menos 6 semanas).

Endocardite Infecciosa

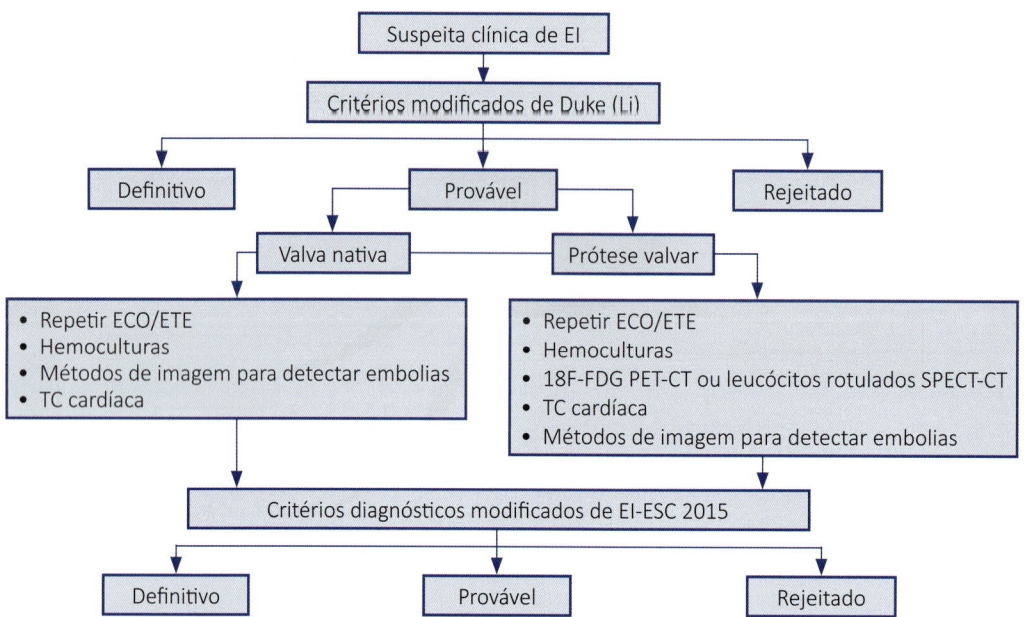

TC: Tomografia computadorizada; ECO: ecocardiograma; ETE: ecocardiograma transesofágico; PET: tomografia por emissão de pósitrons; SPECT: tomografia computadorizada de emissão fotônica única.

Figura 89.19. **Algoritmo da Sociedade Europeia de Cardiologia para diagnóstico de EI, 2015.**

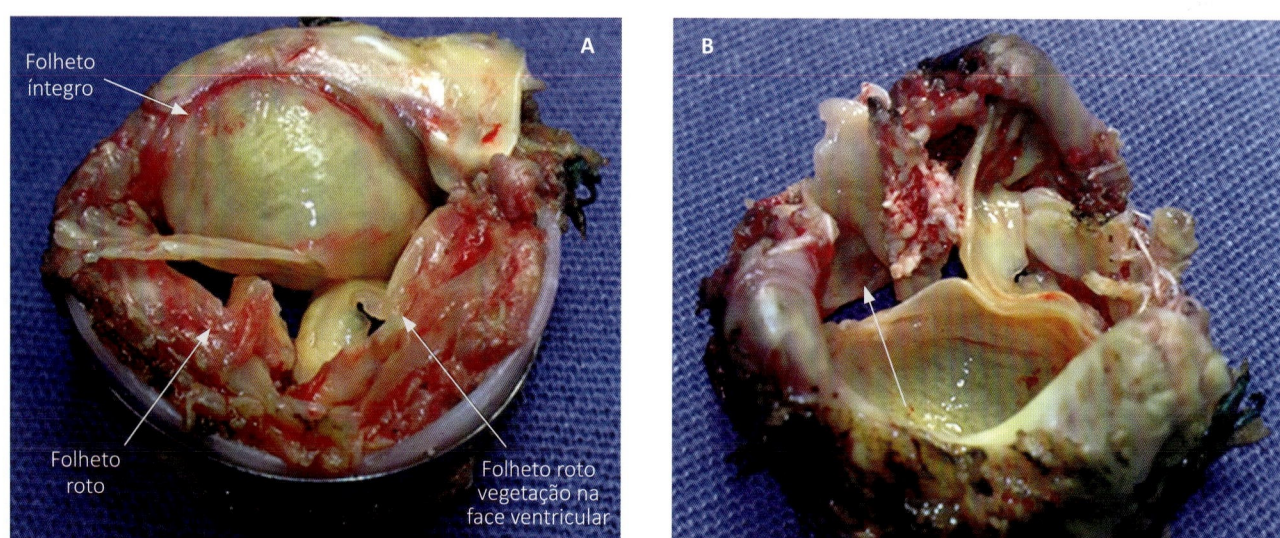

Figuras 89.20. **Vegetações em prótese biológica mitral faces atrial (A) e ventricular (B) com ruptura de folhetos.**

Endocardite Infecciosa

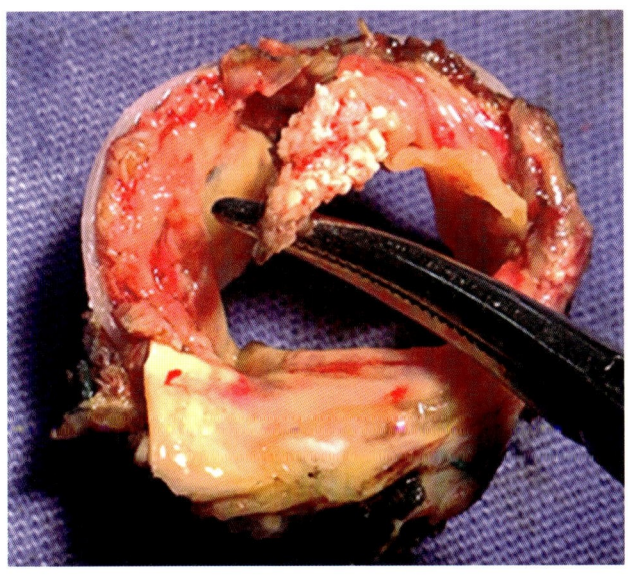

Figura 89.21. Endocardite de prótese mitral com grande vegetação aderida a um dos folhetos.

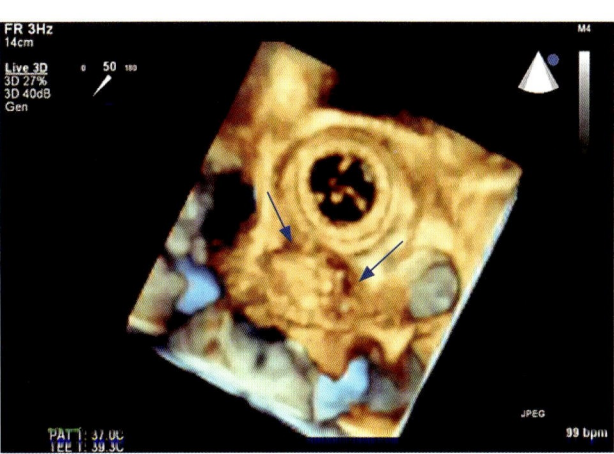

Figura 89.23. Imagem do ETE 3D, visão do átrio esquerdo, do abscesso evidenciado pelo abaulamento (setas) na região mitroaórtica. À direita da imagem está a desembocadura do apêndice atrial esquerdo e, no plano superior, prótese biológica mitral normal.

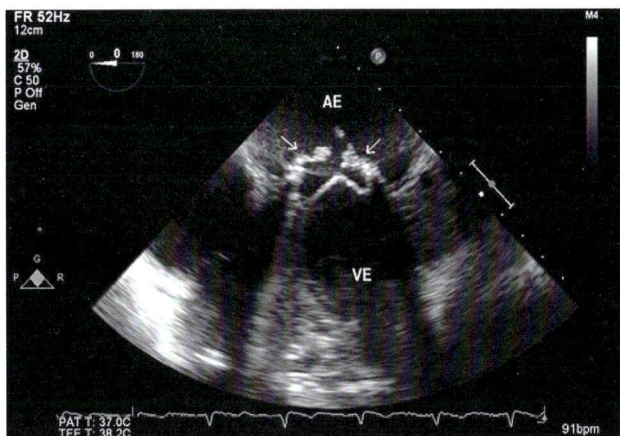

Figura 89.22. ETE 2D com imagem obtida na posição de quatro câmaras (0°) de um paciente portador de prótese mecânica em posição mitral de dois discos evidenciando "duas" vegetações perianulares, medial e lateral (setas).

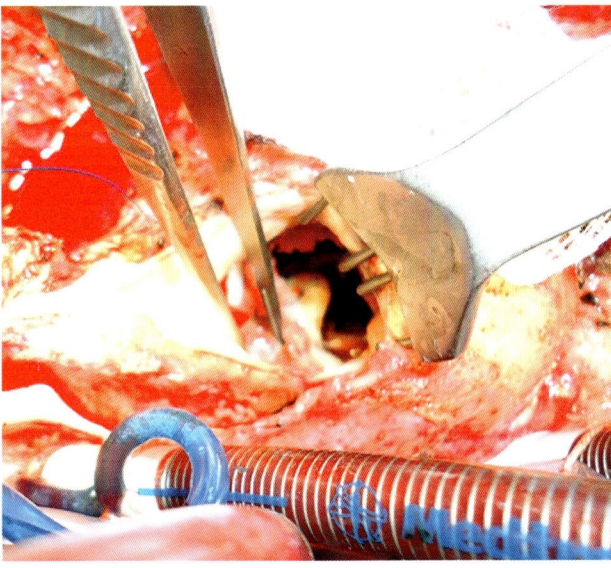

Figura 89.24. Pinçamento do abscesso na região mitroaórtica (descrito na Figura 89.23) durante o procedimento cirúrgico (imagem gentilmente cedida pelo Dr. Pedro Salerno, cirurgião cardiovascular do PROCAPE/UPE).

Endocardite infecciosa de marca-passo ou cardiodesfibrilador implantável

Endocardite de marca-passo ou de cardiodesfibrilador implantável (CDI)

- Tem aumentado o número de casos de EI de marca-passo e CDI devido à maior frequência de implante desses dispositivos em idosos que já têm outras comorbidades.
- O principal mecanismo dessa infecção é a contaminação do sistema pela flora bacteriana local quando do implante.
- Diversos fatores foram associados a infecções do CDI ou marca-passo definitivo (MP): insuficiência renal, uso de corticosteroides, insuficiência cardíaca congestiva, hematoma em formação, diabetes *mellitus* e uso de anticoagulantes.
- Sempre suspeitar de endocardite em pacientes com marca-passo/CDI que desenvolvem febre.
- O *Staphylococcus* é o responsável pela maioria dos casos.
- O ecocardiograma transesofágico é mais sensível que o transtorácico, principalmente nesse contexto de EI de dispositivos cardíacos eletrônicos implantáveis.
- Há trabalhos mostrando que ao se acrescentarem sinais de infecção local, assim como presença de embolia pulmonar detectada por exames de imagem como critérios maiores de Duke, pode-se aumentar a sensibilidade desse escore para o diagnóstico desse tipo específico de endocardite.
- O tratamento baseia-se na coleta de hemoculturas, retirada do dispositivo intracardíaco associada ao uso de antibióticos.
- Na maioria das vezes, a retirada do marca-passo/CDI pode ser feita de forma percutânea, não necessitando, assim, de cirurgia aberta (Figuras 89.25 e 89.26).
- Considerar cirurgia aberta se: retirada percutânea não for possível, se houver destruição importante da valva tricúspide e/ou se houver vegetações muito grandes (> 25 mm).
- Após a retirada do sistema, evitar colocar marca-passo provisório por causa do alto risco de reinfecção. Avaliar se ainda há necessidade de marca-passo definitivo. Se houver e o paciente for completamente dependente do dispositivo (p. ex., BAVT sintomático), é melhor optar por um marca-passo epicárdico menos sujeito a risco de infecção. Caso não seja necessário o implante imediato de um novo marca-passo, o ideal é aguardar dias ou semanas de antibioticoterapia para, então, implantar o novo sistema, idealmente no lado contralateral ao do marca-passo prévio.

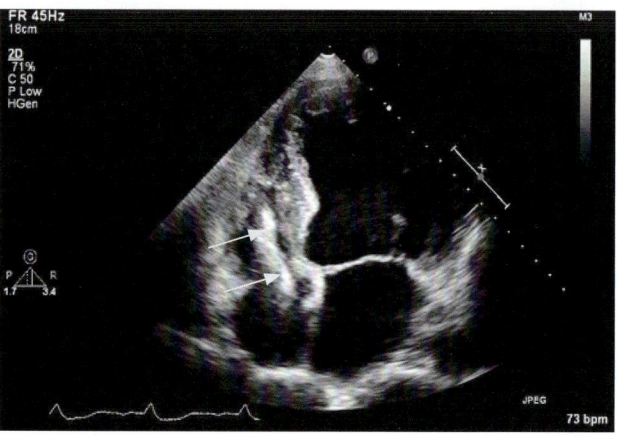

Figura 89.26. ETT 2D, posição apical quatro câmaras. Eletrodo de CDI em câmaras direitas. A hiper-refringência ultrassônica do dispositivo (setas) dificulta a visualização de alguma vegetação porventura existente a ele aderida. Este paciente apresentava quadro febril e hemocultura positiva para *Pseudomonas*.

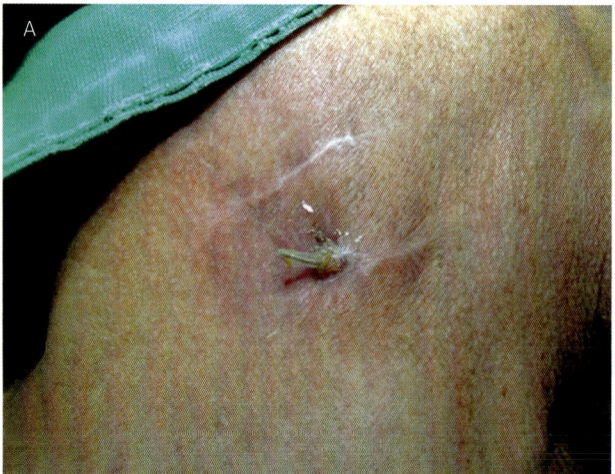
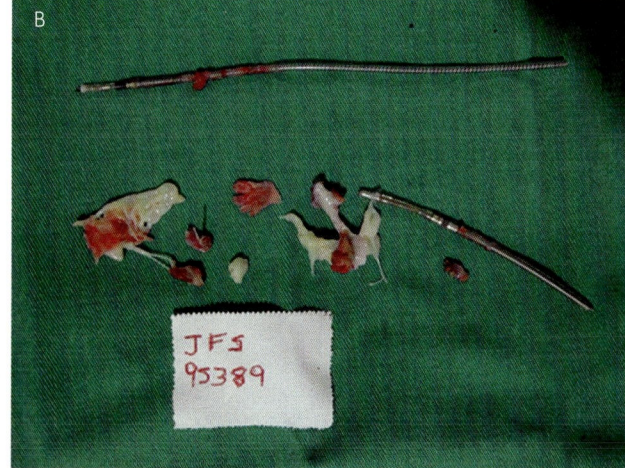

Figura 89.25. A. Exteriorização do cabo de marca-passo na pele. B. Cabo de marca-passo retirado com várias vegetações.

Endocardite Infecciosa

- 18F-FDG PET-TC e leucócitos radiomarcados SPECT-TC provaram seu papel no diagnóstico de infecção associada aos dispositivos cardíacos implantados, mas os dados não são suficientes para serem incluídos nos critérios diagnósticos do tópico específico de EI de marca-passo ou desfibrilador.

Endocardite de câmaras direitas

Características da endocardite de câmaras direitas

- Os principais fatores de risco são: uso de drogas intravenosas, infecção pelo HIV e imunodepressão.
- Também pode ocorrer em pacientes portadores de marca-passo/CDI e cateter venoso central, além de pacientes com algumas cardiopatias congênitas.
- A valva tricúspide é o sítio usual da infecção (Figura 89.27).
- *Staphylococcus aureus* é o agente mais comum.
- É comum ocorrer embolia séptica para os pulmões. O paciente apresenta febre, tosse, dor torácica ou hemoptise.
- O prognóstico é bem melhor que o das outras formas de endocardite (mortalidade intra-hospitalar de 10%).
- Sempre usar cobertura para *S. aureus*. Geralmente é utilizada a oxacilina, vancomicina ou daptomicina. Deve ser considerado o tratamento antifúngico (*Candida* spp).
- O tratamento clínico geralmente é eficiente. Considerar cirurgia se:
  1. microrganismos de difícil erradicação (p. ex., fungos);
  2. bacteremia persistente por mais de 7 dias, apesar do tratamento clínico adequado;
  3. presença de vegetações > 20 mm na tricúspide mesmo após embolia pulmonar recorrente (Figuras 89.28 a 89.30);
  4. insuficiência cardíaca direita secundária à insuficiência tricúspide refratária ao tratamento clínico.

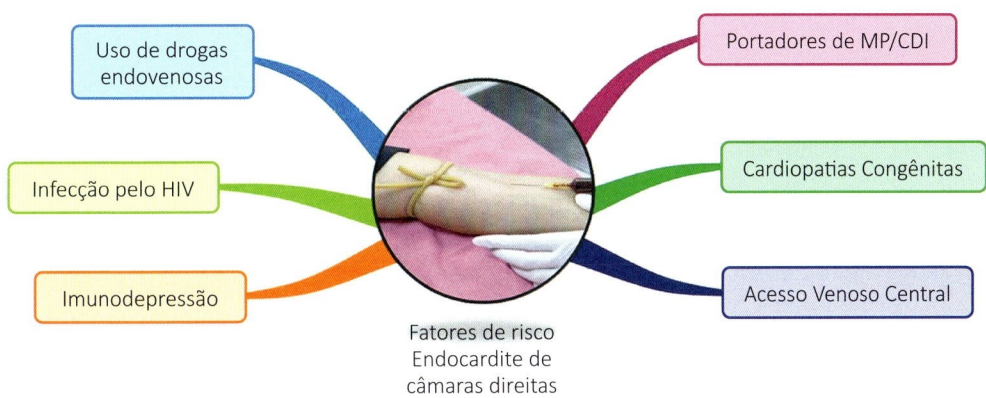

Figura 89.27. **Fatores de risco de endocardite de câmaras direitas.**

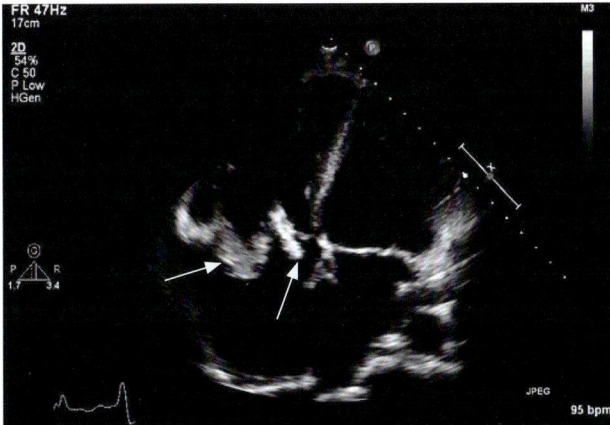

Figura 89.28. **ETT 2D com imagem obtida na posição apical de quatro câmaras de um paciente portador de grandes vegetações nos folhetos da valva tricúspide (setas).**

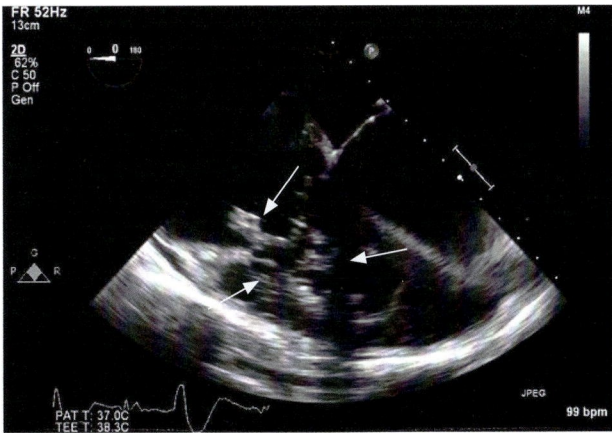

Figura 89.29. **ETE 2D do mesmo paciente da Figura 89.28 com imagem obtida a 0° (quatro câmaras) demonstrando as vegetações e destruição dos folhetos da valva tricúspide (setas).**

capítulo 89

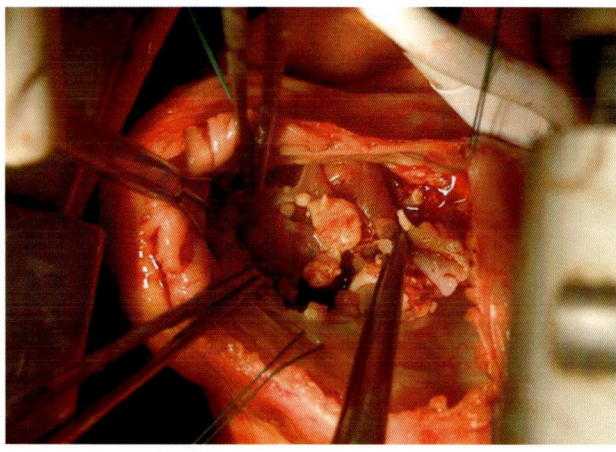

Figura 89.30. **Imagem cirúrgica das vegetações da valva tricúspide (Figuras 89.28 e 89.29). Imagem cirúrgica gentilmente cedida pelo Dr. Pedro Salerno, cirurgião cardiovascular do PROCAPE/UPE.**

Endocardite por fungo

- É mais comum em portadores de próteses cardíacas, usuários de drogas EV e imunocomprometidos.
- Cândida e *Aspergillus* spp. predominam.
- A mortalidade é muito alta (mais de 50%) e o tratamento consiste na associação da terapia antifúngica e cirurgia.
- A terapia antifúngica para cândida em EI inclui anfotericina lipossomal B (ou outras formulações lipídicas) com ou sem flucitosina ou uma equinocandina em doses elevadas. Para *Aspergillus*, o voriconazol é a droga de escolha, sendo que alguns especialistas recomendam a adição de uma equinocandina ou anfotericina B.
- Estes pacientes devem manter profilaxia com fluconazol para cândida e voriconazol para *Aspergillus*, por tempo indeterminado.

■ Prognóstico

- O prognóstico da EI é influenciado por quatro fatores: características do paciente, presença ou ausência de complicações cardíacas e não cardíacas, o organismo infectante e os achados ecocardiográficos (Tabela 89.4). Pacientes com insuficiência cardíaca, complicações perianulares e/ou EI por *S. aureus* têm mortalidade maior e necessidade de intervenção cirúrgica na fase aguda da doença. Quando três destes fatores estão presentes, a mortalidade pode atingir 89%.
- Pacientes com diabetes, choque séptico, acidente vascular cerebral isquêmico, hemorragia cerebral ou pacientes em hemodiálise também são considerados preditores de pior prognóstico. A persistência de hemoculturas positivas 48-72 h após o início do tratamento antibiótico indica infecção não controlada e é um fator de risco para a mortalidade hospitalar.

Tabela 89.4. Preditores de pior prognóstico

Características do paciente	• Idade avançada • Endocardite de prótese • DM insulinodependente • Comorbidades (fragilidade, doença pulmonar, doença renal)
Presença de complicações da endocardite	• Insuficiência cardíaca • Insuficiência renal • Acidente vascular cerebral • Choque séptico • Complicações perianulares
Microrganismo	• *S. aureus* • Fungo • Bacilos gram-negativos não HACEK
Achados ecocardiográficos	• Complicações perianulares • Regurgitação grave do lado esquerdo • Fração de ejeção baixa • Hipertensão pulmonar • Grandes vegetações • Disfunção de prótese grave • Fechamento precoce da valva mitral e sinais de pressão diastólica elevada

Adaptado de: Habib, et al., 2015.

Endocardite em TAVI

- A taxa de endocardite infecciosa em pacientes submetidos a TAVR foi relatada como sendo de 1,5%, variando de 0,5% a 3,1%, semelhante às taxas de endocardite infecciosa após a troca de valva aórtica.
- Os estafilococos coagulase-negativos foram as bactérias mais frequentes, seguidos por *Staphylococcus aureus* e enterococos.
- Entre os pacientes submetidos a TAVI, a coexistência de idade mais jovem, sexo masculino, história de diabetes *mellitus* e regurgitação aórtica residual moderada a grave foi significativamente associada ao aumento do risco de endocardite infecciosa. Os pacientes que desenvolveram endocardite apresentaram altas taxas de mortalidade intra-hospitalar e mortalidade em 2 anos.
- Referência:JAMA.2016;316(10):1083-1092.DOI:10.1001/JAMA.2016.12347.

■ Tratamento

- O uso de antibióticos é a pedra fundamental do tratamento da endocardite infecciosa. Como as defesas naturais do organismo têm pouca eficácia em combater a infecção, é necessário o uso de antibióticos bactericidas, e não de bacteriostáticos.
- A associação de antibióticos é mais eficaz que a monoterapia para a maioria dos agentes causadores de endocardite.
- Os aminoglicosídeos têm ação bactericida sinérgica quando usados em associação a betalactâmicos e glicopeptídeos, sendo usados na maioria dos esquemas.

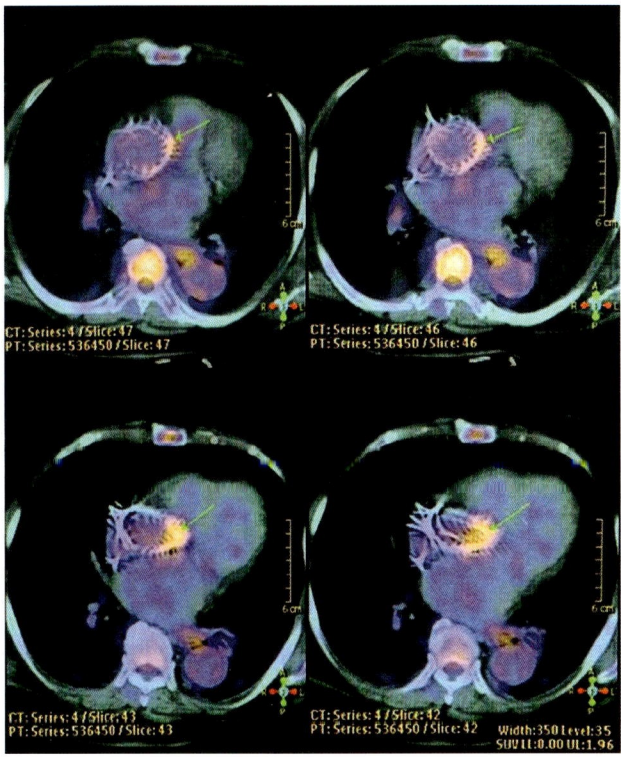

Figura 89.31. PET mostrando aumento de captação ao redor de prótese aórtica implantada percutaneamente. Imagens gentilmente cedidas pelo Dr. Eduardo Alberto de Castro Roque.

- A duração do tratamento de endocardite de valva nativa varia de 2 a 6 semanas, dependendo do organismo envolvido. Já no caso de infecção de prótese valvar, o tratamento deve ser de, no mínimo, 6 semanas.
- Bactérias de crescimento lento exibem tolerância para a maioria dos antimicrobianos (exceto rifampicina). Eles estão presentes em vegetações e biofilmes, e justificam a necessidade de antibioticoterapia prolongada (6 semanas) para esterilizar completamente as válvulas do coração.
- Caso seja necessário realizar troca de valva nativa durante o tratamento de endocardite, deve-se manter no pós-operatório o esquema antibioticoterápico recomendado para valva nativa, e não o usado para endocardite de prótese.
- Mesmo se for necessária cirurgia de troca valvar, o primeiro dia de antibiótico deve ser considerado o dia em que a medicação foi efetivamente iniciada (ou seja, hemocultura negativa, nos casos de hemoculturas positivas no início do tratamento). Só há necessidade de se reiniciar a contagem dos dias após a cirurgia caso as culturas da válvula retirada sejam positivas ou haja padrão histológico de endocardite aguda em atividade. Nesse caso, deve-se direcionar o antibiótico de acordo com os resultados da cultura.
- De forma geral, o início do antibiótico não deve ser postergado, recomendando-se dar a primeira dose da medicação logo após o término da coleta das hemoculturas.
- Algumas considerações importantes:
  - o infectologista tem um papel fundamental no tratamento de EI e deve ser consultado, sempre que possível, para discutir o melhor esquema proposto para o paciente;
  - os aminoglicosídeos devem ser administrados em uma única dose diária para reduzir nefrotoxicidade;
  - a rifampicina deve ser usada para EI de prótese, de marca-passo ou de CDI (cardiodesfibrilador implantável). Depois de 3-5 dias do início da antibioticoterapia (após a bacteremia inicial ter sido eliminada), há redução do risco do agente etiológico adquirir resistência;
  - daptomicina e fosfomicina foram recomendadas no último *guideline* da Sociedade Europeia para tratamento de endocardite estafilocócica, mas elas são consideradas terapias alternativas nestas diretrizes porque não estão disponíveis em todos os países europeus;
  - quando a daptomicina é indicada, deve ser administrada em altas doses (≥ 10 mg/kg uma vez ao dia), combinada com um segundo antibiótico para evitar o desenvolvimento de resistência.

- Particularidades:
  - Todas as medicações devem ser administradas por via endovenosa (EV), a não ser quando especificado.
  - Se houver suspeita de resistência relativa do estreptococo às penicilinas, deve-se associar gentamicina nas 2 primeiras semanas de tratamento.
  - Se for endocardite de prótese valvar, deve-se prolongar o tratamento por 6 semanas (gentamicina permanece em 2 semanas).
  - Se há suspeita de EI causada por enterococo, deve-se sempre associar gentamicina e prolongar tratamento por 6 semanas.
  - Vancomicina não deve ultrapassar 2 g/dia.
  - A função renal deve ser monitorada uma vez por semana e, em casos de piora, monitorar duas vezes por semana.

Esquema de antibioticoterapia (Tabelas 89.5 a 89.11)

Tabela 89.5. Sugestões de esquemas empíricos de antibióticos em casos de endocardite infecciosa

	Antibiótico	Recomendação
Valva nativa ou prótese valvar implantada há mais de 12 meses	Oxacilina 2 g, IV, de 4/4 h e ampicilina 2 g, IV, de 4/4 h e gentamicina 3 mg/kg/dia EV 1x/dia	IIa
Prótese valvar implantada há menos de 12 meses	Vancomicina 30 mg/kg/dia EV/dia 12-12 h e rifampicina 900–1.200 mg oral ou EV 8-8 h e gentamicina 3 mg/kg/dia EV 1x/dia	Ib

Adaptado de: diretriz Europeia para tratamento da EI, 2015.

Tabela 89.6. EI em válvulas nativas causada por *Streptococcus viridans* ou *Streptococcus bovis* suscetíveis à penicilina

Antibiótico	Dose	Duração (semanas)	Recomendação
Penicilina G	12-18 milhões U/24 h (4 a 6 doses)	4	IB
Ceftriaxona	2 g/24 h, IM ou IV (dose única)	4	IB
Penicilina G ou ceftriaxona + gentamicina	12-18 milhões U/24 h (6 doses) 2 g/24 h, IM ou IV 3 mg/kg/24 horas (1×/dia)	2 2 2	IB IB IB
Vancomicina	30 mg/kg/24 h (2 doses)	4	IB

Adaptado de: Diretriz Europeia para Tratamento da EI, 2015.

Tabela 89.7. Endocardite infecciosa causada por *Enterococcus*

Antibiótico	Dose	Duração (semanas)	Recomendação
Ampicilina e gentamicina	200 mg/kg/dia EV em 4-6 doses 3 mg/kg/dia EV 1×/dia	4-6 4-6	IB
Ampicilina e ceftriaxone	200 mg/kg/dia EV em 4-6 doses 2 g EV ou IM de 12-12 h	6 6	IB Esta combinação não é ativa contra *E. faecium*
Vancomicina e gentamicina	30 mg/kg/dia (2 doses) 3 mg/kg/24 horas EV 1×/dia	6 6	IC

Tabela 89.8. EI causada por estafilococos na ausência de materiais protéticos

Valva Nativa			
Antibiótico	Dose	Duração (semanas)	Recomendação
Meticilino-sensível Oxacilina	12 g/24 h 4 a 6 doses	4-6 A adição de gentamicina não é recomendada porque não foi demonstrado benefício clínico e aumenta toxicidade renal	IB
Alérgicos à penicilina ou meticilino-resistentes Vancomicina	30 mg/kg/d EV em 2 doses	6	IB
Terapia alternativa daptomicina	10 mg/kg/dia 1x/dia	4-6 A daptomicina é superior à vancomicina para MSSA	IIa

Tabela 89.9. EI causada por e estafilococos na presença de materiais protéticos

Antibiótico	Dose	Duração (semanas)	Recomendação
Meticilino-sensível Oxacilina + rifampicina + gentamicina	12 g/24 h, IV, 900 mg/24 h (via oral ou EV – 3 doses) 3 mg/kg/24 h (1 ou 2 doses)	≥ 6 ≥ 6 2	IB
Meticilino-resistente vancomicina + rifampicina + gentamicina	30 mg/kg/24 h (divididos em 2 doses) 900 mg/24 h (via oral ou EV – 3 doses) 3 mg/kg/24 h (2 ou 3 doses)	≥ 6 ≥ 6 2	IB

Tabela 89.10. EI causada pelo grupo HACEK em válvulas nativas ou não

Regime	Dose	Duração (semanas)
Ceftriaxona	2 g/24 h (1 dose)	4
Se não produz β-lactamase ampicilina e gentamicina	12 g/24 h (4 doses) 12 g/dia EV divididos em 4-6 doses 3 mg/kg/dia divididos em 2-3 doses	4-6
Ciprofloxacina é a alternativa menos válida	1.000 mg/24 h, VO (2 doses) ou 800 mg/24 h, IV (2 doses)	4

Tabela 89.11. Tratamento de EI de marca-passo e CDI

Antibiótico	Duração (semanas)
Vancomicina	4-6
Daptomicina (pode ser uma alternativa)	4-6

CDI: cardiodesfibrilador implantável.

Indicação de cirurgia

- Atualmente, 40-50% dos pacientes são submetidos à cirurgia cardíaca durante a hospitalização. A mortalidade cirúrgica da EI depende fortemente de sua indicação. São preditores de mortalidade: pacientes que precisam de cirurgia de emergência ou urgência, pacientes com choque séptico, sinais persistentes de infecção e insuficiência renal (Tabela 89.12).
- É mais comum ocorrer insuficiência cardíaca nos casos de endocardite de valva aórtica do que nos casos envolvendo a valva mitral.
- A causa mais comum de infecção não controlada por antibióticos é a extensão perivalvular da infecção (p. ex., formação de abscesso perivalvar). Esta complicação é mais frequente em endocardite de prótese do que em endocardite de valva nativa.
- Cerca de metade dos pacientes com endocardite necessita de abordagem cirúrgica. As três principais causas são:
  1. insuficiência cardíaca (indicação mais comum de cirurgia na endocardite);
  2. infecção não controlada apenas por antibióticos (segunda indicação mais comum de cirurgia);
  3. prevenção de tromboembolismo.
- O momento da cirurgia pode ser dividido em três categorias:
  1. emergência (em menos de 24 horas);
  2. urgência (dentro de dias após a indicação, nesse caso menos que 7 dias);
  3. de forma eletiva, após o término de 1 ou 2 semanas de tratamento com antibiótico.

Importante

- Persistência de febre é devido a antibioticoterapia inadequada, presença de microrganismos resistentes, cateteres, complicações embólicas, infecções extracardíacas com abscessos esplênicos ou abscessos intracardíacos. Nestes casos, repetir o ecocardiograma, coletar novas hemoculturas, trocar acessos venosos, realizar exames de imagem para procurar outros sítios de infecção.
- Abscesso perivalvar é mais comum em EI de valva aórtica (10-40%) e em EI de prótese aórtica (56-100%). A localização mais comum é na junção mitroaórtica. Suspeitar de abscesso em casos de febre persistente inexplicada ou um novo bloqueio atrioventricular. Portanto, estes pacientes devem realizar eletrocardiograma de forma rotineira.

Tabela 89.12. Indicação de cirurgia

1. Insuficiência cardíaca		
– Disfunção grave de prótese ou valva mitral ou aórtica com regurgitação grave, obstrução ou fístula causando EAP refratário ou choque cardiogênico	Emergência	IB
– Disfunção grave de prótese ou valva mitral ou aórtica com regurgitação grave, obstrução causando ICC	Urgência	
2. Infecção não controlada		
– Abscesso, pseudoaneurisma, fístula, grande vegetação	Urgência	IB
– EI por fungo ou microrganismo multirresistente	Urgência/eletivo	IC
– Febre persistente e culturas persistentemente positivas apesar do uso de antibióticos	Urgência	IIa
– EI de prótese por *Staphylococcus* ou bactérias gram-negativas não HACEK	Urgência/eletivo	IIa
3. Prevenção de embolismo		
– EI mitral, aórtica, de valva ou prótese com vegetação > 10 mm após um ou mais episódios embólicos, apesar de antibioticoterapia adequada	Urgência	IB
– EI de valva ou prótese mitral ou aórtica com vegetação > 10 mm associada a grave estenose ou regurgitação	Urgência	IIa
– EI de valva ou prótese mitral ou aórtica com vegetações > 30 mm	Urgência	IIa
– EI de valva ou prótese mitral ou aórtica com vegetação > 15 mm*	Urgência	IIb

EAP: edema agudo do pulmão; ICC: insuficiência cardíaca congestiva.

Febre persistente: presença de febre e persistência de hemoculturas positivas depois de 7-10 dias de tratamento com antibiótico.

*A cirurgia pode ser considerada em pacientes com vegetações isoladas e grandes de válvula aórtica ou mitral, embora esta decisão seja mais difícil e deve ser cuidadosamente individualizada.

Adaptado de: Habib, et al,. ESC, 2015.

Indicação de cineangiocoronariografia

- Antes da realização da cirurgia de troca valvar, deve-se observar se há indicação de coronariografia pré-operatória.
- Entretanto, em duas situações devemos ponderar a indicação de cineangiocoronariografia: pacientes com grandes vegetações em válvula aórtica devido ao risco de embolização durante a manipulação e em cirurgias de emergência. Nesses casos, considerar a realização de angiotomografia de coronárias para excluir a presença de coronariopatia.

Indicações de coronariografia antes de cirurgia valvar
• Homens com > 40 anos. • Mulheres na pós-menopausa. • Pacientes com fatores de risco para doença coronária. • Pacientes com antecedentes de doença arterial coronária.

Outras complicações

Embolizações

- Em casos de endocardite de câmaras esquerdas, o cérebro e o baço são os sítios mais acometidos. Já na endocardite de câmaras direitas e relacionada a dispositivos intracardíacos, como marca-passos, o pulmão é o sítio de embolia mais frequente.
- Pacientes com endocardite infecciosa podem evoluir com infarto agudo do miocárdio secundário a embolização de material séptico para as coronárias.
- Os eventos embólicos podem ser totalmente silenciosos em 20-50% dos pacientes com EI, principalmente para baço ou cérebro.
- O uso de antiagregantes plaquetários não diminui o risco de embolização.
- A maioria dos casos de embolia ocorre nas primeiras 2 semanas de diagnóstico da infecção. Após 2 semanas de tratamento, a incidência dessa complicação diminui. Assim, quando a cirurgia for realizada para prevenção de tromboembolismo, o ideal é que seja feita precocemente (< 1 semana a partir do diagnóstico).

Neurológicas

- Ocorrem em 15-30% dos pacientes e são consequências de embolizações.
- A apresentação clínica é variável, sinais focais predominam e os acidentes vasculares isquêmicos são mais comumente diagnosticados. Pode ocorrer ataque isquêmico transitório, hemorragia intracerebral ou subaracnóidea, abscessos cerebrais, meningite.
- O germe mais associado com complicações neurológicas é o *Staphylococcus*.

- Em pacientes com aneurisma micótico volumoso e com sintomas, a neurocirurgia ou intervenção endovascular pode ser considerada antes da cirurgia cardíaca, dependendo de lesões cerebrais associadas, do estado hemodinâmico do paciente e do risco do procedimento.
- Após um evento neurológico a cirurgia cardíaca não é contraindicada, a menos que o prognóstico neurológico seja ruim.
- Aneurismas micóticos ocorrem mais frequentemente no sistema nervoso central. Devem ser investigados em qualquer paciente com endocardite infecciosa que desenvolva sintomas neurológicos (cefaleia, sinais focais, etc.). Tomografia computadorizada ou angiorressonância são boas opções, mas o padrão-ouro ainda é a arteriografia.

O que é um aneurisma micótico (Figura 89.33)?
O termo foi usado pela primeira vez por Osler, em 1885, para descrever um aneurisma em formato de cogumelo em um paciente com endocardite infecciosa subaguda. Este termo pode levar à impressão de que a causa do aneurisma é uma infecção fúngica, mas na verdade refere-se a qualquer infecção, com exceção de sífilis. O termo mais correto seria aneurisma infectado, já que a etiologia fúngica é rara.

- Pacientes que vinham em uso de anticoagulante oral e que cursam com AVCI (acidente vascular cerebral isquêmico) embólico durante episódio de endocardite infecciosa devem ter a medicação suspensa, deixando-se em seu lugar heparina não fracionada em bomba de infusão contínua por pelo menos 2 semanas. Controlar o tempo de tromboplastina ativada com atenção. Caso ocorra transformação hemorrágica do AVC, a heparina tem tempo de meia-vida mais curto que a varfarina, além de ter seu efeito facilmente revertido pelo uso de protamina.
- Pacientes que cursam com acidente vascular cerebral hemorrágico (AVCH) devem ficar sem qualquer medicação anticoagulante (Figura 89.34 e Tabela 89.13). Caso o pa-

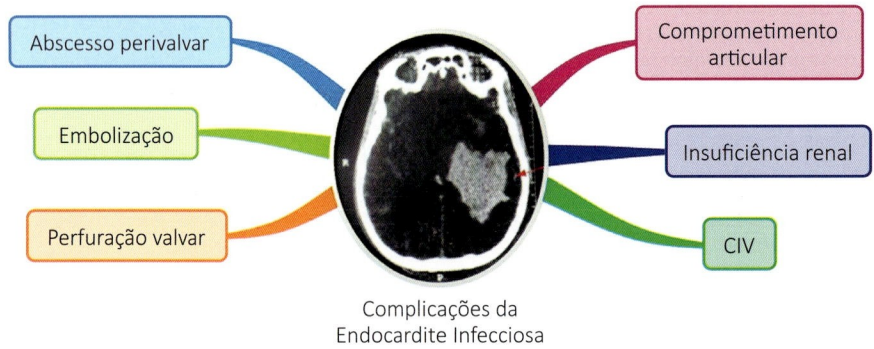

Figura 89.32. Complicações da endocardite infecciosa.

Endocardite Infecciosa

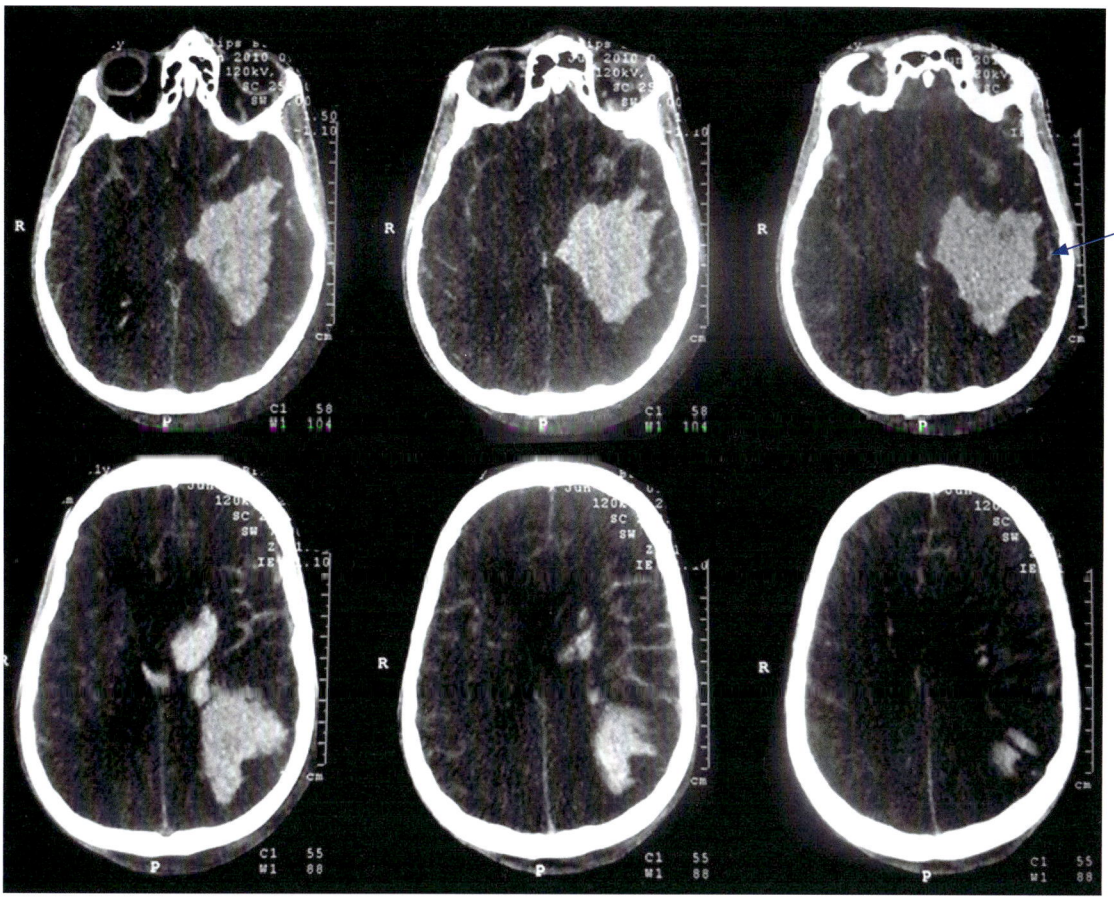

Figura 89.33. Aneurisma micótico roto (seta) em paciente com endocardite por cândida.

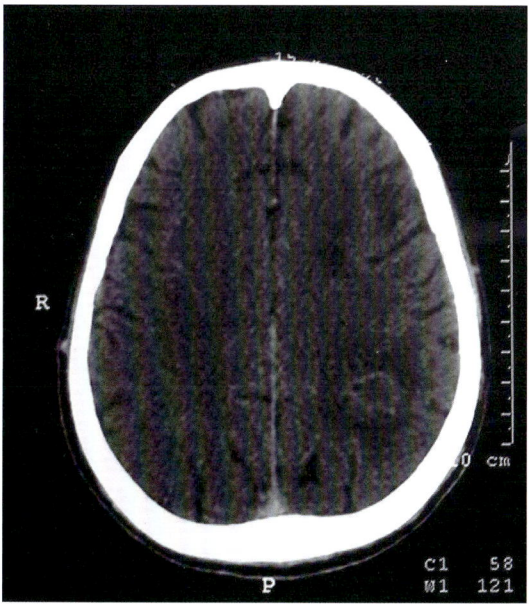
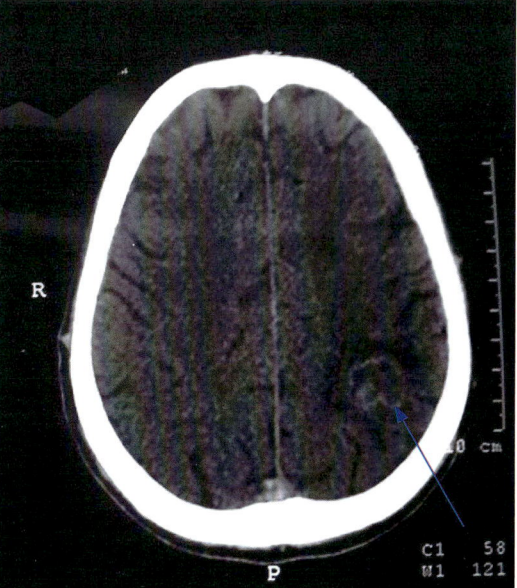

Figura 89.34. Abscesso cerebral (seta).

Endocardite Infecciosa

Tabela 89.13. Indicação de cirurgia após um evento neurológico

Após embolia cerebral silenciosa ou ataque isquêmico transitório, a cirurgia pode ser realizada	I
Após uma hemorragia cerebral a cirurgia deverá ser realizada (se possível esperar) após 1 mês do evento, devido ao risco de novo sangramento durante a anticoagulação da CEC	I
Neurocirurgia ou procedimento endovascular são indicados para grandes aneurismas ou ruptura intracranial	IIa
Após um AVC a cirurgia não deve ser adiada	IIa
Aneurismas infecciosos cerebrais devem ser pesquisados em todos os pacientes com EI e sintomas neurológicos – tomografia computadorizada ou ressonância magnética, e em casos nos quais os outros exames de imagem não demonstrem, a arteriografia (*gold standard*) deve ser realizada	IIa
Angiografia pode ser realizada quando os outros métodos forem negativos e persistir a suspeita de aneurisma intracranial	IIa

Adaptado de: Habib, et al., 2015.

ciente seja portador de prótese valvar mecânica, deve-se discutir com uma equipe multidisciplinar o melhor momento de se iniciar heparina não fracionada em bomba de infusão contínua ou como alternativa heparina fracionada.

Complicações esplênicas

- Infartos são comuns e geralmente assintomáticos (Figura 89.35).
- A manifestação clínica é dor abdominal, febre recorrente e bacteremia.
- Inicialmente realizar ultrassom do abdome e em alguns casos, tomografia do abdome.
- O tratamento consiste em antibióticos adequados. Drenagem percutânea é uma alternativa ao tratamento. Esplenectomia está indicada para grandes abscessos, ruptura esplênica e deve ser realizada antes da cirurgia cardíaca (Figuras 89.36 e 89.37).

Manifestações musculoesqueléticas

- Artralgias, mialgias, dores nas costas podem ser a primeira manifestação da doença.
- Artrite periférica ocorre em 14% e espondilodiscites em 1,8-15% dos casos.

Acometimento renal (Figura 89.38)

- Insuficiência renal aguda é uma complicação comum na EI.
- Ocorre em 6-30% dos pacientes com EI.
- As causas são multifatoriais: imune, glomerulonefrite, infarto renal por embolia séptica, comprometimento hemodinâmico em casos de IC.
- Sepses graves após cirurgia cardíaca, toxicidade dos antibióticos (aminoglicosídeos, vancomicina) e por nefrotoxicidade de agentes de contraste utilizados para exames de imagens.

■ Profilaxia

- As recomendações em relação à profilaxia de endocardite infecciosa têm mudado bastante desde 2007. Atualmente, a Sociedade Americana e a Sociedade Europeia de Cardiologia são bastante restritivas em relação às in-

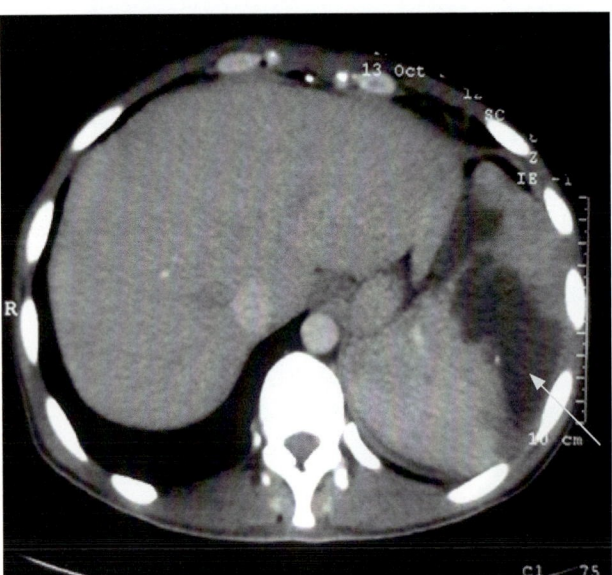
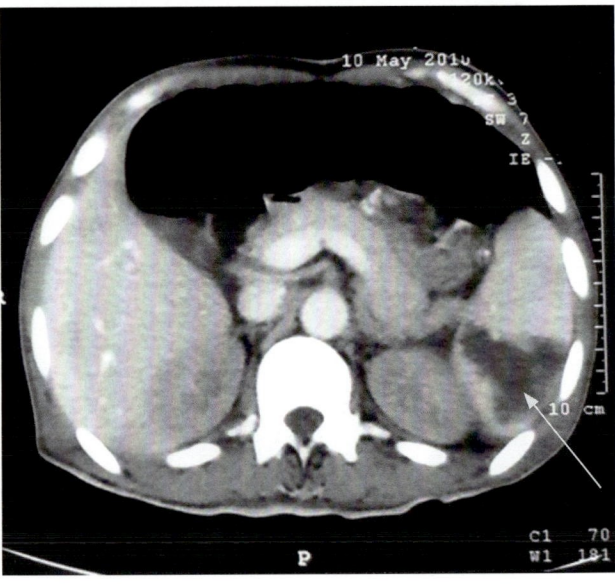

Figura 89.35. Infarto esplênico (setas).

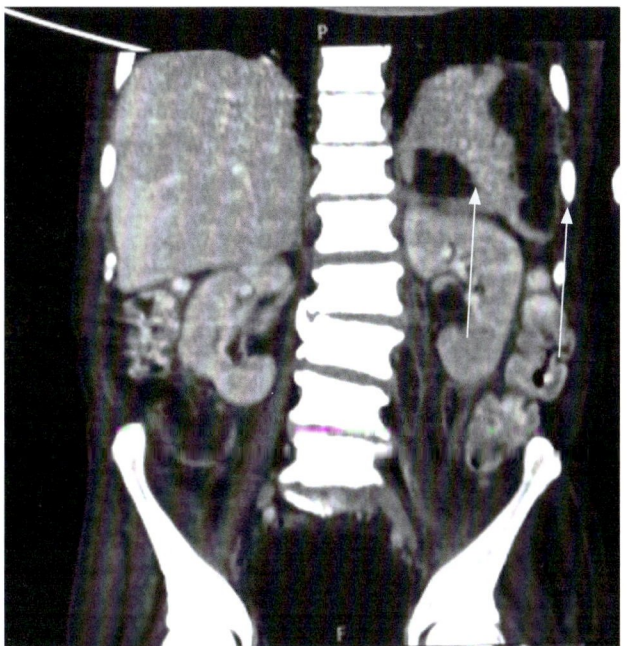 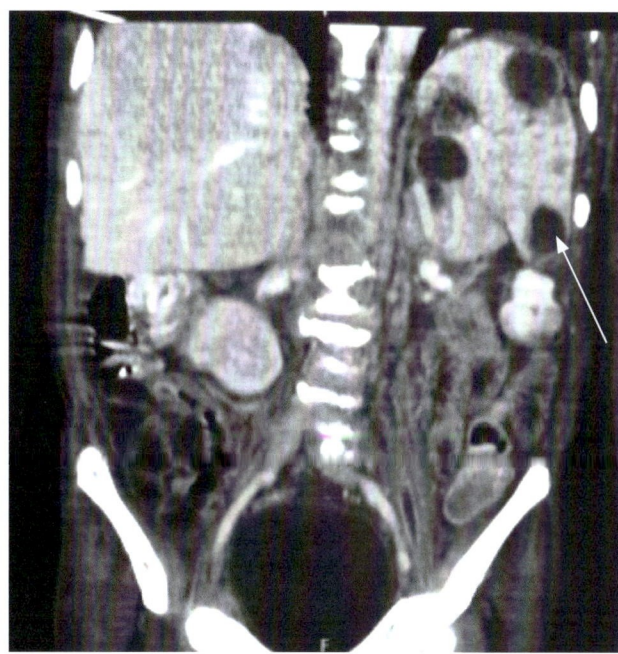

Figura 89.36. Abscesso esplênico (setas).

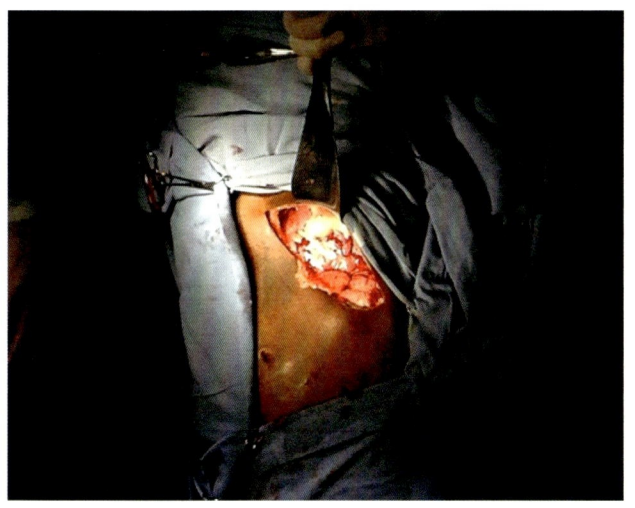

Figura 89.37. Abscesso esplênico em pacientes com EI por *Staphylococcus aureus*.

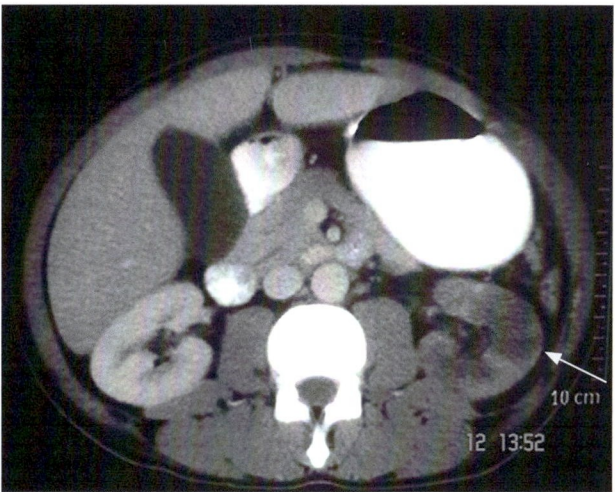

Figura 89.38. Infarto renal em paciente com EI no curso do tratamento (seta).

dicações de profilaxia para endocardite infecciosa. Já a Sociedade Brasileira de Cardiologia (SBC), por meio de suas Diretrizes de Cuidados Perioperatórios, assim como da Diretriz de Valvopatias, é mais liberal no uso de antibiótico profilático antes de determinados procedimentos. Recomendam-se seguir as orientações da SBC.

- Para simplificar essas indicações, devem-se observar os Quadros 89.4 a 89.8.

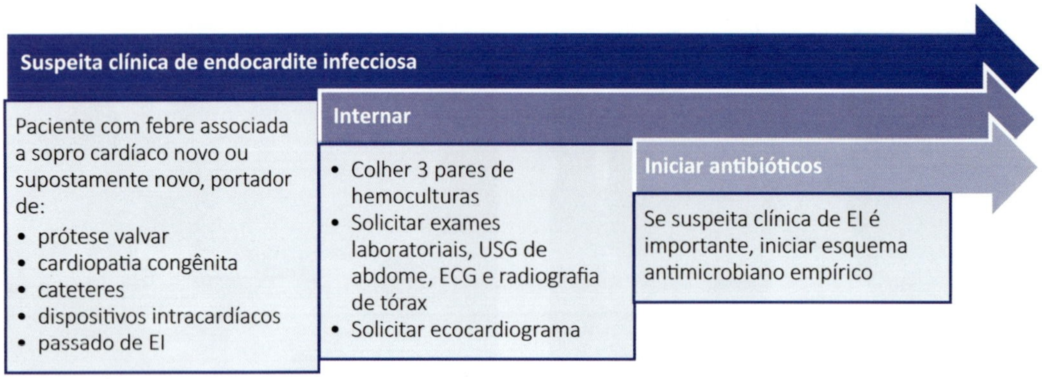

Suspeita clínica de endocardite infecciosa

Paciente com febre associada a sopro cardíaco novo ou supostamente novo, portador de:
- prótese valvar
- cardiopatia congênita
- cateteres
- dispositivos intracardíacos
- passado de EI

Internar
- Colher 3 pares de hemoculturas
- Solicitar exames laboratoriais, USG de abdome, ECG e radiografia de tórax
- Solicitar ecocardiograma

Iniciar antibióticos
- Se suspeita clínica de EI é importante, iniciar esquema antimicrobiano empírico

Figura 89.39. **Exemplo de algoritmo de atendimento inicial na sala de emergência.**

QUADRO 89.4
Pacientes com alto risco de desenvolver endocardite infecciosa grave

- Portador de prótese cardíaca valvar
- Valvopatia corrigida com material protético
- Passado de endocardite infecciosa
- Valvopatia adquirida em paciente transplantado cardíaco
- Cardiopatia congênita cianogênica não corrigida
- Cardiopatia congênita cianogênica corrigida com lesão residual
- Cardiopatia congênita corrigida com material protético

QUADRO 89.5
Procedimentos odontológicos com alta probabilidade de bacteremia

- Procedimentos que envolvam manipulação de tecido gengival, região periodontal ou perfuração de mucosa oral

QUADRO 89.6
Outros pacientes com risco aumentado de desenvolver endocardite infecciosa

- Valvopatias não citadas no Quadro 89.4 ou no Quadro 89.8
- Cardiopatias congênitas não citadas no Quadro 89.4 ou no Quadro 89.8

QUADRO 89.7
Outros procedimentos com risco de bacteremia

- Procedimentos dentários não citados nos Quadros 89.4 ou 89.8
- Procedimentos esofagianos, genitourinários gastrointestinais ou do trato respiratório que envolvam lesão de mucosa

QUADRO 89.8
Não deve ser realizada profilaxia

- Comunicação interatrial
- Comunicação interventricular ou persistência do canal arterial corrigidas e sem defeitos residuais
- Cirurgia de revascularização miocárdica
- Prolapso de valva mitral sem regurgitação
- Após colocação de *stents*
- Sopros cardíacos inocentes
- Portadores de marca-passo ou cardiodesfibrilador implantável
- História de doença de Kawasaki
- História de febre reumática, mas sem sequela valvar
- Procedimentos sem risco de bacteremia
- Os seguintes procedimentos odontológicos: anestesia local em tecido não infectado, radiografia odontológica, colocação ou remoção de aparelhos ortodônticos, ajuste de aparelhos ortodônticos, colocação de peças de aparelhos ortodônticos, queda natural de dente de leite, sangramento oriundo de trauma da mucosa oral

Adaptado de: Tarasoutchi F, et al., 2011.

- Recomendação I de profilaxia – se preencher os critérios dos Quadros 89.4 e 89.5.
- Recomendação IIa – no caso de um critério dos Quadros 89.4 ou 89.5 associado a um critério dos Quadros 89.6 ou 89.7.
- Recomendação IIb – se os dois critérios dos Quadros 89.6 ou 89.7 estiverem presentes.
- Recomendação III – se a situação se enquadrar nos critérios do Quadro 89.8.
- Uma vez decidido sobre a necessidade de profilaxia, é necessário escolher o antibiótico a ser usado:

Profilaxia antes de procedimentos dentários, esofagianos ou do trato respiratório
• Amoxicilina 2 g, VO, 30 a 60 minutos antes dos procedimentos
No caso de alergia à penicilina • Clindamicina 600 mg ou • Azitromicina 500 mg ou • Claritromicina 500 mg

Adaptado de: Tarasoutchi, et al., 2011.

Profilaxia antes de procedimentos gastrointestinais ou genitourinários
• Ampicilina 2 g IV, associada a gentamicina 1,5 mg/kg, IV, 30 minutos antes do procedimento. Após 6 horas do procedimento, fazer reforço com ampicilina 1 g IV. • Se houver alergia à penicilina – fazer vancomicina 1 g IV + gentamicina 1,5 mg/kg, IV, 30 minutos antes do procedimento

Leitura sugerida

- Baddour LM, Wilson WR, Bayer AS, et al. Infective endocarditis: diagnosis, antimicrobial therapy, and management of complications: a statement for healthcare professionals from the Committee on Rheumatic Fever, Endocarditis, and Kawasaki Disease, Council on Cardiovascular Disease in the Young, and the Councils on Clinical Cardiology, Stroke, and Cardiovascular Surgery and Anesthesia, American Heart Association: endorsed by the Infectious Diseases Society of America. Circulation. 2005;111:e394-e433.
- Breitkopf C, Hammel D, Scheld HH, Peters G, Becker K. Impact of a molecular approach to improve the microbiological diagnosis of infective heart valve endocarditis. Circulation. 2005 Mar 22.
- Casella F, Rana B, Casazza G, et al. The Potential Impact of Contemporary Transthoracic Echocardiography on the Management of Patients with Native Valve Endocarditis: A Comparison with Transesophageal Echocardiography; Echocardiography: A Journal of CV Ultrasound & Allied Tech.2009;26(8):900-6.
- Habib G, Badano L, Tribouilloy C. Recommendations for the practice of echocardiography in infective endocarditis; European Journal of Echocardiography. 2010;11:202-219.
- Habib G, Hoen B, Tornos P, et al. Guidelines on the prevention, diagnosis, and treatment of infective endocarditis (new version 2009): the Task Force on the Prevention, Diagnosis, and Treatment of Infective Endocarditis of the European Society of Cardiology (ESC). Endorsed by the European Society of Clinical Microbiology and Infectious Diseases (ESCMID) and the International Society of Chemotherapy (ISC) for Infection and Cancer. Eur Heart J. 2009;30:2369.
- Habib G, Lancellotti P, Antunes M, et al. Guidelines on the prevention, diagnosis, and treatment of infective endocarditis (new version 2015): the Task Force on the Prevention, Diagnosis, and Treatment of Infective Endocarditis of the European Society of Cardiology (ESC). Endorsed by European Association for Cardio-Thoracic Surgery, (EACTS), The European Association of Nuclear Medicine (EANM). European Heart Journal. 2015;36:3075-3123.
- Hansalia S, Biswas M, Dutta R, et al. The Value of Live/Real Time Three-Dimensional Transesophageal Echocardiography in the assessment of Valvular Vegetations; Echocardiography. Nov 2009;26(10):1264-73. doi: 10.1111/j.1540 8175.2009.01042.
- Jain R, Kolias TJ. Three-Dimensional Transesophageal Echocardiography of Pacemaker Endocarditis. JASE. 2009;53(14). DOI: 10.1016/j.jacc.2008.09.066.
- Karchmer AW. Infective endocarditis. In: Bonow RO, Mann DL, Zipes DP, et al. Braunwald's heart disease. 9th ed. Philadelphia: Elsevier Saunders; 2012. p. 1540-60.
- Kotilainen P, Heiro M, Jalava J, Rantakokko V, Nikoskelainen J, Nikkari S, et al. Aetiological diagnosis of infective endocarditis by direct amplification of rRNA genes from surgically removed valve tissue. An 11-year experience in a Finnish teaching hospital. Ann Med. 2006;38(4):263-73.
- Kung VWS, Jarral OA, McCormack DJ, et al. Is it safe to perform coronary angiography during acute endocarditis? Interactive Cardiovascular and Thoracic Surgery. 2011;13:158-167.
- Levin ASS, Dias MBGS, Oliveira MS, et al. Guia de Utilização de Anti-Infecciosos e Recomendações para a Prevenção de Infecções Hospitalares. 6ª ed. São Paulo: Hospital das Clínicas; 2012/2014.
- Marín M, Muñoz P, Sánchez M, del Rosal M, Alcalá L, Rodríguez-Créixems M, et al. Molecular diagnosis of infective endocarditis by real-time broad-range polymerase chain reaction (PCR) and sequencing directly from heart valve tissue. Medicine (Baltimore). 2007;86(4):195-202. DOI: 10.1097/MD.0b013e31811f44ec.
- Menichetti F, Dierckx RA, Signore A, Mariani G. Added value of 99mTc-HMPAOlabeled leukocyte SPECT/CT in the characterization and management of patients with infectious endocarditis. J Nucl Med. 2012;53:1235-43.
- Mestres CA., Paré JC, Miro JM., y el Grupo de Trabajo de la Endocarditis Infecciosa del Hospital Clínic de Barcelona. Organización y funcionamiento de un grupo multidisciplinario de diagnostico y tratamiento de la endocarditis infecciosa: perspectiva de 30 años (1985–2014). Revista Española de Cardiología. 2015;68(5):363-368.
- Naqvi TZ, Rafie R, Ghalichi M, et al. Real-Time TEE for the Diagnosis of Right-Sided Endocarditis in Patients with Prosthetic Devices. JACC. 2010;3(3):325-7.
- Rodicio MDR, Mendoza MDC. Identificación bacteriana mediante secuenciación del ARNr 16S: fundamento, metodología y aplicaciones en microbiología clínica. Enferm Infecc Microbiol Clin. 2004;22:238-45.
- Rouzet F, Chequer R, Benali K, Lepage L, Ghodbane W, Duval X, et al. Respective performance of 18F-FDG PET and radiolabeled leukocyte scintigraphy for the diagnosis of prosthetic valve endocarditis. J Nucl Med. 2014;55:1980-5.
- Saby L, Laas O, Habib G, et al. Positron Emission Tomography/computed tomography for diagnosis of prosthetic valve endocarditis. Journal of the American college of cardiology. 2013;61(23):2374-82.
- Tarasoutchi F, Montera MW, Grinberg M, Barbosa MR, Piñeiro DJ, Sánchez CRM, et al. Diretriz Brasileira de Valvopatias – SBC 2011/I Diretriz Interamericana de Valvopatias – SIAC 2011. Arq Bras Cardiol. 2011;97(5 suppl. 3):1-67.

capítulo 90

Febre Reumática

• Cleusa Cavalcanti Lapa Santos • Fernando Côrtes Remisio Figuinha

■ Introdução

- Febre reumática aguda (FRA) e cardiopatia reumática crônica persistem como um importante problema de saúde pública nos países em desenvolvimento, sendo responsável por aproximadamente 40% dos internamentos cardiovasculares em crianças e adultos jovens nestes locais.
- Em indivíduos geneticamente predispostos uma infecção de orofaringe pelo estreptococo beta-hemolítico do grupo A, não tratada, desencadeia uma resposta imunológica celular e humoral exacerbada contra antígenos estreptocócicos.
- Porque alguns órgãos, especialmente o coração, podem ser envolvidos nesta resposta, não é claro.
- Há um mimetismo molecular entre a proteína M do estreptococo e do tecido cardíaco ou das articulações. Deve haver uma suscetibilidade do hospedeiro: HLA classe II (no Brasil, os tipos DR7 e DR53 aumentam a suscetibilidade da pessoa em ter um surto de febre reumática).
- A fase aguda da doença ocorre predominantemente entre os 5 e 15 anos de idade, sendo infrequente abaixo dos 5 anos e rara abaixo dos 3 anos de idade.

■ Quadro clínico

- A faringoamigdalite causada pelo estreptococo beta-hemolítico do grupo A é caracterizada por:
  - mais comum entre os 5 e 15 anos de idade;
  - início agudo de dor em orofaringe acompanhada de mal-estar geral, vômitos;
  - febre elevada;
  - edema e hiperemia de orofaringe, além de petéquias e exsudato purulento;
  - adenopatia cervical dolorosa.

Dica

Entre o quadro da faringoamigdalite e o início dos sintomas da FRA existe um intervalo de latência que varia de 1 a 4 semanas. Ou seja, não se costuma observar sintomas de FRA associados ao quadro agudo de faringoamigdalite. Quando surgem sintomas como cardite e artrite, por exemplo, o paciente normalmente já está assintomático em relação à garganta.

Cardite

- Classicamente é descrita como uma pancardite (envolvimento do pericárdio, miocárdio e endocárdio), sendo a mais importante manifestação da doença em razão de poder levar ao óbito na fase aguda da doença e poder determinar sequela valvar tardia.

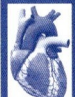

Qual a valva mais acometida pela FRA?

A valva mais acometida é a mitral, seguida do comprometimento valvar mitral e aórtico, e do aórtico isoladamente. Tricúspide e pulmonar são valvas raramente afetadas.

- Taquicardia persistente, ritmo de galope, aparecimento de sopros, mudança de sopros preexistentes e atrito pericárdico podem ser observados ao exame físico.

Como classificar a cardite em relação à gravidade?

De acordo com a gravidade, a cardite pode se apresentar como subclínica, leve, moderada ou severa

- Cardite subclínica: exame cardiovascular encontra-se nos limites da normalidade, assim como a radiografia do tórax. ECG não evidencia sobrecarga de câmaras, embora aumento dos intervalos PR e QTc possa ser observado. O ecocardiograma com Doppler apresenta regurgitação mitral e/ou aórtica de grau leve, porém com características patológicas.
- Cardite leve: observa-se taquicardia persistente, abafamento de bulhas, sopro sistólico mitral ou diastólico aórtico. Área cardíaca normal nos Rx do tórax, ECG sem presença de sobrecarga de câmaras, podendo apresentar prolongamento dos intervalos PR ou QTc. Ecocardiograma apresenta regurgitação valvar de grau leve/moderado, porém sem aumento de cavidades.
- Cardite moderada: sinais clínicos são mais exuberantes. Taquicardia persistente com sopros mais intensos. Sopro de Carey Coombs pode estar presente. Sinais de insuficiência cardíaca. Aumento discreto da área cardíaca na radiografia do tórax com sinais de congestão pulmonar. ECG pode apresentar alterações dos intervalos PR e QTc e do segmento ST-T, complexos QRS de baixa voltagem, arritmias. No ecocardiograma detecta-se regurgitação valvar de grau moderado e aumento leve a moderado das câmaras esquerdas.
- Cardite grave: sinais e sintomas de insuficiência cardíaca, pode haver atrito pericárdico, graus importantes de regurgitação valvar mitral e/ou aórtica. Radiografia do tórax evidencia cardiomegalia e congestão pulmonar. ECG apresenta as alterações já descritas e sinais de sobrecarga de câmaras esquerdas. Ecocardiograma evidencia regurgitação mitral e/ou aórtica de grau moderado a aumento moderado a importante das cavidades esquerdas.

- Insuficiência cardíaca pode ser o achado predominante e refratária a tratamento clínico em alguns casos; a abordagem cirúrgica da valva acometida pode estar indicada.
- Em pacientes com manifestação clínica de FRA e ausculta cardíaca normal, o ecocardiograma com Doppler pode detectar regurgitação mitral e/ou aórtica, que tem sido denominada "cardite subclínica".

Artrite

- Ocorre em cerca de 75% dos casos no primeiro surto da doença.
- Mais comum em adolescentes e adultos.
- Classicamente é caracterizada por ser assimétrica, migratória e autolimitada.
- Acomete grandes articulações.
- Apresenta excelente resposta ao uso de salicilatos.
- Na atualidade vêm sendo descritos episódios de artrites atípicas em cerca de 30% dos casos de FRA.

Coreia

- Manifestação tardia, podendo ter um período de latência de 1 a 6 meses após a infecção de orofaringe.
- Mais frequente no sexo feminino.
- Os pacientes apresentam labilidade emocional, movimentos incoordenados e fraqueza muscular.

> **Dica**
>
> Excluídas outras causas (lúpus eritematosos sistêmico, doença de Wilson, coreia de Huntington, reação a drogas, "tiques"), a presença de coreia, isoladamente, já faz o diagnóstico de FRA.

Nódulos subcutâneos

- Estruturas firmes, móveis, pequenas e indolores.
- Localizadas na superfície extensora dos tendões próximo às articulações dos joelhos, cotovelos, punhos, região occipital, tendão de Aquiles e coluna vertebral (Figura 90.1).
- Aparecem cerca de 1 a 2 semanas após o início das outras manifestações.
- Regridem rapidamente com o início da corticoterapia.
- Raramente persistem por mais de 1 mês.
- Não são patognomônicos da FR.

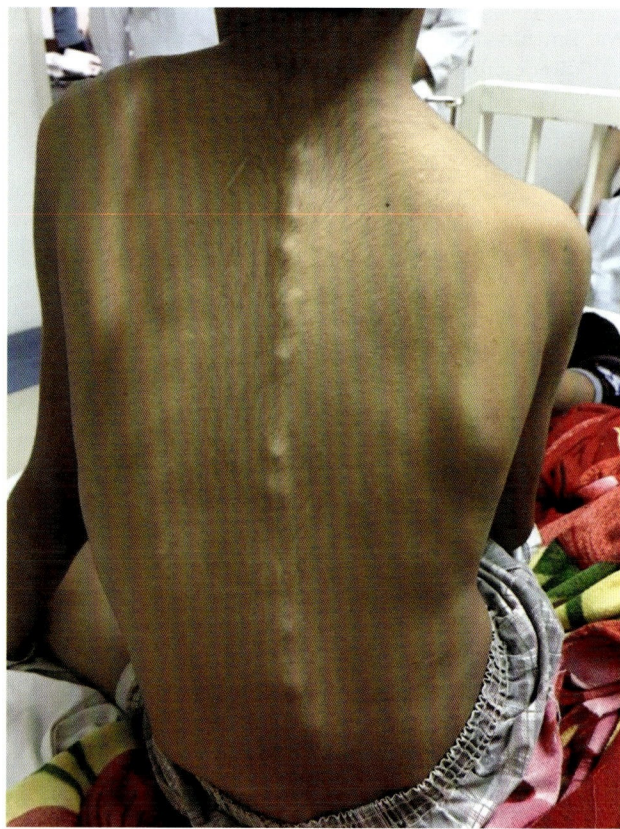

Figura 90.1. Paciente masculino de 10 anos apresentando nódulos subcutâneos em dorso na vigência de FRA.

Dica
Está frente a um paciente com FRA e identificou nódulos subcutâneos no exame físico? Pois preste especial atenção aos sinais/sintomas cardiovasculares. Nódulos subcutâneos normalmente estão associados a apresentações graves de cardite!

Eritema marginado

- Manifestação rara da doença.
- Eritema com bordos bem definidos e centro claro.
- Lesões são múltiplas, indolores, não pruriginosas. Podem coalescer tomando um aspecto serpiginoso.
- Localizam-se principalmente no tronco, abdome e face interna dos membros superiores e inferiores. Poupam a face.
- São geralmente fugazes mas podem persistir ou recorrer durante meses.

■ Diagnóstico

- O diagnóstico permanece um desafio em razão de não haver exame laboratorial patognomônico da doença, manifestações clínicas são polimórficas, com presença de casos subclínicos.
- Em 1944 o Dr. T. Duckett Jones estabeleceu critérios que ainda hoje são usados para o diagnóstico da febre reumática aguda (Tabela 90.1).
- Estes critérios foram revisados e atualizados através das últimas décadas e historicamente são considerados um padrão clínico para estabelecer o diagnóstico da FRA.
- Em 2015, a AHA revisou, novamente, estes critérios com objetivo principal de:
  1. incluir o ecocardiograma;
  2. mudança de padrão de certas manifestações maiores ou menores da doença, de acordo com a população exposta (alto ou baixo risco);
  3. introduzir a classificação de recomendações e o nível de evidência adotados pela *American Heart Association* (AHA).

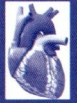

Mas como faço para definir se meu paciente é considerado de baixo, moderado ou alto risco?

Considera-se grupo de baixo risco aquele em que a incidência de FR é inferior 2/100.000 escolares (idade entre 5 e 14 anos) por ano ou que tenha uma prevalência de cardite reumática crônica em qualquer grupo etário menor ou igual a 1/1.000 por ano. Crianças pertencentes a comunidades com níveis superiores a esses teriam risco moderado a alto para adquirir a doença. Como se pode notar, não é uma classificação muito prática de ser usada no Brasil, em que dentro de uma mesma cidade podemos ter perfis completamente diferentes de incidência de FR.

Tabela 90.1. **Critérios de Jones revisados (2015)**

Diagnóstico inicial de FR	Dois critérios maiores ou 1 maior e 2 menores
Diagnóstico de FR recorrente	Dois critérios maiores ou 1 maior e 2 menores ou 3 menores
Populações de baixo risco	Populações de moderado ou alto risco
Critérios maiores • Cardite (clínica ou subclínica) • Artrite (apenas poliartrite) • Coreia • Eritema marginado • Nódulos subcutâneos	Critérios maiores • Cardite (clínica ou subclínica) • Artrite (aqui já pode ser mono ou poliartrite. Poliartralgia também entra como critério maior, desde que descartadas outras causas) • Coreia • Eritema marginado • Nódulos subcutâneos
Critérios menores • Poliartralgia • Febre ≥ 38,5º C • VSH ≥ 60 mm na 1ª hora e/ou PCR ≥ 3,0 mg/dL • Prolongamento do intervalo P-R (exceto se apresenta cardite como critério maior)	Critérios menores • Monoartralgia • Febre ≥ 38º C • VSH ≥ 30 mm/h ou PCR ≥ 3,0 mg/dL • Prolongamento do intervalo P-R (exceto se cardite)

Critério obrigatório: É necessário haver comprovada evidência de infecção prévia pelo *Streptococcus* B-hemolítico do grupo A (cultura positiva de orofaringe, positividade em testes rápidos de detecção de antígenos estreptocócicos, títulos elevados de anticorpos antiestreptocócicos).

Dicas sobre a nova classificação de Jones para diagnóstico de febre reumática
A Tabela 90.1 possui uma série de particularidades importantes de serem frisadas: 1. Agora os critérios podem ser usados para diagnóstico de recidiva de febre reumática aguda. Antes, eram usados para diagnóstico de primeiro episódio de FRA. 2. O ecocardiograma ganhou papel de destaque entre os novos critérios. Além de confirmar casos suspeitos de cardite clínica, ainda pode dar diagnóstico de cardite subclínica. 3. Notar que há pequenas diferenças entre os critérios maiores e menores, a depender se a população é de baixo ou moderado/alto risco de FR. Enquanto a poliartralgia pontua apenas como critério menor no grupo de baixo risco, no grupo de moderado/alto risco já é considerada como critério maior.

- É necessário confirmar infecção prévia pelo estreptococo, que pode ser realizada através da cultura de orofaringe, teste rápido para detecção do antígeno do EBGA ou títulos de anticorpos antiestreptolisina O (ASLO).

Febre Reumática

- A cultura e o teste rápido têm boa sensibilidade se colhidos na fase aguda da faringoamigdalite.
- A elevação dos títulos de ASLO se inicia por volta do sétimo dia após a infecção e atinge o pico entre a quarta e a sexta semana, mantendo-se elevada por meses, às vezes até por 1 ano após a infecção. Cerca de 20% dos pacientes com febre reumática não cursam com elevação da ASLO.

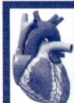

Aumento isolado de ASLO já é capaz de sugerir diagnóstico de febre reumática?

Não! A elevação isolada dos títulos da ASLO significa apenas que o paciente teve contato com o estreptococo. Não significa que o paciente teve um episódio de febre reumática.

Exames complementares para avaliação do comprometimento cardíaco na FR

Radiografia do tórax

- Avaliar presença de cardiomegalia, sinais de congestão pulmonar (Figura 90.2).

Eletrocardiograma

- Achados são transitórios e inespecíficos.
- Taquicardia sinusal.
- Alongamento do intervalo QT (Figura 90.3).
- Prolongamento do intervalo PR (lembrar que este achado conta como critério menor de Jones).

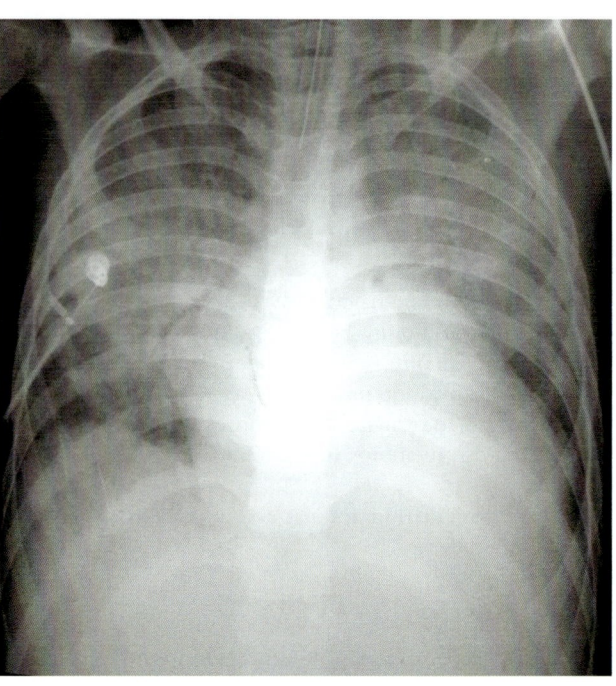

Figura 90.2. **Radiografia de tórax em PA mostrando aumento de área cardíaca e congestão pulmonar em paciente com FRA.**

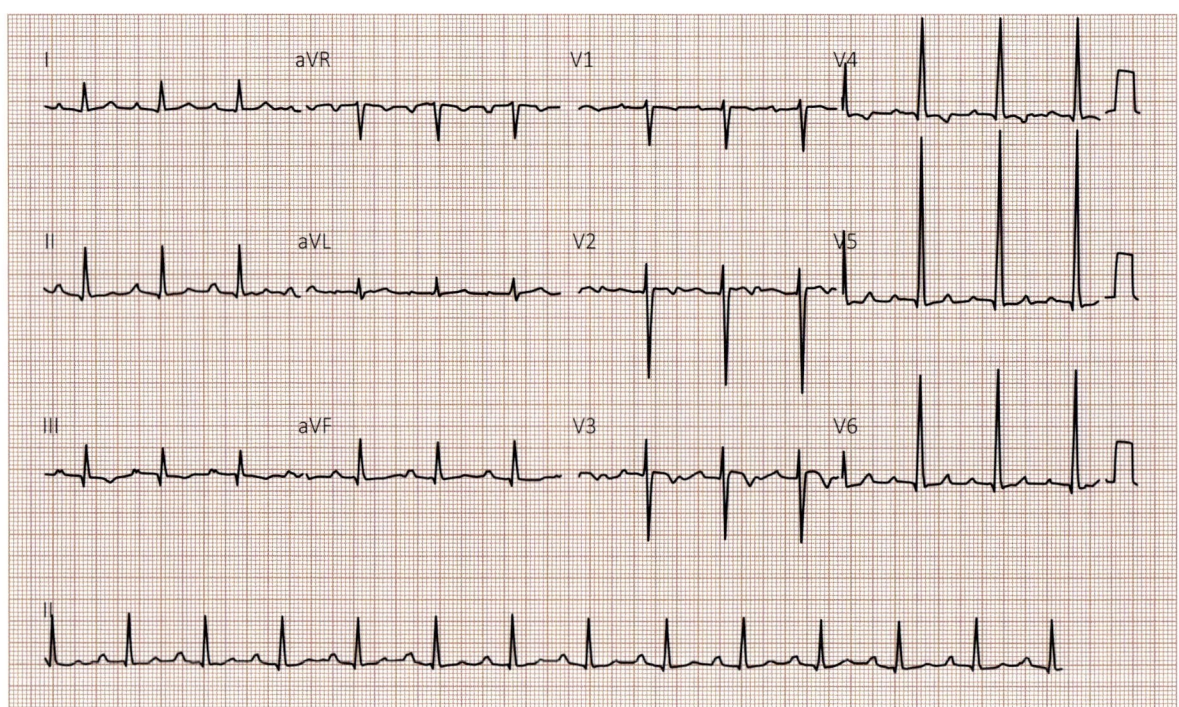

Figura 90.3. **ECG de paciente com FRA revelando alargamento do intervalo PR.**

Ecocardiograma

- Estabelece a valva afetada e o grau de comprometimento.
- Derrame pericárdico pode ser observado.
- Papel preponderante nos casos de cardite não detectada clinicamente (cardite subclínica).

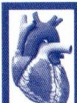
Todo paciente com suspeita de FRA deve realizar ecocardiograma transtorácico?

Sim! De acordo com a última revisão dos Critérios de Jones (2015), recomenda-se que todos os casos confirmados ou suspeitos de FRA devem realizar ecocardiograma (Classe I; Nível de evidência B).

Critérios ecocardiográficos para avaliação da cardite subclínica

- Regurgitação mitral patológica (observar todos os quatro critérios):
    - observar em pelo menos dois planos de corte;
    - comprimento do jato regurgitante ≥ 2 cm em pelo menos um plano;
    - velocidade de pico > 3 m/s;
    - jato pansistólico em pelo menos um envelope.
- Regurgitação aórtica patológica (observar todos os quatro critérios):
    - observar em pelo menos dois planos de corte;
    - comprimento do jato ≥ 1 cm em pelo menos um plano;
    - velocidade de pico > 3 m/s;
    - jato pandiastólico em pelo menos um envelope.

Tratamento da febre reumática aguda

Medidas gerais

- Hospitalização nos casos necessários (cardite moderada/grave; coreia grave; artrite incapacitante; problemas sociais que dificultam a investigação diagnóstica).
- Repouso.

Erradicação do estreptococo

- Assim que o diagnóstico de FRA seja estabelecido, deve ser realizada a erradicação do estreptococo que deve ser feita seguindo as recomendações para tratamento da faringoamigdalite aguda.
- Após a erradicação deve ser iniciada a profilaxia em longo prazo para evitar recorrências (ver adiante).

Tratamento da artrite

- Uso de anti-inflamatório não esteroide apresenta bons resultados, com melhora dos sinais e sintomas em torno de 24-48 horas.
- Ácido acetilsalicílico (AAS) persiste como a primeira opção para o tratamento da artrite.
- Dose utilizada em crianças é de 100 mg/kg/dia, dividida em quatro tomadas.
- Após 2 semanas reduzir para 60 mg/kg/dia, se houver melhora dos sinais e sintomas da artrite, e manter por mais 4 semanas.
- Naproxeno é uma outra alternativa. A dose utilizada é 10-20 mg/kg/dia, em duas tomadas diárias, com duração de tratamento similar ao AAS.

Tratamento da cardite

- Tem por objetivo o controle do processo inflamatório, dos sinais de insuficiência cardíaca e das arritmias, quando presentes.
- Uso de corticoide nos casos de cardite moderada/grave (Figura 90.4).
- Não existe consenso na prática clínica para uso do corticoide na cardite leve.
- Dose preconizada de prednisona é 1-2 mg/kg/dia, via oral. Dose máxima de 90 mg/dia.
- Dose plena do corticoide deve ser mantida por 2-3 semanas, de acordo com o quadro clínico e laboratorial. Após, redução semanal gradual (5 mg a cada semana). Tempo total de tratamento em torno de 12 semanas.
- Controle da insuficiência cardíaca deve ser feito com diuréticos, IECA, digital.

Tratamento da coreia

- Repouso em ambiente calmo, evitando estímulos externos.
- Nas formas leves e moderadas, apenas o repouso pode controlar o quadro.
- Nas formas graves com interferência nas atividades habituais pode ser necessário internamento e uso de medicação para controle do quadro.
- Haloperidol 1 mg/dia dividido em duas tomadas. Aumentar 0,5 mg a cada 3 dias, até uma dose máxima de 5 mg/dia.
- Ácido valproico 10 mg/kg/dia, aumentando 10 mg/kg a cada semana até a dose máxima de 30 mg/kg/dia.
- Uso de corticoide tem sido preconizado no controle da coreia.

Profilaxias

Profilaxia primária

- Reconhecimento e tratamento das infecções estreptocócicas como a faringoamigdalite, com a finalidade de prevenir o primeiro surto de FR, por meio da redução do contato e erradicação do estreptococo.
- Medicação indicada:
- Penicilina G benzatina 600.000 UI se < 20 kg e 1.200.000 UI se ≥ 20 kg.

Febre Reumática

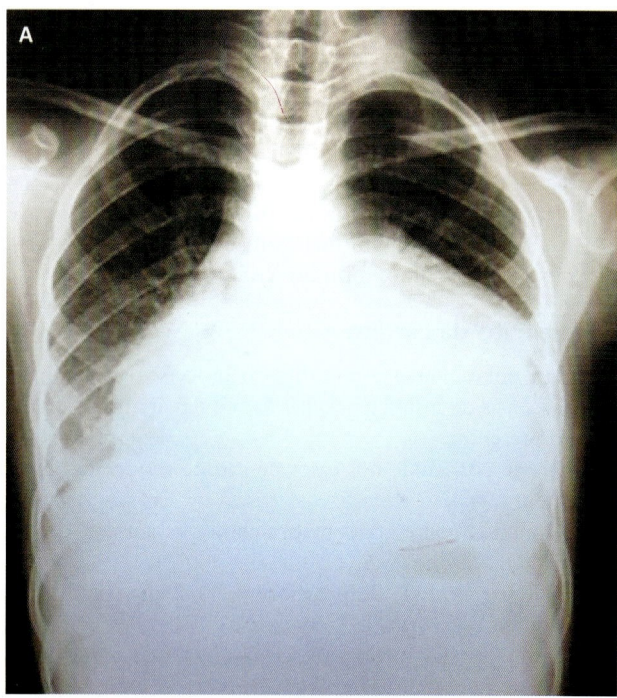 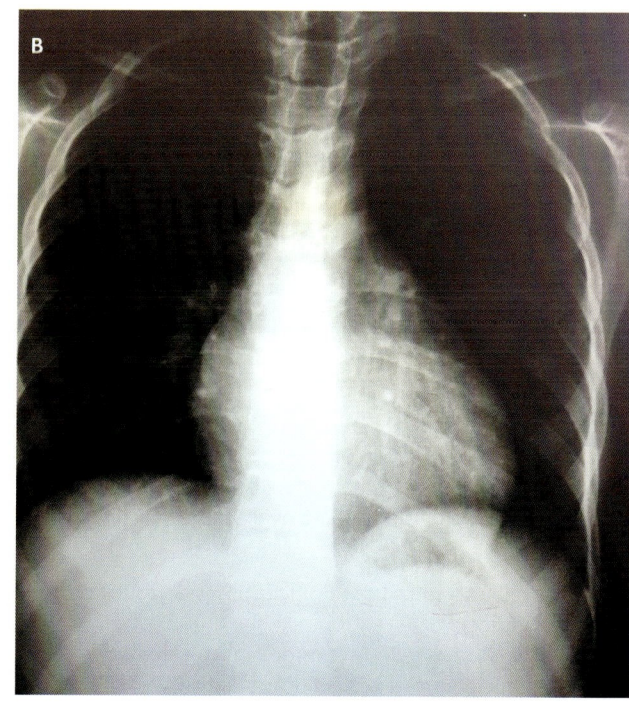

Figura 90.4. Radiografias de paciente com FRA e cardite grave mostrando, antes do tratamento clínico (A), e após o tratamento clínico adequado (B).

- Opções à penicilina G benzatina:
  - Penicilina V 500.000 UI, VO, 8/8 h (ou 25.000 a 50.000 UI/kg/dia, VO, 8/8 h), por 10 dias.
  - Amoxicilina 500 mg, VO, 8/8 h por 10 dias (ou 30 a 50 mg/kg/dia, de 8/8 h, por 10 dias).
- Caso alérgico à penicilina:
  - Estearato de eritromicina 40 mg/kg/dia, VO, 8/8 h (máximo 1 g/dia) por 10 dias (I-B).
  - Clindamicina 15 a 25 mg/kg/dia, VO, 8/8 h (máximo 1.800 mg/dia) por 10 dias (I-B).
  - Azitromicina 20 mg/kg/dia, VO, 1 x/dia (máximo 500 mg/dia) por 3 dias.

Profilaxia secundária

- Uso contínuo de antibiótico específico em pacientes portadores de FR prévia ou com cardiopatia reumática comprovada, para prevenir colonização ou novas infecções estreptocócicas, que poderão levar a novos surtos da doença.
- Medicação indicada:
  - Penicilina G benzatina 1.200.000 UI, IM, 21/21 dias se ≥ 20 kg (se < 20 kg, 600.000 UI, IM, 21/21 dias) (I-A). Há discussão quanto ao uso de penicilina IM a cada 15 dias em países subdesenvolvidos ou em casos de cardite grave.
- Opções à penicilina G benzatina:
  - Penicilina V 250 mg, VO, 12/12 h.
- Caso alérgico à penicilina:
  - Sulfadiazina 1 g, VO, 1×/dia (se peso < 30 kg, 500 mg, VO, 1x/dia).
  - Eritromicina 250 mg, VO, 12/12 h.

Duração da profilaxia secundária

- FR sem cardite prévia: até 21 anos ou por 5 anos após o último surto (cobrir o maior período) (I-C).
- FR com cardite prévia, sem sequelas: até 25 anos ou por 10 anos após surto (cobrir o maior período) (I-C).
- FR com cardite prévia e com sequelas (lesão valvar residual moderada a grave): até 40 anos ou por toda a vida (avaliar fatores de risco, como exposição ocupacional) (I-C).
- Após cirurgia valvar: por toda a vida (I-C).

Leitura sugerida

- Barbosa PJB, Müller RE, Latado AL, et al. Diretrizes Brasileiras para Diagnóstico, Tratamento e Prevenção da Febre Reumática da Sociedade Brasileira de Cardiologia, da Sociedade Brasileira de Pediatria e da Sociedade Brasileira de Reumatologia. Arq Bras Cardiol. 2009;93(3 suppl. 4):1-18.
- Carapetis JR. Rheumatic heart disease in developing countries. N Engl J Med. 2007;357:439.
- Stollerman GH. Rheumatic fever. Lancet. 1997;349:935.
- Zühlke LJ, Steer AC. Estimates of the Global Burden of Rheumatic Heart disease. Global Heart. 2013;8(3):189-195.

Seção 15
Apêndice

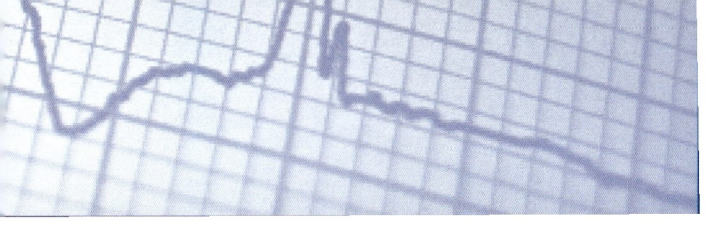

capítulo 91

Guia de Administração Intravenosa de Medicamentos Cardioativos

- André Gustavo Santos Lima • Fernando Côrtes Remisio Figuinha

■ Adrenalina ou epinefrina (solução para infusão contínua)

- Nomes comerciais: Epifrin®; Efrinalin®; Drenalin®.
- A adrenalina (ou epinefrina) age como potente agonista alfa e beta-adrenérgico. Discutiremos alguns detalhes do seu uso em infusão contínua.
- Indicação: vasopressor, cronotrópico positivo (em bradicardia instável).
- Apresentação: ampola com 1 mL – adrenalina 1:1.000 = 1 mg/mL.
- Diluição:
    - adrenalina 1 mg .... 12 ampolas (12 mL) EV;
    - soro glicosado a 5% .... 188 mL.
- Concentração da solução: 60 µg/mL.
- Posologia vasopressora: 2 a 10 µg/min ou 0,1 a 2 µg/kg/min, conforme Tabela 91.1.
- Efeitos colaterais: arritmias, dor torácica, cefaleia, tontura.
- Administração: bomba de infusão em cateter venoso central. Incompatível com bicarbonato (precipita em soluções alcalinas).
- Recomendações: manter protegido da luz.
- Outras indicações: parada cardiorrespiratória, choque anafilático, crise asmática grave.

■ Alteplase

- Nomes comerciais: Actilyse®.
- Indicação: fibrinolítico.
- Apresentação: frasco 50 mg/50 mL.
- Diluentes: água para injetáveis esterilizada disponível no produto.
- Posologia: para infarto agudo do miocárdio com supra-desnivelamento de ST.
    - Pacientes < 65 kg: 15 mg EV em *bolus*, seguidos de 0,75 mg/kg de peso corpóreo (até máximo de 50 mg) durante 30 minutos, seguido por uma infusão de 0,5 mg/kg de peso corpóreo (até máximo de 35 mg) durante os 60 minutos seguintes.
    - Pacientes ≥ 65 kg: 15 mg EV em *bolus*, seguidos de dose de 50 mg em infusão intravenosa nos primeiros 30 minutos, seguida por uma infusão de 35 mg durante os 60 minutos seguintes.

■ Amiodarona, cloridrato (solução para infusão contínua)

- Nomes comerciais: Ancoron®, Atlansil®, Miodon®.
- Indicação: antiarrítmico da classe III da classificação de Vaughan Willians – bloqueadores de canal de potássio.

Tabela 91.1. Tabela de infusão contínua de adrenalina

	Dose (µg/kg/min)	0,1 µg	0,5 µg	1 µg	1,5 µg	2,0 µg
	50 kg	5 mL/h	25 mL/h	50 mL/h	75 mL/h	100 mL/h
	60 kg	6 mL/h	30 mL/h	60 mL/h	90 mL/h	120 mL/h
Peso	70 kg	7 mL/h	35 mL/h	70 mL/h	105 mL/h	140 mL/h
	80 kg	8 mL/h	40 mL/h	80 mL/h	120 mL/h	160 mL/h
	90 kg	9 mL/h	45 mL/h	90 mL/h	135 mL/h	180 mL/h

Age prolongando a duração do potencial de ação. Tem também propriedades de outras três classes de Vaughan Willians (bloqueador de canal de sódio, bloqueador de canal de cálcio e betabloqueador). Por ser lipofílico, necessita de dose de ataque, e seu tempo de meia-vida é de 58 dias (15 a 142 dias).
- Apresentação: ampola 50 mg/mL com 3 mL-150 mg/ampola.
- Diluente: diluir sempre com soro glicosado a 5%.
- Recomendações: utilizar recipientes de vidro ou poliolefina. Reduzir dose em pacientes com disfunção hepática.
- Administração: bomba de infusão e, preferencialmente, acesso venoso central (risco de flebite em acesso venoso periférico).
- Diluição:
    - Ataque:
        - Amiodarona 150 mg .... 2 ampolas EV em 20 a 30 min (dose de ataque de 5 mg/kg, com dose máxima de 300 mg);
        - Soro glicosado a 5% .... 100 mL.
    - Manutenção por 24 horas (900 mg/24 h) (conforme Tabela 91.2):
        - amiodarona 150 mg .... 6 ampolas (18 mL) EV;
        - soro glicosado a 5% .... 482 mL.
- Necessita de dose de ataque (dose de impregnação) de 8 a 10 g (VO ou EV) para então programar redução até dose mínima efetiva.
- Cuidados: pode aumentar o nível sérico de digoxina (50-75%), varfarina (50-100%), diltiazem, sinvastatina (não usar mais do que 20 mg/d de sinvastatina se associação) e ciclosporina. É inibidor de diversos citocromos (3A4, 2D6, 2C9, 2C19), além da glicoproteína P.

Tabela 91.2. Tabela de manutenção

Dose	Infusão
1 mg/min durante as primeiras 6 horas	33,3 mL/h da solução
0,5 mg/min durante as próximas 18 horas	16,6 mL/h da solução

- Recomenda-se *avaliação periódica* de enzimas hepáticas (6/6 meses), função tireoidiana (6/6 m), radiografia de tórax (anual) e prova de função pulmonar (no início do tratamento e depois, se sintomas), além de avaliação oftalmológica se sintomas.
- Efeitos colaterais: toxicidade pulmonar (pneumonite intersticial ou fibrose pulmonar, pleurite, bronquiolite e pneumonia obliterante), exacerbação de arritmias e lesão hepática grave (raro). Pode haver tremor extrapiramidal, distúrbios do sono e pesadelos, aumento isolado de transaminases no início do tratamento (até 1,5-3 x), microdepósitos corneanos, visão turva, alteração tireoidiana.

Dobutamina (solução para infusão contínua)

- Nomes comerciais: Dobutrex®; Dobtan®; Dobutariston®; Dobutal®; Neobutamina®; Dobutanil®.
- Indicação: agente agonista beta-adrenérgico (especialmente beta-1 cardíaco; inotrópico positivo).
- Apresentação: ampola de 250 mg/20 mL.
- Diluentes: soro glicosado a 5% ou cloreto de sódio a 0,9%.
- Recomendações: não necessita de proteção à luz. Infusão pode ser realizada em acesso periférico ou acesso central com bomba de infusão. Incompatível com bicarbonato de sódio.
- Posologia: usual 2,5 a 20 µg/kg/min.
- Diluição:
- Apresentaremos a solução-padrão e a solução concentrada. Paciente cardiopatas com necessidade de uso de dobutamina geralmente precisam de restrição de líquidos. Por isso, nestes casos, é preferível usar a dobutamina em solução concentrada.
    - Solução-padrão (conforme Tabela 91.3):
        - dobutamina 250 mg .... 1 ampola (20 mL);
        - soro glicosado a 5% .... 230 mL.
    - Concentração da solução: 1.000 µg/mL.
    - Solução concentrada (conforme Tabela 91.4):
        - dobutamina 250 mg .... 4 ampolas (80 mL);
        - soro glicosado a 5% .... 170 mL.
    - Concentração da solução: 4.000 µg/mL.

Tabela 91.3. Tabela de infusão contínua de dobutamina – padrão

	Dose (µg/kg/min)	5 µg	7,5 µg	10 µg	15 µg	20 µg
Peso	50 kg	15 mL/h	22 mL/h	29 mL/h	44 mL/h	60 mL/h
	60 kg	18 mL/h	27 mL/h	36 mL/h	54 mL/h	72 mL/h
	70 kg	21 mL/h	31 mL/h	42 mL/h	63 mL/h	84 mL/h
	80 kg	24 mL/h	36 mL/h	48 mL/h	72 mL/h	96 mL/h
	90 kg	27 mL/h	40 mL/h	54 mL/h	81 mL/h	108 mL/h

Tabela 91.4. Tabela de infusão contínua de dobutamina – concentrada

Dose (µg/kg/min)		5 µg	7,5 µg	10 µg	15 µg	20 µg
Peso	50 kg	3,8 mL/h	5,6 mL/h	7,5 mL/h	11,3 mL/h	15 mL/h
	60 kg	4,5 mL/h	6,8 mL/h	9 mL/h	13,5 mL/h	18 mL/h
	70 kg	5,3 mL/h	7,9 mL/h	10,5 mL/h	15,8 mL/h	21 mL/h
	80 kg	6 mL/h	9 mL/h	12 mL/h	18 mL/h	24 mL/h
	90 kg	6,8 mL/h	10 mL/h	13,5 mL/h	20,3 mL/h	27 mL/h

Dopamina (solução para infusão contínua)

- Nomes comerciais: Dopacris®; Dopabane®; Constriction®; Dopimex®.
- Indicação: agente agonista adrenérgico, inotrópico positivo, vasopressor.
- Apresentação: ampola de 200 mg/5 mL.
- Diluentes: soro glicosado a 5% ou cloreto de sódio a 0,9%.
- Recomendações: bomba de infusão em acesso central. Incompatível com bicarbonato de sódio.
- Posologia: usual 1-5 a 20 µg/kg/min – Máxima 50 µg/kg/min.
  - Dose baixa: 1-5 µg/kg/min – aumento do fluxo sanguíneo renal (receptores dopaminérgicos).
  - Dose intermediária: 5 a 15 µg/kg/min – aumento do fluxo sanguíneo renal, da frequência cardíaca, da contratilidade cardíaca e do débito cardíaco (receptores beta).
  - Dose alta: > 15 µg/kg/min. Vasoconstrição e elevação da pressão arterial sistêmica.
- Diluição:
  - Solução-padrão (conforme Tabela 91.5):
    - dopamina 50 mg/10 mL .... 5 ampolas (50 mL);
    - soro glicosado a 5% .... 200 mL.
  - Concentração da solução: 1.000 µg/mL. Pode diluir em soro fisiológico a 0,9% ou soro glicosado a 5%. Não necessita de proteção à luz. Incompatível com soluções alcalinas, como bicarbonato de sódio.
  - Efeitos colaterais: náuseas, vômitos, batimentos ectópicos, taquicardia, dispneia. Angina (aumento do trabalho cardíaco sem aumento compensatório do fluxo coronariano).

Estreptoquinase

- Nomes comerciais: Solustrep®; Streptase®.
- Indicação: fibrinolítico.
- Apresentação: frasco 1.500.000 UI (pó liofilizado).
- Diluentes: soro glicosado a 5% (preferencialmente), cloreto de sódio a 0,9% ou Ringer.
- Recomendações: bomba de infusão em acesso periférico (acesso venoso exclusivo).
- Posologia: usual no infarto agudo do miocárdio 1.500.000 UI em 30 a 60 min.
  Obs.: Em caso de hipotensão, reduzir a taxa de infusão (ver Tabela 91.6).
- Diluição:
  - Solução-padrão:
    - estreptoquinase 1.500.000 UI .... 1 ampola (5 mL);
    - soro glicosado a 5% .... 100 mL.
  - Infundir 100 a 200 mL/h.

Levosimendana

- Nome comercial: Simdax®.
- Indicação: inotrópico positivo (aumento da sensibilidade miocárdica ao cálcio).
- Apresentação: ampolas de 2,5 mg/mL (5 mL).
- Diluentes: soro glicosado a 5%.
- Recomendações: bomba de infusão em acesso periférico ou central.
- Posologia:
  - ataque 12 a 24 µg/kg/min durante 10 minutos (opcional);

Tabela 91.5. Tabela de infusão contínua de dopamina

Dose (µg/kg/min)		5 µg	7,5 µg	10 µg	15 µg	20 µg
Peso	50 kg	15 mL/h	22,5 mL/h	30 mL/h	45 mL/h	60 mL/h
	60 kg	18 mL/h	27 mL/h	36 mL/h	54 mL/h	72 mL/h
	70 kg	21 mL/h	31,5 mL/h	42,5 mL/h	63 mL/h	84 mL/h
	80 kg	24 mL/h	36 mL/h	48 mL/h	72 mL/h	96 mL/h
	90 kg	27 mL/h	38 mL/h	54 mL/h	81 mL/h	108 mL/h

Tabela 91.6. Contraindicações à estreptoquinase

Contraindicações absolutas	Contraindicações relativas
• Qualquer sangramento intracraniano • Acidente vascular cerebral (AVC) isquêmiconos últimos 3 meses • Dano ou neoplasia no sistema nervoso central • Trauma significante na cabeça ou no rosto nos últimos 3 meses • Sangramento ativo ou diátese hemorrágica (exceto menstruação) • Qualquer lesão vascular cerebral conhecida (malformação arteriovenosa) • Suspeita de dissecção de aorta	• História de AVC > 3 meses ou patologia intracraniana não listada nas contraindicações • Gravidez • Uso atual de antagonistas de vitamina K (quanto maior o INR, maior o risco de sangramento) • Sangramento interno recente (< 2 a 4 semanas) • Ressuscitação cardiopulmonar traumática ou prolongada (> 10 min) ou cirurgia < 3 semanas • Hipertensão arterial não controlada (pressão arterial sistólica > 180 mmHg ou diastólica > 110 mmHg) • Punções não compressíveis • Ulcera péptica ativa • Exposição prévia à estreptoquinase (mais de 5 dias) ou reação alérgica prévia

- manutenção 0,1 µg/kg/min. Após 30 a 60 minutos, avaliar resposta. Se necessário, aumentar infusão para 0,2 µg/kg/min.
- Duração: infusão durante 24 horas (insuficiência cardíaca descompensada).
- Diluição:
  - Solução-padrão (conforme Tabela 91.7):
    - levosimedan 2,5 mg/mL .... 1 ampola (5 mL);
    - soro glicosado a 5% .... 495 mL.
  - Concentração da solução: 0,025 mg/mL.

Tabela 91.7. Tabela de infusão contínua de levosimendana

Dose (µg/kg/min)		0,1 µg	0,2 µg
Peso	50 kg	12 mL/h	24 mL/h
	60 kg	14,4 mL/h	28,8 mL/h
	70 kg	16,8 mL/h	33,6 mL/h
	80 kg	19,2 mL/h	38,4 mL/h
	90 kg	21,6 mL/h	43,2 mL/h

Lidocaína

- Indicação: antiarrítmico e anestésico. É um antiarrítmico da classe IB de Vaughan Willians. Tem ação direta nos tecidos cardíacos, particularmente na rede de Purkinje. Ação imediata (em 45 a 90 segundos) por via endovenosa. Duração de 10 a 20 minutos.
- Apresentação: ampola de 20 mg/mL.
- Diluente: soro glicosado a 5%.
- Recomendações: não necessita de proteção à luz. Infusão pode ser realizada em acesso periférico ou acesso central com bomba de infusão.
- Posologia:
  - Ataque 1 a 1,5 mg/kg (velocidade de infusão de 25 a 50 mg/min). Após 5 min pode-se repetir o ataque de 0,5 a 1 mg/kg (dose máxima de 3 mg/kg). Para o volume do medicamento a ser administrado, utilizar a fórmula:
    - Volume de lidocaína a 2% (ataque) = peso ÷ 20 (p. ex., 70 kg ÷ 20 = 3,5 mL).
    - Manutenção: 0,02 a 0,05 mg/kg/min (velocidade de infusão de 1 a 4 mg/min).
  - Diluição: solução-padrão – infusão contínua:
    - lidocaína a 2% sem vasoconstritor .... 25 mL;
    - soro glicosado a 5% .... 225 mL;
    - velocidade de infusão de 30 a 120 mL/h.
  - Concentração da solução: 2 mg/mL.
    - Efeitos adversos: toxicidade do sistema nervoso central (tontura, parestesia, confusão mental, estupor, tremor, inquietação, coma e convulsões) e do sistema cardiovascular (bradicardia, hipotensão e aumento do limiar de desfibrilação).

Milrinona

- Nome comercial: Primacor®.
- Indicação: inotrópico positivo e vasodilatador.
- Apresentação: ampolas de 1 mg/mL (20 mL).
- Diluentes: soro glicosado a 5% ou cloreto de sódio a 0,9%.
- Recomendações: bomba de infusão em acesso periférico ou central. Precipita em contato com furosemida.
- Posologia:
  - ataque 50 µg/kg lentamente durante 10 minutos (opcional);
  - manutenção 0,0375 a 0,75 µg/kg/min. Dose total em 24 horas não deve ultrapassar 1,13 mg/kg.

Ajuste para função renal:
Cl_{cr} 50 mL/min: 0,43 µg/kg/min;
Cl_{cr} 40 mL/min: 0,38 µg/kg/min;
Cl_{cr} 30 mL/min: 0,33 µg/kg/min;
Cl_{cr} 20 mL/min: 0,28 µg/kg/min;
Cl_{cr} 10 mL/min: 0,23 µg/kg/min;
Cl_{cr} 5 mL/min: 0,2 µg/kg/min.

- Diluição:
  - Solução-padrão:
    - milrinona 1 mg/mL .... 1 ampola (20 mL);
    - soro glicosado a 5% .... 80 mL.
  - Concentração da solução: 0,2 mg/mL.

- Efeitos colaterais: mais comum (> 10%) – arritmias ventriculares. 1-10%: arritmia supraventricular, cefalcia, hipotensão, angina, dor torácica. < 1%: alteração da função hepática, anafilaxia, FA, broncoespasmo, hipocalemia, *rash* cutâneo, trombocitopenia, tremores, reação no local da transfusão.

Nitroglicerina

- Nome comercial: Tridil®.
- Indicação: vasodilatador, muito utilizado nos quadros agudos de descompensação de doença coronariana, insuficiência cardíaca e no edema agudo pulmonar.
- Apresentação: ampola 25 mg/5 mL e 50 mg/10 mL.
- Diluentes: soro glicosado a 5% ou cloreto de sódio a 0,9%.
- Recomendações: bomba de infusão em acesso central ou periférico. Administrar em frasco de vidro (recipientes de PVC podem adsorver 30 a 80% do princípio ativo).
- Posologia: usual 5 a 20 µg/min – máxima 400 µg/min.
- Modo de usar: iniciar infusão 5 µg/min, aumentando-se 5 µg/min a cada 3 a 5 min com titulação da dose. Início de ação em 5 minutos. Tempo de meia-vida de 1 a 4 minutos.
- Diluição:
  - Solução-padrão (conforme Tabela 91.8):
    - nitroglicerina 50 mg/10 mL .... 1 ampola (10 mL);
    - soro glicosado a 5% .... 240 mL.
  - Concentração da solução: 200 µg/mL.

Tabela 91.8. Tabela de infusão contínua de nitroglicerina

Dose (µg/min)	5 µg/min	10 µg/min	20 µg/min	30 µg/min	40 µg/min	50 µg/min
Volume (mL/h)	1,5 mL/h	3,0 mL/h	6,0 mL/h	9,0 mL/h	12 mL/h	15 mL/h

- Efeitos colaterais: cefaleia, taquifilaxia, tontura, xerostomia. Raramente pode provocar metemoglobinemia.

Nitroprussiato de sódio

- Nomes comerciais: Nipride®; Nitroprus®.
- Indicação: vasodilatador arterial e venoso. Pode ser utilizado em emergências hipertensivas, como hipertensão maligna, encefalopatia hipertensiva, acidente vascular cerebral; em pacientes com insuficiência cardíaca descompensada; em casos de insuficiência valvar mitral ou aórtica grave; no manejo hemodinâmico no intra e pós-operatório de cirurgias cardíacas.
- Apresentação: frasco-ampola de 50 mg (pó liofilizado) – 2 mL.
- Diluentes: soro glicosado a 5% (preferencialmente), cloreto de sódio a 0,9%, Ringer.
- Recomendações: bomba de infusão em acesso central ou periférico. Necessária proteção para luz.
- Posologia: usual 0,25 a 10 µg/kg/min.
  Obs.: quando doses > 3 µg/kg/min por mais de 3 dias, devem-se monitorar níveis de tiocianato diariamente.
- Diluição:
  - Solução-padrão (conforme Tabela 91.9):
    - Nitroprussiato 50 mg .... 1 ampola (2 mL);
    - Soro glicosado a 5% .... 248 mL.
  - Concentração da solução: 200 µg/mL.
- Efeitos colaterais: hipotensão grave, metemoglobinemia, intoxicação por cianeto. Pode causar náuseas, vômitos, espasmo muscular, cefaleia, diaforese, taquicardia reflexa, *flushing*.
- *Intoxicação por cianeto*: o uso por tempo prolongado de nitroprussiato de sódio pode levar a um acúmulo de cianeto.
  Essa intoxicação se manifesta com acidose metabólica (lática), hiperoxemia venosa, falta de ar, confusão mental e até morte.
  Se dose acima de 2 µg/kg/min por mais de 3 dias, deve-se monitorar níveis de tiocianato diariamente.
  O tratamento da intoxicação por cianeto pode ser feito com o uso da hidroxicobalamina. A hidroxicobalamina é um precursor de vitamina B_{12}, que contém uma porção

Tabela 91.9. Tabela de infusão contínua de nitroprussiato

	Dose (µg/kg/min)	0,5 µg	1,0 µg	2,0 µg	4,0 µg	6,0 µg	8,0 µg
Peso	50 kg	7,5 mL/h	15 mL/h	30 mL/h	60 mL/h	90 mL/h	120 mL/h
	60 kg	9 mL/h	18 mL/h	36 mL/h	72 mL/h	108 mL/h	144 mL/h
	70 kg	10 mL/h	21 mL/h	42 mL/h	84 mL/h	126 mL/h	168 mL/h
	80 kg	12 mL/h	24 mL/h	48 mL/h	96 mL/h	144 mL/h	192 mL/h
	90 kg	14 mL/h	27 mL/h	54 mL/h	108 mL/h	162 mL/h	216 mL/h
	100 kg	15 mL/h	30 mL/h	60 mL/h	120 mL/h	180 mL/h	240 mL/h

de cobalto que se liga avidamente ao cianeto intracelular, formando a cianocobalamina. Utiliza-se a dose de 70 mg/kg de hidroxicobalamina (em adulto, aproximadamente 5 g) endovenosa. Pode-se repetir metade dessa dose se necessário. Efeitos colaterais da hidroxicobalamina são: erupções de pele, cefaleia, náuseas, linfopenia, disfagia.

Uma alternativa de tratamento é a administração de tiossulfato de sódio, que aumenta a capacidade orgânica de eliminar íons cianeto. O tiossulfato de sódio tem apresentação de 250 mg/mL; em geral, em adultos, administram-se primeiro 300 mg de nitrito de sódio (10 mL da solução a 3%) EV em 20 minutos. Depois, administram-se 12,5 g EV lento (em mais de 10 minutos) de tiossulfato de sódio. Se necessário, repetir após 30 minutos metade da dose do tiossulfato de sódio. Contraindicado o uso associado a hidroxicobalamina.

Norepinefrina ou noradrenalina

- Nomes comerciais: Novanor®; Epifrin®; Hyponor®. Levophed® (bitartarato de norepinefrina).
- Indicação: agente agonista adrenérgico, vasopressor.
- Apresentação: ampola de 4 mg/4 mL.
- Diluentes: soro glicosado a 5% (preferencialmente) ou cloreto de sódio a 0,9%.
- Recomendações: bomba de infusão em acesso central. Incompatível com bicarbonato de sódio. Infundir em equipo fotoprotegido.
- Posologia: usual 0,01 a 3 µg/kg/min.
- Diluição:
  - Solução-padrão (conforme Tabela 91.10):
    - noradrenalina 4 mg/4 mL .... 4 ampolas (16 mL);
    - soro glicosado a 5% .... 234 mL.
  - Concentração da solução: 64 µg/mL.

Tenecteplase

- Nomes comerciais: Metalyse®.
- Indicação: fibrinolítico.
- Apresentação: 40 mg ou 8.000 UI em 8 mL de solução em seringa pré-carregada; ou 50 mg/10.000 UI em 10 mL de solução em seringa pré-carregada.
- Posologia: para infarto agudo do miocárdio com supradesnivelamento do segmento ST, conforme Tabela 91.11, administrado em *bolus*.

Vasopressina

- Nome comercial: Encrise®.
- Indicação: vasopressor.
- Apresentação: ampolas 20 UI/mL (1 mL).

Tabela 91.10. **Tabela de infusão contínua da noradrenalina**

Vol. (mL/h)	3 mL/h	5 mL/h	10 mL/h	15 mL/h	20 mL/h	25 mL/h	30 mL/h	35 mL/h	40 mL/h	45 mL/h	50 mL/h
50 kg	0,06 µg	0,11 µg	0,21 µg	0,32 µg	0,43 µg	0,53 µg	0,64 µg	0,75 µg	0,85 µg	0,96 µg	1,07 µg
60 kg	0,05 µg	0,09 µg	0,18 µg	0,27 µg	0,36 µg	0,44 µg	0,53 µg	0,62 µg	0,71 µg	0,80 µg	0,89 µg
70 kg	0,05 µg	0,08 µg	0,15 µg	0,23 µg	0,30 µg	0,38 µg	0,46 µg	0,53 µg	0,61 µg	0,69 µg	0,76 µg
75 kg	0,04 µg	0,07 µg	0,14 µg	0,21 µg	0,28 µg	0,36 µg	0,43 µg	0,50 µg	0,57 µg	0,64 µg	0,71 µg
80 kg	0,04 µg	0,07 µg	0,13 µg	0,20 µg	0,27 µg	0,33 µg	0,40 µg	0,47 µg	0,53 µg	0,60 µg	0,67 µg
85 kg	0,04 µg	0,06 µg	0,13 µg	0,19 µg	0,25 µg	0,31 µg	0,38 µg	0,44 µg	0,50 µg	0,56 µg	0,60 µg
90 kg	0,04 µg	0,06 µg	0,12 µg	0,18 µg	0,24 µg	0,30 µg	0,36 µg	0,41 µg	0,47 µg	0,53 µg	0,59 µg
95 kg	0,03 µg	0,06 µg	0,11 µg	0,17 µg	0,22 µg	0,28 µg	0,32 µg	0,39 µg	0,45 µg	0,51 µg	0,56 µg
100 kg	0,03 µg	0,05 µg	0,11 µg	0,16 µg	0,21 µg	0,27 µg	0,32 µg	0,37 µg	0,43 µg	0,48 µg	0,53 µg

Tabela 91.11. **Tabela de infusão em *bolus* da tenecteplase**

Peso corpóreo do paciente (kg)	Tenecteplase (UI)	Tenecteplase (mg)	Volume correspondente à solução reconstituída (mL)
< 60	6.000	30	6
≥ 60 a < 70	7.000	35	7
≥ 70 a < 80	8.000	40	8
≥ 80 a < 90	9.000	45	9
≥ 90	10.000	50	10

- Diluentes: soro glicosado a 5%, cloreto de sódio a 0,9%, Ringer.
- Recomendações: bomba de infusão em acesso central.
- Posologia: usual 0,01 a 0,04 UI/min, como vasopressor.
- Diluição:
  - Solução-padrão (conforme Tabela 91.12):
    - vasopressina 20 UI/mL .... 1 ampola (1 mL);
    - soro glicosado a 5% .... 200 mL.
  - Concentração da solução: 0,1 UI/mL.
- Efeitos colaterais: comuns – dor abdominal, náuseas, diaforese, tremor, cefaleia, vômitos e diarreia. Pode causar infarto, intoxicação hídrica, bradicardia, angina, arritmias, hipertensão, broncoespasmo, angioedema, trombose venosa.

Tabela 91.12. **Tabela de infusão contínua de vasopressina**

Dose (UI/min)	0,01 UI/min	0,02 UI/min	0,04 UI/min
Volume (mL/h)	6 mL/h	12 mL/h	24 mL/h

Leitura sugerida

- Informações obtidas a partir das bulas oficiais dos medicamentos.

índice remissivo

A

Abciximab, 164
Abertura de vias aéreas, 76
Ablação, 11, 29, 562
    de fibrilação atrial, 12
    septal alcoólica percutânea, 631
ACEF Score, 774
Acesso
    intraósseo, 77
    vascular, 193
    venoso
        central, 77
        periférico, 77
Acidente vascular
    cerebral, 3, 207
        apresentação clínica, 208
        avaliação diagnóstica, 208
        diabetes, 207
        emergência hipertensiva, 240
        epidemiologia, 207
        estenose carotídea, 207
        fatores de risco, 207
        fibrilação atrial, 208
        hemorrágico, 208
            agudo, 212
        hiperlipidemia, 207
        hipertensão arterial sistêmica, 207
        intervenção coronária percutânea, 194
        isquêmico, 209
            tratamento, 211
        no pós-operatório, 803
        novos anticoagulantes orais, 212, 213
        reabilitação, 214
        tabagismo, 207
        tratamento, 209
            AVC isquêmico agudo, 209
            na fase subaguda e crônica, 212
    encefálico, 3
Ácido(s)
    etil-eicosapentaenoico, 255
    graxos, 243
        ômega-3, 255
        ômega-6, 250
        poli-insaturados, 250
        trans, 250
    nicotínico, 256
Acidose, 78
Acromegalia, 233, 710

Adenosina, 24, 130, 466
Administração intravenosa de medicamentos cardioativos, 901
Adrenalina, 901
Adventícia, 97
Albuminúria, 221, 713
Álcool, 599
Alfabloqueadores, 224
Algoritmo de cuidados pós-ressuscitação, 79
Alopurinol, 737
Alteplase, 164, 901
Ambrisentana, 749
Amiloidose cardíaca, 601, 607
    atrial isolada, 606
    biópsia, 608
    diagnóstico, 607
    ecocardiograma, 608
    eletrocardiograma, 607
    endomiocardiofibrose, 616
    exames complementares, 607
    familiar ou hereditária, 602, 603
    ferritina, 615
    hemocromatose, 614
    hemodinâmica, 608
    implante de cardiodesfibrilador implantável, 613
    laboratório, 608
    medicina nuclear, 608, 612
    primária, 602, 603
    radiografia de tórax, 607
    relacionada à diálise, 602
    ressonância magnética, 500, 608
    secundária, 602
    senil, 602, 605
    transplante cardíaco, 614
    tratamento, 612
        medicamentoso da insuficiência cardíaca relacionada à, 613
Amiodarona, 901
    arritmias ventriculares, 28
    fibrilação atrial e *flutter* atrial, 11, 12, 13, 15, 16
    insuficiência cardíaca com fração de ejeção reduzida, 331
    no perioperatório, 786
    taquiarritmias sintomáticas, 64
    toxicidade tireoidiana, 710
Amputação do membro, 201
Análise
    da frequência cardíaca, 392
    da perfusão do miocárdio no repouso e no estresse, 491
    das imagens de perfusão miocárdica e função ventricular com a utilização de radiofármacos, 467
Análogos de GLP-1 (peptídeo semelhante ao glucagon 1), 277

Índice Remissivo

Anamnese, 293
Anatomia coronária, 505
Andexanet alfa, 212
Anemia e ferropenia, 335
Aneurismas
    de aorta, 83
        abdominal, 84
            tratamento, 86
        diagnóstico, 85
        fatores de risco, 84
        fisiopatologia, 84
        quadro clínico, 84
        rastreamento, 664
        seguimento, 86
        torácica, 84
            tratamento, 86
        tratamento, 85
    micóticos, 886
    ventricular verdadeiro, 170
Angina, 105
    atípica, 106, 147
    causada por doença arterial coronariana não obstrutiva, 175
    de Prinzmetal, 177
    estável, 176
    microvascular, 115, 175
    pectoris, 293
    refratária, 123
        tratamento
            medicamentoso, 123
            não medicamentoso, 124
    típica, 106
    variante, 177
    vasoespástica, 115
Angiocoronariografia, 113
Angiografia coronária, 112
Angioplastia
    carotídea, 776
    coronariana por balão, 186
    de enxertos venosos, 192
    de uma oclusão crônica, 191
Angiotomografia
    computadorizada, coarctação de aorta, 699
    de coronárias, 100, 483, 486
        doença arterial coronariana, 111
        dor torácica, 145
        indicações, 491
        insuficiência cardíaca, 325
        síncope, 57
    de tórax, defeito do septo interatrial, 688
Anlodipino, 749
Anomalia(s)
    congênitas das artérias coronárias, 180
    de Ebstein, 704
        gestação, 706
Antagonistas
    da aldosterona, 155, 165, 333
    da vasopressina, 354
    dos canais de cálcio, 154, 165
    dos receptores glicoproteicos IIb/IIIa, 153, 163, 164
Anti-hipertensivos, 204, 225, 226
    e taxa de filtração glomerular, 715

Anti-inflamatórios não hormonais, 757
Anti-isquêmicos, 154, 165
Antiagregação, 335
Antiagregantes plaquetários, 204
Anticoagulação, 335
    gestação, 673
Anticoagulante orais, 204
    doença arterial coronariana estável, 116
    não antagonistas da vitamina K ou de ação direta, 8
Anticorpo anti-ASP, 605
Antiplaquetários, 153, 163
Antitrombóticos, 154, 164
Aorta, aumento, 414
Aortografia, 513
Aparelho intraoral, 289
Apixabana, 9, 212, 683
Apneia obstrutiva do sono, 229, 233, 287
    diagnóstico, 287
    arritmias, 290
    doença coronariana, 290
    hipertensão arterial sistêmica, 289
    insuficiência cardíaca, 290
        com fração de ejeção reduzida, 335
    tratamento, 289
Arritmias
    apneia obstrutiva do sono e, 290
    geneticamente determinadas, 61
        causada por cardiopatia estrutural, 68
        causadas por canalopatias, 64
        causadas por vias anômalas, 61
    gestação, 673
    no portador de marca-passo, 51
    reabilitação cardiovascular, 655
    supraventriculares estudo eletrofisiológico, 563
    tratamento de câncer, 382
    ventricular(es), 27
        complexa, 531
        eletrocardiograma, 27
        estudo eletrofisiológico, 564
        pós-operatório de cirurgia cardíaca, 800
        teste ergométrico, 429
Artefato por atenuação mamária, 471
Artéria
    circunflexa, 505
    coronária
        direita, 505, 509
        esquerda, 508
    descendente anterior, 505
    normal, 97
Arterite
    de células gigantes, 729
    de Takayasu, 728
Artrite, 894
    psoriásica, 727
    reumatoide, 727
    tratamento, 897
Asma
    brônquica, 722
    cardíaca, 294
Aspirina, 116, 153, 163, 664
    da dupla antiagregação plaquetária no perioperatório, 786

Atenuação na parede inferior, 473
Aterectomia rotacional, 187
Aterosclerose e formação de placa, 98
Atividade
   física, 116, 643, 663
      intensidade
         leve, 643
         moderada, 643
         vigorosa/alta, 643
      defeito do septo interatrial, 690
   sexual, reabilitação cardiovascular, 653
Atorvastatina, 252
Atraso final de condução, 399
Átrio
   direito, aumento, 411
   esquerdo, aumento, 412
Atrito pericárdico, 317
Atropina, 37
Ausculta cardíaca, 307
Avaliação
   da hemodinâmica à beira-leito, 449
   da resposta da pressão arterial ao esforço, 432
   de viabilidade miocárdica, 127
   fisiológica por guia de pressão, 525
   perioperatória em cirurgia cardíaca, 773
      escores de risco para, 773
      exames complementares de imagem, 775
   pré-participação esportiva
      idosos, cardiopatas, diabéticos e portadores de outras doenças crônicas, 641
      não cardiopatas, 637

B

Baixo débito, 321
Balão(ões), 186
   farmacológico, 188
   intra-aórtico, 807
      ajustes e funcionamento, 809
      choque cardiogênico, 361
      ciclagem, 809
      complicações, 811
      contraindicações, 808
      desmame, 811
      indicações, 808
      manejo, 811
      mecanismo de ação, 807
      na miocardiopatia avançada, 811
      retirada, 811
      suporte circulatório no infarto com supra e choque cardiogênico, 812
      técnica de inserção, 808
         com introdutor, 809
         sem introdutor, 809
   não complacentes, 186
   semicomplacentes, 186
Baqueteamento digital, 297
Benzonidazol ®, 583
Betabloqueadores
   arritmias ventriculares, 28
   cardiomiopatia hipertrófica, 631
   doença arterial coronariana, 114, 115
   fibrilação atrial e *flutter* atrial, 10, 11
   hipertensão arterial sistêmica, 224
   síncope, 58
   síndrome coronariana aguda com supradesnivelamento do segmento ST, 165
   síndrome coronariana aguda sem supradesnivelamento do segmento ST, 154
   taquiarritmias sintomáticas, 63
   taquicardias paroxísticas supraventriculares, 25
Bicicleta ergométrica, 424
Biologia molecular, miocardite, 620
Biomarcadores
   de injúria e infarto do miocárdio, 133
   insuficiência cardíaca, 326
Bioprótese aórtica ou mitral, 657
Biópsia
   amiloidose cardíaca, 608
   endomiocárdica, insuficiência cardíaca, 326
   miocárdica, miocardite, 620
Bisoprolol, 331
Bloqueadores
   do canal de cálcio, 10, 25, 114, 224, 334
   dos receptores da angiotensina, 155, 165, 224, 333
Bloqueio(s)
   atrioventricular, 43, 733
      adquirido, 655
      congênito, 656
      de primeiro grau, 35, 43, 655
      de segundo grau, 35, 43
         Mobitz 1, 655
         Mobitz 2, 655
      de terceiro grau, 36, 44
   da síntese da transtirretina pelos hepatócitos, 605
   de ramo, 396
      direito, 398
         completo, 656
         teste ergométrico, 430
      esquerdo, 396, 473, 656
   divisional
      anteromedial esquerdo, 399
      anterossuperior esquerdo, 398
      posteroinferior esquerdo, 399
      teste ergométrico, 430
   fasciculares, 36
   intraventriculares, 44
Bosentana, 749
Bradiarritmias, 35
   sinusais, 35
   tratamento na emergência, 37
      estáveis, 37
      instáveis, 37
Bradicardias
   abordagem inicial na emergência ou terapia intensiva, 815
   não associadas ao infarto agudo do miocárdio, 816
Bromocriptina, 589
Bulário, 681
Bulhas cardíacas, 307
Bumetamida, 334
Bupropiona, 271

C

CAD-RADS (*Coronary Artery Disease Reporting and Data System*), 491
Calcificação coronariana, 190
Camada média, 97
Câmaras cardíacas, 411
Canaglifozina, 276, 708
Capacidade
    de estimativa da reserva coronária, 464
    funcional, 431
Cardiodesfibrilador implantável, 345
    amiloidose cardíaca, 613
    endocardite infecciosa, 880
    insuficiência cardíaca com fração de ejeção reduzida, 336
    radiografia de tórax, 416
    reabilitação cardiovascular, 656
Cardiologia do esporte, 643
Cardiomiectomia transvalvar aórtica, 631
Cardiomiopatia
    alcoólica, 599
        diagnóstico, 600
        prognóstico, 600
        tratamento, 600
    arritmogênica do ventrículo direito, 68
        ressonância magnética, 496
    chagásica, 581
    de Takotsubo, 179
        periparto, 588
    hipertrófica, 625
        achados clínicos, 626
        avaliação do risco e prevenção de morte súbita cardíaca, 630
        diagnóstico, 626
            genético molecular, 629
        ecocardiograma, 626
        eletrocardiograma, 626
        fisiopatologia, 625
        história natural, 629
        obstrutiva, 45
            sopros cardíacos, 316
        rastreamento familiar, 629
        reabilitação cardiovascular, 658
        ressonância magnética, 497, 627
        sintomas, 626
        teste ergométrico, 627
        tratamento, 630
            farmacológico, 630, 631
            intervencionista, 631
    induzida pelo estresse, 179
    periparto, 585
        aconselhamento, 591
        diagnóstico, 588
            diferencial, 588
        etiologia, 586
        fatores de risco, 587
        fisiopatologia, 585
        prognóstico, 591
        quadro clínico, 587
        tratamento(s), 588
            específicos, 589
    restritivas, 601
    secundária à quimioterapia, 367
        agentes quimioterápicos associados a, 368
        avaliação, 370
        definição, 367
        fisiopatologia, 369
        induzida por quimioterápicos, 373
        manejo, 371
        métodos para detecção, 371
        perspectivas, 374
        prevenção primária, 371
        tratamento, 374
Cardiopatia(s)
    com fluxo vascular pulmonar
        aumentado, 410
        normal, 410
        reduzido, 410
    congênita(s), 72
        cateterismo cardíaco, 516
        em adultos, 685
        gestação, 670
    esporte competitivo, 654
    hipertensiva periparto, 588
    isquêmica, 33
        ecocardiografia, 446
        ressonância magnética na, 127
    na gestação, 669
        anticoagulação, 673
        arritmias cardíacas, 673
        congênitas, 670
        contraindicadas na, 669
        estenose
            aórtica, 672
            mitral, 672
        fisiopatologia, 669
        infarto agudo do miocárdio na, 670
        insuficiência
            aórtica, 673
            cardíaca descompensada, 671
            mitral, 673
        miocardiopatia periparto, 672
        segurança farmacológica, 673
        síndrome de Eisenmenger, 670
        valvopatias e gestação, 672
Cardiotoxicidade
    agentes quimioterápicos associados a, 368
    associada ao trastuzumabe, 370
    avaliação, 370
    definição, 367
    fisiopatologia, 369
    induzida por quimioterápicos, 373
    manejo, 371
    métodos para detecção, 371
    no tratamento de pacientes com câncer, 323
    perspectivas, 374
    por antraciclinas, 370
    prevenção primária, 371
    tratamento, 374
Cardioversão
    elétrica, 12
        fibrilação atrial, 15
    química da fibrilação atrial, 16

Índice Remissivo

Cardite, 893
- grave, 894
- leve, 894
- moderada, 894
- subclínica, 894
- tratamento, 897

Carvedilol, 331
Catecolaminérgicos, 241
Cateter de Swan-Ganz, 326
Cateterismo cardíaco, 505
- anomalia de Ebstein, 705
- cardiopatias congênitas, 516
- coarctação de aorta, 699
- complicações, 516
- comunicação interventricular, 694
- contraindicações, 516
- de câmaras
  - direitas, 514
  - esquerdas, 514
- defeito do septo interatrial, 689
- direito, 748
  - insuficiência cardíaca, 326
- doença arterial coronária, 515
- estenose
  - aórtica, 516, 830
  - mitral, 516, 849
- indicações, 515
- insuficiência
  - aórtica, 516, 841
  - cardíaca crônica, 516
  - mitral, 516
- lesão aterosclerótica, 100
- nefropatia induzida pelo contraste, 518
- persistência do canal arterial, 696
- reações adversas relacionadas ao contraste iodado, 519
- situações especiais, 519
- tetralogia de Fallot, 703
- valvopatias, 516
- vias de acesso, 515

Cedilanide, 15
Células musculares lisas, 98
Centrimag, 348
Checagem de pulso, 75
Check-up cardiovascular, 661
Choque cardiogênico, 357
- caso clínico, 364
- causas, 357
- critérios diagnósticos, 359
- diagnóstico, 359
- etiologia, 357
- hipotensão e, 358
- infarto agudo do miocárdio de parede inferior e, 358
- macro-hemodinâmica, 360
- medidas específicas, 362
- micro-hemodinâmica, 360
- quadro clínico, 357
- sinais, 357
- suporte circulatório no infarto com supra e, 812
- tratamento, 361
  - medicamentoso, 362

Cianose, 297

Cicloergômetro de frenação eletromagnética, 424
Cilostazol, 204
Cineangiocoronariografia, 505
- insuficiência cardíaca, 325
- síncope, 57

Cintilografia do miocárdio, 463
- alterações em portadores de BRE, 470
- doença arterial coronariana, 110
- em repouso, dor torácica, 145
- estresse combinado, 463
- gênese das imagens e dos defeitos de perfusão na, 464
- indicações e contraindicações, 466
- processo de decisão clínica, 476
- radiação, 476
- síncope, 57
- situações específicas a serem observadas na interpretação das imagens, 471

Circulação, 77
- colateral, 511

Cirurgia
- cardíaca
  - perioperatório em, 773
    - em escores de risco para, 773
    - em exames complementares de imagem, 775
  - pós-operatório, 793
    - acidente vascular cerebral no pós-operatório, 803
    - admissão na unidade de terapia intensiva (UTI), 794
    - alterações fisiológicas, 793
    - arritmias ventriculares, 800
    - complicações neurológicas no pós-operatório de cirurgia cardíaca, 803
    - de valva mitral na insuficiência cardíaca, 346
    - diagnóstico e tratamento das disfunções orgânicas, 797
    - disfunção(ões)
      - cardiovasculares, 797
      - endocrinológicas, 803
      - gastrointestinais, 802
      - pulmonares, 800
      - renal, 801
      - tireoidiana, 804
    - distúrbios de condução, 800
    - fibrilação atrial, 799
    - glicemia, 803
    - hiperglicemia, 803
    - hipertensão arterial, 797
    - infecções, 802
    - insuficiência
      - adrenal, 804
      - renal aguda, 801
    - isquemia miocárdica, 798
    - lesão isquêmica miocárdica perioperatória, 798
    - monitoração, 795
    - ressuscitação hemodinâmica, 796
    - sedação e analgesia, 797
    - síndrome vasoplégica, 798
    - tamponamento cardíaco, 799
- não cardíaca
  - perioperatório, 779
    - ecocardiograma, 781
    - eletrocardiograma, 780
    - escore baseado no trabalho de Lee, 781

estratificação de risco, 781
exames complementares, 780
hemograma, 780
radiografia de tórax, 780
testes da coagulação/hemostasia, 780
portador de marca-passo necessita, 50
Clareamento da transtirretina, 605
Classificação de risco global (GRC *Score*), 775
Claudicação intermitente, 201
Clopidogrel, 153l, 163
Clortalidona, 334
Coarctação da aorta, 230, 235, 697
gestação, 699
Cocaína, emergência hipertensiva, 241
Colchicina, 757
Colecistite aguda, 140
Colesterol, 243
Complexo QRS, 403
Complicações
cardiovasculares relacionadas ao tratamento de câncer, 377
arritmias, 382
avaliação de risco, 380
derrame pericárdico, 385
doença(s)
arterial periférica, 384
do pericárdio, 384
valvar, 385
fibrilação atrial, 383
fisiopatologia, 379
hipertensão arterial sistêmica, 378
isquemia miocárdica, 378
metástases cerebrais, 381
miopericardite, 385
neoplasias gastrointestinais, 381
pericardite constritiva, 385
profilaxia, 381
prolongamento do intervalo QT, 384
radioterapia, 386
tamponamento cardíaco, 385
TEV associada a cateter venoso central, 381
tratamento, 380
tromboembolismo, 379
neurológicas no pós-operatório de cirurgia cardíaca, 803
Compressão(ões)
do seio carotídeo, 24
torácicas, 75
Comunicação
interatrial, 685
interventricular, 690
gestação, 695
Condução
anterógrada, 562
retrógrada, 562
Congestão na disfunção ventricular
direita, 321
esquerda, 321
Consumo máximo ou pico de oxigênio, 569
Contorno cardíaco, 411
Contraste iodado, 716
Controle
direcionado de temperatura, 79

pressórico, 212
Coreia, 894
tratamento, 897
Coronárias, 505
Corticoide, 757
Creatinina e eletrólitos, 780
Crise convulsiva, 57
Cutting Balloon®, 186

■ D

Dabigatrana, 8, 212, 681, 682
Defeito(s)
da fossa oval, 685
do septo interatrial, 688
cateterismo cardíaco, 689
terapia medicamentosa, 689
tratamento, 689
Deficiência de vitamina B12, metformina e, 274
Derrame pericárdico, 759
ecocardiografia, 446
tratamento de câncer, 385
Descenso
X, 304
Y, 304
ausente ou atenuado, 304
proeminente, 304
Descompensação de cardiopatias prévias à gestação, 588
Desfibrilação/identificação do ritmo, 76
Dexrazoxane, 371
Di-hidropiridinas, 224
Diabetes *mellitus*, 116, 188, 663
acidente vascular cerebral, 207
aumento dos níveis de triglicerídeos, 247
dislipidemias e, 257
estatina e, 252
insuficiência cardíaca com fração de ejeção reduzida, 335
reabilitação cardiovascular, 653
tipo 2, 273
análogos de GLP-1 (peptídeo semelhante ao glucagon 1), 277
diagnóstico, 273
insulinas, 278
metas de tratamento, 274
metformina, 707
terapia
farmacológica, 274
não farmacológica, 274
Diagnóstico genético molecular, cardiomiopatia hipertrófica, 629
Dieta, 662
Diflunisal, 605
Digital, 402
Digitálicos, 334
Digoxina, 10, 11
Dilatação isquêmica transitória, 467
Diltiazem, 14, 25, 749
Dímero-D, 741
Dinitrato de isossorbida, 114
Dipiridamol, 130, 459, 466
Disautonomia, 55, 559
Disfunção(ões)
cardiovasculares pós-operatório de cirurgia cardíaca, 797

coronariana microvascular, 175
diastólica, 625
do nó sinusal, 35
endocrinológicas pós-operatório de cirurgia cardíaca, 803
gastrointestinais pós-operatório de cirurgia cardíaca, 802
pulmonares pós-operatório de cirurgia cardíaca, 800
renal
    metformina e, 274
    pós-operatório de cirurgia cardíaca, 801
tireoidiana pós-operatório de cirurgia cardíaca, 804

Dislipidemias, 243, 257, 664
atividade física, 251
cessação do tabagismo, 251
classificação, 245
controle de peso, 251
dosagem laboratorial, 244
em grupos especiais, 257
    diabetes, 257
    doença renal crônica, 257
    hepatopatias crônicas, 257
    idosos, 257
    insuficiência cardíaca, 257
    mulheres em idade fértil, 257
    perioperatório, 257
    síndrome da imunodeficiência adquirida, 257
estratificação de risco, 247
metas terapêuticas, 249
poligênica, 257
primárias, 256
secundárias
    a doenças e estilo de vida inadequado, 246
    a medicamentos, 246
tratamento
    medicamentoso, 251
    não medicamentoso, 250

Disopiramida, 631
Displasia arritmogênica do ventrículo direito", 68
Dispneia, 294
diagnóstico diferencial, 572
paroxística noturna, 294

Dispositivos
de assistência
    circulatória mecânica, 336
    ventricular, 346
de oclusão femoral, 193
de proteção embólica, 187
implantáveis, radiografia de tórax, 415
temporários, 348

Dissecção
aórtica, 89, 107, 140
    aguda diagnóstico, 91
    emergência hipertensiva, 240
    quadro clínico, 90
    tipo A, 90
    tipo B, 90
    tratamento invasivo, 93
coronariana, 195

Distrofia muscular de Duchenne, 402
Distúrbios
da condução
    intraventricular teste ergométrico, 430

pós-operatório de cirurgia cardíaca, 800
reabilitação cardiovascular, 655
de ritmo
    na fase aguda do infarto agudo do miocárdio, 816
    teste ergométrico, 428
ventilatório
    inespecífico, 720
    misto, 720
    obstrutivo, 719
        com redução da CVF, 719
    restritivo, 720

Diuréticos, 334, 353
de alça, 223
poupadores de potássio, 224
tiazídicos, 223

Dobutamina, 902
cintilografia do miocárdio 466
ecocardiografia, 459
insuficiência cardíaca descompensada, 354

Doença
arterial coronariana, 105
    abordagem diagnóstica, 107
    angiocoronariografia, 113
    angiografia coronária, 112
    angiotomografia de coronárias, 111
    anticoagulante oral, 116
    apneia obstrutiva do sono e, 290
    avaliação da métodos complementares invasivos para, 521
    cateterismo cardíaco, 515
    cintilografia miocárdica, 110
    crônica tratamento, 113
    ecocardiografia de estresse, 111
    escolha do teste, 109
    fisiopatologia, 105
    não obstrutiva, 175
        abordagem, 181
        apresentações clínicas e prognóstico, 176
        estratificação de risco, 176
        fisiopatologia, 175
        síndromes coronarianas agudas, 176
        terminologia, 175
    prevenção de eventos cardiovasculares, 115
    quadro clínico, 106
    reabilitação cardiovascular, 653, 657
    ressonância magnética cardíaca, 112
    teste ergométrico, 109
    testes não invasivos para diagnóstico e estratificação do risco, 107
arterial obstrutiva periférica crônica, 201
    diagnóstico, 201
    screening, 202
    terapia de exercícios supervisionados, 204
    tratamento
        clínico otimizado, 202
        de câncer, 384
        intervencionista, 204
articulares inflamatórias, 727
aterosclerótica coronariana estável, 183
autoimunes, 728
cardiovasculares ateroscleróticas, 243
de Chagas, 579

Índice Remissivo

ciclo de vida, 579
diagnóstico, 581
etiopatogenia, 580
exemplo de prescrição, 584
história natural da cardiomiopatia chagásica, 581
prognóstico, 583
quadro clínico, 580
tratamento, 582
 específico, 582
de Kawasaki, 735
do aparelho gastrointestinal, 140
do nó sinusal, 38, 43
do pericárdio tratamento de câncer, 384
do refluxo gastroesofágico, 140
isquêmica do coração não obstrutiva, 175
pericárdicas, etiologias, 753
psicogênicas e dor torácica, 140
pulmonar obstrutiva crônica, 721
 eletrocardiograma, 402
renal
 crônica, 235
  dislipidemias e, 257
 parenquimatosa, 229
renovascular, 230
reumatológicas, 727
valvar, 72
 reabilitação cardiovascular, 656
 tratamento de câncer, 385
Dominância, 505
Dopamina, 38, 903
Doppler, 439
 de carótidas, 664
Dor
musculoesquelética, 140
torácica, 140, 293
 anginosa, 140
 angiotomografia coronária, 145
 caracterização, 141
 cintilografia de perfusão miocárdica em repouso, 145
 classificação, 142
 da pericardite aguda, 753
 de causa psicogênica, 140
 diagnóstico diferencial, 140
 ecocardiograma transtorácico, 145
 eletrocardiograma, 144
 exames complementares, 144
 investigação na emergência, 139
 não anginosa, 106
 protocolo, 143
  negativo, 144
  positivo, 143
 teste ergométrico, 145
 típica de angina, 294
Dosagem de PCR us/Lipoproteína A/Homocisteína, 664
Doxiciclina, 605
Dupla antiagregação plaquetária, 153
 antes de cirurgias, 788
Duplo produto, 432

■ E

Eclâmpsia, 241
ECMO (oxigenação por membrana extracorpórea), 348
Ecocardiografia, 439
avaliação da hemodinâmica à beira-leito, 449
cardiopatia isquêmica, 446
de estresse doença arterial coronariana, 111
derrame pericárdico e tamponamento cardíaco, 446
estenose
 aórtica, 453, 454
 mitral, 450
fibroelastoma, 455
fibroma, 455
função
 diastólica, 445
 sistólica, 443
hipertrofia e geometria do ventrículo esquerdo, 446
insuficiência
 aórtica, 454
 mitral, 451
janelas ecocardiográficas, 439
medidas cavitárias, 442
miocardiopatias, 454
mixoma, 455
pressão sistólica da artéria pulmonar, 449
rabdomioma, 455
regurgitação aórtica, 454
sob estresse, 458
transesofágica, 457
tridimensional, 461
tumores cardíacos, 455
valvopatias, 450
Ecocardiograma
amiloidose cardíaca, 608
anomalia de Ebstein, 704
cardiomiopatia hipertrófica, 626
coarctação de aorta, 698
com dobutamina, estenose aórtica, 829
comunicação interventricular, 693
defeito do septo interatrial, 688
endocardite infecciosa, 872
estenose
 aórtica, 828
 mitral, 847
 pulmonar valvar, 700
hipertensão arterial sistêmica, 221
insuficiência
 aórtica, 840
 cardíaca, 325
 mitral, 856
pericardite constritiva, 768
perioperatório de cirurgia não cardíaca, 781
persistência do canal arterial, 696
síncope, 57
tetralogia de Fallot, 702
transesofágico estenose mitral, 848
transtorácico
 dor torácica, 145
 síndrome coronariana aguda sem supradesnivelamento do segmento ST, 150
Edema, 296
agudo de pulmão hipertensivo emergência hipertensiva, 240

Edoxabana, 9, 683, 684
Efeitos Bernheim e Bernheim reverso, 301
Eletrocardiograma, 3, 391, 664, 605
    ambulatorial (Holter), 529
        avaliação de pausas, 530
        avaliação do risco de eventos cardíacos e isquêmicos cerebrais, 531
        avaliação do ritmo cardíaco, 530
        emissão de laudo, 532
        indicações, 530
        monitoração cardíaca de eventos/telemetria, 543
    amiloidose cardíaca, 607
    anomalia de Ebstein, 704
    arritmias ventriculares, 27
    cardiomiopatia hipertrófica, 626
    coarctação de aorta, 698
    comunicação interventricular, 692
    defeito do septo interatrial, 687
    dor torácica, 144
    estenose
        aórtica, 828
        mitral, 847
        pulmonar valvar, 700
    insuficiência
        aórtica, 839
        cardíaca, 325
        mitral, 856
    no hospital geral, 402
    normal, 391
    pericardite constritiva, 768
    perioperatório de cirurgia não cardíaca, 780
    persistência do canal arterial, 695
    roteiro para interpretação do eletrocardiograma, 402
    síncope, 57
    síndrome coronariana aguda sem supradesnivelamento do segmento ST, 147
    taquicardias paroxísticas supraventriculares, 19
    tetralogia de Fallot, 702
    tromboembolia pulmonar aguda, 740
Elevação de marcador de necrose, 149
Eliquis, 683
Embolia
    coronária, 181
    de líquido amniótico, 588
    pulmonar, 140
        periparto, 588
Emergências hipertensivas, 237-239
    avaliação inicial, 238
    medicações, 242
        orais, 239
        parenterais, 239
    tipos, 240
        acidente vascular cerebral, 240
        cocaína, 241
        dissecção de aorta, 240
        eclâmpsia, 241
        edema agudo de pulmão hipertensivo, 240
        encefalopatia hipertensiva, 240
        feocromocitoma, 241
        hipertensão arterial sistêmica maligna/acelerada, 240
        infarto agudo do miocárdio, 240
        pré-eclâmpsia, 241
            superposta à hipertensão arterial sistêmica crônica, 241
        síndrome coronariana aguda, 240
    tratamento, 238
Empagliflozina, 708
Endocardite infecciosa, 690, 867
    complicações, 886
        acometimento renal, 888
        aneurismas micóticos, 886
        complicações esplênicas, 888
        embolizações, 886
        manifestações musculoesqueléticas, 888
        profilaxia, 888
    critérios de Duke, 876
        modificados, 876
    de câmaras direitas, 881
    de marca-passo ou cardiodesfibrilador implantável, 880
    de próteses, 877
    diagnóstico, 871
        histológico, 871
    ecocardiograma, 872
    em TAVI, 882
    epidemiologia, 867
    esquema de antibioticoterapia, 884
    exame(s)
        complementares, 871
        físico, 871
        laboratoriais, 871
    fisiopatologia, 867
    indicação
        de cineangiocoronariografia, 885
        de cirurgia, 885
    medicina nuclear, 875
    microbiologia, 868
    por fungo, 882
    prognóstico, 882
    quadro clínico, 868
    tomografia
        computadorizada com fluorodesoxiglicose, 875
        por emissão de pósitrons, 875
    tratamento, 882
Endocrinologia, 707
Endomiocardiofibrose
    amiloidose cardíaca, 616
    ressonância magnética, 501
Envolvimento pericárdico nas doenças autoimunes, 730
Enxertos venosos, 192
Epinefrina, 901
Epoprostenol, 749
Equivalente ventilatório
    de dióxido de carbono, 570
    de oxigênio, 569
Ergoespirometria, 567
    indicações, 567
    insuficiência cardíaca, 325
Eritema marginado, 895
Eritropoetina, 716
Escala
    ABCD2, 212
    de sonolência de Epworth, 289
Esclerose sistêmica, 732

Escore
- de cálcio, 483, 484
  - de zero, 485
- de Duke, 433
- de Morise pré e pós-teste, 434
- de risco
  - cardiovascular, 662
  - para avaliação pré-operatória, 773
- de Wilkins, 451
- diagnósticos e prognósticos, 433

Esmolol, 239
Espasmo coronariano, 177
Espessamento intimal, 97
Espirometria, 719
Espironolactona, 343
Espondilite anquilosante, 727
Estabilizadores da transtirretina, 604
Estalidos
- diastólicos, 309
- sistólicos, 309

Estatinas
- calcificação das placas ateroscleróticas coronarianas, 486
- diabetes *mellitus*, 252
- dislipidemia, 251
- doença arterial obstrutiva periférica, 204
- doses e efeitos, 252
- hipercolesterolemia familiar, 264
- intolerância às, 253
- no perioperatório de cirurgia não cardíaca, 786
- placa aterosclerótica, 252
- prevenção de eventos cardiovasculares 115
- síndrome coronariana aguda
  - com supradesnivelamento do segmento ST, 166
  - sem supradesnivelamento do segmento ST, 155
- sintomas musculares, 253
- taxa de filtração glomerular e, 715
- toxicidade hepática, 251
- vias de metabolização, 253

Esteira rolante, 422
Estenose
- aórtica, 825
  - cateterismo cardíaco, 516, 830
  - cirurgia não cardíaca em portadores, 834
  - congênita, 825
  - degeneração senil, 825
  - ecocardiografia, 453, 454
  - ecocardiograma, 828
  - ecocardiograma com dobutamina, 829
  - eletrocardiograma, 828
  - etiologia, 825
  - exames complementares, 828
  - febre reumática, 825
  - fisiopatologia, 825
  - gestação, 672
  - quadro clínico, 826
  - radiografia de tórax, 828
  - reabilitação cardiovascular, 656
  - sopro da cardiomiopatia hipertrófica, 826
  - sopros cardíacos, 311, 312, 316
  - teste ergométrico, 828
  - tomografia computadorizada multidetectores, 830
  - tratamento clínico, 829
  - tratamento intervencionista, 831
- carotídea acidente vascular cerebral, 207
- de artéria renal, 714
- mitral, 845
  - cateterismo cardíaco, 516, 849
  - ecocardiografia, 450
  - ecocardiograma, 847
    - transesofágico, 848
  - eletrocardiograma, 847
  - estágios, 848
  - etiologia, 845
  - exame(s)
    - complementares, 847
    - físico, 846
  - gestação, 672
  - quadro clínico, 845
  - radiografia de tórax, 847
  - reabilitação cardiovascular, 656
  - síndrome de Lutembacher, 846
  - sopros cardíacos e, 311
  - teste ergométrico/cardiopulmonar, 849
  - tratamento
    - cirúrgico, 849
    - clínico, 849
- pulmonar valvar, 700

Estimulação
- cardíaca artificial, 631
- elétrica neural transcutânea, 124
- programada, 562

Estreitamento do seio coronário, 125
Estreptococo, erradicação, 897
Estreptoquinase, 164, 903
Estudo(s)
- anatômicos, 521
- de pontes, 511
- eletrofisiológico, 561
  - anomalia de Ebstein, 705
  - complicações, 564
  - indicações, 562
    - arritmias supraventriculares, 563
    - arritmias ventriculares, 564
    - fibrilação atrial, 563
    - *flutter* atrial, 563
    - pré-excitação ventricular, 563
    - taquicardia
      - atrial, 563
      - por reentrada nodal, 563
    - síncope, 57
    - situações sem indicação, 564
- funcionais, 525
- hemodinâmico invasivo pericardite constritiva, 769

European System for Cardiac Operative Risk Evaluation (EuroSCORE), 773, 774
Exame(s)
- de colesterol, 244
- de urina, 780
- físico, 296
  - cardiovascular, 297
  - geral, pele e abdome, 296

Excor, 348

Exercício físico, 643
　fisiologia, 567
Extrassístoles
　atriais em salvas, 538
　　pareadas, 537
　　supraventricular isolada, 537, 544
　frequentes, 531
　ventriculares, 27
　　causas, 27
　　em salvas, 535
　　isoladas e bigeminadas, 534
　　pareadas, 534
　　reabilitação cardiovascular, 655
Ezetimiba, 254

■ F

18 F-FDG PET-TC, 875
Faringoamigdalite causada pelo estreptococo beta-hemolítico do grupo A, 893
Fase única de estresse ou *stress only*, 474
Febre reumática, 893
　aguda, tratamento, 897
　diagnóstico, 895
　e estenose aórtica, 825
　exames complementares para avaliação do comprometimento cardíaco, 896
　profilaxias, 897
　quadro clínico, 893
Feocromocitoma, 230, 231, 233, 710
　emergência hipertensiva, 241
　screening, 232
Ferritina amiloidose cardíaca, 615
FFR (*Fractional Flow Reserve*), 113
Fibratos, 254, 265
Fibrilação
　atrial, 3, 540
　　ablação, 12
　　acidente vascular cerebral, 208
　　avaliação inicial, 6
　　cardioversão
　　　elétrica, 15
　　　química, 16
　　controle
　　　da frequência, 10
　　　do ritmo, 11
　　diagnóstico, 3
　　e digital, 11
　　episódio único, 5
　　escore EHRA modificado, 6
　　estudo eletrofisiológico, 563
　　exemplo de prescrição, 16
　　manejo antitrombótico, 7
　　mecanismos, 3
　　não valvar, 10
　　no pós-operatório, 16
　　paroxística, 5
　　permanente, 5
　　persistente, 5
　　pós-operatório de cirurgia cardíaca, 799
　　pré-excitada, 63

　　reabilitação cardiovascular, 653
　　tratamento
　　　ambulatorial, 7
　　　de câncer, 383
　　　na emergência, 13
　　ventricular, 71
Fibrinolíticos, 164
Fibroelastoma ecocardiografia, 455
Fibroma ecocardiografia, 455
Fibrose miocárdica, 491
Filtração glomerular, 713
Fludrocortisona, 58
Flutter atrial, 3, 5
　estudo eletrofisiológico, 563
Fonoterapia, 289
Forame oval patente, 213, 685
Fórmula de Cockroft-Gault, 714
Fosfolípides, 243
Função
　diastólica, 445
　sistólica, 443
　ventricular, 189
Furosemida, 239, 334

■ G

Gadolínio (Gd), 128
Gasometria arterial, 740
Gastroplastia
　em Y de Roux, 286
　vertical ou Sleeve, 285
Gestação, 669
　anomalia de Ebstein, 706
　anticoagulação, 673
　arritmias cardíacas, 673
　cardiopatias congênitas, 670
　cardiopatias contraindicadas na, 669
　coarctação de aorta, 699
　comunicação interventricular, 695
　estenose aórtica, 672
　estenose mitral, 672
　fisiopatologia, 669
　infarto agudo do miocárdio na, 670
　insuficiência aórtica, 673
　insuficiência cardíaca descompensada, 671
　insuficiência mitral, 673
　miocardiopatia periparto, 672
　segurança farmacológica, 673
　síndrome de Eisenmenger, 670
　tetralogia de Fallot, 704
　valvopatias e gestação, 672
Glicemia
　de jejum e hemoglobina glicada, 780
　pós-operatório de cirurgia cardíaca, 803
Gota, 736

■ H

HDL baixa, 257
Hematoma intramural, 90
Hemocromatose

amiloidose cardíaca, 614
   hereditária, 615
   ressonância magnética, 502
Hemodinâmica, amiloidose cardíaca, 608
Hemoglobina glicada, 707
   diagnóstico de diabetes *mellitus*, 707
   hipertensão arterial sistêmica, 221
Hemograma perioperatório de cirurgia não cardíaca, 780
Heparinas, 154, 164
Hepatopatias crônicas, dislipidemias e, 257
Hidralazina, 239
   + dinitrato de isossorbida, 333
Hidroclorotiazida, 334
Hiperaldosteronismo primário, 229, 230, 710
Hipercalcemia, 402
Hipercalemia, 78
Hipercolesterolemia familiar, 256, 259
   diagnóstico, 260
   em adultos, 261
   estratificação de risco, 262
   grave, 262
   homozigótica, 261
   quadro clínico, 259
   rastreamento, 263
   tratamento, 263
Hiperglicemia, pós-operatório de cirurgia cardíaca, 803
Hiperlipidemia, acidente vascular cerebral, 207
Hiperparatireoidismo, 230, 235, 710
Hiperpotassemia, 402
Hipersensibilidade do seio carotídeo, 35, 45, 558
Hipertensão
   arterial sistêmica, 116, 219, 220, 663
      acidente vascular cerebral, 207
      apneia obstrutiva do sono e, 289
      avaliações clínica e laboratorial, 220
      classificação, 220
      diagnóstico, 219
      do avental branco, 220
      ecocardiograma, 221
      estratificação, 221
      hemoglobina glicada, 221
      insuficiência cardíaca com fração de ejeção reduzida, 335
      maligna/acelerada emergência hipertensiva, 240
      MAPA, 221
      mascarada, 220
      normotensão, 220
      pós-operatório de cirurgia cardíaca, 797
      radiografia de tórax, 221
      reabilitação cardiovascular, 653, 654
      refratária, 229
      resistente, 229
      secundária, 229, 234, 709
         diagnóstico, 230
      teste ergométrico, 221
      tratamento, 222, 223
         de câncer, 378
         medicamentoso, 223
         não medicamentoso, 223
      ultrassom de carótida, 221
   pulmonar, 686, 730, 745
      apresentação clínica, 745
      manejo, 745
      tratamento, 748
   renovascular, 231
Hipertireoidismo, 230, 234, 710
Hipertrigliceridemia, 257
Hipertrofia e geometria do ventrículo esquerdo, 446
Hiperuricemia, 736
Hipervolemia, 353
Hipocalcemia, 402
Hipocalemia, 78
Hipocaptação persistente
   anterior e anterolateral, 471
   na cintilografia de perfusão miocárdica, 469
Hipolipemiantes, 155, 166
Hipopotassemia, 402
Hipotensão, 55
   e choque cardiogênico, 358
   postural, 55, 558
Hipotermia, 78
   eletrocardiograma, 402
Hipotireoidismo, 230, 234, 710
   eletrocardiograma, 402
Hipovolemia, 78
Hipóxia, 78
Holter, 529
   anomalia de Ebstein, 705
   avaliação
      de pausas, 530
      do risco de eventos cardíacos e isquêmicos cerebrais, 531
      do ritmo cardíaco, 530
   emissão de laudo, 532
   indicações, 530
   insuficiência cardíaca, 325
   monitoração cardíaca de eventos/telemetria, 543
   síncope, 57

I

Ictus cordis, 302, 303
Idarucizumabe, 212
Idosos, dislipidemias e, 257
Iloprost, 749
Impella ®, 348, 812
Implante percutâneo de prótese aórtica (TAVI), 833
Impulsões cardíacas, 302
Imunoglobulinas, 590, 623
Imunomoduladores, 757
Imunossupressão, 623
Imunossupressores, 757
Incidências, 405
   anteroposterior, 405
   perfil, 405
   posteroanterior, 405
Incompetência cronotrópica, 560
Infarto do miocárdio, 133
   agudo
      com doença arterial coronariana não obstrutiva (MINOCA), 175
      complicações mecânicas, 169
      de parede inferior e choque cardiogênico, 358
      distúrbios do ritmo na fase aguda, 816

emergência hipertensiva, 240
gestação, 670
classificação, 134
com coronárias sem lesões obstrutivas, 137
com supra de ST em fase subaguda, 162
intervenção coronária percutânea, 194
na presença de bloqueio de ramo eletrocardiograma, 402
perioperatório de cirurgias não cardíacas, 137
prévio ou silencioso, 136
recorrente e reinfarto, 136
tipo 1, 135
tipo 2, 135
tipo 3, 136
tipo 4a, 136
tipo 4b, 136
tipo 4c, 136
tipo 5, 136
Infecções no pós-operatório de cirurgia cardíaca, 802
Inflamação e instabilidade da placa, 157
Inibição do sistema renina-angiotensina-aldosterona, 155, 165
Inibidores
    da absorção intestinal de colesterol, 264
    da dipeptidil peptidase-4 (DPP-4), 275
    da enzima de conversão da angiotensina (IECA), 115, 155, 165, 224, 332
    da MTP, 264
    da neprilisina, 326
    da neprilisina e dos receptores de angiotensina (INRA), 333
    da PCSK9, 254, 264
    da proteína colesteril éster transferase (CETP), 256
    da recaptação da serotonina, 58
    de bomba de prótons, 153
    direto da renina, 225
    diretos de trombina, 154
    do cotransportador sódio-glicose tipo 2 (iSGLT2), 276
    seletivo do fator Xa, 154
Injúria
    miocárdica, 133
        aguda, 133
        associada a outros procedimentos cardíacos, 137
        crônica, 133
    renal aguda, 715
Inotrópicos, 354
Inspeção torácica, 301
Instantaneous wave-free ratio (iFR), 525
Insuficiência
    adrenal pós-operatório de cirurgia cardíaca, 804
    aórtica, 837
        aguda, 843
        cateterismo cardíaco, 516, 841
        classificação de gravidade, 840
        e pulso em martelo d'água, 299
        ecocardiografia, 454
        ecocardiograma, 840
        eletrocardiograma, 839
        etiologia, 837
        exame(s)
            complementares, 839
            físico, 837
        gestação, 673
        quadro clínico, 837
        radiografia de tórax, 840
        reabilitação cardiovascular, 657
        sinais clássicos, 838
        sopros cardíacos e, 311
        tratamento
            clínico, 841
            intervencionista, 842
        vasodilatadores arteriais, 841
    cardíaca, 321
        angiotomografia de artérias coronárias, 325
        apneia obstrutiva do sono e, 290
        biomarcadores, 326
        biópsia endomiocárdica, 326
        caso clínico, 328
        cateterismo cardíaco direito, 326
        cineangiocoronariografia, 325
        cirurgia de valva mitral na, 346
        com fração de ejeção preservada
            caso clínico, 343
            diagnóstico, 341
            tratamento, 341, 342
        com fração de ejeção reduzida
            anemia e ferropenia, 335
            apneia do sono, 335
            diabetes *mellitus*, 335
            dispositivos de estimulação cardíaca artificial e tratamento cirúrgico, 335
            hipertensão arterial, 335
            medicações com impacto em mortalidade, 331
            medicações com impacto em morbidade ou sintomas, 334
            tratamento, 331
                não farmacológico, 331
        congestiva e terapia de ressincronização cardíaca, 46
        crônica cateterismo cardíaco, 516
        definição, 321
        descompensada
            classificação de acordo com perfil hemodinâmico, 351
            gestação, 671
            tratamento, 351
                medicamentoso, 353
        diagnóstico, 321
        dislipidemias, 257
        ecocardiograma, 325
        eletrocardiograma, 325
        ergoespirometria, 325
        etiologia, 323
        exames, 327
            complementares, 325
        história clínica, 324
        Holter, 325
        investigação etiológica, 324
        medicina nuclear, 325
        prognóstico, 328
        radiografia de tórax, 325
        reabilitação cardiovascular, 653
        relacionada à amiloidose, 613
        ressonância magnética cardíaca, 325
        transplante cardíaco, 349
        tratamento cirúrgico, 345
    mitral, 853
        aguda, 172, 173, 174, 858

por ruptura de músculo papilar, 173
cateterismo cardíaco, 516
classificação, 856
de Carpentier, 854
dilatação do átrio esquerdo, 853
ecocardiografia, 451
ecocardiograma, 856
eletrocardiograma, 856
etiologia, 853
exame(s)
complementares, 856
físico, 856
gestação, 673
marcadores séricos, 856
primária, 854
indicações cirúrgicas, 859
quadro clínico, 855
radiografia de tórax, 856
reabilitação cardiovascular, 656
secundária, 854
indicações cirúrgicas, 859
sopros cardíacos e, 311
tratamento
clínico, 858
intervencionista, 858
renal
aguda pós-operatório de cirurgia cardíaca, 801
crônica, 189
tricúspide, 863
etiologia, 863
indicações cirúrgicas, 864
tratamento cirúrgico, 864
Insulinas, 278
Intervalo
AH, 562
HV, 562
PA, 562
PR, 394
curto, 395
longo, 395
variável, 395
Intervenção coronária percutânea, 117, 183
acidente vascular cerebral, 194
complicações, 194
dispositivos utilizados, 186
indicações, 183
infarto, 194
morfologia da lesão, 189
mortalidade, 194
resultados pós-intervenção, 193
Íntima, 97
Intolerância
às estatinas, 253
ortostática, 55, 57
ISIS TTR, 605
Isquemia miocárdica, 133, 625
avaliação, 130
pós-operatório de cirurgia cardíaca, 798
teste ergométrico, 428
tratamento de câncer, 378
Ivabradina, 114, 124, 334

J

Janelas ecocardiográficas, 439

K

Knock pericárdico, 317

L

LDL aférese na HF heterozigótica, 264
Lesão(ões)
cerebral aguda, 402
coronarianas, 510
em bifurcação, 189
em óstio, 190
em tronco de coronária esquerda, 192
isquêmica miocárdica perioperatória, 798
renal aguda dialítica, 715
trófica, 204
Leucoaraiose, 208
Levosimendana, 354, 903
Lidocaína, 904
Limiar anaeróbico, 570, 573
Lipídios, 243
Lipoproteínas, 243, 244, 245
Liraglutida, 282, 283, 708
Lixiana, 683, 684
LOOP (monitor de eventos externos), 57
Lorcaserina, 282, 283
Lúpus
eritematoso sistêmico, 731
induzido por fármacos, 731

M

Manobra de Valsalva, 24
modificada, 24
Manobra(s)
musculares, instrução para, 58
vagais, 24
Mapeamento eletrofisiológico, 562
Marca-passo
definitivo, 38, 41
acompanhamento pós-implante, 50
arritmias no portador de marca-passo, 51
cirurgia não cardíaca, 50
escolha do dispositivo cardíaco eletrônico implantável, 48
indicações, 43
nomenclatura para descrição do modo de estimulação, 48
princípios da avaliação clínica pré-implante, 41
taquicardia
conduzida pelo marca-passo, 51, 52
por reentrada eletrônica, 51
Wenckebach eletrônico, 52
endocárdico transvenoso, 817
endocardite infecciosa e, 880
provisório, 815
aplicando a estimulação temporária, 816
indicações, 816
transcutâneo, 37

Índice Remissivo

transvenoso, 38
radiografia de tórax, 416
reabilitação cardiovascular, 656
transvenoso, 38
    cálculo dos limiares, 819
    implante utilizando o eletrocardiograma endocavitário, 818
    implante utilizando o fluoroscópio, 818
Marcadores
    de necrose miocárdica, 148
    inflamatórios, 585
Massagem do seio carotídeo, 57
Medicamentos cardioativos, 901
    adrenalina, 901
    alteplase, 901
    amiodarona, cloridrato, 901
    dobutamina, 902
    dopamina, 903
    epinefrina, 901
    estreptoquinase, 903
    levosimendana, 903
    lidocaína, 904
    milrinona, 904
    nitroglicerina, 905
    nitroprussiato de sódio, 905
    noradrenalina, 906
    norepinefrina, 906
    tenecteplase, 906
    vasopressina, 906
Medicina nuclear
    amiloidose cardíaca, 608, 612
    endocardite infecciosa, 875
    insuficiência cardíaca, 325
Medidas cavitárias, 442
Membrana elástica interna, 97
MET (equivalente metabólico para tarefa), 643
Metanefrinas/catecolaminas, dosagem, 232
Metástases cerebrais, tratamento de câncer, 381
Metformina, 274, 708
    e disfunção renal, 274
    e vitamina B12, 274, 709
Método
    da convergência de fluxo, 452
    de imagem intravascular, 521
Metoprolol, 14, 25, 239
Microangiopatia, 208
Midodrina, 58
Milrinona, 354, 904
Miocárdio
    atordoado, 128
    hibernado, 128
    não compactado, 593
        diagnóstico, 594
        fisiopatologia, 593
        prognóstico, 598
        quadro clínico, 594
        tratamento, 597
Miocardiopatia, 71
    avançada balão intra-aórtico na, 811
    chagásica, 33
    dilatada idiopática, 33
    ecocardiografia, 454

    hipertrófica, 33
    não compactada, ressonância magnética, 502
    periparto, 672
Miocardite, 72, 619
    aguda, 619
    biologia molecular, 620
    biópsia miocárdica, 620
    diagnóstico, 620
    exames complementares, 620
    exemplo de prescrição, 623
    fulminante, 619
    quadro clínico, 619
    reabilitação cardiovascular, 658
    ressonância magnética, 499
    tratamento, 622
    viral, 585
Mioglobina, 148
Miopericardite, tratamento de câncer, 385
Mixoma, 455
Monitor de eventos implantáveis, 57
Monitoração
    ambulatorial da pressão arterial (MAPA), 220, 547
        casos clínicos, 550
        interpretação, 548, 550
        populações especiais, 549
    residencial da pressão arterial (MRPA), 220, 549
Mononitrato de isossorbida, 114
Morte súbita cardíaca, 71
    etiopatogenia, 71
    recuperada, 71
Mulheres em idade fértil, dislipidemias e, 257

N

Não compactação ventricular, 593
Não di-hidropiridínicos, 224
Nebivolol, 331
Nefrologia, 713
Nefropatia induzida pelo contraste, 194, 518, 716
Neoplasia(s), 766
    gastrointestinais, tratamento de câncer, 381
Nesiritida, 354
Niacina, 265
Nifedipina de longa duração, 749
Nifurtimox ®, 583
NIH stroke scale, 209
Nitratos, 152, 163
    de ação longa, 114
    de ação rápida, 114
Nitrofurano, 583
Nitroglicerina, 239, 354, 905
Nitroimidazólico, 583
Nitroprussiato de sódio, 239, 354, 905
No-reflow, 196
Nódulo(s)
    pulmonar, 723
    subcutâneos, 894
    tireoidiano, 709
Noradrenalina, 906
Norepinefrina, 906
Novos anticoagulantes orais, 10, 675

acidente vascular cerebral, 212, 213
contraindicações gerais, 678
desvantagens, 676
farmacocinética, 676
farmacodinâmica, 676
indicações clínicas, 677
sangramento, 680
  gastrointestinal, 681
seguimento ambulatorial, 678
tempo de meia-vida, 677
vantagens, 675

O

Obesidade, 281, 663
  cirurgia metabólica, 285
  critérios de reganho, 286
  peptídeo natriurético tipo B (BNP) e, 327
  terapia cirúrgica, 285
    contraindicações para, 285
  tratamento, 281
Obstrução da via de saída do ventrículo esquerdo (VSVE), 625
Oclusão
  crônica, 191
  percutânea, 697
    do apêndice atrial esquerdo, 10
Oligonucleotídeos antissense, 264
Ômega-3, 255, 265, 666
Ômega-6, 250
Onda
  A, 304
    aumentada, 304
    em canhão, 304
  C, 304
  P, 402
  T, 427
  V, 304
    gigante, 304
Orlistat, 282, 283
Ostium
  primum, 685
  secundum, 685
Oxigenação por membrana extracorpórea (ECMO), 361
Oximetria de pulso, 572

P

Palpitações, 295
Pancreatite, 140
Parada cardiorrespiratória, 75
Patisiran, 605
Pentoxifilina, 590
Peptídeo natriurético tipo B (BNP), 326
  e obesidade, 327
Perda de consciência, síncope e, 55
Perfuração coronária, 195
Perfusão periférica, 297
Pericardiectomia, 770
Pericárdio, radiografia de tórax, 414
Pericardiocentese percutânea, 765
Pericardite, 107, 140
  aguda, 753
    critérios diagnósticos, 753
    dor torácica, 753
    etiologias, 753
    exames complementares, 754
    tratamento, 756
  constritiva, 767
    diagnóstico diferencial, 769
    ecocardiograma, 768
    eletrocardiograma, 768
    estudo hemodinâmico invasivo, 769
    exames complementares, 768
    radiografia de tórax, 768
    ressonância e tomografia cardíacas, 769
    tratamento, 770
  efusivo-constritiva, 770
  reabilitação cardiovascular, 658
  tratamento de câncer, 385
Perioperatório
  de cirurgia não cardíaca, 779
    ecocardiograma, 781
    eletrocardiograma, 780
    escore baseado no trabalho de Lee, 781
    estratificação de risco, 781
    exames complementares, 780
    hemograma, 780
    radiografia de tórax, 780
    testes da coagulação/hemostasia, 780
  dislipidemias, 257
  em cirurgia cardíaca, 773
    escores de risco para, 773
    exames complementares de imagem, 775
Persistência do canal arterial, 695
  sopros cardíacos, 313
Pill in the pocket, estratégia, 15
PISA (*proximal isovelocity surface area*), 452
Placa aterosclerótica, 100
  estatina, 252
  formação, 97
  regressão, 101
  rotas, características, 101
  ruptura, 100
  vulnerável, 100
Pneumologia, 719
Pneumonia periparto, 588
Pneumotórax, 140
Polissonografia, 7
  completa, 287
  portátil, 288
Ponte miocárdica, 115, 180
Ponto
  de compensação respiratória, 570, 573
  de Wenckebach, 562
Pós-operatório de cirurgia cardíaca, 793
  acidente vascular cerebral no pós-operatório, 803
  admissão na unidade de terapia intensiva (UTI), 794
  alterações fisiológicas, 793
  arritmias ventriculares, 800
  complicações neurológicas no pós-operatório de cirurgia cardíaca, 803
  diagnóstico e tratamento das disfunções orgânicas, 797

Índice Remissivo

disfunção(ões)
 cardiovasculares, 797
 endocrinológicas, 803
 gastrointestinais, 802
 pulmonares, 800
 renal, 801
 tireoidiana, 804
distúrbios de condução, 800
fibrilação atrial, 799
glicemia, 803
hiperglicemia, 803
hipertensão arterial, 797
infecções, 802
insuficiência
 adrenal, 804
 renal aguda, 801
isquemia miocárdica, 798
lesão isquêmica miocárdica perioperatória, 798
monitoração, 795
ressuscitação hemodinâmica, 796
sedação e analgesia, 797
síndrome vasoplégica, 798
tamponamento cardíaco, 799
Pradaxa, 681, 682
Prasugrel, 153, 163
Praxbind, 212
Pré-diabetes, 280
Pré-eclâmpsia
 emergência hipertensiva, 241
 superposta à hipertensão arterial sistêmica crônica emergência hipertensiva, 241
Pré-excitação ventricular, 61
 e Wolff-Parkinson-White (WPW), 61
 estudo eletrofisiológico, 563
Prescrição de exercícios para cardiopatas
 duração da sessão de treinamento, 652
 frequência de treinamento, 652
 intensidade de exercício, 652
 tipo de exercício, 652
Pressão
 arterial, 219, 306
  curvas, 433
  medida, 219, 306
 de pulso no choque cardiogênico, 358
 expirada final
  de dióxido de carbono, 570
  de oxigênio, 570
 positiva contínua na via aérea (CPAP), 289
 sistólica da artéria pulmonar, 449
 venosa central, 305
Primeira bulha, 307
Primeiro limiar ventilatório, 570
Princípio da aquisição do strain, 456
Produção de dióxido de carbono, 569
Prolapso da valva mitral, 862
 reabilitação cardiovascular, 656
Prolongamento do intervalo QT, tratamento de câncer, 384
Propafenona, 11, 15, 16, 63
Propatilnitrato, 114
Proteína C-reativa, 245
Prótese(s)

convencional, 831
 mecânica aórtica ou mitral, 657
Pseudoaneurisma ventricular, 170
Pseudocrise, 238
Pulso(s)
 alternante, 298
 arterial(is), 298
  amplos, 838
 bisferiens, 298, 299
 célere, 298
 de Corrigan, 299
 de O, 570
 dicrótico, 298, 299
 em ascensão lenta, 298
 em martelo d'água, 299
 normal, 298
 paradoxal, 298, 300, 762
 parvus tardus, 299
 venoso jugular, 304

Q

Quarta bulha, 309
Questionário
 de Berlin, 288
 para a avaliação da capacidade funcional, 783
Quilomícrons, 247

R

Rabdomioma, 455
Radiografia de tórax, 405
 amiloidose cardíaca, 607
 anomalia de Ebstein, 704
 avaliação nas cardiopatias, 408
 coarctação de aorta, 698
 comunicação interventricular, 693
 defeito do septo interatrial, 687
 estenose
  aórtica, 828
  mitral, 847
  pulmonar valvar, 700
 insuficiência
  aórtica, 840
  cardíaca, 325
  mitral, 856
 interpretação, 406
 normal, 408
 pericardite constritiva, 768
 perioperatório de cirurgia não cardíaca, 780
 tetralogia de Fallot, 702
 tromboembolia pulmonar aguda, 740
Ranolazina, 114, 124
Razão de troca respiratória ou, 569
Reabilitação cardiovascular, 116, 647
 benefícios, 648
 estratificação de risco, 648
 fases, 650
  I, 650
  II, 650
  III, 651

IV, 651
  não supervisionada, 651
  prescrição de exercícios para cardiopatas, 652
    intensidade, 652
    tipo, 652
    frequência, 652
    duração da sessão de treinamento, 652
  semissupervisionada, 653
Reações adversas relacionadas ao contraste iodado, 519
Recuperação da frequência cardíaca após o esforço, 431
Reestenose
  angiográfica, 197
  clínica, 197
  dos *stents*, 197
Refluxo
  gastroesofágico, 140
  hepatojugular, 305
Regurgitação
  aguda, sopros cardíacos, 312
  aórtica, ecocardiografia, 454
  mitral, 686
Reposição de testosterona, 711
Reserva
  de fluxo
    coronário, 464
    fracionada, 525
  ventilatória, 571
Resinas de troca, 255, 256, 265
Respiração oscilatória do exercício, 570
Resposta
  cronotrópica, teste ergométrico, 430
  exagerada ao nitrato, 560
Ressincronização cardíaca, 345
Ressonância magnética, 495
  amiloidose cardíaca, 500, 608
  anomalia de Ebstein, 705
  cardiomiopatia
    arritmogênica do ventrículo direito, 496
    hipertrófica, 497, 627
  coarctação de aorta, 699
  comunicação interventricular, 694
  defeito do septo interatrial, 688
  doença arterial coronariana, 112
    microvascular, 131
  endomiocardiofibrose, 501
  hemocromatose, 502
  insuficiência cardíaca, 325
  isquemia, 131
  miocardiopatia não compactada, 502
  miocardite, 499
  na cardiopatia isquêmica, 127
  pericardite constritiva, 769
  persistência do canal arterial, 696
  sarcoidose cardíaca, 501
  síncope, 57
  tetralogia de Fallot, 702
Ressuscitação hemodinâmica no pós-operatório de cirurgia cardíaca, 796
Reteplase, 164
Revascularização
  cirúrgica, 116, 118

  de urgência, 194
  miocárdica
    e aneurismectomia, 346
    e correção de valvopatias, 336
  percutânea, 116
  transmiocárdica a laser, 124
Rhodnius prolixus, 580
Riociguate, 749
Risco
  cardiovascular
    e doenças reumatológicas, 727
    perioperatório, estratégias para redução, 785
  intrínseco da cirurgia, 779
  trombótico, 786
Ritmo idioventricular acelerado, 29
Rivaroxabana, 9, 212, 682
Rosuvastatina, 252
Ruptura
  da parede livre do ventrículo esquerdo, 170
  da placa, 100
  de esôfago, 140
  de parede livre, 173
  do septo interventricular, 171, 172, 173

S

Sal, consumo, 716
Sangramento, 194
  gastrointestinal novos anticoagulantes orais, 681
  no pós-operatório, 801, 802
  novos anticoagulantes orais, 680
  risco durante cirurgias, 787
Sarcoidose, 733
  cardíaca, 734
    ressonância magnética, 501
Sedação e analgesia, 797
Sedentarismo, 635
Segunda bulha, 307
  desdobramento amplo, 307
Segundo limiar ventilatório, 573
Segurança farmacológica, gestação, 673
Seio
  coronário, 685
  venoso, 685
Septo atrial, 685
Septum
  primum, 685
  secundum, 685
Sequestradores de ácidos biliares, 265
Severe familial hypercholesterolaemia, 262
Sibutramina, 281, 282
Sievert (Sv), 486
Sildenafila, 749
Simpaticomiméticos de ação central, 225
Sinal
  da raiz quadrada, 304
  de Corrigan, 838
  de Duroziez, 838
  de Kussmaul, 304
  de Landolfi, 838
  de Minervini, 838

Índice Remissivo

de Muller, 838
de Musset, 838
de Pistol shot, 838
de Quincke, 838
de Röesler, 698
Síncope, 55, 295
   angiotomografia de coronárias, 57
   avaliação inicial, 56
   cardíaca, 55, 59
   cineangiocoronariografia, 57
   cintilografia miocárdica, 57
   classificação, 55
   condições incorretamente diagnosticadas, 55
   de uma crise convulsiva, 57
   definição, 55
   desliga-liga, 56
   ecocardiograma, 57
   eletrocardiograma, 57
   estudo eletrofisiológico, 57
   fisiopatologia, 55
   Holter, 57
   perda de consciência e, 55
   prognóstico, 56
   reabilitação cardiovascular, 655
   reflexa ou neuromediada, 55, 56, 57
      atípica, 55
      hipersensibilidade do seio carotídeo, 55
      situacional, 55
      vasovagal, 55
   ressonância magnética, 57
   teste de esforço, 57
   tomografia de crânio, 57
   tratamento, 57
   USG Doppler de vasos cervicais, 57
Síndrome(s)
   aórticas agudas, 89
   coronariana aguda, 75, 140, 144, 176
      com supradesnivelamento do segmento ST, 157, 177, 185
         diagnóstico, 158
         estratificação de risco, 160
         exemplos de prescrição, 166
         terapia de reperfusão, 160
         tratamento, 162
         trombolíticos *versus* angioplastia, 160
      eletrocardiograma, 399
      emergência hipertensiva, 240
      probabilidade, 142
      sem supradesnivelamento do segmento ST, 147, 176, 184
         apresentação clínica, 147
         diagnóstico(s), 147
            diferenciais, 150
         ecocardiograma transtorácico, 150
         eletrocardiograma, 147
         estratégia invasiva vs. conservadora, 152
         estratificação de risco, 151
         exame(s)
            de imagem, 150
            físico, 147
         tratamento, 152
   da imunodeficiência adquirida, 257
   de Brugada, 64
   de Cushing, 230, 233, 710
   de Eisenmenger Gestação, 670
   de Jervell e Lange-Nielsen, 46
   de Lutembacher, 846
   de Romano-Ward, 46
   de Stokes-Adams ou de Adams-Stokes, 295
   de Takotsubo, 137
   de Wolff-Parkinson-White, 61
   do anticorpo anti-fosfolípide, 736
   do balonamento apical, 179
   do coração partido, 179
   do QT longo congênito, 46, 65
   do seio carotídeo, 45
   isquêmicas agudas, 140
   neuromediadas, 45
   postural ortostática taquicardizante, 55, 559
   vasoplégica, 798
   X, 175, 178
   coronarianas agudas periparto, 588
Sinvastatina, 251, 252
   doses elevadas, 252
   + ezetimiba, 252
Sobrecarga
   atrial, 393
      direita, 393
      esquerda, 393
   biatrial, 394
   biventricular, 396
   de ferro adquirida, 615
   ventricular, 395
      direita, 396
      esquerda, 395
Solução hipertônica, 354
Sons
   de Korotkoff, 306
   pericárdicos, 317
Sopro cardíacos, 310
   agachamento e levantamento passivo de pernas, 315
   características, 310
   contínuo, causas, 313
   da estenose
      aórtica, 311, 312, 316
         da cardiomiopatia hipertrófica, 826
      mitral, 311
      tricúspide, 846
   da regurgitação aguda, 312
   de Austin-Flint, 838
   de cardiomiopatia hipertrófica obstrutiva, 316
   diastólico, 312
   duplo de Duroziez, 299
   epônimos, 314
   esquerdos, características, 313
   handgrip, 314
   insuficiência
      aórtica, 311
      mitral, 311, 312
   intensidade, 311
   nitrito de amil, 315
   persistência de canal arterial, 313
   Valsalva e, 315
Sotalol, 28

SPECT (*Single Photon Emission Computerized Tomography* ou Tomografia por Emissão de Fóton Único), 463
Stents
    bioabsorvíveis, 188
    convencional, 186
    farmacológicos, 186, 187
        com paclitaxel e os da famíla limus, 187
Strain, 456
STS (*Society of Thoracic Surgeons Score*), 773, 774
Succinato de metoprolol, 331
Sulfonilureias, 275
Suporte
    avançado de vida, 76
        algoritmo circular, 79
    básico de vida, 75
SYNTAX Score, 774

T

Tabagismo, 269, 663
    abordagens terapêuticas, 269
    acidente vascular cerebral, 207
    tratamento medicamentoso, 271
Tadalafila, 749
Tafamidis, 604
Tálio, 479
Tamanho da sombra cardíaca, 411
Tamponamento cardíaco, 78, 760
    e pulso paradoxal, 301
    ecocardiografia, 446
    na ausência de pulso paradoxal, 301
    pós-operatório de cirurgia cardíaca, 799
    tratamento, 765
        de câncer, 385
Tandem Heart, 348
Taquicardia(s)
    atrial, 5
        estudo eletrofisiológico, 563
    conduzida pelo marca-passo, 51
    incessante, 530
    mediada pelo marca-passo, 51, 52
    paroxísticas supraventriculares, 19
        diagnóstico, 19
        diferenciação de taquicardia com QRS largo, 24
        eletrocardiograma, 19
        história clínica, 22
        manobras vagais, 24
        tratamento
            de manutenção, 25
            na emergência, 24
    por reentrada
        eletrônica, 51
        nodal estudo eletrofisiológico, 563
    supraventricular
        com aberrância de condução, 31
        reabilitação cardiovascular, 655
    ventricular, 29
        em coração
            estruturalmente alterado, 33
            normal de mau prognóstico, 33
        fascicular, 32
        idiopáticas, 32
        não sustentada, 535
            reabilitação cardiovascular, 655
        polimórfica catecolaminérgica, 66
        sensível
            à adenosina, 32
            ao propranolol, 32
        sustentada, 71
Taquicardiomiopatias, 324
Taxa de filtração glomerular, 714
Técnicas
    de neuroestimulação, 124
    do realce tardio, 128
Tempo de recuperação do nó sinusal corrigido, 562
Tenecteplase, 164, 906
    acidente vascular cerebral isquêmico, 210
Tensão no tórax por pneumotórax, 78
Terapia
    antianginosa, 114
    celular, 124
    com células-tronco, 124
    com ondas de choque, 124
    de contrapulsão externa, 125
    de reposição de nicotina, 271
    de ressincronização cardíaca insuficiência cardíaca com fração de ejeção reduzida, 335
Terceira bulha, 308
Teste(s)
    da coagulação/hemostasia perioperatório de cirurgia não cardíaca, 780
    de esforço, síncope, 57
    de estresse coarctação de aorta, 698
    de inclinação, 45
    ergométrico, 421, 664
        arritmias ventriculares, 429
        aspectos técnicos, 427
        avaliação
            da resposta eletrocardiográfica, 426
            pré-participação esportiva, 644
        bloqueio(s)
            de ramo direito, 430
            divisionais, 430
        capacidade funcional, 431
        cardiomiopatia hipertrófica, 627
        classificação dos testes considerando frequência cardíaca, 424
        contraindicações, 421
        distúrbios
            da condução intraventricular, 430
            de ritmo, 428
        doença arterial coronariana, 109
        dor torácica, 145
        estenose
            aórtica, 828
            mitral, 849
        hipertensão arterial sistêmica, 221
        isquemia miocárdica, 428
        protocolos empregados na prática clínica, 422
        recuperação da frequência cardíaca após o esforço, 431
        resposta cronotrópica, 430
        Wolff-Parkinson-White, 430
    farmacológicos, 562

Tetralogia de Fallot, 701
    gestação, 704
Tiazolidinedionas, 275
Ticagrelor, 153, 163
Tilt test, 15, 57, 555
    disautonomia, 559
    hipersensibilidade do seio carotídeo, 558
    hipotensão postural, 558
    incompetência cronotrópica, 560
    indicações, 555
    método, 556
    síndrome postural ortostática taquicardizante, 559
    tipos de respostas, 556
        cardioinibitória, 557
        mista, 556
        vasodepressora, 557
    tratamento, 560
Tirofiban, 164
"Tiros de pistola" de Traube, 299
Tolcapona, 605
Tomografia
    computadorizada
        com fluorodesoxiglicose endocardite infecciosa, 875
        comunicação interventricular, 694
        multidetectores estenose aórtica, 830
        pericardite constritiva, 769
        persistência do canal arterial, 696
    de coerência óptica, 521
    de crânio síncope, 57
    por emissão de pósitrons, 481
        endocardite infecciosa, 875
Topoisomerase, 369
Toxicidade tireoidiana da amiodarona, 710
Tóxicos, 78
Transdutor, 439
Transplante cardíaco
    amiloidose cardíaca, 614
    insuficiência cardíaca, 349
        com fração de ejeção reduzida, 336
Triatoma
    brasiliensis, 579
    dimidiata, 579
    infestans, 579
Triglicerídeos, 243
Trimetazidina, 114, 123
Trombectomia, 187
Trombo coronariano, 193
Tromboembolia pulmonar, 78
    aguda, 739
        aspectos fisiopatológicos, 739
        diagnóstico, 741
        eletrocardiograma, 740
        exames complementares, 740
        exemplo de prescrição, 743
        gasometria arterial, 740
        manejo, 739
        quadro clínico, 740
        radiografia de tórax, 740
        tratamento, 742
Tromboembolismo
    pulmonar, 140

eletrocardiograma, 402
venoso associado a cateter venoso central, tratamento de câncer, 381
Trombólise
    monitoração após a, 211
    no acidente vascular cerebral isquêmico, 210
    venosa, 210
Trombolítico, 210
Trombose
    coronária, 78
    de *stent*, 196
Tronco da coronária esquerda, 505
Troponina, 148
    I e T, 716
    sensível, 133
    ultrassensível, 133, 144
        em pacientes com doença renal crônica, 150
        em pacientes com suspeita de síndrome coronariana aguda, 149
Tuberculose, 765
Tumores cardíacos, 455

U

Úlcera
    aterosclerótica penetrante, 90
    péptica, 140
Ultrassom
    de carótida, hipertensão arterial sistêmica, 221
    intracoronário, 521
Urgência hipertensiva, 237-239
USG Doppler de vasos cervicais, 57

V

Vacinação, 664
Valvopatias
    cateterismo cardíaco, 516
    e gestação, 672
    ecocardiografia, 450
    reabilitação cardiovascular, 653
Valvoplastia percutânea com balão, 831
Vareniclina, 272
Varfarina, 8
Vascularização pulmonar, 410
Vasculites de grandes vasos, 728
Vasodilatadores, 354
    arteriais, 841
    diretos, 225
Vasopressina, 906
Vena contracta, 452
Ventilação, 76
    pulmonar por minuto, 569
Ventrículo
    direito, aumento, 412
    esquerdo, aumento, 413
Ventriculografia, 512
Verapamil, 14, 25, 32, 631
Via(s)
    aéreas, 76
    braquial, 193

de acesso do cateterismo cardíaco, 515
endotraqueal, 77
femoral, 193
radial, 193
Viabilidade miocárdica, 479
Vinho, 665
Vitamina D, 711
Volume morto, 571
Vulnerabilidade da placa e aterotrombose, 100

W

Wenckebach eletrônico, 52
Wolff-Parkinson-White, teste ergométrico, 430

X

Xantelasmas, 259
Xarelto, 682